# Biochemie des Menschen

## Das Lehrbuch für das Medizinstudium

Florian Horn, Gerd Lindenmeier,
Isabelle Moc, Christian Grillhösl,
Silke Berghold, Nadine Schneider,
Birgit Münster

unter Mitarbeit von
Kareen Krüger
Nicole Kramer
Alexander Hunsicker
Sven Ackermann
Inka Hopf
Ulrike Wiedemann

1086 Abbildungen

Illustrationen von
Alexander Dospil
Silja Kuckulies

Georg Thieme Verlag
Stuttgart · New York

Illustrationen: Alexander Dospil und Silja Kuckulies
Umschlaggrafik: Alexander Dospil
Umschlaggestaltung: Thieme Verlagsgruppe

*Die Deutsche Bibliothek – CIP-Einheitsaufnahme*

Ein Titelsatz für diese Publikation
ist bei Der Deutschen Bibliothek erhältlich

**Wichtiger Hinweis:** Wie jede Wissenschaft ist die Medizin ständigen Entwicklungen unterworfen. Forschung und klinische Erfahrung erweitern unsere Erkenntnisse, insbesondere was Behandlung und medikamentöse Therapie anbelangt. Soweit in diesem Werk eine Dosierung oder eine Applikation erwähnt wird, darf der Leser zwar darauf vertrauen, dass Autoren, Herausgeber und Verlag große Sorgfalt darauf verwandt haben, dass diese Angabe **dem Wissensstand bei Fertigstellung des Werkes** entspricht.

Für Angaben über Dosierungsanweisungen und Applikationsformen kann vom Verlag jedoch keine Gewähr übernommen werden. **Jeder Benutzer ist angehalten,** durch sorgfältige Prüfung der Beipackzettel der verwendeten Präparate und gegebenenfalls nach Konsultation eines Spezialisten festzustellen, ob die dort gegebene Empfehlung für Dosierungen oder die Beachtung von Kontraindikationen gegenüber der Angabe in diesem Buch abweicht. Eine solche Prüfung ist besonders wichtig bei selten verwendeten Präparaten oder solchen, die neu auf den Markt gebracht worden sind. **Jede Dosierung oder Applikation erfolgt auf eigene Gefahr des Benutzers.** Autoren und Verlag appellieren an jeden Benutzer, ihm etwa auffallende Ungenauigkeiten dem Verlag mitzuteilen.

© 2002 Georg Thieme Verlag
Rüdigerstraße 14, D-70469 Stuttgart
Unsere Homepage: http://www.thieme.de

Printed in Germany

Satz: Druckhaus Götz GmbH, D-71636 Ludwigsburg
    Gesetzt auf CCS Textline
Druck: Appl Druck GmbH & Co. KG, D-86650 Wemding

ISBN 3-13-130881-8          1 2 3 4 5 6

# Einige Vorwörter

*„Man braucht nichts im Leben zu fürchten, man muss nur alles verstehen."*

Marie Curie (1867 – 1934)

## Liebe Leser!

Lehrbücher haben den Auftrag, Studenten an die Hand zu nehmen und durch neue und zum Teil komplizierte Sachverhalte zu führen. Ein Anfänger in der Biochemie bedarf einer besonders leitenden Hand, um nicht durch die Vielzahl an Formeln, Molekülen und scheinbar undurchdringbaren Zusammenhängen zu verzweifeln. Viele Lehrbücher der Biochemie scheinen aber in der Tradition der „Telefonbuchmedizin" geschrieben zu sein, möglichst viele Fakten zu präsentieren, ohne für das nötige Verständnis zu sorgen.

Dabei ist es aber gerade wichtig, sich die Frage nach dem „Warum" und dem Sinn eines Vorganges zu stellen. Diese Denkweise scheint nicht üblich zu sein, was das folgende Beispiel verdeutlichen soll: Der Standardsatz, dass ein gewisser Stoffwechselweg in einem bestimmten Organ nicht existiere, weil es die entsprechenden Enzyme dort nicht gebe, ist in Wirklichkeit eine unzureichende Antwort. Offen bleibt – und das ist die eigentliche Frage –, *warum* die Zelle diese Enzyme nicht exprimiert.

Die Antwort ist keineswegs philosophischer Natur, sondern eine Zweckantwort, die zeigt, dass man den erforderlichen Hintergrund eines biochemischen Vorganges verstanden hat. Erst durch diese Art, mit der Biochemie umzugehen, entsteht ein wirkliches Verständnis für die Funktionsabläufe in unseren Zellen und Organen (und hier fängt Biochemie an, Spaß zu machen).

Nach unserem Verständnis dient die Biochemie in der Vorklinik nicht seiner Selbstdarstellung, sondern vielmehr als unerlässliche Grundlage, komplexe Zusammenhänge vor allem in der Inneren Medizin und der Pharmakologie zu verstehen und schließlich einen Patienten besser behandeln zu können.

Daher ist es stets wichtig, nicht nur für den klinisch tätigen Arzt, sondern auch für die mündliche Prüfung, Einzelabläufe in den großen Zusammenhang stellen zu können. Dass zusätzlich auch Detailwissen verlangt wird, ist zum einen Tribut an einen akademischen Studiengang, liegt zum anderen jedoch schlicht in der Art der schriftlichen Physikumsprüfung begründet; diesen beiden Ansprüchen muss ein Lehrbuch gerecht werden.

Um nicht dem üblichen literarischen Spagat zu verfallen, ein Buch für sämtliche Studienrichtungen schreiben zu wollen, ist „Biochemie des Menschen" ein Buch für Medizinstudenten der Vorklinik.

Auf viele (vielleicht seit langem bekannte) Antworten sind wir nicht gekommen, und sie warten darauf, von Lesern irgendwo aufgespürt (und uns zugeschickt) zu werden. Unzählige Antworten sind allerdings auch der Wissenschaft noch nicht bekannt und müssen von Forschern erst noch entdeckt werden. Dennoch haben wir versucht, möglichst viele Erklärungen und Zusammenhänge aufzuzeigen und den Leser nicht allzu oft auf der Strecke zu verlieren.

In der Hoffnung, diesem Anspruch wenigstens stellenweise gerecht geworden zu sein, wünschen wir viel Erfolg bei der Lektüre!

Erlangen, im Spätsommer 2002
**Die Autoren**

# Recht herzlichen Dank...

... sagen wir vor allem Herrn **Prof. Dr. Jan Koolman** vom Institut für Physiologische Chemie der Universität Marburg, der an unseren Fragen nicht verzweifelt ist und immer wieder nach einer Lösung gesucht hat.

Außerdem Herrn **Dr. Matthias Herkert** vom Institut für Biochemie der Universität Erlangen-Nürnberg, der uns vor allem in der Anfangsphase eine wichtige Unterstützung war.

Wir danken Herrn **Prof. Dr. Thomas Schnalke** vom Berliner Historischen Museum, der uns entscheidende Gedankenanstöße zu einer vernünftigen Schreibweise der Fachausdrücke gegeben hat.

Außerdem Herrn **Prof. Dr. Joachim Hauber** vom Heinrich-Pette-Institut für Experimentelle Virologie und Immunologie an der Universität Hamburg, der uns bei vielen genetischen Fragen helfend zur Seite stand.

Ein Dankeschön auch an Herrn **Prof. Dr. Thomas Eschenhagen** vom Institut für Experimentelle und Klinische Pharmakologie und Toxikologie der Universität Erlangen-Nürnberg, der uns eine entscheidende Frage beantworten half, die uns viele Monate Kopfzerbrechen bereitet hatte.

Danke an Herrn **Dr. Gerhard Eger** von der Medizinischen Klinik III der Universität Erlangen-Nürnberg, der uns für immunologische Fragen zur Seite stand.

Wir danken Herrn **Diplom-Chemiker Klaus Hofmann** vom Institut für Mikrobiologie der Universität Stuttgart, der uns bezüglich der allgemeinen Chemie bei der Gratwanderung zwischen bodenloser Vereinfachung und komplexer quantentheroretischer Orbitaltheorie geführt hat.

Auch einem netten Herrn **Doktor** vom IMPP danken wir sehr herzlich, da er uns unwahrscheinlich unbürokratisch zu Fragen des Gegenstandskataloges weitergeholfen hat.

Außerdem danken wir unseren **Mitarbeitern** Kareen Krüger, Nicole Kramer, Alexander Hunsicker, Sven Ackermann, Inka Hopf und Ulrike Wiedemann sowie Julia Stucke, die uns allesamt in entscheidenden Phasen des Buches unter die mittlerweile lahmen Arme gegriffen haben.

Wir danken den vielen Studenten, die Semester für Semester auf die Probeseiten zum Lesen gewartet, sie aber nie bekommen haben. Stellvertretend seien hier Marius und Bernd genannt, die uns auch in einer trickreichen Frage den entscheidenden Hinweis geben konnten.

Herrn **Diplom-Biologen Alexander Dospil** und Frau **Diplom-Designerin Silja Kuckulies** danken wir für die unendlich vielen Bilder, die aus endlich guten Abbildungsvorlagen erstellt worden sind.

Von Verlagsseite danken wir vor allem Herrn **Dr. Jürgen Lüthje**, der uns zeitweise *sehr* persönlich betreut hat. Für die fachredaktionelle Zusammenarbeit gilt unser Dank Frau **Dr. Waltraud „Wapi" Haberberger**, die uns in der ersten Phase des Buches betreute, und Frau **Diplom-Biologin Karo-** lin Kalmbach, mit der wir den Schluss dieses Projektes erfolgreich bewerkstelligt haben. Dem **Verlagsleiter** Herrn **Martin Spencker** danken wir, weil er das Projekt durch die schwere letzte Phase gebracht hat.

## Florian Horn sagt Dankeschön

... meinem langjährigen (bayerischen!) Chemielehrer Herrn **Franz Kern** für die unvergesslich gebliebene allgemeine Chemieausbildung und (in memoriam) meinem Biologielehrer Herrn **Ulrich Jahn** für die ersten Gehversuche in der Zellbiologie.

Von Verlagsseite bedanke ich mich bei Herrn **Dr. Jürgen Lüthje** für die ersten zwei Jahre und bei **Frau Dr. Wapi Haberberger** für die vor allem auf zwischenmenschlicher Ebene bemerkenswerte Zusammenarbeit.
Vielen herzlichen Dank für leider wichtig gewordene Unterstützung an **Frieder Roth**; lass Dir den irischen Whiskey schmecken!

Frau **Dr. Claudia Schulze** danke ich, da sie meine ersten Schritte als Buchschreibender während meiner Famulatur in Emden durch unendliche Antwortversuche ertragen musste, Herrn **Dr. Jann Linnekuhl** in Westerland auf Sylt, bei dem ich in zwei Wochen Famulatur den Glauben an das Arztsein wiedergefunden habe, und Herrn **Dr. Marc Hünten** aus Starnberg, weil er geduldig viele meiner klinischen Defizite nach vier Jahren Biochemiestudium auszugleichen versucht hat – häufig *nach* Feierabend.

Eine Entschuldigung geht an meinen Bundesbruder **Enno Püllhorn** aus Erlangen, dem das mit dem Buch entschieden zu lange gedauert hat und der lieber schon vorher das Rauchen aufgegeben hat. Den Aktiven meiner Studentenverbindung, der Burschenschaft der **Bubenreuther** in Erlangen, danke ich für die nötige Zerstreuung in meiner knappen Freizeit in Form unvergesslicher Diskussionen über Gott und seine bemerkenswerte Welt.

Ein großes Dankeschön für diverse Formulierungsanregungen geht an meinen **Bruder Kristian**, der in Erlangen nicht viel von mir gehabt hat. Meinen **Eltern** danke ich dafür, dass sie ihren verrückten Sohn ertragen und unterstützen, wo sie nur können.

Meinem Doktorvater, Herrn **Prof. Dr. Yogi Hauber**, habe ich für fast grenzenloses Verständnis dafür zu danken, dass ich mich neben der Forschung noch mit biochemischen Fragen (und Antworten) auseinander setzen musste.

Ein Dankeschön an den **Strohhalm** in Erlangen (und Chef Thomas „Wulli" Wullschläger), der Christian und mir in schweren Zeiten wahrhaftig ein Strohhalm war, und meinem **Postboten**, weil er samstags – wenn möglich – erst auf dem Rückweg bei mir vorbeigekommen ist (also um 12 statt um 8 Uhr...).

Im musikalischen Bereich danke ich (für die frustranen Zeiten) all den Komponisten, die ein Requiem geschrieben haben, allen voran **Antonín Dvořák** (ist das beste), außerdem den **Ärzten** und **Toten Hosen** für die Induktion guter Schreiblaune, was zu den kreativsten Phasen geführt hat. Das uneingeschränkt größte Dankeschön geht allerdings an Sam Raabe, Tobias Xell und Billy Billmeier von **Radio Gong** in Nürnberg, da sie in meiner Hauptschreibzeit von 20.00 bis 00.00 Uhr für Musik gesorgt haben, die ihresgleichen sucht. Ohne euch drei würde es dieses Buch vermutlich nicht geben!

Schließlich gebührt meiner besten Freundin **Isabella** der letzte (ebenfalls riesengroße) Dank dafür, dass sie immer für mich da war, wenn ich sie gebraucht habe (praktisch ständig). Außerdem hat sie diesem Buch viel von der Tiefe gegeben, die ein Fach wie die Biochemie verdient. Danke, Sluníčko.

**Sapere aude!**

### Gerd Lindenmeier sagt herzlichen Dank

Ich bedanke mich bei meinen **Eltern**, die mir nicht nur das Studium ermöglicht haben.

Bei meiner Freundin **Blanca**, die mich in allen Phasen dieses Buches unterstützte und mir durch ihre konstruktive Kritik das nötige Feedback gab.

Ich danke **Silke**; mit ihr machte es Spaß, bei zahllosen „Press"-Kaffees auch Grundsatzfragen zu diskutieren.

**Birgit**, **Nicole** und **Kareen**, mit denen ich vor allem zu Beginn viele Ideen austauschte.

Im Besonderen **Karolin Kalmbach**, die sich weit über ihre Pflicht hinaus für dieses Projekt engagiert hat.

### Isabelle Moc sagt Děkuji

… **Britta Steinhauer**, die trotz Germanistikstudiums für einige Jahre mit mir Biochemie studieren musste und mich in dieser Zeit ertragen hat.

Meiner **Ohm-7-WG**: Danke, dass ihr mich trotz ständiger Absagen geduldig und unnachgiebig immer wieder für gemeinsame Aktivitäten motiviert und mir gezeigt habt, dass es auch ein Leben außerhalb meiner vier Wände gibt. Inzwischen gibt's mich übrigens nicht mehr nur in Jogginghose…

Meiner **Anästhesisten-Mama**, die versucht hat, Verständnis für das aufzubringen, was wir da tun, und mich nicht nur in dieser Zeit immer finanziell und ideell unterstützt hat. Meinen Geschwistern **Moni** und **Paul** dafür, dass es sie gibt. Paul hat es sich von Anfang an zur Aufgabe gemacht, mich auf die Härten des Lebens vorzubereiten; seine Schule war allerdings härter als das Leben selbst… Danke an **Karolinka**, dass du dieses Chaos zusammenhältst. **Daddy**, leider ist dein grafisches Talent an mir vorübergezogen…

Ich danke **Prof. Brandt**, **Dr. Matthias Herkert** und **Dr. Aschhoff** dafür, dass sie mir mit 50,4% den Biochemieschein gegeben haben. Inzwischen habe ich den Schein vermutlich verdient.

Dem **Spruz** (meiner Lieblingskneipe) danke ich, da hier alles für mich angefangen hat.

Danke an **Flo**, der mir gezeigt hat, dass Unmögliches möglich ist.

### Christian Grillhösl sagt Dankschee

… Herrn **Rudi Müller**, meinem ehemaligen Physiklehrer, durch den ich meine Begeisterung für die Naturwissenschaften erst richtig entdeckt habe.

Zahlreichen **Studenten** aus unseren Biochemietutorien, bei denen sich immer wieder gezeigt hat, dass ein Fach wie Biochemie erst dann richtig Spaß machen kann, wenn man Hintergründe und Zusammenhänge versteht.

**Christoph Windpassinger** und **Hansi Reiser**, dass sie sich immer wieder ermutigend nach dem Fortschritt dieses Buches erkundigt haben, ohne jemals eine Seite davon zu Gesicht bekommen zu haben.

Meinem ehemaligen Wohnheim in der Hofmannstraße, vor allem **Brigitte Schwarz**, die als eine der wenigen schon zu Beginn an ein tatsächliches Erscheinen dieser „Idee" geglaubt hat.

Einer genialen Erlanger Kneipe namens **Strohhalm** (samt Inhaber und Gitarrenkünstler „Wulli"), in der Florian und ich so manchen Frust ertränken konnten.

Ganz besonderer Dank gilt meinen **Eltern**, die mir durch ihr Vertrauen und ihre Unterstützung die nötige Freiheit für ein solches Projekt erst verschafft haben.

Meiner Freundin **Silke Meister** danke ich für ihre Unterstützung, für ihr Verständnis, was die vielen Habe-heute-nicht-Zeit-Abende betrifft, und die echt fruchtbaren wissenschaftlichen Diskussionen.

### Silke Berghold sagt vielen Dank

… an **Herrn Kern**, der es – als einziger bayerischer Lehrer an meiner niedersächsischen Schule – mit Leichtigkeit geschafft hat, mich für das Fach Chemie zu begeistern,

an meinen Freund **Jan**, der Höhen und vor allem Tiefen während der Entstehung dieses Buches ertragen musste und geduldig auf das Ende unzähliger Telefongespräche gewartet hat,

an **Gerd Lindenmeier**, der mir durch sein regelmäßiges, freundliches, aber dennoch nachdrückliches Antreiben sehr geholfen hat, dass nun auch meine Texte Bestandteil des fertigen Buches sind

und natürlich an meine **Eltern**.

## Nadine Schneider sagt Vergelt's Gott

… meinen **Eltern**, die ein unendliches Vertrauen in mich setzen und mich gelehrt haben, dass eine Arbeit erst dann fertig ist, wenn sie perfekt ist.

Meinen **Großeltern Theodor** und **Magdalena**, von denen ich gelernt habe, dass man mit Fleiß und Vertrauen auf Gott alles erreichen kann.

Meinem **Opa Laszlo Bizik**, den ich nie getroffen habe, dafür, dass er mir mit seiner Auswanderung gezeigt hat, dass es sich lohnt, Mut zu haben, ganz neu anzufangen.

Meinen **Geschwistern André**, **Jasmine** und **René** für ihr geduldiges Zuhören.

Meinen Lehrern **Marianne Thiel**, **Günther Roith** und **Hubertus Schöner**, die mehr als nur den Lehrstoff vermittelt haben.

**Daniela Scharf**, **Carolin Summerer**, **Fabian Hinkmann**, **Oliver Söhnlein** und **Sabine Kesting** fürs Probelesen und ihre Hilfe im Labor.

Und last but not least meinem Freund **Olaf Rörick**, der meine schlechte Laune bei Schreibblockaden erdulden musste und dennoch nie seine gute Laune verloren hat.

## Birgit Münster sagt Merci dir

… **Tino Münster**, meinem Mann, für die vielen Tipps, wie man es besser nicht machen sollte, wenn auch das „wie doch" nicht immer möglich war.

Ich danke **Gerd Lindenmeier** und **Christian Grillhösl** für … ihr wisst schon, was ich meine.

Mein größter Dank aber gilt meinen beiden Töchtern **Annika** und **Luna** für die wahren Freuden im Leben.

# Von denen, die nicht wussten, was sie taten...

## Florian Horn

... hat am 07. November 1975 in Stade an der Elbe das norddeutsche Licht der Welt erblickt. Nachdem er sich in der Schule für die kleinsten Dinge der *unbelebten* Natur interessiert hat (Quantentheorie und Teilchenphysik für 13-jährige), ist die kleinste Einheit der *belebten* Natur der nächste Schritt gewesen (Zellbiologie und Biochemie für Große). Unentschlossen, ob die Natur- oder die Geisteswissenschaften interessanter sind, studierte er Medizin und Philosophie, um sich nach dem PJ erst einmal einige Zeit mit Kant und seinen Kollegen zu befassen.

Trotz des immensen Zeitaufwandes und zahlreicher einsamer Stunden in einer kleinen Erlanger Wohnung hat sein Wissens- und Mitteilungsdrang gesiegt, und weitere Bücher sind bereits in Arbeit. Allerdings nicht mehr in Franken, sondern zunächst bei den Bayern in München, um dann in einigen Jahren einen geordneten Rückzug in den Norden (Lübeck?) antreten zu können.

## Gerd Lindenmeier

... ist am 06. Mai 1975 im bayerisch-schwäbischen Donauwörth geboren, was zugleich bis zum Studium sein nördlichster Punkt innerhalb Deutschlands war. Um auch den hohen Norden zu erkunden, wagte er sich (die ZVS macht's möglich) bis nach Erlangen vor. Aber schon zum PJ wechselte er zurück in südliche Gebiete, an die Uni München, um in Augsburg arbeiten zu können. Gut, dass auch der Thieme-Verlag im Süden liegt...

Leider konnte während der Entstehung dieses Buches eine Frage nicht abschließend geklärt werden. Offen bleibt, ob der Geburtsort oder die unterschiedlichen Meinungen der beiden erstgenannten Autoren in so manchen Punkten auseinander liegen..., oder hat Gerd einfach nur Spaß daran, auch imaginäre Fragen zu diskutieren?

## Isabelle Moc

... ist am 18. April 1975 im oberpfälzischen Regensburg geboren und hat dort auch (abgesehen von ein paar Jährchen Schwabenland) Abitur gemacht. Obwohl ursprünglich eher sprachlich interessiert (sie spricht etwa jede europäische Sprache), hat sie dann doch den Weg zur Medizin gefunden.

In der Biochemie folgte sie zunächst mit erstaunlicher Konsequenz dem Leitsatz „ein kluges Pferd springt nur so hoch, wie es muss", bis sie dann aber ebenfalls von der Begeisterung für die molekularen Zusammenhänge der Natur ergriffen wurde.

Dem Buch hat sie mit ihren nicht enden wollenden Fragen viele Antworten gegeben und uns (vor allem Florian) zum Teil zur intellektuellen Verzweiflung gebracht.

## Christian Grillhösl

... ist am 03. Juli 1974 in Passau geboren. Sein Sandkasten stand in Hartmannsreuth, einem bedeutenden Ort in der Nähe von Wegscheid; das wiederum liegt in der Nähe von Passau und das alles im Bayerischen Wald (Niederbayern).

In der Schule interessierte er sich als Latein-Verächter vor allem für die nicht-sprachlichen Bereiche. In einer Phase, in der er sich für den Amateurfunk interessierte und als Facharbeit eine elektronische Hummelnistkasten-Überwachungsanlage bastelte, entstand der Plan, Elektrotechnik zu studieren. Dieser Plan wurde zwar in die Realität umgesetzt, nach nur einem Semester Elektrotechnik hier in Erlangen aber wieder beiseite gelegt und der Haken zur Medizin geschlagen.

Um sich irgendwann mal Doktor nennen zu dürfen, beschäftigte er sich in seiner Freizeit mit Herpesviren (keine Angst, nicht die von der Lippe, sondern im Institut für Virologie).

Für das Buch hat Christian so etwas wie die integrative Figur gespielt, was uns viele Male vor einem sozialen Super-GAU bewahrt hat.

## Silke Berghold

... ist am 13. November 1975 in Karlsruhe auf die Welt gekommen, ihr Leben vor dem Studium in Erlangen hat sie aber komplett im niedersächsischen Hameln verbracht. Sie war schon in der Schule naturwissenschaftlich interessiert und im Chemie-LK (zu seinem Ärger in jeder Klausur!) besser als Florian.

Ihre anfänglichen Sprachprobleme als „Norddeutsche" im fränkischen Erlangen haben sich rasch gelegt, nur das „rollende R" beherrscht Silke trotz intensiven Trainings immer noch nicht. Während des Medizinstudiums stand für sie schnell fest: Ich werde Kinderärztin. Auf dieses Ziel steuert sie nun mit großen Schritten zu.

Silke begann ihr Autorendasein mit einem klasse Start, hatte dann aber über lange Zeit einen beachtlichen Hänger. Am Ende hat sie doch noch einmal Gas gegeben, so dass auch ihre Seiten im gedruckten Buch zu lesen sind.

## Nadine Schneider

... wurde am 02. 10. 1975 in Roding geboren. Ihre Liebe gehört, neben ihren zahlreichen Katzen, ihren Büchern, von denen sie mittlerweile mehr haben dürfte als die örtliche Uni-Bibliothek.

Im Moment ist sie in die Tiefen eines Labors abgetaucht, um sich von den Strapazen des Schreibens zu erholen und den experimentellen Teil ihrer Doktorarbeit zu machen.

### Birgit Münster

Birgit Wenz ist am 19. Juni 1976 in Schrobenhausen (im Land des besten Spargels) zur Welt gekommen. Sie ist dann wohlbehütet im katholischen Oberbayern aufgewachsen, ehe sie die große weite Welt bereiste. Nach einem Semester auf den Abwegen der Pharmazie begann dann das Studium der Medizin. Birgit verbrachte große Teile des Studiums in der Fachschaft beim Versuch, langweilige Medizinstudenten für das Gemeinwohl zu interessieren. Die Begeisterung für das Buch paarte sich dann mit der Begeisterung für ihre Familie. Sie hat mit dem Tino in Islands Regen Zwillinge gemacht, und was für schnuckelige.

### Alexander Dospil

... wurde am 18. Februar 1972 in Ravensburg geboren. Jahrelang zwischen Kunst und Naturwissenschaft hin und her gerissen, studierte er schließlich Chemie und Biologie. Dass seine künstlerische Ader dennoch nie Ruhe gab, kam diesem Projekt dann zugute: Die Vereinigung seines fachlichen Know-hows mit seinem graphischen Talent war die Rettung für so manche missglückte oder manchmal sogar fehlende Abbildungsvorlage. Für ihn war es die Möglichkeit, seine beiden „Berufungen" schließlich doch noch unter einen Hut bringen zu können.

### Silja Kuckulies

... betrachtet seit dem 23. September 1976 die farben- und formenreiche Welt – zuallererst die Hannovers. Biologie und Kunst-Leistungskurs sprechen wohl schon für sich: Das Studium Grafik-Design ist es dann geworden, Interesse für gut erklärte Medizin aber bis heute noch sehr stark vohanden. Menschlich nicht so leicht aus der Ruhe zu bringen, hat sie es auch geschafft, trotz der schlimmsten Autorenskizzen mit den Übeltätern ein anständiges Konzept zu entwerfen und so den grafischen Stein für das Buch ins Rollen zu bringen.

# Inhaltsverzeichnis

## Stoffwechsel

# Adressen

Florian Horn
Friedrich-Katz-Straße 22
31787 Hameln

Gerd Lindenmeier
Illemad 29
86647 Lauterbach

Isabelle Moc
Weiherleite 7
84066 Mallersdorf

Christian Grillhösl
Hartmannsreuth 13
94110 Wegscheid

Silke Berghold
Ratiborer Straße 18
31789 Hameln

Nadine Schneider
Hauptstraße 29
93494 Waffenbrunn

Birgit Münster
Hennenbühlstraße 12b
85051 Ingolstadt

# Zelle und Chemie

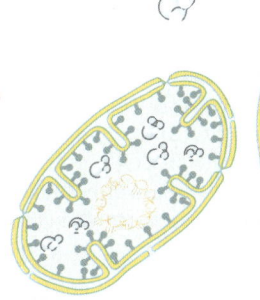
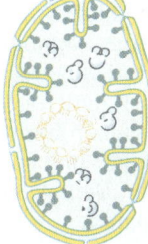
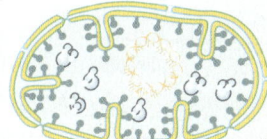

## Einleitung

Im ersten Teil dieses Lehrbuchs geht es um die Grundlagen der Biologie und der Chemie, die für das Verständnis der biochemischen Zusammenhänge unbedingt erforderlich sind. Wir beschränken uns dabei bewusst auf das, was für das Verständnis der Zusammenhänge im Organismus Mensch erforderlich ist. Die notwendigen biochemischen Details werden erst später in den speziellen Kapiteln behandelt.

## 1    Die Zelle – eine kleine Hausführung

In diesem kurzen Zytologieteil zeigen wir, was alles in so einer kleinen Zelle steckt, wie eine Zelle Stoffe aufnimmt und abgibt, wie Zellen miteinander in Kontakt stehen und zusammenhalten. Am Ende des Buches gibt es dann noch einen ausführlichen Zellbiologieteil, in dem die einzelnen Organellen biochemisch ganz genau besprochen werden (↗ S. 434).

### 1.1   Die Zellmembran und was sie alles zusammenhält

Jede Zelle ist von einer Zellmembran begrenzt, die auch als **Plasmamembran** bezeichnet wird. Der Trick an dieser Einrichtung ist, dass man wasserhaltige Bereiche trennt, indem man einen fettigen Streifen dazwischen legt. Dadurch können weder geladene noch große Moleküle einfach die Seite wechseln.

Solch eine Membran ist aus Stoffen aufgebaut, die auf der einen Seite fettig (= lipophil = hydrophob), auf der anderen wasserlöslich (= hydrophil = lipophob) sind. Die lipophilen Teile lagern sich in der wässrigen Umgebung automatisch zusammen. Daneben kommen in der Zellmembran noch Eiweiße (= Proteine) und auf der Außenseite Zucker (= Kohlenhydrate) vor. Die reichlich bezuckerte Oberfläche wird **Glykokalix** genannt.

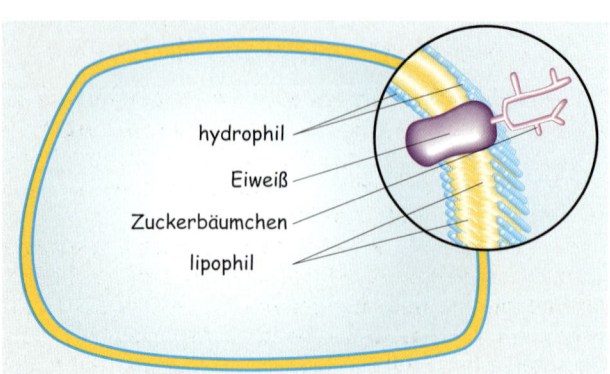

Der Raum, den die Plasmamembran umgibt, also der gesamte Inhalt einer Zelle, wird als **Protoplasma** bezeichnet. Dieses wird weiter unterteilt in den Zellkern (= Nukleus, lat. Kern) mit dem **Karyoplasma** (= Inhalt des Zellkerns, gr. karyon = Kern) und das die Zellorganellen enthaltende **Zytoplasma** (gr. zytos = Höhlung und plasma = das Gebildete, Geformte).

Denkt man sich die ganzen Organellen weg, nennt man das Übriggebliebene **Zytosol** (lat. solvere = lösen). Auch das ist noch nicht leer, sondern enthält neben Wasser und Ionen auch zahlreiche andere Moleküle, wie z. B. einige tausend verschiedene Enzyme, die die einzelnen Stoffwechselreaktionen katalysieren.

### 1.2   Zellorganellen – die verschiedenen Räume der Zelle

Das Zytoplasma ist der zentrale Reaktionsraum der Zelle, in dem verschiedene Organellen eingelagert sind. Man unterscheidet im Allgemeinen die folgenden:

- Zellkern
- Mitochondrien
- Ribosomen
- Endoplasmatisches Retikulum
- Golgi-Apparat
- Lysosomen
- Peroxisomen

Bis auf die Ribosomen sind alle Zellorganellen von mindestens einer Membran umgeben. Dadurch ergeben sich spezielle **Kompartimente** innerhalb der Zelle, also Räume, in denen ganz spezielle Reaktionen ablaufen können.

Der Zellkern und die Mitochondrien haben sogar zwei Membranen um sich herum. Vermutlich wurden beide evolutionsgeschichtlich erst relativ spät von außen in die Zelle aufgenommen und haben durch den Einstülpungsvorgang noch eine weitere Membran erhalten (Endosymbiontentheorie, ↗ S. 446).

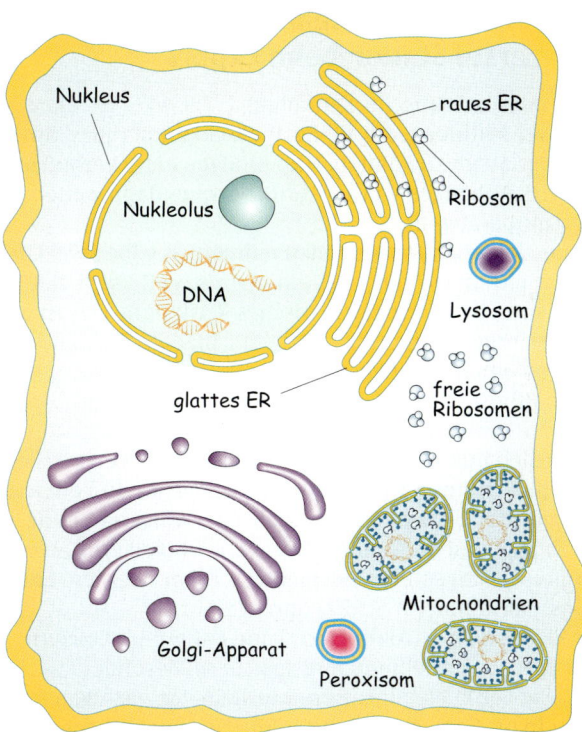

somen ( ↗ S. 446) gebildet werden. Der Zellkern ist von **zwei Membranen** umgeben.

## Mitochondrien – die Kraftwerke der Zelle

Die Mitochondrien ( ↗ S. 444) stellen den universalen Energieträger ATP aus Zwischenprodukten des Stoffwechsels und aus Sauerstoff her ( ↗ S. 208). Da unsere Zellen ihre Energie vor allem durch das ATP erhalten, nennt man die Mitochondrien auch „Kraftwerke der Zelle".

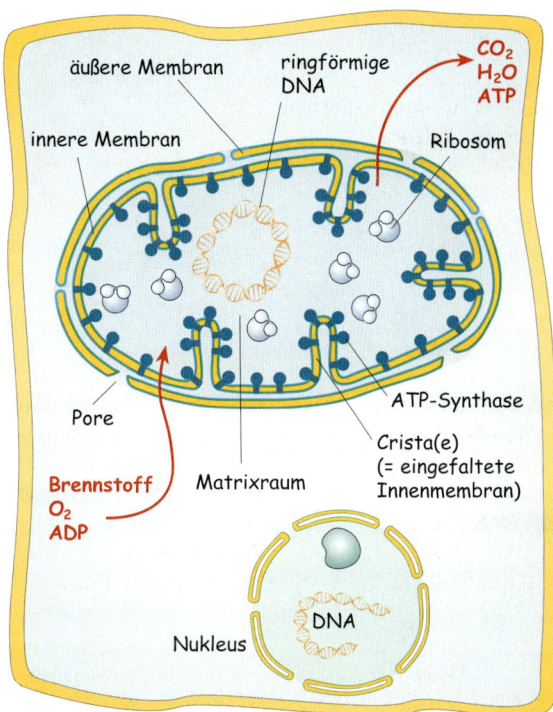

## Der Zellkern – oder irgendeiner muss einfach alles wissen

Der Zellkern ( ↗ S. 443) enthält in Form von DNA den „Bauplan des Lebens" – wie es immer so schön heißt. Diese Information wird vor einer Zellteilung verdoppelt und so an die nächste Generation weitergegeben. Außerdem dient die DNA (Desoxyribonukleinsäure) der Zelle als ständiger Informationsgeber für die Herstellung von Proteinen, in erster Linie von Enzymen. Es findet also ein ständiger Informationsfluss vom Kern in das Zytoplasma statt, wo die Proteinbiosynthese ( ↗ S. 272) abläuft.

Innerhalb des Zellkerns gibt es noch die Kernkörperchen, die Nukleoli, an denen die beiden Untereinheiten der Ribo-

Wir atmen also unser ganzes Leben lang vor allem für die vielen Mitochondrien, damit uns diese mit Energie in Form von ATP versorgen.

## Ribosomen – die Produktionsstätten für Eiweiße

Die Herstellung von Eiweiß wird Proteinbiosynthese genannt ( ↗ S. 272), sie wird von den Ribosomen vorgenommen. Werden Proteine (z. B. Enzyme) für das Zytosol oder die Mitochondrien benötigt, läuft die Biosynthese an freien Ribosomen im Zytoplasma ab.

Sind die Proteine für den Export oder die Zellmembran bestimmt, docken die freien Ribosomen auf ein Signal hin an das Endoplasmatische Retikulum (ER) an und sind damit nicht mehr frei. Das ER wird jetzt als raues Endoplasmatisches Retikulum (rER) bezeichnet, da man die Ribosomen elektronenmikroskopisch als kleine Knöpfe auf der sonst glatten Membran des ER sehen kann.

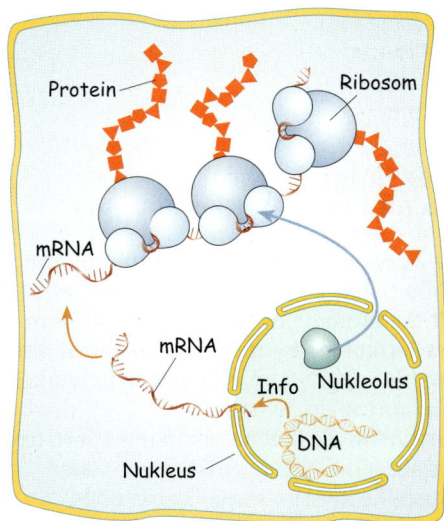

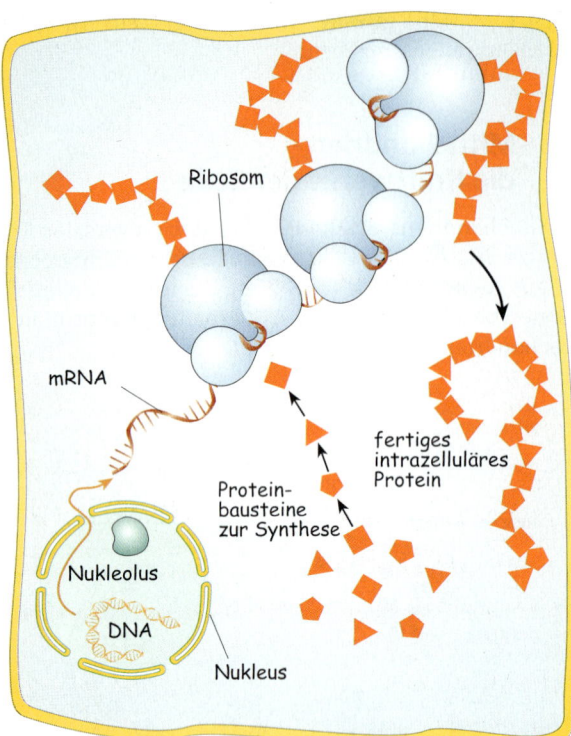

Der Vorteil dieser Aktion ist, dass Energie gespart wird. Da alle Eiweiße, die die Zelle verlassen oder in die Zellmembran integriert werden sollen, immer den Weg über das ER gehen müssen, gelangen sie bereits während der Synthese in das ER.

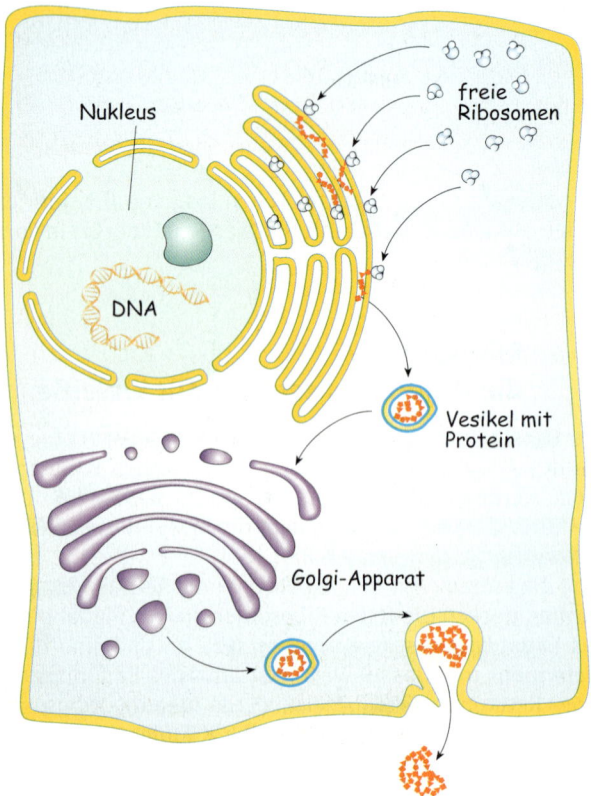

## Das Endoplasmatische Retikulum – erste Station beim Export

Das Endoplasmatische Retikulum ( ↗ S. 447) ist die erste der zwei Stationen, die ein Stoff durchlaufen muss, um die Zelle verlassen zu können. Hier erfolgen erste Veränderungen (z. B. Anhängen von Zuckern), bevor es dann weiter zum Golgi-Apparat geht.

Man ist leider oft geneigt anzunehmen, es gäbe zwei Organellen: ein raues (rER) und ein glattes (gER, auch sER von *engl.* „smooth") Endoplasmatisches Retikulum. Das ist aber nicht richtig. Es sind nur zwei verschiedene Zustände ein und desselben Organells.

Sitzen Ribosomen auf dem ER, bezeichnet man es als raues ER, sind keine Ribosomen angeheftet, heißt es glattes ER. Findet sich nun in einer Zelle viel raues ER, so zeigt das eine hohe Biosyntheserate für **Exportproteine** an. In Zellen mit viel glattem ER werden dagegen überwiegend **Lipide** für den Export und die Zellmembran (z. B. Cholesterin, Steroidhormone) hergestellt; im gER der Leber werden **Entgiftungsreaktionen** ( ↗ S. 527) durchgeführt.

Das ER (egal ob rau oder glatt) kann außerdem **Calcium** aus dem Zytosol aufnehmen und speichern. Besonders wichtig ist diese Funktion für unsere Muskeln. Sie verfügen daher über ein großes, spezialisiertes ER, das man **Sarkoplasmatisches Retikulum** (SR) nennt.

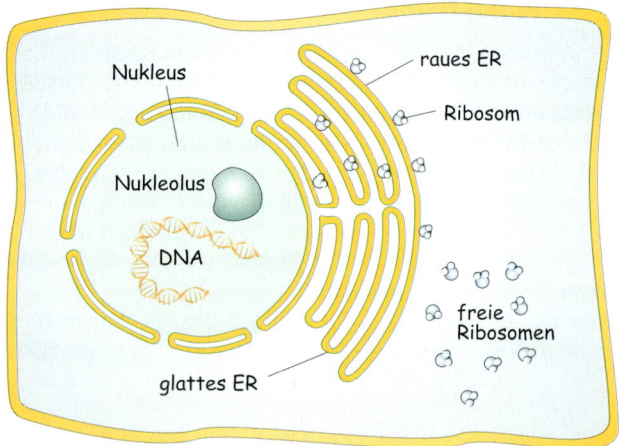

## Der Golgi-Apparat – zweite Station beim Export

Der Golgi-Apparat (benannt nach dem italienischen Anatom Camillo Golgi) ist die Poststation der Zelle ( ↗ S. 448). Er verteilt die Proteine und Lipide, die aus dem Endoplasmatischen Retikulum kommen entsprechend ihren Adressaufklebern ( ↗ S. 290). Sie werden dann in Vesikel (lat. vesicula = Bläschen) verpackt und

- als Proteine in die Zellmembran integriert, bzw. für den Export ausgeschleust (z. B. Hormone) oder
- als Bausteine der Lysosomen verwendet.

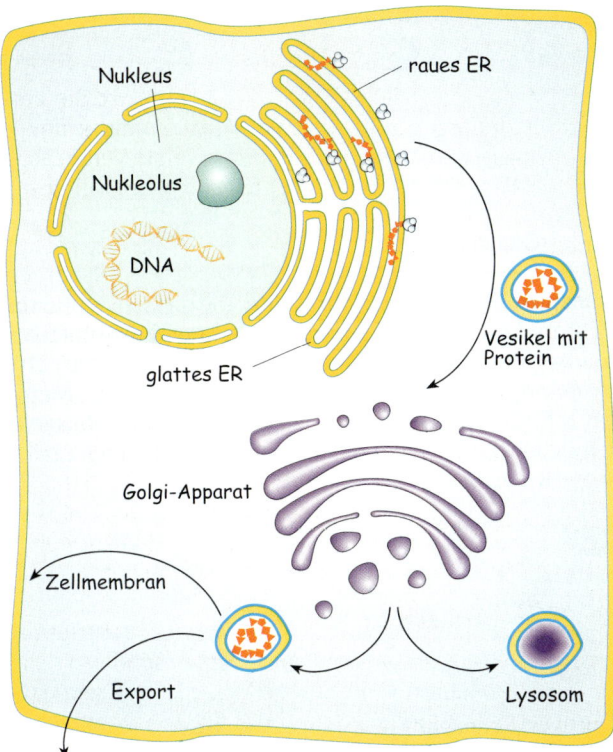

Wasserstoffperoxid (= $H_2O_2$), das unbedingt entsorgt werden muss, da es auch selbst ziemlich giftig ist. Auch das übernehmen die Peroxisomen, indem sie das $H_2O_2$ um- und abbauen.

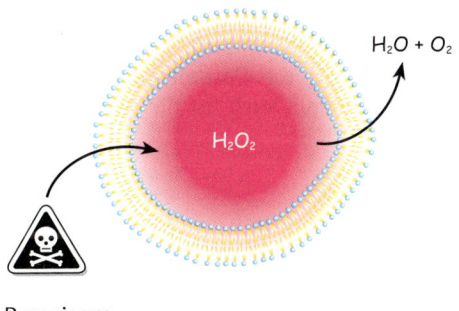

$H_2O + O_2$

Peroxisom

### Lysosomen – die Müllbeseitiger

Diese kleinen Organellen sind dazu da, alles Mögliche abzubauen, was nicht oder nicht mehr benötigt wird. Zu diesem Zweck besitzen die Lysosomen zahlreiche Enzyme und ein saures Milieu (ca. pH 5). Die entstehenden Bruchstücke werden ins Zytosol abgegeben und dienen als Bausteine für neue Moleküle.

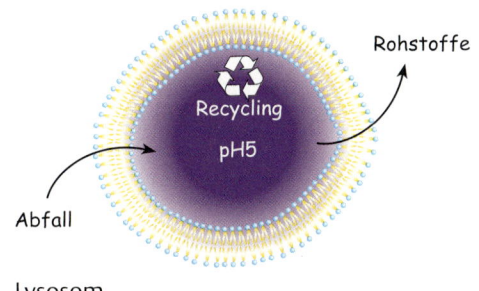

Rohstoffe

Recycling

pH5

Abfall

Lysosom

Der Unterschied zu den nachfolgend besprochenen Peroxisomen besteht in der Art der Abbaureaktionen. In Lysosomen werden in erster Linie lange Molekülketten unter Wassereinlagerung abgebaut. Dies bezeichnet man als **Hydrolyse** ( ↗ S. 18).

### Peroxisomen – die Entgifter

Die Peroxisomen bauen für die Zelle gefährliche Substanzen durch Oxidationsreaktionen ( ↗ S. 18) ab. Dabei entsteht

## 1.3 Das Zytoskelett – Stütze und Bewegung

Zum Zytoskelett einer Zelle gehören drei verschiedene Bestandteile:
- Aktinfilamente
- Intermediärfilamente
- Mikrotubuli

Allen dreien gemeinsam ist, dass sie aus **Proteinen** bestehen.

**Aktinfilamente** (auch als Mikrofilamente bezeichnet, ↗ S. 439) dienen der allgemeinen Stabilisierung der Zelle. Zusammen mit dem Myosin dienen sie auch der aktiven Veränderung der Zellform, so z. B. in der Muskulatur ( ↗ S. 546).

**Intermediärfilamente** ( ↗ S. 440) sind die stabilsten Bestandteile des Zytoskeletts und bilden daher das Stützge-

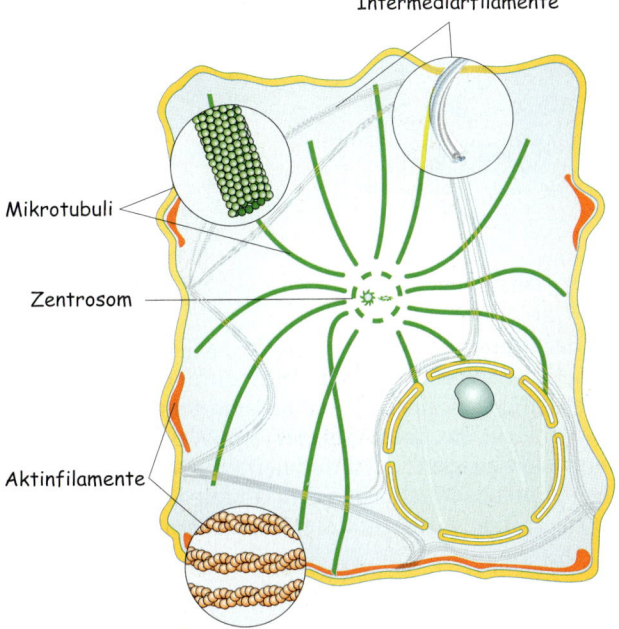

Intermediärfilamente

Mikrotubuli

Zentrosom

Aktinfilamente

rüst der Zelle. Sie durchspannen die Zelle ähnlich einem dreidimensionalen Netz und halten so die Zellorganellen in ihrer Position.

**Mikrotubuli** ( ↗ S. 441) sind eine Art intrazellulärer Schienen, auf denen mit Hilfe von Motorproteinen Zellorganellen und bei der Zellteilung die Chromosomen transportiert werden. Daneben sind sie auch für die Aufrechterhaltung der Zellform zuständig.

## 1.4  Stofftransport in die Zelle hinein und aus der Zelle heraus

Da die Zelle selbst entscheiden möchte, welche Stoffe in sie hineinkommen und welche nicht, ist eine Zellmembran ziemlich dicht. Nur lipidlösliche Stoffe und ganz wenige polare Stoffe – Wasser zum Beispiel – können einfach so hineingelangen. Für alle andern muss die Zelle spezielle Transportmechanismen bereitstellen, deren Menge sie auch noch variieren kann. Man unterscheidet nun drei grundsätzliche Möglichkeiten, wie Stoffe in die Zelle hinein und wieder heraus gelangen können:

1. Diffusion (rein und raus)
2. Transport über Transportproteine (rein und raus)
3. vesikulärer Transport (Endozytose = rein, Exozytose = raus)

Was hat man sich nun darunter vorzustellen?

**Diffusion.** Wenn die Stoffe die Membran einfach so durchqueren können, spricht man von Diffusion (lat. diffundere = verbreiten); ein Vorgang, der **keine Energie** kostet. Hierbei verteilt sich ein Stoff einfach entsprechend seiner Konzentration. Er diffundiert vom Ort mit hoher Konzentration weg, hin zum Ort mit der geringeren Konzentration.

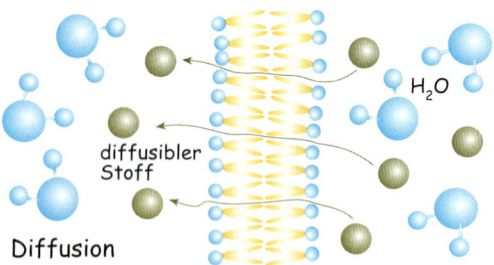

Diffusion

Bei der **Osmose** (gr. osmos = Schub) ist es einfach anders herum. Hier kann der Stoff selbst nicht diffundieren, da er von einer semipermeablen Membran daran gehindert wird. Daher versucht das Lösungsmittel (z. B. Wasser) einen Konzentrationsausgleich. Es diffundiert weg vom Ort mit niedriger Stoffkonzentration hin zum Ort mit der höheren Stoffkonzentration. Auch das kostet **keine Energie**.

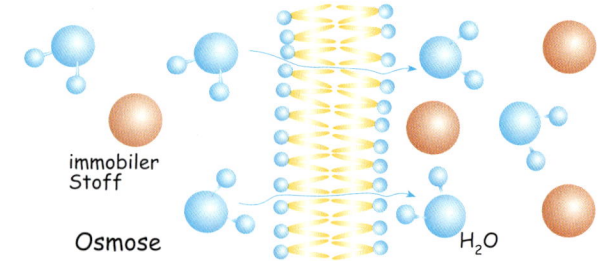

**Transport über Transportproteine.** Die meisten Stoffe sind nicht in der Lage, die Barriere der Zellmembran einfach so zu überwinden. Für sie gibt es daher spezielle Transporter (Proteine), die nur ganz bestimmte Stoffe durch die Membran befördern. Dies ist auch gegen ein Konzentrationsgefälle möglich, kostet dann jedoch **Energie** (= ATP, ↗ S. 224).

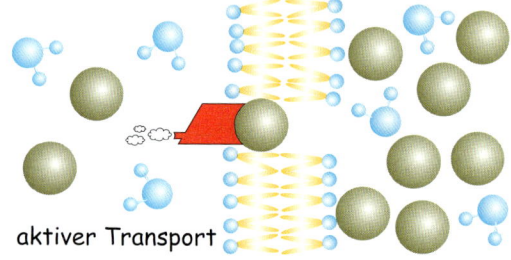

**Vesikulärer Transport.** Auch diese Transportart **kostet Energie**. Sie zeichnet sich dadurch aus, dass die aufzunehmenden oder abzugebenden Stoffe in Vesikeln (lat. vesicula = Bläschen) transportiert werden. Will eine Zelle mehr oder etwas ganz Großes aufnehmen – zum Beispiel ein Bakterium – so kann sie **Endozytose** (gr. endo = innen) betreiben. Dabei werden die aufzunehmenden Teilchen von der Zellmembran umschlossen, und alles zusammen gelangt ins Zytoplasma.

Bei der **Exozytose** (gr. exo = außen) handelt es sich um die Umkehr der Endozytose. Hier gibt eine Zelle in Vesikel verpackte Substanzen nach außen ab und baut gleichzeitig die

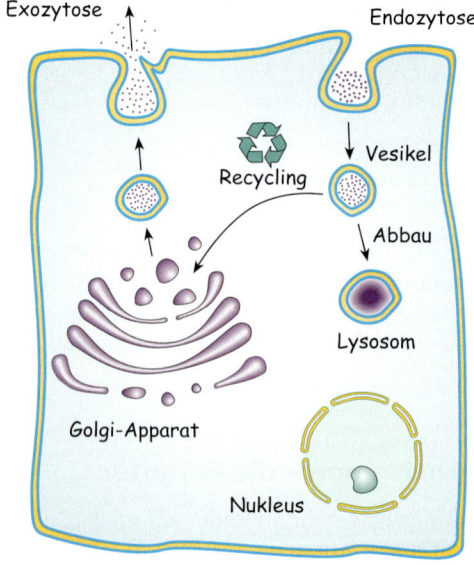

Vesikelmembran wieder in die Zellmembran ein. Stoffe, die so von der Zelle exportiert werden, sind z.B. manche der neusynthetisierten Proteine.

## 1.5 Zellkontakte – oder wie der Mensch zusammenhält

In unserem Körper kommen meist keine einzelnen Zellen vor. Um sie zusammen lagern zu können, sind spezialisierte Kontakte erforderlich. Man unterscheidet drei Arten, die ganz verschiedene Aufgaben haben. Zum einen dienen sie dem mechanischen Zusammenhalt, zum anderen aber auch dem Informationsaustausch.

**Dichte Kontakte (Tight Junctions).** Diese Zellverbindungen finden sich an Orten, an denen eine strenge Trennung zweier Räume nötig ist, also besonders dicht abgeschlossen wird. Ein Beispiel sind die Darmzellen, die die Außenwelt (Darmlumen) vom Körperinneren trennen, ein anderes die Endothelzellen der Blut-Hirn-Schranke, die unser empfindliches Gehirn vor potenziell schädlichen Substanzen aus dem Blut schützen.

**Haftkontakte** (**Desmosomen,** gr. desmos = Bindung) dienen der Stabilisierung und der Verknüpfung von Zellen zu Gewebeverbänden. Die **Gürteldesmosomen** gehen um die ganze Zelle herum, **Punktdesmosomen** sind so etwas wie Druckknöpfe zwischen benachbarten Zellen, und **Hemidesmosomen** befestigen die untersten Zellen des Gewebes an der Extrazellulären Matrix – und damit am Bindegewebe ( ↗ S. 452).

**Kommunikationskontakte (Gap Junctions).** Diese auch als **Nexus** (lat. nexus = Verknüpfung) bezeichneten Kontakte dienen dem Austausch von Stoffen und Informationen zwischen den Zellen. Es ist ein Kanalsystem, das durch Tunnelproteine gebaut wird und sich je nach den Erfordernissen öffnen oder schließen kann. Es koppelt so – weniger mechanisch als vielmehr chemisch und elektrisch – die einzelnen Zellen zu Funktionseinheiten, zum Beispiel die Herzmuskelzellen zum funktionsfähigen Organ Herz.

## 1.6 Extrazelluläre Matrix – oder was zwischen den Zellen ist

Ein Organismus, der nur aus Zellen besteht, wäre nicht funktionsfähig. Um ein bisschen Form in das Ganze zu bekommen, benötigt man noch etwas Struktur, zum Beispiel durch Knorpel und Knochen.

Ganz allgemein formuliert, besteht die Extrazelluläre Matrix aus **Fasern** und **Grundsubstanz.** Sie wird von **Bindegewebszellen** produziert und bildet zusammen mit ihnen das **Bindegewebe.** Von den Bindegewebszellen gibt es gleich eine ganze Familie. Deren Mitglieder sind z.B. die Fibroblasten, die Knorpel-, die Knochen- und die Fettzellen.

**Fasern.** Das fadenförmige Eiweißmolekül **Kollagen** (gr. kolla = Leim), ist so etwas wie Klebstoff und bringt ordentlich Stabilität in das Konstrukt Mensch ( ↗ S. 452). **Elastin**, ebenfalls ein Protein, sorgt passend zum Namen für die notwendige Elastizität ( ↗ S. 455). Die Hauptproduzenten dieser Fasern sind die Fibroblasten.

**Grundsubstanz.** Dieses formlose Gebilde besteht aus sehr großen Zuckern und speziellen Eiweißen, die viel Wasser binden können ( ↗ S. 456). Im Alter nimmt die Fähigkeit, Wasser einzulagern, stark ab, wodurch das Bindegewebe erschlafft und zum Beispiel die Haut Falten und Runzeln entwickelt.

**Knorpel und Knochen** werden von spezialisierten Zellen gebildet: den **Chondroblasten** (gr. chondros = Knorpel) und den **Osteoblasten** (gr. osteos = Knochen). Beide Gewebe bestehen aus Fasern und Grundsubstanz, wobei der Knochen erst dadurch richtig hart wird, dass zusätzlich noch Mineralien eingelagert werden.

**Fettgewebe** besteht aus den größten Zellen unseres Körpers, den **Adipozyten** (Durchmesser bis 120 μm). Diese Bindegewebszellen sind auf die Biosynthese und Speicherung von Fett spezialisiert.

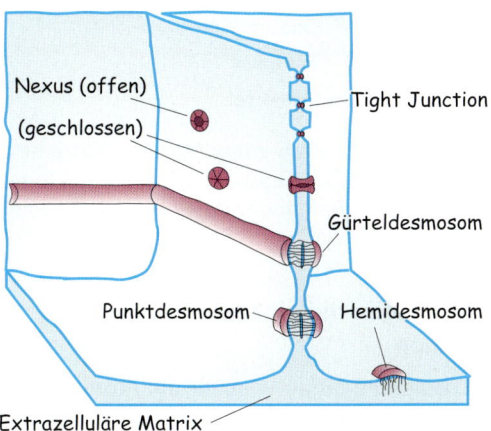

Nexus (offen)
(geschlossen)
Tight Junction
Gürteldesmosom
Punktdesmosom
Hemidesmosom
Extrazelluläre Matrix

# 2 Allgemeine Chemie

In diesem allgemeinen Chemieteil wollen wir das chemische Wissen auf einen Stand bringen, mit dem man sicher durch die Biochemie gelangt. Chemie ist zwar nicht jedermanns Sache, aber Biochemie *ohne* einige wenige Grundlagen der Chemie zu studieren, wird sicher zur Qual.
Dieser Chemieteil besteht aus vier Abschnitten:

- Im ersten Abschnitt geht es um die verschiedenen **Bindungen**, die Atome miteinander eingehen können.
- Im zweiten Abschnitt werden die wichtigsten **funktionellen Gruppen** vorgestellt.
- Im dritten Abschnitt geht es um die fünf **Grundtypen sämtlicher Reaktionen**, die im menschlichen Organismus ablaufen sowie um die Begriffe Isomerie und Mesomerie.
- Im vierten und letzten Abschnitt wird es mit den drei **Grundstoffen** – Kohlenhydrate (Zucker), Lipide (Fette) und Proteine (Eiweiße) – dann schon sehr biochemisch. Den vierten Grundstoff – die Nukleinsäuren (DNA und RNA) – werden wir erst im Genetikteil besprechen.

## 2.1 Die chemische Bindung

In diesem ersten Teil geht es darum, wie Atome in einem Molekül gebunden sind. Für angehende Mediziner sind dabei nur sechs Atome wichtig. Diese sollte man dafür aber auch sicher beherrschen, da man mit diesem Wissen eine Menge Fehler vermeiden kann.
Jedes Atom setzt sich aus einem positiv geladenen Kern (Aufenthaltsort der Protonen und Neutronen) und einer negativ geladenen Hülle (Aufenthaltsort der Elektronen) zusammen.

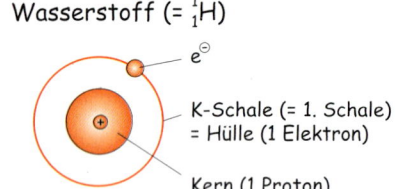

Wasserstoff (= $^1_1$H)

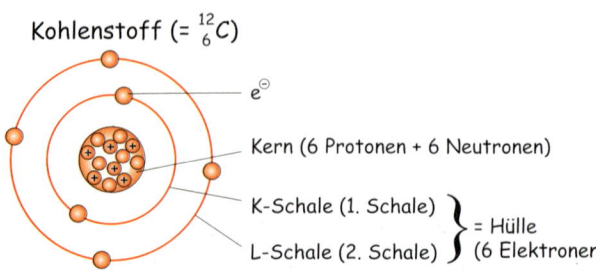

Kohlenstoff (= $^{12}_6$C)

Eine Bindung zwischen zwei Atomen entsteht durch das gemeinsame Nutzen von Elektronen ihrer äußersten Schale. Diese **Außenelektronen** werden daher auch als **Valenz-**

elektronen (= Bindungselektronen) bezeichnet. Um nun zu verstehen, wie und warum eine solche Bindung überhaupt entsteht, muss man zwei Voraussetzungen kennen.

1. Wie durch die **Oktettregel** beschrieben, wünscht sich jedes Atom eine volle äußere Schale mit acht Außenelektronen.
2. Bindungselektronen fühlen sich alleine überhaupt nicht wohl und möchten immer zu zweit sein.

### Die Oktettregel

Die Oktettregel besagt, dass sich in einer Außenschale nicht mehr als **acht Elektronen** aufhalten dürfen (lat. octo = acht). Die einzige Ausnahme ist die erste – also die K-Schale –, die schon mit zwei Elektronen komplett besetzt ist.
Auf der anderen Seite strebt jedes Atom aber auch nach einer vollen Außenschale – egal, ob das Atom alleine oder mit anderen Atomen verbunden ist.
An dieser Stelle sollte man einen Blick in das Periodensystem der Elemente werfen (hier in der gekürzten Mediziner-Schmalspur-Fassung abgebildet …), denn dort kann man direkt ablesen, wie viele Elektronen sich auf der Außenschale eines bestimmten Atoms befinden.

| 1 | | Hauptgruppen | | | | | 8 |
|---|---|---|---|---|---|---|---|
| H | 2 | 3 | 4 | 5 | 6 | 7 | He |
| Li | Be | B | C | N | O | F | Ne |
| Na | Mg | Al | Si | P | S | Cl | Ar |
| K | Ca | Ga | Ge | As | Se | Br | Kr |
| | | | | | | I | Xe |

H = Wasserstoff    O = Sauerstoff
C = Kohlenstoff    P = Phosphor
N = Stickstoff    S = Schwefel

Die **Zahl der Außenelektronen** eines Atoms entspricht der **Hauptgruppe** (Ausnahme: Helium), in der es steht. Elemente der Nebengruppen haben in der Regel zwei Außenelektronen.

### Wie viele Bindungen die einzelnen Atome eingehen können

Die Zahl der kovalenten Bindungen, die ein Atom eingehen kann, entspricht dem Wert der Bindigkeit, also der Zahl seiner Valenzelektronen. Wichtig sind hier die vier häufigsten Elemente **Wasserstoff**, **Sauerstoff**, **Kohlenstoff** und **Stickstoff**. Dann soll es noch kurz um **Phosphor** und **Schwefel** gehen, die ebenfalls in nicht unerheblichen Mengen in unserem Körper vorkommen.

**Wasserstoff (H, gr.-lat. hydrogenium).** Das Wasserstoffatom kann nur noch *ein* Elektron aufnehmen, um die volle „Edelgaskonfiguration" zu erreichen. Ein Wasserstoffatom ist daher stets nur über *eine* Bindung mit dem restlichen Molekül verbunden.

Hier passt es also wunderbar, ein Wasserstoffatom zufriedenzustellen, indem es eine Verbindung mit einem anderen Wasserstoffatom eingeht. Daher liegt es als Gas auch im zweiatomigen Zustand als $H_2$-Molekül vor.

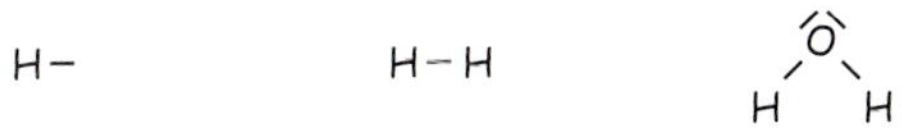

Wasser

**Sauerstoff (O, neulat. oxygenium).** Das Sauerstoffatom steht in der sechsten Hauptgruppe und hat damit in der Außenschale zwei Elektronenpaare und zwei einzelne Elektronen.

Zwei Elektronen trennen es von der Neon-Edelgaskonfiguration. Es muss also zwei Bindungen eingehen (denn pro Bindung gewinnt es ja ein Elektron dazu), wofür es zwei Möglichkeiten hat: Entweder es geht beide Bindungen mit zwei verschiedenen anderen Atomen ein oder mit ein und demselben, wobei eine Doppelbindung entsteht.

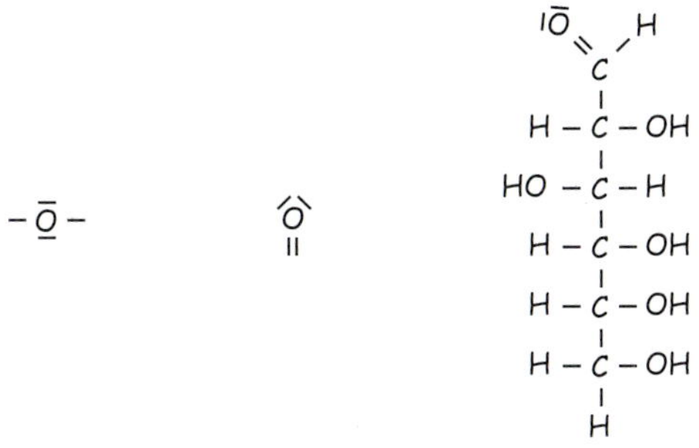

Glukose

Hier ist als Beispiel die Glukose gezeigt, mit der alles Leben auf der Erde begann.

**Stickstoff (N, neulat. nitrogenium).** Hierbei handelt es sich um ein Atom aus der fünften Hauptgruppe, das noch ein Elektron weiter von der Edelgaskonfiguration entfernt ist als der Sauerstoff und somit drei Bindungen braucht (es ist „dreibindig").

Auch das Stickstoffatom kann die Edelgaskonfiguration erreichen, indem es mit einem anderen Stickstoffatom eine Bindung eingeht: als Gas liegt Stickstoff als $N_2$-Molekül vor.

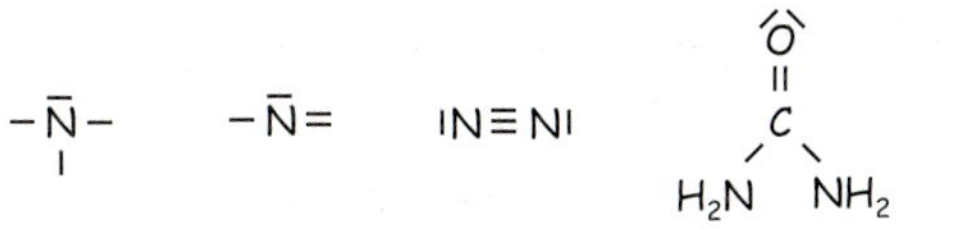

Stickstoff     Harnstoff

Hier dient der Harnstoff als Beispiel für ein Produkt des Harnstoffzyklus, das die Funktion hat, Stickstoff über die Nieren aus dem Körper zu entfernen.

**Kohlenstoff (C, lat. carbonium).** Der Kohlenstoff ist das wichtigste und interessanteste Atom – nicht nur unseres Körpers, sondern überhaupt, da es das Basiselement für alles Leben auf der Erde ist. Alle Biomoleküle bauen auf ihm auf und ohne den Kohlenstoff wäre Leben undenkbar. Dies hat seine Ursache in der interessanten Elektronenkonfiguration, die vielfältigste Reaktionen möglich macht. Der Kohlenstoff ist in der Lage, vier Bindungen einzugehen (er steht in der vierten Hauptgruppe).

Am bedeutendsten für die Biologie ist die Fähigkeit der C-Atome, sehr stabile C-C-Einfachbindungen auszubilden. Kohlenstoffatome können jedoch auch zwei oder drei gemeinsame Elektronenpaare haben, wodurch Doppel- und Dreifachbindungen zwischen ihnen entstehen. Auch zu Ringen lassen sich Kohlenstoffatome zusammenlagern.

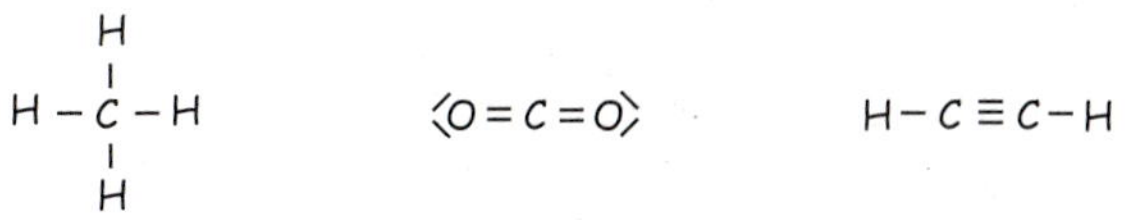

Methan     Kohlenstoffdioxid     Ethin

**Schwefel (S, lat. sulfur).** Bei Schwefel und auch dem im Folgenden besprochenen Phosphor ist alles nicht mehr ganz so einfach. Man kann sich die zahlreicheren Möglichkeiten der Bindungsausbildung aber so vorstellen, dass es sich bei beiden um große Atome handelt, die ihre äußeren Elektronen wegen des großen Radius weniger festhalten können. Auf Grund der Größe der Atome kann man manchmal sogar mehr als vier Elektronenpaare um das Zentralatom bringen. Schwefel hat eine ähnliche Elektronenkonfiguration wie Sauerstoff (beide stehen in der sechsten Hauptgruppe), besitzt allerdings eine Schale mehr. Dadurch entstehen mehr Möglichkeiten für Bindungen.

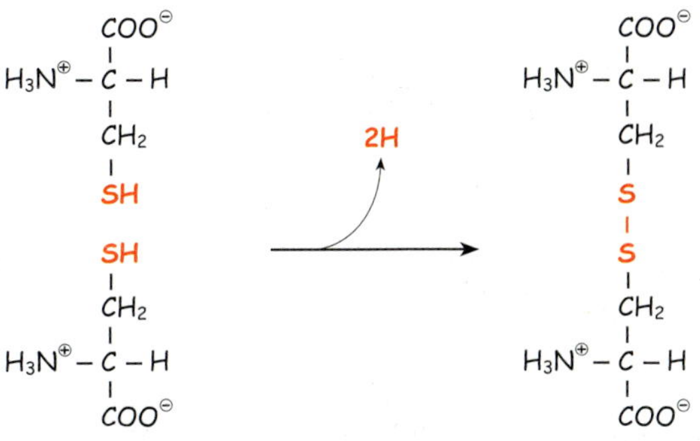

2x Cystein     Cystin

Hier haben wir die Aminosäure Cystein als Beispiel ausgewählt. Sie ist sehr wichtig für die Struktur von Peptiden und Proteinen, da sie mit einem weiteren Molekül Cystein eine Disulfidbrücke ausbilden kann.

**Phosphor (P, gr.-neulat. eigtl. „lichttragend").** Das Phosphoratom steht in der gleichen Gruppe wie das Stickstoffatom, nämlich in der fünften, hat aber wieder eine Schale mehr. Es kann also ebenfalls mehr Bindungen eingehen, was es natürlich auch gerne macht.

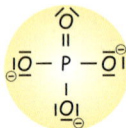

Phosphat

Phosphor kommt im Organismus fast ausschließlich in Form von Phosphat vor, das zum großen Teil in den Knochen im Verbund mit Calcium vorliegt. Aber auch als Bestandteil der Nukleotide (zum Beispiel im Adenosintriphosphat, ATP) spielt es eine wichtige Rolle.

In Biomolekülen kommen diese sechs Elemente in den unterschiedlichsten Kombinationen vor und beeinflussen als funktionelle Gruppen deren Reaktionsverhalten.

**Die Edelgase** (achte und damit letzte Hauptgruppe im Periodensystem) haben die genannten Ziele bereits erreicht. Sie besitzen acht Außenelektronen (= vier Elektronenpaare; Ausnahme: Helium mit zwei Außenelektronen) und haben daher überhaupt kein Interesse daran, diesen wunderbaren Zustand durch Eingehen einer chemischen Bindung zu verändern. Alle anderen Elemente müssen sich erst noch ein bisschen anstrengen und einen passenden Bindungspartner suchen, um an das Ziel ihrer Wünsche – nämlich den Zustand der Edelgase – zu gelangen.

## Freie Elektronen und mehr oder weniger freie Elektronenpaare

Elektronen befinden sich in sog. **Orbitalen**. Das sind **Aufenthaltsräume**, die Platz für zwei Elektronen bieten. Ist ein Orbital mit zwei Elektronen besetzt, spricht man von einem **Elektronenpaar** (Symbol : Linie). Ist ein Orbital mit nur einem Elektron besetzt, so bezeichnet man dieses Elektron als ungepaartes oder freies Elektron oder als freies Radikal (Symbol : Punkt). Treffen nun zwei Atome aufeinander, von denen jedes mindestens ein freies Außenelektron besitzt, so gehen sie miteinander eine Bindung ein. Dabei paaren sich die freien Außenelektronen der beiden Atome; sie teilen sich ab jetzt einen Aufenthaltsraum, verlieren ihre Radikalität und werden als (Bindungs-)Elektronenpaar bezeichnet.
Alle Elektronenpaare der Außenschale, die keine Bindungselektronenpaare sind, kann man auch als freie Elektronenpaare bezeichnen.

Eine Atombindung besteht immer aus einem Elektronenpaar.
Ein Atom kann pro Bindung nur ein *freies* Elektron aus seiner Außenschale zur Verfügung stellen, die Elektronen*paare* in seiner äußeren Schale sind zu zweit schon zufrieden.

Man kann damit in der Außenschale eines Atoms unterscheiden zwischen freien einzelnen Elektronen, freien Elektronenpaaren und Elektronen, die in die Bindung eingehen – die Bindungselektronenpaare.

Steckt ein Atom in einer Bindung, und möchte man die Zahl seiner Außenelektronen wissen, dann rechnet man ihm für ein Bindungselektronenpaar **zwei Elektronen** an. Obwohl sich die beiden Atome in einer Bindung das Bindungselektronenpaar teilen, zählt es dennoch für jedes der beiden Bindungspartner als zwei Außenelektronen!

Chlor steht in der siebten Hauptgruppe und hat daher sieben Außenelektronen (drei Elektronenpaare + ein ungepaartes Elektron), Stickstoff (fünfte Hauptgruppe) hat fünf Außenelektronen (ein Elektronenpaar + drei ungepaarte Elektronen).
Reagieren zwei Chloratome miteinander, so bilden die beiden freien Elektronen (= Punkte) ein Bindungselektronenpaar (= Linie). Bei Stickstoff gehen pro Atom drei freie Elektronen in die Bindung ein. Sowohl Chlor als auch Stickstoff erlangen dadurch die angestrebten acht Außenelektronen.

Wir stellen jetzt einmal die unterschiedlichen Formen der chemischen Bindungen vor. Dabei gibt es – wie so oft in der Chemie – zwei unterschiedliche Grundtypen. Zum einen die echten festen Bindungen, die **Hauptvalenzen** (Valenz = Wertigkeit, in der Chemie = Bindung), also Hauptbindungen, zum anderen die **Nebenvalenzen**, die zwar viel weniger fest, aber nicht weniger wichtig sind …
Um zu verstehen, was für eine Art von Bindung sich ausbildet, muss man den Begriff der Elektronegativität kennen.

## Die Elektronegativität

Die Elektronegativität (EN) beschreibt die Kraft, mit der zwei Atome an dem Bindungselektronenpaar zwischen ihnen ziehen. Ihr Wert, der sich zwischen 1 und 4 bewegt (er ist relativ und hat keine Einheit), berücksichtigt die **La-**

dungsdichte eines Atoms, die sich aus dem **Atomradius** und der **Protonenzahl** im Kern ergibt. Das ist auch leicht nachzuvollziehen, denn grundsätzlich gilt: Je größer die Protonenzahl, also die positive Ladung im Kern, desto stärker zieht der Kern am negativen Bindungselektronenpaar. Je größer hingegen der Atomradius, desto weiter sind positiver Kern und negatives Bindungselektronenpaar voneinander entfernt und desto schwächer ist folglich die Anziehungskraft zwischen ihnen.

**Hauptgruppen**

| | 1 | 2 | 3 | 4 | 5 | 6 | 7 |
|---|---|---|---|---|---|---|---|
| 1 | H 2,2 | | | | | | |
| 2 | Li | | | C 2,5 | N 3,0 | O 3,4 | F 4,0 |
| 3 | Na | Mg | | | P 2,2 | S 2,6 | Cl |
| 4 | K | Ca | | | | | Br |
| 5 | | | | | | | I |

*Schalen* (vertical label)

Hier sind nur die biochemisch wichtigsten Elemente abgebildet. Je höher der Zahlenwert, desto höher ist auch die Anziehungskraft auf Bindungselektronen. Die Edelgase wurden bewusst unterschlagen, da diese Elemente gar keine Bindungen eingehen (Außenschale bereits voll besetzt).

## Starke Bindungen – Hauptvalenzen

Zu den Hauptvalenzen gehören die
- Atombindung (= kovalente Bindung) und die
- Ionenbindung.

Sind zwei Atome mit gleicher oder sehr ähnlicher Elektronegativität miteinander verbunden, so teilen sie sich das Bindungselektronenpaar ganz gerecht, keiner zieht mehr und keiner zieht weniger. Es entsteht eine **Atombindung**, die auch als **kovalente Bindung** (kovalent = gleichwertig) bezeichnet wird.
Bestehen sehr starke Unterschiede in der Elektronegativität, zieht der elektronegativere Partner so stark am Bindungselektronenpaar, dass er beide Elektronen bekommt. Durch diese vollständige Übertragung der Elektronen kommt es zur Entstehung eines positiv und eines negativ geladenen Teilchens (= Ion), die durch eine **Ionenbindung** zusammengehalten werden.
Sowohl die kovalente als auch die ionische Bindung sind als Extreme zu sehen. Dazwischen steht die **polare Atombindung**. Hier wird das Bindungselektronenpaar nur etwas zum elektronegativeren Atom hin verschoben. Dadurch entsteht dort eine negative ($\delta^-$) und beim schwächer elektronegativen Atom eine positive Teilladung ($\delta^+$). Moleküle mit polaren Atombindungen liegen oft als **Dipolmoleküle** vor. In der Biochemie sind die meisten Atombindungen polarisierte Bindungen.

$$Cl-Cl \qquad \overset{\delta\oplus}{H}\blacktriangleleft\overset{\delta\ominus}{Cl} \qquad Na^\oplus + Cl^\ominus$$

kovalente Atombindung   polare Atombindung   Ionenbindung

→ steigende Elektronegativitätsunterschiede der Bindungspartner

### Atombindungen

Kovalente Bindungen und polare Atombindungen können als Einfach-, Doppel- oder Dreifachbindungen auftreten. Doppelbindungen sind stärker als Einfachbindungen; Dreifachbindungen sind nochmals stabiler. Stark oder stabil bedeutet in diesem Fall energiearm, das heißt, man muss viel Energie reinstecken, um die Bindung zu lösen.
Die Stärke der chemischen Bindungen drückt man als Bindungsenergie in Joule aus. Bindungsenergie ist dabei die Energiemenge, die man zum Bruch einer Bindung aufwenden muss und entspricht umgekehrt der Energie, die an die Umgebung abgegeben wird, wenn zwei Atome die Bindung eingehen (Richtgröße für die Energie von Atombindungen: **400 kJ/mol**).

**Spaltung dieser Bindungen.** Bricht eine unpolare Atombindung (z. B. C-C, $H_2$) in der Mitte auseinander, erhält jedes der beiden Atome ein Elektron des Bindungselektronenpaars. Durch diese **homolytische Spaltung** entstehen zwei Teilchen mit je einem freien, ungepaarten Valenzelektron. **Radikale** sind wie Atome **ungeladene** Teilchen, jedoch **sehr reaktiv**, weil sie ja so schnell wie möglich wieder ihre Edelgaskonfiguration erreichen möchten. Diese Reaktionsfreude macht sie für uns sehr gefährlich. Radikale können Zellen schädigen, die DNA verändern (= mutagen) und sogar Krebs auslösen (= kanzerogen).

$$H\,\|\,H \longrightarrow H\cdot\ +\ \cdot H$$

Eine Spaltung von polaren Atombindungen (H-Cl) findet wesentlich häufiger statt, wobei die Elektronen ungleichmäßig verteilt werden. Dies wird entsprechend als **heterolytische Spaltung** bezeichnet. Ein Partner nimmt die Bindungselektronen auf und wird zum negativ geladenen **Ion**, der andere gibt sie ab und wird dadurch positiv geladen.

$$H\,\|\,\overline{Cl}\,| \longrightarrow H^\oplus +\ \overline{\underline{Cl}}\,|^\ominus$$

### Ionenbindungen

Ionen bilden „im Trockenen", wenn also kein Wasser vorhanden ist, miteinander stabile Kristallgitter, die als **Salze** bezeichnet werden. Ein Beispiel für die Ionenbindung ist das Natriumchlorid (NaCl), das ganz normale Kochsalz. Die starken Anziehungskräfte zwischen den **Kationen** (= positiv geladene Ionen) und den **Anionen** (= negativ geladene Ionen) sind **elektrostatischer** Natur und damit **ungerichtet** (Orientierungsgröße: **400 kJ/mol**).

**Bildung der unterschiedlichen Ionen.** Atome mit einer geringen Anzahl an Valenzelektronen (erste und zweite Hauptgruppe) haben die Tendenz, diese zum Erreichen der Edelgaskonfiguration abzugeben. Dabei entstehen durch den Verlust der negativen Ladung Kationen, die entweder einfach (erste Hauptgruppe) oder zweifach (zweite Hauptgruppe) positiv geladen sind. Bekannte Beispiele sind Natrium ($Na^+$) und Magnesium ($Mg^{2+}$).
Dementsprechend nehmen die Atome der siebten Hauptgruppe lieber ein zusätzliches Elektron auf und werden auf diese Weise zu Anionen, z.B. Chlor zu Chlorid ($Cl^-$).
In unserem Körper, der ja zum Großteil aus Wasser besteht, liegen Ionen allerdings nicht als Kristallgitter, sondern in gelöster Form vor (Kochsalz löst sich ja auch im Nudelwasser …). Sie sind von einer Hülle aus Wassermolekülen umgeben und ziehen sich aufgrund des größeren Abstandes nur schwach an. Aufgrund dessen handelt es sich bei den Ionenbindungen innerhalb des Körpers auch um Nebenvalenzen. Man bezeichnet sie in diesem Zusammenhang besser als **ionische Wechselwirkungen** (s.u.).

**Eine Redoxreaktion.** Einen weiteren Aspekt der Ionenbildung sollte man sich noch vor Augen halten: Da es sich um eine **Übertragung von Elektronen** handelt, spricht man auch hier von Oxidation (= Elektronenabgabe) und Reduktion (= Elektronenaufnahme). Und da natürlich immer beides zusammen passieren muss – abgegebene Elektronen muss schließlich auch wieder jemand aufnehmen –, bezeichnet man diese Reaktionen zusammen auch als Redoxreaktion.
Nehmen wir als Beispiel wieder die wohl bekanntesten Ionen, das Natrium und das Chlorid. Natrium gibt ein Elektron ab (wird oxidiert zum $Na^+$-Ion) und Chlor nimmt eins auf (wird reduziert zum $Cl^-$-Ion), wodurch beide die Edelgaskonfiguration erreichen (Natrium hat die 2., Chlor die 3. Schale komplett gefüllt).

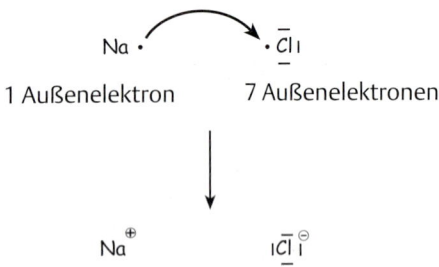

1 Außenelektron        7 Außenelektronen

beide 8 Außenelektronen

Die besprochenen Hauptvalenzen sind wichtig für den Zusammenhalt der Atome innerhalb eines Makromoleküls. Die ganz individuelle dreidimensionale Struktur kommt allerdings erst durch die zahlreichen schwachen ionischen Wechselwirkungen (= schwache Bindungen, Nebenvalenzen) zustande.

## Schwache Bindungen – Nebenvalenzen

Zu den Nebenvalenzen gehören
- Wasserstoffbrückenbindungen
- Van-der-Waals-Bindungen
- hydrophobe Wechselwirkungen
- ionische Wechselwirkungen

Bei all diesen Bindungen handelt es sich um schwache Wechselwirkungen zwischen Atomen. Trotz ihrer Schwäche sind sie es, die entscheiden wie die endgültige Struktur von Makromolekülen – z.B. von Proteinen und Nukleinsäuren – aussieht.

### Wasserstoffbrückenbindungen

Diese schwachen Wechselwirkungen entstehen aufgrund des **Dipolcharakters** eines Wassermoleküls, einer OH-Gruppe oder einer NH-Gruppe. Der Sauerstoff und der Stickstoff mit ihrer großen Elektronegativität ziehen jeweils das Bindungselektronenpaar zu sich heran (= negative Teilladung $\delta^-$), die Wasserstoffatome werden dadurch positiv geladen ($\delta^+$). Geraten diese Wasserstoffatome in die Nähe der negativen Teilladung eines anderen Dipols, so kommt es zu einer **Dipol-Dipol-Wechselwirkung** und es entsteht eine Wasserstoffbrückenbindung (Richtgröße **40 kJ/mol**).
Das beeindruckendste Beispiel für diese Nebenvalenz ist das Wassermolekül selbst. Ein Wassermolekül kann mit weiteren Wassermolekülen Wasserstoffbrückenbindungen eingehen – es bildet sich ein richtiges Gitter, genannt „Cluster" (engl. cluster = Traube, Haufen), aus. Daraus ergeben sich auch die physikalischen Eigenschaften des Wassers (z.B. der im Vergleich zur Molmasse hohe Siedepunkt).

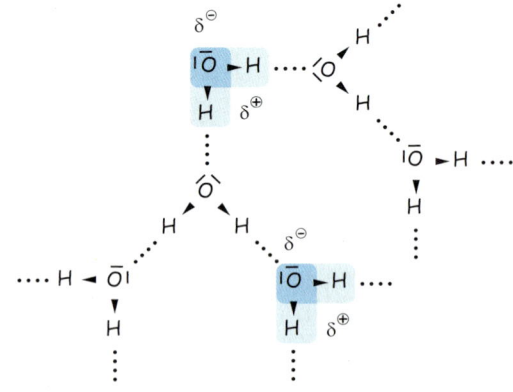

Wasserstoffbrückenbindungen mit Beteiligung einer NH-Gruppe gibt es beispielsweise zwischen den Basenpaaren in der DNA (↗ S. 236).

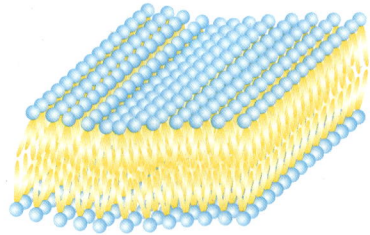

Thymin                              Adenin

## Van-der-Waals-Bindungen

Die Van-der-Waals-Bindungen entstehen – auch in hydrophoben Molekülen – durch fluktuierende elektrische Ladungen. Hinter dieser Aussage verbirgt sich Folgendes: Die Elektronen eines Atoms sind ständig in Bewegung. Es kommt vor, dass sie für einen kurzen Augenblick nicht gleichmäßig um den Kern herum angeordnet sind, sondern sich an einer Stelle in der Schale häufen. Dort ist das Atom dann leicht negativ geladen, auf der gegenüberliegenden Seite dementsprechend positiv.

Durch diese Elektronenschwankungen kann kurzfristig ein elektrischer Dipol entstehen, der wiederum an einem benachbarten Molekül einen elektrischen Dipol erzeugt. Die Elektronen im beeinflussten Nachbarmolekül werden entweder abgestoßen oder angezogen, je nachdem, welche Seite des ersten Moleküls ihm zugewandt ist. Die beiden Dipole ziehen sich dann kurzfristig gegenseitig an, was man als Van-der-Waals-Bindung bezeichnet (benannt nach Johannes D. van der Waals, einem Amsterdamer Physiker des letzten Jahrhunderts). Die Richtgröße für die Energie dieser Bindungen beträgt **10 kJ/mol**.

1)

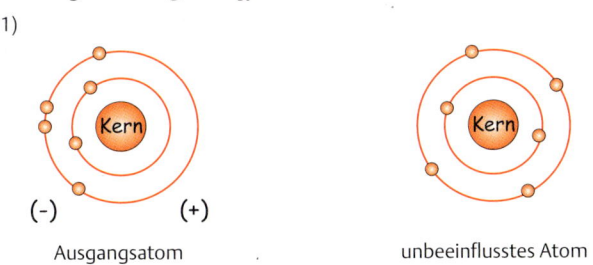

Ausgangsatom                    unbeeinflusstes Atom

2)

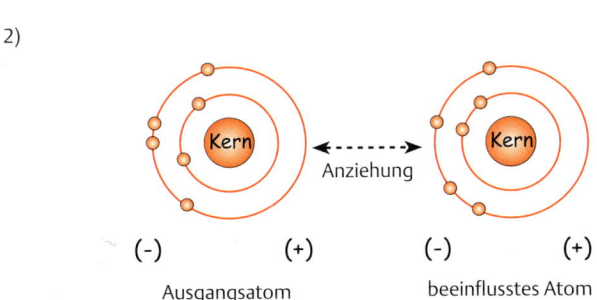

Ausgangsatom                    beeinflusstes Atom

## Hydrophobe Wechselwirkungen

Es gibt viele Moleküle, die sich aus einem hydrophilen und einem hydrophoben Teil zusammensetzen. Gibt man solch ein Molekül in Wasser, so löst sich dort der polare Teil wun-

derbar, der unpolare Teil hingegen wird von den Wassermolekülen abgestoßen. Um dieser misslichen Lage so gut wie möglich zu entgehen, lagern sich die Moleküle mit der hydrophoben Seite zusammen und lassen die hydrophile Seite nach außen ins Wasser ragen.

Es handelt sich bei den hydrophoben Wechselwirkungen also nicht um Anziehungen zwischen Molekülen, sondern im Gegenteil um **Abstoßungsreaktionen**: Die Wassermoleküle stoßen unpolare Molekülteile ab und drängen sie dadurch zusammen; dieser Zustand ist der energetisch günstigste. Ein klassisches Beispiel für hydrophobe Wechselwirkungen ist die Plasmamembran einer Zelle.

Richtgröße für die Energie von hydrophoben Wechselwirkungen ist **4 kJ/mol**.

## Ionische Wechselwirkungen

Wie sich Ionen verhalten, wenn sie nicht in einer Flüssigkeit gelöst sind, wurde vorne bei den starken Bindungen schon beschrieben: sie bilden Kristallgitter und damit Salze aus.

In unserem Körper sieht alles ein bisschen anders aus, da überall Wasser vorhanden ist. Die im Wasser gelösten Ionen ziehen sich zwar immer noch gegenseitig an, die Anziehungskräfte sind jedoch wegen der sie umgebenden Hydrathülle sehr viel schwächer als in trockener Umgebung. Die Richtgröße für die Energie ionischer Wechselwirkungen ist **4 kJ/mol**.

## 2.2 Funktionelle Gruppen und deren Reaktionen

Funktionelle Gruppen bestimmen das Reaktionsverhalten von Molekülen. Es sind **reaktionsfreudige Zentren** innerhalb eines Moleküls, die durch polare Atombindungen gekennzeichnet sind. Funktionelle Gruppen verfügen daher entweder über eine besonders hohe oder eine sehr geringe Elektronendichte (= viel negative oder viel positive Ladungen). Zahlreiche Moleküle in unserem Körper haben sogar zwei oder mehr funktionelle Gruppen.

In diesem Kapitel werden die 12 wichtigsten vorgestellt.

### Wichtige sauerstoffhaltige funktionelle Gruppen

Die Geschichte der funktionellen Gruppen des Sauerstoffatoms ist auch die Geschichte der Oxidation, die wir daher gleich mit behandeln. Am Ende lässt sich eine komplette „Oxidationsstraße" aufstellen, die sich aus den verschiedenen funktionellen Gruppen des Sauerstoffs zusammensetzt.

Allerdings sollte man sich klarmachen, dass eine Oxidation erst einmal nichts mit Sauerstoff zu tun hat. **Oxidation** ist nur der Fachterminus für die **Abgabe von Elektronen**. In der Natur ist dabei zwar häufig Sauerstoff mit von der Partie, aber nicht grundsätzlich erforderlich.

## Wie funktioniert eine Oxidation?

Wichtig für das Verständnis der Oxidation ist, dass nicht das ganze Molekül, sondern nur eines seiner Atome betrachtet wird. Man oxidiert z. B. ein bestimmtes C-Atom im Molekül; dieses C-Atom gibt also Elektronen ab. „Abgeben" kann zweierlei bedeuten: die Elektronen können vollständig aus dem Molekül verschwinden oder auf ein anderes Atom innerhalb des Moleküls übertragen werden.

Eine Elektronenabgabe des C-Atoms kann man z. B. durch das Einfügen des stark elektronegativen Sauerstoffs erreichen (= O zieht Elektronen vom C-Atom weg und zu sich hin).

Bei einer Oxidation muss aber nicht unbedingt ein Sauerstoffatom eingefügt werden. Das Ganze funktioniert genauso mit anderen elektronegativen Elementen (z. B. mit Stickstoff).

Eine weitere Möglichkeit der Oxidation ist das Entfernen von Wasserstoff (H) aus einem Molekül (ein Wasserstoffatom besteht ja aus einem Proton und einem Elektron).

Am Beginn unserer Oxidationsstraße soll die Oxidation des Alkans „Propan" zu seinem Alkohol „Propanol" stehen. Damit haben wir schon die erste funktionelle Gruppe erzeugt: die Hydroxyl-Gruppe (-OH).

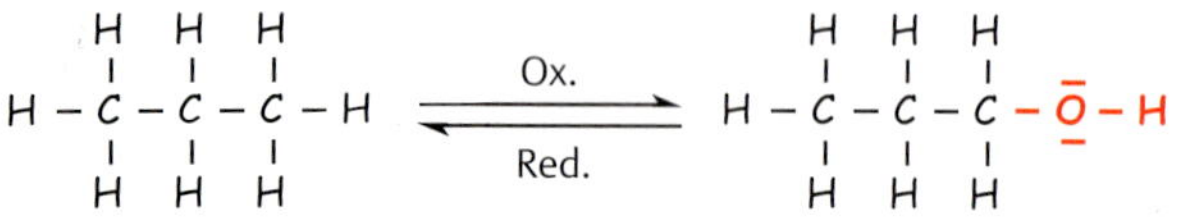

Propan    1- Propanol

## Die Hydroxyl-Gruppe (OH)

Die Hydroxyl-Gruppe wird auch **Alkohol-** oder OH-Gruppe genannt. Neben der Oxidation am randständigen ($C^1$-)Atom kann Propan auch am mittleren (= $C^2$-) Atom oxidiert werden.

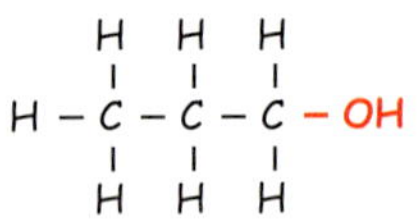

1- Propanol 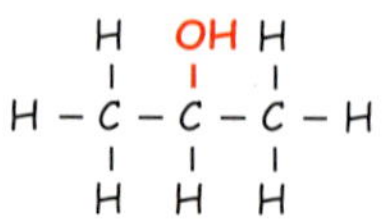    2- Propanol

1-Propanol hat eine **primäre**, 2-Propanol eine **sekundäre** OH-Gruppe. Denkbar ist auch noch eine **tertiäre** OH-Gruppe, wie sie beim Citrat, dem Einstiegsmolekül des Citratzyklus vorkommt.

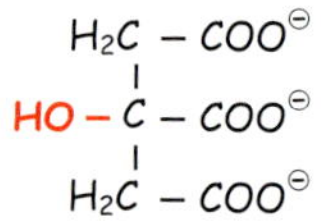

Citrat

> Primäre OH-Gruppen sitzen immer an einem C-Atom, das als Rest nur *ein* weiteres C-Atom gebunden hat. Sekundäre OH-Gruppen befinden sich an einem C-Atom, das *zwei* weitere C-Atome als Nachbarn hat und tertiäre entsprechend an einem C-Atom mit *drei* Kohlenstoffresten.

Daneben unterscheidet man noch die **Wertigkeiten** der Alkohole, was nichts anderes meint als die **Anzahl der OH-Gruppen**, die in einem Molekül vorhanden sind. Bei den voranstehenden Molekülen handelt es sich um einwertige Alkohole, ein dreiwertiger Alkohol ist zum Beispiel das Glycerin mit seinen drei OH-Gruppen.

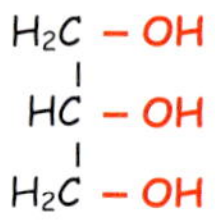

Glycerin

## Die Carbonyl-Gruppe (C = O)

Wenn man versucht, Alkohole weiter zu oxidieren und mit unserem tertiären Alkohol beginnt, stellt man fest, dass das hier nicht funktioniert. Tertiäre Alkohole lassen sich nämlich nicht einfach so weiter oxidieren, da es kein freies Wasserstoffatom mehr gibt, das bei der Oxidation entfernt werden könnte.

**Ketone.** Anders ist es mit den **sekundären Alkoholen**. Sie besitzen am C-Atom, an das die OH-Gruppe gebunden ist, noch einen Wasserstoffrest. Daher lassen sie sich weiter oxidieren, wobei Ketone entstehen.

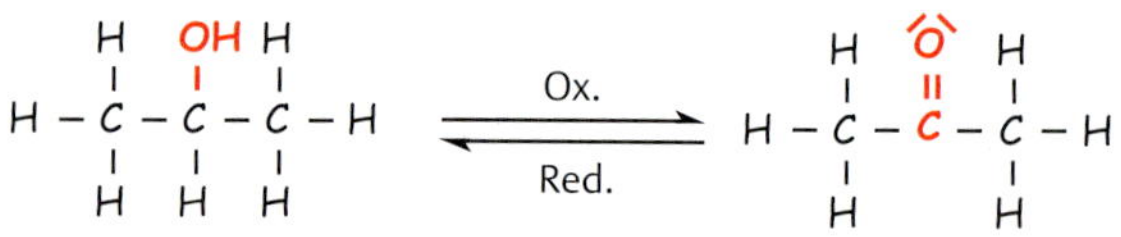

sekundärer Alkohol    Keto-Gruppe

**Aldehyde.** Auch **primäre Alkohole** lassen sich noch weiter oxidieren, wobei Stoffe mit einer Aldehyd-Gruppe entstehen.

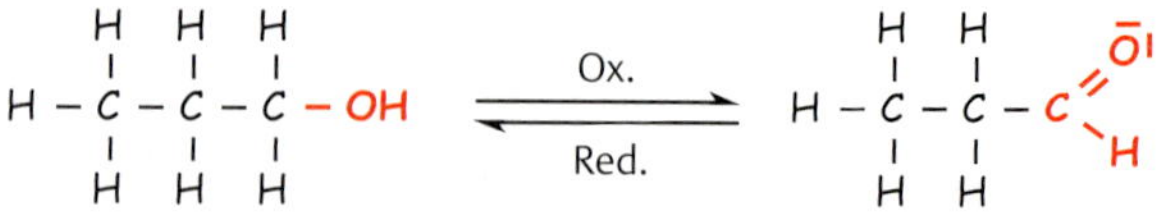

primärer Alkohol    Aldehyd-Gruppe

Bei der Oxidation einer OH-Gruppe zu Ketonen oder Aldehyden fügt man also nicht noch ein Sauerstoffatom hinzu, sondern nützt den vorhandenen Sauerstoff erst einmal voll aus. Das heißt, man bildet statt der Einfachbindung eine Doppelbindung und zieht dadurch mehr Elektronen vom C-Atom weg.

Erst auf der nächsten Station der Oxidationsstraße wird wieder Sauerstoff eingefügt, wodurch die Carboxyl-Gruppe entsteht.

## Die Carboxyl-Gruppe (COOH)

Ketone stellen – wie die vorne beschriebenen tertiären Alkohole – eine Sackgasse dar (der Grund ist der gleiche). **Aldehyde** lassen sich jedoch weiter oxidieren, dabei entstehen die Carbonsäuren.

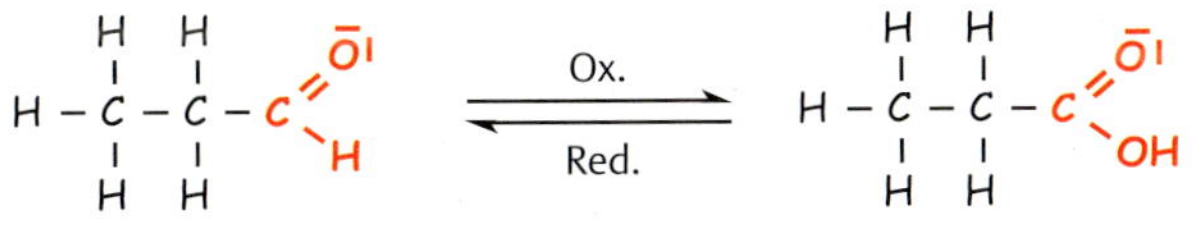

Aldehyd                     Carboxyl-Gruppe

## Die Oxidationsstraße in der Übersicht

Man kann sich die Oxidationen der sauerstoffhaltigen funktionellen Gruppen ganz gut anhand der Oxidationsstraße – die übrigens keine Einbahnstraße ist und daher auch Reduktionsstraße heißen könnte – klarmachen und merken. Hier also alles noch einmal im Überblick:

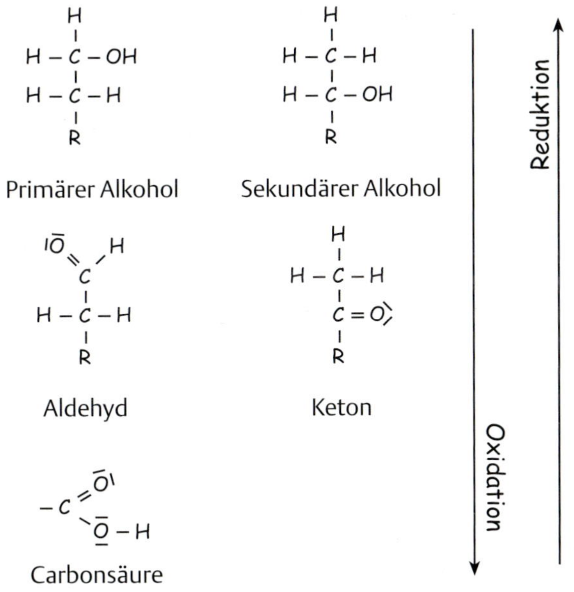

**Wenn man weiter oxidiert.** Es sieht immer so aus, als sei die Oxidationsstraße an dieser Stelle zu Ende. Unsere Zellen oxidieren aber auch jetzt noch munter weiter – die organischen Stoffe sollen schließlich unter Energiegewinn bis zur Stufe von $CO_2$ und $H_2O$ abgebaut werden. Entscheidend ist allerdings, dass die Moleküle ab jetzt ganz zerlegt werden müssen.

Chemisch läuft das so, dass bei der OH-Gruppe innerhalb der Carboxyl-Gruppe noch eine Doppelbindung eingefügt wird (wie bei der Entstehung von Ketonen und Aldehyden). Dadurch entsteht das Gas Kohlenstoffdioxid ($CO_2$).

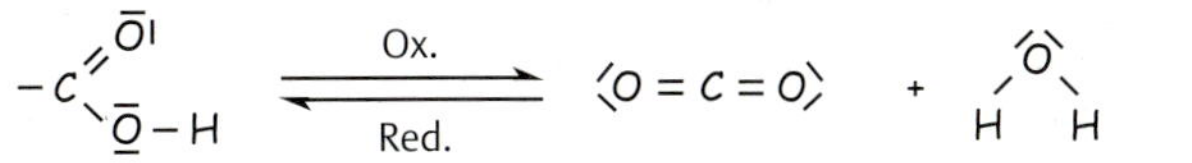

Carbonsäure          Kohlenstoffdioxid  +  Wasser

## Reaktionen der sauerstoffhaltigen funktionellen Gruppen untereinander

Hier gibt es drei wichtige Reaktionen: Die Bildung von Ethern, Estern und Säureanhydriden.

**Ether.** Ein Ether entsteht, wenn **zwei Alkohole** oder allgemein **zwei OH-Gruppen** miteinander reagieren.

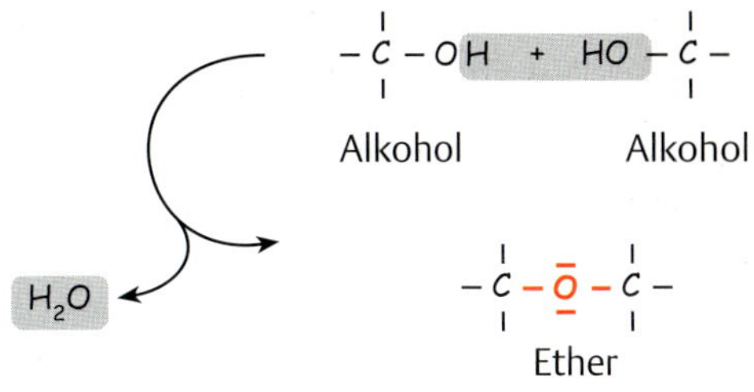

**Ester.** Reagiert ein **Alkohol** mit einer **Säure**, entsteht ein Ester. Die Bindung wird entsprechend als *Esterbindung* bezeichnet. Neben den Carbonsäureestern sind besonders die Phosphorsäureester biochemisch relevant.

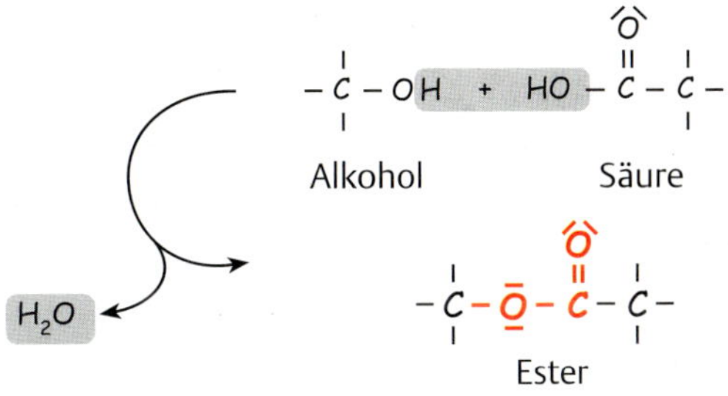

**Säureanhydrid.** Reagieren **zwei Säuren** miteinander, entsteht die funktionelle Gruppe des Säureanhydrids. Diese Bindung ist **sehr energiereich** und wird in den Formeln manchmal auch als geschlängelte Linie dargestellt.

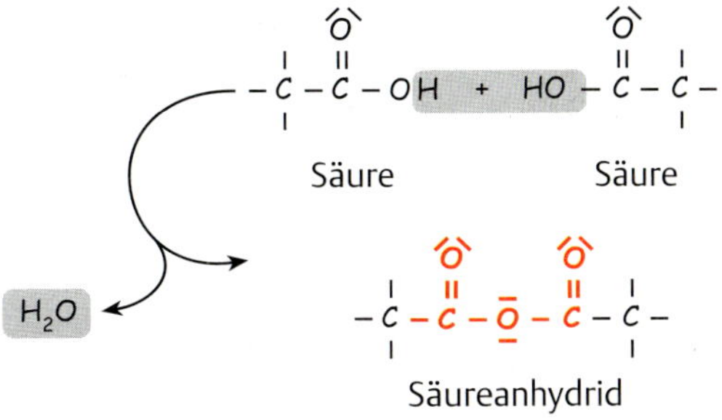

Noch wichtiger als bei der Carbonsäure ist diese Bindung allerdings bei der Phosphorsäure, die bei den Nukleotiden eine herausragende Rolle spielt. Diese Bindung wird als **Phosphorsäureanhydrid-Bindung** bezeichnet (↗ S. 224).

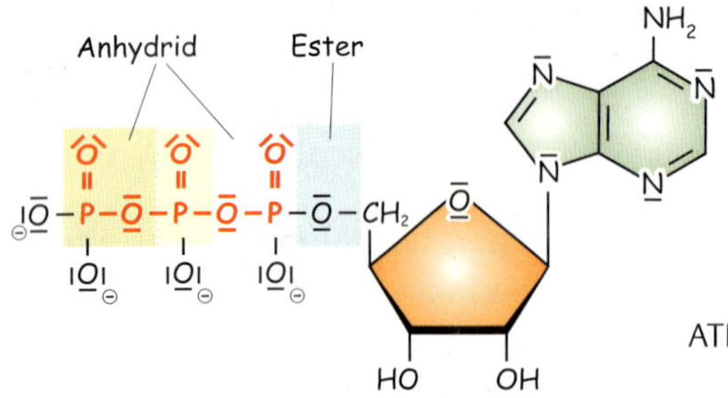

ATP

Eines der bedeutendsten Moleküle der Biochemie ist der **universelle Energieträger Adenosintriphosphat** (**ATP**). Hier ist es ganz wichtig, zwischen zwei Bindungstypen zu unterscheiden. Die Phosphate sind durch zwei Phosphorsäureanhydrid-Bindungen untereinander verbunden. Ein Phosphat ist jedoch über eine Esterbindung mit der Ribose verknüpft. Die Abspaltung der randständigen Phosphate bringt dabei je ca. 30 kJ/mol an Energie, die Abspaltung des inneren Phosphats nur 9 kJ/mol (geschieht daher auch nur selten).

## Wichtige schwefelhaltige funktionelle Gruppen

Da Schwefel – wie aus dem Periodensystem ersichtlich – dem Sauerstoff sehr verwandt ist, sehen die möglichen funktionellen Gruppen dankenswerterweise auch recht ähnlich aus.

### Die Thiol-Gruppe (SH) und deren Reaktionen

Statt der OH-Gruppe gibt es die SH-Gruppe, die man auch Thiol-Gruppe oder Sulfhydryl-Gruppe nennt. Das ganze Molekül kann man dann als Thioalkohol bezeichnen.

**Disulfidbrücke.** Die SH-Gruppe ist für die Struktur von Proteinen sehr wichtig. Zwei SH-Gruppen können sich nämlich unter Ausbildung einer Disulfidbrücke miteinander verbinden. Auch hierbei handelt es sich um eine Oxidation, da Wasserstoff abgespalten wird.

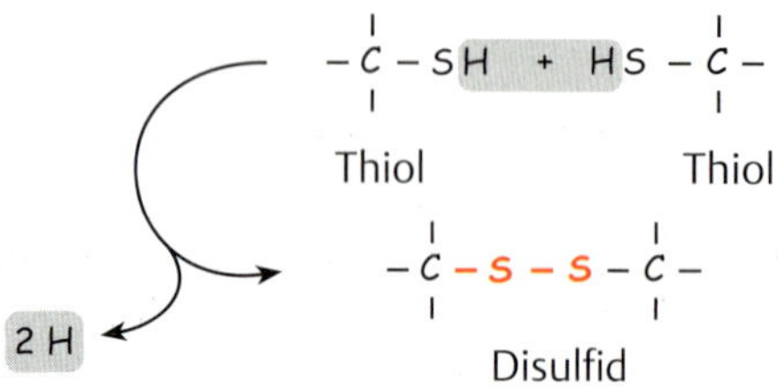

Obwohl sich SH- und OH-Gruppe insgesamt sehr ähnlich sind, findet man beim Sauerstoff keine der Disulfidbrückenbindung vergleichbare Reaktion.

**Thioether-Gruppe.** Wie beim Sauerstoff gibt es auch beim Schwefel einen Ether. Hier nennt man das Produkt dann einfach Thioether.

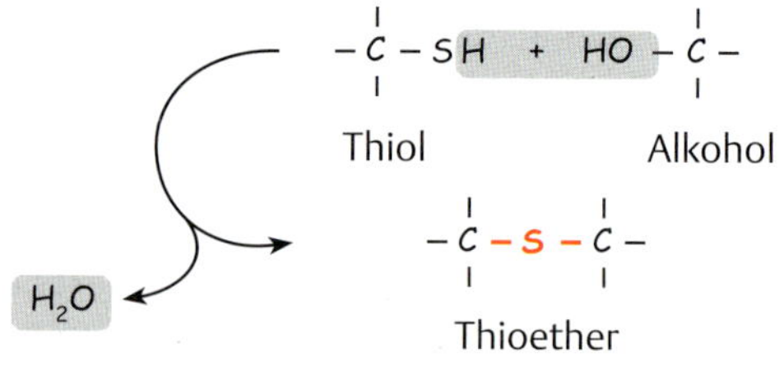

### Die Thioesterbindung

Diese Bindung entsteht – parallel zum Sauerstoff – wenn eine SH-Gruppe mit einer Carboxyl-Gruppe reagiert und wird als Thioesterbindung bezeichnet. Sie ist ziemlich energiereich, was manchmal durch die geschlängelte Bindung verdeutlicht wird.

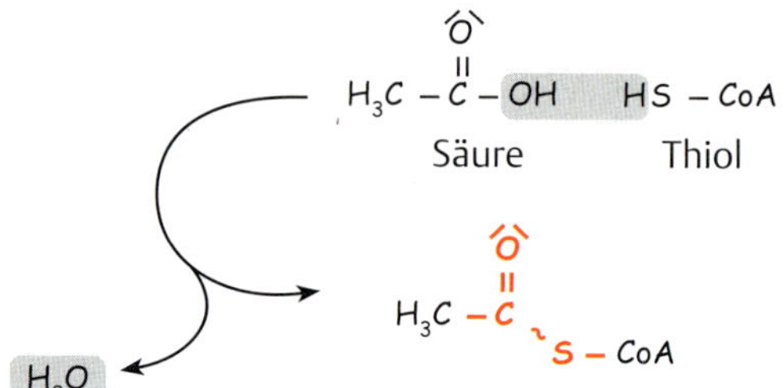

Thioester (hier: Acetyl-CoA)

Hier haben wir eine ganz besonders wichtige Thioesterbindung: die zwischen Acetat und dem Coenzym A. Das komplette Molekül heißt Acetyl-CoA. Man sagt auch, dass das Acetat-Molekül durch Bildung des Thioesters *aktiviert* werde.

Acetyl-CoA ist das **Schlüsselmolekül des gesamten katabolen (abbauenden) Stoffwechsels** und erhält seine herausragende Bedeutung durch die energiereiche Thioesterbindung. Das aktivierte Acetat lässt sich relativ einfach auf alle möglichen Moleküle übertragen und auf diese Weise weiter abbauen. In erster Linie unter Bildung des Citrats im Citratzyklus ( ↗ S. 193), wodurch der vollständige Abbau eingeleitet wird.

Neben den zahlreichen katabolen Reaktionen benötigt man Acetyl-CoA auch zum Aufbau von Fettsäuren, Cholesterin und Ketonkörpern – alles Wege des anabolen (aufbauenden) Fett-Stoffwechsels.

## Wichtige stickstoffhaltige funktionelle Gruppen

Beim Stickstoff interessieren uns nur zwei funktionelle Gruppen, die leider häufig durcheinandergebracht werden: Das **Amin** und das **Amid**.

### Die Amino-Gruppe (NH$_2$, NH, N)

Eine Amino-Gruppe entsteht, wenn ein **Stickstoffatom** in ein Molekül eingefügt wird. Wichtig ist das bei den *Aminosäuren*, die daher auch ihren Namen haben.

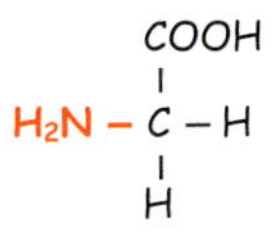

$$COOH$$
$$H_2N - C - H$$
$$H$$

Glycin

Im Organismus bildet sich eine Aminosäure häufig, indem die Keto-Gruppe einer α-Ketosäure durch eine Amino-Gruppe ersetzt wird.

Man unterscheidet vier verschiedene Arten von Aminen: primäre, sekundäre und tertiäre sowie das quartäre Ammonium-Ion.

> Am Stickstoffatom eines primären Amins sitzt nur *ein* Kohlenstoff-Rest, die übrigen zwei Bindungsstellen werden von Wasserstoffatomen besetzt ($-NH_2$).
> Ein sekundäres Amin hat schon *zwei* C-Atome am Stickstoff gebunden und nur noch ein Wasserstoffatom (-NH-).
> Bei einem tertiären Amin findet man das N mit *drei* C-Atomen verknüpft und überhaupt kein H-Atom mehr.
> Im Unterschied zu den Alkoholen ( ↗ S. 14) kann der Stickstoff über sein freies Elektronenpaar noch mit einem *vierten* C-Atom reagieren, wobei das quartäre, positiv geladene Ammonium-Ion entsteht.

Vom primären zum tertiären Amin werden also die H-Atome eines nach dem anderen durch einen organischen Rest ersetzt, bis am Ende kein einziges mehr übrig ist und das freie Elektronenpaar dran glauben muss.

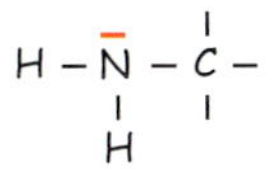

primäres Amin 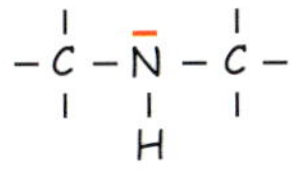             sekundäres Amin

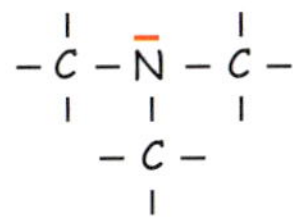

tertiäres Amin 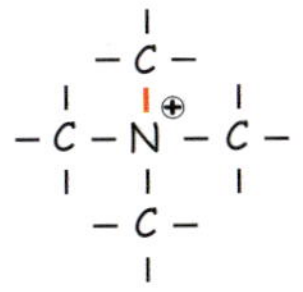            quartäres Ammonium-Ion

### Die Amid-Gruppe (CO–NH)

Amide (= Säureamide) entstehen, wenn ein Stickstoffatom an einer ganz bestimmten Stelle in ein Molekül eingefügt wird, nämlich anstelle der OH-Gruppe in eine Carboxyl-Gruppe (-COOH).

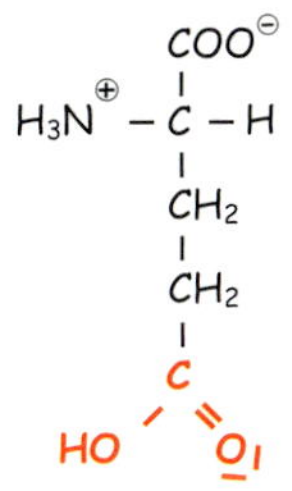

Glutamat 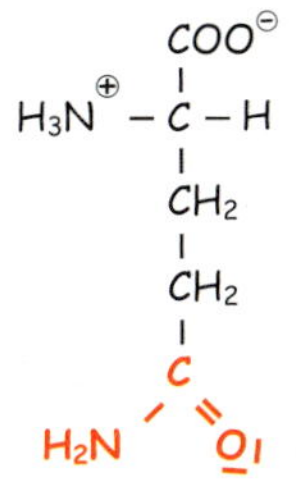                  Glutamin

Die Amid-Gruppe ist also so etwas wie eine Sonderform der Amino-Gruppe. Entscheidend ist die Umgebung des $NH_2$, die man bei der Zuordnung zu einer der beiden Gruppen unbedingt beachten muss.

**Peptidbindung.** Äußerst wichtig ist die funktionelle Gruppe des Amids in seiner Bindung, der **Säureamidbindung**, da sie entscheidend für die Bildung von Peptiden und Proteinen aus Aminosäuren ist. Sie heißt dort Peptidbindung und stellt den Spezialfall einer Säureamidbindung dar.

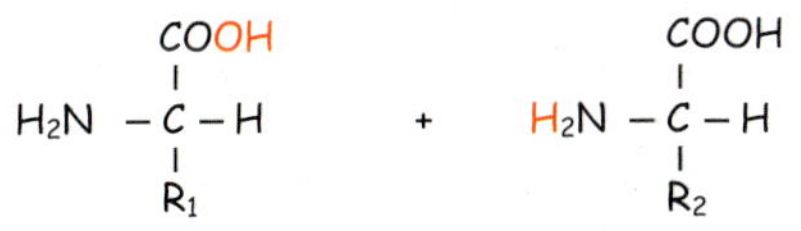

Aminosäure 1    +    Aminosäure 2

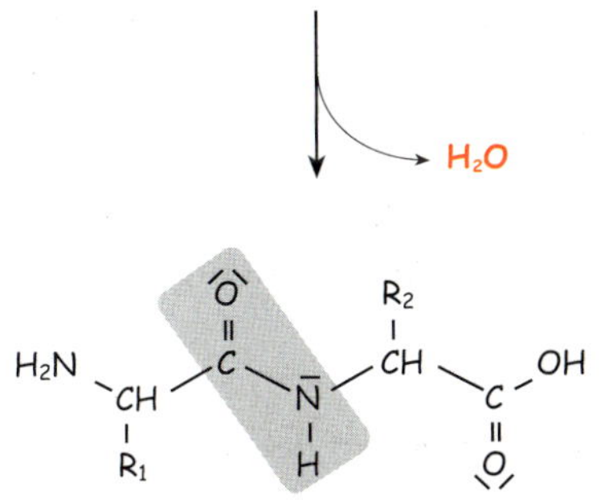

$\rightarrow H_2O$

Peptidbindung

## 2.3 Reaktionen einer menschlichen Zelle

In einer menschlichen Zelle läuft eine Unmenge an Reaktionen ab. Diese Vielzahl kann man jedoch auf nur *fünf* Grundreaktionen zurückführen. Die Prinzipien dieser fünf Reaktionen werden in den folgenden Abschnitten vorgestellt.

### Die Grundreaktionstypen

Die folgende Einteilung in **fünf Reaktionstypen** hat man sich auch bei der Einteilung der Enzyme (= Biokatalysatoren von Reaktionen) zu Eigen gemacht. Mit dem kleinen Unterschied, dass es sechs **Enzymklassen** gibt, da man eine der Reaktionsarten noch einmal unterteilt hat – je nachdem ob sie mit oder ohne Energieverbrauch abläuft.

Hier nur ganz kurz einige einleitende Worte darüber, was Enzyme nun eigentlich sind. Enzyme sind Proteine (= Eiweiße), die im Körper die Reaktionen des Stoffwechsels katalysieren (= Aktivierungsenergie herabsetzen) und damit deren Ablauf überhaupt erst ermöglichen. Mehr dazu (viel mehr …) steht im Enzymkapitel ab S. ↗ 72.

## Redoxreaktionen

Bei Redoxreaktionen werden Elektronen übertragen. Ein Stoff gibt Elektronen ab – er wird dadurch oxidiert, ein anderer Stoff nimmt diese Elektronen auf – er wird reduziert. Die beteiligten Enzyme bezeichnet man als **Oxidoreduktasen** (Klasse 1). Sie bekommen im Einzelfall allerdings spezielle Namen, die noch etwas mehr über die Art der Redoxreaktion aussagen – z. B., ob Sauerstoff daran beteiligt ist.

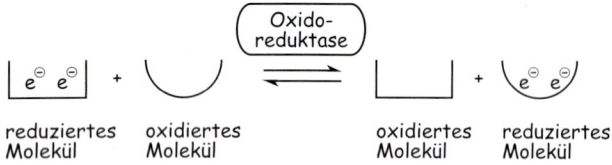

## Gruppenübertragungen

Bei diesen Reaktionen werden ganze funktionelle Gruppen von einem Molekül auf ein anderes übertragen, die zuständigen Enzyme werden als **Transferasen** (Klasse 2) bezeichnet.
Häufig ist z. B. die Übertragung von Phosphat-Gruppen (Phosphotransferasen) oder von Amino-Gruppen (Aminotransferasen).

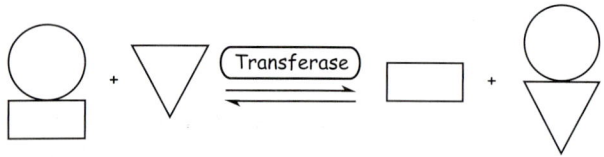

## Kondensationen und Hydrolysen

Reaktionen, bei denen eine Bindung unter Wasseraustritt entsteht, werden als Kondensation bezeichnet. Die Umkehr dieses Vorgangs – die Spaltung einer Bindung unter Wasseranlagerung – nennt man Hydrolyse. Beide Reaktionsarten werden von **Hydrolasen** (Klasse 3) katalysiert.
Kondensationen sind für die Entstehung von Makromolekülen von sehr großer Bedeutung. Zum Beispiel verbinden sich zwei Aminosäuren miteinander über die Peptidbindung unter Abspaltung eines Wassermoleküls zu einem Dipeptid. Durch Wiederholung dieses Vorgangs entstehen dann Oligo- (= bis zu 10 Aminosäuren) und Polypeptide (> 10 Aminosäuren).
Ein sehr wichtiges Beispiel für eine Hydrolyse ist die Spaltung von Peptid- und Esterbindungen. Die entsprechenden Enzyme werden als Peptidasen und Esterasen bezeichnet.

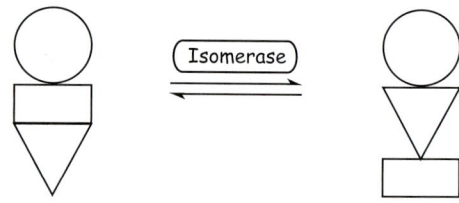

## Biosynthesen und Spaltungen

Diese Reaktionen dienen zur Auflösung und Bildung von Bindungen zwischen Atomen. In der Zelle können diese Vorgänge entweder ohne oder mit Energieverbrauch ablaufen, je nachdem, wie energiereich die entsprechende Bindung ist. Bei den Enzymen unterscheidet man daher zwischen **Synthasen** (= Lyasen, Klasse 4) und **Synthetasen** (= Ligasen, Klasse 6).

> Die Synthasen arbeiten ohne ATP-Verbrauch, die Synthetasen spalten bei ihrer Arbeit ATP zur Energiegewinnung.

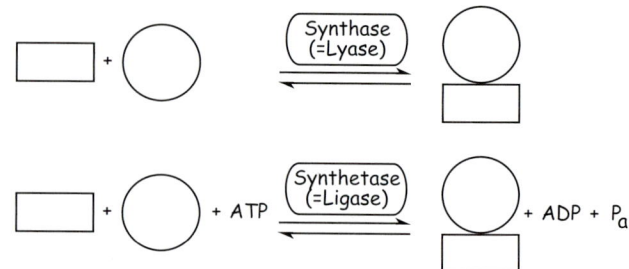

## Isomerisierungen

Bei diesen Reaktionen, für die die **Isomerasen** (Klasse 5) zuständig sind, werden Bindungsverhältnisse innerhalb eines Moleküls neu geordnet.
Häufig erfolgt dabei eine Verlagerung einer funktionellen Gruppe von einer Seite eines **asymmetrischen C-Atoms** (= C-Atom mit vier verschiedenen Bindungspartnern) auf eine andere. Ein Beispiel hierfür ist die Umwandlung der Zucker Glukose und Galaktose ineinander.

Wir haben jetzt die fünf Reaktionstypen kennen gelernt, die in unseren Zellen stattfinden. Eine zusätzliche Art von Reaktionen haben wir bislang aus gutem Grund unterschlagen: die Säure-Basen-Reaktionen.

## Die Rolle der Säure-Basen-Reaktionen

Hierbei handelt es sich um etwas Besonderes, da diese **Protonenübertragungsreaktionen** an allen Vorgängen in unserem Körper direkt oder indirekt beteiligt sind. Der Grund dafür ist das wässrige Milieu in unseren Zellen, dessen pH-Wert immer einigermaßen konstant gehalten werden muss, damit die übrigen Reaktionen des Stoffwechsels überhaupt ablaufen können. Das ist auch der Grund, weshalb es für Säure-Basen-Reaktionen keine Enzyme gibt; sie laufen spontan ab, was sie von den fünf vorne beschriebenen Grundtypen unterscheidet.

## 2.4 Isomerien – mal ganz in Ruhe ...

Um ein wenig Klarheit in den hier herrschenden Begriffswirrwarr zu bringen, kommen erst einmal einige Definitionen.

Chemische Formeln können unterschiedlich genaue Angaben über den Aufbau von Molekülen machen. Nehmen wir als einfachstes Beispiel die Brutto- oder **Summenformel**. Sie zeigt lediglich, welche Atomart(en) und wie viele Atome in einem Molekül vorkommen. Eine Information darüber, wie diese Atome räumlich angeordnet sind, erhält man erst beim Betrachten der **Strukturformel**.

$C_2H_6O$     Ethanol     (Strukturformel)

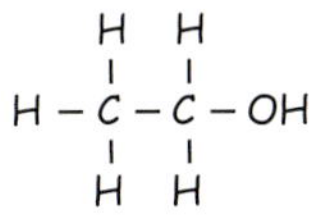

Summenformel          Strukturformel

> Moleküle mit gleicher Summenformel, die sich jedoch in der Strukturformel unterscheiden, werden als **Isomere** bezeichnet. Isomere lassen sich weiter unterteilen in **Konstitutionsisomere** (= **Strukturisomere**) und **Stereoisomere** (= **optische Isomere**).
> Bei den Konstitutionsisomeren ist innerhalb des Moleküls die Reihenfolge von Atomen oder ganzen Atomgruppen unterschiedlich, bei den Stereoisomeren ist die Reihenfolge der Atome gleich, die räumliche Anordnung jedoch verschieden.

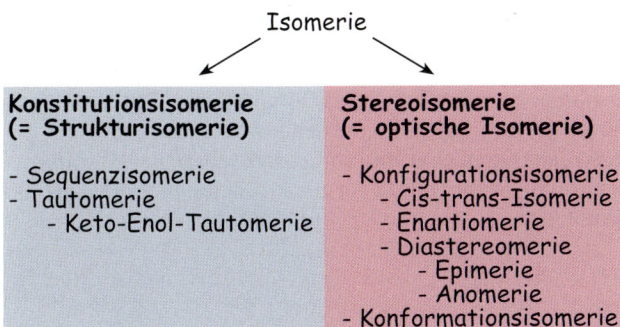

Isomerie

| Konstitutionsisomerie (= Strukturisomerie) | Stereoisomerie (= optische Isomerie) |
|---|---|
| - Sequenzisomerie<br>- Tautomerie<br>  - Keto-Enol-Tautomerie | - Konfigurationsisomerie<br>  - Cis-trans-Isomerie<br>  - Enantiomerie<br>  - Diastereomerie<br>    - Epimerie<br>    - Anomerie<br>- Konformationsisomerie |

### Konstitutionsisomerie

Die Konstitutionsisomere werden auch als Strukturisomere bezeichnet. Dabei handelt es sich um Verbindungen mit der gleichen Summenformel, aber einer unterschiedlichen Anordnung der Atome. Diese Definition wird bei der **Sequenzisomerie** sowie der **Tautomerie** erfüllt.

**Sequenzisomerie.** Hier ist die Sequenz, also die Reihenfolge der Atome innerhalb der zu vergleichenden Verbindungen, anders. Als Beispiel kann man sich das Molekül mit der Summenformel $C_2H_6O$ anschauen, das entweder Ethanol ($CH_3CH_2OH$) oder Dimethylether ($CH_3OCH_3$) sein kann.

Summenformel

$C_2H_6O$

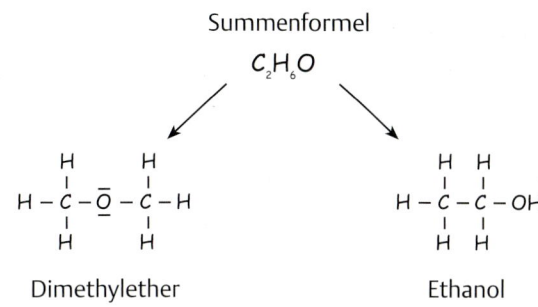

Dimethylether           Ethanol

**Tautomerie.** Bei dieser Form der Konstitutionsisomerie handelt es sich um Verbindungen, die sich nur in der Stellung eines *Wasserstoffatoms* voneinander unterscheiden. Sie stehen miteinander im **chemischen Gleichgewicht** und können daher problemlos ineinander umgewandelt werden. Biochemisch am wichtigsten ist hier die **Keto-Enol-Tautomerie**.

Aceton

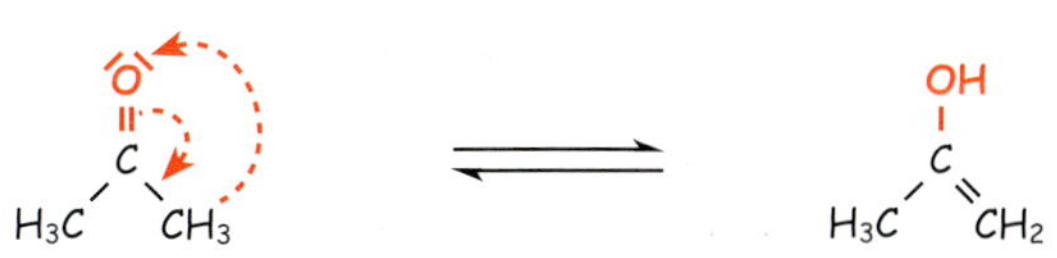

Ketoform           Enolform

### Stereoisomerie

Die Stereoisomere werden auch als **optische Isomere** bezeichnet und lassen sich weiter unterteilen in die **Konfigurationsisomere** und die **Konformationsisomere**.

Bevor jetzt die komplette Verwirrung eintritt, kommt hier die Antwort auf die Frage: Was genau ist der Unterschied zwischen der vorne beschriebenen Konstitution, der Konfiguration und der Konformation?

> Unter **Konstitution** versteht man die Art und die Reihenfolge, wie die Atome in einem Molekül miteinander verknüpft sind, ohne dabei die räumliche Anordnung zu berücksichtigen.

α-Glukose

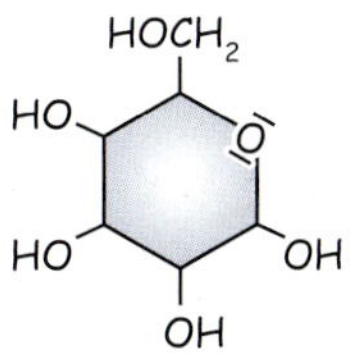

Konstitution 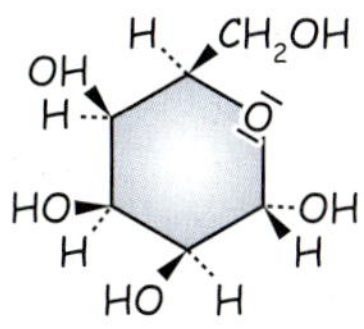           Konfiguration

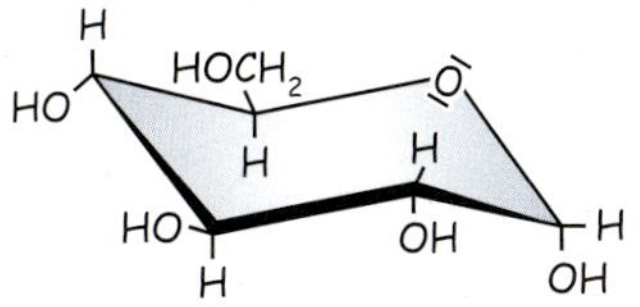

Konformation

Die **Konfiguration** enthält zusätzlich die Information zur räumlichen Anordnung aller Atome, berücksichtigt aber nicht die durch Drehung um Einfachbindungen entstehenden Isomere.

Erst die **Konformation** zeigt die genaue räumliche Anordnung aller Atome eines Moleküls, da sie auch die verschiedenen Drehungsmöglichkeiten um die Einfachbindungen berücksichtigt.

## Konfigurationsisomerie

Zu dieser Gruppe gehören die cis-trans-Isomerie, die Enantiomerie (Spiegelbild-Isomerie) und die Diastereomerie.

### Cis-trans-Isomerie

Diese Form der Stereoisomerie wird auch als **geometrische Isomerie** bezeichnet. Eine cis-trans-Isomerie kann bei Gruppierungen an einer **Doppelbindung** und an einem **Ring** auftreten. In beiden Fällen ist die trans-Form energetisch günstiger und kommt daher in der Natur häufiger vor. Doch Vorsicht: die ungesättigten Fettsäuren in unserem Körper (= Fettsäuren mit Doppelbindungen) liegen trotzdem in der cis-Form vor ( ↗ S. 36).

Cis-Form bedeutet, dass die fraglichen Gruppen in eine gemeinsame Richtung zeigen (= beide nach oben oder beide nach unten), bei der trans-Form zeigen sie in unterschiedliche Richtungen.

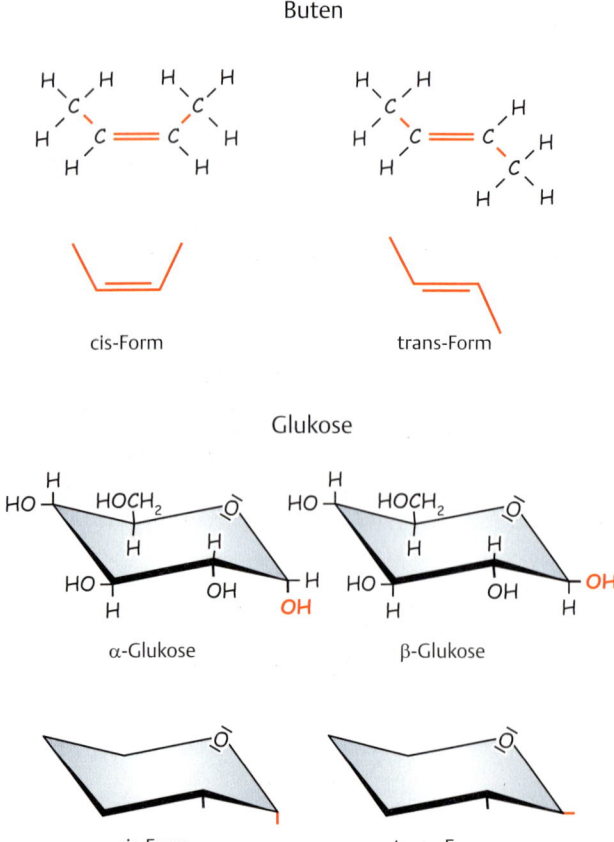

Buten

cis-Form          trans-Form

Glukose

α-Glukose          β-Glukose

cis-Form          trans-Form

Wenn es die cis-trans-Isomerie nicht gäbe, könnten wir übrigens nichts sehen! Denn erst durch die cis-trans-Isomerisierung von Retinal – einem Bestandteil des Rhodopsins in den Stäbchen der Netzhaut – wird der Sehvorgang ermöglicht ( ↗ S. 160).

### Enantiomerie – Spieglein, Spieglein …

Isomere, die sich zueinander wie Bild und Spiegelbild verhalten, werden **Enantiomere** oder **Spiegelbild-Isomere** genannt

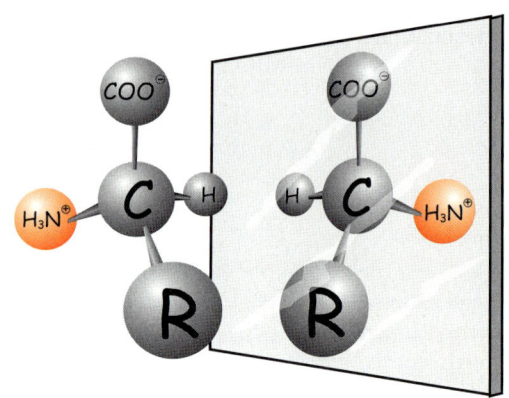

Bezüglich der physikalischen Eigenschaften unterscheiden sich diese **chiralen Substanzen** in ihrer **optischen Aktivität**.

**Chiralität.** Eine Verbindung ist chiral, wenn ihre Spiegelbilder nicht deckungsgleich sind. Solche Moleküle besitzen mindestens ein **Chiralitätszentrum**. Dabei handelt es sich um ein **C-Atom mit vier verschiedenen Substituenten** (= Resten), das häufig auch als **asymmetrisches C-Atom** bezeichnet wird. Wichtig für die Erkennung dieses chiralen C-Atoms ist es, sich immer die *kompletten* Reste und nicht nur die direkt benachbarten Atome anzusehen. Bei Enantiomeren stehen immer *alle* Reste genau auf der anderen Seite des Moleküls.

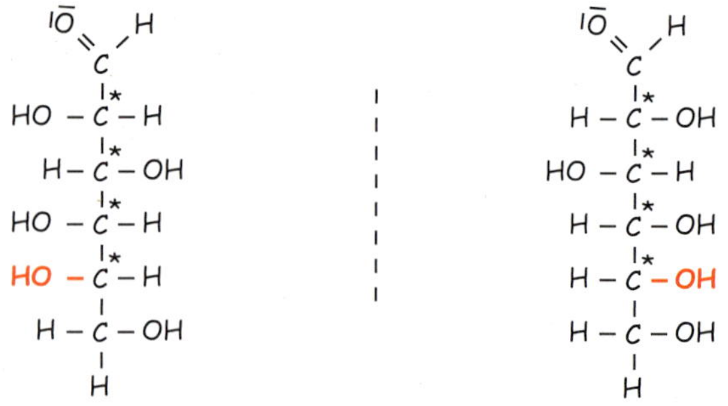

L-Glukose          Spiegelebene          D-Glukose

*= asymmetrisches C-Atom

Woran sieht man jetzt, ob es sich dabei um D- oder L-Glukose handelt? Um dies zu entscheiden, muss man sich das in der Fischerprojektion (s. u.) zuunterst stehende asymmetrische C-Atom etwas genauer ansehen: Steht die OH-Gruppe dort rechts, dann ist es die D-Glukose (lat. dexter = rechts), steht sie links, die L-Glukose (lat. laevus = links). Außer bei den Zuckern ist die **D/L-Nomenklatur** noch bei den Aminosäuren gebräuchlich. Unser Körper kann übrigens nur mit L-Aminosäuren was anfangen, da D-Aminosäuren von unseren Enzymen nicht umgesetzt werden können.

Ein D-Enantiomer und sein zugehöriges L-Enantiomer sind **optische Antipoden**. Zeit also, sich den Begriff der optischen Aktivität mal näher anzusehen ...

**Optische Aktivität.** Hierunter versteht man die Fähigkeit einer Substanz, die Schwingungsebene des linear polarisierten Lichts um einen bestimmten Winkel zu drehen.

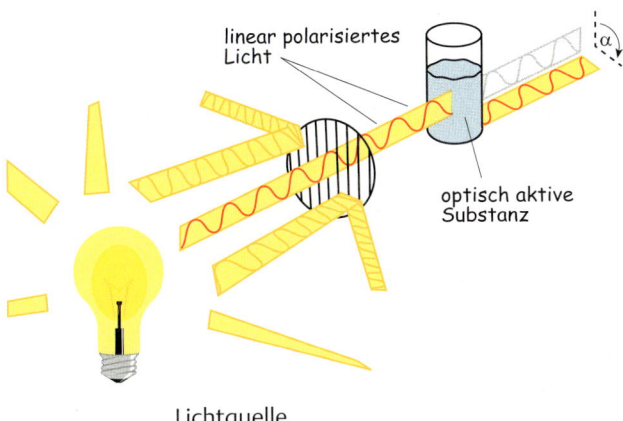

Lichtquelle

Dreht eine Substanz die Schwingungsebene nach rechts, erhält sie die Zusatzbezeichnung (+), ist sie linksdrehend, bekommt sie ein (-), wie auf zahlreichen Jogurtbechern so werbewirksam vermerkt. Dabei ist es sehr wichtig, sich klarzumachen, dass die Bezeichnung D und L nichts mit der Drehrichtung (+) und (-) zu tun hat. Der Zucker D-Fruktose dreht beispielsweise das Licht nach links und erhält damit ein (-), die D-Glukose dagegen dreht das Licht nach rechts und bekommt ein (+).

Einen gewissen Zusammenhang gibt es jedoch schon: Ein D-Enantiomer und sein entsprechendes L-Enantiomer drehen nämlich das polarisierte Licht um die **gleiche Gradzahl** aber in **unterschiedliche Richtungen**. Daher kommt auch die Bezeichnung optische Antipoden und dies ist die einzige Eigenschaft, die zum Beispiel D- und L-Glukose voneinander unterscheidet.

**Racemat.** Mischt man ein D-Enantiomer und sein zugehöriges L-Enantiomer zu gleichen Teilen miteinander, nennt man das Gemisch Racemat. Es dreht das linear polarisierte Licht nicht mehr und ist somit **optisch inaktiv**.

Eine der größten Arzneimittelkatastrophen wurde durch das Schlafmittel Thalidomid verursacht, ein Racemat, das besser bekannt ist unter seinem Handelsnamen Contergan. Während der Schwangerschaft eingenommen, führte es zu schweren Missbildungen der Kinder. Nachträglich stellte sich heraus, dass dafür nur die L-Form des Medikaments verantwortlich ist; das D-Enantiomer ist in dieser Hinsicht

unbedenklich und ein gut verträgliches, wirkungsvolles Schlafmittel. In ihrer physiologischen Wirkung können sich die Enantiomere also gewaltig unterscheiden ...

### Diastereomerie

Alle Konfigurationsisomere, die keine Enantiomere (Spiegelbilder) sind, heißen Diastereomere. Sie können weiter unterteilt werden in **Epimere** und **Anomere**. Alle Diastereomere verfügen über zwei oder mehrere chirale Zentren in einem Molekül. Sie haben sowohl *unterschiedliche* physikalische als auch chemische Eigenschaften und unterscheiden sich auch noch in den Drehwerten des linear polarisierten Lichts. Biochemische Beispiele finden sich bei den Zuckern (Monosaccharide, ↗ S. 24).

**Epimerie.** Dieser Begriff lässt sich recht einfach anhand der Zucker Glukose und Galaktose erläutern.

D-Galaktose

D-Glukose

*= asymmetrisches C-Atom

Beide Monosaccharide haben sechs C-Atome und unterscheiden sich nur in der Stellung *einer* OH-Gruppe. D-Glukose ist also epimer – und damit auch diastereomer – zu D-Galaktose. Mit den L-Formen der beiden Zucker verhält es sich ebenso.

**Anomerie.** Anomere gibt es nur bei den Zuckern und auch dann nur, wenn sie als **Ringe** vorliegen ( ↗ S. 25). Durch den Ringschluss entsteht nämlich ein neues Chiralitätszentrum, das auch als **anomeres Zentrum** bezeichnet wird. Hier sind zwei diastereomere Formen möglich. Steht die OH-Gruppe am anomeren $C^1$-Atom axial zur Ringebene (= „unten" in der Haworth-Schreibweise), liegt die **α-Form** vor.

α-Glukose

Steht die äquatorial (= „oben" bei Haworth), liegt die **β-Form** vor.

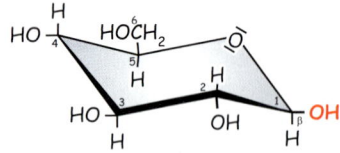

β-Glukose

Beide Anomere stehen in Lösung über die offenkettige Form miteinander im **Gleichgewicht**, d.h. α- und β-Form wandeln sich ständig ineinander um.

## Konformationsisomerie

Durch Drehung von Atomen oder Gruppen eines Moleküls um eine Einfachbindung entstehen unterschiedliche räumliche Anordnungen – die Konformationen (lat. conformatio = Gestalt). Unterscheiden sich diese Anordnungen im **Energiegehalt**, so spricht man von Konformeren. Biochemisch relevant sind besonders die Konformere der ringförmigen 6er-Zucker.

**Zyklische Konformere.** Nach dem Ringschluss können diese Moleküle in drei unterschiedlichen Konformationen vorliegen: Als **Sessel-**, **Twist-** und **Wannen**form. Diese drei Formen unterscheiden sich im Energiegehalt und damit auch in der **Stabilität**: Am stabilsten ist die Sesselform, am wenigsten stabil die Wanne; die Twistform nimmt eine Mittelstellung ein. Daher liegen z. B. die Monosaccharide meist in der Sesselkonformation vor.

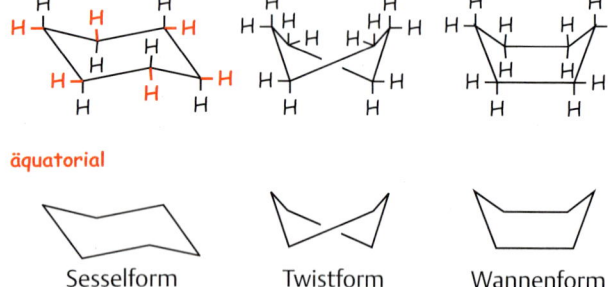

äquatorial

Sesselform    Twistform    Wannenform

Bei jeder dieser unterschiedlichen räumlichen Anordnungen können die Substituenten an den C-Atomen (H- oder funktionelle Gruppen) axial (a) oder äquatorial (e) stehen. Für uns reicht es aus, sich die relativ einfache Sesselform einzuprägen. Alle Substituenten, die hier senkrecht zum Betrachter stehen, werden axial genannt, die übrigen stehen äquatorial.

## 2.5 Mesomerie – nichts ist so, wie es scheint …

Mesomerie ist ein Ausdruck, der besagt, dass die in einem Molekül vorliegenden Bindungsverhältnisse nicht durch eine einzige Strukturformel dargestellt werden können. Diese Erscheinung hat also nichts mit den Isomerien zu tun.

Die Mesomerie beschreibt vielmehr die wirkliche Elektronenverteilung innerhalb eines Moleküls mit mindestens einer Doppelbindung. Meist tritt sie jedoch bei Molekülen auf, die mehrere **konjugierte Doppelbindungen** (↗ S. 36) aufweisen.

Um dieses Phänomen zu erklären, müssen wir leider ein wenig weiter ausholen. Also …

Jede Doppelbindung setzt sich aus einer σ- (Sigma-) und einer π-(Pi-)Bindung zusammen. Während die an der σ-Bindung beteiligten Elektronen konstant zwischen ihren beiden Atomen verweilen, sind die π-Elektronen weit weniger ortsgebunden. In Molekülen mit konjugierten Doppelbindungen können die π-Elektronen daher nicht – wie in der Formel vereinfacht dargestellt – einem bestimmten C-Atom zugeordnet werden. Genau genommen gehören sie nämlich allen Atomen gleichermaßen: sie sind **delokalisiert** (= nicht ortsgebunden).

Die starren Formeln zeigen also nur einen Grenzzustand der Elektronenverteilung, der in der Realität überhaupt nicht existiert. Der wirkliche Zustand liegt zwischen diesen beiden **mesomeren Grenzstrukturen** (gr. mesos = mitten, zwischen). Das Vorliegen einer Mesomerie wird durch einen Doppelpfeil ↔ zwischen den Grenzformeln (bitte nicht mit dem Gleichgewichtspfeil ⇌ verwechseln) angezeigt.

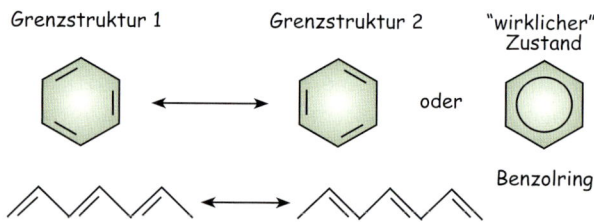

Durch die Delokalisation der π-Elektronen wird ein Molekül stabiler, man sagt dazu auch, es sei **mesomeriestabilisiert** worden. Die Mesomerie ist übrigens der Grund für die hohe Stabilität von Aromaten und ist entscheidend für die Stärke von Säuren.

Carbonsäure                Carboxylat-Ion

Erst das negativ geladene Carboxylat-Ion kann nämlich durch Mesomerie stabilisiert werden. Um diesen energetisch günstigeren Zustand zu erreichen, gibt die Säure gerne ihr Proton ab.

# 3 Kohlenhydrate

Kohlenhydrate nehmen im Körper viele unterschiedliche Funktionen wahr, die aber erst später in diesem Lehrbuch ausführlich besprochen werden (↗ S. 77 ff.).

In diesem Kapitel soll es vor allem um die chemischen Grundlagen gehen, ohne die ein weiteres Verständnis physiologischer und pathologischer Vorgänge nicht erfolgen kann. Wir werden dabei keine chemischen Höhenflüge absolvieren, sondern nur die absoluten Grundlagen besprechen, die man in der Prüfung und später als Arzt dringend benötigt.

In der Natur spielen die Kohlenhydrate eine herausragende Rolle. Pflanzen sind z. B. in der Lage, Sonnenlicht, also Energie, in Form von Glukosemolekülen zu fixieren. Menschen nutzen Kohlenhydrate vor allem als Brennstoffe in der Nahrung – sie dienen dem Körper als **universeller Energielieferant**. Bemerkenswert ist, dass es keine essenziellen – also unbedingt mit der Nahrung zuzuführenden – Kohlenhydrate gibt; im Gegensatz zu den Lipiden (↗ S. 34) und den Aminosäuren (↗ S. 44). Der Grund ist in der Wichtigkeit der Kohlenhydrate für unseren Organismus zu sehen; er lässt es sich einfach nicht nehmen, sie selbst herstellen zu können.

Kohlenhydrate nehmen in unserem Körper aber auch wichtige Funktionen bei der **Zellerkennung** wahr; z. B. bei der Anheftung von Bakterien, Viren und organismuseigenen Zellen. Dazu bilden die Kohlenhydrate spezifische Ketten auf der Außenseite von Proteinen (= Glykoproteine) und Lipiden (= Glykolipide) der Zellmembran, die als Glykokalix bezeichnet werden (↗ S. 436). Klassisches Beispiel hierfür sind die **Blutgruppenunterschiede**, die durch die verschiedenen Kohlenhydratketten auf der Außenseite der Erythrozyten hervorgerufen werden (↗ S. 497).

## 3.1 Was sind Kohlenhydrate?

Um zu verstehen, was ein Kohlenhydrat ist, bietet es sich zunächst an, sich mit dem Namen zu beschäftigen. Es steckt das Wort *Kohlenstoff* drin und das Wort *Hydrat*, was die Gesamtbedeutung schon recht gut trifft. Kohlenhydrate sind nämlich Stoffe, die aus Wasser (gr. hydra = Wasser) und Kohlenstoff bestehen. Die dem einen oder anderen vielleicht bekannte Summenformel der Glukose $C_6H_{12}O_6$ kann man sich daher zur Verdeutlichung auch anders aufschreiben: $C_6(H_2O)_6$.

Chemisch gesprochen sind Kohlenhydrate **Aldehyde** oder **Ketone** eines **mehrwertigen Alkohols** mit der allgemeinen Formel: $C_n(H_2O)_n$. Sowohl Ketone als auch Aldehyde sind Stoffe, bei denen eine OH-Gruppe oxidiert wurde. Im Fall der *Aldehyde* wurde eine *primäre* Hydroxyl-Gruppe, im Fall der *Ketone* eine *sekundäre* Hydroxyl-Gruppe oxidiert. Zur Wiederholung sei erwähnt, dass man tertiäre OH-Gruppen nicht weiter oxidieren kann, ohne das Molekül in $CO_2$ und $H_2O$ zu zerlegen (↗ S. 15).

Primärer Alkohol — Aldehyd

Sekundärer Alkohol — Keton

R = Kohlenstoffrest

**Ich bau mir einen Zucker.** Jetzt wollen wir einmal versuchen, uns ein kleines Kohlenhydrat zusammenzubauen. Dazu benötigt man einen möglichst einfachen Polyalkohol, an den man noch eine Aldehyd- oder Keto-Gruppe hängen kann. Nach einigem Herumprobieren oder durch schlaues Nachdenken wird man zu der Erkenntnis gelangen, dass man mindestens den Stoff Glycerin benötigt, der drei Hydroxyl-Gruppen besitzt.

Glycerin

So viele OH-Gruppen sind wenigstens erforderlich, da man schon *eine* oxidieren muss, um einen Aldehyd oder ein Keton zu erhalten – man aber wiederum noch mindestens *zwei* weitere benötigt, um überhaupt noch von einem *Poly*alkohol sprechen zu können.

Eine Oxidation der randständigen Hydroxyl-Gruppe ergibt nun einen Aldehyd, die Oxidation der mittleren ein Keton.

Glyceral — Glyceron

Man kann sich so die beiden Stoffe **Glyceral** (Endung –al = Aldehyd, daher auch der alte Name Glycerinaldehyd) oder **Glyceron** (Endung –on = Keton, noch immer auch unter dem Namen Dihydroxyaceton bekannt) herstellen. Dies sind die beiden einfachsten Zucker – Monosaccharidchen sozusagen …

Da Zucker die **Endung –ose** erhalten, spricht man bei diesen beiden grundsätzlichen Arten von Zuckern entweder von **Ketosen** (wenn das Grundgerüst ein Keton ist) oder von **Aldosen** (wenn das Grundgerüst ein Aldehyd ist).
Diese beiden kleinsten möglichen Zucker kann man auch als **Triosen** bezeichnen, da das Kohlenstoff-Grundgerüst aus **drei C-Atomen** besteht.

**Chiralität bei Zuckern.** Schaut man sich diese beiden Moleküle genauer an, wird man feststellen, dass es zwar nur *ein* Glyceron, jedoch *zwei* verschiedene Formen von Glyceral gibt, da die OH-Gruppe am $C^2$-Atom unterschiedlich gebunden sein kann. Man spricht hier von einem **asymmetrischen C-Atom** oder von einem **Chiralitätszentrum** (↗ S. 20). Steht die OH-Gruppe am asymmetrischen C-Atom links, liegt die L-Form des Glycerals vor, steht sie rechts, die D-Form (lat. dexter = rechts, laevus = links).

D-Glyceral          L-Glyceral

*= asymmetrisches C-Atom

Bei den größeren Zuckern gibt es dann auch bei den Ketosen Chiralitätszentren, also D- und L-Formen.
Die Natur macht es uns hier glücklicherweise recht leicht, denn in der uns bekannten Welt spielen nur die **D-Formen der Kohlenhydrate** eine Rolle. Deshalb ist unser Darm auch nur auf die D-Formen eingestellt, die L-Formen werden praktisch nicht resorbiert. Sie ziehen im Gegenteil in tieferen Darmabschnitten aus osmotischen Gründen Wasser in den Darm, was zur Diarrhö führt.

## 3.2    Monosaccharide

Nachdem nun prinzipiell klar ist, was Zucker – oder besser Kohlenhydrate – sind, wollen wir uns anschauen, wie aus den Monosacchardchen ausgewachsene Monosaccharide werden. Formal geht dies einfach durch das Anheften weiterer $CH_2O$-Gruppen. Dadurch werden die Moleküle länger und man bezeichnet sie entsprechend als Tetrosen, Pentosen und Hexosen…

*= asymmetrisches C-Atom

Das Wort Saccharid kommt übrigens vom griechischen sakkharon, was übersetzt einfach Zucker bedeutet.
Was man bei diesen größeren Monosacchariden noch beachten muss, ist, dass mit jeder neuen $CH_2O$-Gruppe auch ein weiteres asymmetrisches C-Atom hinzukommt.

> Wichtig ist, dass der Unterschied zwischen der D- und der L-Form von Zuckern nicht nur an einem C-Atom zu finden ist. Es sind hier alle weiteren OH-Gruppen der asymmetrischen C-Atome genau umgekehrt angeordnet. Daher verhalten sich D- und L-Formen zueinander wie Bild und Spiegelbild (= Enantiomere, ↗ S. 20)

L-Glukose          Spiegelebene          D-Glukose

*= asymmetrisches C-Atom

Nun sollen die sechs für den menschlichen Organismus wichtigsten Zucker zur Sprache kommen, deren Struktur und Rolle im Stoffwechsel man unbedingt beherrschen sollte. Es lassen sich dabei zwei große Gruppen unterscheiden:

- Zucker mit fünf C-Atomen sind **Pentosen** (gr. penta = fünf),
- Zucker mit sechs C-Atomen sind **Hexosen** (gr. hexa = sechs).

Da die meisten biochemisch relevanten Monosaccharide Hexosen sind, fangen wir mit ihnen an.

### Hexosen – die 6er-Zucker

Die Hexosen leisten einen wichtigen Beitrag zum Stoffwechsel und sind alle direkt oder indirekt ineinander umwandelbar. Den wichtigsten Beitrag leistet dabei die **Glukose**, die nicht nur für den menschlichen Körper eine herausragende Stellung einnimmt, sondern überhaupt der häufigste natürlich vorkommende organische Stoff ist.

### Glukose – die wichtigste Aldohexose

Die Glukose (gr. glykys = süß) hat eine Aldehyd-Gruppe und gehört daher zu den Aldohexosen. Im Deutschen bezeichnet man sie auch als **Traubenzucker**, da Weintrauben reichlich Glukose enthalten.
Mit der Glukose werden wir uns hier genauer beschäftigen. Diese Grundlagen lassen sich dann leicht auf die anderen Kohlenhydrate übertragen.

**Fischer-Projektion.** Bei der Darstellung der Zucker hat man sich auf die Darstellungsweise des Herrn Emil Fischer (organischer Chemiker und Nobelpreisträger) geeinigt und dem Ganzen den Namen Fischer-Projektion gegeben.

In dieser Fischer-Projektion steht das am höchsten (also stärksten) oxidierte C-Atom (siehe Oxidationsstraße, ↗ S. 15) am weitesten oben, also entweder die Aldehyd- oder die Keto-Gruppe. Außerdem muss man darauf achten, dass die OH-Gruppen auf der richtigen Seite stehen, da eine Änderung der Richtung auf Grund der Asymmetrie der Kohlenstoffatome immer ein anderes Molekül zur Folge hätte! In diesem Zusammenhang sollte man sich auch mit der Nummerierung der C-Atome vertraut machen, da man sich dann später, wenn es um die glukoseverwandten Moleküle geht, nur noch die Zahl merken muss, an deren Stelle die OH-Gruppe auf der anderen Seite sitzt.

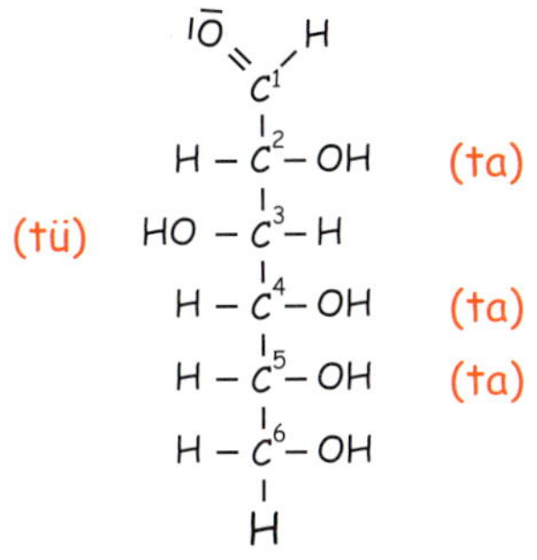

Glukose

Das Dumme an den Kohlenhydraten ist, dass sie in dieser gestreckten Form fast nie anzutreffen sind. Sie bevorzugen aus energetischen Gründen eine Form, in der das eine Ende des Moleküls mit seinem anderen Ende reagiert. Aber langsam und von vorne – wieder einmal mit ein paar zum Verständnis wichtigen chemischen Grundlagen.

**Halbacetale.** Um den Ringschluss der Kohlenhydrate verstehen zu können, muss man wissen, was ein **Halbacetal** ist:

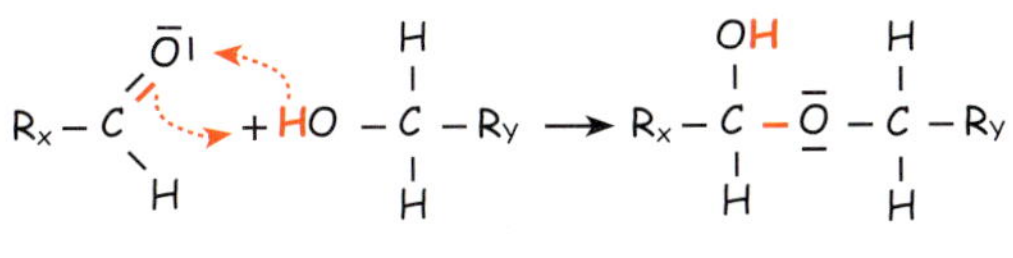

R = Kohlenstoffrest

Es entsteht, wenn ein **Aldehyd** mit einem **Alkohol** (genauer mit dessen OH-Gruppe) reagiert.

Wenn es Halbacetale gibt, wird es auch Vollacetale geben. Diese Verbindungen entstehen, wenn ein Halbacetal mit einer OH-Gruppe reagiert, wobei Wasser abgespalten wird.

**Der Ringschluss der Glukose.** Interessant wird es, wenn beide funktionellen Gruppen in *einem* Molekül vorkommen, dann kann nämlich eine intramolekulare Ringbildung erfolgen – und genau das passiert bei den Kohlenhydraten. Die Aldehyd-Gruppe reagiert mit einer am anderen Ende liegenden OH-Gruppe – unter normalen Umständen mit der an $C^5$, da dies energetisch am günstigsten ist. Und schon haben wir die Glukose als 6er-Ring vorliegen.

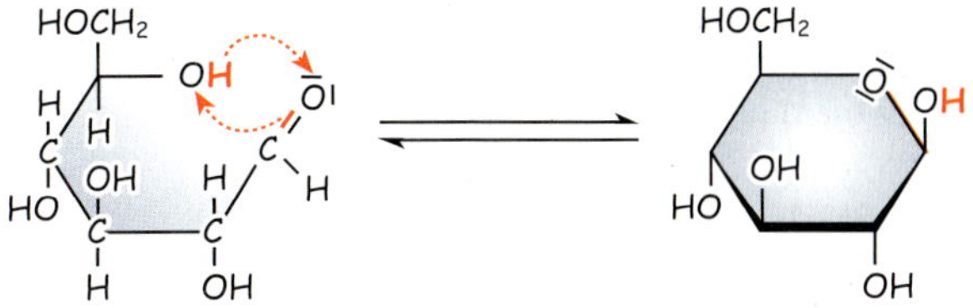

Im Ring stehen funktionelle Gruppen, die in der offenkettigen Form *rechts* standen *unten*, die vormals *links* stehenden Gruppen sind jetzt *oben*. Die Ringform nennt man auch **Halbacetalform**, wenn sie aus einer Aldose (z. B. Glukose) entsteht und **Halbketalform** wenn der offenkettige Zucker eine Ketose (z. B. Fruktose) ist. Die Darstellung erfolgt nach **Haworth**. Sir Norman Haworth war Chemiker und der Erste, dem es gelang, Vitamin C zu synthetisieren, was dann auch prompt mit dem Nobelpreis belohnt wurde.

**Anomerie.** Da bei der Ringschluss-Reaktion ein zusätzliches asymmetrisches C-Atom an $C^1$ entsteht, können sich zwei verschiedene Ringformen bilden. Die Zucker können im Ring als **α-**oder **β-Form** vorliegen. Bei der α-Form zeigt die OH-Gruppe an $C^1$ in der Haworth-Darstellung nach unten, bei der β-Form nach oben. Diese Art der Isomerie wird als **Anomerie** bezeichnet, die α- und β-Form dementsprechend als **Anomere** ( ↗ S. 21).

Anomere wandeln sich in wässriger Lösung – die ja überall im menschlichen Körper vorliegt– spontan und stets über die offenkettige Form ineinander um. Diese Umwandlung wird **Mutarotation** genannt. Die β-Form wird dabei mit rund 66 % deutlich bevorzugt, die offenkettige Form liegt nur zu < 1 % vor.

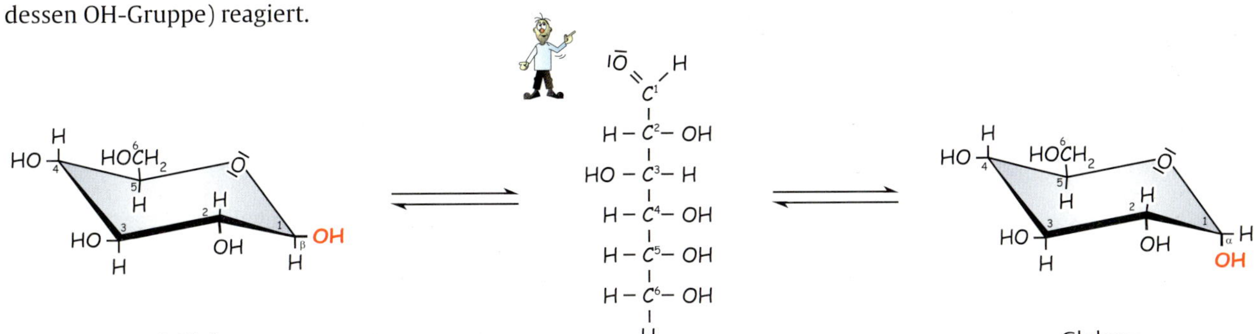

β-Glukose

α-Glukose

**Sesselform.** Dies ist eine weitere Darstellungsweise, die die Wirklichkeit noch etwas genauer beschreibt, als die einfache Ringdarstellung.

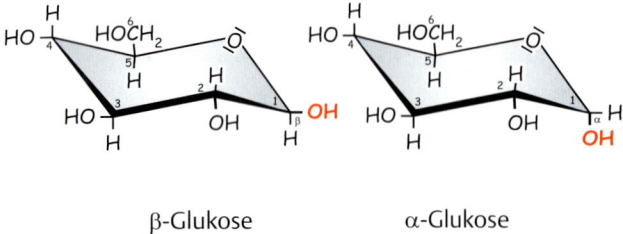

β-Glukose                    α-Glukose

Substituenten, die hier senkrecht zum Betrachter stehen, werden **axial** genannt, die übrigen stehen **äquatorial**. Bei einem Zucker in α-Form steht die OH-Gruppe an $C^1$ axial, bei der β-Form äquatorial.

**Pyranosen.** Der chemisch bewanderte Leser wird sich möglicherweise an ein dem Glukosering ähnlich sehendes $C^6$-Grundgerüst erinnern, das **Pyran**. Um diesen verwandtschaftlichen Beziehungen Rechnung zu tragen, nennt man die sechsgliedrigen zyklischen Zuckerformen auch **Pyranosen**.

## Weitere wichtige Aldohexosen

Als nächstes werden wir nun die **Epimere** (= Untergruppe der Diastereomere, ↗ S. 21) der Glukose kennenlernen. Dies sind Stoffe, die sich gegenüber der Glukose an nur einem einzigen C-Atom unterscheiden – die OH-Gruppe steht dort dann einfach in die andere Richtung. Da es sich, wie schon vielfach erwähnt, um asymmetrische C-Atome handelt, sind damit auch ganz neue Moleküle entstanden. Zwei sind im menschlichen Körper von besonderer Bedeutung:

- Mannose und
- Galaktose

Bei der **Mannose** steht im Vergleich zur Glukose die OH-Gruppe am $C^2$**-Atom** auf der anderen Seite, bei der **Galaktose** liegt der Unterschied am $C^4$**-Atom.**

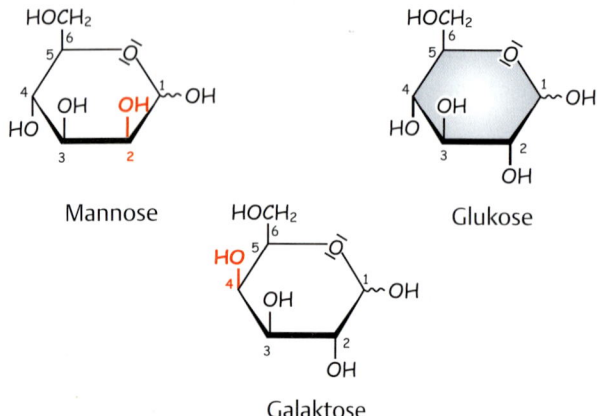

Mannose                              Glukose

Galaktose

〜 = anomeres C-Atom; die OH-Gruppe kann
hier axial (α) oder äquatorial (β) stehen

Wird die Glukose in einen der beiden Stoffe umgewandelt, spricht man von **Epimerisierung** – umgekehrt gilt das natürlich genauso …

> Die Epimere darf man nicht mit den Enantiomeren verwechseln. Bei den Enantiomeren (= Spiegelbildisomere) stehen *alle* OH-Gruppen auf der jeweils anderen Seite des Moleküls (= D- und L-Form des gleichen Zuckers!). Bei den Epimeren steht nur *eine* OH-Gruppe anders und trotzdem bekommt der Zucker einen anderen Namen.

Damit kennen wir jetzt schon drei wichtige Kohlenhydrate – noch einmal so viele und wir haben die für Mediziner relevanten beisammen.

## Fruktose – die wichtigste Ketohexose

Das Wort Fruktose kommt vom lateinischen Wort fructus für Frucht, da Früchte besonders viel Fruktose enthalten. Im deutschen Sprachgebrauch hat sich daher der Name **Fruchtzucker** eingebürgert, den einige vielleicht vom Marmeladekochen her kennen. Fruktose ist aber auch in unserem normalen Zucker enthalten (der für den morgendlichen Kaffee… = Rohrzucker, Saccharose, ↗ S. 31).

Für Diabetiker ist die Fruktose ein echter Glücksfall, da sie **insulinunabhängig** in die Körperzellen (Muskeln, Fett) aufgenommen werden kann, was ihr auch den Namen *Diabetikerzucker* eingebracht hat.

Fruktose spielt bei so ziemlich allen Kohlenhydrat-Stoffwechselvorgängen im Körper eine Rolle, da viele Reaktionen über diesen Stoff laufen (zum Beispiel der Abbau der Glukose in der Glykolyse, ↗ S. 83).

Wichtig ist die Fruktose auch für die Spermien, die sich am liebsten von diesem Stoff ernähren. Die Zellen des weiblichen Genitaltrakts können die Fruktose wesentlich schlechter aufnehmen, sie ernähren sich von Glukose.

Nun aber zurück zur Chemie! Die Fruktose ist zwar wie die Glukose ein **6er-Zucker**, bildet jedoch (meist) einen **5er-Ring**, da die Keto-Gruppe an $C^2$ sitzt.

D-Fruktose                    β-D-Fruktose

**Furanosen.** Aufgrund der Ähnlichkeit dieses 5er-Rings mit einem chemischen Grundgerüst namens **Furan**, nennt man diese Zucker auch **Furanosen**.

Auch die beiden letzten Zucker (Ribose und Desoxyribose), die wir jetzt vorstellen werden, gehören in die Gruppe der

Furanosen. Sie haben allerdings ein C-Atom weniger und sind daher Pentosen.

## Pentosen – die 5er-Zucker

Von den **Pentosen** sind für uns nur zwei von Interesse: die **Ribose** und die **Desoxyribose**. Beide Ribosen spielen in der Genetik herausragende Rollen.

Der Ringschluss bei den Pentosen bietet keine aufregenden Neuigkeiten, weshalb wir ihn uns an dieser Stelle sparen und gleich zum Wichtigen schreiten: den Strukturformeln, die diese zwei Vertreter aus der Gruppe der **Furanosen** zeigen.

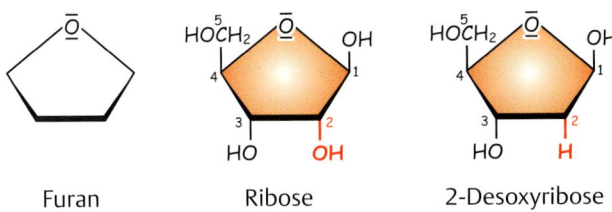

Furan            Ribose            2-Desoxyribose

Der einzige Unterschied zwischen den beiden Zuckern besteht darin, dass sich bei der Ribose am $C^2$-Atom eine OH-Gruppe, bei der Desoxyribose hingegen nur ein Wasserstoffatom befindet. Die normale **Ribose** findet sich in der **Ribo**nukleinsäure (= RNA), die **desoxy**genierte Form in der **Desoxyribo**nukleinsäure (= DNA). Die Desoxyribose ist übrigens ein Beispiel für ein Kohlenhydrat, bei dem die Formel $C_n(H_2O)_n$ nicht zutrifft, da ihr ein O-Atom fehlt.

## Reaktionen der Monosaccharide

Monosaccharide können an ziemlich vielen Stellen ihres Moleküls verändert werden – von medizinischer Relevanz sind allerdings nur wenige Reaktionen, die man sich dafür umso besser einprägen sollte.

In erster Linie werden wir uns, wie schon gehabt, den Reaktionen der Glukose zuwenden, die dann leicht auf die anderen Kohlenhydrate übertragbar sind.

Zwei Reaktionstypen sind dabei besonders wichtig, die **Redoxreaktionen**, da die Kohlenhydrate eine große Rolle im Energiestoffwechsel spielen, und Anlagerungen von **Amino-Gruppen**.

### Reduktion der Monosaccharide

Durch Reduktion der Carbonyl-Gruppe der Zucker entstehen Zuckeralkohole, die zwar noch immer süß schmecken, aber im chemischen Sinne **Alkohole** und keine Zucker mehr sind, da sie keine Carbonyl-Gruppe mehr enthalten.

Bei der **Reduktion** von $C^1$ der Glukose oder von $C^2$ der Fruktose entsteht der Zuckeralkohol **Sorbit** (engl. Sorbitol), der vielleicht aus dem Supermarkt unter der Bezeichnung Zuckerersatzstoff oder Süßstoff bekannt ist.

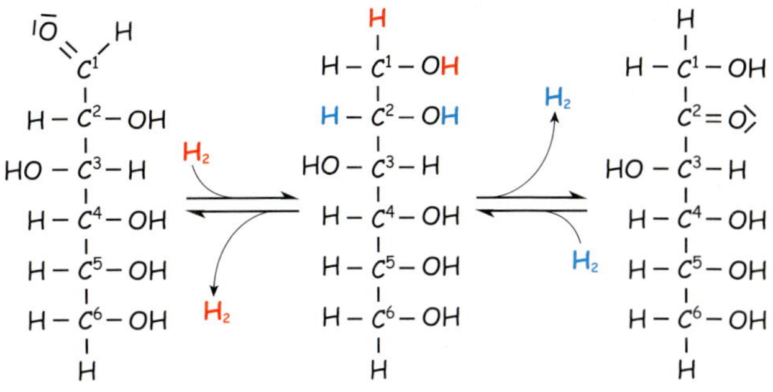

D-Glukose            Sorbit            D-Fruktose

Fruktose steht so über das Sorbit im Körper mit der Glukose im Gleichgewicht. Daher wird es beim Diabetes mellitus, bei der parenteralen Ernährung und zur Kariesprophylaxe als Zuckerersatzstoff eingesetzt.

Aus der Mannose entsteht durch Reduktion entsprechend **Mannit** (= Mannitol) und aus Galaktose **Galaktit** (= Dulcit).

## Oxidation der Monosaccharide

Die zweite Möglichkeit, das Kohlenstoffatom Nummer 1 der Glukose zu verändern, ist die Oxidation dieser Carbonyl-Gruppe. Dadurch entsteht zunächst **Glukonolakton**, das dann hydrolytisch (= Spaltung durch Anlagerung von Wasser) weiter zu **Glukonsäure** reagiert.

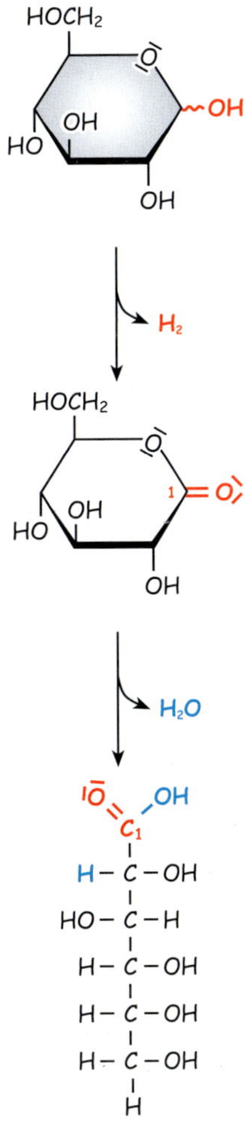

Glukose

Glukonolakton

Glukonsäure

Im Stoffwechsel ist es auch möglich, die primäre Alkohol-Gruppe an $C^6$ unter Erhalt der Aldehyd-Gruppe an $C^1$ zweifach zu oxidieren, wodurch die **Uronsäuren** entstehen.

Die aus der Glukose entstehende **Glukuronsäure** spielt eine sehr wichtige Rolle bei den Ausscheidungs- und Entgiftungsvorgängen in der Leber. Unpolare Stoffe werden durch die Kopplung an Glukuronsäure polarer, damit wasserlöslicher und ausscheidungsfähig, was man als **Glukuronidierung** bezeichnet ( ↗ S. 530).

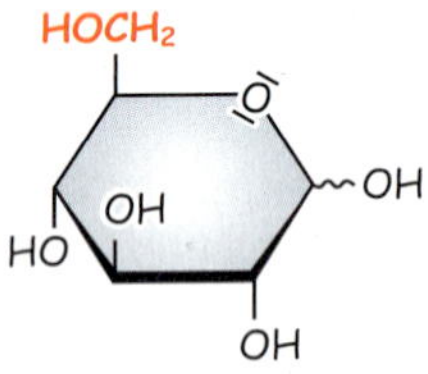

Glukose 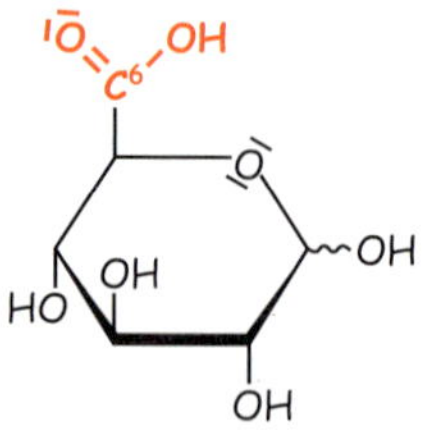　　　　　Glukuronsäure

### Aminozucker

Was im menschlichen Körper ebenfalls oft vorkommt, ist der Ersatz einer Hydroxyl-Gruppe durch eine Amino-Gruppe, wobei hier das C-Atom mit der Nummer 2 bevorzugt wird. Durch diese Reaktion entsteht aus unserer Glukose der Stoff **Glukosamin**.

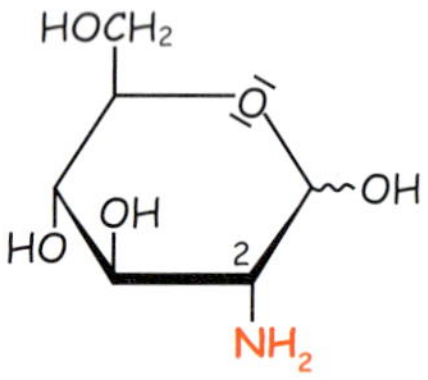

Glukosamin

Analog dazu entsteht aus Mannose **Mannosamin** und aus Galaktose **Galaktosamin**.

Die Aminozucker sind ein Baustein der Heteroglykane ( ↗ S. 32) und erfüllen wichtige Aufgaben als Bestandteil der Zellmembran bzw. Glykokalix (Zellerkennung), der Extrazellulären Matrix ( ↗ S. 452) und bei der Immunabwehr ( ↗ S. 552).

### N-Acetyl-Neuraminsäure (NANA)

Die NANA wird auch als **Sialinsäure** bezeichnet und ist glücklicherweise der einzige Vertreter dieser Gruppe, den man als Mediziner kennen muss. Sie entsteht durch zwei Reaktionen aus **Mannosamin**: Durch Anhängen eines **Pyru-**

N-Acetyl-Neuraminsäure

**vatrests** an das $C^1$- Atom entsteht zunächst **Neuraminsäure**. Wird anschließend der Aminorest **acetyliert**, spricht man von N-Acetyl-Neuraminsäure oder in der englischen Abkürzung von **NANA** (*engl.* = **N**-**A**cetyl **N**euraminic **A**cid).

Die NANA steht am Ende der Kohlenhydratketten, die auf Plasmaproteinen sitzen. Solche Proteine werden dann **Sialoglykoproteine** genannt. Wird die NANA entfernt, nennt man diese Proteine **Asialoglykoproteine**. Diese werden über Asialoglykoprotein-Rezeptoren in die Leber aufgenommen und dort rasch abgebaut ( ↗ S. 168).

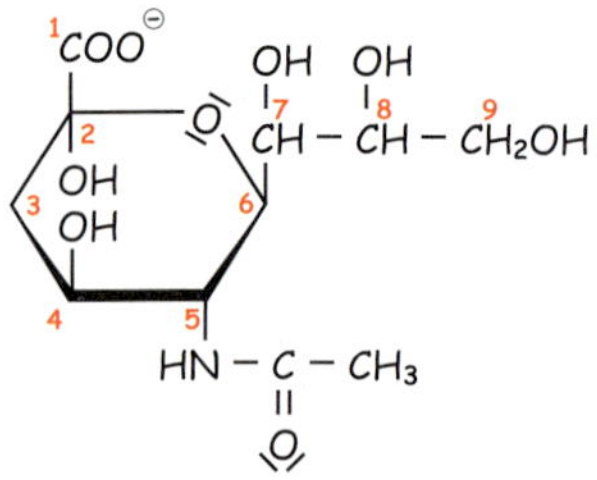

## Nachweismethoden

Der Nachweis von Monosacchariden (vor allem von Glukose) spielt in der Klinik eine große Rolle, da eine Entgleisung des Glukosestoffwechsels, beispielsweise beim Diabetes mellitus, nicht nur häufig ist, sondern auch sehr gefährlich werden kann. Die Nachweisverfahren dienen dabei zum einen der Verlaufskontrolle, zum anderen aber auch dazu, Neuerkrankungen möglichst frühzeitig aufzudecken.

**Das Grundprinzip** aller Methoden ist es, die unsichtbare Glukose von Enzymen umbauen zu lassen und die dabei entstehenden sichtbaren (weil farbigen) Produkte irgendwie zu quantifizieren. Die Menge der entstandenen Produkte ist dabei proportional zur Menge an Glukose.

Am häufigsten kommt die **Glukose-Oxidase-Methode** zur Anwendung. Hier wird Glukose zur Glukonsäure – also an $C^1$ oxidiert, wobei gleichzeitig Wasserstoffperoxid ( = $H_2O_2$) entsteht. Dieses $H_2O_2$ oxidiert einen farblosen Stoff zu einem *grünen Farbstoff*, der photometrisch gemessen werden kann. Eine alternative Methode ist der **optisch-enzymatische Test**. Hier wird die Glukose zunächst durch das Enzym Hexokinase zu Glukose-6-Phosphat phosphoryliert. In einem zweiten Schritt wird Glukose-6-Phosphat von der Glukose-6-Phosphat-Dehydrogenase zu 6-Phospho-Glukonolakton

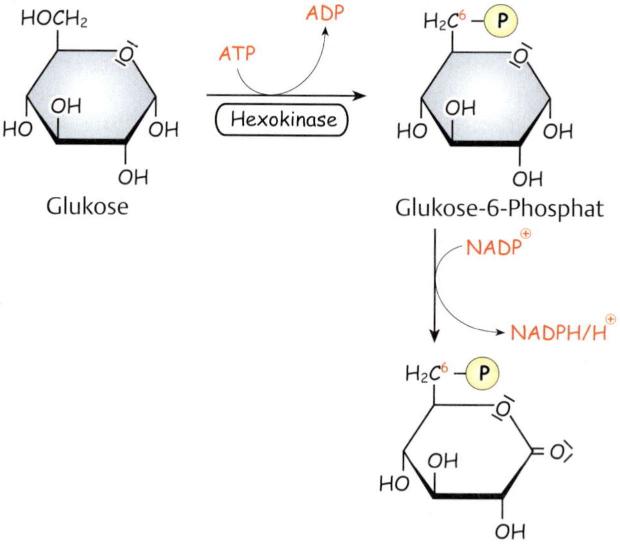

Glukose　　　　　Glukose-6-Phosphat

6-Phospho-Glukonolakton

oxidiert und dabei gleichzeitig NADP⁺ zu NADPH/H⁺ reduziert (s. Pentosephosphatweg, ↗ S. 99).
Die beiden Formen des beweglichen Elektronentransporters NADPH haben bei einer bestimmen Wellenlänge (= 340 nm) ein unterschiedliches Absorptionsmaximum, wodurch ihre Konzentrationen photometrisch bestimmbar sind.

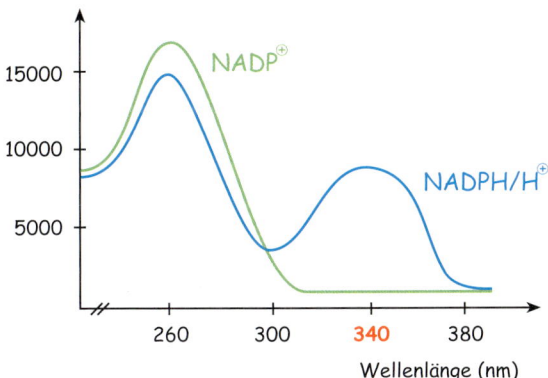

Man hat als Arzt nun die Möglichkeit, mit diesen Methoden den Glukosegehalt des Blutes oder des Urins zu messen, wobei die Bestimmung der Blutglukose eine größere Aussagekraft besitzt.

**Glukose im Blut.** Hier ist es wichtig, sofort nach der Blutabnahme Glykolysehemmer oder Enteiweißer zum Blut hinzuzugeben, damit die Erythrozyten nicht die ganze Glukose umsetzen, was die Werte verfälschen würde.

> Die Normalwerte für Glukose im Blut liegen zwischen **80 und 120 mg/dl**, was man sich schon einmal für die erste Famulatur – oder gleich fürs Leben – einprägen sollte.

**Glukose im Urin.** Einfacher durchzuführen ist die Bestimmung der Glukose im Urin, da man den Patienten hierfür nicht anzapfen muss.
Um mit den Werten etwas anfangen zu können, muss man ein ganz klein wenig die Physiologie der Niere beherrschen. Dort wird nämlich zunächst die gesamte Glukose herausfiltriert (am Glomerulus), dann aber auch wieder vollständig rückresorbiert; jedenfalls beim Gesunden. Ab einer gewissen Glukosemenge im Blut wird mehr filtriert, als zurückresorbiert werden kann. Die Folge: Glukose gelangt in den Urin. Für diese **Nierenschwelle** der Glukose gilt der Wert **180 mg/dl** (= deutlich über dem Normalwert) Glukose im Plasma. Eine signifikante Glukosurie (also mittelmäßig deutlich Glukose im Urin …) gilt als Beweis für das Vorliegen eines Diabetes mellitus (sofern kein Nierenschaden vorliegt …).

## 3.3 Disaccharide

Um Disaccharide zu erhalten, muss man einfach zwei Monosaccharide miteinander verbinden. Diese **glykosidische Bindung** soll zunächst anhand der *vier* für den Menschen wichtigsten Disaccharide erläutert werden. Das sind:

- Maltose
- Isomaltose
- Laktose
- Saccharose

**O-glykosidische Bindung.** Bei der Ausbildung einer Bindung zwischen zwei Monosacchariden reagieren diese über Hydroxyl-Gruppen miteinander, spalten dabei Wasser ab, und es entsteht eine O-glykosidische Bindung (= Bindung über ein Sauerstoffatom). Leider besitzt so ein Monosaccharid eine ganze Menge OH-Gruppen, und damit auch eine Reihe von Möglichkeiten, eine glykosidische Bindung einzugehen.
Eingeschränkt wird diese Freiheit durch die Tatsache, dass der erste Zucker immer mit seinem C¹-Atom in die Bindung geht, da dieses besonders reaktionsfreudig ist. Bei dieser OH-Gruppe ist es wichtig, auf ihre Stellung zu achten, da sie α- oder β-konfiguriert sein kann. Damit gibt es schon einmal **α-** und **β-glykosidische Bindungen** ( ↗ S. 21).

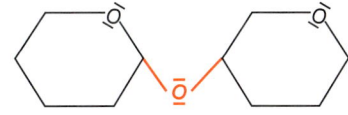

α-glykosidische Bindung

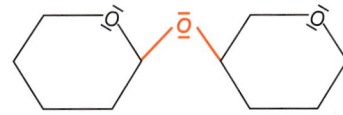

β-glykosidische Bindung

Dann muss man noch festlegen, welche der zahlreichen OH-Gruppen des anderen Monosaccharids reagieren soll. Wichtig sind Verbindungen zwischen **C₁-C₂**, **C₁-C₄** und **C₁-C₆**.

**N-glykosidische Bindung.** Es soll an dieser Stelle nicht unerwähnt bleiben, dass an einer glykosidischen Bindung nicht unbedingt *zwei* Zucker beteiligt sein müssen. Es reicht, wenn einer der beteiligten Bindungspartner ein Zucker ist – wie z. B. bei den Basen der DNA ( ↗ S. 232) oder bei den Glykoproteinen ( ↗ S. 291).
Sie entstehen ebenfalls unter Wasserabspaltung und werden **N-glykosidische** Bindungen genannt, da der Zucker hier über ein Stickstoffatom gebunden ist.

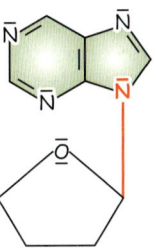

N-glykosidische Bindung

| Alle Arten von glykosidischen Bindungen können hydrolytisch (= durch Anlagerung von Wasser) gespalten werden.

### Acetale, Ketale und die Frage: reduzierend oder nicht?

Bei der Bildung einer glykosidischen Bindung zwischen zwei Monosacchariden reagiert chemisch gesehen ein Halbacetal (oder Halbketal) mit einer OH-Gruppe. Das Produkt ist dann ein Vollacetal (oder Vollketal).

Findet sich bei einem Disaccharid noch ein **Halbacetal**, dann ist der Zucker reduzierend (= seine Carbonyl-Gruppe kann noch zur Säure oxidiert werden). Das ist immer der Fall, wenn eines der **anomeren C-Atome** nicht an der glykosidischen Bindung beteiligt ist. Im umgekehrten Fall handelt es sich um einen nichtreduzierenden Zucker. Das alles ist gar nicht so kompliziert, wie es sich anhört, denn:

| Saccharose ist der für Mediziner einzig wichtige Vertreter der nichtreduzierenden Zucker. Maltose, Isomaltose und Laktose sind alle reduzierend.

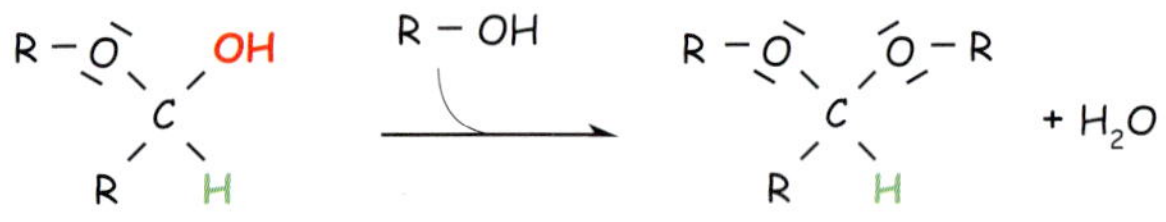

Halbacetal (= reduzierend) → (Voll-)Acetal

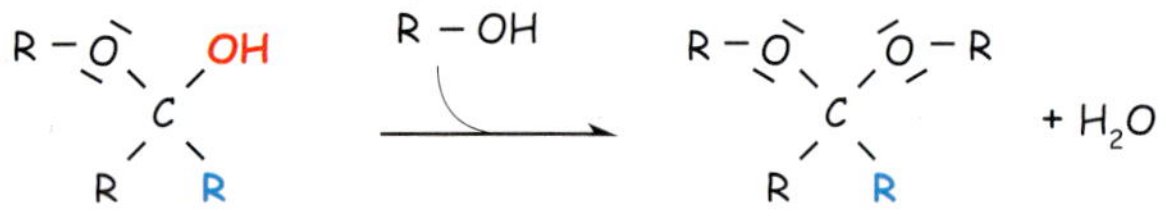

Halbketal → (Voll-)Ketal

C = anomeres C-Atom
OH = „halb" Halbacetal oder Halbketal
H = „acetal" Halbacetal oder Vollacetal
R statt H = -„ketal" Halbketal oder Vollketal

Wie man das anomere C-Atom in einem Zuckerring findet? Es ist das einzige C-Atom mit zwei benachbarten O-Atomen.

An den folgenden Zuckerringen kann man dies gleich einmal versuchen.

### Maltose und Isomaltose – Malzzucker

Diese beiden Disaccharide bestehen aus zwei Molekülen Glukose und sind als **Grundbausteine** der zwei wichtigsten Polysaccharide ( ↗ S. 31 ) in der Nahrung des Menschen – der **Stärke** und des **Glykogens** – von großer Bedeutung. Wie im Abschnitt Verdauung beschrieben ( ↗ S. 458 ), werden im Darm sowohl Stärke als auch Glykogen bis hin zu Maltose und Isomaltose abgebaut. Das Einzige, was die Isomaltose von der Maltose unterscheidet, ist die Art der glykosidischen Bindung: α-1,6- anstelle von α-1,4.

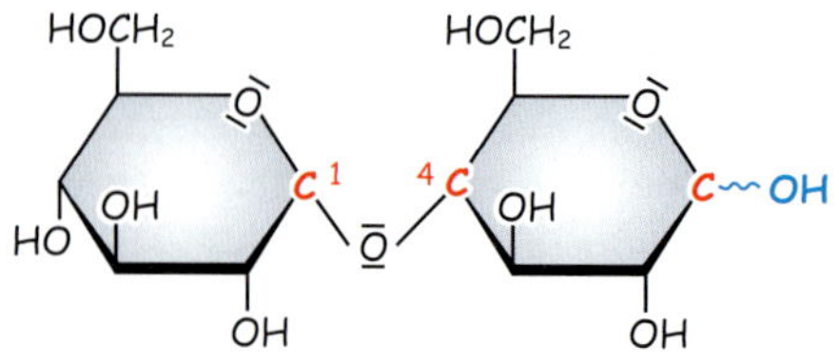

Maltose

C = anomeres C-Atom
OH = „halb"

Beide Zucker verfügen über eine **Halbacetalform** (am rechten Ring) und sind daher **reduzierend**.

### Laktose – Milchzucker

Laktose besteht aus Glukose und Galaktose, wobei sich die Galaktose von der Glukose nur in der Stellung der OH-Gruppe am C-Atom 4 unterscheidet. Milchzucker ist ein wichtiger Bestandteil sämtlicher Milchprodukte wie Jogurt, Käse und Vollmilchschokolade.

Rund die Hälfte der Bevölkerung unserer Erde wird die Laktose mindestens einmal im Leben selbst herstellen – in Form der Muttermilch, die dann meist irgendwelchen kleinen Schreihälsen zugute kommt, die sich anschließend (hoffentlich) beruhigen. Die Laktose stellt bei allen Säugetieren den Hauptenergielieferanten in der Säugephase dar. Werden die kleinen Schreihälse älter (und damit ruhiger), besitzen viele Menschen das für die Verdauung der Laktose notwendige Molekül (= ein besonderes Enzym namens Laktase) nicht mehr oder nur noch in zu geringer Menge, und es stellt sich eine gewisse Milchunverträglichkeit ein. Nur Mitteleuropäer und manche afrikanischen Völker haben das Glück, ihr Leben lang Milch trinken zu können, ohne von scheußlichen Durchfällen geplagt zu werden. Denn kann die Laktose nicht zerlegt (und damit auch nicht aufgenommen) werden, gelangt sie in tiefer gelegene Darmabschnitte, zieht dort aus osmotischen Gründen Wasser mit sich und führt so zur Diarrhö.

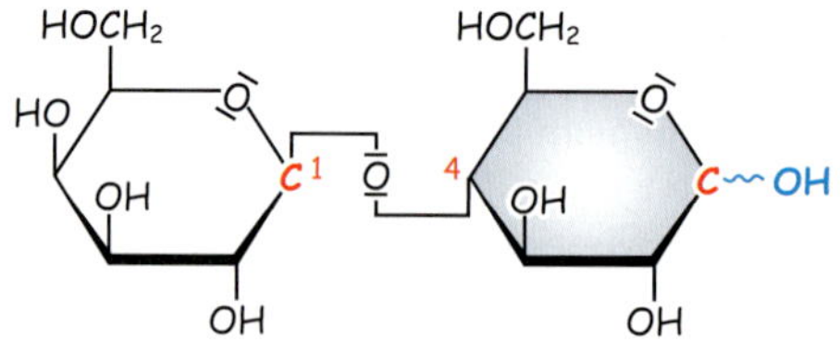

Laktose

C = anomeres C-Atom
OH = „halb"

Laktose verfügt über eine **Halbacetalform** (am rechten Ring) und ist daher **reduzierend**.

## Saccharose – Rohrzucker / Rübenzucker

Die Saccharose ist das, was man landläufig unter Zucker versteht, also der normale Haushaltszucker.

Für die norddeutschen Leser sei erwähnt, dass auch die Kluntje aus Saccharose bestehen. Für die übrigen Leser: Kluntje sind eine besondere Spezialität des hohen Nordens. Es handelt sich dabei um Kandisstücke, also große, besonders gepresste würfelzuckerähnliche Gebilde, die man in den Tee werfen kann, der dann nach einiger Zeit süß wird. Die Saccharose (in Form von Haushaltszucker, Kandis, Kluntje oder was auch immer) besteht dabei aus Glukose und Fruktose.

Saccharose

$C$ = anomeres C-Atom

Saccharose weist **keine Halbacetalform** auf und ist daher ein **nichtreduzierender Zucker**.

## 3.4 Oligosaccharide

Kohlenhydratketten mit drei bis zehn Monosacchariden werden als Oligosaccharide bezeichnet. Sie sind häufig an Proteine oder Lipide gebunden, zum Beispiel in der Zellmembran. Hier sind sie von besonderer Bedeutung für die

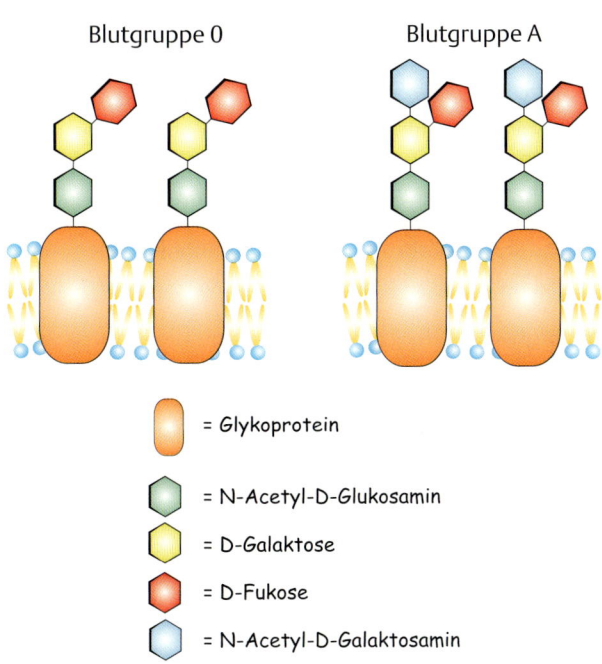

Blutgruppe 0          Blutgruppe A

= Glykoprotein

= N-Acetyl-D-Glukosamin

= D-Galaktose

= D-Fukose

= N-Acetyl-D-Galaktosamin

**Zellerkennung**, was in der Immunologie eine große Rolle spielt ( ↗ S. 552). Hierzu gehören auch die **Blutgruppenmerkmale** des AB0-Systems. Die Zusammensetzung der Kohlenhydratkette auf der Oberfläche der Erythrozyten entscheidet darüber, welche Blutgruppe wir haben ( ↗ S. 497).

## 3.5 Polysaccharide

Von Polysacchariden spricht man, wenn die Kohlenhydratkette aus zehn oder mehr Kohlenhydraten besteht (manche Dozenten sprechen auch erst ab 15 Kohlenhydraten von Polysacchariden). Diese langen Kohlenhydratketten erhalten dann alle die Endung **–an**.

Man teilt die Polysaccharide noch weiter ein in solche, die nur aus *einer* Sorte von Monosacchariden bestehen und **Homoglykane** (gr. homos = gleich) genannt werden und in die **Heteroglykane** (gr. heteros = verschieden), die sich aus *mehreren* verschiedenen Monosacchariden zusammensetzen.

## Homoglykane

Die für uns wichtigen drei Homoglykane bestehen übrigens alle aus **Glukose**. Man gibt jedoch häufig die Disaccharide als Grundgerüst an, da so zum einen die Bindungsverhältnisse deutlich werden und zum anderen gezeigt wird, dass die Polysaccharide im Körper über Dissacharide (= Maltose und/oder Isomaltose) abgebaut werden.

Im Menschen selbst und auch in allen tierischen Organismen spielt das **Glykogen** als Glukosespeicher eine große Rolle. Für pflanzliche Organismen sind die **Stärke** und die **Zellulose** sehr wichtig.

Diese drei Homoglykane nehmen wir alle mit der Nahrung auf: Das Glykogen ist meist im Fleisch verpackt, die Stärke essen wir beispielsweise als Brot oder Kartoffeln und die Zellulose ist Hauptbestandteil sämtlicher Salat-Pflänzchen.

### Glykogen

Makromoleküle wie das Glykogen sind im Gegensatz zu Monosacchariden wie Glukose osmotisch praktisch unwirksam und eignen sich von daher gut für die Speicherung als Reservestoffe. Gykogen ist der Hauptspeicher für Glukose in Tieren.

Hauptspeicherorte des Glykogens sind zum einen der **Muskel**, der diese Glukose-Reserve für kurzfristige Muskelhöchstleistungen nutzt, zum anderen die **Leber**, die für die Versorgung anderer Gewebe (zwischen den Mahlzeiten und nachts) verantwortlich ist. Dies ist besonders wichtig für unser Gehirn, das genauso wie die roten Blutkörperchen (Erythrozyten) und die Zellen des Nebennierenmarks auf Glukose als Energielieferanten angewiesen ist.

> In der Muskulatur findet sich die größte Menge Glykogen, die Leber ist jedoch das Organ mit der höchsten Konzentration an Glykogen.
> Der Muskel nutzt seine Glykogenspeicher ausschließlich für sich selbst, die Leber stellt ihr Glykogen immer anderen Zellen zur Verfügung.

Die Glukose ist im Glykogen in erster Linie α-1,4-verknüpft. Nach jedem achten bis zwölften Glukosemolekül erfolgt jedoch eine zusätzliche α-1,6-Bindung, wodurch das Glykogen sehr stark verzweigt wird.

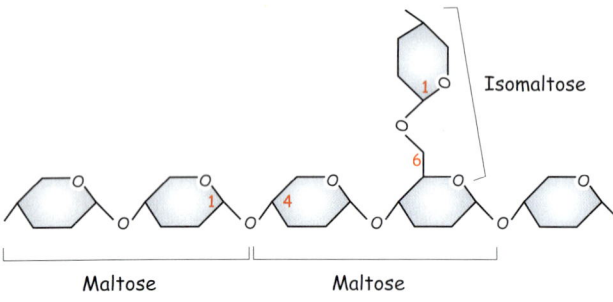

Glykogen

Vorteil dieses hohen Verzweigungsgrades ist, dass die Glukose im Bedarfsfall an vielen verschiedenen Stellen im Glykogenmolekül gleichzeitig abgebaut werden kann und damit dem Organismus schneller zur Verfügung steht.
Wird Glykogen mit der Nahrung aufgenommen, so entstehen beim Abbau durch die α-Amylase im Darm die beiden Disaccharide Maltose und Isomaltose, die von speziellen Enzymen weiter zu Glukose gespalten werden.

## Stärke

Was Glykogen für die Tiere, ist die Stärke für die Pflanzen, also Reservekohlenhydrat. Für uns Menschen ist die Stärke von Interesse, da wir sie in nicht unerheblichen Mengen zu uns nehmen, zum Beispiel in Gestalt von Backwaren.
Stärke besteht – wie das Glykogen – aus einer langen Kette von Glukosemolekülen, die allerdings etwas anders miteinander verknüpft sind. Sie kann in zwei verschiedene Stoffe unterteilt werden, in die **Amylose** und in das **Amylopektin**, die sich in der Art der Verzweigung unterscheiden.

**Amylose.** 20 % der Stärke bestehen aus Glukosemolekülen, die **unverzweigt α-1,4-verknüpft** sind. Als Grundbaustein gilt **Maltose**, da Stärke im Rahmen der Verdauung zunächst bis zu diesem Disaccharid abgebaut wird.
Amylose besitzt eine spiralige Struktur (= Konformation), die für die Analytik von Bedeutung ist. In die Spirale lassen sich nämlich Jodmoleküle einlagern, die den gesamte Komplex blau färben, womit ein Stärkenachweis gelingt. Dieser als **Jod-Stärke-Reaktion** bekannte Versuch ist sicherlich dem einen oder anderen aus vergangenen Schultagen noch in blasser Erinnerung.

**Amylopektin.** Die restlichen 80 % der Stärke sind hingegen verzweigt, entsprechen also in etwa dem Glykogenmolekül – mit dem Unterschied, dass Amylopektin weniger stark verzweigt ist (eine Verzweigung erst nach etwa 25 Glukoseresten). Die normale Verzweigung ist wieder α-1,4 (Grundbaustein **Maltose**), an den Verzweigungsstellen liegt eine α-1,6-Seitenkette (Grundbaustein **Isomaltose**) vor.

## Zellulose

Die Zellulose ist eine wichtige Gerüstsubstanz für Pflanzen und die häufigste organische Verbindung der Erde überhaupt.
Der Mensch nimmt sie in großen Mengen zu sich, ohne sie verwerten zu können. Das Problem der Zellulose ist, dass sie komplett **β-1,4**-verknüpft ist, und unser Körper dafür kein passendes Spaltungsmolekül (= Verdauungsenzym) besitzt. Die Zellulose ist also unverdaulich, wird daher auch als **Ballaststoff** bezeichnet und als solcher unverändert ausgeschieden.

Zellulose

> Unser Körper kann bei großen Kohlenhydraten nur α-Bindungen abbauen, also die Homoglykane Glykogen und Stärke, nicht aber die Zellulose, da die Glukose hier β-verknüpft vorliegt („bindungsspezifischer Abbau").

Für Disaccharide existieren hingegen spezifische abbauende Enzyme in der Darmwand, die Disaccharidasen. Sie bauen sowohl α-, als auch β-verknüpfte Zucker ab, sind also eher substrat- als bindungsspezifisch.

## Heteroglykane

Bei den Heteroglykanen handelt es sich um Polysaccharide, die aus verschiedenen Monosacchariden aufgebaut sind. Meist sind sie an andere Stoffe wie Proteine oder Lipide gebunden.
Bei der Namensgebung unterscheidet man, ob der Kohlenhydrat-, der Protein- oder der Lipidanteil größer ist. Der überwiegende Teil steht dann im Namen jeweils hinten.

**Proteoglykane.** Ihr größter Anteil sind die Kohlenhydrate, an die ein kleiner Eiweißrest gebunden ist. Proteoglykane bestehen aus **Glykosaminoglykanen**, die früher auch als **saure Mukopolysaccharide** bezeichnet wurden. Diese Namen sind sicherlich schon einigen im Histokurs begegnet, da sie die Hauptbestandteile der Extrazellulären Matrix darstellen ( ↗ S. 452).
Die Grundstruktur der Proteoglykane bilden **repetitive Disaccharideinheiten**, die sich aus **Aminozuckern** und **Uronsäuren** zusammensetzen.

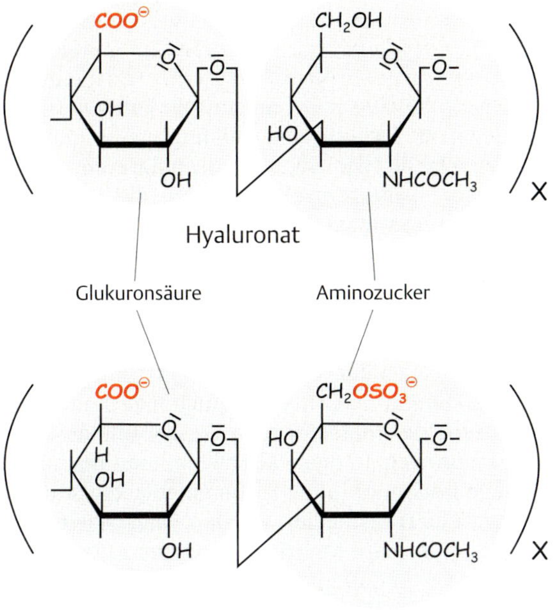

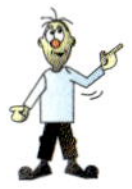

**Peptidoglykane.** Bei diesen Heteroglykanen ist der Eiweißrest recht klein (= 2–100 Aminosäuren, so dass man von einem Peptid spricht. Ein Beispiel ist das **Murein** aus den Bakterienwänden.

**Glykoproteine** werden zur Gruppe der Eiweiße (= Proteine, ↗ S. 44) gerechnet, da sie zum Großteil aus Protein bestehen und nur einen kleinen Kohlenhydratrest tragen. Ein Beispiel hierfür sind die **Immunglobuline** (↗ S. 568).

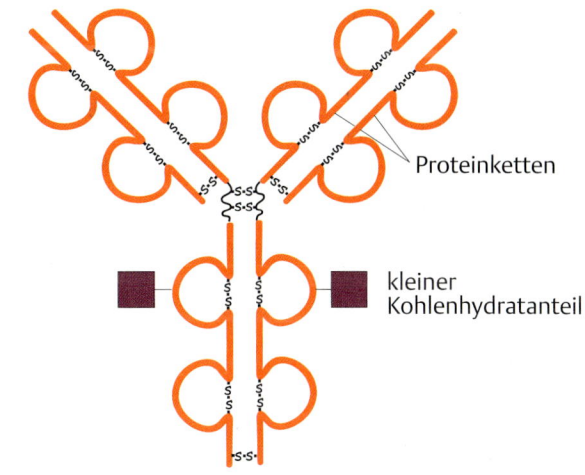

Glykoproteine enthalten oftmals **NANA** und finden sich in der Zellmembran sowie extrazellulär als lösliche Proteine, z. B. die Plasmaproteine (↗ S. 507).

**Glykolipide** gehören zu den Fetten (= Lipiden), da ihr Hauptanteil aus Lipiden besteht, an den nur ein kleiner Kohlenhydratrest gebunden ist. Diese Substanzen kommen vor allem in Zellmembranen vor und dienen der **Zellerkennung.**

Hyaluronat

Glukuronsäure — Aminozucker

Chondroitin-6-Sulfat

Ein prominenter Vertreter dieser Gruppe ist die **Hyaluronsäure** (z. B. im Knorpel, ↗ S. 456). Viele dieser Polysaccharide sind nebenbei noch mit **Schwefelsäureestern** versehen, was ihren anionischen und sauren Charakter noch verstärkt.

| Typ | Vertreter | Struktur | Funktion |
|---|---|---|---|
| Homoglykan | Stärke | Glukose $\alpha$–1,4; $\alpha$–1,6 | Glukosespeicher in Pflanzen |
| | Glykogen | Glukose $\alpha$–1,4; $\alpha$–1,6 | Glukosespeicher in Tieren |
| | Zellulose | Glukose $\beta$–1,4 | Gerüstbau bei Pflanzen |
| Heteroglykan | Proteoglykane | Glukosaminoglykane Repetitive Disaccharideinheiten | Hauptbestandteil der Extrazellulären Matrix |
| | Peptidoglykane | N-Acetyl-Glukosamin N-Acetyl-Muraminsäure | Zellwand der Bakterien |
| | Glykoproteine | bis zu 20 Monosaccharideinheiten | Plasmaproteine |
| | Glykolipide | bis zu 20 Monosaccharideinheiten | Bestandteil der Zellmembran |

# 4 Lipide

Die Gruppe der Lipide (gr. lipos = Fett, Öl) umfasst Stoffe mit recht unterschiedlichen Molekülstrukturen, die jedoch zwei Gemeinsamkeiten aufweisen:
1. Das gesamte Molekül oder ein Teil davon ist fettlöslich (= lipophil).
2. Sie sind alle aus **Acetyl-CoA-Einheiten** aufgebaut.

## 4.1 Was sind Lipide?

Lipophile Stoffe sind apolar. Daher lösen sie sich gut in apolaren Lösungsmitteln wie **Ether** und **Benzol** und schlecht in polaren Lösungsmitteln wie Wasser. Denn: Gleiches löst sich ja gern in Gleichem. Dazu ein bekanntes Beispiel: Gibt man **Öl** in Wasser, verteilt sich das Öl im Wasser nicht homogen (= gleichmäßig), sondern läuft an der Oberfläche zu großen Tropfen zusammen. Mit **Wachs** und **Fett** (= Triacylglycerine) sieht das genauso aus, diese Stoffe bleiben ungelöst und schwimmen auf dem Wasser.

Zur Gruppe der Lipide gehören aber auch **amphiphile** (= **amphipathische**) Substanzen (gr. amphi = beidseitig, doppelt; pathos = Leiden; philos = Freund). Dies sind Moleküle, bei denen lipophile und hydrophile Eigenschaften in etwa gleich stark ausgeprägt sind und die sich daher sowohl in apolaren als auch in polaren Lösungsmitteln zu einem gewissen Anteil lösen. Diese Teilgruppe umfasst sogar die meisten der biochemisch relevanten Lipide, z. B. alle **Membranlipide**.

Übrigens kann man in der Biochemie nur sehr selten einen Stoff als ausschließlich apolar oder polar bezeichnen. Meist ist ein Teil einer Substanz apolar, ein anderer hingegen polar. Je nachdem, welche Anteile überwiegen, spricht man von den vorwiegend apolaren oder polaren Eigenschaften einer Substanz.

**Apolarität.** Apolare Stoffe zeichnen sich in ihrem Aufbau dadurch aus, dass sie größtenteils aus CH-Bausteinen bestehen, die in Ringsystemen oder Ketten angeordnet sein können. Solche Stoffe sind apolar, da sich die Elektronegativität (EN) ihrer Atome nur unbedeutend unterscheidet: EN für Kohlenstoff ist 2,5, die für Wasserstoff 2,2.

Zwischen vollkommen apolaren Stoffen können sich keine Ionenbindungen oder Wasserstoffbrückenbindungen ausbilden, da diese ja polarer Gruppen bedürfen. Der Zusammenhalt erfolgt hier durch **Van-der-Waals-Kräfte** oder **hydrophobe Wechselwirkungen**. Diese intermolekularen Kräfte sind schwach und besitzen eine geringe Reichweite ( ↗ S. 13).

**Amphiphile Moleküle** verhalten sich in wässrigem Milieu uneinheitlich, je nach ihren hydrophilen (= polarer Teil des Moleküls) und lipophilen Anteilen (= apolarer Teil des Moleküls).

Kommen sie mit Wasser in Berührung, können sich drei verschiedenartige Strukturen ausbilden:
- Eine **Fettschicht**. Hier dreht sich die polare Seite des Moleküls zum Lösungsmittel Wasser hin, die apolare Seite versucht, so wenig wie möglich damit in Berührung zu kommen (hydrophobe Wechselwirkungen, ↗ S. 13). Ein Beispiel aus dem alltäglichen Leben ist das Nudelwasser, wo der Ölteppich auf dem Wasser schwimmt.
- Hat bei einem Lipid der polare Kopf einen größeren Durchmesser als der apolare Schwanz (z. B. freie Fettsäure), so bilden sich **Mizellen**. Auch hier dreht sich die polare Seite des Moleküls zum Wasser hin, die apolare Seite davon weg. In diese Mizelle können noch andere lipophile und amphiphile Stoffe eingelagert und damit verpackt und transportiert werden. Man bezeichnet sie dann als **gemischte Mizelle**. Der Körper nutzt dies aus, indem er z. B. in Gallensäure-Mizellen auch Cholesterin oder fettlösliche Vitamine transportiert.
- **Liposomen** und die **Zellmembran**. Membranlipide besitzen einen zylindrischen Aufbau. Der Durchmesser des Kopfes ist also ungefähr gleich dem des Schwanzes. Hier bilden sich Vesikel mit Doppelschichten, die eine wässrige Füllung haben und als Liposom bezeichnet werden. Stellt man sich ein solches Liposom nun etwas größer vor, ist man von einer Zelle nicht mehr weit entfernt. Und in der Tat besteht die normale Zellmembran vor allem aus Membranlipiden.

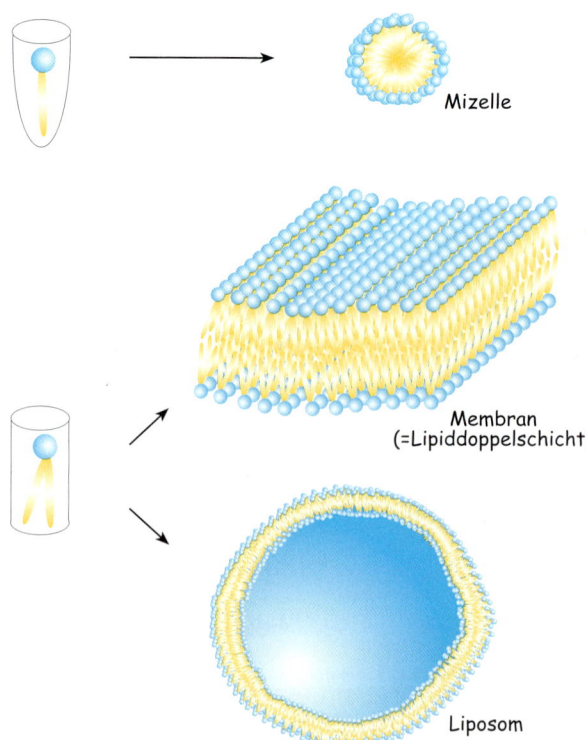

Mizelle

Membran
(=Lipiddoppelschicht)

Liposom

## Aufgaben der Lipide

Lipide nehmen in unserem Körper vielfältige Aufgaben war. Sie dienen als **Brennstoff**, als **Baustoff** und auch als **Isolatoren**. Daneben erfüllen sie noch verschiedene Sonderaufgaben als **Hormone**, **Gallensäuren** und **Vitamine**.

## Einteilung der Lipide

Da die Lipide eine so unterschiedliche Gruppe von Stoffen darstellen, fällt auch ihre Gliederung recht schwer. Als zweckmäßig erweist es sich, sie nach **vier Aspekten** einzuteilen:

1. Art der Fettsäuren
2. Glyceringrundgerüst
3. Isoprengrundgerüst
4. Sphingosingrundgerüst

Diese Untergliederung basiert auf zwei unterschiedlichen Kriterien. Zum einen werden die Lipide nach der Art ihrer Fettsäuren eingeteilt (1.), zum anderen nach der Art ihrer Grundgerüste (2.–4.). Dies hat zur Folge, dass ein Lipid aus der ersten Gruppe durchaus auch Bestandteil der folgenden drei Gruppen sein kann.

(1) Fettsäure

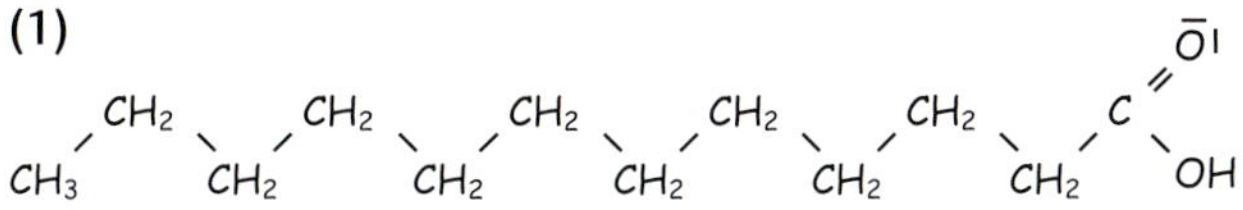

(2) Glycerin

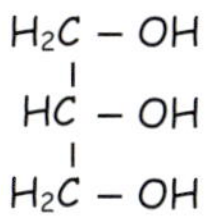

(3) Isopren

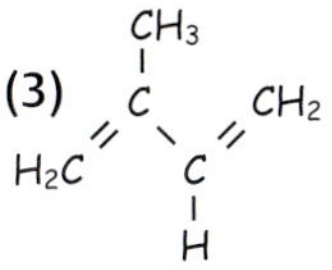

(4) Sphingosin

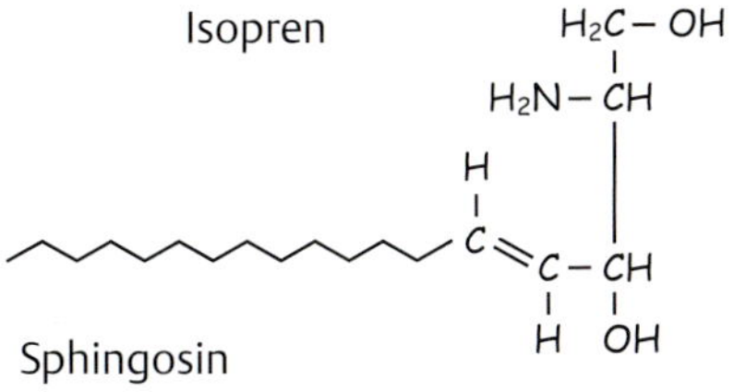

Die meisten Lipidbestandteile unserer Zellen entstehen durch die Zusammenlagerung mehrerer Moleküle aktivierter Essigsäure. Diese Essigsäure liegt in uns als Acetat (= dissoziierte Form der Essigsäure) vor und wird durch das Coenzym A aktiviert. Der Stoff heißt dann **Acetyl-CoA** und ist nicht nur die zentrale Substanz des katabolen (= abbauenden) Stoffwechsels, sondern eben auch der Grundbaustein für die Biosynthese aller Lipide.

Acetyl-CoA

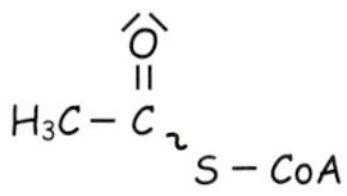

**Fettsäuren** sind **Carbonsäuren** mit einem langen Schwanz an CH-Gruppen. Der Kopf mit der Säuregruppe (-COOH) ist hydrophil, der CH-Schwanz lipophil.

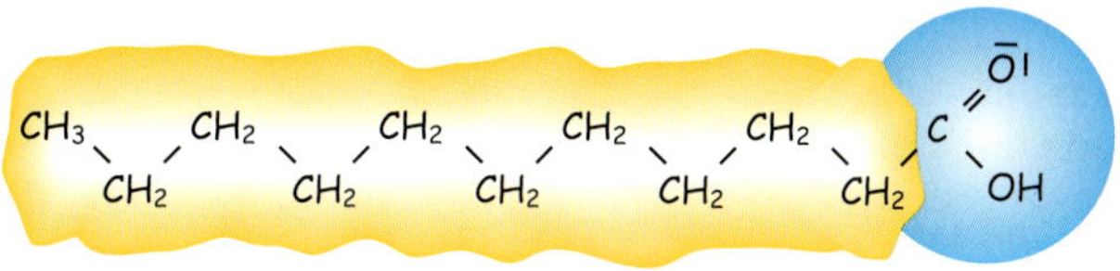

Fettsäure

**Glycerin** kennen wir ja schon von den Kohlenhydraten. Dieser **dreiwertige Alkohol** dient auch als Grundstruktur für viele Lipide; allen voran die Neutralfette, auch **Triacylglycerine** genannt.

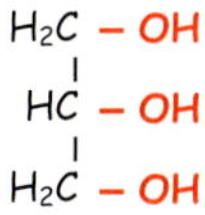

Glycerin

**Sphingosin** ist ein **zweiwertiger Aminoalkohol**. Er bildet die Grundstruktur für Lipide, die vor allem am Aufbau des **Nervensystems** beteiligt sind.

Sphingosin

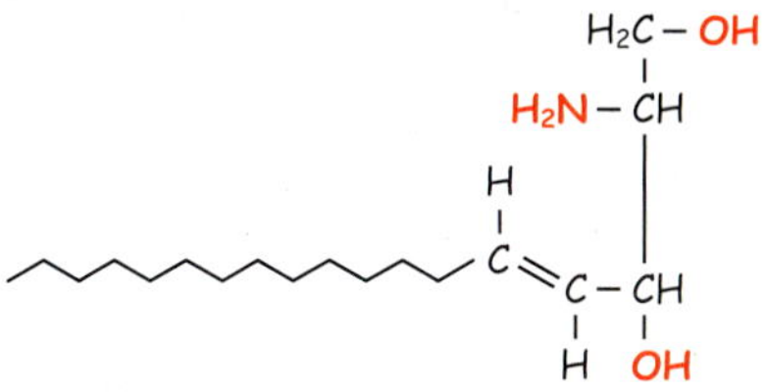

Glycerin und Sphingosin sind keine Lipide, sondern Alkohole. Diese Moleküle sind nur ein Baustein bestimmter Lipide.

**Isopren** dient als Grundstruktur für viele funktionell wichtige Lipide. Dazu gehören die Steroidhormone, fettlösliche Vitamine und Gallensäuren.

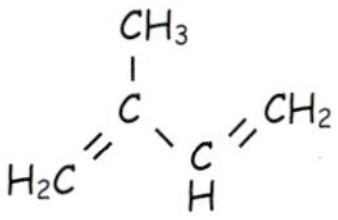

Isopren

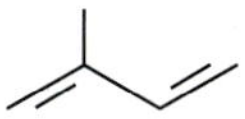

Isopreneinheiten lassen sich (fast beliebig) verlängern und auch ein wenig falten – so entsteht z.B. aus sechs gefalteten Isoprenen das **Cholesterin** ( ↗ S. 148).

## 4.2 Fettsäuren

Fettsäuren kommen sowohl **isoliert** (z.B. Eikosanoide, ↗ S. 414) als auch als **Bausteine** vieler größerer Lipide vor (z.B. Triacylglycerin, ↗ S. 38). Sie bestehen aus unterschiedlich langen Kohlenstoffketten, die an einem Ende eine Carbonsäuregruppe (-COOH) besitzen, die bei physiologischem pH-Wert dissoziiert vorliegt (-COO⁻, Endung: „-at").
Als Fettsäuren bezeichnet man Carbonsäuren ab einer Kettenlänge von vier C-Atomen, das ist die Butan- oder Buttersäure (im Organismus dissoziiert als Butyrat).

Bei kürzeren Carbonsäuren überwiegen die hydrophilen Eigenschaften der sehr polaren Carboxyl-Gruppe. Je länger die Kohlenstoffketten sind, desto stärker ist der lipophile Lipidcharakter einer Fettsäure ausgeprägt.

Anhand verschiedener Strukturmerkmale lassen sich die Fettsäuren nun weiter charakterisieren.

## Gesättigt oder ungesättigt?

Sind die Kohlenstoffatome in der Kette durch jeweils eine Einfachbindung miteinander verknüpft, spricht man von einer **gesättigten** Fettsäure. Jedes Kohlenstoffatom hat dann **vier Bindungspartner** und ist maximal mit H-Atomen abgesättigt.

Die Zickzackform, die in den vorherigen Abbildungen verwendet wurde, entspricht der stabilsten Form einer solchen Kohlenstoffkette. Zur Vereinfachung der Darstellung verwendet man häufig eine zickzackförmige Linie, wobei jede Ecke einem C-Atom entspricht und die H-Atome (mal wieder) weggelassen werden.

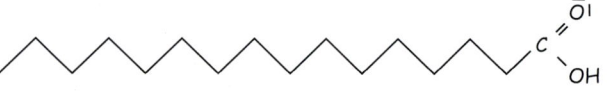

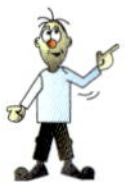

Palmitinsäure

Treten dagegen neben den Einfach- auch Doppelbindungen auf, so können pro Doppelbindung zwei Wasserstoffatome weniger gebunden werden. Jedes der an der Doppelbindung beteiligten C-Atome hat dann nur **drei Bindungspartner** und die Fettsäuren heißen **ungesättigt**; sie sind also nicht mehr mit H-Atomen abgesättigt. Je nach Anzahl der Doppelbindungen unterscheidet man einfach oder mehrfach ungesättigte Fettsäuren.

Bildet die Doppelbindung räumlich gesehen eine trapezartige Form, dann handelt es sich um eine **cis-**Doppelbindung (lat. cis = diesseits); liegt das Molekül trotz Doppelbindung weiterhin als Zickzacklinie vor, spricht man von einer **trans-**Form (lat. trans = gegenüber). Die für den Menschen wichtigen ungesättigten Fettsäuren liegen ausschließlich in der cis-Form vor.

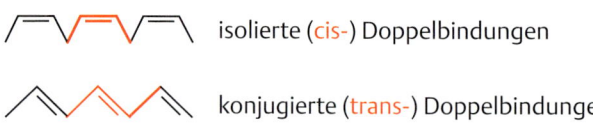

isolierte (cis-) Doppelbindungen

konjugierte (trans-) Doppelbindungen

Vier ungesättigte Fettsäuren sind für uns besonders wichtig.

- Ölsäure
- Linolsäure
- Linolensäure
- Arachidonsäure

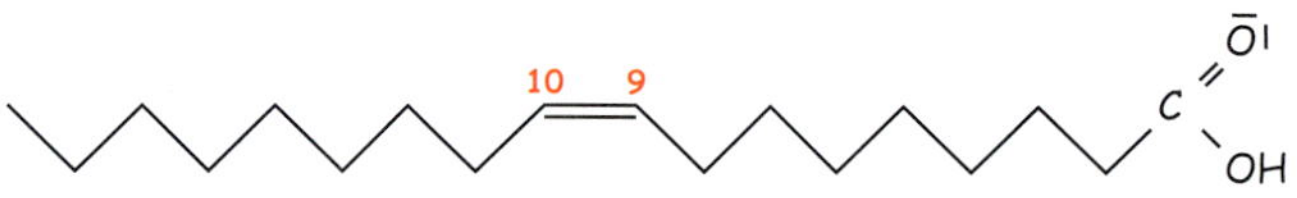

Ölsäure
(cis-$\Delta^9$-Ölsäure)

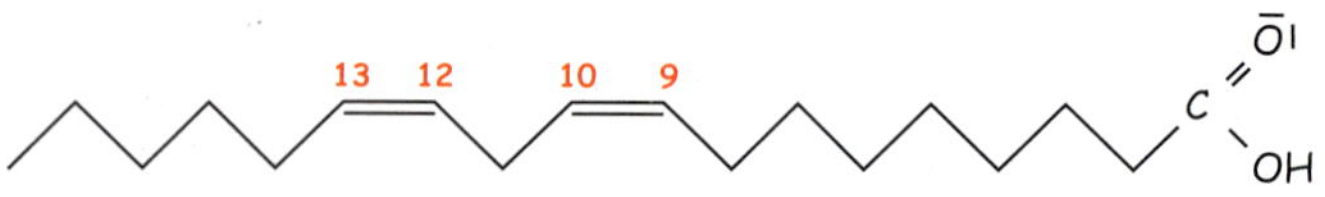

Linolsäure
(cis-$\Delta^{9,\,12}$-Linolsäure)

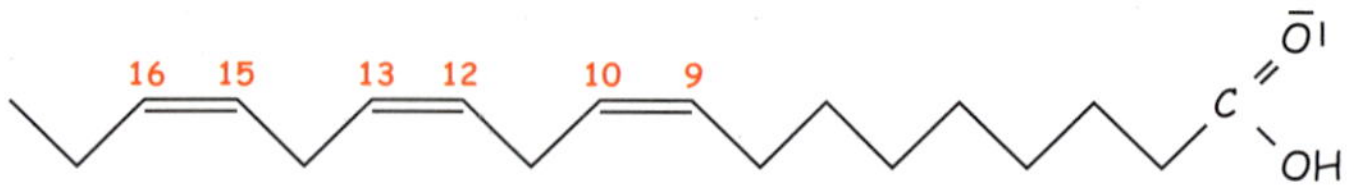

Linolensäure
(cis-$\Delta^{9,\,12,\,15}$-Linolensäure)

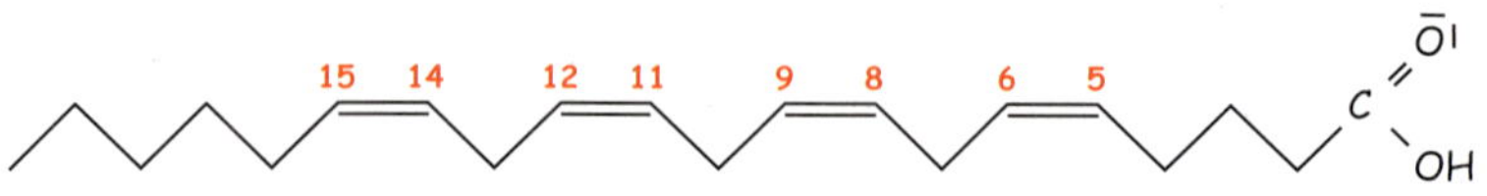

Arachidonsäure
(cis-$\Delta^{5,\,8,11,14}$-Arachidonsäure)

Die Doppelbindungen bezeichnet man je nach Lage innerhalb der Fettsäure als **isoliert**, wenn dazwischen mindestens zwei Einfachbindungen vorkommen und als **konjugiert**, wenn sich Einzel- und Doppelbindung abwechseln. Nur die Elektronen konjugierter Doppelbindungen können untereinander ihren Platz tauschen. Dieses Phänomen wird als Delokalisation (s. Mesomerie S. 22) bezeichnet und findet sich im Bereich der Lipide bei den Isoprenderivaten ( ↗ S. 148) und bei manchen Steroidhormonen ( ↗ S. 401). Die Fettsäuren in unserem Körper besitzen dagegen immer **isolierte (cis-) Doppelbindungen**.

Die ungesättigten Fettsäuren befinden sich bei Triacylglycerinen meist an Position 2 des Glycerins, also in der Mitte. Ein bekanntes Beispiel für das natürliche Vorkommen ungesättigter Fettsäuren sind die **Öle**.

> Die Anzahl der Doppelbindungen einer Fettsäure beeinflusst zusammen mit der Anzahl der C-Atome (= Länge der Fettsäuren) entscheidend die Konsistenz von Lipiden und daher auch die Konsistenz unserer Membranen.
> Je kürzer eine Fettsäure ist und je mehr Doppelbindungen sie aufweist, desto flüssiger ist das zugehörige Lipid („Öl"). Je länger und gesättigter die Fettsäuren sind, desto fester ist auch das Lipid („Talg").

## Essenziell oder nicht essenziell?

Im Gegensatz zu den Kohlenhydraten gibt es bei den Lipiden zwei Fettsäuren, die wir nicht selbst im Körper herstellen können, sondern mit der Nahrung zu uns nehmen müssen.

Diese essenziellen Fettsäuren sind die zweifach ungesättigte Fettsäure **Linolsäure** und die dreifach ungesättigte **Linolensäure**, die wir für unsere Membranen benötigen. Sie sind für uns **essenziell**, da unsere Zellen nicht in der Lage sind, Doppelbindungen nach $C^9$ einzubauen – und genau da haben diese Fettsäuren noch welche.

Aus der Linol- und der Linolensäure kann im Endoplasmatischen Retikulum (ER, ↗ S. 447) die vierfach ungesättigte **Arachidonsäure** hergestellt werden, die damit **halbessenziell** ist. Die Arachidonsäure ist ein wichtiger Vorläufer für bestimmte Mediatoren, die so genannten Eikosanoide ( ↗ S. 414).

Die einfach ungesättigte **Ölsäure** ist **nicht essenziell**, da sie im ER aus der ebenfalls nicht essenziellen Stearinsäure (= gesättigte Fettsäure) oxidativ hergestellt werden kann.

## Geradzahlig oder ungeradzahlig?

Nach der Anzahl ihrer Kohlenstoffatome teilt man Fettsäuren in geradzahlige und ungeradzahlige ein. Dies ist für den Abbau im **Stoffwechsel** von Bedeutung, da nur der Abbau geradzahliger Fettsäuren ausschließlich zu **Acetyl-CoA** führt, das aus zwei C-Atomen besteht.

Acetyl-CoA
$$H_3C-C\overset{O}{\underset{S-CoA}{\parallel}}$$

Beim Abbau ungeradzahliger Fettsäuren muss weiterer Aufwand betrieben werden, da am Ende des Abbaus ein Stück mit drei C-Atomen übrig bleibt: das **Propionyl-CoA.** Dies wird schließlich zu einem Zwischenprodukt des Citratzyklus, dem Succinyl-CoA, umgewandelt.

Da auch der Aufbau der Fettsäuren über das Acetyl-CoA läuft, sind die meisten Fettsäuren in unserem Körper geradzahlig.

## Zur Namensgebung

Fettsäuren benennt man nach der Zahl ihrer Kohlenstoffatome sowie der Anzahl und Stellung der Doppelbindungen. Die Schreibweise 16:0 bezeichnet eine 16-C-Atomelange Fettsäure mit ausschließlich Einfachbindungen (= Palmitinsäure).

Die Stellung der Doppelbindung wird durch den griechischen Buchstaben Delta ($\Delta$) gekennzeichnet, hinter dem die Nummer des C-Atoms steht, von dem die Doppelbindung ausgeht (z. B. $\Delta^9$). Gezählt wird (wie bei den Kohlenhydraten) vom C-Atom aus, das am höchsten oxidiert ist – hier also dem mit der COOH-Gruppe. Dieses C-Atom erhält die Nummer 1 ($C^1$).

Ebenfalls gebräuchlich ist die Bezeichnung mit griechischen Buchstaben. Dann fängt man jedoch ein C-Atom später mit der Nummerierung an. Das $C^2$-Atom ist das $\alpha$-C-Atom der griechischen Schreibweise. Wichtig ist diese Nomenklatur für das Verständnis der $\beta$-Oxidation ( ↗ S. 130), die ihren Namen dem $\beta$-C-Atom verdankt, an dem sie beginnt.

Eine weitere Art der Namensgebung orientiert sich am letzten C-Atom einer Fettsäure: Diese $\omega$-Fettsäuren (Omega = letzter Buchstabe des griechischen Alphabets) sind vor allem aus der Werbung bekannt. Hierbei wird die Entfernung der ersten Doppelbindung vom Methylende (= –$CH_3$) der Fettsäure mit einer Ziffer angegeben. Wichtig ist die Unterscheidung zwischen zwei Familien: der $\omega$-**6-Familie** mit der Linolsäure sowie der Arachidonsäure und der $\omega$-**3-Familie** mit der Linolensäure.

| Name | Anzahl der C-Atome | Anzahl der Doppelbindungen |
|---|---|---|
| Palmitinsäure | 16 | 0 |
| Stearinsäure | 18 | 0 |
| Ölsäure | 18 | 1 |
| Linolsäure | 18 | 2 |
| Arachidonsäure | 20 | 4 |

Fettsäuren existieren in unserem Körper zwar auch in freier Form, sind jedoch vor allem als Bestandteil zahlreicher Lipide wichtig (z. B. der Triacylglycerine).

## 4.3 Glycerolipide

Glycerin dient zwei verschiedenen Lipidgruppen als Grundstruktur:

- Triacylglycerinen
- Glycerophosphatiden

Bei den Triacylglycerinen hängen am Glycerin drei Acyl-Reste. Acyl-Reste (= Fettsäurereste) nennt man die CH-Ketten, die übrigbleiben, wenn man die Fettsäuren über eine Esterbindung ( ↗ S. 15) an das Glycerin koppelt.

Bei der zweiten Gruppe handelt es sich um Phospholipide, bei denen nur zwei der drei Stellen am Glycerin mit Fettsäuren versehen sind. An der dritten Stelle hängt zunächst ein Phosphat – daher der Name Phospholipide – und dann noch eine weitere polare Gruppe (s. u.).

### Triacylglycerin (TAG) – das klassische Fett

Triacylglycerine sind die wichtigsten **Speicherlipide** in unserem Körper – ihre Speicherorte sind (leider) gut sicht- und tastbar. Der Name sagt eigentlich schon alles über die Struktur der TAGs aus. Es handelt sich um den dreiwertigen Alkohol Glycerin, an dem drei („tri") Fettsäurereste („acyl") hängen. Besser sagt man: Glycerin stellt das Grundgerüst eines TAGs dar, an dessen Alkoholgruppen jeweils eine Fettsäure über eine Esterbindung gebunden ist. Zur Erinnerung: Alkoholgruppe plus Säuregruppe ergibt einen Ester und Wasser.

Durch den Einbau unterschiedlicher Fettsäuren ergeben sich vielfältige Kombinationsmöglichkeiten für den Aufbau von TAGs. In unserem Körper werden allerdings meist Palmitin- und Stearinsäure in TAGs eingebaut.

Da das ganze Molekül ziemlich unpolar und vor allem ungeladen ist, bezeichnet man TAGs auch als **Neutralfette**.

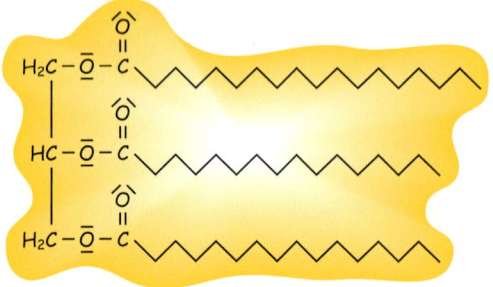

Triacylglycerin

Aufgrund seiner extremen Lipophilie kann ein TAG fast völlig ohne Wassermoleküle drumherum im Körper abgelagert werden, was im Vergleich zu anderen Speicherstoffen

(z. B. Glykogen) eine enorme **Platzersparnis** bedeutet. Außerdem sind Triacylglycerine die Substanzklasse, die pro Masseneinheit bei ihrer Verbrennung am **meisten Energie** liefert, nämlich 39 kJ/mol. Kohlenhydrate und Eiweiße bringen dagegen nur 17 kJ/mol.

Aus diesen Gründen ist Fett in Form der TAGs der Energiespeicher Nummer eins in unserem Körper, und wir wären in der Tat ohne die Möglichkeit der Speicherung als Fett noch dicker …

TAGs sind aber nicht nur als **Speicherfett** von Bedeutung. Als **Unterhautfettgewebe** dienen sie dem Kälteschutz, als **Baufett** in der Orbita und in der Fußsohle oder als **Organfett**, z. B. in der Nierenkapsel, sind sie ein schützendes und stabilisierendes Polster, das nur in extremen Hungerzeiten abgebaut wird. In einer solchen Situation kann es dann sogar geschehen, dass die Nieren ihre Position verlassen (= sog. Wandernieren).

### Glycerophosphatide – Membranfett

Die für unsere **Zellmembranen** überaus wichtigen Glycerophosphatide gehören in die Gruppe der **Phospholipide**, zu der auch noch einige Sphingosinderivate gehören ( ↗ S. 39). Glycerophosphatide sind gegenüber den TAGs nur leicht in ihrem Aufbau modifiziert. Am dritten C-Atom des Glycerins hängt keine Fettsäure, sondern ein Phosphatrest. Dieses Molekül wird als **Phosphatidsäure**, oder dissoziiert als **Phosphatidat** bezeichnet.

Phosphatidat

An dieser Phosphatidsäure hängt dann in aller Regel noch ein weiterer polarer Rest. Daher sind Glycerophosphatide **amphiphile Moleküle**, im Gegensatz zu den rein lipophilen TAGs. Das Gylceringrundgerüst mit den zwei Fettsäuren ist der hydrophobe Schwanz, der Phosphatrest mit der polaren Gruppe der hydrophile Kopf. Die häufigsten polaren Reste am Phosphat sind diese vier:

- Cholin
- Serin
- Ethanolamin
- Inositol

Die entsprechenden Glycerophosphatide dazu heißen:

- Phosphatidyl-Cholin (= Lecithin)
- Phosphatidyl-Serin
- Phosphatidyl-Ethanolamin (= Cephalin)
- Phosphatidyl-Inositol

Alle sind sie **Phosphorsäure-Diester** mit einer Esterbindung zum Glycerin und der zweiten zu einer Aminosäure (Serin), einem Aminoalkohol (Cholin, Ethanolamin) oder einem Zuckeralkohol (Inositol).

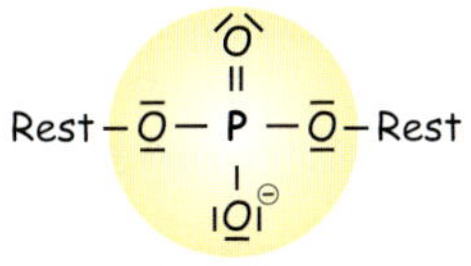

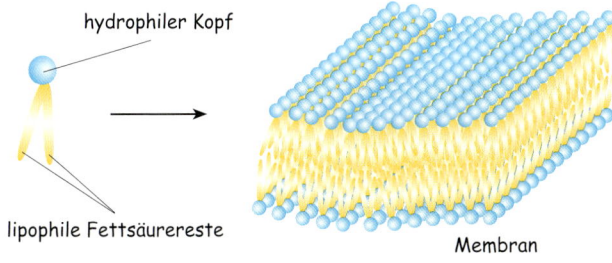

Rest—O—P—O—Rest

Phosphorsäure-Diester

Das Phosphatidyl-Inositol ist zwar mengenmäßig nicht sonderlich prominent, spielt aber als Vorstufe eines intrazellulären Botenstoffs (= des second messenger IP$_3$) eine wichtige Rolle in der Signaltransduktion.

## Membran

Durch ihre amphiphilen Eigenschaften lagern sich Phospholipide im wässrigen Milieu in charakteristischer Weise zusammen: Sie wenden die lipophilen Teile einander zu, strecken die hydrophilen Köpfe nach außen und bilden so eine Doppelschicht, die man als Membran bezeichnet.

hydrophiler Kopf

lipophile Fettsäurereste

Membran

## Gallenflüssigkeit

Phospholipide finden sich auch in der Gallenflüssigkeit (↗ S. 465). Sie müssen dort in einer bestimmten Konzentration im Vergleich zu den anderen Bestandteilen vorhanden sein, um das Cholesterin in Lösung zu halten. Sinkt ihre Konzentration, so fällt das Cholesterin aus und es können sich Gallensteine bilden. Die Cholesterinsteine sind die häufigste Art von Gallensteinen (↗ S. 525).

## Surfactant

Von spezialisierten Lungenzellen (Pneumozyten Typ II) werden besondere Phospholipide gebildet: Surfactant (surface active agent = oberflächenaktiver Faktor). Diese Substanzen wirken wie Seife, indem sie die Oberflächenspannung (um den Faktor 10) in den Alveolen herabsetzen. Der Surfactant-Überzug ist für die Entfaltung und die Formerhaltung der Alveolen unbedingt notwendig. Diese Phospholipide verhindern nämlich das Zusammenfallen der Alveolen beim Ausatmen.

Beim **Ausatmen** nähern sich die lipophilen Schwänze in den kleiner werdenden Alveolen so weit aneinander an, dass durch die enge räumliche Nachbarschaft der Fettsäureketten ein weiteres Zusammensinken der Alveole verhindert

wird. Beim **Einatmen** hingegen werden zusätzliche Phospholipide aus sogenannten Lamellenkörperchen rekrutiert. Surfactant besteht zu 90 % aus Dipalmitoyl-Phosphatidyl-Cholin (= Lecithin, mit zwei Palmitinsäuren verestert).

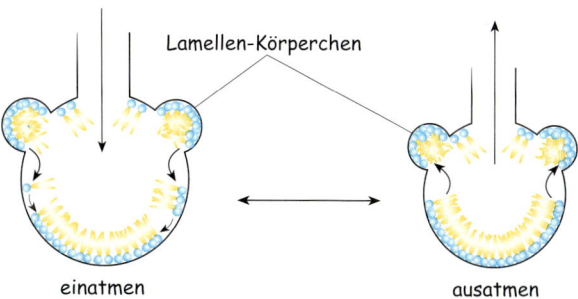

Lamellen-Körperchen

einatmen          ausatmen

**Frühchen.** Surfactant wird von den Pneumozyten erst ab der 34./35. Schwangerschaftswoche in ausreichenden Mengen gebildet. Ohne Surfactant fällt die Lunge jedoch in sich zusammen und ein Atmen ist nicht möglich, was man als **Atelektase** bezeichnet.

Inzwischen kann man aus Tierlungen oder künstlich hergestelltem Surfactant als Emulsion in die Lungen von Frühgeborenen einbringen und dadurch die Überlebenschancen steigern.

## 4.4 Sphingosinderivate – Membranfett für Nerven

Im Gegensatz zu den Glycerolipiden bildet hier der zweiwertige **Aminoalkohol** Sphingosin den Anker für die Fettsäuren, Zucker und Phosphate.

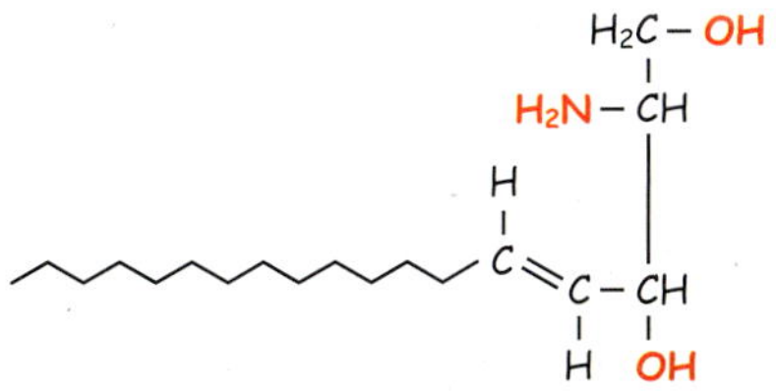

Sphingosin

**Ceramid.** In unseren Zellen liegt **Sphingosin** immer mit einer **Fettsäure** über eine **Amidbindung** verbunden vor. Diese Verbindung heißt Ceramid und findet sich übrigens auch in einigen Haarwaschmitteln.

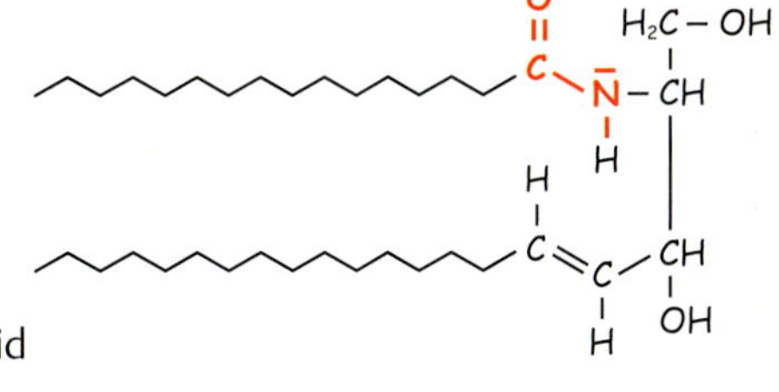

Ceramid

In unserem Körper kommen zwei verschiedene Typen von Sphingosinderivaten mit dieser Ceramidgrundstruktur vor. Zum einen der schon erwähnte zweite Teil der Phospholipide – hier also die **Sphingosinphosphatide**, zum anderen die sehr wichtige Gruppe der **Glykolipide**, die *immer* Sphingosin als Grundstruktur haben und die man daher nur der Vollständigkeit halber als Glykosphingolipide bezeichnet.

### Sphingosinphosphatide

Auch die Sphingosine haben also ihre Phospholipide. Sie entstehen, indem man die noch freie OH-Gruppe des Sphingosins mit einem Phosphat verestert, wobei die eigentliche Grundstruktur das Ceramid ist. Die verschiedensten Sphingosinderivate finden sich häufig in den Membranen von Nervenzellen, was sich auch an ihren Namen zeigt.

**Sphingomyelin** ist der einzige relevante Vertreter dieser Gruppe. Er entsteht, wenn man Phosphat mit Cholin verestert und das Ganze – wieder über eine Esterbindung – an Ceramid bindet.
Sein wichtigster Fundort sind die **Myelinscheiden** der Neurone.
Daneben taucht Sphingomyelin in geringeren Mengen auch in den Zellmembranen aller anderen Zellen auf.

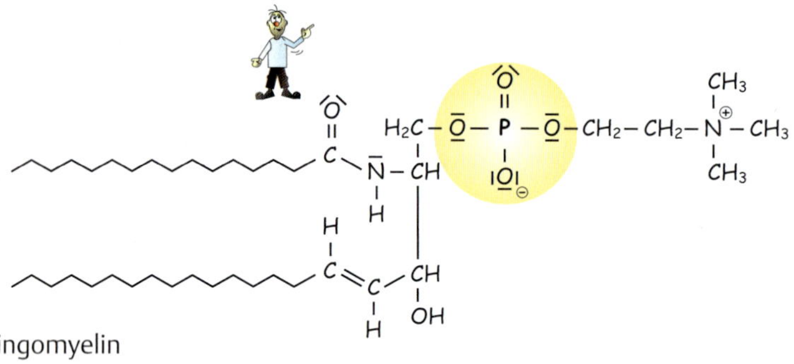

Sphingomyelin

### Glykolipide

Wie wir jetzt schon wissen, sind immer Sphingosinderivate gemeint, wenn wir von Glykolipiden sprechen, wobei man wieder einmal zwei verschiedene unterscheiden muss. Hängt man an das Ceramid – die schon bekannte *eigentliche* Grundstruktur aller Sphingosinderivate – ein Monosaccharid dran, dann entsteht ein **Cerebrosid**. Hängt man ans Ceramid gleich mehrere Zucker – also ein Oligosaccharid – dann entsteht ein **Gangliosid**.

**Cerebroside.** Wenn in der Zelle nun ein Monosaccharid an Ceramid gehängt wird, so ist das meistens **Galaktose**. Das entstandene Cerebrosid wird manchmal auch genauer als Galaktosyl-Ceramid bezeichnet. Auch Galaktosamin kommt häufig in Cerebrosiden vor.
Diese Cerebroside findet man hauptsächlich in den Membranen von ZNS-Neuronen.

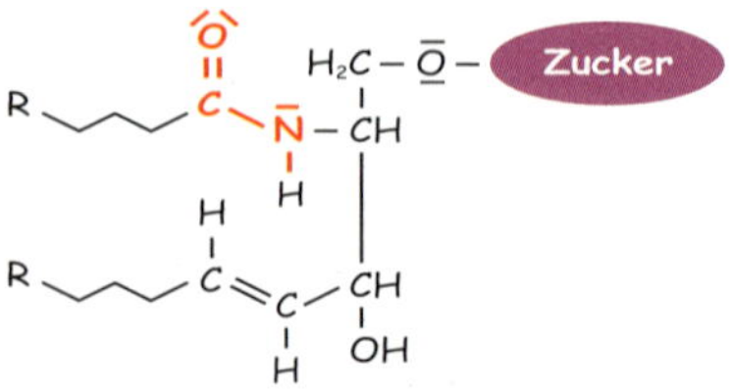

Cerebrosid

R = Kohlenstoffrest der Fettsäure

Ein weiteres häufig in Cerebrosiden anzutreffendes Monosaccharid ist die Glukose. Glykosyl-Ceramid kommt jedoch vor allem in Membranen von Zellen vor, die *nicht* zum Nervengewebe gehören.

**Sulfatide** entstehen, wenn der Galaktoserest eines Cerebrosids noch mit Schwefelsäure verestert wird. Für diese Sulfatierung braucht man aktiviertes Sulfat in der Form von PAPS (↗ S. 187).
Sulfatide kommen in den Membranen des Nervengewebes und im Myelin vor.

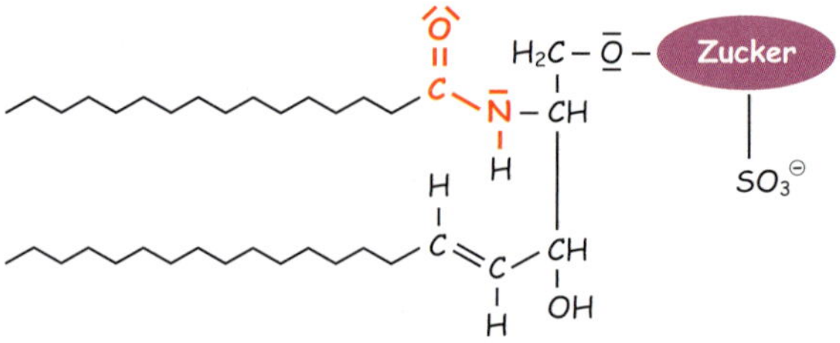

Sulfatid

**Ganglioside.** Diese Gruppe der Glykolipide erhält man, indem man statt nur eines Zuckers ans Ceramid gleich mehrere dranhängt – in der Regel sind es drei bis sechs.
Ganz charakteristisch für die Ganglioside ist hier der Aminozucker **N-Acetyl-Neuraminsäure** (**NANA**, ↗ S. 28).

Auch die Ganglioside sind sehr wichtig für den Aufbau der Membranen des Nervengewebes. Daneben werden sie aber auch in die Zellmembranen der übrigen Zellen eingebaut und dienen dort der Zellerkennung – zum Beispiel als Blutgruppenantigene ( ↗ S. 497).

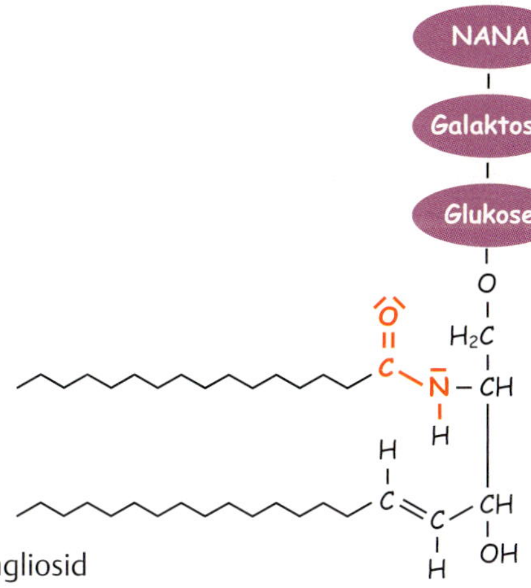

Gangliosid

## 4.5  Isoprenderivate – fettige Vielfalt

Die Mitglieder dieser Lipidgruppe sind, was ihre Aufgaben im Körper angeht, recht heterogen. Zu ihnen gehören das **Cholesterin** und seine Abkömmlinge (**Steroidhormone, Gallensäuren**), das **Ubichinon** sowie alle **fettlöslichen Vitamine**.

**Was ist eigentlich Isopren?** Chemisch genau heißt Isopren 2-Methyl-1,3-butadien, was nicht so kompliziert ist, wie es klingt.

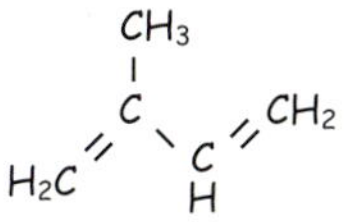

Isopren

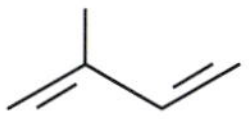

Grundkette ist Butan, ein Alkan mit vier C-Atomen. Da es ein Butan mit Doppelbindungen ist, bekommt es die Endung „-en". Da es sogar zwei davon hat, wird es zum „-dien". Da sie am C-Atom 1 und 3 sitzen, heißt das Ganze 1,3-Butadien. Die Methyl-Gruppe an $C^2$ braucht einen dann auch nicht mehr zu beunruhigen …
Isopren kann nun zwei verschiede Wege einschlagen. Entweder werden eine Reihe von Isoprenen einfach hintereinander gehängt, dann erhält man die **Terpene**, oder genau sechs Isoprene werden gefaltet ( ↗ S. 150), dann entstehen die **Steroide**.
Eine andere gebräuchliche Bezeichnung für die Isoprenderivate ist **Isoprenoide** (= isoprenähnliche Stoffe).

## Die Terpene

Hängt man mehrere Isoprene hintereinander, so landet man bei den Terpenen, die nicht nur bei den lipophilen Vitaminen eine entscheidende Rolle spielen.

**Fettlösliche Vitamine** sind prominente Vertreter der Terpene, wir können sie allerdings nicht selbst bilden (= essenzielle Terpene). Seit man das Ex-Vitamin D als Hormon eingestuft hat, gibt es nur noch drei fettlösliche Vitamine, und alle drei sind Terpene:
- Vitamin A ( ↗ S. 157)
- Vitamin E ( ↗ S. 483)
- Vitamin K ( ↗ S. 503)

Hier soll Vitamin A als Beispiel dienen:

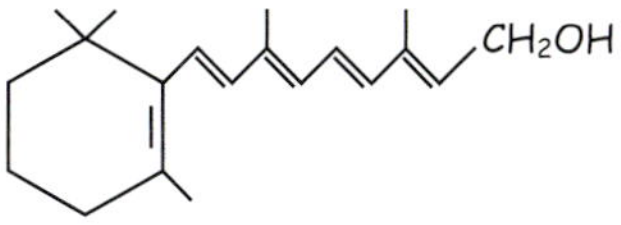

Vitamin A (all-trans-Retinol)

**Ubichinon.** Ebenfalls sehr wichtig für den Stoffwechsel ist das Ubichinon, das variabel aus 6 – 10 Isoprenen bestehen kann. Im Unterschied zu den Vitaminen ist der Körper jedoch in der Lage, es sich in ausreichenden Mengen selbst herzustellen.

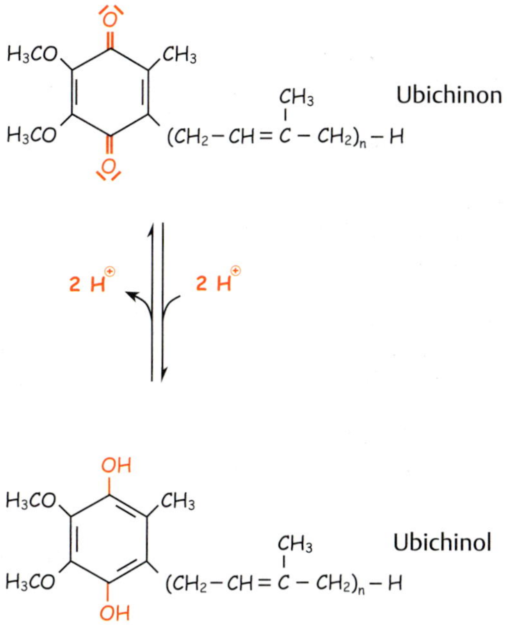

Ubichinon

Ubichinol

Ubichinon ist das zentrale Aufnahmemolekül für Elektronen in der **Atmungskette**. Durch die Aufnahme von Elektronen wird Ubichinon zum Ubichinol (= Ubihydrochinon) reduziert. Doch davon später mehr ( ↗ S. 208).

## Die Steroide

Grundgerüst der Steroide ist das **Steran**, das durch eine Kopf-an-Kopf-Verknüpfung von sechs Isoprenen entsteht. Ausgangssubstanz für die Isopren-Biosynthese ist hier mal wieder das altbekannte Molekül **Acetyl-CoA**.

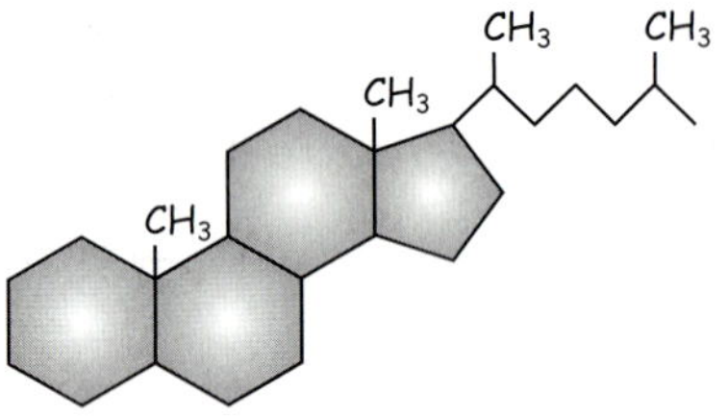

Steran

### Cholesterin

Vom Steran leitet sich das wichtigste Steroid ab, das Cholesterin. Es spielt eine große Rolle für den Aufbau von Membranen, für die Herstellung von Gallensäuren und lässt sich zu Steroidhormonen umwandeln.

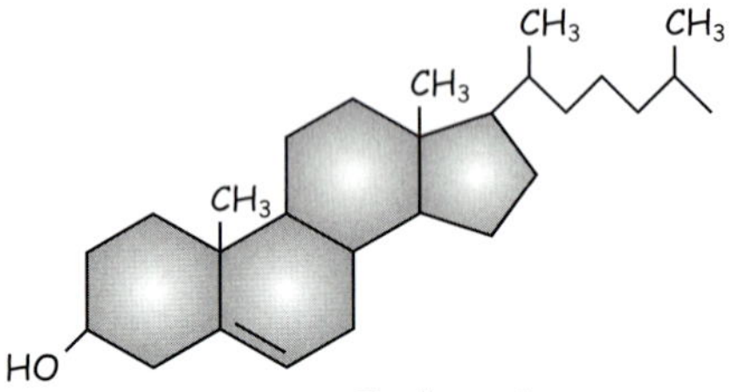

Cholesterin

Cholesterin kann dabei mit einer **β-ständigen OH-Gruppe** und einer **Doppelbindung** in **Ring B** aufwarten. Das Sterangrundgerüst dieser Substanz ist übrigens **nicht planar** (= liegt nicht in einer Ebene): Ring A ist cis-verknüpft mit Ring B, eine trans-Verknüpfung besteht zwischen Ring B und C sowie Ring C und D.

**Cholesterin in Membranen.** Für den Aufbau unserer Membranen – *außer* den mitochondrialen – wird eine Menge Cholesterin benötigt, das zwischen die Phospholipide eingelagert wird und so die Stabilität erhöht.

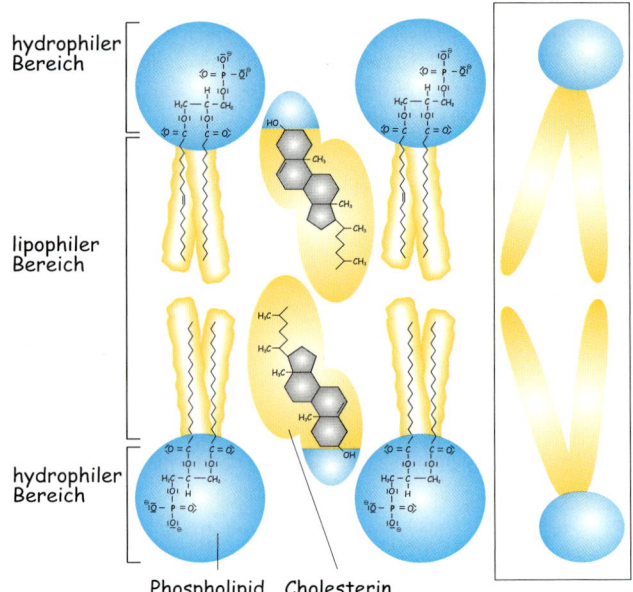

hydrophiler Bereich

lipophiler Bereich

hydrophiler Bereich

Phospholipid    Cholesterin

**Speicherung und Transport.** Unsere Zellen können Cholesterin, das gerade nicht benötigt wird, intrazellulär speichern. Hierzu versteckt man die OH-Gruppe in einer Esterbindung, wodurch Cholesterin total unpolar wird. Chemisch lässt man die OH-Gruppe mit einer Fettsäure reagieren und erhält dadurch einen **Cholesterinester**.

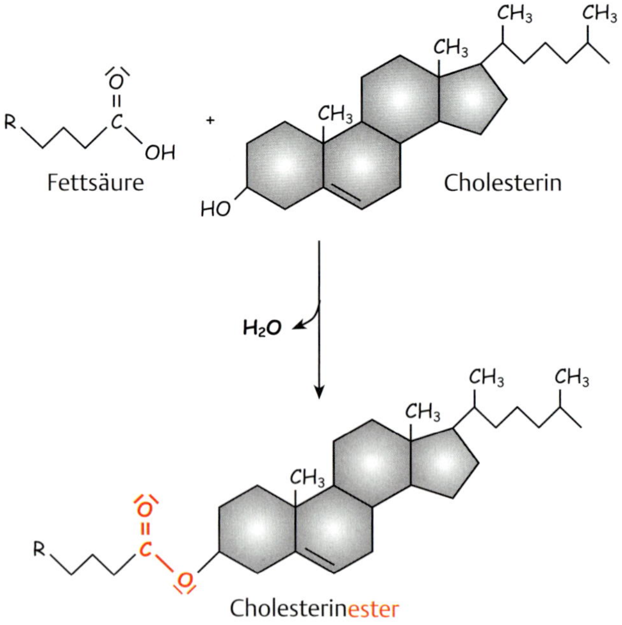

Fettsäure    +    Cholesterin

$H_2O$

Cholesterinester

R = Kohlenstoffrest der Fettsäure

Auch der Transport von Cholesterin im Blut erfolgt zum großen Teil als Cholesterinester in Lipoproteinen ( ↗ S. 508). In dieser apolaren Form kann man Cholesterin natürlich nicht mehr in Membranen einbauen, da dazu ja immer ein hydrophiler Teil heraushängen muss.

Braucht der Körper irgendwann mal wieder mehr Cholesterin, lässt sich die Fettsäure auch leicht wieder entfernen.

**Gallensäuren.** Cholesterin wird auch für die Herstellung von Gallensäuren benötigt ( ↗ S. 523). Diese Stoffe brauchen wir, um Lipide, die mit der Nahrung aufgenommen worden sind, vom Darm ins Blut zu transportieren. Die andere Aufgabe der Gallensäuren besteht darin, Cholesterin in nennenswerten Mengen auszuscheiden. Eine gut funktionierende Ausscheidung ist wichtig, da viele Menschen heutzutage ohnehin unter zu hohen Cholesterinwerten leiden ( ↗ S. 153).

**Steroidhormone.** In uns Menschen gibt es sechs verschiedene Typen von Steroidhormonen, die alle als Kohlenstoff-Gerüst das Steran des Cholesterins besitzen. Eine weitere Gemeinsamkeit – die man sich an dieser Stelle ruhig schon einmal einprägen sollte – ist, dass Steroidhormone alle der **langfristigen Regulation** dienen ( ↗ S. 337). Das liegt daran, dass sie die Neuproduktion von Enzymen anregen, was einfach ein wenig Zeit braucht …

# 5 Aminosäuren und Proteine

Die dritte wichtige Stoffgruppe neben den Kohlenhydraten und den Lipiden in unserem Körper sind die Eiweiße oder Proteine. Der Name kommt vom griechischen Wort proteos, was soviel wie Erster oder Wichtigster bedeutet. Eine Sonderstellung nehmen die Proteine insofern ein, als dass die Information darüber, wie sie aussehen sollen, direkt auf unserem Erbgut niedergeschrieben ist. Alle anderen Moleküle kann man sich nur herstellen, indem man die Information auf der DNA in ein Protein umschreibt, das dann für den Aufbau eines anderen Stoffes sorgt. Diese besonderen Proteine bezeichnet man als **Enzyme**, und die werden wir an späterer Stelle noch ganz genau vorstellen ( ↗ S. 60).

Alle Proteine bestehen nun aus kleinen Bausteinen, den Aminosäuren, die in einer langen Kette aneinander gehängt werden.

## 5.1 Aminosäuren

Es gibt 20 verschiedene Aminosäuren, die für die Biosynthese von Proteinen verwendet werden (die so genannten *proteinogenen* Aminosäuren). Daneben gibt es auch noch andere, die nicht am Aufbau von Proteinen teilnehmen und solo ihre Aufgabe im Stoffwechsel erfüllen. Allen gemeinsam sind charakteristische Molekülgruppen, die wir uns nun einmal genauer ansehen wollen.

**Das Grundgerüst** der Aminosäuren besteht aus einer **Carboxyl-** und einer **Amino-Gruppe**, einem **Wasserstoffatom** und einem **Rest**, der ganz verschieden sein kann. Alle diese Atome gruppieren sich um ein zentrales Kohlenstoff-Atom herum, das als **α-C-Atom** bezeichnet wird, weil es das erste C-Atom ist, das variable Reste tragen kann. Das nächste C im Rest „R" heißt dann β usw. „R" bezeichnet die Seitenkette, durch die sich alle Aminosäuren in ihren physikalischen und chemischen Eigenschaften voneinander unterscheiden. In der uns schon von den Kohlenhydraten geläufigen Fischerprojektion sieht das Ganze dann so aus:

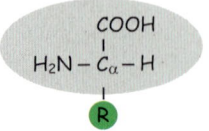

Grundgerüst einer
L-α-Aminosäure

Der Rest (R) bestimmt die physiko-chemischen Eigenschaften einer Aminosäure.

Das am höchsten oxidierte C-Atom steht dabei wie immer oben, hier also die Carboxyl-Gruppe.

**Ampholyteigenschaften.** Unter physiologischen Bedingungen – also in unseren Zellen bei einem pH-Wert von etwa 7,4 – gibt die Carboxyl-Gruppe ihr Proton ab, und die Amino-Gruppe nimmt eines auf. Seine Erklärung findet dieses Phänomen in den pK-Werten der einzelnen funktionellen Gruppen.

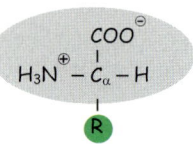

Aminosäuren enthalten also je eine funktionelle Gruppe mit **basischen** und eine mit **sauren** Eigenschaften. Solche Stoffe bezeichnet man als **Ampholyte**.

**D- und L-Isomere.** Besitzt ein C-Atom vier verschiedene Substituenten, bezeichnet man es als asymmetrisch, das ganze Molekül ist dann chiral ( ↗ S. 20). Das heißt, es existieren Bild und Spiegelbild dieser Struktur, die sich nicht ineinander überführen lassen (gr. chiros = Hand). Genau dies ist beim α-C-Atom der Aminosäuren der Fall.

Bis auf die einfachste Aminosäure Glycin (hat als Rest „R" nur ein H), haben alle ein asymmetrisches C-Atom. Damit gibt es von jeder Aminosäure zwei Varianten, die D-Form, bei der die Amino-Gruppe rechts steht (lat. dexter = rechts) und die L-Form, bei der sie links steht (lat. laevus = links).

> In der Natur spielen nur die L-Formen der Aminosäuren eine Rolle. Zur Erinnerung: bei den Zuckern sind es die D-Formen, die für uns von Bedeutung sind.
> Von Glycin gibt es weder D- noch L-Form, denn Glycin ist die *einzige* achirale Aminosäure.

**Die Seitenkette „R".** Es existieren 20 Aminosäuren, die in Proteine eingebaut werden können und die deshalb als proteinogene Aminosäuren bezeichnet werden. (Übrigens bestehen alle Proteine in sämtlichen Lebensformen – vom Bakterium zum Menschen – aus diesen 20!)

Da alle 20 Aminosäuren sinnigerweise eine Amino- und eine Säuregruppe besitzen, muss der Unterschied zwischen ihnen im Aufbau der Seitenkette liegen.

## Die 20 proteinogenen Aminosäuren

Es gibt verschiedene Möglichkeiten, Aminosäuren einzuteilen. Wir wollen es hier nach funktionellen Gesichtspunkten tun. Dabei ergeben sich drei große Gruppen.
1. Zehn unpolare Aminosäuren
2. fünf polare, aber ungeladene Aminosäuren
3. fünf geladene Aminosäuren

Die Aminosäuren der Gruppen 1 und 2 sind neutral, die der Gruppe 3 sind entweder basisch oder sauer.

Im Text steht hinter dem Namen der Aminosäuren der häufig verwendete Drei-Buchstaben-Code. Zusätzlich gibt es noch einen Ein-Buchstaben-Code, der in der elektronischen Datenverarbeitung weite Verbreitung gefunden hat. Diesen kann man der Tabelle mit allen 20 Aminosäuren am Ende dieses Kapitels ( ↗ S. 50) entnehmen.

## Die zehn unpolaren Aminosäuren

Hier kann man – wenn man mag – noch einmal verschiedene Gruppen nach chemischen Gesichtspunkten unterscheiden.

Die Bedeutung der apolaren Seitengruppen liegt zum einen darin, dass sie sich in einem Protein zusammenlagern können. Damit ist es möglich, innerhalb eines Proteins einen wasserfreien Raum zu schaffen, in dem bestimmte Reaktionen ablaufen können, die kein wässriges Milieu mögen. Zum anderen benötigt man solche apolaren, also lipophilen Seitenketten, um Proteine in Membranen verankern zu können, die ja innen drin bekanntlich ziemlich „fettig" sind ( ↗ S. 435).

**Die fünf aliphatischen Aminosäuren.** Zu den unpolaren Aminosäuren zählen die fünf aliphatischen (gr. aleiphar = Fett) Aminosäuren Glycin (Gly), Alanin (Ala), Valin (Val), Leucin (Leu) und Isoleucin (Ile).

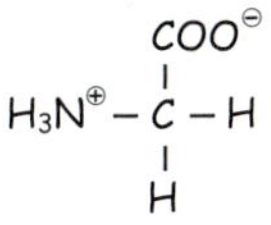

Glycin 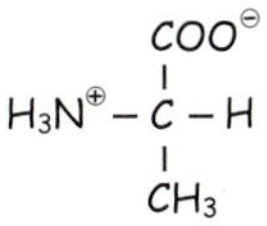    Alanin 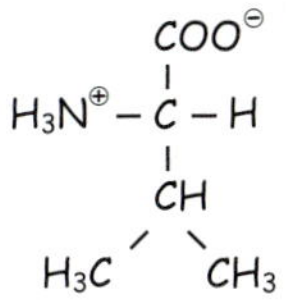    Valin

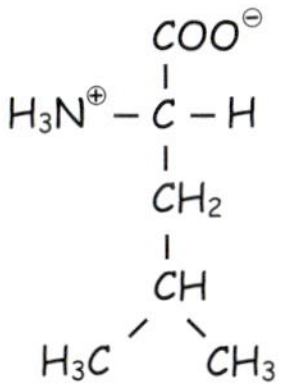

Leucin 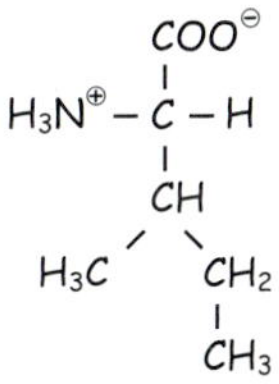    Isoleucin

**Zwei schwefelhaltige Aminosäuren.** Cystein und Methionin bieten eine Besonderheit, sie enthalten Schwefel. Besonders wichtig ist das beim Cystein. Das kann nämlich mit einem zweiten Cystein eine Disulfidbrücke bilden, wie zum Beispiel im Glutathion ( ↗ S. 481).

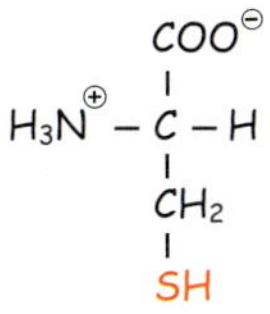

Cystein 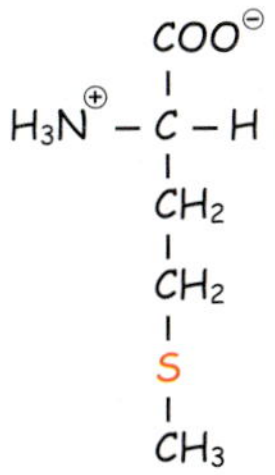    Methionin

Diese Disulfidbrücken sind sehr wichtig für die dreidimensionale Struktur von Proteinen, da sie als kovalente Bindung

die Konformation stabilisieren. Hier mag das Insulin als Beispiel dienen ( ↗ S. 352).

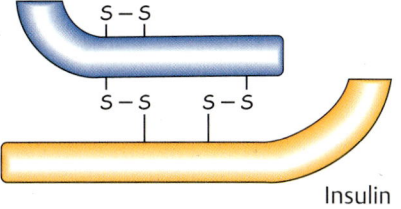

Insulin

**Zwei der drei aromatischen Aminosäuren** sind unpolar: das Phenylalanin (Phe) und das Tryptophan (Trp). Die dritte aromatische Aminsäure (Tyrosin) ist den polaren Aminosäuren zuzuordnen (s. u.).

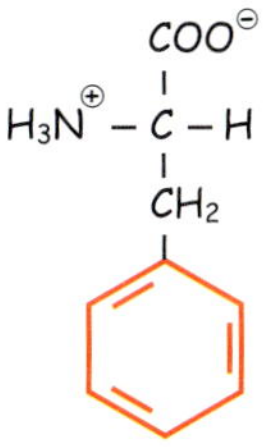

Phenylalanin 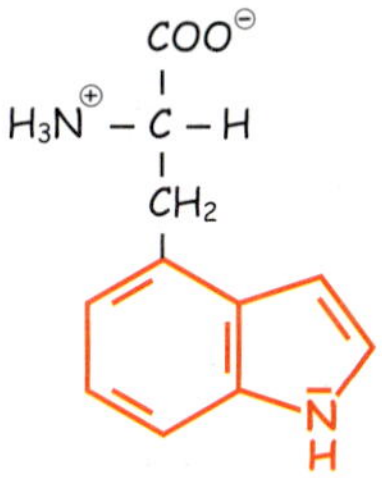    Tryptophan

**Die Iminosäure Prolin.** Nun muss noch eine kleine chemische Ungenauigkeit korrigiert werden. Prolin (Pro) ist nämlich gar keine Aminosäure, sondern eine Iminosäure, denn sie enthält einen Iminring. Sie wird aber trotzdem meist unter den Aminosäuren aufgeführt, und als Mediziner kann man sich diese kleine chemische Inkorrektheit auf alle Fälle erlauben …

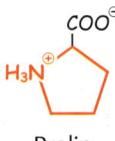

Prolin

Auf Grund dieser Ringstruktur sind keine Wasserstoffbrückenbindungen mehr möglich, was für die 3-D-Struktur von Proteinen wichtig ist. Prolin bringt daher ganz schön viel Unruhe in so ein Protein. Ein bekanntes Protein, das sehr viel Prolin enthält ist das **Kollagen** ( ↗ S. 452).

## Die fünf polaren Aminosäuren

Die fünf Mitglieder der nächsten Gruppe haben alle eine polare Seitenkette (OH- oder Amid-Gruppe), sind allerdings nicht ionisierbar, was sie von der dritten Gruppe unterscheidet. Diese Aminosäuren sind folglich trotz polarer Seitenkette alle ungeladen und damit **neutral.**

**Drei Aminosäuren haben eine OH-Gruppe.** Dies sind Serin (Ser), Threonin (Thr) und Tyrosin (Tyr). Das Tyrosin ist gleichzeitig die dritte aromatische Aminosäure (s.o.).

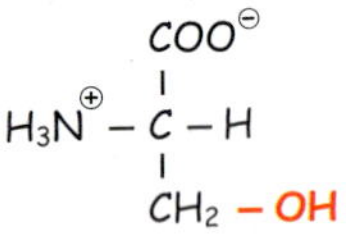

Serin 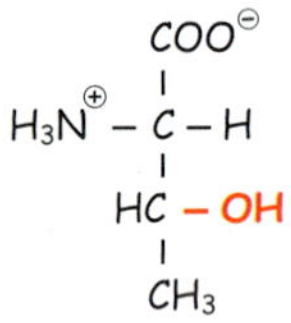          Threonin 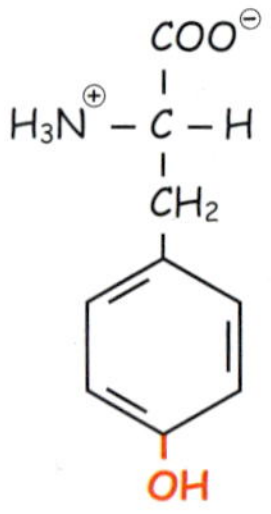          Tyrosin

**Es gibt zwei Amide.** Asparagin (Asn) und Glutamin (Gln) sind beides Amide der entsprechenden sauren Aminosäure, die wir gleich noch kennen lernen werden.

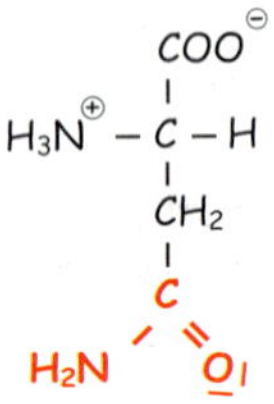

Aspargin 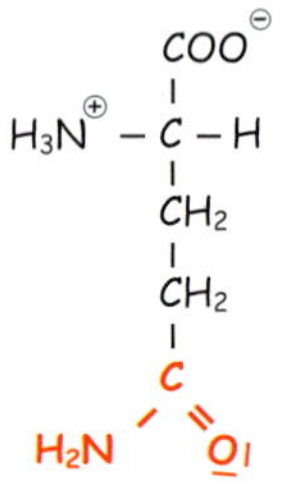                Glutamin

## Die fünf geladenen Aminosäuren

Es gibt zwei saure und drei basische Aminosäuren. Bei physiologischem pH-Wert liegen sie dissoziiert vor und nehmen daher auf Grund ihrer Ladung an ionischen Wechselwirkungen teil ( ↗ S. 13).

Sauer heißt – wie üblich – ein Proton wird gerne abgegeben, das Molekül dadurch also negativ geladen. Die basischen Aminosäuren nehmen entsprechend gerne ein Proton auf und sind dann positiv geladen.

**Zwei saure Aminosäuren.** Die beiden sauren Aminosäuren heißen Glutaminsäure und Asparaginsäure, wobei hier der Säurecharakter deutlich wird. In unseren Zellen liegen sie allerdings immer dissoziiert vor (Endung –at), also als Glutamat (Glu) bzw. Aspartat (Asp). Das liegt daran, dass der $pK_s$-Wert von Glutamat bei 4,3 und der von Aspartat bei 4,0 liegt. Diese pK-Werte besagen, dass die Protonen erst dann am Molekül bleiben, wenn der umgebende pH-Wert kleiner als der pK-Wert ist. Die Protonenkonzentration im umliegenden Wasser ist dann also ziemlich hoch. Beim physiologischen pH-Wert von rund 7,4 geben die beiden sauren Aminosäuren aber ihr Proton ab und liegen daher dissoziiert vor. Diese beiden Aminosäuren sind die wichtigsten **Stickstoffspender** im Stoffwechsel.

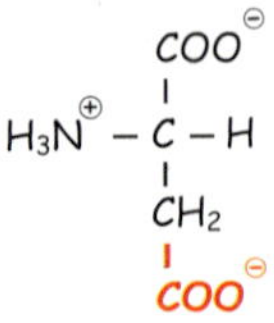

Aspartat 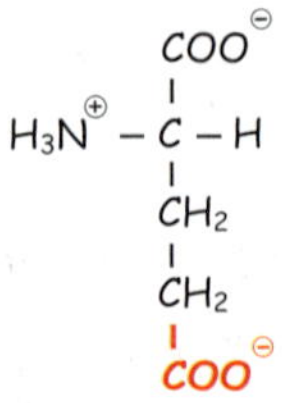                Glutamat

**Drei basische Aminosäuren.** Bei den basischen Aminosäuren liegen die pK-Werte der Seitenketten so hoch, dass sie bei pH 7,4 gerne noch ein Proton aufnehmen. Dies sind Lysin (Lys, pK 10,5), Arginin (Arg, pK 12,5) und auch Histidin (His). Trotz eines pK-Wertes von 6,5 liegt dies in unseren Zellen zum Teil protoniert vor.

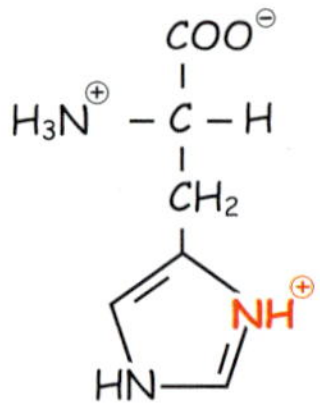

Histidin 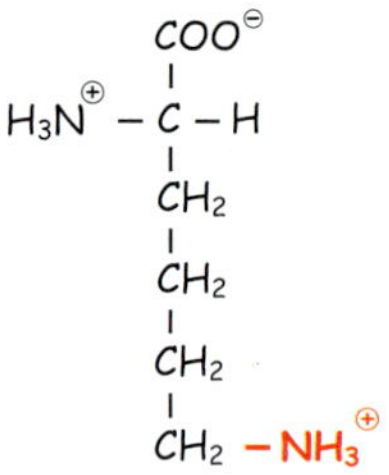          Lysin 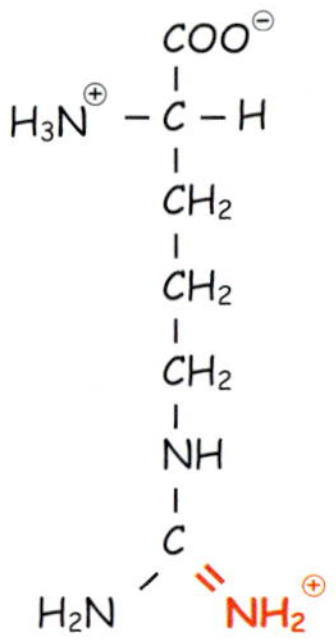          Arginin

Arginin soll hier besonders betont werden, da aus ihm **NO** abgespalten werden kann – ein Stoff, der die Blutgefäße weit stellt, was nicht nur für die Viagrawirkung ( ↗ S. 342) unwahrscheinlich wichtig ist …

Die Entdeckung dieses kleinen Moleküls bescherte einigen Herren den Nobelpreis und machte NO zum Molekül des Jahres 1992.

## Die wundersame Aminosäure Selenocystein

Vor einigen Jahren entdeckten Forscher, dass es in Proteinen noch eine weitere Aminosäure gibt, die ebenfalls während der Translation eingebaut wird. Beim sogenannten Selenocystein handelt es sich also eigentlich um die 21. proteinogene Aminosäure.

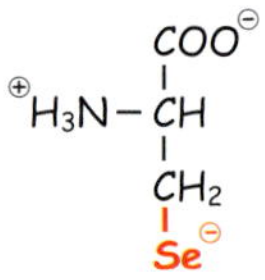

Selenocystein

Da ihr Enstehungsmechanismus allerdings etwas ungewöhnlich ist, und sie nur in wenigen ausgewählten Proteinen (z.B. in der Glutathion-Peroxidase, ↗ S. 481) vorkommt, hat sich diese Zuordnung bislang nicht allgemein durchgesetzt.

**Entstehung.** Zunächst wird eine tRNA von der serinspezifischen tRNA-Synthetase mit Serin beladen, das dann erst nachträglich in Selenocystein umgewandelt wird.

Die mRNA enthält an der Stelle, an der Selenocystein eingebaut wird erstaunlicherweise das Stoppcodon UGA. Dass hier UGA nicht für ein Stoppcodon steht, sondern für eine Aminosäure, liegt wohl in der Sekundärstruktur dieser mRNAs begründet.

## Welche Aminosäuren sind unentbehrlich?

Der Körper ist auf die 20 Aminosäuren (das gilt für die 21. nur sehr eingeschränkt …) absolut angewiesen. Wenn auch nur eine einzige Aminosäurensorte fehlt, können die meisten Proteine nicht mehr hergestellt werden. Das ist auf mittlere Sicht nicht mit dem Leben zu vereinen.
Viele Aminosäuren kann sich der Körper aus Zwischenprodukten des Stoffwechsels selbst herstellen. Bei acht Aminosäuren ist er jedoch darauf angewiesen, dass sie (oder ihre Vorstufen) ihm mit der Nahrung zugeführt werden, da er sie nicht selbst herstellen kann. Die Herstellung der essenziellen Aminosäuren übernehmen Pflanzen und Mikroorganismen für uns.

**Essenziell** sind **Valin, Leucin** und **Isoleucin**, denn unser Körper kann keine verzweigtkettigen Aminosäuren synthetisieren, sowie **Phenylalanin, Tryptophan, Lysin, Methionin** und **Threonin.**
Ganz streng genommen sind nur Lysin und Threonin absolut essenziell. Sie sind die einzigen Aminosäuren, die nicht aus ihren α-Ketosäuren hergestellt werden können, da für sie keine Amino-Transferasen ( ↗ S. 73) existieren. Die Biosynthese aller anderen Aminosäuren kann erfolgen, wenn dem Körper die entsprechende α-Ketosäure zugeführt wird.

**Bedingt essenziell.** Unter bestimmten Bedingungen, wie Schwangerschaft und Wachstum, sind **Histidin** und **Arginin** essenziell.

**Semiessenziell** sind **Tyrosin** und **Cystein,** da sie zwar vom Körper hergestellt werden können, dazu jedoch essenzielle Aminosäuren erforderlich sind. Fehlen die entsprechenden essenziellen Aminosäuren, müssen auch die semiessenziellen dem Körper (z. B. mit der Nahrung) zugeführt werden.

| Essenziell | Bedingt essenziell | Semiessenziell |
|---|---|---|
| Valin | Histidin | Tyrosin |
| Leucin | Arginin | Cystein |
| Isoleucin | | |
| Methionin | | |
| Phenylalanin | | |
| Tryptophan | | |
| Threonin | | |
| Lysin | | |

## Nichtproteinogene Aminosäuren

Neben den 20 proteinogenen Aminosäuren gibt es eine Reihe von Aminosäuren, die nicht als solche in Proteine eingebaut werden. Diese sind häufig Derivate der proteinogenen Aminosäuren (gehen also aus ihnen hervor) und spielen eine wichtige Rolle im Stoffwechsel.

Inzwischen wurden übrigens schon rund 300 solcher nicht proteinogener Aminosäuren in unseren Zellen entdeckt …

**Bindegewebe.** Nichtproteinogene Aminosäuren finden sich paradoxerweise im Faserprotein **Kollagen** ( ↗ S. 452). Dort werden nämlich die proteinogenen Aminosäuren Prolin und Lysin in das Protein eingebaut aber nachträglich noch verändert. Dadurch entstehen die nichtproteinogenen Aminosäuren 4-Hydroxy-Prolin und 5-Hydroxy-Lysin. Diese nichtproteinogenen Aminosäuren können beim Abbau von Proteinen dann natürlich auch frei in der Zelle auftauchen.

**Blutgerinnung.** Die nicht proteinogene Aminosäure γ-Carboxy-Glutamat spielt eine wichtige Rolle in vielen Proteinen, die $Ca^{2+}$ binden. Beispiele sind die Blutgerinnungsfaktoren II (Prothrombin), VII, IX und X ( ↗ S. 502).

**Im Harnstoffzyklus** ( ↗ S. 183) spielen Ornithin und Citrullin eine wichtige Rolle. Ornithin ist dabei ein Zwischenprodukt bei der Biosynthese der Aminosäure Arginin.

Ornithin          Citrullin

## Eigenschaften der Aminosäuren

Aufgrund des Ampholytcharakters der Aminosäuren ergeben sich einige interessante Eigenschaften. Jede Aminosäure enthält mindestens zwei verschiedene ionisierbare Gruppen: die Carboxyl-Gruppe und die Amino-Gruppe. Ionisierbar heißt, dass sie – je nach Umgebungs-pH – entweder protoniert oder unprotoniert vorliegen können.

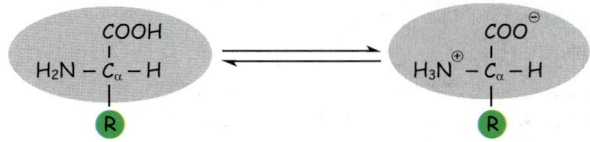

Aus dieser Tatsache ergibt sich, dass eine Aminosäure entweder als **Kation** (positiv geladen), als **Zwitterion** (neutral am isoelektrischen Punkt, s. u.) oder als **Anion** (negativ geladen) vorliegt.

### Der pK-Wert ist ein besonderer pH-Wert …

Jede ionisierbare Gruppe hat das Bestreben, Protonen abzugeben oder aufzunehmen. Ein Maß für dieses Bestreben ist die **Säure-** oder **Basenstärke**, angegeben als pK$_S$- und pK$_B$-Wert. Jede Amino- und jede Carboxyl-Gruppe einer Aminosäure hat also ihren eigenen pK-Wert. Daher hat jede Aminosäure mindestens zwei pK-Werte (saure und basische Aminosäuren haben sogar drei).

> Der pK-Wert ist der pH-Wert, bei dem eine funktionelle Gruppe (hier: die Amino- oder Carboxyl-Gruppe) einer Aminosäure bei der einen Hälfte der Moleküle in protonierter, bei der anderen Hälfte in deprotonierter Form vorliegt. Hier hat eine Aminosäure ihre größte Pufferkapazität.

**Was war noch gleich ein Puffer?** Ein Puffer, besser gesagt eine Pufferlösung, ist eine Flüssigkeit, zu der man H$^+$-Ionen (bzw. Säuren) oder OH$^-$-Ionen (bzw. Basen) zugeben kann, ohne dass sich der pH-Wert wesentlich ändert. Da ein konstanter pH-Wert für viele Vorgänge in unserem Körper wichtig ist (z. B. arbeiten viele Enzyme nur bei einem bestimmten pH-Wert), benötigen wir wirksame Puffersysteme – mit denen wir uns daher auch kurz beschäftigen wollen.
Der Begriff **Pufferkapazität** gibt an, wieviel Säure und Base von einer Pufferlösung abgepuffert werden kann. Am pH des pK-Wertes ist die Pufferkapazität am größten; hier kann ein Puffer also die meisten H$^+$- und OH$^-$-Ionen abpuffern.
Da jede Aminosäure mindestens zwei pK-Werte besitzt, hat sie auch mindestens zwei optimale Pufferbereiche (saure und basische Aminosäuren entsprechend drei).
Im Blut bei pH 7,4 spielen die Aminosäuren als Puffer allerdings keine Rolle, da ihre pK-Werte zu weit vom physiologischen pH entfernt liegen. Nur Histidin, dessen Seitenkette den pK-Wert 6,5 hat, verfügt über eine nennenswerte Pufferkapazität.
Ein wirksamer Plasmapuffer (z. B. Hämoglobin) entsteht erst durch die richtige Kombination vieler Aminosäuren in Proteinen. Die einzelnen pK-Werte ergeben jetzt zusammen einen Wert, der nahe bei pH 7,4 liegt.

### Der isoelektrische Punkt – geladen und ungeladen zugleich

Alle Aminosäuren besitzen einen **isoelektrischen Punkt** (**IP**, gr. iso = gleich). Der IP ist der pH-Wert, bei dem sich die intramolekularen Ladungen einer Aminosäure ausgleichen, also genauso viele positive (Amino-Gruppen) wie negative Ladungen (Carboxyl-Gruppen) vorhanden sind. Die Aminosäure erscheint daher bei diesem pH-Wert nach außen hin

neutral, obwohl sie mit mindestens zwei intramolekularen Ladungen als **Zwitterion** vorliegt.
Legt man an die Lösung ein elektrisches Feld an, so wandert die Aminosäure in diesem Zustand nirgendwo hin. Ist der pH-Wert der Lösung größer (= viele OH$^-$-Ionen) als der des IP, gibt eine Aminosäure ein Proton ab, wird negativ geladen (= Anion) und wandert zur Anode (= Pluspol). Ist der pH-Wert kleiner (= viele H$^+$-Ionen) als der des IP, nimmt die Aminosäure ein Proton auf, wird positiv geladen (= Kation) und wandert zur Kathode (= Minuspol).

> Jede Aminosäure besitzt immer nur *einen* isoelektrischen Punkt. Der IP ist ein charakteristischer Wert, der unabhängig von äußeren Faktoren ist.

**Bestimmung des isoelektrischen Punktes.** Je nachdem, wie viele ionisierbare Gruppen in der Aminosäure vorhanden sind, kann der IP auf unterschiedliche Art und Weise aus den pK-Werten errechnet werden. Sind zwei ionisierbare Gruppen in der Aminosäure, lässt sich der IP als Mittel zwischen diesen beiden pK-Werten errechnen. Dies gilt für alle neutralen Aminosäuren (Glycin, Serin, Alanin …).

$$pH_{IP} = \frac{pK_{S1} \,(\text{Carboxyl-Gruppe}) + pK_{S2} \,(\text{Amino-Gruppe})}{2}$$

Sind drei ionisierbare Gruppen vorhanden (also drei pK-Werte), wird vereinfachend das arithmetische Mittel der beiden näher beieinander liegenden pK-Werte genommen. Dies gilt für saure Aminosäuren (Aspartat, Glutamat) und für basische Aminosäuren (Lysin, Arginin, Histidin).

### Die Titrationskurven

Am einfachsten fällt die Betrachtung dieser Thematik anhand eines konkreten Beispiels, wofür hier die Titration von Lysin dienen soll:

Steigender pH-Wert

Am linken Ende der Kurve liegt ein niedriger pH-Wert vor (viele H$^+$-Ionen), das heißt, dass alle Gruppen protoniert vorliegen. Durch Zugabe von OH$^-$-Ionen (es geht weiter nach rechts …) wird nun der pH-Wert erhöht und die Carboxyl-Gruppe dazu angeregt, ihre Protonen abzugeben. Am pK$_1$-Wert angelangt, liegen die Hälfte der Carboxyl-Gruppen am α-C-Atom dissoziiert vor (d. h.: Konzentration von

Neutralform

Zwitter-Ion

Kation

Anion

-COOH = -COO⁻). Im Bereich dieses pK-Wertes können nun OH⁻- und H⁺-Ionen abgefangen (gepuffert) werden. In diesem Pufferbereich ist der pH daher relativ konstant (= flacher Teil der Kurve).

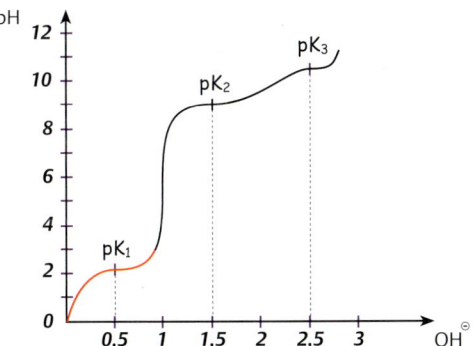

Das geht so lange gut, bis durch die ständige Zugabe von OH⁻-Ionen sämtliche COOH-Gruppen ihr H⁺-Atom abgegeben haben. Eine geringe Zugabe von OH⁻-Ionen führt dann zu einem raschen pH-Anstieg, da für diesen pH-Bereich keine „pufferfähige" Gruppe existiert. Im steilen Bereich der Kurve hat die Aminosäure also keine Pufferwirkung.
Werden noch mehr OH⁻-Ionen zugegeben, reagieren sie nun mit der $NH_3^+$-Gruppe, wodurch diese zu $-NH_2$ wird. Ist der pH-Wert der Lösung bis auf $pK_2$ angestiegen, haben wir wieder einen Pufferbereich erreicht. Hier liegen jetzt genau so viele $NH_2$- wie $NH_3^+$-Gruppen vor, H⁺- und OH⁻-Ionen können abgepuffert werden und die Kurve verläuft flach.

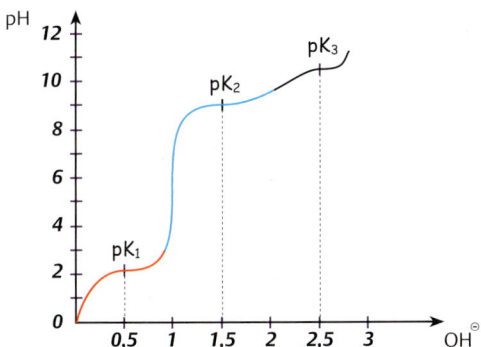

Da beim Lysin der pK-Wert der Restgruppe (= $pK_3$) nahe des $pK_2$-Wertes liegt, wird die Pufferwirkung verlängert und es kommt erst später zu einem deutlichen Anstieg des pH-Wertes.
Nun noch ein Tipp, wie sich die pK-Werte aller Aminosäuren schnell und zuverlässig aus der Titrationskurve ablesen lassen:
Für $pK_1$ geht man zum Wert 0,5 auf der x-Achse und liest auf der y-Achse den zugehörigen pH-Wert ab, für $pK_2$ geht man zum Wert 1,5 und für $pK_3$ zu 2,5.

## Reaktionen der Aminosäuren

Es gibt drei wichtige Reaktionen, die Aminosäuren im Stoffwechsel eingehen können. Sie werden im Stoffwechselteil noch ausführlich besprochen.

- Transaminierung
- Desaminierung
- Decarboxylierung

Hier sollte man schon einmal verstehen, dass das Kohlenstoffgerüst leicht im Stoffwechsel abgebaut werden kann. Die Entsorgung des Stickstoff ist wesentlich schwieriger. Bemerkenswert ist auch noch, dass für alle drei Reaktionstypen nicht nur Katalysatoren (= Enzyme), sondern zusätzlich ein Stoff namens **Pyridoxalphosphat** (= **PALP**) benötigt wird. PALP ist ein Coenzym (= Stoff, der bei enzymatischen Reaktionen eine „Übertragungsrolle" spielt) und entsteht aus dem Vitamin $B_6$ ( ↗ S. 162).
Einzelne Aminosäuren sind daneben noch in der Lage, spezielle Reaktionen einzugehen. Ein Beispiel ist die Bildung von Disulfidbrücken durch zwei Cysteine.

### Transaminierung

Bei dieser Reaktion wird eine Amino-Gruppe übertragen. Die Transaminierung steht im Zentrum des gesamten Aminosäure-Stoffwechsels. Das Prinzip dabei ist folgendes: Die Amino-Gruppe einer Aminosäure, die man gerade nicht benötigt, wird auf eine Ketosäure übertragen. Aus der entsteht dadurch eine Aminosäure, die gebraucht wird; die ehemalige Aminosäure wird entsprechend zu einer Ketosäure.

Reaktionspartner der Aminosäure ist dabei vor allem α-Ketoglutarat, das nach der Transaminierung zu Glutamat wird. Die beteiligten Enzyme werden als Amino-Transferasen (früher: Transaminasen) bezeichnet und sind von besonderer diagnostischer Wichtigkeit wegen ihres Vorkommens in bestimmten Zellen (z.B. ALT und AST, ↗ S. 176).

### Desaminierung

Bei dieser Reaktion entsteht aus einer Aminosäure eine α-Ketosäure – ohne dass jemand die anfallende Amino-Gruppe übernimmt. So entsteht freies Ammoniak (= $NH_3$), das sehr zelltoxisch ist und daher schnell entsorgt werden muss. Da hierzu nur die Leber in großem Umfang in der Lage ist (im Rahmen des Harnstoffzyklus, ↗ S. 183), verwundert es auch nicht, dass diese Reaktion vor allem dort anzutreffen ist.

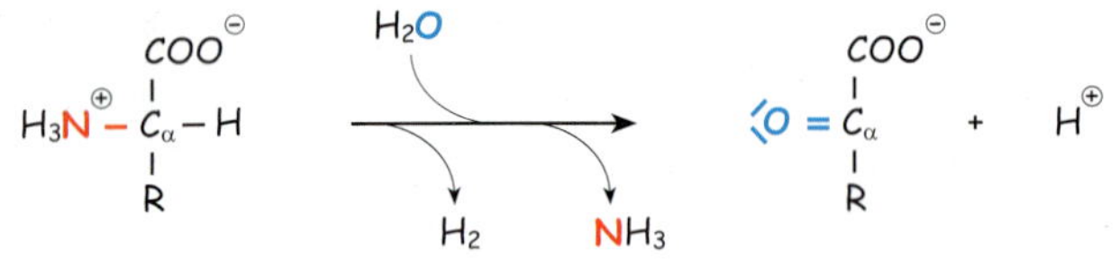

α-**Amino**säure          α-**Keto**säure

Die für die Desaminierung zuständigen Enzyme heißen übrigens **Dehydrogenasen**.

## Decarboxylierung

In menschlichen Zellen gibt es eine Reihe von Enzymen mit dem Namen **L-Aminosäure-Decarboxylase**. Sie sind in der Lage, von einer Aminosäure $CO_2$ abzuspalten. Das Produkt sind primäre Amine, von denen viele als **biogene Amine** bezeichnet werden, da sie physiologisch sehr wirksam sind (↗ S. 187).

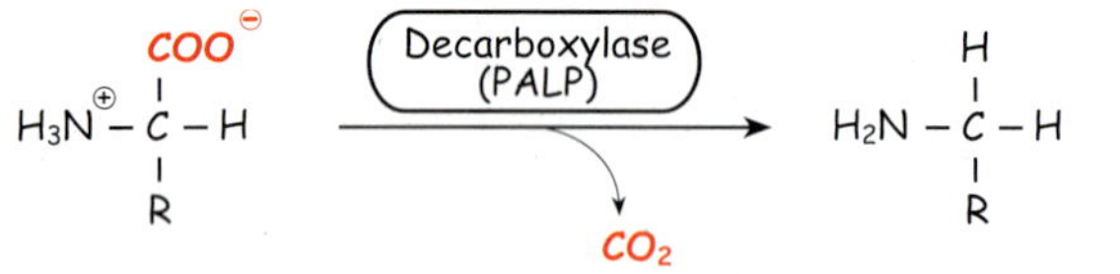

Aminosäure          biogenes Amin

Auf diese Art und Weise entsteht beispielsweise aus der Aminosäure Histidin der Mediator **Histamin**, der eine große Rolle bei allergischen Reaktionen spielt (↗ S. 420).

## Elektrophorese

Die Aminosäuren lassen sich in vitro wie die Proteine durch eine Trennungsmethode, die Elektrophorese, voneinander trennen. Für Ärzte ist diese Methode bei den Proteinen jedoch wichtiger, weshalb wir sie erst dort besprechen werden (↗ S. 55).

### 10 unpolare Aminosäuren

| | | |
|---|---|---|
| Glycin | Gly | G |
| Alanin | Ala | A |
| Valin | Val | V |
| Leucin | Leu | L |
| Isoleucin | Ile | I |
| Cystein | Cys | C |
| Methionin | Met | M |
| Phenylalanin | Phe | F |
| Tryptophan | Trp | W |
| Prolin | Pro | P |

### fünf polare Aminosäuren

| | | |
|---|---|---|
| Serin | Ser | S |
| Threonin | Thr | T |
| Tyrosin | Tyr | Y |
| Asparagin | Asn | N |
| Glutamin | Glun | Q |

### fünf geladene Aminosäuren

| | | |
|---|---|---|
| Glutamat | Glu | E |
| Aspartat | Asp | D |
| Histidin | His | H |
| Lysin | Lys | K |
| Arginin | Arg | R |

## 5.2   Peptide und Proteine

Die 20 proteinogenen Aminosäuren sind die Grundbausteine aller Eiweiße. Sind nur zwei Aminosäuren aneinander gebunden, spricht man von **Dipeptiden**, bei dreien von **Tripeptiden**. Eine Kette von zwei bis zu zehn miteinander verknüpften Aminosäuren wird als **Oligopeptid** bezeichnet. Mittellange Aminosäureketten (10–100) nennt man **Polypeptide**, noch längere schließlich **Proteine**, wobei die Grenze zwischen diesen beiden Gruppen nicht so genau feststeht.

Die Bindung zwischen den einzelnen Aminosäuren in der Peptidkette bezeichnet man (naheliegenderweise) als **Peptidbindung** und damit wollen wir beginnen.

### Die Peptidbindung

Jede Aminosäure hat in ihrer Grundstruktur eine Amino- und eine Carboxyl-Gruppe. Die Amino-Gruppe der einen Aminosäure kann nun mit der Carboxyl-Gruppe einer anderen Aminosäure reagieren. Dabei wird Wasser abgespalten und eine Peptidbindung geknüpft.

Peptidbindung

*(handschriftliche Notizen: CO = Relogruppe, N-terminales Ende, C-terminales Ende)*

Weil dabei die OH-Gruppe einer Carboxyl-Gruppe durch eine NH$_2$-Gruppe ersetzt wird, spricht man von einem **Säureamid** (-CO-NH-) und bezeichnet die Peptidbindung daher auch als **Säureamidbindung** ( ↗ S. 17).

> Beide Gruppen der Peptidbindung stammen aus dem Grundgerüst der Aminosäuren und nur in seltenen Ausnahmefällen aus deren Seitenkette (z. B. beim Glutathion, ↗ S. 481).
> Jede Peptidbindung ist eine Säureamidbindung, aber nicht jede Säureamidbindung ist eine Peptidbindung.

**Mesomerie der Peptidbindung.** Die Peptidbindung ist nun aber nicht so einfach, wie sie aussieht. Das stark elektronegative Sauerstoffatom zieht das gemeinsame Elektronenpaar zu sich, wodurch der Kohlenstoff seine Vierbindigkeit einzubüßen riskiert. Dieses entzieht nun wiederum dem benachbarten Stickstoffatom das freie Elektronenpaar. Dadurch entsteht zwischen dem CO- und dem NH-Anteil der Peptidbindung zeitweise eine Doppelbindung.

Da der tatsächliche Zustand aber ständig zwischen diesen beiden Formen hin und her wechselt ( ↗ S. 22), sagt man, die Peptidbindung habe einen **partiellen Doppelbindungscharakter**, was drei Konsequenzen hat.
1. Der Abstand zwischen den Atomen (C und N) ist kleiner als bei einer Einfachbindung, aber größer als bei einer richtigen Doppelbindung.
2. Die sonst für normale Einfachbindungen übliche **freie Drehbarkeit geht verloren**, was für die Konformation der späteren Proteine von großer Bedeutung ist.

3. Die Peptidbindung ist eine **planare Bindung**, d. h. die beteiligten Atome (-CO-NH-) liegen in einer Ebene, und zwar in **trans-Stellung** (guckt O nach oben, schaut H nach unten und umgekehrt).

**Peptidbildung und Gleichgewicht.** Nun noch kurz zur Chemie dieser Bindung. Das Gleichgewicht für das Entstehen einer Peptidbindung liegt deutlich auf der Seite der freien Aminosäuren. Das bedeutet, dass für die Biosynthese von Peptidbindungen Energie benötigt wird, während ihre Spaltung thermodynamisch freiwillig abläuft.
Dies ist recht einleuchtend, besagt es doch nichts anderes, als dass sich aus einzelnen Aminosäuren so gut wie nie von alleine Proteine bilden. Erst durch entsprechende Enzyme kann die Zelle eine gezielte Biosynthese von Protein starten. Dazu baut sie an ihren Ribosomen nach dem Plan, der auf der DNA steht, ihre Proteine zusammen.

## Auf- und Abbau der Proteine

Die Herstellung von Proteinen und Peptiden (also die Proteinbiosynthese) erfolgt an **Ribosomen**. Da sie in engem Zusammenhang mit den zugehörigen genetischen Vorgängen steht, wird die Proteinbiosynthese erst im Genetikteil genau beschrieben ( ↗ S. 272).
Da beim Bilden einer Peptidbindung Wasser abgespalten wird, ist es naheliegend, dass für die Lösung dieser Bindung wieder Wasser nötig ist. Dieser Vorgang, bei dem mit Hilfe von Wasser eine Bindung zwischen zwei Aminosäuren getrennt wird, heißt **Hydrolyse**. Sie wird von bestimmten Enzymen katalysiert: den **Peptidasen**. (Zum Abbau von Nahrungsproteinen, zum Abbau der Proteine im Stoffwechsel).

## Benennung der Peptide

Solch ein Peptid, egal welcher Länge, hat immer an einem Ende eine freie Amino-Gruppe, am anderen eine freie Carboxyl-Gruppe; das N- und das C-terminale Ende.
Wichtig für die Schreibweise ist es, das N-terminale Ende immer auf die linke Seite zu schreiben, da sich hiernach auch der Name des Peptids richtet. Die Namen der Aminosäuren werden mit der Endung **–yl** versehen, nur die letzte – also die an der C-terminalen Seite – behält ihren normalen Namen.
Ein Beispiel: Sind die Aminosäuren Glutamat, Histidin und Prolin aneinander gebunden, heißt der systematische Name Glutamyl-Histidyl-Prolin; mit dem N-Terminus bei Glutamat und dem C-Terminus bei Prolin.
Diese Nomenklatur ist zwar logisch und schön systematisch, aber für Proteine, die aus Tausenden von Aminosäuren bestehen, ein wenig unhandlich. Daher hat man sich für praktisch alle Peptide und Proteine zusätzlich noch Trivialnamen einfallen lassen.

## Räumliche Anordnung von Proteinen

Proteine liegen im Körper nicht als lineare Ketten vor, sondern bilden komplexe dreidimensionale Strukturen, die man als **Konformation** bezeichnet ( ↗ S. 22). Die Konformation eines Proteins wird durch die Primär-, Sekundär-, Tertiär- und Quartärstruktur näher beschrieben.

### Primärstruktur

Die Primärstruktur beschreibt die Abfolge der einzelnen Aminosäuren innerhalb der Kette. Diese Reihenfolge ist genau festgelegt und entspricht der Information des Gens, welches für das entsprechende Protein kodiert.

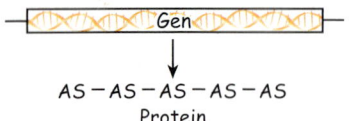

### Sekundärstruktur

Eine Aminosäurekette hat nun durch die Peptidbindungen zahlreiche frei liegende Keto- und Amino-Gruppen. Treten diese miteinander in Wechselwirkung bildet sich die Sekundärstruktur. Die Seitenketten der Aminosäuren sind daran nicht beteiligt.
Die häufigsten Sekundärstrukturen sind die α-Helix und das β-Faltblatt.

Unter **α-Helix** versteht man die schraubenförmig gewundene Anordnung einer Polypeptidkette. Dabei gehen die CO- und die NH-Gruppen miteinander Wasserstoffbrückenbindungen ein.

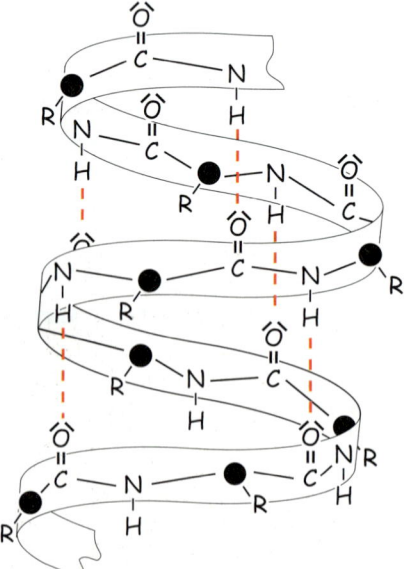

Es handelt sich also um **intramolekulare Wasserstoffbrückenbindungen**. Pro Windung benötigt man dazu statistisch 3,6 Aminosäuren, wobei je eine CO-Gruppe mit der NH-Gruppe der viertnächsten Aminosäure eine Bindung eingeht.
Die Seitenketten, die meist viel zu unregelmäßig angeordnet sind, um eine so geordnete Struktur zu ergeben, werden dabei nach außen geklappt. Sie sind erst für die Tertiärstruktur (= Anordnung der Sekundärstruktur im Raum) des Proteins verantwortlich.
Die Aminosäure Prolin passt nicht in dieses System. Mit ihrem festen fünfgliedrigen Ring sprengt sie diese Helix, oder wird eben genau da eingebaut, wo diese Struktureinheit zu Ende ist und das Protein in eine offene Form übergehen soll. Theoretisch ist nun diese Helix sowohl rechts- als auch linksgängig denkbar, in der Natur findet man allerdings nur α-Helices mit Rechtsgewinde.

**Das β-Faltblatt** hat seinen Namen daher, dass es von Linus Pauling und Robert Corey nach der α-Helix als zweite Struktur aufgeklärt wurde. Hier liegt die Peptidkette in einer Zick-zack-Form vor.

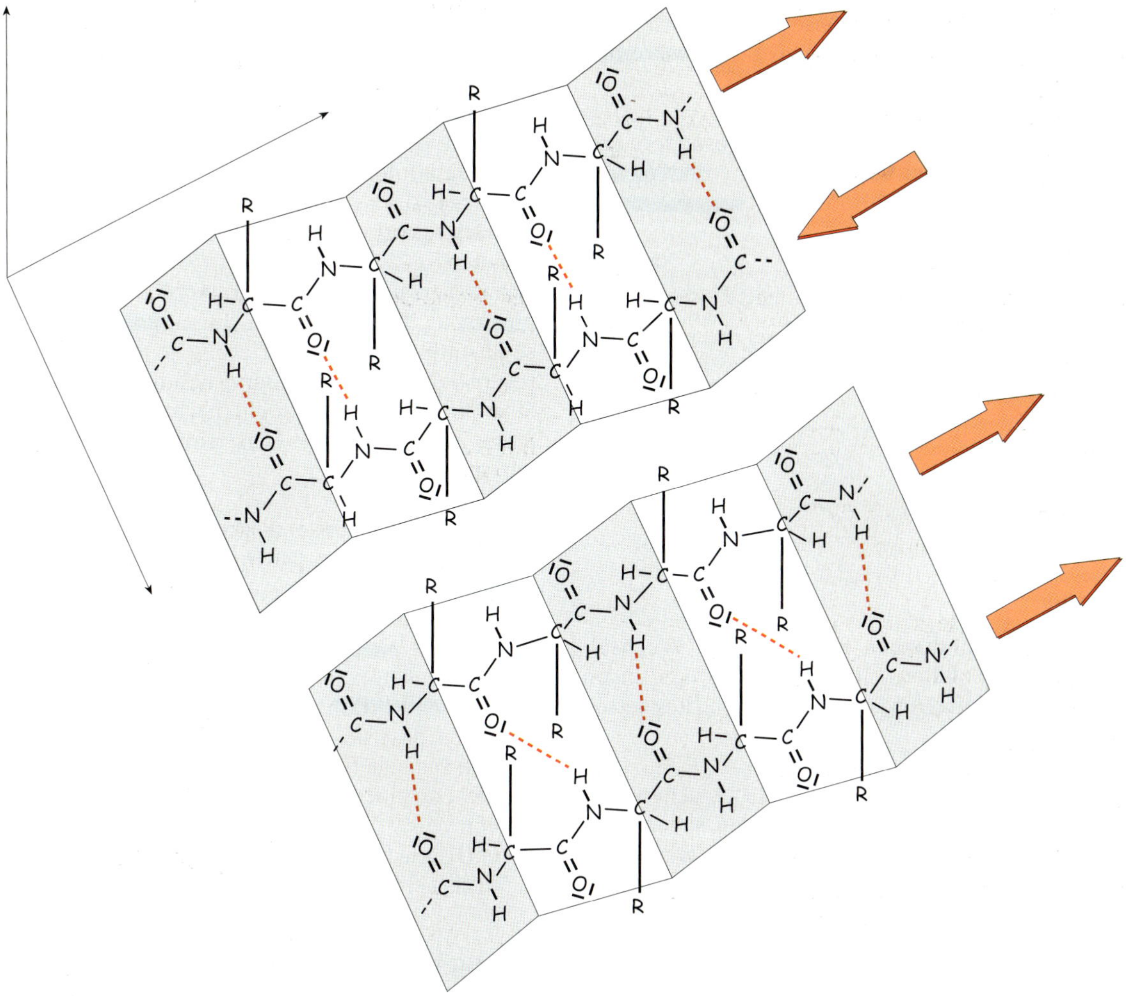

Diese Struktur entsteht, da die CO-NH-Gruppe der Peptidbindung starr in einer Ebene vorliegt, die benachbarten Bindungen dagegen frei drehbar sind.

Wie bei der α-Helix bilden auch hier CO- und NH-Gruppen von Aminosäuren miteinander Wasserstoffbrückenbindungen. Im Unterschied zur α-Helix können sowohl Peptidstücke aus einer Kette als auch zwei oder mehrere verschiedene Peptide aneinander binden, wobei die Stränge in paralleler und antiparalleler Richtung zu liegen kommen.

> Bei der α-Helix sind die Wasserstoffbrückenbindungen immer intramolekular, beim β-Faltblatt können sie sich sowohl intramolekular, als auch intermolekular (zwischen zwei Proteinen) ausbilden.

**Weitere Sekundärstrukturen.** Mittlerweile sind noch eine ganze Reihe anderer Sekundärstrukturen aufgeklärt geworden, die zum Teil aber reichlich kompliziert und zudem selten sind: Schleifen und andere tolle Dinger …

## Tertiärstruktur

Die Tertiärstruktur beschreibt nun die dreidimensionale Struktur eines Proteins und entsteht durch die Verwindung der Sekundärstruktur.

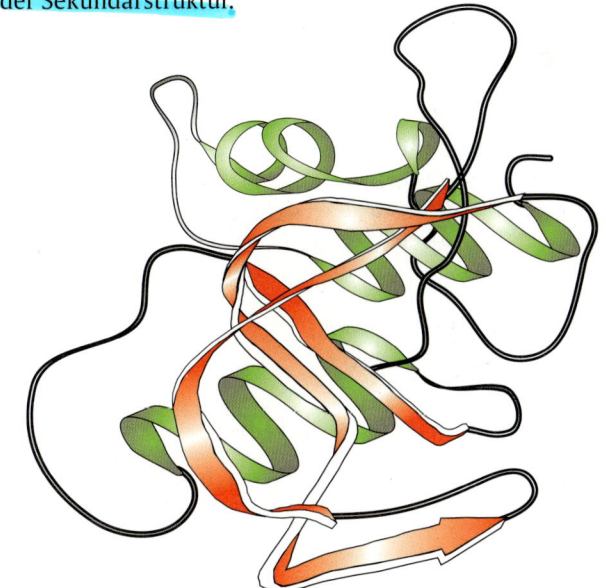

Jetzt gehen die Seitenketten der Aminosäuren Bindungen miteinander ein. Stabilisiert wird diese räumliche Gesamtstruktur sowohl durch **kovalente** als auch durch **nicht kovalente** Wechselwirkungen:

**Disulfidbrücken** ( ↗ S. 45) spielen hier eine besondere Rolle. Sie werden zwischen den SH-Gruppen zweier Cysteine geschlossen – es handelt sich also um eine kovalente Bindung.

2 x Cystein                                    Cystin

**Wasserstoffbrückenbindungen und ionische Wechselwirkungen** ( ↗ S. 12) bilden sich als schwache Bindungen (= nicht kovalente Bindungen) zwischen den Seitenketten aus.

**Hydrophobe Wechselwirkungen** ( ↗ S. 13) tauchen erst bei komplexeren Proteinen auf. Hier wenden sich hydrophobe Seitenketten ins Molekülinnere, um so wenig wie möglich Kontakt zum sie umgebenden Wasser zu haben. Die hydrophilen Gruppen stehen hingegen nach außen zum Wasser hin. So bildet sich um das gesamte Protein eine Hydrathülle (= Wasserschutzschild), wodurch das Protein in seiner Tertiärstruktur gehalten wird.

## Quartärstruktur

Würde sich das Prinzip der Einteilung auch hier fortsetzen, dann wäre wohl jetzt eine vierte Dimension zu fordern. Wie gut also, dass es doch einfacher bleibt …
Die Quartärstruktur beschreibt „Protein-Symbiosen". Mehrere dreidimensionale Untereinheiten (= Tertiärstrukturen) schließen sich zu sehr viel größeren Funktionseinheiten zusammen. Solche **supramolekularen Strukturen** sind beispielsweise Enzymkomplexe, Ribosomen und Proteinfasern. Auch Hämoglobin, das Sauerstoff-Transport-Molekül, gehört dazu. Es setzt sich aus vier Proteinuntereinheiten zusammen (meist zwei α- und zwei β-Ketten), die sich gegenseitig unterstützen ( ↗ S. 484).

## Denaturieren und Fällen

Diese beiden Begriffe werden leider häufig verwechselt, weshalb sie hier kurz erläutert werden sollen.

## Denaturierung von Proteinen

Denaturierung bedeutet das Zerstören der dreidimensionalen Struktur eines Proteins, indem die Wasserstoffbrücken und Disulfidbindungen gespalten und das Protein entfaltet wird (lat. de natura = weg von der natürlichen Beschaffenheit). Das Protein verliert dabei seine biologische Funktion, da diese ja stark von der Tertiärstruktur bestimmt wird. **Die Primärstruktur** – die Aminosäurekette also – **bleibt jedoch erhalten**.
Denaturiert werden kann ein Protein durch Hitze, extreme pH-Werte, Harnstoff sowie durch Alkohol und andere Lösungsmittel. Eine Denaturierung ist jedoch **nicht immer irreversibel**. Manche Proteine nehmen ihre ursprüngliche Struktur spontan wieder ein, nachdem das denaturierende Agens entfernt wurde. Dies wird dann als **Renaturierung** bezeichnet.

**Im sauren Milieu unseres Magens** werden aufgenommene Proteine denaturiert. Durch die damit verbundene Entfaltung können Proteasen (= Enzyme, die Eiweiße spalten) leichter angreifen und das Protein verdauen. Da im Magen auch sehr viele Protonen vorliegen (saurer pH!), werden viele Seitenketten des Proteins protoniert und haben damit eine positive Ladung. Die gleichen Ladungen der Proteine bewirken, dass sie
1. sich gegenseitig abstoßen,
2. nicht zu einem Knäuel verklumpen,
3. von Wasser umlagert werden,
4. in Lösung bleiben und nicht ausfallen, obwohl sie denaturiert sind.

## Fällung von Proteinen

Fällen (= Präzipitieren) heißt, einen Stoff aus seiner gelösten Form zum Ausfallen zu bringen. Diese Substanz (z.B. ein Protein) liegt dann als **Niederschlag** (= Bodensatz) in der Lösung vor. Ein Ausfällen wird durch Zugabe bestimmter Substanzen zur Lösung erreicht. Diese Substanzen können den gelösten Stoff auf verschiedene Arten fällen:

- Konzentrationserhöhung über den Punkt der Sättigung hinaus (soviel Protein in Wasser geben, bis es sich nicht mehr lösen kann und ausfällt);
- Anderes Lösungsmittel (z.B. Öl statt Wasser) zur Proteinlösung geben; jetzt kann sich das Protein nicht mehr lösen und fällt aus;
- Manchmal führt daher auch eine Denaturierung zu einem Ausfallen des Proteins. Durch Änderung der Tertiärstruktur schauen die wasserlöslichen Aminosäureseitenketten nicht mehr nach außen und die fettlöslichen nicht mehr nach innen; es kann keine Hydrathülle mehr um das Protein gebildet werden. Das Protein kann sich nicht mehr lösen und fällt aus.

Die Denaturierung bezeichnet die Veränderung des Proteins auf molekularer Ebene (= Strukturveränderung).
Die Fällung beschreibt den physikalischen Vorgang des Ausfallens (= Bildung von Niederschlag).

Die Denaturierung ist also nur eine von mehreren Möglichkeiten, ein Protein zu fällen. Außerdem kann ein Protein trotz Denaturierung noch gelöst bleiben, wie z. B. beim Denaturieren von Proteinen in unserem Magen ( ↗ S. 462).

### Auftrennung von Proteinen – die Elektrophorese

Die Elektrophorese ist eine Methode, verschiedene Proteine (und auch Aminosäuren) voneinander zu trennen. Dazu trägt man ein Proteingemisch auf ein Gel auf und legt eine Spannung an …

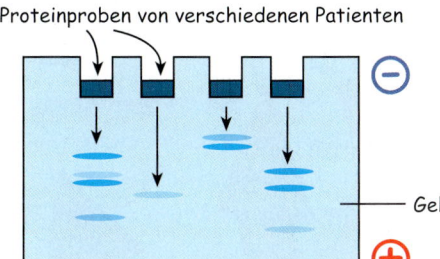

Proteinproben von verschiedenen Patienten

Gel

Diese Proteintrennung wird auch heute noch routinemäßig in der Klinik durchgeführt, da man damit sehr leicht die Zusammensetzung der Plasmaproteine feststellen kann. Bei diversen Krankheiten kann die eine oder andere Proteingruppe erhöht oder erniedrigt sein.

Durchgeführt wird die Elektrophorese, indem eine Probe mit Patientenserum auf ein Gel aufgetragen wird. Anschließend legt man eine Spannung an, worauf die Proteine das Wandern beginnen, ein jedes nach seiner Art. Die Wanderungsgeschwindigkeit hängt dabei von der Größe und der Ladung der einzelnen Proteine ab, wodurch sie in einer gewissen Zeit auch unterschiedlich weit kommen.

Nach dem Ablesen werden die Werte noch etwas schöner aufgetragen, was dann folgendermaßen aussieht.

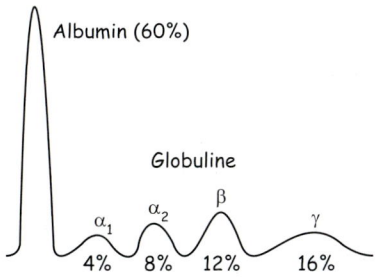

Albumin (60%)

Globuline

$\alpha_1$ $\alpha_2$ $\beta$ $\gamma$
4% 8% 12% 16%

Die Prozentzahlen der einzelnen Serumfraktionen sollte man sich schon einmal einprägen, da sich daraus eine Menge Informationen ableiten lassen.

Wie schon angedeutet, lassen sich auch Aminosäuren auf diese Art und Weise trennen. In der Klinik interessiert den Arzt allerdings nur der Wert, der bei der Bestimmung im Labor herauskommt.

Im Gegensatz dazu muss er eine Protein-Elektrophorese noch selbst beurteilen! Als Beispiel noch eine Elektrophorese von einem Patienten mit Leberzirrhose.

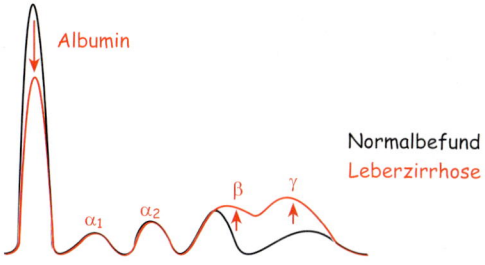

Albumin

Normalbefund
Leberzirrhose

$\alpha_1$ $\alpha_2$ $\beta$ $\gamma$

Man erkennt, dass die Albuminmenge deutlich reduziert ist, was auf die schon eingeschränkte Syntheseleistung der Leber zurückgeführt werden kann. Die β- und die γ-Globuline hingegen steigen aus dem Grund an, dass die Leberzellen diese Proteine nicht mehr ausreichend abbauen können.

### Funktionen der Proteine im Körper

Proteine kommen im Körper an vielen Stellen mit den vielfältigsten Aufgaben vor. Hier nur ein kurzer Überblick über die wichtigsten Aufgaben:

**Biokatalyse.** Fast alle Enzyme sind Proteine, die als Biokatalysatoren die Reaktionen des Stoffwechsels ermöglichen.

**Kommunikation.** Viele Signalstoffe, die der Kommunikation im Körper dienen, sind Peptide, darunter so prominente Vertreter wie Insulin ( ↗ S. 352), das Wachstumshormon Somatotropin ( ↗ S. 397) und das Rote-Blutkörperchen-Bildungshormon Erythropoetin (EPO, ↗ S. 400).

**Transport.** Da sich gelöste Proteine häufig kugelförmig (globulär) falten, so dass die lipophilen Seitenketten innen und die hydrophilen außen zu liegen kommen, sind sie meist in Wasser und damit auch im Blut löslich. Binden solche Proteine nun Stoffe, die nicht wasserlöslich sind (z. B. Steroide wie Cortisol), können diese so durchs Blut transportiert werden (praktisch in der „Kugel" verpackt).

Ein klassisches Beispiel ist auch Hämoglobin ( ↗ S. 484). Es kann Sauerstoff binden und im Blut transportieren und zwar in einer viel größeren Menge, als physikalisch dort löslich wäre.

**Stützfunktion.** Fibrilläre, also fadenförmige, längliche Proteine spielen beispielsweise eine Rolle beim Aufbau von Haut (Kollagen, ↗ S. 452) und Haar (Keratin).

**Aktive Bewegung.** Eine quantitativ große Rolle spielen Muskelproteine wie Aktin und Myosin, ohne die unsere Muskulatur funktionslos wäre ( ↗ S. 546).

**Das Immunsystem** produziert bei einer Stimulierung durch einen Eindringling große Mengen an Proteinen, die Antikörper ( ↗ S. 568).

**Blutgerinnung.** Zu guter Letzt sind fast alle Faktoren, die zur Blutgerinnung beitragen, Proteine ( ↗ S. 507).

## Prionen – ganz besondere Proteine

Der Skandal um verseuchtes Rindfleisch hat in letzter Zeit ganz besondere Proteine ins Gespräch gebracht, die sogenannten **Prionen**.

Prionen sind völlig neu entdeckte Krankheitserreger, die nur aus Protein bestehen und keine Nukleinsäure in Form von DNA oder RNA enthalten. Anfangs wurde die Vermutung, dass ein Proteinpartikel ganz ohne Erbinformation auskommen und dennoch infektiös und vermehrungsfähig sein kann, als völlig unsinnig verworfen. Inzwischen ist diese Theorie jedoch allgemein anerkannt. Stanley Prusiner, der diese Theorie als erster aufstellte, erhielt 1997 dafür sogar den Nobelpreis für Medizin. Er war es auch, der 1982 den Begriff Prion als Abkürzung für infektiöses Proteinpartikel prägte (**Pr**oteinaceous **i**nfectious particle, in Analogie zum Begriff Virion, der ein infektiöses Viruspartikel bezeichnet).

Prionen spielen bei zahlreichen Erkrankungen von Tier und Mensch eine wichtige Rolle. Bekannte Beispiele bei Tieren sind die Traberkrankheit (Scrapie) bei Schafen und BSE (Rinderwahn) bei Rindern. Beim Menschen ist es vor allem die Creutzfeldt-Jakob-Krankheit, die durch Prionen verursacht wird.

### Die Sache mit der Faltung

Überraschenderweise stellte man fest, dass solche Proteine in einer etwas anderen Konformation ganz normal im gesunden Körper vorkommen. Dieses Protein ist in der gesunden Zelle vor allem aus $\alpha$-Helices aufgebaut und wird als zelluläres Prion-Protein bezeichnet (kurz **PrP**$^c$ für **Pr**ion **P**rotein, **c**ellular).

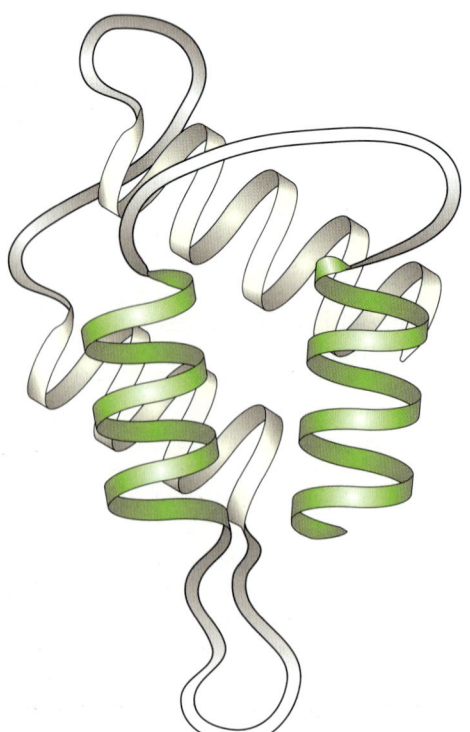

Es gibt dieses Protein jedoch auch in einer etwas anderen Konformation. Weist es vorwiegend $\beta$-Faltblatt-Struktur auf, hat es plötzlich völlig andere Eigenschaften und ist pathogen. Man bezeichnet es nach der Prionen-Erkrankung bei Schafen als **Sc**rapie-**Pr**ion-**P**rotein oder kurz **PrP**$^{sc}$. (Scrapie = Traberkrankheit = Prionenerkrankung bei Schafen). PrP$^{sc}$ ist somit ein Protein mit der gleichen Primärstruktur, also der gleichen Aminosäuresequenz wie PrP$^c$, das sich vom gesunden Prion-Protein nur in der Konformation unterscheidet ($\beta$-Faltblatt statt $\alpha$-Helix).

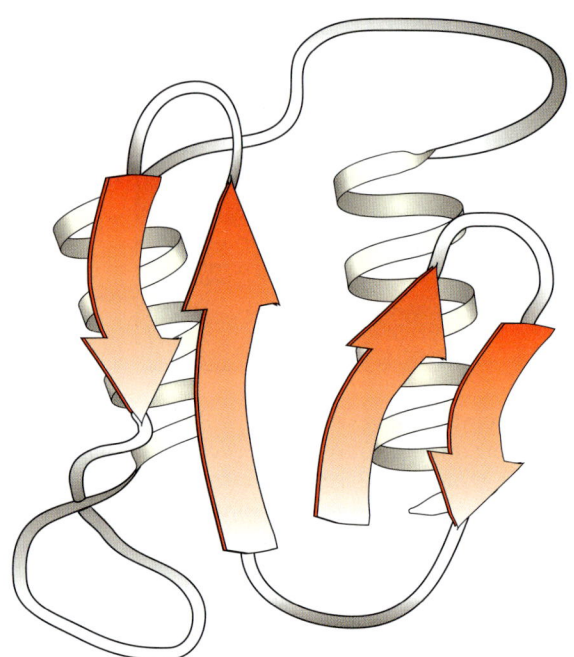

Das Problem beruht auf den veränderten Eigenschaften dieses Prion-Proteins. So ist es **schlechter wasserlöslich,** sehr hitzestabil und lässt sich durch Proteasen nur **schwer verdauen.**

Da die Pathogenität von der dreidimensionalen Struktur des Proteins abhängt, fragt man sich natürlich sofort, wie ein Protein mitsamt intakter Tertiärstruktur in den Körper gelangen kann. Dazu später gleich noch mehr.

Eine weitere Eigenschaft macht das veränderte Prion-Protein jedoch erst richtig gefährlich. Es ist nämlich in der Lage, sich an normale in der Zelle vorkommende Prion-Proteine (PrP$^c$) anzulagern und diese dazu zu bringen, ihre Konformation zu ändern und von der normalen, überwiegend aus $\alpha$-Helices bestehenden Form in die pathogene $\beta$-Faltblatt-Form zu wechseln.

Das neu entstandene PrP$^{sc}$ macht wiederum dasselbe mit anderen PrP$^c$.

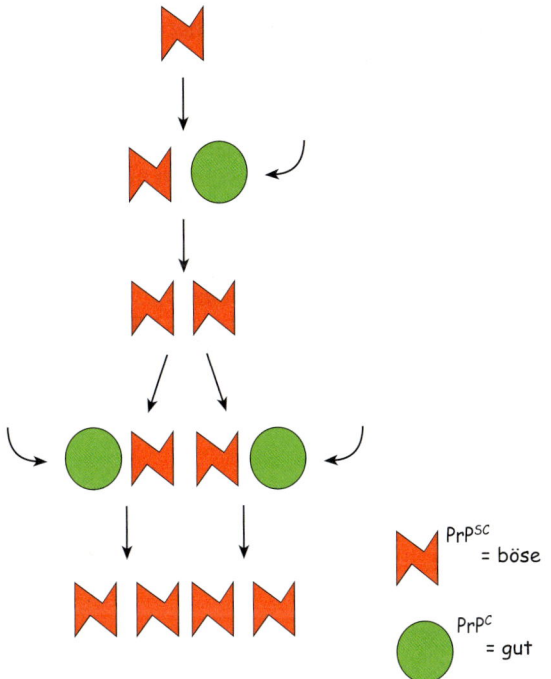

PrP$^{sc}$
= böse

PrP$^{c}$
= gut

Kommt also ein infektiöses PrP$^{sc}$ in den Körper, wird hier eine Lawine losgetreten, die dazu führt, dass sich große Mengen an PrP$^{sc}$ – dem unlöslichen Protein – bilden. Da dieses krankhafte Prion-Protein (PrP$^{sc}$) nun vom Körper durch Proteasen nicht mehr einfach abgebaut werden kann, sammelt es sich in der Zelle an, lagert sich zu größeren Aggregaten zusammen und schädigt sie. Bei zu vielen Ablagerungen gibt die betroffene Zelle irgendwann ihren Geist auf. Da hiervon häufig Nervenzellen betroffen sind, ist das Ganze im Gehirn besonders stark ausgeprägt. Als Folge der Erkrankung entstehen im Gehirn punktförmige Läsionen und später Löcher, die das Gehirn schwammartig durchsetzen. Diesen Befund kann man postmortal pathologisch bestätigen. Sind erst einmal Löcher im Gehirn, erklären sich neurologische Ausfälle von alleine.

**Physiologische Funktion des Prion-Proteins.** Die normale Aufgabe dieses Prion-Proteins kennt man noch nicht genau. Diskutiert wird eine Beteiligung der Prionen an der Zelladhäsion und Kommunikation. 1992 gelang es, eine Knockout-Maus für dieses Prion-Protein herzustellen. Dies ist eine Maus, der das Gen für das normale zelluläre Prion-Protein fehlt. Zur großen Überraschung vieler Wissenschaftler fehlte dieser Maus nichts, sie verhielt sich wie eine normale Maus. Das bescherte der besagten Maus sogar einen Auftritt auf dem Titelblatt der Zeitschrift „Nature".
Das Gen des zellulären Prion-Proteins (PrP$^{c}$) wurde jedoch bei allen Säugern, die untersucht wurden, nachgewiesen. Dies spricht sehr dafür, dass es doch irgendeine bis jetzt noch unbekannte wichtige Aufgabe für dieses Protein gibt.

**Wie kommt das erste krankhafte Prion-Protein ins Gehirn?** Bei dieser Frage tappt man noch weitgehend im Dunkeln. Wenn man bei Versuchstieren das infektiöse PrP$^{sc}$ di-

rekt in das Gehirn injiziert, ist die Sache klar, das Tier erkrankt sehr schnell. Doch auch eine orale Infektion ist möglich, wenngleich hier viel größere Mengen nötig sind.
Es handelt sich aber, wie schon angesprochen, um ein Protein mit Tertiärstruktur. Diese sollte bei der Aufnahme im Darm normalerweise zu Aminosäuren-Bausteinen zerlegt werden. Theoretisch wäre damit auch die Pathogenität aufgehoben, die ja in der Fehlfaltung, also der dreidimensionalen Struktur des Proteins liegt. Wie es aber doch unverdaut aufgenommen werden kann, konnte bis jetzt noch nicht befriedigend erklärt werden, weshalb es noch viel Forschungsbedarf gibt. Man weiß mittlerweile, dass Immunzellen, speziell B-Lymphozyten, eine wichtige Rolle für die Infektion mit Prionen spielen, vollständig geklärt ist dieser Vorgang aber noch lange nicht.

### Prionenkrankheiten bei Tier und Mensch

**Scrapie.** Die häufigste Prionenerkrankung bei Tieren ist die schon lange bekannte Traberkrankheit bei Ziegen und Schafen, bei der die Tiere wegen der ZNS-Schäden plötzlich komisch zu laufen beginnen. Da hierbei auch häufig ein starker Juckreiz auftritt, und die Tiere sich wund kratzen, spricht man auch von Scrapie (to scrape, engl. = kratzen).

**BSE.** Traurige Berühmtheit erlangte eine Prionen-Erkrankung bei Rindern, die Bovine Spongiforme Enzephalopathie oder kurz **BSE**. Bei dieser auch als Rinderwahn bezeichneten Krankheit bekommen die Tiere als Folge der Hirnzerstörung zunächst Gangprobleme, schreitet die Hirnzerstörung weiter fort, sterben die Tiere schließlich daran.
Die Annahme, dass es sich bei Scrapie und BSE um den gleichen Erreger handelt, der durch die Verfütterung von Tiermehl den Speziessprung auf das Rind geschafft hat, ist heute umstritten.

**Kuru.** Eine schon lange bekannte Prionenkrankheit beim Menschen ist Kuru, die Anfang des 20. Jahrhunderts erstmals beim Volk der *Fore* in Papua-Neuguinea aufgetreten ist. Die *Fore* praktizierten einen rituellen Kannibalismus, bei dem auch Gehirn verspeist wurde.
Die Krankheit beginnt mit Ataxie und Muskelzittern und hat daher auch ihren Namen (papuanisch *kuru* = zittern). Sie verläuft innerhalb von Monaten oder wenigen Jahren tödlich. Nach dem Verbot des Kannibalismus ist Kuru praktisch verschwunden.

**Creutzfeldt-Jakob-Krankheit.** Die beiden Neurologen Hans Creutzfeldt (1885 – 1964, Kiel) und Alfons Jakob (1884 – 1931, Hamburg) beschrieben 1920 ein Krankheitsbild, das heute als Creutzfeldt-Jakob-Krankheit oder meist abgekürzt als CJK bezeichnet wird (**C**reutzfeldt-**J**akob-**K**rankheit). Auch dabei handelt es sich um eine Prionen-Erkrankung. Nach einer langen Inkubationszeit von Jahren bis Jahrzehnten treten Symptome wie Demenz und Bewegungseinschränkungen auf, die auf Protein-Ablagerungen zurückzuführen sind. Die Krankheit tritt sporadisch auf der ganzen Welt auf, die jährliche Inzidenz beträgt 1 auf 1 Million Menschen. Als Ursache nimmt man eine spontane Umlagerung des nomalen Prion-Proteins in die pathogene Form an.

Daneben gibt es eine erbliche Form von CJK, die auf Mutationen im Gen des Prion-Proteins beruhen.

Eine Behandlung ist bisher noch nicht möglich, die Krankheit führte in allen bekannten Fällen zum Tod.

## CJK und der Rinderwahn

Es war lange Zeit umstritten, ob eine Übertragung des BSE-Erregers auf den Menschen möglich ist, heute wird dies aber als ziemlich sicher angenommen.

1995 bemerkte man eine neue, bisher unbekannte Form der Creutzfeldt-Jakob-Krankheit, die viel jüngere Patienten als bei der klassischen Form betraf (klassische Form: 55–70-jährige; neue Form: Jugendliche-40-jährige). Auch die Inkubationszeit, die bei der klassischen Form typischerweise Jahrzehnte beträgt, ist bei dieser Form mit weniger als fünf Jahren deutlich verkürzt.

Deshalb unterscheidet man diese Form der CJK von der klassischen Form und bezeichnet sie als „Variante der CJK" oder vCJK. Man geht davon aus, dass diese Form von Creutzfeldt-Jakob durch den Verzehr von BSE-haltigem Rindfleisch verursacht werden könnte.

# Stoffwechsel

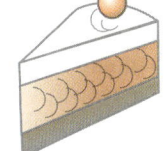

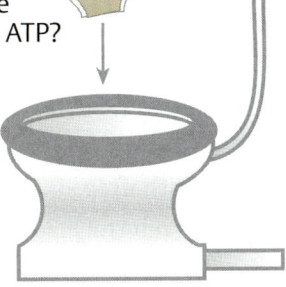

# 1 Enzyme

Enzyme sind Biokatalysatoren, eine Tatsache, die man noch aus der Schule im Kopf hat. Aber was steckt dahinter, wozu braucht man überhaupt einen Katalysator in der Zelle?
Stofflich gesehen haben wir es bei Enzymen fast ausschließlich mit Proteinen zu tun, deren komplexe Faltung (Tertiärstruktur) für die Funktion äußerst wichtig ist.

**Das Problem – Wozu Enzyme?** Biochemische Reaktionen finden in unserem Körper und damit bei einer Temperatur von 37 °Celsius statt. Dies ist jedoch viel zu kalt, um die meisten der für uns notwendigen Reaktionen in Gang zu bringen, das heißt, all diese Reaktionen laufen unter zellulären Bedingungen gar nicht oder nur äußerst langsam ab. Der Grund dafür liegt in der hohen Aktivierungsenergie, die bei vielen Reaktionen benötigt wird, um sie zum Laufen zu bringen.
Aus der Chemie kennt man Katalysatoren, die für solche Fälle geschaffen sind. Es handelt sich dabei um Stoffe, die die Aktivierungsenergie einer Reaktion senken und den Ablauf der Reaktion damit beschleunigen, selbst jedoch nicht dauerhaft verändert werden. Enzyme sind nun die Katalysatoren der Biologie, also Biokatalysatoren. Sie beschleunigen selektiv eine bestimmte Reaktion. Dabei ändern sie aber nichts an der Gleichgewichtslage der Reaktion, das Gleichgewicht stellt sich nur schneller ein als ohne Enzym.

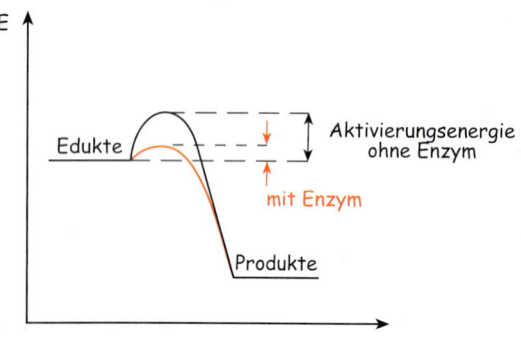

Als kleines Beispiel sei hier der Zucker erwähnt. Unser Körper verbrennt (oxidiert) Traubenzucker (Glukose) in großer Menge. Dies passiert jedoch nicht bei 37 °C, die Aktivierungsenergie dafür ist viel zu hoch. Wie nicht schwer zu erraten, gibt es aber mehrere Enzyme, die diese Reaktion im Körper trotzdem spontan ablaufen lassen.
Enzyme sind also Hilfsmittel oder Werkzeuge der Zelle, die diese zum Leben braucht.
Vergleichen kann man das Ganze mit einem See, der auf einem Berg liegt. Das Wasser würde eigentlich gern hinab fließen, kann aber nicht, weil der Erdwall außenrum zu hoch ist.

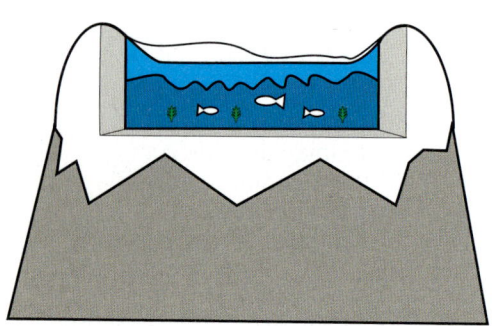

Wird hier irgendwo ein Loch gegraben, leert sich der See von ganz alleine. Das Enzym entspricht in diesem Bild dem Arbeiter, der das Loch in den Damm gegraben hat.

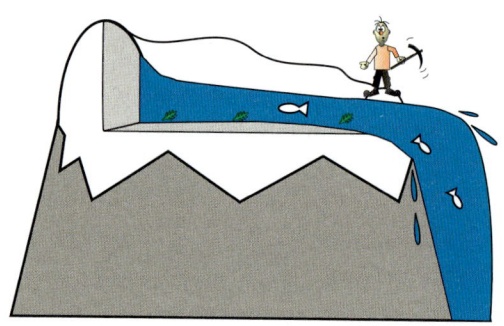

## 1.1 Einige Begriffe zur Energie vorweg

Es gibt einige Begriffe aus der Bioenergetik, die zwar mit Enzymen direkt nichts zu tun haben, aber in diesem Zusammenhang immer wieder auftauchen.
Grundsätzlich geht es dabei immer um die Frage, in welche Richtung eine Reaktion freiwillig abläuft, wie viel Energie dabei frei wird und was das Ganze mit der Gleichgewichtskonstanten k zu tun hat.

### Enthalpie und Entropie

Enthalpie ist die Wärme, die bei einer Reaktion frei wird bzw. hineingesteckt wird, Entropie die Unordnung eines Systems, die durch die Reaktion zu- oder abnimmt.

### Enthalpie

Wenn Stoffe zu anderen Stoffen reagieren, ändert sich ihre innere Energie, es wird also Energie frei oder welche aufgenommen. Die Größe, mit der man diese Energieänderung beschreibt, ist die Enthalpieänderung ($\Delta H$). Wenn man den

Druck als konstant ansieht (ändert sich in der Zelle nicht großartig), dann entspricht die Enthalpieänderung dem Wärmeumsatz. Ist dieses $\Delta H$ negativ, wird Wärme frei und man bezeichnet die Reaktion als **exotherm**. Im anderen Fall (positives $\Delta H$) wird Wärme hineingesteckt, die Reaktion ist **endotherm**.

Bei $\Delta H$ handelt es sich um eine Energieänderung in einer bestimmten Stoffmenge, seine Einheit ist J/mol.

Eine negatives $\Delta H$ bedeutet nun aber nicht sofort, dass die Reaktion auch spontan abläuft, es sagt nur, dass – wenn sie abläuft – Wärme frei wird.

## Entropie

Die Entropie ist ein Maß für die Unordnung eines Systems. Wenn man nichts macht und den Dingen seinen Lauf lässt, wird alles unordentlicher – dies gilt für fast jeden Bereich unseres Lebens. Genauso ist es hier. Jedes System strebt einen Zustand maximaler Unordnung an. Moleküle eines Gases, die in der Ecke eines Raumes sind, bleiben nicht dort, sondern verteilen sich schnell im ganzen Raum.

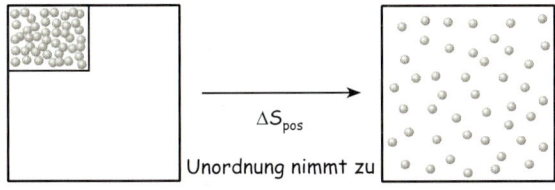

$\Delta S_{pos}$

Unordnung nimmt zu

Die Entropieänderung $\Delta S$ einer Reaktion ist positiv, wenn die Unordnung zunimmt, negativ, wenn sie abnimmt, das System also geordneter wird.

Es handelt sich dabei um Energie, die frei wird bzw. benötigt wird, wenn sich die Ordnung in einem System ändert, die Einheit ist deshalb $J * mol^{-1} * K^{-1}$.

## Wann läuft eine Reaktion nun freiwillig ab? – Die freie Energie

Um diese Frage zu klären, machen wir kurz ein paar kleine Gedankenexperimente.

Wenn die Enthalpieänderung $\Delta H$ negativ ist, die Reaktion also exotherm ist und gleichzeit die Unordnung zunimmt (Entropie $\Delta S$ positiv), ist die Sache klar: das Freiwerden der Wärmeenergie und auch die Zunahme der Unordnung geschehen ohne zusätzlichen Antrieb, also freiwillig, die Reaktion läuft freiwillig. Man nennt sie **exergon**.

Im umgekehrten Fall, bei einer endothermen Reaktion ($\Delta H$ positiv) mit gleichzeitiger Abnahme der Entropie ($\Delta S$ negativ), ist die Sache auch nicht schwer zu erraten: die Reaktion wird nicht freiwillig ablaufen und wird als **endergon** bezeichnet.

Schwieriger wird es erst, wenn die beiden Größen ($\Delta H$ und $\Delta S$) in gegensätzliche Richtungen weisen, also zum Beispiel eine Reaktion zwar exotherm ist und damit Wärme frei wird ($\Delta H$ negativ), die Unordnung dabei aber abnimmt ($\Delta S$ auch negativ). Hier muss jetzt abgewogen werden, welche

der beiden Komponenten überwiegt, die freiwillig laufende Wärmeabgabe ($\Delta H$) oder die nicht freiwillige Zunahme der Ordnung (Abnahme der Unordnung, negatives $\Delta S$).

**Freie Energie.** Um dieses „Abwägen" auf ein mathematisch solides Fundament zu stellen, hat der Mathematiker, Physiker und Chemiker Josiah Gibbs im Jahr 1878 den Begriff der **freien Energie** eingeführt. Sie entspricht der Enthalpieänderung $\Delta H$ abzüglich dem Teil, der für die Veränderung der Ordnung im System gebraucht wird. Dieses Korrekturglied wiederum ist die Änderung der Entropie multipliziert mit der absoluten Temperatur in Kelvin ($\Delta S \times T$).

$$\Delta G = \Delta H - T\Delta S$$

Die freie Energie $\Delta G$ ist der Anteil der Energie, die „nützliche" Arbeit leisten kann. Er lässt nun eine Aussage darüber zu, in welche Richtung eine Reaktion freiwillig abläuft.

> Ist $\Delta G$ negativ, das heißt, die „freiwilligen" Anteile überwiegen, läuft die Reaktion spontan ab und ist damit **exergon**. Im umgekehrten Fall ($\Delta G$ positiv) läuft sie nicht freiwillig und ist **endergon**. Über die Geschwindigkeit der Reaktion sagt $\Delta G$ jedoch nichts aus.

Als kleines Beispiel sei die Knallgas-Reaktion erwähnt. Es verwundert nicht, dass diese Reaktion stark exotherm ist, ihr $\Delta H$ also stark negativ, es wird viel Wärme frei. Dabei nimmt jedoch die Ordnung der Moleküle zu: aus jeweils zwei Wasserstoff-Atomen und einem Sauerstoff-Atom, die vorher frei herumschwirren konnten, entsteht *ein* Wasser-Molekül. Dieses positive $\Delta S$ ist nun aber relativ gering, das negative $\Delta H$ überwiegt. Damit ist $\Delta G$ negativ und die Gesamtreaktion exergon, was wiederum bedeutet, dass sie freiwillig (nach entsprechender Aktivierung, versteht sich) abläuft.

> **Freiwillig – spontan**: Die Freiwilligkeit einer Reaktion lässt sich leicht an $\Delta G$ ablesen. Als „spontan" dagegen bezeichnet man Reaktionen, die ohne das Aufbringen einer Aktivierungsenergie ablaufen, oder genauer gesagt, bei denen die Umgebungstemperatur (37 Grad) zum Überwinden der Aktivierungsenergie ausreicht. Spontan sind also die Reaktionen, die bei Körpertemperatur ohne Mitwirken eines Enzyms ablaufen.

### $\Delta G$ in der Praxis

Aus einem $\Delta G$-Wert kann man also schön die Freiwilligkeit einer Reaktion ableiten. Doch wie erhält man in der Praxis $\Delta G$? Da in die Berechnung auch die schwer fassbare Größe Entropie $\Delta S$ eingeht, ist dies nicht so einfach.

**Standardbedingungen.** Man hat deshalb zur Vereinfachung abgewandelte Formen von $\Delta G$ eingeführt.

Die freie Energie $\Delta G$ ist von der Konzentration der Reaktionspartner und von der Temperatur abhängig. Um nun $\Delta G$ für eine bestimmte Reaktion genau angeben zu können, wurde die **freie Standardenergie** $\Delta G^0$ definiert. Dies ist, wie der Name schon verrät, die freie Energie einer Reaktion unter Standardbedingungen. Darunter versteht man in diesem Fall eine Temperatur von 25 Grad Celsius und eine Konzentration aller Reaktionspartner und Produkte von 1 Mol pro Liter.

Betrachten wir nun eine Reaktion, bei der $H_3O^+$-Ionen eine Rolle spielen, wie dies in der Biochemie oft der Fall ist. Liegen diese in einer Konzentration von 1 Mol pro Liter vor, dann entspricht dies einem pH-Wert von 0 ($10^0 = 1$). Dieser pH-Wert ist nun aber vom pH-Wert in der Zelle (ungefähr pH 7) sieben Zehnerpotenzen entfernt. Folglich unterscheiden sich die $\Delta G^0$-Werte stark von denen, die in der Zelle eine Rolle spielen. Deshalb benutzt man in der Biochemie eine weitere Abwandlung der freien Energie, nämlich $\Delta\mathbf{G^{0'}}$ (sprich: Delta G Null Strich). Dies ist der Wert der freien Standardenergie einer Reaktion, allerdings bei einem pH-Wert von 7.

Dieses $\Delta G^{0'}$ kann man nun für eine bestimmte Reaktion eindeutig angeben. Da es sich dabei aber um die freie Energie bei Standardbedingungen handelt, lässt $\Delta G^{0'}$ keine Aussage darüber zu, ob eine Reaktion bei den *gegebenen* Bedingungen spontan ablaufen kann oder nicht. Dies wäre nur möglich, wenn die aktuellen Bedingungen den Standardbedingungen entsprächen. Da das, mit Ausnahme des pH-Werts jedoch selten der Fall ist, benötigt man zur Berechnung des aktuellen $\Delta G$ einen Korrekturfaktor, in den die aktuellen Konzentrationen und die Temperatur eingehen.

Für eine einfache Umsetzung von A und B zu C und D

$$A + B \quad \rightleftharpoons \quad C + D$$

berechnet man das aktuelle $\Delta G$ durch

$$\Delta G = \Delta G^{0'} + RT \ln \frac{[C][D]}{[A][B]}$$

wobei R die allgemeine Gaskonstante ($R = 8{,}3\ J*K^{-1}*mol^{-1}$) und T die absolute Temperatur in Kelvin ist. Die genauen Zahlenwerte, wie auch die exakte mathematische Herleitung des Korrekturterms sind hier jedoch für das Verständnis nicht wichtig. Besser sollte man sich einmal die Wirkung dieses Korrekturgliedes vor Augen führen. Dazu als Erinnerungshilfe kurz was zum natürlichen Logarithmus (ln). Der Logarithmus von eins ist Null, darunter (bis Null ausschließlich) ist er negativ, über eins positiv.

Sind die Konzentrationen von Ausgangsstoffen und Produkten gleich, nimmt der Bruch den Wert eins an, der Logarithmus wird Null und der ganze Korrekturterm fällt weg, die Freie Energie entspricht also dem Wert bei Standardbedingungen.

Ist nun aber die Konzentration der Ausgangsstoffe hoch, die der Produkte niedrig, so wird der Wert hinter dem ln kleiner als eins, der Logarithmus damit negativ. Da sowohl die absolute Temperatur als auch die Gaskonstante positive Werte sind, wird nun $\Delta G$ negativer als $\Delta G^{0'}$, das heißt, die Reaktion wird „freiwilliger" als bei Standardbedingungen. Dies deckt sich mit der Vorstellung, dass ein hohes Angebot an Ausgangsstoffen die Reaktion in Richtung Produkte treibt.

Im anderen Fall (mehr Produkte als Ausgangsstoffe) wird entsprechend $\Delta G$ größer, die Hinreaktion also „unfreiwilliger", dafür die Rückreaktion gefördert.

## Zusammenhang mit der Gleichgewichtskonstanten k

Betrachtet man nun eine Reaktion im Gleichgewicht, dann ist $\Delta G$ gleich Null. Es gibt effektiv keine Reaktion in irgendeine Richtung, folglich kann auch keine Arbeit geleistet werden. Wenn man jetzt noch die Gleichgewichtskonstante nach dem Massenwirkungsgesetz berechnet, sieht man, dass sie dem Term hinter dem natürlichen Logarithmus entspricht.

$$K = \frac{[C]\times[D]}{[A]\times[B]}$$

Übernehmen wir nun diesen Ausdruck für K in obige Gleichung und setzen $\Delta G$ gleich Null:

$$0 = \Delta G^{0'} + RT \ln K$$

oder

$$\Delta G^{0'} = -RT \ln K$$

Man kann also aus der Gleichgewichtskonstanten k ganz einfach $\Delta G^{0'}$ errechnen. Umgekehrt ist es auch möglich, aus einem Tabellenwert $\Delta G^{0'}$ die Gleichgewichtskonstante zu berechnen.

Da der Umrechnungsfaktor in der Praxis nun aber konstant ist (R ist eine Zahl, die Temperatur im Körper ist weitgehend konstant), kann man sogar sagen, dass $\Delta G^{0'}$ nur eine andere Möglichkeit ist, die Gleichgewichtskonstante anzugeben.

## 1.2  Wie funktioniert nun ein Enzym?

Das Grundprinzip der Enzymkatalyse ist einfach. Man hat eine Reaktion mit einer so hohen Aktivierungsenergie, dass sie spontan nicht abläuft. Nun kommt das Enzym ins Spiel und senkt die Aktivierungsenergie auf ein niedrigeres Niveau. Die Reaktion wird nun möglich. Dabei wird die betreffende Reaktion, die bei der vorhandenen Temperatur nicht oder nur sehr wenig ablaufen will, in zwei Teilreaktionen zerlegt, die energetisch günstiger sind. Aber betrachten wir die Vorgänge etwas genauer:

### Kleine Teilreaktionen anstatt einer großen – das Geheimnis eines Kats

Ein Enzym-Molekül besitzt eine Bindungsstelle, die spezifisch für das betreffende Substrat ist, also den Stoff, der reagieren soll. Diese Bindestelle – Aktives Zentrum genannt – bindet also unser Substrat. Es bildet sich ein Enzym-Substrat-Komplex (ES-Komplex). Dieser ist zwar nicht sehr stabil und besteht deshalb nicht lange, zeigt sich dafür aber um so reaktionsfreudiger. Das Substrat wird im Aktiven Zentrum in eine günstigere räumliche Anordnung gebracht und in einen gespannten Zustand versetzt. Man spricht von Substrataktivierung. Noch am Enzym gebunden, entsteht das Produkt (Enzym-Produkt-Komplex). Nach der Freisetzung des Produkts ist auch das Enzym regeneriert und steht für neue Kontakte zur Verfügung. Dies entspricht der Definition eines Katalysators, die besagt, dass dieser eine bestimmte Reaktion beschleunigt, am Ende jedoch wieder unverändert herauskommt.

$$E + S \longrightarrow ES \longrightarrow EP \longrightarrow E + P$$

Ein Enzym bindet dabei nur ein bestimmtes Substrat, man spricht von Substratspezifität.

## Beschleunigung durch Herabsetzung der Aktivierungsenergie

Nehmen wir nun an, das Enzym senkt die Aktivierungsenergie der betreffenden Reaktion. Wie kommt dadurch eine Beschleunigung der Gesamtreaktion zustande?
Um das zu verstehen, hilft die Vorstellung, dass so eine Reaktion nicht einmal oder zweimal abläuft, sondern mit zehn hoch irgendwas Molekülen gleichzeitig. Ein paar Moleküle werden es auch ohne Enzym schaffen, den Berg der Aktivierungsenergie zu überspringen und zum Produkt zu reagieren, aber dies sind nur sehr wenige und deshalb vernachlässigbar. Senkt nun ein Katalysator die Aktivierungsenergie, werden mehr und mehr Moleküle das Hindernis überwinden, es reagieren also deutlich mehr Moleküle als vorher. Wenn man davon ausgeht, dass bis zur Gleichgewichtseinstellung eine bestimmte *Menge* an Molekülen reagieren muss, wird klar, dass sich die Gleichgewichtslage *mit* Katalysator schneller einstellt, die Reaktion also schneller läuft als *ohne*.

> Ein Enzym ändert nichts an der Gleichgewichtslage einer Reaktion und fördert nicht eine bestimmte Richtung der Reaktion. Es kommt lediglich zu einem schnelleren Einstellen des Gleichgewichts, das sich aber auch ohne Enzym irgendwann einstellen würde.

**Energetische Kopplung.** Die Energetische Kopplung ist ein Trick, durch den Enzyme in der Lage sind, scheinbar unmögliche Reaktionen möglich zu machen. Eine Reaktion, die normalerweise nicht ablaufen würde (auch mit Katalysator nicht), wird mit einer stark exergonen Reaktion gekoppelt. Für diese Kopplung sorgt das entsprechende Enzym. Eine stark exergone Reaktion, wie zum Beispiel die Hydrolyse von ATP zu ADP und Phosphat wird nun vom gleichen Enzymkomplex katalysiert wie eine Reaktion A zu B, die eigentlich nicht ablaufen möchte. Die Energie, die aus dieser ATP-Hydrolyse stammt, wird also nicht als Wärme frei, sondern in die andere Reaktion gesteckt.

## Enzyme sind Proteine mit einem Aktiven Zentrum

Enzyme sind fast ausschließlich Proteine, haben jedoch oft Nicht-Protein-Anteile, die zum Funktionieren notwendig sind. Der Bereich am Enzymmolekül, der mit dem Substrat in Wechselwirkung tritt, wird Aktives Zentrum genannt.

**Aktives Zentrum.** Enzyme sind meist große Moleküle. Die Bindung an das Substrat findet jedoch nur an einem kleinen, begrenzten Bereich statt, der „Aktives Zentrum" genannt wird. Dort bilden einige wenige Aminosäuren eine Art Tasche, in die das Substrat eintauchen kann. Das Aktive Zentrum passt genau zum entsprechenden Substrat, man bezeichnet dies auch als Schlüssel-Schloss-Prinzip.

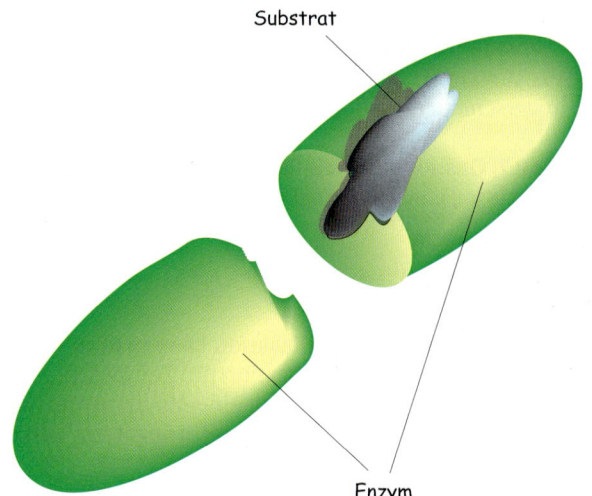

Substrat

Enzym

Enzyme sind also sehr **substratspezifisch**, sie binden nur ein ganz bestimmtes Substrat, das dem Schlüssel in diesem Modell entspricht.
Mit diesem Substrat machen sie dann auch immer das Gleiche. Ein Enzym, das die Phosphorylierung von Glukose katalysiert, macht mit Glukose nichts anderes, als sie zu phosphorylieren. Will man aus Glukose was anderes machen, braucht man ein weiteres Enzym. Dies bezeichnet man als **wirkungsspezifisch**.

**Manche RNAs machen Ähnliches.** Die Natur ist niemals so einfach, wie sie auf den ersten Blick scheint. Der Grundsatz, dass es ausschließlich Enzyme gibt, die größtenteils aus Protein bestehen, ließ sich nicht halten. In den letzten Jahren wurden immer wieder Moleküle gefunden, die katalytische (enzymatische) Aktivität besitzen, ohne Aminosäuren zu enthalten. Es handelt sich dabei um RNAs, die man analog zu Enzymen als Ribozyme bezeichnet.

ATP        A

ADP + $P_i$        B

## Reaktionsgeschwindigkeit und Reaktionsordnung

Unter der Geschwindigkeit einer Reaktion versteht man den Stoffumsatz pro Zeit. Dieser ist natürlich von den beteiligten Komponenten wie Stoffkonzentration und Enzymmenge abhängig.

**Enzymmenge.** Die Anfangsgeschwindigkeit einer Reaktion ist proportional zur Enzymmenge. Dies leuchtet ein, da die doppelte Anzahl von Enzymmolekülen auch doppelt so viel Substrat pro Zeit umsetzen, die Geschwindigkeit verdoppelt sich. Voraussetzung dafür ist natürlich, dass genügend Substrat da ist.

Meist ist jedoch eine bestimmte, feste Menge an Enzym vorhanden, und die Reaktionsgeschwindigkeit hängt nur von den Konzentrationen der Reaktanden ab. Je nachdem, wie die Reaktionsgeschwindigkeit von der Konzentration der Ausgangsstoffe beeinflusst wird, teilt man die Reaktionen in verschiedene Gruppen ein.

**Reaktion 1. Ordnung.** Das einfachste Modell einer Reaktion ist die Spaltung eines Ausgangsstoffes A zu den Produkten B und C.

$$A \longrightarrow B + C$$

Die Geschwindigkeit v einer Reaktion kann man durch die Änderung der Substratkonzentration pro Zeit beschreiben. Da es sich bei dieser Änderung um eine Abnahme der Substratkonzentration handelt, setzt man ein negatives Vorzeichen davor.

$$v = - \frac{d[A]}{dt}$$

Man kann sich leicht vorstellen, dass die Reaktionsgeschwindigkeit von der Konzentration des Ausgangsstoffes A abhängig ist, denn je mehr Moleküle A vorhanden sind, desto mehr können zu B und C reagieren und desto schneller läuft die Reaktion ab. Man kann sagen, die Reaktionsgeschwindigkeit steigt und fällt direkt proportional mit der Konzentration des Ausgangsstoffes. Es handelt sich um eine Reaktion 1. Ordnung. Benutzt man die Gleichgewichtskonstante k, kann man auch schreiben

$$v = - \frac{d[A]}{dt} = k \times [A]$$

Im Laufe der Reaktion nimmt also mit der Substratmenge auch die Reaktionsgeschwindigkeit linear ab. Die graphische Darstellung des Zusammenhangs zwischen der Substratkonzentration A und der Reaktionsgeschwindigkeit v sieht dann so aus:

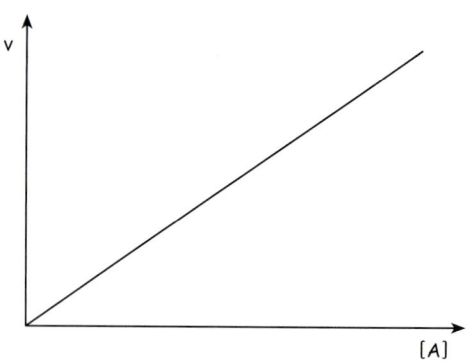

**Reaktion 2. Ordnung.** Bei der Reaktion 2. Ordnung sind nun zwei Ausgangsstoffe vorhanden.

$$A + B \longrightarrow P$$

Man geht davon aus, dass die Anzahl der Moleküle A und B ungefähr gleich ist und damit die Reaktion vollständig ablaufen kann. Dementsprechend ist es einleuchtend, dass die Reaktionsgeschwindigkeit von den Konzentrationen beider Ausgangsstoffe abhängig ist. Wenn man das Ganze genauer betrachtet, ist die Reaktionsgeschwindigkeit dem Produkt der Konzentrationen von A und B proportional.

$$v = k \times [A] \times [B]$$

**Pseudoordnungen.** Betrachtet man aber mal eine Reaktion, bei der die Konzentration der Edukte sehr unterschiedlich ist ($A \gg B$, z. B. 1000 : 10), so muss man zugestehen, dass sich die Konzentration des einen Stoffes nur unwesentlich ändert, während der andere Stoff sehr schnell verbraucht ist. Da für eine Reaktion aber beide benötigt werden, kommt die Reaktion auch dann zum Erliegen, wenn die Konzentration von A noch sehr hoch ist. An diesem Beispiel kann man erkennen, dass bei einem ungleichen Verhältnis der Ausgangsstoffe die Reaktionsgeschwindigkeit eigentlich nur von einem Stoff abhängig ist. Man spricht dann von einer Reaktion Pseudo-1.-Ordnung.

**Reaktion 0. Ordnung.** Was ist aber, wenn nur wenige Enzyme mit Substraten überhäuft werden (Substratsättigung)? Hier gibt es einen besonderen Reaktionstyp, der bis jetzt noch nicht erwähnt wurde und nur bei enzymkatalysierten Reaktionen auftritt: Die Reaktion 0. Ordnung (oder auch Pseudo-0.-Ordnung, beide Begriffe werden hier synonym verwendet).

In unserem Körper gibt es Enzyme, die im Verhältnis zu ihrem Substratangebot nur in sehr geringer Zahl vorhanden sind. Ganz egal wie hoch die tatsächliche Konzentration des entsprechenden Stoffes ist, wird dann immer die gleiche Zahl an Enzym-Substrat-Komplexen gebildet (weil ja nicht mehr Enzym da ist). Das bedeutet aber auch, dass die gleiche Anzahl an Substratmolekülen pro Zeit umgesetzt wird. Die Reaktionsgeschwindigkeit bleibt damit solange gleich, wie die Substratmenge deutlich (d. h. mindestens tausendfach) über der verfügbaren Anzahl an Enzymen liegt, obwohl die Substratkonzentration verändert wird.

Die Reaktion 0. Ordnung beschreibt also eine besondere Form der Reaktion, bei der die Enzyme stets gesättigt vorliegen, und die Reaktionsgeschwindigkeit unabhängig von der aktuellen Konzentration der beteiligten Stoffe konstant ist.

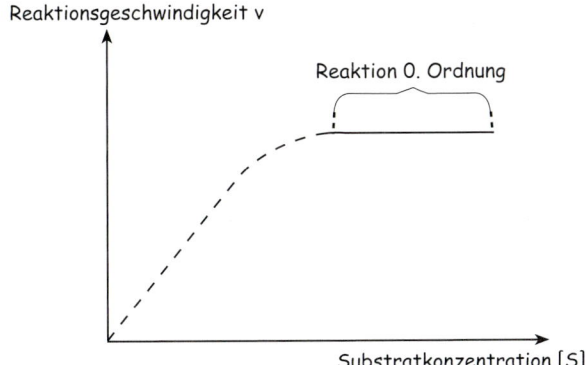

## 1.3 Enzymkinetik

### Frau Menten, Herr Michaelis und ihre Theorien

Anfang des 20. Jahrhunderts beschäftigten sich Maud Menten und Leonar Michaelis ausgiebig mit der Kinetik enzymatischer Reaktionen. Neben zahlreicher komplizierter mathematischer Zusammenhänge, mit denen wir uns hier nicht weiter belasten wollen, erblickte dabei eine sehr nützlich Kenngröße das Licht der Welt, die Michaelis-Menten-Konstante $K_M$. Aber alles langsam und der Reihe nach:

### Die Michaelis Menten-Konstante

Die Michaelis-Menten-Kinetik beschreibt die Abhängigkeit der Umsetzungsgeschwindigkeit von der Substratkonzentration.

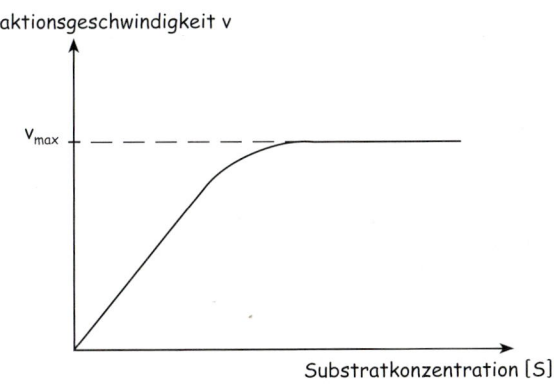

Das Modell geht von einer gegebenen, festen Enzymmenge aus. Nach und nach wird Substrat zugegeben, wobei die Umsetzungsgeschwindigkeit ansteigt. Zu Beginn sind selbst bei steigender Substratkonzentration viel mehr Enzymmoleküle vorhanden, alle Substrate werden spontan umgesetzt. Man spricht hier von einer Reaktion 1. Ordnung, da die Geschwindigkeit nur von der Konzentration des Substrates abhängt.

Bei steigendem Substratspiegel stellt sich ein Zustand ein, bei dem nicht mehr jedes zugeführte Substratmolekül sofort ein Enzym findet, die Kurve flacht ab.

Gegen Ende der Kurve ist die Anzahl der Substratmoleküle so groß, dass alle Enzyme besetzt sind. Alle Enzyme leisten nun maximale Arbeit, die Umsatzrate ist an ihrem Maximum angelangt und kann bei konstanter Enzymmenge nicht mehr gesteigert werden. Dies ist dann eine so genannte Reaktion 0. Ordnung, da sie einfach mit konstanter Geschwindigkeit abläuft, ohne dass eine Änderung der Substratkonzentration die Geschwindigkeit beeinflusst.

Es ist nun jedoch schwierig festzustellen, bei welcher Substratkonzentration die Umsetzungsgeschwindigkeit ihr Maximum ($v_{max}$) erreicht, da es sich ja um kein Maximum im mathematischen Sinn handelt. Der Graph nähert sich dem Maximalwert nur an.

Mit diesem Problem mussten sich auch Herr Michaelis und Frau Menten herumschlagen. Sie erkannten, dass man bei halbmaximaler Geschwindigkeit einen sehr viel genaueren Wert ablesen und bestimmen konnte. Diesen definierten sie als $K_M$-Wert (Michaelis-Menten-Konstante). Er entspricht der Substratkonzentration, bei der genau die halbmaximale Umsetzungsgeschwindigkeit erreicht wird.

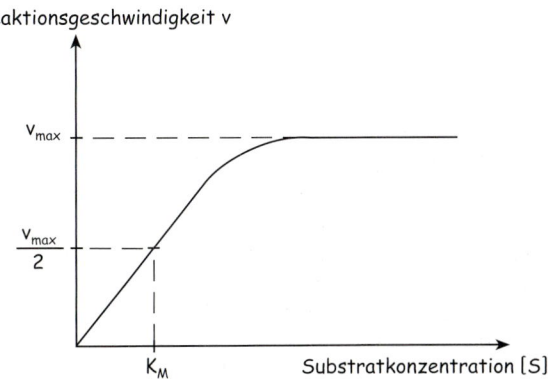

$K_M$ ist nicht von der Enzymmenge in einem Testansatz abhängig und gilt deshalb als enzymspezifische Kenngröße. Bei mehr Enzym im Ansatz sind zwar $v_{max}$ sowie die halbmaximale Geschwindigkeit höher, nicht aber die Substratkonzentration, bei der diese erreicht wird.

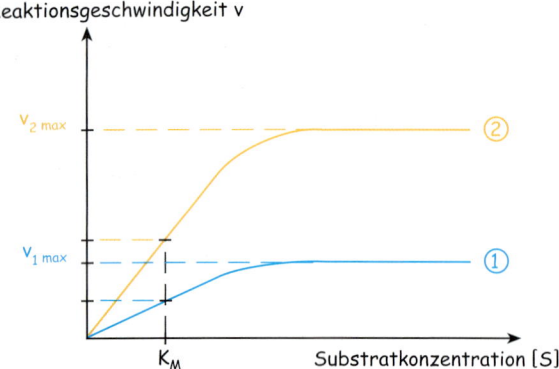

Die Anfangsgeschwindigkeit bei einer bestimmten Substratkonzentration kann man nun nach der Michaelis-Menten-Gleichung berechnen. Wir wollen die Formel vorerst einfach mal verwenden, die genaue Herleitung folgt weiter unten.

$$v = \frac{v_{max} \, [S]}{[S] + K_M}$$

Bei gegebenem $v_{max}$ und $K_M$ kann man damit zu einer bestimmten Substratkonzentration die Reaktionsgeschwindigkeit berechnen.
Um nun aber $v_{max}$ bestimmen zu können, haben die Herren Lineweaver und Burk eine Methode entwickelt, das Ganze graphisch anders darzustellen. Sie wählten eine doppelt reziproke Darstellung der Gleichung. Dazu wurde obige Gleichung auf den Kopf gestellt:

$$\frac{1}{v} = \frac{[S] + K_M}{v_{max} \, [S]}$$

oder einfacher

$$\frac{1}{v} = \frac{1}{v_{max}} + \frac{K_M}{v_{max}} \times \frac{1}{[S]}$$

Dies ist nun eine Gleichung nach dem Schema

$$y = ax + b$$

wobei a hier dem $K_M/v_{max}$ und b dem $1/v_{max}$ entspricht. Die Variable „a" ist dann die Steigung der Geraden, „b" entspricht dem Schnittpunkt mit der y-Achse (Erinnerungen an die Schule kommen hoch …).
Damit ist $K_M/v_{max}$ die Steigung der Geraden und $1/v_{max}$ der Schnittpunkt mit der Geschwindigkeitsachse (y-Achse).

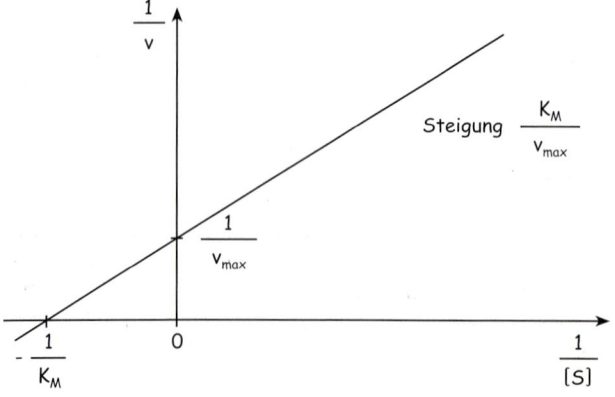

Damit ist es nun leicht, die Maximalgeschwindigkeit einer Reaktion abzulesen. In der Darstellung von Michaelis und Menten gibt es immer die Schwierigkeit, dass $v_{max}$ kein konkreter Wert ist, da sich der Graph ihm ja nur asymptotisch annähert. In der Darstellung von Lineweaver und Burk jedoch entspricht der Schnittpunkt mit der Y-Achse dem Kehrwert von $v_{max}$ und ist leicht zu erkennen.

## Wie kommt man zur Michaelis-Menten-Gleichung?

Interessiert man sich dafür, wie man zu diesem Zusammenhang von Geschwindigkeit und Substratkonzentration kommt, muss man ein paar grundsätzliche Überlegungen machen.
Biochemische Reaktionen befinden sich meist nicht im chemischen Gleichgewicht. Das wäre ja auch sinnlos, denn im Gleichgewicht kann eine Reaktion keine Arbeit verrichten. Durch dauerndes Zufließen von Substrat, beziehungsweise Abfließen von Produkt in einen anderen Reaktionsweg, stellt sich ein so genanntes Fließgleichgewicht ein. Hier ist nun die Konzentration des Enzym-Substrat-Komplexes und damit die Reaktionsgeschwindigkeit weitgehend konstant. Man bezeichnet dies als **stationären Zustand** oder auch als **steady state**.
Betrachten wir die folgende enzymatische Reaktion, in der ein Substrat S mit einem Enzym E zuerst zu einem Enzym-Substrat-Komplex reagiert, der anschließend wieder in Enzym und Produkt P getrennt wird.

$$E + S \; \underset{k_{-1}}{\overset{k_1}{\rightleftharpoons}} \; ES \; \overset{k_2}{\longrightarrow} \; E + P$$

Da wir uns für den stationären Zustand der Reaktion interessieren, der sich ganz zu Beginn der Reaktion einstellt, ist die Konzentration des Produktes P noch sehr gering und $k_{-2}$, also die Rückreaktion von E und P zu ES kann vernachlässigt werden.
Der langsamste, und damit für die Gesamtreaktion geschwindigkeitsbestimmende Schritt ist die Dissoziation des Enzym-Substrat-Komplexes zu Enzym und Produkt, also der Schritt mit der Gleichgewichtskonstanten $k_2$. Die Geschwindigkeit v dieses Zerfalls ist direkt proportional zur Konzentration des Enzym-Substrat-Komplexes, sie entspricht also der Konzentration von ES multipliziert mit einem Proportionalitätsfaktor, in diesem Fall $k_2$.

$$v = k_2 \times [ES]$$

Die maximal denkbare Geschwindigkeit der Reaktion wird erreicht, wenn alle Enzymmoleküle E ein Substrat gebunden haben. Diese Gesamt-Enzymkonzentration $[E_{total}]$ erhalten wir aus der Summe von [E] und [ES], da das Enzym entweder frei vorliegen oder an das Substrat gebunden sein kann.

$$v_{max} = k_2 \times [E_{total}] = k_2 \times ([E] + [ES])$$

Teilt man nun die vorletzte Gleichung durch die letzte, dann erhält man:

$$\frac{v}{v_{max}} = \frac{[ES]}{[E] + [ES]} \qquad \ast$$

Diese Gleichung legen wir mal kurz beiseite, wir brauchen sie gleich wieder.

Nehmen wir noch einmal die Reaktionsgleichung vom Anfang:

$$E + S \xrightleftharpoons[k_{-1}]{k_1} ES \xrightarrow{k_2} E + P$$

Das Entscheidende, wenn es um die Geschwindigkeit der Gesamtreaktion geht, ist die Konzentration des Enzym-Substrat-Komplexes. Gebildet wird dieser Komplex mit der Geschwindigkeit

$$v = k_1 \times ([E][S])$$

Er dissoziiert entweder zu Produkt P und Enzym E, oder zurück zum Substrat S und Enzym E. Die Dissoziationsgeschwindigkeit ist also

$$v = k_{-1} \times [ES] + k_2 \times [ES]$$

Wenn wir annehmen, dass sich die Reaktion in einem stationären Zustand befindet, dann ist die Konzentration von [ES] konstant. Die Geschwindigkeit der Bildung von [ES] und die der Dissoziation sind also gleich:

$$k_1 \times ([E][S]) = k_{-1} \times [ES] + k_2 \times [ES]$$

oder etwas umgeformt

$$\frac{k_{-1} + k_2}{k_1} = \frac{[E][S]}{[ES]}$$

Als Vereinfachung fasst man nun den linken Term $k_{-1} + k_2/k_1$ als Michaelis-Menten-Konstante $K_M$ zusammen. Man kann nun schreiben

$$[ES] = \frac{[E][S]}{K_M}$$

Nun setzen wir diesen Term für [ES] in die Gleichung (*) von oben ein.

$$\frac{v}{v_{max}} = \frac{[E][S]}{K_M \left( [E] + \frac{[E][S]}{K_M} \right)}$$

Wenn man dies nun vereinfacht, erhält man die Michaelis-Menten-Gleichung.

$$v = \frac{v_{max}[S]}{K_M + [S]}$$

## 1.4 Regulation der Enzymaktivität

Enzyme sind leistungsfähige Maschinen, die einer exakten Steuerung bedürfen. Hierzu hat sich die Natur mehrere verschiedene Möglichkeiten ausgedacht.

Das am einfachsten zu verstehende Verfahren ist die Änderung der Menge an vorliegenden Enzymmolekülen. Besteht die Notwendigkeit, ein bestimmtes Substrat verstärkt umzusetzen, wird einfach mehr Enzym produziert. Dies ist jedoch sehr aufwendig und langsam und dient nur der langfristigen Einstellung des Stoffwechsels.

Schneller ist es, existierende Enzymmoleküle in ihrer Aktivität zu beeinflussen. Viele Enzyme besitzen eine Art Schalter, mit dem sie sich an- und ausschalten lassen. Bestimmte Stoffe können an diese Schalter binden und das Enzym dadurch aktivieren oder deaktivieren. Man bezeichnet dies als Allosterie.

Ein ganz besonderer Schalter ist die Phosphorylierung. An das zu steuernde Enzym wird durch ein anderes Enzym eine Phosphat-Gruppe angehängt, wodurch Ersteres in seiner Aktivität beeinflusst wird. Man bezeichnet dies als Interkonvertierung.

### Mechanismen der Regulation

Es gibt viele verschiedene Möglichkeiten, wie Enzyme im Körper reguliert werden können.

### Allosterie

Wie schon erwähnt, besitzen viele Enzyme Bereiche am Molekül, die als Schalter fungieren können. Da sich dieser Bereich außerhalb des Aktiven Zentrums befindet, hat der Stoff, der dort binden und die Schaltfunktion übernehmen kann, meist keine Ähnlichkeit zum Substrat (das ja im Aktiven Zentrum bindet). Deshalb bezeichnet man diesen Bereich als allosterisches Zentrum (von allo: fremd, da der Stoff anders aussieht als das Substrat), den Stoff, der dran bindet, allosterischen Effektor und den ganzen Vorgang einer solchen Regulation als Allosterie.

Bindet nun so ein allosterischer Effektor an das Enzym, verändert sich dessen Tertiärstruktur und damit die katalytische Aktivität des Enzyms. Es gibt hier sowohl eine Hemmung als auch eine Förderung der enzymatischen Aktivität. Meist handelt es sich jedoch um eine Hemmung des betreffenden Enzyms, weshalb man oft auch von allosterischen Hemmstoffen spricht.

**Wo spielt dies eine Rolle?** Wichtig ist diese Art der Regulation vor allem für die intrazelluläre Koordination zwischen verschiedenen Reaktionen des Stoffwechsels. Ist es für den Körper gerade notwendig, bestimmte Moleküle abzubauen, dann hemmt das Produkt (oder auch nur ein Nebenprodukt) der abbauenden Reaktion das Schlüsselenzym der Reaktion, die den Aufbau dieses Moleküls katalysiert.

**Kooperativität.** Es gibt nun zahlreiche Enzyme, die nicht nur aus *einem* Protein bestehen, sondern eine Quartärstruktur aus mehreren Untereinheiten besitzen. Da sich diese Untereinheiten gegenseitig beeinflussen, also kooperieren, spricht man von Kooperativität.

Um dies besser zu verstehen, wollen wir uns kurz mit dem Modell eines solchen kooperativen Enzyms beschäftigen. Angenommen, das Enzym hat vier Untereinheiten. Jede dieser Untereinheiten kann in zwei Formen vorliegen, in einer gespannten T-Form mit geringer Affinität zum Substrat und einer entspannten R-Form mit hoher Affinität (T von tensed, R von relaxed).

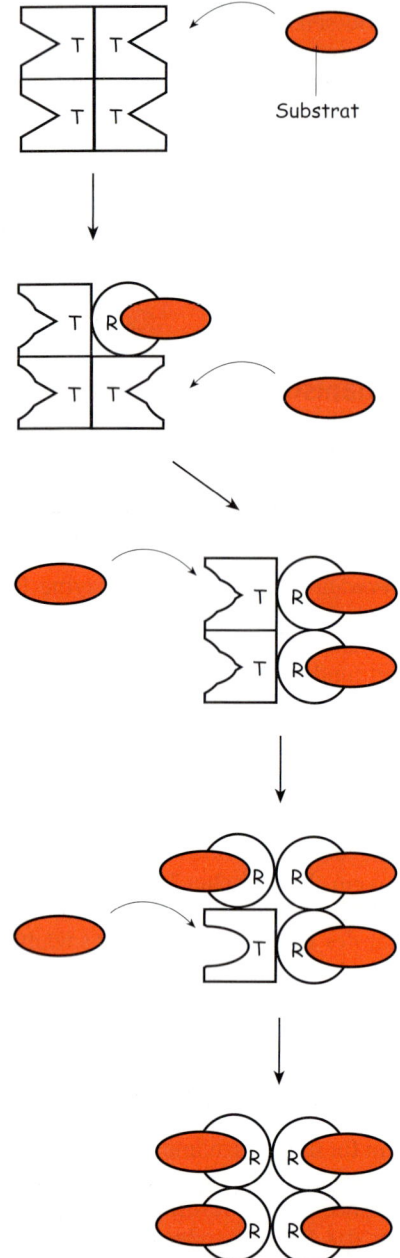

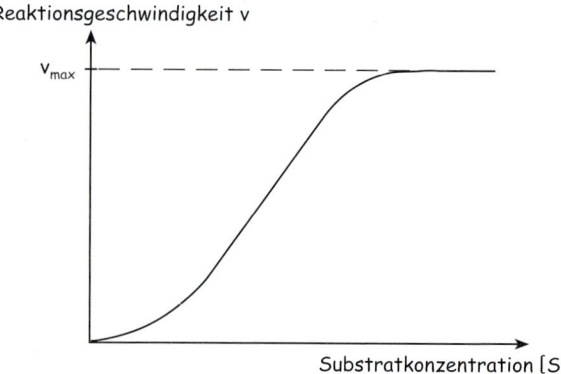

Liegt wenig Substrat vor, ist auch die Geschwindigkeit der Umsetzung sehr gering, da fast alle Untereinheiten unreaktiv vorliegen. Haben aber bereits einige Substrate an Enzym gebunden, ist das Eis gebrochen und die Reaktionsgeschwindigkeit nimmt mit steigendem Substratspiegel sehr schnell weiter zu. Bei noch mehr Substrat kommt man in den Bereich der Sättigung.

Oft lassen sich kooperative Enzyme über allosterische Effektoren regulieren. Diese Stoffe binden (natürlich außerhalb des Aktiven Zentrums) an eine Untereinheit und stabilisieren diese. Ein Effektor, der an die R-Form der Enzym-Untereinheit bindet, stabilisiert die R-Form und dient damit als Aktivator (R-Form ist die aktivere der beiden). Bindet der Effektor die T-Form, liegt diese vermehrt vor und das Ganze wird inaktiver, es handelt sich also um einen Hemmstoff.

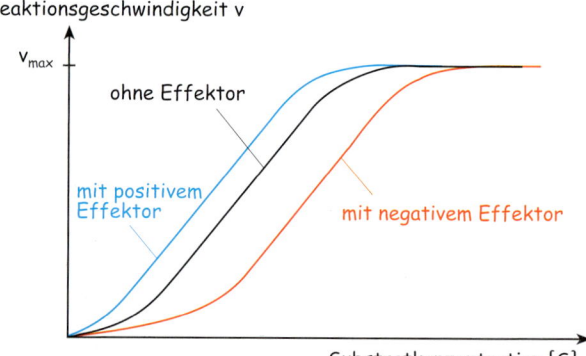

**K- und V-Typ.** Bei der eben beschriebenen Regulation handelt es sich um ein allosterisch regulierbares Enzym vom K-Typ. „K" deshalb, weil sich der scheinbare $K_M$-Wert durch den Effektorstoff stark ändert. Die meisten Enzyme gehören diesem Typ an. Ein bekanntes Beispiel ist die Phosphofruktokinase, der man spätestens bei der Glykolyse wieder begegnet.

Es gibt nun aber auch den Fall, dass der Effektor durch seine Bindung das Enzym so beeinflusst, dass sich die Maximalgeschwindigkeit ändert, der $K_M$-Wert jedoch gleich bleibt. Dies bezeichnet man dann als v-Typ, wobei v für Geschwindigkeit steht.

Bei geringer Substratkonzentration und damit geringer Substratbindung liegen alle vier Untereinheiten in der T-Form vor, die katalytische Aktivität ist gering. Wird jedoch bei steigender Substratkonzentration von einer Untereinheit ein Substrat gebunden, beeinflusst dies die anderen Untereinheiten und führt dazu, dass sie vermehrt von der T- in die R-Form übergehen. Die weitere Substratbindung wird erleichtert. Man nennt dies Kooperativität.

Das Substrat-Geschwindigkeitsdiagramm ist nicht der gewohnte hyperbole Zusammenhang, sondern eine sigmoidale Abhängigkeit der Geschwindigkeit von der Substratkonzentration.

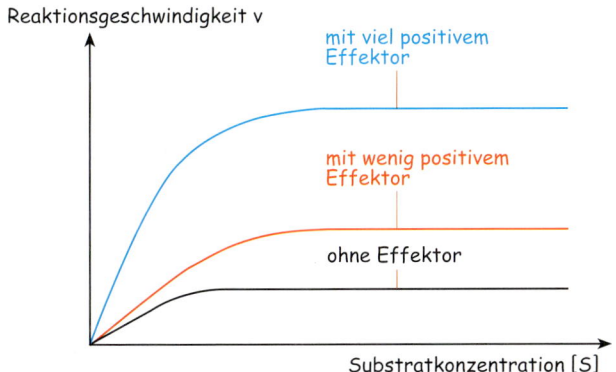

Reaktionsgeschwindigkeit v

mit viel positivem Effektor

mit wenig positivem Effektor

ohne Effektor

Substratkonzentration [S]

## Begriffsverwirrung: Allo- und Isosterie, kompetitiv und nichtkompetitiv

Bei der näheren Charakterisierung verschiedener Effektoren (hier einfach als Hemmstoffe bezeichnet, da dies meist der Fall ist) tauchen immer wieder einige Begriffe auf, die häufig durcheinander gebracht werden.

Man kann Hemmstoffe einteilen nach ihrem Angriffsort am Enzymmolekül (Allosterie, Isosterie) oder auch nach ihrer Wirkung auf die Enzymkinetik (kompetitiv, nichtkompetitiv).

**Einteilung nach Angriffsort. Allosterie** wurde oben schon genauer beschrieben. Ein Stoff, der anders aussieht als das Substrat des betreffenden Enzyms, bindet an einen Bereich am Enzym, der nicht im Aktiven Zentrum liegt und beeinflusst so die Aktivität des Enzyms.

Es ist nun jedoch auch denkbar, dass ein Hemmstoff dem Substrat sehr ähnlich ist und ebenfalls an das Aktive Zentrum binden kann. Dies nennt man dann **Isosterie** (von iso = gleich).

Isosterie spielt bei physiologischen Regelvorgängen kaum eine Rolle. In der Pharmakologie dagegen ist die Bedeutung der Isosterie groß. Viele Medikamente binden an das Aktive Zentrum eines Enzyms und blockieren es dadurch. Dies ist dann der klassische Fall einer isosterischen Hemmung.

**Einteilung nach Kinetik.** Man kann Hemmstoffe auch danach einteilen, wie sich die Enzymkinetik durch ihre Wirkung ändert. Das Unterscheidungskriterium dabei ist, ob der Hemmstoff mit dem Substrat um die Substratbindungsstelle (das Aktive Zentrum) konkurriert, oder nicht.

Im ersten Fall spricht man von einer **kompetitiven Hemmung** (competere: zusammen etwas begehren). Dieser Hemmung kann durch Zugabe von mehr Substrat entgegengewirkt werden. Liegt viel mehr Substrat als Hemmstoff vor und wollen beide an die gleiche Bindungsstelle, wird der Hemmstoff wieder aus der Bindung verdrängt. Die Maximalgeschwindigkeit kann hier trotzdem erreicht werden (wenn auch mit mehr Substrat).

Da nun aber die Substratkonzentration, die man zum Erreichen der Maximalgeschwindigkeit braucht, erhöht ist, ist auch die Substratkonzentration zum Erreichen der halbma-

ximalen Geschwindigkeit erhöht. Der scheinbare $K_M$-Wert der Reaktion steigt also.

Kompetitive Hemmung

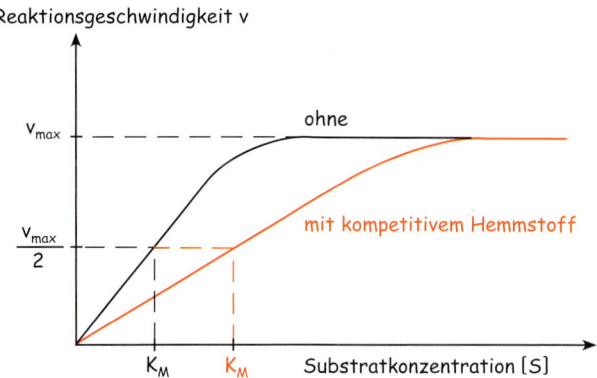

Reaktionsgeschwindigkeit v

$v_{max}$

ohne

$\dfrac{v_{max}}{2}$

mit kompetitivem Hemmstoff

$K_M$    $K_M$    Substratkonzentration [S]

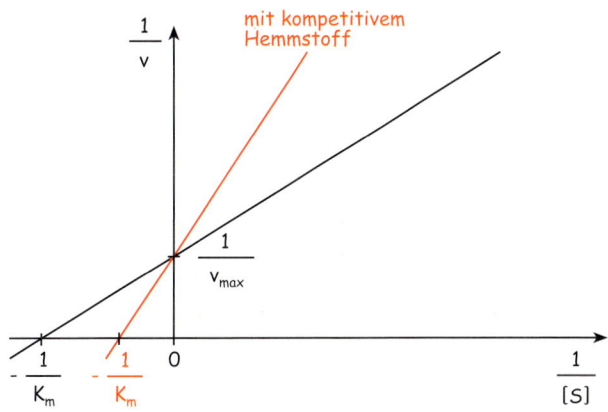

$\dfrac{1}{v}$

mit kompetitivem Hemmstoff

$\dfrac{1}{v_{max}}$

$-\dfrac{1}{K_m}$   $-\dfrac{1}{K_m}$   0    $\dfrac{1}{[S]}$

Wie im oberen Diagramm zu erkennen ist, verschiebt sich $K_M$ immer weiter nach rechts, d. h. die Affinität zwischen Enzym und Substrat wird geschwächt. Die Maximalgeschwindigkeit kann weiterhin erreicht werden, wenn man nur genügend Substrat hinzu gibt (kann man besonders gut im Lineweaver-Burk-Diagramm unten erkennen).

Erfolgt die Bindung des Hemmstoffes nicht im Aktiven Zentrum, sondern irgendwo anders am Enzymmolekül, so kann der Hemmstoff auch durch eine starke Erhöhung der Substratkonzentration nicht aus seiner Bindung verdrängt werden (weil das Substrat ja ganz woanders bindet). Man spricht hier deshalb von **nicht-kompetitiver Hemmung**.

Hier kann die normale Maximalgeschwindigkeit $v_{max}$ nicht erreicht werden, da ja ein Teil der Enzymmoleküle durch den Hemmstoff ausgeschaltet ist. $K_M$ bleibt dagegen unverändert. Dies liegt daran, dass die halbmaximale Geschwindigkeit zwar sinkt, jedoch nicht die Substratkonzentration, bei der diese erreicht wird.

## Nicht kompetitive Hemmung

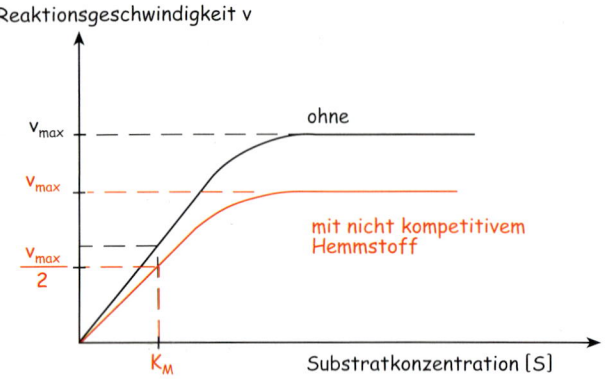

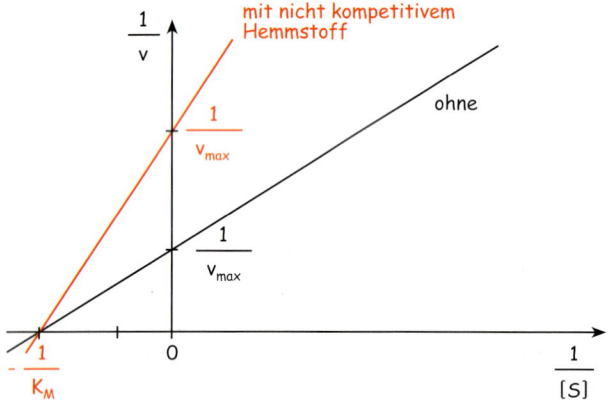

**Fazit.** Man wäre nun geneigt zu sagen, Allosterie ist gleich nicht kompetitiver Hemmung und Isosterie gleich kompetitiver Hemmung. Dies ist jedoch nicht so einfach, da die Begriffe aus völlig verschiedenen Bereichen stammen. Die Sache mit der Kompetition bezieht sich nur darauf, ob man mit Substratzugabe die Hemmwirkung aufheben kann oder nicht, die Allosterie/Isosterie-Einteilung dagegen betrachtet den molekularen Angriffsort.

Man kann sich hypothetische Fälle stricken, in denen die oben genannte Analogie nicht funktioniert. So könnte ein isosterischer Hemmstoff so fest an das Aktive Zentrum binden (irreversibel), dass er auch durch Unmengen an Substrat nicht mehr aus seiner Bindung zu vertreiben ist, dann wäre die isosterische Hemmung trotzdem nicht kompetitiv. Die Begriffe stammen also aus verschiedenen Bereichen und sind nur schwer zur Deckung zu bringen.

### Interkonvertierung

Viele Enzyme haben eine Art Schalter, mit dem sie ein- und ausgeschaltet werden können. So gibt es Enzyme, die normalerweise inaktiv sind und erst durch eine kleine chemische Veränderung aktiv werden. Dies nennt man Interkonvertierung. Häufig handelt es sich bei dieser Veränderung

um eine Phosphorylierung (Anhängen von Phosphat). Ein anderes Enzym, in diesem Fall eine Proteinkinase, kann unser inaktives Enzym also phosphorylieren und es damit aktivieren. Umgekehrt macht eine Dephosphorylierung das Ding wieder inaktiv.

Dies soll nur als Beispiel dienen, es ist genauso der andere Fall denkbar, ein Enzym also, das dephosphoryliert aktiv und phosphoryliert inaktiv ist.

Da hiermit die wirksame Menge an Enzym verändert wird, wird auch $K_M$ und $v_{max}$ verändert und kann damit reguliert werden.

## Interkonvertierung

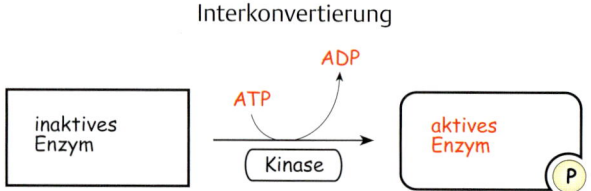

**Wo spielt dies eine Rolle?** Die Interkonvertierung ist eine elegante Form, ganze Stoffwechselwege gleichzeitig zu regulieren. So sind zum Beispiel alle Enzyme des Zuckerabbaus (Glykolyse) in dephosphorylierter Form aktiv, diejenigen der Zuckerneubildung (Gluconeogenese) inaktiv, es wird also Zucker abgebaut und keiner neu gebildet (was ja, z. B. nach Nahrungsaufnahme auch sinnvoll ist). Durch die Umschaltung zur phosphorylierten Form kann nun das Ganze mit nur einem Schalter umgedreht werden, es wird kein Zucker mehr abgebaut, jedoch neuer gebildet.

Interkonvertierung findet vor allem dort Anwendung, wo Hormone in die Stoffwechselregulation eingreifen. Das entsprechende Hormon bringt ein Signal in die Zelle, auf dessen Befehl hin die passenden Enzyme phosphoryliert beziehungsweise dephosphoryliert werden und so den Stoffwechsel in die gewünschte Richtung treiben.

### Enzymmenge

Eine prinzipiell sehr einfache, jedoch auch biologisch aufwendige Möglichkeit, Enzymaktivitäten zu ändern, ist die Veränderung der Enzymmenge in der Zelle. Da die Neusynthese von Enzymen jedoch Zeit und Energie in Anspruch nimmt, ist diese Art der Regulation nur für eine langfristige Einstellung der Stoffwechsellage interessant. Wird dauerhaft eine höhere Aktivität eines bestimmten Enzyms benötigt, wird dies vermehrt neu synthetisiert.

Ist zu viel vorhanden, kann einfach weniger synthetisiert werden, denn auch Enzyme leben nicht ewig, und wenn der Nachschub fehlt, dann sinkt der Spiegel. Für den Fall, dass es mal schneller gehen muss, gibt es wiederum Enzyme, die das betreffende nicht benötigte Enzym abbauen.

### Isoenzyme

Ein Enzym katalysiert immer nur einen Reaktionsmechanismus, aber ein Reaktionsmechanismus wird oft nicht nur von einem Enzym katalysiert. Es gibt sehr wohl verschiedene Enzyme, die die gleiche Reaktion ermöglichen. Dabei sind sie sich häufig sehr ähnlich, unterscheiden sich nur in Kleinigkeiten. Solche verschiedenen Enzyme, die das Gleiche machen, nennt man Isoenzyme.

Isoenzyme sind häufig organspezifisch, das heißt, die eine Form des Enzyms kommt nur in diesem, die andere nur in jenem Organ vor.

Als Beispiel sei hier die Kreatinkinase genannt. Sie besteht aus zwei Untereinheiten mit den Namen M und B, für **M**uskel und **B**rain, die auf das spezifische Vorkommen in bestimmten Organen schließen lassen.

Diese zwei Bausteine M und B können nun unterschiedlich kombiniert werden. Es existieren drei Isoformen, die spezifisch in bestimmten Organen vorkommen. Die Kreatinkinase (KK), die aus zwei Untereinheiten M ($KK_{MM}$) besteht und spezifisch im Muskel vorkommt, die $KK_{BB}$ im Gehirn und die $KK_{MB}$ im Herzmuskel.

Kann man nun im Blut (wo dieses Enzym normalerweise gar nicht vorkommt) eine bestimmte Isoform dieses Enzyms nachweisen, kann man genau auf die Lokalisation eines Schadens schließen. So deutet eine selektive Erhöhung der $KK_{MB}$ eindeutig auf einen Herzinfarkt hin.

## 1.5 Umgebungsbedingungen

Enzyme brauchen gewisse Bedingungen in ihrer Umwelt, damit sie funktionieren können. Zum einen sind dies Temperatur und pH-Wert, die in dem, für ein bestimmtes Enzym optimalen Bereich liegen müssen, zum anderen benötigen viele Enzyme so genannte Coenzyme, um zu funktionieren. Dabei handelt es sich um Nicht-Protein-Anteile, die meist von Vitaminen abstammen.

### Optimale Arbeitsbereiche

Verschiedene Faktoren beeinflussen die Aktivität von Enzymen und damit die Reaktionsgeschwindigkeit ganz erheblich. So gibt es für jedes Enzym Optimalbereiche bei pH-Wert und Temperatur, bezüglich derer sich die einzelnen Enzyme zum Teil erheblich unterscheiden.

#### pH-Optimum

Jedes Enzym hat einen bestimmten pH-Bereich, in dem es am besten arbeitet. Die meisten zellulären Enzyme fühlen sich beim zellulären pH-Wert von 7 ganz wohl. Es gibt jedoch extremere Kandidaten, wie zum Beispiel Pepsin, das im Magen vorkommt und Eiweiße spaltet. Es hat seine maximale Aktivität erst bei einem pH-Wert von 1–2, wie er im Magen vorkommt.

Grundsätzlich befindet sich das pH-Optimum eines Enzyms meist in der Größenordnung des pH-Wertes, der dort herrscht, wo es vorkommt. Die Natur ist ja schließlich nicht blöd.

### Temperaturoptimum

Die Abhängigkeit von der Temperatur ist leicht zu verstehen. Steigt die Temperatur, nimmt die kinetische Energie der reagierenden Moleküle zu. Damit steigt die Zahl der Zusammenstöße zwischen den Molekülen und damit die Wahrscheinlichkeit für ein einzelnes Molekül, reagieren zu können.

Die Enzymaktivität und damit die Reaktionsgeschwindigkeit steigt also mit zunehmender Temperatur, aber nur bis zu einem gewissen Punkt. Da Enzyme Proteine sind, und Proteine bei Hitze denaturieren, gehen sie ab einer gewissen Temperatur einfach kaputt. Damit sinkt natürlich auch die Reaktionsgeschwindigkeit rapide, bzw. bis gegen Null ab.

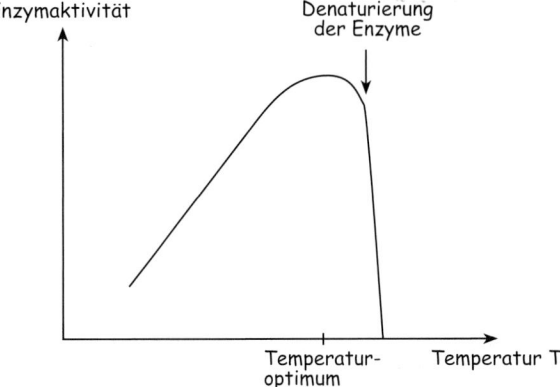

Es gibt natürlich auch Exoten unter den Enzymen, die extreme Temperaturen von 100 °Celsius vertragen. Solche Enzyme werden zum Beispiel von Bakterien gebraucht, die in heißen Quellen leben. Ein solches Enzym, das man sich auch technisch zunutze gemacht hat, ist die so genannte Taq-Polymerase. Es stammt aus dem Bakterium **T**hermus **aq**uaticus und wird heute beinahe täglich in jedem Labor für die Polymerasekettenreaktion (↗ S. 303), ein Verfahren zur DNA-Amplifikation, verwendet.

### Coenzyme und prosthetische Gruppen

Reine Proteine mit Enzymwirkung sind sehr selten. Meist benötigen sie weitere Komponenten, so genannte Coenzyme, um ihre aktive Form zu erreichen. Diese Coenzyme können frei neben dem eigentlichen Enzym vorliegen und so als Cosubstrat dienen, oder fest mit dem Enzym verbunden sein. Im zweiten Fall bezeichnet man sie als prosthetische Gruppen (von griech. prosthesis = das Zusetzen).

Die Vorstufen von Coenzymen sind fast immer Vitamine. Das heißt, wir benötigen Vitamine, um daraus Coenzyme zu bilden, die wiederum als Cofaktoren für viele enzymatische Reaktionen gebraucht werden. Coenzyme sind meist sehr stabile Moleküle, viel stabiler als die eigentlichen Enzyme. Deshalb können sie oft wiederverwertet werden und müssen nur selten neu aus Vitaminen synthetisiert werden. Aus diesem Grund benötigen wir Vitamine auch nur in kleinsten Mengen.

Die folgende Auflistung aller wichtigen Coenzyme soll hier nur als Überblick dienen. Genau beschrieben wird jedes Coenzym dort, wo es im Stoffwechsel eine Rolle spielt.

| Coenzym | aus welchem Vitamin | was macht das Coenzym, wofür ist es wichtig |
|---|---|---|
| FADH, FMNH | Riboflavin (B$_2$) | Übertragung von 2 Protonen und 2 Elektronen bei Redox-Reaktionen (2 H$^+$, 2 e$^-$) |
| NADH, NADPH | Nikotinsäureamid | Übertragung von 1 Proton und 2 Elektronen bei Redox-Reaktionen (1H$^+$, 2e$^-$) |
| Ubichinon (Coenzym Q) | --- | Übertragung von 2 H$^+$ und 2 e$^-$ bei Redox-Reaktionen |
| Thiaminpyrophosphat (TPP) | Thiamin (B$_1$) | Übertragung von Hydroxy- und Alkyl-Resten |
| Coenzym A | Pantothensäure | Übertragung von Acyl-Resten (= Fettsäure-Resten) |
| Tetrahydrofolat (THF) | Folsäure | Übertragung von C$_1$-Gruppen, wie Formyl-, Methylen- oder Methyl-Resten |
| Biotin | Biotin | Übertragung von CO$_2$ durch Carboxylasen |
| Pyridoxalphosphat (PALP) | Pyridoxin (B$_6$) | Übertragung von Amino-Gruppen |

## 1.6　Enzymklassen

Die Benennung von Enzymen ist eigentlich sehr einfach, im Detail gibt's dann aber doch oft Probleme. Erkennen kann man ein Enzym immer an der Endung -ase; davor steht meist der Stoff, der betroffen ist und was mit ihm gemacht wird. Ein Beispiel: Das Enzym, das die Aminogruppe der Aminosäure Aspartat auf ein anderes Molekül übertragen (transferieren) kann, heißt **As**partat-**A**mino-**T**ransferase oder kurz ASAT oder noch kürzer AST (in diesem Fall wird die Aminogruppe auf α-Ketoglutarat übertragen, was aber nicht in den Namen eingeht).

Enzyme katalysieren im Körper unzählige Reaktionen. Schaut man jedoch genauer hin, lassen sich diese Reaktionen wenigen gut überschaubaren Gruppen zuordnen. Wie im Chemieteil schon gesagt, gibt es in einer Zelle nur fünf grundsätzliche Arten von Reaktionen. Da dies so wenige sind, und sich auch die Einteilung der Enzyme danach richtet, ist es äußerst nützlich, sich damit mal genauer zu beschäftigen.

Zur Wiederholung nochmal eine kurze Zusammenfassung der verschiedenen Reaktionstypen:

1. Bei **Redoxreaktionen** werden Elektronen übertragen, ein Vorgang, der als Reduktion bzw. Oxidation bezeichnet wird, weshalb die zugehörigen Enzyme Oxidoreduktasen heißen.
2. Für **Gruppenübertragungen,** bei denen ganze funktionelle Gruppen zwischen Molekülen übertragen werden, sind Transferasen zuständig.
3. **Hydrolysereaktionen** und das Gegenstück, die Kondensationen, werden von Hydrolasen katalysiert.
4. Für **Isomerisierungen** sind – wer hätte es gedacht – die Isomerasen zuständig.
5. Bei den **Synthesereaktionen** unterscheidet man zwei Enzymgruppen: Es gibt Synthesereaktionen, die Energie in Form von ATP brauchen und solche, die einfach so ablaufen. Enzyme für den ersten Fall nennt man Synthetasen, die für den zweiten Fall, also mit ATP, Synthasen.

Da die Gruppe der Synthesereaktionen nochmals unterteilt ist, gibt es also nicht fünf Enzymklassen, sondern derer sechs. Doch nun genauer zu den einzelnen Gruppen.

### Klasse 1: Oxidoreduktasen

Bei Redoxreaktionen gibt ein Reaktionspartner Elektronen ab und wird dabei oxidiert, ein anderer nimmt diese auf und wird damit reduziert. Da das zugehörige Enzym nun beide Reaktionen, Oxidation und Reduktion, katalysiert, nennt man diese Gruppe Oxidoreduktasen.

Es gibt hier noch einige Untergruppen, bei denen das Interesse jeweils auf einem gewissen Teilaspekt liegt.

**Reduktasen.** Nochmal langsam: Jede Oxidoreduktase ist gleichzeitig für eine Reduktion und eine Oxidation zuständig, wie der Name auch nahelegt. Interessiert man sich aber nur für eine der beiden Teilreaktionen, zum Beispiel die Reduktion, so spricht man von einer Reduktase.

**Oxidasen und Oxygenasen.** Bei den Enzymen für eine Oxidation unterscheidet man zwischen Oxidasen und Oxygenasen. Beide Enzyme oxidieren einen Stoff und übertragen die Elektronen, die dabei übrig bleiben, auf molekularen Sauerstoff, reduzieren diesen also. Der Unterschied zwischen den beiden Enzymen liegt nun darin, was sie mit dem reduzierten Sauerstoff machen.

Oxidasen setzen diesen einfach frei, der Sauerstoff schnappt sich irgendwoher Protonen und wird zu Wasser. Oxygenasen dagegen bauen den reduzierten Sauerstoff direkt in das Substratmolekül (das, welches oxidiert wurde) ein.

Unter den Oxygenasen gibt es nochmal solche, die beide Sauerstoffatome eines O$_2$-Moleküls in das Substrat einbauen und solche, die dies nur mit einem machen. Erstere nennt man Dioxygenasen, die anderen Monooxygenasen. Bei den Monooxygenasen muss nun das zweite Sauerstoffatom irgendwie entsorgt werden, man braucht also noch ein zweites Substrat, das zwei Wasserstoffatome hat, die dann wiederum besagtes zweites O zu H$_2$O reduzieren. Da Monooxygenasen also zwei verschiedene Substrate benötigen, spricht man auch von mischfunktionellen Oxygenasen.

**Dehydrogenasen.** Auch Dehydrogenasen gehören zu den Oxidoreduktasen, sie sind sogar der wichtigste Vertreter dieser Gruppe. Dehydrogenasen übertragen nicht die Elektronen alleine, sondern Elektronen mitsamt den Protonen.

Es werden also ganze Wasserstoff-Atome von einem Molekül zum anderen übertragen.

Ein einfaches Beispiel ist hier die Alkohol-Dehydrogenase (ADH), die Ethanol zu Acetaldehyd oxidiert. Als Empfänger der Elektronen und Protonen dient das Coenzym $NAD^+$, das zu $NADH/H^+$ reduziert wird.

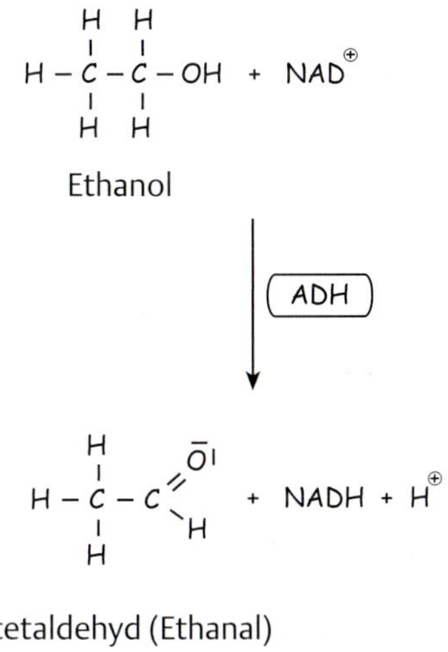

$$H - \overset{\overset{\displaystyle H}{|}}{\underset{\underset{\displaystyle H}{|}}{C}} - \overset{\overset{\displaystyle H}{|}}{\underset{\underset{\displaystyle H}{|}}{C}} - OH \ + \ NAD^{\oplus}$$

Ethanol

↓ ADH

$$H - \overset{\overset{\displaystyle H}{|}}{\underset{\underset{\displaystyle H}{|}}{C}} - C \overset{\overline{O}|}{\underset{H}{\Vert}} \ + \ NADH \ + \ H^{\oplus}$$

Acetaldehyd (Ethanal)

## Klasse 2: Transferasen

So wie Oxidoreduktasen Elektronen übertragen, gibt es auch Enzyme, die ganze funktionelle Gruppen von einem Molekül zum anderen übertragen. Man nennt sie Transferasen. Enzyme, die zum Beispiel eine Amino-Gruppe übertragen, heißen demnach Amino-Transferasen. Als Beispiel hier die Reaktion einer Aminotransferase, die die Aminogruppe von Glutamat auf Pyruvat überträgt und damit eine neue Aminosäure, nämlich Alanin entstehen lässt.

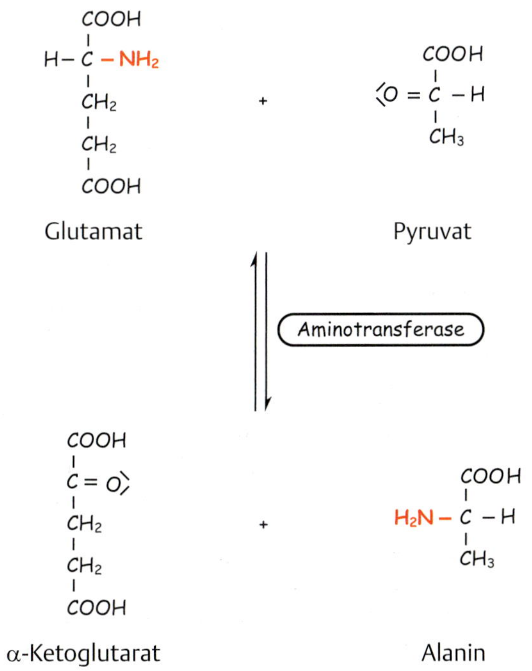

Transferasen, die die Übertragung von Phosphat-Gruppen katalysieren, heißen Phospho-Transferasen. Einen besonderen Namen gibt es für Enzyme, die eine Phosphat-Gruppe von ATP auf ein Substrat übertragen und dieses damit für weitere Reaktionen aktivieren, man nennt sie **Kinasen**.

Sinnvollerweise erfolgt die Benennung eines Enzyms normalerweise nach der Richtung, die in der Zelle die größere Bedeutung hat. Doch in der Praxis hatte sich ein Enzymname oft schon eingebürgert, bevor sich herausstellte, dass eigentlich die Gegenrichtung interessant ist. Da Menschen Gewohnheitstiere, und auch Biochemiker nur Menschen sind, bleiben nicht selten etwas unsinnige Namen erhalten. Ein Beispiel dafür ist die Pyruvatkinase, die den letzten Schritt der Glykolyse katalysiert. Es spaltet eine Phosphat-Gruppe von Phosphoenolpyruvat ab und macht dieses dadurch zum Pyruvat. Das Phosphat landet auf einem ADP, welches dadurch zu ATP wird. Die Kinase-Reaktion, also die Reaktion, nach der das Enzym benannt ist (ein Phosphat von ATP wird an Pyruvat gebunden und dieses dadurch zum Phosphoenolpyruvat), läuft im Körper so gut wie gar nicht ab. Trotzdem heißt das Enzym Pyruvatkinase (↗ S. 86).

## Klasse 3: Hydrolasen

Hydrolasen trennen verschiedene Bindungen unter Einlagerung von Wasser. In diese Gruppe gehören Phosphatasen (spalten Phosphat ab), Glykosidasen (spalten glykosidische Bindungen), Esterasen (spalten Esterbindungen) und Proteasen bzw. Peptidasen (spalten Proteine beziehungsweise kleine Proteine, also Peptide). Ein schönes Beispiel für eine Hydrolyse-Reaktion ist die Spaltung einer Peptidbindung durch eine Peptidase.

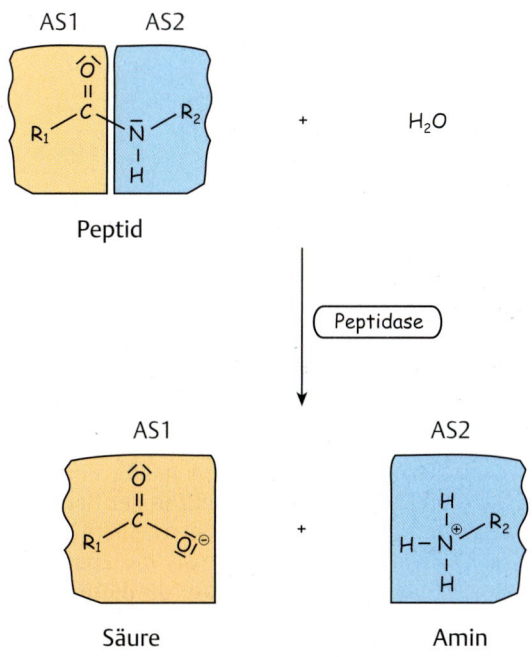

COOH
|
H – C – NH₂
|
CH₂
|
CH₂
|
COOH

Glutamat

\+

COOH
|
O = C – H
|
CH₃

Pyruvat

⇅ Aminotransferase

COOH
|
C = O
|
CH₂
|
CH₂
|
COOH

α-Ketoglutarat

\+

COOH
|
H₂N – C – H
|
CH₃

Alanin

Es gibt nun Peptidasen, die irgendwo in der Mitte eines Peptids schneiden, man nennt diese Endopeptidasen. Im Gegensatz dazu gibt es auch Exopeptidasen, die ein Protein von den Enden her anknabbern und nicht wie Endopeptidasen Peptidbruchstücke herstellen, sondern einzelne Aminosäuren freisetzen.

Die Exopeptidasen kann man wiederum danach einteilen, von welcher Seite sie ein Peptid anpacken. Aminopeptidasen beginnen am Ende mit der Aminogruppe, Carboxypeptidasen dementsprechend an der Seite der Carboxyl-Gruppe des Peptides.

Eine kleine Besonderheit gibt es bei der Benennung von Protein-spaltenden Enzymen. So spaltet eine Serin-Protease zum Beispiel nicht, wie man vielleicht annehmen könnte, bevorzugt Proteine bei der Aminosäure Serin, sondern sie besitzt Serin in ihrem Aktiven Zentrum.

## Klasse 4: Synthasen

Synthasen werden auch als **Lyasen** bezeichnet. Sie katalysieren, wie der Name schon sagt, Synthesereaktionen, also Reaktionen, bei denen das Produkt chemisch komplexer als seine Vorstufen ist. Synthasen katalysieren solche Synthesereaktionen, bei denen *keine* Energie in Form von ATP zugeführt werden muss (im Gegensatz zur Klasse 6 der Synthetasen).

Da Enzyme immer beide Richtungen einer Reaktion beschleunigen und damit auch nach der Rückreaktion benannt werden können, spricht man auch von Lyasen. Synthasen bilden (und lösen natürlich auch) C-C-, C-O-, C-N-, C-S-Bindungen. Die Fumarase (aus dem Citratcyclus) ist ein Beispiel für eine Synthase.

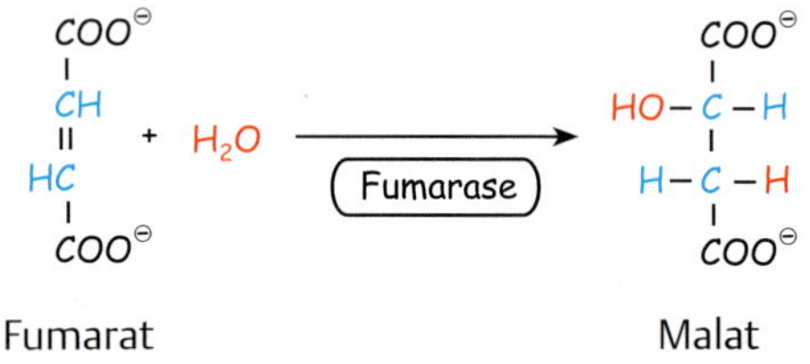

Fumarat　　　　　　　　Malat

## Klasse 5: Isomerasen

Isomere sind Moleküle mit gleicher Summenformel, jedoch unterschiedlicher Struktur. Will man sie ineinander umwandeln, müssen die Bindungen neu angeordnet werden. Dies erledigen die Isomerasen.

Bei organischen Molekülen spielen häufig Epimere eine Rolle, das sind Moleküle, die sich nur in der Konfiguration eines asymmetrischen C-Atoms unterscheiden. Ein Beispiel dafür ist D-Glukose und D-Galaktose, die Epimere an $C_4$ darstellen. Es gibt nun eine Epimerase, die diese beiden Epimere ineinander umwandeln kann. Epimerasen sind somit eine Untergruppe der Isomerasen.

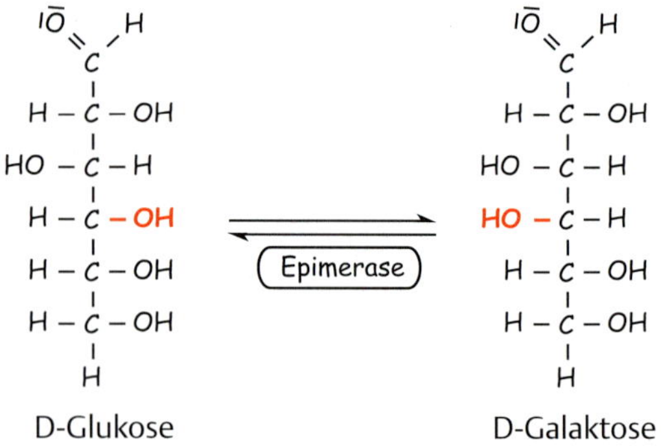

D-Glukose　　　　　　　　D-Galaktose

## Klasse 6: Synthetasen

Synthetasen werden auch als **Ligasen** bezeichnet und arbeiten ähnlich wie Synthasen (Klasse 4), mit dem kleinen Unterschied, dass für die Bildung der Bindung Energie nötig ist. Diese wird meist von ATP geliefert, kann aber auch von anderen energiereichen Trinukleotiden stammen.

Synthetasen knüpfen aktiv C-C-, C-O-, C-N- oder C-S-Bindungen und werden deshalb auch Ligasen genannt (von lateinisch ligare verbinden).

Sie machen dies in zwei Teilschritten. Zuerst wird einer der Ausgangsstoffe aktiviert, also reaktionsfreudiger gemacht. Dazu wird eine Phosphat-Gruppe eines energiereichen Nukleosidtriphosphates (meist ATP) auf diesen Stoff übertragen. Anschließend reagiert das aktivierte Substrat mit dem zweiten Substrat, die Bindung schließt sich und das Phosphat und auch das verbleibende ADP werden freigesetzt. Die Energie aus der Phosphorsäureanhydrid-Bindung im ATP steckt nun in der neuen Bindung.

Als Beispiel soll hier die Pyruvat-Carboxylase dienen. Sie verlängert ein Pyruvat-Molekül unter ATP-Verbrauch um ein C-Atom zu Oxalacetat.

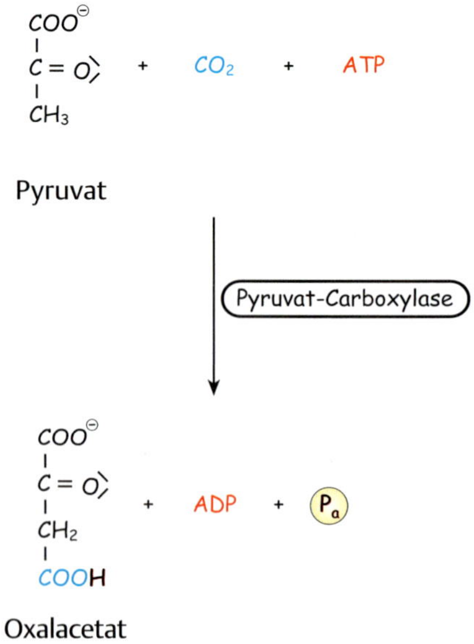

Pyruvat

Oxalacetat

## Synthasen – Synthetasen

Die scharfe Trennung zwischen einer Synthesereaktion mit oder ohne ATP wurde in den letzten Jahren vollständig fallen gelassen. So bezeichnet man heute manche Synthasen als Synthetasen und umgekehrt, manchmal verwendet man auch beide Begriffe synonym. Ein schönes Beispiel ist die Fettsäure-Synthase, ein Enzym, das Fettsäuren aus Acetyl-CoA aufbauen kann, dazu aber sehr wohl ATP benötigt und trotzdem Synthase heißt. Da viele Prüfer von der Verwischung dieser beiden Begriffe gar nichts halten, haben wir uns dazu entschieden, sie in diesem Buch zu benutzen.

## 1.7 Enzyme am Krankenbett – Diagnose und Therapie

Nun kommen wir endlich zum Wesentlichen, dem Grund nämlich, warum die ganze Enzym-Sache für einen Mediziner so wichtig ist.

Enzyme eignen sich hervorragend, wenn es um die Diagnostik von Krankheiten geht, sie dienen als Indikatoren für bestimmte Krankheiten in spezifischen Organen.

Auch in der Therapie spielen Enzyme eine Rolle. So kann man mit Medikamenten relativ leicht in die Aktivität bestimmter Enzyme eingreifen. Man kann körpereigene Enzyme beeinflussen und durch eine Hemmung zum Beispiel eine Reaktion bremsen, die ein Produkt liefert, das für den Körper in dem Moment schädlich ist.

Andererseits gibt es auch zahlreiche Erkrankungen, die auf einem defekten oder fehlenden Enzym beruhen. Hier ist zwar noch keine Heilung möglich, aber Ansätze in der Gentherapie gehen dahin, ein gesundes Gen einzubringen und dem Körper dadurch das betreffende Enzym zur Verfügung zu stellen.

## Enzymdiagnostik

Die meisten Enzyme im Körper sind für den Stoffwechsel der einzelnen Zellen zuständig. Da dieser Stoffwechsel *in* den Zellen stattfindet, befinden sich auch die meisten Enzyme im Zytoplasma der Zellen. Kommt es irgendwo im Körper zu Gewebebeschädigungen, aus welchem Grund auch immer, bedeutet das, dass Zellen sterben. Diese Zellen ergießen ihren Inhalt nun unter anderem ins Blut, das heißt, auch die normalerweise zytoplasmatischen Enzyme befinden sich nun teilweise im Blutkreislauf, wo sie nachgewiesen werden können. Lässt sich nun ein zytoplasmatisches Enzym im Blut erhöht nachweisen, kann man sagen, dass irgendwo im Körper Zellen zugrunde gegangen sind. Diese Aussage ist interessant, aber noch nicht besonders hilfreich. Jetzt kommt die zweite Sache zum Tragen. Es gibt Enzyme, die ganz spezifisch für eine bestimmte Art von Zellen sind. So kommt eine bestimmte Isoform der bereits erwähnten Kreatinkinase (KK-MB) nur im Herzmuskel vor. Tritt dieses Enzym im Blut auf, lässt sich mit hoher Wahrscheinlichkeit

eine Herzmuskelschädigung, wahrscheinlich ein Herzinfarkt, diagnostizieren (bei dem ja Herzmuskelzellen kaputtgegangen sind).

Analog dazu gibt es verschiedene spezifische Enzyme für andere Organe, zum Beispiel die oben bereits erwähnte Aspartat-Amino-Transferase (AST) für die Leber.

**„Messung" eines Enzyms.** Wenn man sich dafür interessiert, wieviel eines Enzyms zum Beispiel im Serum vorhanden ist, braucht man eine vernünftige Einheit. Die absolute Menge eines Enzyms, die Menge an Enzymprotein also, ist allerdings sehr aufwendig zu bestimmen. Viel einfacher zugänglich ist die Aktivität eines Enzyms. Mit anderen Worten: Man gibt dem Enzym sein Substrat und beobachtet, wie viel davon pro Zeiteinheit umgesetzt wird. So bestimmt man also nicht direkt die Anwesenheit von Enzymen, sondern nur ihre Leistung.

Die Einheit für die Aktivität eines Enzyms ist das Katal (abgekürzt: kat), es entspricht dem Umsatz von 1 mol eines Stoffes pro Sekunde. Ein Katal ist jedoch ein wahnsinnig hoher Wert, gängige Werte bewegen sich mehr im Bereich von Mikrokatal ($10^{-6}$ kat) oder Nanokatal ($10^{-9}$ kat).

Früher benutzte man eine andere Einheit, die auch heute noch sehr verbreitet ist und deshalb kurz zur Sprache kommen soll. Sie wird als internationale Einheit oder Englisch Unit bezeichnet (deshalb auch mit U abgekürzt). Ein Unit entspricht dem Umsatz von einem Mikromol ($\mu$mol) pro Minute, was die Umrechnung nicht ganz einfach macht. Erstens steckt der Faktor $10^6$ drin (von mol auf $\mu$mol) und dann nochmal der Faktor 60 (Sekunde – Minute). Ein Katal entspricht also 60 mal $10^6$ Units, gleich $6 \times 10^7$ Units. Umgekehrt ist eine Unit dann $1/6 \times 10^{-7}$ Katal oder $1/60\,\mu$kat oder 16.6 nkat.

$$1\,U = \frac{1}{60}\,\mu kat = 16{,}\bar{6}\,nkat$$

$$1\,kat = 6 \times 10^7\,U$$

Diese Werte werden im Reagenzglas unter Substratsättigung und im pH-Optimum bestimmt, dem Enzym wird also alles geboten, was es braucht und dann geschaut, wie viel von dem angebotenen Substrat es umzusetzen vermag.

Die Einheit *Unit* hat vor allem den Vorteil, dass sich die Zahlenwerte, mit denen man umzugehen hat, in einem angenehmeren Bereich bewegen, als bei der Verwendung von *Katal*. Ein Referenzbereich von 50–100 U lässt sich eben leichter merken als 0,8–1,6 $\mu$kat (was dem entspricht). Aus diesem Grund wird diese Einheit auch nicht so schnell aus der Literatur und vor allem aus dem medizinischen Alltag verschwinden.

Nun zur eigentlichen Messung der Enzymaktivität. Dem Enzym mit der zu bestimmenden Aktivität wird ein Substrat zugesetzt, das von ihm umgesetzt wird. Da sich häufig weder Substrat noch Produkt optisch (im Photometer) nachweisen lassen, verwendet man den gekoppelten optischen Test. Dazu lässt man das entstehende Produkt in einer Reaktion weiter reagieren, die NADH/H$^+$ zu NAD$^+$ umsetzt. Das wiederum lässt sich im Photometer leicht nachweisen und aus der Mengenveränderung dann auf die Aktivität des Enzyms schließen.

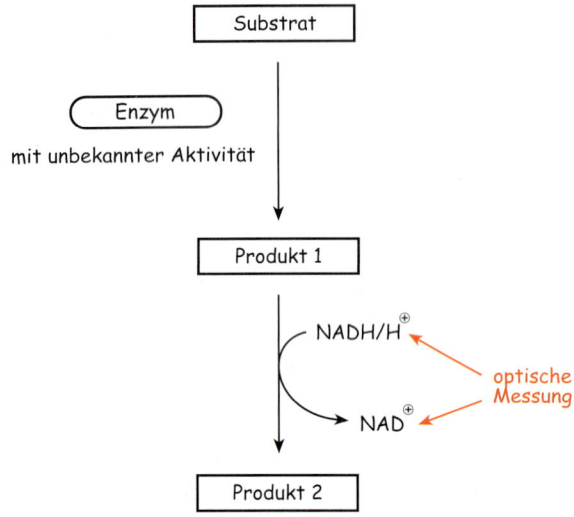

Durch die Messung der Konzentrationen von NAD$^+$ oder NADH/H$^+$ kann man auf die Aktivität des zu messenden Enzyms rückschließen ( ↗ S. 204).

## Therapie mit Enzymhemmern

Um Stoffwechselvorgänge therapeutisch gezielt zu beeinflussen, benötigt man Stoffe, die ganz spezifisch mit einem bestimmten Enzym in Wechselwirkung treten und dieses beeinflussen. Als Beispiel dient hier ein Medikament gegen Gicht.

Ursache der Gicht ist eine Ansammlung von Harnsäure, vor allem in den Gelenken. Dabei fällt das Natriumsalz der Harnsäure aus und setzt sich in Form von Kristallen ab. Harnsäure entsteht aus Xanthin, einem Abbauprodukt von DNA-Bestandteilen. Es gibt nun ein Enzym, die Xanthin-Oxidase, die genau diesen Schritt vom Xanthin zur Harnsäure katalysiert und es gibt einen Stoff namens Allopurinol, der ganz spezifisch dieses eine Enzym hemmt.

Der Rest ist klar. Bei Leuten mit hohem Harnsäurespiegel im Blut und damit Gicht-Gefährdung gibt man das Medikament Allopurinol, das die weitere Bildung von Harnsäure bremst, somit den Harnsäurespiegel senkt und das Risiko für Gicht-Probleme verringert.

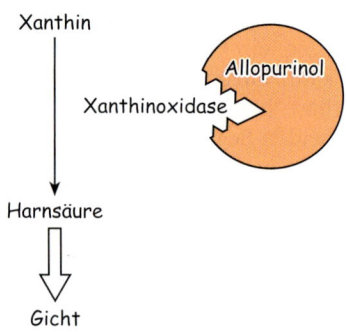

Dies ist natürlich nur ein willkürliches Beispiel für einen Enzymhemmer, es gäbe viele andere, die jedoch spätestens in der Pharmakologie zu Genüge auftauchen.

Ein ganz neuer therapeutischer Ansatzpunkt ergibt sich in Zukunft mithilfe der Gentechnik. Für viele schwere Stoffwechselerkrankungen ist nur ein kleiner Gendefekt verantwortlich, der ein defektes Enzym zur Folge hat. Wäre man nun in der Lage, das gesunde Gen dieses Enzyms in den Körper des Patienten zu bringen, dann würden die körpereigenen Zellen aus dem gesunden eingeschleusten Gen das gesunde Enzym-Protein herstellen. Der Patient wäre geheilt und hätte keine lebenslange Therapie mehr nötig. Dies ist jedoch im Moment noch Zukunftsmusik, aber viele interessante Forschungsansätze sind in dieser Richtung am Laufen. Bleibt abzuwarten, was die Zukunft bringt.

# 2 Stoffwechsel der Kohlenhydrate

Dieses Kapitel zeigt, was unser Körper alles aus Kohlenhydraten machen kann.

Spricht man von Kohlenhydraten, so geht es in erster Linie um die Glukose, die im Zentrum des Kohlenhydrat-Stoffwechsels steht. Zum einen, weil sie – meist als Bestandteil größerer Moleküle – mengenmäßig den Hauptanteil in unserer Nahrung ausmacht ( ↗ S. 458), zum anderen, weil sich in unserem Körper alle Kohlenhydrate in Glukose umwandeln lassen.

Bevor es mit den zuckersüßen Geschichten rund um die Glukose jetzt so richtig losgeht, noch kurz eine ganz wesentliche Sache vorweg: Es ist bei allen Stoffwechselwegen notwendig zu hinterfragen, **in welchen Organen** eine bestimmte Reaktionskette abläuft.

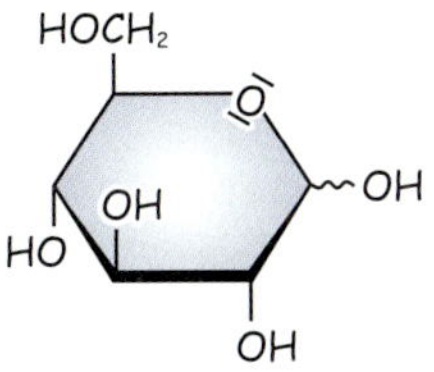

> Nur wenige der *möglichen* Reaktionswege, die die Glukose einschlagen kann, laufen in *allen* Zellen unseres Körpers ab. *Alle* Stoffwechselwege der Glukose finden sich nur in den Leberzellen.

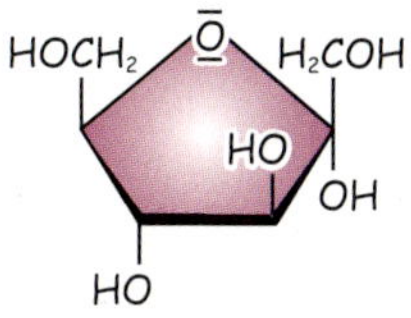

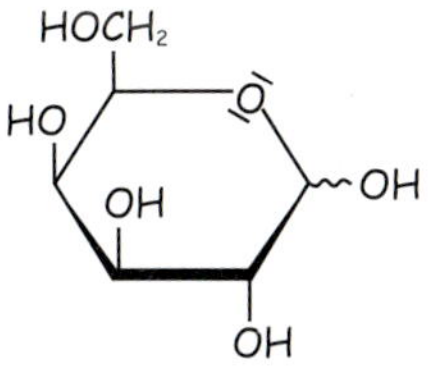

## 2.1 Einleitung

Bevor wir in den speziellen Stoffwechsel der einzelnen Kohlenhydrate einsteigen, soll zunächst ein kleiner Überblick über verschiedene Aspekte dieser wichtigen Moleküle und deren Stoffwechsel gegeben werden.

### Überblick über die stoffwechselrelevanten Kohlenhydrate

Kohlenhydrate sind Stoffe, die aus Kohlenstoff und Wasser aufgebaut sind ( ↗ S. 23) und die allgemeine Formel $C_n(H_2O)_n$ besitzen – mit einigen wenigen Ausnahmen.

Man unterscheidet bei den Kohlenhydraten die Monosaccharide von den zusammengesetzten Zuckern, die aus Monosacchariden aufgebaut sind. Dazu gehören die Disaccharide, die aus zwei Monosacchariden zusammengesetzt sind, und die Polysaccharide, die aus zahlreichen Monosacchariden bestehen.

**Für den Energiestoffwechsel relevante Monosaccharide** sind durchweg **Hexosen**: die **Glukose**, die mit Abstand das wichtigste Monosaccharid ist, die **Fruktose** und die **Galaktose** ( ↗ S. 24).

Glukose

Fruktose

Galaktose

**Wichtige Disaccharide** sind die **Laktose** (Milchzucker), die aus Glukose und Galaktose besteht und ein Bestandteil der Milch ist ( ↗ S. 30), die **Saccharose** (Glukose und Fruktose), die den normalen Haushaltszucker darstellt ( ↗ S. 31) sowie die Malzzucker **Maltose** und **Isomaltose** (je 2 Moleküle Glukose, ↗ S. 30).

**Die Polysaccharide Glykogen und Stärke** dienen als Speicherstoffe und sind **ausschließlich aus Glukose** aufgebaut (= Homoglykane). Die Glukosemoleküle sind zu langen Ketten verknüpft, die vielfach verzweigt sind. An den Verzweigungen sind die Glukosemoleküle untereinander anders verknüpft als in der Kette. Die Grundstrukturen der Homoglykane sind die Disaccharide **Maltose** (1,-4-verknüpft zur Kette) und **Isomaltose** (1,-6-verknüpft an den Verzweigungsstellen; ↗ S. 31 f.).

### Was können unsere Zellen mit Kohlenhydraten anfangen?

Im folgenden Abschnitt stellen wir kurz die möglichen Wege der Glukose innerhalb einer Zelle vor. Wichtig ist, dass nur die Leberzelle über alle diese Stoffwechselwege verfügt.

Grundsätzlich kann eine Leberzelle Glukose abbauen (Glykolyse), aufbauen (Glukoneogenese) oder speichern (Glykogenaufbau). Einen Sonderweg stellt der Pentosephosphatweg dar, der zwei weitere wichtige Aufgaben im Stoffwechsel der Kohlenhydrate erfüllt ( ↗ S. 99).

Der Stoffwechsel der übrigen Kohlenhydrate wird erst ab S. 117 behandelt. Sie münden alle an irgendeiner Stelle in einen Ab- oder Umbauweg der Glukose, so dass nur der Weg dorthin beschrieben (und gelernt …) werden muss.

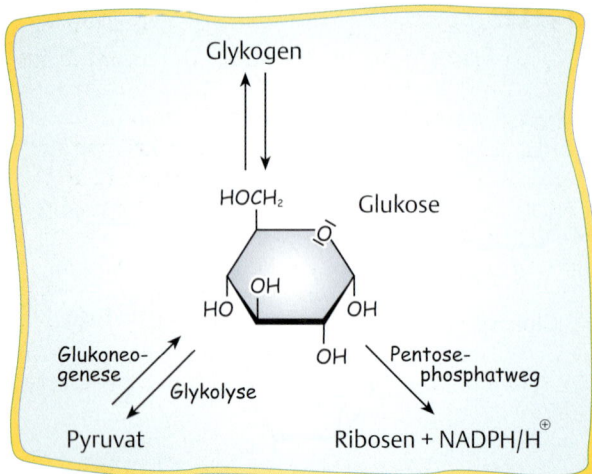

**Glykolyse.** Der Abbau der Glukose erfolgt im Rahmen eines der ältesten **energieliefernden** Reaktionswege überhaupt, der Glykolyse (gr. glykys = süß, lysis = Auflösung, ↗ S. 83). Sie findet **in allen Zellen** statt und liefert als Produkte Pyruvat, ATP und NADH/H⁺, das anschließend in der Atmungskette noch mehr ATP liefert.

Pyruvat hat zwei Möglichkeiten, weiter zu reagieren:
1. Unter anaeroben Bedingungen reagiert es zum **Laktat**, das eine Endstation in der Energiegewinnung darstellt.
2. Unter aeroben Bedingungen führt der weitere Weg zum **Acetyl-CoA**, dem zentralen Molekül des Stoffwechsels.

Acetyl-CoA kann nun entweder weiter der Energieerzeugung dienen (Citratzyklus, ↗ S. 193 und Atmungskette, ↗ S. 208), oder es wird als Baustein für Biosynthesen, z.B. von Fettsäuren und Cholesterin genutzt.

**Der Pentosephosphatweg** (↗ S. 99) findet ebenfalls **in allen Zellen** statt (wenn auch mit unterschiedlicher Aktivität) und hat zwei Aufgaben:
1. Es entstehen **Ribosen** (= 5er-Zucker) für alle Nukleotide (ATP, GTP …), und damit auch für die DNA und RNA (↗ S. 242).
2. Der Elektronentransporter **NADPH/H⁺** für die Biosynthesen von Fettsäuren (↗ S. 134), Cholesterin (↗ S. 148) und Steroiden sowie für die Biotransformation in der Leber (↗ S. 527) und zur Entfernung giftiger Peroxide im Erythrozyten (↗ S. 481) wird geliefert.

**Glykogen.** Manchmal liegt mehr Glukose vor, als zur Grundversorgung unseres Körpers erforderlich ist – z.B. direkt nach einer Mahlzeit. Dann nutzen **Leber** und **Muskeln** die überschüssige Glukose, um daraus den **Speicherstoff** Glykogen herzustellen (↗ S. 103).

In Notzeiten und nachts, wenn wir nichts essen, ist zu wenig Glukose im Blut, um damit das Gehirn und die Erythrozyten versorgen zu können – beide sind absolut auf Glukose als Energielieferanten angewiesen. Jetzt wird in der Leber Glykogen zu Glukose abgebaut und zur Versorgung dieser Organe an das Blut abgegeben.

Der Muskel dagegen baut sein Glykogen ab, wenn er arbeiten muss und verbraucht die entstehende Glukose selbst (↗ S. 103).

**Glukoneogenese.** Die Glukose-Biosynthese bezeichnet man als Glukoneogenese (gr. neo = neu, genesis = Erzeugung, ↗ S. 110). Sie läuft **hauptsächlich in der Leber** ab und dient wie der Glykogenabbau dazu, den **Blutglukosespiegel** zwischen den Mahlzeiten und während längerer Hungerzeiten aufrechtzuerhalten. (Der Glykogenspeicher ist nämlich begrenzt und reicht nur für etwa 24 Stunden.)

Neben der Leber sind nur noch die Nieren und ein wenig auch der Darm in der Lage, Glukose zu erzeugen und damit andere Organe zu versorgen.

## Vom Teller bis in unsere Zellen

Um einen guten Überblick über das Schicksal der Kohlenhydrate in unserem Körper zu erhalten, beschreiben wir nun den Weg der Glukose von der Nahrung bis in unsere Zellen. Am Ende dieses Abschnitts steht die Herstellung von Glukose-6-Phosphat in der Zielzelle – einer Form der Glukose, die die Zelle nicht mehr verlassen kann.

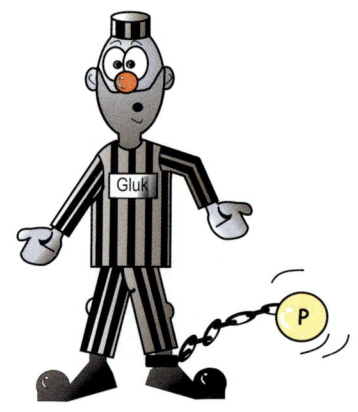

### Aufnahme über die Verdauung

Bevor die Kohlenhydrate am Stoffwechsel teilhaben können, müssen sie in unseren Körper gelangen. Dies geschieht über die Nahrung, mit der wir vor allem die „Glukoselieferanten" Stärke, Glykogen, Saccharose und Laktose aufnehmen, zum Teil aber auch die Monosaccharide Glukose und Fruktose selbst.

Nur die Monosaccharide können ins Blut aufgenommen werden, da für sie spezifische Transportmechanismen im Darm existieren.

**Die Glukoseresorption** erfolgt dabei **natriumabhängig** und **sekundär-aktiv.** Die Glukose wird zunächst zusammen mit Natrium, ohne ATP-Verbrauch (= passiv) in die Enterozyten aufgenommen. Das klappt nur, solange dieses Natrium an der anderen Seite (= basal) auch wieder aus der Zelle heraus geschleust wird, damit ein Gradient aufgebaut werden kann. Dieses Ausschleusen geschieht aktiv durch die Na⁺/K⁺-ATPase, die ATP verbraucht, weshalb der ganze Vorgang als *sekundär-aktiv* bezeichnet wird.

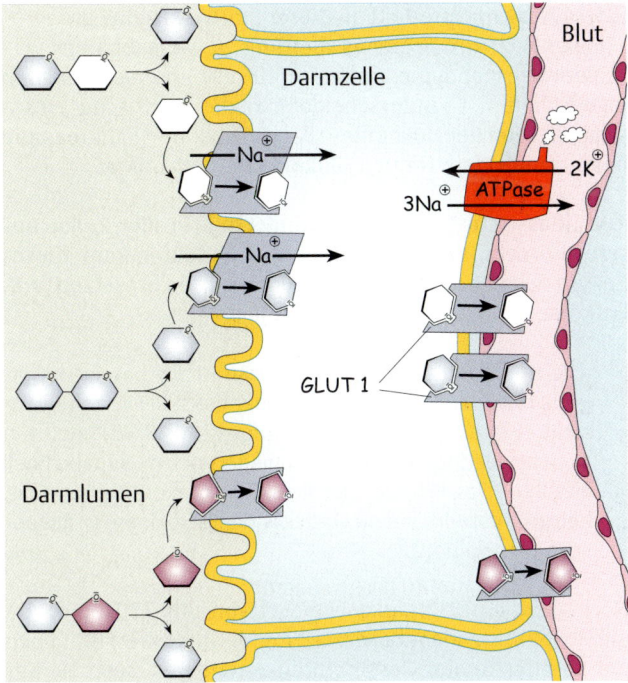

| Diesen **Na⁺/Glukose-Symporter** gibt es auch noch in der Niere, also überall dort, wo Glukose aus der „Außenwelt" in unseren Organismus aufgenommen werden soll.

Interessanterweise ist es nicht erforderlich, Kohlenhydrate mit der Nahrung aufzunehmen. Sie sind für unseren Organismus so wichtig und werden bei einem Mangel innerhalb sehr kurzer Zeit benötigt, so dass der Körper nicht darauf warten kann, bis wir sie mit der Nahrung zu uns nehmen und sie deshalb selber herstellt.

| Es gibt also für unseren Organismus keine essenziellen Kohlenhydrate.

## Transport im Blut

Da alle Monosaccharide gut wasserlöslich sind, lösen sie sich auch gut im Blut und gelangen auf diesem Weg problemlos zu ihren Zielzellen.

| Die Konzentration von Glukose im Blut beträgt 80 – 120 mg/dl.

## Wie kommen die Kohlenhydrate in die Zellen?

An den Zielzellen angekommen, müssen die Monosaccharide zuerst die Zellmembran überwinden, um in das Zytosol zu gelangen, denn dort laufen die Reaktionen des Stoffwechsels ab. Nun ist die Fettschicht in unseren Zellmembranen für Glukose zwar nicht prinzipiell undurchlässig,

aber doch etwas hinderlich. Daher haben sich im Laufe der Evolution spezielle **Glu**kose-**T**ransporter (**GLUTs**) entwickelt, die die Hexosen entsprechend dem Konzentrationsgefälle in die Zelle hineintransportieren. Dieser Vorgang wird als **erleichterte Diffusion** bezeichnet und erfordert es, die Konzentration an Glukose in der Zelle niedrig zu halten, damit ständig welche von außen – *mit* dem Konzentrationsgefälle – nachfließen kann. Die Zelle löst dieses Problem, indem sie die Glukose sofort nach ihrem Eintritt mit einem Phosphat versieht. Damit ist die Glukose selbst aus dem Gleichgewicht genommen und es kann neue nachfließen. (Klar, dass nun auch das Glukose-6-Phosphat weiterreagieren muss, da man sonst nicht viel gewonnen hat; aber dafür gibt es ja genügend Möglichkeiten, wie man auf S. 81 sehen kann.)

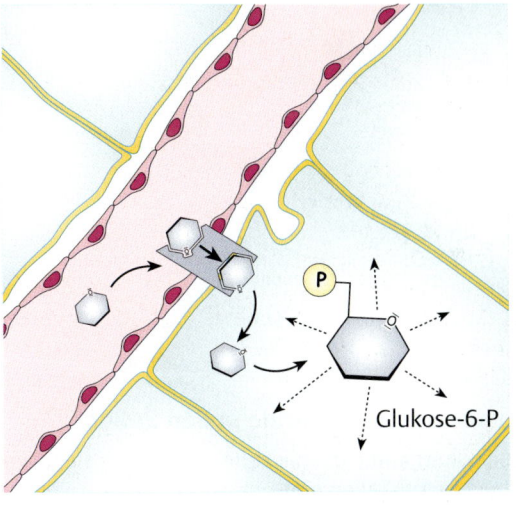

Bei den GLUTs muss man dann noch unterscheiden, ob sie permanent tätig sein können, oder ob sie auf die Anwesenheit von **Insulin** angewiesen sind. Dieses, für den Energiehaushalt unseres Organismus so wichtige Hormon kommt gleich noch kurz zur Sprache, dann aber vor allem ausführlich im Hormonteil (↗ S. 352).

**GLUTs 1 und 3** sind für die Grundversorgung vieler Gewebe mit Glukose verantwortlich, dazu gehören auch die ausschließlich auf Glukose angewiesenen Zellen des Gehirns und die Erythrozyten. Um dieser Aufgabe gerecht zu werden, befördern GLUT 1 und 3 Glukose **insulinunabhängig** und haben eine **hohe Affinität** für Glukose.

**GLUT 2** ist auf Hepatozyten (= Leberzellen) sowie auf den β-Zellen des Pankreas (= Bauchspeicheldrüse) zu finden und sorgt für eine angemessene Reaktion dieser Organe auf den wechselnden Blutglukosespiegel (↗ S. 355).
GLUT 2 befindet sich auch auf der basolateralen (= zur Blutseite gelegenen) Seite von Zellen der intestinalen Mukosa. Dort schleust er die Nahrungsglukose aus den Zellen hinaus ins Pfortaderblut.
Dieser Transporter ist ebenfalls **insulinunabhängig**, hat aber nur eine **geringe Affinität** für Glukose.

**GLUT 4** kommt auf Adipozyten (= Fettzellen) und Muskelzellen vor. Gespeichert wird er im Zytosol dieser Zellen in der Membran von Vesikeln.

Befindet sich viel Glukose im Blut, steigt der Insulinspiegel. Das Hormon Insulin verursacht in Muskel- und Fettzellen den Einbau der Speichervesikel mit GLUT 4 in die Zellmembran. GLUT 4 ist also **insulinabhängig**. Das ist sehr sinnvoll, da so der hohe Blutglukosespiegel nach Nahrungsaufnahme rasch gesenkt und die Glukose als Glykogen (Skelettmuskel) sowie Triacylglycerin (Fettgewebe) gespeichert werden kann.

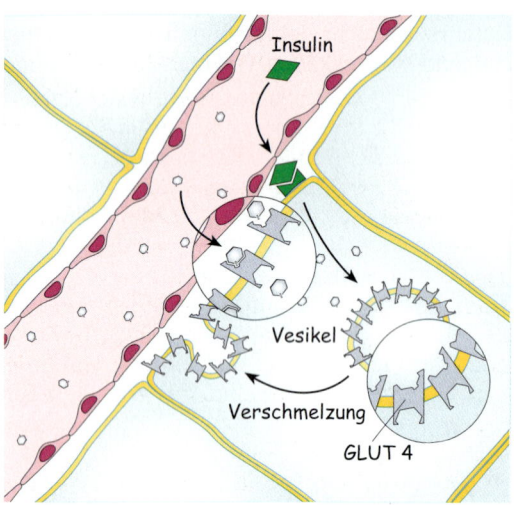

## Festhalten der Monosaccharide in den Zellen

Sofort nach der Aufnahme in eine Zelle werden die Hexosen phosphoryliert (= Anhängen eines Phosphatrests).

> Das negativ geladene Phosphat macht die Hexosen so polar, dass sie das lipophile Innere einer Zellmembran nicht mehr überwinden können und verhindert damit, dass die Zucker der Zelle sofort wieder entwischen (= Phosphatfalle).

Außerdem wird durch diese Reaktion die Glukose selbst aus dem Gleichgewicht entfernt. Erst so können per Diffusion neue Glukosemoleküle aus dem Blut nachströmen.

Verschiedene Organe haben nun unterschiedliche Aufgaben und verwerten deshalb auch die Glukose unterschiedlich. Dem wird auch in der Ausstattung der Zellen mit Enzymen Rechnung getragen.

**Glukose-6-Phosphat** entsteht aus Glukose mithilfe des Enzyms **Hexokinase**. Als Phosphatspender dient **ATP**, das dadurch zu ADP wird.

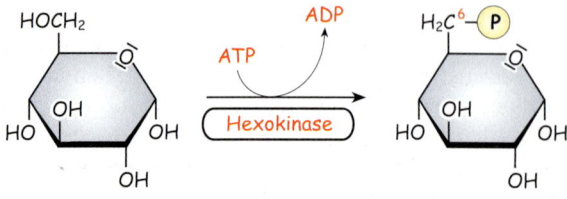

Glukose                    Glukose-6-Phosphat

Diese Reaktion wird zwar meist als die erste Reaktion der Glykolyse geführt ( ↗ S. 84), man kann sie aber genauso gut als die erste Reaktion des Pentosephosphatwegs und der Glykogensynthese bezeichnen, denn Glukose-6-Phosphat ist ein Ausgangsprodukt all dieser Stoffwechselwege.

Von der Hexokinase gibt es allerdings gewebeabhängig verschiedene Isoenzyme, mit zum Teil sehr unterschiedlichen Eigenschaften. So unterscheidet man die „klassische" Hexokinase (I) von der Hexokinase IV aus Leber und Pankreas, die besser unter dem Namen **Glukokinase** bekannt ist.

**Die „klassische" Hexokinase** findet man **in allen Zellen** unseres Körpers. Wie der Name schon andeutet, kann dieses Enzym neben Glukose auch andere Hexosen umsetzen (z. B. Fruktose, Galaktose und Mannose).

> Die Hauptaufgabe der **Hexokinase** ist die basale Versorgung der Zellen mit Glukose. Daher hat sie eine **hohe Affinität** zu ihren Substraten (= niedrige $K_M$, ↗ S. 65) und kann auch bei niedrigem Blutzuckerspiegel noch maximal schnell arbeiten. Das Produkt der Reaktion, Glukose-6-Phosphat, **hemmt** rückwirkend die Aktivität der Hexokinase (= negative Rückkopplung).

Normal ist ein Blutglukosespiegel von 80 – 120 mg/dl. Da die Hexokinase sogar bei etwa 2 mg/dl Glukose im Blut noch mit halbmaximaler Geschwindigkeit arbeitet, setzt sie unter physiologischen Bedingungen ihre Substrate immer mit Maximalgeschwindigkeit um.

**Das Hexokinase-Isoenzym Glukokinase** katalysiert die gleiche Reaktion wie die Hexokinase, kommt jedoch nur in den **Leberzellen** und den β-Zellen des **Pankreas** vor. Im Gegensatz zur Hexokinase phosphoryliert sie **spezifisch Glukose** und beginnt erst bei einem hohen Blutglukosespiegel effektiv zu arbeiten (z. B. nach Nahrungsaufnahme).

> Die **Glukokinase** besitzt im Gegensatz zur Hexokinase eine **geringe Affinität** für Glukose (= hohe $K_M$ mit halbmaximaler Geschwindigkeit erst bei etwa 200 mg/dl, die unter physiologischen Bedingungen nur kurz nach der Nahrungsaufnahme erreicht wird) und wird **nicht** von Glukose-6-Phosphat **gehemmt**.

Die Glukokinase passt sich daher über weite Strecken dem Glukoseangebot im Blut an und verstoffwechselt bei Mangel wenig, bei Überangebot sehr viel Glukose. Dieses Enzym stellt also eine Art **Puffer für den Blutzuckerspiegel** dar.

## Zusammenspiel von GLUTs und „Phosphorylierern"

**GLUT 1, 3, 4 und die Hexokinase** sind die Zucker-Grundversorger. Sie verfügen über eine **hohe Affinität** für Glukose und befinden sich in den Zellen, die auf Glukose als Energielieferanten angewiesen sind. Selbst bei niedrigem Blutglukosespiegel arbeitet dieses System noch maximal und kann die Versorgung einer Zelle mit Glukose sicherstellen.

Die Menge an Glukose, die in der Zelle verstoffwechselt wird, ist *unabhängig* vom Blutglukosespiegel. Sie hängt vielmehr von der Menge der in der Zelle vorliegenden Hexokinase ab.

Wie viele Moleküle Hexokinase sich in einer Zelle befinden, wird durch den Glukosebedarf dieser Zelle gesteuert. Je mehr Glukose eine Zelle braucht, desto mehr Hexokinase muss sie produzieren.

Eine Zelle, die über dieses System mit Glukose versorgt wird, „weiß" dabei nicht, wie viel Glukose sich im Blut befindet – sie nimmt sich einfach immer, was sie braucht.

**GLUT 2 und Glukokinase** befinden sich in der **Leber** und den β-Zellen des **Pankreas**. Beide weisen eine **niedrige Affinität** für Glukose auf. Entsprechend den Glukosespiegeln im Blut wird so mal mehr, mal weniger Zucker in die Zelle transportiert. Da dieses System gut auf schwankende Blutglukosespiegel reagieren kann, dient es als Glukosesensor.

In der Leber wird nach einer Nahrungsaufnahme die überschüssige (= die von den übrigen Organen nicht mehr benötigte) Blutglukose in ihre Speicherform Glykogen umgewandelt oder dient dem Aufbau von Fettsäuren (für die Fettzellen). In Hungerzeiten sichert die geringe Affinität der Glukokinase (der Leber) für Glukose zunächst die Versorgung der Organe, die auf Glukose angewiesen sind (z. B. Gehirn und Muskulatur, die ja mit Hexokinase bestückt sind), bevor sie den Überschuss in der Leber speichert.

Im Pankreas sorgt die Glukokinase dafür, dass entsprechend der Glukosemenge im Blut Insulin gebildet und ins Blut abgegeben wird ( ↗ S. 355). Befände sich dort die Hexokinase, die ja *ständig* maximal arbeitet, wären die β-Zellen völlig unflexibel und würden permanent Insulin ausschütten.

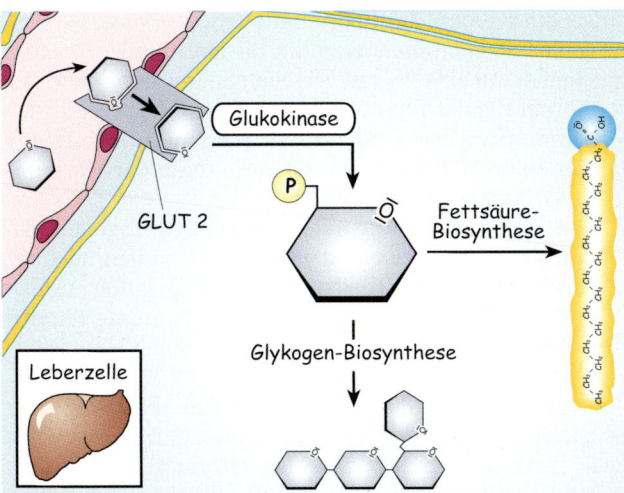

Leberzelle

## Der Kohlenhydrat-Stoffwechsel und unser Organismus

Wie schon angesprochen, spielt es für das Schicksal der Glukose in der Zelle eine große Rolle, wo im Körper sich diese befindet (z. B. in der Leber oder im Gehirn).

In diesem Abschnitt sind daher die unterschiedlichen Wege von **Glukose-6-Phosphat** in Abhängigkeit vom jeweiligen Organ zusammengestellt.

Anschließend geht es um häufige **Erkrankungen**, die auf Störungen des Kohlenhydrat-Stoffwechsels beruhen.

### Glukose-6-Phosphat – ein Molekül, vier Wege

Glukose-6-Phosphat ist ein zentrales Molekül des Kohlenhydratstoffwechsels und kann – ähnlich wie das Acetyl-CoA ( ↗ S. 189) – nicht nur einem Stoffwechselweg zugeordnet werden. Je nach Stoffwechsellage und Bedürfnis des Körpers hat Glukose-6-Phosphat vier verschiedene Möglichkeiten zu reagieren:

1. Abbau über die Glykolyse (jede Zelle);
2. Abbau über den Pentosephosphatweg (jede Zelle);
3. Stoffwechsel von Glykogen (Leber- und Muskelzellen);
4. Abspaltung des Phosphatrests und Bildung von freier Glukose als letztem Schritt der Glukoneogenese (Leber- und Nierenzellen).

**Wege von Glukose-6-Phosphat in jeder Zelle.** Werden Energie oder Baustoffe für Fettsäuren und Cholesterin benötigt, kann Glukose-6-Phosphat über die Glykolyse abgebaut werden.

Werden Ribosen für Nukleotide (ATP, GTP …) oder Reduktionsäquivalente (NADPH/H⁺) für die Biosynthese von Fettsäuren und Cholesterin benötigt, kann Glukose-6-Phosphat den Pentosephosphatweg einschlagen. Dieser Stoffwechselweg benötigt keinen Sauerstoff.

**Wege von Glukose-6-Phosphat in der Muskulatur.** Neben der Glykolyse und dem Pentosephosphatweg kann in der Muskelzelle aus Glukose-6-Phosphat noch Glykogen hergestellt werden. Die Glykogen-Biosynthese läuft nur ab, wenn viel Glukose-6-Phosphat zur Verfügung steht (z. B. nach Nahrungsaufnahme).

Bei Beanspruchung des Muskels wird Glykogen über Zwischenprodukte wieder zu Glukose-6-Phosphat abgebaut, das in der Muskelzelle bleibt und dort über die Glykolyse zu Energie (= ATP) verstoffwechselt wird.

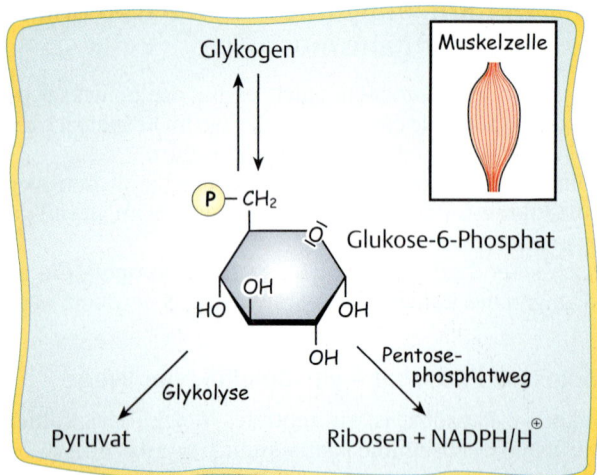

**Wege von Glukose-6-Phosphat in der Leber.** Glykolyse, Pentosephosphatweg sowie Glykogensynthese und -abbau laufen auch in den Leberzellen ab. Im Unterschied zu den Muskelzellen kann die Leber jedoch aus Glukose-6-Phosphat auch noch freie Glukose herstellen und ins Blut abgeben.

Der Grund dafür ist ein besonderes Enzym: die Glukose-6-Phosphatase. Dieses Enzym haben übrigens nur die Organe, die Glukoneogenese betreiben (Leber, Nieren und ganz wenig auch der Darm).

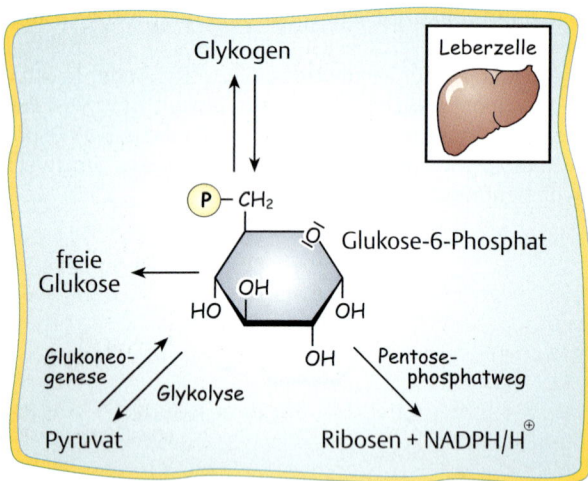

### Kohlenhydrat-Stoffwechsel und Krankheiten

Eine Erkrankung, mit der viele (typische) internistische Patienten aufwarten können, ist der **Diabetes mellitus** ( ↗ S. 357). Seine Auswirkungen auf den Organismus und seine Folgen für die Patienten sind nur zu verstehen, wenn man einen Überblick über den Kohlenhydrat-Stoffwechsel hat.

Zahlreiche andere Erkrankungen beruhen auf **Enzymdefekten** im Bereich des Kohlenhydrat-Stoffwechsels. Ein Beispiel dafür ist eine Störung des Pentosephosphatwegs, der

ein Mangel an Glukose-6-Phosphat-Dehydrogenase zu Grunde liegt, woran einige hundert Millionen Menschen auf der Erde leiden ( ↗ S. 102).

Für alle Störungen im Bereich des Stoffwechsels ist es wichtig zu wissen, in *welchen* Zellen *welche* Reaktionen ablaufen. Wenn eine Reaktionskette beispielsweise nur in der Leber stattfindet, wird sich eine Störung auch in erster Linie dort bemerkbar machen, was wiederum von großem diagnostischem Nutzen ist.

Andererseits gibt es Stoffwechselwege, die zwar in vielen verschiedenen Zellen ablaufen, dort aber unterschiedlich wichtig sind. Ein Defekt betrifft dann zwar alle diese Zellen, und es kann zu ganz unspezifischen Symptomen aus ganz verschiedenen Bereichen kommen, ein bestimmtes Organ ist jedoch meist *zuerst* oder am *schlimmsten* geschädigt.

Der schon erwähnte Mangel an Glukose-6-Phosphat-Dehydrogenase (Pentosephosphatweg, ↗ S. 99) beeinträchtigt beispielsweise jede Zelle im Organismus. Die Symptome gründen sich jedoch vor allem auf die besonders wichtige Rolle dieses Stoffwechselwegs in Erythrozyten.

## Grundmechanismen der Regulation

Klar, dass ein so komplexes Geschehen wie der Stoffwechsel in unseren Zellen auch reguliert werden muss. Für sämtliche Stoffwechselwege gelten dabei bestimmte Grundprinzipien, die wir hier kurz vorstellen.

Im Anschluss daran geht es ganz konkret um die wichtigsten Mechanismen, mit denen unsere Zellen und unser Organismus in den Kohlenhydrat-Stoffwechsel eingreifen.

### Grundprinzipien der Stoffwechselregulation

Viele Stoffe können in unseren Zellen sowohl ab- als auch aufgebaut werden. Zur Koordination dieser Prozesse ist eine genaue Regulation notwendig, die überflüssige Reaktionen und damit eine Energieverschwendung verhindert. Unser Körper reguliert das Geschehen auf zwei Ebenen:

1. Der Stoffwechsel wird durch den **Organismus** gesteuert, der seine Wünsche den Zellen mithilfe der **Hormone** (= Wunschäußerung) mitteilt.
2. Der Stoffwechsel wird **innerhalb der Zelle** reguliert, damit alle Reaktionswege, die ineinander greifen, auch optimal zusammenarbeiten. Diese Regulation erfolgt durch **allosterische Effektoren**, die bestimmte Enzyme (= Schlüsselenzyme) aktivieren oder inaktivieren.

Betrachtet man den Biosynthese- und den Abbauweg einer Substanz, so stellt man fest, dass es innerhalb der jeweiligen Reaktionskette mindestens *einen* enzymatischen Schritt gibt, der nur in eine Richtung abläuft, also entweder in Richtung Aufbau *oder* in Richtung Abbau. An diesen so genannten **Schlüsselenzymen** wird ein Stoffwechselweg reguliert. Die Schlüsselenzyme der Biosynthesewege sind übrigens meist die der ersten Reaktion innerhalb der Reaktionskette. An dieser Stelle sei auch noch einmal auf ein wichtiges allgemeines Prinzip der Thermodynamik hingewiesen.

In unseren Zellen kann keine Reaktion ablaufen, die nicht freiwillig (ΔG negativ) verläuft. Energieverbrauchende Biosyntheseprozesse werden deshalb häufig an die Hydrolyse von ATP gekoppelt. Die dadurch erzeugte Abnahme der freien Enthalpie ( ↗ S. 61) sichert das Ablaufen des Gesamtprozesses.

## Regulation des Kohlenhydrat-Stoffwechsels

Die Regulation des gesamten Stoffwechsels wird im Wesentlichen durch fünf Hormone gesteuert. Im Zentrum der Regulation steht dabei der Kohlenhydrat-Stoffwechsel. **Insulin**, **Glukagon** und **Adrenalin** wirken vor allem **kurzfristig** über eine schnelle Umschaltung des Stoffwechsels in den betroffenen Zellen. Diese Steuerung erfolgt durch den sekundären Botenstoff **cAMP** ( ↗ S. 344).

Das zyklische Adenosinmonophosphat (cAMP) ist ein intrazelluläres Signal dafür, dass ein Mangel an Nährstoffen vorliegt. cAMP zeigt also einen Hungerzustand an.

Die **Glukokortikoide** (vor allem Cortisol) und die **Schilddrüsenhormone** wirken in erster Linie auf DNA-Ebene über eine Veränderung der Transkription der entsprechenden Schlüsselenzyme und beeinflussen dadurch **langfristig** deren Menge in der Zelle.

**Insulin und Glukagon** sind direkte Gegenspieler, die den Blutglukosespiegel regulieren. Insulin senkt den cAMP-Spiegel der Zielzellen und als Folge davon den Glukosespiegel im Blut. Glukagon hingegen steigert den cAMP-Spiegel vor allem der Leberzellen, die anschließend vermehrt Glukose ans Blut abgeben.

**Adrenalin** wirkt ebenfalls über eine Erhöhung des cAMP-Spiegels der Zielzellen – vor allem in der Muskulatur. Adrenalin hat u. a. die Funktion, den Muskelzellen eine bald bevorstehende Anstrengung zu melden.

**Cortisol** gehört zu den Glukokortikoiden und ist für die langfristige Kontrolle des Kohlenhydrat-Stoffwechsels zuständig. Dieses Hormon erhöht den Blutglukosespiegel durch Stimulation der Glukoneogenese in der Leber.

**Die Schilddrüsenhormone** verändern den Energiehaushalt ebenfalls langfristig und arbeiten hier im Sinne von Wachstum und Differenzierung unseres Organismus. Sie erhöhen den Glukosespiegel im Blut durch die vermehrte Aufnahme von Glukose im Darm und einen gesteigerten Glykogenabbau in der Leber.
Detailliertere Informationen zu diesen Hormonen finden sich ab Seite 350.

## 2.2 Die Glykolyse

Bei der Glykolyse (gr. glykys = süß, lysis = auflösen) handelt es sich um die wohl wichtigste Reaktionsabfolge in der Biochemie. Zum einen betreiben Zellen sie schon seit Ewigkeiten, zum anderen war sie eine der ganz frühen Entdeckungen der Biochemiker. Klar also, dass die Frage nach der Glykolyse in einer Prüfung eine potenzielle „Letalfrage" darstellt …
Die Glykolyse beschreibt den Abbau von Glukose zu **Pyruvat** (aerobe Glykolyse = ausreichend Sauerstoff vorhanden) oder **Laktat** (anaerobe Glykolyse = Sauerstoffmangel). Sie findet auch in ganz einfachen Organismen (z. B. Einzellern) statt.

Für die Glykolyse selbst (auch die aerobe) wird *kein* Sauerstoff benötigt, auch wenn dies die Unterscheidung von „aerober" und „anaerober" Glykolyse nahelegt. Man spricht deshalb von aerober Glykolyse, weil hier ein Endprodukt (= Pyruvat) entsteht, das schließlich im Rahmen der Atmungskette – aerob – vollständig abgebaut werden kann.

In unseren Zellen hat die Glykolyse zwei Aufgaben:
1. Sie dient dem Abbau von Glukose zur Erzeugung von **Energie** (zum einen *direkt* in Form von ATP, zum anderen *indirekt* in Form von NADH/H$^+$, das dann über die Atmungskette ATP liefert).
2. Sie liefert **Bausteine** für Biosynthesen (z. B. das Acetyl-CoA aus Pyruvat) für die Synthese von Fettsäuren und Cholesterin).

Eine Besonderheit der Glykolyse ist, dass sie in **jeder Zelle** ablaufen kann. Da sie im **Zytoplasma** lokalisiert ist, findet sie sogar in so hochdifferenzierten Zellen wie den Erythrozyten statt, die keine Zellorganellen mehr besitzen.
Außerdem bietet die Glykolyse die einzige Möglichkeit für unseren Körper, ohne Sauerstoff Energie zu erzeugen. Damit kann weder der Stoffwechsel der Fettsäuren noch der der Aminosäuren aufwarten …

**Reaktionsprinzip.** Beim Abbau von Glukose werden Bindungen gespalten, wodurch Energie freigesetzt wird.
Unter dem Gesichtspunkt der Energiegewinnung kann man die Glykolyse in zwei Phasen teilen:
1. Die **Vorbereitungsphase**: Für die ersten fünf Reaktionen der Glykolyse wird Energie in Form von zwei ATP investiert. Das Ergebnis sind zwei Moleküle Glyceral-3-Phosphat pro eingesetztem Molekül Glukose, die dann weiter verstoffwechselt werden.
2. Die **Phase der Energieerzeugung**: Durch die nächsten fünf Reaktionen entstehen zwei Moleküle NADH/H$^+$, vier Moleküle ATP und zwei Moleküle Pyruvat.

Die Nettoausbeute an Energie beim Abbau eines Glukosemoleküls bis zu Pyruvat beträgt also **2 ATP**. Diese 2 ATP sind zwar – verglichen mit der Energie, die später die Atmungskette ( ↗ S. 208) liefert – ziemlich dürftig. Für Zellen jedoch, die gar keine Atmungskette besitzen (Erythrozyten) ist dies die einzige Möglichkeit, überhaupt Energie zu erzeugen. Zudem ermöglicht dieser kleine Energiegewinn vielen Zellen, einen vorübergehenden Sauerstoffmangel zu überleben ( ↗ S. 97) – allerdings nur, wenn dieser von kurzer Dauer ist. Zum weiteren Abbau kann Pyruvat zwei verschiedene Wege einschlagen:

- Ist genügend Sauerstoff vorhanden, erfolgt die komplette Oxidation zu $CO_2$ und $H_2O$ über die Atmungskette ( ↗ S. 208);
- bei Sauerstoffmangel erfolgt die Reduktion zu Laktat, das ins Blut abgegeben wird ( ↗ S. 97).

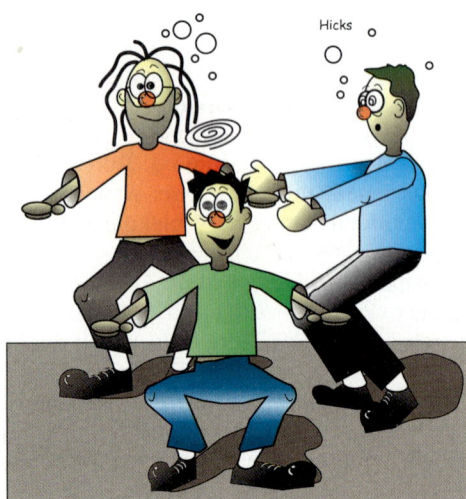

**Andere Organismen**, wie beispielsweise die Bierhefe, können Pyruvat zu Ethanol umbauen; eine Möglichkeit, die wir als Menschen zwar nicht haben, die für uns jedoch trotzdem nicht ganz uninteressant ist. Man stelle sich einmal vor, unsere Zellen wären noch in der Lage, Pyruvat zu Ethanol umzubauen: 20 Kniebeugen, und man hätte einen Vollrausch – völlig kostenlos …

Bevor wir jetzt Schritt für Schritt die einzelnen Reaktionen der Glykolyse durchsprechen, noch eine letzte prinzipielle Bemerkung: sämtliche Zwischenprodukte zwischen Glukose und Pyruvat liegen in **phosphorylierter Form** vor und können daher das Zytoplasma nicht verlassen.

## Vorbereitungsphase – von Glukose zu Glyceral-3-Phosphat

In diesem ersten Teil der Glykolyse wird der 6er-Zucker Glukose unter Energieaufwand in zwei gleich große, phosphorylierte 3er-Zucker gespalten.

**Glukose-6-Phosphat.** Da diese Substanz zu insgesamt vier Stoffwechselwegen gehört, wurde ihre Bildung bereits in der Einleitung auf S. 81 kurz vorgestellt. Aus historischen Gründen wird diese Reaktion allerdings meist der Glykolyse zugeschlagen, weshalb sie hier noch einmal genauer besprochen wird.
Nachdem Glukose durch erleichterte Diffusion mithilfe der Glukosetransporter (= GLUTs, ↗ S. 79) in die Zelle gelangt ist, wird sie durch das Enzym **Hexokinase** unter ATP-Verbrauch sofort phosphoryliert. Die Hexokinase-Reaktion ist **stark exergon**, daher **irreversibel** und eine der drei **Schlüsselreaktionen** der Glykolyse.

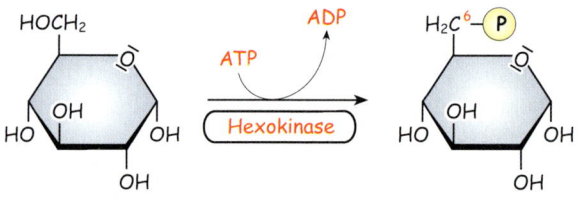

Glukose    Glukose-6-Phosphat

Kinasen besorgen sich ihr Phosphat *immer* aus ATP. Schlüsselenzyme sind die Regulationsstellen innerhalb eines Stoffwechselwegs. Sie bestimmen die Geschwindigkeit, mit der ein Stoffwechselweg abläuft.

**Fruktose-6-Phosphat.** In den beiden nächsten Schritten wird die Hexose ($C_6$-Zucker) auf die bevorstehende Teilung vorbereitet. Zunächst erfolgt eine Umgestaltung von Glukose-6-Phosphat, die nur die Form, nicht aber die Zusammensetzung des Moleküls betrifft.
Mithilfe der Glukose-6-Phosphat-Isomerase wird Glukose-6-Phosphat in Fruktose-6-Phosphat umgewandelt; ein Schritt, der leicht reversibel ist.

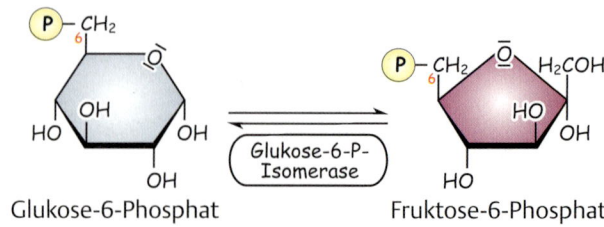

Glukose-6-Phosphat    Fruktose-6-Phosphat

**Fruktose-1,6-Bisphosphat.** Anschließend wird ein zweiter Phosphatrest in das Molekül eingebaut, damit nach der Teilung beide entstehenden Triosen mit jeweils einem Phosphat ausgestattet sind. Diese Phosphorylierung an $C^1$ zu Fruktose-1,6-Bisphosphat erfolgt durch die **Phosphofruktokinase** (**PFK**), ein besonders wichtiges Enzym der Glykolyse. Analog zur Hexokinase-Reaktion handelt es sich auch hier um eine Reaktion, bei der zur Lieferung des Phosphats ATP gespalten wird und die stark exergon verläuft.

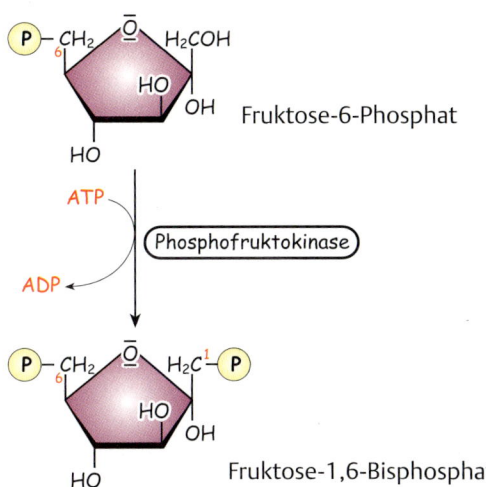

Die **stark exergone** Phosphofruktokinase-Reaktion ist der langsamste Schritt der Glykolyse und daher die **Schrittmacherreaktion**. Aus diesem Grund ist sie die am strengsten regulierte Reaktion innerhalb der Glykolyse und die PFK das **Schlüsselenzym** Nummer zwei.

> Das „Bis" im Bisphosphat ist kein Druckfehler, sondern stellt klar, dass die beiden Phosphatreste an unterschiedliche C-Atome gebunden sind (jeweils über eine Esterbindung). Sind sie dagegen an einem einzigen C-Atom hintereinander gebunden (wie bei ADP), spricht man von einem Diphosphat.

**Glyceral-3-Phosphat und Glyceron-3-Phosphat.** Nun folgt die Spaltung von Fruktose-1,6-Bisphosphat in zwei Triosen ($C_3$-Zucker). Das zuständige Enzym ist die Aldolase.
Durch diese Reaktion entstehen nicht zwei identische Produkte. Die beiden Moleküle haben zwar dieselbe Summenformel, die Atome der Fruktose sind also gerecht verteilt, aber ihre Strukturformeln unterscheiden sich leicht. Es entstehen die beiden Isomere Glyceral-3-Phosphat und Glyceron-3-Phosphat.

**Zweimal Glyceral-3-Phosphat.** Weiter reagieren kann nur das Glyceral-3-Phosphat, weshalb das Glyceron-3-Phosphat noch eine kleine Umwandlung erfahren muss. Für die Umwandlung der Ketose (Glyce**ron**-3-Phosphat, mit Keto-Gruppe) in die Aldose (Glyce**ral**-3-Phosphat, mit Aldehyd-Gruppe) sorgt die Triosephosphat-Isomerase.

Diese Isomerisierung erfolgt, obwohl das Verhältnis weit (über 95 %) auf Seite des Glyceron-3-Phosphats liegt. Der Grund dafür ist, dass das Glyceral-3-Phosphat schnell weiter abgebaut, das Produkt dieser Reaktion also schnell entfernt wird.
Für beide Triosen existieren auch immer noch deren alte Namen. Glycerinaldehyd-3-Phosphat für das Glyceral-3-Phosphat und Dihydroxyaceton-Phosphat für das Glyceron-3-Phosphat.

## Die Phase der Energieerzeugung – von Glyceral-3-Phosphat zu Pyruvat

Für den weiteren Abbau stehen jetzt also zwei Moleküle Glyceral-3-Phosphat zur Verfügung. Die folgenden Reaktionen laufen demnach pro Glukosemolekül zweimal ab. Dies darf nicht übersehen werden, da die Glykolyse sonst keine Energie liefern würde …

**1,3-Bisphosphoglycerat.** Nun kommen wir zu einer Reaktion der Glykolyse, in der das einzige Mal eine Oxidation abläuft. Die Glyceral-3-Phosphat-Dehydrogenase oxidiert Glyceral-3-Phosphat und fügt an $C_1$ ein anorganisches, also nicht aus ATP stammendes, Phosphat ein. Als Redoxpartner dient das Coenzym $NAD^+$, das zu $NADH/H^+$ reduziert wird. Das Produkt ist 1,3-Bisphosphoglycerat mit einer **energiereichen Säureanhydridbindung** am $C^1$.

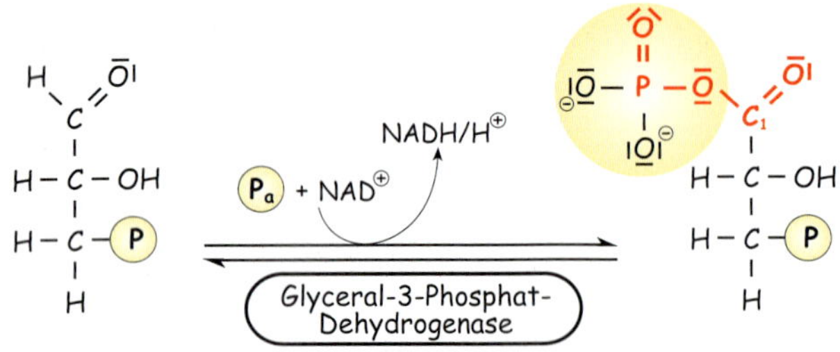

Glyceral-3-      1,3-Bisphospho-
Phosphat          glycerat

Diese Reaktion ist biochemisch ziemlich interessant. Die Aldehyd-Gruppe von Glyceral-3-Phosphat wird nämlich nicht einfach zu einer freien Carboxyl-Gruppe oxidiert. Die Energie wird vielmehr genutzt, um ein Anhydrid aus Carbonsäure und Phosphorsäure zu erzeugen. Dadurch wird die Energie der Oxidation kurzfristig konserviert. Außerdem kann auch noch das Coenzym $NAD^+$ reduziert werden, was in der Atmungskette noch einmal einige Moleküle ATP liefert ( ↗ S. 208).

**3-Phosphoglycerat.** Bei der jetzt folgenden Spaltung der Anhydridbindung wird die Energie wieder frei und zur Bildung von ATP aus ADP genutzt. Hierzu überträgt die 3-Phosphoglycerat-Kinase das eben angeheftete Phosphat auf ADP und es entsteht neben ATP das 3-Phosphoglycerat.

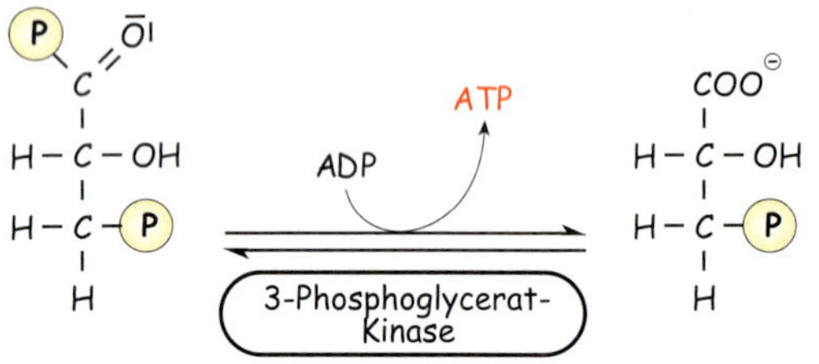

1,3-Bisphosphoglycerat          3-Phosphoglycerat

Erst an dieser Stelle führt die Glykolyse zum ersten Mal zu einem Energiegewinn: pro Molekül Glucose sind das **zwei ATP**. Damit hat die Zelle nun ihre investierte Energie wieder erwirtschaftet.

Da die bei dieser Reaktionskette frei werdende Energie nicht als Wärme verloren geht, sondern genutzt wird, um direkt ATP zu erzeugen, bezeichnet man den ganzen Vorgang als **Substratketten-Phosphorylierung** ( ↗ S. 87).

**2-Phosphoglycerat.** Um die nachfolgenden Reaktionen zu ermöglichen, erfolgt nun eine Umlagerung des Phosphats innerhalb des Moleküls. Diese durch eine Mutase (= Untergruppe der Isomerasen) katalysierte Reaktion führt zu 2-Phosphoglycerat.

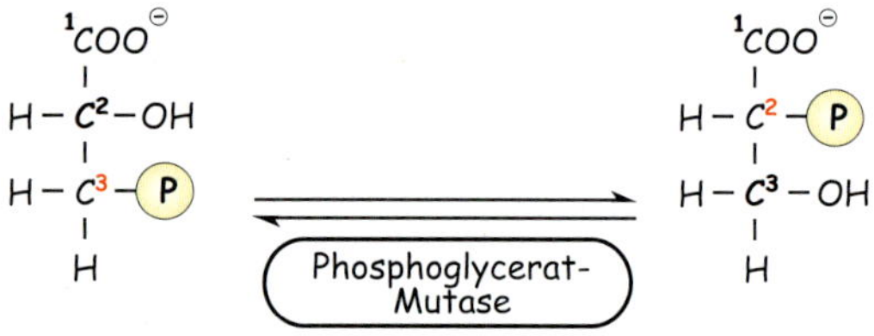

3-Phosphoglycerat          2-Phosphoglycerat

**Phosphoenolpyruvat.** Die folgende Reaktion ist zwar nicht besonders spektakulär, dafür aber biochemisch äußerst trickreich. Durch eine simple Wasserabspaltung mittels der Enolase entsteht Phosphoenolpyruvat, das Molekül mit dem **höchsten Phosphatgruppen-Übertragungspotenzial** unseres Körpers ($\Delta G^{0l}$ ca. -60 kJ/mol). Phosphoenolpyruvat ist damit wesentlich energiereicher als ATP ($\Delta G^{0l}$ ca. -30 kJ/mol) und kann daher für die Herstellung von ATP aus ADP genutzt werden.

> Das Phosphatgruppen-Übertragungspotenzial gibt die Menge an Energie ($\Delta G^{0l}$, ↗ S. 61) an, die bei der hydrolytischen Abspaltung von Phosphat aus einem Molekül frei wird.

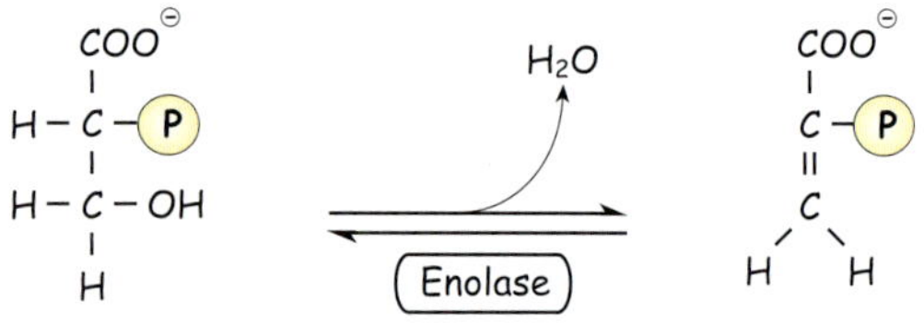

2-Phosphoglycerat          Phosphoenolpyruvat

**Pyruvat.** In der letzten Glykolyse-Reaktion spaltet die Pyruvatkinase das Phosphat von Phosphoenolpyruvat ab und überträgt es auf ADP, wobei das Pyruvat entsteht. Pro Molekül Glucose entstehen hier **zwei ATP** (und zwei Pyruvat).

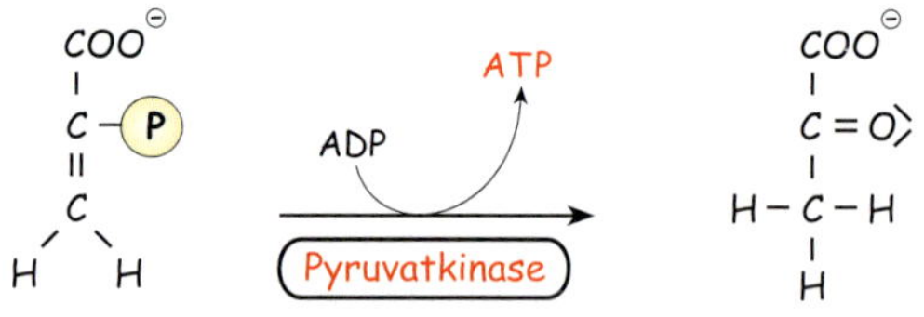

Phosphoenolpyruvat          Pyruvat

Bei dieser zweiten **Substratketten-Phosphorylierung** in der Glykolyse wird nicht nur ATP aus ADP und anorganischem Phosphat gebildet, sondern es werden zusätzlich noch über 30 kJ/mol an Energie frei. Die Reaktion ist also **exergon, irreversibel** und die Pyruvatkinase das letzte der drei **Schlüsselenzyme** der Glykolyse (Regulation, ↗ S. 92).

Einen entscheidenden Beitrag zu dem niedrigen $\Delta G^{0l}$-Wert liefert die Tatsache, dass zunächst nicht das Pyruvat selbst (also seine Ketoform), sondern die Enolform (Enolpyruvat) entsteht (Keto-Enol-Tautomerie, ↗ S. 19).

Die energetischen Fakten der Schlüsselreaktionen (Hexokinase, PFK, Pyruvatkinase) führen auch dazu, dass sich die Neusynthese von Glukose, die Glukoneogenese ( ↗ S. 110), einiges einfallen lassen muss, um diese Schritte zu umgehen.

**Die Substratketten-Phosphorylierung** ist ein Vorgang, bei dem außerhalb der Atmungskette ATP gebildet wird. Er tritt im Stoffwechsel an drei Stellen auf:
1. Bei der 3-Phosphoglycerat-Kinase-Reaktion in der Glykolyse.
2. Bei der Pyruvatkinase-Reaktion – ebenfalls in der Glykolyse.
3. Bei der Succinyl-CoA-Synthetase-Reaktion im Citratzyklus ( ↗ S. 195).

Bei der Substratketten-Phosphorylierung geht die Energie, die bei der Umwandlung von *Substraten* in einer Reaktions-*kette* frei wird, nicht als Wärme verloren, sondern wird durch *Phosphorylierung* in einer energiereichen Bindung konserviert.
Diese Bindung wird anschließend gespalten und das Phosphat auf ADP übertragen, wodurch energiereiches ATP neu gebildet wird.

Diese Art der ATP-Bildung ist von der *oxidativen* Phosphorylierung der Atmungskette zu unterscheiden, bei der aus ADP und anorganischem Phosphat ATP hergestellt wird ( ↗ S. 218).

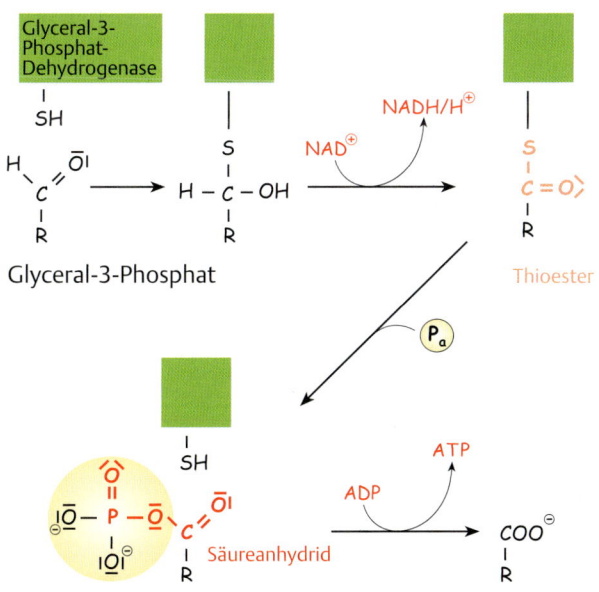

Glyceral-3-Phosphat-Dehydrogenase

Glyceral-3-Phosphat

Thioester

1,3-Bisphosphoglycerat

Säureanhydrid

energiereiche Verbindung
sehr energiereiche Verbindung

## Wie NADH/H⁺ zur Atmungskette gelangt

Das in der Glykolyse gebildete NADH/H⁺ muss, um Energie (= ATP) liefern zu können, in die Atmungskette eingehen. Das Problem dabei ist, dass die Glykolyse vollständig im Zytoplasma abläuft, die Atmungskette hingegen im Mitochondrium lokalisiert ist, und Elektronentransporter wie NADH/H⁺ nicht in der Lage sind, die innere Mitochondrienmembran zu durchdringen (die äußere Membran ist kein Hindernis …). Doch wie für so viele Probleme, bietet die Natur auch dafür eine Lösung:

**Der Malat-Shuttle.** Für das Molekül Malat besitzt die innere Mitochondrienmembran einen Shuttle-Mechanismus. Diesen nutzt die Zelle ganz geschickt, um den Wasserstoff des NADH/H⁺ in den Matrixraum des Mitochondriums zu befördern.
Die energiereichen Elektronen aus NADH/H⁺ werden (zusammen mit ihren Protonen) an Oxalacetat weitergegeben, wodurch dieses zu Malat reduziert wird. Malat wird per Shuttle ins Mitochondrium transportiert. Innen angekommen passiert das Gleiche noch einmal, nur in umgekehrter Richtung: der Wasserstoff wird auf NAD⁺ übertragen, das sich im Matrixraum befindet und dadurch zu NADH/H⁺ reduziert wird.

Die Reduktionsäquivalente (= NAD⁺, FAD) selbst sind *nicht* in der Lage, Membranen zu durchdringen. Beim Malat-Shuttle wird nur der Wasserstoff durch die innere Mitochondrienmembran transportiert und innen von (mitochondrialem) NAD⁺ übernommen.

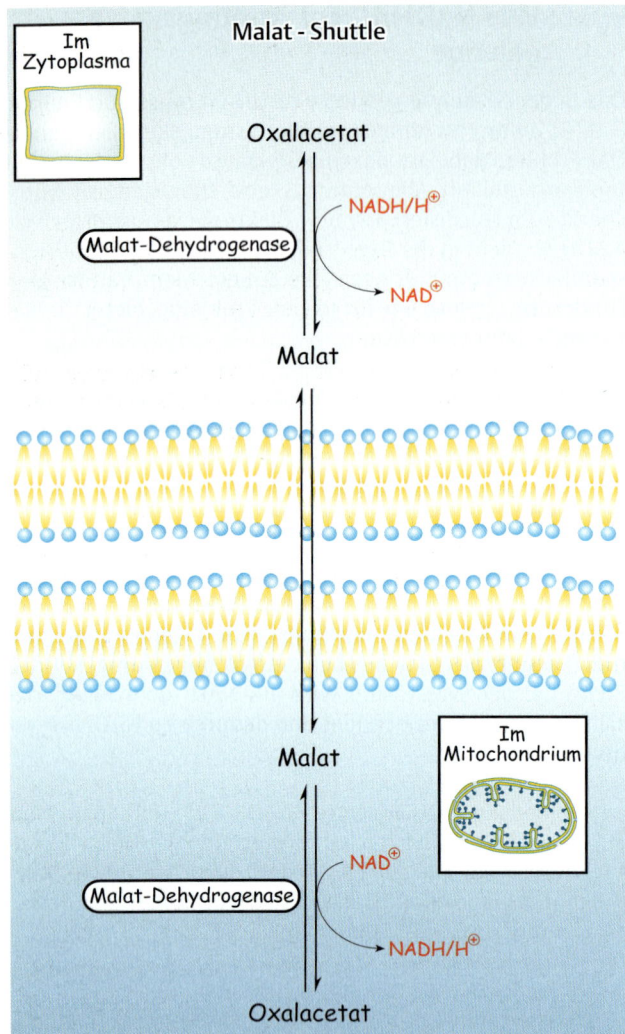

**Malat - Shuttle**

Im Zytoplasma

Oxalacetat

Malat-Dehydrogenase   NADH/H$^{\oplus}$ → NAD$^{\oplus}$

Malat

Malat

Im Mitochondrium

Malat-Dehydrogenase   NAD$^{\oplus}$ → NADH/H$^{\oplus}$

Oxalacetat

Der Weg, wie Oxalacetat wieder zurück ins Zytoplasma kommt, ist etwas abenteuerlich und wird erst bei der Atmungskette genau beschrieben. Wer es jetzt schon wissen möchte, kann auf Seite 219 nachsehen.

**Die Glykolyse im Überblick.** Damit man auch mal alles auf einen Blick hat, hier noch einmal die gesamte Reaktionsabfolge der Glykolyse.
Übrigens vermutet man schon seit einigen Jahren, dass die Enzyme der Glykolyse als eine Art „Multienzymkomplex" vorliegen, also nicht einfach einzeln frei im Zytosol herumschwimmen, sondern – jedenfalls teilweise – zu Komplexen zusammengelagert sind …

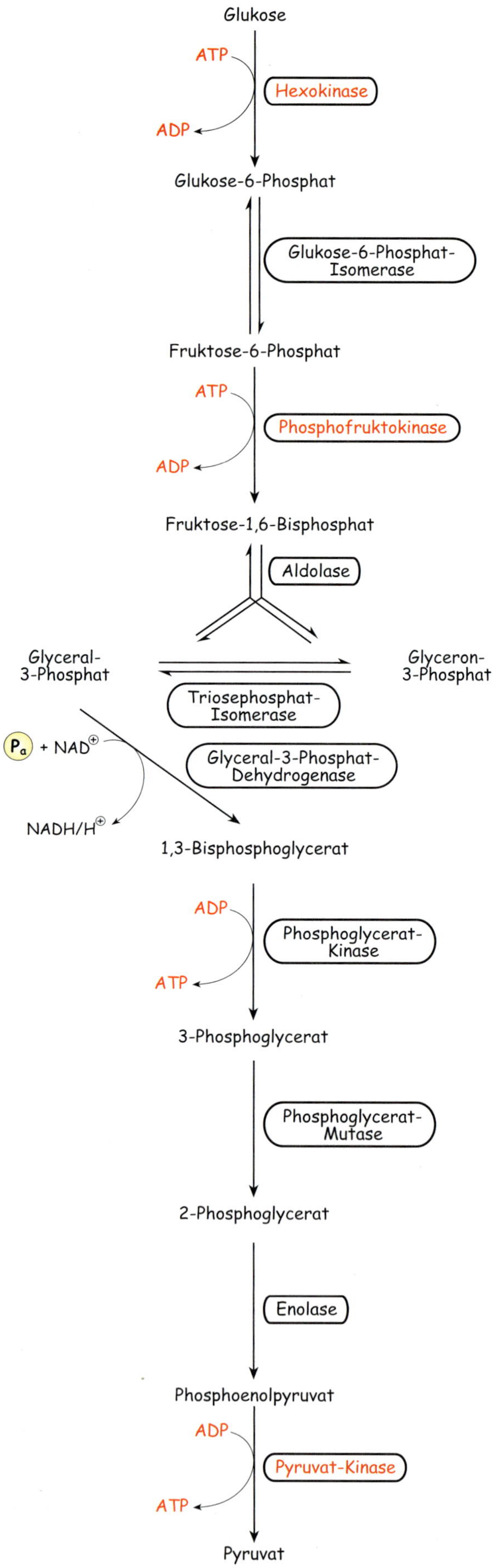

Glukose

ATP → ADP   Hexokinase

Glukose-6-Phosphat

Glukose-6-Phosphat-Isomerase

Fruktose-6-Phosphat

ATP → ADP   Phosphofruktokinase

Fruktose-1,6-Bisphosphat

Aldolase

Glyceral-3-Phosphat          Glyceron-3-Phosphat

Triosephosphat-Isomerase

$P_a$ + NAD$^{\oplus}$   Glyceral-3-Phosphat-Dehydrogenase

NADH/H$^{\oplus}$

1,3-Bisphosphoglycerat

ADP → ATP   Phosphoglycerat-Kinase

3-Phosphoglycerat

Phosphoglycerat-Mutase

2-Phosphoglycerat

Enolase

Phosphoenolpyruvat

ADP → ATP   Pyruvat-Kinase

Pyruvat

## Regulation der Glykolyse oder die Frage nach der Geschwindigkeit

Die Geschwindigkeit aller Stoffwechselwege wird über deren Enzyme reguliert. Für die Regulation der Glykolyse ist es wichtig, sich an ihre Aufgaben zu erinnern: Zum einen ist das die Energiegewinnung, zum anderen die Lieferung von Bausteinen für Biosynthesen. Ziel der Regulation ist es, die Geschwindigkeit der Glykolyse **organabhängig** so zu steuern, dass beide Anforderungen optimal erfüllt werden.
Wir werden zunächst einige allgemeine Prinzipien der Stoffwechselregulation vorstellen, um die Leser nicht zu verlieren, die sich noch nicht mit den Hormonen beschäftigt haben.

**Die Schlüsselreaktionen.** Bei einem komplexen Stoffwechselweg, wie z. B. der Glykolyse, werden nie *alle* Enzyme reguliert, sondern nur die Enzyme der Schlüsselreaktionen. Jeder Stoffwechselweg kann dabei mit mindestens *einer* Schlüsselreaktion aufwarten, die zudem noch häufig am Anfang der Reaktionskette zu finden ist. Es handelt sich um **stark exergone**, also unter zellulären Bedingungen **irreversible** Reaktionen.
Die Schlüsselenzyme arbeiten – verglichen mit den anderen Enzymen – recht **langsam**, verursacht durch eine schwache Wirksamkeit des zuständigen Enzyms. Die Geschwindigkeit dieser Reaktion hängt daher nicht vom Substratangebot ab (substratbegrenzte Reaktion), sondern von der Enzymaktivität, was man als **enzymbegrenzte Reaktion** bezeichnet.
Die Langsamkeit dieser Reaktionen drosselt die Geschwindigkeit der gesamten Reaktionssequenz und macht diese Enzyme zu wichtigen Kontrollstellen eines Stoffwechselwegs.

**Die Schrittmacherreaktion.** Gibt es mehrere solcher Schlüsselreaktionen, gilt das Prinzip „eine Kette ist so stark wie ihr schwächstes Glied": Der langsamste Teilschritt innerhalb der Reaktionsfolge ist **geschwindigkeitsbestimmend** und wird auch als **Schrittmacherreaktion** bezeichnet. Er ist die wichtigste Kontrollstelle eines Stoffwechselweges.

In der **Glykolyse** werden drei Enzyme reguliert:
- Hexokinase
- Phosphofruktokinase
- Pyruvatkinase

Alle drei Enzyme katalysieren Reaktionen, die unter zellulären Bedingungen stark exergon sind und damit Schlüsselreaktionen darstellen. Die Schrittmacherreaktion der Glykolyse wird von der Phosphofruktokinase katalysiert.

**Regulationsmöglichkeiten einer einzelnen Zelle.** Jede Zelle kann in einem gewissen Umfang ihre Stoffwechselwege unabhängig vom Organismus autark regulieren. Dabei werden die Schlüsselenzyme von bestimmten Stoffen kontrolliert, die innerhalb der Zelle gebildet werden und verschiedene Zustände (z. B. Energiemangel oder Energieüberschuss) signalisieren. Man bezeichnet dies als **allosterische Regulation** ( ↗ S. 67), die zwei wichtige Aufgaben hat:

- Sie sorgt dafür, dass nur so viele Produkte hergestellt werden, wie auch gerade notwendig sind. Damit dient sie der **Homöostase** innerhalb der Zelle.
- Sie stellt sicher, dass eine Zelle trotz der Wünsche des Organismus nur im Rahmen ihrer Möglichkeiten arbeitet und hat daher eine **Schutzfunktion**.

Eine Leberzelle wird z. B. nur dann Glukose für den Organismus herstellen, wenn sie selbst genügend Energie zur Verfügung hat, um sich daran nicht kaputt zu arbeiten – denn davon hätte der Restmensch auch nichts.

**Regulationsmöglichkeiten der Organe.** Die Stoffwechselwege, wie z. B. die Glykolyse, erfüllen in verschiedenen Organen zum Teil unterschiedliche Aufgaben. Diese Unterschiede machen sich häufig auch in deren Regulation bemerkbar. Eine ganz besondere Rolle bei der Regulation des Stoffwechsels nimmt die **Leber** ein. Zum einen sichert sie die Versorgung anderer Organe (z. B. Gehirn, Erythrozyten und Muskulatur) mit Glukose, zum anderen puffert sie einen hohen Blutglukosespiegel nach Nahrungsaufnahme durch Bildung des Glukosespeichers Glykogen und die Biosynthese von Fettsäuren (für die Fettzellen) ab.

**Regulationsmöglichkeiten des Organismus.** Der Körper verwendet zur Steuerung des Stoffwechsels **Hormone** (= Botenstoffe). Diese Substanzen erreichen über das Blut zwar alle Organe, übermitteln ihre Information allerdings nur denen, die auch passende **Rezeptoren** für diese Hormone besitzen. Im Falle der „Energiehormone" sind dies nur Zellen, die auch eine Rolle im Energiestoffwechsel des Gesamtorganismus spielen; allen voran die Leber. Über Rezeptoren und einen zweiten, jetzt **intrazellulären Botenstoff** wird die Botschaft an die Zelle weitergeleitet. Für die Hormone des Energiestoffwechsels spielt meist das **cAMP** (= zyklisches Adenosinmonophosphat, ↗ S. 344) die Rolle des second messenger. Das cAMP ist ein allosterischer Aktivator des Enzyms **Proteinkinase A** (für cAMP, ↗ S. 344), die eine Reihe für sie spezifische Enzyme phosphoryliert. Ob die entsprechenden Enzyme durch diese **Interkonvertierung** ( ↗ S. 70) nun aktiviert oder inaktiviert werden, hängt von deren Aufgabe ab.

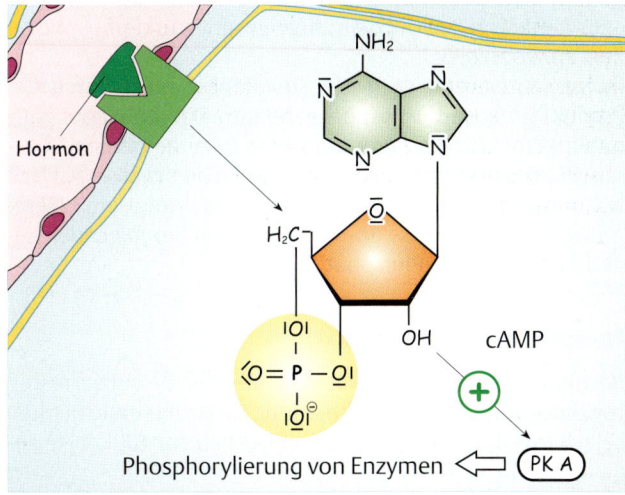

Phosphorylierung von Enzymen ⇐ PK A

Ein hoher cAMP-Spiegel in der Zelle und die dadurch verursachte Phosphorylierung interkonvertierbarer Enzyme ist ein **Hungersignal**. Es zeigt einen niedrigen Blutglukosespiegel an.

Aus diesem Satz lassen sich die meisten Stoffwechselregulationen ableiten. Damit ist er bestimmt eine der gewinnbringendsten Merkhilfen der gesamten Biochemie und wird daher in diesem Buch auch noch einige Male auftauchen. Mit ihm kann man sich z. B. leicht herleiten, welche der am Energiestoffwechsel beteiligten Enzyme phosphoryliert aktiv oder inaktiv vorliegen …

## Allosterische Regulation der Glykolyse

Hierbei handelt es sich um die **intrazelluläre Regulation** der Glykolyse, die in erster Linie **hormonunabhängig** funktioniert. Grundprinzip ist eine bei den Schlüsselreaktionen ansetzende Aktivierung oder Hemmung von Enzymen.

Bevor wir uns mit einigen Besonderheiten der drei Schlüsselenzyme befassen, sei darauf verwiesen, dass jede Regulation „vernünftig" verläuft. Stoffe, die eine gute Energieversorgung der Zelle anzeigen (z. B. **ATP** und **NADH/H⁺**), wirken als Hemmstoffe der Glykolyse.

Den gleichen hemmenden Effekt hat **Citrat** ( ↗ S. 193), eine Substanz, an deren Entstehung das Glykolyseprodukt Pyruvat beteiligt ist. Steigt in einer Zelle der Spiegel an Citrat, wird dieses vermehrt als Baustein für Biosynthesen verwendet ( ↗ S. 134). Steigt der Citratspiegel weiter, liegt irgendwann mehr vor, als für Biosynthesen verwendet werden kann. Nun hemmt Citrat die Glykolyse und damit seine eigene Neuentstehung, um eine Citrat-Überschwemmung der Zelle zu vermeiden.

**ADP** und **AMP** hingegen wirken aktivierend auf die Glykolyse, da sie einen Energiebedarf der Zelle anzeigen.

## Hexokinase und Glukokinase

Das Produkt der Hexokinasereaktion, **Glukose-6-Phosphat**, hemmt über eine allosterische Rückkopplung das Enzym und damit auch die Aufnahme von Glukose in die Zelle. Wenn eine Zelle also nicht mehr hinterherkommt, die aufgenommene Glukose weiter zu verarbeiten, dann braucht auch keine weitere Glukose aufgenommen und phosphoryliert zu werden.

Interessanterweise wird die Glukokinase *nicht* durch das Produkt Glukose-6-Phosphat gehemmt. Das steht aber ganz im Einklang mit der Funktion dieses Enzyms, einen Überschuss an Blutglukose abzubauen. Auch hier muss natürlich irgendwann einmal Schluss sein und so erfolgt eine Hemmung der Glukokinase durch das Produkt der *folgenden* Reaktion, **Fruktose-6-Phosphat**.

## Phosphofruktokinase (PFK-1)

Bei der PFK-1 handelt es sich um eines der kompliziertesten regulatorischen Enzyme überhaupt. Da sie das erste Schlüsselenzym ist, das wirklich ausschließlich zur Glykolyse ge-

hört (die vorgeschaltete Hexokinase kann ja vier Stoffwechselwegen zugeordnet werden, ↗ S. 80), ist sie die **wichtigste Kontrollstelle** (= Schrittmacherenzym) des gesamten Stoffwechselweges und wird auch als „Nadelöhr der Glykolyse" bezeichnet.

Neben der eingangs schon erwähnten allosterischen Hemmung durch ATP und Citrat sowie der Aktivierung durch ADP und AMP in allen Zellen gibt es in der Leber und in der Muskulatur noch eine ganz spezielle, hormonell gesteuerte Regulation der PFK-1 ( ↗ S. 351). Da die regulatorisch wirksame Substanz (= Fruktose-2,6-Bisphosphat) die PFK-1 allerdings allosterisch aktiviert, wird sie gleich hier besprochen.

**Fruktose-2,6-Bisphosphat** kommt nur in der **Leber** und der **Muskulatur** vor. Dort erfüllt sie eine besonders wichtige Signalfunktion als starker allosterischer Stimulator der PFK-1 und damit als **Beschleuniger der Glykolyse**.

Für die Produktion und den Abbau dieser Substanz verfügen sowohl Leber- als auch Muskelzellen über ein **bifunktionales Enzym** (= ein Enzym mit zwei unterschiedlichen enzymatischen Funktionen):

- Ein Teil des Enzyms ist die **Phosphofruktokinase-2** (**PFK-2**), die die Herstellung von Fruktose-2,6-Bisphosphat aus Fruktose-6-Phosphat in einer Parallelreaktion zur PFK-1 katalysiert.
- Der zweite Teil ist die **Fruktose-2,6-Bisphosphatase**, die ein Phosphat-Molekül aus Fruktose-2,6-Bisphosphat abspaltet, wodurch wieder Fruktose-6-Phosphat entsteht.

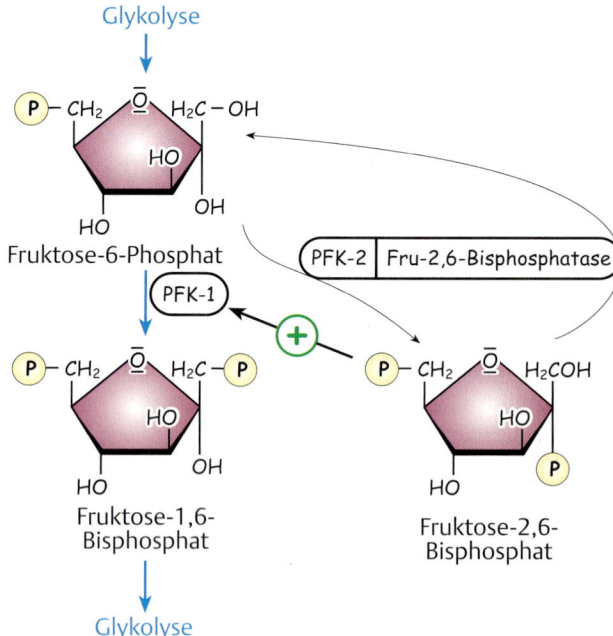

Die Beschleunigung der PFK-1 durch Fruktose-2,6-Bisphosphat ist eines der wenigen Beispiele einer **positiven Verstärkung** („feed-forward"-Stimulierung) in der Biochemie.

Wer denkt, das sei schon alles, der hat sich schwer getäuscht, denn jetzt geht es erst richtig los! Das bifunktionale Enzym spielt nämlich nicht nur für die Regulation der Glykolyse in Leber und Muskulatur eine außergewöhnliche Rolle, sondern darüber hinaus auch für die Koordination des gesamten Kohlenhydratstoffwechsels unseres Körpers.

**Das bifunktionale Enzym** und damit auch die Glykolyse der Leber und der Muskulatur werden genau entgegengesetzt reguliert. Da hier die allosterische und die hormonelle Regulation untrennbar miteinander verknüpft sind, müssen wir an dieser Stelle leider ein wenig vorgreifen …
Nehmen wir an, der Körper befindet sich in Alarmbereitschaft oder im Hungerzustand. Im Blut befinden sich dann die Hormone Adrenalin ( ↗ S. 360) und Glukagon ( ↗ S. 358). Beide bewirken über einen intrazellulären Anstieg von cAMP (= Hungersignal) eine Phosphorylierung interkonvertierbarer Enzyme ( ↗ S. 70), zu denen auch das bifunktionale Enzym gehört. Ist das **bifunktionale Enzym phosphoryliert**,

dann
- ist in der **Leber** der **PFK-2-Teil inaktiv** und die Fruktose-2,6-Bisphosphatase aktiv. D. h. die **Glykolyse wird gebremst**. Da gleichzeitig über die Aktivität anderer Enzyme die Glukoneogenese ( ↗ S. 110) und der Glykogenabbau ( ↗ S. 83) beschleunigt werden, kann die Leber Glukose ans Blut abgeben und damit andere Organe (z. B. die Muskulatur) versorgen;
- ist in der **Muskulatur** der **PFK-2-Teil aktiv** und die Fruktose-2,6-Bisphosphatase inaktiv. D. h. das entstehende Fruktose-2,6-Bisphosphat **beschleunigt** die PFK-1-Reaktion und damit die **Glykolyse**. Gleichzeitig wird über die Aktivität anderer Enzyme der Glykogenabbau gefördert, wodurch die Muskulatur viel Energie gewinnt, die sie für ihre Arbeit benötigt.

Und nun den anderen Fall: Nehmen wir an, der Körper befindet sich im gesättigten Ruhezustand. Im Blut befindet sich dann reichlich Glukose sowie Insulin ( ↗ S. 352), der intrazelluläre cAMP-Spiegel ist gering und die interkonvertierbaren Enzyme liegen dephosphoryliert vor. Ein **dephosphoryliertes bifunktionales Enzym**

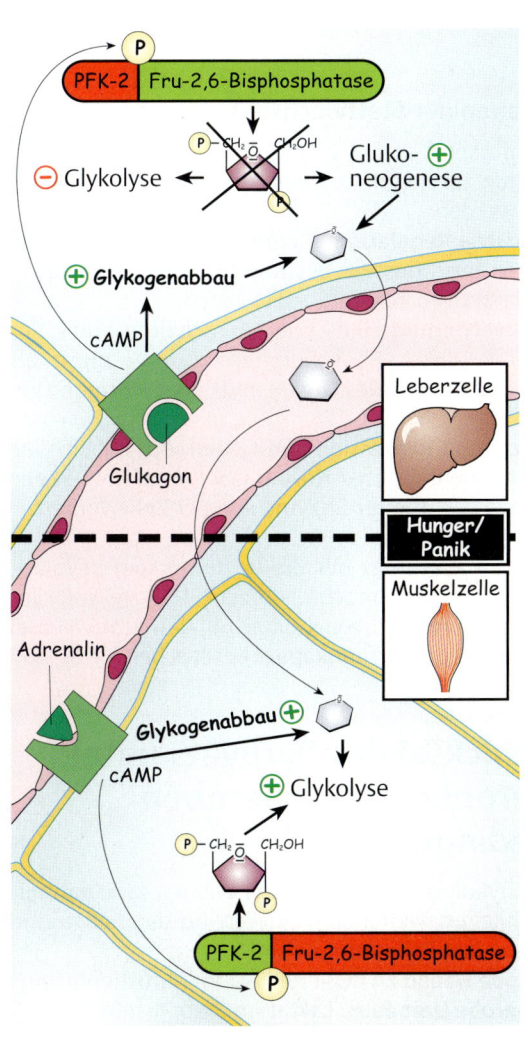

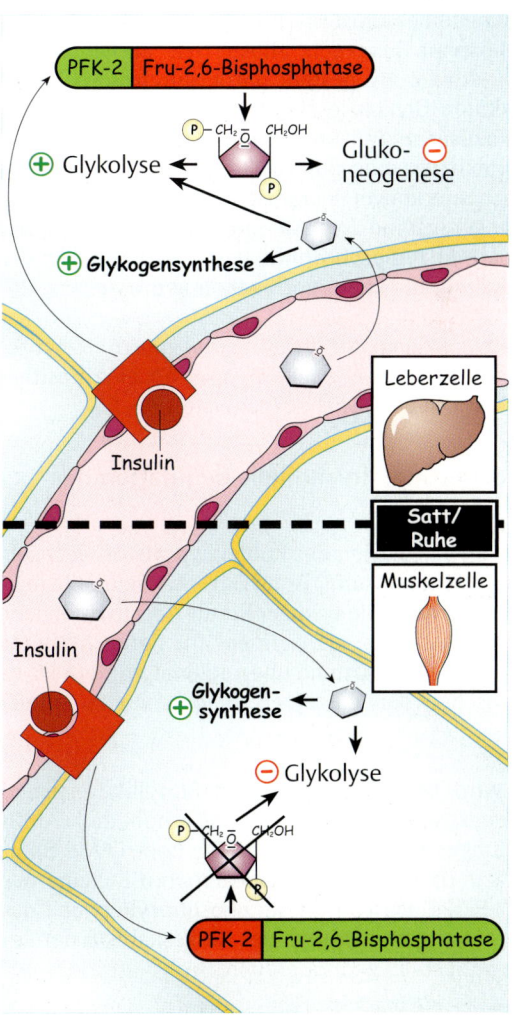

- in der **Leber** besitzt eine **aktive PFK-2** und eine inaktive Fruktose-2,6-Bisphosphatase. D. h. die **Glykolyse läuft auf Hochtouren**. Über die Aktivität anderer Enzyme wird gleichzeitig die Glukoneogenese gehemmt und die Glykogensynthese gefördert. Die Leber nimmt also die überschüssige Glukose aus dem Blut auf, baut sie zu Energie ab und zu Fettsäuren um und legt Glykogenvorräte für schlechtere Zeiten an;
- in der Muskulatur besitzt eine **inaktive PFK-2** und eine aktive Fruktose-2,6-Bisphosphatase. D. h. die **Glykolyse** wird **gedrosselt** und über die Aktivität anderer Enzyme gleichzeitig die Glykogensynthese gefördert. Der Muskel ruht also und legt Glykogenvorräte für aktivere Zeiten an.

Die gegenläufige Regulation des bifunktionalen Enzyms ist also im Sinne der Koordination des Organstoffwechsels überaus sinnvoll.

### Die Pyruvatkinase

Die Pyruvatkinase ist das dritte allosterisch regulierte Schlüsselenzym der Glykolyse.

Sie wird durch ATP und Alanin (= wie Citrat ein Zeichen für genügend Bausteine) allosterisch gehemmt, durch **Fruktose-1,6-Bisphosphat** hingegen allosterisch aktiviert. Der Sinn dieser Aktivierung besteht darin, durch Beschleunigung des letzten Glykolyseschritts die Zwischenprodukte schneller umzusetzen und so einen Stau zu vermeiden.

In der Leber existiert eine Isoform (= L-Typ) dieses Enzyms, die zusätzlich interkonvertierbar ist (= phosphoryliert inaktiv). Im Hungerzustand (= cAMP-Spiegel hoch und interkonvertierbare Enzyme phosphoryliert) wird dadurch die Glykolyseaktivität der Leber noch weiter gedrosselt.

> Die Beschleunigung der Pyruvatkinase durch Fruktose-1,6-Bisphosphat ist das zweite Beispiel für eine **positive Verstärkung** in der Glykolyse (das erste, ↗ S. 90).

### Interkonvertierung, hormonelle Regulation der Glykolyse

Die hormonelle Regulation des Kohlenhydratstoffwechsels (durch Glukagon und Insulin) ist im Gegensatz zur allosterischen Regulation der Zelle weniger für die Geschwindigkeit der Glykolyse zuständig, als vielmehr für deren Aktivität überhaupt. Da diese Hormone **überregional** wirken, ist es wichtig, zwischen den einzelnen Zielorganen zu unterscheiden.

**Glukagon** wird bei einem niedrigen Blutglukosespiegel (= im Hungerzustand) ausgeschüttet und erhöht den cAMP-Spiegel (= Hungersignal) in der **Leber**. Der hohe cAMP-Spiegel führt dazu, dass die interkonvertierbaren Enzyme der Glykolyse (= PFK-2, Pyruvatkinase) **phosphoryliert** und damit gehemmt werden, wodurch der Glukoseabbau der Leber im Hungerzustand gedrosselt wird.

Fazit: Die Glukose wird von den anderen Organen (z. B. Gehirn, Muskulatur), die sie dringender benötigen, verstoffwechselt.

**Insulin** wird nach Nahrungsaufnahme (= Sättigungszustand) ins Blut abgegeben und senkt den cAMP-Spiegel in der Leber, der Muskulatur sowie den Fettzellen. Der niedrige cAMP-Spiegel **dephosphoryliert** die Glykolyseenzyme, aktiviert damit den Glukoseabbau in der Leber sowie den Fettzellen und verlangsamt gleichzeitig die Glykolyse in der Muskulatur ( ↗ S. 354).

Fazit: Nach Nahrungsaufnahme wird die überschüssige Glukose in Leber und Fettgewebe abgebaut und in Speicherstoffe (Glykogen und Fett) umgewandelt, während der Muskel dann meist ruht, ebenfalls Glykogen aufbaut und kaum Glykolyse zur Energieproduktion benötigt.

> Die Aufgabe des **Glukagons** ist die Anhebung des Blutglukosespiegels. Da eine solche Anhebung nur von der Leber bewerkstelligt werden kann, wirkt Glukagon auch praktisch nur auf dieses Organ.
>
> **Insulin** hingegen hat vornehmlich die Aufgabe, den Blutglukosespiegel zu senken, wozu eine ganze Menge an Zellen beitragen können. Daher wirkt Insulin auf viele Zielorgane.

### Möglichkeiten der Stoffwechselregulation

**Zusammenfassend** sollen hier nochmal die wichtigsten Möglichkeiten zur Regulation des Stoffwechselgeschehens aufgeführt werden:

1. **Allosterische Regulation**: kleine intrazellulär gebildete Moleküle beeinflussen bestimmte Enzymaktivitäten, ohne am Aktiven Zentrum anzugreifen.
2. **Interkonvertierung**: Ein- oder Ausschalten eines Enzyms (z. B. durch Phosphorylierungen) – meist als „Wunschäußerung" des Organismus über Hormone gesteuert.
3. **Induktion** und **Repression** von Genen, die für Enzyme kodieren: ebenfalls über Hormone wird auf DNA-Ebene die Menge bestimmter Enzyme in einer Zelle variiert.

Bisher wurden allerdings nur die beiden ersten Regulationsmöglichkeiten zur Sprache gebracht. Welche Rolle Induktion und Repression von Genen für den Stoffwechsel spielen, wird erst im Hormonkapitel besprochen ( ↗ S. 335).

## 2.3 Schicksal des Pyruvats unter aeroben und anaeroben Bedingungen

Das in der Glykolyse entstandene Pyruvat hat zwar zahlreiche Möglichkeiten, weiter zu reagieren, für den *Abbau* sind aber nur zwei von Bedeutung:

1. Der **aerobe Abbau** zu $CO_2$ und $H_2O$ im Mitochondrium;
2. der **anaerobe Umbau** zu Laktat im Zytoplasma.

Die Wahl des Weges hängt nun davon ab, ob eine Zelle überhaupt Mitochondrien besitzt (Erythrozyten haben keine) und wenn ja, wie viel Sauerstoff gerade zur Verfügung steht.

> Die Glykolyse wird als aerob oder anaerob bezeichnet, obwohl in beiden Fällen an keiner Stelle dieses Stoffwechselwegs Sauerstoff benötigt wird.

**Ein Grundprinzip** des Stoffwechsels einer jeden Zelle ist, dass ein Stoff immer wieder „nachgefüllt" werden muss, wenn er an anderer Stelle abgezogen wird.

Führt also eine Reaktionskette (hier die Glykolyse) dazu, dass ein Stoff (hier $NAD^+$) verbraucht wird, dann muss er durch eine andere Reaktion wieder nachgeliefert werden.

In unseren Zellen gibt es zwar zahlreiche Reaktionen, die $NAD^+$ verbrauchen, jedoch nur zwei, die nennenswerte Mengen erzeugen:

1. Die Reduktion von Sauerstoff zu Wasser, die mit der Oxidation von $NADH/H^+$ zu $NAD^+$ in den Mitochondrien im Rahmen der Atmungskette verbunden ist.
2. Die Reduktion von Pyruvat zu Laktat im Zytoplasma, bei der gleichzeitig $NADH/H^+$ zu $NAD^+$ oxidiert wird.

Ist genügend **Sauerstoff vorhanden** (= Normalfall), wird $NAD^+$ in der **Atmungskette** ( ↗ S. 208) regeneriert. Pyruvat wird dabei in die Mitochondrien eingeschleust und dort vollständig zu $CO_2$ und $H_2O$ abgebaut (= oxidiert).

Der erste Schritt auf diesem Weg ist die Oxidation des Pyruvats zu **Acetyl-CoA** durch die **Pyruvat-Dehydrogenase**. Auch für diesen Schritt ist noch *kein* Sauerstoff erforderlich, den braucht man erst ganz am Ende der Atmungskette. Herrscht dort Sauerstoffmangel, arbeitet allerdings auch die Pyruvat-Dehydrogenase nicht mehr, weshalb man bereits ab hier vom aeroben Abbau spricht.

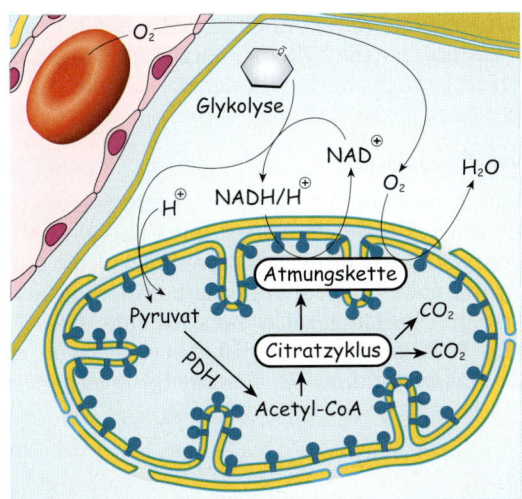

Über den Citratzyklus, in den das entstandene Acetyl-CoA eintritt, und die sich anschließende Atmungskette werden – wenn auch relativ langsam im Vergleich zur Glykolyse – **große Mengen an ATP** gewonnen.

**Intrazellulärer Sauerstoffmangel** kann auf verschiedene Art und Weise zustande kommen ( ↗ S. 97). Die Folge ist, dass durch die Glykolyse im Zytoplasma immer mehr $NADH/H^+$ entsteht, das in der Atmungskette nicht mehr zu $NAD^+$ regeneriert werden kann. Ohne $NAD^+$, das für die Reaktion vom Glyceral-3-Phosphat zum 1,3-Bisphosphoglycerat ständig benötigt wird, kommt jedoch die Glykolyse zum Stillstand.

Der Ausweg aus dieser ungünstigen Situation ist die **Reduktion von Pyruvat zu Laktat**, bei der gleichzeitig $NADH/H^+$ zu $NAD^+$ oxidiert wird, und die Glykolyse weiter ablaufen kann.

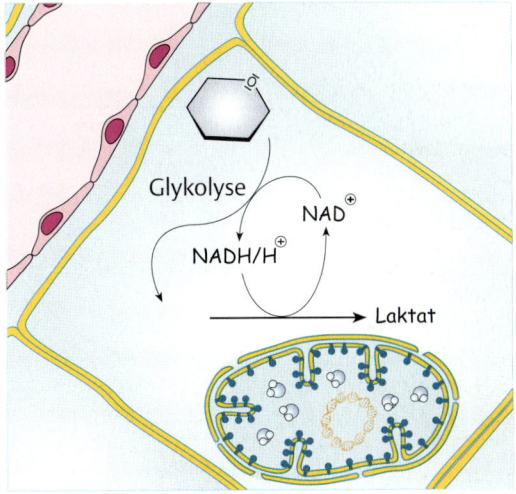

Dieser Mechanismus ist auch evolutionär von großer Bedeutung, da er für die Organismen vor der Sauerstoff-Zeit die einzige Möglichkeit zur Energieerzeugung war.

## Aerober Abbau – Pyruvat-Dehydrogenase

Ist genügend Sauerstoff vorhanden, tritt Pyruvat in einen weiteren komplexen Stoffwechsel ein, durch den es letztendlich vollständig zu $CO_2$ und $H_2O$ abgebaut wird. Durch die Pyruvat-Dehydrogenase-Reaktion, die in den Mitochondrien abläuft, wird Pyruvat dafür zunächst in Acetyl-CoA umgewandelt.

**Irreversibilität mit weitreichenden Folgen.** Die Pyruvat-Dehydrogenase-Reaktion ist wohl eine der folgenreichsten irreversiblen Reaktion in der Biochemie. Ist sie einmal abgelaufen, gibt es – für *unsere* Zellen jedenfalls – keinen Weg zurück zur Glukose.

> Aus Acetyl-CoA kann nie wieder Pyruvat werden und aus Fettsäuren (die zu Acetyl-CoA abgebaut werden, ↗ S. 128) damit auch keine Glukose.

Das ist übrigens eine sehr beliebte Prüfungsfrage …

**Transport des Pyruvats in die Mitochondrien.** Acetyl-CoA entsteht in unseren Zellen nur in den Mitochondrien, in denen auch der oxidative Stoffwechsel (= Atmungskette, ↗ S. 208) abläuft. Folgerichtig liegt auch die Pyruvat-Dehydrogenase in den Mitochondrien vor und das Pyruvat muss aus dem Zytoplasma dorthin gebracht werden. Dies geschieht mittels eines Transporters, der neben Pyruvat noch $H^+$-Ionen ins Mitochondrium bringt.

Zytosol
Pyruvat Diffusion
Mitochondrien-Membran
Porin
(äußere)
(innere)
Matrixraum
Pyruvat
aktiver Transport (Symport)

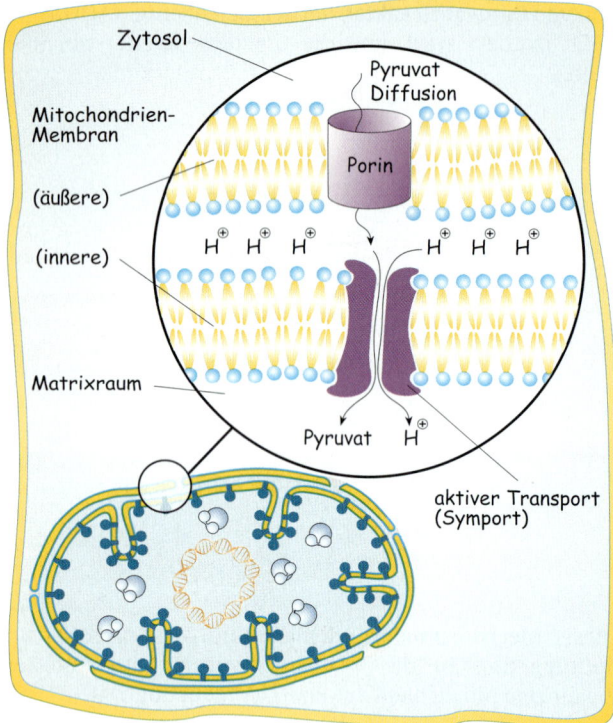

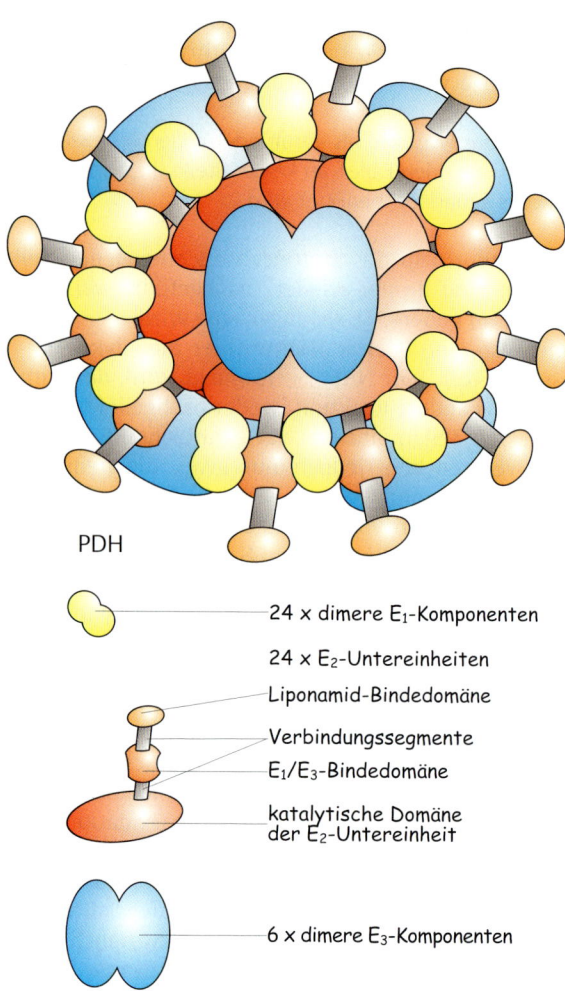

PDH
24 x dimere E1-Komponenten
24 x E2-Untereinheiten
Liponamid-Bindedomäne
Verbindungssegmente
E1/E3-Bindedomäne
katalytische Domäne der E2-Untereinheit
6 x dimere E3-Komponenten

## Aufbau der Pyruvat-Dehydrogenase

Die Pyruvat-Dehydrogenase (PDH) ist ein Multienzymkomplex, der aus **drei Enzymen** und **fünf Coenzymen** besteht. Am Aufbau dieser Coenzyme sind die Vitamine Thiamin (↗ S. 96), Niacin (↗ S. 203) und Riboflavin (↗ S. 205) beteiligt, weshalb sich hier auch Mangelerscheinungen bemerkbar machen, wovon vor allem Alkoholiker betroffen sind (↗ S. 520).

Die ersten drei der fünf Coenzyme (Thiaminpyrophosphat, Liponamid und Coenzym A) sind für die eigentliche Reaktion zuständig, FAD und $NAD^+$ hingegen dienen der Wiederherstellung des ganzen Systems. Um mal eine Vorstellung von der Komplexität des ganzen Vorganges zu bekommen, hier ein Bild, wie man sich den Multienzymkomplex vorstellt:

Ein Multienzymkomplex des Citratzyklus hat übrigens dieselben Coenzyme: die α-Ketoglutarat-Dehydrogenase, die auch in ihrer Arbeitsweise sehr der PDH ähnelt.

## Pyruvat-Oxidation

Durch die Pyruvat-Dehydrogenase entsteht Acetyl-CoA, das in den Citratzyklus eingeschleust wird. Acetyl-CoA ist ein mit Coenzym A aktiviertes Essigsäuremolekül, das durch eine dehydrierende (= oxidative) Decarboxylierung aus Pyruvat entsteht. Dies klingt nicht nur nach einer höchst komplizierten Reaktion, sondern sie ist es auch – obwohl eigentlich nur Wasserstoff und $CO_2$ gleichzeitig abgespalten werden.

CoA – SH
NAD
NADH/H
+ CO2
Pyruvat
Acetyl-CoA

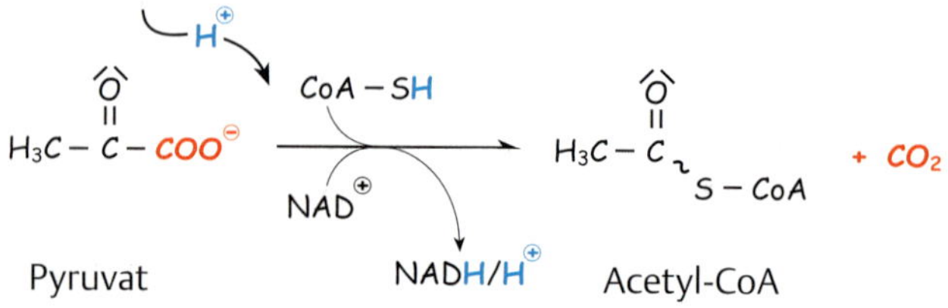

**Die Pyruvat-Dehydrogenase** ist das erste der drei Enzyme des Multienzymkomplexes und hat dummerweise den gleichen Namen wie der Gesamtkomplex.

Zu Beginn der Reaktion lagert sich **Thiaminpyrophosphat** (TPP) an Pyruvat an, und $CO_2$ wird abgespalten (= Decarboxylierung). Aus dem Pyruvat ist jetzt ein aktives Aldehyd entstanden. Die Oxidation des Aldehyds zum Acetyl-Rest

erfolgt durch **Liponamid**, das dadurch selbst reduziert wird. Gleichzeitig entsteht auch wieder freies TPP.

**Die Dihydroliponamid-Acetyltransferase** überträgt den Acetyl-Rest auf **Coenzym A**, das den Komplex in Richtung Citratzyklus verlassen kann.

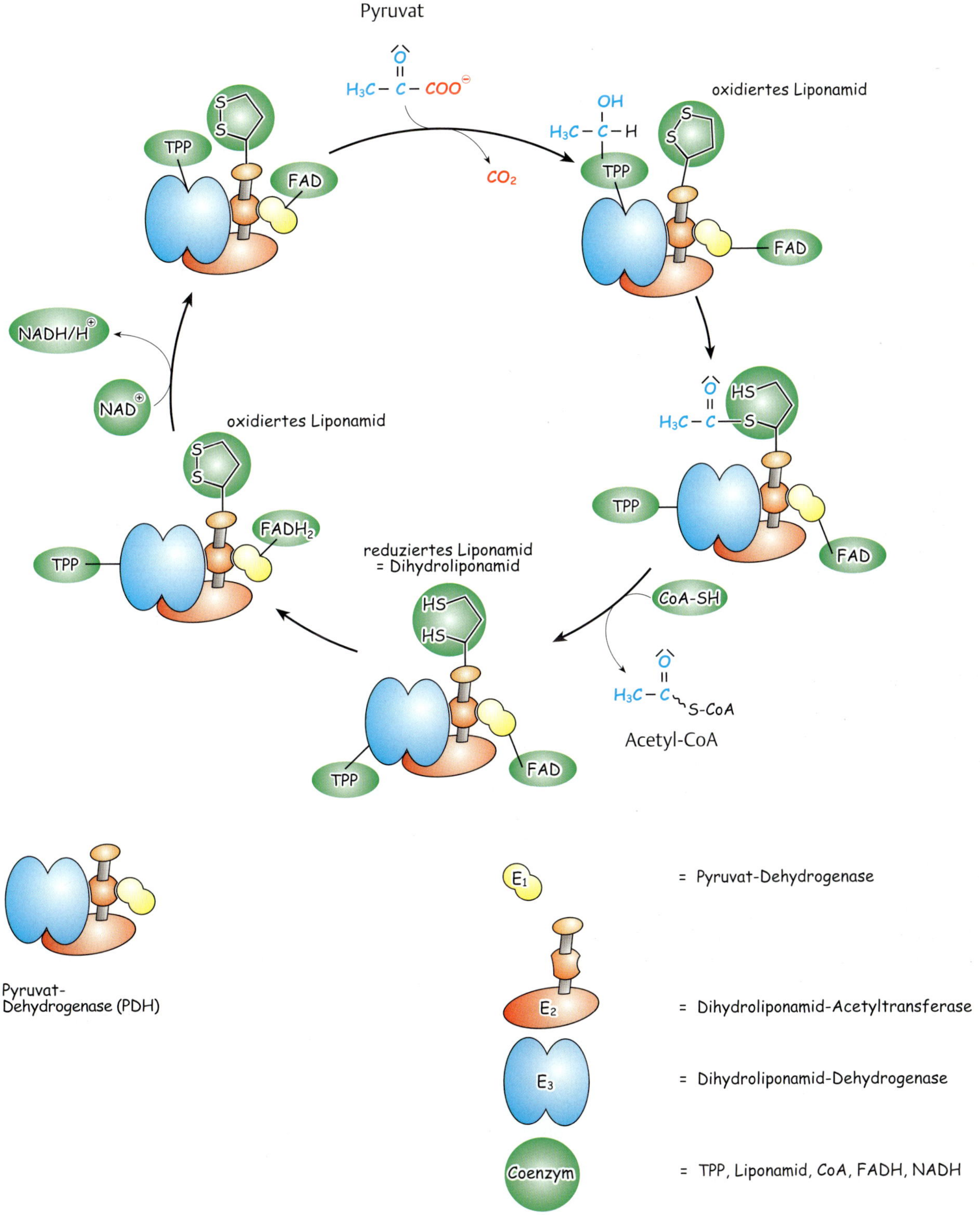

Pyruvat

oxidiertes Liponamid

$CO_2$

oxidiertes Liponamid

NADH/H$^{\oplus}$

NAD$^{\oplus}$

reduziertes Liponamid = Dihydroliponamid

CoA-SH

Acetyl-CoA

Pyruvat-Dehydrogenase (PDH)

$E_1$ = Pyruvat-Dehydrogenase

$E_2$ = Dihydroliponamid-Acetyltransferase

$E_3$ = Dihydroliponamid-Dehydrogenase

Coenzym = TPP, Liponamid, CoA, FADH, NADH

Die nötige Energie für die Entstehung der Thioesterbindung im Acetyl-CoA stammt aus der energiereichen Verbindung des Acetyl-Restes mit dem Liponamid. Neben Acetyl-CoA entsteht Dihydroliponamid, das wieder regeneriert werden muss.

### Regeneration der PDH

Die folgenden Reaktionen oxidieren Dihydroliponamid wieder zu Liponamid, damit es für die nächste Runde zur Verfügung steht.

**Dihydroliponamid-Dehydrogenase.** Die Regeneration des Liponamids erfolgt mittels enzymgebundenen **FAD**s, das seinerseits dadurch zu $FADH_2$ reduziert wird. $FADH_2$ wird mit **NAD**$^+$ reoxidiert, wodurch FAD und NADH/H$^+$ entstehen. NADH/H$^+$ wandert direkt zur Atmungskette und lässt sich dort zu NAD$^+$ oxidieren, womit die Ausgangssituation wiederhergestellt wäre und das nächste Molekül Pyruvat umgesetzt werden kann.

### Regulation der Pyruvat-Dehydrogenase

Die Regulation der PDH erfolgt am ersten Enzym des Komplexes, das ja ebenfalls den Namen Pyruvat-Dehydrogenase trägt. Die PDH unterliegt sowohl einer **allosterischen Regulation** als auch einer Regulation durch **Interkonvertierung**. Anders als bei vielen anderen Enzymen erfolgt hier die Regulation jedoch *nicht* direkt über Hormone und somit auch *nicht* über cAMP.

**Die Allosterische Regulation** erfolgt durch Stoffe, die im Mitochondrium entstehen: ADP, NAD$^+$ und freies Coenzym A sind Zeichen für wenig Energie (= Hunger) in der Zelle und aktivieren daher die PDH.
Gehemmt wird der Multienzymkomplex durch ATP, NADH/H$^+$ und Acetyl-CoA, die alle eine gute Energieversorgung der Zelle (= Sättigung) anzeigen.

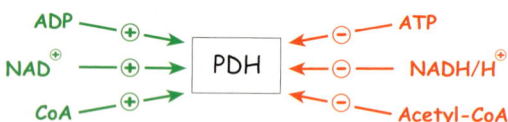

Langkettige Fettsäuren sind in der Lage, die Hemmung der PDH tatkräftig zu unterstützen. In einem solchen Zustand sollen statt der Glukose eben zunächst die vorhandenen Fettsäuren abgebaut werden.

### Regulation über Interkonvertierung

Die „klassische" hormonelle Kontrolle über die cAMP-Konzentration ist bei der PDH nicht möglich, da cAMP (aus dem Zytoplasma) die Mitochondrienmembran nicht durchdringen kann. Die Regulation der PDH erfolgt jedoch trotzdem über reversible Phosphorylierung (= Interkonvertierung).

Eine Besonderheit, die übrigens auch das IMPP interessiert… Neben den bereits erwähnten drei Enzymen und fünf Coenzymen sind noch zwei weitere Enzyme Teil des Multienzymkomplexes. Sie dienen jedoch ausschließlich der Regulation der PDH.

- Eine spezifische **Proteinkinase** (= **PDH-Kinase**) phosphoryliert die PDH. Sie wird durch ATP, NADH/H$^+$ und Acetyl-CoA aktiviert und durch Pyruvat gehemmt.
- Eine spezifische **Phosphorylase** (= **PDH-Phosphatase**) kann die PDH dephosphorylieren. Sie wird durch Calcium (z. B. im Muskel bei Kontraktion, also Energiebedarf) und Magnesium aktiviert.

Bei ausreichender Energieversorgung der Zelle erfolgt also eine Phosphorylierung und damit Inaktivierung der PDH, bei einem hohen Angebot an Pyruvat oder hohem intrazellulären Calciumspiegel (hormonell bedingt) erfolgt hingegen die Dephosphorylierung und damit Aktivierung der PDH, um das Pyruvat loszuwerden und Energie zu produzieren.

Die Pyruvat-Dehydrogenase ist **phosphoryliert inaktiv** und **dephosphoryliert aktiv**.

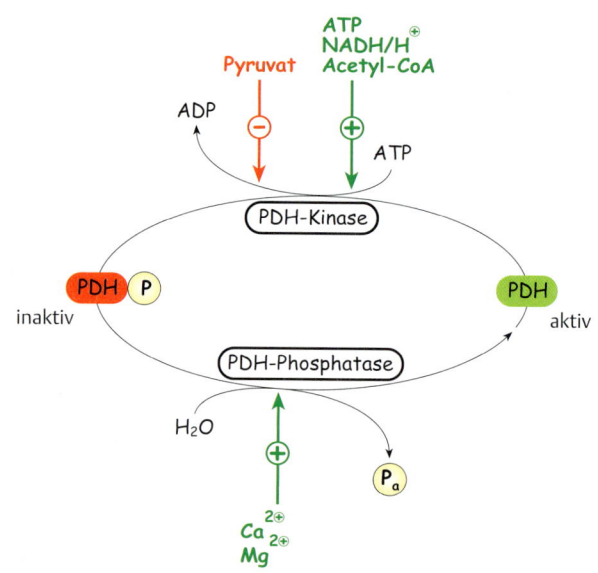

### Vitamin B$_1$ (Thiamin)

Ein weiterer Bestandteil der Pyruvat-Dehydrogenase ist das Vitamin B$_1$. Da es auch in den folgenden Kapiteln (Citratzyklus und Pentosephosphatweg) gebraucht wird, sollen schon an dieser Stelle die wichtigsten Fakten erwähnt werden:
Das Vitamin B$_1$ (Thiamin) ist ein wichtiges wasserlösliches Vitamin, das als Cofaktor bei oxidativen Decarboxylierungen tätig ist.

**Die Resorption** von Vitamin B$_1$ in unseren Körper erfolgt im Jejunum durch aktive Transportprozesse. Nach der Aufnahme wird es in Darm oder Leber durch die Thiaminkinase (mittels ATP) zu Thiaminpyrophosphat (TPP) aktiviert und danach allen Körperzellen zur Verfügung gestellt.

**Der Tagesbedarf** beträgt etwa **1,2 mg**, die täglich zugeführt werden müssen, was relativ häufig nicht gelingt. Außerdem sind die Speichermöglichkeiten gerade für Thiamin sehr begrenzt, und es hat nur eine Halbwertszeit von etwa zwei Wochen.

**Aufgaben des Thiamins.** Thiaminpyrophosphat (TPP) ist ein Coenzym bei allen **oxidativen (= dehydrierenden) Decarboxylierungen**, d.h. bei Reaktionen, in denen das Substrat gleichzeitig oxidiert wird und $CO_2$ abgibt. Drei Enzyme sind auf TPP als „Hilfsarbeiter" angewiesen:
1. Pyruvat-Dehydrogenase (Pyruvat wird zu Acetyl-CoA und $CO_2$, PDH).
2. α-Ketoglutarat-Dehydrogenase (α-Ketoglutarat wird zu Succinyl-CoA und $CO_2$, Citratzyklus, ↗ S. 195).
3. Transketolase (verschiedene Substrate, Pentosephosphatweg, ↗ S. 101).

**Von einem Mangel an Thiamin** sind in erster Linie die Glukose-abhängigen Organe betroffen, die aerob arbeiten (PDH und Citratzyklus, ↗ S. 193). Dies sind vor allem das zentrale und periphere Nervensystem. Die Erythrozyten besitzen zwar weder PDH noch Citratzyklus, sind dafür aber in besonderem Maße vom Pentosephosphatweg (und damit vom Thiamin) abhängig (↗ S. 480).

**Beriberi.** Die klassische Thiaminmangelkrankheit ist Beriberi, die in unseren Breiten aber praktisch nicht mehr anzutreffen ist. Häufig kommt sie jedoch in Entwicklungsländern vor, in denen geschälter Reis als Hauptnahrungsmittel verwendet wird. Durch das Schälen geht nämlich ein Großteil des Thiamins, das in den Keimanlagen enthalten ist, verloren. Beriberi („große Schwäche") äußert sich in relativ unspezifischen Symptomen wie **Appetitmangel**, **Müdigkeit**, **neurologischen Störungen** und **Muskelatrophie**.

**Chronische Alkoholiker** haben häufig Beriberi-ähnliche Beschwerden bis hin zu Polyneuropathien und der lebensbedrohlichen Wernicke-Enzephalopathie, die auch auf einen Vitamin-$B_1$-Mangel (meist verursacht durch Mangelernährung) zurückzuführen sind.
Jetzt aber weiter mit dem 2. Abbauweg für das Pyruvat…

### Anaerober Abbau – Laktat-Dehydrogenase

Unter anaeroben Bedingungen tritt rasch ein **NAD⁺-Mangel im Zytoplasma** auf, da die Atmungskette nicht mehr genügend NADH/H⁺ reoxidieren kann. Die Folge davon wäre fatal: die Glykolyse käme zum Erliegen und das wäre für die Zelle tödlich (keine Energie, kein Leben). Daneben staut sich Pyruvat an, da die Geschwindigkeit der Reaktionen, die der Atmungskette vorgelagert sind (= Pyruvat-Dehydrogenase und Citratzyklus) auf die Atmungskette abgestimmt ist.

Damit die Glykolyse nicht zum Erliegen kommt, wird NADH/H⁺ mittels der **Laktat-Dehydrogenase** (LDH) im Zytoplasma regeneriert. Gleichzeitig erfolgt dabei der Umbau von Pyruvat zu Laktat.

> Die Reduktion des Pyruvat zu Laktat ist zwar eine Sackgasse, sichert der Zelle aber immerhin zwei ATP pro Molekül Glukose aus der Glykolyse und damit das Überleben.

(NADH/H⊕ aus der Glyceral-3-Phosphat-Dehydrogenase-Reaktion)

### Die Laktat-Hauptproduzenten

Zwei Zelltypen sind besonders wichtig, wenn es um die Entstehung von Laktat in unserem Organismus geht. Daran zeigt sich auch, dass es für einen Sauerstoffmangel ganz unterschiedliche Ursachen gibt.

**Unsere Erythrozyten** sind in besonderem Maße auf die anaerobe Glykolyse angewiesen, da sie keine Mitochondrien und damit auch keine Atmungskette besitzen. Die anaerobe Glykolyse ist für sie die einzige Möglichkeit überhaupt Energie zu erzeugen.
Die Laktat-Dehydrogenase reoxidiert das anfallende NADH/H⁺, das entstehende Laktat wird ans Blut abgegeben.

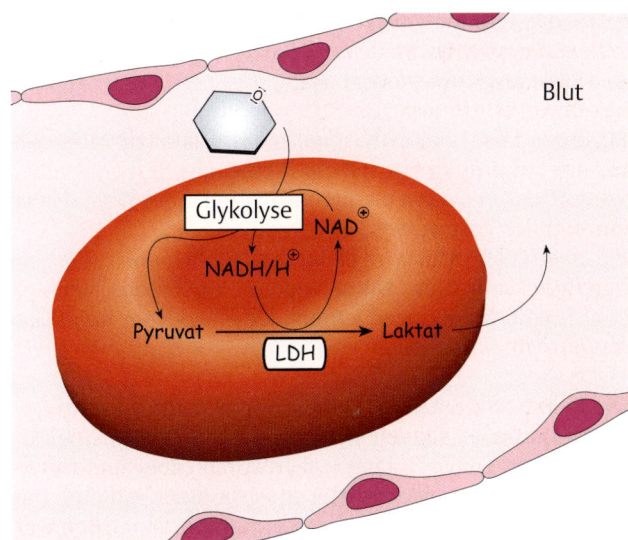

Die Erythrozyten gewinnen dabei zwar nur zwei ATP aus der Glykolyse, aber wer nur durch den Körper „geschwommen wird", um Hämoglobin zu transportieren, der braucht auch nicht viel Energie. (Das meiste ATP brauchen sie übrigens für die Ionenpumpen in der Zellmembran und damit zur Aufrechterhaltung der erforderlichen Ionenkonzentration.)

**Bei den Muskelzellen** muss man zwei verschiedene „Zustände" unterscheiden, unter denen vermehrt Laktat produziert wird.

Kurz nach einsetzender **starker Muskelaktivität** – z. B. bei einem Sprint – entsteht in unseren Muskeln ein Sauerstoffmangel, da über das Blut nicht schnell genug ausreichend Sauerstoff nachgeliefert werden kann. Atmungskette und Citratzyklus arbeiten noch nicht maximal, da noch nicht genügend Sauerstoff vorhanden ist. Also muss eine Muskelzelle auf den Umbau von Pyruvat zu Laktat ausweichen, um kurzfristig genügend NAD$^+$ für die Glykolyse zu erhalten. (Selbst ein Spitzensprinter kann so jedoch nur eine knappe Minute laufen …)

Wird – wie bei einem Dauerläufer – die Leistung langsam erhöht, dann transportiert die gesteigerte Durchblutung und vermehrte Herzaktivität viel Sauerstoff zur Muskulatur, wodurch Atmungskette und Citratzyklus Höchstleistungen erbringen. Hier kann nun ein Sauerstoffmangel entstehen, wenn der Sportler seine **Leistung weiter erhöht** – z. B. beim Sprint auf der Zielgeraden. Eine weitere Steigerung der ATP-Bildung ist nur noch durch die *zusätzlich* angeschaltete anaerobe Glykolyse möglich. Dadurch wird noch mehr NAD$^+$ bereitgestellt, und die Glykolyse kann noch ein wenig schneller arbeiten.

Auch dieser Vorgang ist nur zeitlich begrenzt möglich und muss durch anschließende verstärkte Atmung wieder ausgeglichen werden (Sauerstoffschuld).

### Das Schicksal des Laktat

Die Zelle, in der sich das Laktat anstaut (Erythrozyt oder arbeitender Muskel), hat keine Möglichkeit, dieses zu entsorgen – das rote Blutkörperchen überhaupt nie, die Muskelzelle momentan nicht. Beide lösen ihr Problem damit, dass sie Laktat ans **Blut** abgeben, womit der Schwarze Peter beim Gesamtorganismus liegt.

Ein zusätzliches Problem ist noch, dass Laktat als **Milchsäure**, also zusammen mit seinem Proton, ans Blut abgegeben wird. Hierdurch kann die pH-Regulation eines Organismus empfindlich gestört werden.

Bei einem Dauerlauf wird dadurch sicherlich noch keine behandlungsbedürftige **Laktatazidose** entstehen, bei bestimmten Erkrankungen können jedoch extrem hohe Laktatwerte im Blut anfallen.

**Die Reaktion der Laktat-Dehydrogenase** führt zwar in eine Sackgasse, es handelt sich allerdings nicht um eine Einbahnstraße. Einige Organe – allen voran **Leber** und **Herz** – sind in der Lage, Laktat wieder zu Pyruvat zu oxidieren und es damit aus dem Organismus zu entfernen. Durch den weiteren Abbau wird auch das Proton schließlich entsorgt. Diese Rückreaktion wird ebenfalls von der Laktat-Dehydrogenase katalysiert.

Das Ganze funktioniert, weil in diesen Organen das Verhältnis von NADH/H$^+$ zu NAD$^+$ stark auf der Seite der oxidierten Form (= NAD$^+$) liegt, wodurch das Gleichgewicht der Laktat-Dehydrogenase-Reaktion auf der Seite des Pyruvat ist.

Außerdem liegt die **Laktat-Dehydrogenase** in den unterschiedlichen Organen in verschiedenen Formen vor: Es gibt insgesamt 5 **Isoenzyme** ( ↗ S. 70).

Die LDH besteht aus zwei verschiedenen Untereinheiten, die als M (= Muskel) und H (= Herz) bezeichnet werden. Jeweils vier Untereinheiten bilden ein vollständiges Enzym. Die beiden Extreme sind dabei die LDH-1 (H-H-H-H, also H$_4$) und die LDH-5 (M$_4$).

- Das Isoenzym der **Muskulatur**, die **LDH-5**, sorgt schon bei niedrigen Pyruvatspiegeln für eine schnelle Reduktion zu Laktat.
- Das Isoenzym des **Herzmuskels**, die **LDH-1**, ist spezialisiert auf eine schnelle Oxidation von Laktat zu Pyruvat.

(Die in der Leber vorherrschende LDH-5 ist zwar eher für eine Reduktion ausgelegt, in Hepatozyten läuft jedoch trotzdem fast nur die umgekehrte Reaktion. Das ist zwar lerntechnisch unbefriedigend, zeigt aber einmal mehr, dass das Leben einfach reichlich kompliziert ist und hier noch andere Faktoren eine Rolle spielen …)

Obwohl die Laktat-Dehydrogenase ein intrazelluläres Enzym ist, findet sich eine nicht unerhebliche Menge im Blut. Der Grund dafür ist, dass ständig in unserem Körper Zellen kaputtgehen, wobei die LDH freigesetzt wird. Gerade die Erythrozyten verletzen sich hin und wieder einmal und ergießen sich ins Blut.

> Normalerweise beträgt die Aktivität der LDH im Blut nicht mehr als 240 U/l. Steigt die Aktivität, ist dies auf einen zusätzlichen (= pathologischen) Zerfall von Zellen zurückzuführen. Durch Bestimmung der Isoenzyme ist ein Rückschluss auf möglicherweise betroffene Organe möglich.

**Die Leber und der Cori-Zyklus.** Neben der Herzmuskulatur spielt vor allem die Leber eine entscheidende Rolle bei der Verwertung des anfallenden Laktats. Dort kann aus der Milchsäure (via Pyruvat) über die Glukoneogenese ( ↗ S. 110) wieder Glukose aufgebaut werden. Anschließend stehen der Glukose zwei Wege zur Verfügung:

1. Umwandlung in Glykogen und Speicherung in der Leber.
2. Abgabe ans Blut für andere Organe.

Falls unsere Muskulatur gerade wie wild arbeitet, kann sie diese Glukose gut gebrauchen. Leber und Muskulatur arbeiten dann quasi auf interdisziplinärer Ebene zusammen.

> Diesen Kreislauf – Laktat aus dem Muskel zur Leber, dort Umwandlung zu Glukose durch Glukoneogenese und Transport der Glukose zurück zum Muskel – bezeichnet man als **Cori-Zyklus** nach den Entdeckern Gerty und Carl Cori.

$$
\begin{array}{ccc}
COO^{\ominus} & & COO^{\ominus} \\
| & NAD\!H/H^{\oplus} & | \\
H-C-OH & \diagdown\!\diagup & C=O \\
| & NAD^{\oplus} & | \\
CH_3 & \boxed{LDH} & CH_3 \\
\text{Laktat} & & \text{Pyruvat}
\end{array}
$$

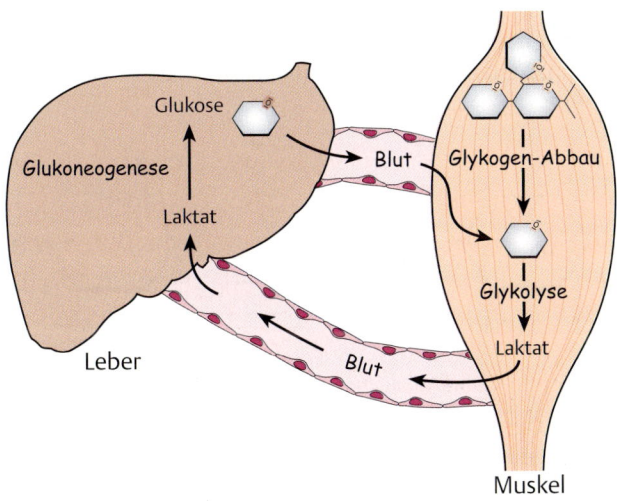

Leber

Muskel

## 2.4 Der Pentosephosphatweg – ein Glykolysekonkurrent?

Der Pentosephosphatweg ist eng mit der Glykolyse verknüpft und erfüllt zwei wichtige Aufgaben:
1. Er liefert **Ribose-5-Phosphat**, eine Pentose, die der Grundbaustein aller Nukleotide ist;
2. er produziert Reduktionsäquivalente in Form von **NADPH/H⁺**, die für reduktive Biosynthesen (Fettsäuren, Cholesterin, Steroide, ↗ S. 148), zur Biotransformation (Leber, ↗ S. 527) und zur Entgiftung von Peroxiden (Erythrozyten, ↗ S. 480) benötigt werden.

Der Pentosephosphatweg läuft in **jeder Zelle** ab, und zwar im **Zytoplasma**, da dort auch das NADPH/H⁺ benötigt wird. Seine Aktivität ist aber – je nach Bedarf an NADPH/H⁺ oder Ribose – in den jeweiligen Geweben ziemlich unterschiedlich. Maximal schlagen 10 % der Glukosemoleküle in einer Zelle diesen Weg ein.
Unter funktionellen Gesichtspunkten ist es sinnvoll, den Pentosephosphatweg in zwei Abschnitte zu unterteilen:
1. Einen irreversiblen **oxidativen Teil**, in dem NADPH/H⁺ und Ribose-5-Phosphat hergestellt werden.
2. Einen reversiblen **nicht-oxidativen Teil**, der den Pentosephosphatweg an die Glykolyse koppelt.

**Eine andere NADPH/H⁺-Quelle** sollte man bei aller Wichtigkeit des Pentosephosphatwegs nicht außer Acht lassen: das **Malat-Enzym**. Damit diese Alternative nicht vergessen wird, die in manchen Geweben (Fettgewebe, Leber, Nebennierenrinde und Gonaden) sogar mehr NADPH/H⁺ liefern kann als der Pentosephosphatweg, beschreiben wir sie gleich hier. Das Malat-Enzym katalysiert im Zytoplasma die Decarboxylierung von Malat zu Pyruvat und liefert dabei jeweils ein NADPH/H⁺.

**Die Rolle des Herzmuskels.** Wie schon erwähnt, ist unser Herzmuskel auf Grund seiner ausgezeichneten Sauerstoffversorgung und des Isoenzyms LDH-5 in der Lage, Laktat wieder zu Pyruvat umzuwandeln. Pyruvat tritt dann in den aeroben Stoffwechsel ein, indem es (zusammen mit einem Proton) in die Mitochondrien transportiert und über die Pyruvat-Dehydrogenase, den Citratzyklus (↗ S. 193) und die Atmungskette (↗ S. 208) unter Energiegewinn vollständig zu $CO_2$ und $H_2O$ abgebaut wird.

### Energiegewinn mit und ohne Sauerstoff – ein Ausblick

Als Ausblick auf die Atmungskette (↗ S. 208) sei hier schon einmal im Überblick der Abbau der Glukose unter anaeroben und aeroben Bedingungen verglichen. Man muss dazu wissen, dass jedes NADH/H⁺ in der Atmungskette im Mittel etwa 2,5 und jedes $FADH_2$ etwa 1,5 ATP bringt. So ergeben sich für den anaeroben Abbau der Glukose **2 ATP** gegenüber etwa **32 ATP** durch den vollständigen aeroben Abbau zu $CO_2$ und $H_2O$.

|  |  | Aerob | Anaerob |
|---|---|---|---|
|  | Zwischenprodukte | ATP | ATP |
| Glykolyse | 2 ATP | 2 | 2 |
|  | 2 NADH/H⁺ | 5 | - |
|  | 2 Pyruvat | - | - |
| PDH | 2 NADH/H⁺ | 5 | - |
|  | 2 Acetyl-CoA | - | - |
| Citratzyklus | 6 NADH/H⁺ | 15 | - |
|  | 2 $FADH_2$ | 3 | - |
|  | 2 GTP | 2 | - |
| Gesamt |  | 32 | 2 |

Malat                    Pyruvat

Als Vorgriff auf die Fettsäure-Biosynthese (↗ S. 134) sei erwähnt, dass das zur Herstellung von Fettsäuren benötigte Acetyl-CoA in Form von Citrat aus den Mitochondrien transportiert wird. Im Zytoplasma wird Citrat in Acetyl-CoA und Oxalacetat zurückverwandelt, das durch die zytoplasmatische Malat-Dehydrogenase weiter zu Malat reagiert. Immer wenn ein Acetyl-CoA das Mitochondrium verlässt, entsteht über die Malat-Dehydrogenase und das Malat-Enzym ein NADPH/H⁺. Die so gewonnenen Reduktionsäquivalente werden sofort für die Fettsäure-Biosynthese eingesetzt und stellen einen nicht unerheblichen Teil der in diesem Stoffwechselweg verbrauchten NADPH/H⁺-Moleküle dar.

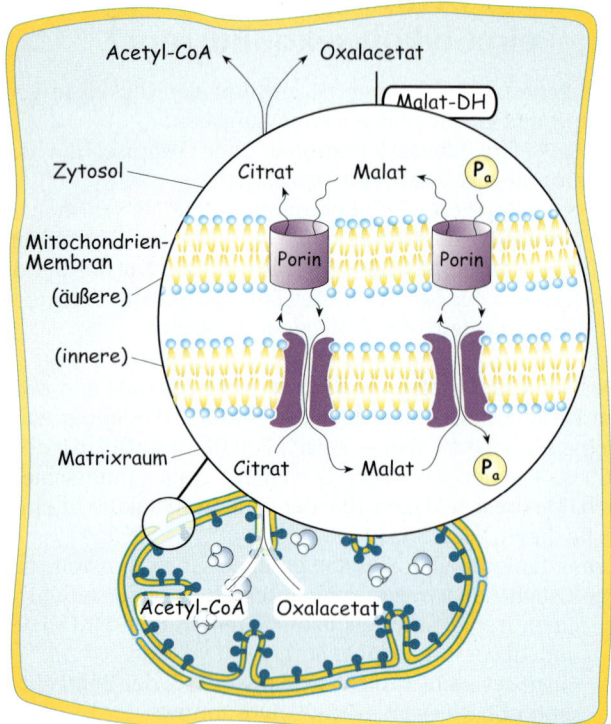

## Teil 1 – oxidativ und irreversibel

Ausgangsstoff des Pentosephosphatwegs ist Glukose-6-Phosphat ( ↗ S. 84), das in der Hexokinase-Reaktion aus Glukose entsteht. Durch zweimaliges Oxidieren ensteht Ribulose-5-Phosphat, das anschließend zu Ribose-5-Phosphat umgelagert wird. Die beiden Oxidationen liefern jeweils ein NADPH/H$^+$.

**Erste Oxidation.** Das Enzym, das die Reaktion von Glukose-6-Phosphat zu 6-Phospho-Glukonolakton katalysiert, ist die Glukose-6-Phosphat-Dehydrogenase. Dabei wird bereits das erste Molekül NADPH/H$^+$ gebildet und es entsteht 6-Phospho-Glukonolakton.

Glukose-6-Phosphat                6-Phospho-Glukonolakton

Diese erste Reaktion stellt den geschwindigkeitsbestimmenden Schritt dar und macht die **Glukose-6-Phosphat-Dehydrogenase** zum **Schrittmacherenzym** des Pentosephosphatwegs.

**Kleiner Umbau.** Anschließend folgt, unter Einbau von Wasser, eine Spaltung des Glukoserings mithilfe der Glukono-

laktonase. Es entsteht 6-Phospho-Glukonsäure, die unter zellulären Bedingungen dissoziiert vorliegt: 6-Phospho-Glukonat. Dieses besitzt an einem Ende eine freie Carboxyl-Gruppe.

6-Phospho-Glukonolakton                6-Phospho-Glukonat

**Zweite Oxidation.** Bei dieser Reaktion wird die OH-Gruppe an C$^3$ zu einer Keto-Gruppe oxidiert. Das beteiligte Enzym, die 6-Phospho-Glukonat-Dehydrogenase, überträgt den Wasserstoff auf NADP$^+$, das dadurch zu seiner reduzierten Form NADPH/H$^+$ wird.

**Bildung des Ribose-5-Phosphat.** Das gebildete Zwischenprodukt 3-Keto-6-Phospho-Glukonat spaltet spontan $CO_2$ ab (= Decarboxylierung) und wird zu dem 5er-Zucker Ribulose-5-Phosphat.

6-Phospho-Glukonat                Ribulose-5-Phosphat

Die Ribulose-5-Phosphat-Isomerase wandelt diese Pentose dann zu Ribose-5-Phosphat um.

Ribulose-5-Phosphat                Ribose-5-Phosphat

Für Zellen, die Ribose-5-Phosphat zur Nukleotid-Biosynthese ( ↗ S. 242) benötigen (z. B. für die Zellteilung), ist der Pentosephosphatweg hier zu Ende. Wird hingegen noch mehr NADPH/H$^+$ benötigt oder soll ATP entstehen, werden die Ribosemoleküle über den zweiten Teil des Pentosephosphatwegs zu Zwischenprodukten der Glykolyse umgewandelt.

## Teil 2 – nicht-oxidativ und reversibel

Um den Anschluss an die Glykolyse herzustellen, findet eine Reihe von Umlagerungen statt, die als Zwischenprodukte Zucker verschiedener Länge liefern. Die Reaktionsfolge ist ein ständiges Hin und Her von $C_2$- und $C_3$-Bausteinen, was auf den ersten Blick etwas verwirrend erscheint. Wenn man sich aber merkt, dass daran nur zwei Enzyme beteiligt sind, nämlich eine **Transketolase**, die **$C_2$-Bausteine** überträgt, und eine **Transaldolase**, die **$C_3$-Bausteine** überträgt, dann wird es gleich viel übersichtlicher. Das Molekül, von dem aus die Bausteine übertragen werden, ist dabei immer eine Ketose, der Empfänger eine Aldose.

Die Transketolase benötigt übrigens für ihre $C_2$-Übertragung das Coenzym **Thiaminpyrophosphat** (TPP), das aus Thiamin (= Vitamin $B_1$, ↗ S. 96) entsteht, die Transaldolase hat dagegen keine Hilfe nötig …

Am Ende entstehen die Glykolyse-Zwischenprodukte: Fruktose-6-Phosphat und Glyceral-3-Phosphat ( ↗ rechts). Die Verbindung des Pentosephosphatwegs mit der Glykolyse ermöglicht eine genaue Abstimmung dieser Stoffwechselwege auf die Anforderungen unseres Körpers und wird bei der Regulation des Pentosephosphatweges besprochen ( ↗ S. 102).

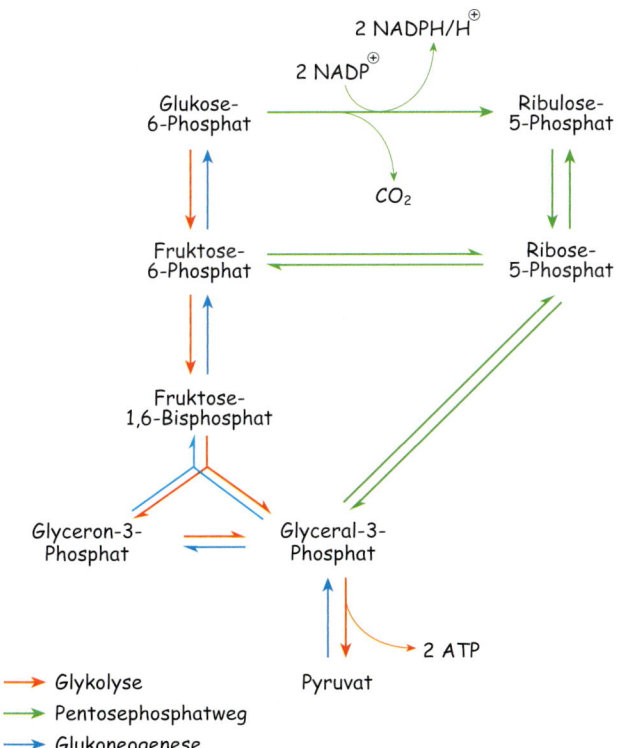

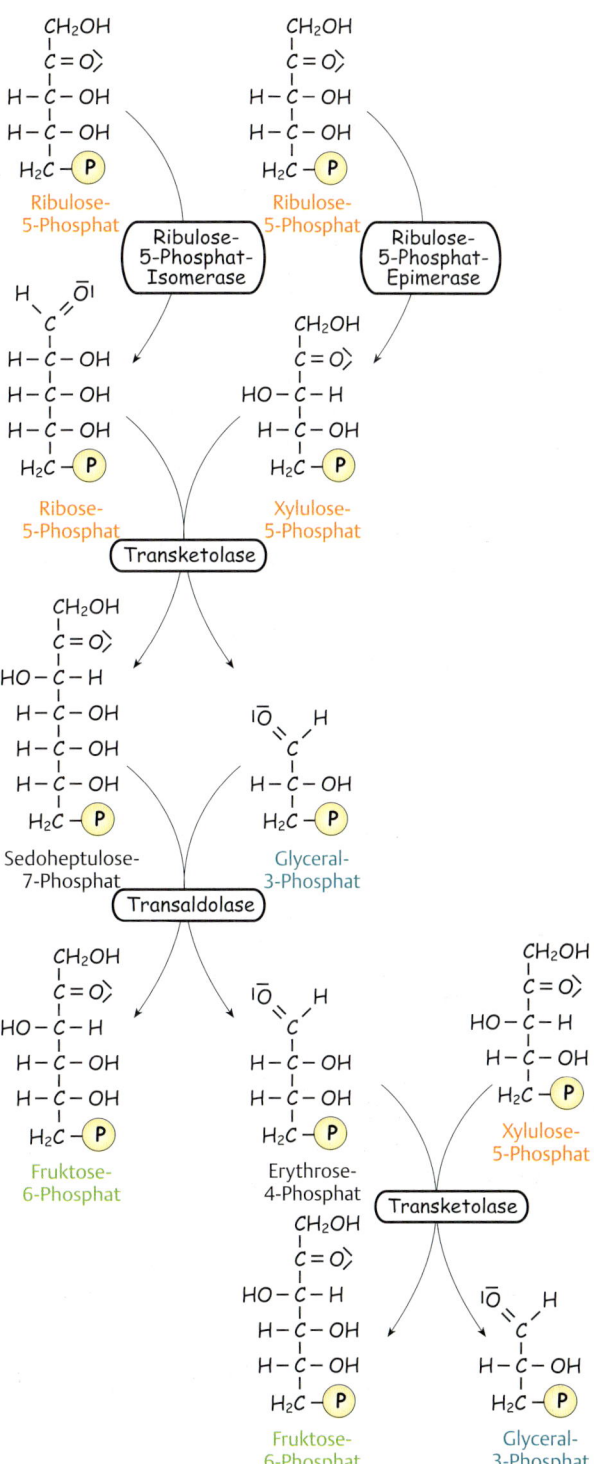

5er-Zucker
aus dem Pentosephosphatweg

3er-Zucker
Zwischenprodukt der Glykolyse

6er-Zucker
Zwischenprodukt der Glykolyse

## Aufgaben des NADPH/H⁺

NADPH/H⁺ wird für körpereigene Biosynthesen benötigt, in deren Verlauf Elektronen in Form von Wasserstoff eingebaut werden (= Reduktionen). Entsprechend nennt man diese Art von Reaktionen auch **reduktive oder hydrierende Biosynthesen**. Außerdem erfüllt NADPH/H⁺ noch **Schutz-** und **Ausscheidungsfunktionen**.

Bevor auf die Aufgaben des NADPH genauer eingegangen wird, erläutern wir kurz den entscheidenden Unterschied zum NADH (genauer ↗ S. 202).

Beide Moleküle sind **Zwischenspeicher für Wasserstoff**. Im Gegensatz zu NADPH/H⁺ dient der Wasserstoff des NADH/H⁺ jedoch der ATP-Herstellung im Rahmen der Atmungskette und der Glukoseproduktion durch die Glukoneogenese.

Durch die Verwendung zweier verschiedener Elektronentransporter ist es möglich, dass beide in verschiedenen Zuständen im Zytoplasma nebeneinander existieren: NADH liegt im Zytoplasma zum überwiegenden Teil (etwa 10 : 1) oxidiert (also als NAD⁺) vor, wie es in der Glykolyse gebraucht wird; NADPH hingegen bevorzugt in der reduzierten Form (als NADPH/H⁺), die für Biosynthesen, Schutz und Ausscheidung benötigt wird (↗ S. 206).

**NADPH/H⁺ für reduktive Biosynthesen.** NADPH/H⁺ benötigen vor allem fünf Organe zu Biosynthesezwecken:
1. Die **Leber**, hauptsächlich für die Biosynthese von Cholesterin und Fettsäuren.
2. Das **Fettgewebe** für die Fettsäure-Biosynthese.
3. Die **laktierende Mamma** (= milchproduzierende Brustdrüse) ebenfalls zur Biosynthese von Fettsäuren, die Bestandteile der Milchfette sind, wobei die Brustdrüse auch als Teil des Fettgewebes gesehen werden kann.
4. Die **Nebennierenrinde** für die Synthese der Steroide (Glukokortikoide, Aldosteron und Geschlechtshormone) aus Cholesterin.
5. **Hoden** und **Ovarien** ebenfalls zur Produktion der Geschlechtshormone aus Cholesterin.

**NADPH/H⁺ für Schutz und Ausscheidung.** Für diese Funktionen wird NADPH/H⁺ an zwei Stellen benötigt:
1. In den **Erythrozyten** dient es der Wiederherstellung (= Reduktion) von Glutathion und damit dem Oxidationsschutz (↗ S. 481).
2. In der **Leber** findet es bei Hydroxylierungen im Rahmen der Biotransformation Verwendung und ermöglicht damit die Ausscheidung wasserunlöslicher Substanzen (↗ S. 527).

## Aufgaben der Ribose

Das zweite Produkt des Pentosephosphatwegs ist der 5er-Zucker Ribose, der als Ribose-5-Phosphat entsteht. Das ist ein wichtiger Baustein bei der Biosynthese von Nukleotiden (ATP ...), die man außer für die Herstellung von DNA und RNA auch für viele Coenzyme wie NADH, FADH und das Coenzym A benötigt (hierzu ist allerdings noch die Aktivie-

rung zum Phosphoribosyl-Pyrophosphat, dem PRPP, erforderlich, ↗ S. 242).

Abgesehen vom Pentosephosphatweg bekommen wir übrigens auch noch ein wenig Ribose über die Nahrung.

## Regulation des Pentosephosphatweges

Auch bei der Regulation ist es sinnvoll, die beiden Teile des Pentosephosphatweges getrennt zu betrachten, denn nur der oxidative Teil wird reguliert.

Die Reaktionen im nicht-oxidativen Teil sind alle frei reversibel und werden von der Verfügbarkeit an Substraten gesteuert, die der Pentosephosphatweg liefern oder umbauen kann.

Die Geschwindigkeit des oxidativen Teils wird durch die Menge an NADP⁺ im Zytoplasma gesteuert. NADP⁺ aktiviert das Schrittmacherenzym, die Glukose-6-Phosphat-Dehydrogenase und beschleunigt dadurch den Pentosephosphatweg. Seine reduzierte Form (NADPH/H⁺) hemmt dagegen die Reaktion.

**Hormone** spielen bei der Regulation des Pentosephosphatwegs nur eine untergeordnete Rolle. Werden Stoffwechselwege, die auf NADPH/H⁺ angewiesen sind, durch Hormone aktiviert, erfolgt dadurch natürlich auch indirekt – über steigendes NADP⁺ – eine Aktivierung des Pentosephosphatweges.

Daneben weisen noch einige Organe Besonderheiten auf.

**Muskelzellen** benötigen nur wenig NADPH/H⁺, dafür aber **Ribose**. Bei der starken Beanspruchung von ATP in der Muskulatur ist es des öfteren erforderlich, aus Ribose neues ATP aufzubauen.

Interessanterweise läuft hier der Pentosephosphatweg bis zum Ribose-5-Phosphat *rückwärts* ab – so verhindern die Muskelzellen die Herstellung von NADPH/H⁺, mit dem sie nicht viel anfangen können. Den Anfang machen hier Fruktose-6-Phosphat und Glyceral-3-Phosphat, die beide aus der Glykolyse abgezweigt werden (↗ S. 83).

**Erythrozyten** benötigen hingegen keine Ribose, dafür aber jede Menge **NADPH/H⁺** als Oxidationsschutz. Sie wandeln die Ribose sofort weiter um – letztlich zu Glukose-6-Phosphat, das gleich eine neue Runde beginnen kann (↗ S. 480).

## Ein defektes Enzym oder wenn Erythrozyten platzen

Eine der weltweit häufigsten Erbkrankheiten, an der einige hundert Millionen Menschen auf der Erde leiden (auf Sardinien sind sogar ca. 40 % der Bevölkerung betroffen), hat direkt mit dem Pentosephosphatweg zu tun. Dabei handelt es sich um einen Defekt des Schrittmacherenzyms Glukose-6-Phosphat-Dehydrogenase, dem ein Schaden auf dem X-Chromosom zugrunde liegt.

**Das Problem.** In unserem Körper sind die Erythrozyten am anfälligsten für Störungen des Pentosephosphatwegs. Der

Grund dafür ist die große Reaktionsfreudigkeit des Sauerstoffs, der sie permanent ausgesetzt sind. Besonders gefährdet ist die Membran der Erythrozyten, die normalerweise aber durch das Tripeptid Glutathion vor Oxidation geschützt ist ( ↗ S. 481).

Beim Entschärfen der Sauerstoff-Radikale und Peroxide wird der Beschützer allerdings zu Glutathiondisulfid („verbrauchtem Glutathion") oxidiert und kann nur mit der Hilfe von NADPH/H⁺ wieder in seinen reduzierten Ausgangszustand zurückverwandelt werden. Unsere roten Blutkörperchen benötigen also keine Ribose, dafür aber ständig NADPH/H⁺.

Läuft der Pentosephosphatweg aufgrund des genannten Enzymdefekts nicht ordnungsgemäß ab, fehlt den Erythrozyten bald das NADPH/H⁺ zur Regeneration des Glutathion. Dadurch sammeln sich Peroxide und andere schädliche Radikale an und schädigen die Zellmembran. Schließlich kommt es zur Auflösung der Erythrozytenmembran und damit zur Zerstörung der roten Blutkörperchen. Die Folge kann eine schwere **hämolytische Anämie** sein (gr. aima = Blut und lysis = auflösen).

**Die Klinik.** Normalerweise ist die oben beschriebene Erkrankung relativ harmlos und macht nur wenig Probleme. Bei oxidativem Stress hingegen erleiden die betroffenen Patienten, bedingt durch den Zerfall der Erythrozyten, eine hämolytische Krise mit Schmerzen, Fieber, Schüttelfrost und plötzlichem Hämatokritabfall. Die Blutaktivität der Laktat-Dehydrogenase, die im Blut normalerweise bei Konzentrationen von 80–240 U/l liegt, kann dadurch bis auf das 40fache ansteigen.

Hauptauslöser des oxidativen Stresses sind Infektionen und Medikamente wie Aspirin ( ↗ S. 418) oder Sulfonamid-Antibiotika ( ↗ S. 318), die ausgerechnet die Schrittmacherreaktion des Pentosephosphatweges hemmen, die sowieso schon fast nicht mehr funktioniert. Ein weiterer Auslöser sind die besonders auf Sardinien verbreiteten Saubohnen (Favabohnen), die dem Krankheitsbild auch den Namen **Favismus** einbrachten.

**Prophylaxe und Therapie.** Es ist leicht einsichtig, dass betroffene Patienten nicht unbedingt Favabohnen auf ihren Speiseplan setzen und ihre Kopfschmerzen nicht mit Aspirin bekämpfen sollten. Infektionen müssen rechtzeitig und mit den richtigen Antibiotika behandelt werden. Bei schweren hämolytischen Krisen werden Bluttransfusionen eingesetzt.

## 2.5 Der Glykogen-Stoffwechsel

Im Gegensatz zu den Pflanzen, die Glukose in Form von Stärke speichern, dient in Säugetieren das Glykogen als Speicher des so wichtigen Energiestoffs.

Insgesamt kann ein menschlicher Körper ca. **400 g** Glukose aufbewahren; allerdings nur in Form von Glykogen. Einzelne Glukose-Moleküle ließen sich nicht speichern, da sie osmotisch aktiv sind (= zu viel Wasser in die Zelle ziehen), was jede Zelle zum Platzen bringen würde.

Das Blut enthält nur sehr geringe Glukosemengen. Beim Normalwert von 80–120 mg/dl sind es ca. 1 g Glukose pro Liter Blut, was bezogen auf das Gesamtvolumen von fünf Litern nur knappe 5 g ergibt.

### Welche Organe besitzen Glykogen-Vorräte?

Bis auf die Erythrozyten sind alle unsere Zellen in der Lage, Glykogen auf- und abzubauen. Ihre Speicherkapazität ist aber äußerst gering.

Von Relevanz für den gesamten Organismus sind nur zwei Organsysteme:
1. Die **Leber**, die das Glykogen speichert, um den restlichen Organismus mit Glukose versorgen zu können.
2. Die **Muskulatur**, die Glykogen – wie alle anderen extrahepatischen Zellen auch – nur für sich selbst speichert. Allerdings in so riesigen Mengen, dass sie in einem Glykogenkapitel nicht unerwähnt bleiben kann.

**Leber.** Das Glykogen der Leber dient zur Auffüllung der Blutglukose und versorgt damit die obligaten Glukose-Verwerter (= Erythrozyten und Gehirn), die pro Tag immerhin ca. 160 g benötigen. Unser Glukosespeicher ist daher bereits nach etwa 24 Stunden aufgebraucht.

Wenn die Leber (1,5 kg) ihre Glykogen-Speicher kräftig aufgefüllt hat, besteht sie zu etwa 10 % (= 150 g) aus Glykogen (100 mg Glykogen pro g Leber), und ist damit das Organ mit der **höchsten Glykogenkonzentration** unseres Körpers.

**Muskulatur.** Das Glykogen in der Muskulatur dient – wie in allen anderen Zellen auch – nur dem Eigenbedarf. Wobei der „Eigenbedarf" indirekt wieder dem Gesamtorganismus zugute kommt, da dies die Reserven z. B. für eine plötzliche Flucht sind.

Interessant ist der Glykogenstoffwechsel in der Muskulatur einfach aufgrund seiner Menge. Hier sind rund 250 g Gluko-

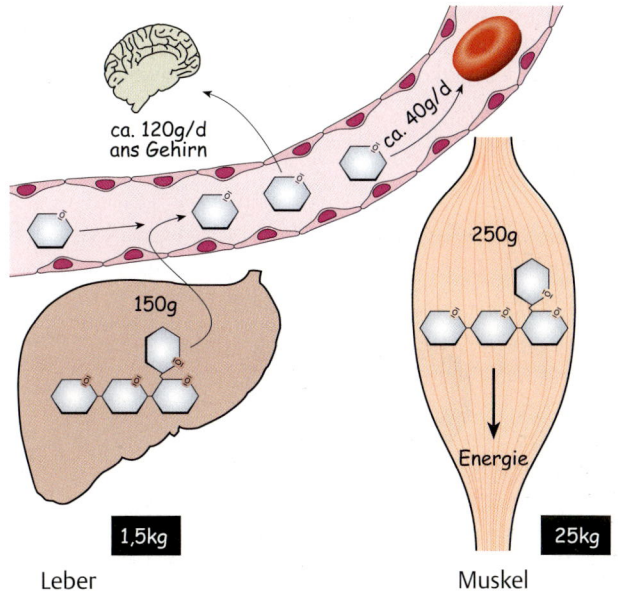

ca. 120g/d ans Gehirn

ca. 40g/d

150g

250g

Energie

1,5kg

25kg

Leber                    Muskel

se als Glykogen gespeichert, die **Glykogenmenge** ist also sogar **höher als in der Leber**.

Was die Menge pro Gramm Gewebe angeht, schneidet die Muskulatur (25 kg) allerdings schlechter ab als die Leber. Sie ist nur in der Lage, unter 1 % ihres Gewichts an Glykogen zu speichern (= 10 mg Glykogen pro g Muskulatur).

| Die Leber besitzt die höchste *Konzentration* an Glykogen, die Muskulatur verfügt über die größte *Menge*.

## Glykogen-Struktur

Glykogen ist ein verzweigtes Riesenmolekül aus bis zu 50 000 Glukose-Molekülen, das im **Zytoplasma** gespeichert wird.

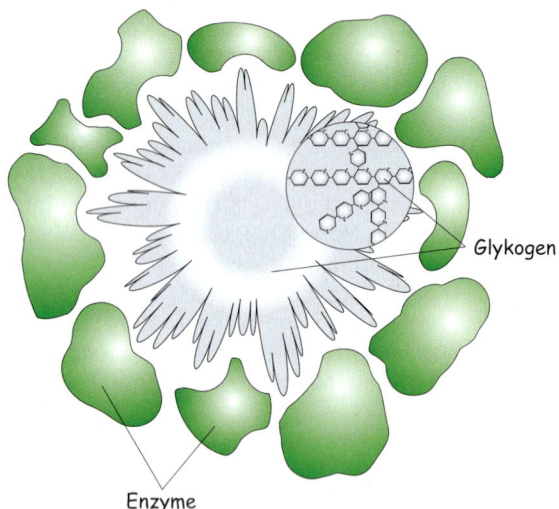

Glykogen

Enzyme

Jedes Glykogen-Molekül besitzt ein Startermolekül (engl. Primer = Glykogenin, ↗ S. 106), das im Inneren des Moleküls eingeschlossen ist und von dem die Biosynthese ausgeht. An ihm werden Glukosebausteine zunächst linear durch α 1,4-glykosidische Bindungen miteinander verbunden. Etwa alle 10 Glukose-Moleküle kommt dann zusätzlich eine α 1,6-glykosidische Bindung (= Verzweigung) vor.

| Der Vorteil der Verzweigung besteht darin, dass man das Glykogenmolekül an vielen Stellen gleichzeitig ab- oder aufbauen kann und damit Zeit spart.

## Glykogen-Biosynthese

Die Aneinanderreihung von Zuckern ist ein endergoner, also nicht freiwillig ablaufender Vorgang, da hier die Ordnung in der Zelle massiv erhöht wird (aus rund 50 000 Molekülen Glukose wird gerade mal 1 Molekül Glykogen!). Daher müssen die Glukose-Moleküle vor ihrem Einbau erst einmal **aktiviert** werden, was – wie unter Zuckern so üblich – mit **UTP** geschieht. Durch diese Aktivierung wird die ganze Glykogen-Biosynthese dann doch exergon, läuft also freiwillig ab. (Andere Reaktionen können in unseren Zellen auch gar nicht ablaufen, ↗ S. 61).

Die aktivierten Glukosemoleküle werden jetzt durch die **Glykogen-Synthase** an einen bestehenden Glykogenast angebaut. Selbst bei maximalem Glykogenabbau bleibt übrigens immer ein Restgerüst um den Primer übrig, an das wieder angeknüpft werden kann.

### Aktivierung der Glukose

Ausgangspunkt der Biosynthese von Glykogen ist unser mittlerweile alter Bekannter, das **Glukose-6-Phosphat**, das auf verschiedene Weisen entstehen kann: In der **Leber** entsteht es hauptsächlich aus Laktat über die Glukoneogenese ( ↗ S. 110), daneben aus Glukose über die Glukokinase-Reaktion; in der **Muskulatur** wird es über die Hexokinase-Reaktion ( ↗ S. 80) gewonnen.

Nach der Nahrungsaufnahme wird ein Großteil der Glukose erst einmal von den **Erythrozyten** aufgenommen und zu Laktat abgebaut. In dieser Form gelangt es in die Leber, die es weiter verstoffwechselt. Bei hohem Blutglukosespiegel nimmt auch die **Leber** Glukose aus dem Blut auf (geringe Substrataffinität der Glukokinase). Die **Muskulatur** ist weniger altruistisch und besorgt sich immer so viel Glukose, wie sie braucht (hohe Substrataffinität der Hexokinase).

**Glukose-1-Phosphat.** Vor der weiteren Aktivierung der Glukose wird Glukose-6-Phosphat durch die Glukose-6-Phosphat-Isomerase in Glukose-1-Phosphat umgewandelt.

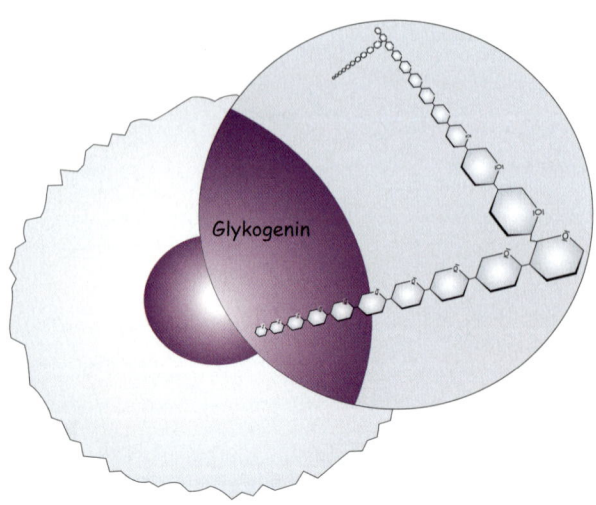

Glykogenin

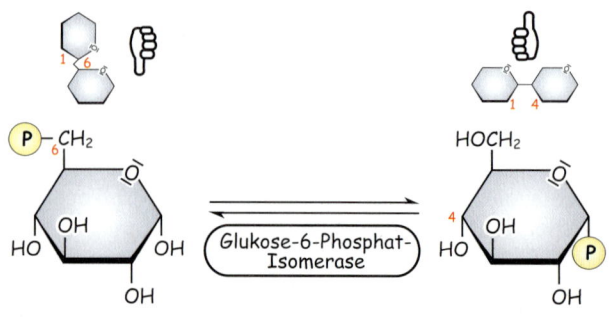

Glukose-6-Phosphat     Glukose-1-Phosphat

**UDP-Glukose.** Die weitere Aktivierung findet nun durch die UDP-Glukose-Pyrophosphorylase statt. Dieser – zugegebenermaßen etwas unhandliche – Name beschreibt das Ergebnis der ganzen Reaktion in einem Wort. Das Enzym spaltet aus UTP Pyrophosphat ($PP_a$) ab. Das entstandene UMP wird mit seinem übrig gebliebenen Phosphatrest an den Phosphatrest des Glukose-1-Phosphats gebunden, wodurch die UDP-Glukose mit ihrer einen **energiereichen Anhydridbindung** entsteht.

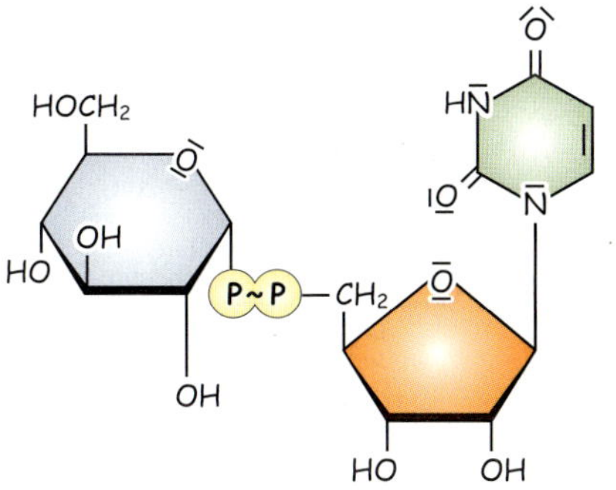

UDP-Glukose

Diese Reaktion ist bis jetzt noch reversibel. Durch die Hydrolyse des abgespaltenen Pyrophosphats mittels der überall in der Zelle vorkommenden Pyrophosphatasen wird dieses jedoch aus dem Gleichgewicht entfernt, wodurch die ganze Sache irreversibel wird. Diesen Mechanismus findet man auch bei vielen anderen Biosynthesen von Polymeren.

## Biosynthese der geraden Kette

Die Aneinanderreihung der einzelnen Glukose-Moleküle erfolgt durch die **Glykogen-Synthase**, über deren Aktivität die Glykogen-Biosynthese auch reguliert wird (= Schlüsselenzym).
Die Glykogen-Synthase heftet die aktivierten Zuckereinheiten unter Abspaltung von UDP an den bestehenden Glykogenbaum. Dabei knüpft sie nur α 1,4-glykosidische Bindungen, so dass ein linearer Strang entsteht. Die große Aufzweigung des schon bestehenden Baumes erweist sich hier als Vorteil, denn an jedes freie Glukose-C$^4$-Ende mit Hydroxyl-Gruppe kann ein neues Glukosemolekül angelagert werden, was die Synthesegeschwindigkeit um ein Vielfaches beschleunigt.

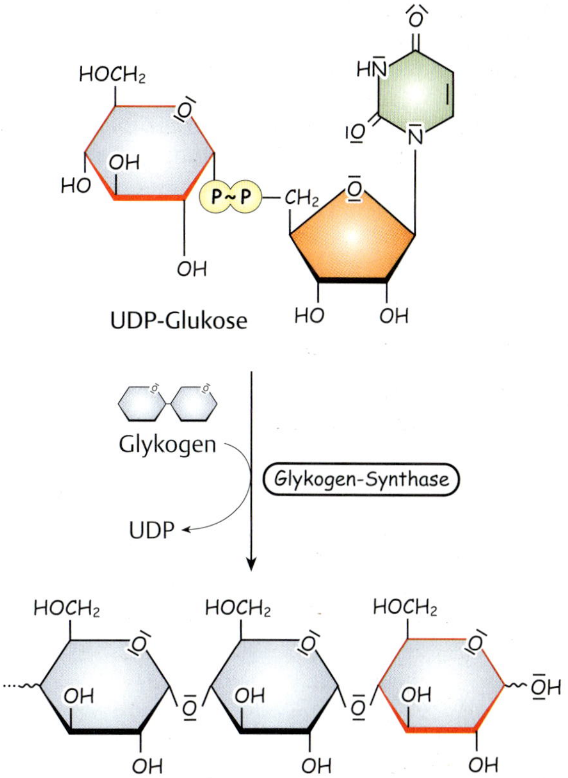

UDP-Glukose

Glykogen

Glykogen-Synthase

UDP

Glykogen

So baut die Glykogen-Synthase Stück für Stück das Riesenmolekül auf. Bleibt die Frage, wie die α 1,6-Verzweigungen zustande kommen.

## Biosynthese der Verzweigungsstellen

Für die Verzweigungen gibt es ein eigenes Enzym, das Verzweigungsenzym (engl. = branching enzyme), das bei seiner Arbeit einem ganz bestimmten Muster folgt. Seine Arbeitsgrundlage ist eine Glykogenkette von mindestens 11 α 1,4-glykosidisch verknüpften Glukose-Molekülen. Davon spaltet es einen Teil ab, der aus 6–7 Glukosemolekülen besteht, und verbindet diesen mit einem $C^6$-Atom einer Glukose, die sich weiter vorne in der Kette befindet. Diese Verzweigungsglukose muss mindestens vier Moleküle von der letzten Verzweigung entfernt sein.

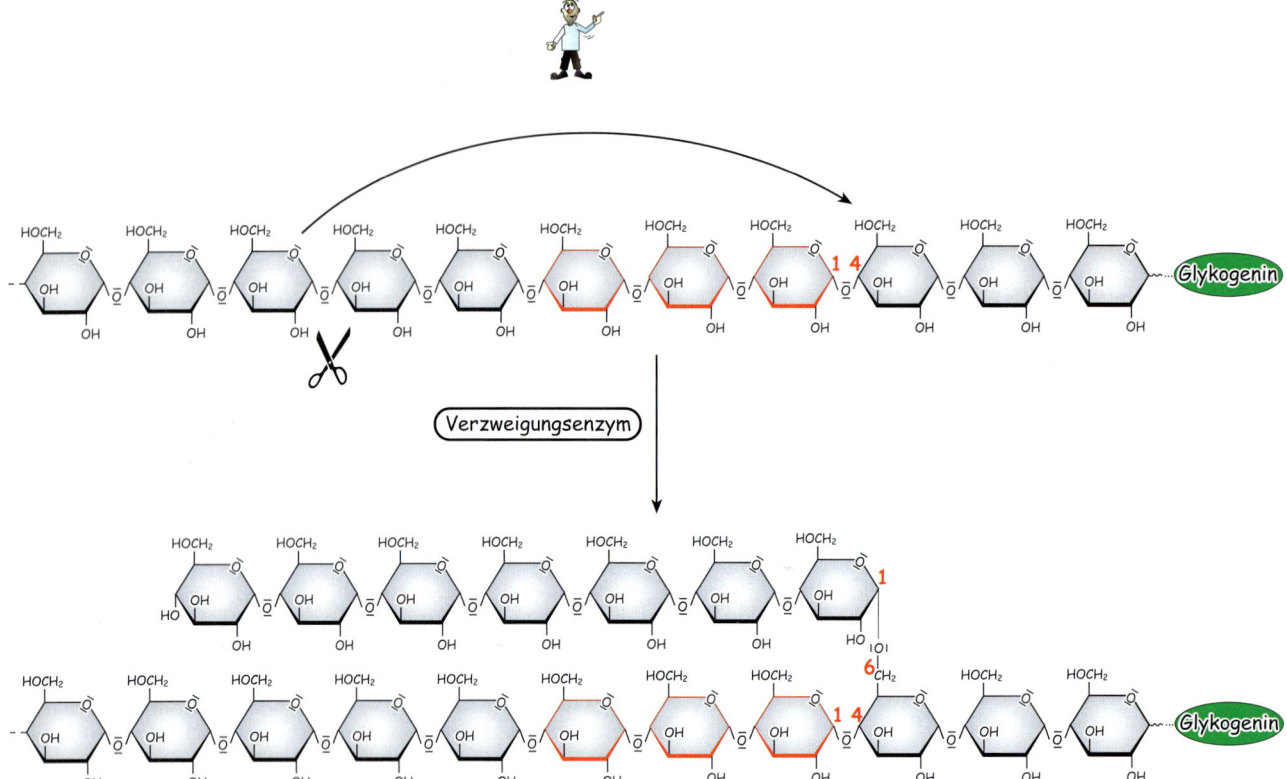

Das Verzweigungsenzym verlagert also α 1,4-verknüpfte Glukoseketten auf andere α 1,4-verknüpfte Glukoseketten und knüpft dabei α 1,6-glykosidische Bindungen. Im Endeffekt entsteht alle 8 bis 12 Glukose-Moleküle eine Verzweigung.

Da das umgelagerte Stück (genauso wie das zurückgelassene) ein freies $C^4$-Ende enthält, entsteht mit jeder Umlagerung eine neue Bindungsstelle, an die weitere Glukose-Moleküle angebaut werden können.

## Beginn eines neuen Glykogen-Moleküls

In einer Zelle hält nichts ewig und es wird auch einmal erforderlich, ein ganz neues Glykogen-Molekül aufzubauen. Auch bei Zellteilungen muss das eine oder andere Glykogen-Molekül neu angelegt werden. In diesen Fällen ist die Biosynthese neuer Glykogen-Startermoleküle gefragt. Der Primer **Glykogenin** ist das Herzstück eines jeden Glykogen-Moleküls, das den stark verzweigten Glykogenbaum zusammenhält.

**Glykogenin** ist der Ausgangspunkt für den Neuaufbau von Glykogen. Dieses **Protein** dient als Startermolekül (= Primer) und bleibt im Inneren des Glykogen-Moleküls eingeschlossen. An das Glykogenin werden zunächst durch das Glykogenin selbst bis zu acht Glukose-Moleküle hintereinander angehängt. Erst dann übernimmt die Glykogen-Synthase und synthetisiert die Kette.

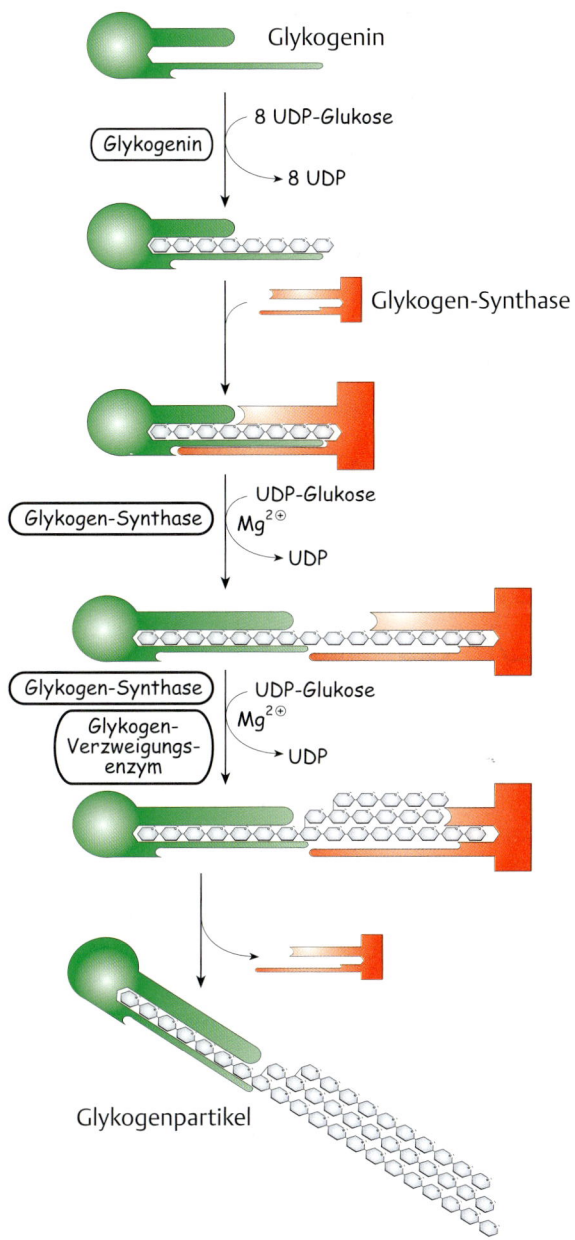

Glykogenin

Glykogenin

8 UDP-Glukose

8 UDP

Glykogen-Synthase

Glykogen-Synthase
Mg$^{2\oplus}$

UDP-Glukose

UDP

Glykogen-Synthase
Glykogen-Verzweigungs-enzym

UDP-Glukose
Mg$^{2\oplus}$

UDP

Glykogenpartikel

## Glykogen-Abbau

Der Glykogen-Abbau (= Glykogenolyse) nimmt einen anderen Weg als der Aufbau und liefert direkt eine energiereiche Verbindung, nämlich **Glukose-1-Phosphat**. Für die **Muskulatur** ist dies ein Vorteil, da sie so zum einen Energie spart (sie muss Glukose nicht mehr mit ATP phosphorylieren), zum anderen ihr die phosphorylierte Glukose nicht entwischen kann. Im Gegensatz dazu muss die **Leber** die Phosphat-Gruppe, nach Umwandlung von Glukose-1-Phosphat in Glukose-6-Phosphat, durch die Glukose-6-Phosphatase entfernen, da nur freie Glukose ins Blut abgegeben und somit zu anderen Organen gelangen kann.

Eine Ausnahme hiervon bilden die Verzweigungsstellen, bei deren Spaltung je ein Molekül **freie Glukose** entsteht.

## Phosphorolytische Spaltung der geraden Kette

Der Gegenspieler der Glykogen-Synthase ist die **Glykogen-Phosphorylase** (benötigt Pyridoxal-Phosphat [PALP] als Cofaktor). Dieses Enzym spaltet ausschließlich α 1,4-glykosidische Bindungen **phosphorolytisch** – also unter Anlagerung eines Phosphatrests an die Glukose – vom Glykogenbaum ab. Hier ist es wichtig, sich zu merken, dass es sich dabei um **anorganisches Phosphat** aus dem Zytoplasma und nicht um Phosphat aus ATP handelt. Bei jeder phosphorolytischen Spaltung entsteht ein Molekül **Glukose-1-Phosphat**.

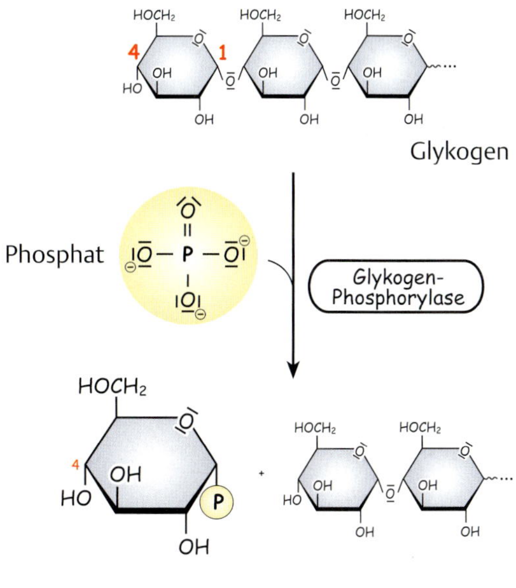

Glykogen

Phosphat

Glykogen-Phosphorylase

Glukose-1-Phosphat          Glykogen

Durch jede Reaktion wird dabei der Baum um eine Zuckereinheit kleiner, wobei so viele Enzyme gleichzeitig arbeiten können, wie es freie Enden gibt.

Die Glykogen-Phosphorylase ist das Schlüsselenzym des Glykogen-Abbaus. Problematisch wird es an den Verzweigungsstellen, da die Glykogen-Phosphorylase nicht in der Lage ist, α-1,6-glykosidische Bindung zu spalten. Naja, eigentlich beginnt das Problem schon vier Glukose-Moleküle vor einer Verzweigungsstelle. Ist die Phosphorylase dort angelangt, kann sie ihre Arbeit nicht mehr fortsetzen und wird von einem anderen Enzym abgelöst.

## Abbau der Verzweigungsstellen

Für den Abbau von Verzweigungsstellen sind zwei „enzymatische Aktivitäten" (= Glykosyl-Transferase und α-1,6-Glukosidase) notwendig. Beide befinden sich an einem Enzym, das somit zwei Funktionen ausübt (= bifunktionales Enzym). Dieses „Entzweigungsenzym" ist besser bekannt unter seinem englischen Namen: **debranching enzyme**.

**Die Glykosyl-Transferase** springt vier Glukose-Moleküle vor einer Verzweigungsstelle für die Phosphorylase ein und überträgt drei der vier Glukosemoleküle auf eine andere Kette.

Glykosyl-
Transferase

Übrig bleibt ein Glukose-Molekül an $C^6$, das erst im nächsten Schritt entfernt wird.

**Die α-1,6-Glukosidase** entfernt diese einzelne α-1,6-glykosidisch gebundene Glukose unter Anlagerung von **Wasser**, also **hydrolytisch**. Die Folge ist, dass statt des üblichen Glukose-1-Phosphats nur **Glukose** entsteht. Wenn diese der Zelle erhalten bleiben soll, muss sie unter Einsatz eines Moleküls ATP sofort zu Glukose-6-Phosphat phosphoryliert werden, andernfalls verschwindet sie ins Blut. In der Leber ist diese Glukose-Wanderung ins Blut dagegen erwünscht. Nach erfolgreicher Beseitigung dieser Hindernisse kann die Phosphorylase an der linearen Kette weiterarbeiten.

### Wie geht der Abbau in Muskulatur und Leber weiter?

In beiden Organen wird das Hauptprodukt Glukose-1-Phosphat wieder durch die Glukose-6-Phosphat-Isomerase in Glukose-6-Phosphat umgewandelt. Danach trennen sich die Wege …

**Glykogen-Abbau in der Leber.** Die Leberzellen besitzen in ihrem **Endoplasmatischen Retikulum** die **Glukose-6-Phosphatase**, die den Phosphatrest von der Glukose abspaltet, so dass diese die Zelle verlassen und **ins Blut** gelangen kann.

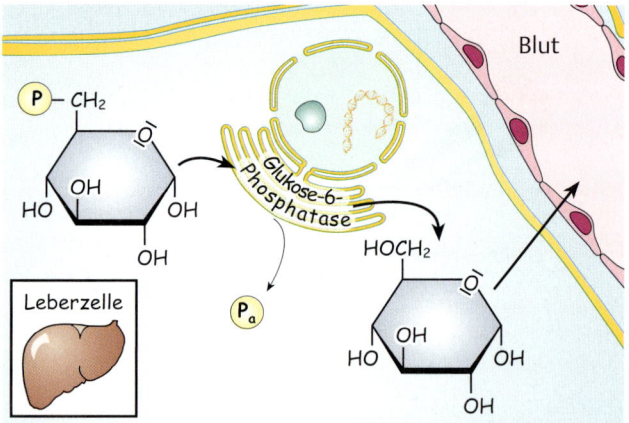

Dadurch ist die Leber in der Lage, den Blutglukosespiegel bei Bedarf zu erhöhen und normalerweise konstant bei 80 – 120 mg/dl zu halten.

**Glykogen-Abbau in der Muskulatur.** Hier und in allen anderen Organen (Ausnahme: Erythrozyten, die ja kein Glykogen speichern) verbleibt Glukose-6-Phosphat in den Zellen und wird unter **Energiegewinn** in die **Glykolyse** eingeschleust. Diese Energie benötigen die Muskeln in großem Umfang für ihre Kontraktionsarbeit ( ↗ S. 547).
So ist es leicht nachzuvollziehen, dass Muskelzellen (und fast alle extrahepatischen Zellen ebenso) *keine* Glukose-6-Phosphatase besitzen (= IMPP-Frage …).

## Regulation des Glykogen-Stoffwechsels

Da der Glykogen-Stoffwechsel in der Leber und in der Muskulatur (als Stellvertreter für die übrigen Organe) verschiedene Aufgaben haben, werden sie auch unterschiedlich reguliert.

Glücklicherweise werden von den am Glykogen-Stoffwechsel beteiligten Enzymen nur zwei reguliert:

1. Die Glykogen-**Synthase**, die für den Aufbau zuständig ist.
2. Die Glykogen-**Phosphorylase**, die den größten Teil des Abbaus durchführt.

Die Regulation kann allosterisch und hormonell erfolgen. Auch für diesen Stoffwechselweg gilt, dass der Synthese- und der Abbauweg niemals zusammen ablaufen.

### Allosterische Regulation des Glykogen-Stoffwechsels

Die allosterische Regulation setzt innerhalb der Zelle an. Bekommt sie über den hormonellen Weg den „Wunsch" des Organismus nach einer bestimmten Stoffwechselleistung mitgeteilt, kommt sie diesem nach – sofern es der innere Zustand der Zelle zulässt.

Für die Aktivierung des Glykogen-Abbaus **in der Leber** spielt die hormonelle Regulation die entscheidende Rolle ( ↗ S. 359).
Die **Glukose** selbst wirkt – über eine Inaktivierung der Glykogen-Phosphorylase – allosterisch hemmend auf den Abbau. Dies hat den Sinn, dass es keinen Glykogen-Abbau gibt, wenn sowieso genügend Glukose vorhanden ist.

**In der Muskulatur** führt das vermehrte Auftreten von **AMP** zu einer Aktivierung der Phosphorylase – hier liegt also ein Mangel an ATP vor, der durch einen vermehrten Abbau von Glykogen mit anschließender gesteigerter Glykolyse wettgemacht werden soll. Andererseits wirken **ATP** und **Glukose-6-Phosphat** als Hemmstoffe der Phosphorylase. Diese beiden zeigen an, dass genügend Energie und auch Glukose vorhanden ist und somit kein Glykogenabbau stattfinden muss.
Eine solche Regulation kann es übrigens in der Leber nicht geben, da sie die Glukose ja nicht selbst verbraucht, sondern für andere Organe bereitstellt. Leberzellen selbst weichen auf eine andere Energiequelle aus: die Fettsäuren.
In der Muskulatur gibt es noch einen weiteren interessanten Regulationsmechanismus. Hier ist auch Calcium in der Lage, den Glykogen-Abbau zu stimulieren. Wenn die Muskelzelle arbeitet, steigt der Calciumspiegel an. Genau dann wird Energie in Form von Glukose benötigt und Glykogen abgebaut. Die eigentliche Aktivierung der Glykogen-Phosphorylase erfolgt dabei durch den **Calcium-Calmodulin-Komplex** (= Calcium an ein bestimmtes Calcium-bindendes Protein gebunden, ↗ S. 347).

### Hormonelle Regulation des Glykogen-Stoffwechsels

Wie für den Kohlenhydrat-Stoffwechsel üblich, erfolgt die Regulation auch beim Glykogen durch die Hormone Insulin, Glukagon und Adrenalin und über ihren intrazellulären Botenstoff **cAMP**. Und wie immer führt dabei cAMP letztlich zu einer reversiblen Phosphorylierung (= Interkonvertierung) verschiedener Enzyme ( ↗ S. 70).

**Glykogen-Abbau.** Glukagon signalisiert der Leber, dass ein Bedarf an Glukose im Organismus vorhanden ist. Für die Muskulatur ist **Adrenalin** zuständig. Es meldet der Muskulatur, dass ziemlich bald ihre Arbeit gefragt sein wird (z. B. für eine Flucht). In beiden Fällen steigt der cAMP-Spiegel in den Zellen und die interkonvertierbaren Enzyme werden phosphoryliert. Da cAMP immer ein Notsignal (Hunger oder Flucht, ↗ S. 344) ist, verursacht es den Abbau von Glykogen.

> Die Glykogen-abbauenden Schlüsselenzyme sind phosphoryliert aktiv, die Glykogen-aufbauenden phosphoryliert inaktiv.

**Glykogen-Aufbau.** In der gegenteiligen Stoffwechsellage sieht die Sache genau umgekehrt aus. **Insulin** senkt den cAMP-Spiegel in den Zellen und sorgt so für die Dephosphorylierung der entsprechenden Enzyme. Die Glykogen-Synthase wird durch die Phosphatabspaltung aktiviert und baut Glykogen auf, die Phosphorylase wird entsprechend gehemmt.

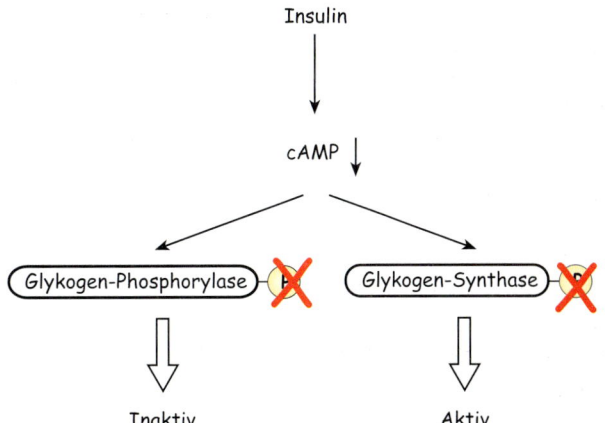

**Die Verstärker.** Die direkte Phosphorylierung und Dephosphorylierung der Glykogenstoffwechsel-Enzyme erfolgt durch zwei spezialisierte Enzyme: die **Phosphorylase-Kinase**, die für die Phosphorylierung zuständig ist und eine **Protein-Phosphatase**, die die Enzyme dephosphoryliert. Der Vorteil dieser scheinbar überflüssigen zusätzlichen Enzyme liegt in der dadurch erreichten enormen Verstärkung des hormonellen Signals. Ein Hormonmolekül kann also die Freisetzung Tausender von Glukosemolekülen veranlassen.

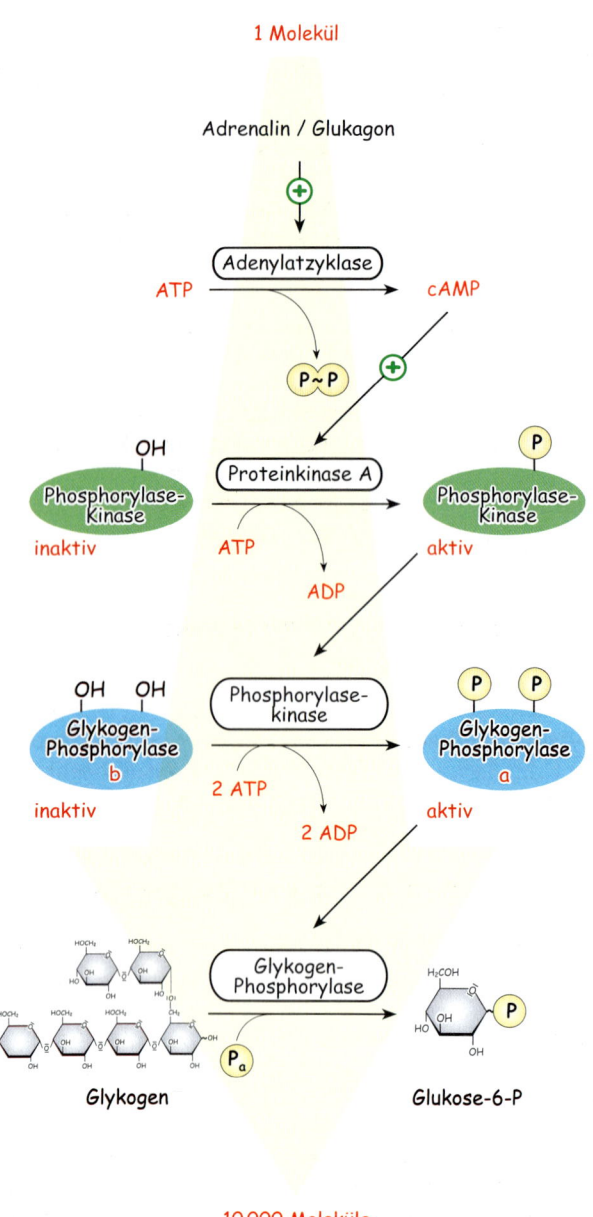

1 Molekül

Adrenalin / Glukagon

10 000 Moleküle

was dazu führt, dass sie extrem anschwillt und ein Gewicht von bis zu 10 kg erreichen kann.

Ein weiteres Problem, das durch diesen Defekt auftritt, ist die Konstanthaltung des Blutzuckerspiegels. Zwischen den Mahlzeiten fehlt im Blut die Glukose aus dem Abbau des Leberglykogens (= schwere **Hypoglykämie**) und damit der Energienachschub für Gehirn und Erythrozyten.

Die Therapie zielt auf eine Verhinderung der Hypoglykämie ab. Vor allem nachts werden Glukose-haltige Präparate gegeben, die ein gefährliches Absinken des Glukosespiegels verhindern sollen. Bei guter Einstellung des Glukosespiegels ist die Prognose relativ gut.

## 2.6    Die Glukoneogenese

Die Glukoneogenese (gr. neo = neu, genesis = Erzeugung) ist die **endogene Biosynthese von Glukose aus Nicht-Zuckern**. Obwohl die Glukoneogenese (wie jede Biosynthese) Energie kostet, ist sie absolut notwendig für das Überleben von Gehirn und Erythrozyten, die etwa 160 g Glukose pro Tag verschlingen (das Gehirn allein verbraucht davon schon rund 120 g – übrigens *unabhängig* von seiner Tätigkeit …).

Meist reicht für die Versorgung dieser Zellen die direkte Zuckerbereitstellung aus der Nahrung oder aus dem Glykogen-Abbau der Leber (ca. 150 g Glukose pro Tag) der Leber aus. Da die Glykogenvorräte der Leber jedoch beschränkt sind, ist unser Körper in bestimmten Situationen auf eine funktionierende Glukoneogenese angewiesen. Schon nach **einer Nacht** wird verstärkt Glukoneogenese betrieben, richtig kräftig geht es dann bei **längerem Fasten** oder **schwerer körperlicher Arbeit** zur Sache.

Zum Aufbau der Glukose werden in erster Linie die Aminosäure **Alanin** (beim Hungern aus dem Abbau der Skelettmuskulatur) und **Laktat** (aus dem anaeroben Erythrozytenstoffwechsel und aus der arbeitenden Muskulatur) verwendet. Daneben dienen auch einige **andere Aminosäuren** (auch aus der Skelettmuskulatur) und **Glycerin** (beim Hungern aus dem Fettabbau) der Glukoseneubildung.

> Aus Acetyl-CoA kann unser Organismus keine Glukose mehr herstellen – daher auch nicht aus dem Abbau der Fettsäuren (↗ S. 128).

**Glykolyse rückwärts?** Die meisten Reaktionen der Glykolyse sind frei reversibel und laufen bei der Glukoneogenese daher einfach in der umgekehrten Richtung ab (deren ΔG ist nahe Null).

Die drei Schlüsselreaktionen der Glykolyse (↗ S. 89) sind jedoch irreversibel und müssen durch Alternativen ersetzt werden. Diese Reaktionen sind dann die Schlüsselreaktionen der Glukoneogenese.

### Wenn die Leber 10 kg wiegt …

Wie man sich jetzt bestimmt vorstellen kann, stellt ein Defekt im Glykogenstoffwechsel ein schwerwiegendes Problem für den Organismus dar. Für jedes der beteiligten Enzyme ist ein Mangel bekannt, bei dem man von einer **Glykogenose** spricht. Insgesamt ist die Erkrankung aber ziemlich selten, weshalb wir sie nur kurz erwähnen.

Am häufigsten findet man einen **Mangel** des Enzyms **Glukose-6-Phosphatase**, das benötigt wird, um freie Glukose ins Blut abzugeben. Bei diesem autosomal-rezessiv vererbten Defekt wird Glykogen zwar noch aufgebaut, die beim Abbau entstehende Glukose kann die Zelle jedoch nie mehr verlassen. Folglich speichert und speichert die Leber Glykogen,

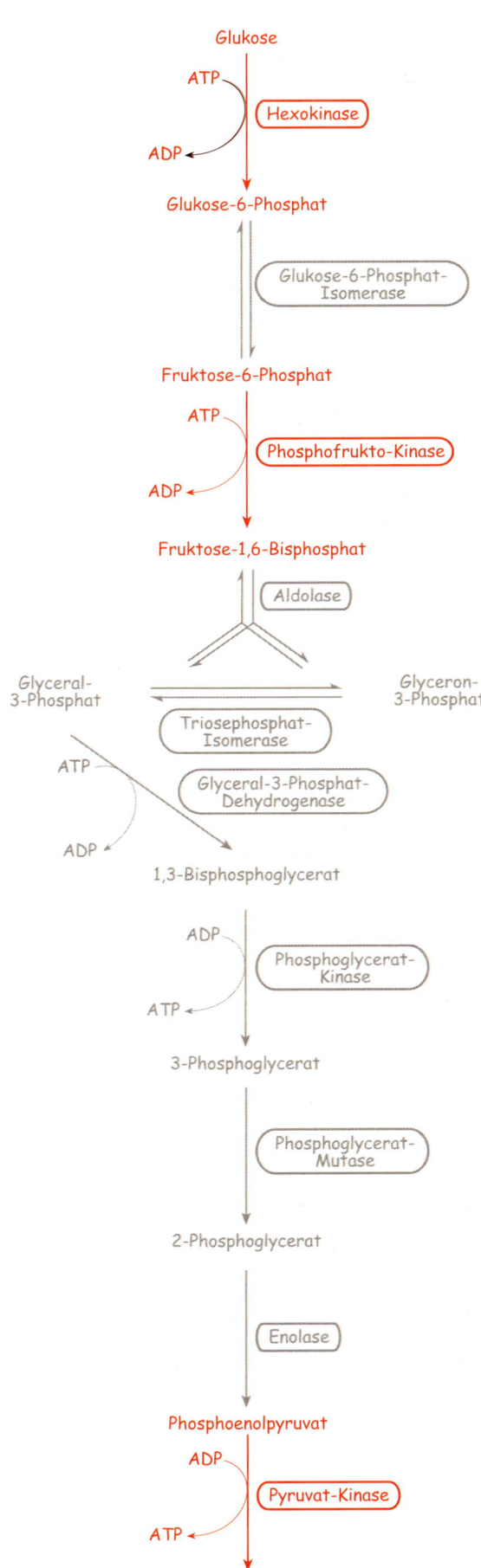

Die Glukoneogenese werden wir daher nur noch an den drei Stellen detailliert betrachten, an denen sie sich von der Umkehrung der Glykolyse unterscheidet.

**Energetische Betrachtung.** Obwohl es vielleicht überraschen mag: auch die Glukoneogenese ist eine **irreversible**, **exergonisch** ablaufende Reaktionsfolge. Im Gegensatz zur Glykolyse liefert sie allerdings keine Energie, sondern kostet welche.

In unseren Zellen laufen nur exergone (= freiwillige) Reaktionen ab. $\Delta G$ muss also immer negativ sein.

Ermöglicht wird die „Freiwilligkeit" der Glukoneogenese dadurch, dass die exergonen Reaktionen der Glykolyse durch **Umgehungsreaktionen** ersetzt werden, die eine andere Gleichgewichtslage besitzen und damit ebenfalls exergon sind.

## Welche Organe betreiben Glukoneogenese?

Auf Grund der hohen (ATP-)Kosten sind nur drei Organe in der Lage, eine vollständige Glukoneogenese zu betreiben:
- die Leber,
- die Nieren,
- der Darm.

Alle drei haben dafür eine unterschiedliche Motivation.

**Die Leber** betreibt die Glukoneogenese zur **Aufrechterhaltung des Blutglukosespiegels**. Sie ist *das* Stoffwechselorgan schlechthin und damit auch für die Versorgung anderer Organe (etwa des Gehirns und der Erythrozyten) mit entsprechenden Energiestoffen (vor allem Glukose) verantwortlich.

**Die Nieren** sind nach der Leber das zweitwichtigste Stoffwechselorgan. Wenn man einmal so richtig hungert, kann die **Nierenrinde** zur **Aufrechterhaltung** eines ausreichenden **Blutglukosespiegels** beitragen.
Entscheidend ist die Glukoneogenese in den Nieren allerdings aus einem ganz anderen Grund: Im katabolen Stoffwechsel entstehen in unseren Zellen immer Säuren. Durch die Glykolyse entstehen aus der Glukose z. B. zwei Moleküle Brenztraubensäure, die bei physiologischem pH-Wert dissoziiert als Pyruvat (und H$^+$) vorliegen. Unsere Nieren (und auch die Lungen) haben nun die Aufgabe, diese Protonen wieder auszuscheiden, wozu verschiedene Mechanismen zur Verfügung stehen ( ↗ S. 539). Kommen dort viele Säuren an (z. B. bei einer metabolischen Azidose, ↗ S. 540), nutzen die Nieren auch den aufwendigen Vorgang der Glukoneogenese, um aus **je zwei Säuren** (meist Pyruvat und eine Aminosäure) **Glukose** zu machen. So werden pro Durchgang zwei Protonen aus dem Körper entfernt, denn die entstandene Glukose ist ja nicht gerade ein saures Molekül …

**Der Darm** ist das dritte Organ mit der Befähigung zur Glukose-Biosynthese. Genau genommen sind es die **Epithelzellen des Dünndarms**. Diese werden nahrungsbedingt manchmal von einer wahren Flut an Nährstoffen, z. B. Aminosäuren, überschwemmt. Man kann vielleicht sagen, dass sie dann schon einmal eine Art Vorab-Homöostase einleiten, indem sie einige der zahlreichen Aminosäuren in Glukose umwandeln. Die für die Glukoneogenese notwendige Energie (= ATP) haben sie ja in dieser anabolen Situation ausreichend zur Verfügung.

Passenderweise besitzen genau diese drei Organe das Enzym **Glukose-6-Phosphatase** – die einzige Möglichkeit für eine Zelle, phosphorylierte Glukose loszuwerden.

Da in Prüfungen immer wieder die Frage auftaucht, ob denn die Skelettmuskulatur nicht auch Glukoneogenese betreibe, gehen wir an dieser Stelle kurz darauf ein.

Der Weg von Pyruvat zu Glukose kostet mehr Energie, als der umgekehrte Weg von Glukose zu Pyruvat liefert. Glukoneogenese zu betreiben, ist also aus energetischer Sicht ziemlicher Blödsinn. Daher wird eine „normale" Zelle (z. B. eine Muskelzelle) diesen Vorgang auch nicht ausführen.

Der Sinn der Glukoneogenese besteht darin, einen ganz besonderen Energielieferanten (= Glukose) herzustellen, auf den einige Organe absolut angewiesen sind. Da lohnt es sich für den Organismus sogar, die Leber sehr gut mit Energie (aus Fettsäuren) zu versorgen, damit dieses Organ den energieaufwendigen Vorgang der Glukoseneubildung – für andere – betreiben kann.

### Umgehung der drei irreversiblen Reaktionen der Glykolyse

Möchte man die Glykolyse rückwärts beschreiten, müssen unter **Energieverlust** die drei Schlüsselreaktionen umgangen werden, weil diese nur in eine (leider für die Glukoneogenese die falsche) Richtung ablaufen. Dies sind die Reaktionen von:

1. Phosphoenolpyruvat zu Pyruvat.
2. Fruktose-6-Phosphat zu Fruktose-1,6-Bisphosphat.
3. Glukose zu Glukose-6-Phosphat.

Die Reaktion vom Phosphoenolpyruvat zum Pyruvat ( ↗ S. 86) ist dabei „so irreversibel", dass sie nicht in einem Schritt umgangen werden kann, sondern dafür zwei Schritte benötigt werden.

### Pyruvat zu Phosphoenolpyruvat

Die Reaktion in der Glykolyse von Phosphoenolpyruvat (PEP) zu Pyruvat liefert nicht nur ATP, sondern auch noch über 30 kJ/mol an freier Energie. Dies bedeutet, dass man hier eigentlich zwei ATP spalten müsste, um den Rückweg zu ermöglichen. Die Zelle behilft sich, indem sie einen Umweg über zwei andere Reaktionen geht.

Zudem wird bei der Anknüpfung des Phosphats ein alter biochemischer Energiespartrick angewandt: man kombi-

niert den Phosphat-Transfer mit einer Decarboxylierung des gleichen Moleküls. Da Pyruvat nichts mehr zum Decarboxylieren hat, zumindest nicht, ohne dass daraus ein $C_2$-Körper entsteht, muss diese Carboxyl-Gruppe zunächst angebaut werden, was mithilfe von Biotin geschieht.

**Erster Schritt.** Gehen wir von Pyruvat aus, die Substanz, über die die Glukoneogenese am häufigsten betrieben wird, dann sind die anderen Substrate leicht zu verstehen. Die eigentlichen Ausgangssubstanzen sind zwar **Alanin** und **Laktat**, diese werden aber durch die Alanin-Transaminase (ALT) bzw. die Laktat-Dehydrogenase (LDH) jeweils in Pyruvat umgewandelt.

**Pyruvat** entsteht im Zytoplasma und gelangt mithilfe eines Pyruvat/$H^+$-Symporters in ein Mitochondrium. Dort wird es mithilfe der **Pyruvat-Carboxylase** zu **Oxalacetat** carboxyliert.

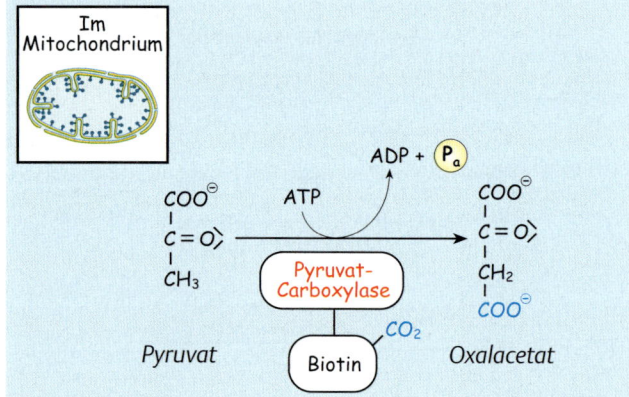

Spender der Carboxyl-Gruppe ist das Coenzym **Biotin** ( ↗ S. 136), das $CO_2$ zuvor in einer ATP-abhängigen Reaktion aufgenommen hat.

Da Oxalacetat auch ein wichtiges Zwischenprodukt des Citratzyklus ist, stellen sich an diesem Punkt die Weichen. Je nach momentanem Bedarf wird Oxalacetat entweder weiter zu Glukose aufgebaut oder zum Energiegewinn über den Citratzyklus und die Atmungskette abgebaut ( ↗ S. 208). Da wir hier von einer Hungerstoffwechsellage des Organismus ausgehen (nur dann wird Glukoneogenese betrieben), betrachten wird natürlich den ersten Fall.

**Malat-Shuttle – Elektronen durch die Membran.** Oxalacetat ist nicht in der Lage, durch die innere Mitochondrienmembran zu gelangen. Hier wird ein Shuttle-Mechanismus genutzt, den wir schon bei der Glykolyse vorgestellt haben und der bei der Atmungskette genau besprochen wird: der Malat-Shuttle ( ↗ S. 219). An dieser Stelle läuft er einfach umgekehrt.

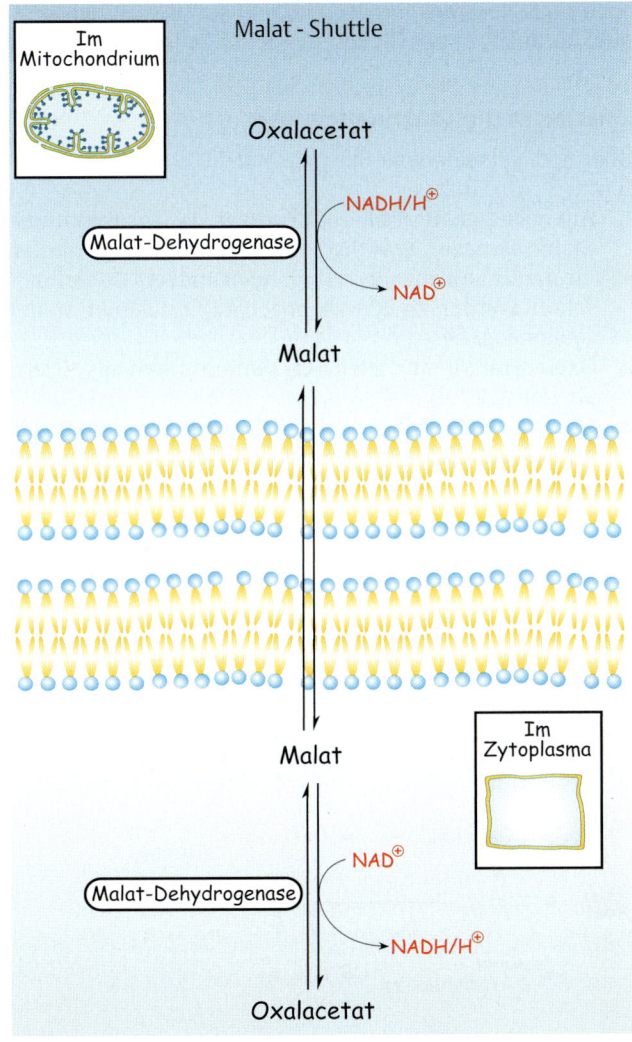

Dabei wird nicht nur **Oxalacetat (via Malat) ins Zytoplasma** transportiert, sondern zusätzlich noch **Reduktionsäquivalente (NADH/H⁺)** aus den Mitochondrien **ins Zytoplasma** gebracht, die für eine weitere Glukoneogenese-Reaktion (von 1,3-Bisphosphoglycerat zu Glyceral-3-Phosphat) dringend gebraucht werden.

**Zweiter Schritt.** Im Zytoplasma erfolgt die Oxidation von Malat zum Oxalacetat, das nun zu Phosphoenolpyruvat decarboxyliert wird.

Die **Phosphoenolpyruvat-Carboxykinase** (PEP-CK) spaltet vom Oxalacetat ($C_4$-Zucker) $CO_2$ ab und nutzt die dabei frei werdende Energie, um das Molekül am $C^2$-Atom zu phosphorylieren, wodurch Phosphoenolpyruvat ($C^3$-Zucker) entsteht. (Hier hat man dann die Investition in die Biotin-Reaktion genutzt.) Trotz der Decarboxylierung ist noch weitere Energie notwendig. Hier gibt es nun eine Besonderheit: ausnahmsweise wird **GTP** statt ATP als Energielieferant genutzt.

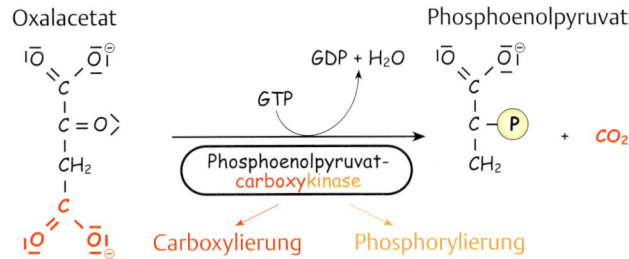

Die nächsten Schritte werden der Glykolyse entsprechend bis zum Fruktose-1,6-Bisphosphat einfach rückwärts durchschritten, da die Reaktionen relativ frei reversibel sind (man muss nur das Produkt auf der entsprechenden Seite abziehen, was durch die wenigen irreversiblen Reaktionen gewährleistet wird, ↗ S. 88).

**Fruktose-1,6-Bisphosphat zu Fruktose-6-Phosphat**

Die Reaktion von Fruktose-6-Phosphat zu Fruktose-1,6-Bisphosphat ist die stark exergone Schrittmacherreaktion der Glykolyse ( ↗ S. 90).

An die Stelle der Phosphofruktokinase tritt in der Glukoneogenese die **Fruktose-1,6-Bisphosphatase**, die an $C^1$ das Phosphat abspaltet. Es entsteht Fruktose-6-Phosphat.

> Bei einer direkten *Umkehr* der Glykolyse würde ATP entstehen! Daran sieht man, dass es sich hier um zwei *verschiedene* Reaktionen handelt.

Fruktose-1,6-Bisphosphat          Fruktose-6-Phosphat

Fruktose-6-Phosphat steht mit Glukose-6-Phosphat im Gleichgewicht, die dann in die letzte Reaktion der Glukoneogenese eingeht.

### Glukose-6-Phosphat zu Glukose

Das für diese Reaktion notwendige Enzym, die **Glukose-6-Phosphatase**, existiert nur dort, wo auch die Glukoneogenese abläuft, also in der **Leber**, der **Nierenrinde** und im **Dünndarmepithel**.

Dieses Enzym spaltet den letzten Phosphat-Rest ab, wodurch freie Glukose entsteht. Die Glukose-6-Phosphatase befindet sich **im Endoplasmatischen Retikulum**, dem dritten Zellkompartiment, das die Glukoneogenese benötigt.

Glukose-6-Phosphat                    Glukose

Die freie, endogen entstandene Glukose kann mithilfe eines Transporters (vermutlich GLUT 7) die Membran der Zelle durchdringen und über die Blutbahn alle Organe des Körpers erreichen.

> Die Glukoneogenese benötigt drei Zellkompartimente: das Zytosol, die Mitochondrien und das Endoplasmatische Retikulum ( ↗ S. 115).

### Substrate des Zuckeraufbaus

Welche Ausgangssubstanzen zur Glukoneogenese herangezogen werden, hängt von den jeweiligen Anforderungen des Organismus ab.

**Ständiges Substrat** der Glukoneogenese ist **Laktat**, das fortwährend in großer Menge z. B. von Erythrozyten (die nur anaerobe Glykolyse betreiben können, ↗ S. 479), produziert wird. Bei körperlicher Anstrengung kommt noch das Laktat aus dem anaeroben Stoffwechsel der Muskulatur hinzu. In beiden Fällen erfolgt der Abbau des Laktats vor allem in der Leber, die es – je nach Bedarf – entweder der Endoxidation (= Atmungskette) zuführt, freie Glukose daraus macht oder ihre Glykogenspeicher auffüllt.

**Hungersubstrate** sind **Alanin** und andere **glukogene Aminosäuren** ( ↗ S. 180), die vor allem aus der Muskulatur stammen sowie das **Glycerin** aus dem Fettgewebe. Der Grund dafür, warum vor allem die Muskulatur Aminosäuren für die Glukoneogenese zur Verfügung stellt, ist wohl

der, dass dort Proteine kurzzeitig und problemlos abgebaut werden können – in der Hoffnung, sie bei einer bald folgenden Mahlzeit wieder aufbauen zu können.

**Fettsäuren liefern die notwendige Energie.** Was die Leber noch benötigt, um Glukose herstellen zu können, sind Fettsäuren. Allerdings nicht als Glukose-Vorstufen, da man aus Acetyl-CoA ja *keine* Glukose herstellen kann, sondern als Energielieferanten. In Hungerzeiten bezieht die Leber ihre Energie vor allem aus der β-Oxidation von Fettsäuren ( ↗ S. 130). Zum einen liefern nur Fettsäuren Energie in so rauhen Mengen, wie sie in Hungerzeiten von der Leber benötigt werden, zum anderen ist die energieliefernde Glykolyse in der Leber (bedingt durch Glukagon) abgestellt – damit die Glukoneogenese laufen kann.

Neben den Fettsäuren fällt beim Abbau von Fetten (Triacylglycerinen) im Fettgewebe ( ↗ S. 144) noch **Glycerin** an, das auch zur Leber transportiert wird und dort der Glukoneogenese als Substrat zur Glukoseherstellung dient.

### Einstieg in die Glukoneogenese

Über drei verschiedene Einstiegsmoleküle erfolgt die Biosynthese von Glukose:

1. Am wichtigsten ist hier das **Pyruvat**, das aus Laktat und Alanin entsteht, was die beiden wichtigsten Vorstufen für die Glukoneogenese sind. Auch andere ($C_3$-)Aminosäuren werden zu Pyruvat abgebaut und dienen so der Glukoneogenese.

2. **Oxalacetat** dient vielen ($C_4$-)Aminosäuren als Transportform.

3. **Glyceron-3-Phosphat** schließlich steigt etwas später in die Reaktionsabläufe ein und entsteht vor allem aus Glycerin.

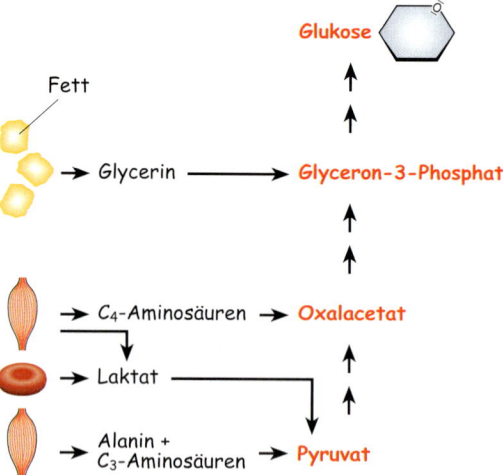

### Laktat

Das aus dem Erythrozytenstoffwechsel und dem anaeroben Muskelstoffwechsel stammende Laktat wird mithilfe der Laktat-Dehydrogenase im Zytoplasma direkt zu Pyruvat umgewandelt und so aus seiner Sackgasse befreit.

Laktat, das aus der Muskulatur stammt, wird in der Leber wieder zu Glukose umgewandelt und ans Blut abgegeben, so dass es vom Muskel wieder aufgenommen werden kann (Cori-Zyklus, ↗ S. 98).

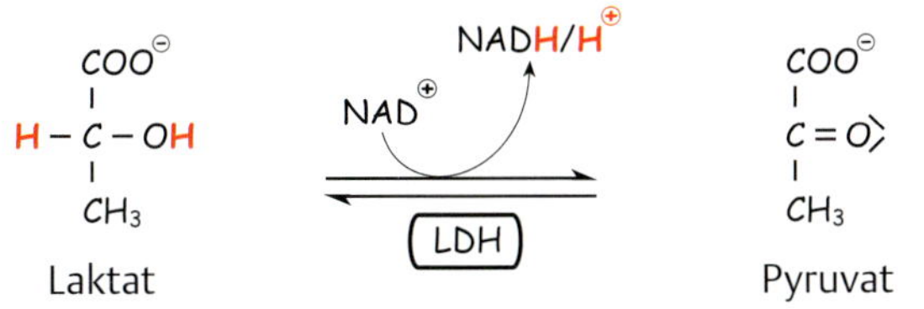

Laktat                    LDH                    Pyruvat

## Alanin

Die in Hungerzeiten wichtigste Vorstufe von Glukose ist das Alanin aus der Muskulatur. Beim Abbau von Muskelproteinen und deren Aminosäuren entsteht zunächst relativ viel Pyruvat, das durch die **Alanin-Transaminase** (**ALT**) zu Alanin umgewandelt wird. Alanin gelangt über das Blut in die Leber und wird dort, ebenfalls durch ALT (in den Mitochondrien) die jetzt zur Glukoneogenese dient, in Pyruvat rückverwandelt.

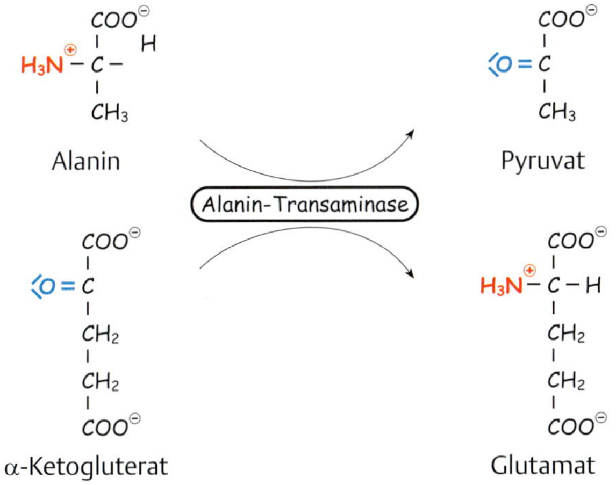

Alanin                                    Pyruvat

Alanin-Transaminase

α-Ketogluterat                            Glutamat

> Alanin ist – nach Glutamin – die Aminosäure mit der zweithöchsten Konzentration im Blut.

## Andere Aminosäuren

Aminosäuren, die vier C-Atome lang sind, treten (nachdem sie zu verschiedenen Zwischenprodukten des Citratzyklus, vor allem Succinyl-CoA, reagiert haben, ↗ S. 195) über **Oxalacetat** in die Glukoneogenese ein, Aminosäuren mit drei C- Atomen über Pyruvat.

## Glycerin

Glycerin, das aus dem Abbau von Triacylglycerin im Fettgewebe (↗ S. 144) stammt, stößt erst an der Stelle des Glyceron-3-Phosphats zur Glukoneogenese. Dies ist energetisch gesehen eine recht billige Angelegenheit, da im Vergleich zu den übrigen Ausgangssubstraten vier Mol ATP gespart werden.

Glycerin wird dazu in der Leber unter ATP-Verbrauch durch die Glycerokinase direkt in Glycerin-3-Phosphat umgewandelt, das nun unter Bildung von NADH/H⁺ zu Glyceron-3-Phosphat oxidiert wird.

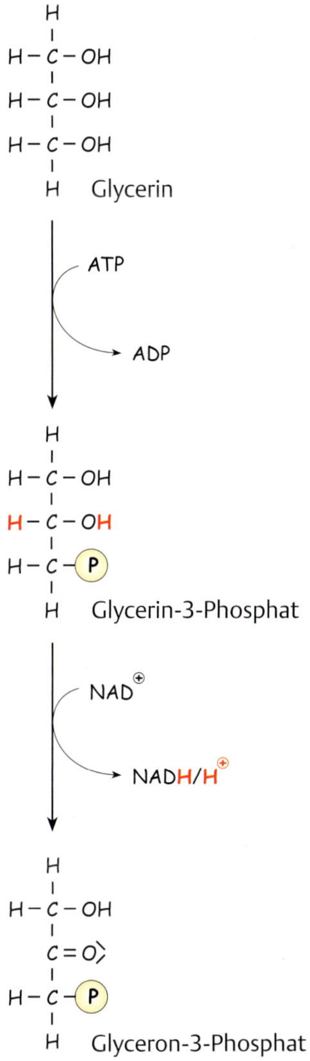

Glycerin

ATP

ADP

Glycerin-3-Phosphat

NAD⁺

NADH/H⁺

Glyceron-3-Phosphat

## Die Glukoneogenese und ihre drei Kompartimente in der Zelle

Die Glukoneogenese benötigt das Zytosol, die Mitochondrien und das Endoplasmatische Retikulum der Zelle. Da die Glykolyse vollständig im Zytoplasma stattfindet, muss es für die Zelle triftige Gründe geben, einige Reaktionen der Glukoneogenese an anderer Stelle stattfinden zu lassen.

### Der Umweg über das Mitochondrium

Um den Umweg über das Mitochondrium verstehen zu können, müssen wir uns kurz die Funktion der Laktat-Dehydrogenase (LDH, ↗ S. 97) ins Gedächtnis zurückrufen. Die LDH hat bei der Glykolyse die Aufgabe, das verbrauchte NAD⁺ wieder aus NADH/H⁺ zu regenerieren.

Bei der Glukoneogenese wird nun NADH/H⁺ anstelle von NAD⁺ benötigt. Quelle dieses Elektronentransporters ist vor allem die β-Oxidation (↗ S. 130); daneben kann noch die Oxidation von Aminosäuren (↗ S. 175) ihren Beitrag leisten. Diese beiden Reaktionsketten laufen allerdings in den Mitochondrien ab, wo daher auch das benötigte NADH/H⁺entsteht. Unsere Zellen mussten sich daher einen Mechanismus ausdenken, mit dem sie die begehrten Elektronentransporter aus den Mitochondrien ins Zytoplasma transportieren können.

**Hauptweg für Pyruvat.** Meist entsteht Pyruvat im Zytoplasma (in Hungerzeiten vor allem aus dem Alanin der Muskulatur) in einer Reaktion, bei der kein NADH/H⁺ gebildet wird. Pyruvat gelangt dann über einen Transporter in ein Mitochondrium, in dem zunächst die Carboxylierung zum Oxalacetat und anschließend die Reduktion zum Malat erfolgt. Hierbei wird Wasserstoff vom Malat aufgenommen und dann über den Malat-Shuttle aus dem Mitochondrium transportiert.

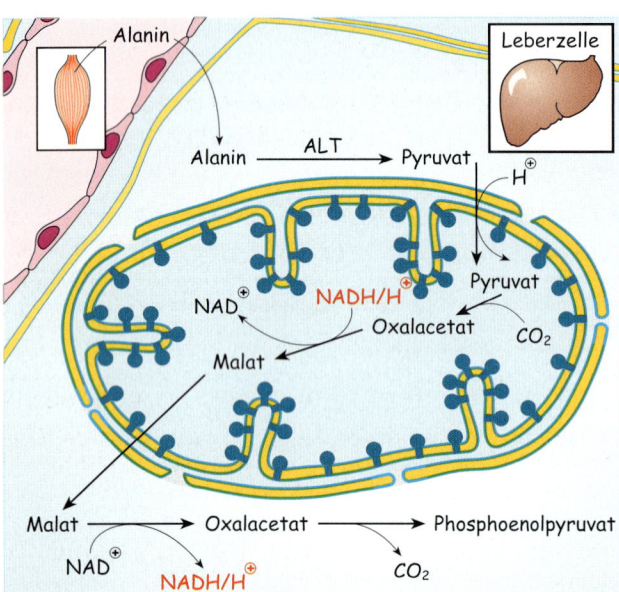

**Alternativweg für Laktat.** Dient viel Laktat als Glukose-Vorstufe, wird ein Weg beschritten, bei dem nicht der Malat-Shuttle verwendet wird. In diesem Fall wird Laktat schon im Zytosol zu Pyruvat umgewandelt, eine Reaktion, bei der auch ein NAD⁺ zu NADH/H⁺ reduziert wird.
Stellt sich natürlich die Frage, woher ein Mitochondrium weiß, ob ein hereinkommendes Pyruvat einmal ein Alanin oder ein Laktat gewesen ist.
Die Anwort liegt in der Reversibilität des Malat-Shuttles begründet. Seine Aktivität ist von den Konzentrationen der oxidierten und reduzierten Form des NADH in den beiden Kompartimenten Zytoplasma und Mitochondrium abhängig.
Unter stärkerem Laktatangebot (= genügend NADH/H⁺ im Zytoplasma, z. B. bei starker Muskelaktivität) wird Pyruvat intramitochondrial zu Oxalacetat (ganz normal), dann aber

durch eine **mitochondriale Phosphoenolpyruvat-Carboxylase (PEP-CK)** schon zu Phosphoenolpyruvat umgewandelt, das ins Zytoplasma transportiert wird. Damit entsteht **im Zytoplasma** kein zusätzliches NADH/H⁺.

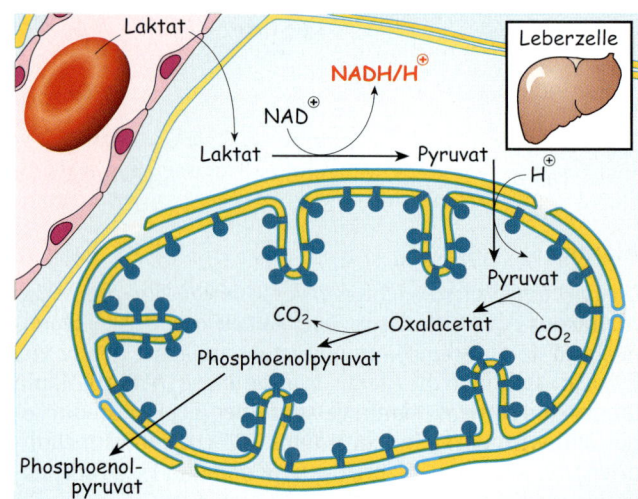

### Der Umweg über das Endoplasmatische Retikulum

Glukose-6-Phosphat wird **aktiv** in das Endoplasmatische Retikulum transportiert, in dem sich die Glukose-6-Phosphatase befindet. Wie die Glukose von dort aus ins Blut gelangt, ist noch nicht geklärt. Vermutlich gibt es Vesikel, die sich vom ER abschnüren und mit der Zellmembran fusionieren.

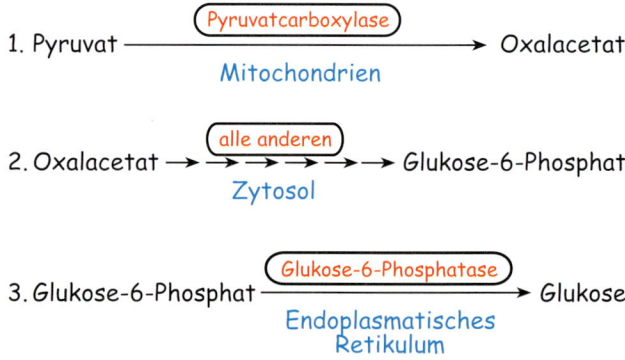

### Energiebilanz – oder was kostet Glukose?

Die Biosynthese von Glukose kostet – wie alle Biosynthesen – Energie in Form von ATP, die unser Körper (hier vor allem die Leber) aufwenden muss.
Drei Reaktionen der Glykolyse müssen umgangen werden, wobei jeweils ein ATP verbraucht wird. Dies sind die Reaktionen:
1. vom Pyruvat zum Oxalacetat,
2. vom Oxalacetat zum Phosphoenolpyruvat (als GTP) und
3. vom 3-Phosphoglycerat zu 1,3-Bisphosphoglycerat.

Für ein Molekül Glukose müssen diese Reaktionen zwei Mal ablaufen. Die Zelle benötigt daher **pro Glukose sechs ATP**. Da man beim Abbau von Glukose zu Pyruvat bzw. Laktat wieder zwei ATP gewinnt, ergibt sich ein **Nettoverlust von vier ATP** für die Biosynthese von Glukose.

Steigen Vorstufen auf der Ebene des **Oxalacetats** in die Glukoneogenese ein, spart sich die Zelle den ersten Schritt, womit zwei ATP eingespart werden können (Nettoverlust = zwei ATP).

Bei der Verwendung von **Glycerin** als Vorstufe können nochmal zwei ATP eingespart werden (ATP-Bilanz = Plus-Minus-Null).

> Keine Zelle wird durch die Glukoneogenese Glukose aufbauen, um sie in der Glykolyse selbst wieder zu Energie abzubauen, da die Bilanz im besten Fall (mit Glycerin als Startmolekül) Plus-Minus-Null wäre.

## Regulation der Glukoneogenese

Da die Glykolyse an ihren drei irreversiblen Reaktionen reguliert wird, wundert es sicher nicht, dass hier im Gegenzug auch die Glukoneogenese reguliert wird. Die Regulationsstellen sind die drei Schlüsselenzyme:

1. Pyruvat-Carboxylase.
2. Phosphoenolpyruvat-Carboxykinase (PEP-CK).
3. Fruktose-1,6-Bisphosphatase.

Die Regulation von Glykolyse und Glukoneogenese erfolgt gegensinnig ( ↗ S. 91), da die Glukose, die mühsam in der Glukoneogenese hergestellt wird, nicht gleich wieder in der Glykolyse der gleichen Zelle verbraucht werden soll. Dadurch würde in unserem Körper sinnlos wertvolle Energie verschleudert. (Für andere Organismen, wie z. B. Hummeln, ist diese Art der „Verschwendung" lebenswichtig: sie wärmen so im Frühling ihre Flugmuskeln auf.)

### Allosterische Regulation der Glukoneogenese

Man kann bei der allosterischen Regulation so etwas wie einen Schutzmechanismus für die Leberzellen ausmachen. Daneben wird der Bedarf an Glukose durch den Gesamtorganismus – vor allem durch das Hormon Glukagon – angezeigt.

**Die Pyruvat-Carboxylase** ist für den **geschwindigkeitsbestimmenden Schritt** der Glukoneogenese zuständig. Dieses Enzym arbeitet nur in Gegenwart von **Acetyl-CoA**, seinem allosterischen Aktivator. Daran kann man sehen, dass Leberzellen nur dann Glukoneogenese betreiben, wenn sie selbst genügend Energie – in Form von Acetyl-CoA aus dem Abbau von Fettsäuren – zur Verfügung haben. Daneben stellt die Pyruvat-Carboxylase-Reaktion eine wichtige anaplerotische Reaktion für den Citratzyklus dar ( ↗ S. 193). Wenn viel Acetyl-CoA in den Mitochondrien vorliegt, bedeutet das, dass relativ gesehen zu wenig Oxalacetat vor-

liegt, um Citrat bilden zu können. Also fördert Acetyl-CoA die Bildung von Oxalacetat aus Pyruvat.

Zusätzlich hemmt Acetyl-CoA noch die Pyruvat-Dehydrogenase, die in Glukoneogenese-Zeiten nicht benötigt wird, da die Glykolyse ja nicht läuft.

> Generell fördern ATP und NADH/H$^+$ – beides Zeichen dafür, dass in den Zellen genügend Energie zur Verfügung steht – die Glukoneogenese. Im Gegenzug hemmt ADP die ganze Aktion.

**Die Phosphoenolpyruvat-Carboxykinase (PEP-CK)** wird nicht allosterisch reguliert.

**Die Fruktose-1,6-Bisphosphatase.** Wie bei der Glykolyse ( ↗ S. 90) spielt auch bei der Glukoneogenese **Fruktose-2,6-Bisphosphat** eine große Rolle. Hier hat es allerdings den gegenteiligen Effekt: die Fruktose-1,6-Bisphosphatase wird durch einen hohen Fruktose-2,6-Bisphosphat-Spiegel allosterisch gehemmt, während ein Mangel an Fruktose-2,6-Bisphosphat einen niedrigen Blutglukosespiegel signalisiert, wodurch dieses Schlüsselenzym aktiviert wird. Dieser Mangel wird in erster Linie durch das Hormon Glukagon verursacht, indem es über die Steigerung des cAMP-Spiegels die Inaktivierung der PFK-2 sowie die Aktivierung der Fruktose-2,6-Bisphosphatase ( ↗ S. 91) hervorruft.

### Hormonelle Regulation der Glukoneogenese

Auch die hormonelle Regulation erfolgt gegensinnig zur Glykolyse. **Glukagon** (= Hungersignal) sorgt über eine Erhöhung des cAMP-Spiegels in der Leber für eine Phosphorylierung aller möglichen interkonvertierbarer Enzyme. Phosphoryliert ist die Pyruvatkinase inaktiv und damit die Glykolyse gehemmt ( ↗ S. 92), die **Fruktose-1,6-Bisphosphatase** und damit die Glukoneogenese dagegen aktiv. Daneben bewirkt Glukagon noch eine Induktion aller Schlüsselenzyme der Glukoneogenese.

Adrenalin (= Stresssignal) spielt in der Leber nur eine untergeordnete Rolle und wirkt analog zu Glukagon über eine Erhöhung des cAMP-Spiegels.

**Insulin** hingegen hemmt über eine Repression die Biosynthese der Schlüsselenzyme der Glukoneogenese.

## 2.7 Andere Monosaccharide – oder noch ein paar süße Moleküle

Zu guter Letzt beschäftigen wir uns noch mit den bisher vernachlässigten Monosacchariden Fruktose, Galaktose, Mannose und den Aminozuckern. Diese Zucker benötigt unser Körper z. B. zur Biosynthese von Glykoproteinen ( ↗ S. 291). Daneben sind sie aber auch Bestandteil unserer Nahrung und können unter Energiegewinn abgebaut werden.

## Fruktose

Der Fruktose-Stoffwechsel ist aus mehreren Gründen für Mediziner von Interesse.

1. Wir nehmen reichlich Fruktose (= Fruchtzucker) mit der **Nahrung** auf (rund 100 g pro Tag), hauptsächlich in Form von Saccharose (= Rohrzucker), die aus Fruktose und Glukose besteht.
2. Die Samenblasen synthetisieren eine ganze Menge Fruktose, um die **Spermien** mit genügend Energie zu versorgen.
3. Für **Diabetiker** ist der Fruktose-Stoffwechsel sehr wichtig – und zwar sowohl in positiver als auch in negativer Hinsicht.

Die mit der Nahrung aufgenommene Fruktose gelangt – wie alle Monosaccharide – über die Pfortader zuerst in die Leber. Da dort auch gleich der größte Teil verstoffwechselt wird, sehen wir uns das Schicksal der Fruktose in der Leber genauer an.

> Fruktose wird – im Gegensatz zur Glukose – insulinunabhängig in die Körperzellen aufgenommen. Deshalb können Diabetiker, die an einem Mangel des Hormons Insulin leiden (↗ S. 357), Fruktose als Glukose-Ersatz zu sich nehmen.

### Abbau von Fruktose

Der Abbau von Fruktose findet vor allem in der Leber statt, mit dem Ziel, aus Fruktose **Energie** zu gewinnnen. Zu diesem Zweck wird Fruktose zu Zwischenprodukten umgewandelt, die man in die Hauptstoffwechselwege der Kohlenhydrate einschleusen kann. Abbauweg „Nummer 1" für die Fruktose ist die **Glykolyse**.

**Fruktose-1-Phosphat in der Leber.** Der größte Teil der Nahrungsfruktose wird sofort mithilfe des Transporters GLUT-5 **insulinunabhängig** in die Zellen der Leber aufgenommen. (GLUT-5 war zunächst als Glukose-Transporter beschrieben worden, bis sich herausstellte, dass er nur Fruktose transportiert.)

Innen angekommen, wird Fruktose sofort durch die **Fruktokinase** zu Fruktose-1-Phosphat phosphoryliert. Diese Phosphorylierung hat den gleichen Sinn wie die Hexokinase-Reaktion zu Beginn der Glykolyse: das Festhalten des Zuckers in der Zelle.

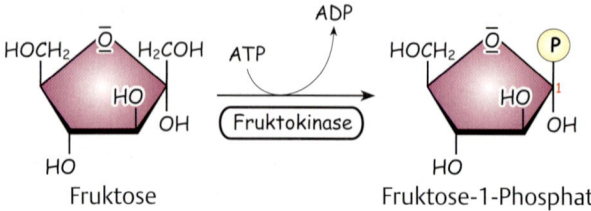

Anschließend wird Fruktose-1-Phosphat zu Zwischenprodukten der Glykolyse abgebaut.

**Glyceron-3-Phosphat und Glyceral-3-Phosphat.** Das in der Leber gebildete Fruktose-1-Phosphat wird durch die Fruktose-1-Phosphat-Aldolase in Glyceron-3-Phosphat und Glyceral gespalten. Glyceron-3-Phosphat kann unverändert in die Glykolyse eingeschleust werden, Glyceral bedarf noch einer kleinen Umwandlung: Es muss phosphoryliert werden, was durch die Triosekinase unter ATP-Verbrauch geschieht. Als Glyceral-3-Phosphat steht seinem Abbau über die Glykolyse nichts mehr im Wege.

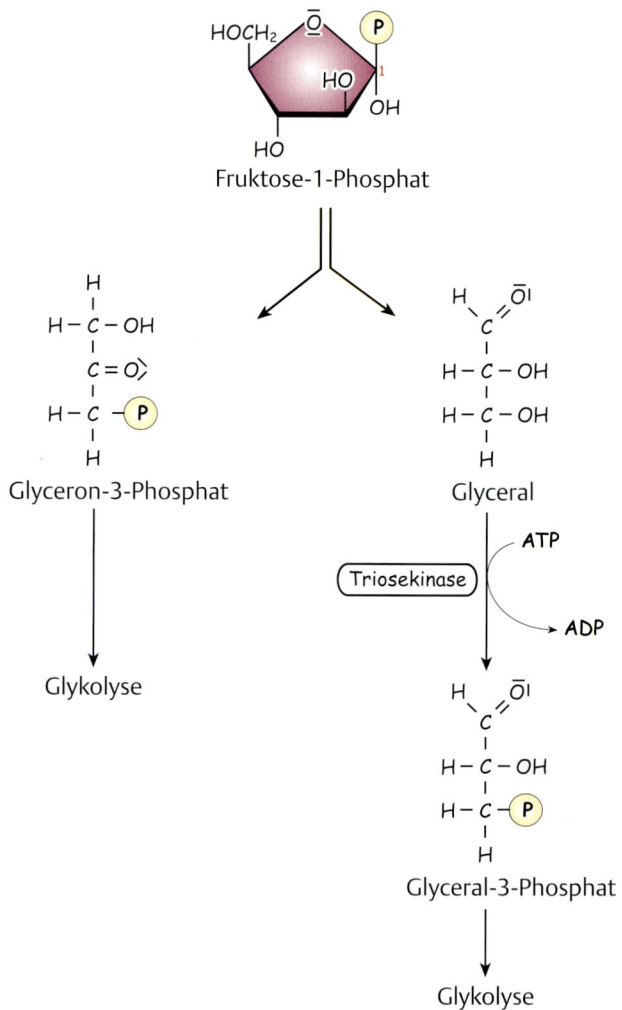

Es existieren noch zahlreiche weitere Abbauwege für Glyceral, die aber weitaus weniger Bedeutung besitzen und daher hier nicht näher beleuchtet werden.

**Energiegewinn.** Genau wie die Glukose liefert auch die Fruktose in der Glykolyse in der Leber **zwei ATP pro Molekül**.

**Fruktose-6-Phosphat in extrahepatischen Geweben.** Da der Großteil der Fruktose bereits von der Leber abgefangen wurde, bleibt für die extrahepatischen Gewebe (v. a. Niere, Muskulatur und Fettgewebe) nur wenig übrig. Der kleine Rest an Blut-Fruktose wird – analog zur Leber – **insulinunabhängig** über GLUT 5 aufgenommen.
Da im extrahepatischen Gewebe keine Fruktokinase vorliegt, wird Fruktose dort von der **Hexokinase** zu Fruktose-6-Phosphat, einem Zwischenprodukt der Glykolyse, phosphoryliert. Auch hier liefert der Fruktoseabbau ebenso wie der Abbau von Glukose zwei ATP pro Molekül.

## Herstellung von Fruktose

Die Biosynthese von Fruktose beginnt mit Glukose und findet vor allem in den **Samenblasen** statt, die diesen Zucker für die Spermien herstellen. Es werden zwei Enzyme benötigt, um Glukose über den **Alkohol Sorbit** (engl. = Sorbit**ol**) zu Fruktose umzuwandeln:
1. Die Aldose-Reduktase reduziert Glukose zu Sorbit. Elektronenspender dieser Reaktion ist NADPH/H$^+$;
2. Sorbit wird durch die Sorbit-Dehydrogenase am C$^2$-Atom oxidiert, wodurch Fruktose entsteht. Die Elektronen werden bei dieser Reaktion durch NAD$^+$ aufgenommen.

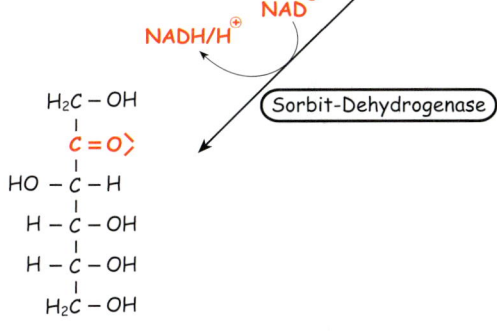

Glukose                     Sorbit

Fruktose

**Die Samenblasen** sind der einzige Ort, der ein gesteigertes Interesse an Fruktose hat, da sich Spermien hauptsächlich von Fruktose ernähren. Fruktose wird den Spermien als Überlebenspaket in der Samenflüssigkeit mit auf den Weg gegeben. Da sich die Zellen des weibliche Genitaltrakts vor allem von Glukose ernähren, hat so jedes Geschlecht sein

eigenes Futter und die sonst üblichen Geschlechterkämpfe werden vermieden …
Die Samenflüssigkeit enthält immerhin 100–200 mg/dl Fruktose. Das ist deutlich mehr Zucker als im Blut, wo sich unter physiologischen Bedingungen 80–120 mg/dl Glukose befinden.
Medizinisch von Interesse ist noch, dass die beiden an der Fruktoseentstehung beteiligten Enzyme in den Samenblasen unter der hormonellen Kontrolle der **Androgene** (v. a. des Testosterons, ↗ S. 404) stehen, was diagnostisch wichtig ist.

## Diabetiker und der Fruchtzucker

Wie schon angedeutet, ist der Fruktose-Stoffwechsel für Diabetiker von besonderem Interesse, da er die Möglichkeit der „unproblematischen Zuckeraufnahme" in die Zellen bietet.

**Diabetikerzucker.** Sowohl Fruktose, als auch Sorbit dienen Diabetikern als **Zuckerersatzstoffe**, da sie **insulinunabhängig** verstoffwechselt werden. Sorbit wird dabei vor dem Abbau in der Glykolyse – vor allem in der Leber – zu Fruktose umgewandelt.

**Diabetisch bedingte Erkrankungen.** Bei schlecht eingestellten Diabetikern (= Hyperglykämie) entsteht intrazellulär aus Glukose vermehrt Sorbit. Diese Substanz reichert sich nun v. a. in Neuronen und den Zellen der Augenlinse an und kann, durch einen noch nicht ganz verstandenen Mechanismus, zur Trübung der Linse (= diabetischer Katarakt) und/oder Neuropathien führen.

> Exogenes Sorbit (= aus der Nahrung) ist für Diabetiker als Zuckerersatzstoff von großem Nutzen, endogenes Sorbit (= von Körperzellen produziert) schädigt manche Gewebe.

## Galaktose

Auch der Galaktose-Stoffwechsel birgt einige für Mediziner interessante Gesichtspunkte, auf die wir uns hier konzentrieren.
1. Galaktose wird für die Biosynthese vieler **Glykoproteine** und **Glykolipide** benötigt.
2. Galaktose ist Bestandteil des Milchzuckers, der **Laktose**, die aus Galaktose und Glukose besteht. In Form von Muttermilch hat sie den meisten von uns die ersten Lebenstage versüßt.

Die Laktose (die natürlich nicht nur in der menschlichen Milch, sondern auch in der Kuhmilch vorkommt) wird in unserem Darm durch das Enzym Laktase in Galaktose und Glukose zerlegt (↗ S. 30). Anschließend gelangen beide ins Blut und über die Pfortader zur **Leber**, wo sie größtenteils verstoffwechselt werden.
Als Monosaccharid wird Galaktose kaum mit der Nahrung aufgenommen.

## Umbau von Galaktose

Anders als die Fruktose, wird die Galaktose in der Leber vor allem in ihre UDP-Form umgewandelt. Der Grund dafür ist wohl, dass Galaktose im Gegensatz zur Fruktose (= Energielieferant, ↗ S. 118) häufig für **Biosynthesen** Verwendung findet.

**Galaktose-1-Phosphat.** Nun wird es fast schon langweilig, denn es gibt auch eine **Galaktokinase**, die eine ATP-abhängige Phosphorylierung von Galaktose zu Galaktose-1-Phosphat vornimmt. Auch dieses Phosphat kann die Zelle nun nicht mehr verlassen.
Wie gut, dass wenigstens der weitere Weg der Galaktose etwas Abwechslung bietet …

**UDP-Galaktose.** Galaktose-1-Phosphat wird mithilfe von UDP-Glukose, die auch Zwischenprodukt der Glykogensynthese ist (↗ S. 105), zu UDP-Galaktose aktiviert.

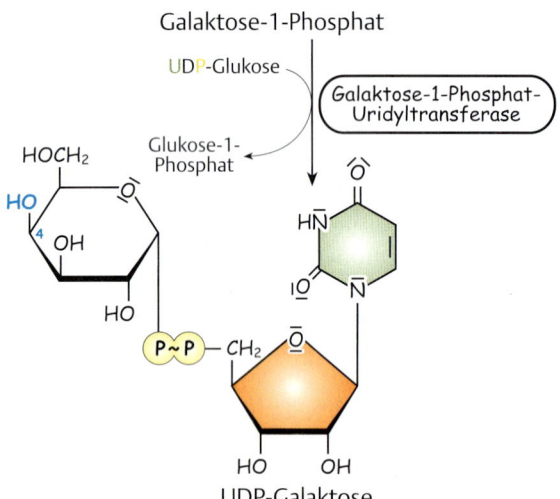

Galaktose-1-Phosphat

Den Austausch von UDP und Phosphat übernimmt die Galaktose-1-Phosphat-Uridyltransferase, wobei auch Glukose-1-Phosphat entsteht.

**Weitere Verwendung.** Die **Leber** hat zwei Möglichkeiten, was sie mit UDP-Galaktose anfangen kann:
1. Wird gerade UDP-Galaktose für die Biosynthese von **Glykoproteinen** benötigt, so wird sie dort eingebaut.
2. Werden keine Glykoproteine benötigt, erfolgt die **Umwandlung** (= Epimerisierung) der UDP-Galaktose in UDP-Glukose, was von der UDP-Galaktose-4-Epimerase nachhaltig unterstützt wird.

Da sich das Ganze in der Leber abspielt, können sowohl die UDP-Glukose als auch das bei der vorigen Reaktion entstandene Glukose-1-Phosphat in den **Glykogenaufbau** eingehen oder unter Energiegewinn über die **Glykolyse** abgebaut werden (UDP-Glukose nach Umwandlung in Glukose-1-Phosphat).

## Herstellung von Galaktose und Laktose

Die verschiedenen Zellen, die Glykoproteine und/oder Glykolipide herstellen, sind manchmal auch auf endogene Galaktose-Produktion angewiesen. In erster Linie ist es jedoch die Brustdrüse, die Galaktose für die Laktose-Herstellung benötigt. Galaktose wird aus **Glukose** hergestellt, allerdings nicht auf direktem Weg, sondern über den Umweg der **UDP-Glukose**. Damit treffen wir hier auf eine uns schon bekannte Reaktion, die von der UDP-Galaktose-4-Epimerase katalysiert wird. Diesmal läuft sie einfach in die andere Richtung ab, was ja eine der leichtesten Übungen für Enzyme ist. Die entstandene **UDP-Galaktose** kann entweder für die Biosynthese von Glykoproteinen und/oder Glykolipiden verwendet oder in der Brustdrüse durch das Enzym Laktose-Synthase hydrolysiert und mit Glukose verknüpft werden, wobei Laktose und UDP entstehen.

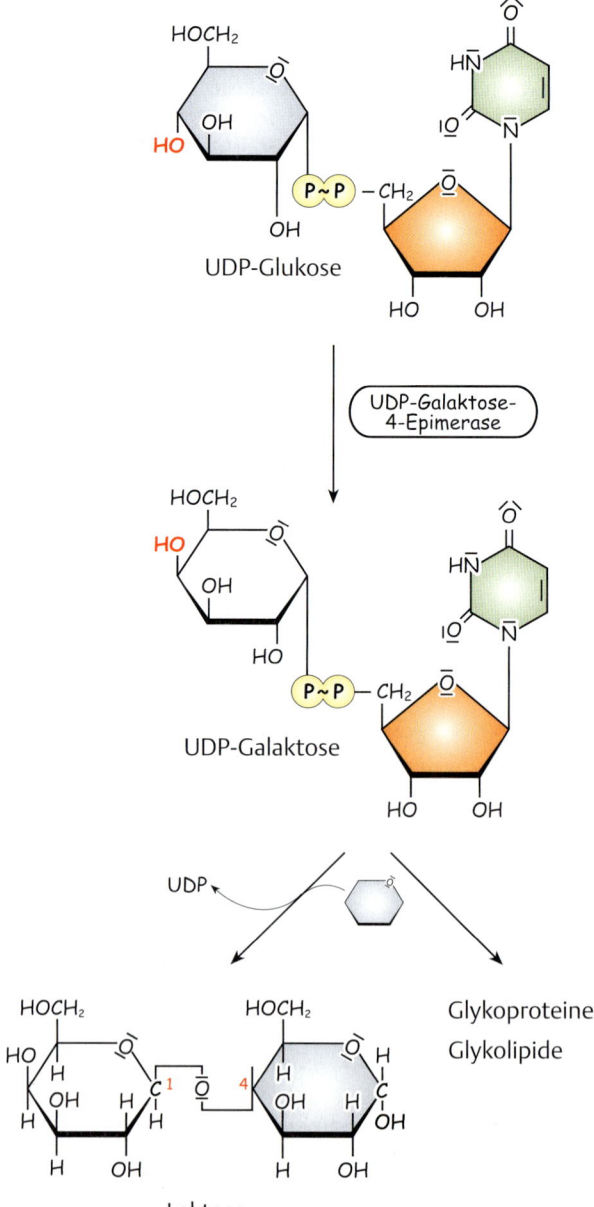

Laktose

**Die Laktose-Synthase** entsteht interessanterweise aus der Galactosyl-Transferase, die durch ein nach der Geburt gebildetes Protein modifiziert wurde.

Die meiste Zeit unseres Lebens überträgt die Galactosyl-Transferase UDP-Galaktose auf Glykoproteine. Nur ganz wenige Moleküle UDP-Galaktose werden unter Bildung von Laktose auf Glukose übertragen.

Nach der Geburt wird jedoch unter dem Einfluss von Hormonen, die die Milchproduktion anregen auch vermehrt ein Milchprotein namens **α-Laktalbumin** gebildet. Dieses bindet sich an die Galaktosyl-Transferase und der entstandene α-Laktalbumin-Galaktosyl-Transferase-Komplex heißt von nun ab Laktose-Synthase, weil er die UDP-Galaktose nun viel lieber auf Glukose statt auf Glykoproteine überträgt.

### Galaktosämie bei Säuglingen

Verschiedene Enzyme des Galaktose-Stoffwechsels können Defekte aufweisen. Der einzige, der keine Rarität darstellt, ist ein Defekt der **Galaktose-1-Phosphat-Uridyltransferase**. Man spricht hier von kongenitaler (= angeborener) Galaktosämie, die schon direkt nach der Geburt zu schweren Störungen führt, welche verständlicherweise durch Stillen dramatisch verschlechtert werden können.

**Das Hauptproblem** bei dieser Erkrankung besteht in einer vermehrten Bildung des schädlichen Galaktits. Daher wird bei jedem in Deutschland geborenen Säugling – neben vielen anderen Tests – auch die Funktionsfähigkeit des Galaktose-Abbaus untersucht.

**Die Therapie** dieses Stoffwechseldefekts besteht in einer lebenslangen galaktosefreien Diät. Dies ist möglich, da unser Körper in der Lage ist, die benötigte Menge an Galaktose selbst herzustellen. Dabei wird die Galaktose-1-Phosphat-Uridyltransferase nicht benötigt, und weder freie Galaktose noch Galaktose-1-Phosphat entstehen.

### Mannose

Die Mannose ist vor allem für den Einbau in **Glykoproteine** gedacht. Man unterscheidet bei den N-glykosidisch verknüpften Glykoproteinen nämlich einen mannosereichen Typ von einem komplexen, der allerdings auch noch reichlich Mannose enthält ( ↗ S. 293). Da Glykoproteine zahlreich auf jeder Zelle sitzen, nehmen wir auch über die Nahrung nicht gerade wenig Mannose auf.

### Abbau von Mannose

Gelangt freie Mannose in eine Zelle, wird sie durch die **Hexokinase** zu Mannose-6-Phosphat phosphoryliert, damit sie die Zelle nicht mehr verlassen kann. Wird sie nicht für neue Glykoproteine benötigt, erfolgt durch die Mannose-Phosphat-Isomerase die Umwandlung zu **Fruktose-6-Phosphat**, das unter Energiegewinn die **Glykolyse** durchlaufen kann.

### Herstellung von Mannose

Die Biosynthese von Mannose nimmt ihren Ausgang bei **Glukose-6-Phosphat**. Dieses wird, analog zur Glykolyse, durch die Glukose-6-Phosphat-Isomerase in **Fruktose-6-Phosphat** umgewandelt.

Eine weitere Isomerisierung durch die Mannose-Phosphat-Isomerase führt zu **Mannose-6-Phosphat**.

**GDP-Mannose.** Die Mannose ist insofern außergewöhnlich, weil hier nicht UTP zur Aktivierung verwendet wird, sondern **GTP**. Dazu muss Mannose-6-Phosphat allerdings erst zu **Mannose-1-Phosphat** umgewandelt werden, das dann weiter zu GDP-Mannose reagieren kann. Es handelt sich hier um die gleiche Reaktionsfolge wie von Glukose zu UDP-Glukose bei der Glykogensynthese ( ↗ S. 105).

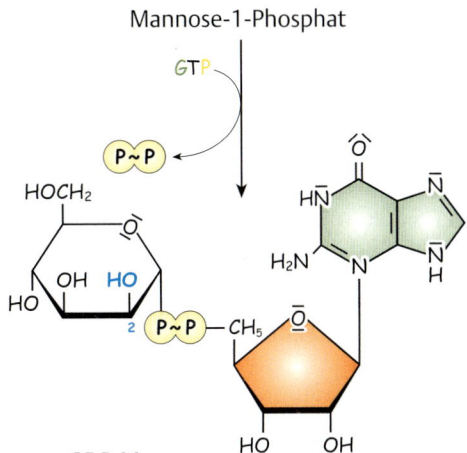

GDP-Mannose

### Aminozucker

Da die Aminozucker eine wichtige Rolle für die Glykoproteine ( ↗ S. 291) spielen – vor allem in ihrer acetylierten Form –, soll auch deren Biosynthese noch kurz vorgestellt werden.

### Herstellung von Aminozuckern

Ausgangspunkt für die Aminozucker ist **Fruktose-6-Phosphat**, das über Glukose-6-Phosphat aus Glukose entstanden ist. Durch eine Transaminierungsreaktion zwischen Fruktose-6-Phosphat und der Aminosäure **Glutamin** entsteht der „Basisaminozucker" **Glukosamin-6-Phosphat**.

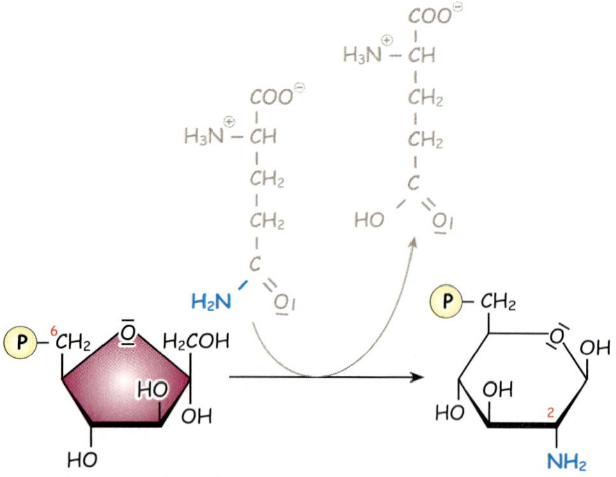

Fruktose-6-Phosphat          Glukosamin-6-Phosphat

## Acetylierung der Aminozucker

Die meisten Aminozucker liegen in acetylierter Form vor. Daher schließt sich an die Biosynthese von Glukosamin-6-Phosphat meist eine Acetylierung durch Acetyl-CoA an $C^2$ an. Das Produkt **N-Acetyl-Glukosamin** (GlcNAc) wird meist zunächst mit UTP zu UDP-N-Acetyl-Glukosamin aktiviert. Anschließend können spezifische Epimerasen noch eine Umwandlung zu **UDP-N-Acetyl-Galaktosamin** (GalNAc) oder **UDP-N-Acetyl-Mannosamin** (ManNAc) vornehmen.

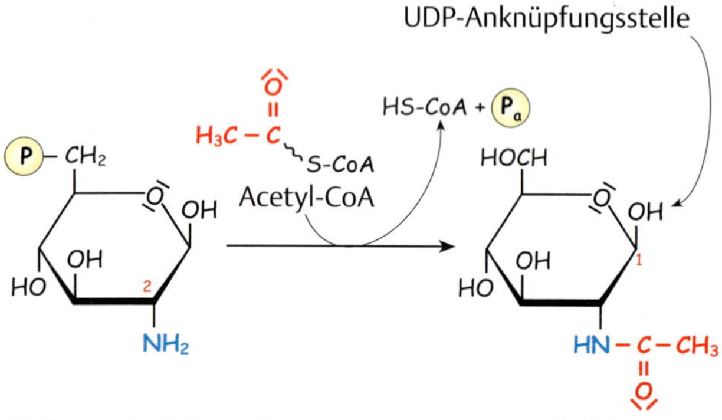

Glukosamin-6-Phosphat          N-Acetyl-Glukosamin

## Herstellung der Sialinsäure NANA

Da der Aminozucker **NANA** (= N-Acetyl-Neuraminsäure, die wichtigste Sialinsäure) für die Verweildauer der Glykoproteine im Blut ausschlaggebend ist ( ↗ S. 168), widmen wir zu guter Letzt auch ihrer Biosynthese einen kurzen Absatz. NANA ist häufig das randständige Zuckermolekül bei Glykoproteinen (bei Blut-Glykoproteinen sogar immer!). Die Herstellung erfolgt mittels **N-Acetyl-Mannosamin** durch Kondensation (= Zusammenlagerung unter Wasserabspaltung) mit Phosphoenolpyruvat.

Auch hier ist wieder eine Aktivierung mittels UTP nötig, um diese Sialinsäure in die Glykoproteine einbauen zu können.

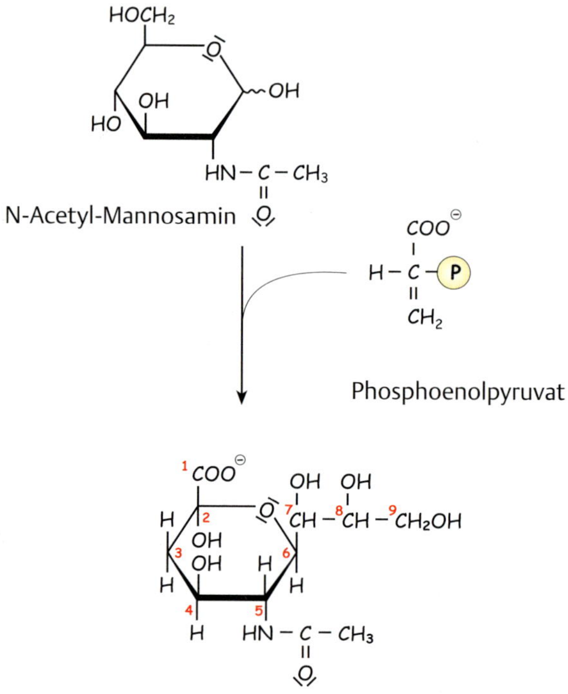

N-Acetyl-Mannosamin

Phosphoenolpyruvat

N-Acetyl-Neuraminsäure

# 3 Stoffwechsel der Lipide

Lipide erfüllen zahlreiche und sehr unterschiedliche Aufgaben für unseren Organismus. Neben speziellen Funktionen – vor allem in unseren **Membranen** – sind sie der wichtigste **Energieträger** unseres Körpers. Zu diesem Zweck werden sie in den Adipozyten (= Fettzellen) des Fettgewebes gespeichert.

Es gibt, im Gegensatz zur zentralen Rolle der Glukose, keine Zellen, die unbedingt auf Lipide als Energielieferanten angewiesen sind. Im Gegenteil: Nur wenige Zellen nutzen Lipide als Nährstoffe zur Grundversorgung. Lipide dienen dem Stoffwechsel hauptsächlich als **Energiereserve** für Notzeiten (z. B. Hunger) und langanhaltende körperliche Belastung (z. B. Dauerlauf). Sie ersetzen dann die Glukose als Brennstoff und überlassen den darauf angewiesenen Zellen (z. B. Erythrozyten) den Zucker. Stehen unserem Organismus genügend andere Energieträger zur Verfügung (Glukose, Aminosäuren …), werden kaum Lipide abgebaut. Wie schon bei den Kohlenhydraten beschrieben ( ↗ S. 81), findet man auch bei den Lipiden nicht in jeder Zelle alle Reaktionen. Die meisten Zellen können zwar alle Reaktionen ausführen, aber mengenmäßig sind für den Lipidstoffwechsel des Gesamtorganismus nur wenige Organe von Bedeutung; allen voran (wie könnte es anders sein …) die **Leber**.

## 3.1 Einleitung

Bevor wir speziell in den Stoffwechsel der einzelnen Lipide einsteigen, soll wie gewohnt zunächst ein kleiner Überblick über verschiedene Aspekte der wichtigsten Vertreter und deren Stoffwechsel gegeben werden.

### Überblick über die stoffwechselrelevanten Lipide

Eine Gemeinsamkeit der Lipide ist, dass sie alle aus **Acetyl-CoA** (= aktivierte Essigsäure) aufgebaut und mehr oder weniger **lipophil** (= fettlöslich) sind. Ansonsten handelt es sich hier aber um eine relativ heterogene Gruppe. Trotz ihrer Heterogenität lassen sie sich ganz passabel in fünf Klassen gliedern:

- Fettsäuren
- Triacylglycerine
- Phospholipide
- Glykolipide
- Isoprenoide

**Bei den Fettsäuren** handelt es sich um Carbonsäuren, die einen langen Schwanz aus (meist 16 oder 18) Kohlenwasserstoffen besitzen ( ↗ S. 35). Diese Substanzen haben also sowohl einen hydrophilen (= Säuregruppe) als auch einen lipophilen (= Kohlenwasserstoffrest) Anteil und sind daher **amphiphil** (= fett-und wasserlöslich).

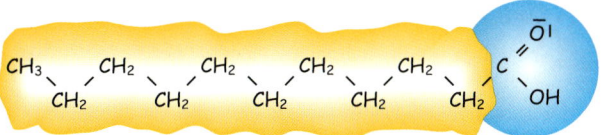

Fettsäure

**Die Triacylglycerine (TAGs)** bestehen aus einem Glyceringerüst, an dessen drei OH-Gruppen über eine Esterbindung jeweils eine Fettsäure gebunden ist ( ↗ S. 38). Alle TAGs sind **lipophil**.

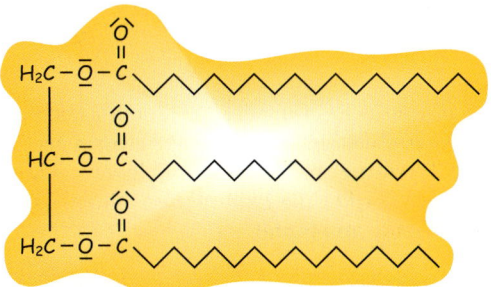

Triacylglycerin

**Phospholipide** sind die Hauptbestandteile unserer Zellmembranen. Sie besitzen ein Grundgerüst aus Glycerin (Glycerophosphatide) oder Sphingosin (Sphingosinphosphatide), einen Schwanzteil aus Fettsäuren (= lipophiler Anteil) und einen Kopfteil aus Phosphat mit einer weiteren hydrophilen Gruppe. Damit gehören sie zu den **amphiphilen** Stoffen.

**Glycerophosphatide**
z.B. Phosphatidyl-Cholin (Lecithin)

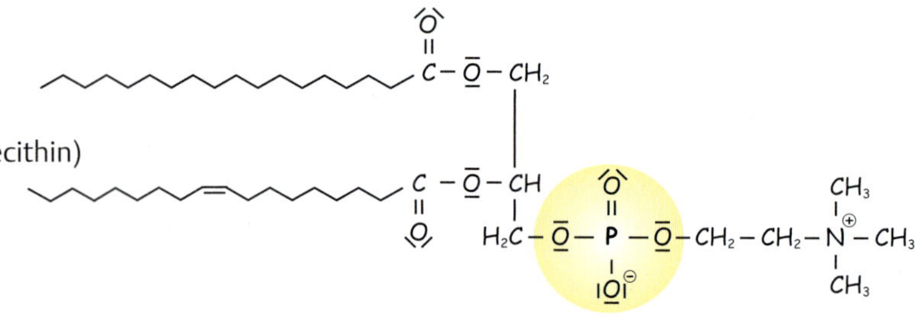

**Sphingolipide**
z.B. Sphingomyelin

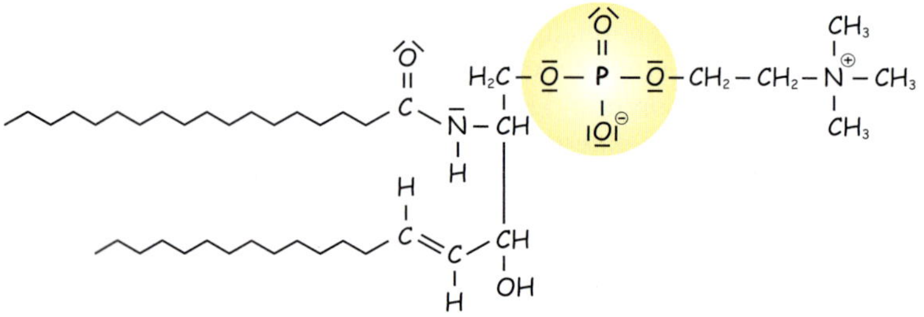

**Die Glykolipide** sind in unseren Zellmembranen ebenfalls zahlreich vertreten. Sie haben alle Sphingosin als Grundgerüst, eine Fettsäure als lipophilen Schwanz sowie einen oder mehrere Zucker als hydrophilen Anteil. Damit sind auch diese Lipide **amphiphil**.

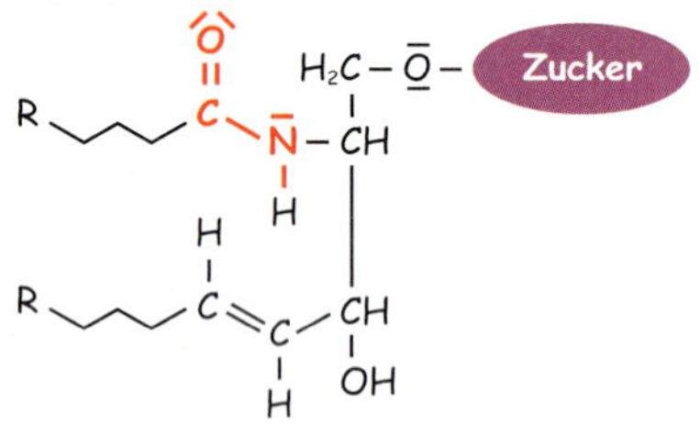

Cerebrosid

R = Kohlenstoffrest der Fettsäure

**Die Isoprenoide** leiten sich vom Isopren ( ↗ S. 35) ab und lassen sich in zwei Gruppen einteilen:

1. Moleküle mit einigen Isoprenen in Ketten hintereinander bezeichnet man als **Terpene**. Zu ihnen zählen die Vitamine A, E und K sowie das in der Atmungskette vorkommende Ubichinon ( ↗ S. 209).
2. Durch die wundersame Faltung einer Isoprenkette entsteht **Cholesterin**, aus dem wiederum Steroidhormone, Calicitriol und Gallensäuren hergestellt werden können.

Isoprenoide

Terpene          Steroide

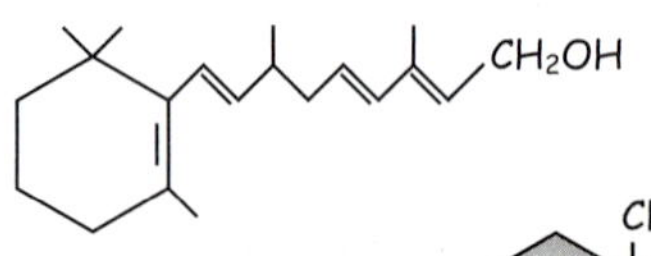

Vitamin A

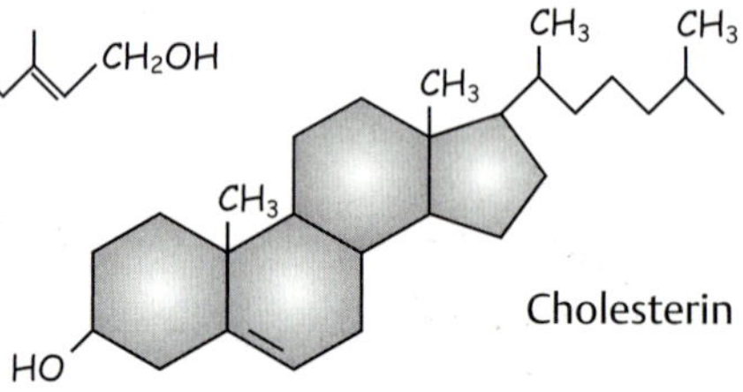

Cholesterin

## Was können unsere Zellen mit Lipiden anfangen?

Thema dieses Lipidstoffwechsel-Kapitels sind die Biosynthese und der Abbau zahlreicher Lipide sowie deren vielfältige Funktionen für unseren Organismus.

> Im Zentrum des Lipidstoffwechsels steht das **Acetyl-CoA**, das nicht nur Sammelpunkt aller Abbauvorgänge, sondern auch Ausgangsverbindung für die Biosynthese sämtlicher Lipide in unseren Zellen ist.

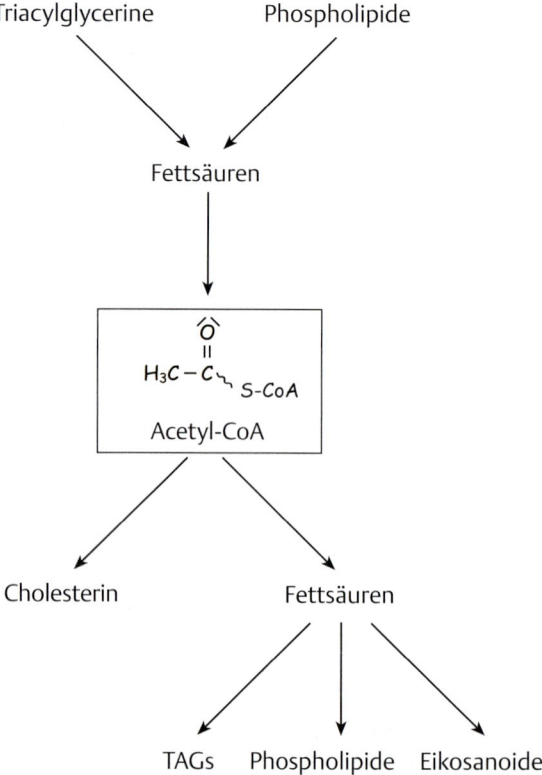

Triacylglycerine          Phospholipide

Fettsäuren

$H_3C-C$ ⟋ S-CoA

Acetyl-CoA

Cholesterin          Fettsäuren

TAGs    Phospholipide    Eikosanoide

Die zahlreichen Stoffwechselreaktionen der Lipide lassen sich in zwei Kategorien einteilen. Die meisten Reaktionen stehen im Dienste der **Energiegewinnung** und **-speicherung**. Manche Lipide erfüllen jedoch ganz **spezielle Aufgaben** in unseren Zellen, vor allem im Zusammenhang mit den Membranen.

### Lipide für den Energiestoffwechsel

Für die Energiegewinnung aus Lipiden sind vor allem die Fettsäuren wichtig. Unser Körper kann sie sowohl auf- als auch abbauen sowie in Form von Triacylglycerin im Fettgewebe speichern. Bei Bedarf werden diese Fettdepots abgebaut und die Fettsäuren unter großem Energiegewinn oxidiert (= β-Oxidation, Citratzyklus, Atmungskette) oder in der Leber zu Ketonkörpern umgewandelt. Die dadurch freigesetzte Energie (= ATP) wird für andere Stoffwechselvorgänge genutzt.

Wie schon angemerkt, gibt es keine Zellen, die ihre Energie ausschließlich aus Lipiden beziehen, und nur wenige Organe (= Herz und Leber), die Fettsäuren zur Grundversorgung verwenden.

**Die β-Oxidation** dient dem Abbau von Fettsäuren zu einzelnen Acetyl-CoA-Einheiten (↗ S. 130) und spielt sich in den **Mitochondrien** unserer Zellen ab. Acetyl-CoA kann in den Citratzyklus eingeschleust werden, an den sich die Atmungskette anschließt und auf diesem Wege ATP herstellen. Vor allem für Leber, Skelett- und Herzmuskel spielt die Oxidation von Fettsäuren zur Energiegewinnung eine große Rolle.

Die Erythrozyten betreiben keine β-Oxidation, da sie nicht mit den erforderlichen Mitochondrien ausgestattet sind. Auch unser Gehirn kann keine Fettsäuren verbrennen, allerdings aus einem anderen Grund: Fettsäuren sind nicht in der Lage, die Blut-Hirn-Schranke zu durchdringen.

**Die Fettsäure-Biosynthese** erfolgt im **Zytoplasma** der meisten unserer Zellen (↗ S. 134). Eine Ausnahme stellen die Erythrozyten dar, die gar keine Fettsäuren herstellen. Bei der Biosynthese wird aus acht Acetyl-CoAs Palmitinsäure hergestellt, die anschließend noch weiter umgebaut werden kann – zu längeren oder ungesättigten Fettsäuren. Die Fettsäure-Biosynthese ermöglicht den Zellen Folgendes:

1. Unsere Zellen können wichtige Fettsäuren selbst herstellen, um sie z. B. in Membranen einzubauen.
2. Überschüssige Glukose wird in Fett (= TAG) umgewandelt und kann so gespeichert werden. Dies erfolgt vor allem in der Leber und im Fettgewebe nach einer kohlenhydratreichen Mahlzeit.

**Die Biosynthese der Triacylglycerine (TAGs)** dient in erster Linie der Speicherung der sehr energiereichen Fettsäuren im Fettgewebe (↗ S. 141). Entweder in der Leber oder im Fettgewebe werden jeweils drei Fettsäuren mit einem Glycerin verbunden und anschließend als TAG im Fettgewebe gespeichert.

Der **Abbau von TAGs**, die Lipolyse, erfolgt immer dann, wenn unser Organismus vermehrt auf Energie angewiesen ist: in Hungerzeiten oder bei längerer körperlicher Anstrengung.

**Ketonkörper** sind kleine Moleküle, die sich aus Acetyl-CoA in der **Leber** bilden, wenn diese überreichlich damit versorgt ist. Dies ist vor allem in Notzeiten der Fall, wenn viel Lipolyse betrieben wird und dadurch massenhaft Fettsäuren in die Leber gelangen. Aus deren Abbau geht soviel Acetyl-CoA hervor, dass die Leber neben ihrem eigenen Energiebedarf auch noch den der restlichen Organe decken kann.

Dazu wandelt sie Acetyl-CoA, das selbst nicht in der Lage ist, Membranen zu durchdringen, in Ketonkörper um. Ketonkörper sind nur die **Transportform von Acetyl-CoA**: Sie durchdringen Membranen und lösen sich gut im Blut. Auf diese Weise gelangen die Ketonkörper in andere Organe, wo sie wieder in Acetyl-CoA umgewandelt und in den Citratzyklus eingeschleust werden. Bis auf die Leber (produziert Ketonkörper nur für andere Organe …) und die Erythrozyten (haben ja keine Mitochondrien …) können alle Organe Ketonkörper zur Energiegewinnung nutzen.

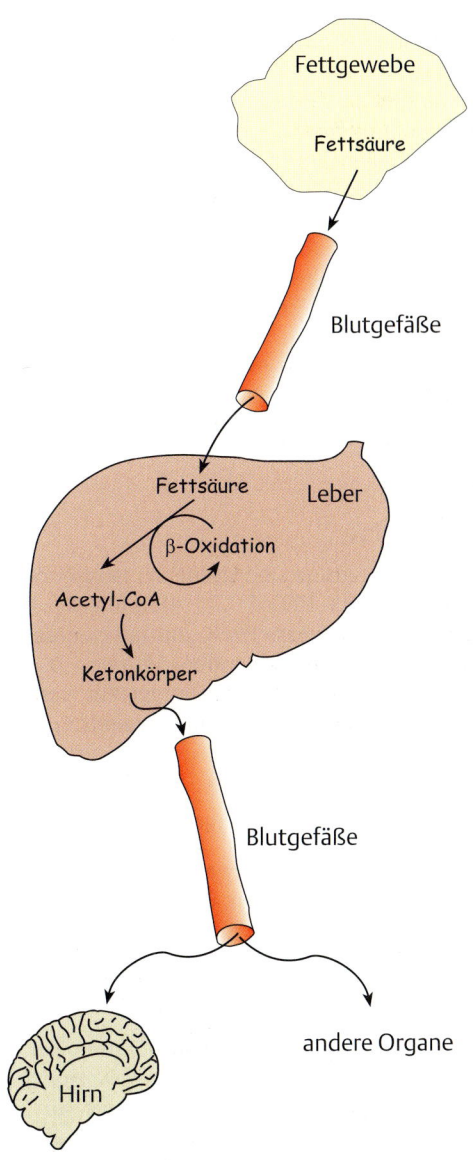

Ketonkörper sind daher ein lebenswichtiger Glukose-Ersatzstoff. Sogar unser Gehirn kann nach einiger Zeit mit wesentlich weniger Glukose auskommen, wenn es ausreichend mit Ketonkörpern versorgt wird ( ↗ S. 145).

## Lipide und Membranen

Manche Lipide sind Bestandteil der Zellmembran und erfüllen spezielle Aufgaben, die primär nicht der Energieversorgung dienen. Hierbei handelt es sich zum einen um die Phospho- und Glykolipide, zum anderen um das Cholesterin.

**Phospho- und Glykolipide** sind die wichtigsten Bestandteile unserer **Zellmembranen**. Aus manchen Phospholipiden können auch intrazelluläre Botenstoffe (= second messenger, ↗ S. 333) freigesetzt werden, manche Glykolipide dienen als Membranrezeptoren ( ↗ S. 341). Alle unsere Zellen sind zur Biosynthese und zum Abbau dieser Lipide befähigt.

**Cholesterin** ist für unsere Zellen ein lebenswichtiger Stoff, der als **Membranbaustein** einen entscheidenden Anteil an der Stabilität der Zellmembranen hat. Daneben können aus Cholesterin sämtliche **Steroidhormone** hergestellt werden, die viele Funktionen in unserem Körper ausüben ( ↗ S. 405). Die **Gallensäuren** sind nicht nur die Ausscheidungsform von Cholesterin, sondern auch wichtige Emulgatoren für die Fettverdauung ( ↗ S. 522).
Zur Biosynthese von Cholesterin sind zwar alle Zellen befähigt, aber auch hier ist die **Leber** mal wieder der Hauptproduzent, der außer für sich selbst auch für den restlichen Organismus sorgt.
Berühmt und berüchtigt ist die Rolle des Cholesterins für die Entstehung der **Arteriosklerose** ( ↗ S. 153), was es für angehende Ärzte zu einem der wichtigeren biochemischen Moleküle macht.

## Lipide als Vitamine

Alle fettlöslichen Vitamine sind Lipide der **Isoprenoid**-Klasse. Die Vitamine A ( ↗ S. 157), E ( ↗ S. 483) und K ( ↗ S. 503) sind für unseren Körper essenziell und müssen daher mit der Nahrung aufgenommen werden. Vitamin D (= Calcitriol) dagegen kann aus Cholesterin hergestellt werden und wird daher jetzt den Steroidhormonen zugeordnet.

## Vom Teller bis in unsere Zellen

Was geschieht mit der Butter auf dem Brot, nachdem wir sie verspeist haben? Dieser überaus interessanten Frage werden wir jetzt nachgehen …

## Aufnahme über die Verdauung

Die Verdauung der Lipide stellt eine besondere Herausforderung für unseren Körper dar. Dummerweise sind die fettabbauenden Enzyme nämlich nicht in der Lage, im lipophi-

len Milieu zu arbeiten, da sie, als Proteine, wasserlöslich sind.
Da Lipide alle mehr oder weniger lipophil sind, müssen sie zunächst *emulgiert* (= einen unlöslichen Stoff in einer Flüssigkeit verteilen) werden. Dadurch bilden sich Grenzschichten zwischen den lipophilen und den hydrophilen Teilen. Nur an den Grenzschichten können die wasserlöslichen Enzyme angreifen und somit die Lipide zerlegen. Die Enzyme befinden sich also weitgehend in hydrophiler Umgebung, arbeiten aber im lipophilen Bereich.

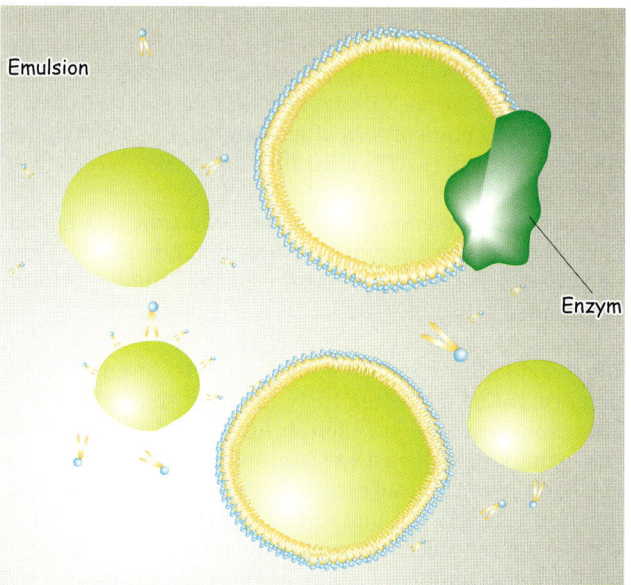

Durch die Arbeit der Enzyme entstehen Lipidbruchstücke, die zusammen mit Gallensäuren **Mizellen** bilden und anschließend von den Darmzellen aufgenommen (= resorbiert) werden.

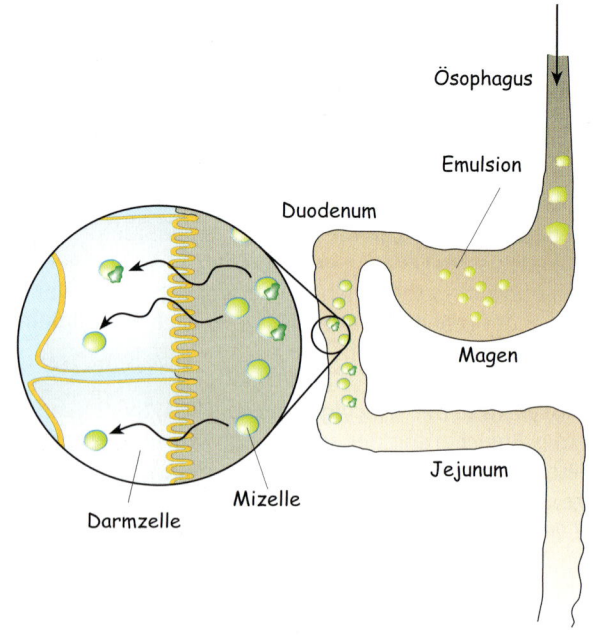

Bemerkenswert ist, dass die Lipide nach der Aufnahme in die Darmzellen nicht ans Blut, sondern ans **Lymphsystem** abgegeben werden. Erst über den Ductus thoracicus gelangen die Lipide in den linken Venenwinkel und damit ins Blut.

Der Grund für diesen Umweg ist die Funktion der Lipide als Energiespeicher unseres Körpers: Nach der Nahrungsaufnahme ist unser Körper mit reichlich Nährstoffen (Glukose, Aminosäuren, Lipide) versorgt. Er muss also nicht auf die Lipide als Energiequelle zurückgreifen, sondern kann sie als Energiespeicher – an der Leber vorbei – direkt ins Fettgewebe transportieren.

Im Gegensatz zu den Kohlenhydraten gibt es für unseren Organismus **essenzielle Lipide**, also solche, die nicht selbst synthetisiert werden können, sondern mit der Nahrung zugeführt werden müssen. Dies sind:
- Zwei essenzielle Fettsäuren, die **Linolsäure** und die **Linolensäure**.
- Die drei lipophilen **Vitamine A**, **E** und **K**.

Alle anderen Lipide können von unserem Organismus in ausreichenden Mengen selbst hergestellt werden.

### Transport der Lipide im Blut

Nicht nur die Resorption, sondern auch der Transport der Lipide im Blut stellt für unseren Organismus ein Problem dar. Als lipophile Stoffe können Fette nicht einfach so im wässrigen Blut zu unseren Zellen schwimmen. Zur Lösung dieses Problems verfügt unser Blut über zwei Lipidtransporter:
1. Viele Lipide werden gebunden an das Protein **Albumin** transportiert (z. B. Fettsäuren und Schilddrüsenhormone). Für manche gibt es dann zusätzlich noch spezielle Tranportproteine wie das Schildrüsenhormon-bindende Globulin ( ↗ S. 374).
2. TAGs und Cholesterinester ( ↗ S. 508) werden vor allem im Inneren von **Lipoproteinen** zu den Zielorganen transportiert. Die Hülle bilden amphiphile Moleküle (Phospholipide und Cholesterin), die nach innen lipophil und nach außen hydrophil sind.

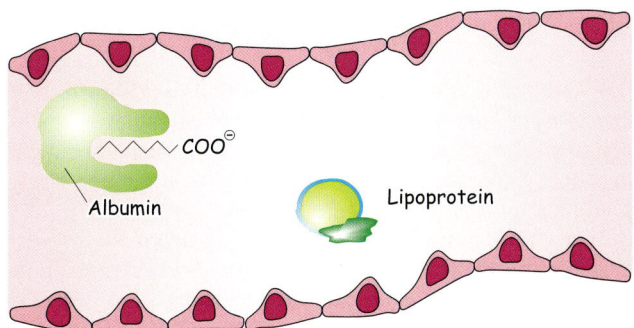

### Wie kommen die Lipide in die Zellen?

Bisher ist die Lipophilie unserer Lipide meist als Nachteil in Erscheinung getreten. Für die Aufnahme in die Zellen erweist sie sich jedoch als durchaus vorteilhaft, da die fettige Zellmembran für Lipide kein Hindernis darstellt. Sie diffundieren ohne weitere Hilfsmittel in ihre Zielzellen.

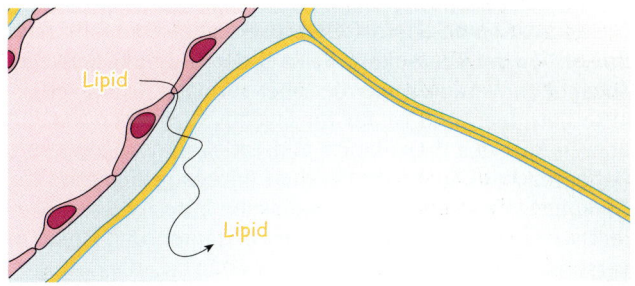

Neue Untersuchungen lassen vermuten, dass es auch für Lipide aktive Transportmechanismen gibt. Ob und welche das sein könnten, bleibt jedoch noch abzuwarten.

### Lipide und Krankheiten

Der Lipidstoffwechsel ist für angehende Ärzte in vielerlei Hinsicht von erheblichem Interesse.

Zum einen sind auch in diesem Bereich einige **Enzymdefekte** bekannt (spielen jedoch keine so große Rolle wie beim Aminosäuren-Stoffwechsel), zum anderen sind die Zusammenhänge des Lipidstoffwechsels wesentlich für das Verständnis der **Arteriosklerose**, deren Folgen in unseren Landen die häufigste Todesursache darstellen. Gerade die Kenntnis des Cholesterin-Stoffwechsels ist daher für jeden Arzt heutzutage unabdingbar ( ↗ S. 153).

**Bei einer Gangliosidose** handelt es sich beispielsweise um eine Krankheit, bei der aufgrund eines Enzymdefektes übermäßig viele Ganglioside – vor allem im Gehirn – gespeichert werden. Die Prognose ist äußerst schlecht, und eine Therapie ist nicht bekannt.

### Regulation des Lipidstoffwechsels

Wie üblich kann man zwischen einer allosterischen und einer hormonellen Regulation unterscheiden.

**Die allosterische Regulation** erfolgt auf verschiedenen Ebenen bei allen Reaktionswegen und dient dazu, ein unkontrolliertes Ablaufen von Reaktionen zu verhindern. Beispielsweise hemmt die Ausgangsverbindung der Fettsäure-Biosynthese die β-Oxidation (= Fettsäure-Abbau). Dadurch wird wirkungsvoll ein gleichzeitiges Ablaufen von Fettsäureaufbau und -abbau innerhalb einer Zelle – was eine sinnlose Energieverschwendung wäre – verhindert.

**Hormonelle Regulation.** Wie bei den Kohlenhydraten bereits angesprochen ( ↗ S. 83), gibt es fünf Hormone, die für die Koordination des Energiestoffwechsels zuständig sind. Alle fünf Hormone sind jedoch in erster Linie mit der Regulation des Kohlenhydrat-Stoffwechsels beschäftigt, da ein Absinken des Blutglukosespiegels für unsere Glukose-abhängigen Organe (z. B. Erythrozyten und Gehirn) fatale Folgen hätte.

Die Regulation des Lipidstoffwechsels steht ebenfalls ganz im Zeichen der Blutglukose. Soll z. B. der Blutglukosespiegel angehoben werden, muss die Leber vermehrt Glukoneogenese betreiben und ist für ihr eigenes Überleben auf die Energie aus der β-Oxidation von Fettsäuren angewiesen. Daher macht es Sinn, dass bei einer Anregung der Leber zur Glukoneogenese auch das Fettgewebe zur Lipolyse angeregt wird, wodurch die Leber mit Fettsäuren und Glycerin versorgt wird.

**Glukagon und Adrenalin** sind für eine Anhebung des Blutglukosespiegels zuständig. Da hierzu – wie gerade angesprochen – Energie aus der Oxidation von Fettsäuren erforderlich ist, veranlassen diese Hormone nicht nur die Leber zur Glukoneogenese, sondern auch das Fettgewebe zur Lipolyse.

**Insulin** ist das einzige Hormon, das dafür sorgt, dass Lipide in die Speicher im Fettgewebe eingelagert werden und auch dort bleiben.

**Für die langfristige Regulation** sind die **Glukokortikoide** (v. a. Cortisol) und die **Schilddrüsenhormone** zuständig. Ihre Aufgabe ist es, den Blutglukosespiegel langfristig anzuheben. Hierzu fördern sie auch die Herstellung der für den Abbau von Fettsäuren notwendigen Enzyme.

## 3.2    Fettsäure-Abbau

Fettsäuren werden nur unter aeroben Bedingungen abgebaut, da – im Unterschied zur Glykolyse – das ATP erst in der Atmungskette entstehen kann.

Obwohl Fettsäuren ganz brauchbare Energielieferanten sind, sind sie nicht gerade die reaktionsfreudigsten Moleküle. Vor Eintritt in den energieliefernden Abbauvorgang müssen sie daher **aktiviert** werden. Diese Aktivierung erfolgt im **Zytoplasma**. Da der Abbau jedoch in den **Mitochondrien** stattfindet und die aktivierten Fettsäuren die innere Mitochondrienmembran nicht durchdringen können, benötigen sie außerdem noch einen **Transporter**, der sie ins Innere der Mitochondrien befördert. Erst dort können sie durch die **β-Oxidation** ( ↗ S. 130) abgebaut werden.

> Einige Organe beziehen mehr als 50 % ihrer benötigten Energie aus der Oxidation von Fettsäuren. Dies sind die Leber, das Herz und die arbeitende Skelettmuskulatur.

Erwähnt sei noch, dass hier versucht wurde, möglichst einfache Enzymnamen zu wählen. In der Literatur findet man für jedes Enzym mindestens drei verschiedene Namen, einer komplizierter als der andere. Häufig bleibt da vor lauter Namen-Lernerei ganz auf der Strecke, was überhaupt hinter den Reaktionen steckt.

## Aktivierung der Fettsäuren

Die Aktivierung der Fettsäuren erfolgt im Zytoplasma mittels **Coenzym A**. Allerdings geht das nicht direkt, sondern in zwei Schritten:

Zuerst gehen die Fettsäure und ATP eine recht kurzlebige Verbindung ein, wobei vom ATP Pyrophosphat (P-P$_a$) abgespalten wird.

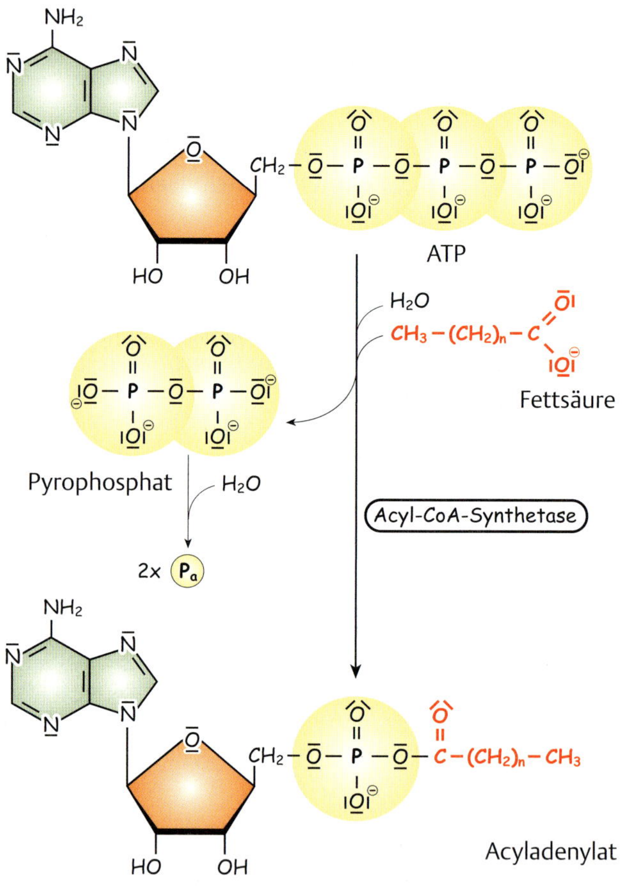

Das katalysierende Enzym, die **Acyl-CoA-Synthetase**, hält das Zwischenprodukt, das man als Acyl-Adenylat bezeichnet, weiterhin gebunden. Hierbei handelt es sich um ein gemischtes Säureanhydrid ( ↗ S. 15), da es aus einer Phosphorsäure und einer Fettsäure besteht.

Nun erscheint der nächste Akteur, das Coenzym A, und verdrängt das AMP aus seiner Bindung. Aus Acyl-Adenylat entsteht Acyl-CoA, das eine Thioesterbindung ( ↗ S. 16) enthält. Auch diese Reaktion wird von der Acyl-CoA-Synthetase katalysiert.

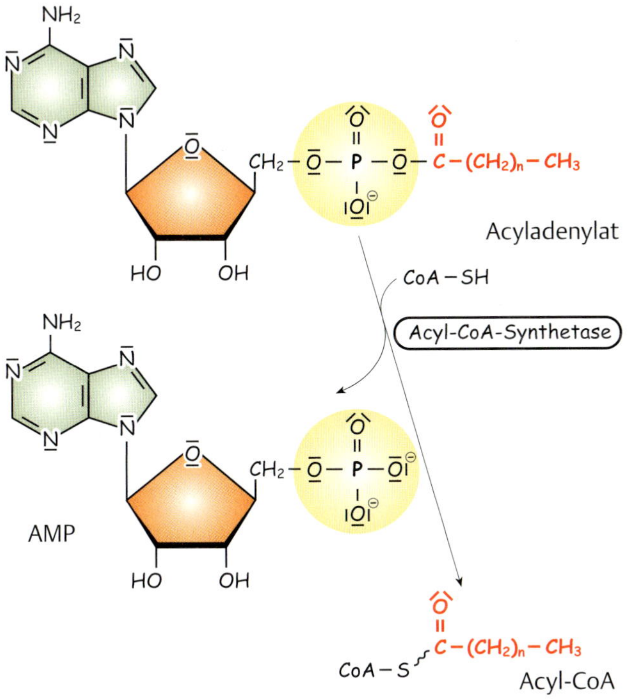

## Transport der Fettsäuren ins Mitochondrium

Obwohl Fettsäuren durch Zellmembranen diffundieren können, also auch ungehindert die Mitochondrienmembran überwinden könnten, gibt es ein großes Problem: Die Enzyme der β-Oxidation können mit noch nicht aktivierten Fettsäuren nichts anfangen und die Aktivierung findet nur im Zytoplasma ( ↗ S. 128) statt. Die aktivierten Fettsäuren (= Acyl-CoAs) sind nicht mehr in der Lage, Membranen zu durchdringen. Daher müssen sie **aktiv** hineintransportiert werden. Diesen Transport übernimmt ein Hilfsstoff, das **Carnitin**, das aus der Aminosäure Lysin ( ↗ S. 46) gebildet wird.

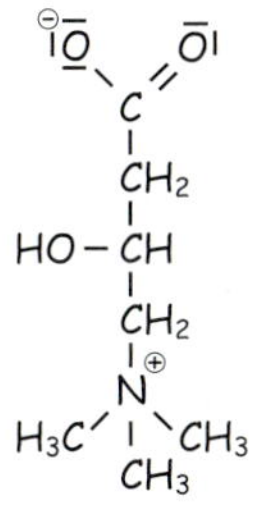

Carnitin

Die zum Acyl-CoA aktivierten Fettsäuren treffen auf der Außenseite der inneren Mitochondrienmembran auf das Enzym **Carnitin-Acyl-Transferase I**. Dieses katalysiert die Übertragung des Acyl-Rests vom Coenzym A auf das Carnitin.

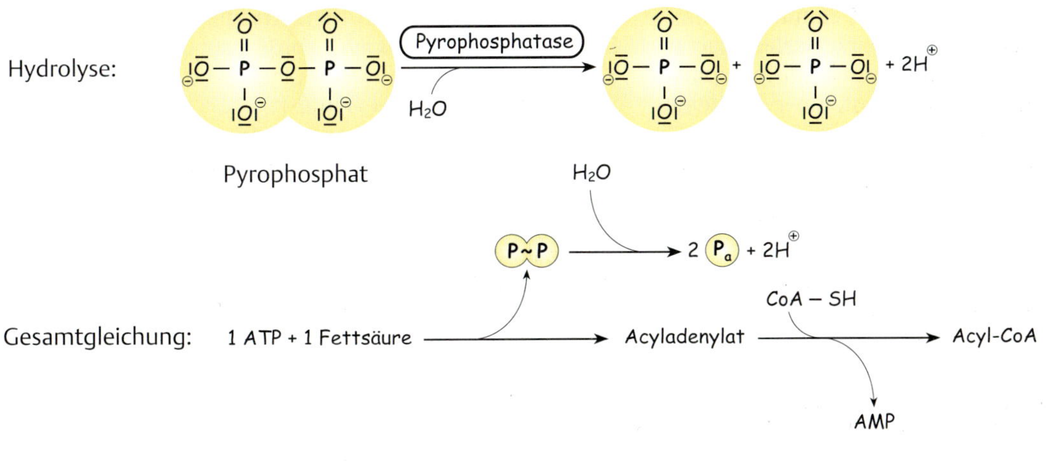

Acyladenylat

CoA – SH

Acyl-CoA-Synthetase

AMP

Acyl-CoA

**Die Rolle des Pyrophosphats.** Bei dieser Reaktion ist ein sehr interessanter Mechanismus zu beobachten, der häufig in biochemischen Systemen angewandt wird, um irreversible Reaktionen zu erzeugen ( ↗ S. 225).

Die Energie, die bei der Abspaltung des Pyrophosphats aus ATP frei wird, und die Energie, die zur Bildung des gemischten Säureanhydrids benötigt wird, sind annähernd gleich. Das Gleichgewicht des ersten Reaktionsschritts der Acyl-CoA-Synthetase liegt somit ziemlich in der Mitte ($\Delta G$ ist nur etwas über 0).

Da der Organismus aber sehr an der Entstehung des Acyl-CoA interessiert ist, muss das Gleichgewicht auf die rechte Seite verschoben werden. Dies geschieht mittels der in jeder Zelle reichlich vorhandenen **Pyrophosphatasen**, die P-$P_a$ in zwei anorganische Phosphate spalten. Das Pyrophosphat wird dadurch aus dem Gleichgewicht entfernt und die Reaktion damit irreversibel.

Hydrolyse:

Pyrophosphatase

$H_2O$

$+ 2H^\oplus$

Pyrophosphat

$H_2O$

$P \sim P$  →  $2\ P_a + 2H^\oplus$

CoA – SH

Gesamtgleichung:  1 ATP + 1 Fettsäure ———→ Acyladenylat ———→ Acyl-CoA

AMP

Carnitin

Carnitin-Acyl-Transferase I

Acyl-CoA

CoA—SH

Acylcarnitin

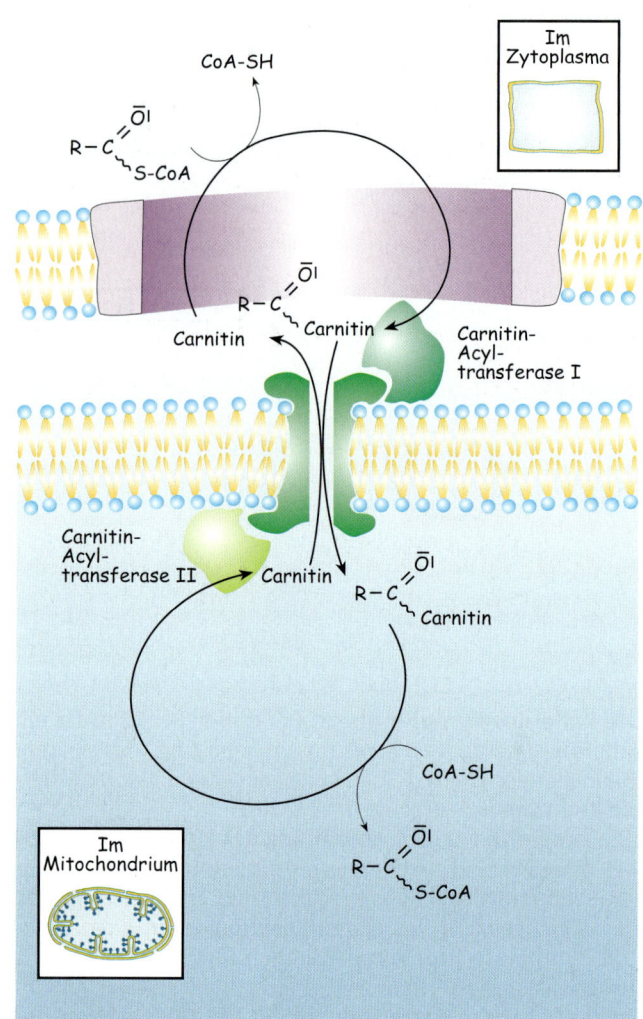

Im Zytoplasma

Im Mitochondrium

Dieses Acyl-Carnitin wird nun mittels der **Carnitin-Acylcarnitin-Translokase** durch die Membran ins Mitochondrieninnere transportiert. Der Name legt schon nahe, dass im Gegenzug ein unbeladenes Carnitin wieder ins Zytoplasma geschafft wird. Dieses entsteht durch die im Matrixraum der Mitochondrien erfolgende entgegengesetzte Reaktion. Die **Carnitin-Acyl-Transferase II** überträgt den Acyl-Rest auf ein (mitochondriales) CoA, Carnitin wird wieder frei und kann zurück ins Zytoplasma befördert werden.

**Regulation.** Vorgreifend sei schon einmal erwähnt, dass der entscheidende Mechanismus zur Regulation vor der β-Oxidation eingreift.
Die **Carnitin-Acyl-Transferase I** wird durch **Malonyl-CoA** gehemmt. Malonyl-CoA hemmt so den Transport von Fettsäuren in die Mitochondrien und damit auch deren Abbau. (Malonyl-CoA ist ein Ausgangsstoff der Biosynthese von Fettsäuren, ↗ S. 134.)
Sind (aktivierte) Fettsäuren nämlich erst einmal im Mitochondrium, werden sie auch abgebaut. Abgesehen davon, haben unsere Zellen bei einem so aufwendigen Transportmechanismus wahrscheinlich keine Lust, sie erst hinein und dann gleich wieder herauszuschaffen …

## Die β-Oxidation

Fettsäuren werden in unseren Mitochondrien derart abgebaut, dass jeweils zwei C-Atome in Form von **Acetyl-CoA** abgespalten werden. Da Acetyl-CoA eine Keto-Gruppe enthält, die Fettsäureschwänze jedoch nicht, muss dieses Sauerstoffatom zunächst in die Fettsäure eingebaut werden. Dazu sind vier Reaktionen erforderlich:
1. Oxidation in Form einer Dehydrierung (= 2H weg).
2. Hydratisierung (= H$_2$O dran).
3. Oxidation in Form einer Dehydrierung (= 2H weg).
4. Thiolyse (= Abspaltung mithilfe von Schwefel).

Diese vier Reaktionen entsprechen übrigens den letzten vier Reaktionen im Citratzyklus (↗ S. 195), bei denen ebenfalls ein Sauerstoffatom – auch hier als Keto-Gruppe – eingefügt werden muss.
Noch was zum Namen dieser Reaktionen: Die Fettsäure-Oxidation heißt β-Oxidation, weil das Einfügen des Sauerstoffs (also die Oxidation) jeweils am β-C-Atom der Fettsäure stattfindet.

$$R - \overset{\gamma}{CH_2} - \overset{\beta}{CH_2} - \overset{\alpha}{CH_2} - \overset{\overset{O}{\|}}{C} {}_{\backsim S-CoA}$$

## Die vier Reaktionen der β-Oxidation

Die Reaktionen der β-Oxidation liefern pro Durchlauf ein **FADH₂** und ein **NADH/H⁺**, die an die Atmungskette ( ↗ S. 208) abgegeben werden. Zusätzlich erhält man noch ein **Acetyl-CoA,** das an den Citratzyklus weitergereicht wird und eine um zwei C-Atome verkürzte aktivierte Fettsäure: ein **Acyl-CoA**.
Die vier Reaktionsschritte wiederholen sich nun so lange, bis die Fettsäure vollständig abgebaut ist.
Zu Beginn werden wir den einfachsten Fall, die Oxidation einer geradzahligen, ungesättigten Fettsäure besprechen. Alle anderen Fettsäuren bedürfen einer kleinen Sonderbehandlung ( ↗ S. 132).

**Erste Reaktion – Dehydrierung.** Zunächst wird das Acyl-CoA mittels der Acyl-CoA-Dehydrogenase zu Enoyl-CoA dehydriert (= oxidiert). Es werden also **zwei Wasserstoffatome entfernt**, wodurch eine (trans-)Doppelbindung entsteht.

Die Acyl-CoA-Dehydrogenase enthält dabei FAD als prosthetische Gruppe ( ↗ S. 205), das die Elektronen (zusammen mit zwei Protonen) aufnimmt und so zu FADH₂ wird. Der Wasserstoff wird sofort an ein **E**lektronen-**T**ransfer-**P**rotein (**ETF**), ein Flavoprotein, weitergegeben. Das ETF steht in direktem Kontakt mit der Atmungskette und gibt die Elektronen an das Ubichinon weiter, den zentralen Aufnahmepunkt für Elektronen in der Atmungskette ( ↗ S. 208).
Die Acyl-CoA-Dehydrogenase gleicht dabei in vielem der Succinat-Dehydrogenase des Citratzyklus, die ihren Wasserstoff allerdings direkt an das Ubichinon abgibt.

> Der Grund, warum bei dieser Reaktion FAD und nicht NAD⁺ reduziert wird, ist, dass diese Dehydrierung nicht genügend Energie abwirft, um ein NAD⁺ reduzieren zu können. Für eine Reduktion von FAD ist viel weniger Energie erforderlich. In der Atmungskette bringt das energieärmere FADH₂ dann aber auch weniger ATP als ein NADH/H⁺ ( ↗ S. 215).

**Zweite Reaktion – Hydratisierung.** Der zweite Reaktionsschritt besteht in der Wasseranlagerung (= Hydratisierung) an das Enoyl-CoA. Damit wird die Doppelbindung zwischen $C^2$ und $C^3$ aufgelöst, und es entsteht L-β-Hydroxyacyl-CoA mit einem asymmetrischen C-Atom in β-Position.

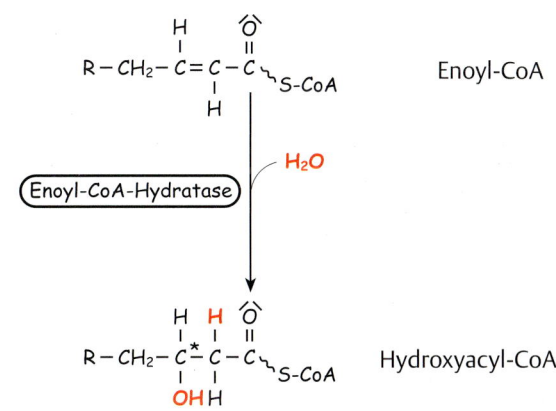

* = asymmetrisches C-Atom

Das katalysierende Enzym, die Enoyl-CoA-Hydratase, kann nur die trans-Form des Enoyl-CoA umsetzen. Eine bemerkenswerte Tatsache, wenn man bedenkt, dass die meisten Doppelbindungen in der Natur – und damit auch die in unserer Nahrung – cis-konfiguriert sind, doch dazu später ( ↗ S. 132) mehr …

**Dritte Reaktion – Dehydrierung.** Nun findet erneut eine Dehydrierung (= Oxidation) statt, da aus der OH-Gruppe eine Keto-Gruppe gemacht werden soll. Die L-β-Hydroxyacyl-CoA-Dehydrogenase katalysiert die Abspaltung zweier H-Atome und damit die Ausbildung einer Keto-Gruppe am β-C-Atom. Das Produkt heißt daher β-Ketoacyl-CoA.

Da die Hydroxyacyl-Dehydrogenase spezifisch nur L-β-Hydroxyacyl-Isomere umsetzt, ist nun auch klar, warum im dritten Schritt unbedingt dieses Isomer entstehen musste.
Bei dieser Art von Reaktion wird genügend Energie frei, um ein NAD⁺ zu reduzieren. Das entstandene NADH/H⁺ schwimmt ganz allein zum Komplex I der Atmungskette, der den Wasserstoff dann wieder auf Ubichinon überträgt.

**Vierte Reaktion – Thiolyse.** Im letzten Reaktionsschritt wird nun ein Acetyl-CoA vom ursprünglichen Acyl-Rest abgespalten. Die Spaltung erfolgt **vor** der neu gebildeten Keto-Gruppe und zwar thiolytisch (= Spaltung unter Anlagerung von Schwefel). Unter Mithilfe eines zweiten Coenzyms A wird Acetyl-CoA abgespalten und das neue CoA an den „nackten" Acyl-Rest angelagert. Das beteiligte Enzym wird als Thiolase bezeichnet.

**Und wieder von vorne.** Das um zwei C-Atome verkürzte Acyl-CoA kann nun erneut in die β-Oxidation eintreten, beginnend mit der Acyl-CoA-Dehydrogenase. Die vier Reaktionen laufen dann so oft ab, bis die Fettsäure ganz zerlegt ist.

**Der vorletzte Schritt** ist noch einmal etwas Besonderes, da hier bei den geradzahligen Fettsäuren zunächst Acetoacetyl-CoA entsteht. Diese Substanz kann je nach Stoffwechsellage zwei Wege einschlagen:
1. Sie kann durch die Acetoacetyl-CoA-Thiolase zu zwei Molekülen Acetyl-CoA zerlegt werden, die in den Citratzyklus gelangen.
2. Bei Glukosemangel im Blut dient Acetoacetyl-CoA in der **Leber** der Biosynthese von **Ketonkörpern**, die für manche Organe (z.B. Gehirn) überlebensnotwendig sind.

### Energieausbeute der β-Oxidation

Auch an dieser Stelle sollte man berücksichtigen, dass (noch…) keine ganz genauen Angaben über die Menge des gebildeten ATP gemacht werden können. Wie schon bei den Kohlenhydraten gehen wir davon aus, dass pro $FADH_2$ im Mittel 1,5 und pro $NADH/H^+$ rund 2,5 ATP gebildet werden ( ↗ S. 221).
Wird nun Palmitinsäure (16 C-Atome) in die β-Oxidation eingeschleust, muss diese Reaktionskette sieben Mal durchlaufen werden, bis nur noch Acetyl-CoA-Moleküle übrig sind. In jedem Zyklus entstehen je ein $FADH_2$ und ein $NADH/H^+$.
Die Oxidation eines Acetyl-CoA im Citratzyklus erzeugt 10 ATP. Für die 8 Acetyl-CoA aus der Palmitinsäure ergibt das insgesamt 80 ATP. Zusätzlich liefert die Oxidation jedes $FADH_2$ 1,5 und jedes $NADH/H^+$ 2,5 ATP in der Atmungskette. Das ergibt für die 7 $FADH_2$ und $NADH/H^+$ aus der Palmitinsäure insgesamt 28 ATP. Damit liefert der vollständige Ab-

bau einer schlappen $C_{16}$-Fettsäure 108 ATP!! Obwohl die vor dem Abbau notwendige Aktivierung des Palmitinrests zwei ATP (ATP, ↗ S. 224; AMP + P-$P_a$), verschlingt, bleiben netto noch satte **106 ATP** übrig.

## Abbau anderer Fettsäuren

Viele Fettsäuren, die wir aufnehmen, lassen sich leider nicht so einfach in der β-Oxidation abbauen wie die Palmitinsäure. Es sind dies
- die **ungesättigten Fettsäuren** (= FS mit einer oder mehreren Doppelbindungen), die zum Abbau zusätzliche Enzyme benötigen und
- die **ungeradzahligen Fettsäuren**, bei denen am Ende noch ein Propionyl-CoA entsteht, das auch versorgt werden will.

Beide Sonderwege sollte man sich merken: Den der ungesättigten Fettsäuren, weil wir sie einfach zahlreich und häufig mit der Nahrung aufnehmen, den der ungeradzahligen, weil man zu ihrem vollständigen Abbau die Hilfe von gleich **zwei** Vitaminen benötigt, was auch das IMPP sehr interessiert …

### Abbau ungesättigter Fettsäuren

Die meisten Fettsäuren, die von Tieren und Pflanzen produziert werden, sind ungesättigt und **cis**-konfiguriert. Wir nehmen diese Fettsäuren mit der Nahrung zu uns und möchten sie natürlich auch energiegewinnend abbauen. Da unsere Enoyl-CoA-Hydratase allerdings nur **trans-$\Delta^{gerade}$**-konfigurierte Fettsäuren abbauen kann, hat unser Körper hier ein Problem, das zusätzliche Enzyme notwendig macht. Zunächst läuft die β-Oxidation jedoch ganz normal ab, bis das Problem „Doppelbindung" an irgendeiner Stelle auftritt.
- Befindet sich eine Doppelbindung nach einem **ungeraden** C-Atom (cis-$\Delta^3$), dann reicht ein Enzym, eine **Isomerase**, aus. Sie wandelt einfach die cis-$\Delta^3$-Doppelbindung in eine trans-$\Delta^2$-Doppelbindung um und die β-Oxidation kann weiter ablaufen.
- Fettsäuren, die **mehrfach ungesättigt** sind, benötigen vor der Isomerase-Reaktion noch die Aktivität einer Reduktase, die zunächst aus zwei Doppelbindungen eine cis-$\Delta^3$-Doppelbindung macht. Anschließend kann die Isomerase die Umwandlung zur trans-$\Delta^2$-Doppelbindung katalysieren.

### Abbau ungeradzahliger Fettsäuren

Im Gegensatz zu den ungesättigten Fettsäuren sind die ungeradzahligen in der Natur eher selten, weshalb wir auch nicht so viele davon zu uns nehmen. Ihr Abbau führt zu **Propionyl-CoA** (3 C-Atome), dessen weiteres Schicksal recht abenteuerlich ist. Aus Propionyl-CoA soll nämlich **Succinyl-CoA** (4 C-Atome) werden, das in den Citratzyklus geht. Diese Umwandlung erfordert zwei Vitamine als Coenzyme –

**Biotin** und **Vitamin B₁₂** – und ist daher medizinisch nicht ganz uninteressant.

> Hier ist es ausnahmsweise möglich, aus einem Stück Fettsäure Glukose herzustellen, da Succinyl-CoA – über Oxalacetat – als Substrat für die Glukoneogenese dienen kann.

**1. Schritt:** Propionyl-CoA wird in D-Methylmalonyl-CoA verwandelt. Dafür ist die (Biotin-abhängige) Propionyl-CoA-Carboxylase verantwortlich.

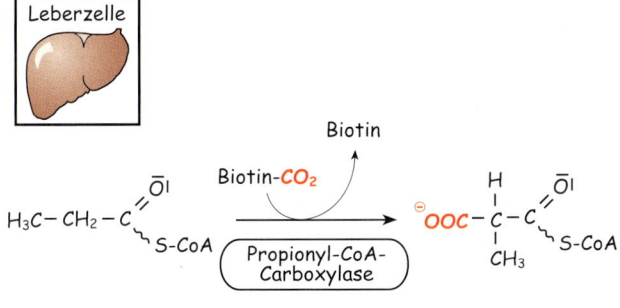

Propionyl-CoA                    D-Methylmalonyl-CoA

Das Vitamin Biotin wird zunächst unter Aufnahme von $HCO_3^-$ zum Carboxy-Biotin. Ein Vorgang, der mit der Freisetzung von Pyrophosphat aus ATP verbunden ist.

**2. Schritt:** Die Methylmalonyl-CoA-Epimerase stellt das Molekül auf die L-Form um.

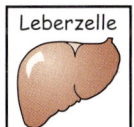

D-Methylmalonyl-CoA              L-Methylmalonyl-CoA

**3. Schritt:** Die L-Methylmalonyl-CoA-Mutase katalysiert eine intramolekulare Umlagerung, die Vitamin B₁₂ benötigt. Das entstandene Succinyl-CoA kann nun problemlos im Citratzyklus weiter verstoffwechselt werden.

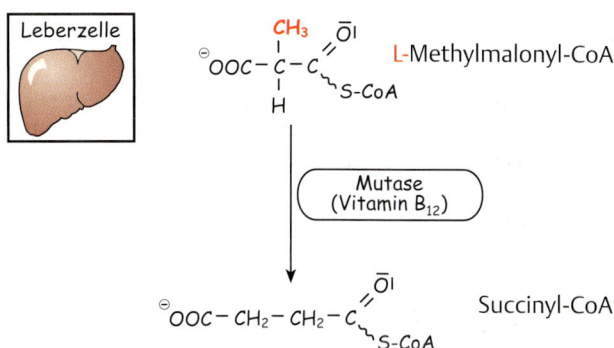

> Biotin ist Coenzym bei Carboxylierungen (↗ S. 136), Vitamin B₁₂ bei intramolekularen Umlagerungen (↗ S. 477).

## Regulation der β-Oxidation

Für eine aktivierte Fettsäure (= Acyl-CoA) gibt es zwei Möglichkeiten des Schicksals – abhängig von den momentanen Bedürfnissen unseres Körpers.
1. Bei schlechter Energieversorgung der Zelle (= kataboler „hungriger" Zustand) kommt es zum Abbau der Fettsäuren unter Energiegewinn in der β-Oxidation im Mitochondrium.
2. Ist viel Energie vorhanden (= anaboler gesättigter Zustand), erfolgt der Einbau in Triacylglycerin oder in Phospholipide im Zytoplasma.

Entscheidend dafür, welcher Weg eingeschlagen wird, ist die Menge an Glukose im Blut.

> Bei einem hohen Glukosewert im Blut (= nach Nahrungsaufnahme) wird die β-Oxidation gestoppt. Anstatt aus Fettsäuren wird dann aus Glukose Energie gewonnen. Bei einem niedrigen Blutglukosespiegel (= Hunger) werden vermehrt Fettsäuren zur Energiegewinnung genutzt und die Glukose für Gehirn und Erythrozyten aufgespart.

Die Reaktionen der β-Oxidation werden nicht direkt reguliert. Aktivierte Fettsäuren, die einmal ins Mitochondrium gelangt sind, werden also auch abgebaut.
Die entscheidende Regulation der β-Oxidation erfolgt schon vorher, beim Transport der Fettsäuren ins Mitochondrium und zwar bei der **Carnitin-Acyl-Transferase I** im Intermembranärraum.

**Malonyl-CoA** ist der entscheidende **Hemmstoff** der **Carnitin-Acyl-Transferase I** und damit der β-Oxidation. Diese Substanz liegt dann vermehrt in einer Zelle vor, wenn diese Fettsäuren synthetisiert (↗ S. 134). In dieser Situation macht es keinen Sinn, gleichzeitig β-Oxidation zu betreiben, und die Fettsäuren verbleiben daher im Zytoplasma.
Ist kein oder nur wenig Malonyl-CoA vorhanden, transportiert die Carnitin-Acyl-Transferase I die aktivierten Fettsäuren hingegen munter zum energieliefernden Abbau in die Mitochondrien.

### Fettsäure-Oxidation in den Peroxisomen

Nicht nur die Mitochondrien, sondern auch die Peroxisomen sind in der Lage, β-Oxidation zu betreiben. Vermutlich haben sie Fettsäuren sogar schon oxidiert, als es noch gar keine Mitochondrien in unseren Zellen gab.

Die Peroxisomen beteiligen sich vor allem nach vermehrter Aufnahme von Lipiden in die Zelle am Fettsäure-Abbau. Dabei entsteht allerdings **kein ATP**, da Peroxisomen nicht mit der Atmungskette – einem sehr geschätzten Mitbringsel der Mitochondrien – ausgestattet sind. Stattdessen entsteht **Wasserstoffperoxid** (= $H_2O_2$). Diese gefährliche Substanz wird sofort durch die Katalase zu Wasser und $O_2$ entgiftet ( ↗ S. 449). Weiterhin unterscheidet sich die Fettsäure-Oxidation in den Peroxisomen dadurch, dass die Aktivierung der Fettsäuren erst nach deren Diffusion in die Peroxisomen erfolgt und dass das Endprodukt der β-Oxidation, das Acetat, ins Zytoplasma übertritt. Die übrigen vier Reaktionsschritte sind die gleichen wie in den Mitochondrien.

## 3.3    Fettsäure-Biosynthese

Wenn wir mehr Energie in Form von Nährstoffen zu uns nehmen, als in diesem Moment benötigt wird, werden Vorräte angelegt. Da Fette sehr effiziente Energiespeicher sind – sehr zum Leidwesen der Ideallinie –, wird **überschüssiges Acetyl-CoA** zur Fettsäure-Biosynthese genutzt. Das Acetyl-CoA entsteht dabei in erster Linie über die Glykolyse und die folgende Pyruvat-Dehydrogenase-Reaktion aus Glukose, ein wenig auch über die Oxidation von Aminosäuren. (Die β-Oxidation trägt nicht dazu bei, da sie ja gegensätzlich reguliert ist.)

Die Fettsäure-Biosynthese kann in fast allen Zellen ablaufen, Hauptsyntheseort ist jedoch mal wieder die **Leber**. Dort werden die frisch synthetisierten Fettsäuren dann auch in Triacylglycerine eingebaut und über VLDLs (very-low-density-Lipoproteins = Lipoproteine sehr geringer Dichte) in die Peripherie (z. B. zu den Fettzellen) verschickt ( ↗ S. 510). Die Reaktionen der Fettsäure-Biosynthese finden (wie die meisten Biosynthesen) ausschließlich im Zytoplasma statt. Das ist auch ganz verständlich, denn unsere Zellen müssen Biosynthesen ja schon betrieben haben, bevor sie sich mit den Mitochondrien auf eine WG geeinigt haben.

> Für die Fettsäure-Biosynthese wird Energie sowohl in Form von ATP als auch in Form energiereicher Elektronen benötigt, die – wie bei Biosynthesen allgemein üblich – vom NAD**P**H/H$^+$ gespendet werden.

**Was genau wird hergestellt?** Die entscheidenden Reaktionen laufen an einem Multienzymkomplex ab: der Fettsäure-Synthase. Dieses Enzympaket stellt fast ausschließlich **Palmitinsäure** (16 C-Atome) her. Die Biosynthese längerer gesättigter oder gar ungesättigter Fettsäuren geht immer von der Palmitinsäure aus und erfolgt meist an anderer Stelle ( ↗ S. 140). (Ungeradzahlige Fettsäuren werden kaum synthetisiert.)

> Die Fettsäure-Biosynthese ist *nicht* die Umkehr der β-Oxidation, was schon aus der Tatsache hervorgeht, dass völlig unterschiedliche Enzyme beteiligt sind. Außerdem läuft die Fettsäure-Biosynthese im Zytoplasma, die β-Oxidation dagegen in den Mitochondrien ab.

### Biosynthese der Palmitinsäure

Bevor der **Multienzymkomplex Fettsäure-Synthase** in Aktion treten kann, sind zwei Probleme zu lösen:

1. Da Acetyl-CoA nur in den Mitochondrien entsteht, die Fettsäure-Biosynthese hingegen vollständig im Zytoplasma stattfindet, muss es einen Mechanismus geben, der Acetyl-CoA aus dem Mitochondrium herausschleust.
2. Unter normalen Bedingungen ist es energetisch schlecht möglich, zwei Acetyl-CoAs miteinander zu verbinden. Daher muss die Zelle den Umweg über **Malonyl-CoA** gehen.

### Wie kommt Acetyl-CoA ins Zytoplasma?

Acetyl-CoA ist nicht in der Lage eine Membran zu durchdringen und es gibt keinen Transporter dafür. Dennoch gelangt dieses Molekül aus den Mitochondrien ins Zytoplasma. Die Lösung besteht darin, Acetyl-CoA in einen Stoff zu verwandeln, der die innere Mitochondrienmembran passieren kann, und der, im Zytoplasma angekommen, wieder zu Acetyl-CoA reagiert. Dieser Stoff ist das **Citrat**, das in den Mitochondrien mithilfe der Citrat-Synthase aus Acetyl-CoA und Oxalacetat entsteht (s. Citratzyklus ↗ S. 193).

Citrat gelangt über einen für Tricarbonsäuren spezifischen Transporter aus dem Mitochondrium ins Zytosol und wird dort von der ATP-Citrat-Lyase gespalten.

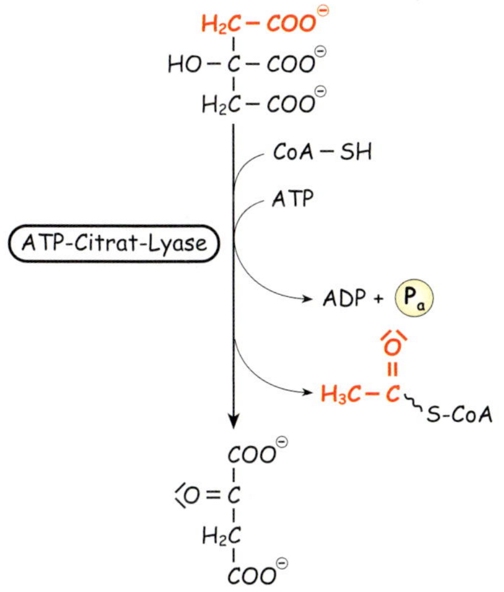

$$H_2C - COO^{\ominus}$$
$$HO - C - COO^{\ominus} \qquad \text{Citrat}$$
$$H_2C - COO^{\ominus}$$

CoA – SH

ATP

**ATP-Citrat-Lyase**

ADP + $P_a$

$H_3C - C$ ⟨O⟩=O S–CoA   Acetyl-CoA

$$COO^{\ominus}$$
$$⟨O⟩=C$$
$$H_2C \qquad \text{Oxalacetat}$$
$$COO^{\ominus}$$

Dieses Enzym benötigt ATP zur Arbeit. Daher wird pro transportiertem Acetyl-CoA ein ATP verbraucht.

**Oxalacetat muss ins Mitochondrium zurück.** Für dieses Problem gibt es zwei Möglichkeiten: die eine ist die Reduktion durch die NADH/H$^+$-abhängige Malat-Dehydrogenase zu **Malat**, das wieder ins Mitochondrium eingeschleust wird (Malat-Shuttle, ↗ S. 219). Eine zweite Möglichkeit besteht darin, das entstehende Malat zunächst zu **Pyruvat** zu decarboxylieren, das dann mittels eines Transporters ins Mitochondrium gebracht wird (↗ S. 199). Diese Reaktion katalysiert das NADP$^+$-abhängige Malat-Enzym, wobei pro Molekül Pyruvat auch noch ein NADPH/H$^+$ entsteht. Dieses NADPH/H$^+$ kann dann – neben den NADPH/H$^+$-Molekülen aus dem Pentosephosphatweg – für die Biosynthese der Fettsäuren verwendet werden.

## Wie reagieren die ersten beiden Acetyl-CoAs miteinander?

Wie eingangs schon erwähnt, kann man nicht einfach zwei Moleküle Acetyl-CoA hintereinander hängen. Eines der beiden muss zuvor zu Malonyl-CoA aktiviert werden. Diese **Aktivierung** übernimmt die **Acetyl-CoA-Carboxylase** (= Schlüsselenzym der Fettsäure-Biosynthese), die mithilfe von **Biotin** das Acetyl-CoA zu Malonyl-CoA carboxyliert.

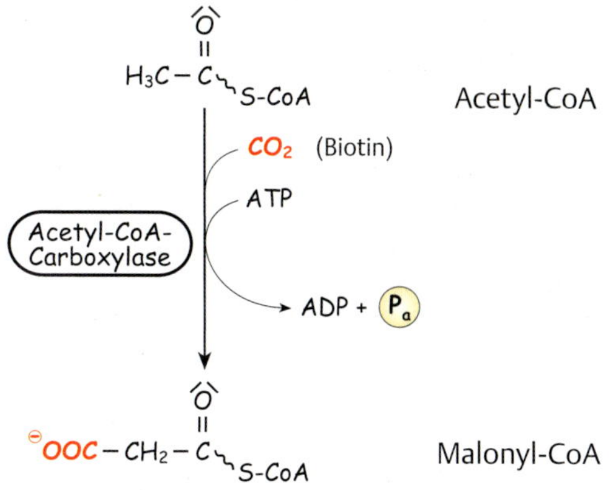

$H_3C - C$ ⟨O⟩=O S–CoA   Acetyl-CoA

$CO_2$ (Biotin)

ATP

**Acetyl-CoA-Carboxylase**

ADP + $P_a$

$^{\ominus}OOC - CH_2 - C$ ⟨O⟩=O S–CoA   Malonyl-CoA

Anschließend reagiert das Malonyl-CoA mit einem Acetyl-CoA. Dabei wird die CO$_2$-Gruppe gleich wieder abgespalten, was so viel Energie freisetzt, dass die Bindung geknüpft werden kann.

Diese erste Reaktion der Fettsäure-Biosynthese ist nicht nur die genau regulierte und geschwindigkeitsbestimmende **Schrittmacherreaktion**, sondern auch die einzige, die *nicht* von dem großen Multienzymkomplex „Fettsäure-Synthase" katalysiert wird.

**Odyssee des Kohlenstoffs.** Ein einzelnes Kohlenstoffatom einer Fettsäure, das als Glukosebestandteil in die Zelle eingebracht wurde, erlebt also eine regelrechte Odyssee, bis es schließlich in eine neu synthetisierte Fettsäure eingebaut wird. Zuerst die Glykolyse im Zytoplasma, dann wird es als Pyruvat ins Mitochondrium gebracht, wo es der Pyruvat-Dehydrogenase zum Opfer fällt. Anschließend das kurze „Gastspiel" im Citratzyklus (Acetyl-CoA und Oxalacetat reagieren zum Citrat), der Wiedereintritt ins Zytoplasma, die Schleife über Malonyl-CoA und dann endlich der Einbau in eine neue Fettsäure.

**Die Rolle des Biotins** ist die eines Carboxylierungshelfers. Um diese Aufgabe zu erfüllen, wird Biotin, das als prosthetische Gruppe (↗ S. 71) einem Enzym angelagert ist, zunächst selbst carboxyliert. Diese Umwandlung zum **CO$_2$-Donator** erfordert Energie in Form von ATP.

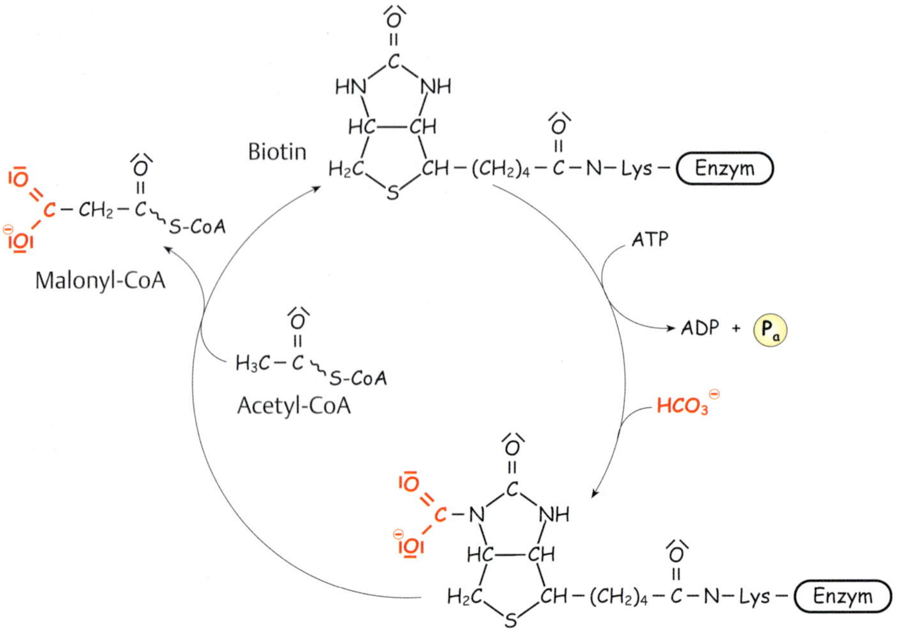

Biotin

Malonyl-CoA

Acetyl-CoA

Carboxy-Biotin

Wenn wir schon beim Biotin sind, sollen hier auch noch einmal die beiden anderen wichtigen Reaktionen genannt werden, die auf Biotin als Coenzym zurückgreifen – wir haben sie schon kennen gelernt ( ↗ S. 112).
- Die Pyruvat-Carboxylase, die die Reaktion von Pyruvat zum Oxalacetat im Rahmen der Glukoneogenese katalysiert.
- Die Propionyl-CoA-Carboxylase, die eine wichtige Rolle beim Abbau ungeradzahliger Fettsäuren spielt.

Alle drei Enzyme haben einen sehr ähnlichen Arbeitsmechanismus.

## Reaktionen der Fettsäure-Synthase

Die Reaktionsfolge der Fettsäure-Biosynthese lässt sich grob in drei Schritte einteilen.
1. Zunächst erfolgt die Bindung der Substrate an den Multienzymkomplex und deren Kondensation.
2. Jetzt muss die Zelle das im Acetyl-CoA enthaltene oxidierte C-Atom wieder reduzieren, also einige Schritte umgekehrte β-Oxidation betreiben.
3. Diese Reaktionsfolge läuft dann sieben Mal ab, bis das Produkt, die Palmitinsäure, entlassen werden kann.

## Bindung der Ausgangsstoffe und deren Kondensation

Im Zentrum der Fettsäure-Synthase stehen zwei **SH-Gruppen**, an denen die Reaktionen ablaufen: die zentrale und die periphere SH-Gruppe.
Um die etwas wirr erscheinenden Hin- und Herschiebereien zwischen den beiden SH-Gruppen besser zu verstehen, erklären wir hier zunächst deren Aufgaben.

- Die **periphere SH-Gruppe** dient nur der **Zwischenlagerung** von Fettsäureketten. Hier finden keine Reaktionen statt – außer der Aufnahme des ersten Acetyl-CoA.
- Die eigentliche Arbeit macht die **zentrale SH-Gruppe**. Hier lagern sich nicht nur die weiteren Ausgangssubstrate zur Verlängerung der Fettsäurekette an, sondern es laufen dort auch sämtliche **Reaktionen** ab.

Kommen wir nun zu den einzelnen Reaktionen der Fettsäure-Synthase.

**Bindung des Acetyl-Rests.** Das erste Substrat, das von der Fettsäure-Synthase gebunden wird, ist ein Acetyl-Rest. Er wird vom Acetyl-CoA an die **periphere SH-Gruppe** abgegeben.

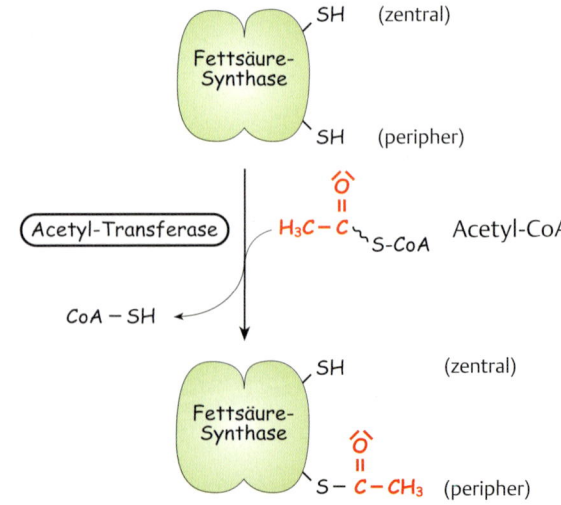

Die Acetyl-Transferase katalysiert diese Reaktion und entlässt das entstehende Coenzym A in die zytoplasmatische Freiheit.

**Bindung des Malonyl-Rests.** Nun erfolgt die Bindung der Malonyl-Gruppe an die zentrale SH-Gruppe. Diese Reaktion wird von der Malonyl-Transferase katalysiert, die nebenbei auch das Coenzym A wieder entlässt.

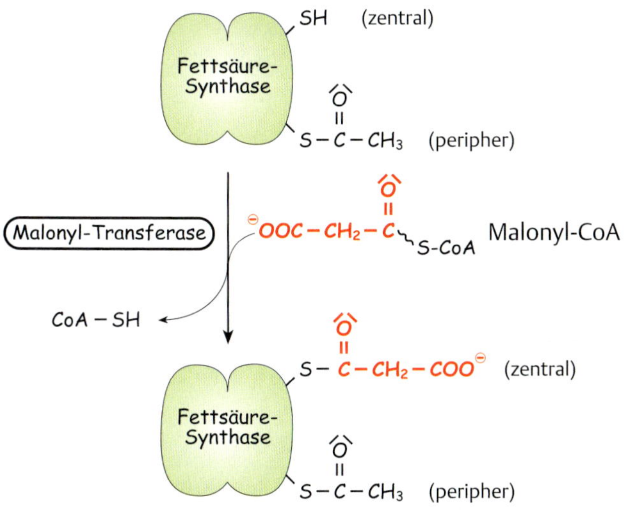

Acetyl-($C_2$-) und Malonyl-($C_3$-)Rest liegen nun relativ dicht beieinander und die Verkettung kann beginnen.

**Die Kondensation.** Der Acetyl-Rest bindet mithilfe der Ketoacyl-Synthase an den Malonyl-Rest der zentralen SH-Gruppe, wobei **$CO_2$** abgespalten wird. Ergebnis dieser ersten Reaktion ist eine Acetoacetyl-Gruppe ($C_4$), die an der zentralen SH-Gruppe gebunden ist.

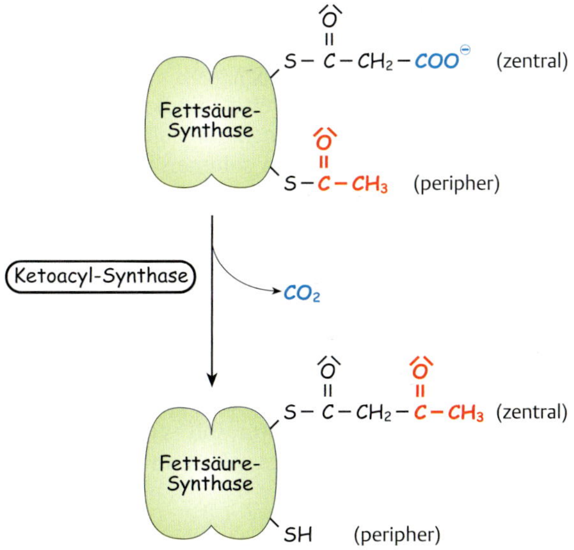

Dieses Produkt entsteht natürlich nur in der ersten der insgesamt acht Runden dieser Reaktionsfolge, da der Fettsäure-Rest ja immer länger wird. In der nächsten Runde hat dieses Zwischenprodukt dann schon sechs C-Atome und folglich einen anderen Namen (den man sich aber nicht merken muss …). Da sich auch die Enzyme weniger um die Kettenlänge als vielmehr um die funktionellen Gruppen kümmern – was sich auch an deren Namen zeigt (z. B. Ketoacyl-Synthase) –, sprechen wir von nun an allgemeiner von der wachsenden Acyl-Gruppe, an die weitere Malonyl-Reste angelagert werden.

### Die Reduktionen

Es folgen drei Reaktionen, die die Keto-Gruppe des alten Acetyl-Rests entfernen. Im Prinzip werden dabei die drei zentralen Reaktionen der β-Oxidation umgekehrt.

**Erste Reduktion.** Zunächst wird die Keto-Gruppe des Ketoacyl-Rests an $C^3$ reduziert. Katalysierendes Enzym ist die Ketoacyl-Reduktase, das Produkt ein Hydroxyacyl-Rest.

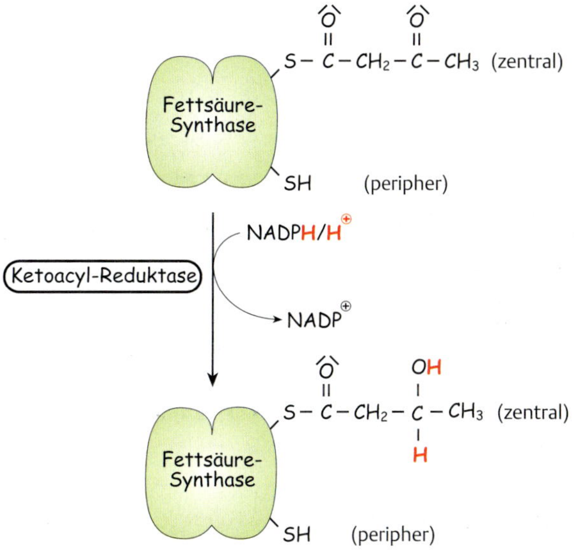

In Umkehrung zur β-Oxidation, bei der Elektronen in Form von Wasserstoff bei der Reaktion frei und auf $NAD^+$ übertragen werden, benötigt die Fettsäure Biosynthese energiereiche Elektronen. Lieferant ist – wie bei Biosynthesen üblich – das NAD**P**H/**H**⁺ ( ↗ S. 206).

**Dehydratisierung.** Der Hydroxyacyl-Rest verliert nun durch die Hydroxyacyl-Dehydratase **Wasser**, das zwischen $C^2$ und $C^3$ abgespalten wird.

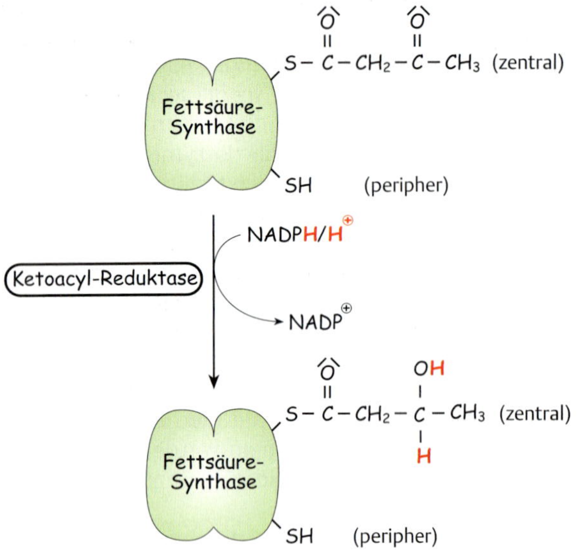

$$S-\underset{\Vert}{\overset{\hat{O}}{C}}-CH_2-\underset{\Vert}{\overset{\hat{O}}{C}}-CH_3 \quad \text{(zentral)}$$

Fettsäure-Synthase

SH    (peripher)

NADPH/H$^\oplus$

(Ketoacyl-Reduktase)

→ NADP$^\oplus$

$$S-\underset{\Vert}{\overset{\hat{O}}{C}}-CH_2-\underset{\underset{H}{\vert}}{\overset{O\,H}{\underset{\vert}{C}}}-CH_3 \quad \text{(zentral)}$$

Fettsäure-Synthase

SH    (peripher)

**Zweite Reduktion.** Anschließend wird durch die Enoyl-Reduktase die Doppelbindung reduziert. Wasserstoffspender ist auch hier das NADPH/H$^+$.

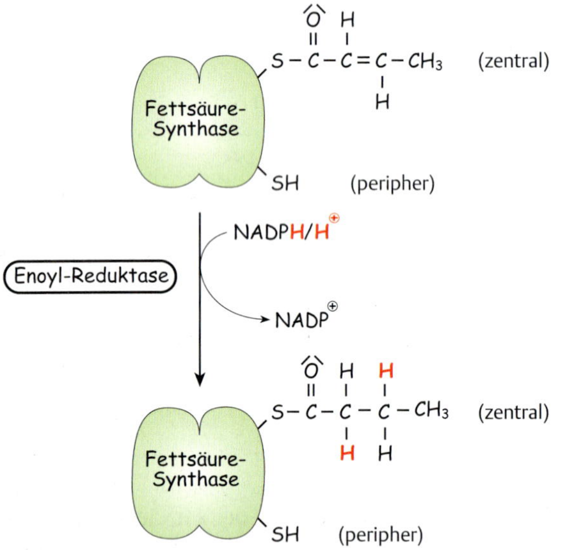

$$S-\underset{\Vert}{\overset{\hat{O}}{C}}-\underset{\underset{H}{\vert}}{\overset{H}{\underset{\vert}{C}}}=C-CH_3 \quad \text{(zentral)}$$

Fettsäure-Synthase

SH    (peripher)

NADPH/H$^\oplus$

(Enoyl-Reduktase)

→ NADP$^\oplus$

$$S-\underset{\Vert}{\overset{\hat{O}}{C}}-\underset{\underset{H}{\vert}}{\overset{H}{\underset{\vert}{C}}}-\underset{\underset{H}{\vert}}{\overset{H}{\underset{\vert}{C}}}-CH_3 \quad \text{(zentral)}$$

Fettsäure-Synthase

SH    (peripher)

### Wiederholung des Zyklus

Endlich ist an der zentralen SH-Gruppe ein gesättigter Acyl-Rest entstanden, der in weiteren Zyklen um je zwei C-Atome verlängert werden kann. Hierzu wird der ganze Acyl-Rest auf der peripheren SH-Gruppe zwischengelagert, so dass ein neuer Malonyl-Rest über die zentrale SH-Gruppe aufgenommen werden kann ( ↗ S. 137). Es folgen noch sieben Zyklen, mit Kondensation, den drei Reduktionen und der Aufnahme eines neuen Malonyl-Rests, bis das Ergebnis (= Palmitinsäure, C$_{16}$) freigesetzt werden kann.

### Freisetzung der Palmitinsäure

Nach insgesamt acht solcher Reaktionsfolgen befindet sich an der zentralen SH-Gruppe eine Palmitoyl-Gruppe (C$_{16}$). Jetzt kommt die Acyl-Hydrolase ins Spiel. Sie setzt Palmitinsäure frei, die beim zellulären pH-Wert sofort zu Palmitat dissoziiert. (Das Enzym wird manchmal auch als Thioesterase bezeichnet, da hier ein Thioester gespalten wird.)

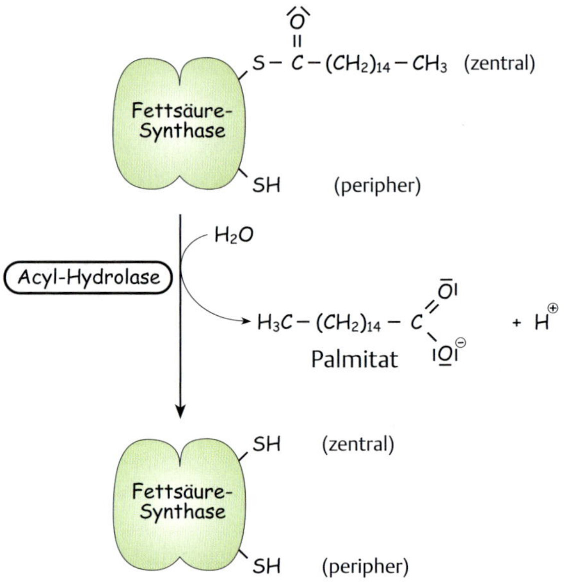

$$S-\underset{\Vert}{\overset{\hat{O}}{C}}-(CH_2)_{14}-CH_3 \quad \text{(zentral)}$$

Fettsäure-Synthase

SH    (peripher)

H$_2$O

(Acyl-Hydrolase)

$$\rightarrow H_3C-(CH_2)_{14}-\underset{\underset{|\underline{\overline{O}}|^\ominus}{}}{\overset{\overline{\overline{O}}|}{C}} \quad + \; H^\oplus$$

Palmitat

Fettsäure-Synthase

SH    (zentral)

SH    (peripher)

Wichtig ist, sich zu merken, dass die entstandene Fettsäure frei vorliegt und nicht an Coenzym A oder sonst irgendetwas gebunden ist.

### Was durch die Fettsäure-Synthase noch entstehen kann.

Palmitat ist das häufigste Produkt der Fettsäure-Synthase. Machmal kommt es jedoch auch vor, dass längerkettige Fettsäuren entstehen, vor allem Stearinsäure bzw. Stearat (C$_{18}$).

Interessant ist vielleicht auch noch, dass zwar die Malonyl-Transferase sehr spezifisch arbeitet, die Acetyl-Transferase jedoch nicht. Dadurch wird manchmal (zufällig) ein Propionyl-CoA gebunden, was zu den seltenen ungeradzahligen Fettsäuren (C$_{15}$ oder C$_{17}$) führt.

### Aufbau der Fettsäure-Synthase

Die Fettsäure-Synthase ist ein Multienzymkomplex, der nur als **Dimer** funktioniert. Die sechs daran beteiligten Enzyme (pro Monomer …) haben wir ja schon alle kennengelernt und auch die beiden wichtigen SH-Gruppen sind schon zur Sprache gekommen. Nun soll es noch kurz um die Teile des Multienzymkomplexes gehen, an denen diese SH-Gruppen hängen.

**Die periphere SH-Gruppe.** Die periphere Bindungsstelle ist nicht weiter spektakulär. Sie hängt einfach an einem Cystein der Proteinkette und dient ja auch nur der Zwischenlagerung von Substraten.

**Die zentrale SH-Gruppe.** Wichtiger ist jedoch der „Hintergrund" der zentralen SH-Gruppe. Sie hängt an einem Abschnitt des Multienzymkomplexes, der als **A**cyl-**C**arrier-**P**rotein (**ACP**) bezeichnet wird. An einem Serin-Rest dieses ACP hängt nun ein Abkömmling der Pantothensäure, die für uns Menschen essenziell ist (gehört zum Vitamin-B-Komplex, ↗ S. 192) und die auch im Coenzym A vorkommt. Die Pantothensäure liegt als 4'-Phosphopanthein vor, an dessen Ende sich eine SH-Gruppe befindet; eben die zentrale SH-Gruppe, an der die entscheidenden Reaktionen ablaufen.

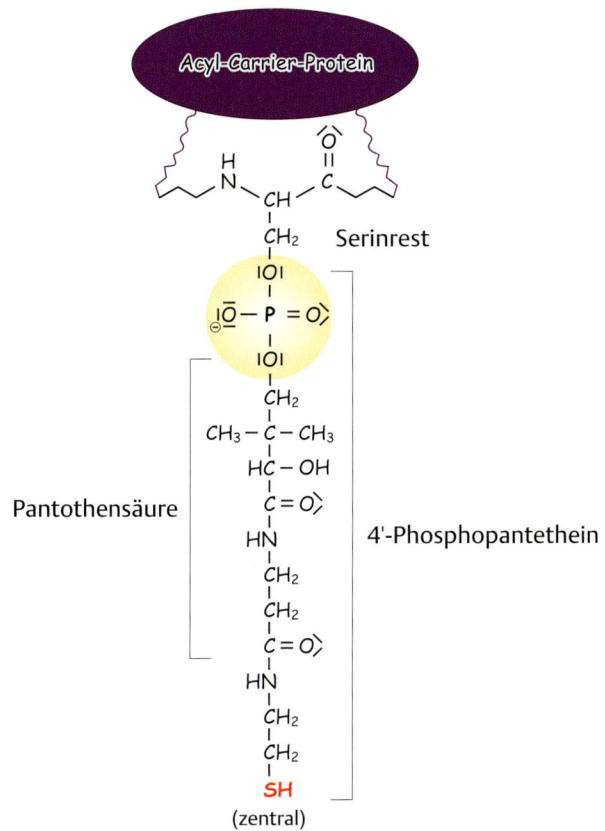

Der entstehende Acyl-Rest wird also in der Fettsäure-Synthase ganz ähnlich gebunden wie in der Acyl-CoA-Bindung. Entscheidend sind die Enden, an denen die SH-Gruppen hängen, und die sind bei beiden Molekülen gleich.

## Herkunft des NADPH/H⁺

Viele der für die Fettsäure-Biosynthese benötigten Reduktionsäquivalente (= NADPH/H⁺) liefert der **Pentosephosphatweg** (↗ S. 99). Vor allem in der Leber und der Brustdrüse sorgt er für den Großteil der benötigten energiereichen Elektronen.

Im Fettgewebe gibt es den Pentosephosphatweg zwar ebenfalls, hier spielt jedoch zusätzlich ein anderer Mechanismus eine große Rolle für die Bereitstellung von zytoplasmatischem NADPH/H⁺: Das **Malat-Enzym** (↗ S. 199). Wie schon besprochen, verlässt Acetyl-CoA das Mitochondrium

als Citrat über den Tricarbonsäure-Transporter. Im Zytoplasma erfolgt dann die Spaltung in die beiden Ausgangsstoffe Acetyl-CoA und Oxalacetat.

Oxalacetat hat dann zwei Möglichkeiten, wie es weiterreagieren kann.

1. Es kann durch die PEP-CK in Phosphoenolpyruvat umgewandelt werden – was allerdings nur in Hungerzeiten (wenn also keine Fettsäuren synthetisiert werden …) geschieht (s. Glukoneogenese ↗ S. 110).
2. Aus Oxalacetat wird Malat durch die zytoplasmatische Malat-Dehydrogenase. Dieses Malat wird durch das Malat-Enzym in Pyruvat umgewandelt und dabei entsteht NADPH/H⁺.

Das bedeutet, dass pro in die Fettsäure-Biosynthese eingeschleustem Acetyl-CoA ein NADPH/H⁺ entstehen kann. Jedes aus dem Mitochondrium kommende Acetyl-CoA bringt also sein für den Aufbau einer Fettsäure benötigtes Reduktionsäquivalent NADPH/H⁺ gleich mit.

Dieser Weg liefert zum Teil 50 % der benötigten Reduktionsäquivalente.

**Eine Parallele zur anaeroben Glykolyse – oder wo *hier* das NAD⁺ herkommt.** Wenn man sich den ganzen Vorgang der Fettsäure-Biosynthese einmal im Überblick ansieht, dann wird man feststellen, dass nur Fette gebildet werden, wenn die Glykolyse und die anschließende Pyruvat-Dehydrogenase schneller laufen als der oxidative Abbau des Acetyl-CoA über den Citratzyklus gefolgt von der Atmungskette. Denn nur so entsteht überschüssiges Citrat, das aus dem Mitochondrium entweichen kann.

Dass die Glykolyse manchmal schneller läuft als die Endoxidation, kennen wir ja schon von der anaeroben Glykolyse (↗ S. 97). Was man in einer solchen Lage erwarten müsste, ist ein NAD⁺-Mangel, da das in der Glykolyse entstandene NADH/H⁺ nicht schnell genug in der Atmungskette regeneriert werden kann.

Und genau das tritt auch bei der Fettsäure-Biosynthese ein. Allerdings hat die Zelle auch hier wieder eine Lösung. Citrat verlässt das Mitochondrium und wird im Zytoplasma zu Acetyl-CoA und Oxalacetat. Die Lösung ist das Oxalacetat. Das wird nämlich, da es selbst auch nicht durch die innere

Mitochondrienmembran gelangen kann, zu Malat *reduziert*. Bei dieser durch die Malat-Dehydrogenase katalysierten Reaktion wird gleichzeitig NADH/H+ zu NAD+ oxidiert.

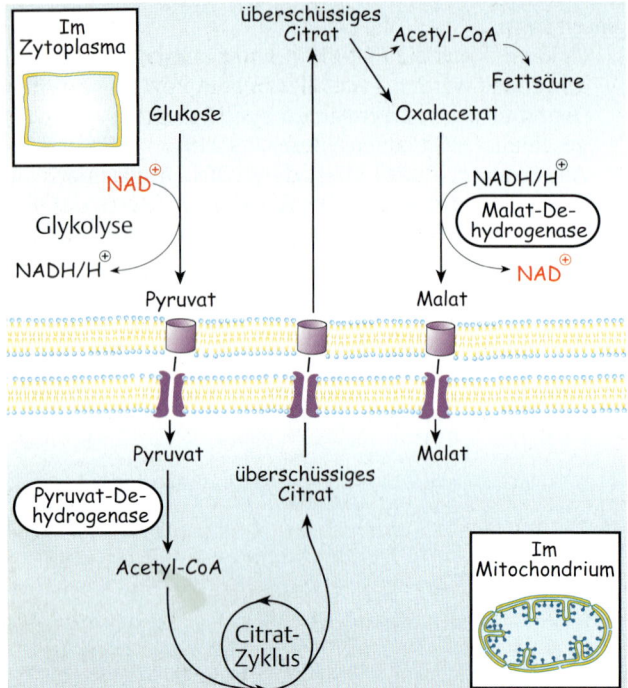

Damit haben wir dann unser NAD+ wieder, das für das Weiterlaufen der Glykolyse unabdingbar ist. (Malat gelangt übrigens dann über den Malat-Shuttle ins Mitochondrium – im Austausch mit α-Ketoglutarat, ↗ S. 87.)

## Biosynthese längerer Fettsäuren

Neben den mehr zufällig durch die Fettsäure-Synthase gebildeten längeren Fettsäuren existiert in unseren Zellen auch noch ein System, das diese Verlängerung gezielt vornimmt. Es befindet sich im **Endoplasmatischen Retikulum**, ähnelt ansonsten aber sehr der Fettsäure-Synthase. So dient auch hier Malonyl-CoA als Vorstufe. Die Aufgabe des ACP erfüllt das Coenzym A. Da die beiden sich an den entscheidenden Stelle sehr ähnlich sind, ändert sich aber nichts am Reaktionsmechanismus. Häufigstes Endprodukt ist die **Stearinsäure** bzw. das Stearat ($C_{18}$).

## Biosynthese ungesättigter Fettsäuren

Bei der Fettsäure-Biosynthese entsteht bevorzugt die geradzahlige und gesättigte Fettsäure Palmitinsäure ($C_{16}$).
In unseren Zellen kommen zwar meist geradzahlige, allerdings sehr häufig ungesättigte Fettsäuren vor, die unser Körper nur zum Teil selbst herstellen kann. Doppelbindungen können wir nämlich nur bis $C^9$ einfügen, was erklärt, warum Linolsäure (Doppelbindung bei $C^9$ und $C^{12}$) und Linolensäure (bei $C^9$, $C^{12}$ und $C^{15}$) nicht synthetisiert werden

können und daher essenzielle Fettsäuren sind (↗ S. 37). Pflanzen haben damit glücklicherweise keine Probleme und stellen uns diese beiden Fettsäuren gerne zur Verfügung.
Ausgehend von der Stearinsäure kann unser Körper die **Ölsäure** bzw. das Oleat ($C_{18}$, Doppelbindung bei $C^9$, ↗ S. 36), was sehr häufig in unseren Zellen vorkommt, selbst herstellen.
Auch die für das Hormonsystem sehr wichtige **Arachidonsäure** bzw. das Arachidonat (20:4; $C^5$, $C^8$, $C^{11}$, $C^{14}$, ↗ S. 36) können wir entweder aus der Linolsäure oder aus der Linolensäure synthetisieren.
Die Enzyme, die Doppelbindungen in Fettsäuren einfügen, nennt man **Desaturasen** (lat. desaturare = ungesättigt machen).

## Regulation der Fettsäure-Biosynthese

Da Lipide rund 40 % unserer Nahrung ausmachen, sind wir nicht permanent auf eine endogene Biosynthese von Lipiden angewiesen. Trotzdem synthetisieren wir bei hoher Kohlenhydrat-Zufuhr eine beträchtliche Menge an Fettsäuren, was natürlich auch reguliert sein will – allosterisch und hormonell.
Wie schon erwähnt, ist das erste Enzym der Fettsäure-Biosynthese, die **Acetyl-CoA-Carboxylase**, das Schrittmacherenzym und damit der geschwindigkeitsbestimmende Schritt der Reaktionskette. Daher setzt die Regulation auch bei diesem Enzym an.

> Eine katabole Stoffwechsellage (Fasten, Stress) hemmt, eine anabole Stoffwechsellage (hohe Energiebeladung, Kohlenhydrat-Zufuhr …) steigert die Lipogenese.
> In einer Zelle, die Fettsäure-Biosynthese betreibt, ist die β-Oxidation gehemmt, damit frisch gebildete Fettsäuren nicht gleich wieder abgebaut werden (↗ S. 133).

### Allosterische Regulation der Fettsäure-Biosynthese

Die Aktivatoren der Acetyl-CoA-Carboxylase signalisieren eine anabole Stoffwechsellage. Sie sind Zeichen dafür, dass genügend Energielieferanten vorhanden sind und die Fettspeicher aufgefüllt oder vergrößert werden können.
Bei den Hemmstoffen muss man unterscheiden zwischen solchen, die eine Energieunterversorgung der Zelle anzeigen und denen, die signalisieren, dass bereits zu viele Fettsäuren vorliegen (= Produkthemmung).

**Aktivatoren der Acetyl-CoA-Carboxylase.** Steigen in den Mitochondrien die Konzentrationen an Acetyl-CoA und ATP, dann bildet sich mehr **Citrat**. Dieses wird vermehrt ins Zytoplasma transportiert, wo es als allosterischer Aktivator der Acetyl-CoA-Carboxylase dient. Gleichzeitig hemmt Citrat die Phosphofruktokinase-1, wodurch die Glykolyse etwas gebremst wird.

**Hemmstoffe der Acetyl-CoA-Carboxylase.** Zeichen einer schlechten Energieversorgung der Zelle ist das **AMP**, das folgerichtig die Acteyl-CoA-Carboxylase allosterisch hemmt. Dieses Enzym wird ebenfalls gehemmt, wenn bei (über-)mäßiger Fettzufuhr oder Fettsäure-Biosynthese die Menge an **Acyl-CoA** (= aktivierte Fettsäuren) in der Zelle ansteigt (= negative Rückkopplung).

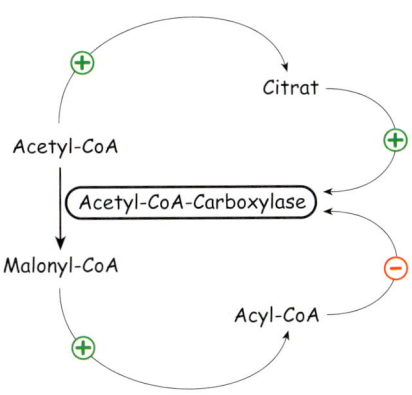

## Hormonelle Regulation

Die hormonelle Regulation der Fettsäure-Biosynthese ist nicht schwer zu verstehen.
Die katabolen Hormone **Adrenalin** und **Glukagon hemmen** die Schlüsselreaktion in der Zelle über eine Erhöhung des cAMP-Spiegels.
Im Gegensatz dazu wirkt **Insulin** anabol und damit **aktivierend** auf die Acetyl-CoA-Carboxylase – dies geschieht über eine Senkung des cAMP-Spiegels in der Zelle. Zusätzlich aktiviert Insulin auch noch die Citrat-Lyase ( ↗ S. 355).

**Die Fettsäure-Synthase** selbst wird nicht reguliert. Insulin ist allerdings in der Lage, die Menge an Fettsäure-Synthasen in der Zelle zu erhöhen, indem es die Synthese der entsprechenden mRNAs steigert. Ein Vorgang, der als **Induktion** bezeichnet wird.

**Die Pyruvat-Dehydrogenase** (PDH, ↗ S. 93) wird ebenfalls vom Fettstoffwechsel beeinflusst.
In Anwesenheit von Insulin wird die PDH erstens direkt aktiviert, zweitens indirekt durch den unter Insulin gesteigerten Glukoseeinstrom, der die Glykolyse auf Hochtouren bringt. Durch das vermehrte Angebot von Acetyl-CoA erfolgt dann eine gesteigerte Biosynthese von Fettsäuren und Triacylglycerinen (s. u.).

## 3.4 Triacylglycerine (TAGs)

Die Fettsäuren, die sich in unseren Zellen befinden, stammen entweder aus der Nahrung oder sind Marke Eigenbau – Produktionsort ist dabei vor allem die Leber. Eine wichtige Verwendungsmöglichkeit für Fettsäuren ist deren Einbau in Triacylglycerine (TAGs, ↗ S. 38), die dann vornehmlich im **Fettgewebe** gespeichert werden.

**TAGs sind Speicherstoffe.** TAGs werden in erster Linie im Zytoplasma der Fettgewebszellen (= Adipozyten) gespeichert, da sich das Fettgewebe genau darauf spezialisiert hat. Diese Fettspeicher machen bei normalgewichtigen Menschen etwa 12 % des Körpergewichts aus, womit man schon einige Wochen über die Runden kommen kann …
Auf alle Fälle länger als mit Glykogen, das ja nur ca. 24 Stunden vorhält ( ↗ S. 103).

**Herkunft der Bausteine.** TAGs bestehen aus zwei verschieden Bestandteilen:
1. aus Glycerin und
2. aus drei Fettsäuren.

Beide können im **Fettgewebe** selbst entstehen, aber auch aus anderen Regionen unseres Körpers angeliefert werden.

> Da TAGs nicht durch Membranen gelangen, müssen sie vorher zerlegt werden.

Aus der **Nahrung** stammende TAGs werden im Darm zerlegt ( ↗ S. 143), in die Darmzellen aufgenommen und dort wieder zusammengebaut. Als **Chylomikronen** gelangen sie dann über das Lymphsystem – also an der Leber vorbei (!) – in die Peripherie, vor allem zu Fettgewebe und Muskulatur. Endogen in der **Leber** synthetisierte Fettsäuren werden in TAGs eingebaut und ebenfalls in die Peripherie geschickt – diesmal jedoch als **VLDL** (engl. very low density lipoprotein = Lipoproteine sehr geringer Dichte) und auf dem Blutweg.

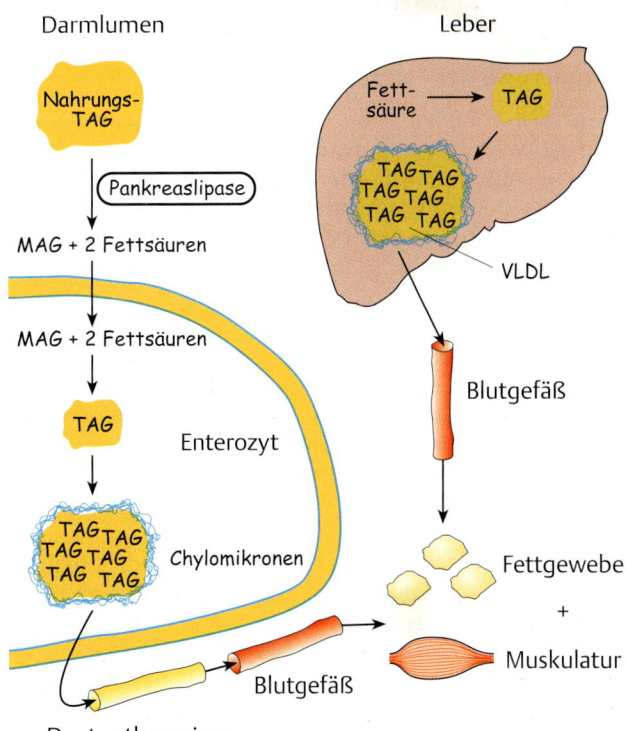

MAG = Monoacylglycerin
TAG = Triacylglycerin

Chylomikronen und VLDLs sind beides **Lipoproteine**, die wir ab ↗ S. 508 noch ganz genau besprechen.

Es macht durchaus Sinn, dass die TAGs nach der Nahrungsaufnahme erst einmal an der Leber vorbei in die Speicher geführt werden. In der Resorptionsphase kann die Leber mit ihnen nämlich nichts anderes anfangen als sie aufzunehmen, wieder zusammenzubauen und dann ebenfalls in die Peripherie zu schicken. Und das kann man ja auch einfacher haben …

TAGs (und mit ihnen die Fettsäuren) dienen unserem Körper vor allem als Speicher für „Notzeiten" (z. B. nachts und beim Hungern).

**Die Lipoprotein-Lipase (LPL)** ist ein Enzym in der Zellmembran von Adipozyten und am Kapillarendothel, das die TAGs in **Fettsäuren** und **Glycerin** spaltet. Erst so – zerlegt in ihre Bestandteile – gelangen die TAGs in ihre Zielzellen.

## Lipogenese – die TAG-Biosynthese

Bei der TAG-Biosynthese oder Lipogenese (gr. lipos = Fett, genesis = Erzeugung) werden drei Fettsäuren mit einem Glycerin verknüpft. Dazu müssen alle vier Partner zunächst aktiviert werden; erst dann können sie miteinander reagieren.

Ein Zwischenprodukt der TAG-Biosynthese ist die Phosphatidsäure (liegt als Phosphatidat vor), von der aus noch verschiedene andere Biosynthesen möglich sind, die wir später noch besprechen werden ( ↗ S. 153). Jetzt geht es erst einmal um die TAG-Herstellung.

### Aktivierung der Fettsäuren

Fettsäuren kommen entweder aus der Leber (meistens) oder sie werden von der Fettzelle selbst hergestellt. In der Fettzelle angekommen (oder entstanden) werden sie von der Acyl-CoA-Synthetase unter ATP-Verbrauch (wie der Name schon sagt …) zu **Acyl-CoA** aktiviert.

### Aktivierung des Glycerins

Glycerin wird durch Phosphorylierung zu **Glycerin-3-Phosphat** aktiviert:

- Im Fettgewebe wird das Glykolysezwischenprodukt Glycer**on**-3-Phosphat durch die zytoplasmatische Glycerin-3-Phosphat-Dehydrogenase zu Glycerin-3-Phosphat.
- In der Leber, den Nieren, der Darmmukosa und der laktierenden Mamma gibt es darüber hinaus die Möglichkeit, Glycerin direkt durch die Glycerokinase zu phosphorylieren.

**Glycerin-3-Phosphat aus der Glykolyse.** Die Glycerin-3-Phosphat-Dehydrogenase setzt Glycer**on**-3-Phosphat um

und ist auf NADH/H⁺ als Wasserstoffspender angewiesen. Dieses wird dabei zu NAD⁺ oxidiert und kann in dieser Form in der Glykolyse wieder verwendet werden.

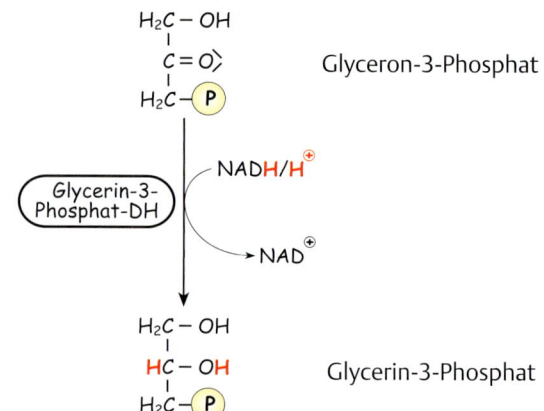

Dies bedeutet, dass im Fettgewebe die TAG-Biosynthese nur mithilfe der Glykolyse ablaufen kann. Oder anders ausgedrückt: nur wenn im Organismus genügend Glukose vorhanden ist, wird das Fettgewebe Fett aufbauen. Voraussetzung dafür ist auch noch, dass sich Insulin im Blut befindet, da nur Insulin eine vermehrte Aufnahme der Glukose in die Fettzellen ermöglicht.

**Glycerokinase.** In der Leber, den Nieren, der Darmmukosa und der laktierenden Mamma kann Glycerin-3-Phosphat auch direkt aus Glycerin erzeugt werden, da hier das Enzym Glycerokinase ausreichend aktiv ist.

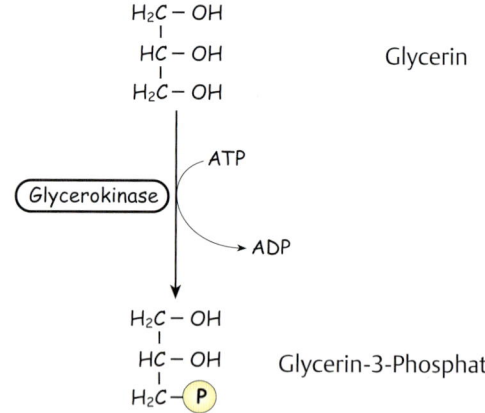

Ein Vorteil, dass das Fettgewebe dieses Enzym *nicht* hat, ist der, dass das bei der Lipolyse frei werdende Glycerin nicht gleich wieder in der Zelle phosphoryliert wird (das würde dann ja wieder zur TAG-Biosynthese führen …), sondern ans Blut abgegeben werden kann. Von dort aus gelangt Glycerin zur Leber, die daraus im Rahmen der Glukoneogenese Glukose macht ( ↗ S. 110).

## Herstellung des Phosphatidats

Das gebildete Glycerin-3-Phosphat kann sich nun mit einem Acyl-CoA zum Lysophosphatidat verbinden. Anschließend erfolgt durch Bindung eines weiteren Acyl-CoAs die Bildung des 1,2-Diacylglycerin-3-Phosphates, auch bekannt unter dem Namen Phosphatidat.

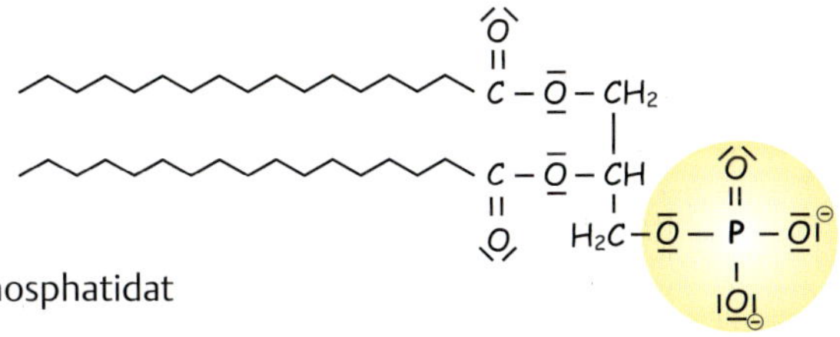

Phosphatidat

Das katalysierende Enzym heißt übrigens Acyl-CoA-Glycerin-3-Phosphat-Acyl-Transferase, was zwar ein logischer, aber nicht gerade handlicher Begriff ist ...

## Weiterer Aufbau des TAG

Vom Phosphatidat geht es nun über das Diacylglycerin zum TAG.

**Entfernen des Phosphats.** Durch die Phosphatidat-Phosphatase wird das Phosphat aus dem Molekül entfernt und es entsteht 1,2-Diacylglycerin.

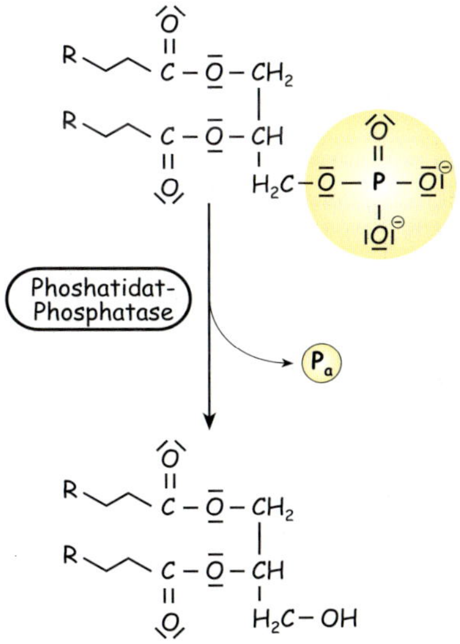

Phosphatidat

Phoshatidat-Phosphatase

1,2-Diacylglycerin

**Anbau der letzten Fettsäure.** Das dritte Acyl-CoA wird nun durch die Diacylglycerin-Acyl-Transferase an das 1,2-Diacylglycerin geheftet und: fertig ist das TAG ...

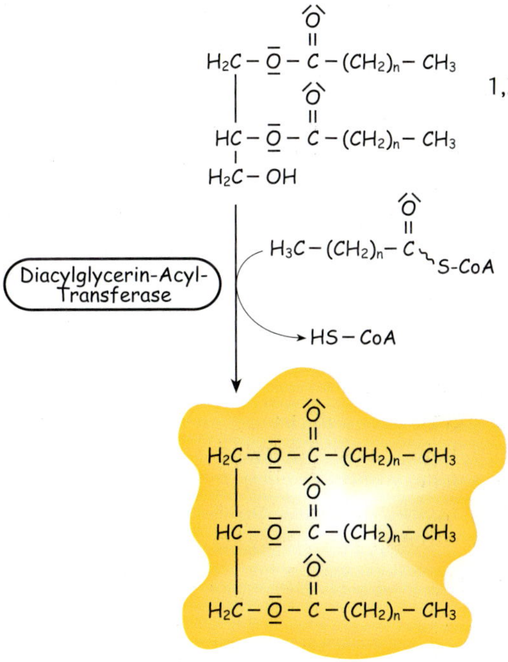

1,2-Diacylglycerin

Diacylglycerin-Acyl-Transferase

Triacylglycerin (TAG)

Nun wird das TAG – je nach Organ – seinem vorbestimmten Zweck zugeführt: Eine Leberzelle wird es in VLDLs einbauen und in die Peripherie schicken, eine Fettzelle wird es speichern und eine Milchdrüsenzelle ein kleines Baby beglücken.

## Lipolyse – der TAG-Abbau

TAGs werden an mehreren Orten unseres Körpers in ihre Bestandteile zerlegt:
- im Darm,
- im Blut,
- im Fettgewebe.

> Die fettspaltenden Enzyme werden als **Lipasen** bezeichnet. Im Fettgewebe findet man eine intrazelluläre hormonsensitive Lipase, im Darm die Pankreas-Lipase und im Blut die Lipoprotein-Lipase (beide *nicht* hormonsensitiv).

### Abbau der TAGs im Darm

Lipide stellen für unseren Organismus aufgrund ihrer Lipophilie ein Problem dar, da Enzyme nur in wässriger Umgebung arbeiten. Sollen Lipide abgebaut werden, müssen sie zunächst in eine Emulsion gebracht werden. Dadurch entsteht eine lipophil-hydrophile Grenzschicht, an der die Lipasen arbeiten können.

**Die Pankreas-Lipase** wird vom exokrinen Teil der Bauchspeicheldrüse ins Duodenum sezerniert und spaltet dort Nahrungs-TAGs, die zuvor – vor allem durch die Gallensäuren – emulgiert wurden. Die entstehenden Spaltprodukte

(Diacylglycerine, Monoacylglycerine und freie Fettsäuren) werden in gemischte Mizellen eingebaut und anschließend von den Enterozyten (= Darmzellen) aufgenommen (↗ S. 469).

## Abbau der TAGs im Blut

Im Blut können die TAGs aufgrund ihrer Lipophilie nur im Inneren der **Lipoproteine** (↗ S. 508) transportiert werden. Um von dort in die Zielzellen – z. B. Adipozyten – zu gelangen, müssen sie zerlegt werden, da die TAGs so lipophil sind, dass sie nicht einmal die kurze Strecke zwischen Lipoprotein und Zellmembran im Blut überwinden können.

**Die Lipoprotein-Lipase** befindet sich im Blutgefäßsystem auf den Kapillarendothelzellen und im extravasalen Extrazellulärraum auf der Außenseite der Zellmembran von Adipozyten. Sie spaltet die TAGs, die mit den Lipoproteinen abgeliefert werden. Die Spaltprodukte können dann in die Zellen eindringen.

## Abbau der TAGs im Fettgewebe

Das Fettgewebe spielt eine wichtige Rolle bei der Koordination des Energiestoffwechsels. Es kann TAGs nämlich nicht nur speichern, sondern eben auch bei Bedarf freisetzen.

**Wann wird Fett abgebaut?** Diese für alle Arten von Diäten äußerst wichtige Frage lässt sich pauschal mit „**bei Energiemangel …**" beantworten. Energiemangel meint hier vor allem einen Mangel an Glukose im Blut, weniger einen abgesunkenen Blut-Fettsäure-Spiegel. Bei niedrigem Blutglukosespiegel muss die Leber ja über die **Glukoneogenese** (↗ S. 110) für Glukose-Nachschub sorgen. Da in dieser Situation die Glykolyse in der Leber stillsteht, kann sie ihre Energie nur über die β-Oxidation beziehen. Die Leber ist daher ganz besonders auf die Lipolyse des Fettgewebes angewiesen. Das dabei neben den Fettsäuren frei werdende Glycerin wird in der Leber für die Glukoneogenese verwendet.

**Die hormonsensitive Lipase.** Werden die Fettzellen von Hormonen über einen bestehenden Energiemangel informiert, dann wird dort die hormonsensitive Lipase aktiviert. Die Aktivierung dieses Lipolyse-**Schrittmacherenzyms** erfolgt über den zweiten Botenstoff **cAMP**, der ja als „Hungersignal" (↗ S. 344), ausgelöst durch **Adrenalin** und/oder **Glukagon**, in der Zelle ansteigt. Die hormonsensitive Lipase ist daher in der phosphorylierten Form aktiv.
Das Enzym mit dem Zweitnamen **Triacylglycerin-Lipase** spaltet Triacylglycerin zu Diacylglycerin und einer Fettsäure. Anschließend katalysiert sie auch noch die Abspaltung einer zweiten Fettsäure, nur die mittlere bleibt zunächst gebunden.

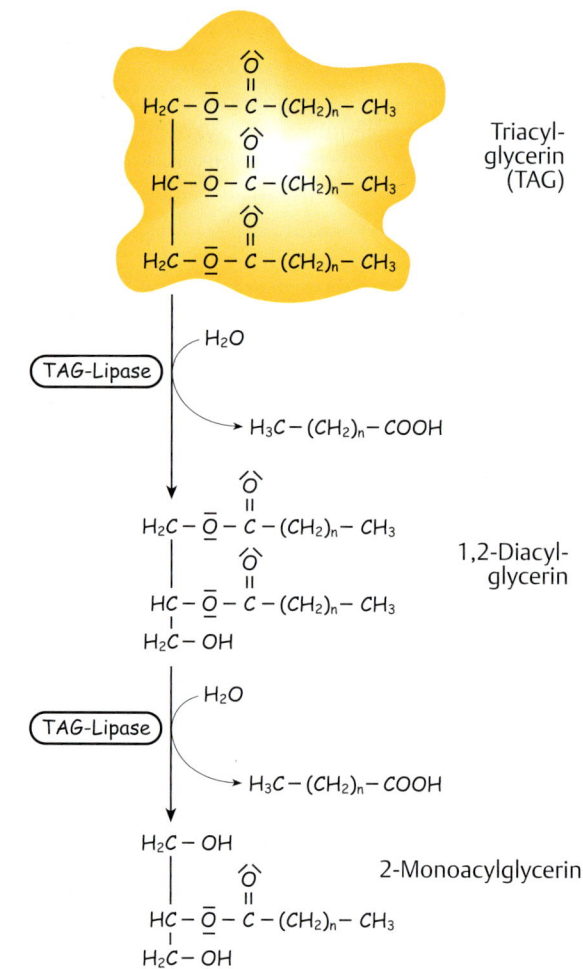

**Die 2-Monoacylglycerin-Lipase.** Das entstandene Monoacylglycerin wird durch ein weiteres Enzym, die 2-Monoacylglycerin-Lipase in Glycerin und die letzte freie Fettsäure zerlegt.

Alle vier Spaltprodukte (Glycerin und die drei Fettsäuren) verlassen anschließend die Fettzelle und dienen anderen Zellen (vor allem Leber, Herz, Skelettmuskulatur und Nieren) als Brennstoff (Fettsäuren in der β-Oxidation, Glycerin in der Glykolyse) oder als Substrat für die Glukoneogenese in der Leber (Glycerin).

### Regulation des TAG-Stoffwechsels

Der TAG-Stoffwechsel wird in erster Linie vom **Fettgewebe** reguliert. Die Entscheidung darüber, ob Lipogenese oder Lipolyse überwiegt, wird nicht nur durch Hormone, sondern auch durch die Verfügbarkeit von Glukose beeinflusst.

### Regulation über die Glykolyse

Bei einem hohen **Blutglukosespiegel** läuft die Glykolyse in den Fettzellen auf Hochtouren. Damit stehen der Lipogenese aus Glycerin-3-Phosphat (das ja aus dem Glyceron-3-Phosphat der Glykolyse entsteht) und freien Fettsäuren alle Türen offen.
Bei Glukosemangel hingegen sinkt die Geschwindigkeit der Lipogenese, da es an Glyceron-3-Phosphat fehlt. In dieser Situation überwiegt im Fettgewebe die Lipolyse.

### Hormonelle Regulation

Die Lipolyse im Fettgewebe wird von Hormonen ausgelöst, die einen Hungerzustand des Organismus anzeigen: **Glukagon** und das Stresshormon **Adrenalin**. Zur Förderung des Fettaufbaus haben wir hingegen nur das **Insulin**.

**Adrenalin und Glukagon** sind in der Lage, über eine Erhöhung des cAMP-Spiegels in den Fettzellen („Hungersignal") die Lipolyse zu aktivieren. Dadurch wird das Schrittmacherenzym, die (hormonsensitive) **TAG-Lipase**, durch Phosphorylierung aktiviert. Parallel dazu wird das Schrittmacherenzym der Fettsäure-Biosynthese, die Acetyl-CoA-Carboxylase natürlich inaktiviert.

**Insulin** ist das einzige Hormon, das die TAG-Biosynthese aus Kohlenhydraten fördert. Der Wirkmechanismus beruht auf einer Erniedrigung des cAMP-Spiegels der Fettzellen. Die TAG-Lipase wird nicht mehr aktiviert und die Lipolyse dadurch gehemmt. Außerdem induziert Insulin die Lipoprotein-Lipase (setzt TAG-Spaltprodukte aus Chylomikronen und VLDLs frei) und stimuliert die Aufnahme von Blutglukose in die Adipozyten – beides wichtige Voraussetzungen für die Lipogenese.

## 3.5 Ketonkörper

Die Ketonkörper stellen für die Leber die Möglichkeit dar, einen Überfluss an Acetyl-CoA in eine verschiffbare Form umzuwandeln, die anderen Geweben (allen außer der Leber selbst und den Erythrozyten) als **Energiespender** dient.

Ein Überfluss an Acetyl-CoA entsteht in der Leber zu **Hungerzeiten**, wenn viel β-Oxidation betrieben wird, um die Glukoneogenese energetisch zu ermöglichen.
Die Ketonkörper sind vor allem für unser Gehirn enorm wichtig, das nach einigen Tagen des Hungerns einen großen Teil seiner Energie aus diesen Ketonkörpern statt der eigentlich obligatorischen Glukose beziehen kann. Das Gehirn kommt dann mit 40 g statt 120 g Glukose pro Tag aus.

**Welche Ketonkörper gibt es?** Man unterscheidet drei verschiedene Ketonkörper:
- **β-Hydroxybutyrat**,
- **Acetoacetat** und
- **Aceton**.

$$\text{Hydroxybutyrat} \quad \begin{matrix} CH_3 \\ | \\ HC-OH \\ | \\ CH_2 \\ | \\ COO^\ominus \end{matrix}$$

$$\text{Acetoacetat} \quad \begin{matrix} CH_3 \\ | \\ C=O \\ | \\ CH_2 \\ | \\ COO^\ominus \end{matrix}$$

$$\text{Aceton} \quad \begin{matrix} CH_3 \\ | \\ C=O \\ | \\ CH_3 \end{matrix}$$

Der im Blut hauptsächlich vorkommende Ketonkörper ist das β-Hydroxybutyrat. Die Blutkonzentration von Acetoacetat ist wesentlich geringer. Aceton hat nach heutigen Erkenntnissen vor allem diagnostische Bedeutung.

### Biosynthese der Ketonkörper

Ketonkörper werden ausschließlich in den **Mitochondrien** der **Leber** aus **Acetyl-CoA** gebildet. Zunächst entsteht daraus das Acetoacetat, aus dem die beiden anderen Ketonkörper hervorgehen.

### Biosynthese des Acetoacetat

Betreibt die Leber in großem Umfang β-Oxidation (Hungerzustand), entsteht entsprechend viel Acetyl-CoA, das vom Citratzyklus und der Atmungskette nicht mehr abgebaut werden kann. Daneben entsteht noch etwas Acetyl-CoA aus dem Abbau der ketoplastischen Aminosäuren ( ↗ S. 180). Je zwei Moleküle Acetyl-CoA reagieren unter CoA-Abspaltung zu **Acetoacetyl-CoA**. Anschließend kann durch die Acetoacetyl-CoA-Hydratase direkt **Acetoacetat** entstehen.
Auf Grund der großen Menge an Acetyl-CoA verbindet sich jedoch meist noch ein weiteres Acetyl-CoA mit dem Acetoacetyl-CoA und es entsteht β-**Hydroxy-β-Methylglutaryl-CoA (HMG-CoA)**. Diese Reaktion wird durch die HMG-CoA-Synthase katalysiert.

Hier handelt es sich um die **mitochondriale** HMG-CoA-Synthase. Sie darf nicht mit der **zytoplasmatischen** HMG-CoA-Synthase verwechselt werden, die für die Cholesterin-Biosynthese zuständig ist.

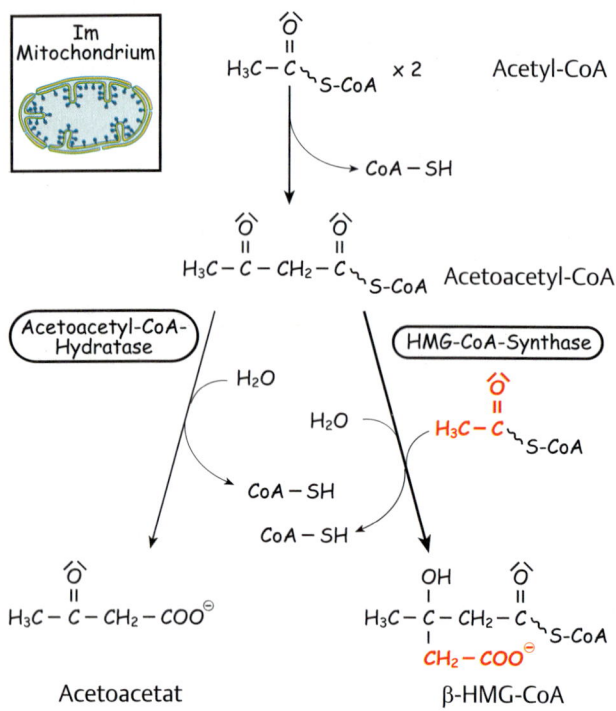

Kaum gebildet, wird HMG-CoA bereits wieder gespalten und zwar von der HMG-CoA-Lyase, wodurch **Acetoacetat** und ein freies Acetyl-CoA entstehen.

Acetoacetat kann ins Blut diffundieren, wo es wegen seiner Polarität gut löslich ist und so in die Peripherie gebracht wird.

## β-Hydroxybutyrat

Häufig reagiert das Acetoacetat in einer reversiblen NADH/H+-abhängigen Reaktion zu **β-Hydroxybutyrat** weiter, was von der β-Hydroxybutyrat-Dehydrogenase katalysiert wird. (Übrigens ein anderes Enzym als das der β-Oxi-

dation, da die OH-Gruppe auf der anderen Seite steht und beide Enzyme stereospezifisch arbeiten.)
β-Hydroxybutyrat ist der Vertreter der Ketonkörper, der am häufigsten im Blut zu finden ist.

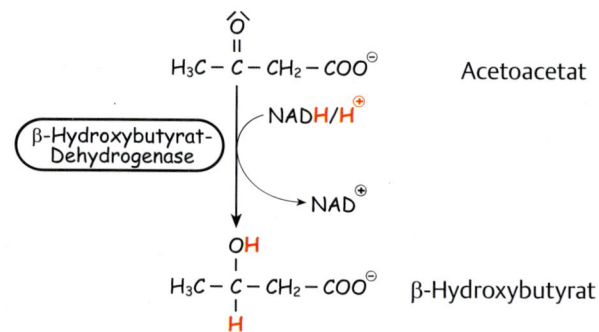

Diese Reaktion läuft so häufig ab, weil sich in einem im Hungerzustand befindlichen Körper in den Leber-Mitochondrien reichlich NADH/H+ sammelt (Grund: Die Atmungskette kommt in der Leber nicht hinterher ...). Mit jedem β-Hydroxybutyrat wird also auch ein NADH/H+ aus den Lebermitochondrien in die Peripherie gebracht, wo es in der Atmungskette wieder ATP liefert.

### Der Ketonkörper für die Diagnose

Acetoacetat kann auch spontan (also ohne Enzymeinwirkung) zu **Aceton** zerfallen (decarboxylieren), das allerdings von unseren Zellen nicht verwendet werden kann und daher hauptsächlich über die Lungen abgeatmet wird.

Wichtig ist dieser dritte Vertreter allerdings für die Diagnose einer übermäßigen Ketonkörper-Produktion, da Aceton der Atemluft einen typischen Geruch nach Nagellackentferner (Lösungsmittel) verleiht.

### Wie es zur Bildung der Ketonkörper kommt

Auch unter normalen Bedingungen bildet die Leber ein paar Ketonkörper, so dass sich etwa 2 mg/dl davon im Blut befinden. Die Ketonkörper-Biosynthese (Ketogenese) steigt an, wenn die Plasmafettsäurespiegel über den Normalwert hinausgehen. Dazu kommt es, wenn im Fettgewebe fleißig Lipolyse betrieben wird (Hungerzustand).

**Hunger und Diabetes.** In diesen beiden Fällen wird gesteigert Aminosäurenabbau, Gluconeogenese und Lipolyse betrieben. Die vielen anfallenden Fettsäuren und die ketoplastischen Aminosäuren können zwar noch zu Acetyl-CoA abgebaut werden, dieses kann jedoch nicht mehr über Citratzyklus und Atmungskette endoxidiert werden und staut sich dadurch an.

Der Stau verschlimmert sich noch dadurch, dass Oxalacetat aus dem Mitochondrium für die Glukoneogenese abgezogen wird, wodurch dem Acetyl-CoA sein erster Reaktionspartner im Citratzyklus fehlt ( ↗ S. 194).

Dass im Hungerzustand vermehrt Ketonkörper produziert werden, ist sehr sinnvoll, da sie von anderen Zellen als Energiespender herangezogen werden können; nach einigen Tagen sogar vom menschlichen Gehirn, das sonst auf Glukose angewiesen ist.

Skelettmuskulatur, Herz und Nierenrinde sind für die zusätzliche Energie ebenfalls sehr dankbar.

An dieser Stelle machen wir einen kleinen Exkurs über die eher unbekannte Rolle der Ketonkörper bei der Regulation der β-Oxidation.

**Einfluss der Ketonkörper auf die β-Oxidation.** Die β-Oxidation wird kaum durch ihre Produkte gehemmt. Der entscheidende Regulationspunkt dieses Stoffwechselwegs liegt außerhalb der Mitochondrien, bei der Aktivierung der Fettsäuren. Da jedoch die Menge mitochondrialen Coenzyms A begrenzt ist, würde bei vermehrtem Ablauf der β-Oxidation irgendwann ein CoA-Mangel und damit eine Hemmung der β-Oxidation auftreten. Dies kann durch die Biosynthese von Ketonkörpern, bei der ja auch Coenzym A entsteht, verhindert werden.

### Abbau der Ketonkörper

Der Abbau der Ketonkörper erfolgt **nicht in der Leber**, sondern in der Peripherie – dafür macht die Leber sich ja die Mühen. In den extrahepatischen Geweben werden die Ketonkörper aufgenommen und in den Mitochondrien abgebaut. Der Abbau geht dabei vom **Acetoacetat** aus. Sofern es nicht vorliegt, muss es aus β-Hydroxybutyrat durch die β-Hydroxybutyrat-Dehydrogenase hergestellt werden. Dabei entsteht bereits ein NADH/H⁺, das in der Atmungskette ATP liefert.

Anschließend überträgt die β-Ketoacyl-CoA-Transferase ein Coenzym A von **Succinyl-CoA** (= Zwischenprodukt des Citratzyklus, ↗ S. 195) auf das Acetoacetat, was durch diese Aktion zum **Acetoacetyl-CoA** wird. (Succinat wird weiter im Citratzyklus abgebaut.) Die Acetoacetyl-CoA-Thiolase aus der β-Oxidation katalysiert dann die Spaltung in zwei Moleküle Acetyl-CoA, die in den Citratzyklus eingehen können.

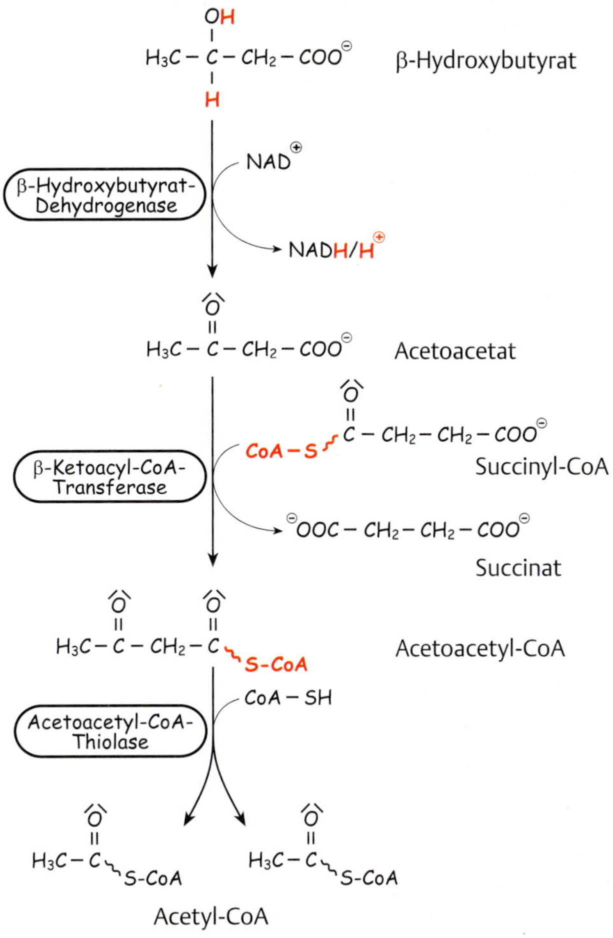

Die β-Ketoacyl-CoA-Transferase wird in der Leber nicht exprimiert, daher können dort auch keine Ketonkörper abgebaut werden. Auch das Gehirn benötigt einige Zeit, um ausreichende Mengen dieses Enzyms herstellen zu können. Daher ist es erst nach einigen Tagen in der Lage, die angebotenen Ketonkörper zu verwenden.

> Ketonkörper sind „nur" die Transportform von Acetyl-CoA. Sie werden in der Leber aus Acetyl-CoA gebildet und in den Zielzellen wieder zu Acetyl-CoA abgebaut.

### Zu viele Ketonkörper sind gar nicht gut

Aus den normalen 2 mg/dl Ketonkörpern im Blut, die natürlich nicht schädlich sind, kann im Hungerzustand oder bei Diabetes schnell mehr werden. Bei diabetischer Ketoazidose sind dabei Blutwerte bis zu 100 mg/dl möglich – und das ist dann wirklich nicht mehr gesund.

**Hungern.** Bei langandauernder Nahrungskarenz ist die Fähigkeit zur Ketonkörperbildung lebensrettend. Ketonkörper können als leicht wasserlösliche Teilabbauprodukte von Fettsäuren gut zu den Organen transportiert werden. Sie sind leicht oxidierbar und können in manchen Organen fast komplett die Glukose als Energielieferanten ersetzen. Beispielsweise kann die Glukoneogenese aus Aminosäuren, die bei längerem Hungern zwangsläufig zu einem Abbau der Strukturproteine führen würde, stark gedrosselt werden, da der Bedarf an Glukose dank des Ketonkörperabbaus sinkt. Nur so kann der Mensch Hungerperioden von Wochen oder sogar Monaten überstehen.

Schlecht wird so eine Nulldiät allerdings, wenn man sie zu lange betreibt, da die Nieren nur begrenzt die sauren Ketonkörper ausscheiden können. Dadurch kann sich eine schwere **metabolische Azidose** entwickeln, die durchaus lebensbedrohlich werden kann. In diesem Zustand wird auch vermehrt Aceton gebildet, das hauptsächlich über die Lungen abgeatmet wird und in der Atemluft den typischen Geruch nach Nagellackentferner erzeugt.

**Diabetes mellitus.** Ein hungerähnlicher Zustand ist die diabetische Stoffwechselentgleisung. Da Insulin das einzige Hormon ist, das die Lipogenese ankurbelt und das Fett in den Adipozyten hält, kommt es unter Insulinmangel zu einer massiven Lipolyse, in deren Folge die Ketonkörperproduktion stark ansteigt. Da unser Körper so viele Ketonkörper aber beim besten Willen nicht verbrauchen kann, steigt auch hier die Ketonkörper-Konzentration im Blut stark an. Im Extremfall kann es durch die Belastung des Körpers mit den sauren Ketonkörpern zu einem lebensgefährlichen **ketoazidotischen Koma** kommen.

> Die Ketonkörper β-Hydroxybutyrat und Acetoacetat sind die Salze der Säuren β-Hydroxybuttersäure und Acetessigsäure. Sie führen daher konzentrationsabhängig zu einem Absinken des Blut-pHs, also zu einer Azidose.

## 3.6  Cholesterin

Das Cholesterin gehört sicher zu den bekannteren Molekülen der Biochemie. Für Erkenntnisse rund um dieses Molekül sind auch schon einige Nobelpreise vergeben worden. Für unsere Zellen ist Cholesterin lebenswichtig. Da wir selbst jedoch genügend Cholesterin herstellen können, sind wir nicht auf eine Zufuhr mit der Nahrung angewiesen.

Die Cholesterin-Biosynthese ist reichlich kompliziert und wird daher nur im Überblick und vereinfacht zur Sprache kommen. Für anstehende Prüfungen sollte es aber dennoch reichen …

Wichtig ist Cholesterin übrigens nicht nur für unsere Zellen, sondern auch für den behandelnden Arzt, da die häufigste Todesursache in den Industrie-Nationen vor allem auf einen zu hohen Cholesterinspiegel im Blut zurückzuführen ist, der z. B. zu Arteriosklerose führt ( ↗ S. 153).

**Bedarf an Cholesterin.** Unser Körper benötigt pro Tag etwa 1 000 mg Cholesterin, da ebensoviel täglich über den Darm – in Form von Gallensäuren – verloren geht. Weniger als 500 mg werden dabei mithilfe der Nahrung (v. a. tierische Produkte) ersetzt, der größere Teil wird endogen synthetisiert.

## Cholesterin-Biosynthese

Alle unsere Zellen können Cholesterin herstellen, wobei die Leber- und Darmzellen wieder einmal eine besonders wichtige Rolle spielen.

Cholesterin gehört in die Gruppe der **Steroide** und besteht aus 27 C-Atomen, die alle vom **Acetyl-CoA** stammen.

Cholesterin

Wie schon angedeutet, ist die Cholesterinherstellung eine der kompliziertesten Biosynthesen überhaupt. Sie lässt sich praktischerweise in vier große Schritte einteilen, die leicht nachvollziehbar sind und die für ein späteres ärztliches Dasein ausreichen sollten.

- Zunächst entsteht aus drei Acetyl-CoA ($C_2$-Körper) **Mevalonat** ($C_5$-Körper). Dieser Vorgang ist geschwindigkeitsbestimmend für die gesamte Biosynthese.
- Aus Mevalonat wird das aktive Isopren, das **Isopentenyl-PP** ($C_5$) gebildet.
- Sechs aktive Isoprene lagern sich zum **Squalen** ($C_{30}$) zusammen.
- Schließlich bildet sich **Cholesterin** ($C_{27}$).

Die ersten Reaktionen der Cholesterin-Biosynthese finden im **Zytoplasma** statt, die Fertigstellung erfolgt im **glatten Endoplasmatischen Retikulum** einer Zelle.

Nachfolgend wird für das häufig vorkommende Wort „Pyrophosphat" die Abkürzung „PP" verwendet, um die Begriffe etwas übersichtlicher zu halten.

### Bildung des Mevalonats

Die ersten Reaktionen sind denen der Ketonkörper-Biosynthese sehr ähnlich, mit dem Unterschied, dass die Ketonkörperbildung in den Mitochondrien stattfindet, die ersten Schritte der Cholesterin-Biosynthese jedoch im Zytoplasma.

**β-HMG-CoA.** Zunächst entsteht im **Zytoplasma** aus zwei Molekülen Acetyl-CoA das Acetoacetyl-CoA, das mit einem weiteren Acetyl-CoA zum β-HMG-CoA wird (= β-Hydroxy-β-Methylglutaryl-CoA).

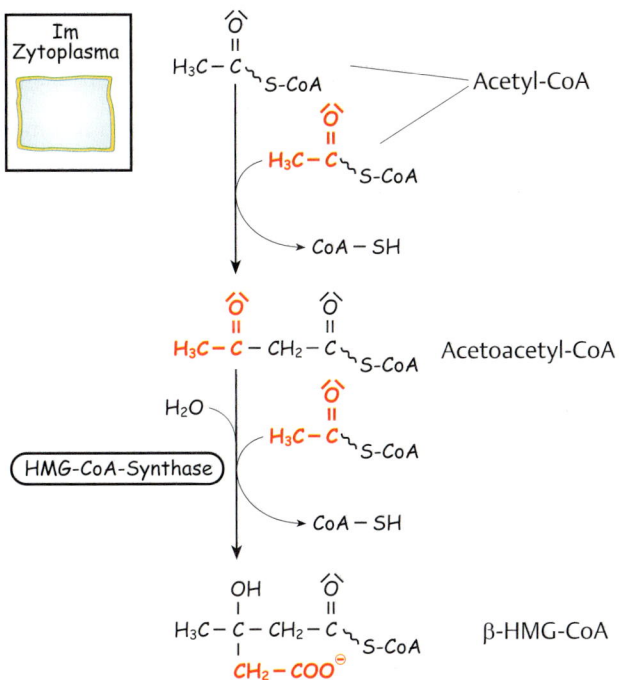

Im Zytoplasma

Acetyl-CoA

Acetoacetyl-CoA

HMG-CoA-Synthase

β-HMG-CoA

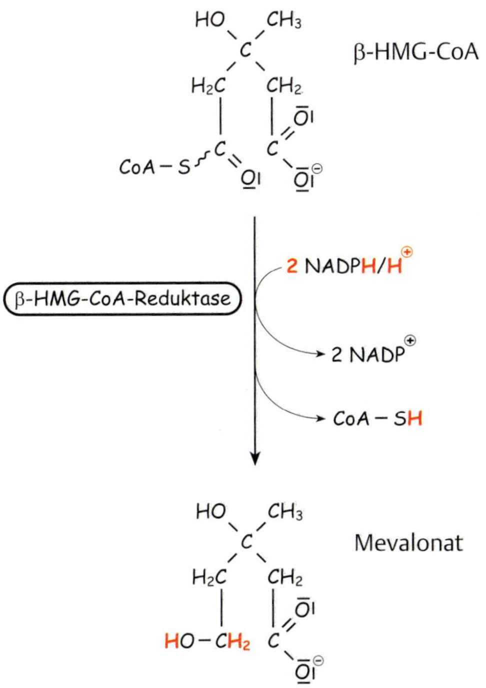

Die β-HMG-CoA-Reduktase ist ein integrales Membranprotein im **glatten ER** der Zellen. Die Reaktionen laufen allerdings im Zytoplasma ab, da das Aktive Zentrum auf der zytoplasmatischen Seite liegt.

### Bildung der aktivierten Isopren-Einheiten

Mevalonat wird in drei ATP-abhängigen Reaktionen dreifach phosphoryliert. Dabei entsteht 3-Phospho-5-Pyrophospho-Mevalonat. Es folgt eine Decarboxylierung unter Phosphat-Abspaltung, was zum aktiven Isopren, dem Isopentenyl-PP (IPP) führt, das nach wie vor ein Grundgerüst aus fünf C-Atomen hat.

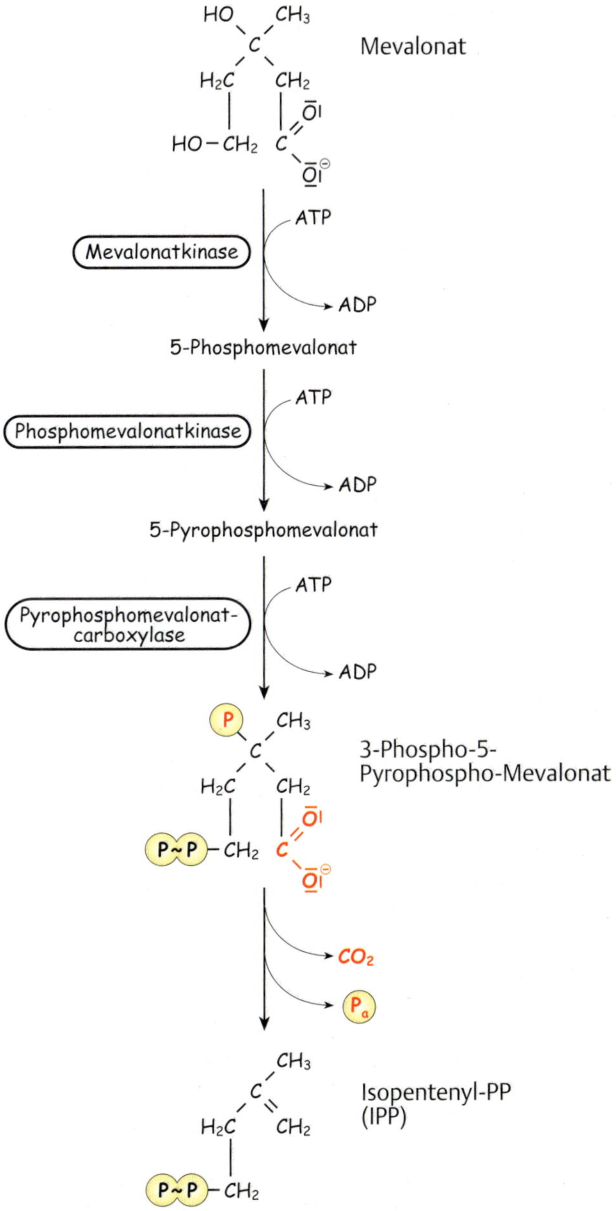

Mevalonat

Mevalonatkinase

ATP
ADP

5-Phosphomevalonat

Phosphomevalonatkinase

ATP
ADP

5-Pyrophosphomevalonat

Pyrophosphomevalonat-carboxylase

ATP
ADP

3-Phospho-5-Pyrophospho-Mevalonat

$CO_2$

Pₐ

Isopentenyl-PP (IPP)

Das Acetyl-CoA verlässt das Mitochondrium wie üblich als Citrat. Im Zytoplasma erfolgt dann die Zerlegung in Acetyl-CoA und Oxalacetat (s. ↗ S. 134).

**Mevalonat.** Diese Reaktion ist der geschwindigkeitsbestimmende Schritt der Cholesterin-Biosynthese (Schlüsselreaktion). Das Enzym **β-HMG-CoA-Reduktase** katalysiert mithilfe von NADPH/H⁺ die Reduktion des β-HMG-CoA zum Mevalonat (= dissoziierte Form der Mevalonsäure).

β-HMG-CoA

β-HMG-CoA-Reduktase

2 NADPH/H⁺

2 NADP⁺

CoA − SH

Mevalonat

## Bildung des Squalen

Ein Molekül Isopentenyl-PP wird nun zu Dimethyl-Allyl-PP isomerisiert – beide bezeichnet man als aktive Isoprene.

**Geranyl-PP.** Ein Isopentenyl-PP und ein Dimethyl-Allyl-PP verbinden sich zu einem Molekül Geranyl-PP, das es nun schon auf 10 C-Atome bringt.

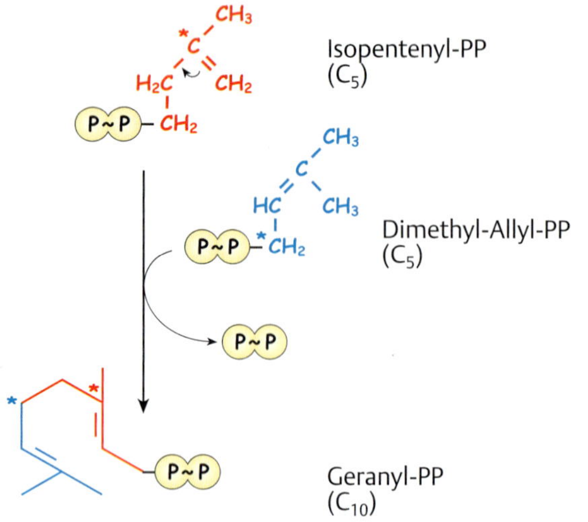

Geranyl-PP klingt dabei nicht zufällig wie „Geranie". Der Name kommt tatsächlich daher, dass Geranin nach Geranien riecht.

**Farnesyl-PP.** An das frisch gebildete Geranyl-PP wird nun ein weiteres Isopentenyl-PP gebunden, und man erhält Farnesyl-PP, mit 15 C-Atomen.

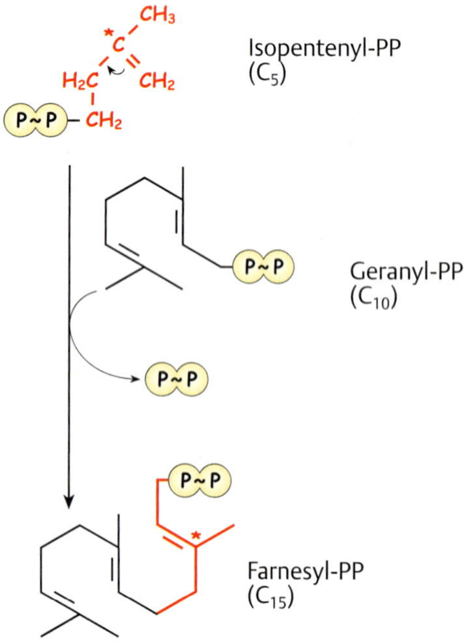

Der Name kommt ebenfalls von einem Duftstoff, dem Farnesin, was nichts mit Farnen zu tun hat, sondern mit der Akazienart *Acacia farnesiana*.

**Squalen.** Alle jetzt folgenden Reaktionen finden im **Lumen** des **glatten Endoplasmatischen Retikulums** statt.
Zunächst kondensieren zwei Moleküle Farnesyl-PP zu einem aus 30 C-Atomen bestehenden linearen Molekül, dem Squalen. Auch hier werden wieder einmal Reduktionsäquivalente in Form von $NADPH/H^+$ benötigt.

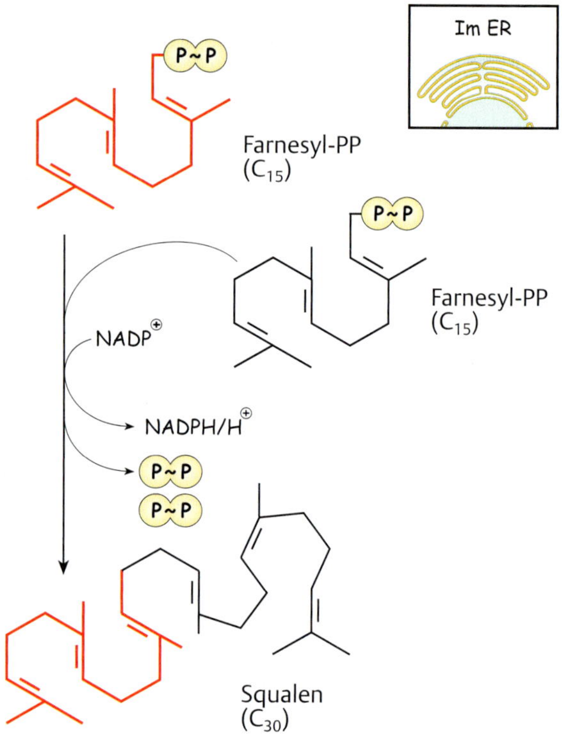

Das Squalen hat seinen Namen nun nicht von einer Pflanze, sondern von der Hai-Gattung Squalus, aus dessen Leber das erste Squalen isoliert worden ist.

## Bildung des Cholesterins

Durch die Squalen-Monooxigenase entsteht das Squalen-2,3-Epoxid. Hierfür wird außer $NADPH/H^+$ auch **molekularer Sauerstoff** benötigt.

> Die Cholesterin-Biosynthese funktioniert erst, seit Sauerstoff in unserer Atmosphäre ist. Die Membranen von Bakterien und die unserer Mitochondrien (Endosymbionten …) enthalten daher auch fast kein Cholesterin.

**Lanosterin.** Eine Zyklase katalysiert nun die Ringbildung (=Zyklisierung) zu einem Stoff namens Lanosterin, das immer noch 30 C-Atome enthält, aber schon einige Ähnlichkeit mit dem Endprodukt Cholesterin aufweist. Auch wenn wir *optisch* dem Ziel nun schon recht nahe sind, trennen uns immerhin noch etwa 20 Reaktionen vom fertigen Cholesterin. Es soll aber reichen, sich zu merken, dass noch drei Methyl-Gruppen entfernt werden und einige Umlagerungen, z. B. von Doppelbindungen, folgen.

Squalen ($C_{30}$)

Epoxidbildung, Demethylierung, Umlagerung usw.

Cholesterin ($C_{27}$)

HO

### Regulation der Cholesterin-Biosynthese

Um zwar ausreichend, aber auch nicht zu viel Cholesterin herzustellen, ist eine genaue Regulation der Cholesterin-Biosynthese notwendig. Pharmakologisch bietet sich hier die bislang beste Möglichkeit, in den Lipid-Stoffwechsel einzugreifen ( ↗ S. 153).
Die Regulation (allosterisch und hormonell) des gesamten Stoffwechselweges erfolgt auch hier nur beim Schlüsselenzym, der β-HMG-CoA-Reduktase.

### Allosterische Regulation der Cholesterin-Biosynthese

Die β-HMG-CoA-Reduktase wird allosterisch sowohl durch sein direktes Produkt, das **Mevalonat**, als auch durch **Cholesterin**, dem Endprodukt der ganzen Reaktionskette, gehemmt. Zusätzlich verringert sich auch die Halbwertszeit des Enzyms in Anwesenheit von Mevalonat und Cholesterin (= es wird schneller abgebaut).

### Hormonelle Regulation der Cholesterin-Biosynthese

Die Kontrollhormone der Cholesterin-Biosynthese sind die beiden Gegenspieler **Insulin** und **Glukagon**. Insulin fördert die Cholesterin-Biosynthese, Glukagon dagegen hemmt sie. Die Effekte werden durch eine Veränderung des cAMP-Spiegels in der Zelle hervorgerufen ( ↗ S. 344). Die durch Glukagon ausgelöste Phosphorylierung der β-HMG-CoA-Reduktase inaktiviert das Enzym und hemmt dadurch die Cholesterin-Biosynthese, mit Insulin verhält es sich genau umgekehrt.
Auch auf DNA-Ebene wird die Cholesterin-Biosynthese genauestens reguliert. Alle Effekte aufzuzählen würde hier aber den Rahmen sprengen und darum verzichten wir darauf.

## Veresterung von Cholesterin

Ist viel Cholesterin vorhanden, kann die Zelle einiges davon für schlechtere Zeiten im Zytoplasma lagern. Cholesterin selbst kann man allerdings aufgrund seiner Struktur unheimlich schlecht speichern.
Cholesterin ist zwar amphiphil, die kleine OH-Gruppe reicht jedoch nicht aus, um viele Cholesterin-Moleküle zusammen als Mizelle in einer Zelle lagern zu können, der lipophile Anteil ist einfach zu groß.

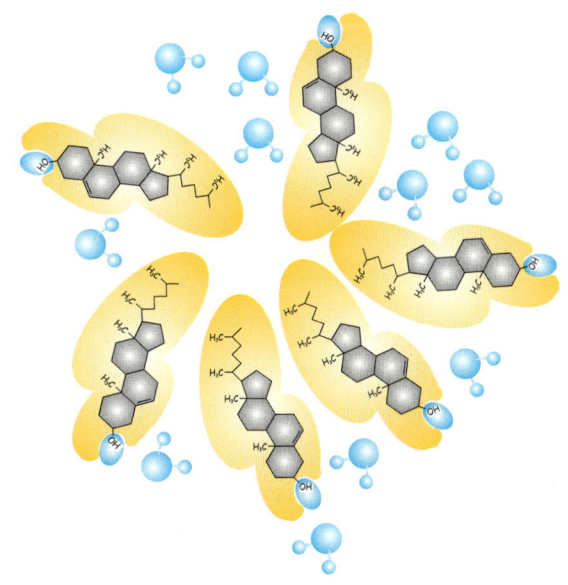

Als Fetttröpfchen kann es aber auf Grund der (wenn auch sehr kleinen) hydrophilen OH-Gruppe auch nicht gespeichert werden. Die Lösung für dieses Problem ist die Veresterung der störenden OH-Gruppe, die dadurch verschwindet. Der entstandene **Cholesterinester** ist komplett apolar und kann in kleinen Tropfen im Zytoplasma gespeichert werden.
Nicht nur die Speicherung, sondern auch der Transport von Cholesterin fällt in der normalen Form nicht gerade leicht. Auch hier erfolgt oft eine reversible Veresterung, um das Cholesterin im Inneren der Lipoproteine zusammen mit ebenfalls lipophilen Triacylglycerinen transportieren zu können ( ↗ S. 508).
Cholesterin wird von zwei verschiedenen Enzymen verestert: der ACAT und der LCAT.

### ACAT in den Zellen

Die **A**cyl-CoA-**C**holesterin-**A**cyl**t**ransferase (**ACAT**) befindet sich im **Endoplasmatischen Retikulum** der Zellen. Dort verestert sie Cholesterin, indem sie die Fettsäure eines Acyl-CoAs – meist ein CoA mit Ölsäure oder Stearinsäure – auf das Cholesterin überträgt.

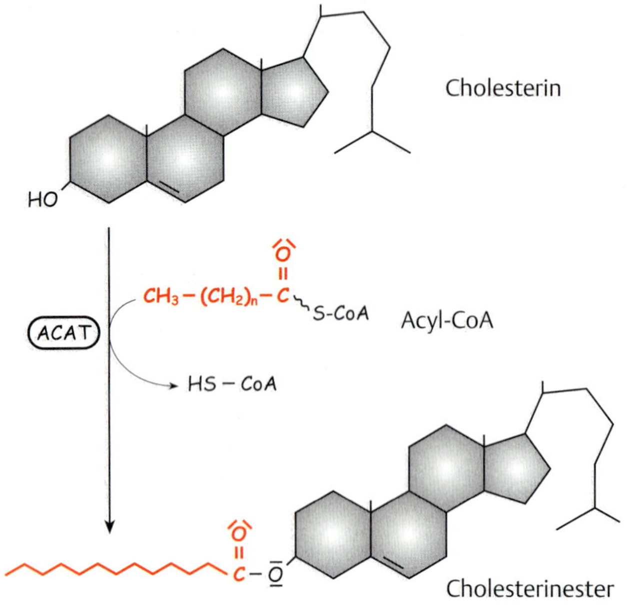

Cholesterin

ACAT

$CH_3-(CH_2)_n-C$ —S-CoA   Acyl-CoA

HS—CoA

Cholesterinester

Große Mengen an Cholesterin steigern die Aktivität der ACAT, wodurch mehr Cholesterin verestert wird.

## LCAT im Blut

Im Blut hingegen wird die Veresterung von der Lecithin-**C**holesterin-**A**cyl**t**ransferase (**LCAT**) übernommen. Dieses Enzym überträgt eine Fettsäure von Lecithin (Phosphatidyl-Cholin) auf Cholesterin. Dabei entsteht neben einem Cholesterinester das Lysolecithin.

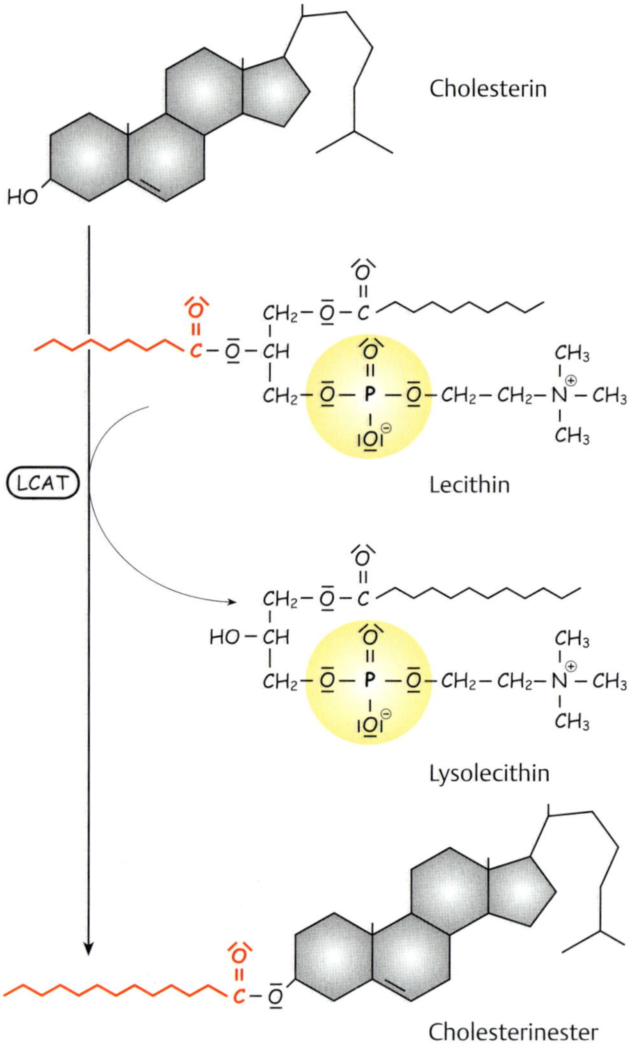

Cholesterin

LCAT

Lecithin

Lysolecithin

Cholesterinester

## Verwendung von Cholesterin

Wie schon erwähnt ist Cholesterin für unseren Körper unbedingt erforderlich. Drei wichtige Aufgaben fallen dem Steroid zu:

- Einbau in die Zellmembran,
- Umbau zu Gallensäuren,
- Biosynthese von Steroidhormonen.

### Einbau in die Zellmembran

Unsere Zellmembranen – vor allem die Zytoplasmamembran – enthalten relativ viel Cholesterin, das für deren **Fluidität** erforderlich ist.

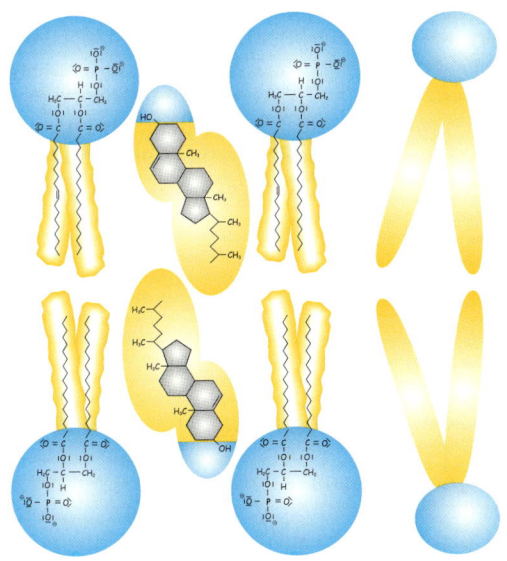

Cholesterin kann seine Aufgabe in der Zellmembran nur *mit* seiner hydrophilen OH-Gruppe wahrnehmen, als apolarer Cholesterinester ist es für diesen Zweck unbrauchbar.

Da die Biosynthese der Zellmembran vom ER ausgeht, trifft es sich ganz gut, dass dort auch die Biosynthese des Cholesterins endet und es daher gleich eingebaut werden kann. Cholesterin, das nicht für die Membran benötigt wird, erfährt – ebenfalls im ER – eine Umwandlung zum Cholesterinester durch die ACAT und wird in dieser Form im Zytoplasma gespeichert.

### Umbau zu Gallensäuren

Die Biosynthese von Gallensäuren aus Cholesterin findet nur in den **Leberzellen** statt ( ↗ S. 523). Ausgeschieden werden etwa 1 000 mg Gallensäuren pro Tag und so viele müssen auch täglich aus Cholesterin hergestellt werden.

### Biosynthese von Steroidhormonen

Für das Funktionieren unseres Organismus ist die Herstellung der Steroidhormone aus Cholesterin absolut notwendig. Neben den **Ovarien** und **Hoden** ist dabei die **Nebennierenrinde** ein wichtiger Steroidsyntheseort ( ↗ S. 339).

### Cholesterin und die Arteriosklerose

Die genaue Rolle von Cholesterin bei der Entstehung der Arteriosklerose (= „Arterienverkalkung") ist auch heute noch nicht ganz geklärt. Klar ist jedoch, dass weniger das Cholesterin selbst ein Problem darstellt, als vielmehr die Menge bestimmter Lipoproteine (= LDL) im Blut, die den Transport von Cholesterin im Blut übernehmen ( ↗ S. 508).

Trotzdem kann man beachtliche therapeutische Erfolge erzielen, indem man pharmakologisch die Cholesterin-Biosynthese hemmt.

**Hemmstoffe der HMG-CoA-Reduktase,** des Schlüsselenzyms der Cholesterin-Biosynthese, sind in der Lage, die Mortalität an Arteriosklerose signifikant zu senken. Diese Substanzen – als Prototyp mag hier das Lovastatin dienen – hemmen dieses Enzym kompetitiv und führen damit zu einer Reduktion der endogenen Cholesterin-Biosynthese ( ↗ S. 148).

## 3.7 Noch ein paar andere Lipide

Chemisch lassen sich noch zwei weitere Gruppen von Lipiden unterscheiden, die entweder Glycerin (= Glycerinderivate) oder Sphingosin (= Sphingosinderivate) als Grundstruktur haben. Eine weitere Einteilungsmöglichkeit ergibt sich aus der Funktion der Lipide. So kann man die **Phospholipide** (mit einer Ausnahme alles Glycerinderivate) von den **Glykolipiden** (ausschließlich Sphingosinderivate) unterscheiden.

### Phospholipide

Phospholipide sind wichtige Bestandteile **biologischer Membranen** und **intrazelluläre Signalmoleküle**. Außerdem sind sie ein wichtiger Bestandteil der **Gallenflüssigkeit** und des **Surfactant** in der Lunge.

Bis auf eine Ausnahme dient das Glycerin als Grundstruktur für die Phospholipide. Von diesen **Glycerophosphatiden** sollte man sich vier merken:

- Phosphatidyl-Cholin (auch Lecithin genannt)
- Phosphatidyl-Ethanolamin
- Phosphatidyl-Serin
- Phosphatidyl-Inositol

Das einzig wichtige Phospholipid mit Sphingosin als Grundstruktur ist das

- Sphingomyelin.

Die Biosynthese der Phospholipide ist untrennbar mit der Biosynthese von Membranen verbunden und findet daher **in allen Zellen** statt. Das Lecithin (Phosphatidyl-Cholin) nimmt dabei eine zentrale Stellung ein.

Sich ein wenig mit der Biosynthese der Phospholipide zu beschäftigen, ist sinnvoll, denn erst dadurch wird deutlich, wie z. B. die Asymmetrie der biologischen Membran zustande kommt.

**Membran und Zelltod.** Die meisten Phospholipide kommen bevorzugt nur auf einer Seite der Zellmembran vor. So findet sich Phosphatidyl-Serin z. B. fast überhaupt nicht auf der Membranaußenseite. Erst nach dem programmierten Zelltod (= Apoptose, ↗ S. 268) wird als einer der ersten Effekte Phosphatidyl-Serin von der Innenseite der Membran auf die Außenseite befördert. Diese Verlagerung dient vermutlich der Umgebung der sterbenden Zelle als Signal, dass hier gleich einiges an Zellschrott wegzuräumen sein wird.

## Das Glycerophosphatid Lecithin (Phosphatidyl-Cholin)

Das Glykolipid Phosphatidyl-Cholin, kurz auch als Lecithin bezeichnet, wird an der zytoplasmatischen Seite des **Endoplasmatischen Retikulums** synthetisiert. Am Anfang steht die Bildung von Phosphatidat, einer Substanz, die auch schon bei der TAG-Biosynthese vorkam ( ↗ S. 142).

**Phosphatidat** entsteht, indem an Glyceron-3-Phosphat (stammt vor allem aus der Glykolyse) via Acyl-CoA zwei Fettsäuren angehängt werden. Als Zwischenstufe entsteht dabei Lysophosphatidat (= Glyceron-3-Phosphat und eine Fettsäure).

Das frisch gebildete Phosphatidat bleibt mit seinen beiden Fettsäure-Resten in der Membran des ER hängen und kann jetzt zwei verschiedene Wege einschlagen: Die Biosynthese von Triacylglycerinen (TAGs) oder von Phosphogliceriden. Um ein Phosphoglycerid herzustellen, wird an das Phosphatidat ein spezifischer Rest gebunden. Im Falle des Lecithins ist das ein Cholin-Rest, der zuvor noch aktiviert werden muss.

**CDP-Cholin.** Das beim Menschen vor allem aus der Nahrung stammende Cholin wird mit ATP zum Phosphoryl-Cholin phosphoryliert. Anschließend erfolgt die endgültige Aktivierung mit CTP zum CDP-Cholin.

**Phosphatidyl-Cholin.** Zunächst spaltet eine Phosphatase vom Phosphatidat ein Phosphat ab, wodurch Diacylglycerin entsteht. Anschließend katalysiert die Cholin-Phosphotransferase die Abspaltung des CMP und die Übertragung des Phosphoryl-Cholins auf das Diacylglycerin und fertig ist das Phosphatidyl-Cholin (= Lecithin)!

Phosphatidat

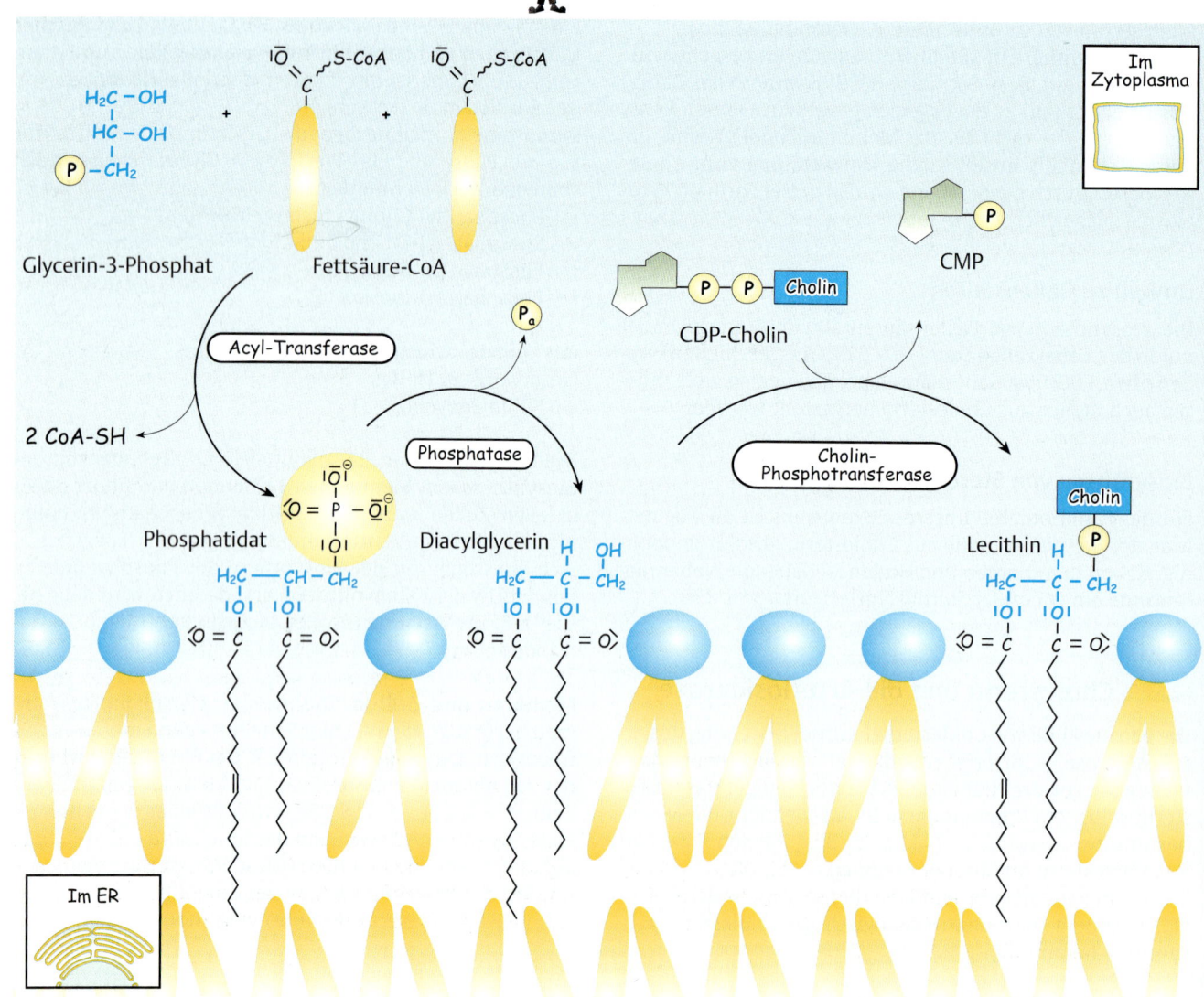

**Translokation ins ER.** Phospholipide sind nicht in der Lage, einfach so die Seite der Membran zu wechseln. Solch einen spontanen Seitenwechsel nennt man „Flip-Flop". Es gibt nun aber spezielle Translokations-Enzyme (= Flippasen), die in der Lage sind, Lecithin von der zytoplasmatischen Membranseite des ER auf die luminale Seite zu transportieren.

Von dort aus geht es dann den klassischen Exozytose-Weg via Vesikel zur Zellmembran ( ↗ S. 6).

Lecithin befindet sich deshalb vor allem auf der extrazellulären Seite der Zellmembran.

> Die luminale Seite des ER wird zur Außenseite der Zellmembran. Die zytoplasmatische Seite des ER bleibt auch die zytoplasmatische Seite der Zellmembran.

## Drei weitere wichtige Glycerophosphatide

sind Phosphatidyl-Ethanolamin, Phosphatidyl-Serin und Phosphatidyl-Inositol. Die Biosynthese dieser drei anderen Phospholipide, die sich vom Glycerin ableiten, wird hier nur ganz kurz vorgestellt.

Unspektakulär ist die Biosynthese des **Phosphatidyl-Ethanolamin**, die genau so abläuft wie die Lecithin-Biosynthese, nur eben über CDP-Ethanolamin anstelle von CDP-Cholin.

Die Biosynthese der beiden anderen Glycerophosphatide erfolgt beim Menschen über einen anderen Mechanismus, bei dem das Phosphatidat selbst aktiviert wird: durch CTP zum CDP-Diacylglycerin. Nach Abspaltung von CMP kann Serin angelagert werden, wodurch **Phosphatidyl-Serin** entsteht oder der dreiwertige zyklische Alkohol Inositol gebunden werden, was zu **Phosphatidyl-Inositol** führt.

> Diese drei Phospholipide werden an der zytoplasmatischen Seite der Membran des ER synthetisiert und finden sich später auf der zytoplasmatischen Seite der Zellmembran wieder. Für sie gibt es keine Flippasen.

**Alternativreaktionen.** Es gibt noch eine ganze Reihe weiterer Reaktionen, die zu den verschiedenen Phospholipiden führen. Sie tragen mit zu der unterschiedlichen Zusammensetzung biologischer Membranen bei.

## Das etwas andere Phospholipid: Sphingomyelin

Das einzige Phospholipid, das sich nicht vom Glycerin ableitet, wird im **Lumen** des Endoplasmatischen Retikulums und im Golgi-Apparat synthetisiert, was schon nahe legt, dass sich Sphingomyelin vor allem auf der Außenseite der Zellmembran befindet.

Sphingomyelin leitet sich vom Aminoalkohol Sphingosin ab und hat als Grundstruktur das Ceramid, dessen Biosynthese der des Sphingomyelin vorausgeht.

**Sphingosin.** Die aktivierte $C_{16}$-Fettsäure Palmitoyl-CoA und die Aminosäure Serin reagieren über verschiedene Zwischenstufen zum Aminoalkohol Sphingosin. Als Coenzym dient das Pyridoxalphosphat (= PALP).

**Ceramid.** Der chemische Name von Ceramid ist N-Acyl-Sphingosin, was die Struktur dieses Moleküls gut beschreibt. Es entsteht, indem an den Aminoalkohol Sphingosin eine zweite Fettsäure gebunden wird (Amidbindung, ↗ S. 17). Auch für diese Reaktion wird PALP als Coenzym benötigt.

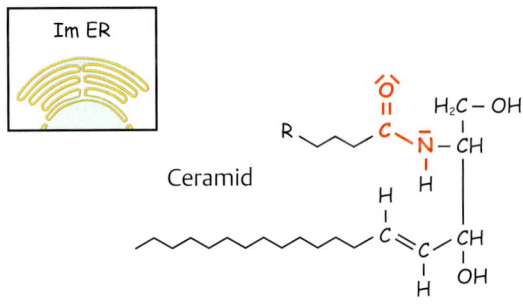

R = Kohlenstoffrest der Fettsäure

Ceramid wird anschließend zum **Golgi-Apparat** transportiert.

**Sphingomyelin.** Aus Ceramid können im Golgi-Apparat nun Glykolipide synthetisiert werden, oder es reagiert mit Phosphoryl-Cholin zum Sphingomyelin. Das Phosphoryl-Cholin stammt von einem Phosphatidyl-Cholin, das dann seinerseits zum DAG wird.

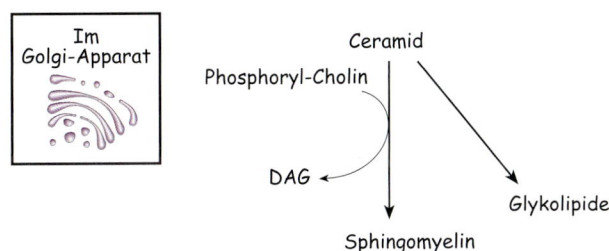

Das Sphingomyelin kann dann über Vesikel in die Plasmamembran eingelagert werden, wo es sich auf der Außenseite befindet.

## Membran-Biosynthese

Die Herstellung neuer Membranen erfolgt immer im **Endoplasmatischen Retikulum** und im **Golgi-Apparat**. Die meisten Organellen stehen dabei direkt mit dem Golgi-Apparat in Verbindung, da sie sich von ihm abschnüren (z. B. die Lysosomen); sie nehmen quasi bei ihrer „Geburt" ihre Membran mit. Mitochondrien und Peroxisomen teilen sich jedoch unabhängig vom Golgi-Apparat selbstständig.

**Die Lipide der Zellmembran** sind die Phospholipide (vier Glycerophosphatide und das Sphingomyelin) und das Cholesterin, d. h., die Zellmembran besteht vorwiegend aus diesen 5 Phospholipiden und Cholesterin.

Alle vier **Glycerophosphatide** werden an der zytoplasmatischen Seite des ER synthetisiert. Nur das Lecithin wird von dort in einem enzymkatalysierten Prozess (Flippase) auf die luminale Seite des ER verlagert. Daher gelangt Lecithin an die Außenseite der Zellmembran, während die übrigen an die zytoplasmatische Seite transportiert werden.

Die Biosynthese des **Sphingomyelin** erfolgt in ER und Golgi-Apparat, also luminal, wo es auch verbleibt – es sitzt später also auf der Außenseite der Zelle.

Die letzten Schritte der **Cholesterin-Biosynthese** laufen ebenfalls im ER ab. Da Cholesterin jedoch selbst in der Lage ist, die Seite der Membran zu wechseln, verteilt es sich dort halbwegs gleichmäßig.

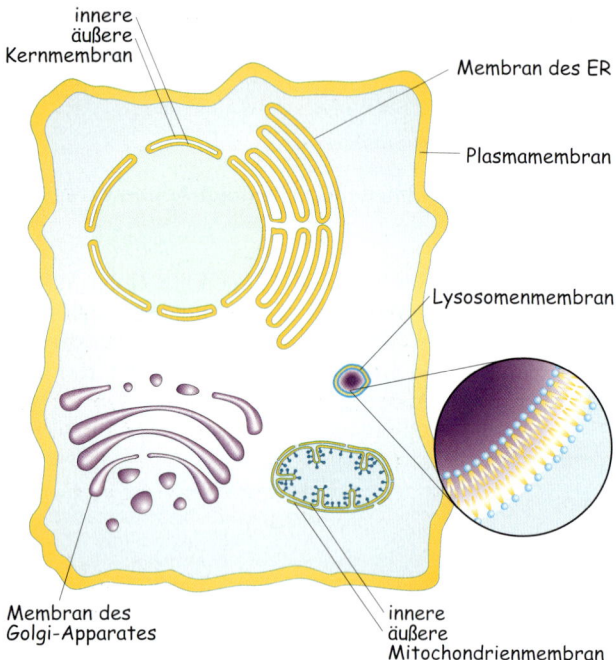

**Mitochondrien und Peroxisomen.** Die Lipide der Mitochondrien und der Peroxisomen entstehen ebenfalls am ER, beide Organellen teilen sich jedoch selbstständig, sie schnüren sich also nicht direkt vom ER ab.

Sie erhalten ihre Phospholipide unter anderem über Phospholipid-Transferproteine, die spezifisch für einen bestimmten Typ von Phospholipiden sind. Es wandern also Proteine mit den benötigten Phospholipiden vom ER zu den Mitochondrien und Peroxisomen, die sie benötigen. Daneben gibt es noch andere Mechanismen, die jedoch noch nicht hinreichend aufgeklärt sind.

## Abbau der Phospholipide

Phospholipide werden von Phospholipasen gespalten. Diese Enzyme gehören zur Gruppe der Hydrolasen, da sie Bindungen unter Einfügung von Wasser spalten.

- Einige Phospholipasen gehören zu den Verdauungsenzymen. Sie werden in der Bauchspeicheldrüse (= Pankreas) hergestellt und hydrolysieren im Darm die Phospholipide aus der Nahrung ( ↗ S. 470).

- Andere dienen in den Zellen zum Abbau oder zur Herstellung von Signalmolekülen.

Eine andere Einteilungsmöglichkeit der Phospholipasen beruht auf deren verschiedenen Angriffsorten an den Phospholipiden.

**Phospholipasen $A_1$ und $A_2$.** Beide Enzyme spalten **Fettsäuren** aus Phospholipiden ab: Die Phospholipase $A_1$ spaltet die Esterbindung am $C^1$ des Phospholipids, die Phospholipase $A_2$ spaltet am zweiten C-Atom.

**Phospholipase B** spaltet ebenfalls **Fettsäuren** ab, allerdings sowohl an $C_1$ als auch an $C_2$.

Durch die Wirkung einer der beiden Phospholipasen A entsteht häufig Lysolecithin, das eine hämolysierende Wirkung auf Rote Blutkörperchen hat. Hier greift dann die häufig vorkommende Phospholipase B ein und entfernt eine weitere Fettsäure, was den ungünstigen Effekt auf die Erythrozyten verhindert. Daher wird die Phospholipase B auch als **Lysophospholipase** bezeichnet.

**Phospholipase C** katalysiert die für die Hormonwirkung wichtige Spaltung des Phospholipids Phosphatidyl-Inositol-4,5-Bisphosphat zu Inositol-Trisphosphat ($IP_3$) und Diacylglycerin (DAG). Der Angriff erfolgt hier also nicht an den Fettsäuren, sondern am **hydrophilen Phosphatrest** des Phospholipids ( ↗ S. 38).

(R) = Cholin, Ethanolamin, Inositol
Phospholipase $A_1$
Phospholipase $A_2$
Phospholipase B
Phospholipase C

Die Phospholipase D scheint beim Menschen nur eine untergeordnete Rolle zu spielen.

**Schlangen- und auch Bienengifte** enthalten neben allen möglichen anderen unangenehmen Stoffen häufig Phospholipasen (vor allem $PLA_2$), die aus Lecithin das reaktive Lysolecithin machen. Dadurch kann es zu einer Schädigung der Erythrozytenmembran mit anschließender Hämolyse kommen. So schädigt z. B. die Klapperschlange ihre Opfer.

## Glykolipide

Glykolipide, also Lipide mit einem Zuckeranteil, befinden sich vorwiegend an der Oberfläche einer Membran und sind mit einem Anker in der Membran befestigt ( ↗ S. 40). Alle Glykolipide leiten sich vom **Sphingosin** bzw. **Ceramid** ab. Das Ceramid wird im ER synthetisiert und von dort in den Golgi-Apparat transportiert, wo die weiteren Biosyntheseschritte bis hin zu den einzelnen Glykolipiden ablaufen.

### Cerebrosid-Biosynthese

Wird an das Ceramid **ein Zucker** gehängt, dann bezeichnet man das ganze als Cerebrosid ( ↗ S. 40). Häufig handelt es sich bei dem Zucker um **Galaktose**, hin und wieder aber auch um **Glukose**. Daneben kommen auch manchmal Aminozucker wie das **N-Acetyl-Galaktosamin** vor. Alle Zucker werden über ihre entsprechende UDP-Form eingebaut.

### Gangliosid-Biosynthese

Werden **mehrere Zucker** hintereinander an das Ceramid gehängt, entsteht ein Gangliosid ( ↗ S. 40). Glukose, Galaktose und N-Acetyl-Galaktosamin werden über die UDP-Form eingebaut. Die Sialinsäure N-Acetyl-Neuraminsäure wird dagegen über CMP-Form angehängt.
Die höchste Konzentration an Gangliosiden findet man im **ZNS** und dort vor allem in der grauen Substanz.

### Abbau von Glykolipiden

Die Glykolipide oder ganz allgemein alle Sphingolipide werden in den **Lysosomen** ( ↗ S. 5) unserer Zellen in ihre Einzelbestandteile zerlegt.

## 3.8 Vitamin A

Als Vitamin, das sehr vielfältigen Aufgaben in unserem Körper nachkommt, soll Vitamin A hier an dieser „neutralen" Stelle besprochen werden.
Nicht nur für den Sehvorgang ist das lipophile Vitamin A essenziell, sondern auch für eine ganze Reihe weiterer Effekte, die vor allem im Zusammenhang mit Wachstum und Differenzierung verschiedener Zellen stehen.

### Was ist Vitamin A?

Alle Substanzen, die in der Lage sind, sämtliche biologische Aktivitäten des Vitamin A wahrzunehmen, werden als solches bezeichnet. Hierzu zählen Retinol, Retinal und Retinylester als die drei wichtigsten, die hier zur Sprache kommen sollen.
Die Retinsäure wird nicht zum Vitamin A gerechnet, sondern vielmehr zu den Retinoiden, da aus Retinsäure die anderen Metaboliten nicht mehr entstehen können – wir kommen gleich noch einmal darauf zu sprechen.

| Vitamin A | Retinoide |
|---|---|
| Retinol | Retinsäure |
| Retinal | |
| Retinylester | |

Die Namen der Retinoide sind von der Netzhaut (Retina) abgeleitet, da dem Vitamin A zunächst nur die Effekte auf das Sehsystem nachgewiesen werden konnten (Retina von lat. rete = Netz). Dann erhalten sie einfach noch eine Endung, die der Chemie entspricht (–ol für einen Alkohol etc.).

**Chemisch** betrachtet handelt es sich bei all diesen Verbindungen um Isoprenoide, also Terpene ( ↗ S. 41), hier als Beispiel die Retinsäure.

Retinsäure

**Retinsäure und Retinal** sind die aktiven Metaboliten, die die beiden wichtigen Aufgaben des Vitamin A wahrnehmen.

- Die **Retinsäure** ist für alle Wirkungen verantwortlich, die im Zusammenhang mit Wachstum und Differenzierung der Zellen stehen.
- Das **Retinal** ist hingegen das entscheidende Derivat, das in den Sehvorgang involviert ist.

**Retinol** ist Zwischenprodukt bei vielen Umwandlungen im Vitamin-A-Stoffwechsel und außerdem die wichtigste Transportform im Körper.

**Retinylester** haben bei Tieren eine große Bedeutung als wichtigste intrazelluläre Speicherform des Vitamin A und sind daher auch häufig in dieser Form in unserer Nahrung anzutreffen.

**β-Carotin** ist der wirksamste Vertreter aus der Gruppe der Carotinoide, die zum einen als **Provitamine A** eine Rolle für den Vitamin-A-Stoffwechsel spielen, zum anderen aber auch eigene direkte Effekte zeigen (s. u.).
Das β-Carotin kann bei Bedarf in unserem Körper durch eine Dioxygenase in zwei Moleküle Retinal gespalten werden.

**Eine Umwandlung** der einzelnen Metaboliten des Vitamin A untereinander ist in unseren Zellen grundsätzlich möglich. Nur die Oxidation des Retinal zur Retinsäure ist irreversibel, daher wird die Retinsäure auch nicht zum Vitamin A gezählt.

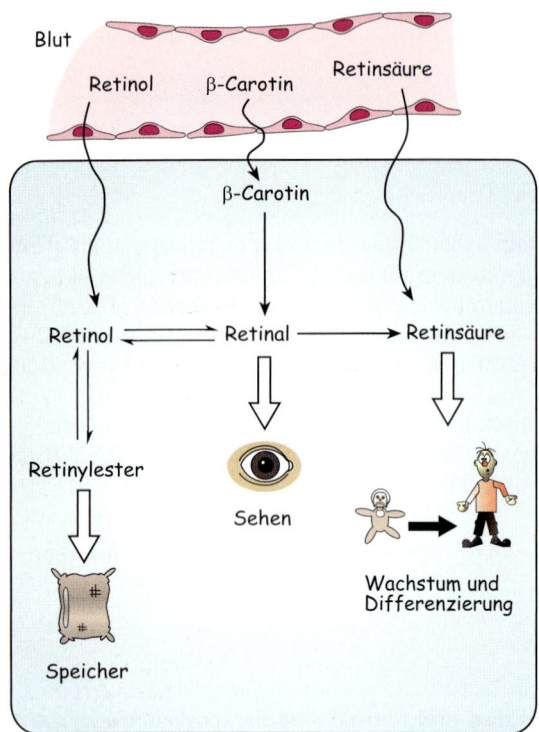

## Stoffwechsel des Vitamin A

Kurz ein Überblick über den Stoffwechsel des Vitamin A, bevor wir die Wirkungen der einzelnen Substanzen besprechen werden.

**Die Aufnahme in den Körper** erfolgt vor allem über die **Retinylester**, die hauptsächlich in Tierprodukten vorkommen, da sie auch bei den **Tieren** als Vitamin-A-Speicher dienen. Die Cholesterin-Esterase des Pankreas ( ↗ S. 470) sorgt für eine Hydrolyse, wodurch das dann entstandene Retinol (und die Fettsäure) aufgenommen werden können. In **Pflanzen** kommt vor allem das Provitamin A, das **β-Carotin**, vor. Durch eine Dioxygenase, die im Darm und in der Leber vorkommt, wird β-Carotin bei Bedarf (s. u.) in zwei Moleküle Retinal aufgespalten. Wie alle lipophilen Substanzen werden sie nun in der Darmzelle häufig wieder verestert, in **Chylomikronen** ( ↗ S. 509) verpackt und an das **Lymphsystem** abgegeben. Über den linken Venenwinkel gelangen sie dann endlich in den Blutkreislauf.

**Als lipophile Substanzen** benötigen sowohl die Retinylester als auch das β-Carotin Lösungsmittel, um aufgenommen werden zu können ( ↗ S. 469). Daher gehört an Mohrrüben (= Möhren, Karotten – je nach Landstrich) immer ein Tropfen Öl!

**Aufnahme in die Zelle.** Retinylester aus den Lipoproteinen werden in der Peripherie durch die Lipoproteinlipase (LPL, ↗ S. 509) gespalten und das Retinol kann in die Zellen gelangen. Je nach Bedarf kann es nun zu Retinal (im Auge) oder weiter bis zur Retinsäure oxidiert werden. Auch eine Speicherung in Form der Retinylester ist möglich. Die Chylomikronenreste ( ↗ S. 510) gelangen dann zur Leber, die vor allem für die Speicherung zuständig ist.

**Speicherung.** In der Leber wird nun entschieden, wie viel Vitamin A wieder in die Peripherie geschickt wird, und was gespeichert werden soll. Das meiste wird dabei als Retinylester (verestert mit einer Fettsäure, vor allem als Retinyl-Palmitat) in den so genannten Stellatumzellen gespeichert. Dieser Vorrat macht immerhin 50–80 % des gesamten Speichers für Vitamin A in unserem Körper aus. Das β-Carotin hingegen wird vor allem im Fettgewebe gespeichert, nur ein wenig in der Leber.

**Der Transport** des Vitamin A erfolgt vom Darm aus in erster Linie in den Chylomikronen, die schließlich als Chylomikronenreste zur Leber gelangen. Von der Leber aus erfolgt der Transport hingegen vor allem in Form von **Retinol**, das im Blut zu über 90 % an ein so genanntes **R**etinol-**b**indendes **P**rotein (**RBP**) gebunden befördert wird. Auch β-Carotin und die Retinsäure kommen im Blut vor und können von den Zielzellen aufgenommen werden.

**Der Tagesbedarf** an Vitamin A ist nicht genau bekannt, es werden aber für nicht-schwangere Erwachsene **1 mg** empfohlen – für Schwangere etwas mehr (etwa 1,8 mg). Vitamin-A-reiche Lebensmittel sind vor allem Leber, aber auch Vollmilch oder Fisch. Das β-Carotin ist hingegen in vielen roten und grünen Gemüsen, z. B. in Karotten, anzutreffen.

**Die Ausscheidung** erfolgt über Galle und Urin in Form verschiedener glukuronidierter Produkte, die zum Teil noch eine biologische Aktivität aufweisen.

## Direkte Wirkungen des β-Carotin

Das β-Carotin ist – wie schon erwähnt – zum einen ein nicht unwichtiges Provitamin für das Vitamin A. Seit einiger Zeit werden ihm aber auch bedeutende *direkte* Effekte zugeschrieben; man geht heute davon aus, dass β-Carotin *selbst* für den Menschen essenziell ist.

β-Carotin

**Radikalfänger.** In der Zelle wirkt β-Carotin als sehr gutes Antioxidans, indem es freie Radikale, vor allem Sauerstoffradikale ( ↗ S. 482), entschärft.

Das geniale am β-Carotin ist, dass es bei diesen Reaktionen selbst zum Radikal wird, aber – anders als seine Reaktionspartner – nicht mit anderen Molekülen reagiert, sondern einfach durch Abgabe von Wärme wieder in seinen Ausgangszustand zurückfällt.

**Auf das Immunsystem** wirkt β-Carotin stimulierend, was eine große Rolle bei der Verhinderung und Abwehr von Tumoren zu spielen scheint.

**Empfohlen** sind **2 mg** β-Carotin pro Tag. Als optimal werden allerdings um die 15 mg angesehen, da Nebenwirkungen nicht bekannt sind, aber seine Fähigkeiten zur Krebsprophylaxe mittlerweile erwiesen wurden.

**Die Umwandlung in Vitamin A** ist sehr streng kontrolliert, weshalb auch von dieser Seite nicht mit Nebenwirkungen zu rechnen ist. Nimmt man sehr große Mengen β-Carotin zu sich, dann steigen zwar *dessen* Plasmawerte, nicht aber die des Retinols.
Eine Regulation erfolgt auf der Ebene der Umwandlung von β-Carotin in Retinal. Die Dioxygenase wird *inaktiver*, wenn *mehr* Vitamin A im Körper vorliegt. Steigt der Bedarf an Vitamin A, erfolgt hingegen eine Aktivierung der Dioxygenase, wodurch mehr β-Carotin in Retinal umgewandelt wird.

## Retinsäure und Zellwachstum

Aus verschiedenen Vitamin-A-Vorstufen entsteht durch Oxidation die Retinsäure, die einen wichtigen Einfluss auf Wachstum und Differenzierung zahlreicher Zellen – vor allem der Epithelzellen – hat („Epithelschutzvitamin"). Neben einer Förderung der Differenzierung in vielen Zelltypen findet sich in höheren Konzentrationen auch eine verstärkte Induktion der Apoptose ( ↗ S. 268).
Als überwiegend lipophile Substanz wirkt die Retinsäure wie die Steroide und andere lipophile Hormone ( ↗ S. 337) über einen intrazellulären Rezeptor, der dann als aktivierter Transkriptionsfaktor die Genexpression bestimmter Gene aktivieren oder reprimieren kann.

**Unter Retinsäure** versteht man in der Regel die all-trans-Retinsäure (engl. all trans retinoic acid, ATRA). Eine wichtige Rolle spielt allerdings auch die 9-cis-Retinsäure, bei der die Doppelbindung an $C^9$ in cis-Konfiguration vorliegt. Weitere Metaboliten sind (für ein Lehrbuch) noch nicht ausreichend untersucht.

**Retinsäure-Rezeptoren.** Man unterscheidet zwei Subtypen mit zahlreichen (über 30) Subsubtypen, die verschiedene Affinitäten für unterschiedliche Retinoide aufweisen.
- Der **RAR** (**R**etinsäure(-**a**cid)-**R**ezeptor) hat die höchste Affinität für die all-trans-Retinsäure.
- Der **RXR** (**R**etinsäure-**X**-**R**ezeptor) weist hingegen eine höhere Affinität für die 9-cis-Retinsäure auf.

Das Interessante am RXR ist dabei, dass er nur als Heterodimer zusammen mit einem anderen Kernrezeptor wirken kann, z. B. mit einem anderen Retinoid-Rezeptor, mit dem Calcitriolrezeptor ( ↗ S. 394) oder einem der anderen Steroidrezeptoren. Nach dem Partner entscheidet sich auch, welche Gene genau angeschaltet werden.

**Zielgene der Retinsäure-Rezeptoren** sind – beim RXR auch abhängig vom Partner – vor allem Gene, die einen Einfluss auf Wachstum und Differenzierung der Zellen haben.
Darunter sind einige Gene für **Protoonkogene** ( ↗ S. 311), die direkt in das Wachstum der Zelle involviert sind.
Auch **Zytokine** ( ↗ S. 408) werden von Retinsäure induziert; sie wirken – vor allem im Immunsystem – auf viele Zellen wachstumsfördernd.
Auch Gene für **Zell-Zell-Interaktionen**, so z. B. für das Fibronektin ( ↗ S. 457), erfahren eine Expressionssteigerung. Dies steht vor allem für eine vermehrte Differenzierung, da die Zell-Zell-Interaktionen die Gewebe festigen und ihrem letztendlichen Zustand zuführen.

**Vor allem die Haut** besteht vornehmlich aus Zellen epithelialen Ursprungs und profitiert daher besonders von der Retinsäure. Sie bewirkt hier eine Differenzierung und hilft sogar prophylaktisch gegen Hauttumoren.

**Auch in der Embryonalentwicklung** übernimmt die Retinsäure einige wichtige Aufgaben. Neben einer Beteiligung an der Morphogenese verschiedener Organsysteme ist sie auch für die Entwicklung der Fingerstrahlen verantwortlich, die vor allem durch Apoptosevorgänge ( ↗ S. 268) entstehen.

**Behandlung von Tumoren.** Nicht nur zur Prophylaxe von Tumoren eignet sich die Retinsäure.
Einer bestimmten Form der Akuten Myeloischen Leukämie (AML) liegt ein fehlerhafter Rezeptor (RAR-α) zugrunde. Hohe Dosen an oral gegebener all-trans-Retinsäure können diesen Effekt aufheben und die Tumorzellen in vielen Fällen zur vollständigen Ausdifferenzierung führen, den Patienten also heilen.

## Retinal und der Sehvorgang

Von den vielen Vitamin-A-Derivaten ist das Retinal für den Sehvorgang der entscheidende Metabolit. Es kann durch Oxidation aus Retinol entstehen, das die Haupttransportform im Blut darstellt.

**In der Retina,** der lichtempfindlichen Schicht des Auges, existieren zwei Arten von Sinneszellen: Zapfen und Stäbchen. Jede von beiden enthält einen eigenen Sehfarbstoff (Pigment), der vor allem in den Sehscheiben der Stäbchen und Zapfen eingelagert ist.
- **Stäbchen** (verantwortlich für Helligkeitsunterschiede) enthalten Rhodopsin als Pigment,

• **Zapfen** (verantwortlich für das Farbensehen) dagegen verschiedene farbempfindliche Pigmente (so genannte Zapfenopsine).

Sowohl die Stäbchen als auch die Zapfen enthalten Retinal als entscheidenden Lichtsensor für die Absorption von Lichtquanten. Da das Vitamin für die Funktion der Stäbchen jedoch wichtiger ist, wollen wir es hier mit einer Betrachtung des Phototransduktionsprozesses in den Stäbchen belassen.

**Rhodopsin** („Sehpurpur"), das Pigment der Stäbchen, ist aus Opsin (einem Protein) und Retinal aufgebaut. Retinal ist dabei kovalent an die ε-Amino-Gruppe eines spezifischen Lysinrestes des Opsins gebunden.
Beim Rhodopsin handelt es sich um einen G-Protein-gekoppelten Rezeptor, wobei das G-Protein ein weiteres Protein mit dem Namen Transduzin ist (lat. traducere = hinüberführen).

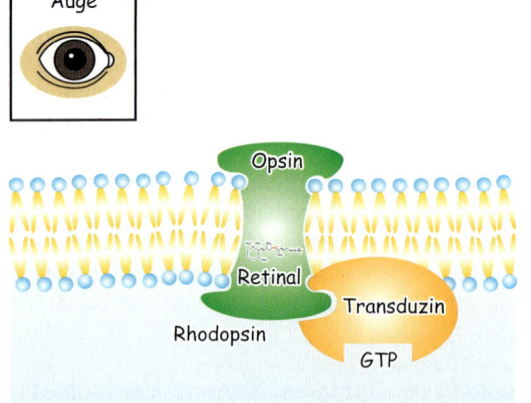

**Im „Grundzustand",** wenn also kein Licht auf die Retina fällt (Auge geschlossen), liegt Retinal in der 11-cis-Form vor, d. h., am C-Atom Nummer 11 ist die Doppelbindung in cis-Stellung.
In diesem Zustand sorgt eine hohe Konzentration an zyklischem GMP (cGMP) in der Sinneszelle für das Offenhalten eines $Na^+$- und $Ca^{2+}$-Kanales in der Zellmembran. Durch diesen konstanten Kationen-Einstrom wird die Zelle **depolarisiert** („Dunkelsignal").
Als Folge der Depolarisation schütten die Sinneszellen ständig Transmitter aus.

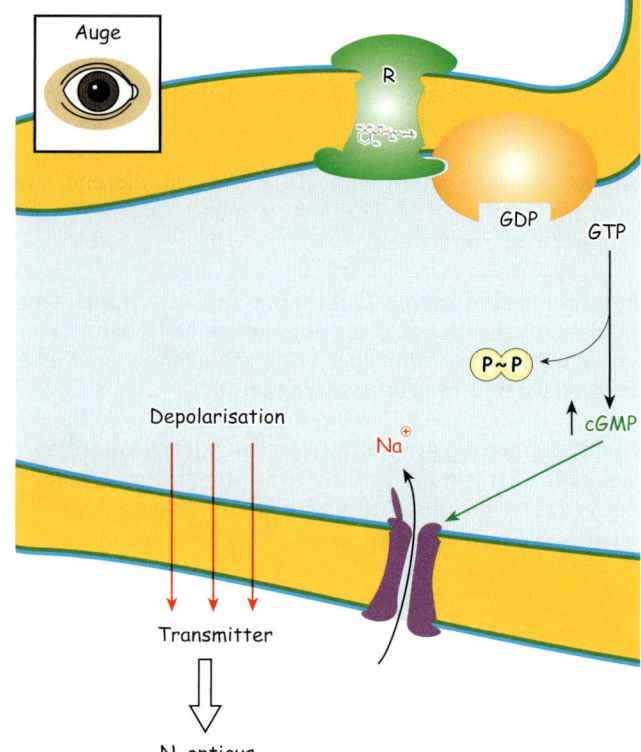

**Bei Belichtung** (Auge auf) kommt es nun zu einer photoinduzierten Isomerisierung von der 11-cis-Form in die all-trans-Form: Alle Doppelbindungen sind nun zick-zack-förmig angeordnet.

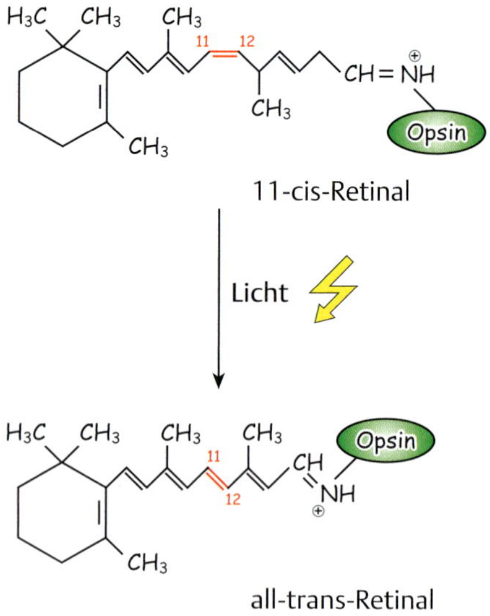

11-cis-Retinal

Licht

all-trans-Retinal

Diese Zwischenform bezeichnet man als **aktives Rhodopsin** (R*), das nun in der Lage ist, an das G-Protein **Transduzin** zu binden und es zu aktivieren. Die α-Untereinheit des Transduzins wird dadurch freigesetzt und stimuliert ein Enzym, die **cGMP-abhängige Phosphodiesterase** (**PDE**). Wie der Name schon sagt, wird durch dieses Enzym cGMP zu GMP abgebaut und die Konzentration von cGMP fällt stark ab.

Dadurch schließen sich die Ionenkanäle, und die Zelle wird **hyperpolarisiert** („**Belichtungssignal**").

Die Ausschüttung von Neurotransmittern wird damit unterbrochen, was als Information über den N. Opticus zur Sehrinde geleitet wird.

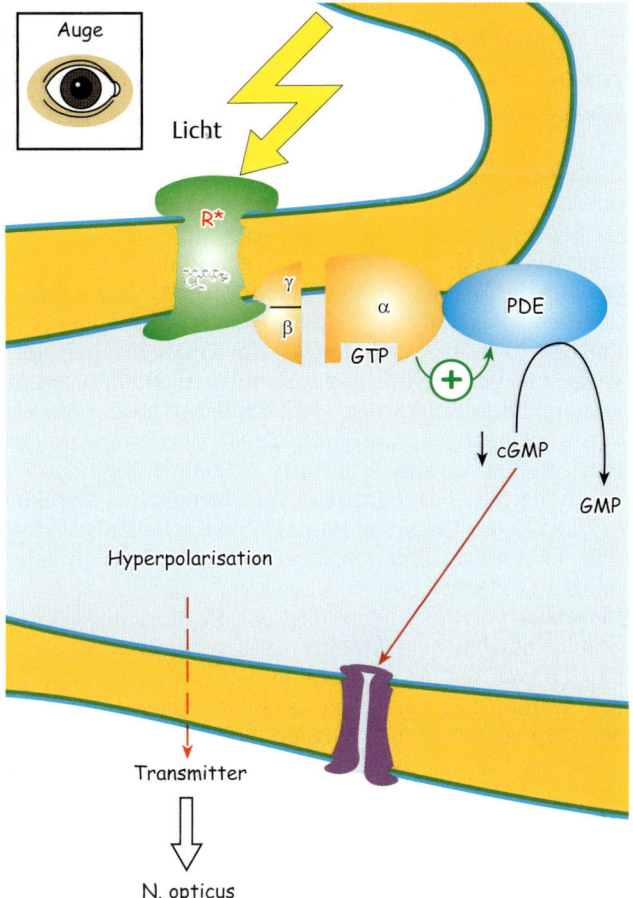

**Was passiert mit dem isomerisierten Retinal?** Das arme Molekül muss durch den Lichteinfall noch eine Reihe weiterer Konformationsänderungen durchmachen, bis es dann schließlich vom Opsin abgespalten wird. Danach wird aber das Sehpigment sofort durch Wiederherstellung des 11-cis-Retinals (durch eine Isomerase) und Assoziation mit Opsin regeneriert.

## Zu viel und zu wenig Vitamin A

Ein Zuviel an Vitamin A ist zwar prinzipiell möglich, jedoch in der Praxis recht selten. Nur in der Schwangerschaft sollte man darauf achten, vor allem nicht zu viel Leber zu essen – schon gar nicht Eisbärenleber, die Unmengen an Vitamin A enthält.

Auch bei Kindern findet man selten einmal eine Vergiftung durch übervorsichtige Eltern, die ihre Kleinen mit Vitamin A überversorgt haben. Hier stehen meist Haut- und Schleimhautveränderungen im Vordergrund.

**Ein Vitamin-A-Mangel** ist jedoch – vor allem in Entwicklungsländern – eine nicht zu unterschätzende Ursache für Erblindung, vor allem im Kindesalter. Mangelnde Zufuhr von Vitamin A führt zu einer Störung des Aufbaus von Rhodopsin. Dies äußert sich als erstes als **Nachtblindheit**, da die Stäbchen von einem Vitaminmangel stärker betroffen sind als die Zapfen.

Aber auch bei vielen **Infekten** macht sich ein Vitamin-A-Mangel bemerkbar. Fast schon klassisches Beispiel ist die Maserninfektion, die bei gleichzeitig bestehendem Vitamin-A-Mangel (vor allem in Entwicklungsländern) weitaus schwerwiegender verläuft.

Außerdem führt Vitamin-A-Mangel zu einer **Dedifferenzierung** von Epithelzellen, was das Risiko einer malignen Entartung (Krebs) erhöht.

# 4 Stoffwechsel der Proteine und Aminosäuren

Für viele waschechte Biochemiker sind Proteine die interessantesten Moleküle überhaupt. Das könnte an der zentralen Stellung der Proteine im Stoffwechsel liegen: die meisten von ihnen betätigen sich nämlich als Enzyme ( ↗ S. 60) und halten so den gesamten Stoffwechsel am Laufen.

Chemisch gesehen besteht jedes Protein aus einer unterschiedlich langen Kette von Aminosäuren. Aminosäuren werden jedoch nicht nur in Proteine eingebaut, sondern erfüllen auch ganz allein wichtige Funktionen ( ↗ S. 176).

Das wohl bemerkenswerteste an den Proteinen ist, dass sie (neben der RNA) die einzigen Moleküle sind, über deren Aufbau Informationen in jeder kernhaltigen Zelle gespeichert sind: Auf der DNA befindet sich die Bauanleitung für alle Proteine. Auf diese Weise ist es möglich, auch Stoffwechselvorgänge auf der DNA zu speichern, die auf den ersten Blick nichts mit Proteinen zu tun haben, z. B. die Anleitung zur Synthese für alle zehn Enzyme der Glykolyse. Dadurch sind – über die beteiligten Proteine/Enzyme – beispielsweise auch die Informationen zum Abbau der Glukose auf unserem Erbgut vermerkt.

## 4.1 Einleitung

Bevor wir in den speziellen Stoffwechsel der einzelnen Aminosäuren und Proteine einsteigen, soll wie gewohnt zunächst ein kleiner Überblick über verschiedene Aspekte der wichtigsten Vertreter und deren Stoffwechsel gegeben werden.

**Proteine** bestehen aus langen Aminosäureketten, die an Ribosomen im Zytoplasma/ER gebildet werden. Die Information darüber, welche Aminosäuren an welcher Stelle eingebaut werden, steht auf der DNA im Zellkern und wird mittels der mRNA ins Zytoplasma transportiert ( ↗ S. 272).

**Aminosäuren** sind streng genommen α-Aminocarbonsäuren: sie besitzen eine Carboxyl-Gruppe, eine Amino-Gruppe und eine variable Seitenkette ( ↗ S. 44).

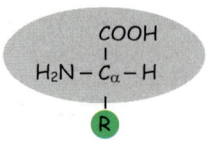

Grundgerüst einer L-α-Aminosäure

Der Rest (R) bestimmt die physiko-chemischen Eigenschaften einer Aminosäure.

Von den zahlreichen bekannten Aminosäuren werden nur **20** in Proteine eingebaut und daher als **proteinogene Aminosäuren** bezeichnet ( ↗ S. 44).

## Was können unsere Zellen mit Proteinen und Aminosäuren anfangen?

Sowohl Proteine als auch Aminosäuren erfüllen in unserem Organismus zahlreiche wichtige Aufgaben.

**Proteine** werden im Rahmen der **Protein-Biosynthese** an den Ribosomen (= Translation) in unseren Zellen hergestellt ( ↗ S. 285).

Auch wenn es die Bestimmung der meisten Proteine ist, als **Enzyme** die Reaktionen des Stoffwechsels zu katalysieren, übernehmen sie noch eine Reihe weiterer Funktionen. Kollagen ( ↗ S. 452) und Elastin ( ↗ S. 455) helfen beispielsweise, unseren Organismus zusammenzuhalten. Die Immunglobuline (= Antikörper, ↗ S. 568) helfen bei der Abwehr von Eindringlingen in unseren Körper. Wieder andere Proteine dienen als Kanäle in unseren Zellmembranen dem kontrollierten Durchtritt verschiedener Moleküle ( ↗ S. 437). Das Globin im Hämoglobin ist ebenfalls ein Protein, das am Transport von Sauerstoff durch den Körper beteiligt ist ( ↗ S. 491).

Der **Abbau** von Proteinen erfolgt wie die Biosynthese intrazellulär, obwohl viele Proteine Aufgaben im extrazellulären Bereich wahrnehmen. Da alle Proteine irgendwann abgebaut werden, müssen die extrazellulär wirkenden Vertreter zunächst von den Zellen aufgenommen werden, wozu verschiedene Mechanismen zum Einsatz kommen ( ↗ S. 166).

**Die Aminosäuren** kann unser Körper nicht alle selbst herstellen. Acht der 20 Aminosäuren sind **essenziell** und müssen mit der Nahrung aufgenommen werden ( ↗ S. 47). Abbauen hingegen kann er alle 20 proteinogenen und noch dazu einige nicht proteinogene Aminosäuren ( ↗ S. 47). Neben dem Auf- und Abbau ist der Umbau von Aminosäuren untereinander für uns extrem wichtig. Nur so ist der Körper (vor allem die Leber) in der Lage, die von uns nach einer Mahlzeit aufgenommene Flut an Aminosäuren komplett zu verwerten: Alle überflüssigen Aminosäuren werden in solche umgewandelt, die wir benötigen.

> Das größte Problem des Aminosäure-/Proteinstoffwechsels ist der Stickstoff (= Amino-Gruppe). Wird dieser freigesetzt, entsteht Ammoniak ($NH_3$), das für unsere Zellen sehr giftig ist. Um eine schnelle Entsorgung dieses Schädlings kümmert sich unsere Leber. Sie entschärft den Stickstoff im Rahmen des Harnstoffzyklus, indem sie giftiges Ammoniak in den ungiftigen Harnstoff umwandelt ( ↗ S. 183).

# Vom Teller bis in unsere Zellen

Proteine kommen nach der Nahrungsaufnahme in unserem Körper nicht weit. Bereits im Magen wird ihre äußere Form zerstört und die Aminosäurekette an mehreren Stellen gespalten. Im Darm werden sie vollständig zerlegt und die anfallenden Aminosäuren von unseren Darmzellen aufgenommen.

## Aufnahme über die Verdauung

Alle Proteine (leider offensichtlich mit einer Ausnahme: den Prionen, ↗ S. 56) werden in Magen und Darm zu Tri-, Dipeptiden und schließlich zu einzelnen Aminosäuren abgebaut. Aminosäuren gelangen über einen sekundär-aktiven Mechanismus in die Blutbahn ( ↗ S. 438).

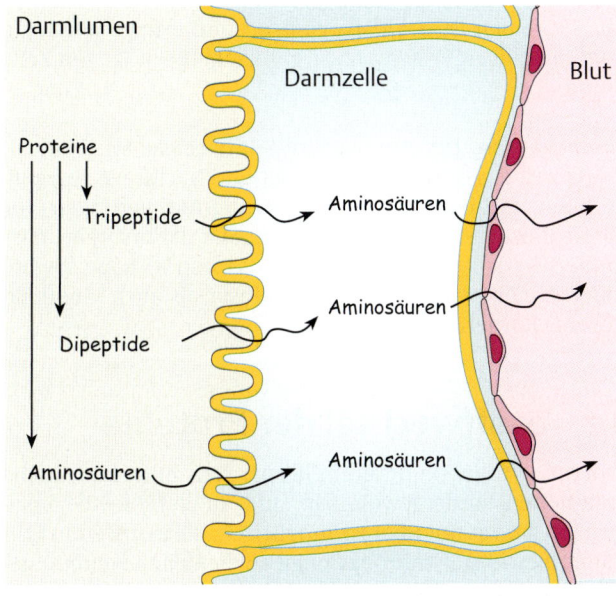

**Essenzielle Aminosäuren.** Von den 20 proteinogenen Aminosäuren sind **acht essenziell** und müssen daher mit der Nahrung aufgenommen werden ( ↗ S. 47). Alle anderen können von unseren Zellen selbst synthetisiert werden.
Die Herstellung der essenziellen Aminosäuren übernehmen für uns verschiedene Mikroorganismen und Pflanzen. In unseren Körper gelangen sie mittels dieser Pflanzen und in Form toter Tiere, die diese essenziellen Aminosäuren zu sich genommen und in ihre Proteine eingebaut haben – als sie ihr Dasein noch nicht in einer Kühltruhe, sondern auf einer saftigen grünen Wiese fristeten.

## Transport der Proteine und Aminosäuren im Blut

Sowohl Proteine als auch Aminosäuren sind im Allgemeinen sehr gut wasserlöslich und können einfach so im Blut transportiert werden.
- Die Proteine, die sich im Blutplasma befinden, bezeichnet man aufregenderweise als **Plasmaproteine** ( ↗ S. 507).

- Die häufigsten Aminosäuren im Blut sind **Glutamin** ( ↗ S. 46) und **Alanin** ( ↗ S. 45), was mit deren Funktion im Stoffwechsel zusammenhängt.

## Wie kommen die Aminosäuren in die Zellen?

Weil Aminosäuren und Proteine gut wasserlöslich (= hydrophil) sind, kommen sie nicht einfach so durch die Zellmembran. Sowohl für Proteine als auch für Aminosäuren gibt es jedoch **aktive Transporter**, die deren Aufnahme in eine Zelle vermitteln.

# Der Aminosäurenstoffwechsel und unser Organismus

Bis auf die Erythrozyten sind alle unsere Zellen in der Lage, **Protein-Biosynthese** zu betreiben. Sie stellen Proteine her, die sie für den Eigenbedarf innerhalb der Zelle benötigen oder die im Extrazellulärraum wichtige Aufgaben erfüllen, wie z. B das Kollagen ( ↗ S. 452). Die dazu erforderlichen **Aminosäuren** werden einfach dem Blut entnommen, dessen Spiegel an den einzelnen Aminosäuren relativ konstant ist.
Fallen beim Abbau von Proteinen Aminosäuren an, die die Zelle gerade nicht braucht, werden diese zu anderen Aminosäuren umgebaut oder ans Blut abgegeben. Für eine beliebige einzelne Zelle ist das Problem damit erledigt.
Nun muss sich jedoch auch jemand darum kümmern, dass der Blutspiegel an Aminosäuren immer der gleiche bleibt. Dies wird vor allem nach einer exzessiven Nahrungsaufnahme von beispielsweise Kuhprotein (Steak, Käse, …) wichtig.

**Die Leber** spielt auch hier wieder eine Hauptrolle ( ↗ S. 518). Sie ist sowohl wichtigster Produzent als auch bedeutendster Abbauort der meisten Plasmaproteine, und damit das entscheidende Organ, das für eine **Homöostase** des Aminosäuren-Spiegels im Blut verantwortlich ist. Für diese Aufgabe besitzt die Leber nicht nur hohe Konzentrationen an Enzymen, die Experten für den **Umbau von Aminosäuren** sind (= Transaminasen), sondern sie ist auch das einzige Organ, das in nennenswerten Mengen **Harnstoff-Biosynthese** ( ↗ S. 183) betreibt. Damit obliegt ihr das Privileg, Amino-Gruppen in den ungiftigen, ausscheidungsfähigen Harnstoff umwandeln zu können.
Der Transport von Aminosäuren von der Peripherie zur Leber erfolgt vor allem in Form von **Glutamin**, das bevorzugt von den peripheren Zellen erzeugt und dann ans Blut abgegeben wird. Daher ist Glutamin auch diejenige Aminosäuren, die mit Abstand die höchste Konzentration im Blut aufweist ( ↗ S. 177).

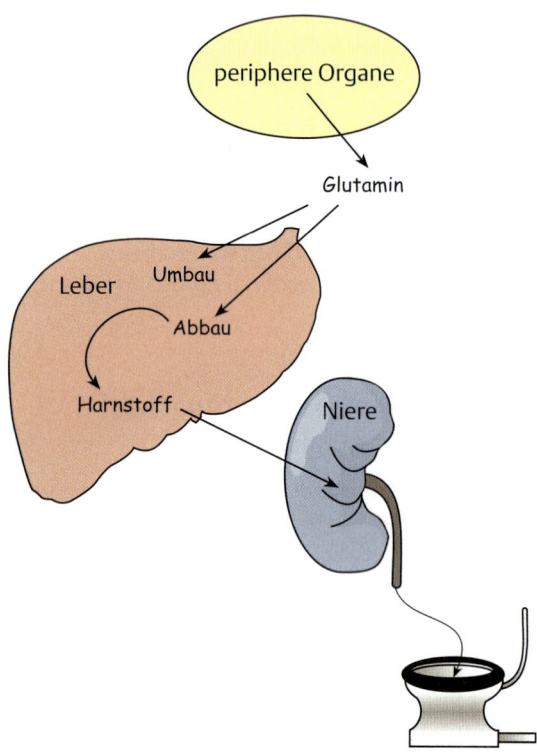

**Die Muskulatur** spielt insofern eine wichtige Rolle, als dass sie in unserem Organismus das einzige Organ ist, dem man für kurze Zeit Proteine oder deren Aminosäuren entleihen kann, ohne dass größere Schäden entstehen. Ob der Muskel etwas dicker oder dünner ist, schadet höchstens der Psyche ein bisschen …

Dies ist z. B. beim Hungern wichtig, da man aus den meisten Aminosäuren in der Leber im Rahmen der Glukoneogenese ( ↗ S. 110) wieder Glukose herstellen kann. Beim Hungern werden vermehrt Muskelproteine abgebaut, die anfallenden Aminosäuren zu **Alanin** umgewandelt, das ins Blut abgegeben werden kann und dort die Aminosäure mit der nach Glutamin zweithöchsten Konzentration darstellt ( ↗ S. 176).

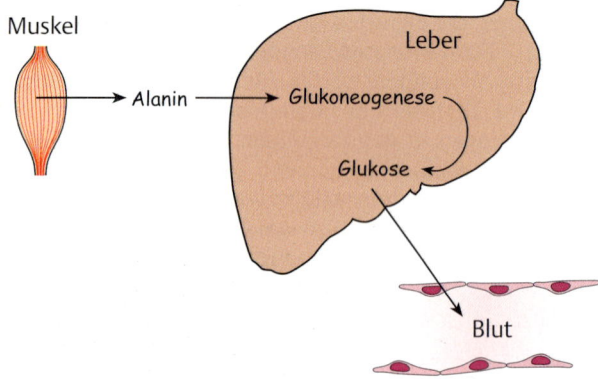

### Proteine, Aminosäuren und Krankheiten

Die wichtigsten Störungen in diesem Bereich werden durch **Enzymdefekte** verursacht, wodurch sich Erkrankungen in ganz unterschiedlichen Bereichen ergeben können.

Viele Enzymdefekte betreffen den Aminosäuren-Stoffwechsel (z. B. die Phenylketonurie, ↗ S. 181).

### Regulation des Protein- und Aminosäurestoffwechsels

Die Regulation erfolgt vor allem innerhalb der Zelle – ausgerichtet auf deren Bedürfnisse.

Auf hormoneller Ebene wird nur am Rande in den Protein- und Aminosäurestoffwechsel eingegriffen, da die entscheidenden fünf Energiehormone ( ↗ S. 350) aus guten (genannten) Gründen mit der Regulation des Glukose-Stoffwechsels beschäftigt sind.

**Proteine.** Die Protein-Biosynthese wird hauptsächlich auf DNA-Ebene über die Genexpression reguliert. Der Abbau von Proteinen ist ebenfalls geregelt und erfolgt, abhängig vom jeweiligen Protein, nach unterschiedlich langen Zeiträumen.

**Aminosäuren.** Der Aminosäure-Stoffwechsel wird vor allem durch das Gesetz von Angebot und Nachfrage geregelt. Es sind verschiedene Hemmungen und Aktivierungen (vor allem allosterischer Natur) bekannt, die dafür sorgen, dass immer die richtige Menge an Aminosäuren vorliegt; sowohl innerhalb einer Zelle (regelt sie selbst), als auch innerhalb unseres Körpers (regelt die Leber).

## 4.2    Stoffwechsel der Proteine

Proteine erfüllen in unserem Körper sehr unterschiedliche Funktionen. Außergewöhnlich sind diese Moleküle insofern, als dass es nur über sie möglich ist, die in unserem Erbgut gespeicherten Informationen an die Zellen weiterzugeben. Die Information auf der DNA wird in mRNA umgeschrieben (= transkribiert) und dann an den Ribosomen im Zytoplasma in eine Aminosäuresequenz übersetzt (= translatiert, ↗ S. 272).

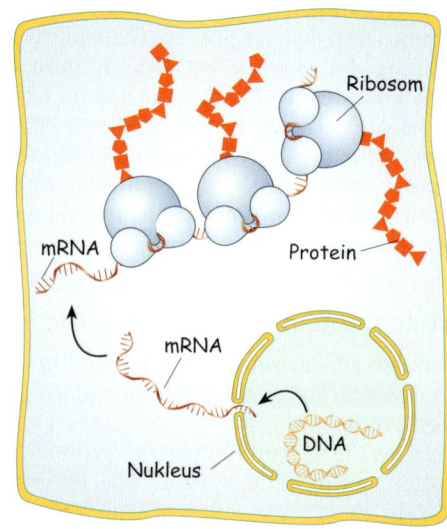

## Protein-Biosynthese

Die Biosynthese von Proteinen erfolgt nach dem Bauplan der DNA an **Ribosomen**. Etwa 400 g Proteine werden auf diese Weise **pro Tag** in unserem Körper hergestellt.
Interessant ist dabei die Frage, wie die frisch synthetisierten Proteine wissen, wo sie hin müssen. Dieser Vorgang, den man als Proteinsortierung bezeichnet, wurde erst in den letzten Jahren zunehmend verstanden. (Für Günter Blobel gab es dafür 1999 den Nobelpreis für Medizin.) Dabei kann man zwei verschiedene Wege unterscheiden, die beide an freien Ribosomen im Zytoplasma beginnen ( ↗ S. 285):

- Proteine, die **innerhalb der Zelle** bleiben, werden an den freien Ribosomen zu Ende synthetisiert (= zytoplasmatischer Weg).
- Proteine, die in die **Zellmembran** integriert oder für den **Export** bestimmt sind (= sekretorischer Weg), werden von den Ribosomen in das Lumen des Endoplasmatischen Retikulums hineinsynthetisiert (das dadurch zum rauen ER wird).

## Translation

Die mRNA gelangt durch die Kernporen aus dem Zellkern in das Zytoplasma und wird von einem der dort reichlich vorhandenen Ribosomen gebunden. Dort erfolgt die Translation (= Protein-Biosynthese), in deren Verlauf Aminosäuren nach dem Bauplan der mRNA zu einer Peptidkette zusammengelagert werden ( ↗ S. 285).
Um zu verstehen, wie Proteine, deren Biosynthese stets an freien Ribosomen beginnt, an ihren festgelegten Arbeitsplatz gelangen, stellen wir jetzt die beiden Wege der Proteinherstellung genauer vor.

## Sortierung von Proteinen

Das Geheimnis der Proteinsortierung liegt in **Signalsequenzen** begründet, die schon auf der DNA festgelegt sind. Man unterscheidet zwei verschiedene Gruppen von Sequenzen.
1. Das Vorhandensein der einen Signalsequenz entscheidet darüber, ob die **Synthese des Proteins** an freien Ribosomen beendet wird oder ob die Proteine direkt ins rER translatiert werden (zytoplasmatischer oder sekretorischer Weg). Eine solche Signalsequenz tragen nur die Proteine des sekretorischen Weges.
2. Die andere Signalsequenz bestimmt, wohin genau die **fertigen Proteine** sollen (z. B. in den Zellkern, die Mitochondrien oder die Peroxisomen).

Auf der DNA ist also neben der Information über den Aufbau eines Proteins auch bereits dessen Arbeitsplatz festgelegt.

Zytoplasmatischer Weg

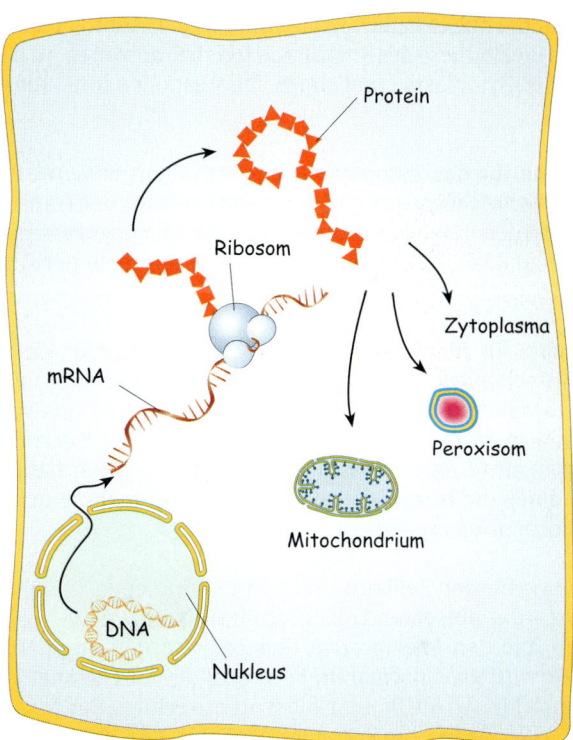

Sekretorischer Weg

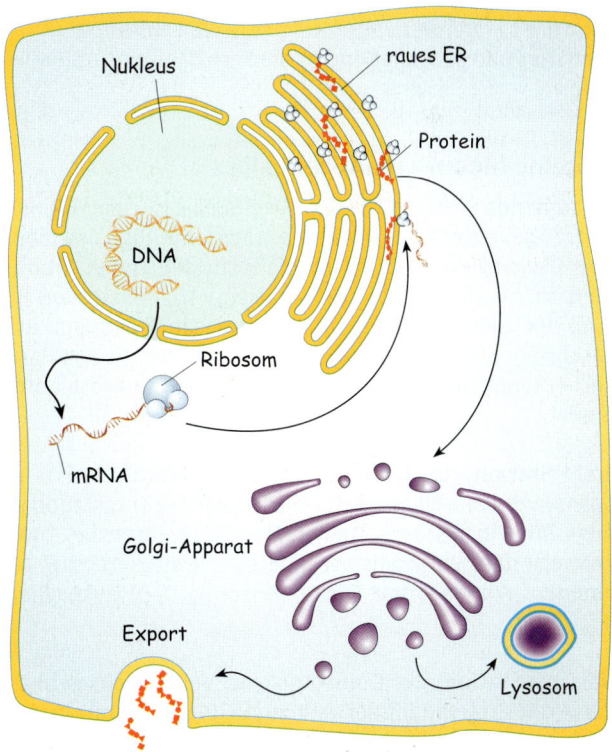

## Proteine für das Innere der Zelle

Enthält die mRNA keine Signalsequenz, dann erfolgt die gesamte Biosynthese des Proteins an **freien Ribosomen**. So bekommen Zytoplasma und einige Zellorganellen ihre Proteine.

**Proteine für das Zytoplasma** sind vor allem Enzyme, die dort ihre Aufgaben verrichten. Sie werden nach der Translation von den freien Ribosomen entlassen und beginnen ihre jeweilige Reaktion zu katalysieren, z. B. innerhalb der Glykolyse.

**Proteine für die Mitochondrien** werden entweder gleich im Mitochondrium selbst hergestellt (das sind allerdings nur 13) oder sie werden im Zellkern kodiert und im Zytoplasma an freien Ribosomen synthetisiert. Im zweiten Fall müssen die fertigen Proteine eine Signalsequenz enthalten, was ihnen die rezeptorvermittelte aktive Aufnahme in die Mitochondrien ermöglicht.

**Proteine für den Zellkern** sind ebenfalls mit einer Signalsequenz - der nukleären Lokalisierungssequenz (NLS) – versehen, die den Transport in den Zellkern vermittelt. Die mRNA wird ganz normal im Kern gebildet und gelangt ins Zytoplasma, wo die Protein-Biosynthese erfolgt. Das fertige Protein wird über die Kernpore wieder in den Kern aufgenommen und übt dort seine Funktion aus.

**Proteine für die Peroxisomen** enthalten ebenfalls eine Signalsequenz, werden vollständig an freien Ribosomen synthetisiert und anschließend in die Peroxisomen aufgenommen.

## Proteine für außerhalb der Zelle

Entstehende Proteine, die den Weg über das (raue) ER nehmen (= sekretorischer Weg), besitzen eine Signalsequenz. Ihre Biosynthese beginnt ebenfalls an den freien Ribosomen im Zytoplasma. Ist die Signalsequenz, die sich am Beginn der mRNA befindet, in die Aminosäure-Sequenz umgeschrieben, wird dies durch ein „Signalerkennungs-Partikel" erkannt, was die weitere Translation zunächst unterbindet.

**Erste Station: das Endoplasmatische Retikulum.** Das Ribosom wird ans ER dirigiert und die weitere Translation erfolgt direkt in dessen Lumen hinein. Dort werden die Proteine meist noch ein wenig verändert (= modifiziert), z. B. mit einem Kohlenhydrat-Rest versehen (= glykosyliert, ↗ S. 291).

**Nächste Station: der Golgi-Apparat.** Vom ER aus geht die Reise der Proteine immer erst zum Golgi-Apparat, in dem noch weitere Modifizierungen vorgenommen werden. Anschließend erfolgt die Verschickung an den vorgesehenen Arbeitsplatz. Diese Information befindet sich auf der Signalsequenz, die ebenfalls auf dem Erbgut festgelegt ist.

ER und Golgi können gemeinsam als „Poststation" betrachtet werden, in der Päckchen geschnürt, verpackt und an die festgelegte Adresse verschickt werden (↗ S. 290).

**Exportproteine** durchlaufen alle diesen Weg. Beispiele sind das Kollagen (↗ S. 453) und das Hormon Insulin (↗ S. 352).

**Membranproteine.** Sämtliche Membranen einer Zelle stehen untereinander in Verbindung. Da neue Membranen aus dem ER und dem Golgi-Apparat entstehen, wundert es sicherlich auch nicht, dass die Membranproteine gleich dort eingebaut werden.

**Proteine für ER und Golgi** schlagen ebenfalls den sekretorischen Weg ein. Die ER-Proteine gehen allerdings ganz klassisch zunächst zum Golgi-Apparat, bevor sie in das ER zurückkommen.

**Lysosomale Proteine.** Da die Lysosomen vom Golgi-Apparat gebildet werden, macht es Sinn, dass auch die lysosomalen Proteine den sekretorischen Weg einschlagen.

> Lysosomen und Zellmembranen entstehen aus dem Golgi-Apparat und/oder dem ER und erhalten ihre Proteine über den sekretorischen Weg. Peroxisomen teilen sich, ähnlich den Mitochondrien selbst und nehmen daher ihre Proteine aus dem Zytoplasma auf.

## Proteinabbau

Proteine werden fast ausschließlich innerhalb der Zellen abgebaut. Zum Teil befinden sie sich schon dort, zum Teil müssen sie von außen – z. B. aus dem Blut – hineintransportiert werden.

> Beim Abbau der eigenen intrazellulären Proteine ist jede Zelle für sich selbst verantwortlich. Plasmaproteine werden vor allem von der Leber (die Glykoproteine) und den Nieren (das Albumin) abgebaut.

Daneben gibt es noch spezialisierte Zellen, die nur ganz bestimmte Proteine abbauen.

**Proteinabbauende Enzyme** werden als **Peptidasen** bezeichnet und gehören in die Enzymklasse der **Hydrolasen** (= spalten Peptidbindungen unter Einlagerung von Wasser, ↗ S. 73). Peptidasen kann man nach deren biologischer Funktion und Lokalisation einteilen in:

- Verdauungsenzyme,
- Extrazelluläre Peptidasen (mit spezifischen Funktionen) und
- Intrazelluläre Peptidasen (z. B. in den Lysosomen).

Manchmal unterteilt man die proteinspaltenden Enzyme auch in Peptidasen, die Peptide spalten und **Proteinasen**, die Proteine zerlegen. Wählt man diese Einteilung, dann lassen sich die Proteinasen noch weiter, nach ihrer reaktiven Gruppe, unterteilen. Am wichtigsten sind die **Serin-Proteinasen** (z.B. Trypsin, ↗ S. 466), die die Aminosäure Serin in ihrem Aktiven Zentrum haben.

**Angriffsort.** Peptidasen und Proteinasen unterscheiden sich auch in ihrem Arbeitsplatz:
- Die eigentlichen **Peptidasen** sind **Exopeptidasen**, also Enzyme, die an den Enden von Peptiden angreifen. Exopeptidasen können noch weiter in Carboxypeptidasen und Aminopeptidasen unterteilt werden, je nachdem ob sie vom C- oder vom N-Terminus her schneiden (↗ S. 73). Die Exopeptidasen sind **substratspezifisch**.
- **Proteinasen** sind **Endopeptidasen**, die ein Protein irgendwo in der Mitte spalten. Sie sind meist **nicht substratspezifisch** und erkennen lediglich bestimmte Regionen an Proteinen.

Diese Unterschiede werden verständlich, wenn man sich vorstellt, dass Proteinasen bei einem riesigen Protein wohl kaum den Anfang oder das Ende finden werden. Also schneiden sie etwas, was an der Oberfläche zu finden ist (= bestimmte Regionen) und sich meist irgendwo mitten in der AS-Kette befindet. Auch eine Substratspezifität gestaltet sich bei Proteinasen nicht sonderlich einfach, da ein Substrat, das ähnlich groß ist wie das Enzym selbst, schlecht als Ganzes erkannt werden kann.

Peptidasen dagegen können ihr Substrat, die viel kleineren Peptide, im Ganzen erkennen und sind deshalb in der Lage, vor allem im Blut sehr substratspezifische Aufgaben (z.B. Aktivierung von Blutgerinnungsfaktoren, ↗ S. 507) zu erfüllen.

Nur die Peptidasen im Darm (von denen viele in Wirklichkeit als Proteinasen bezeichnet werden müssten) sind relativ unspezifisch, da ihre Aufgabe darin besteht, Nahrungsproteine in kleine Bruchstücke zu spalten (= Di-, Tripeptide und Aminosäuren), die dann ins Blut aufgenommen werden können.

**Schutz vor Selbstverdauung.** Peptidasen stellen für einen Organismus immer eine Gefahr dar, da er zu großen Teilen aus Proteinen besteht und verhindern muss, dass er selbst verdaut wird. Ein Schutzmechanismus sind **Enzymhemmer**, wie z. B. die Serin-Protease-Inhibitoren, die immerhin rund 10 % der menschlichen Plasmaproteine ausmachen (↗ S. 507). Ein weiterer Schutz sind **inaktive Enzymvorstufen**. Die Verdauungsenzyme werden z.B. als inaktive Vorstufen (= Zymogene, ↗ S. 463) sezerniert und erst an ihrem Wirkort, im Darmlumen aktiviert. Auch bei der Blutgerinnung (↗ S. 507) spielen inaktive Vorstufen, die erst bei Bedarf kaskadenartig aktiviert werden, eine wichtige Rolle.

## Abbau intrazellulärer Proteine

Für den Abbau intrazellulärer Proteine gibt es zwei Möglichkeiten:
1. Große Proteinabbau-Maschinen, die **Proteasomen**, bauen (**ATP-abhängig**) Proteine, die mit einem bestimmten Markierungsprotein gekennzeichnet sind, ab.
2. **Lysosomen** zerlegen Proteine **ATP-unabhängig**.

Proteine haben recht unterschiedlich lange Halbwertszeiten von einigen Sekunden bis zu vielen Tagen.
Die Schlüsselenzyme des Stoffwechsels werden besonders rasch abgebaut ($T_{1/2}$ manchmal nur eine halbe Stunde), damit die Zelle schnell auf wechselnde Bedingungen reagieren kann.

Andere Proteine – wie die Laktat-Dehydrogenase – werden ständig in gewissem Maße benötigt und weisen daher eine recht lange Halbwertszeit auf.
Nach welcher Zeit ein Protein abgebaut wird, hängt von bestimmten Aminosäure-Sequenzen ab. Die einen signalisieren, dass ein Protein schnell abgebaut werden soll, andere, dass es langlebiger sein soll.

**Proteasomen** gibt es in großer Anzahl in allen eukaryontischen Zellen. Neben der wichtigen Funktion, fehlgefaltete Proteine abzubauen, zerlegen sie auch anderweitig geschädigte Proteine und solche mit einer großen Umsatzrate.
Ein Proteasom ist ein **Multienzymkomplex**, der sich im Zytoplasma befindet: eine **unspezifische** und damit **multikatalytische Protease**.
Abgebaut werden nur Proteine, die zuvor mit einer Markierung (= Ubiquitin) versehen wurden. Ein abzubauendes Protein wird dabei gleich mit **mehreren Ubiquitinen** versehen. Ubiquitin ist übrigens das am stärksten konservierte Protein, das man derzeit kennt.

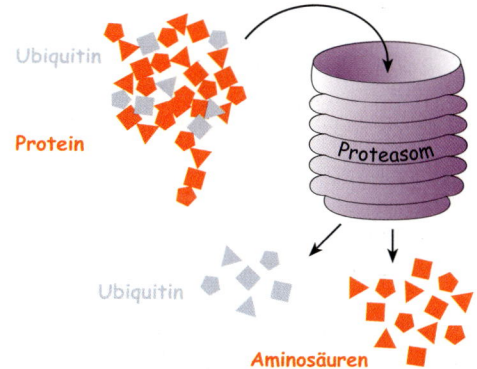

Ob ein Protein nun schnell oder langsam ubiquitiniert wird, hängt von dessen Aminosäure-Sequenzen am N-Terminus ab.

Ubiquitin ist der Hinweis für die „große Proteinzerstörungsgsmaschine Proteasom", ein Protein abzubauen. Die Ubiquitinierung erfolgt an der Aminosäure Lysin (an der ε-Amino-Gruppe) der abzubauenden Proteine.

Ubiquitin wird nach Gebrauch wiederverwendet, also nicht abgebaut.

**Lysosomen** bauen oft keine einzelnen Proteine, sondern gleich ganze **Organellen** ab, z. B. greise Mitochondrien. Dafür besitzen Lysosomen eine ganze Reihe hydrolytisch arbeitender Enzyme, wie **Peptidasen** und das **Kathepsin**, das man praktisch nur dort findet. An intrazellulären Proteinen werden vor allem membranassoziierte oder langlebige Proteine abgebaut.

Auf die Rolle der Lysosomen beim Abbau extrazellulärer Proteine kommen wir jetzt zu sprechen.

### Abbau extrazellulärer Proteine

Spricht man von extrazellulären Proteinen, so sind das in erster Linie die Plasmaproteine, die sich bezüglich ihres Abbaus in zwei verschiedene Gruppen einteilen lassen:

1. **Glykoproteine** werden aus dem Blut über rezeptorvermittelte Endozytose in die **Leberzellen** aufgenommen und dort abgebaut.
2. **Albumin**, das einzige nicht glykosylierte Plasmaprotein, wird von den **Nierenepithelzellen** aufgenommen und dort intrazellulär abgebaut.

**Glykoproteine.** Fast alle Plasmaproteine sind Glykoproteine, also Proteine mit einem Zuckerrest (einzige Ausnahme = Albumin). Veränderungen an diesem Zuckerrest führen schließlich zum Abbau der entsprechenden Proteine in der Leber. Alle Glykoproteine besitzen als endständigen Zucker die **NANA** (= N-Acetyl-Neuraminsäure oder Sialinsäure, ↗ S. 28). In den Wänden der Blutgefäße befinden sich **Neuraminidasen**, die diese endständige NANA entfernen. Der dann stets folgende Zucker, die Galaktose, signalisiert ein gealtertes Glykoprotein, das aus dem Blut entfernt werden soll.

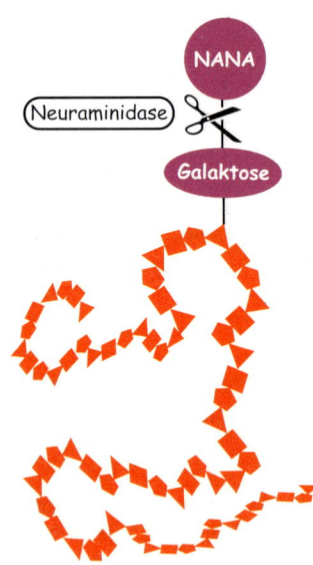

Die Leber verfügt über **Asialoglykoprotein-Rezeptoren**. Das sind Rezeptoren, die ein Nichtvorhandensein von Sialinsäure (= a-sial …) erkennen. (Wegen der auf die NANA folgende Galaktose werden diese Rezeptoren auch als Galaktose-Rezeptoren bezeichnet.)

Gealterte glykosylierte Plasmaproteine binden nun an diesen Rezeptor und werden per Endozytose in die Leberzellen aufgenommen. Dort wandern sie in die Lysosomen und werden abgebaut.

**Da Albumin** nicht glykosyliert ist, kann sein Abbau nicht über den Asialoglykoprotein-Rezeptor erfolgen, sondern muss einen anderen Weg nehmen. Erst seit kurzem weiß man, dass ein Großteil des Albumins zunächst in den Nieren mit dem Ultrafiltrat ausgeschieden wird. Anschließend wird es unversehrt wieder in die Tubulusepithelzellen der Nieren aufgenommen. Dort angelangt, gibt es zwei verschiedene Möglichkeiten:

1. Das meiste Albumin wird unverändert wieder ins Blut abgegeben.
2. Ein kleiner Teil wird dem intrazellulären Abbau in Lysosomen zugeführt.

Wie dieser Mechanismus genau funktioniert, und wer reguliert, wie viele Albumine abgebaut werden, ist jedoch noch weitgehend unbekannt.

Da Albumin eine bedeutende Rolle für den kolloidosmotischen Druck spielt, liegt die Vermutung nahe, dass die Kontrolle über den Abbau irgendwie im Rahmen der Blutdruckregulation erfolgt …

Außer Albumin werden auch die **Peptidhormone** in den Nieren abgebaut. Viele dieser Hormone sind so klein, dass sie einfach filtriert und nach der Wiederaufnahme durch die Tubulusepithelzellen intrazellulär abgebaut werden (↗ S. 337).

## 4.3 Stoffwechsel der Aminosäuren

Man unterscheidet heute 20 verschiedene proteinogene Aminosäuren und eine ganze Reihe, die nicht in Proteine eingebaut werden.

Im folgenden Abschnitt werden die für unsere Zellen und unseren Organismus wichtigsten Reaktionen dieser Stoffklasse vorgestellt.

### Strategien des Aminosäure-Stoffwechsels

Das Unangenehme an den Aminosäuren ist, dass es allein von den proteinogenen 20 verschiedene gibt, die alle ein bisschen unterschiedlich auf- und abgebaut werden. Viele Wege treffen sich jedoch schließlich bei einigen zentralen Vertretern der Aminosäuren wieder und wandern dann meist in den Citratzyklus.

Daher beginnen wir unsere Betrachtungen des Aminosäure-Stoffwechsels mit der Vorstellung solch zentraler Aminosäuren. Anschließend werden kurz die drei wichtigsten Reaktionstypen der Aminosäuren besprochen, bevor wir die Rolle unserer Organe bei der ganzen Sache beleuchten.

### Die wichtigsten Aminosäuren und deren Verwandte

Um die Grundprinzipien des Aminosäurestoffwechsels verstehen zu können, reicht es aus, sich vier der 20 Aminosäuren einzuprägen. Über diese werden dann fast alle anderen ab- und umgebaut. Diese vier sind:

- Alanin
- Aspartat
- Glutamat
- Glutamin

Zusätzlich benötigt man von dreien von ihnen die zugehörigen α-Ketosäuren, die für die Umbauvorgänge (= Transaminierungen) ganz wichtig sind. Um sich unter „Ketosäuren" etwas vorstellen zu können, muss man wissen, dass die Aminosäuren offiziell Amino-Carbonsäuren heißen. Entsprechend heißen die, die an dieser Stelle keine Amino-Gruppe, sondern eine Keto-Gruppe besitzen, Keto-Carbonsäuren – oder äquivalent zu den Aminosäuren einfach Ketosäuren.

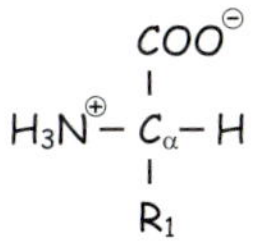

α-Aminosäure 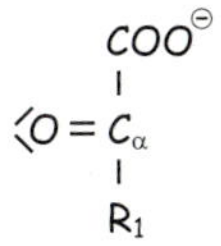          α-Ketosäure

Für die Umbauvorgänge werden die α-Ketosäuren benötigt, weil sich die Amino-Gruppe bei den Aminosäuren ebenfalls am α-C-Atom (= $C^2$) befindet.

**Alanin und Pyruvat.** Eine wichtige Rolle im Aminosäurestoffwechsel spielt die α-Ketopropionsäure, besser bekannt unter dem Namen Brenztraubensäure oder Pyruvat. Sie steht in enger Verbindung zur Aminosäure Alanin.

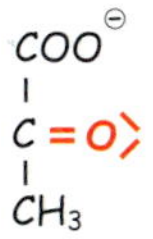

Pyruvat 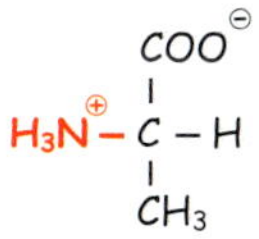          Alanin

**Aspartat und Oxalacetat.** Ein weiteres enges Aminosäuren-Ketosäuren-Verhältnis besteht zwischen der α-Ketobernsteinsäure, populärer unter dem Namen Oxalacetat, und der Aminosäure Aspartat.

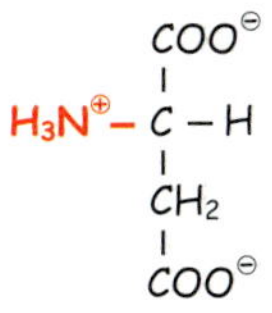

Aspartat 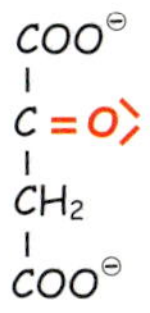          Oxalacetat

**Glutamat und α-Ketoglutarat.** Die wichtigste Rolle unter den Aminosäuren nimmt das Glutamat ein, das mit dem α-Ketoglutarat (also der α-Ketoglutarsäure) in „Beziehung" steht.

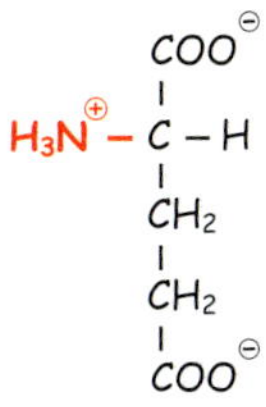

Glutamat 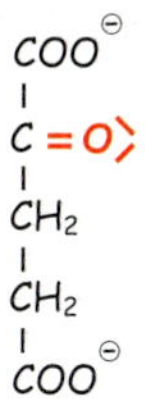          α-Ketoglutarat

**Glutamin.** Die vierte Aminosäure, das Glutamin, steht über das Glutamat ebenfalls mit dem α-Ketoglutarat in Verbindung, wodurch uns eine weitere Ketosäure erspart bleibt.

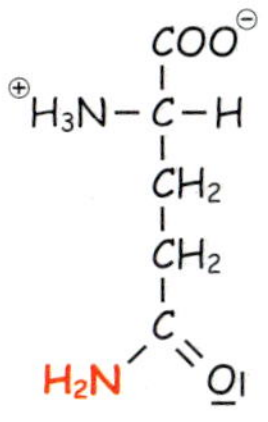

Glutamin 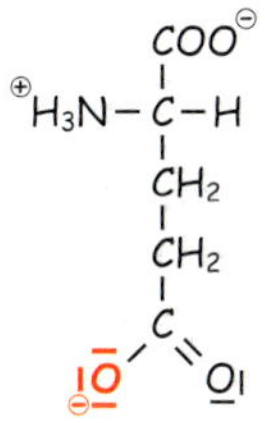          Glutamat

Damit haben wir schon die wichtigsten Moleküle beisammen und können uns jetzt den zentralen Reaktionen der Aminosäuren zuwenden.

## Wie reagieren Aminosäuren?

Aminosäuren sind für unseren Organismus unwahrscheinlich wichtig, da sie für die Protein-Biosynthese benötigt werden.

Nach der Nahrungsaufnahme wird unser Körper meist von einer ganzen Flut von Aminosäuren überschwemmt. Da die Nahrung aber meist nicht genau die richtige Menge an jeder der einzelnen Aminosäuren enthält, müssen unsere Zellen in der Lage sein, Aminosäuren ineinander umzuwandeln oder sie abzubauen.

**Stickstoff als Problem.** Das, was die Aminosäuren von den meisten anderen Kohlenstoffverbindungen unterscheidet, ist seine Amino-Gruppe, also der Stickstoff. Das Problem am Stickstoff ist, dass unsere Zellen nicht in der Lage sind, ihn vollständig (also zu $N_2$) zu oxidieren. Daher produzieren sie als primäres Abbauprodukt Ammoniak (= $NH_3$). Da Ammoniak dummerweise toxisch ist, muss es schnell in ein anderes, nicht-toxisches und gut wasserlösliches Molekül umgewandelt werden: den Harnstoff.

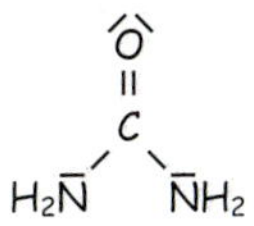

Harnstoff

Bei jedem Ab- oder Umbau von Aminosäuren geht es daher auch immer um die Entsorgung des Stickstoffs. Dies gelingt mithilfe zweier Reaktionen:

1. Bei der **Transaminierung** wird die Amino-Gruppe auf ein anderes Molekül übertragen.
2. Bei der **Desaminierung** erfolgt die Abspaltung der Amino-Gruppe unter Bildung von Ammoniak, der dann weiter zu Harnstoff umgebaut wird.

**Biogene Amine.** Aminosäuren können noch auf eine dritte Art reagieren, bei der die Carboxyl-Gruppe abgespalten wird. Diese Decarboxylierung spielt mengenmäßig zwar nicht die größte Rolle, die entstehenden Produkte haben es aber biologisch gesehen echt in sich ( ↗ S. 187).

**PALP.** Was alle drei Reaktionstypen gemeinsam haben, ist ein Coenzym namens **P**yridox**alp**hosphat (= PALP). PALP entsteht aus Vitamin B_6, dem Pyridoxin ( ↗ S. 172), das mit der Nahrung aufgenommen und erst in unseren Zellen zu Pyridoxalphosphat phosphoryliert wird.

**Die Leber und der Rest.** Es sei hier schon einmal kurz angemerkt, dass verschiedene Organe in unserem Körper auch verschiedene Aufgaben in Bezug auf den Aminosäuren-Stoffwechsel erfüllen. Manche der folgenden Reaktionen laufen dabei bevorzugt in gewissen Organen ab. Wie wir es ja schon gewohnt sind, spielt auch hier wieder die Leber eine zentrale Rolle.

## Transaminierung

Die Transaminierung ist ein Vorgang, bei dem die Amino-Gruppe einer momentan nicht benötigten Aminosäure auf eine α-Ketosäure übertragen wird. Letztere wird dadurch zu einer neuen, gerade benötigten Aminosäure und die Ausgangs-Aminosäure entsprechend zu ihrer Ketosäure.

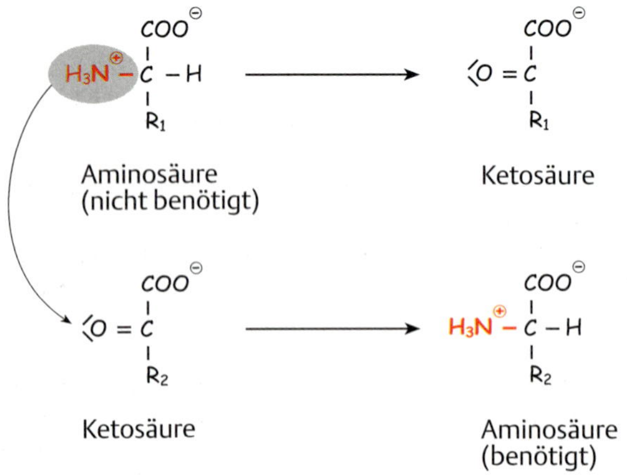

Enzyme, die eine Transaminierung katalysieren, heißen **Aminotransferasen** und wurden früher Transaminasen genannt.

Für jede Aminosäure, die mittels Transaminierung umgesetzt werden kann (das sind nicht alle, aber die meisten), existiert eine spezifische Transaminase.
Pyridoxalphosphat (= PALP) ist bei allen Transaminierungen als Coenzym beteiligt.

Eine Transaminierung findet immer in zwei Teilschritten statt. Zunächst wird die Amino-Gruppe der ersten Aminosäure auf **PALP** übertragen, dann überträgt PALP die Amino-Gruppe auf die zweite Ketosäure, die dadurch zur Aminosäure wird. Das Zwischenprodukt aus PALP und Amino-Gruppe ist chemisch gesehen eine **Schiffsche Base**.

**Was um Himmels willen ist eine Schiffsche Base?** Nein, es ist nicht die Cousine des Florenzer Chemikers Ugo Schiff, sondern wirklich eine chemische Base, die er entdeckte.
Bei der beschriebenen Reaktion lagert sich zunächst die Aminosäure über ihre Amino-Gruppe an das PALP an und Wasser wird frei. Dabei entsteht die Imin-Gruppe (C = N), die man auch als Schiffsche Base bezeichnet.

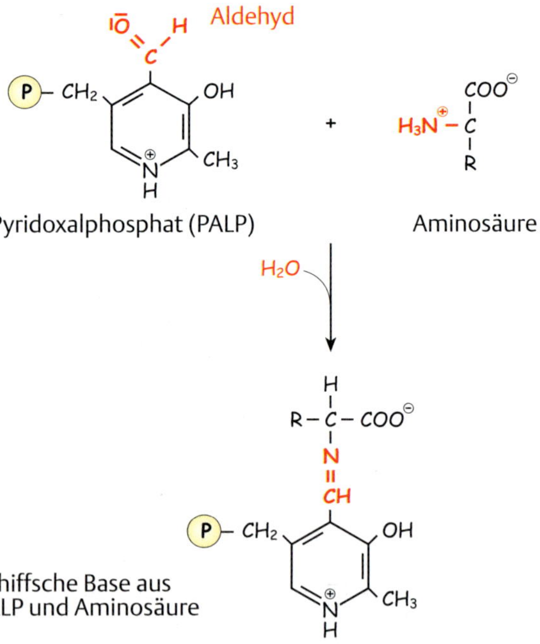

Gleich darauf wird wieder Wasser eingelagert – diesmal allerdings an die Ex-Aminosäure, die nun eine Ketosäure geworden ist. PALP wird durch diese Aktion zum **P**yridox**amin**phosphat (PAMP). Aus dem –al-, dem Aldehyd, ist ein –amin- geworden.

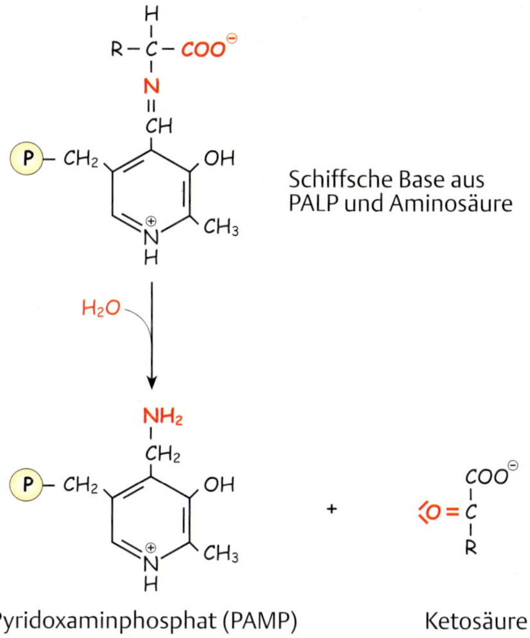

Schiffsche Base aus PALP und Aminosäure

Pyridoxaminphosphat (PAMP)    Ketosäure

Um nun auch noch die neue Aminosäure zu erhalten, müssen die Reaktionen einfach rückwärts laufen. Eine (andere) α-Ketosäure lagert sich an PAMP an und die oben genannten Reaktionsschritte laufen nun in entgegengesetzter Richtung ab, bis PALP rückgebildet und die neue Aminosäure entstanden ist.

**Bedeutung der Aminotransferasen.** Über die Transaminierungsreaktionen kann der Stickstoff (via Glutamat und Aspartat) zu guter Letzt in den Harnstoffzyklus eingehen ( ↗ S. 183).
Außerdem lassen sich durch Aminotransferasen praktisch alle Aminosäuren ineinander umwandeln. Da die Reaktionen zudem reversibel sind, können auch neue Aminosäuren gebildet werden, solange die entsprechenden α-Ketosäuren vorliegen, sogar essenzielle ( ↗ S. 179).

**Die beiden wichtigsten Aminotransferasen** für angehende Mediziner (und überhaupt in der Biochemie des Menschen) sind die Aspartat-Aminotransferase und die Alanin-Aminotransferase. Beiden gemeinsam ist die zugehörige Ketosäure, das α-Ketoglutarat.
Da sich die Kliniker (mal wieder) nicht recht an die neue Nomenklatur gewöhnen können, ist hier auch meist noch von Transaminasen anstatt von Aminotransferasen die Rede.
Die **Aspartat-Aminotransferase** (**AST**) katalysiert die Übertragung der Amino-Gruppe von Aspartat auf α-Ketoglutarat. Entstanden sind dann Oxalacetat und Glutamat.

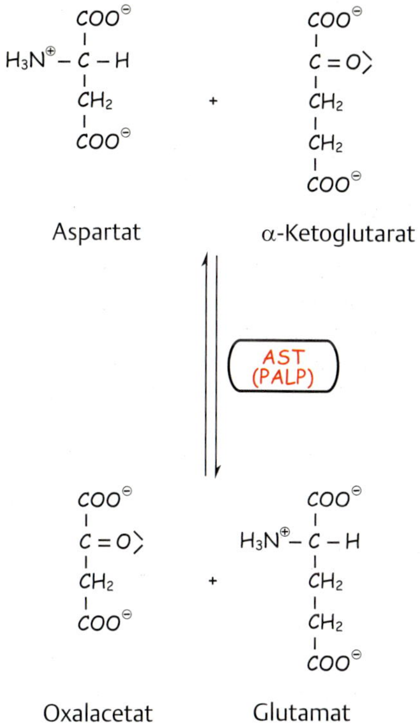

Aspartat    α-Ketoglutarat

Oxalacetat    Glutamat

Aus diesem Grund wurde das Enzym früher (in der Klinik auch oft heute noch …) als Glutamat-Oxalacetat-Transaminase (GOT) bezeichnet.
Das zweite zentrale Enzym ist die **Alanin-Aminotransferase** (**ALT**) oder Glutamat-Pyruvat-Transaminase (GPT), die folgende Reaktion katalysiert.

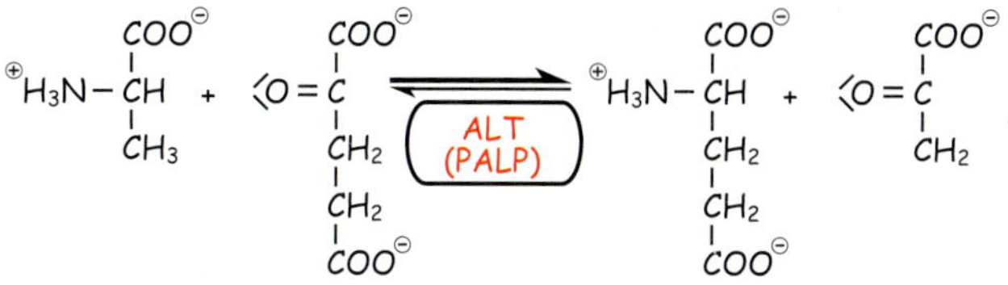

Alanin    α-Ketoglutarat    Glutamat    Pyruvat

Man sollte sich bei den beiden zentralen Aminotransferasen unbedingt alte und neue Namen einprägen, da beides ähnlich gebräuchlich ist und man nicht immer beide Bezeichnungen findet. Außerdem ist die gesamte Reaktion in beiden Namen enthalten.

**Glutamat.** Neben diesen beiden speziellen Reaktionen können auch die meisten anderen Aminosäuren mithilfe von α-Ketoglutarat transaminiert werden. Das α-Ketoglutarat spielt dabei immer den Akzeptor und wird zu Glutamat. Die Konsequenz daraus ist, dass sich die Amino-Gruppen der ab- und umzubauenden Aminosäuren hauptsächlich auf dem Glutamat sammeln.

## Desaminierung

Auch bei der Desaminierung wird die Amino-Gruppe von der Aminosäure entfernt. Allerdings entsteht in diesem Fall freies Ammoniak, da die $NH_2$-Gruppe auf kein anderes Molekül übertragen wird. Auf Grund verschiedener Mechanismen können drei verschiedene Desaminierungen unterschieden werden.

**Die Oxidative Desaminierung** ist die wichtigste Desaminierung. Hier wird die Amino-Gruppe zunächst zu einer Imino-Gruppe ($C = N$, auch Schiffsche Base genannt) oxidiert, wobei eine Doppelbindung zum Stickstoff entsteht. Die Elektronen werden dabei in Form von Wasserstoff auf $NAD^+$ oder $NADP^+$ übertragen.

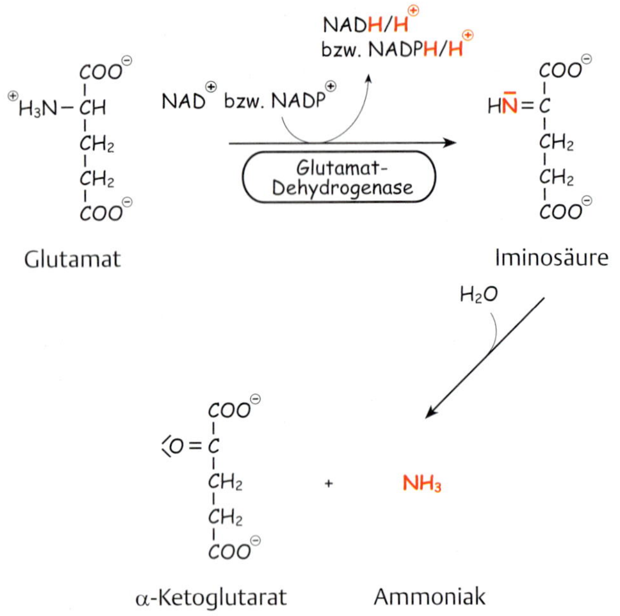

Glutamat — Iminosäure

α-Ketoglutarat — Ammoniak

Anschließend erfolgt die hydrolytische Spaltung der Imino-Gruppe und es entsteht deren α-Ketosäure. Das gewählte Beispiel zeigt die wichtigste Desaminierung: die Glutamat-Dehydrogenase-Reaktion.

**Bei der hydrolytischen Desaminierung** wird $NH_3$ aus den Säureamid-Gruppen unserer Aminosäuren (= Glutamin und Asparagin) abgespalten. Die Amid-Gruppen werden einfach durch Wasseranlagerung entfernt und dafür eine OH-Gruppe dran gebaut (Beispiel Glutaminase, ↗ S. 173).

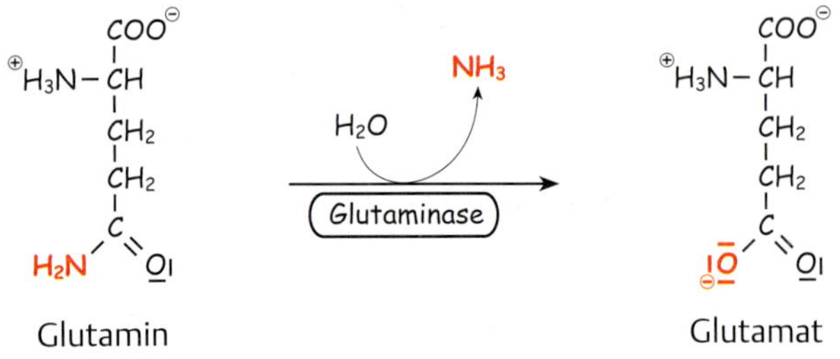

Glutamin — Glutamat

**Bei der eliminierenden Desaminierung** wird $NH_3$ eliminiert und eine Doppelbindung bleibt zurück. Es handelt sich aber um eine seltene Reaktion.

> Bis auf die Reaktion der Glutamat-Dehydrogenase (GLDH) sind alle Desaminierungen – im Gegensatz zu den Transaminierungen – irreversibel.

### Decarboxylierung zu biogenen Aminen

Eine Decarboxylierung von Aminosäuren führt zu den biogenen Aminen. Auch hier benötigt man Pyridoxalphosphat (PALP) als Coenzym.

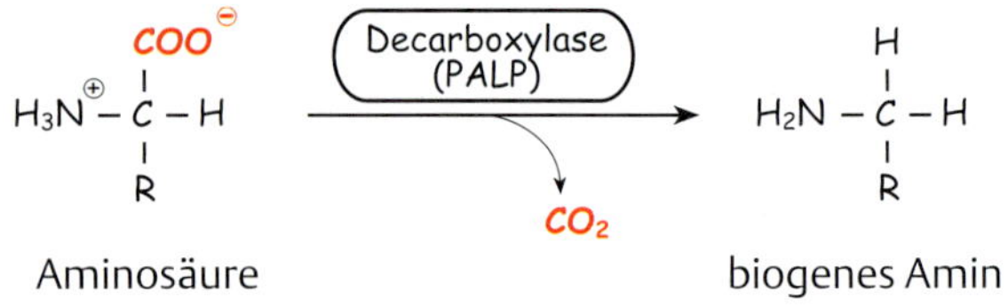

Aminosäure — biogenes Amin

Biogene Amine sind keine Säuren mehr. Da sie nur noch die Amino-Gruppe haben, bezeichnet man sie als Amine und da diese Amine *so* wichtig für unser Leben sind, bezeichnet man sie als biogene Amine ( ↗ S. 187).

## Vitamin $B_6$

Das wasserlösliche Vitamin $B_6$ ist das wichtigste Coenzym des Aminosäurestoffwechsels.

**Chemisch** betrachtet handelt es sich beim Vitamin $B_6$ um einen Sammelbegriff für verschiedene Moleküle, die dieselbe Vitaminwirkung haben. Am wichtigsten sind die alkoholische Form Pyridoxin, das Aldehyd Pyridoxal und das Amin Pyridoxamin. Die biologisch aktive Form ist der 5'-Phosphorsäureester des Pyridoxal, das **Pyridoxalphosphat** (**PALP**).

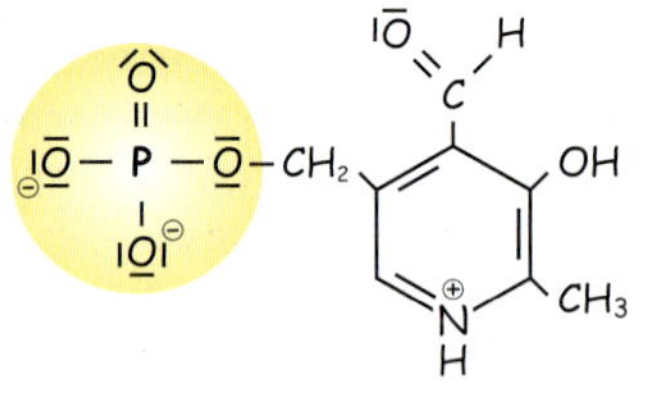

Pyridoxalphosphat (PALP)

**Die Aufnahme** aller (zumeist unphosphorylierter) $B_6$-Vitamine aus der Nahrung erfolgt passiv über den gesamten Dünndarm. In der Leber übernimmt dann eine Pyridoxal-Kinase die Phosphorylierung aller drei Formen. Um schließlich zum PALP zu gelangen, muss noch eine Oxidase aktiv werden.

**Der Mechanismus.** PALP wird an Lysinreste verschiedener Enzyme gebunden und bildet dort mit der Aminosäure eine Schiffsche Base ( ↗ S. 170), indem es zu Ladungsverschiebungen innerhalb des Moleküls kommt.

Findet am $C^2$-Atom einer Aminosäure eine Reaktion statt, ist PALP immer mit von der Partie. Es ist das essenzielle Coenzym für Transaminasen und Decarboxylasen.

**Vitamin-B$_6$-abhängige Reaktionen.** Es gibt zahlreiche Reaktionen in unseren Zellen, die von Vitamin B$_6$ als Coenzym abhängig sind. In diesem Buch werden wir allerdings nur exemplarisch auf die wichtigsten Umwandlungen eingehen.

Vier Enzyme gehören dabei in die Gruppe der **Transferasen**:

- die Alanin-Aminotransferase, ALT (Amimosäuren-Stoffwechsel, ↗ S. 176),
- die Aspartat-Aminotransferase, AST (Aminosäuren-Stoffwechsel, ↗ S. 176),
- die δ-Aminolävulinsäure-Synthetase (Hämoglobin-Biosynthese, ↗ S. 486) und
- die Glykogen-Phosphorylase (Glykogen-Abbau, ↗ S. 107).

Außerdem sind zwei wichtige **Decarboxylasen** auf PALP als Coenzym angewiesen:

- die Glutamat-Decarboxylase (GABA-Biosynthese, ↗ S. 428) und
- die Tyrosin-Decarboxylase (Tyramin-Biosynthese).

Auch die Lysin-**Oxidase** (Kollagen-Biosynthese, ↗ S. 453) kommt nicht ohne Pyridoxalphosphat aus.

**Der Tagesbedarf** an Vitamin B$_6$ beträgt etwa **2 mg**. Obwohl das Vitamin in unseren Nahrungsmitteln recht gut vertreten und ein isolierter Mangel äußerst selten ist, nimmt auch in unseren Breiten die Mehrheit der Bevölkerung zu wenig Vitamin B$_6$ zu sich. Eine Tatsache, die verwundert, aber noch nicht geklärt werden konnte.

**Die Ausscheidung** erfolgt in Form von Pyridoxinsäure, die biologisch unwirksam ist.

## Die Rolle der verschiedenen Organe

Alle Organe betreiben einen mehr oder weniger ausgeprägten Aminosäurestoffwechsel. Zwischen der Leber, der Muskulatur und den übrigen Organen bestehen jedoch einige Unterschiede, die wir im Folgenden näher beleuchten.
Wenn wir die aus dem Darm resorbierten Aminosäuren auf ihrem weiteren Weg begleiten, so zeigt es sich, dass sie zunächst unweigerlich über den Pfortaderkreislauf auf die Leber treffen. Die Leberzellen nehmen erst einmal den größten Teil (etwa ¾) der Aminosäuren auf. Der Rest steht allen übrigen Körperzellen über den Systemkreislauf zur Verfügung. In der Leber wird, kurz nach der Nahrungsaufnahme, ein erheblicher Teil der Aminosäuren einfach oxidiert (= abgebaut), so dass rund 90 % der Energie in dieser Stoffwechsellage aus dem Abbau der Aminosäuren stammen. Durch diese Maßnahme erhöht sich der Blutspiegel der einzelnen Aminosäuren auch nach Nahrungsaufnahme kaum.

## Die Zelle am kleinen Zeh

Für irgendeine x-beliebige Zelle irgendwo in unserem Körper, z. B. am kleinen Zeh, ist die Sache mit den Aminosäuren eigentlich ganz einfach.
Die Konzentrationen der verschiedenen Aminosäuren im Blut sind relativ konstant, und die Zelle nimmt einfach diejenigen Aminosäuren aus dem Blut auf, die sie gerade für ihre eigenen Biosynthesen benötigt.
Fallen beim eigenen intrazellulären Abbau von Proteinen vermehrt Aminosäuren an, dann kann sie die Zelle recyclen und wieder für eigene Biosynthesen verwenden. Teilweise werden sie vorher auch noch durch Transaminierung ineinander umgewandelt.
Aminosäuren, die (gerade) nicht benötigt werden, werden abgebaut. Das Problem ist hier wieder der Stickstoff der Amino-Gruppe, mit dem eine extrahepatische Zelle nichts anfangen kann und ihn daher in einer Transaminierungsreaktion auf **Glutamat** überträgt, das dadurch zu **Glutamin** wird.

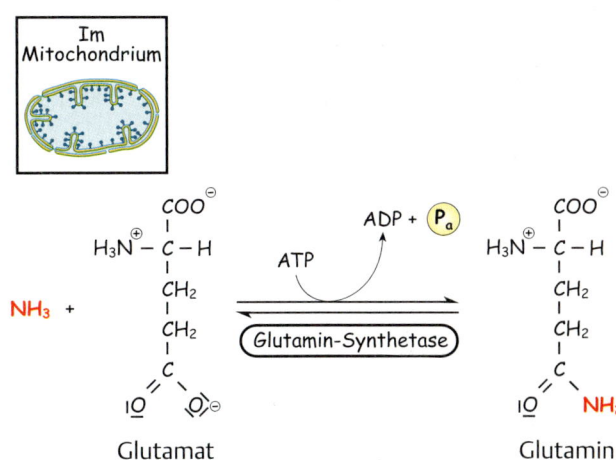

Glutamin wird an das Blut abgegeben, womit für diese Zelle das Problem erledigt ist.

**Glutamin** ist der zentrale Transporter von Amino-Stickstoff zwischen den Zellen in unserem Körper. Es wird von der Leber (und den Nieren) aufgenommen. Der Stickstoff wird weiter entsorgt, Glutamat zu anderen Aminosäuren transaminiert.

(*)Leber: Harnstoffsynthese
Niere: Sekretion

Wegen dieser Funktion ist Glutamin mit Abstand die Aminosäure mit der **höchsten Konzentration im Blut**.

## Die Muskulatur und Aminosäuren

Im Großen und Ganzen gelten für die Muskelzellen die gleichen Bedingungen wie für die Zelle am kleinen Zeh. Da der Abbau von Muskelprotein jedoch die einzige Möglichkeit darstellt, ohne größere Schäden für den Organismus Aminosäuren bereitzustellen, ergeben sich noch wichtige weitere Funktionen.

- In langandauernden Hungerperioden werden – neben unseren Fettspeichern – die Proteine (also Muskeln) zur Energieerzeugung herangezogen.
- Manche Aminosäuren werden allerdings schon nach einer (mahlzeitlosen …) Nacht als Substrate für die Glukoneogenese benötigt.

**Glukoneogenese.** Schon nach wenigen Stunden (z. B. einer Nacht) ist der Glykogen-Vorrat in der Leber aufgebraucht. Dann dienen Aminosäuren aus Muskelproteinen (nur die glukogenen) als einzig brauchbare Glukosequelle.
Nach dem Abbau der Muskelproteine wird die Amino-Gruppe der entstehenden Aminosäuren (anders als bei anderen Zellen) auf **Pyruvat** übertragen. Durch diese wichtige

Transaminierungsreaktion entsteht die Aminosäure **Alanin**, die ins Blut abgegeben wird. Über das Blut gelangt Alanin in die Leberzellen, wird dort in die Mitochondrien verschifft und zu Pyruvat rückverwandelt, woraus dann Glukose entsteht (↗ S. 114).
Das wichtige Gruppen-übertragende Enzym ist dabei die **Alanin-Aminotransferase (ALT)**.
Man kann sich leicht vorstellen, dass die Konzentration dieses Enzyms sowohl in der Muskulatur als auch in der Leber besonders hoch ist, was bei der Verwendung der ALT für diagnostische Zwecke bedeutsam wird.

**Alanin** ist die Aminosäure mit der zweithöchsten Konzentration im Blut, allerdings mit einigem Abstand zum Glutamin. Im Fastenzustand sind immerhin rund 30 % aller Aminosäuren in den Lebervenen Glutamin und Alanin.

## Die Leber und Aminosäuren

Die Leber ist das entscheidende Organ für die Konstanthaltung des normalen Blutspiegels der einzelnen Aminosäuren.
Um nach der Aufnahme einer großen Menge irgendwelcher x-beliebiger Aminosäuren wieder die richtige Menge von jeder einzelnen Aminosäure zu erhalten, werden – vor al-

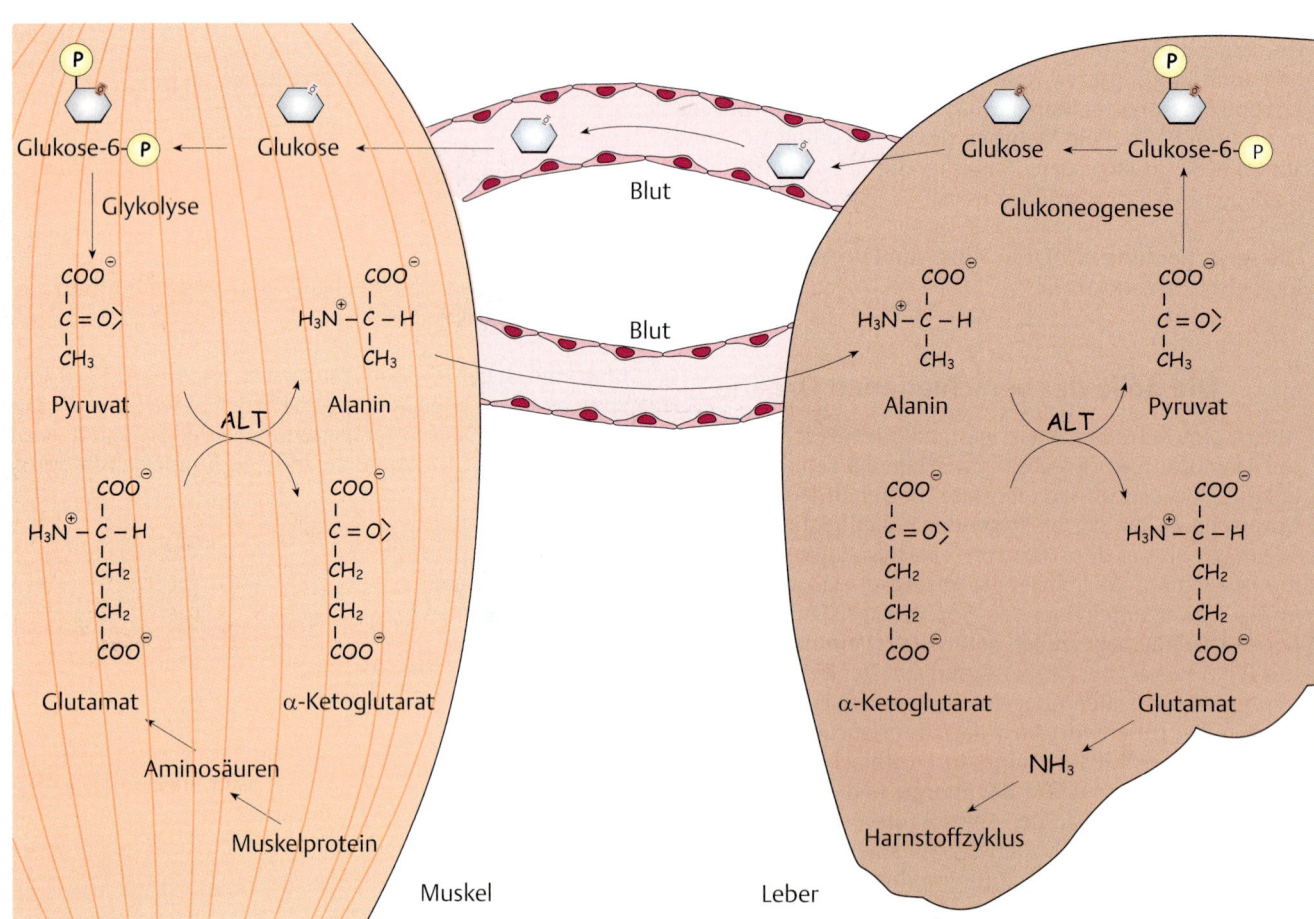

lem in der Leber – viele Aminosäuren ineinander umgewandelt. Eine große Bedeutung erlangen hier die **Aminotransferasen** (= Transaminasen).
Auch die endgültige Entsorgung der Aminosäuren – namentlich ihres Stickstoffs – übernimmt die Leber, indem sie ihn zu **Harnstoff** umwandelt (Harnstoffzyklus, ↗ S. 183).

### Protein-Biosynthese

Die Leberzellen, an denen nun mal alle Aminosäuren zuerst vorbei müssen, können kurz nach einer Nahrungsaufnahme aus dem Vollen schöpfen und betreiben daher Protein-Biosynthesen bis zum Exzess. Dem altruistischen Wesen der Leber entsprechend, tun sie das natürlich nicht nur für sich, sondern vor allem für den restlichen Organismus. Besonders wichtig ist in diesem Zusammenhang die Biosynthese der **Plasmaproteine**, da der gesamte Organismus darauf angewiesen ist.

### Umbau von Aminosäuren

Der Umbau von Aminosäuren ineinander erfolgt durch Transaminierungsreaktionen. Spezifische Aminotransferasen übertragen die $NH_2$-Gruppe vieler Aminosäuren auf α-Ketoglutarat oder Oxalacetat. Eine Schlüsselstellung nehmen hier die **Aspartat-Aminotransferase (AST)** und die **Alanin-Aminotransferase (ALT)** ein ( ↗ S. 176).

### Abbau der Aminosäuren

Bei einem Überschuss an Aminosäuren werden viele von ihnen oxidiert und damit vollständig abgebaut. Die Amino-Gruppe wird entweder als $NH_3$ (= Ammoniak) entfernt (= Desaminierung) oder auf eine Ketosäure übertragen (= Transaminierung). Die Ketosäure ist dabei meistens das α-Ketoglutarat, das dadurch zur zentralen Aminosäure **Glutamat** wird.
Die **Leber** spielt hier insofern eine zentrale Rolle, als dass sie als einziges Organ in der Lage ist, den Stickstoff der Aminosäuren in nennenswerten Mengen loszuwerden (Harnstoffzyklus, ↗ S. 183). (In der **Niere** dienen dieselben Reaktionstypen vor allem der Regulation des Säure-Basen-Haushalts und nicht der Entsorgung des Stickstoffs, ↗ S. 539.)

**Desaminierung von Glutamat.** Eine ganz wichtige Reaktion ist die oxidative Desaminierung von Glutamat in den Leber-Mitochondrien durch die **Glutamat-Dehydrogenase (GLDH)**. Bei dieser Reaktion entsteht neben α-Ketoglutarat auch freies Ammoniak ($NH_3$).

> Diese Reaktion ist reversibel und läuft deshalb je nach den vorherrschenden Konzentrationsverhältnissen der beteiligten Partner entweder in Richtung Glutamat oder Ammoniak und α-Ketoglutarat ab.

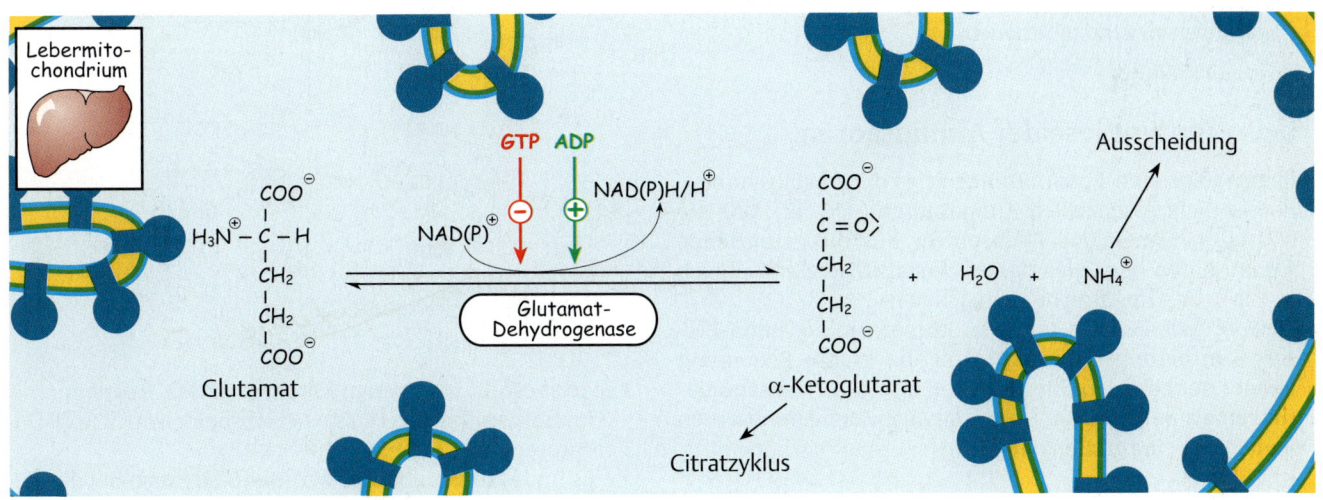

**Harnstoffzyklus.** Ammoniak ist ein relativ starkes Zellgift und muss entsorgt werden. Diese Aufgabe wird durch den Harnstoffzyklus gelöst, in dessen Reaktionsfolge in der Leber aus Ammoniak, Aspartat und $CO_2$ Harnstoff hergestellt wird.

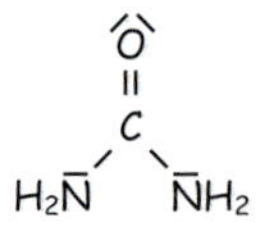

Harnstoff

### Labordiagnostik

Auf die Diagnostik der Leberschädigungen wird später noch genauer eingegangen ( ↗ S. 532). An dieser Stelle soll nur der diagnostische Wert der beiden Transaminasen **ALT** und **AST** erwähnt werden.

Finden sich beide Transaminasen vermehrt im Blut, liegt meist eine **Schädigung der Leberzellen** vor.

Die unterschiedliche Lokalisation der beiden Enzyme – AST überwiegend im Mitochondrium, ALT vor allem im Zytoplasma – ermöglicht es, etwas über die Schwere der Zellschädigung auszusagen:

- Findet sich nur ALT im Blut, so sind die Mitochondrien noch unversehrt und die Zellschädigung ist weniger schwerwiegend.
- Sind die Mitochondrien mitbetroffen, taucht auch die AST im Blut auf, und es liegt eine schwere Zellschädigung vor.

Ausschließlich im Mitochondrium vorkommende Enzyme, wie die GLDH, sind hier noch deutlichere Indikatoren für einen schwerwiegenden Schaden.

### Biosynthese der Aminosäuren

In den folgenden Abschnitten geht es um die Biosynthese der 12 nicht essenziellen Aminosäuren ( ↗ S. 47). Wie die Mikroorganismen und Pflanzen für uns die essenziellen Aminosäuren herstellen, lassen wir als Mediziner einfach außer Acht – Hauptsache sie machen es …

Obwohl jede Zelle in unserem Körper Aminosäuren-Biosynthese betreiben kann, kommt die größte Bedeutung wieder der **Leber** zu. Hierbei spielen sowohl Transaminierungen als auch direkte Umwandlungen der Aminosäuren ineinander eine große Rolle.

### Einfache Biosynthese aus den α-Ketosäuren

Die drei für uns wichtigsten Aminosäuren werden direkt aus ihren α-Ketosäuren gebildet.

**Biosynthese von Alanin.** Alanin entsteht durch die Alanin-Aminotransferase (ALT) aus **Pyruvat**. Die Amino-Gruppe ist dabei eine Spende von Glutamat, dem Zentrum des Aminosäuren-Stoffwechsels. Daher auch der alte Name des Enzyms: Glutamat-Pyruvat-Transaminase, GPT.

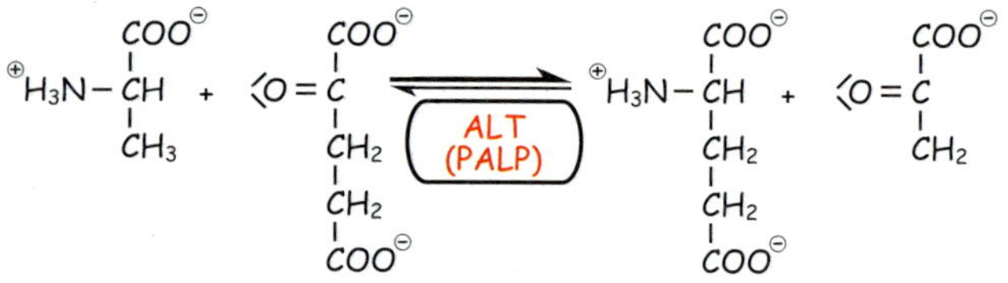

Alanin     α-Ketoglutarat       Glutamat     Pyruvat

Alanin spielt, wie schon angesprochen, eine wichtige Rolle bei der Glukose-Homöostase im Rahmen der Glukoneogenese in der Leber ( ↗ S. 114).

**Biosynthese von Aspartat.** Analog dazu entsteht Aspartat aus **Oxalacetat**, katalysiert durch die Aspartat-Aminotransferase (AST). Wieder ist Glutamat der Spender der Amino-Gruppe, was am alten Namen des Enzyms noch sichtbar ist: Glutamat-Oxalacetat-Transaminase, GOT.

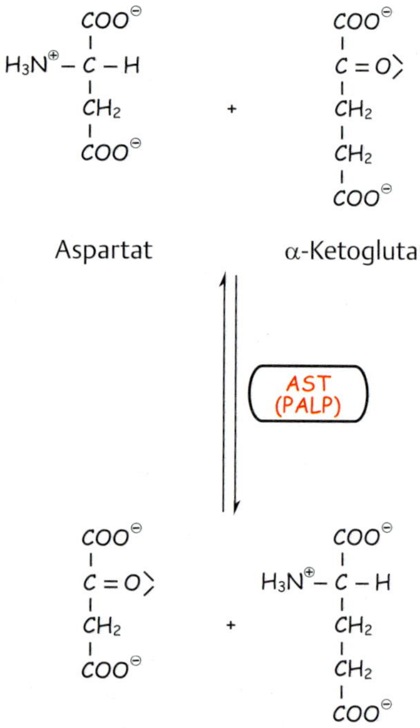

Aspartat        α-Ketoglutarat

Oxalacetat        Glutamat

Aspartat erfüllt in unserem Körper folgende Aufgaben:
- Im Harnstoffzyklus ist es einer der beiden Stickstoff-Donatoren ( ↗ S. 183).
- Es findet sowohl bei der Pyrimidin- als auch bei der Purin-Biosynthese Verwendung ( ↗ S. 242).
- Es stiftet seine Amino-Gruppe für die Bildung von Adenin ( ↗ S. 243).

**Biosynthese von Glutamat.** Kommen wir endlich zur wichtigsten (und intrazellulär häufigsten) Aminosäure, dem Glutamat. Es entsteht durch Übertragung einer Amino-Gruppe auf α-Ketoglutarat, einem wichtigen Molekül des Citratzyklus ( ↗ S. 193).

Durch Transaminierung können Amino-Gruppen von ganz verschiedenen Aminosäuren auf α-Ketoglutarat übertragen werden. Die zwei wichtigsten haben wir gerade kennen gelernt (ALT und AST).

Eine weitere Möglichkeit zur Herstellung von Glutamat ist das Enzym Glutamat-Dehydrogenase (GLDH). Dieses nur in den Mitochondrien vorkommende Enzym katalysiert die Bildung von Glutamat aus α-Ketoglutarat unter Verwendung von freiem Ammoniak. Die GLDH kommt vor allem in der Leber vor ( ↗ S. 535).

## Biosynthese der zwei Amide

Unter den 20 proteinogenen Aminosäuren befinden sich zwei Amide. Ihre Biosynthese ist nicht sonderlich kompliziert, da sie einfach aus ihren entsprechenden Säuren hergestellt werden.

**Biosynthese des Glutamin.** Die Glutamin-Synthetase katalysiert in einer ATP-abhängigen Reaktion die Biosynthese von Glutamin aus **Glutamat** und $NH_3$. Durch diese Reaktion kann in der Peripherie freies Ammoniak aus dem Abbau von Aminosäuren entgiftet werden. Wenn man die wichtige Aufgabe des Glutamin als Aminogruppen-Transporter zwischen den Organen betrachtet, kann man sich leicht vorstellen, dass diese Reaktion auch zu den häufigeren im Aminosäuren-Stoffwechsel gehört. Tatsächlich kommt die Glutamin-Synthetase in den **Mitochondrien** aller Organe vor – außer denen der Leber. Da will man sie auch gar nicht haben, da die Leber ja Glutamin verarbeiten und nicht herstellen soll.

Der im Glutamin fixierte Stickstoff findet bei vielen Biosynthesen Verwendung:

- für die Biosynthese von Pyrimidinen ($N_3$) und Purinen ($N_3$ und $N_9$, ↗ S. 242),
- für die Herstellung der Aminozucker (z. B. Glukosamin, ↗ S. 121),
- die Amino-Gruppe im Guanin stammt vom Glutamin ( ↗ S. 245) und ebenso
- die Amid-Gruppe des Asparagin.
- Außerdem hilft Glutamin den Nieren bei der Regulation des pH-Werts, wobei hier allerdings das Ammonium-Ion die Hauptrolle spielt ( ↗ S. 539).

**Biosynthese des Asparagin.** Die Asparagin-Synthetase katalysiert die Bildung des Asparagin aus **Aspartat**. Anders als bei der Biosynthese des Glutamin dient hier allerdings nicht freies Ammoniak als Spender des Amid-Stickstoffs, sondern Glutamin.

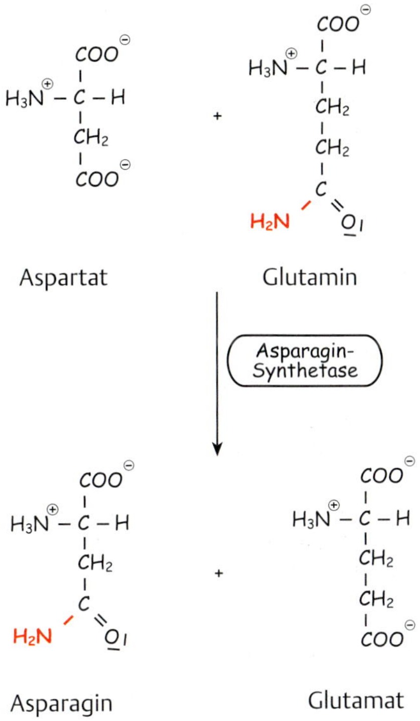

Aspartat          Glutamin

Asparagin-Synthetase

Asparagin          Glutamat

## Biosynthese von Prolin, Serin und Glycin

Bisher haben wir die fünf wichtigsten Aminosäuren besprochen, so dass leicht nachvollziehbar ist, dass sie nicht essenziell sind, sondern der Körper sie selber herstellen können muss. Nun kommen wir zu drei Aminosäuren, bei denen das nicht sofort ersichtlich ist. Da deren Herstellung aber auch nicht weiter aufwendig ist, hat unser Körper sich diese Fähigkeit erhalten.

Da das Ganze medizinisch nicht sehr relevant ist, werden wir allerdings nur Ausgangs- und Endprodukte vorstellen.

- Prolin entsteht aus Glutamat,
- Serin aus 3-Phosphoglycerat (kommt aus der Glykolyse),
- Glycin hat verschiedene Möglichkeiten der Biosynthese, z. B. aus Serin.

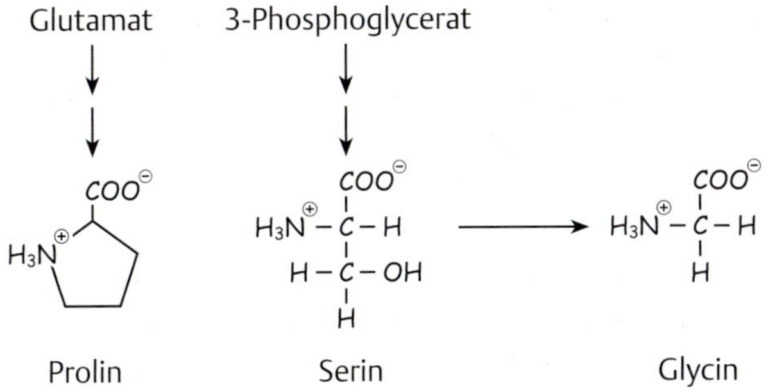

Glutamat          3-Phosphoglycerat

Prolin          Serin          Glycin

## Biosynthese der nicht ganz essenziellen Aminosäuren

Die besprochenen acht Aminosäuren kann ein gesunder Körper zu jeder Zeit und unter allen Bedingungen selbst herstellen. Daneben gibt es jedoch auch Aminosäuren, die unsere Zellen zwar selbst herstellen können, aber nur aus essenziellen Aminosäuren. Solche Aminosäuren bezeichnet man als **halbessenziell**.

Diese sind nicht zu verwechseln mit den **bedingt essenziellen** Aminosäuren, die nur während bestimmten Lebensphasen eines Menschen (Wachstum, Schwangerschaft) essenziell werdenn können.

### Biosynthese der halbessenziellen Aminosäuren

Zu dieser Gruppe gehören Tyrosin und Cystein. Eine halbessenzielle (= semiessenzielle) Aminosäure kann dann zu einer essenziellen Aminosäure werden, wenn die zu ihrer Biosynthese benötigte essenzielle Aminosäure nicht in ausreichender Menge über die Nahrung bereitgestellt wird.

**Tyrosin** entsteht aus der essenziellen Aminosäure Phenylalanin durch die Phenylalanin-Hydroxylase.

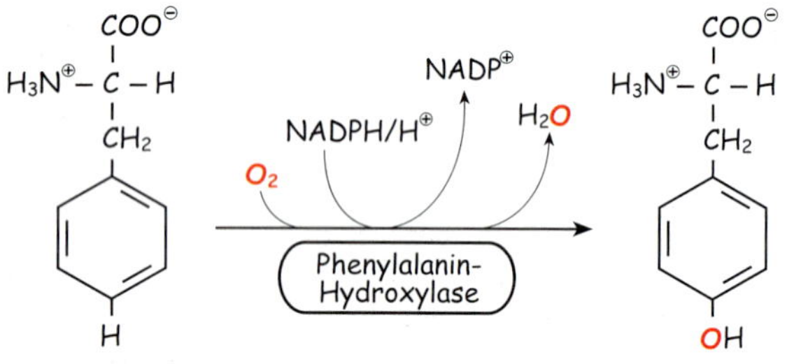

Phenylalanin → Tyrosin

Bei diesem Enzym handelt es sich um eine (mischfunktionelle) Monooxygenase ( ↗ S. 72), was besagt, dass von dem verwendeten molekularen Sauerstoff ($O_2$) nur *ein* Atom in das Tyrosin eingebaut wird – reicht ja auch … Das verbleibende Sauerstoffatom wird wie üblich zu Wasser reduziert. Dazu ist jedoch ein Wasserstoffdonator nötig. Dies übernimmt das **Tetrahydrobiopterin**, das ähnlich wie Folsäure ein Pteridinderivat ist. Das Tetrahydrobiopterin wird durch die Abgabe der beiden Wasserstoffatome zu Dihydrobiopterin oxidiert. Die Rück-Reduktion erfolgt durch NADH/H⁺.

Dabei ist noch wichtig zu wissen, dass diese Reaktion **irreversibel** ist – aus Tyrosin also nicht wieder Phenylalanin entstehen kann und Phenylalanin damit vollständig essenziell ist.

Tyrosin dient als Vorstufe der Hormone **Adrenalin** und **Noradrenalin** ( ↗ S. 360) sowie der **Schilddrüsenhormone** ( ↗ S. 372) und daneben auch noch für den Haut-Braunmacher **Melanin**.

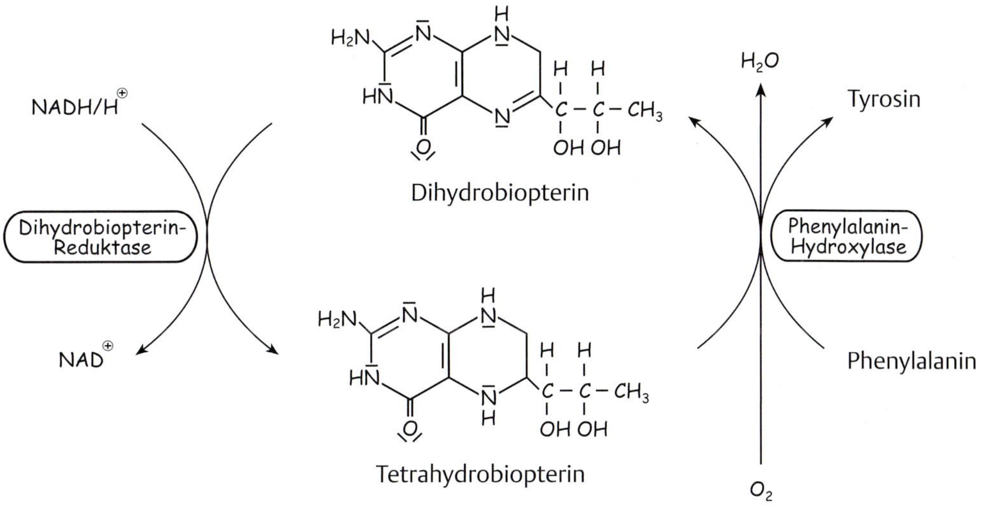

Dihydrobiopterin

Tetrahydrobiopterin

**Cystein.** Die Aminosäure Cystein entsteht aus Serin, einer ebenfalls nicht essenziellen Aminosäure. Dennoch gehört es zu den halbessenziellen Aminosäuren, da es sein Schwefelatom vom essenziellen Methionin bekommt. Methionin muss dazu zunächst zu S-Adenosyl-Methionin (SAM, ↗ S. 186) aktiviert werden. Anschließend erfolgt seine Umwandlung zu S-Adenosyl-Homocystein, woraus Homocystein entsteht. Homocystein und Serin wandeln sich dann gegenseitig in Cystein und Homoserin um.

Cystein spielt nicht nur als Schwefelgruppenspender in Form von **PAPS** ( ↗ S. 187), sondern auch in Proteinen eine große Rolle, weil es in der Lage ist (mit einer anderen SH-Gruppe) **Disulfidbrücken** zu bilden ( ↗ S. 45).

### Biosynthese der bedingt essenziellen Aminosäuren

Zwei Aminosäuren sind bekannt, die zwar normalerweise nicht essenziell sind, bei denen aber die Synthesekapazität unseres Körpers sehr begrenzt ist. In Zeiten überdurchschnittlichen Bedarfs (z. B. bei Schwangerschaft, Stillzeit oder auch nach Operationen) werden sie zu essenziellen Aminosäuren. Auch der Kinder-Körper ist auf eine Zufuhr dieser Aminosäuren von außen angewiesen. Die beiden bedingt essenziellen Aminosäuren sind **Arginin** und **Histidin**. Die Biosynthese schenken wir uns hier, es sei nur erwähnt, dass Arginin im Harnstoffzyklus entsteht ( ↗ S. 183).

### Essenzielle Aminosäuren

Da einige Aminosäuren recht aufwendig herzustellen sind, hat es sich für uns Menschen in der Evolution wohl als günstiger erwiesen, auf die Eigenproduktion zu verzichten. Die Herstellung übernehmen für uns pflanzliche Zellen und Mikroorganismen. Da wir diese Aminosäuren aber trotzdem brauchen, müssen wir sie in ausreichender Menge mit der Nahrung zu uns nehmen.
Die acht essenziellen Aminosäuren sind:

- die verzweigtkettigen Aminosäuren **Valin**, **Leucin** und **Isoleucin**,

- die Aromaten **Phenylalanin** und **Tryptophan**,
- **Lysin**,
- **Methionin** und
- **Threonin.**

Die essenziellen Aminosäuren stehen nicht gerade im Zentrum des Zellstoffwechsels – sonst wäre unser Organismus auch vermutlich geneigt, sie doch selbst herstellen zu können. Sie werden allerdings notwendig für die Protein-Biosynthese benötigt und erfüllen zum Teil noch wichtige Spezialaufgaben, z. B. Methionin als SAM ( ↗ S. 186).

**Das Problem mit dem C-Skelett.** Der Begriff „essenziell" bezieht sich nur auf das Kohlenstoff-Skelett der Aminosäuren. Ist dieses Grundgerüst erstmal da, kann durch Transaminierung die gewünschte Aminosäure hergestellt werden. Unseren Zellen fehlt also genau genommen nur die Enzymausstattung zur Herstellung des C-Gerüstes.
Anders ausgedrückt: unser Körper kann nur die Kohlenstoff-Gerüste nicht essenzieller Aminosäuren selber synthetisieren und anschließend transaminieren.

## Abbau von Aminosäuren

Beim Abbau der Aminosäuren muss man die Entsorgung der Amino-Gruppe, die letztlich unsere Leber übernimmt, vom Abbau der C-Gerüste trennen. Letzterer kann von jeder Zelle vorgenommen werden – sofern sie über Mitochondrien verfügt (Erys können das also nicht). Meist beginnt der Abbau mit einer oder mehreren **Transaminierungen** der Aminosäuren.

Der gesamte Aminosäuren-Stoffwechsel ist über ein Netzwerk von Transaminierungsreaktionen verknüpft, das in jeder Zelle existiert. Am wichtigsten ist es jedoch für die Leber, da sie für die Aufrechterhaltung eines konstanten Aminosäurespiegels im Blut verantwortlich ist.

Fast jede Aminosäure kann mithilfe spezifischer Aminotransferasen umgesetzt werden. Was nach der Transaminierung oder manchmal auch Desaminierung übrig bleibt, ist das Kohlenstoffgerüst der Aminosäure. Dieses C-Gerüst wird bei den verschiedenen Aminosäuren auf unterschiedliche Art und Weise abgebaut. Über kurz oder lang entstehen dabei Moleküle, die in den Citratzyklus eingehen können ( ↗ S. 193).

Der Stickstoff wird in den extrahepatischen Zellen meist auf Glutamat übertragen, das entstandene Glutamin gelangt über das Blut in die Leber, wo die Amino-Gruppe endgültig im Rahmen des Harnstoffzyklus in Harnstoff verwandelt wird.

**Abbau des C-Gerüstes.** Die meisten Kohlenhydrat-Gerüste der Aminosäuren werden schließlich zu einem Zwischenprodukt des Citratzyklus ( ↗ S. 193) abgebaut. Damit ist der gesamte Abbau der Aminosäuren eng mit diesem wichtigen Knotenpunkt des Stoffwechsels verknüpft. Der Abbau der nach der Transaminierung vorliegenden **α-Ketosäuren** beginnt mit einer **dehydrierenden Decarboxylierung**. Diese Reaktion wird von mitochondrialen Multienzymkomplexen katalysiert. Einen davon, die Pyruvat-Dehydrogenase, haben wir ja schon kennen gelernt ( ↗ S. 93), die anderen arbeiten nach dem gleichen Prinzip.

Beim Abbau mancher Aminosäuren wird so viel Energie frei, dass CoA-Thioester entstehen. Diese Reaktionen sind dann allerdings irreversibel. Daher kann man aus Acetyl-CoA auch keine Glukose mehr machen – wohl aber aus Pyruvat.

**Glukogene und ketogene Aminosäuren.** Man teilt die Aminosäuren nach ihren Abbauprodukten in zwei Gruppen ein:

1. Die eine (größere) Gruppe liefert bei ihrem Abbau Produkte, die noch zu Glukose aufgebaut werden können; man bezeichnet sie als **glukogene Aminosäuren** (Zucker-erzeugend).
2. Die andere Gruppe sind die **ketogenen Aminosäuren** (Ketonkörper-erzeugend). Deren Abbauprodukte werden entweder im Citratzyklus abgebaut, dienen der Biosynthese von Fettsäuren oder von Ketonkörpern.

> Steigen die Abbauprodukte der Aminosäuren spät genug in den Citratzyklus ein, werden sie nicht zu $CO_2$ abgebaut, sondern können über die Glukoneogenese zu Glukose umgewandelt werden.

Manche Aminosäuren werden zu zwei Produkten abgebaut, einem glukogenen und einem ketogenen. Nur zwei Aminosäuren sind rein ketogen.

> Rein ketogen sind nur die beiden Aminosäuren mit „L": Lysin und Leucin. Alle anderen können wenigstens zur Hälfte zur Herstellung von Glukose herangezogen werden.

## Sammelbecken Oxalacetat

Nur zwei Aminosäuren – Aspartat und Asparagin – werden zu Oxalacetat abgebaut. Asparagin wird zu Aspartat desaminiert, Aspartat durch die Aspartat-Transaminase (AST) transaminiert.

Asparagin ⟶ Aspartat ⟶ Oxalacetat

Oxalacetat wird dann entweder im Citratzyklus weiter verstoffwechselt, oder bei entsprechender Stoffwechsellage in der Glukoneogenese zu Glukose aufgebaut. Daher sind die beiden Aminosäuren glukogen.

## Sammelbecken α-Ketoglutarat

Glutamat wird einfach zu seiner α-Ketosäure, dem α-Ketoglutarat transaminiert. Die vier anderen Aminosäuren, die auch noch über α-Ketoglutarat in den Citratzyklus einfließen können, gehen ebenfalls den Weg über Glutamat. Namentlich sind das Arginin, Histidin, Prolin und Glutamin. Alle fünf sind glukogen.

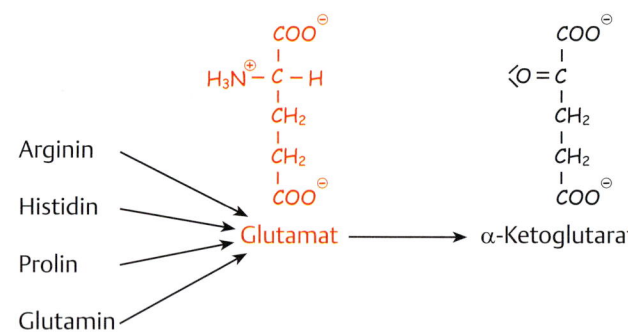

## Sammelbecken Succinyl-CoA

Drei Aminosäuren finden über das Succinyl-CoA Anschluss an den Citratzyklus. Zum einen Valin und Methionin, zum anderen das Isoleucin, das allerdings zusätzlich noch zu einem Molekül Acetyl-CoA wird. Alle drei sind also glukogen, Isoleucin außerdem noch ketogen.

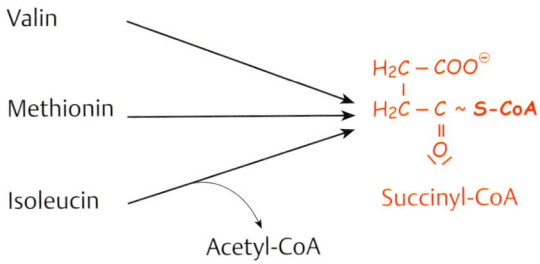

## Abbau von Phenylalanin und Tyrosin

Den Abbau der beiden Aminosäuren Tyrosin und Phenylalanin werden wir etwas detaillierter beschreiben, da eine Reihe schwerer Stoffwechselerkrankungen damit Zusammenhang stehen – und nicht selten sind.

Der Abbau von Phenylalanin beginnt normalerweise mit einer Hydroxylierung zum Tyrosin durch die **Phenylalanin-Hydroxylase** und entspricht damit der Tyrosin-Biosynthese.

Ist dieses Enzym defekt, kommt es zur Phenylketonurie (PKU).

Im Normalfall wird Tyrosin anschließend transaminiert und schrittweise zu **Fumarat** und **Acetoacetat** abgebaut. Ein Defekt eines Enzyms dieser letzten Schritte führt zur extrem seltenen Alkaptonurie. Phenylalanin und Tyrosin sind sowohl gluko- als auch ketogen.

## Störungen im Phenylalanin-Stoffwechsel

Bei der **Phenylketonurie (PKU)** handelt es sich um eine autosomal-rezessiv vererbbare Stoffwechselkrankheit, die auf einem Defekt des Enzyms **Phenylalanin-Hydroxylase** beruht. In der Folge reichert sich Phenylalanin in den betroffenen kleinen Patienten an und Tyrosin wird zur voll essenziellen Aminosäure.

**Phenylpyruvat.** Um den Phenylalanin-Stau zu umgehen, versucht unser Körper auf einen anderen Stoffwechselweg auszuweichen und baut Phenylalanin zu Phenylpyruvat um. Da Phenylpyruvat eine α-Ketosäure ist und auf Grund der hohen Mengen auch vermehrt im Urin auftaucht, ergibt sich der Name der Erkrankung: Phenyl-keton-urie. Phenylpyruvat wird zwar auch weiter abgebaut, doch leider sind die entstehenden Produkte alle mehr oder weniger toxisch. Sie beeinträchtigen speziell die Myelinscheidenbildung in den Oligodendrozyten, was die zurückgebliebene geistige Entwicklung der Erkrankten erklärt.

**Therapie.** Der einzige Ausweg aus diesem Dilemma besteht darin, den Neugeborenen eine phenylalaninarme und tyrosinreiche Kost zu verabreichen, die in den ersten zwei Lebensmonaten begonnen werden muss. Durchgeführt wird diese strenge Diät, bis die Myelinisierung abgeschlossen ist (= mindestens bis zum 12. Lebensjahr). Diese Maßnahme gewährleistet eine normale geistige Entwicklung.

**Reihenuntersuchung.** Da die PKU eine recht häufige Erkrankung ist (ein Fall auf 7000 Geburten), werden alle Neugeborenen in Deutschland routinemäßig auf Phenylketonurie untersucht.

## Sammelbecken Pyruvat

Fünf Aminosäuren werden zu Pyruvat verstoffwechselt, wobei hier sicherlich das Alanin (über ALT) an erster Stelle zu nennen ist. Auch Cystein reagiert zu Pyruvat, wobei der Schwefel letztlich zu Sulfat (= $SO_4^{3-}$) wird. Daneben werden noch Glycin, Serin und Threonin zu Pyruvat abgebaut.

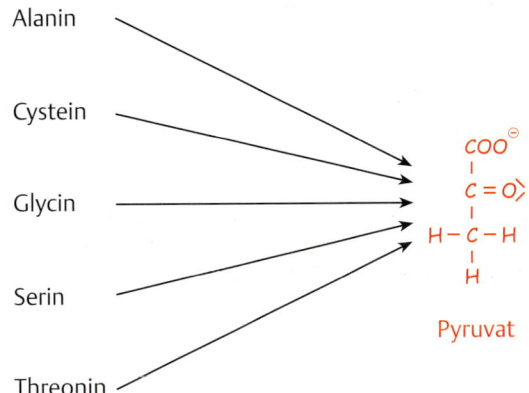

Aus Pyruvat kann in der Leber im Rahmen der Glukoneogenese Glukose hergestellt werden. Die wichtigste Pyruvatliefernde Aminosäure ist das Alanin, das bei Hunger in großer Menge von der Muskulatur über das Blut zur Leber kommt (↗ S. 114).

## Der Rest und der große Überblick

Der Abbau der übrigen Aminosäuren ist nicht gerade das medizinisch Wichtigste, was die Biochemie zu bieten hat, und wird daher nur im Überblick dargeboten.

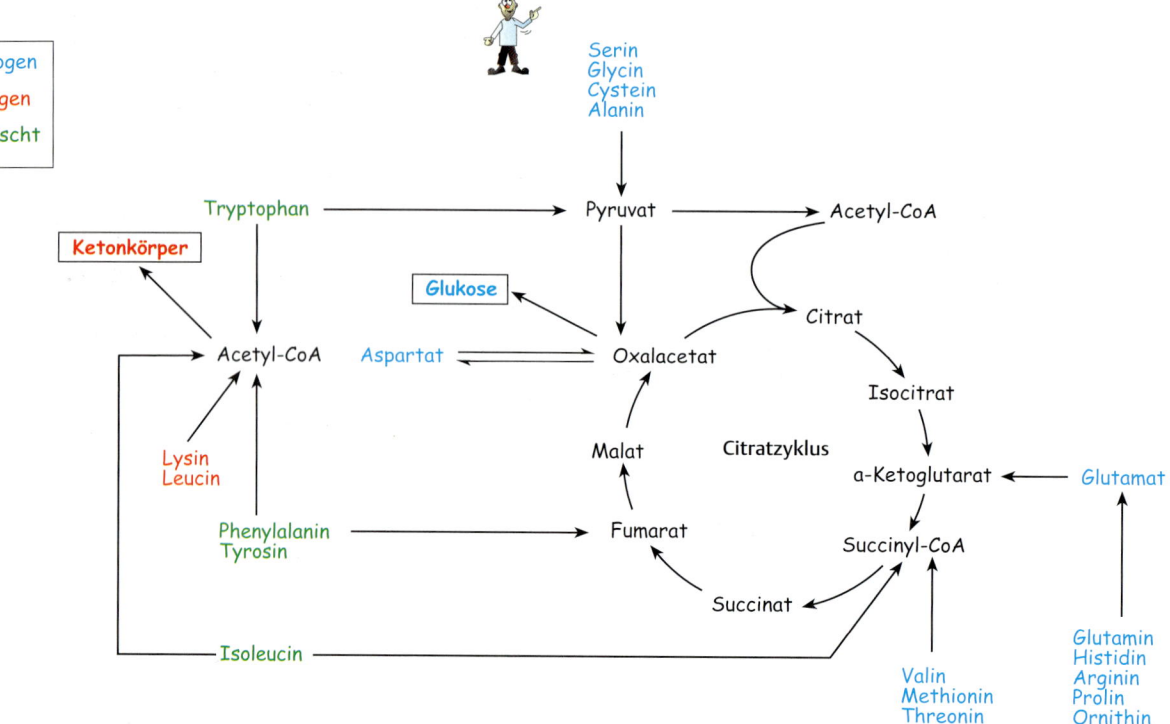

Als Überblick ist auch die folgende Tabelle gedacht, aus der noch einmal die glukogenen und ketogenen Abbauprodukte ersichtlich werden.

| Aminosäure | Glukogenes Abbauprodukt | Ketogenes Abbauprodukt |
|---|---|---|
| Arginin, Histidin, Prolin Glutamin, Glutamat | α-Ketoglutarat | — |
| Asparagin, Aspartat | Oxalacetat | — |
| Phenylalanin, Tyrosin | Fumarat | Acetoacetat |
| Valin, Methionin | Succinyl-CoA | — |
| Isoleucin | Succinyl-CoA | Acetyl-CoA |
| Alanin, Cystein, Glycin Serin, Threonin | Pyruvat | — |
| Tryptophan | Pyruvat | Acetyl-CoA |
| Lysin, Leucin | — | Acetyl-CoA |

# Der Harnstoffzyklus

Der Harnstoffzyklus beschreibt die Biosynthese von Harnstoff, der Hauptausscheidungsform für Stickstoff beim Menschen.

Die Harnstoff-Biosynthese ist – wie die meisten Biosynthesen – recht energieaufwendig: pro Harnstoffmolekül werden **vier ATP** benötigt. In der Leber läuft der Harnstoffzyklus zu Ausscheidungszwecken ab. Auch die Nieren synthetisieren Harnstoff, tun das aber zur Regulation des Säure-Basen-Haushalts.

**Stickstoffentsorgung.** Beim Abbau von Aminosäuren steht fast immer eine Transaminierung an erster Stelle. Ausnahmen sind lediglich Lysin und Threonin – die wohl „essenziellsten" Aminosäuren – und Prolin, dessen Imino-Gruppe nicht so einfach übertragen werden kann.

Am Ende der Umlagerungen entsteht meist Glutamat, die zentralste Aminosäure. In der Peripherie wird daraus noch durch die Glutamin-Synthetase Glutamin gebildet, das ins Blut abgegeben wird. In der Leber entsteht aus Glutamin wieder Glutamat, das schließlich desaminiert wird. Der Ammoniak wird in Harnstoff fixiert, in dieser ungiftigen Form ans Blut abgegeben und fast ausschließlich über die Nieren ausgeschieden.

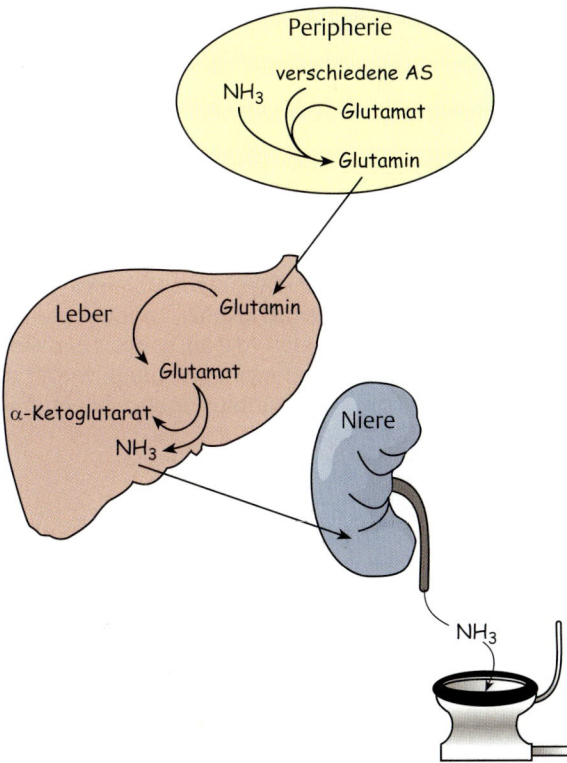

Die ersten beiden der fünf Reaktionen des Harnstoffzyklus finden in den Mitochondrien statt, die restlichen drei im Zytoplasma.

**Was für Mediziner wichtig ist.** Enzymdefekte sind bei allen fünf Enzymen des Harnstoffzyklus bekannt, aber sehr selten.

Wesentlich häufiger sind Leberschäden, die dazu führen, dass das giftige Ammoniak nicht mehr über den Harnstoffzyklus entsorgt werden kann und in die Blutbahn gerät. Schwere Folge einer Leberzirrhose kann daher eine (hepatische) Enzephalopathie sein, die vor allem dadurch entsteht, dass sich im Gehirn Ammoniak anstaut.

## Herkunft der beiden Stickstoffe

Der Harnstoff, das Produkt des Harnstoffzyklus, revolutionierte die Wissenschaft. Friedrich Wöhler war es nämlich 1828 mit der Synthese von Harnstoff im Reagenzglas gelungen, zu beweisen, dass sich organische Moleküle auch außerhalb von lebenden Systemen herstellen lassen.

**Harnstoff.** An der chemischen Formel erkennt man, dass im Harnstoff zwei Stickstoffatome fixiert sind. Ein Stickstoffatom stammt aus Ammoniak, das zweite stößt in Form von Aspartat dazu.

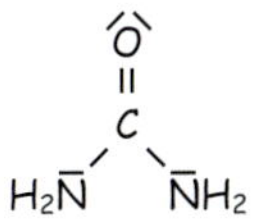

$$H_2\overline{N} \underset{\underset{\displaystyle\overset{||}{O}}{C}}{} \overline{N}H_2$$

Harnstoff

**Stickstoff Nummer 1** entsteht durch eine Transaminierung mit anschließender Desaminierung. Doch vielleicht etwas ausführlicher:

Glutamat entsteht in den Leberzellen vor allem aus Glutamin (die Transaminierung erfolgte hier meist schon in der Peripherie). Über einen Glutamat-Transporter erfolgt die Aufnahme ins Mitochondrium, wo Glutamat oxidativ desaminiert wird ( ↗ S. 172). Dabei entsteht α-Ketoglutarat und Ammoniak (= $NH_3$). Der Ammoniak liefert den ersten Stickstoff für die Harnstoff-Biosynthese.

**Stickstoff Nummer 2** entsteht durch zwei Transaminierungen. Bis zum Glutamat läuft alles wie bei Stickstoff Nummer 1. Jetzt wird Glutamat allerdings ein zweites Mal transaminiert (durch die Aspartat-Aminotransferase, AST ↗ S. 176), wobei aus Oxalacetat Aspartat wird. Aspartat gelangt ins Mitochondrium und liefert den zweiten Stickstoff für die Harnstoff-Biosynthese.

## Die Schrittmacherreaktion

Die **Carbamoyl-Phosphat-Synthetase I** katalysiert eine Reaktion, bei der $NH_3$ mit $CO_2$ eine Verbindung eingeht. Hierzu sind **zwei Moleküle ATP** erforderlich: ein Phosphat wird hydrolysiert, eines bleibt erst einmal gebunden. Produkt ist das Carbamoyl-Phosphat. Diese Verbindung besteht aus Kohlenstoff (= carb) und einem Amino-Rest (= amyl), der an ein Phosphat gebunden ist – das bezeichnet man übrigens auch als gemischtes Säure-Anhydrid.

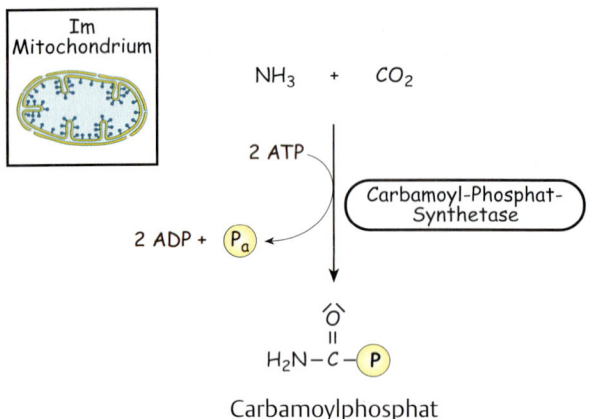

Carbamoylphosphat

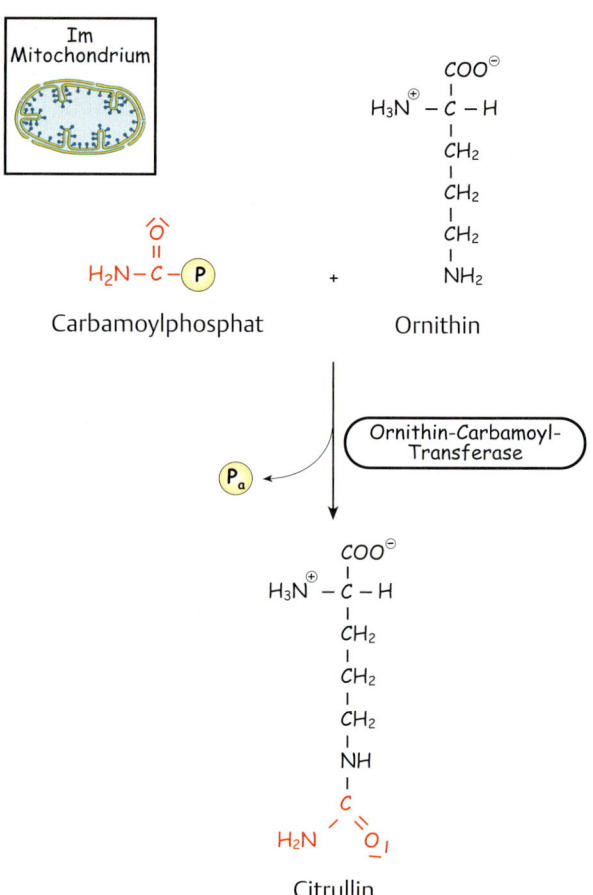

Carbamoylphosphat    +    Ornithin

Citrullin

Durch diese Reaktion ist das erste Stickstoffatom im zukünftigen Harnstoff fixiert.

**Carbamoyl-Phosphat-Synthetase I und II.** Die Carbamoylphosphat-Synthetase I befindet sich im Mitochondrium und ist von einer zweiten (II) zu unterscheiden, die sich im Zytoplasma befindet. Die Carbamoylphosphat-Synthetase II katalysiert die erste Reaktion bei der Pyrimidinbiosynthese ( ↗ S. 247). Die beiden Isoenzyme unterscheiden sich außerdem dadurch, dass die Synthetase II als Stickstoffspender Glutamin anstelle von $NH_3$ verwendet.

> Mitochondriales Carbamoyl-Phosphat ist Ausgangssubstanz der Harnstoffbiosynthese, zytoplasmatisches Carbamoyl-Phosphat dient der Pyrimidinbiosynthese.

### Die Harnstoffbildung

Ist Carbamoyl-Phosphat entstanden, folgen noch vier Reaktionen bis zum Harnstoff.

**Citrullin.** Carbamoyl-Phosphat reagiert, noch immer im Mitochondrium, mit einem Akzeptormolekül, dem Ornithin, unter Phosphatabspaltung zum Citrullin.
Das zuständige Enzym ist die Ornithin-Carbamoyl-Transferase (OCT), die beiden beteiligten Stoffe Ornithin und Citrullin sind zwei wichtige Vertreter der Gruppe der **nicht-proteinogenen Aminosäuren**.
Da die weiteren Reaktionen des Harnstoffzyklus im Zytoplasma ablaufen, wird Citrullin durch ein Trägerprotein dorthin befördert.
Der Grund dafür, dass der Harnstoffzyklus im Mitochondrium beginnt, kann vielleicht darin gesehen werden, dass das toxische Ammoniak im Rahmen der Aminosäure-Oxidation dort entsteht. So liegt es nahe, dieses Gift auch gleich an Ort und Stelle zu fixieren und nicht erst durch die ganze Zelle zu transportieren. Die weitere Biosynthese erfolgt dann ganz normal im Zytoplasma.

**Argininosuccinat.** Jetzt kommt das zweite Stickstoffatom in Form der Aminosäure Aspartat ins Spiel. Aspartat lagert sich in einer ATP-abhängigen Reaktion an Citrullin an, wodurch Argininosuccinat entsteht.
Dieser Schritt wird von der Argininosuccinat-Synthetase katalysiert, die nicht nur ein Phosphat, sondern gleich ein **Pyrophosphat** vom beteiligten ATP abspaltet. Hier werden also zwei energiereiche Bindungen gespalten, womit die 4 ATP, die insgesamt zur Harnstoffbiosynthese benötigt werden, auch schon verbraucht sind.

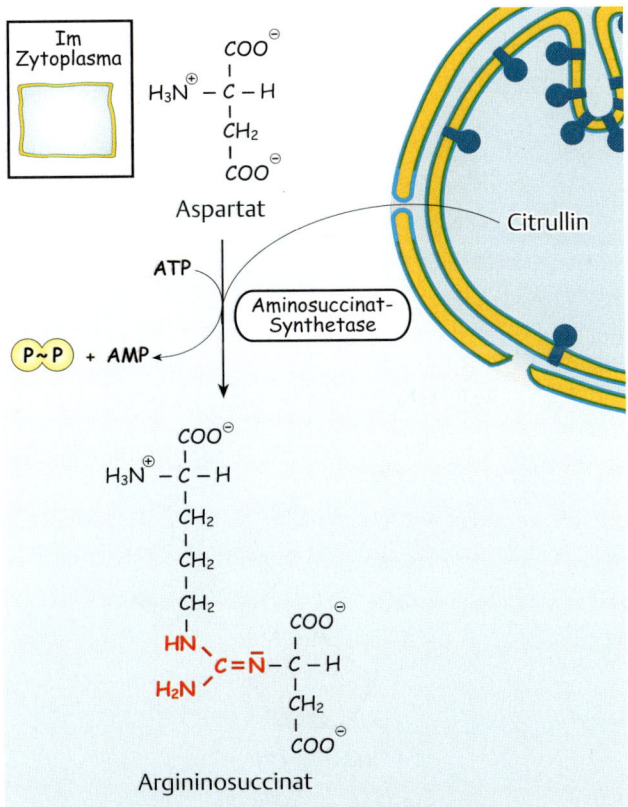

Aspartat

Aminosuccinat-Synthetase

Argininosuccinat

**Arginin.** Durch Abspaltung von Fumarat durch die Argininosuccinase bleibt die Aminosäure Arginin übrig. Fumarat kann wieder in den Citratzyklus einsteigen.

Damit werden zwei Fliegen mit einer Klappe geschlagen, denn der Harnstoffzyklus stellt neben der Harnstoffproduktion gleichzeitig auch einen Biosyntheseweg für die bedingt essenzielle Aminosäure Arginin dar.

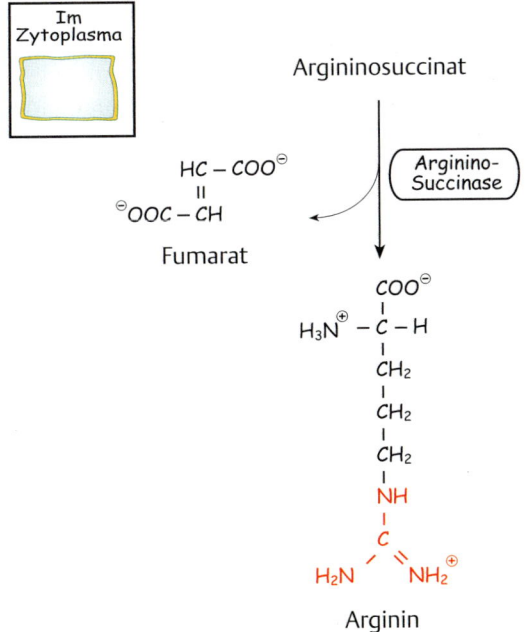

Argininosuccinat

Arginino-Succinase

Fumarat

Arginin

**Harnstoff.** Jetzt sind wir nur noch einen Schritt von unserem eigentlichen Ziel entfernt. Durch die Arginase entsteht aus Arginin zunächst Isoharnstoff, der sich spontan zu Harnstoff umlagert.

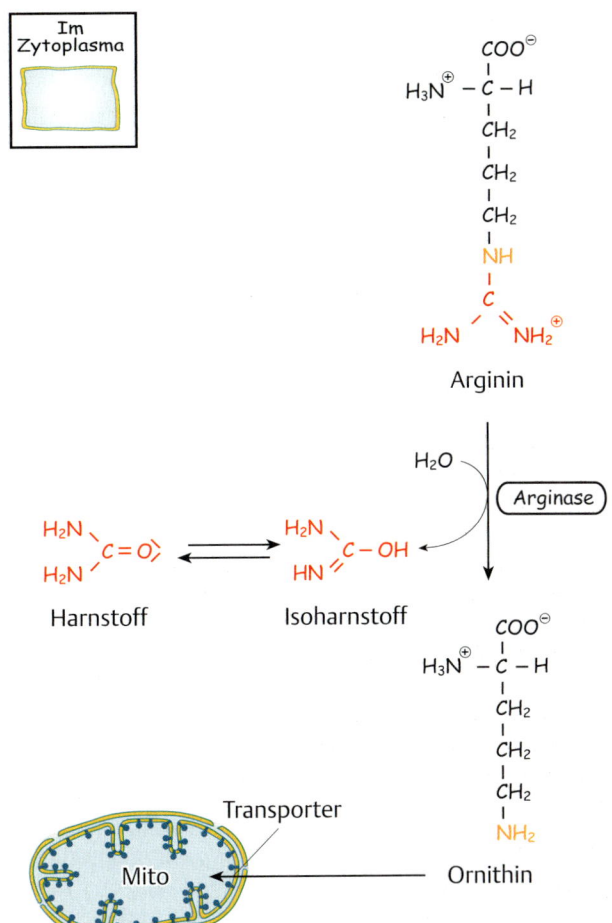

Arginin

Harnstoff    Isoharnstoff

Arginase

Transporter

Mito

Ornithin

Als weiteres Reaktionsprodukt der Arginase entsteht die Akzeptor-Aminosäure Ornithin, die wieder in das Mitochondrium zurückgeschleust wird und für den nächsten Zyklus zur Verfügung steht.

### Bilanz der Harnstoff-Biosynthese

Die an der Harnstoff-Biosynthese beteiligten Stoffe, Ornithin, Citrullin, Argininosuccinat und Arginin liegen nach dem Zyklus unverändert vor. Wirklich verbraucht werden dagegen die beiden Stickstoff-Spender Ammoniak und Aspartat – was ja auch der Sinn der ganzen Aktion „Harnstoffzyklus" ist – sowie $CO_2$ und ATP.

**Energie.** Für die Harnstoff-Biosynthese werden **vier energiereiche Bindungen**, jedoch nur drei ATP-Moleküle verbraucht. Die Lösung liegt in der Entstehung von Argininosuccinat, bei der von einem ATP gleich zwei Phosphate (entspricht zwei energiereichen Bindungen) abgespalten werden. In der Summe entspricht das der Energiemenge von 4 herkömmlich (= nur ein Phosphat wird abgespalten) verbrauchten ATPs. Die Harnstoff-Biosynthese kostet also Energie, lohnt sich für unseren Organismus aber trotzdem, da Ammoniak im Blut oder in den Zellen eben nicht gerade gesundheitsfördernd ist.

### Regulation der Harnstoff-Biosynthese

Wie immer wird das Schlüsselenzym der Reaktionskette reguliert: die Carbamoyl-Phosphat-Synthetase I im Mitochondrium. Allosterischer Aktivator ist **N-Acetyl-Glutamat**, ein Stoff, der in den Mitochondrien durch die N-Acetyl-Glutamat-Synthase gebildet wird und als Indikator für reichlich vorhandenes Glutamat (also Stickstoff) und Acetyl-CoA (also Energie) dient.

## Aminosäuren als Gruppen-Spender

Wie wir gerade gesehen haben, fungieren einige Aminosäuren als wichtige Spender bestimmter funktioneller Gruppen.

- Methionin spendet als S-Adenosin-Methionin (SAM) **Methyl-Gruppen**.
- Cystein dient als Phosphoadenosin-Phosphosulfat (PAPS) als **Schwefelspender**.
- Glutamin und Aspartat dienen häufig als Spender von **Amino-Gruppen**.

### Methionin und SAM

Methionin wird in der Regel nicht transaminiert, sondern reagiert gleich mit einem Molekül ATP zu einem äußerst reaktiven Produkt: dem **S-Adenosyl-Methionin**. In diesem Molekül befindet sich die Methyl-Gruppe in einer äußerst prickelnden Verbindung mit dem Schwefelatom und wartet nur darauf, endlich abgespalten und auf ein anderes Molekül übertragen zu werden. Genau das ist auch der tiefere Sinn, denn SAM wird für sehr viele **Methylierungsvorgänge** im Körper genutzt.

Die wichtigsten davon sind:

- Die abschließende Methylierung von Kreatin (↗ S. 549);
- die Methylierung von Noradrenalin zu Adrenalin (↗ S. 361);
- Ethanolamin (biogenes Amin von Serin) wird sogar dreimal methyliert, bis daraus Cholin entstanden ist. Cholin wird für die Synthese des Transmitters Acetylcholin und als Membranbaustein benötigt (↗ S. 425);
- Methylierung von Serotonin zum Hormon Melatonin.

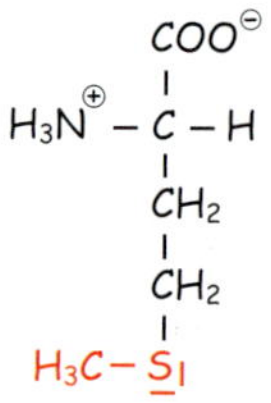

Methionin

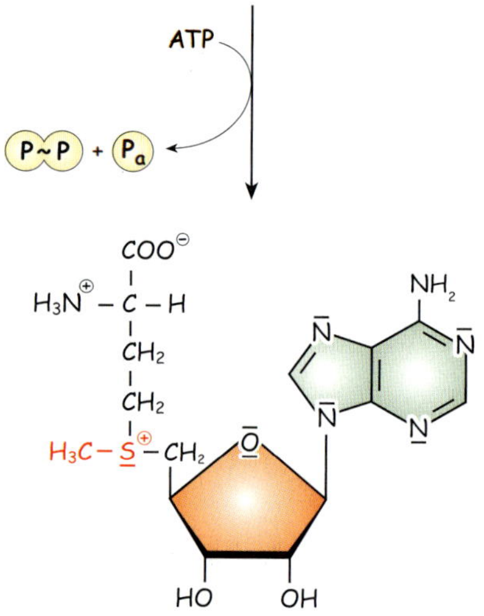

S-Adenosyl-Methionin

Nach der Übertragung der Methyl-Gruppe wird auch das Adenosin entfernt, übrig bleibt Homocystein. Für diese Zwischenstufe gibt es jetzt zwei Möglichkeiten, weiter zu reagieren:

1. Es kann mithilfe von Vitamin $B_{12}$ und methylbeladener Tetrahydrofolsäure wieder zu Methionin recycelt und anschließend erneut zu SAM aktiviert werden.
2. Homocystein kann mit Serin reagieren, wobei Homoserin und Cystein entstehen (dies ist übrigens ein endogener Syntheseweg für Cystein). Homoserin wird zu Propionyl-CoA abgebaut, das im Anschluss daran zu Methylmalonyl-CoA carboxyliert und (mit Vitamin $B_{12}$) zu Succinyl-CoA umgelagert wird.

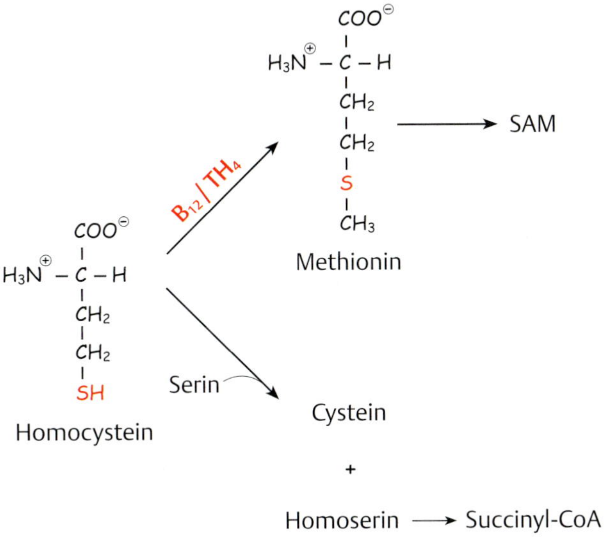

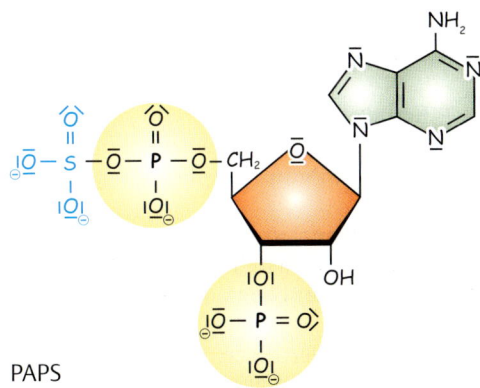

Homocystein → Methionin (B₁₂/TH₄) → SAM

Homocystein + Serin → Cystein

Homoserin → Succinyl-CoA

## Cystein und PAPS

Beim Abbau von Cystein entsteht unter anderem Sulfat. Unserem Körper liegt ziemlich viel daran, dieses Sulfat bzw. das Schwefelatom, das in ihm steckt, nutzbar zu machen. Es gibt nämlich durchaus einige Biomoleküle, die für ihre Struktur Schwefel benötigen, und Cystein ist eine ergiebige Schwefel-Quelle. Um Sulfat für Sulfatierungsreaktionen verwenden zu können, muss es erst aktiviert werden. Diese aktive Form ist **3'-Phosphoadenosin-5'-Phosphosulfat (PAPS)**, das mithilfe von zwei Molekülen ATP hergestellt wird.

PAPS

PAPS hat zwei Hauptaufgaben:

- Die Sulfatierung körpereigener und körperfremder Stoffe, um sie wasserlöslicher und damit ausscheidungsfähig zu machen. Dies geschieht im Rahmen der Biotransformation in der Leber ( ↗ S. 527).
- Die Sulfatierung zur Biosynthese der Cerebroside und Glykosaminoglykane ( ↗ S. 40).

## Glutamin und Aspartat als Amino-Spender

Sowohl Glutamin als auch Aspartat nehmen in unseren Zellen eine wichtige Aufgabe als Aminogruppen-Spender wahr ( ↗ S. 177)

## Biogene Amine

Fast alle Aminosäuren können **decarboxyliert** werden, wodurch sie zu Aminen werden. Da es sich hierbei zumeist um biologisch sehr wichtige Stoffe handelt, bezeichnet man sie auch als biogene Amine.

Die Biosynthese dieser biogenen Amine erfolgt in ganz unterschiedlichen Organen. Die Herstellung von Histamin aus Histidin erfolgt z. B. hauptsächlich in Mastzellen, die als Neurotransmitter wirkenden biogenen Amine werden vor allem im Gehirn produziert.

### Biosynthese

Biogene Amine entstehen aus den entsprechenden Aminosäuren durch $CO_2$-Abspaltung (= Decarboxylierung). Die Enzyme (= Decarboxylasen) sind für die jeweiligen Aminosäuren spezifisch. Ihre allgemeine Bezeichnung lautet: **L-Aminosäure-Decarboxylasen**. Sie sind alle auf **Pyridoxalphosphat (PALP)** als Coenzym angewiesen, das aus Vitamin $B_6$ entsteht ( ↗ S. 172).

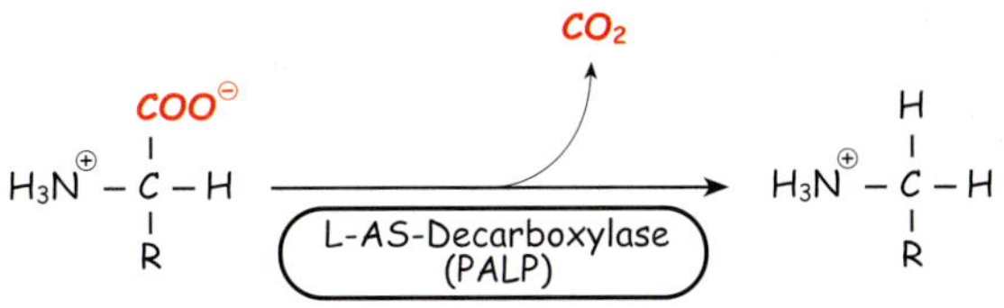

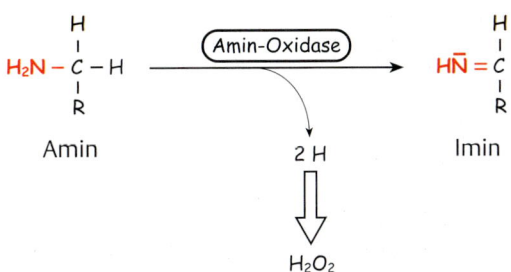

### Abbau

Den Abbau biogener Amine übernehmen vor allem die **Amin-Oxidasen**. Hierbei handelt es sich um Flavoproteine, die eine Oxidation (genauer Dehydrierung = H₂ weg) der Amine zu den zugehörigen Iminen katalysieren. Der frei werdende Wasserstoff wird dabei auf molekularen Sauerstoff übertragen, was zur Entstehung von $H_2O_2$ (= Wasserstoffperoxid) führt.

Amin → (Amin-Oxidase) → Imin; 2 H → $H_2O_2$

Die C = N-Bindung der Imine ist leicht hydrolysierbar, wodurch ein Aldehyd und freies Ammoniak entstehen. Das Aldehyd wird anschließend meist zur entsprechenden Säure oxidiert.

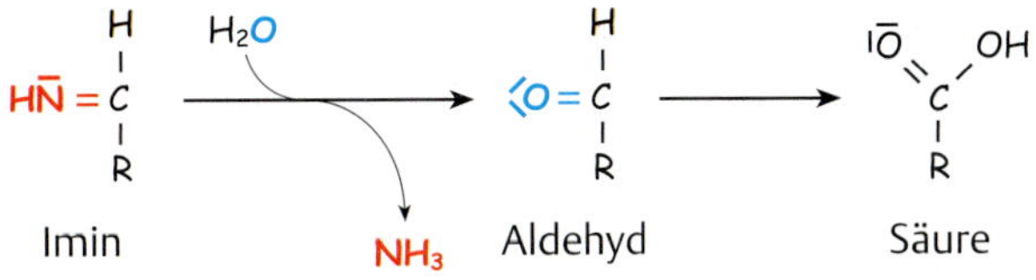

Imin → (+ $H_2O$, − $NH_3$) → Aldehyd → Säure

Je nachdem, ob das Ausgangsamin eine oder zwei Amino-Gruppen besitzt, wird hier entweder die **M**ono**a**min-**O**xidase (MAO) oder die Diamin-Oxidase aktiv.

**MAO-A und MAO-B.** Bei den Monoamin-Oxidasen ist es ganz wichtig, zwischen zwei Isoenzymen (A und B) zu unterscheiden, da sich hieraus auch klinische Konsequenzen ergeben.

- MAO Typ A befindet sich vor allem im ZNS, wo sie Noradrenalin und Serotonin abbaut.
- MAO Typ B findet man vornehmlich in der Leber und daneben im Gehirn, wo sie v. a. Dopamin abbaut.

Hemmstoffe der Monoamin-Oxidasen sind für verschiedene Erkrankungen pharmakologisch verwendbar. Mittlerweile kann man Medikamente verabreichen, die selektiv MAO-A oder MAO-B hemmen. Die alten unselektiven Pharmaka waren mit entsprechend ausgeprägten Nebenwirkungen verbunden und sind fast alle aus dem Handel genommen worden. MAO-Hemmstoffe finden vor allem in der **Psychiatrie** breite Anwendung (MAO-A-Hemmstoffe), aber auch in der Behandlung des **Morbus Parkinson** (MAO-B-Hemmstoffe, ↗ S. 430).

**Diamin-Oxidasen** katalysieren den Abbau von Aminen mit zwei Amino-Gruppen. Am wichtigsten ist hier der Abbau von Histamin ( ↗ S. 422).

## Einzelne biogene Amine

Hier werden die wichtigsten biogenen Amine einzeln vorgestellt.

**Glutamat zu GABA.** Nach der $CO_2$-Abspaltung entsteht aus Glutamat γ-Aminobutyrat, vielleicht besser als **GABA** (engl. γ amino butyric acid) bekannt. GABA ist ein wichtiger inhibitorischer (hemmender) Überträgerstoff im ZNS, vor allem im Rückenmark.

**Histidin zu Histamin.** Das biogene Amin von Histidin ist das Histamin. Es besitzt große Bedeutung als Gewebehormon, das überwiegend von Mastzellen gebildet wird und so unangenehme Sachen wie Quaddeln und Hautrötung hervorruft (= allergische Reaktion). Diese entstehen durch lokale Vasodilatation (= Gefäßweitstellung) und erhöhte Gefäßpermeabilität. Außerdem verengt Histamin die Bronchien, was sich vor allem bei Allergikern mit starker Luftnot bemerkbar macht (= Asthma).

**Phenylalanin und Tyrosin zu ....**
Phenylalanin und Tyrosin dienen als Vorstufen für die Katecholamine Dopamin, Noradrenalin und Adrenalin (alles Stresshormone). Das biogene Amin in dieser Reihe ist der Neurotransmitter **Dopamin**, das durch Decarboxylierung aus der Zwischenstufe L-Dopa (= nicht proteinogene Aminosäure) entsteht.

**Tryptophan zu Serotonin.** Tryptophan wird zunächst zu **5-Hydroxytryptophan** hydroxyliert (= OH-Gruppe wird angehängt). Erst in dieser Form kann es zu 5-Hydroxytryptamin decarboxyliert werden. Dieses Produkt ist eher unter dem Namen Serotonin bekannt und wie Histamin ein wichtiges Gewebehormon. Die Serotonin-Rezeptoren tragen allerdings die Abkürzungen der systematischen Namen: 5-HT-Rezeptoren.
Serotonin ist außerdem ein wichtiger Neurotransmitter im Gehirn. Bei depressiven Menschen ist dieser meist in zu geringer Konzentration im ZNS vorhanden.
Aus Serotonin kann noch das Hormon **Melatonin** entstehen. Melatonin findet sich in der Epiphyse, wo es für den Tag-Nacht-Rhythmus von Bedeutung ist.

**Cystein zu Taurin.** Cystein wird vor allem in der Leber zu Cysteamin decarboxyliert und anschließend weiter an der SH-Gruppe oxidiert, wodurch Taurin entsteht.
Taurin ist ein Stoff, der Flügel verleiht – allerdings eher Schwimmflügel … denn Taurin dient hauptsächlich im Rahmen der **Biotransformation** dazu, schlecht wasserlösliche Substanzen besser löslich und damit ausscheidungsfähig zu machen ( ↗ S. 527). Ein Beispiel für diesen Vorgang sind die Gallensäuren, die in der Leber häufig mit Taurin konjugiert (= gekoppelt) werden. Dadurch entstehen die wasserlöslichen Taurocholsäuren ( ↗ S. 524).

**Serin zu Ethanolamin.** Aus Serin entsteht nach Decarboxylierung Ethanolamin, das ein wichtiger Baustein bei der Biosynthese von Membran-Phospholipiden (Phosphatidyl-Ethanolamin) ist.
Außerdem kann Ethanolamin weiter zu **Cholin** methyliert werden. Cholin wiederum dient als Baustein für den Transmitter Acetylcholin oder ebenfalls zur Synthese von Membran-Phospholipiden (Phosphatidyl-Cholin = Lecithin). Acetylcholin ist ein Überträgerstoff an der neuromuskulären Endplatte und im vegetativen Nervensystem.

**Lysin zu Kadaverin.** Liegt im Dickdarm noch nicht resorbiertes Lysin vor, wird diese Aminosäure dort von Mikroorganismen zu Kadaverin decarboxyliert. Der Name verrät schon, dass dieses biogene Amin einen Anteil am unangenehmen Geruch des Stuhls hat …

# 5 Herkunft des ATP

Der ganze katabole Stoffwechsel einer Zelle zielt darauf ab, ATP zu erzeugen. Dieses sehr energiehaltige Molekül ermöglicht es unseren Zellen, auch solche Reaktionen ablaufen zu lassen, die aus energetischen Gründen normalerweise nicht stattfinden würden.

Bis jetzt haben wir die drei Hauptnahrungsstoffe nur bis zum **Acetyl-CoA** abgebaut. Acetyl-CoA und seine Quellen werden hier noch einmal zusammenfassend vorgestellt. Anschließend verfolgen wir Acetyl-CoA auf seinem weiteren Weg durch den Stoffwechsel. Dabei landet es irgendwann im **Citratzyklus** und wird dort entweder zu **$CO_2$ abgebaut** oder für **Biosynthesen** verwendet.

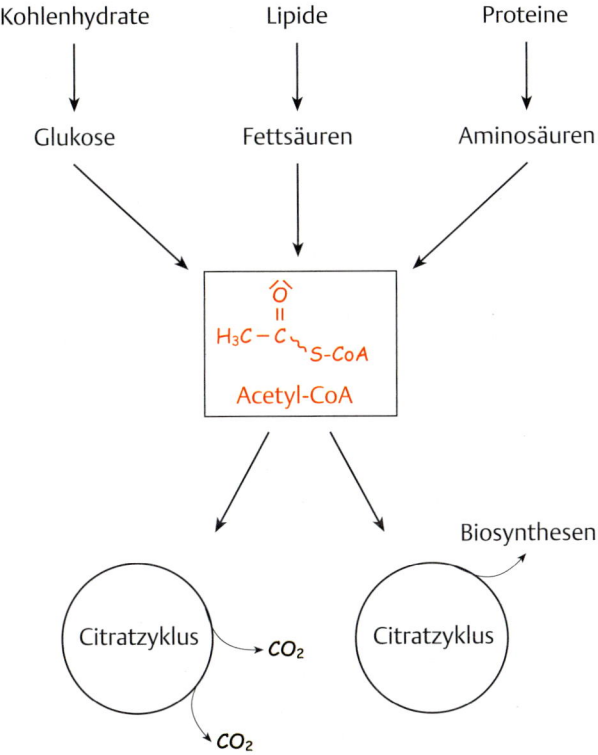

Bis auf $CO_2$, das über die Lungen an die Umwelt abgegeben wird, sind in den vorangegangenen Stoffwechselkapiteln nur wenig ATP und Elektronen frei geworden. Letztere wurden sofort auf die beweglichen Elektronentransporter $NAD^+$ und FAD übertragen. Die Funktionen dieser **Reduktionsäquivalente** für den Stoffwechsel werden wir uns hier noch einmal genauer ansehen ( ↗ S. 202). Schlussendlich geben die Reduktionsäquivalente ihre Elektronen immer an die **Atmungskette** ab, die sie in kleinen Einzelschritten auf Sauerstoff überträgt und dabei den universell einsetzbaren **Energieträger ATP** erzeugt.

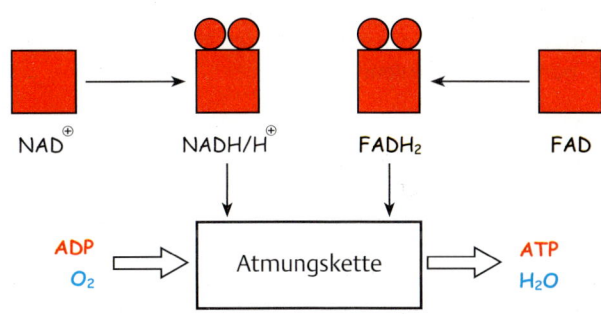

Die Struktur und Funktion von ATP bildet den (krönenden) Abschluss des Stoffwechsel-Kapitels.

## 5.1 Was ist denn jetzt Acetyl-CoA?

Acetyl-CoA ist das wichtigste Zwischenprodukt im Zellstoffwechsel der drei Hauptnährstoffe, Kohlenhydrate, Lipide und Aminosäuren. Die Moleküle dieser drei völlig verschiedenen Stoffklassen werden in der Zelle zu einem einzigen Stoff abgebaut: dem Acetyl-CoA. Eine Ausnahme bilden nur die Aminosäuren. Von denen werden nur wenige zu Acetyl-CoA abgebaut, die meisten reagieren zu Zwischenprodukten des Citratzyklus ( ↗ S. 193).

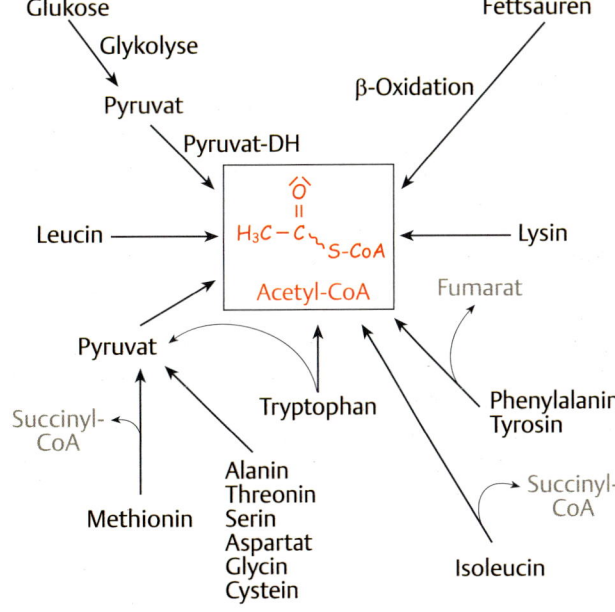

Acetyl-CoA entsteht nur in den Mitochondrien und kann diese nicht verlassen.

Da Acetyl-CoA (neben seiner Aufgabe für die Energiegewinnung im Mitochondrium) jedoch auch für Biosynthesen (vor allem im Zytoplasma) Verwendung findet, kann es über Citrat ( ↗ S. 192) doch wieder aus den Mitochondrien heraus transportiert werden.

## Wie sieht Acetyl-CoA aus?

Chemisch gesehen besteht Acetyl-CoA aus Coenzym A und einem Acetat-Rest, der, wie bei Resten üblich, als „Acetyl" bezeichnet wird. Acetat ist das Salz der Essigsäure. Da in unseren Zellen auf Grund des pH-Werts die meisten Carboxyl-Gruppen dissoziiert vorliegen, gibt auch die Essigsäure hier ihr Proton ab.

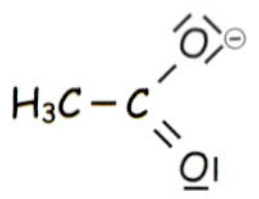

Acetat

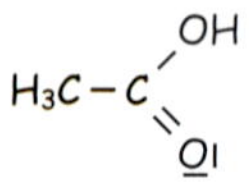

Essigsäure

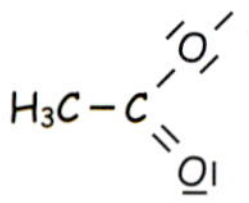

Acetyl-

Das Coenzym A verfügt über eine SH-Gruppe, mit der es mit verschiedenen Stoffen reagieren kann, z. B. mit Acetat zu Acetyl-CoA. Dabei reagiert die SH-Gruppe des Coenzyms A mit einer OH-Gruppe des entsprechenden Substrats und Wasser wird freigesetzt. Das Ergebnis ist eine äußerst **energiereiche Thioesterbindung**. Ausnahmsweise entsteht hier eine **kovalente** (also eine sehr feste) **Bindung** zwischen Substrat und Coenzym.

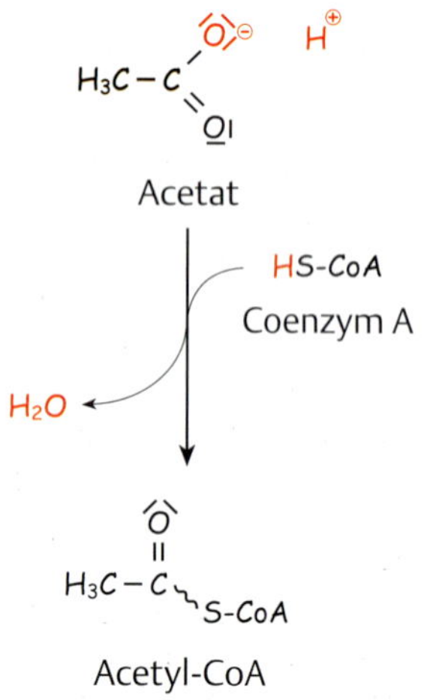

Acetat

HS-CoA
Coenzym A

$H_2O$

Acetyl-CoA

Um die Beteiligung der SH-Gruppe an der Reaktion deutlich zu machen, wird manchmal auch die Schreibweise CoA-SH oder Acetyl-S-CoA verwendet. Die energiereiche Thioesterbindung kann auch – wie andere energiereiche Bindungen – mit einer Welle dargestellt werden. Ihr Standard-Gruppenübertragungspotential beträgt für Acetyl-Gruppen 31,5 kJ pro Mol.

**Andere CoA-aktivierte Säuren** sind die Propionsäure (= Propionyl-CoA, Abbau ungeradzahliger Fettsäuren, ↗ S. 132), die Malonsäure (= Malonyl-CoA, Fettsäure-Biosynthese, ↗ S. 135) und die Bernsteinsäure (= Succinyl-CoA, Citratzyklus, ↗ S. 194). Die Acetessigsäure (= Acetoacetyl-CoA) spielt sowohl für Ketonkörper ( ↗ S. 145) als auch für die Cholesterin-Biosynthese ( ↗ S. 148) eine wichtige Rolle. Möchte man sich bei der Säure nicht auf eine bestimmte festlegen, sondern z.B. alle Fettsäuren mit einschließen, dann spricht man von Acyl-CoA. Da man von einer Fettsäure erst ab einer Länge von vier C-Atomen spricht, sollte man die eben genannten aktivierten Säuren jedoch nicht als Acyl-CoA bezeichnen.

## Wobei entsteht Acetyl-CoA?

Acetyl-CoA ist das gemeinsame Abbauprodukt der drei großen Nahrungsstoff-Gruppen. Bei allen dreien läuft die Reaktion zum Acetyl-CoA in den **Mitochondrien** ab:

- beim Abbau der Kohlenhydrate entsteht das Acetyl-CoA aus Pyruvat durch die Pyruvat-Dehydrogenase-Reaktion,
- bei der β-Oxidation der Fette aus Acyl-CoA,
- beim Abbau der ketoplastischen Aminosäuren direkt oder über Pyruvat.

### Pyruvat-Dehydrogenase

Der wichtigste Abbauweg der Kohlenhydrate in unseren Zellen, die Glykolyse, verläuft im Zytoplasma und liefert als Produkt Pyruvat. Unter aeroben Bedingungen gelangt Pyruvat durch einen aktiven Transportmechanismus (als Symport mit $H^+$-Ionen, ↗ S. 199) in die Mitochondrien. Dort erfolgt die oxidative Decarboxylierung des Pyruvat zum Acetyl-CoA – katalysiert durch die Pyruvat-Dehydrogenase ( ↗ S. 93).

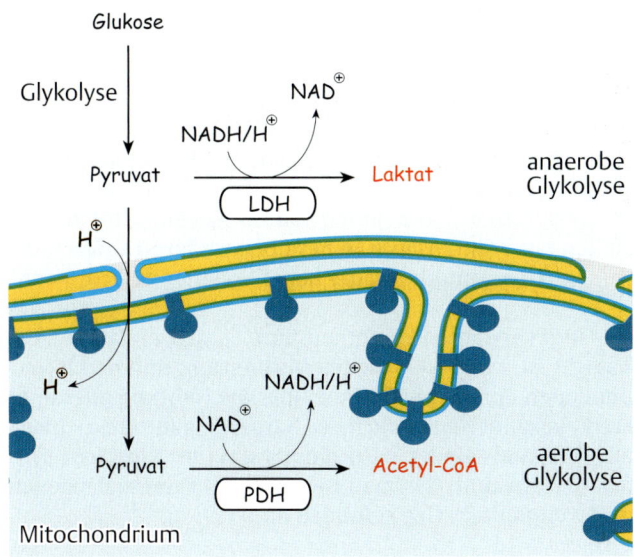

## β-Oxidation

Auch beim Abbau der Fettsäuren, der β-Oxidation, fällt Acetyl-CoA an.

Nach der Aktivierung der Fettsäuren mit Coenzym A zum Acyl-CoA werden sie ins Mitochondrium transportiert. Dort angelangt, erfolgt in vier Schritten der Einbau einer Keto-Gruppe (Oxidation), woraufhin eine $C_2$-Einheit – das Acetyl-CoA – abgespalten wird ( ↗ S. 130).

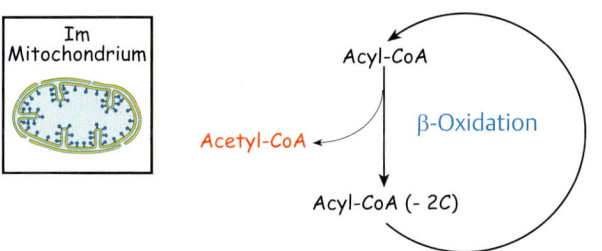

## Aminosäuren-Stoffwechsel

Je nachdem ob sich Aminosäuren in Glukose umwandeln lassen oder nicht, unterscheidet man zwischen ketogenen und glukogenen Aminosäuren ( ↗ S. 182).

> Aminosäuren, deren Abbau direkt zu Acetyl-CoA führt, lassen sich nicht mehr in Glukose umwandeln und sind daher ketogen.

**Die keto- und glukogenen Aminosäuren.** Die meisten Aminosäuren werden zu Pyruvat, zu Zwischenprodukten des Citratzyklus oder zu Stoffen, die *nach* Decarboxylierung in den Zyklus einsteigen, abgebaut:

- Aus Alanin, Serin, Glycin, Threonin und Cystein entsteht **Pyruvat**, das wahlweise wieder zu Glukose aufgebaut oder zu Acetyl-CoA abgebaut werden kann;
- Tryptophan wird zu **Pyruvat** und **Acetyl-CoA** abgebaut;
- aus Methionin wird **Pyruvat** und **Succinyl-CoA**;

- Phenylalanin und Tyrosin werden zu **Fumarat** und **Acetyl-CoA** abgebaut;
- Isoleucin zu **Succinyl-CoA** und **Acetyl-CoA**;
- **Aspartat** und **Asparagin** werden zu Oxalacetat abgebaut;
- Nur Lysin und Leucin sind rein ketogen, werden also ausschließlich zu **Acetyl-CoA** abgebaut.

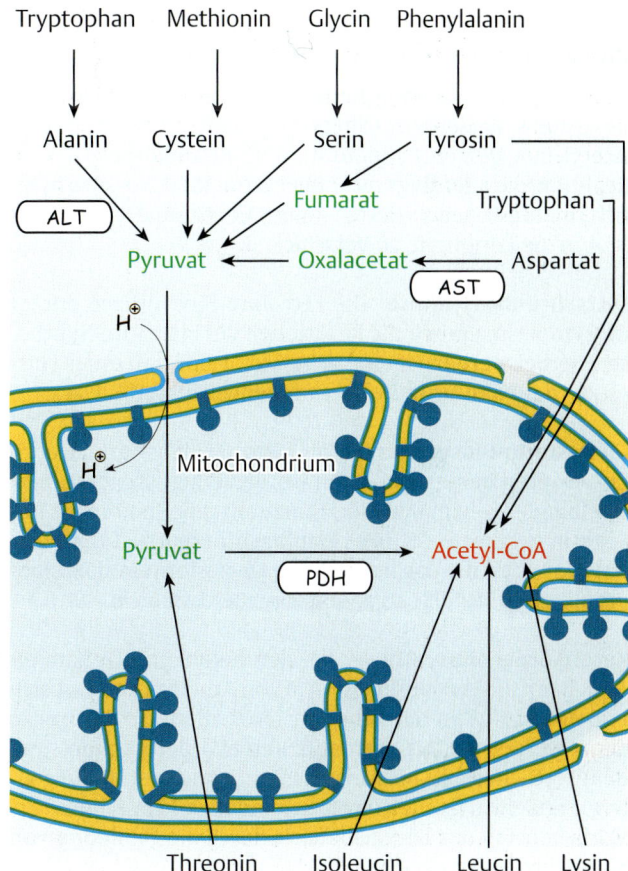

## Was man mit Acetyl-CoA anfangen kann

Unsere Zellen können Acetyl-CoA entweder abbauen, was im Rahmen des Citratzyklus geschieht, oder sie verwenden es für Biosynthesen – vor allem von Lipiden. Auf die Tatsache, dass man aus Acetyl-CoA **keine Glukose** mehr herstellen kann, wurde ja schon mehrfach hingewiesen …

Da die Biosynthesen im Zytoplasma stattfinden, Acetyl-CoA allerdings im Mitochondrium entsteht, muss es zunächst in eine Transportform umgewandelt werden. Hierzu eignet sich Citrat besonders gut, da es für Tricarbonsäuren einen Transporter gibt. Unabhängig von der Stoffwechsellage reagiert daher Acetyl-CoA in einer ersten Reaktion mit Oxalacetat immer zu Citrat. Dieses kann dann entweder im Rahmen des Citratzyklus weiter abgebaut oder ins Zytoplasma transportiert werden, wo es dann für Biosynthesen dient.

## Abbau von Acetyl-CoA

Der weitere (vollständige) Abbau von Acetyl-CoA zu $CO_2$ erfolgt in einer Kette von Reaktionen, die auf Grund ihres Einstiegsmoleküls als Citratzyklus bezeichnet werden.
In der ersten Reaktion verbinden sich Acetyl-CoA und Oxalacetat zu Citrat, das dann in acht Reaktionen zu zwei Molekülen $CO_2$ und regeneriertem Oxalacetat umgebaut wird.

## Biosynthesen aus Acetyl-CoA

Aus Acetyl-CoA werden neue **Fettsäuren** und **Cholesterin** hergestellt. Außerdem erfolgt bei einem Überangebot an Acetyl-CoA dessen Kondensation zu **Ketonkörpern** – eine Reaktion, die allerdings *nicht* über Citrat läuft. So ist es möglich, mehrere Acetyl-Reste – ohne Coenzym A – über das Blut in die Peripherie zu verschicken.

**Fettsäure-Biosynthese.** Die Fettsäure-Biosynthese erfolgt im Zytoplasma durch die Reaktionen der Fettsäure-Synthase. Hierbei werden (meist) acht Acetyl-CoAs zu einer Fettsäure (der Palmitinsäure) zusammengebaut ( ↗ S. 134).

**Cholesterin-Biosynthese.** Hier wird zunächst aus Acetyl-CoA Isopren hergestellt. Dann werden einige Isoprene hintereinander gehängt und das Ganze anschließend zum Cholesterin gefaltet ( ↗ S. 148). Hauptsyntheseort ist mal wieder die Leber, die das hergestellte Cholesterin in den Lipoproteinen ( ↗ S. 508) an andere Organe verschickt.

**Ketonkörper-Biosynthese.** Bei den Ketonkörpern handelt es sich um die verschiffbare Form von Acetyl-CoA. Staut sich viel Acetyl-CoA in der Leber an – vor allem bei Hunger –, dann werden daraus vermehrt Ketonkörper gebildet und dem restlichen Organismus zur Verfügung gestellt. Vor allem das Gehirn ist im Hungerzustand in der Lage, einen erheblichen Teil des Energiebedarfs durch die Oxidation von Ketonkörpern zu decken ( ↗ S. 145).

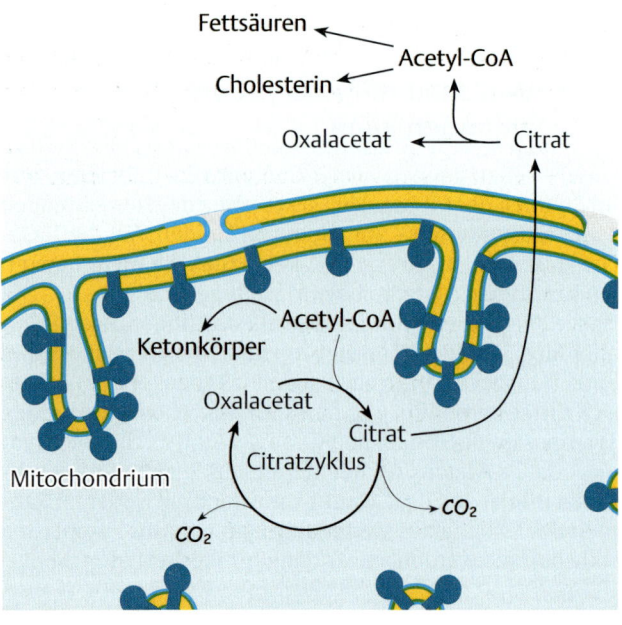

## Pantothensäure

Wenden wir uns noch kurz der Pantothensäure zu, die als Vitamin der B-Gruppe unserem Körper zugeführt werden muss. Dort fristet sie ihr Dasein entweder als **Coenzym A** (A steht übrigens für Acetylierung) oder in der **Fettsäure-Synthase** ( ↗ S. 138).
Die Biosynthese übernehmen Mikroorganismen für uns: sie stellen aus Pantoinsäure (einem Buttersäure-Derivat) und β-Alanin die Pantothensäure her.

**Der Tagesbedarf** an Pantothensäure beträgt etwa **5 mg**. Ein Mangel ist wegen der weiten Verbreitung und damit verbundenen üppigen Aufnahme über die Nahrung allerdings kaum bekannt (daher auch der Name, gr. pantothen = überall). Hin und wieder wird einmal das „burning feet syndrome" erwähnt, das man bei wenigen Kriegsgefangenen im Zweiten Weltkrieg gefunden hat.

**Die Aufnahme in unseren Körper** erfolgt entweder als Coenzym A oder eingebaut in die Fettsäure-Synthase. Nach Zerlegung in Pantethein oder Pantothensäure wird dieses Vitamin in unsere Darmzellen aufgenommen. Im Blut ist Pantothensäure an Proteine gebunden und wird so zu den verschiedenen Zellen transportiert.

**In unseren Zellen** erfolgt die Phosphorylierung der Pantothensäure mit ATP. Anschließend wird das Produkt mit Cystein amidiert, womit Coenzym A entstanden ist.

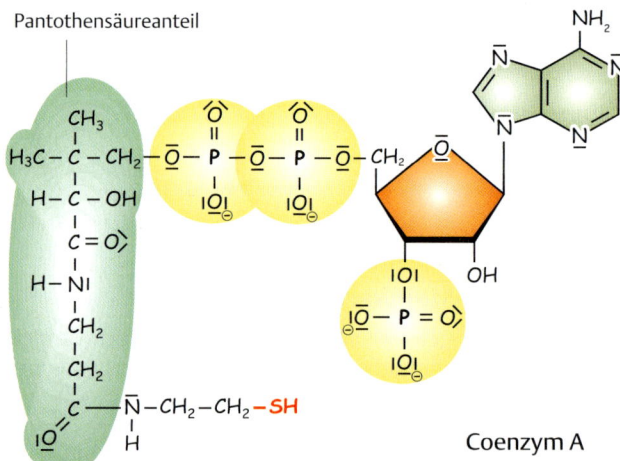

Coenzym A kann entweder so wie es ist seiner Funktion im Stoffwechsel nachgehen, oder es wird in die Fettsäure-Synthase eingebaut.

# 5.2 Der Citratzyklus

Diesem einzigartigen Stoffwechselweg hat man im Laufe der Zeit viele Attribute verpasst. Die einen bezeichnen den Citratzyklus als das Zentrum, die anderen als die Drehscheibe des gesamten Stoffwechsels in einem Organismus. Beides trifft den Nagel auf den Kopf, denn der Citratzyklus verbindet tatsächlich so ziemlich alle Abbau- und auch viele Synthesewege von Kohlenhydraten, Aminosäuren, Lipiden und anderen biochemischen Stoffklassen. (Trotzdem wurde die Erstpublikation des Citratzyklus von der renommierten Zeitschrift „Nature" abgelehnt …)

Die Abbauprodukte der drei Hauptnährstoffe (v. a. Acetyl-CoA) werden durch den Citratzyklus vollständig verstoffwechselt und danach einer gemeinsamen Endstrecke, der Atmungskette (↗ S. 208), zugeführt. Daraus erklärt sich auch die Lokalisation des Citratzyklus im **Mitochondrium**, in dessen **Matrix** sich alle dazu benötigten Enzyme befinden. Der Citratzyklus liegt also in nächster Nähe zu den Komplexen der Atmungskette, wodurch beide Prozesse optimal aneinander gekoppelt sind. Ein Enzym des Citratzyklus wird (als Komplex II) sogar direkt der Atmungskette zugerechnet.

Seinen Namen hat er übrigens vom Einstiegsmolekül Citrat, einer Tricarbonsäure, die aus der Reaktion von Acetyl-CoA mit Oxalacetat entsteht.

$$H_2C - COO^{\ominus}$$
$$HO - \overset{|}{C} - COO^{\ominus}$$
$$H_2C - COO^{\ominus}$$

Citrat

Der Citratzyklus wurde schon 1937 von Hans Krebs (1900 – 1981) postuliert, weshalb er gelegentlich auch **Krebs-Zyklus** genannt wird. (Die Nationalsozialisten haben Krebs übrigens gezwungen, das Land zu verlassen, weshalb er zum Zeitpunkt der Entdeckung in England lebte. Daher wird der Citratzyklus im anglo-amerikanischen Sprachraum als Krebs cycle bezeichnet.)

Zunächst war man sich nicht ganz sicher, ob Citrat oder nicht doch eine andere Tricarbonsäure, z. B. das Isocitrat, das Einstiegsmolekül darstellten. Daher hält sich auch heute noch der anfängliche Name **Tricarbonsäure-Zyklus**.

## Worum geht es beim Citratzyklus?

Die entscheidende Aufgabe des Citratzyklus besteht darin, Acetyl-CoA in einem Kreisprozess zu **$CO_2$**, **NADH/H$^+$**, **FADH$_2$** und **GTP** abzubauen. Die Reduktionsäquivalente NADH/H$^+$ und FADH$_2$ liefern dann in der Atmungskette das, wofür die Zelle den ganzen Aufwand eigentlich betreibt, nämlich Energie in Form von ATP. $CO_2$ ist ein Abfallprodukt und wird abgeatmet.

Um den Acetyl-Rest nur einfach abzubauen, scheint der Citratzyklus reichlich kompliziert geraten. Und in der Tat steckt da noch mehr dahinter: Der Citratzyklus bietet näm-

lich auch zahlreiche Ein- und Ausgangsmöglichkeiten für **Biosynthesewege**.

Wir beginnen hier mit dem einfachen Abbau des Acetyl-CoA und lüften dann erst später die tieferen Geheimnisse dieser Drehscheibe des Stoffwechsels.

### Katabole Funktionen des Citratzyklus

Chemisch betrachtet sind vier der acht Reaktionen des Citratzyklus Oxidationen, bei denen die Elektronen (zusammen mit Protonen) an NAD$^+$ oder FAD weitergegeben werden. Bei diesen handelt es sich um spezialisierte Elektronentransporter, die die Elektronen zur Atmungskette transportieren.

Der Citratzyklus ist ein Kreisprozess, da das Eingangsmolekül Oxalacetat nach den acht Reaktionen wieder unversehrt vorliegt. Beim Durchlauf eines Acetyl-Restes entstehen dabei **zwei Moleküle $CO_2$**, **acht Wasserstoffatome**, die an die Elektronentransporter weitergegeben werden, und **ein GTP**.

### Anabole Funktionen des Citratzyklus

Zwischenstufen des Citratzyklus dienen häufig als Biosynthesevorstufen für

- Glukose,
- Aminosäuren,
- Häm und
- Fettsäuren.

Nach Verbrauch der Zwischenstufen ist es erforderlich, diese wieder nachzuliefern, da der Zyklus sonst unterbrochen und kein Oxalacetat regeneriert würde. Diese auffüllenden Reaktionen werden nach dem griechischen Wort dafür als anaplerotische Reaktionen bezeichnet.

## Reaktionen des Citratzyklus

Man kann die Reaktionen des Citratzyklus in zwei große Abschnitte untergliedern:

1. Im ersten Abschnitt erfolgt die Reaktion vom Citrat zum Succinat, was dem Abbau des Acetyl-Restes zu zwei Molekülen $CO_2$ entspricht.
2. Im zweiten Abschnitt wird das Succinat wieder zu Oxalacetat regeneriert, um eine neue Runde starten zu können.

Beide Abschnitte liefern Energie, sowohl als GTP (direkt verwertbar) als auch in Form von NADH/H$^+$ und FADH$_2$, wo die Energie zunächst gespeichert wird.

Da Acetyl-CoA keine vier (wie sie für zwei $CO_2$ benötigt werden …), sondern nur ein Sauerstoffatom enthält, steuert Wasser, das bei drei Reaktionen angelagert wird, die restlichen O-Atome bei.

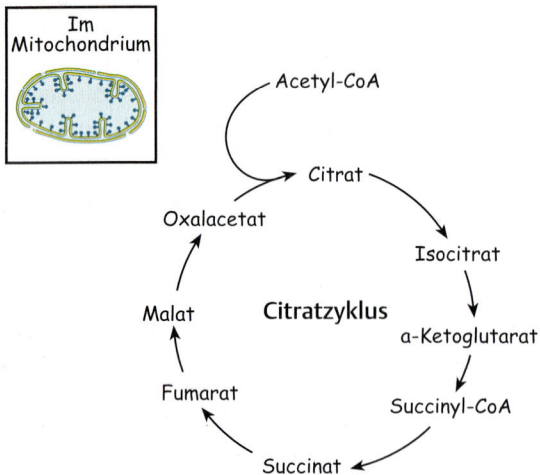

## Zerlegung des Acetyl-CoA in zwei $CO_2$ und zwei H

Bei der Reaktion vom Isocitrat ($C_6$) zum $\alpha$-Ketoglutarat ($C_5$) wird das erste $CO_2$ abgespalten. Bei der sich anschließenden Reaktion zum Succinat ($C_4$) das zweite. Angemerkt sei noch, dass das $CO_2$ nicht direkt vom Acetyl-CoA stammt. Um genau *diese* C-Atome abzubauen, sind mehrere Umläufe erforderlich.

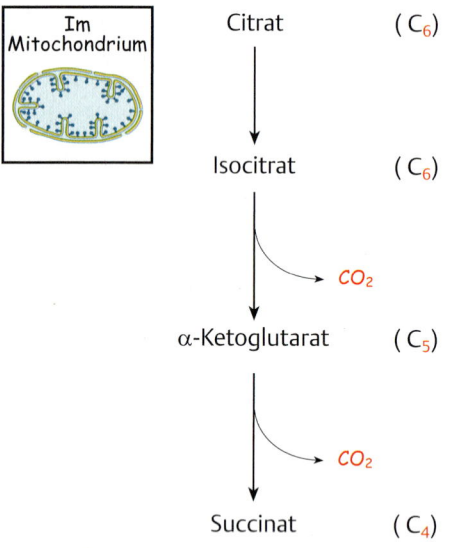

## Bildung des Einstiegsmoleküls Citrat

Bei der ersten Reaktion des Citratzyklus handelt es sich um eine **Kondensation**, bei der der Acetyl-Rest des Acetyl-CoA an das „Trägermolekül" Oxalacetat addiert wird. Diese durch die Citrat-Synthase katalysierte Reaktion ist stark exergon ($\Delta G^{0'} = -38$ kJ/mol), was wichtig ist, da nur wenig Oxalacetat vorhanden ist und die Reaktion dennoch ablaufen soll.

Das Coenzym A hat seine Aufgabe mit der Abgabe des Acetyl-Restes erfüllt und kann sich neuen Aufgaben zuwenden.

## Bildung von Isocitrat

Ziel des Citratzyklus ist es, Moleküle zu oxidieren, um Energie zu erzeugen. Am Citrat kann man jedoch die OH-Gruppe nicht mehr oxidieren, da es sich um einen tertiären Alkohol handelt ($\nearrow$ S. 14).

Aber die Zelle weiß sich natürlich zu helfen und lagert die Hydroxyl-Gruppe einfach um. Dadurch entsteht ein sekundärer Alkohol (das Isocitrat), der oxidiert werden kann. Auf molekularer Ebene wird dabei zunächst Wasser vom Citrat abgespalten, um es an anderer Stelle wieder anzulagern. Das dabei entstehende Zwischenprodukt nennt sich cis-Aconitat und das zuständige Enzym daher Aconitase (formaler auch Aconitat-Hydratase).

Es katalysiert zunächst eine **Dehydratisierung** und gleich anschließend eine **Hydratisierung**. Diese Reaktion ist reversibel, läuft aber gerichtet ab, da das entstehende Isocitrat schnell weiterreagiert.

## Oxidation von Isocitrat zu $\alpha$-Ketoglutarat

Jetzt kommen wir zur ersten Reaktion, die richtig Energie abwirft. Die Isocitrat-Dehydrogenase katalysiert die **oxidative Decarboxylierung** von Isocitrat zu $\alpha$-Ketoglutarat, wobei das erste Molekül $CO_2$ und das erste **NADH/$H^+$** entstehen.

## Oxidation von α-Ketoglutarat zu Succinyl-CoA

Die Reaktion von α-Ketoglutarat zu Succinyl-CoA ist wieder eine **oxidative Decarboxylierung** und entspricht im Prinzip der vorangegangenen Reaktion. Bei beiden Reaktionen werden α-Ketosäuren unter $CO_2$-Abspaltung oxidiert. Die Energie aus der Oxidation wird dieses Mal jedoch zusätzlich noch benutzt, um die **Thioesterbindung** von Succinyl-CoA zu bilden. Dadurch wird die Energie also kurze Zeit in einer energiereichen Bindung gespeichert. Elektronenakzeptor ist erneut $NAD^+$, das zu **NADH/H$^+$** wird ($\Delta G^{0'} = -37$ kJ/mol).

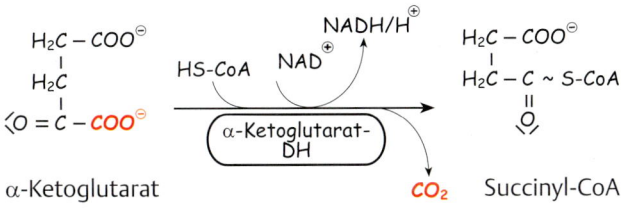

Der α-Ketoglutarat-Dehydrogenase-Komplex gleicht strukturell der Pyruvat-Dehydrogenase (PDH, ↗ S. 93), sie katalysieren auch eine ähnliche Art von Reaktion. Auch die α-Ketoglutarat-Dehydrogenase besteht aus **drei Enzymen**, wobei das erste Enzym eine andere Aminosäuresequenz als die PDH aufweist, was zur Substratspezifität der beiden Enzyme führt. Die anderen beiden Enzyme sind sich allerdings sehr ähnlich. Beide enthalten kovalent gebundene Lipoyleinheiten, ferner auch enzymgebundenes **TPP**, gebundenes **Lipoat** sowie **FAD, NAD$^+$** und **CoA**.

## Reaktion von Succinyl-CoA zu Succinat

Wie beim Acetyl-CoA bringt die Hydrolyse der Thioesterbindung von Succinyl-CoA eine Menge Energie ($\Delta G^{0'} = 36$ kJ/mol), die für die Herstellung einer Phosphorsäureanhydridbindung im **GTP** genutzt wird. Dies ist rechnerisch mit der Synthese eines ATP gleichzusetzen, da beide Nukleotide durch die Nukleosiddiphosphat-Kinase leicht und ohne Energieverlust ineinander umzuwandeln sind.

$$\text{GTP + ADP} \xrightleftharpoons[\text{Nukleosiddiphosphat-Kinase}]{} \text{GDP + ATP} \quad \Delta G^{0'} = 0 \text{ kJ/mol}$$

Bei dieser Reaktion handelt es sich um eine **Substratkettenphosphorylierung**, wie wir sie ja schon bei der Glykolyse kennen gelernt haben (↗ S. 87). Man nennt das so, um den Unterschied zur oxidativen Phosphorylierung in der Atmungskette (↗ S. 208) zu verdeutlichen. Das Enzym, das diese reversible Reaktion katalysiert, hat den Namen Succinyl-CoA-Synthetase – oder häufig auch Succinat-Thiokinase.

## Regeneration des Oxalacetat

Die folgenden drei Reaktionen dienen dem Wiedereinbau eines Sauerstoffatoms in das Molekül. Die Reaktionsfolge entspricht dabei den ersten drei Schritten der β-Oxidation, bei denen ebenfalls ein Sauerstoffatom neu in ein Molekül eingefügt wird (↗ S. 130). Dieses O-Atom hatte man sich weiter vorne nur geliehen, um ein ganzes Molekül $CO_2$ abzuspalten.

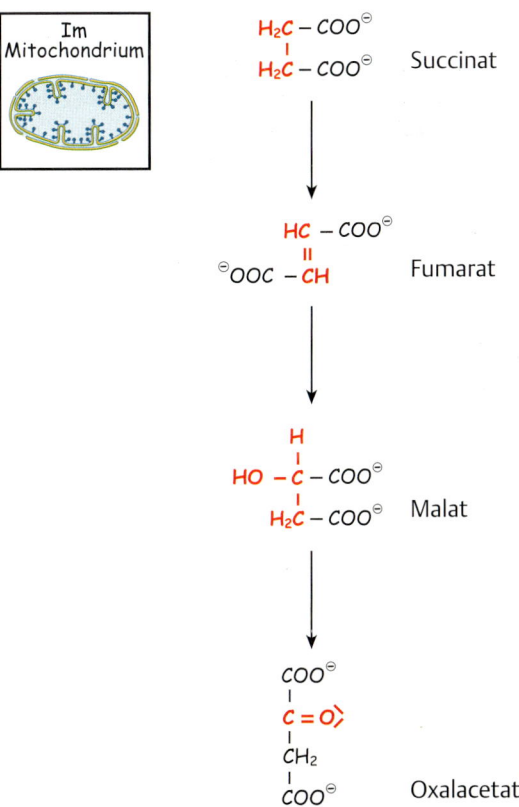

## Oxidation von Succinat zu Fumarat

Bei dieser ersten Reaktion, der Regeneration von Oxalacetat, nimmt die Succinat-Dehydrogenase die **Dehydrierung** von Succinat zu Fumarat vor. Dabei wird nicht genug Energie frei, um ein $NAD^+$ zu reduzieren, so dass die Zelle auf FAD ausweicht, das schon mit niedrigeren Oxidationsenergien zu **FADH$_2$** reduziert werden kann (↗ S. 205).

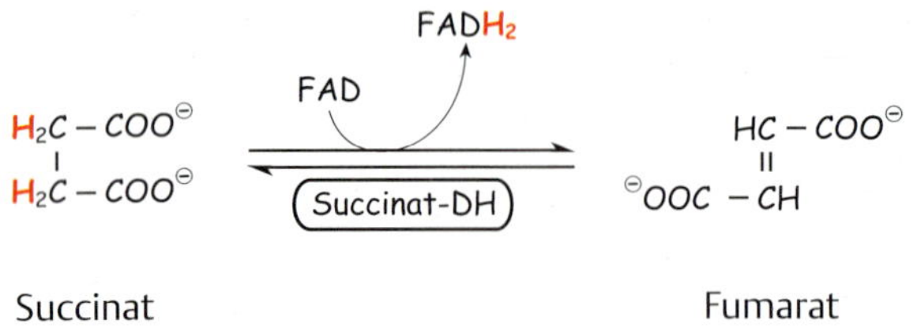

Succinat          Fumarat

Fumarat          L-Malat

Die Succinat-Dehydrogenase ist das einzige Enzym des Citratzyklus, das nicht in der Mitochondrien-Matrix herumschwimmt, sondern fest an die innere Mitochondrienmembran gebunden ist.

Da das FAD im Enzym kovalent gebunden vorliegt, handelt es sich bei der Succinat-Dehydrogenase um ein Flavoprotein. Sie enthält zusätzlich noch Eisen-Schwefel-Zentren und wird auch als **Komplex II der Atmungskette** bezeichnet. Die aufgenommenen Elektronen gehen dabei vom Succinat auf das FAD über, das zum $FADH_2$ reduziert wird. $FADH_2$ überträgt sie auf die Fe-S-Zentren, die sie dann an einen Sammelpunkt in der Atmungskette, das Ubichinon, weitergeben. Die Succinat-Dehydrogenase reagiert dabei direkt mit dem Ubichinon, das Elektronen von verschiedenen Enzymen aufnehmen kann.

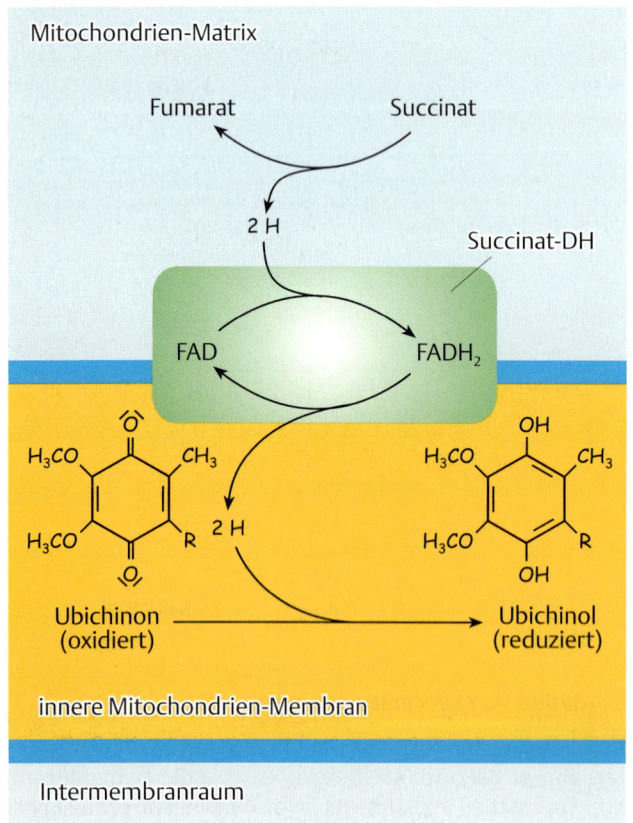

**Hydratisierung von Fumarat zu Malat**

Das Enzym Fumarase (oder formaler Fumarat-Hydratase) lagert an Fumarat reversibel Wasser an, wodurch es zum Malat wird.

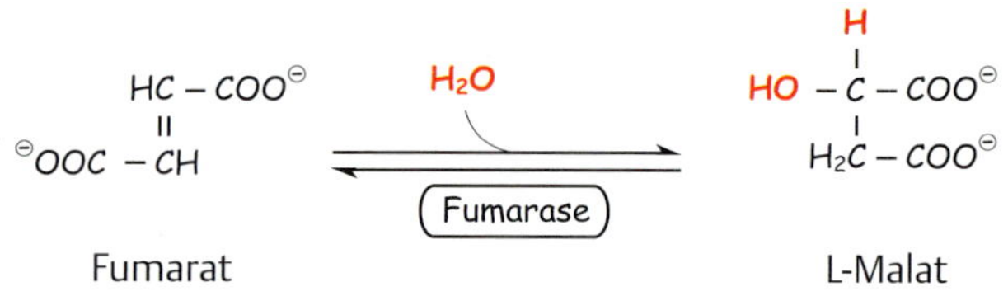

### Oxidation von Malat zu Oxalacetat

Durch eine **Dehydrierung** mit der $NAD^+$-abhängigen Malat-Dehydrogenase wird aus Malat Oxalacetat. Die dabei frei werdenden Elektronen werden zusammen mit einem Proton auf den Elektronentransporter $NAD^+$ übertragen, das zum **NADH/H⁺** wird.

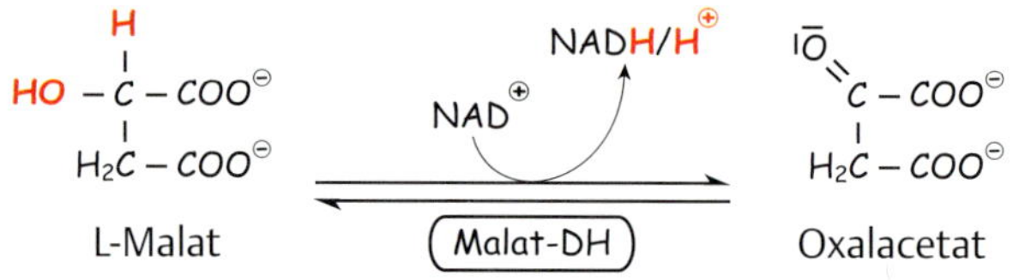

L-Malat          Oxalacetat

Das Gleichgewicht der Reaktion liegt weit auf der Seite des Malat. Da Oxalacetat jedoch weiter reagiert, läuft die Reaktion trotz einem $\Delta G^{0'} = +28$ kJ/mol ab.

Neben dieser mitochondrialen Malat-Dehydrogenase gibt es noch eine zytoplasmatische, die vor allem für den Malat-Shuttle eine wichtige Rolle spielt ( ↗ S. 87 ).

### Anabole Funktionen – was der Citratzyklus noch alles kann

Der Citratzyklus ist sicher nicht der einfachste Weg vom Acetat zum $CO_2$. Aufgrund seiner zusätzlichen wichtigen Rolle für einige Biosynthesen hat er sich aber wohl in der Evolution als der günstigste für die gesamte Zelle herausgestellt. Wegen der zusätzlich zum katabolen Acetat-Abbau existierenden anabolen Funktion bezeichnet man den Citratzyklus auch als amphibolen Stoffwechselweg.

### Biosynthese der Aminosäuren

Verschiedene Zwischenprodukte des Citratzyklus dienen der Biosynthese von Aminosäuren. Es handelt sich hier um die entsprechenden α-**Ketosäuren**. Aus α-Ketoglutarat kann z. B. durch eine Transaminierung Glutamat entstehen – eine der häufigsten Transaminierungsreaktionen in unseren Zellen. Aus Oxalacetat entsteht entsprechend Aspartat, vor allem durch den Einsatz der Aspartat-Aminotransferase (AST).
Die Biosynthese der Aminosäuren erfolgt dabei sowohl im Zytoplasma als auch in den Mitochondrien – je nach Aminosäure und eingeschlagenem Biosyntheseweg.

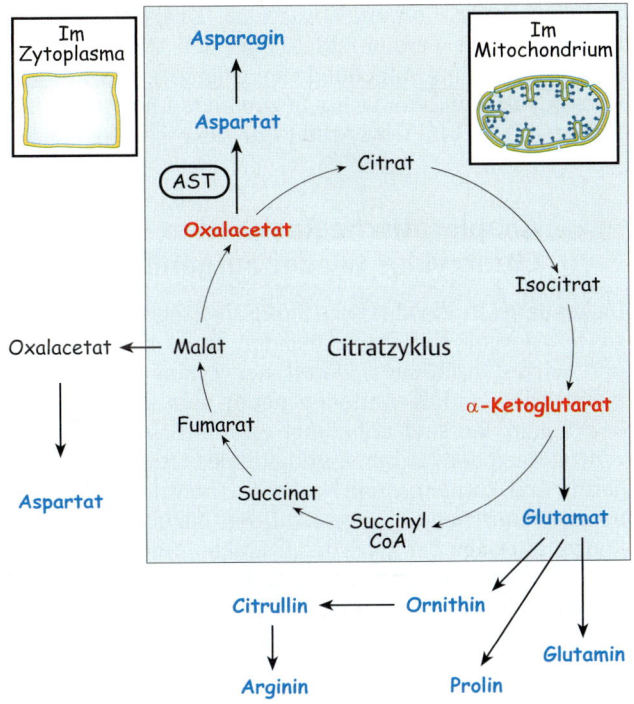

Die Decarboxylierung von Oxalacetat liefert zusammen mit der Hydrolyse eines GTP genug Energie, um eine energiereiche Enolphosphat-Bindung in das Molekül einzubauen. Diese Reaktion läuft natürlich vor allem in der Leber und den Nieren ab, da das die einzigen Organe sind, die ordentlich Glukoneogenese betreiben können (daneben noch ein kleines bisschen der Darm).

### Häm-Biosynthese und Ketonkörperabbau

Succinyl-CoA ist Ausgangsstoff für die Häm-Biosynthese ( ↗ S. 486). Häm benötigt der Körper, um es in Hämoglobin (Hb) oder Cytochrome einzubauen, die auf Grund ihres Zentralatoms Eisen in der Lage sind, Sauerstoff (im Hb) oder Elektronen (in den Cytochromen) zu transportieren. In der ersten und geschwindigkeitsbestimmenden Reaktion reagiert Succinyl-CoA in den Mitochondrien mit der einfachsten Aminosäure Glycin zu **δ-A**mino**l**ävulin**s**äure (**δ-ALS**).

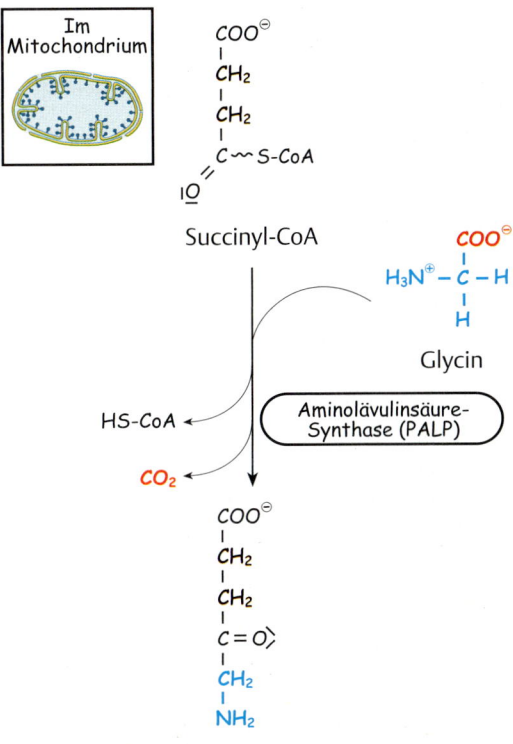

### Glukose-Biosynthese

Für die Herstellung von Glukose (Glukoneogenese) eignet sich **Oxalacetat** sehr gut. Die Zelle zieht es im Bedarfsfall aus dem Citratzyklus ab. Das Enzym, das den ersten Schritt katalysiert, ist die Phosphoenolpyruvat-Carboxykinase (PEP-CK), die in erster Linie **zytoplasmatisch** vorkommt (ist logisch, denn da brauchen wir ja auch die Glukose, die anschließend ans Blut abgegeben werden soll). Oxalacetat wird dazu mithilfe des Malat-Shuttles aus den Mitochondrien geschafft ( ↗ S. 219). Im Zytoplasma wird es dann von der PEP-CK decarboxyliert und gleichzeitig phosphoryliert, wodurch Phosphoenolphosphat entsteht.

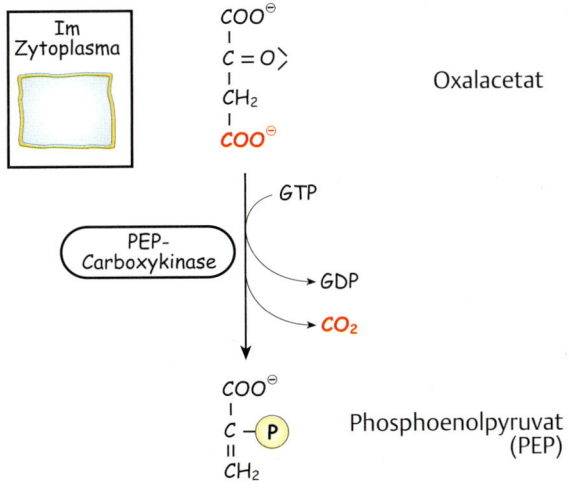

Das Enzym Aminolävulinsäure-Synthase benötigt dazu das Coenzym **Pyridoxalphosphat** (PALP, ↗ S. 172), das aus Vitamin $B_6$ entsteht. Genau an dieser Stelle wirkt sich dann auch ein Vitamin-$B_6$-Mangel aus, da die entscheidende Reaktion für die Häm-Biosynthese nicht stattfindet. Langfristig führt das zu einer Anämie ( ↗ S. 491).
Daneben benötigt man Succinyl-CoA noch, um Ketonkörper abzubauen. Diese müssen nämlich zunächst mit Succinyl-CoA aktiviert werden, bevor man sie oxidieren kann ( ↗ S. 147).

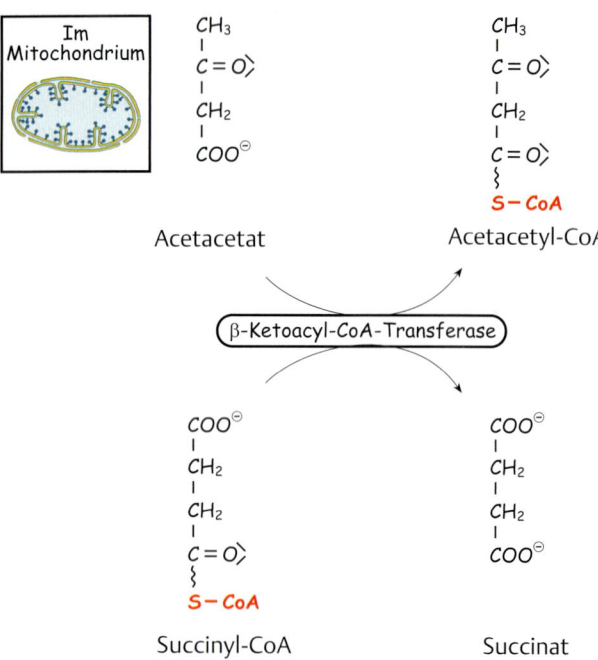

Acetacetat

Acetacetyl-CoA

β-Ketoacyl-CoA-Transferase

Succinyl-CoA

Succinat

zurück in Acetyl-CoA und Oxalacetat. (Oxalacetat kann zu Malat reduziert werden und so über den Malat-Aspartat-Shuttle wieder ins Mitochondrium gelangen, ↗ S. 219.) Auch für die im Zytoplasma beginnende Cholesterin-Biosynthese (↗ S. 148) wird Acetyl-CoA benötigt.

## Anaplerotische Reaktionen – wie der Citratzyklus wieder aufgefüllt wird

Da aus dem Citratzyklus auch Stoffe abgezogen werden, um sie für Biosynthesen zu verwenden, muss man diese hin und wieder nachfüllen, damit der Zyklus nicht stehen bleibt. Diese Auffüll-Aktionen nennt man anaplerotische Reaktionen. Sie sind unbedingt erforderlich, da die Konzentrationen der Zwischenprodukte des Citratzyklus recht gering sind. Entnahme und Nachschub unterliegen dabei einem dynamischen Gleichgewicht, was dazu führt, dass die Konzentrationen der Zwischenprodukte immer annähernd gleich bleiben. Drei anaplerotische Reaktionen spielen eine besonders große Rolle für unsere Zellen und werden daher hier erläutert.

### Fettsäure- und Cholesterin-Biosynthese

Während der Abbau von Fettsäuren, die β-Oxidation, in den Mitochondrien der Zellen stattfindet, läuft die Biosynthese neuer Fettsäuren, wie die meisten Biosynthesen, im **Zytoplasma** ab. Diese Trennung des Ab- und Aufbaus gleichartiger Stoffe ist ja eines der Grundprinzipien des Stoffwechsels. Für die Zwischenprodukte des Citratzyklus sind daher Transportsysteme notwendig, die sie aus den Mitochondrien ins Zytoplasma bringen.

Für die Fettsäure-Biosynthese benötigt die Zelle Acetyl-CoA, das allerdings nur im Mitochondrium entsteht und dieses auch nicht so ohne weiteres verlassen kann. Der Trick des Acetyl-CoAs, doch ins Zytosol zu gelangen, liegt darin, sich mit Oxalacetat zu Citrat zu verbinden, das die Mitochondrienmembran (über einen Tricarbonsäuren-Transporter, ↗ S. 220) durchdringen kann. Im Zytoplasma erfolgt dann durch die ATP-abhängige Citrat-Lyase die Aufspaltung

### Pyruvat-Carboxylase

Dieses Enzym katalysiert die wichtigste anaplerotische Reaktion, bei der Pyruvat biotinabhängig zu Oxalacetat carboxyliert wird. Das Vitamin Biotin (↗ S. 136) fungiert dabei als Coenzym der Pyruvat-Carboxylase.

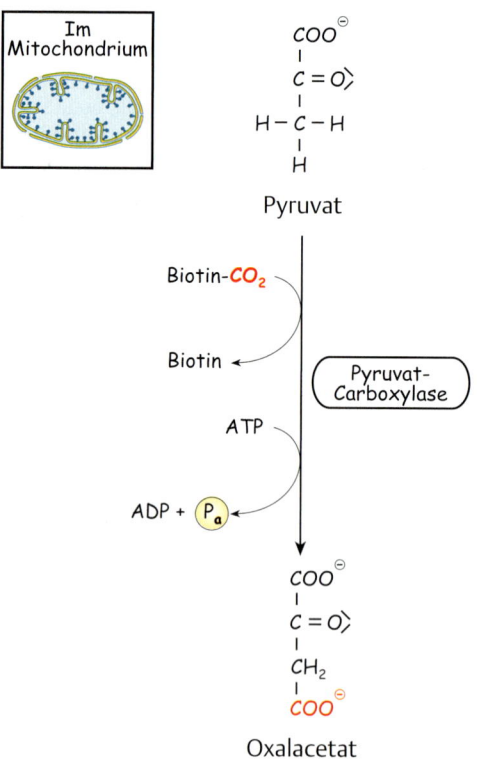

Pyruvat

Biotin-CO$_2$

Biotin

ATP

ADP + P$_a$

Pyruvat-Carboxylase

Oxalacetat

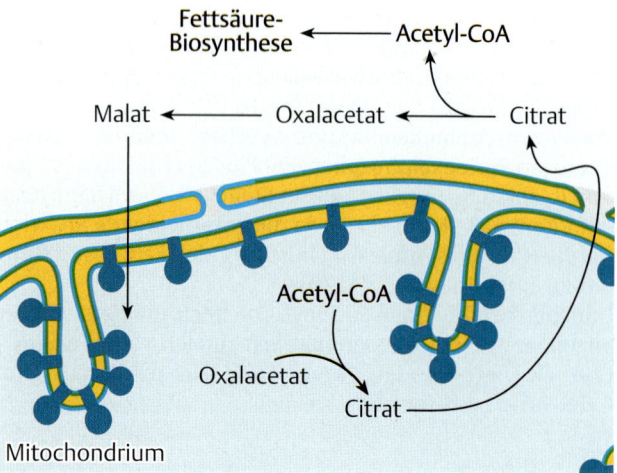

Mitochondrium

Die Funktion dieser Reaktion ist es, bei Bedarf Oxalacetat in größeren Mengen zur Verfügung zu stellen, damit der **Citratzyklus schneller** läuft. Staut sich Pyruvat vor dem Citratzyklus an, da dieser nicht mehr hinterher kommt, wird einiges von diesem Pyruvat **intramitochondrial** zu Oxalacetat carboxyliert. Damit kann wieder mehr Acetyl-CoA zu Citrat reagieren und der Stau ist beseitigt.

**Glukoneogenese.** Die Pyruvat-Carboxylase-Reaktion läuft besonders in Leber und Niere ab, den beiden Organen, die Glukoneogenese für den restlichen Organismus betreiben. Die Glukoneogenese verbraucht nämlich Oxalacetat, was über die Pyruvat-Carboxylase wieder nachgeliefert wird.

### Glutamat-Dehydrogenase

Die Glutamat-Dehydrogenase (in der Klinik kurz GLDH) katalysiert die **Desaminierung** von Glutamat zu α-Ketoglutarat, das in den Citratzyklus eingeschleust werden kann.

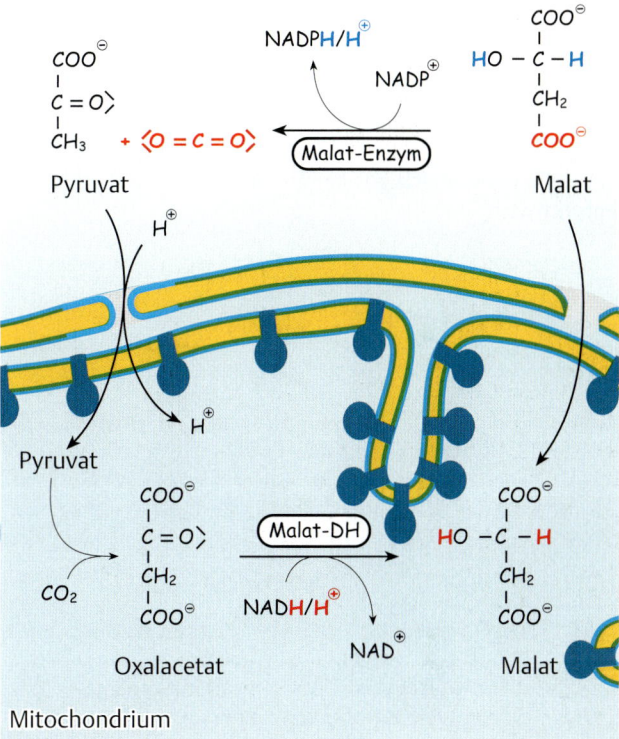

Die GLDH kommt in allen Organen vor, vor allem aber in den **Mitochondrien der Leber**. Kann man sie im Blut nachweisen, spricht das für eine starke Schädigung der Leber, da die mitochondrialen Enzyme erst freigesetzt werden, wenn selbst die Mitochondrien der Zelle kaputt sind. Die Normalwerte der GLDH liegen bei unter 3 U/l im Blut ( ↗ S. 535).

### Malat-Enzym

Das zytoplasmatische Malat-Enzym katalysiert die Reaktion von Malat zum Pyruvat. Es stellt damit eine weitere Möglichkeit dar, zytoplasmatisches Malat wieder in das Mitochondrium zu schaffen.

Wie schon erwähnt, kann **Citrat** vom Mitochondrium in das Zytoplasma transportiert werden, um dort in Acetyl-CoA und Oxalacetat zerlegt zu werden. **Acetyl-CoA** kann dann als Ausgangsstoff für die Fettsäure-Biosynthese ( ↗ S. 134) dienen, das **Oxalacetat** muss wieder in das Mitochondrium gebracht werden.

Dazu wird es zunächst durch die Malat-Dehydrogenase zu **Malat** reduziert (ein Vorgang, der reversibel ist). Malat kann dann entweder selbst durch den Malat-Shuttle ( ↗ S. 219) in das Mitochondrium gelangen, oder aber es wird durch das **Malat-Enzym** zu **Pyruvat** umgewandelt.

Wie zu erkennen ist, wird bei dieser Reaktion auch noch **NADPH/H⁺** gebildet, das die Zelle für die Fettsäure-Biosynthese gut gebrauchen kann.

Pyruvat kann dann über den Pyruvat/H⁺-Symporter wieder in das Mitochondrium gelangen und verschiedene Reaktionen eingehen – beispielsweise die Decarboxylierung zum Acetyl-CoA, womit der Kreis dann geschlossen wäre.

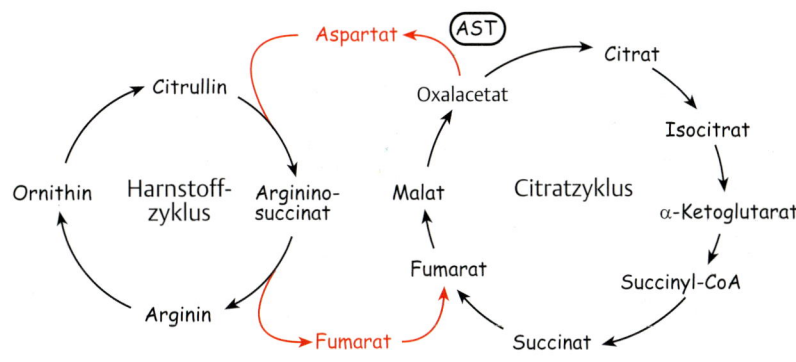

## Der Zusammenhang mit dem Harnstoffzyklus

Fumarat wird nicht nur im Rahmen des Citratzyklus aus Succinat gebildet, sondern entsteht auch im Harnstoffzyklus als „Abfallprodukt" aus Argininosuccinat und fließt von dort in den Citratzyklus ein. Nach dem Umbau zu Oxalacetat kann es wieder zu Aspartat (mittels AST) transaminiert werden, das mit Citrullin erneut zu Argininosuccinat reagiert.

So betrachtet, stellt selbst der Harnstoffzyklus eine anaplerotische Reaktion für den Citratzyklus dar.

## Regulation des Citratzyklus

Die Durchsatzgeschwindigkeit des Citratzyklus hängt vom energetischen Zustand der Zelle ab. ATP, Citrat und reduzierte Coenzyme (NADH/H$^+$ u. a.) weisen darauf hin, dass es der Zelle energetisch gut geht, worauf der Citratzyklus gehemmt wird.

Drei Enzyme des Citratzyklus katalysieren besonders exergone Reaktionen. Hier besteht daher die Möglichkeit einer wirkungsvollen Regulation. Es handelt sich dabei um die **Citrat-Synthase**, die den ersten Schritt im Citratzyklus katalysiert, und um die beiden oxidativen Phosphorylierungen, die durch die **Isocitrat-Dehydrogenase** und die **Succinat-Dehydrogenase** katalysiert werden.

> Die Regulation des Citratzyklus betrifft vor allem den Stoffwechsel einer Zelle und nur indirekt den Gesamtorganismus. Daher erfolgt die Regulation nur allosterisch. Hormone greifen an dieser Stelle nicht in den Zellstoffwechsel ein.

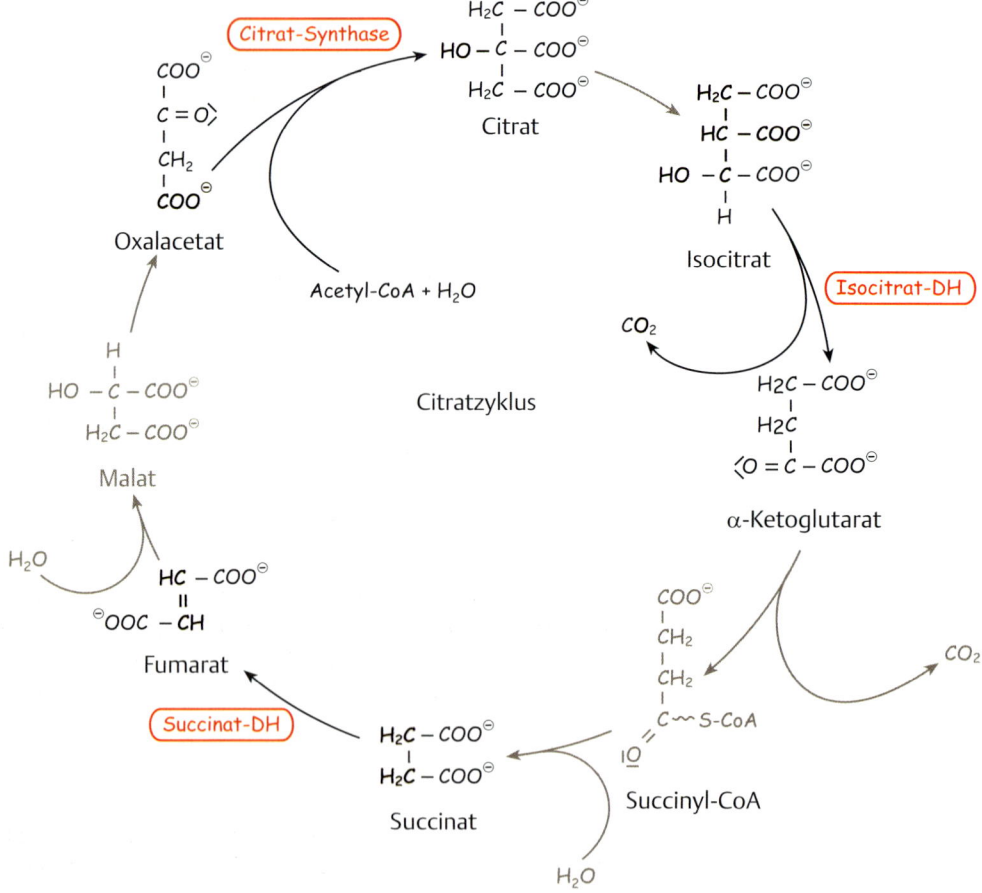

**Steuerung über die Pyruvat-Dehydrogenase.** In erster Linie entscheidend für die Aktivität des Citratzyklus ist jedoch der Nachschub an Acetyl-CoA durch die Pyruvat-Dehydrogenase (PDH), deren Aktivitätszustand durch gezielte Phosphorylierung und Dephosphorylierung verändert werden kann. Die PDH ist im dephosphorylierten Zustand aktiv, phosphoryliert hingegen inaktiv ( ↗ S. 96).

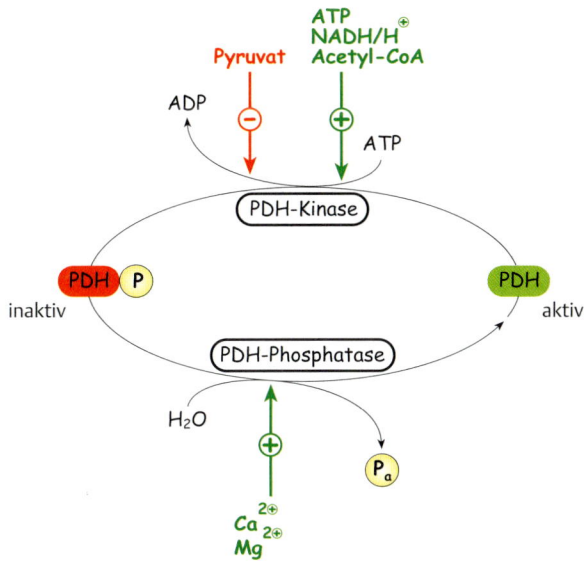

**Pyruvat-Carboxylase.** Ein erhöhtes Angebot an Acetyl-CoA stimuliert die Pyruvat-Carboxylase. Dadurch wird vermehrt Pyruvat zu Oxalacetat umgebaut (= anaplerotische Reaktion) und der Citratzyklus beschleunigt.

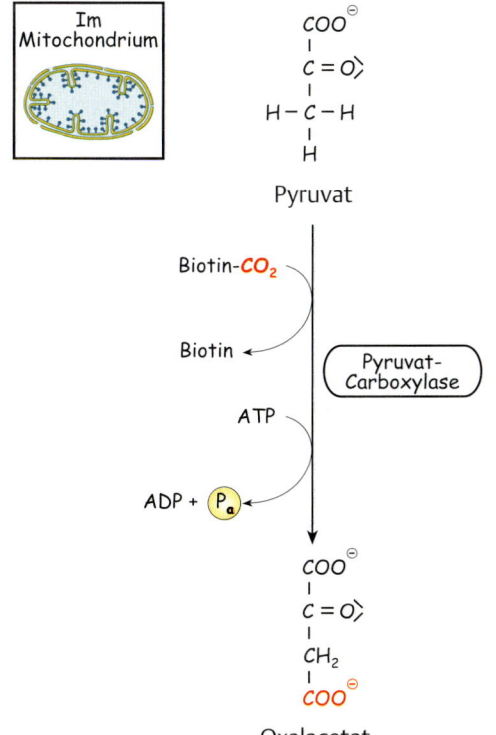

## Zwischenbilanz

Bevor wir weiter zur Atmungskette gehen, ziehen wir eine Zwischenbilanz und schauen, was bisher an Energie in die Speicherformen ATP, NADH/H$^+$ oder FADH$_2$ umgewandelt wurde. Als Beispiel dient die Glukose, mit der sich die Energieausbeute sehr anschaulich zeigen lässt.

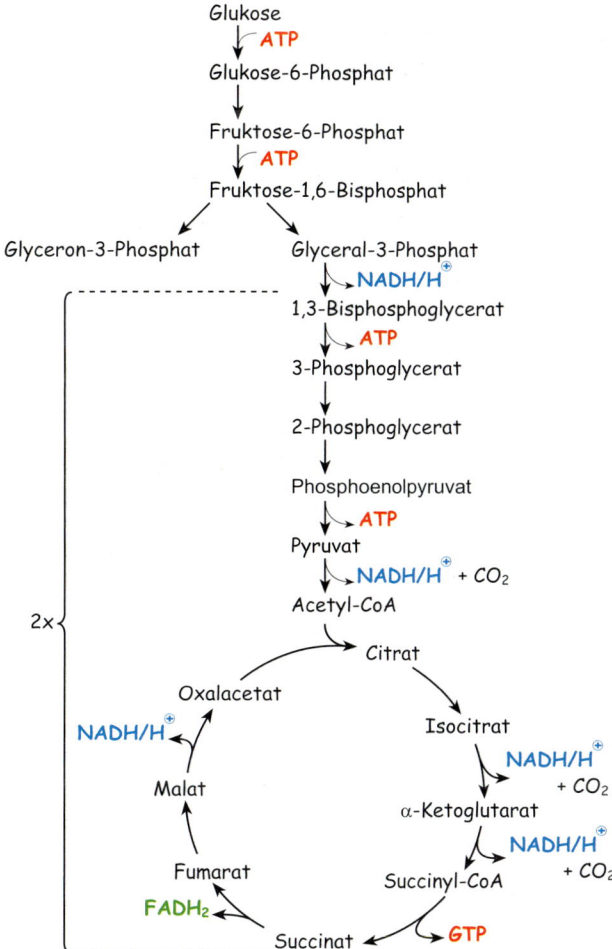

Wir haben jetzt – am Ende des Citratzyklus – die Glukose immerhin schon in sechs Moleküle CO$_2$ und jede Menge Elektronen zerlegt. Um diese Elektronen nicht völlig ihrem Schicksal zu überlassen, haben sich spezialisierte Elektronen-Transporter gefunden, die ihnen den Weg zur Atmungskette weisen. Wieviel Energie kann man damit nun erzeugen?

**ATP.** Pro Molekül Glukose haben wir aus der Glykolyse direkt zwei ATP gewonnen und aus dem Citratzyklus (zwei Durchläufe …) noch einmal direkt zwei ATP (als energetisch gleichwertiges GTP). Das ist natürlich nicht so üppig. Wichtiger sind die nicht nur zahl-, sondern auch energiereichen Elektronen, die zusammen mit Protonen an NADH/H$^+$ und FADH$_2$ gebunden sind.

**Elektronen.** In der Glykolyse haben wir pro Molekül Glukose zwei Moleküle NADH/H$^+$ gewonnen. Durch die anschließende Pyruvat-Dehydrogenase-Reaktion entstehen nochmal zwei. Zwei Durchläufe des Citratzyklus produzieren sechs Moleküle NADH/H$^+$ und zwei Moleküle FADH$_2$, die alle jeweils zwei Elektronen an die Atmungskette abgeben können. Macht also insgesamt 24 Elektronen.

**Ausbeute in der Atmungskette.** Wenn wir jetzt schon einmal vorausschicken, dass in der Atmungskette im Mittel pro NADH/H$^+$ etwa 2,5 und pro FADH$_2$ etwa 1,5 Moleküle ATP entstehen, ergibt das zusammen 32 ATP.

1 mol Glukose ergibt:

| | | |
|---|---|---|
| Glukose ⟶ 2 Pyruvat | 2 NADH/H$^\oplus$ ⟶ | 5 ATP |
| | | 2 ATP |
| 2 Pyruvat ⟶ 2 Acetyl-CoA | 2 NADH/H$^\oplus$ ⟶ | 5 ATP |
| 2 Acetyl-CoA ⟶ 4 CO$_2$ | 6 NADH/H$^\oplus$ ⟶ | 15 ATP |
| | 2 FADH$_2$ ⟶ | 3 ATP |
| Succinyl-CoA ⟶ Succinat | 2 GTP ⟶ | 2 ATP |
| | | **= 32 ATP** |

Während anaerob in der Glykolyse also nur zwei ATP entstehen, werden es im aeroben Zustand immerhin 32 ATP. Es war also durchaus eine schlaue Idee der ersten Eukaryonten, sich Mitochondrien als „Haustiere" zu halten.

## 5.3 Die Reduktionsäquivalente – oder NADH und seine Kollegen

Die verschiedenen Elektronen-Transporter (NADH, FADH und NADPH) sind uns nun schon einige Mal im Stoffwechsel begegnet. Hier beschäftigen wir uns einmal mit allen Dreien zusammen und zeigen deren Gemeinsamkeiten und Unterschiede auf.

Allen Reduktionsäquivalenten gemeinsam ist, dass sie **Redox-Coenzyme** sind. Sie beteiligen sich an den Elektronen-Verschiebungen bei Redoxreaktionen und besitzen ein Vitamin als Grundgerüst.

> Wir verwenden NADH und FADH als Abkürzungen für die Form, bei der nicht zwischen oxidierter (NAD$^+$ bzw. FAD) und reduzierter (NADH/H$^+$ und FADH$_2$) Form unterschieden wird.

> Bei Redoxreaktionen werden die Elektronen meist zusammen mit Protonen übertragen. Allgemein spricht man daher von *Reduktionsäquivalenten*. Sauerstoff ist nur selten beteiligt.

**Oxidoreduktasen** katalysieren sowohl Oxidationen als auch Reduktionen ( ↗ S. 72) und benötigen für ihre Arbeit Coenzyme.

- Entweder fallen bei der Oxidation eines Stoffes (z. B. Alkohol zu Aldehyd) Elektronen an, die von jemandem aufgenommen werden müssen.
- Oder es werden für reduktive Reaktionen (z. B. Aldehyd zu Alkohol) Elektronen benötigt, die jemand spenden muss.

Diese „Jemande" sind spezialisierte Elektronen-Transporter, die reversibel Elektronen aufnehmen und (meist an anderer Stelle) wieder abgeben können.

**Die Coenzyme der Oxidoreduktasen** sind also Elektronen-Transporter. Sie lassen sich noch einmal in **lösliche Coenzyme** und kovalent an die Enzyme gebundene **prosthetische Gruppen** unterteilen.

- NADH und NADPH sind lösliche Coenzyme, die sich reversibel an Oxidoreduktasen (meist Dehydrogenasen) anlagern.
- FADH ist meist kovalent an Oxidoreduktasen gebunden und wird daher auch als prosthetische Gruppe bezeichnet.

**Katabolismus und Anabolismus.** Man kann die Coenzyme auch nach ihrer Rolle im Stoffwechsel einteilen:

- NADH und FADH sind meist an **katabolen Oxidationen** (= Abbau) beteiligt, bei denen sie die frei werdenden Elektronen aufnehmen. Beide liegen daher im Zytoplasma eher in ihren oxidierten Formen vor (NAD$^+$ und FAD) – bereit, reduziert zu werden.
- NADPH befindet sich im Zytoplasma, wo es in seiner reduzierten Form (NADPH/H$^+$) vor allem **Biosynthesen** als Spender energiereicher Elektronen dient.

Vorteil dieser funktionellen Spezialisierung der Coenzyme ist, dass im Zytoplasma *einer* Zelle zwei verschiedene Elektronen-Transporter mit ganz unterschiedlichen Aufgaben gleichzeitig nebeneinander vorliegen können.

Zur Zeit sind übrigens mehr als 200 Enzyme bekannt, die entweder NADH oder NADPH als Coenzym verwenden. Nur sehr wenige Enzyme können mit beiden Coenzymen arbeiten. Zu diesen bemerkenswerten Ausnahmen gehört die mitochondriale Glutamat-Dehydrogenase ( ↗ S. 172).

**Glykolyse und Fettsäure-Biosynthese.** Da die Enzyme jeweils nur mit einer Sorte an Coenzymen arbeiten, können im Zytoplasma gleichzeitig Abbaureaktionen und Biosynthesen ablaufen. Nur so ist es überhaupt möglich, dass die Glykolyse (hier wird NAD$^+$ benötigt) und die Fettsäure-Biosynthese (ist auf NADPH/H$^+$ angewiesen) gleichzeitig ablaufen können. Mit anderen Worten: nur so kann aus Glukose Fett entstehen.

Ganz interessant ist vielleicht noch, dass die Gesamtkonzentration von NADH die von NADPH um etwa das 10fache übersteigt. Abbauvorgänge scheinen also ganz offensichtlich in unseren Zellen im Vordergrund zu stehen.

## NAD⁺ und FAD für den katabolen Stoffwechsel

Neben der Tatsache, dass NADH als lösliches Coenzym und FADH als prosthetische Gruppe seine Funktionen wahrnimmt, gibt es noch einen wichtigen Unterschied zwischen diesen beiden Coenzymen:

> Um ein NAD⁺ zu oxidieren, muss deutlich mehr Energie aufgewandt werden, als zur Oxidation eines FAD. Daher bringt ein NADH/H⁺, das seine Elektronen in der Atmungskette abgibt, auch mehr Energie in Form von ATP als ein FADH₂.

Es gibt also Oxidationen, bei denen nicht genügend Energie frei wird, um ein NAD⁺ reduzieren zu können. Die Energie reicht dann aber häufig noch für die Reduktion eines FAD.

**Die Energie.** Für die Reduktion eines NAD⁺ werden etwa 220 kJ/mol an Energie benötigt, für die Reduktion eines FAD nur etwa 150 kJ/mol.
Hierbei muss man allerdings beachten, dass es sich um Standardwerte handelt – die wirklichen liegen noch um einiges höher, da die Konzentrationen der beteiligten Stoffe weit auseinander liegen. Da die tatsächlichen Werte von Zelle zu Zelle stark variieren, wollen wir hier bei den Standardwerten bleiben; die sind wenigstens für alle Zellen gleich unrealistisch …
Des Weiteren ist der Wert für FAD zusätzlich noch recht variabel, da er vom Enzymkontext abhängt. Man kann für das FAD also eigentlich nur einen Wert für das komplette Flavoenzym angeben – die 150 kJ/mol beziehen sich auf den Komplex II der Atmungskette, die Succinat-Dehydrogenase ( ↗ S. 215).
Allgemein lässt sich sagen, dass Dehydrierungen, bei denen eine Doppelbindung in ein Molekül eingebaut wird – also etwa im Citratzyklus oder der β-Oxidation – nur genügend Energie für die Reduktion eines FAD liefern.

## Nikotinamid-Adenin-Dinukleotid (NADH)

NADH leitet sich vom Vitamin **Niacin** (= früher Vitamin B₃) ab und ist eines der wichtigsten Coenzyme für Redoxreaktionen.
- Im Zytoplasma liegt NADH vor allem in seiner oxidierten Form (= NAD⁺) vor – bereit, die bei Oxidationen anfallenden Elektronen aufzunehmen.
- In den Mitochondrien liegt vor allem die reduzierte Form NADH/H⁺ vor – darauf wartend, in der Atmungskette wieder oxidiert zu werden.

**Tagesbedarf an Niacin.** Da die Coenzyme bei den Reaktionen nicht verbraucht, sondern immer wieder regeneriert werden, ist der Bedarf an Niacin auch nicht sonderlich groß. Der Tagesbedarf beträgt etwa **15 mg**, wobei Mangelerscheinungen, wie Pellagra in Deutschland äußerst selten sind.

**Aufnahme des Niacin in unseren Körper.** Der Begriff Niacin ist eine Sammelbezeichnung für die beiden Stoffe **Nikotinsäure** und **Nikotinamid**.

Nikotinsäure       Nikotinamid

In der Nahrung befindet sich sowohl Nikotinsäure als auch Nikotinamid – vor allem in Form ihrer Coenzyme, z.B. NADH in tierischen Nahrungsmitteln.
Nikotinamid wird im Darm meist zu Nikotinsäure umgewandelt, die (passiv) in die Darmzellen aufgenommen wird und über die Pfortader zunächst in die Leberzellen gelangt.

**Die Biosynthese von NADH** findet in den **Hepatozyten** statt. Dort entsteht **im Zytoplasma** aus Nikotinsäure zunächst ein Mononukleotid, das später **im Zellkern** zum Dinukleotid NAD⁺ umgewandelt wird.

**NADH-Biosynthese für Interessierte.** Die genaue Biosynthese ist zwar interessant aber nicht gerade prüfungsrelevant …
In der Leberzelle erfolgt die Verbindung von Nikotinsäure mit Phosphoribosyl-Pyrophosphat (PRPP), das auch eine ganz zentrale Rolle bei der Biosynthese der Nukleotide spielt ( ↗ S. 242). Dabei entstehen Nikotinsäure-Ribonukleotid und PPₐ, das weiter durch Pyrophosphatasen zerlegt wird ( ↗ S. 225).
Anschließend reagiert das Nikotinsäure-Ribonukleotid mit ATP zu Nikotinsäure-Adenin-Dinukleotid und PPₐ.
Nun muss noch der Nikotinsäure-Ring in einen Nikotinamid-Ring umgelagert werden. Dazu reagiert das Nikotinsäure-Adenin-Dinukleotid mit Glutamin zu NAD⁺ und Glutamat. Auch hierbei ist die viel Energie liefernde Hydrolyse von ATP zu AMP und Pyrophosphat erforderlich.

**NADH in der Peripherie.** Die NADH-Biosynthese findet nur in der Leber statt, benötigt wird NADH aber von allen Zellen in unserem Körper.
Hat die Leber mehr NADH als sie gerade benötigt, dann zerlegt sie es in Nikotinamid und gibt es ins Blut ab. NADH selbst ist nicht in der Lage, Membranen zu durchdringen. Die Zellen in der Peripherie bauen aus Nikotinamid dann wieder NADH auf. Dies ist wesentlich bequemer als die NADH-Biosynthese, ausgehend von der Nikotinsäure.

**Aufbau von NAD⁺.** Da der Nikotinamid-Ring im NAD⁺ dem Pyridin-Ring ähnelt, bezeichnet man NADH auch als **Pyridinnukleotid**. Der Nikotinamid-Ring ist entscheidend für die Elektronenübertragung. Die übrigen Komponenten sind weniger spektakulär. Es handelt sich dabei um ein **Dinukleotid**, bestehend aus der Base **Adenin**, und zwei **Phosphaten**, die zwischen zwei **Ribosen** sitzen.

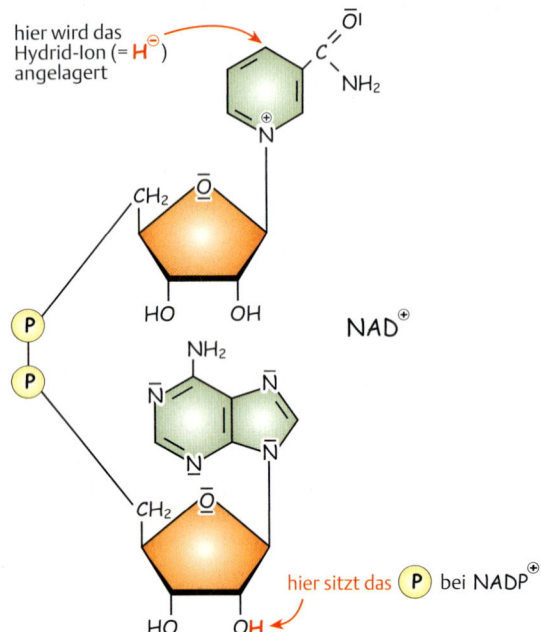

hier wird das
Hydrid-Ion (= H⊖)
angelagert

$NAD^⊕$

hier sitzt das (P) bei $NADP^⊕$

Die positive Ladung des $NAD^+$ ergibt sich durch das Stickstoffatom im Ringsystem, das indirekt an der Aufnahme des Wasserstoffs beteiligt ist.

**Mechanismus.** Der Mechanismus der Elektronenaufnahme ist nicht nur wichtig für unsere Zellen, sondern auch, um die verschiedenen Schreibweisen der reduzierten Form von NADH verstehen zu können. Hier gibt es leider häufig einige Verwirrung.
Wird ein Substrat (z. B. durch eine Dehydrogenase) oxidiert, fallen dabei zwei Wasserstoffatome an, also zwei Elektronen und zwei Protonen. $NAD^+$ nimmt davon allerdings nur die beiden Elektronen und ein Proton auf. Es findet daher keine Übertragung zweier Wasserstoffe, sondern nur die eines **Hydrid-Ions (H⁻-Ion)** auf das $NAD^+$ statt.

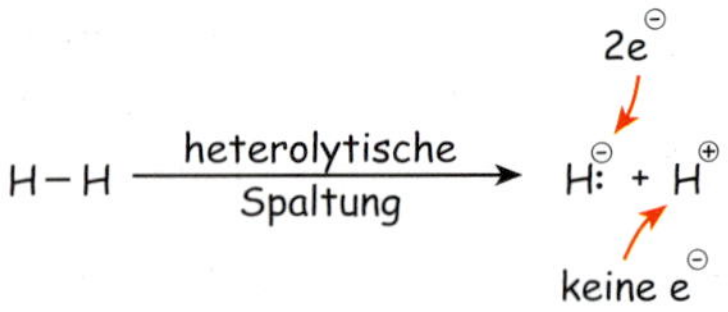

$$H{-}H \xrightarrow[\text{Spaltung}]{\text{heterolytische}} H{:}^⊖ + H^⊕$$

2e⊖

keine e⊖

Das ebenfalls noch abgespaltene Proton wird einfach in das umgebende (wässrige) Lösungsmittel abgegeben. Von dort kann es bei der umgekehrten Reaktion auch problemlos wieder aufgenommen werden. Als Reaktion ergibt sich dann:

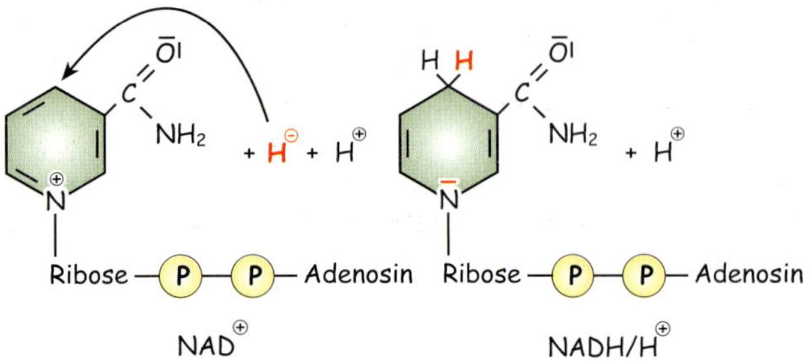

Ribose—(P)—(P)—Adenosin     Ribose—(P)—(P)—Adenosin

$NAD^⊕$     $NADH/H^⊕$

Wegen der Hydrid-Übertragung (H⁻) neutralisiert sich auch die positive Ladung des $NAD^+$. Jetzt wird wahrscheinlich auch klar, warum die Schreibweise $NADH/H^+$ oder $NADH^+/H^+$ korrekt, $NADH_2$ dagegen nicht so ganz richtig ist. Bei $FADH$, ist dagegen die Schreibweise $FADH_2$ vollkommen korrekt, weil dort tatsächlich zwei Elektronen und zwei Protonen (= zwei Wasserstoffatome) vom FAD aufgenommen werden.

**NADH im Photometer.** Das NADH ist bei vielen Reaktionen in unseren Zellen als Coenzym beteiligt. Einige davon sind auch für die Diagnose verschiedener Erkrankungen zu gebrauchen. In diesem Zusammenhang erweist es sich als sehr günstig, dass sich die oxidierte von der reduzierten Form des NADH im Photometer unterscheidet – auf Grund unterschiedlicher Absorptionseigenschaften des Nikotinamid-Rings.
Sowohl $NAD^+$ als auch $NADH/H^+$ zeigen ein Absorptionsmaximum bei 260 nm, nur das $NADH/H^+$ hat jedoch bei 340 nm ein zusätzliches Maximum. Misst man daher bei dieser Wellenlänge, lassen sich photometrisch die Konzentrationen von $NAD^+$ und $NADH/H^+$ unterscheiden.

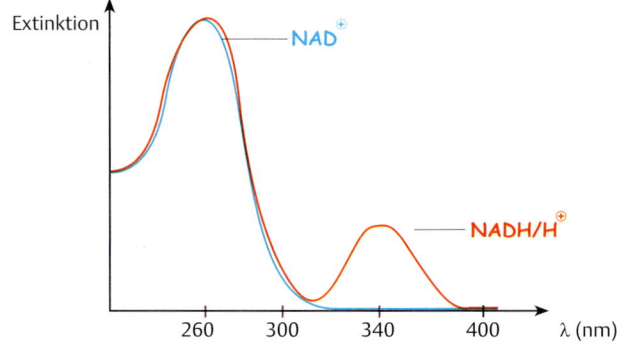

Auf diese Art lässt sich z. B. über die Konzentration von $NADH/H^+$ auch die Menge an Laktat bestimmen, die in einer Blutprobe vorliegt ( ↗ S. 76).

**Die wichtigsten Enzyme, die mit NADH arbeiten,** sind alle **Dehydrogenasen**. Die meisten befinden sich in den **Mitochondrien**. Die Reduktionsäquivalente dienen dort als Elektronen-Spender für die Atmungskette.
Dies sind
- aus dem Citratzyklus die Isocitrat-Dehydrogenase, die α-Ketoglutarat-Dehydrogenase und die Malat-Dehydrogenase,
- aus der β-Oxidation die β-Hydroxyacyl-CoA-Dehydrogenase.

Wichtige **zytoplasmatische** Dehydrogenasen sind
- die Glyceral-3-Phosphat-Dehydrogenase der Glykolyse,
- die Laktat-Dehydrogenase, die eine Alternative zur Atmungskette darstellt und $NADH/H^+$ wieder in die oxidierte Form überführt,
- die Alkohol-Dehydrogenase ( ↗ S. 519).

## Flavin-Adenin-Dinukleotid (FADH)

Enzyme, die FADH enthalten, bezeichnet man als **Flavoproteine** oder **Flavoenzyme**. Häufig haben sie zusätzlich noch Metall-Ionen wie Eisen oder Molybdän gebunden.

**Flavinnukleotide** (FADH und FMNH) sind meist – anders als die Pyridinnukleotide – fest an ihre entsprechenden Enzyme gebunden; manchmal kovalent (z. B. FADH bei der Succinat-Dehydrogenase, ↗ S. 195), manchmal reversibel (wie FADH bei der Xanthin-Oxidase, die eine wichtige Rolle im Nukleotidstoffwechsel spielt).

Die Struktur, an der die Redox-Reaktionen ablaufen, ist ein Ringsystem, das sich vom Vitamin Riboflavin (B$_2$) ableitet.

**Tagesbedarf an Riboflavin.** Ein erwachsener Mensch sollte am Tag etwa **1,5 mg** Riboflavin zu sich nehmen. Hauptlieferant ist dabei die Milch und das, was man daraus alles machen kann. (Man sollte die Milchspeisen allerdings nicht allzu lange in der Sonne liegen lassen, da Vitamin B$_2$ sehr lichtempfindlich ist und dabei zerfällt.) Ein Mangel ist in unseren Breiten allerdings äußerst selten.

**Die Aufnahme des Riboflavin in unseren Körper** erfolgt vor allem in Form von Flavoproteinen, die im Darm zu Riboflavin gespalten werden. Dieses nehmen unsere Darmzellen (vor allem aktiv) auf und machen daraus wieder FAD (und FMN). (Vorteil: Riboflavin selbst wird aus dem Gleichgewicht entfernt und kann leichter aus dem Darm „nachströmen".) Ans Blut wird dann wieder freies Riboflavin abgegeben, das dort allerdings ziemlich schlecht löslich ist und daher an Albumin gebunden transportiert wird.

Riboflavin wird über aktive Sekretion von den Nierentubuli ausgeschieden.

**Die Biosynthese von FADH** erfolgt vor allem in Leber-, Herz- und Muskelzellen aus Riboflavin.

**Aufbau von FADH.** Charakteristikum aller Flavinnukleotide ist der Isoalloxazinring, der sich vom Riboflavin ableitet. Dieser Ring ist mit einem Alkohol, dem Ribit, verbunden. Anders betrachtet, ist FADH ein Ester des ADP.

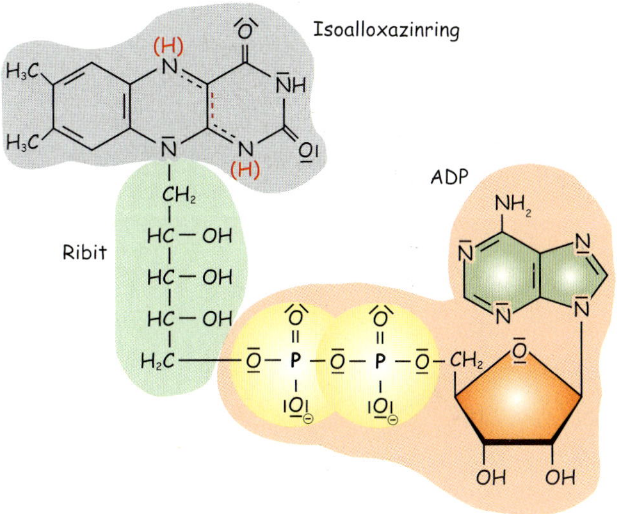

FAD(H$_2$)

**Mechanismus – ein oder zwei Elektronen.** Der Mechanismus der Flavinenzyme ist insofern raffinierter als der der Pyridinnukleotide, da FAD **ein oder zwei Elektronen** aufnehmen kann. Wird nur ein Elektron aufgenommen, bildet sich die Semichinonform des Isoalloxazinrings (= FADH). In vollständig reduzierter Form liegt FADH$_2$ vor. Hier wurden alle beide Elektronen zusammen mit ihren Protonen übertragen, also zwei komplette Wasserstoffatome. Durch diese Flexibilität ist FAD in der Lage, als Vermittler zwischen Systemen zu arbeiten, die nur mit einem oder nur mit zwei Elektronen arbeiten können. Dies ist besonders in der Atmungskette wichtig ( ↗ S. 209).

**FADH im Photometer.** Auch bei den Flavinnukleotiden ergeben sich Verschiebungen der Absorptionsmaxima im Photometer – je nachdem, ob die oxidierte oder die reduzierte Form vorliegt.

**Wichtige Enzyme, die mit FADH arbeiten.** Es sind für den Menschen mehr als 60 Flavoproteine bekannt, die Flavinnukleotide enthalten. Exemplarisch sei hier die Succinat-Dehydrogenase des Citratzyklus genannt.

**Es gibt auch noch FMNH.** Nicht nur FADH, sondern auch das Flavin-Mononukleotid (FMNH) ist ein Flavinnukleotid, kommt allerdings weniger häufig im Stoffwechsel unserer Zellen vor. FMN kann zwei Elektronen und zwei Protonen (= H$_2$) aufnehmen und liegt dann als FMNH$_2$ vor.

Der wichtigste Vertreter ist der **Komplex I der Atmungskette**, die NADH-Dehydrogenase, die mit FMN als Coenzym arbeitet ( ↗ S. 215). Im FMNH ist Riboflavin einfach mit Phosphorsäure verestert.

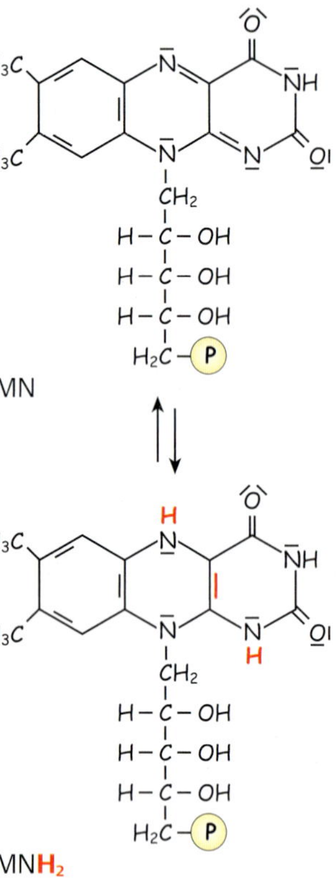

FMN

FMNH$_2$

| Als Vitamin B$_2$ werden alle drei Formen bezeichnet: Riboflavin, FAD und FMN.

## NADPH – für den anabolen Stoffwechsel

Die Hauptaufgabe des Nikotinamid-Adenin-Dinukleotid-Phosphats (NADPH) ist die Stiftung von Elektronen für reduktive Biosynthesen. Die wichtigsten Beispiele sind die **Fettsäure-Biosynthese** und die **Cholesterin-Biosynthese**. Außerdem wird NADPH zur Reduktion des **Glutathion-Systems** benötigt, das unsere Zellen vor Oxidationen – vor allem durch Radikale – schützt ( ↗ S. 481).

**Das Phosphat.** Einziger Unterschied zum NADH ist das Phosphat, das am 2′-C-Atom der Ribose durch die NAD-Kinase eingefügt wird. An diesem Phosphat erkennen die zuständigen Enzyme, ob es sich um ihr Coenzym handelt oder nicht. Wir hatten ja schon gesagt, dass die Enzyme meist sehr spezifisch mit nur einem der beiden Coenzyme (NADH oder NADPH) arbeiten.

In unseren Zellen gibt es zwei verschiedene Systeme, die oxidiertes NADPH wieder reduzieren können.

**Pentosephosphatweg.** Am wichtigsten für die meisten Zellen ist der Pentosephosphatweg, der durch den Abbau von Glukose relativ viel NADPH reduzieren kann ( ↗ S. 99).

**Malat-Enzym.** Das Malat-Enzym katalysiert die Reaktion vom Malat zum Pyruvat, wobei NADP$^+$ zu NADPH/H$^+$ reduziert wird ( ↗ S. 199).
Dies ist vor allem im Fettgewebe eine wichtige NADPH/H$^+$-Quelle: Es findet hier vor allem in der Fettsäure-Synthase Verwendung.

## Wo wir schon dabei sind – die drei restlichen Redox-Coenzyme

In unseren Zellen kommen noch drei weitere Coenzyme vor, die mit der Betreuung von Oxidoreduktasen beschäftigt sind:

- Liponamid
- Ubichinon
- Häm

**Das Liponamid** arbeitet mit SH-Gruppen als Redoxzentren und ist kovalent an sein Enzym gebunden. Übertragen werden stets zwei Elektronen zusammen mit zwei Protonen (= Wasserstoff). Wichtige Enzyme, die Liponamid als Coenzym besitzen, sind die **Pyruvat-Dehydrogenase** ( ↗ S. 93) und die **α-Ketoglutarat-Dehydrogenase** ( ↗ S. 195) in unseren Mitochondrien.

**Das Ubichinon** ist ein zentrales Molekül der Atmungskette, das den einfließenden Wasserstoff aufnimmt und dabei zu Ubichinol reduziert wird ( ↗ S. 216). Ubichinon ist relativ lipophil und daher frei in der inneren Mitochondrienmembran beweglich.

**Auch das Häm** spielt eine zentrale Rolle in der Atmungskette, wo es über sein zentrales Eisenatom *ein* Elektron reversibel aufnehmen kann. Hierdurch erfolgt dann ein Wechsel von Fe$^{3+}$ zu Fe$^{2+}$ ( ↗ S. 214).

| Dies hat **nichts** mit der Aufnahme von Sauerstoff durch das Hämoglobin zu tun. Im Hämoglobin wird das Eisenatom nicht verändert. Es findet *keine* Oxidation, sondern eine *Oxigenierung* (= eine reversible Anlagerung von Sauerstoff, ↗ S. 491) statt.

## Wo entstehen die Reduktionsäquivalente in der Zelle?

Im Überblick zeigen wir hier noch einmal, wo und wofür in der Zelle die Reduktionsäquivalente benötigt werden.

**Das NADH/H$^+$** entsteht vor allem im Rahmen der Glykolyse im Zytoplasma sowie im Rahmen der β-Oxidation und des Citratzyklus in den Mitochondrien.

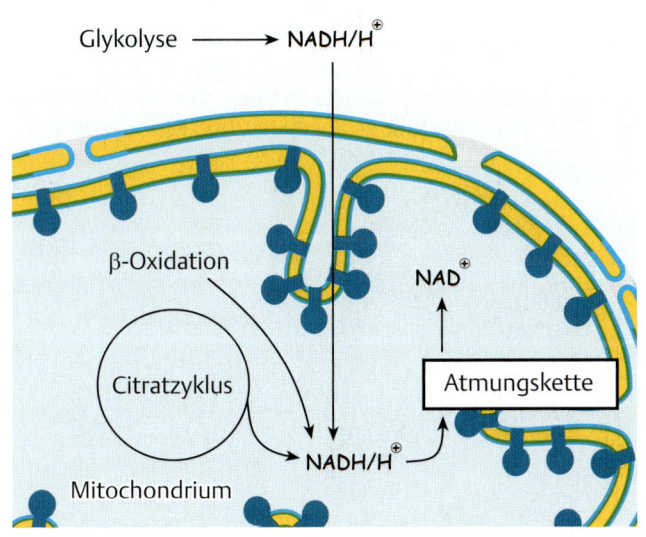

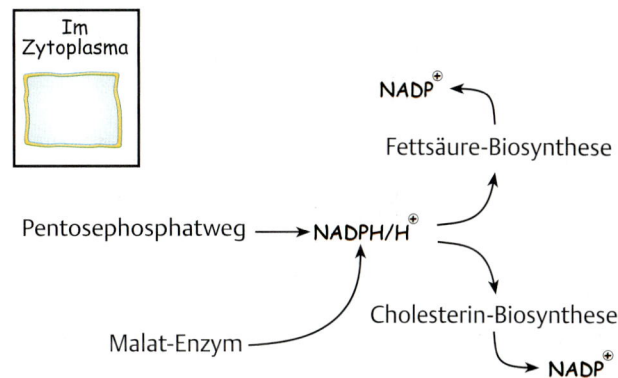

Die Regeneration (also Reoxidation) erfolgt vor allem durch die Atmungskette, aber auch mithilfe spezieller Einzelreaktionen im Zytoplasma (z. B. Malat-Dehydrogenase-Reaktion).

**Das FADH₂** entsteht vor allem im Mitochondrium in der β-Oxidation und im Citratzyklus.

Die Regeneration (hier handelt es sich um eine Re-Reduktion) erfolgt durch die Reaktionen des Pentosephosphatwegs oder durch das Malat-Enzym im Zytoplasma.

**Der Malat-Aspartat-Shuttle für NADH/H⁺.** Reduktionsäquivalente sind nicht in der Lage, Membranen zu durchqueren. Da das reduzierte NADH/H⁺ aus der zytoplasmatischen Glykolyse jedoch in der Atmungskette in den Mitochondrien oxidiert werden soll, muss es hier einen Transportmechanismus geben. Die Lösung bietet der Malat-Aspartat-Shuttle, bei dem die Reduktionsäquivalente, in Malat versteckt, durch die Membran gebracht werden. Für das Malat gibt es nämlich einen spezifischen Transportmechanismus ( ↗ S. 219). NADH selbst durchquert also gar nicht die Membran, sondern nur sein Wasserstoff.

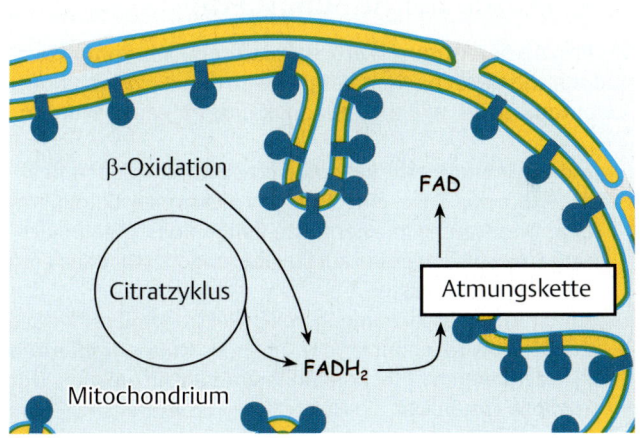

Die Reoxidation erfolgt im Rahmen der Atmungskette.

**Das NADPH/H⁺** wird vor allem für Biosynthesen im Zytoplasma verwendet. Wichtig sind hier die Fettsäure-Biosynthese und die Cholesterin-Biosynthese.

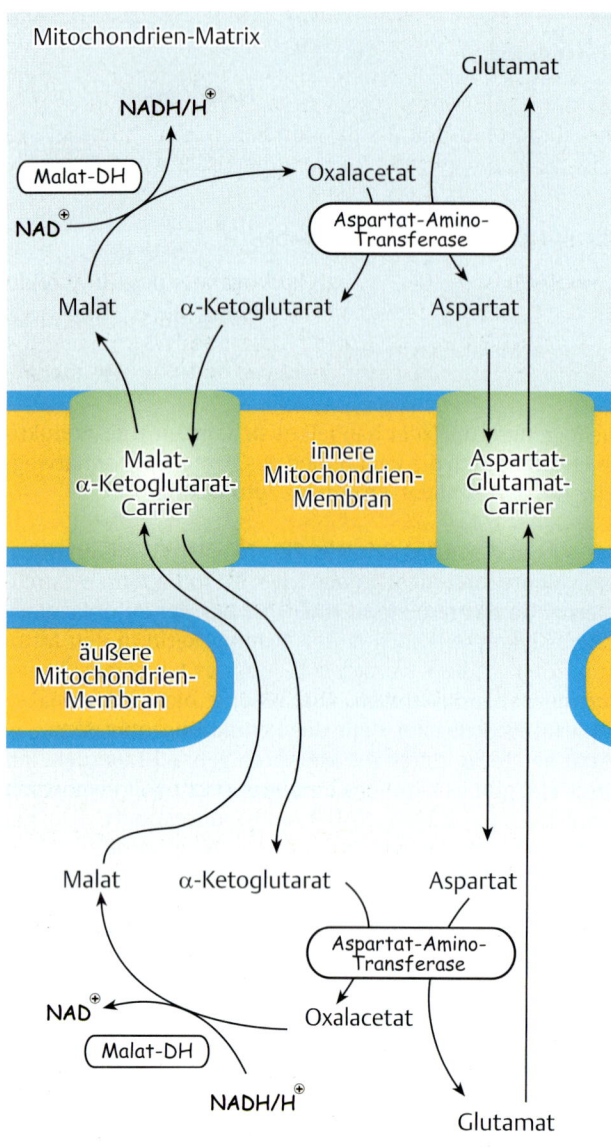

Zytoplasma

Laut Endosymbiontentheorie waren die Mitochondrien früher eigenständige Prokaryonten, die sich unsere Zellen im Laufe der Evolution als Miniaturkraftwerke für die Energiegewinnung einverleibt haben. In einer durchschnittlichen menschlichen Zelle gibt es ungefähr 2000 Mitochondrien.

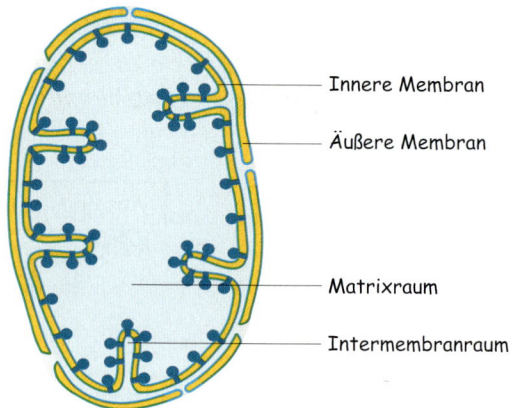

Wir erklären in den folgenden Abschnitten, warum die Mitochondrien als die Kraftwerke der Zellen bezeichnet werden und wo der ganze Sauerstoff hingeht, den wir Tag für Tag über die Lungen aufnehmen (immerhin rund 500 Liter).

## Prinzip der Atmungskette

Das Prinzip der Atmungskette ist relativ einfach, kompliziert sind nur die tatsächlichen Vorgänge an den einzelnen Komponenten, auf die wir aber nur am Rande eingehen werden.

> In der Atmungskette werden die bei verschiedenen Reaktionen in der Zelle entstandenen Elektronen aufgenommen. Diese laufen in einer **Kette von Redoxstufen** in Richtung Sauerstoff, werden auf ihn übertragen und reduzieren ihn dadurch zu Wasser.
> Auf ihrem Weg dorthin geben die Elektronen ihre Energie ab. Diese wird genutzt, um einen **Protonengradienten** über der inneren Mitochondrienmembran aufzubauen. Der Gradient ermöglicht die Herstellung von **ATP** aus ADP und anorganischem Phosphat.

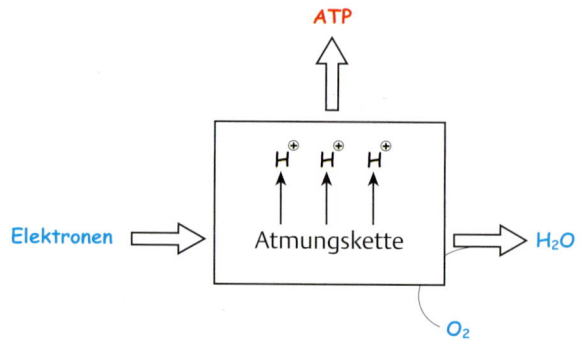

## 5.4  Die Atmungskette

Um leben zu können, brauchen wir die ständige Zufuhr von Energie. Die Rolle der Energielieferanten obliegt dabei den Nährstoffen. Die in den Fetten, Kohlenhydraten und Eiweißen verborgene Energie muss nun zunächst in eine verwertbare Form umgewandelt werden. Diese praktische Energieform ist das ATP, das von den Mitochondrien im Rahmen der Atmungskette erzeugt wird. Bei der Atmungskette handelt es sich um eine Abfolge von **Redoxsystemen**, an deren Ende die Energie von Elektronen dazu benutzt wird, ATP zu erzeugen.

**Die Mitochondrien.** Die Atmungskette läuft bei allen Eukaryonten, also auch beim Menschen, ausschließlich in der **inneren Mitochondrienmembran** ab.

**Was dahinter steckt.** Das derzeitige Verständnis der ATP-Synthese in den Mitochondrien basiert auf einer 1961 von Peter Mitchell eingeführten Hypothese, nach der ein Protonengradient die entscheidende Rolle spielt (= chemiosmotische Theorie). Die Energie der Elektronen wird dabei in einen Protonengradienten umgewandelt, der später der ATP-Synthese dient. Die Komplexe I, III und IV sind dafür mit Protonenkanälen ausgestattet.

**Die Elektronentransporter.** In unseren Zellen werden vielerorts energiereiche Elektronen frei und sofort von Elektronentransportern aufgenommen. Diese bringen die Elektronen zur Atmungskette und geben sie dort als Wasserstoff ab. Die Elektronen fließen in der Atmungskette über eine Kette von Redoxsystemen zum Sauerstoff, der mit ihrer Hilfe zu Wasser reduziert wird.

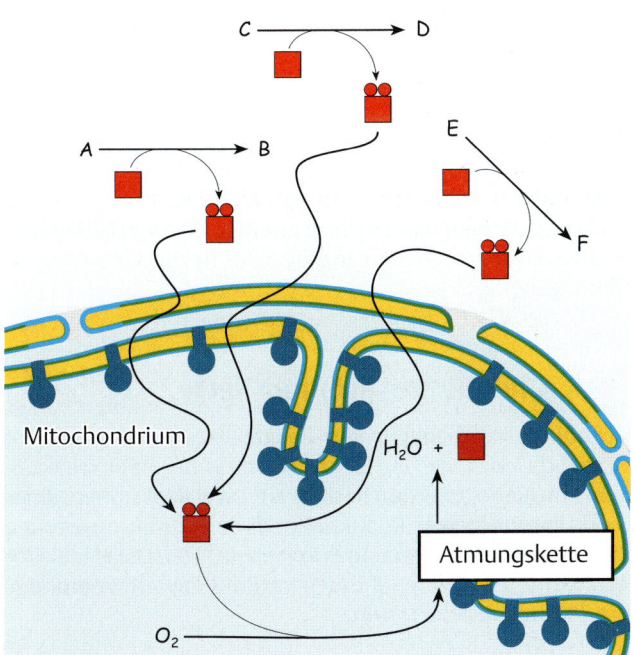

### Aufnahme der Elektronen in die Atmungskette

Im Mitochondrium angelangt, geben die Reduktionsäquivalente (NADH/H$^+$ und FADH$_2$) ihre Elektronen (als Wasserstoff) an verschiedenen Eintrittsstellen der Atmungskette ab. Die Reduktionsäquivalente werden dabei oxidiert und stehen dem Organismus für eine neue Reduktions-Oxidations-Runde zur Verfügung. Egal, wo die Elektronen in die Atmungskette gelangen, der zweite Schritt ist immer die Reduktion eines Stoffes namens **Ubichinon**. Ab da hat alles eine gemeinsame Endstrecke.

### Komplex I

Auf Komplex I werden die Elektronen **aller NADHs**, die in unseren Zellen anfallen, übertragen. Die Elektronenaufnahme kann dabei nur von der mitochondrialen Seite aus erfolgen, da die NADH-Bindungsstelle in Richtung der Matrix gen zeigt.

zeigt. Zytosolisches NADH muss daher zuvor ins Mitochondrium transportiert werden ( ↗ S. 219).
Komplex I pumpt daraufhin Protonen von der Matrixseite auf die zytoplasmatische Seite der inneren Mitochondrienmembran (= in den Raum zwischen innerer und äußerer Mitochondrienmembran = Intermembranraum).

### Komplex II

Komplex II ist die Succinat-Dehydrogenase des Citratzyklus ( ↗ S. 215). Er nimmt nur die Elektronen dieser einen Reaktion aus FADH$_2$ auf. Komplex II kann – anders als Komplex I – keine Protonen aus den Mitochondrien herauspumpen.

### Ubichinon

Das lipophile Molekül Ubichinon übernimmt nicht nur den Wasserstoff der beiden ersten Komplexe, sondern auch noch den einiger anderer Reaktionen, die mit der Reduktion von FAD einhergehen. Dabei wird Ubichinon zum Ubichinol reduziert – also ein Keton zu einem Alkohol.

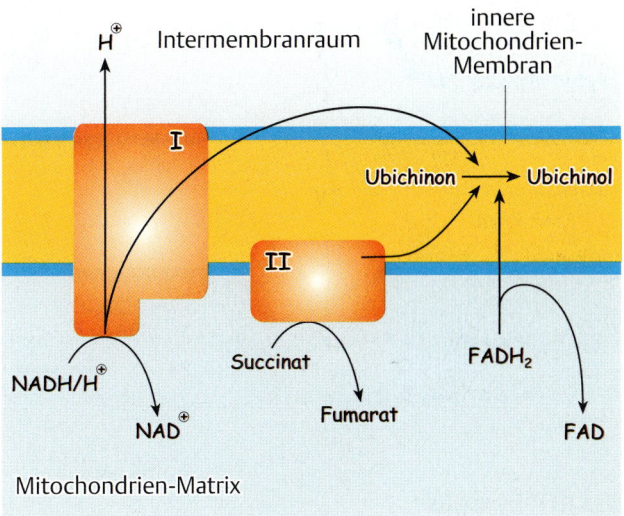

### Die gemeinsame Endstrecke

Ubichinol gibt seine Elektronen – ab hier ohne die Protonen – nun an den Komplex III der Atmungskette weiter.

**Komplex III** wirkt wieder als Protonenpumpe und transportiert Protonen aus der Matrix in den mitochondrialen Intermembranraum. Die Elektronen werden von dort aus weiter zum Cytochrom c geleitet.

**Cytochrom c** ist ein kleines lösliches Protein, das an der Außenseite der inneren Mitochondrienmembran sein Dasein fristet. Es transportiert die Elektronen von Komplex III zu Komplex IV der Atmungskette.

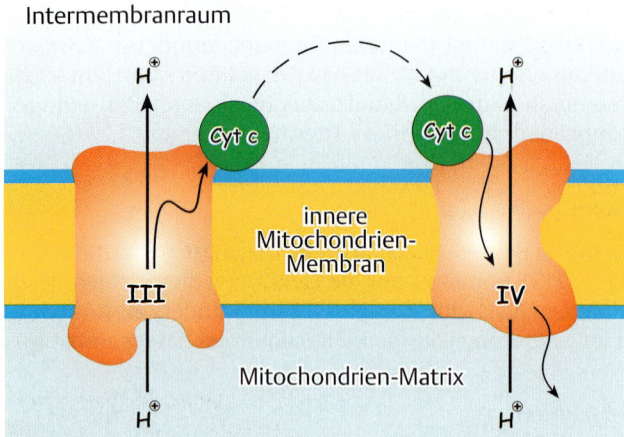

**Der letzte Komplex (IV)** der Atmungskette ist die Cytochrom-Oxidase. Sie katalysiert die Übertragung der Elektronen auf Sauerstoff, der damit zum Wasser reduziert wird. Dieses Enzym ist etwas Besonderes, da es nicht nur Eisen-, sondern auch **Kupfer-Ionen** besitzt.

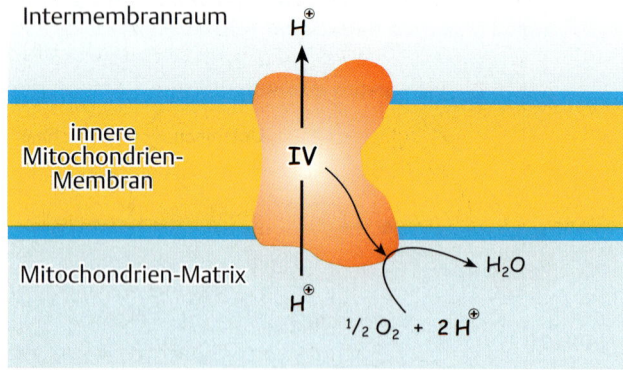

## Die ATP-Synthase

Durch die Reaktionen der ATP-Synthase erfolgt der Abbau des Protonengradienten unter Bildung von ATP. Die Protonen fließen aus dem Intermembranraum wieder in die Matrix des Mitochondriums zurück, und zwar durch einen besonderen Kanal in der inneren Mitochondrienmembran, dessen „dickes Ende" aus ADP und Phosphat ATP herstellt.

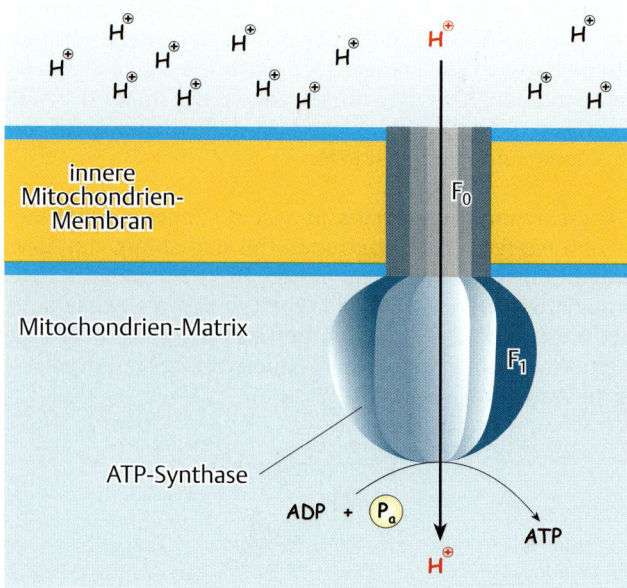

So weit der Überblick über die Abläufe in der Atmungskette. Nun beschäftigen wir uns kurz mit dem chemisch-physikalischen Hintergrund der ganzen Sache, bevor wir weiter ins Detail gehen …

## Chemie der Atmungskette

Grundlage sämtlicher Arbeit, die von lebenden Organismen verrichtet wird, ist der **Elektronenfluss** bei **Redoxreaktionen**. Eine Redoxreaktion besteht aus zwei Reaktionen, einer Oxidation und einer Reduktion. Bei der Oxidation werden Elektronen abgegeben und Energie wird frei. Diese Elektronen werden von einer anderen Verbindung aufgenommen, die dadurch reduziert wird.

Redoxreaktion

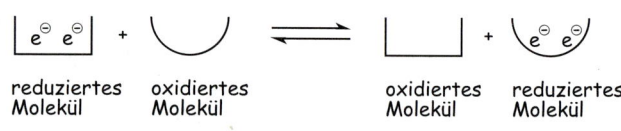

Unterwegs (zwischen Abgabe und Aufnahme) können die Elektronen Arbeit verrichten.
Im folgenden Abschnitt geht es nun um die Menge an Energie, die in den Elektronen steckt; also darum, wieviel Arbeit (= Herstellung von ATP) von ihnen verrichtet werden kann.

### Batterie und Atmungskette

Es gibt Stoffe, die gerne Elektronen abgeben und solche, die gerne welche aufnehmen. Bringt man zwei solche Stoffe zusammen, fließen die Elektronen mit einer gewissen Kraft (einem gewissen Antrieb) von einem Partner zum anderen.

Diesen Elektronendruck bezeichnet man auch als die Spannung, die zwischen beiden Partnern herrscht; die Differenz folglich als Spannungsdifferenz oder **Potenzialdifferenz**. (Ist zwar das Gleiche, aber Potenzial klingt etwas gelehrter als Spannung.)

**Eine Batterie** funktioniert nach dem gleichen Prinzip. Sie besteht aus zwei getrennten Kammern. In der einen ist ein Stoff, der gerne Elektronen abgibt, davon getrennt, in einer anderen Kammer, ein Stoff, der gerne Elektronen aufnimmt. Ort der Oxidation und Ort der Reduktion sind also getrennt. Die zwischen den Kammern herrschende Spannung wird in Volt gemessen.

Verbindet man die beiden Drähte einer Batterie, fließen die Elektronen von einer Kammer in die andere – bis sie leer ist. Auf dem Weg dorthin sollte man die Elektronen natürlich etwas arbeiten lassen, z. B. eine Glühbirne zum Leuchten bringen.

**Die Spannung** (in Volt) ist ein Maß für die Menge an Arbeit, die Elektronen verrichten können.

Sind Elektronen z. B. in der Lage, bei einer angelegten Spannung von 2 V eine gewisse Menge an Arbeit zu verrichten, so wird die verrichtete Arbeit bei einer Potenzialdifferenz von nur 2 mV tausend mal kleiner sein. Die Anzahl der Elektronen muss natürlich gleich bleiben.

> Die Spannung beschreibt nicht die Menge an Arbeit selbst, sondern nur die Möglichkeit, Arbeit zu verrichten – die dazu vorhandene Potenz also. Anders gesagt ist das Potenzial ein Maß für die Tendenz der Elektronen zu reagieren oder für den Elektronendruck.

**Menge der Arbeit und Leistung.** Die Spannung beschreibt die Potenz der Elektronen, etwas zu tun. Die Stromstärke (in Ampere) beschreibt, wie viele Elektronen wirklich etwas tun.

Die Spannung multipliziert mit der Stromstärke ergibt dann die Leistung, die ein System erbringt, ihre Einheit ist das Watt.

$$W = V \times A$$

$$\text{Watt} = \text{Volt} \times \text{Ampere}$$

**Der Standard.** Da es theoretisch viele verschiedene Möglichkeiten gibt, Elektronen zwischen unterschiedlichen Stoffen hin- und herfließen zu lassen, hat man sich darauf geeinigt, das zu vereinfachen. Man lässt die Elektronen des einen Stoffes gedanklich erst zu einem festgelegten Standard fließen. Von diesem virtuellen Standard aus fließen sie dann dorthin, wo sie eigentlich hin sollen.

Die Differenz der beiden Potenziale in Bezug auf den Standard ist dann proportional zur Tendenz der Elektronen, auf Wanderschaft zu gehen.

### Wie kommt man zu diesem Standard?

Als Referenzstandard wurde die Oxidation von Wasserstoffgas ($H_2$) zu gelösten Protonen unter Standardbedingungen gewählt. Die Standardbedingungen sind ein umgebender Atmosphärendruck von 1013 mbar (= 101,3 kPa), eine Temperatur von 25 °C und eine Konzentration der Stoffe von 1 mol/l.

$$H_2 \longrightarrow 2\,H^{\oplus} + 2\,e^{\ominus}$$

Man legte hier willkürlich eine Spannung von 0 Volt fest und bezeichnete das ganze als **Normalwasserstoffelektrode**.

Verbindet man diese Wasserstoffelektrode nun über einen äußeren Stromkreis mit einer anderen Halbzelle, in der sowohl die oxidierte als auch die reduzierte Form eines Stoffes unter Standardbedingungen vorliegen, dann wandern Elektronen von einem dieser beiden Partner zum anderen.

**Standardreduktionspotenzial $E_0$.** Um das Ganze auch in Zahlen ausdrücken zu können, führte man das Standardreduktionspotenzial $E_0$ ein. Hier hat man sich darauf geeinigt, dass die Halbzelle, die leichter reduzierbar ist – also die mit der stärkeren Tendenz Elektronen aufzunehmen –, einen positiven Wert von $E_0$ (in Volt) bekommt. Ein hoher positiver $E_0$-Wert bedeutet also, dass eine Substanz sehr gerne Elektronen aufnimmt (= leicht reduziert wird).

**Vergleich mit anderen Stoffen.** Die uns interessierenden Stoffe, z. B. NADH/H$^+$ und $O_2$, geben die Elektronen nun entweder zu den beiden Substraten der Normalwasserstoffelektrode ab oder sie nehmen welche auf. Geben sie Elektronen ab (= Oxidation), ergibt sich ein negativer Wert für $E_0$, nehmen sie welche auf (= Reduktion), ein positiver.

Man spricht auch häufig von $E_{0'}$, wobei hier nicht nur die Standardbedingungen, sondern auch noch ein pH-Wert von 7 vorliegt. Weichen auch noch die Konzentrationen der beteiligten Stoffe von 1 mol/l ab, führt das wieder zu anderen Potenzial-Werten.

So kann man die Tendenzen vieler verschiedener Stoffe, Elektronen entweder von diesem Wasserstoff-Standard aufzunehmen oder zu ihm abzugeben, (in Volt) messen. Die sich ergebenden Werte bei Standardbedingungen sind in den Normalpotenzialtabellen zusammengetragen und können daraus zum Rechnen entnommen werden.

**Sauerstoff und NADH/H$^+$.** Für das Redoxpaar Sauerstoff/Wasserstoff ergibt sich zum Beispiel ein $E_0$ von 820 mV, Sauerstoff nimmt also gerne Elektronen auf, was in der Atmungskette dann auch stattfindet.

Das Redoxpaar NAD$^+$/NADH/H$^+$ hingegen besitzt ein $E_0$ von – 320 mV. Es hat also die Tendenz, seine Elektronen abzugeben und genau das passiert dann ja auch in der Atmungskette.

$$NADH/H^{\oplus} \longrightarrow NAD^{\oplus} + 2H^{\oplus} + 2e^{\ominus}$$

$$E^{o'} = -0,32\ V$$

Der Gesamtwert einer Reaktion – z. B. der Elektronenfluss von NADH/H⁺ zu $O_2$ – errechnet sich dann, indem man die Elektronen erst zum Standard hin fließen lässt, dann vom Standard weiter zum positiven Wert. Es ergibt sich für diese Reaktion dann eine Differenz der Werte ($\Delta E$) von 1,14 Volt.

## Von der Spannung zur Energie ...

Nun können wir also zahlenmäßig eine Aussage darüber machen, wie groß die Potenz der Elektronen ist, in der Atmungskette Arbeit zu verrichten. Viel wichtiger ist es jedoch, eine Aussage darüber machen zu können, wie viel Energie zur Verfügung steht, um etwas arbeiten zu können. (Der Begriff „Arbeit" ist gleichbedeutend mit „Energie".)

**Energie eines Balls.** Die Berechnung der Energie der Elektronen erfolgt in ähnlicher Weise wie die Berechnung der kinetischen Energie eines Balls. Hier berechnet sich die Energie aus der Masse des Balls multipliziert mit dem Potenzial, Arbeit verrichten zu können. Dieses Potenzial errechnet sich aus der Erdbeschleunigung multipliziert mit der Höhe, von der der Ball herunterfällt.

$$E = m \times g \times h$$

**Energie von Elektronen.** Parallel kann man die Energie von Elektronen bestimmen, indem man die Kraft, die zwischen zwei Redoxpartnern wirkt ($\Delta E$ in Volt) in Beziehung setzt zur Änderung der Freien Enthalpie ($\Delta G$ in Joule). Die Beziehung zwischen diesen beiden Parametern wird durch die elektromotorische Kraft (EMK) beschrieben.

**Die Elektromotorische Kraft (EMK).** Entsprechend der kinetischen Energie des Balls ergibt sich für die Energie, die Elektronen tragen ($\Delta G$): das Potenzial ($\Delta E$) multipliziert mit einem Faktor F und der Zahl der Elektronen n.

$$\Delta G^{o'} = -n \times F \times \Delta E^{o'}$$

Hierbei ist n die Zahl der pro Reaktion übertragenen Elektronen in mol, wobei bei Elektronen ($e^-$) das Vorzeichen immer negativ ist. F ist die Faraday-Konstante. Sie beschreibt die elektrische Ladung, die ein Mol Elektronen besitzen. Ihre Größe ist etwa 96 500 kC/mol. (C heißt Coulomb und ist die Stromstärke multipliziert mit der Zeit: $C = A \times t$.) Beachtenswert ist, dass ein positiver E-Wert eine negative freie Reaktionsenthalpie nach sich zieht.

**Wie man zur Faraday-Konstante kommt.** Die Faraday-Konstante F steht für die elektrische Ladung, die ein Mol Elektronen besitzen. Ein Elektron besitzt eine Ladungsmenge von $1,6 \times 10^{-19}$ Coulomb (oder Ampere-Sekunden), ein Mol umfasst definitionsgemäß $6,023 \times 10^{23}$ Teilchen, ein Wert, der als Avogadrosche Zahl ($N_A$) bekannt geworden ist.

Die Faraday-Konstante ergibt sich aus der Multiplikation der beiden Werte.

$$F = e \times N_A$$
$$= 1,6 \times 10^{-19}\ C \times 6,023 \times 10^{23}$$
$$= 96\ 500\ C/mol$$

## Die Knallgasreaktion

Die Knallgasreaktion ($H_2 + {}^1/_2\ O_2 \rightarrow H_2O$) spielt sich bei pH 7 zwischen den Potenzialen -420 mV und 820 mV ab (beide Werte kann man aus Tabellen entnehmen). Sauerstoff hat ein hohes Reduktionspotenzial (= nimmt gerne Elektronen auf). Aus der Potenzialdifferenz $\Delta E = 1,24\ V$ lässt sich die Energie berechnen, die bei der Bildung von einem Mol Wasser frei wird.

$$\Delta G^{o'} = -n \times F \times \Delta E^{o'}$$
$$= -2 \times 96\ 500\ C/mol \times 1,24\ V$$
$$= -239\ kJ/mol$$

Die Reaktion hat eine so große Triebkraft, dass das Gasgemisch nach Zündung explodiert – was einer Zelle nicht gerade dienlich wäre. Daher läuft in der Atmungskette nur die entschärfte Version der Knallgasreaktion ab.

## Die Rechnung für das NADH

In der Atmungskette findet nicht die klassische Knallgasreaktion statt, da die Elektronen im NADH/H⁺ nicht ganz optimal gebunden sind. Die Potenzialdifferenz zwischen den beiden Redoxpaaren NAD⁺/ NADH/H⁺ und $O_2/H_2O$ beträgt hier nur 1,14 Volt.
In die Gleichung

$$\Delta G^o = -n \times F \times \Delta E^o$$

eingesetzt ergibt sich

$$\Delta G^o = -2 \times 96\ 500\ C/mol \times 1,14\ V$$
$$= -220\ kJ/mol$$

Das ist also die Energie, die jedes Elektronenpaar freisetzt, das die Atmungskette durchläuft. Die gleiche Energie benötigt man, um ein NAD⁺ zu reduzieren.

## Die Rechnung für das FADH

Das Potenzial für das FAD/FADH₂-Paar beträgt E = 0. Daher liegt die Potenzialdifferenz auch nur bei 820 mV. In die Formel eingesetzt ergeben sich etwa 150 kJ/mol an Energie, die beim Durchlauf dieser Elektronen durch die Atmungskette frei werden – ebenso viel benötigt man dann auch für die Reduktion eines FAD.

$$FAD + 2H^{\oplus} + 2e^{\ominus} \rightleftharpoons FADH_2$$

$$E^{o'} = 0,0\ V$$

## Der Protonengradient

Die Energie (= 220 kJ/mol aus NADH/$H^+$, 150 kJ/mol aus $FADH_2$) wird verwendet, um einen Protonengradienten über der inneren Mitochondrien-Membran aufzubauen. Protonen sind als geladene Teilchen ja nicht in der Lage, Membranen zu durchdringen. Insgesamt ergibt sich so ein Unterschied im elektrochemischen Potenzial zwischen Außen- und Innenseite der inneren Mitochondrien-Membran von etwa 200 mV. Das sind immerhin 250 kV pro Zentimeter!!

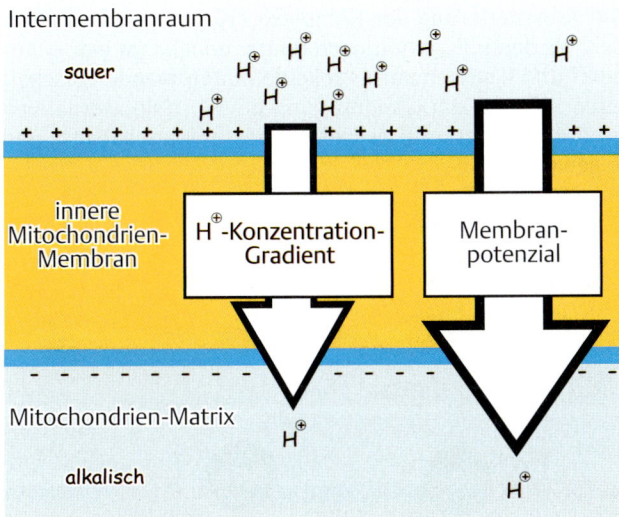

Die Kraft, die in diesem Gradienten steckt, wird auch als **Protonen-motorische Kraft** (**PMK**) bezeichnet.

## Elektronen, Protonen und der Wasserstoff

Aus gegebenem Anlass sei hier noch einmal auf den fundamentalen Unterschied zwischen Elektronen, Protonen und Wasserstoff hingewiesen. Diese drei Teilchen werden häufig verwechselt, und gerade die Atmungskette ist ein Meister der Verwirrung, weil hier alle drei eine unterschiedliche Rolle spielen.

**Elektronen** ($e^-$) sind negativ geladene Elementarteilchen in der Hülle von Atomen/Ionen, die bei Redoxreaktionen übertragen werden.

**Protonen ($p^+$) und Waserstoffionen ($H^+$).** Protonen sind positiv geladene Elementarteilchen im Kern von Atomen/Ionen. Warum wird nun das $H^+$-Ion meist als Proton bezeichnet? Ein Wasserstoffatom hat nur ein Proton im Kern und ein Elektron in der Hülle. Gibt der Wasserstoff sein Elektron ab, bleibt nur das Proton übrig. Jedes $H^+$-Ion ist also

ein Proton, aber nicht jedes Proton ein $H^+$-Ion. $H^+$-Ionen sind die Reaktionspartner bei den Säure-Basen-Reaktionen, die daher auch als Protonen-Übertragungsreaktionen bezeichnet werden.

**Wasserstoff** ist ein Element, dessen Atome aus einem Elektron und einem Proton bestehen.

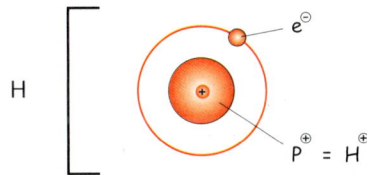

Spricht man von Wasserstoff – z. B. im Rahmen von Redoxreaktionen –, so sind hier in erster Linie die Elektronen wichtig und nicht die Protonen – die werden nur häufig aus Praktikabilitätsgründen mit übertragen.
Im Rahmen der Atmungskette spielen alle drei Teilchen – alle aus unterschiedlichen Gründen – eine entscheidende Rolle.

> Zunächst werden die **Elektronen** zusammen mit den Protonen – als **Wasserstoff** – an die Atmungskette abgegeben. Der Wasserstoff sammelt sich beim Ubichinon, das dadurch zu Ubichinol reduziert wird. Ab Ubichinol werden dann nur noch die Elektronen – ohne die Protonen – weitergegeben und schließlich auf den Sauerstoff übertragen.
> **Protonen** werden aus dem Matrixraum des Mitochondriums in den Intermembranraum transportiert. Einige Protonen stammen aus NADH/$H^+$ und $FADH_2$, der Rest aus der Matrix. Die Protonen fließen schließlich durch die ATP-Synthase wieder in den Matrixraum zurück und erzeugen dabei ATP.

## Arbeitsweise der Atmungskette

Im folgenden Abschnitt wollen wir uns die einzelnen Komponenten der Atmungskette noch etwas genauer zu Gemüte führen. Insgesamt finden sich hier rund 40 Proteine und noch eine große Zahl weiterer wichtiger Bestandteile.
Die einzelnen Komplexe sitzen nicht einfach brav hintereinander, sondern liegen in ganz unterschiedlichen Konzentrationen vor, die sich auch noch von Gewebe zu Gewebe unterscheiden.
Die Reihenfolge der Elektronenweitergabe wird allerdings streng eingehalten. Es gibt also keine Kurzschlüsse, z. B. zwischen Komplex I und Komplex IV. Die Wechselwirkungen zwischen den einzelnen Komplexen sind sehr spezifisch und nicht austauschbar. (Ubichinol wird seine Elektronen z. B. nur an Komplex III abgeben, weil es nur mit diesem reagieren kann …)

**Die Redoxkomponenten der Atmungskette.** An den Redoxreaktionen beteiligen sich Cytochrome, Eisen-Schwefel-Komplexe, Kupfer-Ionen und Flavoproteine. Die drei Erstgenannten können immer nur ein Elektron nach dem anderen befördern. NADH/H⁺ bringt allerdings zwei mit und Sauerstoff benötigt zur vollständigen Reduktion sogar vier Elektronen. Es muss also auch noch Verteilungs- und Sammelstellen geben, die dieses Ungleichgewicht ausbügeln.

**Cytochrome.** Die Molekülgruppe der Cytochrome (zytos, gr. = Zelle, chromos, gr. = Farbe) bekommt ihre Farben durch die prosthetische Häm-Gruppe, deren Gerüst aus einem **Porphyrin-Ring** besteht.
Man unterscheidet, gemäß der verschiedenen Lichtabsorptionsspektren drei Klassen von Cytochromen: a, b und c. Die Häm-Gruppen der Cytochrome vom c-Typ sind kovalent an ihre Proteine gebunden, die der Cytochrome a und b zwar fest, aber nicht kovalent.

## Einstiegsmöglichkeiten in die Atmungskette

Energiereiche Elektronen in Form von Wasserstoff fallen in unseren Zellen an verschiedenen Orten und auf verschiedene Art und Weise an. Für die Atmungskette bedeutet dies, dass es auch verschiedene Einstiegsmöglichkeiten geben muss.

- Mengenmäßig die größte Rolle spielt hier das **NADH/H⁺**, das in der Glykolyse im Zytoplasma und in großer Menge auch mitochondrial (Citratzyklus, β-Oxidation) entsteht. Dieser Wasserstoff wird über den **Komplex I** der Atmungskette aufgenommen.
- Der Citratzyklus liefert neben NADH/H⁺ auch **FADH₂**. Diese Reaktion katalysiert die Succinat-Dehydrogenase, die gleichzeitig **Komplex II** der Atmungskette ist.
- Daneben gibt es noch weitere Möglichkeiten der Elektronenabgabe an die Atmungskette (z. B. FADH₂ aus der β-Oxidation), die allerdings gleich **Ubichinon** reduzieren ( ↗ S. 216).

Die Nummerierung der Komplexe erfolgte dabei zu einer Zeit, als deren Funktion noch relativ unbekannt war. Komplex I und II stellen nämlich keine hintereinander geschalteten Systeme dar, sondern sind als Einstiegsalternativen für die Atmungskette zu werten (besser wäre daher Ia und Ib gewesen …).

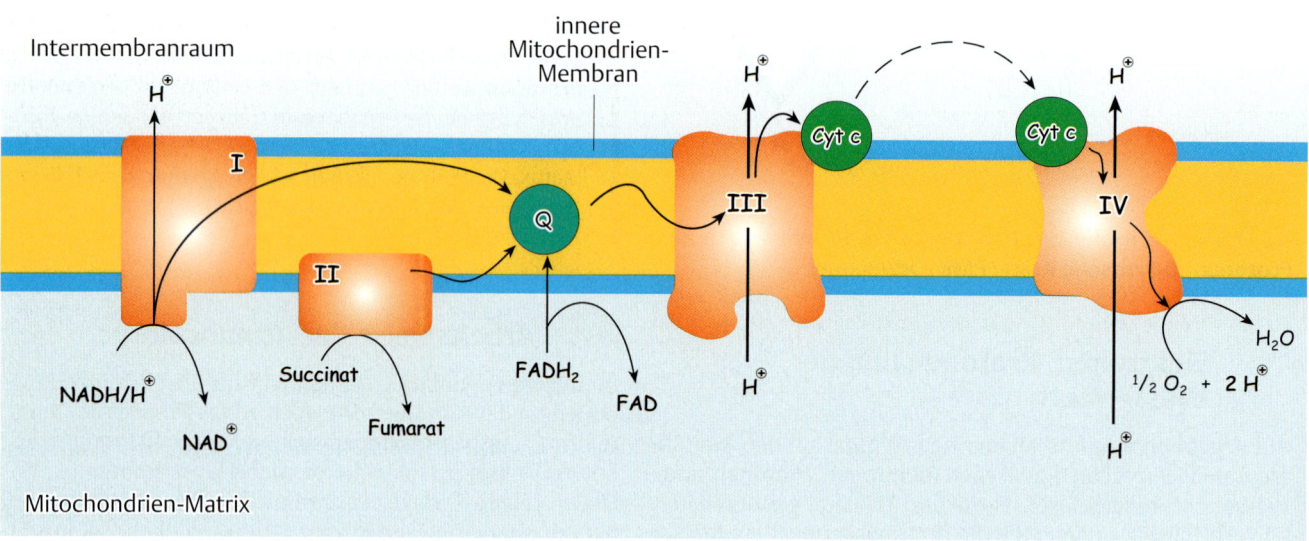

## Komplex I

Der größte Komplex der Atmungskette, die **NADH-Dehydrogenase**, katalysiert die Übertragung des Wasserstoffs von NADH/H⁺ auf Ubichinon. Die NADH-Dehydrogenase ist ein Flavoprotein mit **FMN** als prosthetischer Gruppe, das den Wasserstoff aufnimmt (wird dadurch zu $FMNH_2$). Dann erfolgt die Übertragung der Elektronen auf **Eisen-Schwefel-Komplexe**, die ebenfalls Bestandteil der NADH-Dehydrogenase sind. Von dort wird der Wasserstoff auf Ubichinon übertragen. (Die hierzu wieder benötigten Protonen werden aus der Matrix entnommen.)

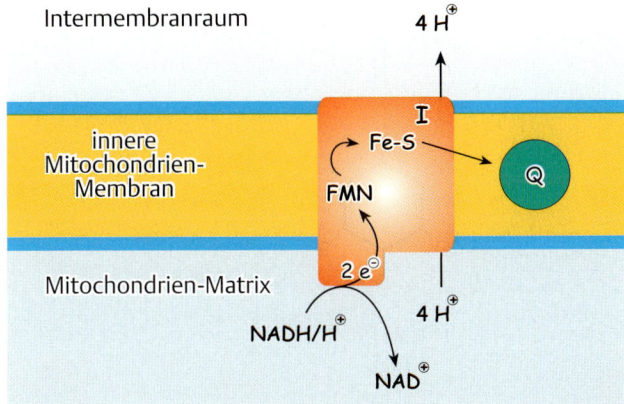

Über die Elektronentransportkette werden also **zwei Wasserstoffatome** zum Ubichinon weiter transportiert. Vereinfacht lässt sich diese erste Reaktion wie folgt aufschreiben:

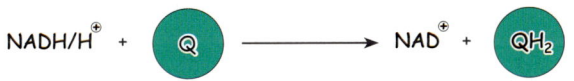

**Protonenpumpe.** Bei dieser Reaktion werden **vier Protonen** in den Intermembranraum geschleust.

## Komplex II

Die **Succinat-Dehydrogenase** ist ein wichtiges Flavoenzym des Citratzyklus und katalysiert die Oxidation von Succinat zum Fumarat. Der anfallende Wasserstoff wird vermutlich vom $FADH_2$ auf **Eisen-Schwefel-Komplexe** übertragen und von dort auf **Cytochrom b.** Cytochrom b überträgt den Wasserstoff dann auf Ubichinon, wodurch Ubichinol entsteht.

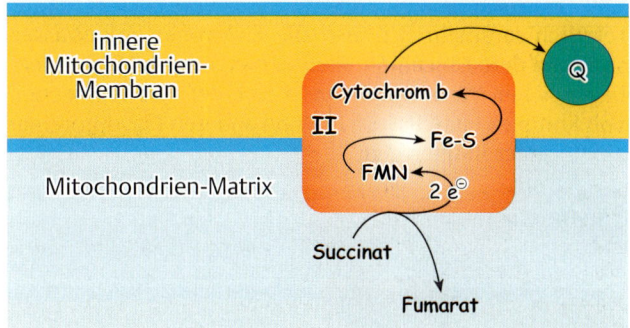

Komplex II ist **nicht** am Aufbau des Protonengradienten beteiligt, daher erhält man durch die Oxidation von $FADH_2$ nur etwa 1,5 ATP, im Gegensatz zu NADH/H⁺, das 2,5 ATP liefert.

### Wer noch Elektronen an die Atmungskette liefert

Andere mitochondriale Dehydrogenasen geben ihren Wasserstoff ebenfalls an das Ubichinon ab, das dadurch zu Ubichinol reduziert wird. Hier dienen immer **Flavoproteine** als Vermittler.
Das für uns wichtigste Flavoprotein ist die **Acyl-CoA-Dehydrogenase** aus der β-Oxidation. Hier gehen die Elektronen in Form von Wasserstoff von der Fettsäure auf das FAD der Dehydrogenase und dann gleich weiter an das **Elektronen-Transferierende Flavoprotein (ETF)** über. Die ETF-Ubichinon-Oxidoreduktase katalysiert die Weitergabe des Wasserstoffs an das Ubichinon, das dadurch zum Ubichinol reduziert wird.

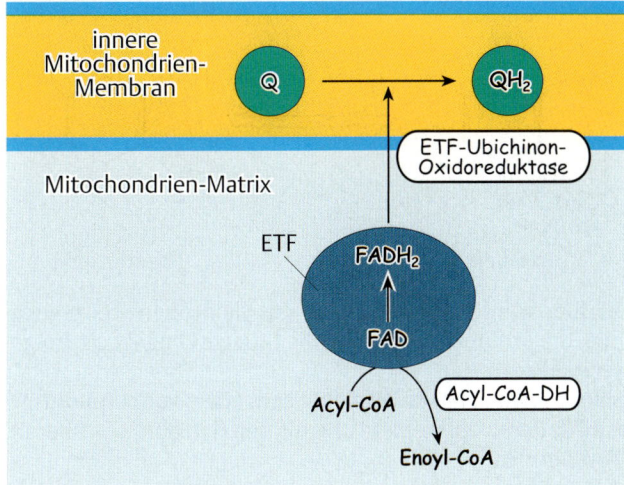

## Ubichinon – zentrale Aufnahmestelle für Elektronen

Letztlich sammeln sich also alle Elektronen (als Wasserstoff) auf dem Ubichinon. Hierbei handelt es sich um einen beweglichen Wasserstoff-Überträger, der den Wasserstoff von Komplex I und II, vom ETF und anderen Flavoproteinen auf Komplex III überträgt.

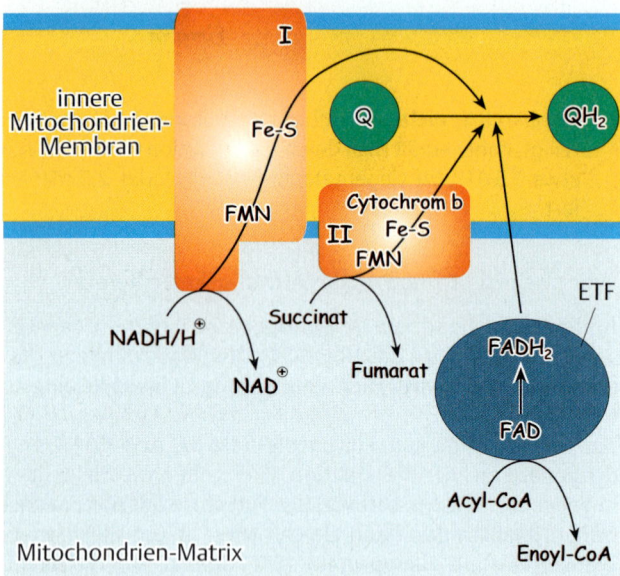

Ubichinon (auch Coenzym Q genannt) ist ein lipophiles Molekül, das fest in die innere Mitochondrien-Membran eingelagert ist. Es besteht aus einer variablen Isoprenoid-Seitenkette, die beim Menschen aus 10 Isopren-Einheiten zusammengesetzt ist.

Ab hier werden nun nur noch die Elektronen weitergegeben, die Protonen werden in die flüssige Umgebung freigesetzt.

Seinen Namen hat das Molekül zum einen vom Chinonring, zum anderen von seinem ubiquitären (lat. ubique = überall) Vorkommen.

**Elektronenschalter.** Das Besondere am Ubichinon ist, dass es wahlweise ein oder zwei Elektronen aufnehmen kann. Erst wird ein Semichinon-Radikal gebildet, das dann in einem zweiten Schritt vollständig zum Ubichinol reduziert wird.

Ebenso wie die Flavoproteine (FADH …) kann Ubichinon somit als Schalter zwischen Ein-Elektronen-Transportern und Zwei-Elektronen-Transportern dienen.

## Komplex III

Der Komplex III der Atmungskette ist die **Cytochrom-c-Reduktase**, die die Elektronen (ab nun ohne Protonen) vom Ubichinol übernimmt und schließlich auf (zwei) Cytochrome c überträgt.

Zunächst erfolgt hier die Reduktion eines Cytochromes vom b-Typ, das die Elektronen an einen Eisen-Schwefel-Komplex weitergibt.

Von dort geht es zu einem Cytochrom $c_1$, das dann schließlich den löslichen Elektronen-Transporter Cytochrom c reduziert.

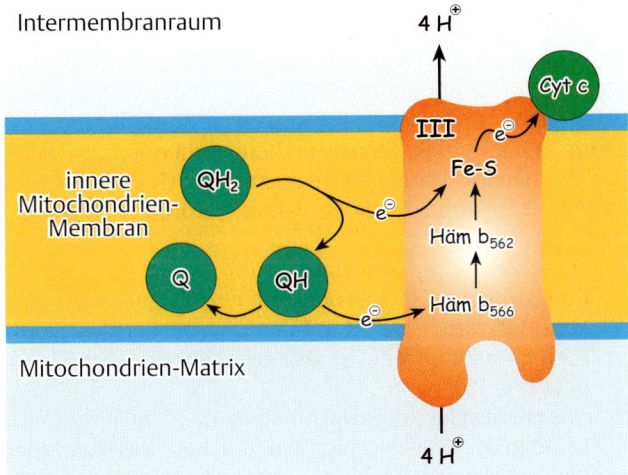

Da Ubichinol zwei Elektronen transportiert, die Cytochrome aber Ein-Elektronen-Transporter sind, erfolgt die Weitergabe über eine ganze Reihe komplexer Reaktionen, die als **Q-Zyklus** bekannt geworden sind, hier aber nicht weiter Beachtung finden sollen (Q wegen des Coenzyms Q, also Ubichinon).

**Protonenpumpe.** Wie Komplex I fungiert auch Komplex III als Protonenpumpe. Die Protonen, die bei der Oxidation von Ubichinol entstehen, werden in den Intermembranraum abgegeben. Pro Elektronenpaar werden – wie bei Komplex I – insgesamt vier Protonen befördert.

## Cytochrom c

Das Cytochrom c ist ein bewegliches, wasserlösliches Protein, das als Elektronen-Transporter zwischen Komplex III gund IV fungiert. Wegen seiner guten Wasserlöslichkeit befindet es sich an der Außenseite der inneren Mitochondrienmembran.

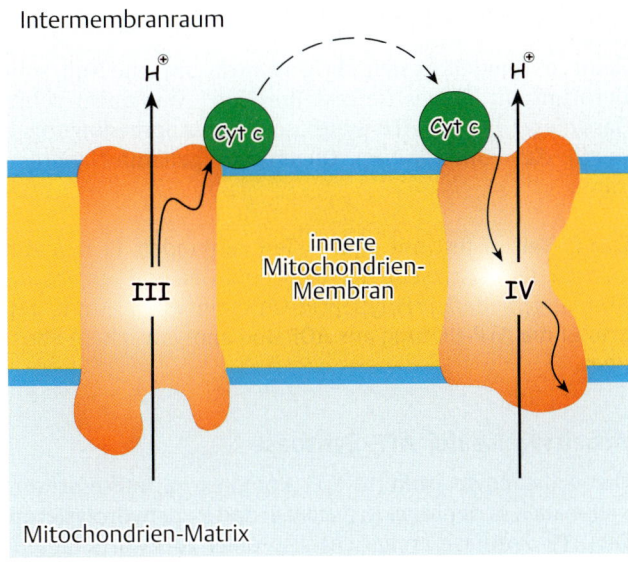

Die prosthetische Gruppe ist auch hier wieder Häm.

**Apoptose.** Das Cytochrom c ist noch aus einem ganz anderen Grund äußerst interessant. Nimmt die Anzahl der Cytochrom-c-Moleküle im Zytoplasma einer Zelle zu, begibt sie sich in die Apoptose, den programmierten Zelltod ( ↗ S. 268). Bei allen Apoptose-Vorgängen erfolgt zu einem bestimmten Zeitpunkt eine Freisetzung von Cytochrom c von der inneren Mitochondrienmembran. In einer noch lebenswilligen, intakten Zelle sorgen bestimmte Proteine (z. B. BCL-2, ↗ S. 270) dafür, dass Cytochrom c an der inneren Mitochondrienmembran und somit die Zelle am Leben bleibt.

### Komplex IV

Die **Cytochrom-Oxidase** katalysiert die letzte Reaktion der Atmungskette: die Reduktion von molekularem Sauerstoff zu Wasser. Die Cytochrom-Oxidasen in unserem Körper verbrauchen dabei täglich fast die gesamten **500 Liter $O_2$**, die wir über die Lungen aufnehmen!
Wichtige Bestandteile der Cytochrom-Oxidase sind **zwei Häm-Gruppen** und **Kupfer-Ionen**, die für die Übertragung der Elektronen auf den Sauerstoff notwendig sind. Man kann ein Häm-a-$Cu_A$-Zentrum von einem Häm-$a_3$-$Cu_B$-Zentrum unterscheiden.
Anschließend werden die Elektronen auf molekularen Sauerstoff ($O_2$) übertragen, der dadurch zu Wasser wird.

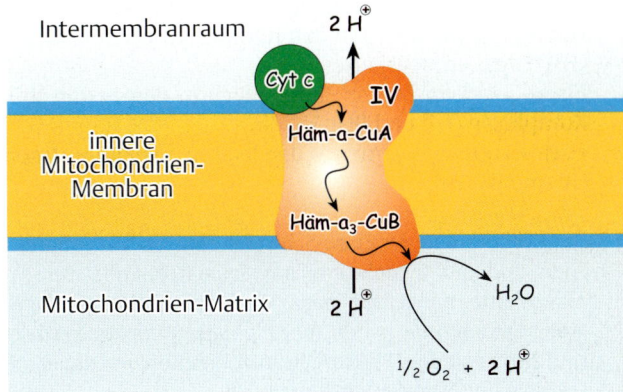

**Protonenpumpe.** Auch Komplex IV der Atmungskette fungiert als Protonenpumpe. Anders als bei den beiden vorangegangenen Komplexen (I und III) werden hier jedoch pro Elektronenpaar nur **zwei Protonen** aus dem Mitochondrium herausgepumpt.

**Umgang mit einem „Radikalen".** Die Reaktionen der Cytochrom-Oxidase sind nicht ganz ungefährlich, da der Sauerstoff ein recht reaktives Molekül ist. Wenn $O_2$ nicht zu Reaktionen angestoßen wird, benimmt es sich aber recht gesittet …
Chemisch ausgedrückt bedeutet das, dass $O_2$ – sobald es ein Elektron erhalten hat – äußerst begierig ist, auch noch die drei anderen zu bekommen, zu deren Aufnahme es befähigt ist. Da die Elektronen einzeln angeliefert werden, muss die

Cytochrom-Oxidase die Freisetzung von Zwischenprodukten (unvollständig reduzierter Sauerstoff) verhindern. Die Kunst der Cytochrom-Oxidase ist es also, die Reduktion von Sauerstoff zu Wasser zwar zu katalysieren, jedoch keine reaktiven Zwischenprodukte freizusetzen, die sich sonst die Elektronen von irgendeinem zellulären Molekül stehlen und damit großen Schaden anrichten würden.

Der Komplex IV der Atmungskette hält das $O_2$ daher so lange gebunden, bis wirklich vier Elektronen darauf übertragen sind (hier spielen die Kupfer- und Eisen-Ionen die entscheidende Rolle).

Der reduzierte Sauerstoff reagiert dann mit Protonen unter der Bildung von Wasser. Wasser ist also das Endlager für die Elektronen.

$$O_2 + 4\,e^{\ominus} \longrightarrow 2\,O^{2\ominus}$$

$$O^{2\ominus} + 2\,H^{\oplus} \longrightarrow H_2O$$

### Die Komplexe im Überblick

Wir haben nun eine ganze Reihe von Redox-Coenzymen kennen gelernt, die in der Atmungskette verwendet werden. Hier sind alle im Überblick dargestellt, da es doch erstaunlich viele Fragen zu diesem Thema gibt.

Man kann Flavine von zwei verschiedenen Klassen eisenhaltiger Proteine – den Cytochromen und den Eisen-Schwefel-Komplexen – unterscheiden.

- Flavine befinden sich in den Komplexen I (FMN) und II (FAD) der Atmungskette;
- Eisen-Schwefel-Zentren finden sich in den ersten drei Komplexen (I, II und III);
- Häm-Gruppen kommen in den letzten zwei Komplexen (III und IV) vor.

Das Vorkommen der Eisen-Schwefel-Zentren am „oberen" Ende und der Cytochrome am Sauerstoff-Ende der Atmungskette hängt mit deren Redoxpotenzialen zusammen. Cytochrome haben meist höhere Redoxpotenziale, sind also begieriger Elektronen aufzunehmen und daher am $O_2$-Ende der Atmungskette zu finden.

## Die ATP-Produktion

Die Elektronen sind nun an ihrem Ziel, dem Sauerstoff, angekommen. Dabei haben sie ihre Energie für den Aufbau eines Protonengradienten zur Verfügung gestellt. Diese Protonen werden jetzt verwendet, um ATP zu erzeugen, was durch die **ATP-Synthase** erfolgt. Sie wird manchmal auch als Komplex V bezeichnet, gehört aber streng genommen nicht mehr zur Atmungskette.

Die in diesem Protonengradienten gesteckte Energie dient allerdings nicht nur der Phosphorylierung von ADP zu ATP. Auch andere wichtige Transportprozesse durch die innere Mitochondrienmembran werden von diesem Protonengradienten angetrieben (z. B. Transport von Pyruvat, ↗ S. 199).

### Der elektrochemische Gradient

Der Transport von Protonen aus dem Matrixraum führt zu einem Protonengradienten über der inneren Mitochondrienmembran. Er setzt sich aus zwei Komponenten zusammen, einer elektrischen und einer chemischen. Daher spricht man auch vom elektrochemischen Gradienten. Eine andere Bezeichnung dafür lautet: protonenmotorische Kraft (PMK).

1. Das **elektrische Potenzial** entsteht, da ein positiver Ladungsträger (= $H^+$-Ion) ohne ein negativ geladenes „Gegen-Ion" durch die Membran transportiert wird. Die Membranaußenseite ist also gegenüber der Innenseite positiv geladen.
2. Das **chemische Potenzial** entsteht, da $H^+$ nicht nur eine Ladung ist, sondern auch ein Teilchen, das zusätzlich den pH-Wert beeinflusst. Außerhalb des Mitochondriums befinden sich mehr $H^+$-Ionen als innen. Dadurch ist auch der pH-Wert außerhalb des Mitochondriums kleiner als drinnen.

Beachten sollte man noch, dass die Protonen nicht brav im Intermembranraum verweilen, sondern sich in der ganzen Zelle verteilen (die äußere Mitochondrienmembran lässt ja so gut wie alles durch). Daher ist es sinnvoll zu sagen: die Matrix der Mitochondrien ist alkalischer (um etwa 0,75 pH-Einheiten) als das Zytoplasma und nicht nur als der Intermembranraum.

### Struktur der ATP-Synthase

Der Enzymkomplex „ATP-Synthase" besteht aus zwei Teilen. Einem knopfartigen $F_1$-Kopf und einem die innere Mitochondrienmembran durchspannenden Fußteil ($F_o$-Teil). Nur als zusammenhängender $F_oF_1$-Komplex ist sie in der Lage, unter Abbau des Protonengradienten ATP zu bilden.

**Der $F_o$-Teil** ist ein Kanal, der aus vier verschiedenen Polypeptidketten besteht. Durch ihn fließen die Protonen entlang des Gradienten wieder in die Mitochondrienmatrix zurück.

Beim „o" handelt es sich übrigens nicht um eine Null, sondern um ein kleines tiefgestelltes „oh", was daher rührt, dass dieser Teil der ATP-Synthase unter Laborbedingungen durch das Antibiotikum **O**ligomycin gehemmt werden kann.

**Der $F_1$-Teil** ist fest mit dem $F_o$-Teil verbunden. Er befindet sich auf der Matrixseite der Mitochondrien und besteht aus fünf verschiedenen Polypeptid-Untereinheiten. Am $F_1$-Teil erfolgt die ATP-Bildung aus ADP und anorganischem Phosphat.

### Arbeitsweise der ATP-Synthase

Der vollständige isolierte $F_oF_1$-Komplex ist interessanterweise auch in der Lage, ATP zu ADP und $P_a$ zu **hydrolysieren**. Die ATP-Synthase entspricht also einer rückwärts laufenden ATP-abhängigen Protonenpumpe und kann auch als ATPase bezeichnet werden (vom Typ „F", daher der Name der Komplexe).

> Die ATP-Synthase gehört in die Enzym-Klasse der Hydrolasen und nicht in die der Synthasen.

Eine weitere interessante Tatsache ist, dass nicht die Bildung von ATP die Energie aus dem Protonenrückstrom verbraucht, sondern das Freisetzen des ATP vom Enzym.

## Transporte durch die Mitochondrienmembran

Mitochondrien besitzen zwei Membranen (wie gramnegative Bakterien):
- Die äußere Membran ist für kleinere Moleküle und Ionen leicht durchlässig, da sie zahlreiche Kanäle enthält, die aus dem Protein **Porin** bestehen.
- Die innere Membran ist nur für Verbindungen permeabel, für die spezielle Transportproteine vorhanden sind.

Zwischen Mitochondrien und Zytoplasma findet ein kontrollierter Stoffaustausch statt:
- Im Zytoplasma entstandene Reduktionsäquivalente werden – vor allem mithilfe des **Malat-Shuttles** – in die Mitochondrien transportiert.
- Zahlreiche Stoffwechselprodukte müssen in die Mitochondrien hinein- oder heraustransportiert werden – eine Aufgabe, die spezifische Transporter übernehmen.

### Transport der Reduktionsäquivalente

Citratzyklus und β-Oxidation als wichtige Lieferanten von NADH/H⁺ zur Atmungskette befinden sich ja schon in den Mitochondrien. Die Glykolyse läuft jedoch im Zytoplasma und deren Reduktionsäquivalente müssen auch in der Atmungskette reoxidiert werden.

**Der Malat-Shuttle.** Da NADH selbst nicht in der Lage ist, durch die innere Mitochondrienmembran zu gelangen, ist ein Umweg über den Malat-Shuttle, der auch Malat-Aspartat-Zyklus genannt wird, erforderlich. Im Rahmen des Malat-Shuttles wird zytoplasmatisches Oxalacetat von NADH/H⁺ zu Malat reduziert. Malat kann in ein Mitochondrium gelangen und dort wieder zu Oxalacetat oxidiert werden. Bei dieser Citratzyklus-Reaktion wird ein mitochondriales NAD⁺ zu NADH/H⁺ reduziert. Damit hätten wir die Elektronen schon einmal dort, wo sie hin sollen.
Das Malat gelangt dabei über einen **Antiporter** gegen α-Ketoglutarat ins Mitochondrium. Im Mitochondrium erfolgt eine **Transaminierungsreaktion** vom Oxalacetat zum Aspartat durch die Aspartat-Aminotransferase (AST). Die Amino-Gruppe stammt vom Glutamat, das dabei zum α-Ketoglutarat wird.
Im Zytoplasma läuft die entsprechende Reaktion in Gegenrichtung. Von dort wird also Glutamat ins Mitochondrium hinein und Aspartat im Gegenzug heraustransportiert.

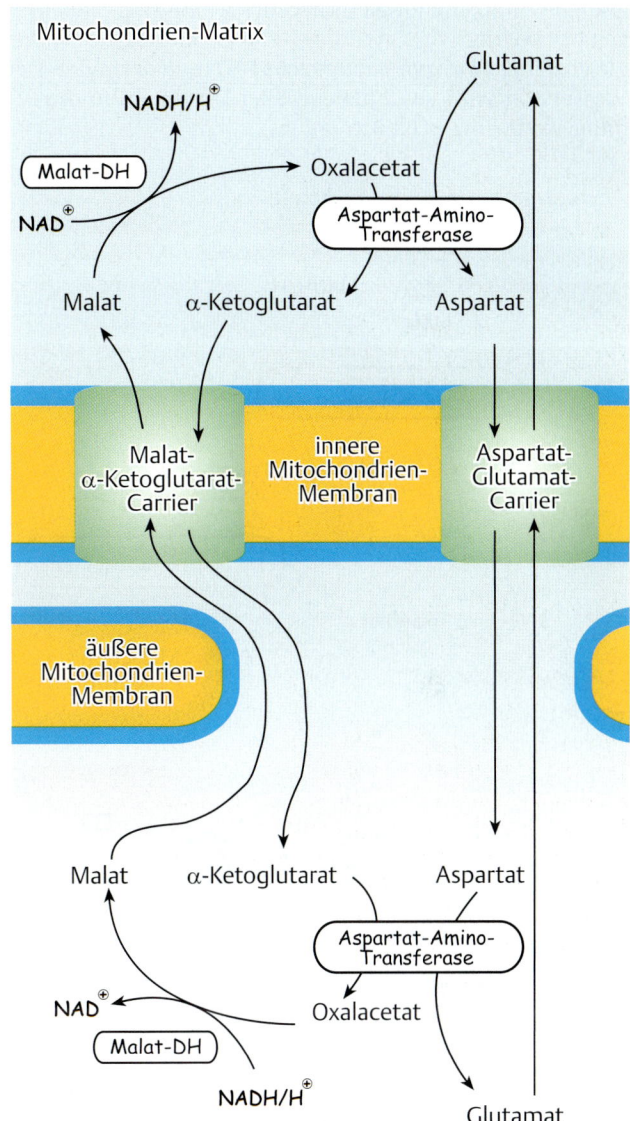

Zytoplasma

> Die Reaktionen des Malat-Shuttles sind frei reversibel und können in beide Richtungen ablaufen. Über die Richtung entscheidet die momentan vorhandene Menge an NAD⁺ bzw. NADH/H⁺.

**Der Glycerophosphat-Shuttle.** Die Rolle des Glycerophosphat-Shuttles für den Menschen ist noch nicht ganz klar. Er scheint eine wichtige Rolle im Gehirn und in der Skelettmuskulatur zu spielen. Gesichert ist, dass er für die Flugmuskulatur von Insekten wichtig ist. Aber das muss ein Mediziner ja nun wirklich nicht wissen … Daher kommt hier nur ganz kurz das Prinzip:
Der Wasserstoff eines **zytoplasmatischen NADH/H⁺** wird an Glyceron-3-Phosphat abgegeben – katalysiert durch die zytoplasmatische Glycerin-3-Phosphat-Dehydrogenase. Das entstandene Glycerin-3-Phosphat reagiert durch die Kata-

lyse einer mitochondrialen Glycerin-3-Phosphat-Dehydrogenase wieder zu Glyceron-3-Phosphat zurück, wobei gleichzeitig ein enzymgebundenes **FAD** reduziert wird. Der Wasserstoff wird anschließend über Ubichinon in die Atmungskette eingeschleust.

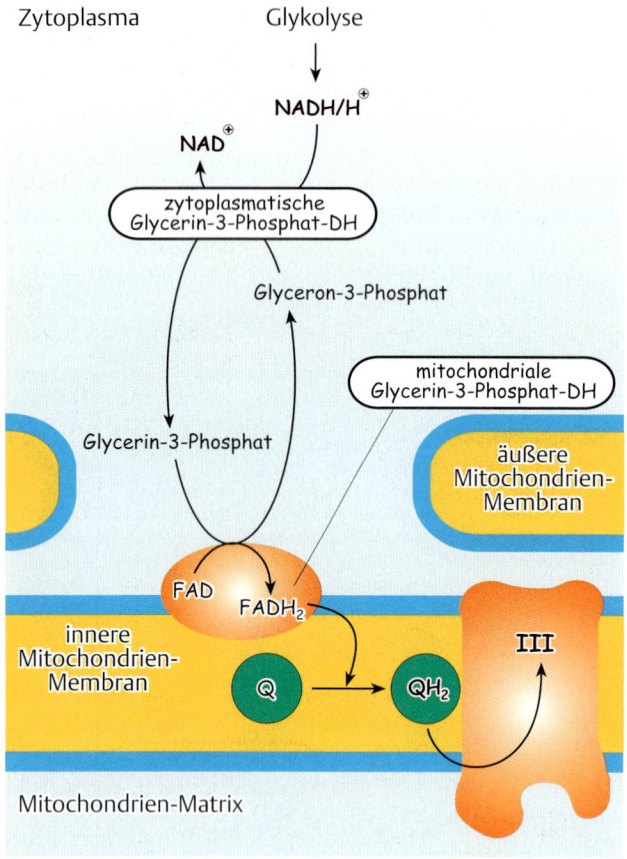

Vorteil: Anders als beim Malat-Shuttle können hier Reduktionsäquivalente auch gegen ein Konzentrationsgefälle an NADH/H⁺ ins Mitochondrium gebracht werden.
Nachteil: Die ATP-Ausbeute ist geringer, da FADH₂ ja nur 1,5 ATP anstelle der 2,5 ATP des NADH/H⁺ liefert. Hierdurch kommen die 36 statt der 38 ATP pro vollständig oxidiertem Glukosemolekül (nach der alten Rechnung, s. u.) zustande.

### Transport anderer wichtiger Stoffe

Neben den Reduktionsäquivalenten müssen noch eine Reihe anderer Stoffe durch die Mitochondrienmembran transportiert werden. Die wichtigsten Transporter sind:

- Ein Antiporter für ATP und ADP, die **ADP/ATP-Translokase**, die ATP aus dem Mitochondrium hinaus- und ADP im Gegenzug hineinbringt.
- Ein Symport von Pyruvat bzw. anorganischem Phosphat (als $H_2PO_4^-$), die zusammen mit **Protonen** aufgenommen werden – Pyruvat vor allem für die Pyruvat-Dehydrogenase ( ↗ S. 93), Phosphat für die Phosphorylierung von ADP.

- Ein **Tricarbonsäuretransporter**, der Citrat (für die Biosynthese der Lipide aus Acetyl-CoA) aus den Mitochongv drien heraustransportiert, da Acetyl-CoA (und Oxalacetat) selbst nicht hinaus kann ( ↗ S. 134).
- Der **Malat-Shuttle**, der Malat und α-Ketoglutarat in beide Richtungen transportieren kann.

**Austausch von ADP gegen ATP.** Die ADP/ATP-Translokase wird in ihrer Arbeit vom elektrochemischen Protonengradienten unterstützt. ADP verfügt über drei negative Ladungen (ADP³⁻), ATP hingegen über vier. Aufgrund des Protonengradienten über der inneren Mitochondrienmembran (außen mehr positive, innen mehr negative Ladungen), werden negative Ladungen gerne nach außen transportiert. ATP zieht es also stärker nach draußen als ADP. Daher treibt die protonenmotorische Kraft auch den ADP-ATP-Austausch an.

## Regulation der Atmungskette

Der Energiebedarf unseres Organismus beträgt täglich etwa 8 000 kJ, wozu etwa **80 kg ATP** benötigt werden! Da die Menge an Coenzymen in unserem Körper jedoch begrenzt ist (nur etwa 4 g freie Adenin-Nukleotide), wird jedes ADP täglich mehrere tausend Mal phosphoryliert.
Dieser Vorgang muss streng reguliert werden, damit immer soviel ATP gebildet, wie benötigt wird.
Ganz allgemein lässt sich sagen, dass ein hoher Protonengradient den Elektronentransport der Atmungskette hemmt (= neg. Rückkopplung). Ein hohes Verhältnis von NADH/H⁺ zu NAD⁺ hemmt den Citratzyklus (= neg. Rückkopplung). Dadurch wird die Anlieferung von Reduktionsäquivalenten verlangsamt und damit auch der Ablauf der Atmungskette gebremst.

**Die Konzentration an ADP in unseren Zellen** ist der wichtigste Anzeiger für ihren Energiestatus. Das Verhältnis von ATP zu ADP liegt normalerweise stark auf der Seite des ATP. Dieses Verhältnis schwankt nur sehr wenig, selbst wenn die Zelle einmal kräftig arbeiten muss.

**Die Atmungskontrolle.** Durch den Protonengradienten sind der Elektronenfluss und die Phosphorylierung eng aneinander gekoppelt (= chemiosmotische Theorie).
- Eine Hemmung des Elektronentransports zum Sauerstoff hemmt die ATP-Synthese.
- Im Gegenzug blockiert eine Hemmung der ATP-Synthase die Elektronenübertragung.

Die entscheidende Kontrolle der Atmungsgeschwindigkeit erfolgt über die **Konzentration an ADP** in der Zelle über den zweiten Hemmmechanismus. Durch ADP-Zugabe kann die Geschwindigkeit der Atmungskette verzehnfacht werden. Zusätzlich beschleunigen erhöhte Mengen an ADP in der Zelle auch noch die Geschwindigkeit von Citratzyklus, Pyruvat-Dehydrogenase und Glykolyse, den Zulieferern von Reduktionsäquivalenten für die Atmungskette.

**Entkopplung.** Beide Phänomene – der Elektronentransport und die oxidative Phosphorylierung – treten normalerweise zusammen auf. In den Mitochondrien einiger Gewebe (z. B. braunes Fettgewebe) ist es möglich, diese beiden Vorgänge zu entkoppeln, wobei **Wärme** entsteht.

## Bilanz des gesamten aeroben Abbaus

Bei der ATP-Ausbeute der Atmungskette entsteht häufig Verwirrung, da mit unterschiedlichen Fakten operiert wird. Wir legen der Rechnung die momentan aktuellen Zahlen zugrunde (s. u.).
NADH unterscheidet sich energiemäßig vom FADH dahingehend, dass die gebundenen Elektronen mehr Energie besitzen. Daher entsteht durch die Oxidation von NADH im Rahmen der Atmungskette auch mehr ATP.

**Ausgehend vom NADH/H⁺** werden in der Atmungskette insgesamt 10 Protonen aus dem Matrixraum in den Intermembranraum transportiert (je vier über Komplex I und III, zwei über Komplex IV).
Je ein Proton wird benötigt, um ein Phosphat aus dem Zytoplasma in das Mitochondrium zu transportieren, drei Protonen benötigt man für die Phosphorylierung eines ADPs. Die Bildung eines ATPs kostet daher vier Protonen. Zehn geteilt durch vier ergibt nach Adam Riese 2,5.

> Aus der Oxidation eines NADH/H⁺ in der Atmungskette entstehen im Durchschnitt 2,5 ATP.

**Ausgehend von FADH₂** werden nur sechs Protonen aus der Matrix gepumpt, da der Einstieg in die Atmungskette erst bei Komplex II erfolgt, der selbst nicht in der Lage ist, Protonen aus den Mitochondrien zu pumpen. Die Bildung von ATP kostet auch hier vier Protonen und sechs geteilt durch vier ergibt 1,5.

> Aus der Oxidation eines FADH₂ in der Atmungskette entstehen im Durchschnitt 1,5 ATP.

### Der P:O-Quotient

Mit dem **P**hosphat-Sauerstoff (**O**)-Quotienten kann man ausdrücken, wieviel Sauerstoff für die Phosphorylierung einer bestimmten Menge an ATP benötigt wird. Aufgrund der unterschiedlichen Energie der Elektronen von NADH und FADH ergibt sich für die beiden Reduktionsäquivalente auch ein unterschiedlicher P:O-Quotient. Zahlenmäßig muss man sich aber glücklicherweise nichts Neues merken, denn:
- Beim NADH werden für einen Sauerstoff rund 2,5 Phosphate in ADP eingebaut, der P:O-Quotient beträgt also 2,5,
- beim FADH sind es entsprechend nur 1,5.

## Bilanz des gesamten Glukoseabbaus

Über die Ausbeute an ATP durch den vollständigen oxidativen Abbau im Rahmen von Glykolyse, Citratzyklus und Atmungskette herrscht reichlich Verwirrung. In der Literatur tauchen so ziemlich alle Zahlenwerte zwischen 30 und 38 ATP-Molekülen pro Glukosemolekül auf. Um den Grund der Verwirrung zu erleuchten, gehen wir – nur für die Interessierten – kurz auf die Zahlenwerte ein und erläutern, warum wir uns für **32 ATP** entschieden haben.

**38 ATP.** Für viele Jahrzehnte ging man davon aus, durch die Oxidation eines NADH/H⁺ ließen sich 3 ATP und durch die Oxidation eines FADH₂ ließen sich 2 ATP erzeugen. Durch Addition der Zahlenwerte (nachvollziehbar auf S. 202) erhält man 38 ATP pro Glukosemolekül.

**36 ATP.** Der Berechnung, die zu 38 ATP führt, legt man für den Transport der Reduktionsäquivalente in die Mitochondrien den Malat-Aspartat-Shuttle (↗ S. 219) zugrunde.
Unter Verwendung des alternativen Glycerophosphat-Shuttles ergeben sich jedoch zwei ATP weniger (↗ S. 219). Da die Bedeutung dieses Transportsystems für den Menschen reichlich unklar ist, sollte man die 36 ATP auch lieber vergessen.

**32 ATP.** In neueren Untersuchungen hat man nun herausgefunden, dass pro NADH/H⁺ nur etwa 2,5 und pro FADH₂ nur etwa 1,5 Moleküle ATP entstehen. Hierdurch ergeben sich dann für die vollständige aerobe Oxidation eines Glukosemoleküls insgesamt 32 Moleküle ATP.

**31 ATP.** Nun kann man noch berücksichtigen, dass die gepumpten Protonen auch für andere Transportprozesse verwendet werden müssen, so ergeben sich – nach heutigen Kenntnissen – die 31 ATP. (Für den Glycerophosphat-Shuttle dann übrigens 29,5 ATP.)

**30 ATP.** Manche Autoren (z. B. Lubert Stryer) stehen auf dem Standpunkt, genau könne man es zur Zeit einfach nicht sagen, daher solle man von rund 30 ATP pro Glukosemolekül ausgehen.
Diese Einschätzung ist vielleicht die vernünftigste. Da aber viele Biochemiker ihre Studenten gerne die genaue Bilanz ausrechnen lassen, haben wir hier beschlossen, dies zu ermöglichen, indem wir nur einfach die nach unten korrigierten Werte zugrunde legen – ohne weitere Verwendungen der Protonen (31 ATP …) zu berücksichtigen.

## AMP und die anderen Nukleotide

Die Atmungskette kann nur ADP zu ATP phosphorylieren. Wer phosphoryliert eigentlich die anderen Nukleotide?

## Regeneration von AMP

Bei einigen Biosynthesen entsteht nicht ADP, sondern sogar das „doppelt dephosphorylierte" AMP (z. B. bei der Aktivierung von Fettsäuren, ↗ S. 135), das im Rahmen der Atmungskette nicht phosphoryliert werden kann. Die Lösung bietet das Enzym **Adenylat-Kinase,** das sich im Intermembranraum der Mitochondrien befindet und aus ATP und AMP zweimal ADP macht.

$$ATP + AMP \xrightleftharpoons{\text{Adenylat-Kinase}} ADP + ADP$$

Diese Reaktion ist frei reversibel, was den Vorteil hat, dass sie z. B. in der Muskulatur – wenn einmal besonders viel ATP benötigt wird – auch aus zwei ADP ein ATP und ein AMP machen kann.

## Regeneration der anderen Nukleotide

Andere Nukleotide (GDP, UDP, CDP …) werden durch die **Nukleosiddiphosphat-Kinase** mittels ATP zu Triphosphaten phosphoryliert. Das dabei entstandene ADP kann wieder in der Atmungskette zu ATP phosphoryliert werden.

$$\begin{matrix} GDP \\ UDP \\ CDP \end{matrix} + ATP \xrightleftharpoons{\text{Nukleosiddiphosphat-Kinase}} \begin{matrix} GTP \\ UTP \\ CTP \end{matrix} + ADP$$

Auch diese Reaktion weist ein $\Delta G^{0'}$ von etwa Null auf. Da in einer Zelle ATP jedoch in wesentlich höherer Konzentration als ADP vorliegt, macht die Herstellung der anderen Nukleotide keine Probleme.

Fallen einmal Monosaccharide dieser Nukleotide an, so werden sie durch eine Nukleosidmonophosphat-Kinase zunächst mithilfe von ATP zu ihren Diphosphaten phosphoryliert.

## Entkoppler und Hemmstoffe der Atmungskette

Bei Stoffen, die die Funktion der Atmungskette beeinflussen, kann man zwischen Entkopplern und Hemmstoffen unterscheiden.

- **Entkoppler** ermöglichen einen Abbau des Protonengradienten, *ohne* dass ATP produziert wird;
- **Hemmstoffe** greifen in die Elektronentransportkette ein und blockieren an irgendeiner Stelle den Weitertransport der Elektronen.

## Entkoppler der Atmungskette

Normalerweise gehören Atmungskette und oxidative Phosphorylierung zusammen. Der aufgebaute Protonengradient kann aber auch abgebaut werden, ohne dass die Protonen durch die ATP-Synthase zurück in die Mitochondrienmatrix

fließen. In diesem Fall wird auch kein ATP hergestellt, sondern nur Wärme – was unter bestimmten Umständen allerdings erwünscht ist.

## Braunes Fettgewebe

Neugeborene (und Winterschläfer) sind mit einem besonderen Gewebe, dem braunen Fettgewebe ausgestattet. Seine Farbe hat es wegen der zahlreichen Mitochondrien, deren Häm-Gruppen in den Cytochromen viel Licht absorbieren. Hier erfolgt in großem Maßstab eine kontrollierte Entkopplung der Atmungskette zur Aufrechterhaltung der Körpertemperatur, was für die Kleinen (und Verschlafenen) lebensnotwendig ist.

**Thermogenin.** Möglich wird die Wärmebildung durch das Entkopplungsprotein Thermogenin, das in die innere Mitochondrienmembran eingelagert ist. Thermogenin wirkt als Protonenkanal, durch den Protonen aus dem Intermembranraum wieder ins Mitochondrium zurückfließen (= Kurzschluss). Die frei werdende Energie wird nicht in ATP gespeichert, sondern steht als Wäme direkt zur Verfügung.

## Schilddrüsenhormone

Schilddrüsenhormone (s. ↗ S. 372) wirken über eine Induktion des Thermogenin steigernd auf den Grundumsatz.

## 2,4-Dinitrophenol (DNP)

Früher als Schlankmacher verwendet, heute nur noch in biochemischen Labors zu finden, entkoppelt das 2,4-Dinitrophenol die Atmungskette. Es handelt sich um eine lipophile Säure – zwei Eigenschaften, die notwendig für seine Wirkung sind.

Weil DNP lipophil ist, kann es ungehindert die innere Mitochondrienmembran durchdringen, weil es eine Säure ist, wird es auch des öfteren Protonen von der zytoplasmatischen auf die mitochondriale Seite transportieren. (Es scheint dabei auch in dissoziierter Form die Seite wechseln zu können.)

> Mit Entkopplern läuft die Atmungskette normal oder sogar schneller weiter, ohne jedoch ATP zu erzeugen. Der P:O-Quotient sinkt daher bis auf Null.

## Hemmstoffe der Atmungskette

Einige Substanzen sind in der Lage, die Atmungskette an irgendeiner Stelle zu unterbrechen. Ohne Therapie, die häufig zu spät kommt, führt eine Ausschaltung der Atmungskette innerhalb kürzester Zeit zum Tod.

Interessant sind hierbei eigentlich nur die medizinisch relevanten Hemmstoffe. Es ist zwar schön, dass man mit dem Glykosid Atractylosid die ADP/ATP-Translokase hemmen kann, doch interessiert das meist nur die Forscher, die das im Labor ausnutzen, oder die Landwirte, deren Kühe sich schon seit Jahrhunderten mit der entsprechenden Distel (Atractylis gummifera) vergiften. (Den Rindviechern sollte man das vielleicht endlich mal beibringen …)

Alle genannten Stoffe, die zu Vergiftungen beim Menschen führen können, wirken dabei über eine **Hemmung der Cytochrom-Oxidase**, blockieren also Komplex IV der Atmungskette. Die Folge ist ein inneres Ersticken, das tückischerweise *nicht* mit der für Atemnot (= Sauerstoffmangel) typischen bläulichen Gesichtsfarbe einhergeht, weil die Erythrozyten in diesem Fall ja sogar mit mehr als reichlich Sauerstoff (oder Kohlenstoffmonoxid) ausgestattet sind.

### Kohlenstoffmonoxid und Schwefelwasserstoff

Diese beiden Gase sind in der Lage, tödliche Vergiftungen beim Menschen hervorzurufen.

**Kohlenstoffmonoxid (CO)** entsteht bei unvollständigen Verbrennungen (= Bränden unter Sauerstoffmangel). Das CO bindet an $Fe^{2+}$, das vor allem im Hämoglobin in den Erythrozyten vorliegt. CO wird mit einer über 200-mal stärkeren Affinität an das Eisen der Häm-Gruppe gebunden als der Sauerstoff. Auch die Cytochrom-Oxidase wird gehemmt (Affinität für CO rund 40-mal stärker als für Sauerstoff), da das Eisen hier auch hin und wieder mal als $Fe^{2+}$ vorliegt. Klinisch wichtiger ist allerdings die Verdrängung von Sauerstoff aus seiner Bindung mit dem Hämoglobin, weshalb die CO-Vergiftung auch erst beim Blut besprochen wird ( ↗ S. 494).

**Schwefelwasserstoff ($H_2S$)** hemmt ebenfalls die Cytochrom-Oxidase, führt allerdings nur selten zu Vergiftungen, da der Geruch nach faulen Eiern schon bei geringsten (noch ungefährlichen) Konzentrationen nicht zu überriechen ist.

### Blausäure und Zyankali

Zyanide kann man entweder als Blausäure (HCN) oder als deren Salz aufnehmen. Hier ist das Kaliumzyanid ($K^+CN^-$, auch Zyankali genannt) das wichtigste. Was vorne am $CN^-$ hängt, ist allerdings relativ egal, da das Problem das Zyanid-Ion selbst darstellt.

Da Blausäure schon bei 26 °Celsius siedet, wird sie in erster Linie als Gas aufgenommen. Die Wirkung macht sich hier schon nach Sekunden bemerkbar, bei oral aufgenommenem Zyankali hingegen erst nach einigen Minuten. Vergiftungen erfolgen – wenn nicht in suizidaler Absicht – häufig bei Bränden, an denen Kunststoffe beteiligt sind.

**Wirkmechanismus.** Anders als CO, bindet das $CN^-$-Ion an dreiwertiges Eisen (= $Fe^{3+}$). Neben allen möglichen anderen

Enzymen ist das Hauptziel die Cytochrom-Oxidase unserer Zellen. Durch Bindung von Zyanid wird hier der Elektronentransfer auf den Sauerstoff unterbunden, die Atmungskette kommt zum Stillstand und die Zelle stirbt sehr bald an einem ATP-Mangel.

**Klinik und Diagnose.** Am auffälligsten sind die Anzeichen des inneren Erstickens. Atemnot führt bei letalen Dosen innerhalb weniger Minuten zum Tod.

Klinisch auffällig ist auch die rosige Hautfarbe (Hämoglobin ist reichlich mit Sauerstoff beladen, da der Hauptabnehmer Atmungskette ja ausgefallen ist) und der Geruch nach Bittermandelöl. Bittermandeln enthalten zyanidbildende Inhaltsstoffe.

**Therapie.** Neben den allgemeinen Maßnahmen bei dieser Art von Vergiftungsunfällen – Patienten unter Eigenschutz aus der Gefahrenzone bringen, bei oraler Aufnahme Magenspülung – kommen bei schweren Intoxikationen spezifische Antidote (Gegenmittel) zur Anwendung. Die Therapie basiert auf zwei Mechanismen.

- Die Gabe von **DMAP** (4-**Dim**ethyl-**A**mino-**P**henol-HCl) führt zu einer Bildung von Met-Hämoglobin (mit $Fe^{3+}$) in den Erythrozyten. Diese sind dann ebenfalls in der Lage, Zyanid-Ionen zu binden und „ziehen" $CN^-$ von der Cytochrom-Oxidase weg.
- Zusätzlich erfolgt die Gabe von **Natriumthiosulfat**, das mit freiem Zyanid zu Rhodanid (= Thiozyanat) reagiert. Rhodanid ist ungiftig und wird renal eliminiert (= über die Nieren ausgeschieden).

Die zweite Reaktion entspricht der physiologischen Ausscheidung von $CN^-$, bei der eine Rhodanase in der Leber mit körpereigenem Schwefel aus $CN^-$ Rhodanid macht. Bei einer Zyankalivergiftung ist dieser Weg allerdings viel zu langsam.

### Hemmstoffe der Atmungskette im Labor

Abschließend sollen noch kurz zwei Hemmstoffe der Atmungskette angesprochen werden, die bei der Aufklärung der einzelnen Komplexe sehr hilfreich waren. Sie spielen klinisch jedoch keine Rolle.

**Rotenon** ist ein pflanzliches Insektizid, das den Elektronentransport in Komplex I der Atmungskette hemmt. Es ist aber weder für Mensch noch Tier lebensgefährlich. Hunde oder Katzen vergiften sich hin und wieder einmal leicht damit.

**Antimycin A** ist ein Hemmstoff von Komplex III der Elektronentransportkette. Es blockiert die Übertragung der Elektronen von Cytochrom b auf den Eisen-Schwefel-Komplex. Die übrigen Hemmstoffe der Atmungskette sind klinisch völlig uninteressant und bleiben hier daher unerwähnt.

## 5.5    Was ist eigentlich ATP?

Das Zentrum des gesamten Energiestoffwechsels einer Zelle ist das Adenosintriphosphat (ATP), das durch die Atmungskette ständig regeneriert wird. Eine einzelne Zelle ist mit etwa einer Milliarde ATP-Molekülen ausgestattet, die jeweils einige tausend Mal pro Tag hydrolysiert und wieder phosphoryliert werden.

**ATP als Speicher?** Man kann sich nun darüber streiten, ob man ATP als Speicher chemischer Energie bezeichnet oder nicht. Einerseits führt die Energieerzeugung in einer Zelle immer zunächst zum ATP, weshalb man von einer Art Speicher sprechen kann. Andererseits wird aber nur so viel ATP gebildet, wie gerade benötigt wird. So richtig aufbewahrt wird ATP also nicht.

„Neu entstehen" bedeutet hier übrigens immer „phosphorylieren", also recyceln von vorhandenem ADP. Die richtige *Biosynthese* des ATP erfolgt auf einem anderen Weg, der erst im Genetikkapitel besprochen wird ( ↗ S. 243).

### Wie sieht ATP aus?

ATP besteht aus der Pentose Ribose, die an einem Ende die Base Adenin, am anderen drei Phosphate gebunden hält. Die Base ist dabei über eine O-glykosidische Bindung am $C^1$-Atom der Ribose gebunden, die Phosphate hängen an deren 5'-OH-Gruppe.

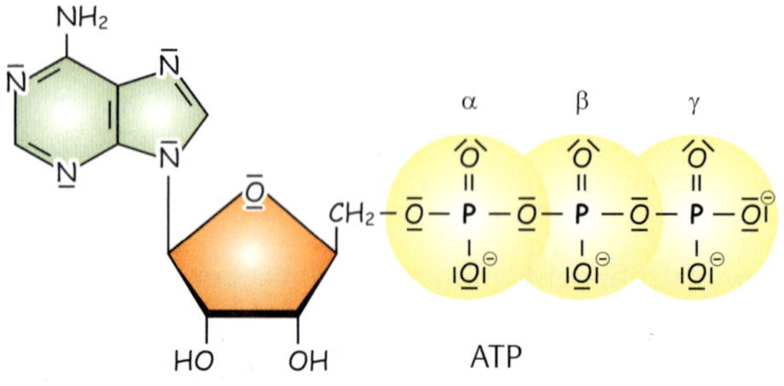

ATP

Wie ersichtlich, bezeichnet man die Phosphate auch mit α, β und γ.

**Die Ladung des ATP.** Da die OH-Gruppen aller Phosphate unter physiologischem pH-Wert dissoziiert vorliegen, trägt ATP in unseren Zellen vier negative Ladungen ($ATP^{4-}$). Einen kleinen stabilisierenden Ausgleich schafft hier ein Magnesium-Ion ($Mg^{2+}$), das an jedes ATP gebunden ist. ATP liegt also streng genommen als $Mg^{2+}ATP^{4-}$ vor.

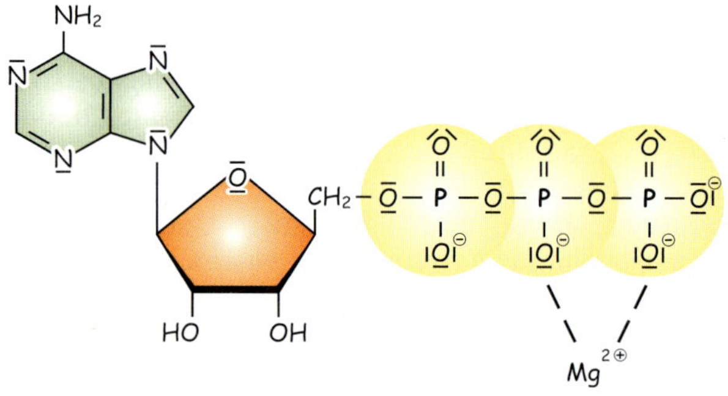

**Die Bindungen des ATP.** Zwischen der Ribose und der Base Adenin befindet sich eine N-glykosidische Bindung.
Viel wichtiger für die Funktion sind allerdings die Bindungen zwischen den Phosphaten.

> Zwischen dem ersten Phosphat und der Ribose befindet sich eine O-glykosidische Bindung, in diesem speziellen Fall eine Phosphorsäureester-Bindung, die beiden folgenden Bindungen sind wesentlich energiereichere Phosphorsäureanhydrid-Bindungen.

1. O-glykosidische Bindung /
   Phosphosäureester-Bindung (Esterglykosid)

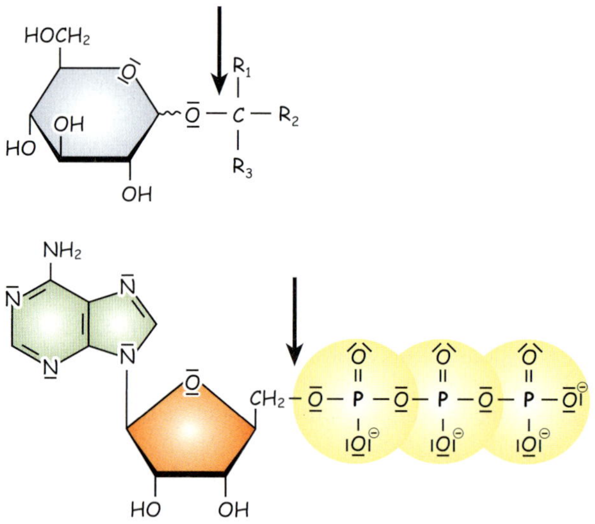

2. N-glykosidische Bindung

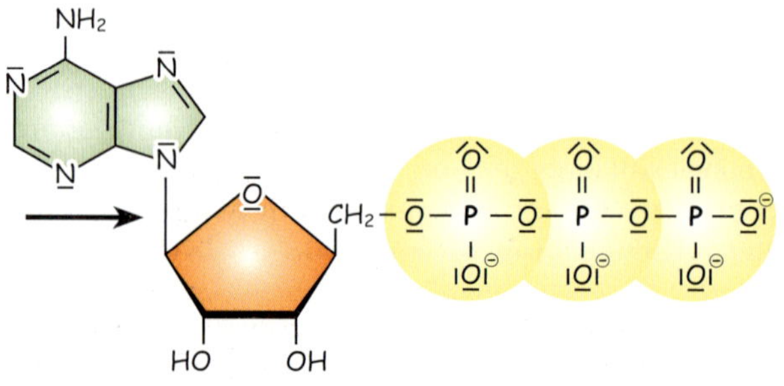

3. Phosphorsäureanhydrid-Bindung

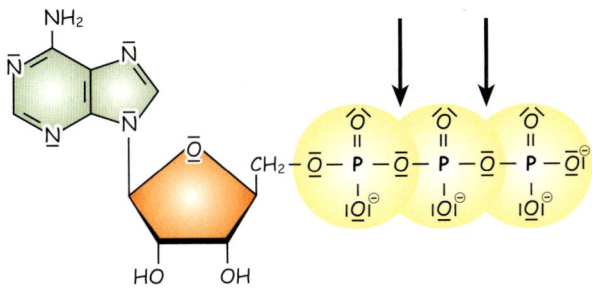

## ATP-Hydrolyse

Obwohl die freie Enthalpie (= $\Delta G^{0'}$) bei der ATP-Hydrolyse stark negativ ist, ist ATP unter zellulären Bedingungen (kinetisch) stabil. Der Grund hierfür liegt in einer recht hohen Aktivierungsenergie begründet, die dazu führt, dass ATP nur mithilfe von Enzymen hydrolysiert wird.

**Das Phänomen der Mesomerie** ( ↗ S. 22) findet sich auch beim ATP. Nach der Abspaltung eines Phosphats kann dieses Mesomerie-stabilisiert werden, was dessen Abspaltung noch stärker begünstigt.

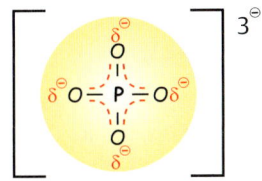

Phosphat

### Die Energie der ATP-Bindungen

Wie schon angesprochen, findet man im ATP zwei verschiedene Arten von Phosphat-Bindungen.
Bei der Abspaltung des ersten Phosphats (ATP zum ADP) liegt die freie Enthalpie bei etwa -30,5 kJ/mol. Bei der Abspaltung eines Pyrophosphats (ATP zum AMP) hingegen bei rund 46 kJ/mol – alles unter Standardbedingungen, wohl bemerkt.

> Bei diesen beiden Bindungsarten handelt es sich um die beiden energiereichen Phosphorsäure-Anhydrid-Bindungen im ATP.

Die Abspaltung des letzten Phosphats (ADP zum AMP) liefert nur noch etwa -9 kJ/mol an freier Enthalpie.

**Adenosin.** Wird dieser letzte Schritt in einer Zelle doch beschritten, so nur bei starkem Mangel an Substraten oder Sauerstoff. Dazu passt recht gut, dass das entstehende Adenosin in den Koronargefäßen sehr stark vasodilatatorisch wirkt. Es sorgt also dafür, dass möglichst viel Sauerstoff und Nährstoffe über das Blut zu den Mangel leidenden Zellen kommt.

## Die Rolle des Pyrophosphats

Bei einigen Biosynthesen werden gleich zwei Phosphate gleichzeitig als Pyrophosphat abgespalten.

| Edukte | | Produkte |
|---|---|---|
| **Glykosidische Bindungen** | | |
| 1. Glukose-1-P | + UTP → | UDP-Glukose   + $PP_a$ |
| 2. Mannose-1-P | + GTP → | GDP-Mannose  + $PP_a$ |
| 3. N-Acetyl-Glukosamin-1-P | + UTP → | UDP-N-Acetyl-Glukosamin   + $PP_a$ |
| 4. N-Acetyl-Neuramin | + CTP → | CMP-N-Acetyl-Neuramin   + $PP_a$ |
| **Protein-Biosynthese** | | |
| 1. Aminosäure + tRNA | + ATP → | Aminoacyl-tRNA + AMP   + $PP_a$ |
| **Lipid-Biosynthese** | | |
| 1. Fettsäure + HS-CoA | + ATP → | Acyl-CoA + AMP + $PP_a$ |
| 2. Cholin-P | + CTP → | CTP-Cholin   + $PP_a$ |
| 3. Ethanolamin-P | + CTP → | CDP-Ethanolamin + $PP_a$ |
| 4. Phosphatidsäure | + CTP → | CDP-Diacylglycerin + $PP_a$ |
| **Nukleinsäure-Biosynthese** | | |
| 1. $n_1$ GTP + $n_2$ CTP + $n_3$ ATP + $n_4$ TTP | → | DNA + $(n_1 + n_2 + n_3 + n_4)$ $PP_a$ |
| 2. $n_1$ GTP + $n_2$ CTP + $n_3$ ATP + $n_4$ UTP | → | RNA + $(n_1 + n_2 + n_3 + n_4)$ $PP_a$ |

Bis zu diesem Schritt ist die Gesamtreaktion meist noch frei reversibel. Das Pyrophosphat wird jedoch sofort durch die, in jeder Zelle reichlich vorhandenen, **Pyrophosphatasen** aus dem Gleichgewicht entfernt, indem es zu zwei Phosphaten hydrolysiert wird. Der $\Delta G^{0'}$-Wert beträgt etwa -19 kJ/mol und die Gesamtreaktion ist damit irreversibel.

**PolyPs.** Nur ganz kurz erwähnt sei, dass Phosphate in unseren Zellen auch in Ketten von mehreren Hundert Phosphaten hintereinander vorliegen, die PolyPs. Deren Funktion ist noch völlig unbekannt. Sie scheinen eine Art Speicher für anorganisches Phosphat zu sein. Die Aneinanderreihung übernimmt ein Enzym namens Polyphosphat-Kinase – unter ATP-Spaltung.

## Reaktionsmechanismus mit ATP

Bei den meisten Reaktionen, an denen ATP beteiligt ist, wird ATP nicht einfach hydrolysiert, da so nur Wärme entstünde, sondern es werden Phosphoryl-Gruppen übertragen.

**Phosphoryl-Gruppen.** Da bei der Übertragung des Phosphats eigentlich Phosphoryl-Gruppen übertragen werden, ist auch klar, zu welcher Seite der Sauerstoff bei einer „Hydrolyse" gehört.

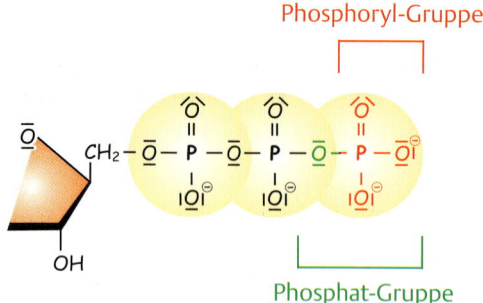

Phosphoryl-Gruppe

Phosphat-Gruppe

Zunächst wird die Phosphoryl-Gruppe (oder das Pyrophosphat oder das AMP) auf ein Substrat übertragen. Anschließend wird die Phosphoryl-Gruppe durch das Molekül ersetzt, was eigentlich hier angebaut werden soll.

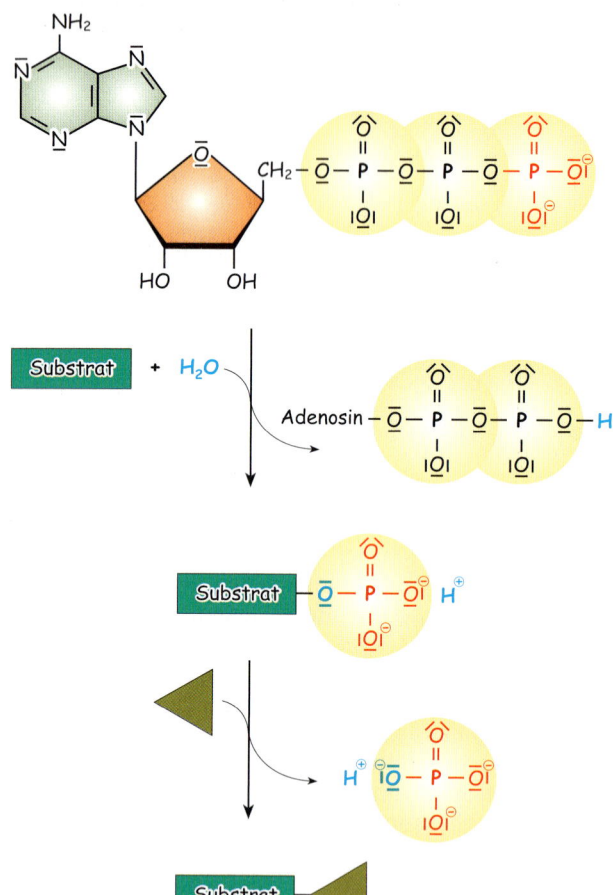

**Eine einfache Hydrolyse von ATP** gibt es bei der Muskelkontraktion. Hier erfolgt, unter der Abspaltung des Phosphats, eine Konformationsänderung des betreffenden Proteins.

## Andere Phosphatspender

Neben ATP gibt es auch noch andere Moleküle, die begierig sind, ihr Phosphat (bzw. ihre Phosphoryl-Gruppe) abzugeben. Hier sollen die vier zur Sprache kommen, deren $\Delta G^{0\prime}$ so hoch ist, dass von ihnen sogar ATP gebildet werden kann.

> Als Stoffe mit einem hohen Gruppenübertragungspotenzial bezeichnet man solche mit einem $\Delta G^{0\prime}$ unter -25 kJ/mol. Stoffe mit einem niedrigen Gruppenübertragungspotenzial sind solche, mit einem $\Delta G^{0\prime}$ positiver als -25 kJ/mol.

- **Phosphoenolpyruvat** kann bei einem $\Delta G^{0\prime}$ von fast -62 kJ/mol mit dem höchsten Wert aufwarten,
- gefolgt von **1,3-Bisphosphoglycerat**, mit -49 kJ/mol
- und **Kreatinphosphat** mit -43 kJ/mol,
- **Acetyl-CoA** besitzt als Thioester immerhin ein $\Delta G^{0\prime}$ von -31,4 kJ/mol.

Die hohen Potenziale resultieren daraus, dass die entstehenden Produkte immer auf irgendeine Art und Weise stabilisiert sind. Diese Stabilisierung kann durch **Dissoziation** erfolgen (wenn also das Produkt noch zu seiner dissoziierten Form weiterreagiert), durch **Tautomerisierung** oder **Mesomerie**.

## $\Delta G^{0\prime}$ und das wahre $\Delta G$

Bisher sind wir bei unseren Überlegungen immer von $\Delta G^{0\prime}$-Werten ausgegangen. Also von Reaktionen, die unter Standardbedingungen (↗ S. 61) ablaufen. In unseren Zellen herrschen allerdings alles andere als Standardbedingungen – vor allem die Konzentrationen der beteiligten Stoffe sind von den 1-Mol-pro-Liter-Werten weit entfernt!
ATP ist z. B. in unseren Zellen in wesentlich höherer Konzentration vorhanden als ADP (etwa 10fach mehr). Die Folge ist, dass bei der Hydrolyse von ATP unter den (wahren) zellulären Bedingungen nicht etwa nur 30,5 kJ/mol an freier Enthalpie entstehen, sondern zwischen -50 kJ/mol und -65 kJ/mol.
Dieser Sachverhalt ist umgekehrt auch bei der Phosphorylierung von ADP zu ATP in der Atmungskette zu berücksichtigen.

## Aufgaben von ATP

Die Einsatzgebiete für ATP sind sehr vielfältig und von Zelle zu Zelle unterschiedlich. Für jede Zelle wichtig und der Hauptverbraucher von ATP sind allerdings die verschiedenen Ionenpumpen in der Zellmembran (z. B. $Na^+/K^+$-ATPase), die damit beschäftigt sind, intrazellulär die richtigen Ionenkonzentrationen aufrechtzuerhalten.
Aber auch die Muskelkontraktion wird durch die Hydrolyse von ATP angetrieben (↗ S. 547).
Nicht zu vernachlässigen ist auch die Funktion des ATP bei der Biosynthese von RNA und DNA.

## Die vier anderen Nukleotide

Neben ATP gibt es noch die vier anderen Nukleotide (GTP, UTP, CTP und TTP, ↗ S. 230), die im Stoffwechsel für völlig andere Aufgaben eingesetzt werden, obwohl ihre chemischen Eigenschaften denen von ATP sehr ähnlich sind. Sie unterscheiden sich lediglich durch ihre anderen Basen.

### Biosynthese und Rephosphorylierung

Durch die **Nukleosiddiphosphat-Kinase** werden die vier anderen Nukleotide mittels ATP wieder zu Nukleosidtriphosphaten phosphoryliert. ADP selbst kann im Rahmen der Atmungskette wieder zu ATP phosphoryliert werden.

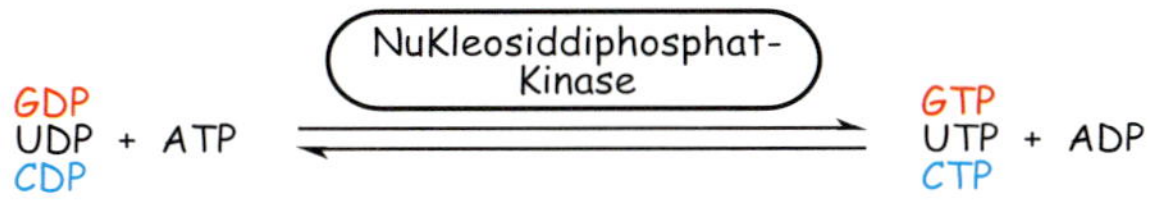

$$\begin{array}{c} \text{GDP} \\ \text{UDP} \\ \text{CDP} \end{array} + \text{ATP} \underset{\text{Kinase}}{\overset{\text{NuKleosiddiphosphat-}}{\rightleftarrows}} \begin{array}{c} \text{GTP} \\ \text{UTP} \\ \text{CTP} \end{array} + \text{ADP}$$

Diese Reaktionen sind eigentlich frei reversibel. Auf Grund der hohen Konzentration von ATP, erfolgt jedoch vorrangig die Phosphorylierung der benötigten anderen Nukleotide.

## Aufgaben der Kollegen des ATP

Neben dem Einbau in **RNA** und **DNA** sind die anderen Nukleotide für zum Teil sehr spezielle Aufgaben des Stoffwechsels wichtig.

**GTP** spielt häufig eine wichtige Rolle bei Bewegungen innerhalb der Zelle. Viele Transportvorgänge innerhalb der Zelle sind an die Hydrolyse von GTP gekoppelt. Der Aufbau der Mikrotubuli ( ↗ S. 441) ist z. B. von einer GTP-Hydrolyse abhängig.
Eine weitere wichtige Aufgabe des GTP liegt im Bereich der hormonellen Signaltransduktion, da die GTP-bindenden Proteine, die **G-Proteine**, auf die Hydrolyse von GTP angewiesen sind ( ↗ S. 343).

**UTP** dient dazu, Zucker zu aktivieren, die in längere Ketten eingebaut werden sollen (z. B. Glukoseeinbau in Glykogen, ↗ S. 105).

# Molekulare Genetik

# 1 Die Grundstoffe

In jeder Zelle unseres Körpers ist die gesamte Erbinformation über uns gespeichert – in Form von **DNA** (engl. = **d**esoxy-**r**ibo**n**ucleid **a**cid, auf dtsch. Desoxyribonukleinsäure = DNS) im **Zellkern**. Die DNA verteilt sich auf 46 DNA-Moleküle (= Chromosomen). Jedes DNA-Molekül besteht aus zwei DNA-Strängen, die sich zu einer **Doppelhelix** verdrillt umeinander winden.

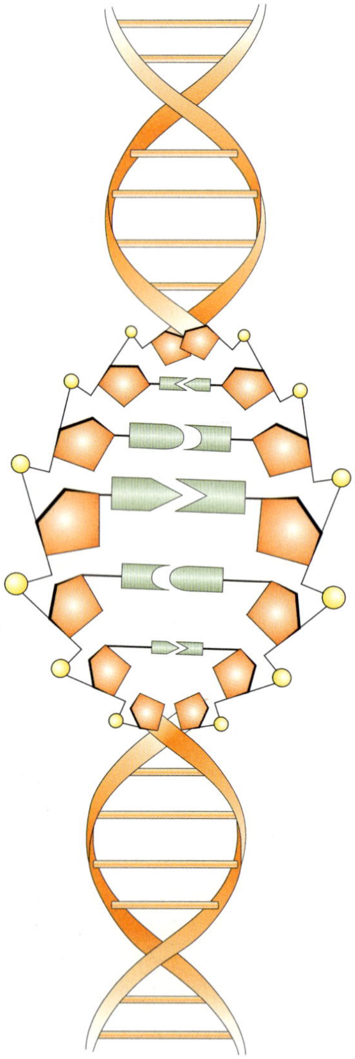

Neben der doppelsträngigen DNA gibt es noch die einzelsträngig vorkommende **RNA** (engl. = **r**ibo**n**ucleid **a**cid, auf dtsch. Ribonukleinsäure = RNS), von der viele verschiedene Sorten, mit ganz unterschiedlichen Funktionen vorkommen.
Jeder Nukleinsäurestrang (DNA und RNA) besteht aus einzelnen Bausteinen, den **Nukleotiden**. Jeder dieser Bausteine ist aus einer Base, einem 5er-Zucker und einem Phosphat zusammengesetzt. Von diesen Nukleotiden stehen der Zelle für jede Nukleinsäure-Sorte vier verschiedene zur Verfü-

gung. Durch die Abfolge dieser vier Moleküle ist die genetische Information eindeutig festgelegt.

**Die genetische Information.** Es sei an dieser Stelle schon einmal verraten, dass eine Abfolge von **drei Basen** (Nukleotiden) für **eine bestimmte Aminosäure** codiert. Durch unterschiedliche Kombination unserer vier verschiedenen Basen (Nukleotide) sind $4^3 = 64$ mögliche Tripletts denkbar. Durch Übersetzung dieses Triplettcodes in eine Aminosäuresequenz können die verschiedensten Proteine zusammengebaut werden.

## 1.1 Chemie der Nukleotide

Jedes Nukleotid besteht aus einer **Base**, einem **5er-Zucker** und einem **Phosphatrest**, wobei durch die Base festgelegt ist, um welches Nukleotid es sich handelt. Insgesamt stehen unserem Körper fünf verschiedene Basen, zwei verschiedene Zucker und das Phosphat zur Verfügung.

> Ist die Base nur mit dem Zucker verbunden (ohne Phosphat), dann nennt man dieses Molekül Nukleo*sid*, ist zusätzlich Phosphat dabei, handelt es sich um ein Nukleo*tid*.

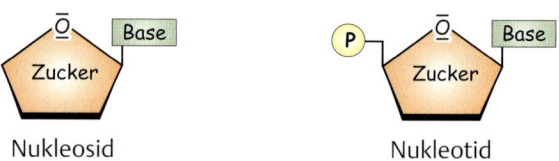

Nukleosid          Nukleotid

### Die Basen

Die fünf in unseren Nukleinsäuren vorkommenden Basen lassen sich in zwei Gruppen einteilen:
- Die **Purinbasen**, deren Grundgerüst sich vom Purin ableitet,
- die **Pyrimidinbasen**, deren Grundgerüst sich vom Pyrimidin ableitet.

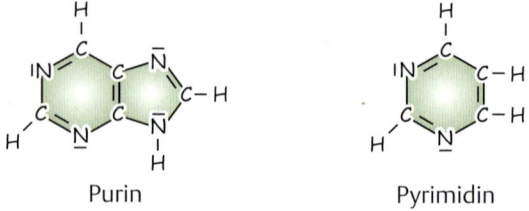

Purin          Pyrimidin

Die Nummerierung erscheint auf den ersten Blick sehr willkürlich. Sie folgt jedoch tatsächlich (recht komplizierten) chemischen Regeln, die wir hier lieber unerwähnt lassen.

## Purinbasen

In unseren Nukleinsäuren kommen zwei verschiedene Purinbasen vor, das **Adenin** (Abk. = A) und das **Guanin** (Abk. = G).

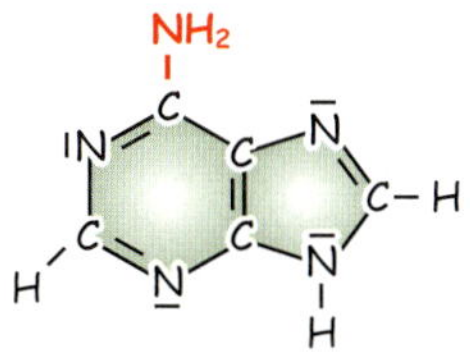

Adenin (A) 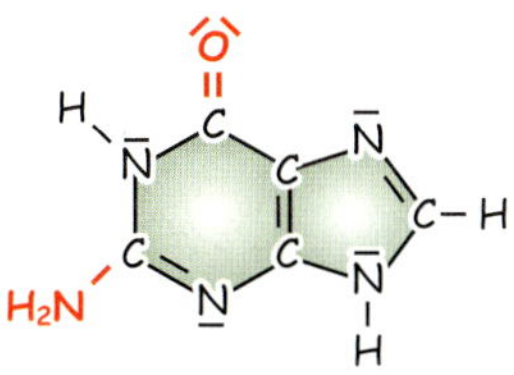  Guanin (G)

Weitere wichtige Purinbasen sind das **Hypoxanthin**, das eine wichtige Rolle als Zwischenprodukt bei der Biosynthese von Adenin und Guanin ( ↗ S. 244) spielt, sowie das allseits bekannte **Koffein** (Wirkung, ↗ S. 390).

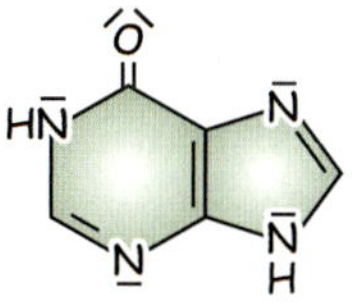

Hypoxanthin 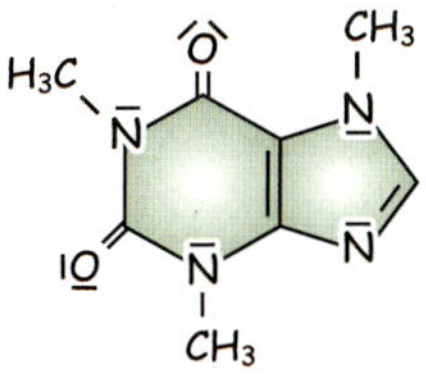  Koffein

## Pyrimidinbasen

Von den Pyrimidinbasen gibt es drei verschiedene: **Cytosin** (Abk. = C), **Thymin** (Abk. = T) und **Uracil** (Abk. = U).

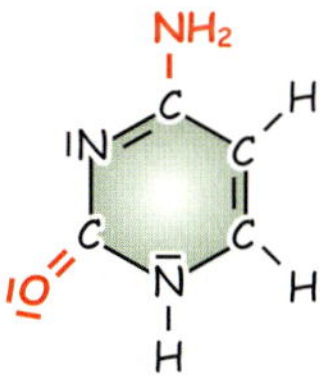

Cytosin (C) 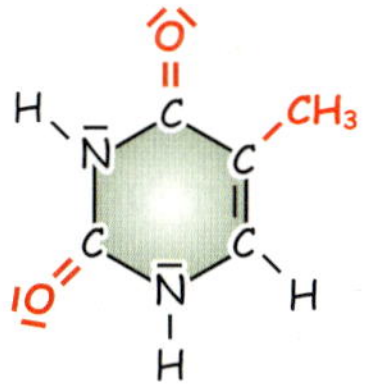  Thymin (T) 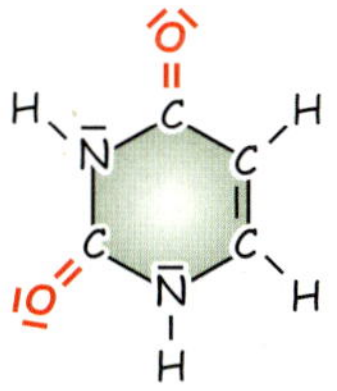  Uracil (U)

Cytosin kommt sowohl in der RNA als auch in der DNA vor, die beiden anderen Basen jedoch in nur jeweils einer Nukleinsäure-Sorte: Thymin findet man ausschließlich in der DNA, Uracil nur in der RNA.

→ Thymin

**Warum Thymin statt Uracil?** Cytosin wird in unseren Zellen gelegentlich spontan zu Uracil desaminiert. Geschieht dies in der DNA, so wird das neu entstandene Uracil von einem Enzym erkannt und wieder in Cytosin zurückverwandelt. Dadurch wird verhindert, dass es durch die Desaminierung zu einer Mutation ( ↗ S. 306) kommt.
Wäre Uracil von Natur aus in der DNA, so hätte das Enzym keine Chance, zwischen „echtem" und aus Cytosin entstandenem Uracil zu unterscheiden. Da diese Desaminierung aus chemischen Gründen relativ häufig vorkommt, hat es

sich vermutlich im Laufe der Evolution als Vorteil herausgestellt, Thymin statt Uracil zu verwenden.

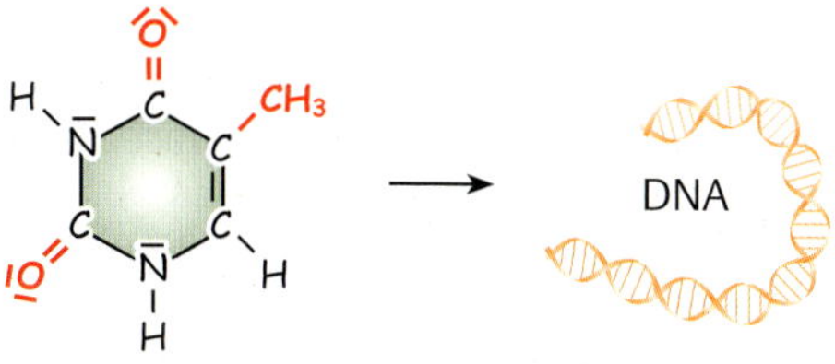

Thymin (T)  DNA

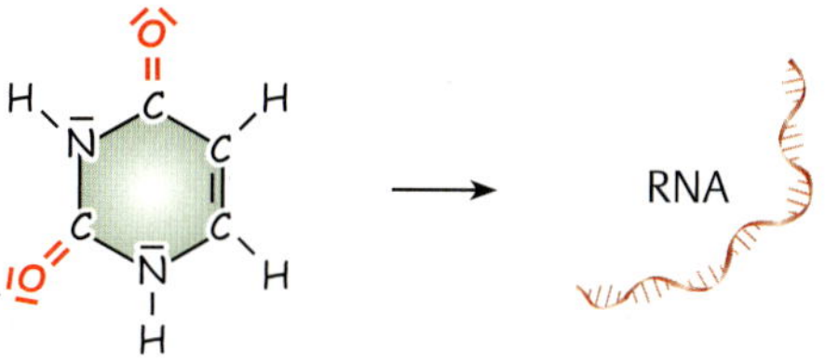

Uracil (U)  RNA

## Seltene Basen

Es gibt noch eine ganze Reihe anderer Basen, die seltene Basen genannt werden, da sie nur in geringen Mengen in den Nukleinsäuren vorkommen. Auch sie sind Derivate (= Abkömmlinge) von Purin oder Pyrimidin. Meist handelt es sich um methylierte oder hydroxylierte Purin- und Pyrimidinbasen, wie das **5-Methylcytosin**, **Dihydrouracil** und **Pseudouridin**. Ihre Funktion ist noch nicht restlos geklärt, liegt aber wohl in der Ausbildung und Stabilisierung von Sekundär- und Tertiärstrukturen bestimmter RNA-Arten, vor allem der **tRNA** ( ↗ S. 277). Zudem kann die Methylierung auch als regulatorisches Element eine Rolle spielen.

## Nukleoside (Base + Zucker)

Die Kombination aus einer Base und einem 5er-Zucker wird als Nukleo*sid* bezeichnet. Hier gibt es wieder einen wichtigen Unterschied zwischen DNA und RNA, was sich auch in deren Namensgebung niedergeschlagen hat. In der RNA liegt die Ribose ganz normal vor, deshalb *Ribo*nukleinsäure. In der DNA hingegen ist die OH-Gruppe am 2'-C-Atom der Ribose durch Wasserstoff ersetzt. Daher der Name *Desoxyribo*nukleinsäure („desoxy" bedeutet einfach, dass hier ein Sauerstoffatom weniger vorliegt).

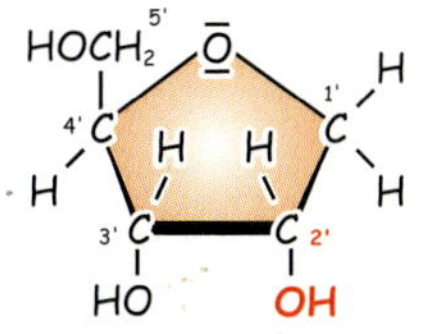

Ribose (RNA) 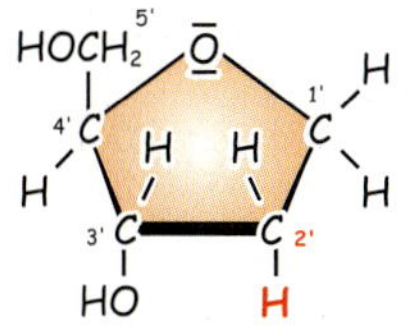  2-Desoxyribose (DNA)

Da man bei der Bezeichnung der Atome durch Nummern auch deutlich machen möchte, ob man sich gerade auf die

Base oder den Zucker bezieht, versieht man die Zuckeratome mit einem Strich ('), die C-Atome der Basen bekommen schlicht Nummern. Beim 2'-C-Atom handelt es sich also um das C-Atom Nummer Zwei des Zuckers.

**Die N-glykosidische Bindung** entsteht durch Verknüpfung des Zuckers mit einer Purin- oder Pyrimidinbase. Dazu bindet das 1'-C-Atom des Zuckers an das N9'-Atom eines Purins oder an das N1'-Atom eines Pyrimidins. Die OH-Gruppe des Zuckers wird zusammen mit dem Wasserstoff der Base als Wasser abgespalten. „Glykosidisch" heißt, dass ein Zucker an der Bindung beteiligt ist, „N" bedeutet, dass am anderen Ende ein Stickstoffatom sitzt.
Da die Bindung frei drehbar ist (Einfachbindung), spielt es keine Rolle, ob man die Base auf die rechte oder die linke Seite zeichnet.

Adenosin

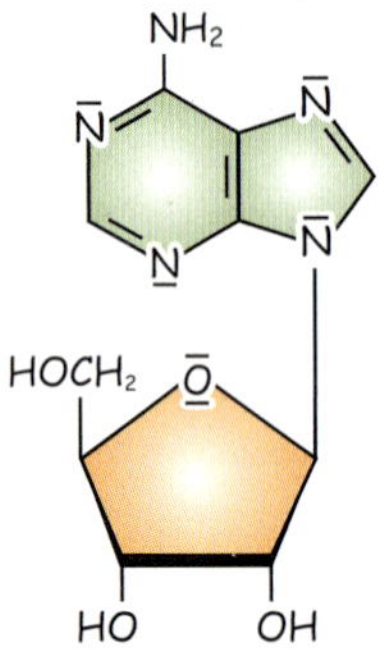

**Die Namen der Nukleoside** werden von denen der Basen abgeleitet und bei den **Purinderivaten** mit der Endung **-osin** (Adenosin, Guanosin), bei den **Pyrimidinderivaten** mit **-idin** (Cytidin, Thymidin, Uridin) versehen.

## Nukleotide (Nukleosid + Phosphat)

Bindet **Phosphat** ($PO_4^{3-}$) an ein Nukleosid, entsteht das einfachste Nukleo*tid*, ein Nukleosid-Monophosphat – oder einfach **Mononukleotid**. Das Phosphat bildet unter Wasserabspaltung eine **Esterbindung** mit dem 5'-C-Atom des Nukleosids aus. Wenn man möchte, kann man die Nukleotide daher auch als „Phosphatester der Nukleoside" bezeichnen.

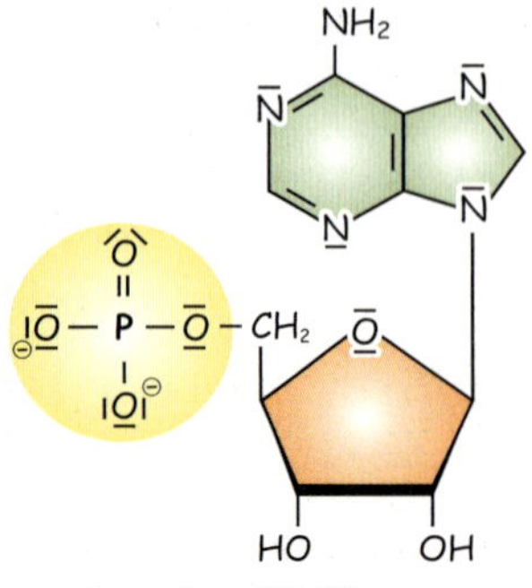

Adenosin-Monophosphat (AMP)

Nukleosiddiphosphate (z.B. ADP) und -triphosphate (z.B. ATP) entstehen durch weitere Anlagerungen von Phosphatresten. Dabei bilden sich zwischen den Phosphaten **Phosphorsäureanhydridbindungen**, die sehr energiereich sind.

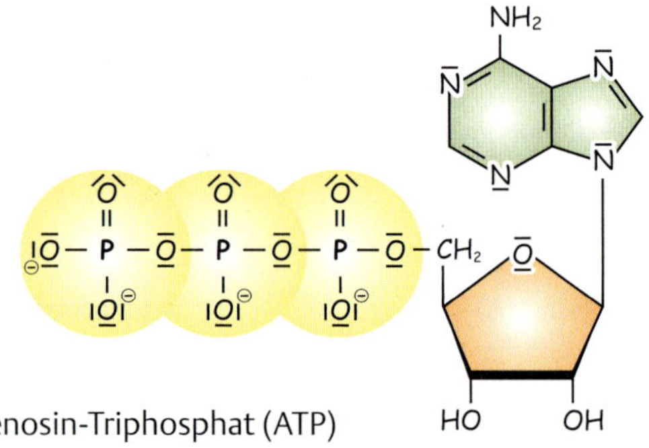

Adenosin-Triphosphat (ATP)

**Desoxynukleotide.** Es ist ja schon deutlich geworden, dass es zwei verschiedene Arten von Nukleotiden bzw. Nukleinsäuren gibt. Ist der Zucker nicht die Ribose, sondern die Desoxyribose, dann werden die entsprechenden Desoxynukleotide als **d-Nukleotide** kenntlich gemacht.

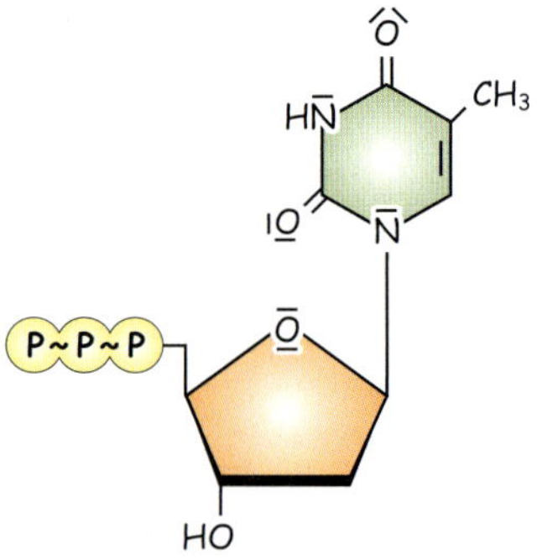

dTTP

## Funktionen der Nukleotide

Nukleotide spielen nicht nur als Bestandteile von DNA und RNA eine wichtige Rolle, sondern sind bei praktisch allen Stoffwechselvorgängen unentbehrlich.

- Adenosintriphosphat (ATP) ist die **universelle Energieform** einer Zelle. Bei manchen Stoffwechselwegen wird jedoch Guanosintriphosphat (GTP) von der Zelle als Energielieferant genutzt.
- Nukleotide werden zur **Aktivierung** verschiedener Stoffe benötigt. Glukose muss z.B. immer erst mit Uridintriphosphat (UTP) zu UDP-Glucose aktiviert werden, bevor es in Ketten wie Glykogen ( ↗ S. 105) eingebaut werden kann.
- ATP kann unter Pyrophosphatabspaltung (= $PP_a$) zu zyklischem AMP (cAMP) reagieren und in dieser Form als intrazellulärer **Second messenger** („Zweiter Botenstoff") die Wirkung zahlreicher hydrophiler Hormone vermitteln ( ↗ S. 344).

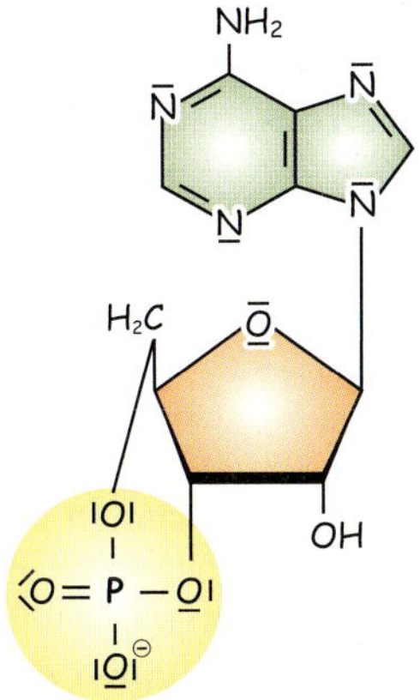

**cAMP**

NH₂

H₂C

OH

$O = P - O$

• Als Bestandteile der **Coenzyme** NADH, FADH und CoA sind Nukleotide an vielen Bioreaktionen beteiligt.

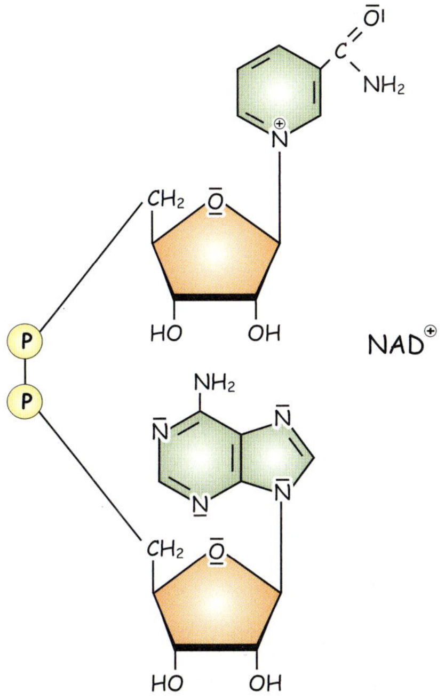

NAD⁺

CH₂

HO    OH

NH₂

CH₂

HO    OH

Um den Überblick nicht zu verlieren, kommt hier alles noch einmal auf einen Blick, bevor wir dann in die Chemie der Nukleinsäuren einsteigen.

| Base | Nukleosid | Nukleotid |
|---|---|---|
| Adenin (A) | Adenosin | Adenosin-Monophosphat (AMP) |
| Guanin (G) | Guanosin | Guanosin-Monophosphat (GMP) |
| Uracil (U) | Uridin | Uridin-Monophosphat (UMP) |
| Cytosin (C) | Cytidin | Cytidin-Monophosphat (CMP) |

## 1.2 Nukleinsäuren

Setzt man Nukleotide zu langen Ketten zusammen, erhält man Nukleinsäuren (= Polynukleotide). Wir haben schon gesehen, dass man zwischen Ribonukleinsäuren (RNA) und Desoxyribonukleinsäuren (DNA) unterscheiden muss.

### Ribose und Phosphat – für den Zusammenhalt

Wichtig für die Kettenbildung (heißt auf schlau Polymerisierung) sind nur die Ribose und das Phosphat, die Basen haben eine andere Aufgabe (↗ S. 235).
Obwohl immer Mononukleotide in die Kette eingebaut werden, benötigt man zunächst stets die jeweiligen Trinukleotide. Denn erst durch Abspaltung von Pyrophosphat wird genügend Energie frei, um das Ganze zusammenzubauen. Als Ergebnis ist das 5'-C-Atom einer Ribose über ein Phosphat mit dem 3'-C-Atom der nächsten Ribose verbunden. Da es sich bei dieser Verbindung um zwei („di") Esterbindungen einer Phosphorsäure handelt, bezeichnet man sie als **Phosphorsäurediesterbindung**.

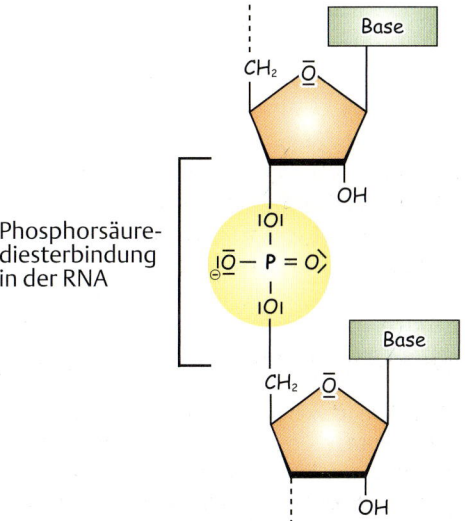

Phosphorsäurediesterbindung in der RNA

**Was ist sauer an den Nukleinsäuren?** Den sauren Charakter der DNA und RNA verursacht die Phosphorsäure. Unter physiologischen Bedingungen liegt sie dissoziiert vor, was zwei Konsequenzen hat:
1. Ihr „H⁺" schwimmt im umliegenden Wasser. Dadurch wird es protonenreicher und damit saurer.
2. Durch die Abspaltung des „H⁺" wird die DNA **negativ geladen.**

**Das 3'-OH-Ende.** Wichtig für die gesamte Genetik und das Verständnis der Wirkungsweise vieler Medikamente ist es, sich den Mechanismus der Verlängerung einer Nukleotidkette klarzumachen. Bei diesem Vorgang greift immer die freie 3'-OH-Gruppe eines schon eingebauten Nukleotids den 5'-Phosphatteil eines neu eintretenden Nukleotids an. Eine andere Anlagerung ist nicht möglich.

Sämtliche polymerisierenden (= kettenverlängernden) Enzyme – DNA- und RNA-Polymerasen – können nur in 5'-3'-Richtung synthetisieren.

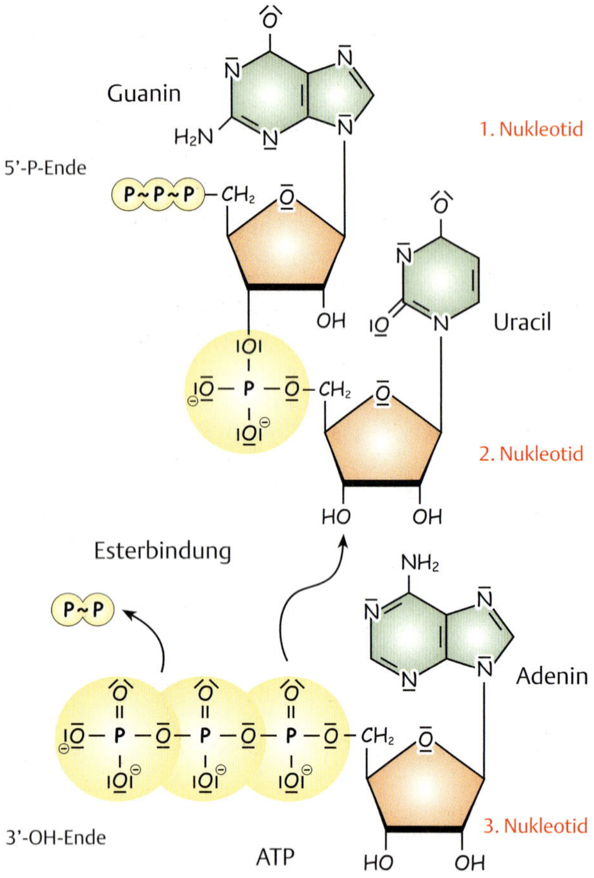

Das Vorhandensein einer freien 3'-OH-Gruppe ist nicht nur für die Kettenverlängerung bei uns Menschen, sondern bei allen Organismen unbedingt erforderlich – so auch bei Viren. Das macht man sich bei der Bekämpfung dieser kleinen Plagegeister zunutze.

**Zovirax.** Man hat es geschafft, Stoffe herzustellen, die eine den Nukleotiden ähnliche Struktur haben, denen jedoch diese wichtige freie 3'-OH-Gruppe fehlt. Wird nun so ein Nukleotid-Analogon in die entstehende Nukleinsäure der Viren eingebaut, kann daran kein weiterer Baustein mehr binden, und die Synthese wird abgebrochen.
Nach diesem Mechanismus arbeitet Zovirax, ein vermutlich jedem bekanntes Medikament gegen die hässlichen Bläschen an der Lippe, verursacht durch das Herpes-simplex-Virus. Bei dem darin enthaltenen Wirkstoff Acyclovir (chemisch korrekt: Acycloguanosin, also „Guanosin ohne Ring") ist die Ringstruktur des Zuckers nicht ganz vollständig (es fehlt u. a. die freie 3'-OH-Gruppe) – das Virus kann sich nach Einbau nicht weiter replizieren (= vermehren).

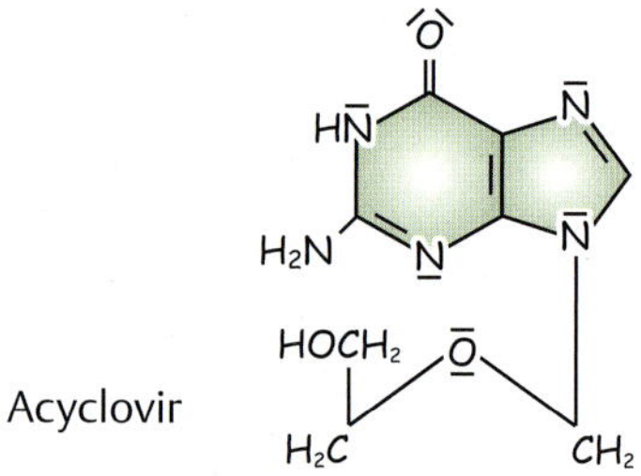

Um eingebaut werden zu können, muss auch Acyclovir erst phosphoryliert werden. Die erste Phosphorylierung kann geschickterweise nur durch die herpesvirale Thymidinkinase erfolgen. Daher funktioniert Zovirax nur in den Zellen, die auch von Viren befallen sind.
Nach der ersten Phosphorylierung kann es die Zelle nicht mehr verlassen. Die weitere Phosphorylierung zum Acyclovir-Triphosphat erfolgt durch unsere eigenen zellulären Enzyme.

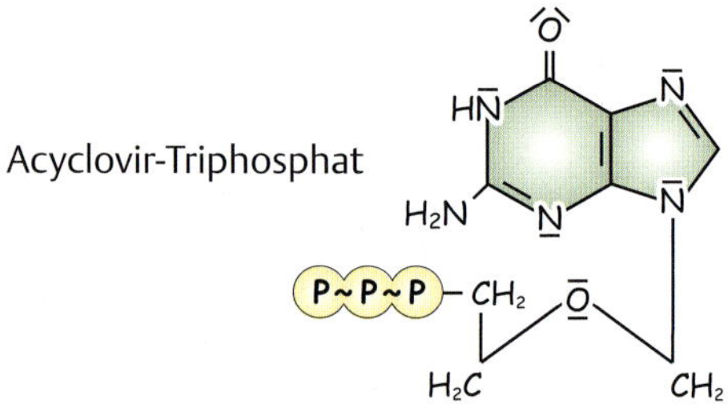

Die herpesvirale DNA-Polymerase baut Acyclovir schließlich in das Genom der Herpes-Viren ein, worauf die Kettenverlängerung gestoppt wird.

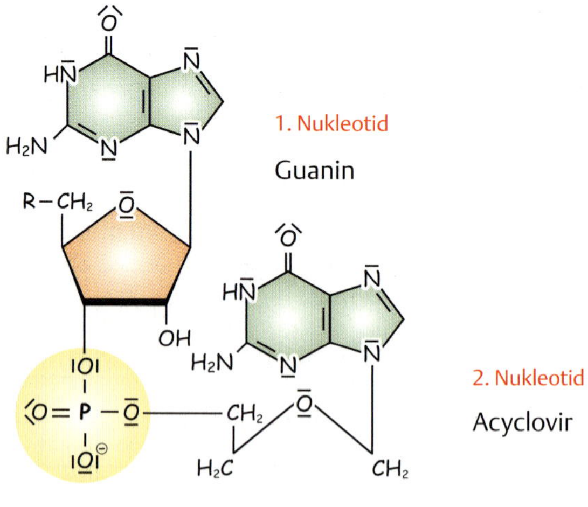

Nach dem gleichen Prinzip arbeiten auch Medikamente zur Behandlung von HIV-Infektionen. Deren Angriffsziel ist die Reverse Transkriptase des HI-Virus ( ↗ S. 322 ).

## Die Basen – Träger der Information

Da es in einer Sorte Nukleinsäure jeweils nur eine Art von Ribose und Phosphat gibt, kann man durch diese beiden sicher keine Informationen speichern – die Natur ist hier wohl noch nicht auf die Idee des Binärcodes gekommen. Bleiben also nur noch die dritten Bausteine der Nukleinsäuren, die in wässriger Lösung leicht basisch reagieren und daher einfach „Basen" genannt werden. In einem Nukleinsäurestrang gibt es jeweils vier verschiedene Basen, die die genetische Information speichern.

Da wir 20 verschiedene proteinogene Aminosäuren kennen, reicht die Codierung durch eine Base für eine Aminosäure natürlich nicht aus. Wählte man eine Kombination von zwei Basen, käme man nur zu 16 Aminosäuren ($4^2 = 16$). Versucht man es mit drei Basen ($4^3 = 64$), reicht dies aus, um die Information für eine Aminosäure speichern zu können.

> *Drei* aufeinander folgende Basen eines Stranges – ein Basentriplett – codieren für genau *eine* Aminosäure. Ein solches Triplett wird **Codon** genannt und stellt die Grundeinheit des genetischen Codes dar.

### Die Code-Sonne – das Alphabet der Zelle

Den genetischen Code, den man in den frühen 60er Jahren entschlüsselt hat, gibt es in der gesamten Natur, wenn auch in zum Teil abgewandelter Form, weshalb er auch nicht völlig universell ist – wie lange Zeit vermutet. Schon unsere Mitochondrien gehen mit dem genetischen Code ein wenig anders um als der Zellkern ( ↗ S. 444).

Die verschiedenen Basen stellen das Alphabet unseres Genoms dar. Eine übersichtliche Darstellung aller möglichen Basentripletts erreicht man mit Hilfe der Codesonne. Gelesen wird sie „strahlenförmig" von innen nach außen – wodurch sich eine gewisse Analogie zur Sonne herstellen lässt. Sie bildet den Schlüssel zur Übersetzung der Basensequenz auf der DNA in eine Abfolge von Aminosäuren eines Proteins (Translation, ↗ S. 285).

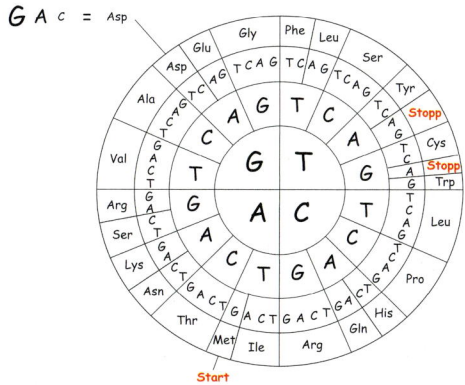

Nur 61 der 64 Tripletts codieren dabei für Aminosäuren. Neben den für Aminosäuren codierenden Codons gibt es nämlich drei Codons, die das Ende eines Gens signalisieren und zum Kettenabbruch führen; man bezeichnet sie als Stopp-

codons. Das Triplett AUG vereint zwei Informationen in sich: es codiert für die Aminosäure Methionin und signalisiert als universelles Startcodon den Anfang eines Gens.

**Das Startcodon** signalisiert den Beginn eines Gens. Es besitzt die Basenfolge **A**denin-**U**racil-**G**uanin (**AUG**), die auch für die Aminosäure Methionin steht. Dieses Triplett sollte man sich merken, da es das einzige Startcodon ist und bei der Proteinbiosynthese eine wichtige Rolle spielt ( ↗ S. 287). Da viele Anfänge von Proteinen nach der Biosynthese wieder entfernt werden, besitzen nur wenige fertige Proteine dieses Methionins noch als erste Aminosäure.

**Die drei Stoppcodons** codieren *nicht* für Aminosäuren, sondern sind einfach nur ein Signal für das Ende eines Gens. Wie aus der Codesonne ersichtlich, sind dies die Triplets TAA, TAG und TGA.

**Das offene Leseraster** (engl. = open reading frame, ORF) beschreibt die Region zwischen dem Start- und einem Stoppcodon auf einem DNA- oder RNA-Strang.

Bei bekannter Nukleotidsequenz ergeben sich zunächst drei Leserahmen, je nachdem, bei welchem Nukleotid man beginnt. Nur einer führt jedoch zu einem Produkt, das von einem Start- und einem Stoppcodon umrahmt ist. Dieser Bereich ist der offene Leserahmen.

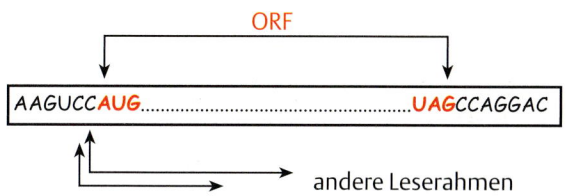

Vor allem bei Virusgenomen gibt es zum Teil abenteuerliche offene Leserahmen, die sich oftmals überschneiden.

### Degeneriertheit des genetischen Codes

Da es in jedem Triplett immer *drei* Positionen gibt und für die Besetzung jeder Position *vier* verschiedene Möglichkeiten (= vier verschiedene Basen) zur Verfügung stehen, ergeben sich $4 \times 4 \times 4 = 4^3 = 64$ verschiedene Codierungsmöglichkeiten. Da es aber im Körper nur 20 Aminosäuren gibt, aus denen Proteine gebaut werden und für die ein Code benötigt wird, können einige Aminosäuren mehrfach codiert werden. Man bezeichnet den genetischen Code deshalb auch als degeneriert. Die Umkehr der Codesonne – der Schluss von der Aminosäure auf das Basentriplett – ist also nicht ohne weiteres möglich.

Was auf den ersten Blick verschwenderisch aussieht, ist auf den zweiten gar nicht so sinnlos. Wie man der Codesonne entnehmen kann, ist in vielen Fällen die dritte Base für das Bestimmen der Aminosäure nicht mehr wichtig (GGX steht z.B. immer für Glycin, wobei X jede beliebige Base sein kann). Mutationen an der letzten Base im Triplett wirken sich daher oft gar nicht auf das Ergebnis der Protein-Biosyn-

these aus und werden daher auch als „stille Mutationen"
bezeichnet ( ↗ S. 309).

### Die DNA-Doppelhelix

Bis jetzt ging es immer gleichermaßen um RNA wie um
DNA. Nun wollen wir die *Ribo*nukleinsäuren erst einmal eine Zeit lang verlassen und uns voll der DNA widmen, also
unserem Erbgut. Dies bringt nämlich noch einige Besonder-
heiten und Probleme mit sich.
Die genaue Struktur der DNA bereitete den beiden Herren
Watson und Crick einiges Kopfzerbrechen, bis sie 1953
schließlich zu einer schlüssigen Theorie kamen, die sich bis
heute gehalten hat. Für ihre Mühen bekamen sie dafür (zusammen mit Maurice Wilkins) auch 1962 den Nobelpreis in
Stockholm verliehen. (Einen wichtigen Anteil an dieser
Theorie hatte auch noch die junge Forscherin Rosalind
Franklin, die leider viel zu früh verstorben ist.)
Auf Grund ihrer chemischen Struktur paaren sich die Basen
nur auf eine ganz besondere Art und Weise. Sie lagern sich
innen in einer Doppelhelix zusammen, was aus sterischen
Gründen eine sehr regelmäßige Struktur ergibt. Dabei paart
sich immer eine Pyrimidin mit einer Purinbase und umgekehrt. Würden sich zwei Pyrimidinbasen paaren, wäre deren Abstand zu groß, zwei Purine wären zu klein.

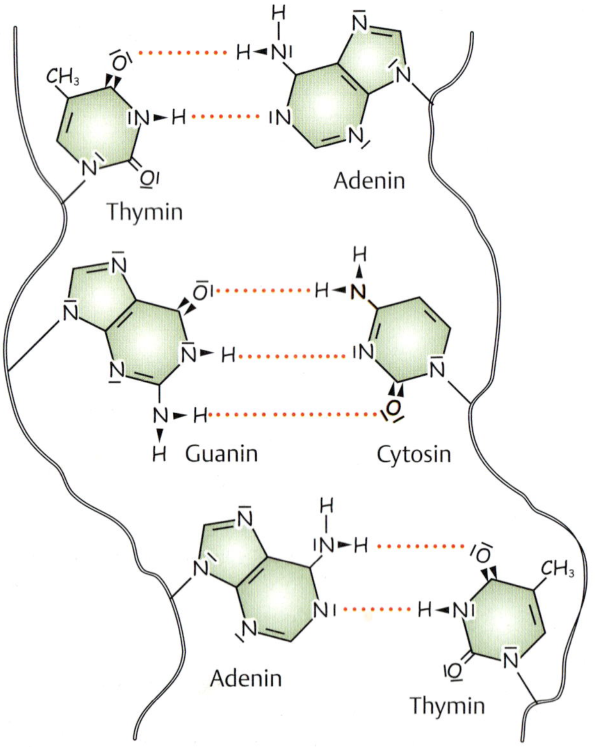

Dadurch, dass sich die Basen auf diese Art und Weise aneinander lagern, und sie zusätzlich noch an ihren Zuckern
hängen, ergibt sich als einzige mögliche Anordnung für die
Nukleotidpolymere die Form eines Doppelstrangs. Dieser
Doppelstrang besteht nun aus zwei Nukleotidketten, die
sich so anordnen, dass sich die Basen nach innen ausrichten

und dort über Wasserstoffbrücken interagieren. Die Zucker
und die Phosphatreste hingegen kommen außen zum Liegen und bilden das Rückgrat der DNA.

### Die Basenpaarung

Diese Struktur ist äußerst wichtig, da man so auf *beiden*
Strängen die Information für die RNA und damit die Proteine hat – einmal in der richtigen Reihenfolge der Basen, auf
dem anderen Strang genau spiegelbildlich (= komplementär). Das Wichtigste ist, dass sich jeweils immer die gleichen
Basen paaren, sonst würde das Leben nicht funktionieren,
da auf den Strängen dann unterschiedliche Informationen
stünden.
Da die Basen polare Gruppen enthalten, bilden sie untereinander Wasserstoffbrückenbindungen aus. Hält man sich
dies vor Augen und erinnert sich noch einmal an die Struktur der Basen, ist nur *eine* Kombination möglich.

> Die Purinbase Adenin paart mit der Pyrimidinbase Thymin
> über zwei, Cytosin mit Guanin über drei Wasserstoffbrü-
> cken.

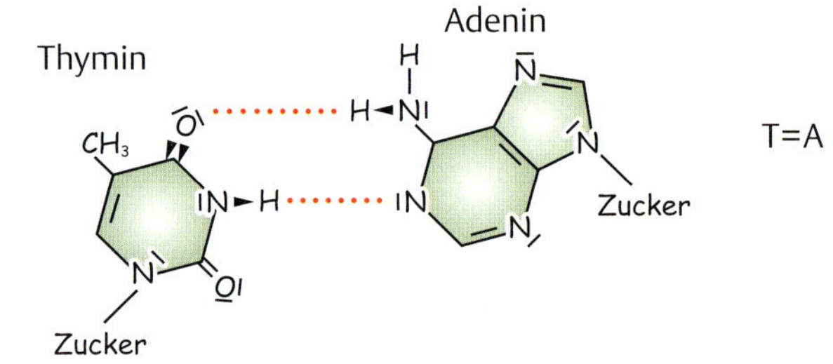

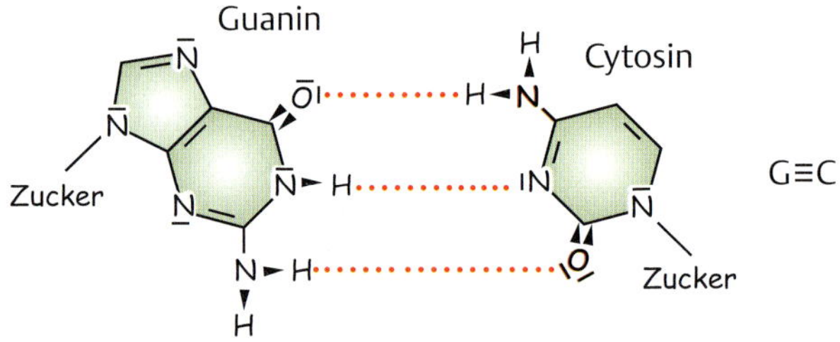

Nur durch diese Anordnung ist die Weitergabe der Information im Rahmen der Replikation ( ↗ S. 273) und der Transkription ( ↗ S. 299) überhaupt möglich.

**Tautomerie der Basen.** Wir haben das Problem der Tautomerie, die zur Gruppe der Strukturisomerie gehört, im Chemieteil ja schon kurz besprochen ( ↗ S. 19). Hierbei wandern Elektronen intramolekular, was zu Bindungsverschie-
bungen führt.
Bei physiologischem pH-Wert liegt das Gleichgewicht bei
den Pyrimidinbasen fast ausschließlich auf Seiten der Ketoform.

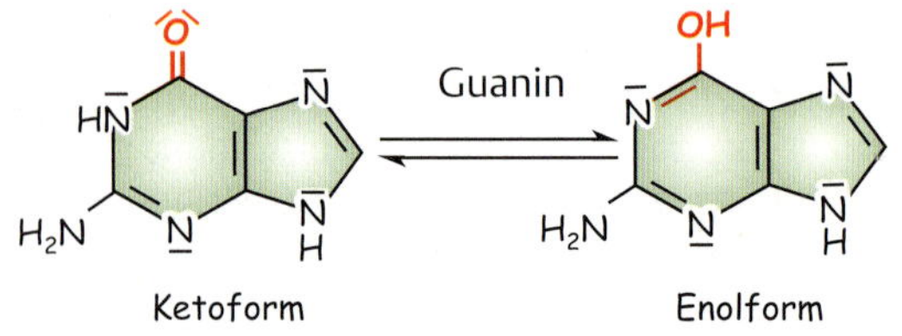

Bei Adenin und Cytosin spricht man nicht von Keto-Enol-Tautomerie, denn bei deren Umlagerung geht es um den Stickstoff. Man spricht hier von der Amino- und der Imino-form, wobei bei physiologischem pH-Wert die Aminoform deutlich bevorzugt ist.

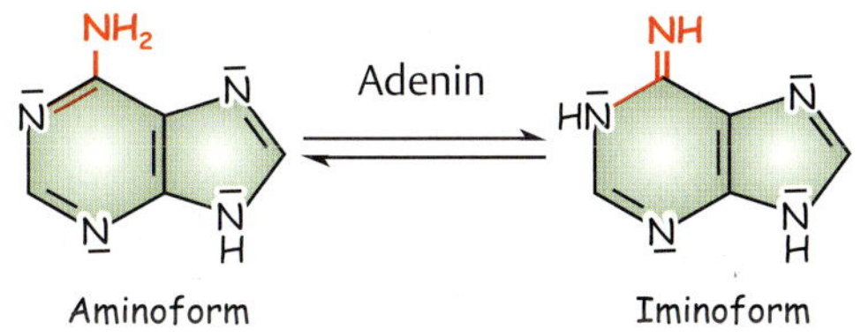

Aminoform    Adenin    Iminoform

Das Phänomen der Tautomerie-Umlagerungen ist wichtig, weil hierbei andere Bindungsverhältnisse entstehen können, wodurch sich eine Base nun vielleicht mit einer anderen paaren kann. Folge einer solchen Umpaarung kann sein, dass sich ein neues Nukleotidpaar bildet (= Mutation). Die (zwar seltene, aber mögliche) Enolform von Thymin paart sich dann statt mit Adenin mit Guanin. Beim nächsten Ablesen des Stranges wird Thymin durch das eigentlich dorthin gehörende Cytosin ersetzt und eine **Mutation** ist entstanden ( ↗ S. 309).

## Komplementarität der Basen

Aus der Paarung von immer zwei zusammengehörenden Basen lässt sich folgern, dass die Struktur des einen Stranges die des anderen automatisch bestimmt. Man sagt, die beiden Stränge seien komplementär zueinander (komplementär, von lat. complementum = Ergänzung, bedeutet also „sich gegenseitig ergänzend").

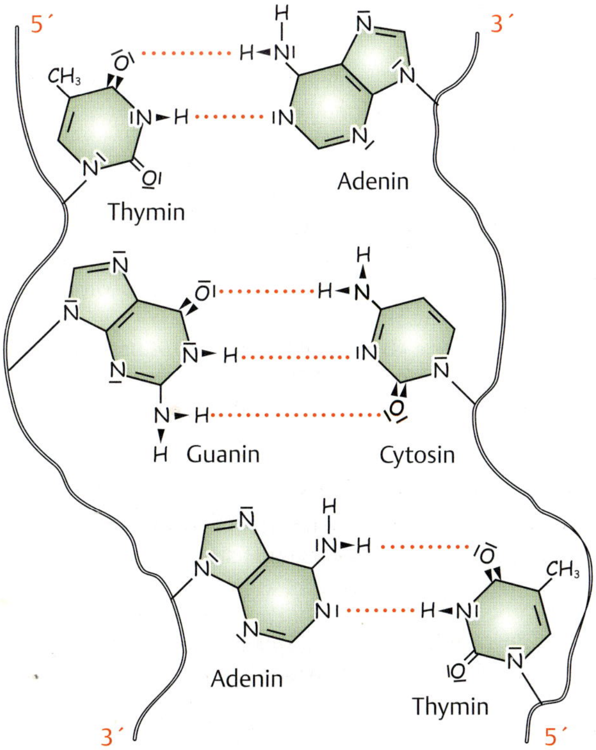

Thymin    Adenin

Guanin    Cytosin

Adenin    Thymin

Beide Stränge der Doppelhelix besitzen eine Polarität und verlaufen in entgegengesetzter Richtung. An dem Ende, an dem der eine Strang sein 5'-Phosphatende hat, befindet sich das 3'-OH-Ende des anderen Strangs und umgekehrt.

Man schreibt dabei die Reihenfolge der Basen immer vom 5'-Ende beginnend auf (also in 5'-3'-Richtung) von links nach rechts.

## Wo steht welche Information?

Auf den beiden komplementären DNA-Strängen findet man die gleiche Information. Was jedoch nicht gleich ist, sondern eben komplementär, ist die *Nukleotidsequenz*. Dies muss man immer bedenken, wenn man von einer bestimmten Nukleotidsequenz spricht.

Aus historischen Gründen bezieht sich die Nukleotidsequenz der Codesonne auf die Sequenz der mRNA, also der Abschrift der DNA, nach deren Anleitung die Proteine hergestellt werden. Sie entspricht damit dem *nicht* abgelesenen Strang auf der DNA.

Der Strang der DNA, der direkt als Vorlage für die Herstellung der mRNA dient, wird als **codogener** Strang bezeichnet (= Codon-erzeugend). In diesem Strang sind die Basen zu denen in der mRNA komplementär (und nicht gleich!).

Der andere Strang der DNA, von dem *nicht* abgelesen wird, und der ja auch komplementär zum codogenen Strang ist, sieht genauso aus wie die mRNA (bis auf Thymin statt Uracil) und wird auch **codierender** Strang genannt.

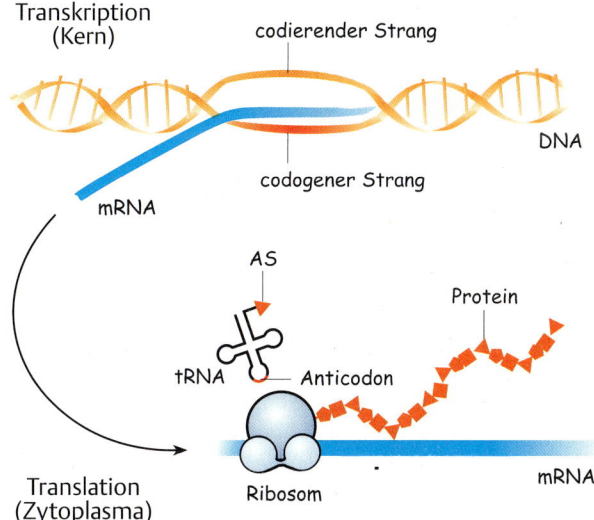

Das zum Codon auf der mRNA passende **Anticodon** befindet sich auf der tRNA und ist wieder gleich der Nukleotidsequenz des abgelesenen (codogenen) Stranges auf der DNA.

## Die Konformation der DNA

Von der DNA-Doppelhelix gibt es nun unterschiedliche Konformationen. Unter physiologischen Bedingungen liegt die DNA fast ausschließlich in der **B-Form** vor, bei der das

Molekül rechts herum gewunden ist, und die Basen senkrecht zur Helixebene stehen. Eine Windung umfasst dabei 10,5 Basenpaare. Diese B-Form wird auch – vor allem in der englischsprachigen Literatur – als Watson-Crick-Struktur bezeichnet.

**Furchen in der DNA.** Durch die Anordnung der Basen in der Doppelhelix ergeben sich Furchen in der DNA. Diese Furchen bilden die Bindungsstellen für regulatorische Proteine, wie z.B. Transkriptionsfaktoren ( ↗ S. 296) oder Rezeptoren für Steroidhormone ( ↗ S. 347). Auch für einige Medikamente dienen sie als Angriffspunkte. Diese Moleküle können an die DNA binden, ohne dass hierzu die Helix geöffnet werden muss.

Man unterscheidet weiterhin eine kleine von einer großen Furche, die sich aus der spezifischen Drehung der DNA ergibt.

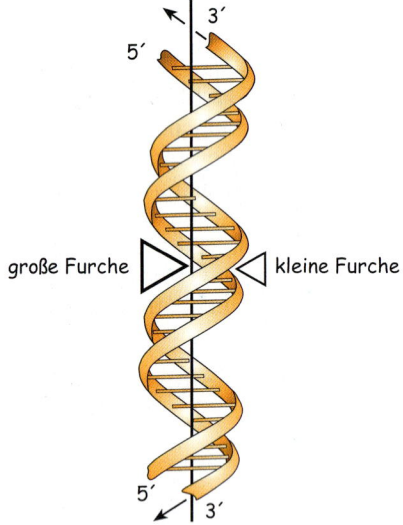

große Furche ▷ ◁ kleine Furche

**Andere Konformationen.** Kurzzeitig kann es auch mal passieren, dass sich in einer DNA pro Windung 11 Basenpaare finden. Dies bezeichnet man als **A-Form**.

GC-reiche Regionen können unter Umständen auch linksgängige DNA bilden, die dann 12 Basenpaare pro Windung enthält und als **Z-Form** bezeichnet wird.

Bei beiden Konformationen ist allerdings nach wie vor unklar, ob sie in unseren Zellen überhaupt vorkommen.

## 1.3  Das menschliche Genom

In diesem Kapitel soll es um die Organisation unseres Genoms gehen, wobei man als Genom die Gesamtheit aller Gene und die intergene (= zwischen den Genen gelegene) DNA einer Zelle bezeichnet.

Zunächst geht es darum, wie es unsere Zellen schaffen, die riesige Menge an Daten, die auf 46 Chromosomen aufgeteilt ist, überhaupt in dem nicht gerade geräumigen Zellkern unterzubringen. Anschließend folgt ein kurzer Überblick über das menschliche Genom.

## Chromatin und Chromosomen – oder wie bekommt man einen 2 m-DNA-Faden in einen 10 μm großen Zellkern?

Auf unserem Erbgut steht die Information für viele zehntausend Proteine und für eine Reihe von RNA-Molekülen. Man kann sich also leicht vorstellen, dass unsere DNA nicht gerade ein handliches Gebilde darstellt.

Die Kunst liegt nun darin, diese rund zwei Meter lange DNA (46 Chromosomen je etwa 5 cm) in einen nicht einmal 10 μm großen Zellkern zu bekommen. An dieser Verpackung der DNA sind **Histone** (= basische Proteine) und **Nicht-Histonproteine** (Enzyme wie Polymerasen, Transkriptionsfaktoren u. a.) beteiligt.

Die Chromosomen, die man schon lichtmikroskopisch sehen kann, stellen dabei schon die maximal verdichtete Form der DNA dar. Doch wie entstehen aus der DNA-Doppelhelix die Chromosomen?

### Das Chromatin

Die DNA liegt nicht einsam in den Zellkernen unserer Zellen herum, sondern ist an viele Proteine gebunden. DNA und assoziierte Proteine zusammen bezeichnet man als Chromatin, das sich noch weiter in Heterochromatin und Euchromatin unterscheiden lässt (gr. chromos = Farbe).

Im Heterochromatin liegt die DNA dichter gepackt vor und lässt sich daher dunkel anfärben (heteros, gr. = verschieden [von der Umgebung]). Heterochromatin ist transkriptionell inaktiv, davon werden also keine Gene abgelesen. Ein Beispiel dafür ist das zweite X-Chromosom der Frauen, das **Barr-Körperchen**.

**Das Euchromatin** ist schlecht anfärbbar und ebenfalls zum großen Teil transkriptionell inaktiv. Aber auch die wenigen zu einem bestimmten Zeitpunkt transkriptionell aktiven Gene gehören zum Euchromatin.

Obwohl über die genauen Strukturen der Verpackung noch sehr wenig bekannt ist, teilt man sie heute in drei Stufen ein:
1. Die erste Stufe stellen so genannte **Nukleosomen** dar, an deren Bildung Histone beteiligt sind.
2. Nukleosomen winden sich zur **30 nm-Chromatinfaser**.
3. **Chromosomen** stellen die höchste Organisationsform dar.

### Histone und Nukleosomen – die erste Stufe

Die DNA liegt nicht isoliert in der Gegend herum, sondern ist an Proteine – die basischen Histone – gebunden (istos, gr. = Webebaum, Gewebe).

Da die DNA wegen der Phosphate stark negativ geladen ist, bietet es sich an, als Histone möglichst positiv geladene Moleküle zu wählen – die binden sich dann auf Grund der ionischen Wechselwirkungen ganz von alleine aneinander.

Die drei einzigen basischen und damit positiv geladenen Aminosäuren sind Arginin, Lysin und Histidin. Daher wundert es nicht, dass Histone reichlich Arginin, Lysin und Histidin enthalten – je nach Histonart zwischen 20 und 30 %.

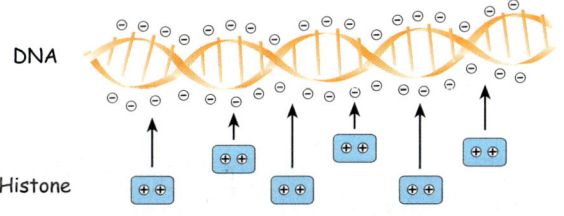

Eine Zelle besitzt riesige Mengen an Histonen – verglichen mit anderen Proteinen. Auch hier kann man wieder zwei verschiedene Sorten unterscheiden. Zum einen die Nukleosomenhistone, zum anderen das H1-Histon, auch Verbindungshiston genannt.

**Die Nukleosomenhistone.** Vier verschiedene Histone (H2 A, H2 B, H3 und H4) lagern sich zu einem **Oktamer** zusammen – von jeder Sorte immer zwei Moleküle. Um diese Oktamere windet sich die DNA nun fast zweimal herum (146 Basenpaare).

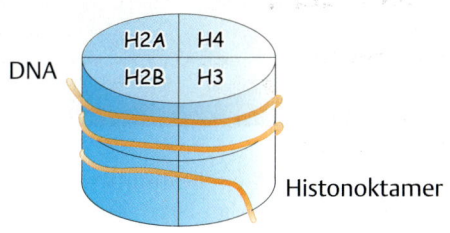

**Das H1-Histon** verbindet verschiedene Nukleosomen miteinander, indem es an die DNA-Abschnitte bindet, die zwei Nukleosomen miteinander verbindet („linker"-DNA, link, engl. = verbinden). Dementsprechend werden diese Histone auch als „linker"-Histone bezeichnet.

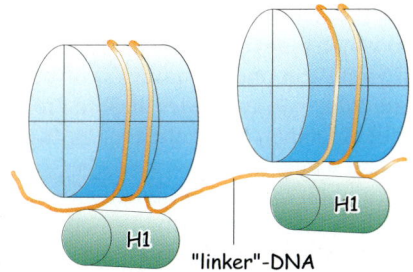

Den Komplex aus DNA und Histonen bezeichnet man als Nukleosom (= Core-Partikel). Ein Nukleosom besteht aus neun Proteinen und rund 200 Nukleotiden. Eine Reihe von Nukleosomen erscheint im Elektronenmikroskop als Per-

lenschnur und die DNA ist damit schon einmal um den Faktor 6 kürzer geworden.

Histone (besonders H3 und H4) sind übrigens evolutionär sehr stark konserviert, weshalb sich die Aminosäure-Sequenzen dieser Proteine bei Tieren und Pflanzen fast nicht unterscheiden. Das wiederum bedeutet, dass sich diese Struktur in der Evolution ganz gut bewährt hat.

### 30 nm-Chromatinfaser – die zweite Stufe

Die H1-Histone vermitteln die Organisation der Nukleosomen zu übergeordneten Strukturen, indem sie die einzelnen Nukleosomen untereinander verbinden. Hierbei entsteht die 30 nm-Chromatinfaser, die manchmal auch als **Solenoid** bezeichnet wird – ein Begriff, der aus der Physik stammt.

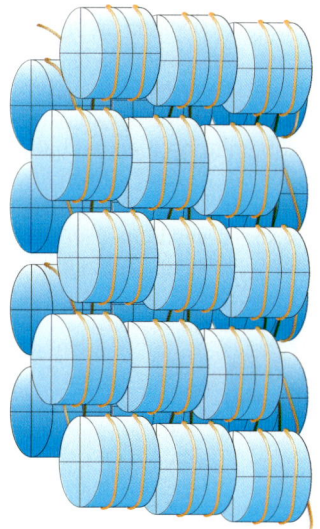

Diese 30 nm-Chromatinfasern bilden schleifenartige Überstrukturen (= Supertwist), die allerdings noch sehr schlecht verstanden sind. Etwa 20 Schleifen formieren **Minibanden**, die man nach Anfärbung schon lichtmikroskopisch sehen kann. Diese enthalten schon ungefähr 1,5 Millionen Basenpaare und sind ein wichtiger Faktor bei der Zuordnung der Chromosomen zu ihren Gruppen.

### Chromosomen – die dritte Stufe

Die Chromosomen stellen die „Transportform" der DNA dar. Streng genommen bezeichnet man das Erbmaterial nur in der Metaphase (↗ S. 258) als Chromosom, in den anderen Phasen des Zellzyklus liegen die DNA-Moleküle als Chromatin vor. Der Name rührt daher, dass man das Erbgut in der Metaphase gut anfärben und dadurch lichtmikroskopisch sichtbar machen kann (Chromosom, gr. = Farbkörper).

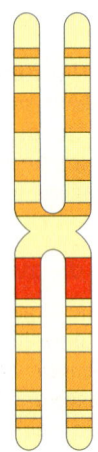

Die Chromosomen stellen die am stärksten verdichtete Form der DNA dar (fast 10000fache Verkürzung gegenüber der B-Form), die verständlicherweise viel besser zu transportieren ist, als das langgestreckte Chromatin. Dafür ist aber eine Transkription in diesem Zustand nicht möglich.

Bei den Chromosomen muss man noch die Ein-Chromatid-Chromosomen von den Zwei-Chromatid-Chromosomen unterscheiden. Letztere sind eine Folge der Replikation ( ↗ S. 299) und besitzen verdoppelten DNA-Gehalt; sie liegen also nur in der S-Phase des Zellzyklus so vor ( ↗ S. 257).

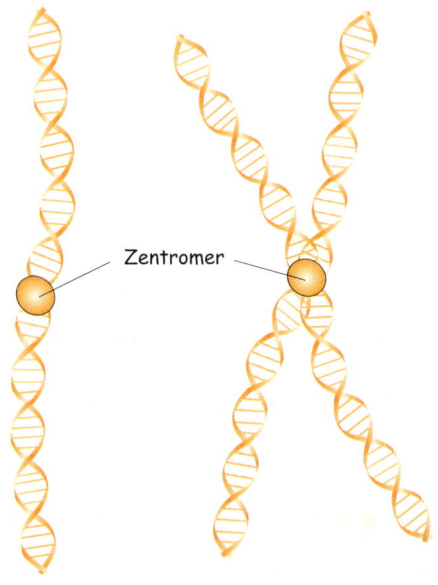

Zentromer

Durch Phosphorylierung bestimmter Histone wird der Prozess der Kondensierung des Chromatins zu Chromosomen eingeleitet (die Acetylierung und Deacetylierung von Histonen spielt eine wichtige Rolle bei der Genexpression, ↗ S. 294).

## Unser Genom

Mit wenigen Ausnahmen (s. unten) besitzt jede menschliche Zelle 46 Chromosomen, wobei 23 von der Mutter und 23 vom Vater stammen. Man nennt dies einen **diploiden** Chromosomensatz (gr. diploos = doppelt), da jedes der 23 Chromosomen zweimal vorhanden ist. Die Chromosomen liegen dabei als Ein-Chromatid-Chromosomen vor, erst bei der Verdopplung des genetischen Materials – der Replikation – entstehen die Zwei-Chromatid-Chromosomen.

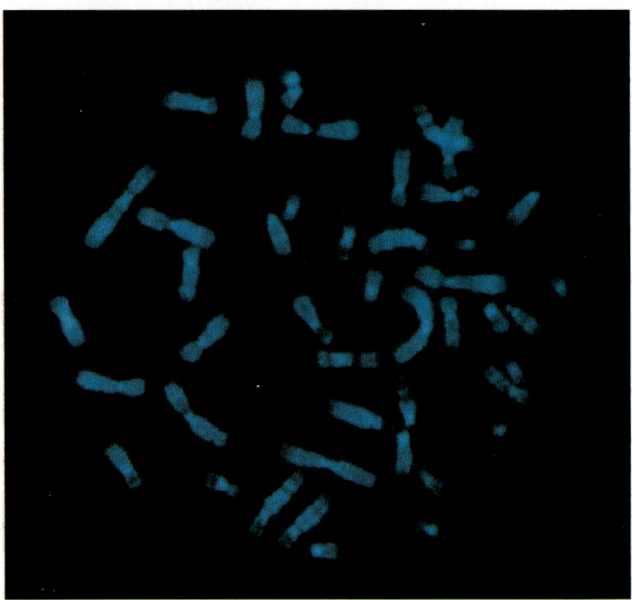

Zwei der 46 Chromosomen bestimmen dabei das Geschlecht des Organismus. Man bezeichnet sie als **Gonosomen** (gr. gonos = Geschlecht), die anderen 22 nennt man **Autosomen**.

**Einen haploiden Chromosomensatz** (gr. haploos = einfach) mit insgesamt 23 Chromosomen haben nur die Geschlechtszellen, also Ei- und Samenzellen und deren Vorläufer. Die befruchtete Eizelle besitzt dann wieder den vollen diploiden Chromosomensatz.

**Als homolog** bezeichnet man die beiden sich entsprechenden Chromosomen eines diploiden Satzes (z. B. Chromosom Nummer 17 vom Vater und Nummer 17 von der Mutter). Sie enthalten die Information für das gleiche Produkt, können sich jedoch in einzelnen Nukleotiden – bedingt durch Mutationen – unterscheiden.

Führt eine Mutation auf einem Gen zu einem funktionslosen Produkt, kann die Aktivierung des analogen Gens auf dem zweiten Chromosom (das normalerweise inaktiviert wird) dessen Funktion häufig übernehmen.

### Was auf unserer DNA alles steht

Es mag überraschen, aber nur etwa 30 % auf unserem Erbgut sind Gene oder genähnliche Sequenzen. Die restlichen 70 %

bezeichnet man als intergene DNA, die keine Information zu tragen scheint (zumindest ist sie noch nicht bekannt .. .). Von den 30 % genähnlicher DNA sind jedoch noch einmal etwa 90 % nicht codierend, da sie Abschnitte innerhalb von Genen darstellen, die vor der Proteinbiosynthese entfernt werden (= Introns). Alles in allem sind also nur etwa 2 – 3 % unseres Genoms überhaupt für ein Genprodukt codierend. In diesen wenigen codierenden Bereichen liegt aber die In-

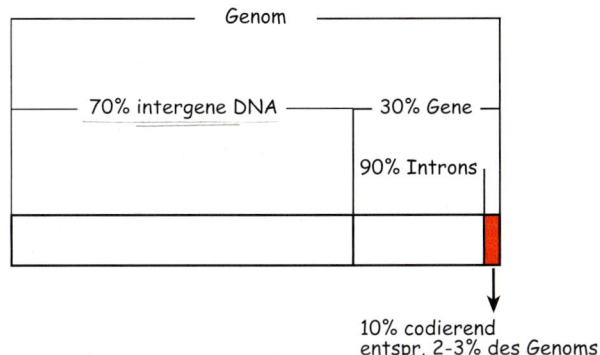

formation aller unserer Gene (die Wissenschaftler der **HU**man **G**enom **O**rganisation gehen von 30 – 35 000 Genen aus!).

**Wiederholungen auf unserem Erbgut.** Man unterscheidet **Einzelkopie-DNA** (die meisten Gene) von der **repetitiven DNA**, von der es 10 bis millionenfache Wiederholungen gibt. Die Gene können dabei in Tandemanordnung hintereinander oder über das Genom verstreut als kleine Inseln (= Mikrosatelliten) liegen.

Vor allem im Bereich des Zentromers und der Telomere findet man repetitive DNA-Sequenzen. Da sie bei verschiedenen Menschen sehr unterschiedlich ausfallen, werden sie als genetische Marker verwendet.

**Das Dogma der Molekularbiologie.** Bis 1970 ging man davon aus, dass der Fluss der Erbinformation immer von der DNA über die RNA zum Protein laufen müsse. 1970 hat man dann ein Enzym bei Viren gefunden, das diesem „Dogma der Molekularbiologie" zuwiderlief. Es handelt sich um die **Reverse Transkriptase** ( ↗ S. 322), die in der Lage ist, RNA in DNA umzuschreiben. Der Weg vom Protein zur RNA zurück scheint aber nicht möglich zu sein.

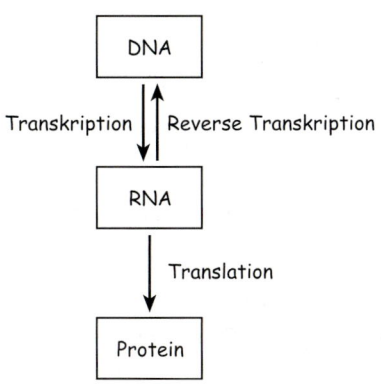

## Gene und Allele

Wie schon erwähnt, enthält unser Erbgut die Information für einige zehntausend Gene. Diese Gene codieren zum einen für eine ganze Menge Proteine (v. a. Enzyme), zum anderen jedoch auch für verschiedene Sorten von RNA. (Wobei natürlich auch die Information für die Proteine erst einmal an eine RNA, die mRNA, weitergegeben werden muss.) Ein Gen trägt also immer die Information für ein RNA-Molekül.

> Der Bereich auf der DNA, der die Information für eine RNA trägt, inklusive aller diese Sequenz betreffenden regulatorischen Elemente, wird als Gen bezeichnet (gr. –gen = erzeugend). Die Information steht entweder nur für eine RNA oder wird nochmals zum Protein umgeschrieben.

Menschliche Gene haben sehr variable Größen. Die kleinsten Gene (< 100 Basenpaare) sind die für tRNAs. Die großen Gene für Proteine können durchaus über zwei Millionen Basenpaare lang sein.

Zusätzlich zur codierenden Region gibt es Bereiche auf der DNA, die für die Steuerung der Transkription dieser Region verantwortlich sind, aber nicht mit abgeschrieben werden. Auch diese Bereiche gehören noch zum „Gen".

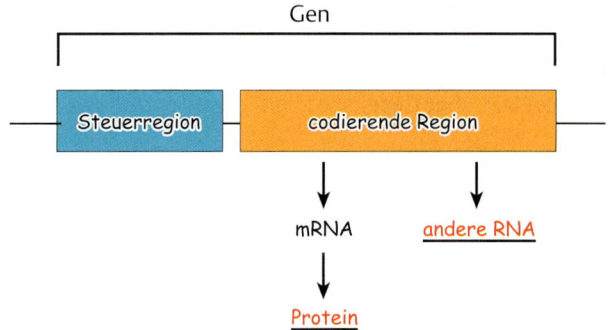

**Introns.** Die Information eines Gens steckt ja bekanntlich in der Abfolge der Basen, entspricht also der Basenfolge auf der DNA im betreffenden Abschnitt. Dabei werden bei eukaryontischen Genen codierende Bereiche – die **Exons** – von nicht codierenden Bereichen – den **Introns** – unterbrochen.

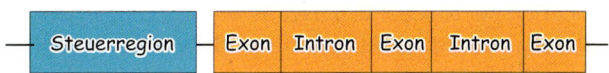

Über die Funktion der Introns ist in letzter Zeit einiges mehr bekannt geworden. Sie scheinen u. a. eine Rolle beim Transport von RNA aus dem Zellkern in das Zytoplasma zu spielen. Dieser kann erst dann erfolgen, wenn die Introns entfernt (herausgespeißt) wurden.

**Allele.** Gene, die auf homologen Chromosomen an der gleichen Stelle liegen, werden als Allele bezeichnet. Sind die beiden Allele identisch, so ist das Individuum homozygot

(= reinerbig) in Bezug auf dieses Genpaar. Bestehen hier Unterschiede, so ist der Genotypus heterozygot (= mischerbig).

Für Kinder gibt es also vier Möglichkeiten, von ihren Eltern ein bestimmtes Allel zu bekommen (z.B. die HLA-Allele, ↗ S. 563).

### Mitochondrien-Gene

Nicht nur im Zellkern gibt es DNA, sondern auch in unseren Mitochondrien. Die Transkription und anschließende Proteinbiosynthese dieser DNA erfolgt ebenfalls in den Mitochondrien. Allerdings erfolgt die Synthese nur für den Eigenbedarf und vieles muss zusätzlich „importiert" werden. In jedem menschlichen Mitochondrium liegen dabei 10 identische Moleküle einer ringförmigen DNA. Jedes DNA-Molekül besteht aus 16 569 Basenpaaren – eine Zahl, die man sich nicht unbedingt merken muss.

Auf dieser DNA gibt es 37 Gene. Sie enthalten die Information für alle benötigten RNAs (zwei rRNA-Gene und 22 tRNA-Gene – die Mitochondrien kommen mit weniger aus), und für 13 Proteine, die sie für sich selbst herstellen. Alle anderen werden von der DNA im Zellkern codiert und gelangen über ein spezielles Signal ins Mitochondrium ( ↗ S. 165).

Das Mitochondriengenom ist dabei unheimlich kompakt, nur wenige Nukleotide gehören nicht zu einem offenen Leserahmen.

Die Gründe für die im Laufe der Evolution erfolgte Wanderung von Mitochondriengenen in den Zellkern sind noch nicht geklärt, aber Gegenstand intensiver Forschung.

## 1.4    Biosynthese der Nukleotide

Wir wissen jetzt, wie die Nukleotide und Nukleinsäuren in unseren Zellen aussehen. Das Problem ist bloß, dass der Körper die Nukleotide nicht so systematisch und didaktisch einleuchtend synthetisiert. Wir müssen uns also noch damit beschäftigen, wie unsere Zellen zu den fertigen Nukleotiden kommen.

Auch wenn man es nicht übertreiben sollte, sind doch einige Punkte der Nukleotid-Biosynthese für angehende Ärzte von großem Interesse. Denn auch in diesem Bereich gibt es wieder den einen oder anderen **Enzymdefekt**, so z.B. beim Lesch-Nyhan-Syndrom ( ↗ S. 247). Außerdem wird für einige Schritte der Nukleotid-Biosynthese das Vitamin **Folsäure** benötigt, was aus zweierlei Hinsicht bemerkenswert ist ( ↗ S. 249):

1. Ein Folsäuremangel ist auch in unseren Breiten nicht so selten und muss behandelt werden.
2. Da sich Zellen, die sich häufig teilen, in besonderem Maße auf Folsäure angewiesen sind, sind Folsäure-Antagonisten häufig eingesetzte Medikamente in der Krebstherapie.

**Die Biosynthese der Purine und Pyrimidine** läuft auf sehr verschiedene Art und Weise ab, weshalb wir sie auch nacheinander vorstellen.

Was jedoch bei beiden Basenarten gleich ist, ist der Zucker, den wir schon aus dem Pentosephosphatweg ( ↗ S. 99) kennen. Es handelt sich um das **Ribose-5-Phosphat**, das zunächst zu Phosphoribosyl-Pyrophosphat (**PRPP**) aktiviert werden muss, um verwendet werden zu können.

Bevor wir also in die einzelnen Biosynthesen einsteigen, schauen wir uns die Herstellung des PRPP an, die nicht besonders schwierig, aber sehr wichtig ist.

### PRPP-Biosynthese

Das hauptsächlich aus dem Pentosephosphatweg stammende Ribose-5-Phosphat liefert für die Nukleotide nicht nur den Zuckeranteil, sondern auch das erste Phosphat. Um jedoch verwendet werden zu können, muss es zunächst – wie so vieles im Körper – in einer ATP-abhängigen Reaktion aktiviert werden.

Diese Aktivierung erfolgt durch Pyrophosphat, das von einem ATP auf das 1'-C-Atom des Ribose-5-Phosphats übertragen wird. (Der Einsatz von Pyrophosphat bedeutet formal, dass **zwei ATP** verbraucht wurden, da man zur Regeneration von ATP auch wieder zwei ATP opfern muss.)

Durch diese Pyrophosphorylierung entsteht **P**hospho**ri**bo**s**y**l**-**Py**ro**p**hosphat oder kurz **PRPP**. Das beteiligte Enzym heißt dankenswerter Weise einfach **PRPP-Synthetase**. Man beachte, dass das Pyrophosphat hier in der α-Konfiguration gebunden ist – es hängt also unten an der Ribose.

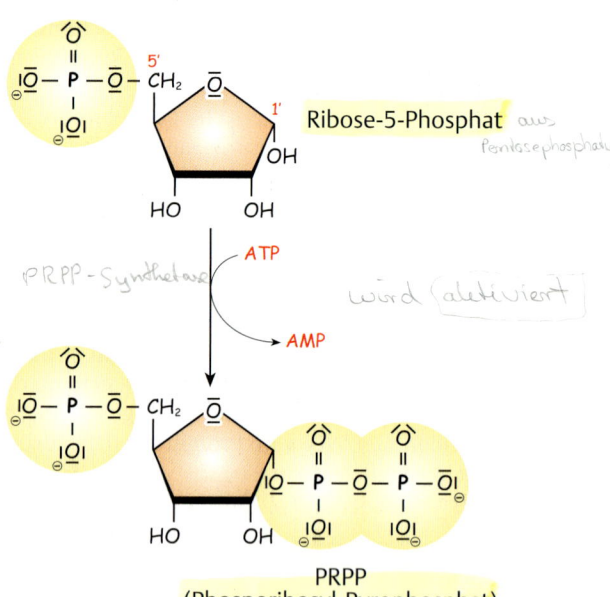

PRPP
(Phosporibosyl-Pyrophosphat)

Es gibt nun einen entscheidenden Unterschied zwischen der Purin- und der Pyrimidin-Biosynthese.

> Bei den **Purinderivaten** wird die Base Stück für Stück an ein schon bestehendes Grundgerüst aus Ribose und Phosphat synthetisiert (ein PRPP-Nachfolger). Die Zelle ist strenggenommen gar nicht in der Lage, Purin-Biosynthese zu betreiben, sondern nur eine Purin*nukleotid*-Biosynthese.

Bei den **Pyrimidinderivaten** erfolgt zuerst die Fertigstellung der Base, an die dann der Zucker mit seinem Phosphatrest (als PRPP) angehängt wird.

Pyrimidinderivate

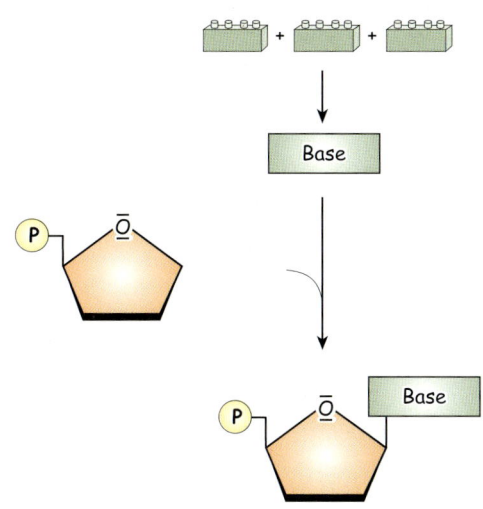

Purinderivate

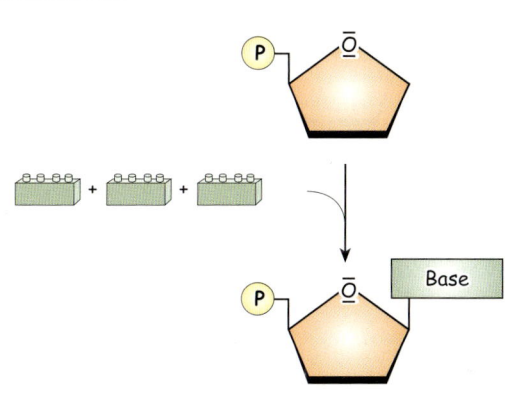

### Purinnukleotid-Biosynthese

Bei der Herstellung der Purinnukleotide stehen unseren Zellen zwei Möglichkeiten zur Verfügung:

1. Sie sind in der Lage, die Nukleotide vollständig neu zusammenzubauen, was man als **De-novo-Synthese** bezeichnet.
2. Sie haben die Möglichkeit, durch eigenen Abbau oder durch die Nahrung in die Zelle gelangte Basen direkt wieder zu vollständigen Nukleotiden aufzubauen. Diesen Vorgang, der 80–90 % der Purinnukleotid-Biosynthese ausmacht, bezeichnet man als **Salvage-Pathway** (= „Bergungsweg").

Ob es diesen Bergungsweg in menschlichen Zellen auch für *Pyrimidine* gibt, ist zur Zeit noch nicht bekannt.

### De-novo-Synthese der Purine

Ausgangsmolekül für die Biosynthese der Purine ist das PRPP, an das nach und nach die Base dransynthetisiert wird. Das PRPP liefert dabei mit seinem Pyrophosphat die für diesen ersten Schritt notwendige Energie. Der weitere Aufbau der Nukleotide erfolgt dann über die Synthese der Purinbase Inosin-Monophosphat (**IMP**). Vom IMP aus können **AMP** und **GMP** hergestellt werden.

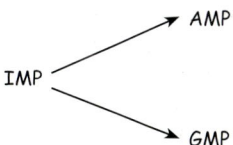

**5-Phosphoribosylamin.** In der ersten Reaktion wird die Pyrophosphatgruppe des PRPP durch die Amidseitengruppe eines **Glutamins** ersetzt, wodurch 5-Phosphoribosylamin entsteht. Hierbei kommt es zu einer Konfigurationsänderung, da die Amino-Gruppe in der β-Stellung gebunden ist – im Gegensatz zum Pyrophosphat, das noch in α-Stellung gebunden war. Diese glykosidische C-N-Bindung in β-Konfiguration ist typisch für alle natürlichen Nukleotide.

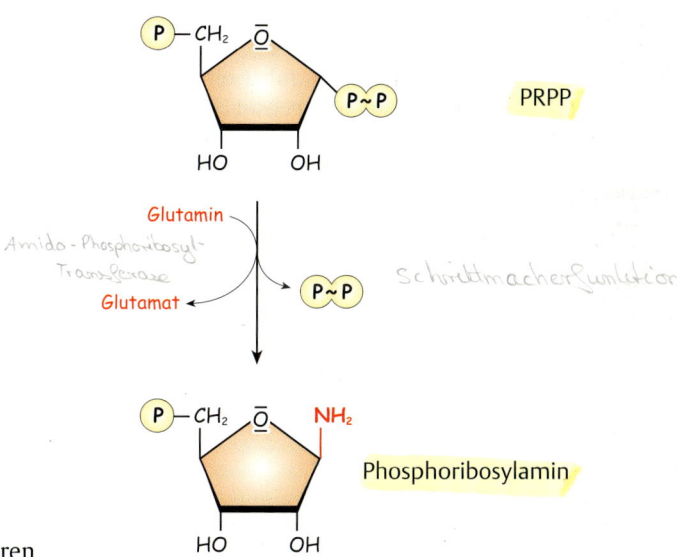

Diese Reaktion ist besonders wichtig, da sie für die gesamte Biosynthese geschwindigkeitsbestimmend ist und damit die **Schrittmacherreaktion** darstellt. Das beteiligte Enzym besitzt den etwas spaßfreien Namen **Amido-Phosphoribosyl-Transferase**.

**Ringbildung.** Der genaue Mechanismus der Entstehung des kompletten Ringsystems der Base ist unheimlich kompliziert und medizinisch ziemlich uninteressant. Wir beschränken uns daher darauf, die Herkunft der einzelnen Ringbestandteile aufzuzeigen.

Zunächst wird an das Phosphoribosylamin die Aminosäure **Glycin** gehängt, die $C^4$, $C^5$ und $N^7$ zum Ring beiträgt. Zwei **Glutamine** steuern ihre Amid-Gruppe bei (für $N^3$ und $N^9$) und das **Aspartat** sogar seine Amino-Gruppe (für $N^1$). $HCO_3^-$ geht in $C^6$ und der daran hängenden Keto-Gruppe auf (bemerkenswerterweise ist zu dieser Carboxylierung *kein* Biotin erforderlich!).

Bei $C^2$ und $C^8$ wird es jetzt klinisch relevant, denn beide C-Atome kommen vom Vitamin **Folsäure** ( ↗ S. 249). Aktiviert zur Tetrahydrofolsäure (THF) überträgt sie als **Formyl-THF** die $C^1$-Gruppen auf den wachsenden Ring.

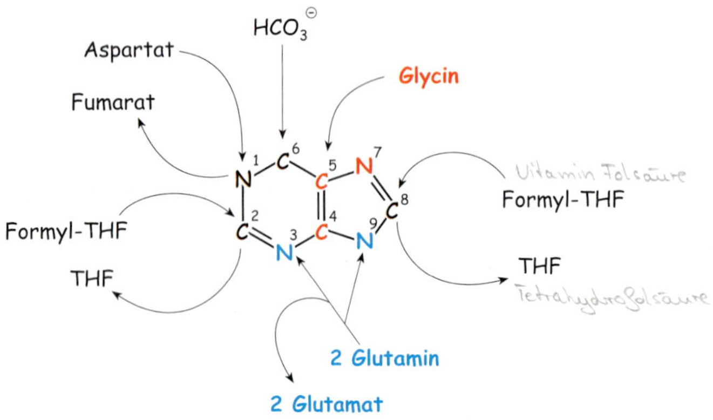

Wie man sich leicht vorstellen kann, führt ein Mangel an Folsäure zu Störungen im Purinstoffwechsel (Rolle der Folsäure ↗ S. 249).

Als Produkt der Ringbildung ist das Inosin-Monophosphat (IMP) entstanden, das die Ausgangsverbindung für die Purinnukleotide AMP und GMP und damit auch deren Triphosphate darstellt. Die Base des IMP ist das bereits bekannte Hypoxanthin ( ↗ S. 231).

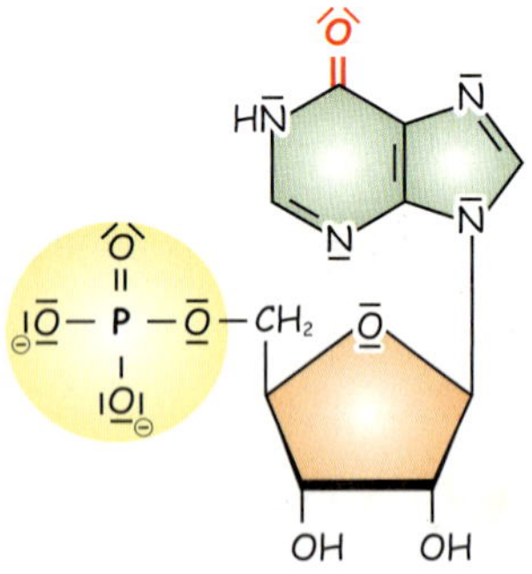

Inosin-Monophosphat (IMP)

### Herstellung des ATP

Zur Herstellung von AMP aus IMP muss die Keto-Gruppe an $C^6$ durch eine Amino-Gruppe ersetzt werden. Hierzu wird zunächst **Aspartat** in einer **GTP**-abhängigen Reaktion an IMP angelagert, was als Zwischenprodukt Adenylosuccinat liefert. Anschließend wird Fumarat entfernt, womit unser AMP entstanden ist.

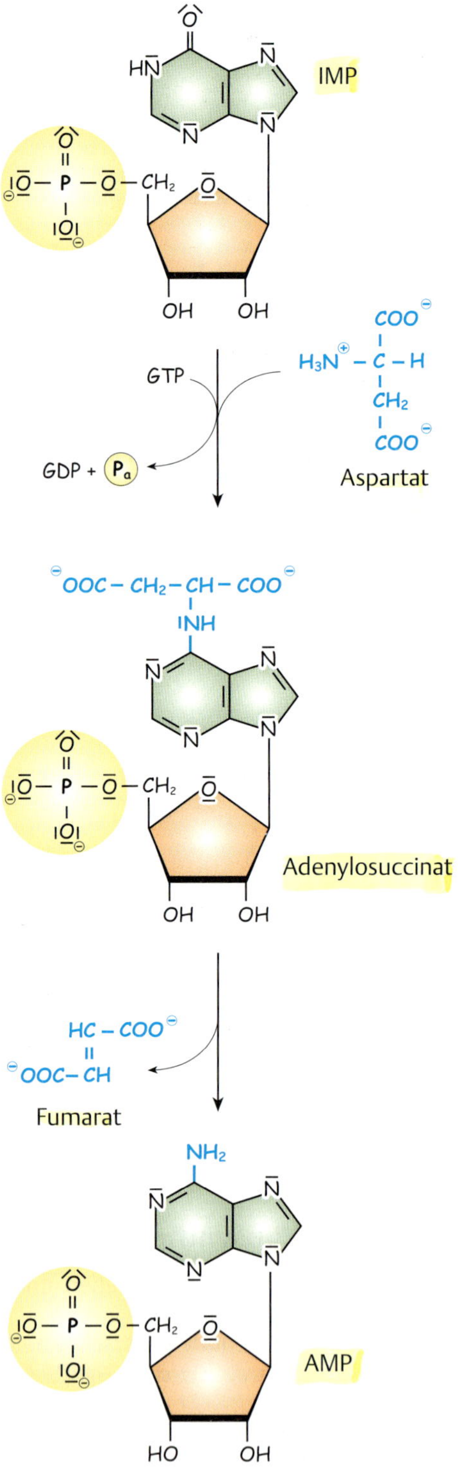

Die Herstellung des Triphosphats ATP erfolgt durch zweifache Phosphorylierung mit Hilfe der Nukleosidmonophosphat-Kinase und Nukleosiddiphosphat-Kinase oder durch einfache Phosphorylierung aus ADP im Rahmen der Atmungskette ( ↗ S. 208).

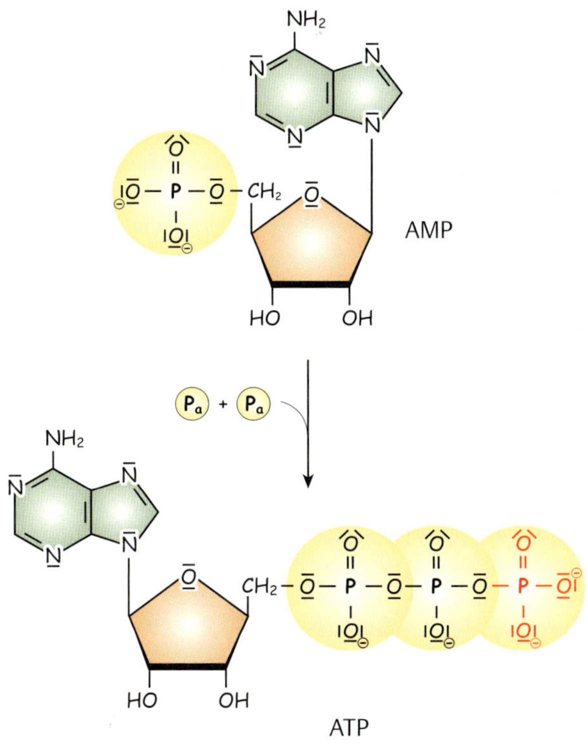

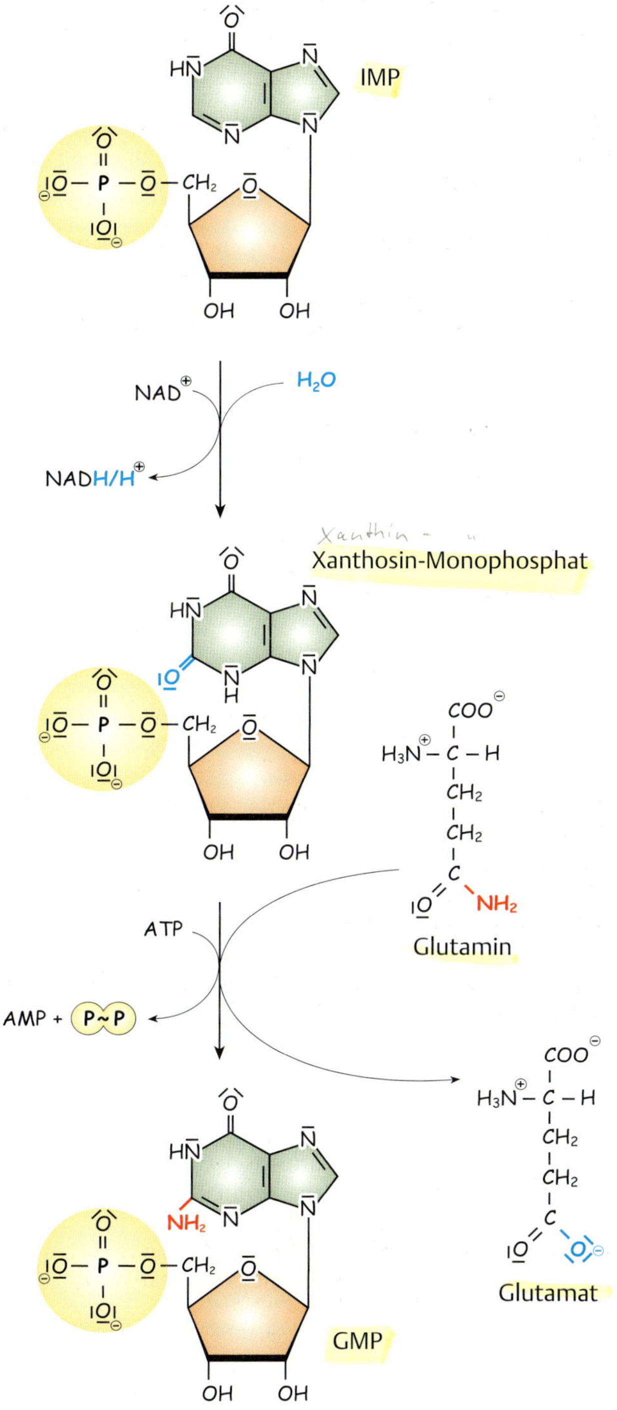

**AMP**

$P_a$ + $P_a$

**ATP**

**IMP**

$NAD^{\oplus}$    $H_2O$

$NADH/H^{\oplus}$

*Xanthin-*
**Xanthosin-Monophosphat**

$COO^{\ominus}$
$H_3N^{\oplus} - C - H$
$CH_2$
$CH_2$
$C$
$O$    $NH_2$
**Glutamin**

ATP

AMP + $P\sim P$

$COO^{\ominus}$
$H_3N^{\oplus} - C - H$
$CH_2$
$CH_2$
$C$
$O$    $O^{\ominus}$
**Glutamat**

**GMP**

## Herstellung des GTP

Für die GTP-Herstellung benötigen wir zusätzlich zur schon vorhandenen Keto-Gruppe an $C^6$ eine Amino-Gruppe an $C^2$, die wie immer über den Umweg einer Keto-Gruppe eingebaut wird. Aus IMP wird also zunächst ein Stoff namens Xanthin-Monophosphat (XMP), der anschließend eine $NH_2$-Gruppe von **Glutamin** erhält. Hier ist im Gegenzug die Hydrolyse eines **ATP** notwendig. Das entstandene Produkt ist das GMP.

Die Herstellung des GTP erfolgt analog zu ATP durch zweifache Phosphorylierung des GMP.

## Regulation der De-novo-Purinnukleotid-Biosynthse

Auf- und Abbau der Purine müssen sehr genau reguliert werden, da die einzelnen Nukleotide als Bausteine der DNA **und RNA** die Grundlage des gesamten **Informationssystems** unseres Körpers darstellen. Zusätzlich spielen sie eine wichtige Rolle bei der **Energieversorgung** zahlreicher Stoffwechselreaktionen.

Man unterscheidet bei den Purinen drei entscheidende **Rückkopplungsmechanismen**:

1. IMP, AMP und GMP hemmen zwei wichtige Reaktionen. Die vom Ribose-5-Phosphat zum PRPP und die folgende vom PRPP zum 5-Phosphoribosylamin.
2. AMP hemmt seine eigene Biosynthesereaktion aus IMP. GMP hemmt im Gegenzug die vom IMP zum GMP.
3. Wie wir schon wissen, braucht man ATP für die GTP-Synthese und GTP für die ATP-Synthese, was ebenfalls schon eine Regulation darstellt. Viel ATP führt zu viel GTP und umgekehrt.

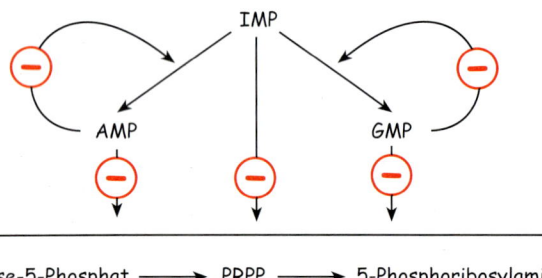

## Wiederverwertung der Basen (Salvage-Pathway)

Beim Abbau von Nukleotiden entstehen freie Purinbasen, die wiederverwendet werden können. Der Nukleotidaufbau über diesen Weg verläuft einfacher und weniger aufwendig als die De-novo-Synthese, weshalb unsere Zellen diesen Weg auch bevorzugen.

Hierzu wird auf die freien Purinbasen unter Pyrophosphatabspaltung ein Ribosephosphat von PRPP übertragen, wobei das entsprechende Nukleotid entsteht.

Mögliche freie Purinbasen, die in der Zelle anfallen können, sind Adenin (aus AMP), Guanin (aus GMP) und Hypoxanthin (aus IMP).

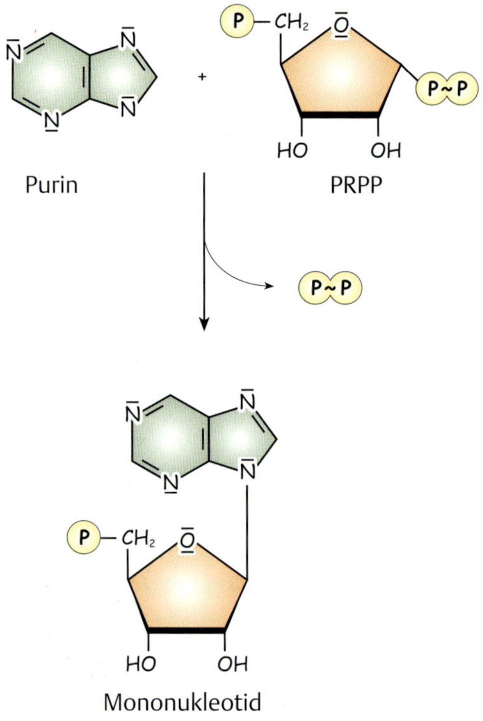

Purin          PRPP

Mononukleotid

**AMP.** Für die Synthese von AMP verfügt die Zelle über das Enzym **A**denin-**P**hospho**r**ibosyl-**T**ransferase (**APRT**).

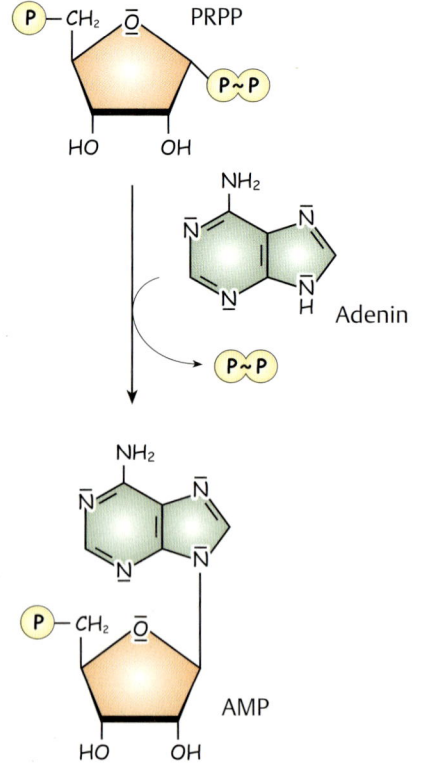

Adenin

AMP

AMP hemmt die Aktivität der APRT, es handelt sich also um einen klassischen Fall von Produkthemmung.

**GMP und IMP** werden von einem gemeinsamen Enzym wieder aufgebaut. Es besitzt den schlichten Namen **H**ypo-xanthin-**G**uanin-**P**hospho**r**ibosyl-**T**ransferase oder „ein-fach" **HGPRT** – hier ist selbst die Abkürzung noch unhand-lich …

$$\text{Hypoxanthin + PRPP} \longrightarrow \text{IMP + PP}_a$$

$$\text{Guanin + PRPP} \longrightarrow \text{GMP + PP}_a$$

IMP und GMP hemmen die Aktivität der HGPRT (= Produkt-hemmung).

**Lesch-Nyhan-Syndrom.** Die große Bedeutung dieser „Ber-gungswege" wird deutlich, wenn man sich das Krankheits-bild der kleinen Patienten anschaut, die an einem Mangel an der Hypoxanthin-Guanin-Phosphoribosyl-Transferase (HGPRT) leiden.
Die wegen der hohen Harnsäurespiegel auch als **Kinder-gicht** bezeichnete Erkrankung ist zwar sehr selten, führt aber zu schweren ZNS-Störungen (Folgen u. a.: Selbstver-stümmelung), da das Gehirn in besonderem Maße von der Purinwiederverwertung abhängig zu sein scheint.

## Pyrimidinnukleotid-Biosynthese

Wie schon erwähnt, liegt der bedeutende Unterschied zwi-schen der Pyrimidin-Biosynthese und der Purin-Biosynthe-se darin, dass im Gegensatz zum Purin beim Pyrimidin zu-nächst die Synthese der Base erfolgt und erst anschließend der Zucker (via PRPP) angehängt wird. Zentrales Zwischen-produkt für alle Pyrimidinderivate ist – in Analogie zum IMP des Purinstoffwechsels – das UMP, das dann zu UTP, CTP oder dTTP weiter reagieren kann – je nachdem, was die Zelle gerade braucht.

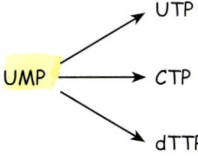

Für die Herstellung der Pyrimidinbasen benötigen wir die Ausgangsstoffe Carbamoylphosphat und Aspartat.

**Carbamoylphosphat** wird hergestellt durch die **Carba-moylphosphat-Synthetase II**, die in jeder Zelle im **Zytoplas-ma** vorliegt und nur der Pyrimidin-Biosynthese dient.

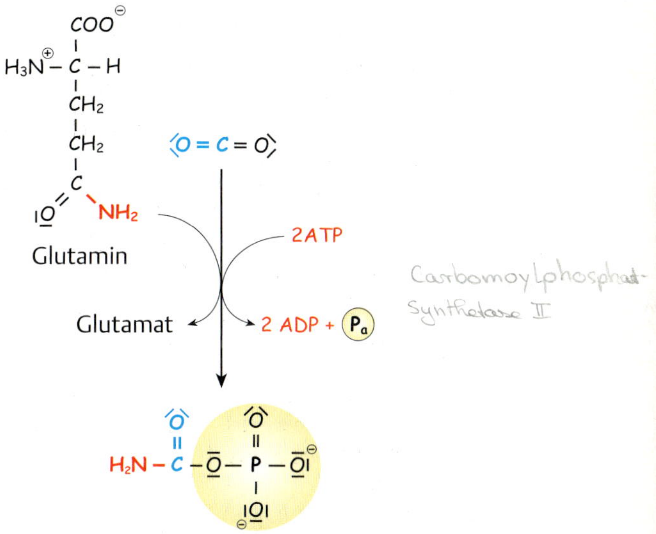

Glutamin

2 ATP

Carbamoylphosphat-Synthetase II

Glutamat

2 ADP + $P_a$

Carbamoyl-Phosphat

Der entscheidende Unterschied zur Carbamoylphosphat-Synthetase I ist, dass die Synthetase II *nicht* in der Lage ist, freies Ammoniak zu verwenden. Es ist auf die $NH_2$-Gruppe von **Glutamin** angewiesen.
Zur Wiederholung sei eingeworfen, dass die Carbamoyl-phosphat-Synthetase I den ersten Schritt im Harnstoffzyk-lus (↗ S. 183) katalysiert und daher fast ausschließlich in den Mitochondrien der Hepatozyten anzutreffen ist.

**Carbamoylaspartat** entsteht, indem sich Carbamoyl-phosphat mit der Aminosäure **Aspartat** verbindet. Das Phosphat hat damit seine Funktion erfüllt und schwimmt weiter, neuen Aufgaben entgegen.

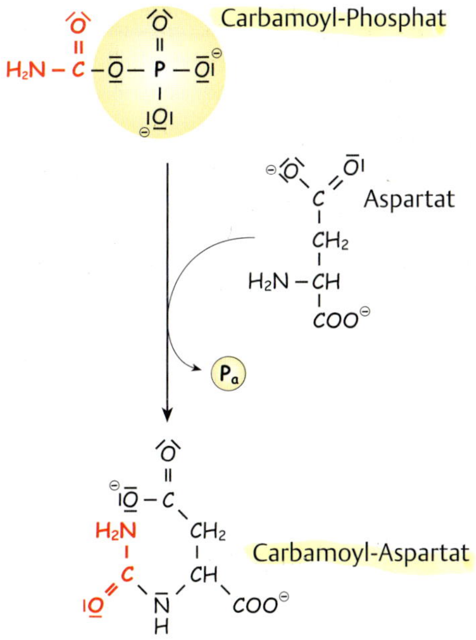

Carbamoyl-Phosphat

Aspartat

$P_a$

Carbamoyl-Aspartat

**Orotidin-Monophosphat (OMP).** Aus dem Carbamoyl-aspartat entsteht – über den Stoff Dihydroorotsäure – die Orotsäure, die dann mit PRPP zum Orotidin-5'-Phosphat, dem ersten Monophosphat (OMP) reagiert.

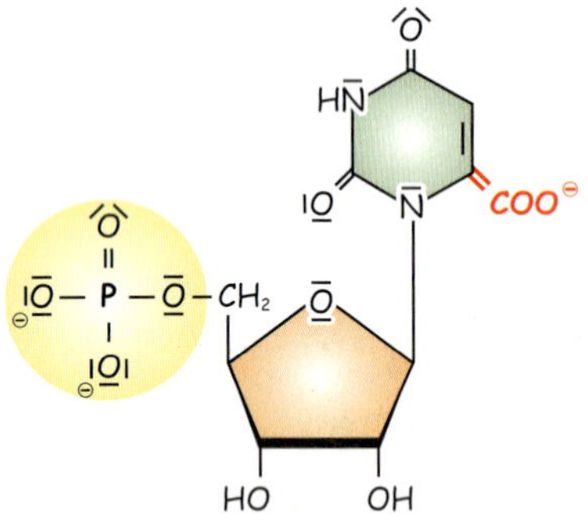

Orotidin-Monophosphat (OMP)

**Uridin-Monophosphat (UMP).** Die Orotidin-5-Phosphat-Decarboxylase katalysiert schließlich die Reaktion zum Uridin-Monophosphat (UMP), dem Ausgangsmolekül für die weitere Pyrimidin-Biosynthese.

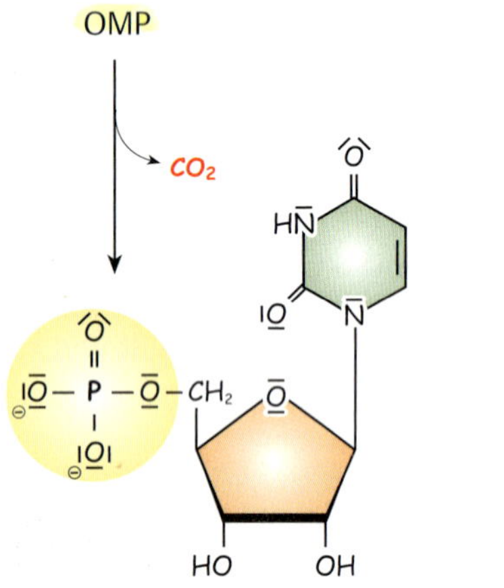

Uridin-Monophosphat (UMP)

Wie bei der Purin-Biosynthese erfolgt die Bildung von UTP durch Nukleosidmono- und Nukleosiddiphosphat-Kinasen. Die Herstellung von CTP und dTTP erfolgt nun leider nicht, wie bei den Purinen, einfach über deren Diphosphate, sondern auf ganz verschiedenen Stufen.

## Herstellung von CTP

Ausgangsverbindung für die CTP-Biosynthese ist nicht das UMP, sondern dessen Triphosphat UTP, das zunächst hergestellt werden muss. Anschließend katalysiert die CTP-Synthetase die Reaktion zum CTP. Benötigt werden dazu die Aminosäure **Glutamin**, die ihre Amid-Gruppe spendet, und **ATP**.
Es ist wichtig sich zu merken, dass eine Reaktion vom UMP direkt zum CMP nicht möglich ist, sondern der Umweg über die Triphosphate gegangen werden muss.

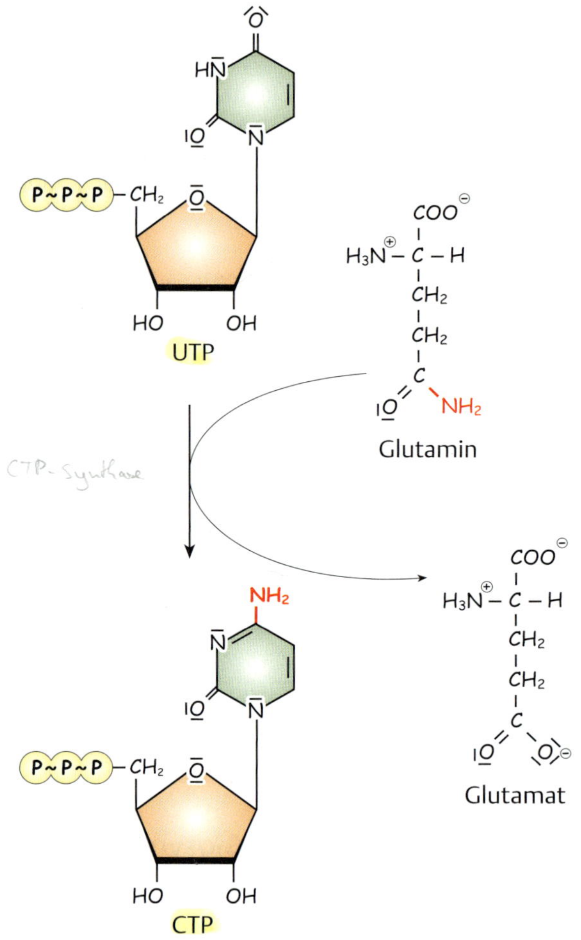

UTP

Glutamin

CTP-Synthase

CTP

Glutamat

## Herstellung von dTTP

Noch ein klein wenig komplizierter ist der Wechsel vom Uridin- zum Thymidinnukleotid. Er erfolgt erst auf der Ebene der reduzierten Nukleotide, was gleich im Anschluss besprochen wird. Die Thymidylat-Synthase methyliert dUMP zum dTMP, das dann weiter zum dTTP phosphoryliert werden kann.
Die Methyl-Gruppe stammt von der Methylen-THF. Dies ist die zweite Stelle, an der **Folsäure** bei der Nukleotid-Biosynthese benötigt wird.
Bei der Übertragung wird die Methylen-Gruppe zur Methyl-Gruppe reduziert und gleichzeitig die Tetrahydrofolsäure (THF) zur Dihydrofolsäure (DHF) oxidiert – ein Vorgang, der eher ungewöhnlich ist. Interessanterweise handelt es sich hierbei um den geschwindigkeitsbestimmenden Schritt der gesamten DNA-Synthese!
Anschließend erfolgt die Regeneration der DHF zur THF durch die Dihydrofolsäure-Reduktase mit Hilfe von NADPH/H+ ( ↗ S. 249).

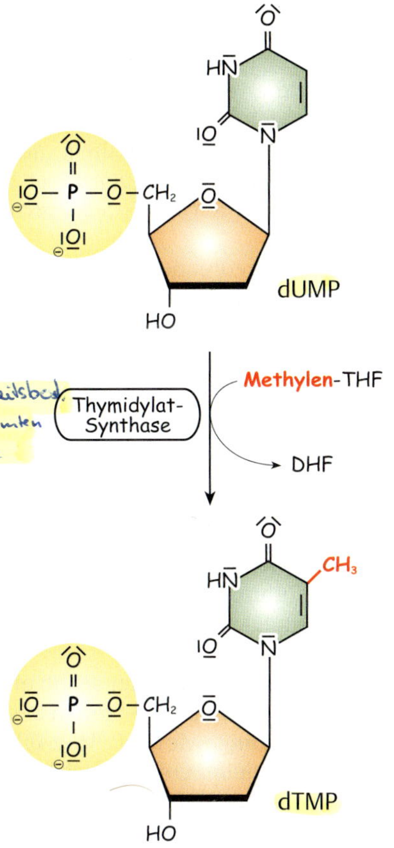

Folsäure bzw. Folat

Pteridinring   p-Aminobenzoesäure   Glutamat

**dUMP**

*geschwindigkeitsbest.*
*Schritt d. gesamten*
*DNA-Synthese*

Methylen-THF

Thymidylat-Synthase

DHF

**dTMP**

## Regulation des Pyrimidinstoffwechsels

Die Regulation des Pyrimidinstoffwechsels erfolgt vor allem über die **allosterische** Hemmung der **Aspartat-Carbamoyl-Transferase** durch CTP. Damit wird nach klassischer Produkthemmung ein früher Schritt der Reaktionsfolge durch ein Endprodukt gehemmt.

## Das Vitamin Folsäure

Aus etwa vier Tonnen Spinat gelang die Isolation des wasserlöslichen Vitamins Folsäure (lat. folium = Blatt, also „Blättersäure"), die ein wichtiger **Überträger von $C_1$-Einheiten** im Stoffwechsel ist. Eine herausragende Rolle spielt sie bei der DNA-Synthese, bei der sich daher Störungen am deutlichsten bemerkbar machen.

**Chemisch betrachtet** besteht Folsäure aus einem Pteridinring, aus p(ara)-Aminobenzoesäure und aus Glutamat.
Da Säugetiere nur in der Lage sind, den Pteridinring zu synthetisieren, nicht aber, die restlichen zwei Gruppen anzuheften, müssen wir Folsäure mit der Nahrung zu uns nehmen. Die Biosynthese übernehmen Bakterien und Pflanzen für uns.

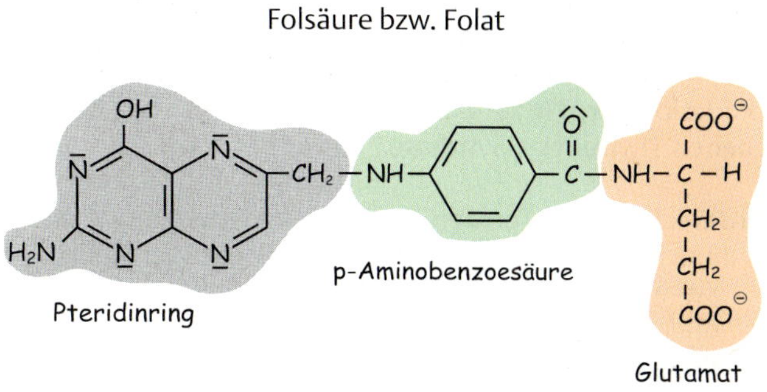

**Die Resorption** erfolgt vor allem im oberen Jejunum. Die meiste Folsäure passiert danach die Leber und wird in der Peripherie über ein spezielles Transportprotein in die Zellen aufgenommen.

**Die aktive Form** der Folsäure ist die reduzierte Tetrahydrofolsäure (THF, $TH_4$), die vor allem in den **Mitochondrien** unserer Zellen hergestellt wird.
In einer ersten Vitamin-C-abhängigen ($\nearrow$ S. 454) Reaktion wird die Folsäure durch die Folsäure-Reduktase zur Dihydrofolsäure (DHF, $TH_2$) reduziert. Anschließend erfolgt die zweite Reduktion mittels der DHF-Reduktase zur Tetrahydrofolsäure.
Bei beiden Reaktionen wird NADPH/H$^+$ als Elektronenspender benötigt.

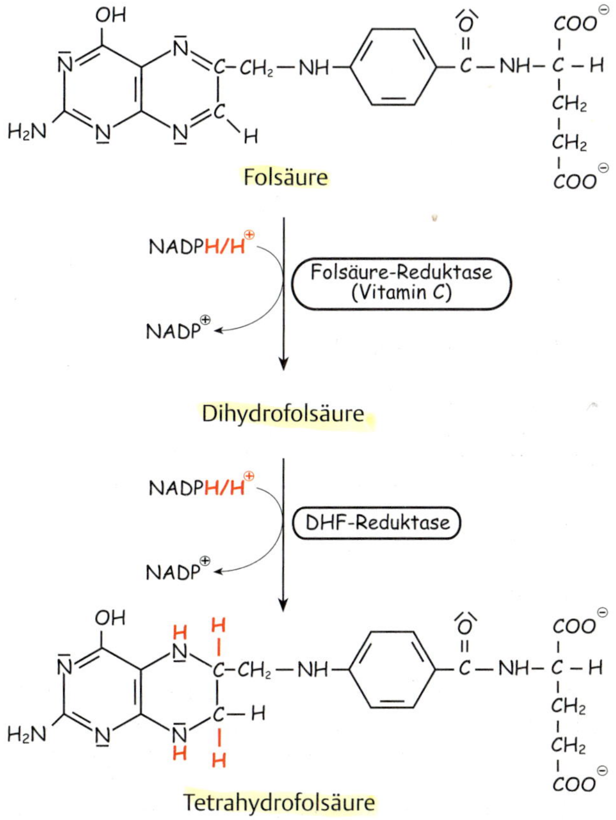

Folsäure

NADPH/H$^\oplus$

Folsäure-Reduktase
(Vitamin C)

NADP$^\oplus$

Dihydrofolsäure

NADPH/H$^\oplus$

DHF-Reduktase

NADP$^\oplus$

Tetrahydrofolsäure

Die Tetrahydrofolsäure ist Ausgangssubstanz der verschiedenen Folsäure-Coenzyme.

Bei manchen Reaktionen erfolgt im Zuge der Reaktion eine Oxidation der THF zur DHF – wie im Falle der eben besprochenen Thymidylat-Synthase.

**Unterschiedliche Formen der Folsäure** ergeben sich durch Unterschiede an drei verschieden Stellen des Moleküls.

1. Sie unterscheiden sich im Hydrierungsgrad des Pteridinrings – wie eben besprochen.
2. Es sind unterschiedliche Substituenten an $N^5$ oder $N^{10}$ zu finden – dies ist der Anknüpfpunkt der $C^1$-Einheiten.
3. Die Anzahl der Glutamate kann variieren. Bei mehr als einem Glutamat ist die Folsäure nicht mehr in der Lage, eine Zelle zu verlassen und akkumuliert daher intrazellulär.

**Quellen der $C_1$-Reste für die THF** sind ganz verschiedene Reaktionen in unseren Zellen. Diese Kohlenstoffatome verschiedener Oxidationsstufen werden zunächst an den N-Atomen 5 und 10 der Tetrahydrofolsäure zwischengelagert, bevor sie an das Zielmolekül geheftet werden.

Beim Menschen kann man 5-Methyl-THF, 5,10-Methylen-THF und 10-Formyl-THF unterscheiden. Die meisten Substituenten sind ineinander umwandelbar, wenn sie im Körper an Tetrahydrofolsäure gebunden sind.

Von den vielen möglichen Reaktionen, bei denen $C_1$-Einheiten entstehen können, seien hier nur die wichtigsten erwähnt.

- Der Umbau der Aminosäure Serin zu Glycin liefert eine freie **Methylen-Gruppe**, die auf THF übertragen wird. Sie ist die wichtigste $C_1$-Quelle für die Folsäure.
- **Formyl-THF** kann reversibel aus Methylen-THF gebildet werden.

5,10-Methylen-THF

10-Formyl-THF

5-Methyl-THF

- Ebenfalls aus Methylen-THF kann (allerdings irreversibel) das **Methyl-THF** gebildet werden.

Der am höchsten oxidierte $C_1$-Kohlenstoffrest (= $CO_2$) benötigt für seine Übertragung allerdings ein anderes Coenzym, das wir schon kennen gelernt haben, nämlich Biotin ( ↗ S. 136). $CO_2$-Übertragungen werden daher auch nicht zu den „klassischen" Reaktionen des $C_1$-Stoffwechsels gezählt.

**Ziele der $C_1$-Reste.** Bedeutende Stoffwechselwege, in denen Tetrahydrofolsäure ihre $C_1$-Gruppen auf andere Moleküle überträgt, sind folgende:

- **Purinbiosynthese**: Folsäure liefert in Form von Formyl-THF zwei der fünf Kohlenstoffatome des Purinkerns ($C^2$ und $C^8$).
- **Pyrimidinbiosynthese**: Mit Hilfe von Methylen-THF wird dTMP aus dUMP hergestellt.
- **Aminosäurestoffwechsel**: Glycin und Serin werden mittels Methylen-THF ineinander umgewandelt.
- **Aminosäurestoffwechsel**: An der Methylierung von Homocystein zu Methionin ist Folsäure in Form von Methyl-THF beteiligt.

**Folsäure und Vitamin $B_{12}$.** Es sei hier schon einmal auf die enge Verknüpfung des Vitamin $B_{12}$-Stoffwechsels mit dem Folsäure-Stoffwechsel hingewiesen ( ↗ S. 249). Vitamin $B_{12}$ (= Cobalamin) ist essenzieller Cofaktor bei der Regeneration von Methyl-THF zu aktiver THF.

**Der Tagesbedarf** an Folsäure beträgt etwa **300 µg**, wobei etwa 10 mg gespeichert werden können (reicht für 2 – 4 Monate).

Die Versorgung mit Folsäure ist in unseren Breiten gerade mal ausreichend, meist sogar zu gering. Vor allem während der Schwangerschaft ist ein Mangel an Folsäure recht häufig, da hier besonders viele neue Zellen in Form eines kleinen Babys entstehen.

**Ein Folsäuremangel** macht sich vor allem bei der Nukleotid-Biosynthese bemerkbar. Da unser Knochenmark besonders fleißig im Herstellen neuer Zellen (und damit in der Nukleotid-Biosynthese ist), macht sich ein Mangel an Folsäure als Erstes beim Blutsystem bemerkbar. Es werden weniger Erythrozyten ( ↗ S. 476) hergestellt, die aber den gesamten Sauerstofftransport bewerkstelligen müssen. Die Folge ist, dass die zu wenigen („Anämie") noch vorhandenen Erythrozyten ziemlich groß („megaloblastär") werden. Man nennt das Ganze daher **megaloblastäre Anämie**.

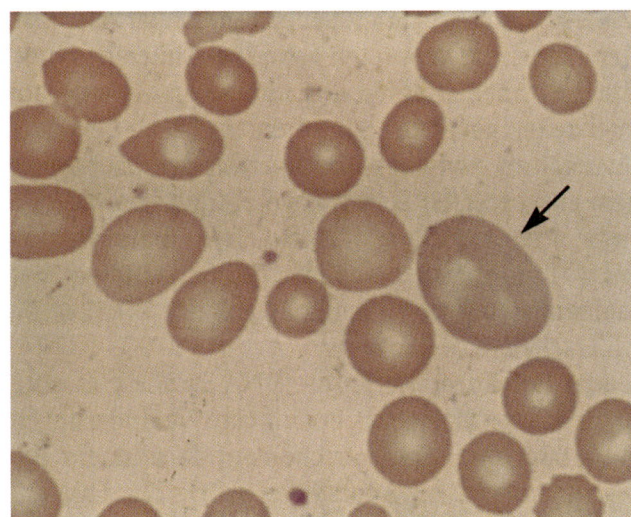

Die Herstellung der reduzierten Desoxyribonukleotide für die DNA erfolgt auf der Stufe der **Diphosphate**. Das Enzym **Ribonukleotid-Reduktase** katalysiert diesen Vorgang, bei dem gleichzeitig das Protein Thioredoxin – ein starkes Reduktionsmittel mit SH-Gruppen – oxidiert wird.

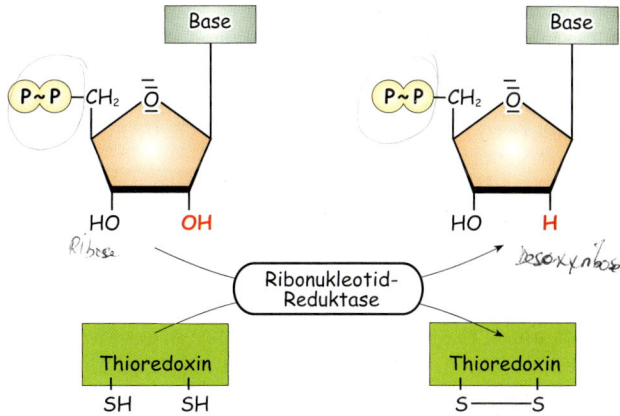

Die Desoxyribonukleotide werden nur während der DNA-Replikation benötigt ( ↗ S. 307).

**Folsäure-Antagonisten** sind als Hemmstoffe der **Dihydrofolsäure-Reduktase** in der Lage, die DNA-Synthese effektiv zu stören. Gewünscht ist dies bei Zellen, die stärker wachsen, als sie eigentlich sollen, also bei den **Krebszellen**. Folsäure-Antagonisten werden daher häufig in der Therapie von Tumorerkrankungen als **Zytostatika** ( ↗ S. 314) eingesetzt. Als prominentes Beispiel sei hier das **Methotrexat** genannt, das außer zwei kleinen (aber entscheidenden) Veränderungen wie Folsäure aussieht und als Substrat ( = kompetitiver Inhibitor, ↗ S. 69) für die DHF-Reduktase dient. Die normale DNA-Biosynthese wird dadurch gestört und die Tumoren können nicht mehr so schnell wachsen.

Auch bei **Autoimmunerkrankungen** kommt Methotrexat zum Einsatz, da es die stark proliferierenden Immunzellen ebenfalls sehr wirkungsvoll unterdrückt und somit als **Immunsuppressivum** wirkt.

**Bei Bakterien** lässt sich die Folsäure-Biosynthese durch **Sulfonamide** ( = Antibiotika) hemmen, wodurch die Bakterien absterben ( ↗ S. 318). Eine Beeinflussung des menschlichen Folsäure-Stoffwechsels ist nicht zu befürchten, weil wir im Gegensatz zu den Bakterien nicht in der Lage sind, dieses Vitamin herzustellen.

**Die Regeneration des Thioredoxin** erfolgt durch das Flavoenzym Thioredoxin-Reduktase, die FADH ( ↗ S. 205) als prosthetische Gruppe enthält. Reaktionspartner ist hierbei NADPH/H⁺ ( ↗ S. 203), das in der Folge zu NADP⁺ oxidiert wird.

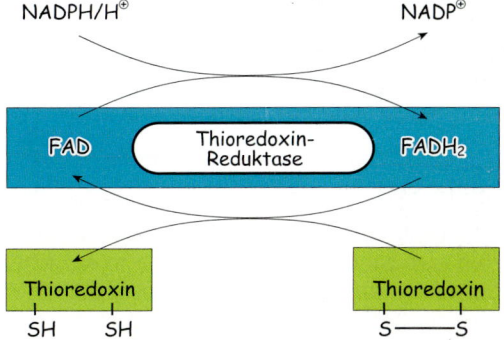

Reduziertes NADPH/H⁺ erhält die Zelle aus den ersten Reaktionen des Pentosephosphatwegs, der NADPH/H⁺-Nachschub wird also einfach durch den Abbau von Glukose gewährleistet.

Anschließend werden die d-Nukleotide zu ihren Trinukleotiden phosphoryliert und können in die DNA eingebaut werden.

## Desoxyribonukleotid-Biosynthese

In der DNA benötigen wir nicht die normale Form der Ribose, sondern die reduzierte Desoxyform, bei der am 2'-C-Atom keine OH-Gruppe steht, sondern nur ein Wasserstoffatom.

Der Grund für diese doch recht aufwendige Umbaumaßnahme ist, dass eine freie OH-Gruppe sehr reaktiv ist und durchaus Interesse an einer Verbindung mit dem Phosphat der 3'-OH-Gruppe bekunden kann. Da die 2'-OH-Gruppe in der DNA nicht benötigt wird, wird sie in unseren Zellen entfernt, um die DNA **stabiler** zu machen.

## 1.5 Abbau der Nukleotide

Eine zusammenhängende DNA, also das Erbgut einer Zelle, wird erst nach deren physiologischem Zelltod abgebaut. Mononukleotide fallen jedoch ständig in der Zelle an, zum Beispiel beim Abbau von RNA oder durch Aufnahme mit der Nahrung.

Da die Biosynthese der Nukleotide sehr energieaufwendig ist, verwertet der Körper ziemlich viele wieder.

> Von den **Purinbasen** werden die meisten (80 – 90 %) wieder verwertet (Salvage-Pathway), die wenigsten werden endgültig zur **Harnsäure abgebaut**, wobei der Purinring intakt bleibt.
>
> Die **Pyrimidine** werden hingegen vor allem in kleine Bruchstücke zerlegt, die entweder wieder in den Stoffwechsel eingeschleust oder ausgeschieden werden. Ob ein Bergungsweg in unseren Zellen auch für die Pyrimidine existiert, ist noch nicht bekannt.

## DNasen und RNasen

Desoxyribonukleasen (DNasen) und Ribonukleasen (RNasen) gehören in die Gruppe der Hydrolasen, genauer gesagt zu den Esterasen, da sie die Esterbindungen zwischen Nukleotiden spalten.

### Desoxyribonukleasen

DNase I und II werden von der Bauchspeicheldrüse produziert und dienen der Zerlegung von DNA, die mit der Nahrung aufgenommen wurde ( ↗ S. 471).

**Apoptose.** Auch intrazellulär liegt eine Desoxyribonuklease vor, die allerdings erst nach der Einleitung des programmierten Zelltodes, der Apoptose ( ↗ S. 268), aktiv wird.

Im inaktiven Zustand liegt sie im Zytoplasma, gebunden an ein Inhibitorprotein, vor. Nach der Einleitung der Apoptose wird dieses Hemmprotein abgebaut und die DNase kann in den Zellkern transportiert werden. Dort erfolgt dann die Zerlegung der DNA der betreffenden Zelle.

### Ribonukleasen

Die Ribonukleasen (RNasen) sind wesentlich zahlreicher vertreten – so zahlreich, dass sie schon so manchen RNA-Forscher schier zur Verzweiflung gebracht haben, weil das Objekt seiner Begierde einfach zerlegt worden ist.

Wichtig sind die Ribonukleasen für den Abbau der mRNA in einer Zelle, die in der Regel sehr kurzlebig sind, um hier schnell regulierend eingreifen zu können.

## Abbau der Purinnukleotide

Purinnukleotide – in erster Linie AMP und GMP – können nicht vollständig in ihre Einzelbausteine zerlegt werden. Sie werden vom menschlichen Körper daher nur bis zur **Harnsäure** abgebaut.

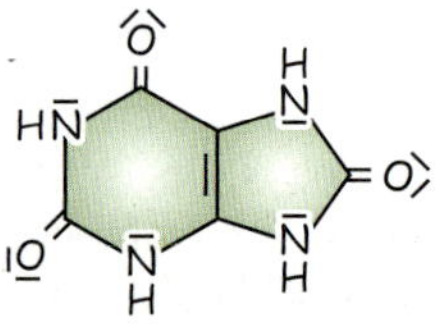

Harnsäure (Ketoform)

**AMP** wird hauptsächlich zunächst zu IMP desaminiert. Anschließend erfolgt die Reaktion über Inosin zu Hypoxanthin.

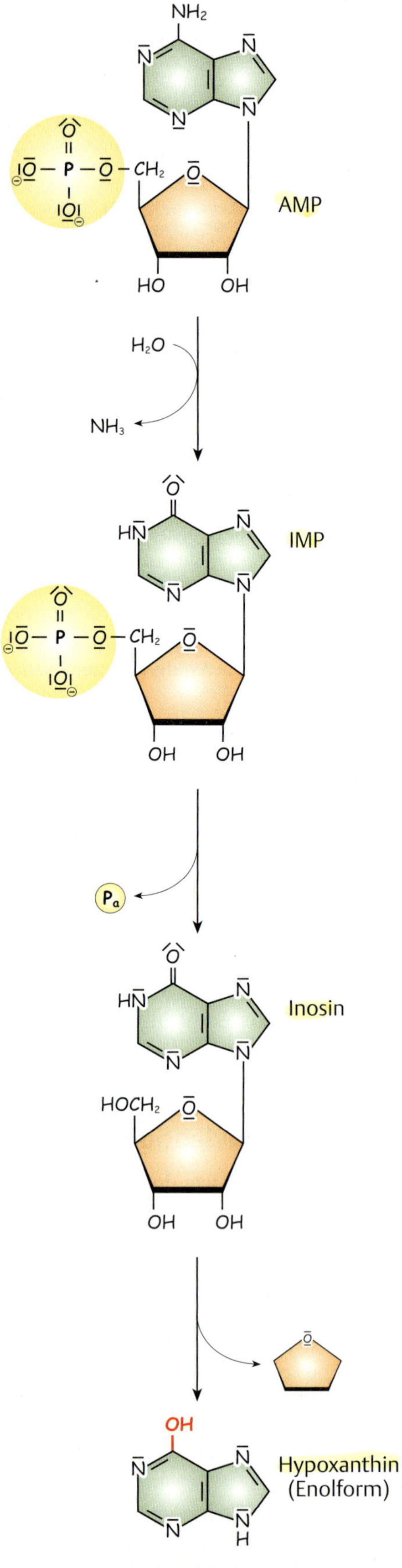

**GMP** reagiert über Guanosin zu Guanin, das anschließend zu Xanthin desaminiert wird.

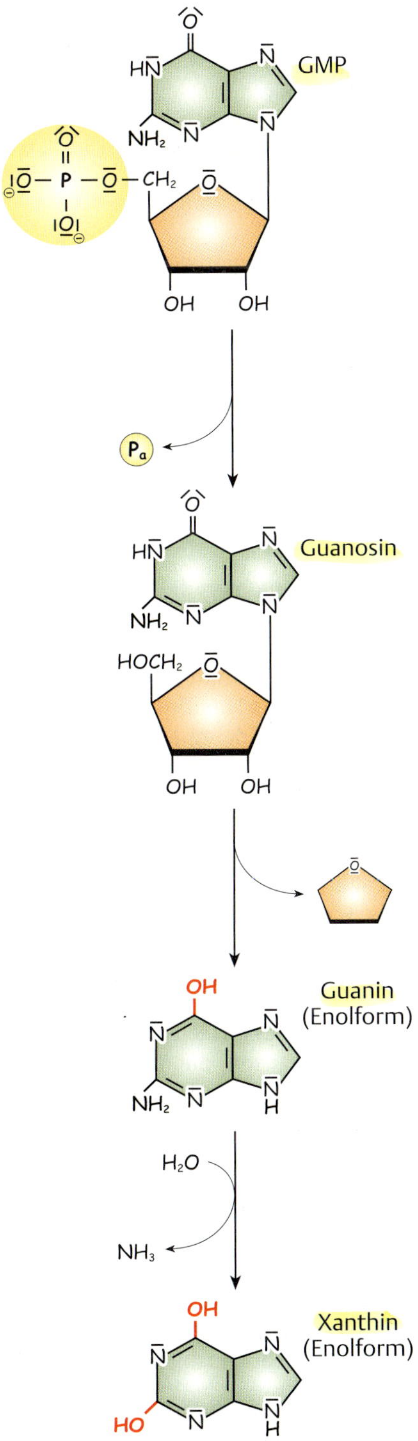

Hypoxanthin
(Enolform)

Xanthinoxidase

Xanthin
(Enolform)

Xanthinoxidase

Harnsäure
(Ketoform)

GMP

Guanosin

$P_a$

Guanin
(Enolform)

$H_2O$

$NH_3$

Xanthin
(Enolform)

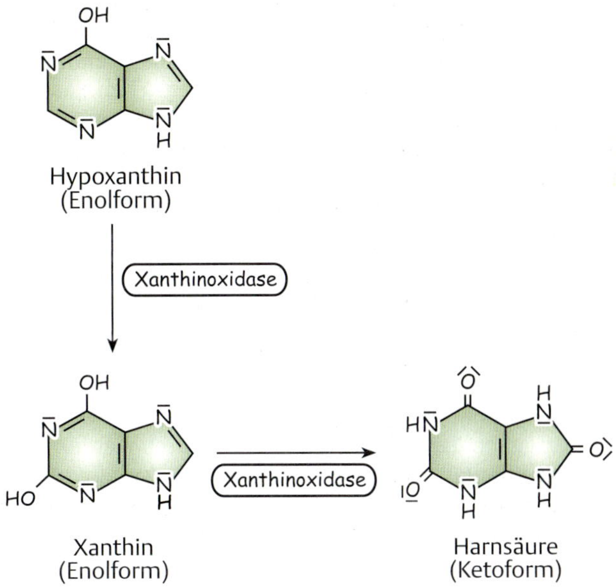

Fast alle anderen Säuger besitzen das Enzym Urikase, mit dem eine Ringöffnung der Harnsäure zum Allantoin möglich ist, ein Stoff, der in der Kosmetikindustrie als hautberuhigend gilt …

## Gicht

Der menschliche Körper ist nicht in der Lage, die Harnsäure weiter zu verstoffwechseln. Er scheidet sie – vor allem renal – unverändert aus. Das Problem an der Harnsäure ist ihre unheimlich schlechte Wasserlöslichkeit. Hier liegt die Ursache für die häufigste Stoffwechselerkrankung der westlichen Welt: die **Hyperurikämie**. Von ihr sind etwa 10 % unserer Bevölkerung betroffen. Infolge eines chronisch erhöhten Harnsäurespiegels kann es zu einem akuten Gichtanfall kommen.

Harnsäure wird in erster Linie als Dinatrium-Urat ausgeschieden, das etwas besser wasserlöslich ist. Hierzu muss die Harnsäure in ihrer Enolform vorliegen.

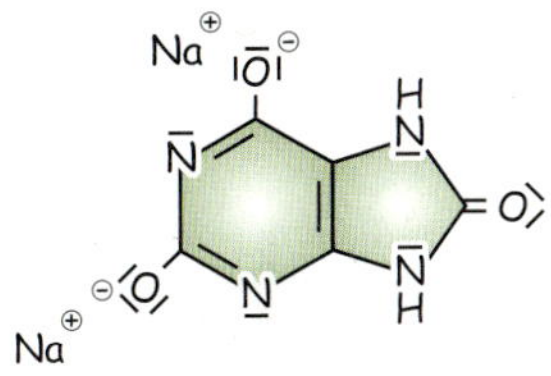

Dinatrium-Urat

**Hypoxanthin** wird durch das Flavoenzym **Xanthinoxidase** (XO) zu Xanthin umgewandelt, ein Enzym, das **Molybdän** als Cofaktor benötigt.

Die Xanthinoxidase katalysiert auch die anschließende Reaktion vom Xanthin zur Harnsäure, dem Endprodukt des Purinabbaus.

## Hyperurikämie

Steigt der Harnsäurespiegel im Blutplasma, der normalerweise unter **7 mg/dl** liegt, auf höhere Werte an, spricht man von Hyperurikämie. Meist liegt hierbei nicht eine erhöhte

Produktion von Harnsäure vor, sondern eine verminderte Ausscheidung durch die Nieren (zu über 90 % angeboren). Das Problem bei der renalen Harnsäure-Ausscheidung ist, dass dieses System schon bei den physiologischen Harnsäure-Konzentrationen am Ende seiner Kräfte arbeitet. Ernährt man sich dann noch purinreich (Fleisch, Innereien) oder senkt seinen pH-Wert im Blut (alkoholbedingte Laktatazidose), dann kann es zum Ausfallen von Natrium-Urat-Kristallen im Gewebe kommen.

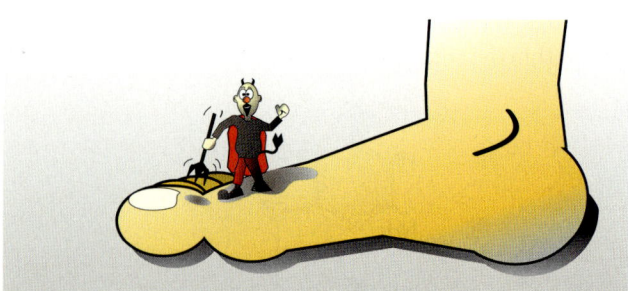

## Akuter Gichtanfall

Fallen einzelne Natrium-Urat-Kristalle aus, so kommt es zu einem akuten Gichtanfall. Makrophagen und Neutrophile Granulozyten werden angelockt, phagozytieren die Fremdkörper, gehen daran aber zugrunde. Dadurch werden massiv Entzündungsmediatoren freigesetzt, die weitere Makrophagen und Neutrophile anlocken, die sich erneut an der Phagozytose versuchen und wieder verenden.

Häufig tritt ein Gichtanfall – von dem Männer rund 10-mal häufiger betroffen sind – nach einem Alkoholexzess auf. Alkohol bedingt – in erster Linie durch Hemmung des Citratzyklus – eine Zunahme des anaeroben Glukoseabbaus, was mit einem erhöhten Laktatspiegel im Blut einhergeht. Die hierdurch bedingte Laktatazidose verursacht eine pH-Wert-Erniedrigung, die zu einem vermehrten Ausfallen der Kristalle führt.

## Therapie der Gicht

Unterscheiden muss man hier die Therapie des akuten Gichtanfalls von der Therapie der Hyperurikämie.

**Beim akuten Gichtanfall** kommt in erster Linie **Colchicin** zur Anwendung, das an das Tubulin der Neutrophilen Granulozyten bindet, wodurch deren Motilität gehemmt wird (die Fortbewegung erfolgt in diesen Zellen mittels Tubulin). Das wiederum verhindert deren Einwandern in die betroffenen Gebiete.

**Bei der Hyperurikämie** ist vor allem eine purinarme Diät mit Vermeidung von Alkohol angesagt. Außerdem kann man die Harnsäure-Ausscheidung medikamentös steigern und die Bildung der Harnsäure verhindern.

Eine solche **Steigerung der Harnsäureausscheidung** erreicht man durch Substanzen, die die Rückresorption der Harnsäure in der Niere verhindern (z. B. durch Probenecid). So wird vermehrt Harnsäure über den Harn ausgeschieden.

**Allopurinol** (z. B. Gichtex) ist ein kompetitiver Hemmstoff der Xanthinoxidase und verhindert die Bildung von Harnsäure. Es ist Struktur-analog zum Hypoxanthin, wird aber von der Xanthinoxidase (XO) viel schlechter und damit langsamer umgesetzt. Das Produkt der Reaktion ist Oxipurinol, das ebenfalls noch als Substrat die Xanthinoxidase beschäftigt – und das reichlich lange.

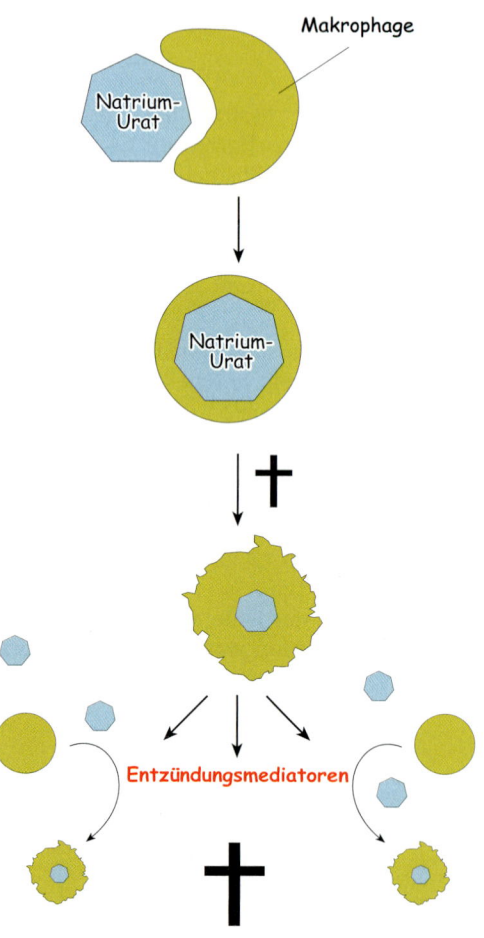

Die Entzündungsreaktion, die sehr schmerzhaft sein kann, beginnt meist in den Großzehengrundgelenken, da die Natrium-Urat-Kristalle leichter in kälteren Regionen ausfallen.

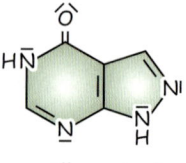

Allopurinol

Durch die Hemmung der XO kommt es zu einem Rückstau von Xanthin und Hypoxanthin, die beide wesentlich besser wasserlöslich sind als die Harnsäure und daher vermehrt ausgeschieden werden.

### Abbau der Pyrimidinnukleotide

Sowohl CMP als auch UMP werden über das Nukleosid Uridin zur Base Uracil abgebaut. Aus Thymidin wird die Base Thymin. Deren Pyrimidinringe werden zunächst reduziert und dann hydrolytisch gespalten, wobei $CO_2$ und $NH_3$ frei werden.

**Uracil** wird zu β-Alanin, das weiter zu Acetat, $CO_2$ und $NH_3$ reagieren kann. **Thymin** wird zu β-Aminoisobutyrat abgebaut, das zu Propionat, $CO_2$ und $NH_3$ zerlegt werden kann. Acetat und Propionat werden mit Coenzym A aktiviert und können so in den Citratzyklus eingeschleust werden ( ↗ S. 193).

# 2 Zellzyklus und Apoptose

In einem vielzelligen Organismus ist es existenziell, dass Geburt und Tod von Zellen genau geregelt sind.

Der **Zellzyklus** beschreibt das **Leben** einer einzelnen Zelle von ihrer Entstehung aus einer Mutterzelle bis zu ihrer eigenen Teilung.

Die **Apoptose** dient dazu, Zellen nach einem exakten Plan aus dem Organismus zu entfernen und wird daher auch als **programmierter Zelltod** bezeichnet.

Entscheidend für angehende Ärzte ist ein Grundverständnis der *Regulation* dieser Vorgänge, da viele Erkrankungen mit einer Entgleisung des Zellzyklus assoziiert sind. Bei Tumorzellen sind z.B. entscheidende Gene des Zellzyklus-Kontrollsystems mutiert und damit wichtige Wachstumsregulationen ausgeschaltet.

**Die Zellteilung.** Zellen vermehren sich, indem sich eine Mutterzelle einfach in der Mitte teilt und aus ihr zwei Tochterzellen entstehen.

Doch ganz so einfach, wie es zunächst klingt, ist dieser Vorgang natürlich nicht. Bevor die Zelle sich teilen kann, muss sie erst einmal ihr Erbgut verdoppeln, denn jede neue Zelle benötigt den gesamten Satz der Erbinformation. Die „Erlaubnis" dazu erhalten die Zellen vom Gesamtorganismus in Form der Wachstumsfaktoren ( ↗ S. 312).

Im Folgenden beschäftigen wir uns mit dem Teilungsmechanismus somatischer Zellen (= normaler Körperzellen): der **Mitose**. Die Meiose lassen wir hier außer Acht.

**Lebensphasen einer Zelle.** Betrachtet man das Leben einer Zelle genauer, ergibt sich eine Einteilung in verschiedene Phasen. Unter dem „Leben" einer Zelle versteht man die Zeit zwischen ihrer Entstehung aus der einen Hälfte einer Mutterzelle und ihrer eigenen Teilung in zwei Tochterzellen.

Eine menschliche Zelle benötigt für einen vollständigen Durchlauf eines Zellzyklus in vitro mindestens 24 Stunden. Viele Zellen lassen sich aber (vor allem in vivo) deutlich mehr Zeit, und manche teilen sich überhaupt nicht.

In der Phase nach ihrer Entstehung geht die Zelle ihrem Alltag nach, stellt Proteine her und lebt so vor sich hin. Da diese Phase zwischen zwei Mitosephasen liegt, bezeichnet man sie als **Interphase** (lat. inter = zwischen).

Geht diese zu Ende, bereitet sich die Zelle auf die kommende Zellteilung vor, die mit der Teilung des Kerns (**Mitose**) eingeleitet wird. Mitose meint nämlich nicht die Teilung der Zelle, sondern nur des genetischen Materials nach Auflösung der Kernhülle. Dies geschieht in vier Phasen, die man als Pro-, Meta-, Ana- und Telophase bezeichnet ( ↗ S. 258). In der Mitose- oder **M-Phase** wird also das Erbgut geteilt. Mit der Abschnürung der ganzen Zelle und der folgenden Zellteilung (= Zytokinese) findet der Zellzyklus seinen Abschluss.

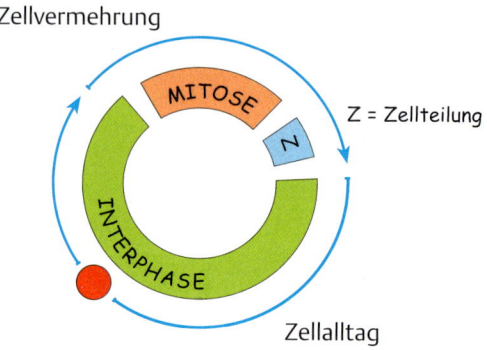

In Interphase des Zellzyklus

## 2.1 Interphase des Zellzyklus

Die Interphase kann man noch weiter in drei Phasen unterteilen, die als $G_1$-, S- und $G_2$-Phase bezeichnet werden.

- Die **$G_1$-Phase** stellt die Alltagsphase dar, in der die Zelle ihre Aufgaben im Organismus erfüllt.
- Irgendwann erreicht sie einen Punkt, an dem sie „alt genug" ist und beschließt, sich zu teilen. Dazu verdoppelt sie in der Synthese- oder **S-Phase** ihr Erbmaterial (= DNA-Replikation, ↗ S. 257).
- Anschließend kontrolliert sie in der **$G_2$-Phase** die geleistete Arbeit und nimmt eventuell Reparaturen vor.

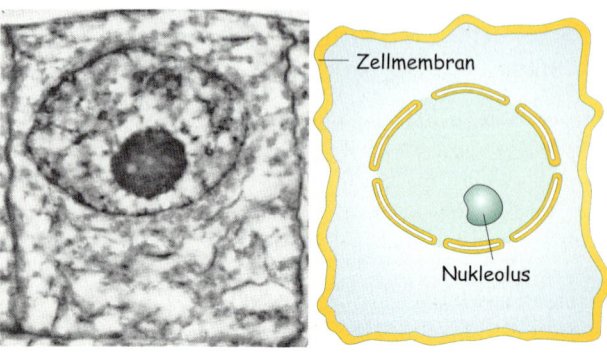

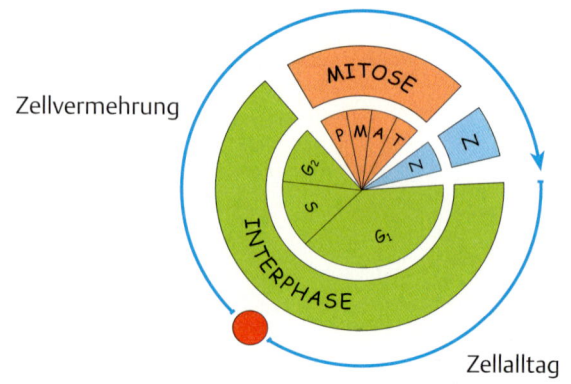

Das „G" der $G_1$- und der $G_2$-Phase kommt von „gap", was auf englisch so viel wie Lücke oder Pause heißt. Der Name ist etwas verwirrend, da die Zelle in diesen beiden Phasen alles andere als Pause macht. Das war zum Zeitpunkt der Namensgebung jedoch noch nicht bekannt. Und in Bezug auf die Zellteilung verhält sich die Zelle in der Tat sehr ruhig.

### Die $G_1$-Phase

In der $G_1$-Phase geht die Zelle ihren eigentlichen Aufgaben im Organismus nach. Die Länge kann stark variieren, weist aber eine Mindestzeit auf, die bei etwa 12 Stunden liegt. Das bedeutet, dass sich Zellen direkt nach der Entstehung aus einer Mutterzelle nicht sofort wieder teilen können. Sie benötigen eine gewisse Zeit, um wieder etwas zu wachsen und nicht durch ständige Teilung immer kleiner zu werden. Ausgehend von der $G_1$-Phase, hat die Zelle drei Möglichkeiten, weiter zu reagieren:

1. Sie kann nach den 12 Stunden wieder in einen **neuen Teilungszyklus** eintreten, also in die S-Phase gehen;
2. sie kann – vor allem durch Entzug wichtiger Überlebensfaktoren – in die teilungsinaktive **$G_0$-Phase** wechseln;
3. sie kann sich **endgültig differenzieren**, wobei es dann für sie kein Zurück zum Teilungszyklus mehr gibt.

Die letzten beiden Punkte verlaufen nicht immer streng getrennt.

**Die $G_0$-Phase** ist von der $G_1$-Phase zu unterscheiden, da sich die Zellen hier aus dem aktiven Teilungszyklus ausklinken. Verantwortlich ist die Umgebung der Zelle selbst, die über Wachstumsfaktoren (↗ S. 259) und Adhäsionsmoleküle (↗ S. 450) den Teilungszyklus einer Zelle mitsteuert. Bei sich ändernder Umgebungslage ist ein Wiedereintritt in die $G_1$-Phase möglich.

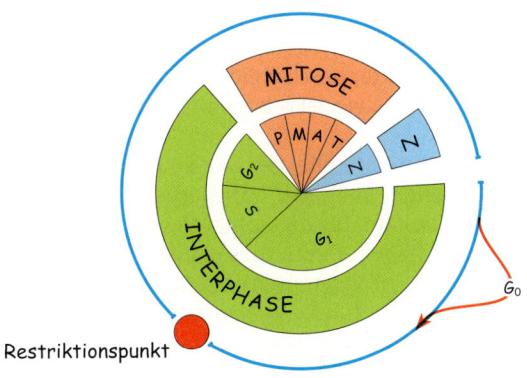

Restriktionspunkt

Zellen unterschiedlicher Herkunft weisen in unserem Körper ganz verschiedene Zellzyklus-Eigenschaften auf.

**Leberzellen** z. B. teilen sich normalerweise ein- bis zweimal im Jahr und befinden sich den Rest der Zeit über in der $G_0$-Phase.

Nach einem akuten Leberschaden sind die Hepatozyten allerdings in der Lage, sich alle 1 – 2 Tage zu teilen und so die normale Organgröße relativ schnell wieder herzustellen.

**Die Extreme – Nervenzellen und Tumorzellen.** Nervenzellen befinden sich nach der Ausreifung Zeit ihres Lebens in der $G_0$-Phase. Sie treten nie wieder in die $G_1$-Phase über, können sich also auch nicht mehr teilen. Hier sollte man also eher von einer „endgültiger Differenzierung" sprechen. Im Gegensatz dazu befinden sich viele Tumorzellen nie in der $G_0$-Phase. Sie teilen sich ständig, also mit minimaler Dauer der $G_1$-Phase.

**Der $G_1$-Restriktionspunkt.** Am Ende der $G_1$-Phase gibt es einen wichtigen, als Restriktionspunkt bezeichneten, **Kontrollpunkt**, an dem die Entscheidung fällt, ob eine Zelle „reif" ist, in die S-Phase einzutreten – also sich teilen zu können – oder nicht.
Für die Überwindung des Restriktionspunkts sind vor allem äußere Faktoren verantwortlich, z. B. ein ausreichendes Angebot an Nährstoffen, bestimmte Adhäsionsmoleküle und vor allem die Wachstumsfaktoren (↗ S. 259). Ist dieser Punkt einmal überwunden, ist die Zelle von äußeren Faktoren unabhängig (Restriktion = „Einschränkung der Entscheidungsmöglichkeit").
Die molekularen Mechanismen, die zur Überwindung des $G_1$-Restriktionspunkts führen, sind für die gesamte Zellbiologie so wichtig, dass sie später noch genau besprochen werden.

### Die S-Phase

In der Synthese-Phase stellt die Zelle eine Kopie ihres Erbguts her (= Replikation, ↗ S. 299), damit beide Tochterzellen mit der gesamten Erbinformation ausgestattet sind.
Bei Säugetierzellen dauert dieser Vorgang ziemlich konstant etwa 7 Stunden. In dieser Zeit müssen ungefähr 3 Milliarden Basenpaare abgeschrieben werden.
Vor der Synthese-Phase liegen die 46 Chromosomen als Ein-Chromatid-Chromosomen vor. Am Ende ist das genetische Material verdoppelt und die Chromosomen bestehen aus zwei Chromatiden, die beide identisch sind.
Die Zelle ist nun tetraploid (4 n), die S-Phase damit beendet und die Zelle in die $G_2$-Phase übergetreten.

### Die $G_2$-Phase

In der $G_2$-Phase, die bei menschlichen Zellen etwa 4 Stunden dauert, **kontrolliert** die Zelle zum einen, ob die Erbgutverdoppelung abgeschlossen worden ist, zum anderen, ob die Replikation auch richtig durchgeführt wurde, und nimmt gegebenenfalls **Korrekturen** am Erbgut (↗ S. 307) vor.
Ist sie mit sich und ihrer Arbeit zufrieden, kann sie beginnen, zunächst ihren Zellkern und dann sich selbst zu teilen.

Dauern Reparaturvorgänge zu lange, sind also zu viele Fehler aufgetreten, leitet die Zelle ihren Selbstmord ein, was man als Apoptose bezeichnet ( ↗ S. 268). Das entscheidende Protein, das an dieser Stelle das Weiterlaufen des Zellzyklus verhindert, ist das P53 ( ↗ S. 265).

## 2.2    Mitose und Zellteilung

Nach der Interphase findet sowohl die Mitose (= Zellkernteilung), als auch die Teilung der ganzen Zelle statt. Dazu benötigt eine menschliche Zelle etwa eine Stunde Zeit, also wesentlich weniger, als für die verschiedenen Vorbereitungsphasen.

Bevor die Zelle sich selbst teilen kann, muss sie dafür sorgen, dass die **Chromosomen** als wichtigste Kernbestandteile gleichmäßig auf beide „Pole" der Mutterzelle verteilt werden.

Die exakte Aufteilung der restlichen **Organellen** ist nicht mehr so entscheidend. Sie werden nur zu etwa gleichen Teilen auf beide Tochterzellen verteilt – je nachdem, wo sie sich zum Zeitpunkt der Zelldurchschnürung in der Mutterzelle gerade befinden.

### Die Mitose

Die Kernteilung hat ihren Namen vom griechischen Wort mitos, was „Faden" bedeutet. Versehen mit der ebenfalls griechischen Endung für biologische Vorgänge im Allgemeinen, -ose, wird daraus die Mitose. Mit diesen Fäden sind die Spindelfasern gemeint, die an den Chromosomen ansetzen, um deren Chromatiden auseinander zu ziehen. Dies ist der entscheidende Vorgang der Zellteilung, weil durch den Spindelapparat gewährleistet wird, dass das Erbgut exakt gleich auf beide Tochterzellen verteilt wird. Ursprung der Spindelfasern sind dabei die beiden **Zentriolen**, die sich zu Beginn der Mitose zu den Zellpolen bewegen.

In der M-Phase findet keine Transkription statt, weil die Chromosomen so stark kondensiert sind, dass ein Ablesen des genetischen Codes nicht möglich ist. In den anderen Phasen des Zellzyklus erfolgt jedoch eine praktisch unverminderte Proteinbiosynthese.

Im Folgenden besprechen wir noch kurz die hoffentlich noch aus dem Biologieunterricht bekannten Phasen der Mitose:

* Prophase
* Metaphase
* Anaphase
* Telophase

#### Prophase – Herstellung der DNA-Transportform „Chromosomen"

Die Prophase hat ihren Namen vom griechischen Wort pro, das „vor" bedeutet und den Anfang der Mitose kennzeichnet. In dieser Vorbereitungsphase wird die DNA durch Spiralisierung und Verdichtung zu Chromosomen gebündelt.

Daneben wandern die Zentriolen zu den Zellpolen, womit die Teilungsrichtung der Zelle festgelegt wird. Schön zu sehen ist dies am Beispiel der grampositiven Bakterienart Streptokokkus ( ↗ S. 315), die als Folge ihrer Teilung Ketten bildet, da die Teilungsrichtung (vorgegeben durch die Wanderung der Zentriolen) immer in der gleichen Ebene liegt.

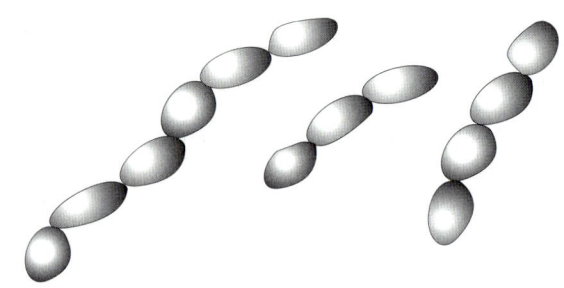

Am Ende der Prophase verschwinden die Nukleoli, und die Auflösung der Kernhülle leitet zur Metaphase über. Die Länge der Prophase ist im Unterschied zu den anderen Phasen sehr variabel und kann zwischen 30 Minuten und 5 Stunden liegen.

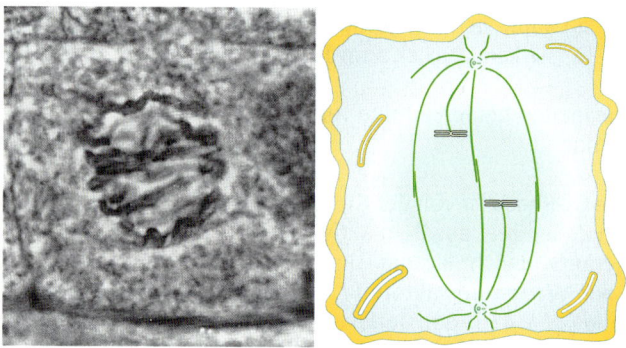

#### Metaphase – Andocken der Spindelfasern

Wie das Buch des Aristoteles, das hinter dem Buch über die Physik stand, einfach als „Metaphysik" bezeichnet wurde, so bezeichnet die Metaphase schlicht die Phase hinter oder besser nach der Prophase. Jetzt beginnt die eigentliche Zellkernteilung.

Der Spindelapparat der Zelle, der an den Zentriolen seinen Ursprung hat, bildet sich aus. Dabei lagern sich so lange Spindelmikrotubuli an, bis die Spindelfasern die Äquatorialebene erreicht haben. Durch diese Bewegung der Mikrotubuli werden die Chromosomen ebenfalls in die Äquatorialebene gebracht. Anschließend beginnen die Tubulinpolymere mit der Teilung der Zentromere, womit die Anaphase eingeleitet wird, in der die Trennung der Chromatiden erfolgt.

Größere Organellen verschwinden in dieser Phase aus dem Spindelbereich, damit sie bei der Wanderung der Chromatiden nicht „im Weg stehen".

Die Dauer der Metaphase ist mit rund 10 Minuten deutlich kürzer als die der vorbereitenden Prophase und auch bei allen menschlichen Zellen relativ konstant.

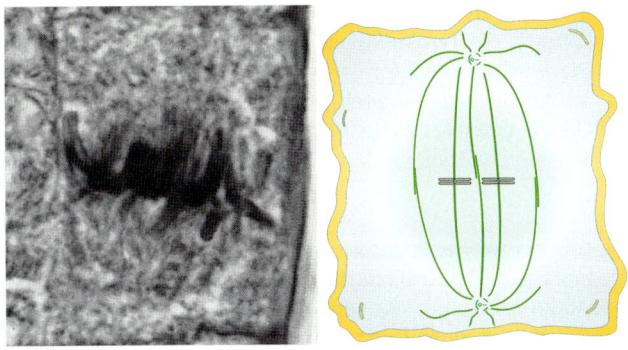

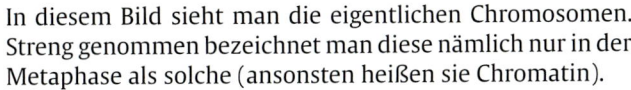

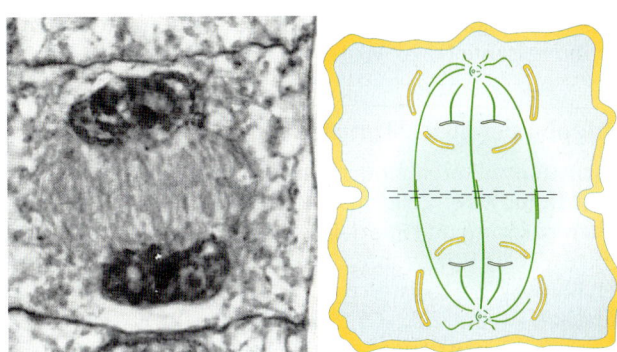

In diesem Bild sieht man die eigentlichen Chromosomen. Streng genommen bezeichnet man diese nämlich nur in der Metaphase als solche (ansonsten heißen sie Chromatin).

**Einige Krebsmedikamente** wirken durch die Störung der Bildung von Tubulinspindeln proliferationshemmend.

### Anaphase – Trennung der Chromatiden

In der Anaphase (gr. ana = auf, hinauf) sammeln sich die Chromosomenhälften an den beiden entgegengesetzten Polen der Kernspindeln (dauert etwa 2 bis 20 Minuten). Durch die Teilung der Zentromere in der Metaphase ist die Trennung der Chromatiden mit Hilfe der Spindelfasern möglich geworden.

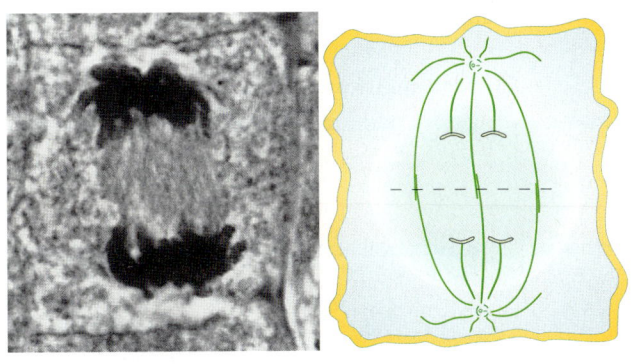

### Telophase – Wiederherstellung des Zellkerns

Telos ist (wer hätte das gedacht) ebenfalls griechisch, bedeutet „das Ziel" oder „das Ende", und bezeichnet die Schlussphase der Zellkernteilung.
Die Telophase ist geprägt von der Wiederherstellung einer neuen Kernhülle und neuer Nukleoli, wodurch ein neuer „Arbeitskern" entsteht. Auch die Chromosomen werden wieder entspiralisiert, also zu ihrer Arbeitsform aufgefaltet, denn nur in dieser Form kann die DNA von den Enzymen erreicht und abgelesen werden.
Die Telophase dauert bei verschiedenen Organismen und Organen unterschiedlich lang und geht fließend in die Phase der Zellteilung über.

### Die Zellteilung – Zytokinese

Die Teilung der ganzen Zelle (Zytokinese, gr. zyto = Zelle und kinesin = bewegen) beginnt gewöhnlich schon mit der Telophase der Mitose. Unter Mitwirkung von Aktinfilamenten (Stabilität) und Endoplasmatischem Retikulum (Membran-Biosynthese, ↗ S. 153) entstehen durch Abschnürung in der Zellmitte zwei Tochterzellen, und der ganze Spaß kann wieder von vorne beginnen! (Über die Grenzen der Zellteilung und die Rolle der Telomere s. S. 302.)

## 2.3 Regulation des Zellwachstums

Im Körper eines Erwachsenen entstehen in einer Sekunde einige Millionen neuer Zellen. Es leuchtet sicherlich ein, dass dies nicht willkürlich passieren darf, sondern genau geregelt sein muss. Zu diesem Zweck hat sich ein Zellzyklus-Kontrollsystem entwickelt, das es schon seit über einer Milliarde Jahren gibt.

### Wachstumsfaktoren

Wie wir gleich sehen werden, sind Zellen in einem Vielzeller so „manipuliert", dass sie sich nur teilen, wenn dazu von außen das „O. K." gegeben wird. Diese Erlaubnis erteilen die Wachstumsfaktoren, die vor allem von benachbarten Zellen ausgeschüttet werden.

#### Das Leben in einem Vielzeller

Einzeller, z. B. Hefezellen, teilen sich munter, wenn man sie anständig füttert. Sie beenden ihr Wachstum erst, wenn man ihnen z. B. die Nahrung entzieht.

> Tierische Zellen stoppen in ihrem Wachstum so lange, bis sie durch Signale von außen (= Wachstumsfaktoren) den Impuls zur Teilung erhalten – auch wenn sie permanent mit ausreichend Nährstoffen versorgt sind.

Bei der Entwicklung vom Einzeller zum Vielzeller ist der Teilungswunsch der Zelle also abgestellt worden. Oder anders ausgedrückt, hat sich der Überlebenstrieb von der einzelnen Zelle auf den Gesamtorganismus übertragen. Bleibt die interessante Frage: Wohin?

## Aufgabe der Wachstumsfaktoren

Wachstumsfaktoren sind nicht nur für die Kontrolle des **Wachstums** einer Zelle zuständig, sondern auch für deren **Differenzierung** und **Spezialisierung**.
Einige Wachstumsfaktoren erreichen ihre Zielzellen über den Blutweg, die meisten wirken jedoch direkt in der Nachbarschaft (= parakrin, ↗ S. 332).
Heute sind schon über 50 Wachstumsfaktoren bekannt; die meisten sind **Proteine**, einige wenige **Steroide**. Die wichtigsten sind in der folgenden Tabelle zusammengefasst.

### Wichtige Wachstumsfaktoren

*Blutplättchen GF* PDGF → wirkt auf alle mögl. Zellen
EDGF
*Neuronen GF* NGF → lässt Nz wachsen, aber nicht teilen
*epithelialer* EGF → Wachstum o. Differenzierung
Erythropoetin → wirkt nur auf best. Vorläufer v. Erys

Um die Übersichtlichkeit etwas zu fördern, kann man die Wachstumsfaktoren noch einteilen in solche, die auf alles Mögliche wirken, und solche mit einem engen Wirkungsspektrum.

- **PDGF** (engl. = platelet derived growth factor, also Blutplättchen-Wachstumsfaktor) wirkt z. B. auf alle möglichen Zellen.
- **Erythropoetin** (als Dopingmittel auch unter dem Namen EPO bekannt) wirkt nur auf bestimmte Vorläufer roter Blutkörperchen (↗ S. 400).

Etwa 12 Stunden nach Inkubation der Zellen mit Wachstumsfaktoren beginnen diese mit der DNA-Synthese, also mit der S-Phase.

**Auf die richtige Mischung kommt es an.** Wachstum und Differenzierung der meisten Zellen sind auf eine bestimmte Kombination von Wachstumsfaktoren angewiesen.
Wie unterschiedlich die Effekte der Wachstumsfaktoren oder auch deren Kombination ist, wird vielleicht deutlich, wenn man einmal das Aussehen von Lymphozyten mit dem von Neuronen vergleicht. Beide haben exakt die gleiche DNA, aber ein deutlich unterschiedliches Äußeres.
Ein Neuronen-Wachstumsfaktor (NGF) lässt Nervenzellen zwar wachsen, sich aber nicht teilen. Ein anderer wichtiger Wachstumsfaktor, das EGF (= epithelialer Wachstumsfaktor), kann hingegen je nach Zelltyp zu Wachstum *oder* Differenzierung führen.

## Signaltransduktion bei Wachstumsfaktoren

Da die meisten Wachstumsfaktoren Proteine sind, die die Zellmembran nicht durchdringen können, muss es membranständige Rezeptoren geben, die die Information der Wachstumsfaktoren an das Zellinnere weitergeben.

Die meisten Wachstumsfaktoren sind an Rezeptoren gekoppelt, die **Tyrosinkinase-Aktivität** besitzen (↗ S. 341). Diese geben ihre Information vor allem über **RAS-Proteine** an das Zellinnere weiter. Dort erfolgt eine Induktion von Genen, deren Produkte für den Übergang von der $G_1$- in die S-Phase benötigt werden.

**Tyrosinkinase-Rezeptoren** sitzen außen auf der Zellmembran und sind dazu da, die Information von Wachstumsfaktoren zu empfangen.
Nach Bindung eines Delinquenten leitet der Rezeptor sein Signal in die Zelle, also auf die zytoplasmatische Seite der Membran, weiter. Dort werden zunächst die Tyrosinreste des Rezeptors selbst phosphoryliert (= Autophosphorylierung) und anschließend andere Proteine – häufig Transkriptionsfaktoren – die dann (phosphoryliert) aktiv vorliegen.
Die meisten der Tyrosinkinase-Rezeptoren sind Monomere, die nach Ligandenbindung dimerisieren oder sogar oligomerisieren und erst dann aktiv sind.

**RAS-Proteine** sind die entscheidenden Proteine, die die intrazelluläre Weitergabe von Informationen der Tyrosinkinase-Rezeptoren vermitteln.
Normalerweise liegen die RAS-Proteine in inaktivem Zustand, GDP-gebunden, an der Zellmembran vor. Durch die Bindung eines Wachstumsfaktors an den Tyrosinkinase-Rezeptor erfolgt ein Austausch des GDPs durch GTP und damit eine Aktivierung der RAS-Proteine.

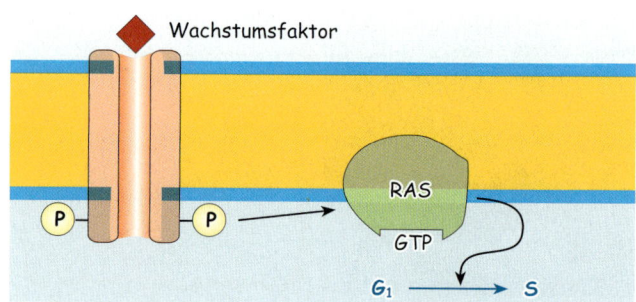

Über diese aktive Form werden weitere Proteine im Zellinneren aktiviert. Im Fall der Wachstumsfaktoren sind das die Regulatoren des Zellzyklus, die zu einem Eintritt der Zelle in die S-Phase führen.

**Erwähnt sei kurz das Insulin,** denn auch die Wirkung dieses Hormons (↗ S. 354) wird über einen Tyrosinkinase-Rezeptor vermittelt, der an ein RAS-Protein gekoppelt ist. Diese Tatsache ist sicherlich nicht völlig überraschend, da Insulin – neben seiner eher kurzfristigen Wirkung auf den Blutglukosespiegel – langfristig außerordentlich wichtig ist für das Wachstum und die Entwicklung unserer Zellen.

## Entzug von Wachstumsfaktoren

Werden einer Vielzeller-Zelle Wachstumsfaktoren entzogen, so geht die Zelle in die $G_0$-Phase über ( ↗ S. 257). Nach einer längeren Zeit ohne Wachstumsfaktoren wird sogar die Apoptose gestartet ( ↗ S. 268).

> Nach der Überschreitung des **Restriktionspunktes** läuft die Zellteilung ohne das Zutun von Wachstumsfaktoren ab. Davor muss jedoch eine Anregung durch Wachstumsfaktoren erfolgen, da die Zelle sonst wieder in die $G_0$-Phase übergeht. Das entscheidende Protein, das diese Vorgänge vermittelt, ist das **P27** ( ↗ S. 264).

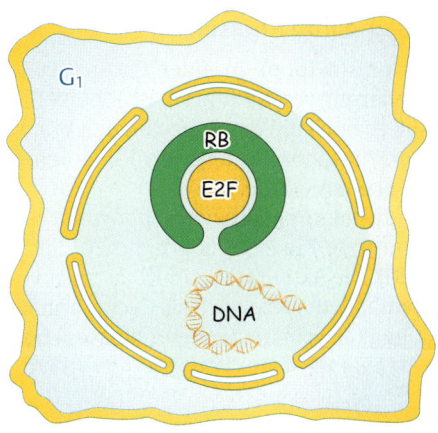

## Von den Wachstumsfaktoren zur Zellteilung

Im folgenden Abschnitt werden die wichtigsten Komponenten des Zellzyklus-Kontrollsystems kurz vorgestellt. Anschließend wird die Einleitung eines Wachstumsprozesses dann noch genauer erläutert.

Die Regulation ist zwar unwahrscheinlich interessant, aber bei erster Betrachtung nicht gerade das einfachste Kapitel der Zellbiologie. Dieses Kapitel ist daher so aufgebaut, dass die entscheidenden Sachverhalte so oft wiederholt werden, bis man sie wirklich behalten hat. Man sollte also bei ersten Verständnisschwierigkeiten nicht gleich die Flinte ins Korn werfen. Also: einfach einmal zurücklehnen und lesen.

Nachdem nun schon klar ist, dass eine menschliche Zelle Wachstumsfaktoren von außen zum Wachsen und Differenzieren benötigt, geht es nun um das **intrazelluläre System**, das von diesen Wachstumsfaktoren beeinflusst wird, also um den Weg der Wachstumsfaktoren, bis die Zellteilung erfolgt.

Unter dem Einfluss von Wachstumsfaktoren werden Gene angeschaltet, die für die DNA-Replikation, also die S-Phase des Zellzyklus, erforderlich sind. Der entscheidende Schritt hierbei ist die Überwindung des Restriktionspunkts der $G_1$-Phase.

Wachstumsfaktoren vermitteln den Befehl zum Teilen von außen an die Zelle. Das Hauptziel der vielfältigen Effekte ist dabei ein Protein, das sich vor allem im **Zellkern** befindet, und das Zentrum des gesamten Zellzyklus-Kontrollsystems darstellt.

Dieses Protein mit dem unscheinbaren Namen **RB** wird durch die Wirkung von Wachstumsfaktoren phosphoryliert und damit inaktiviert.

**Das RB-Protein** ist das zentralste Protein des Zellzyklus überhaupt und unheimlich wichtig für den Übergang von der $G_1$-Phase in die S-Phase. RB („**R**uhe**b**ringer") ist in ruhenden Zellen für die Inaktivierung eines Transkriptionsfaktors verantwortlich, der – in Freiheit entlassen – eine Aktivierung der S-Phase-Gene bedingt. Bei diesem Transkriptionsfaktor handelt es sich um den E2-Faktor (**E2 F**).

Wachstumsfaktoren verursachen eine schrittweise Phosphorylierung des RB-Proteins und damit dessen Inaktivierung mit folgender Freilassung des E2 F, der die S-Phase einleitet.

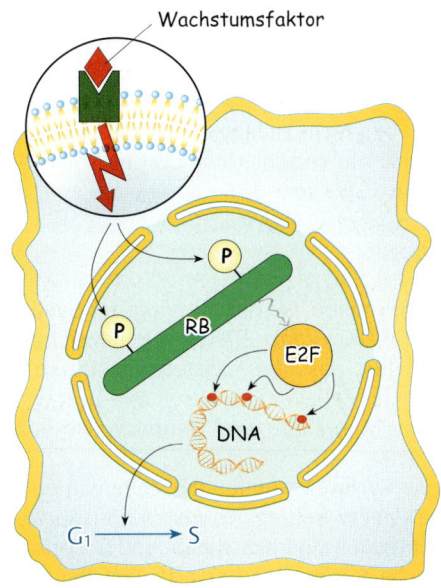

## Zellzyklus-Kontrollpunkte

Während des Ablaufs des Zellzyklus sind ständige Rückmeldungen über den jeweiligen Stand der Arbeit notwendig. Es gibt ein zentrales Zellzyklus-Kontrollsystem, das vor allem an zwei Punkten eingreift.

- Der **$G_1$/S-Kontrollpunkt** (= Restriktionspunkt) erlaubt eine Anschaltung der DNA-Replikation.
- Am **$G_2$/M-Kontrollpunkt** erfolgt die Kontrolle, ob die DNA vollständig und fehlerfrei repliziert worden ist.

Außerdem kennt man noch einen Spindelkontrollpunkt, der am Ende der Mitosephase kontrolliert, ob die Chromosomen korrekt verteilt sind.

## Die Cycline und ihre Kinasen

Dass Wachstumsfaktoren zu einer Phosphorylierung und damit Inaktivierung von RB führen, ist schon erläutert worden. Nun soll es noch um den Weg von den Wachstumsfaktoren bis zur Phosphorylierung von RB gehen, der bisher außer Acht gelassen wurde.

Von Wachstumsfaktoren aktivierte, phosphorylierende Enzyme (= bestimmte Kinasen) übernehmen die Phosphorylierung von RB. Die Aktivität dieser Kinasen ist von **Cyclinen** abhängig, weshalb man sie auch als Cyclin-abhängige Kinasen ( **CDKs**, engl. = cyclin dependend kinases) bezeichnet.

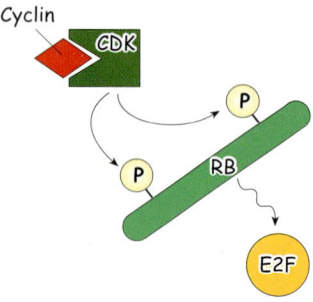

Damit das Leben nicht zu langweilig wird, kommen in Säugerzellen nicht nur verschiedene Cycline, sondern auch unterschiedliche CDKs vor.

## Die Cycline

Cycline sind Proteine, die die Aktivität der Cyclin-abhängigen Kinasen (CDKs) kontrollieren. Die Bezeichnung „Cycline" rührt daher, dass die meisten von ihnen bei jedem Durchlaufen des Zellzyklus zyklisch auf- und wieder abgebaut werden. Man kann zwei Hauptklassen von Cyclinen unterscheiden.

1. **$G_1$-Phase-Cycline** verhelfen der Zelle von der $G_1$- in die S-Phase (Überwindung des Restriktionspunkts, s. oben), am wichtigsten sind hier die D- und E-Cycline.
2. **Mitotische Cycline** binden während der $G_2$-Phase an CDKs und werden für den Übergang in die M-Phase benötigt (Überwindung des $G_2$-/M-Kontrollpunkts, s. oben), hier vor allem das B-Cyclin.

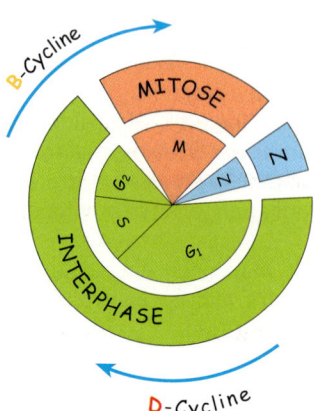

**D, E, A, und B.** Neben den D-, und B-Cyclinen gibt es noch A-, und E-Cycline. Bis auf die D-Cycline sind alle Cycline nur in bestimmten Phasen des Zellzyklus in der Zelle vorhanden. Sie werden nach Erledigung ihrer Aufgabe durch Anhängen mehrerer Ubiquitinreste (= Ubiquitinierung) markiert und in den Proteasomen abgebaut ( ↗ S. 167).

**Die Konzentration der D-Cycline** ändert sich im Verlauf des Zellzyklus nicht – außer bei einem Entzug von Wachstumsfaktoren, was zu jeder Zeit des Zellzyklus zu einem Abbau von D-Cyclinen führt.

> Zu einer Blockierung des Zellzyklus kommt es nur, wenn die Zelle den Restriktionspunkt ( ↗ S. 257) noch nicht überwunden hat. Nach Überschreiten des Restriktionspunktes werden die folgenden Zellzyklus-Phasen ungehindert durchlaufen.

### Die Cyclin-abhängigen Kinasen (CDKs)

Cyclin-abhängige Kinasen (CDKs) sind bei einer Vielzahl von Vorgängen beteiligt, die mit dem Zellzyklus zu tun haben, indem sie verschiedene Proteine phosphorylieren. CDKs sind evolutionär hoch konserviert und werden zu jeder Zyklusphase (= konstitutiv) exprimiert (= Umsetzung genetischer Infos in Proteine). Eine Aktivierung erfolgt jedoch nur an bestimmten Zellzyklus-Übergängen.

Eine **positive Regulation** erfahren die CDKs zum einen durch die regulatorischen Cycline, zum anderen durch eigene Phosphorylierung.

Eine **negative Regulation** erfolgt durch eine Vielzahl von CDK-Inhibitoren (s. S. ↗ 264).

Die CDKs phosphorylieren vor allem das RB-Protein – wenn sie von Wachstumsfaktoren dazu angeregt werden.

Die in der $G_1$-Phase wichtigsten Cyclin-abhängigen Kinasen sind die CDK-4 und die CDK-6 ( ↗ S. 264).

## Ablauf eines kontrollierten Zellzyklus

Nachdem wir nun alle wichtigen Bestandteile des Zellzyklus-Kontrollsystems kennen, beschäftigen wir uns jetzt damit, wie die Zelle durch den Zellzyklus dirigiert wird. Wie schon angesprochen, muss sie dazu einige Kontrollpunkte durchlaufen.

Der Übergang von der $G_1$-Phase in die S-Phase ist dabei wesentlich komplexer reguliert, als die anderen Übergänge. Das ist nicht sonderlich verwunderlich, denn eine Zelle wird – bevor sie die ganze Teilungsmaschinerie anwirft – sicher erst einmal überlegen, ob sie dazu geeignet ist.

Die späteren Arreste im Zellzyklus stellen eher „Notbremsen" dar, wenn z. B. bei der Replikation etwas schief gelaufen ist.

### $G_0$-Zellen

Zellen unseres Organismus benötigen zum Proliferieren eine kontinuierliche Stimulation durch Wachstumsfaktoren

( ↗ S. 312). Bei einem Mangel daran gehen sie in die G₀-Phase. Auch das Zellzyklus-Kontrollsystem wird nach Wachstumsfaktormangel schnell inaktiviert und benötigt einige Stunden, um nach Zugabe von Wachstumsfaktoren wieder in Gang zu kommen.
Zellen, die sich in der G₀-Phase befinden, haben dabei niedrige Mengen an CDK-Enzymen und G₁-Cyclinen, da beide in dieser Phase des Zellzyklus abgebaut werden. Entzieht man einer Zelle ihre Wachstumsfaktoren, verschwinden also z. B. ihre D-Cycline.

**Das P27-Protein** spielt bei diesen Vorgängen die entscheidende Rolle – es gehört in die Familie der **CDK-I**nhibitoren (**CKI**s, ↗ S. 264).

> P27 vermittelt den Eintritt in und den Austritt aus der G₀-Phase, indem es die D-Cycline, und die E-Cycline nebst zugehöriger CDKs hemmt.

## Einleitung der S-Phase

Der wichtigste Kontrollpunkt des Zellzyklus ist der Restriktionspunkt ( ↗ S. 257), also der Übergang von der G₁- in die S-Phase. Wie schafft es die Zelle, diesen Kontrollpunkt zu überwinden und mit der DNA-Replikation zu beginnen?

**Nach der Bindung von Wachstumsfaktoren** an Tyrosinkinase-Rezeptoren der Zelle erfolgt über RAS-Proteine eine Phosphorylierung verschiedener Proteine, was eine Proliferation begünstigt.
Die einzigen Cycline, die von Wachstumsfaktoren abhängig sind, sind die **D-Cycline**, sie werden als erste im Zellzyklus exprimiert. Die genaue Signaltransduktion von den Wachstumsfaktoren zu den Cyclinen ist dabei noch nicht bekannt. Man weiß nur, dass nach der Einwirkung von Wachstumsfaktoren die Menge der D-Cycline in der Zelle ansteigt und geht davon aus, dass diese Wirkung von den Wachstumsfaktoren verursacht wird.

**Die D-Cycline** bilden zusammen mit ihren CDKs (4 und 6) den D-Cyclin/CDK4/6-Kinasekomplex. Dieser hat als wichtigstes Ziel das RB-Protein, das in der Folge zunehmend phosphoryliert wird.

**Das RB-Protein** wird von Beginn der G₁-Phase an schrittweise phosphoryliert. Gegen Ende der G₁-Phase bestimmt dann ein weiterer Cyclin-CDK-Komplex, der **E-Cyclin/CDK2-Komplex** das Geschehen, indem er die letzten Phosphate an das RB-Protein hängt.
An dieser Stelle im Zellzyklus erfolgt die wichtige Umschaltung von D-Cyclin/CDK4/6-Komplexen, die von der Anwesenheit der Wachstumsfaktoren abhängig sind, auf E-Cyclin/CDK2-Komplexe, die wachstumsfaktorunabhängig wirken. Der Punkt, ab dem der Zellzyklus auch in Abwesenheit von Wachstumsfaktoren weiter läuft, der schon erwähnte Restriktionspunkt, ist hiermit erreicht.

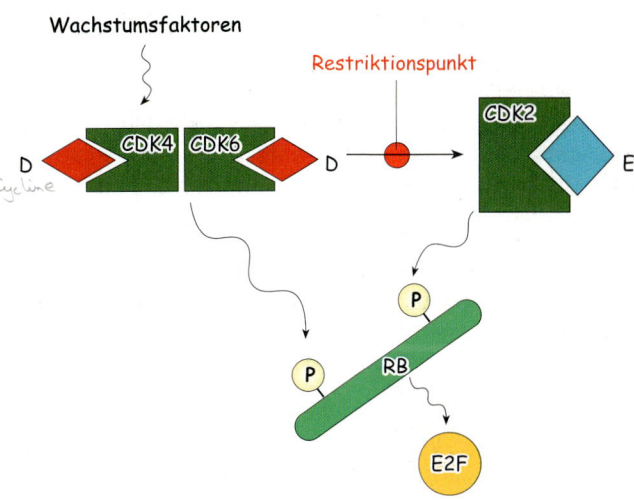

**E2 F.** Das phosphorylierte RB-Protein entlässt den Transkriptionsfaktor E2 F, der zur Aktivierung der ihm zugehörigen Gene führt. Diese Gene codieren vor allem für Proteine, die für die jetzt beginnende S-Phase benötigt werden.

## Weiteres Dirigieren durch den Zellzyklus

Der weitere Ablauf des Zellzyklus wird ebenfalls von Cyclinen und den von ihnen abhängigen Kinasen kontrolliert.

**Cyclin B** übernimmt die Kontrolle der CDK1 und führt die Zelle von der G₂- in die Mitosephase. CDK1 phosphoryliert verschiedene Proteine, was letztendlich zu einem Zerfall der Kernlamina und zu einer Reorganisation des Zytoskeletts führt.

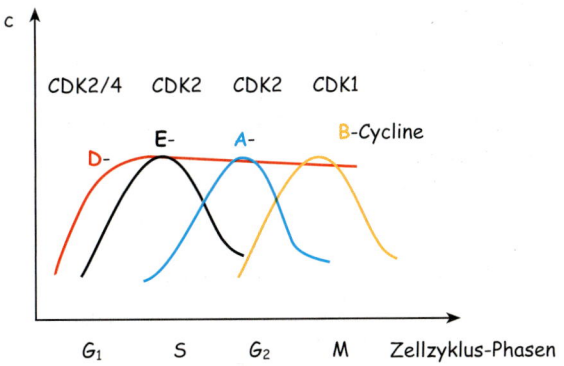

Am Ende der G₂-Phase befindet sich der G₂/M-Kontrollpunkt ( ↗ S. 261), an dem die Entscheidung getroffen wird, ob die Zelle in die Mitose eintreten darf oder nicht.
Am Ende der Mitose (genau in der Anaphase) wird Cyclin B abgebaut; ein Vorgang, der auf die Minute genau reguliert ist.
Anschließend geht die Zelle dann in die Telophase der Mitose über, die direkt in die Zellteilung, die Zytokinese, mündet.

## Inhibitoren der CDKs

Mittlerweile sind einige Proteine bekannt, die ganz spezifisch die CDKs hemmen und damit eine Progression (= ein Fortschreiten) des Zellzyklus verhindern können.
Eingeteilt werden sie in zwei Familien, die jeweils nach einem typischen Vertreter benannt sind.

### P16-Familie der CDK-Inhibitoren

In diese erste Gruppe gehören Proteine, die spezifisch nur CDK4 und CDK6 hemmen. Alle verdrängen kompetitiv die D-Cycline, spielen also nur in der **$G_1$-Phase** beim Übergang zur S-Phase eine Rolle.

**Das Protein P16** ist der wichtigste Vertreter dieser Familie. Es inhibiert – wie alle Familienmitglieder – den D-Cyclin/CDK4/6-Komplex und verhindert damit die Phosphorylierung von RB. In der Folge bleibt E2F gebunden und die S-Phase wird *nicht* eingeleitet.
Wichtig ist P16, weil es sehr häufig in Tumoren inaktiviert ist ( ↗ S. 313). Die Zellen wachsen also munter weiter, auch wenn sie dazu nicht von außen durch Wachstumsfaktoren angeregt werden.

### P21-Familie der CDK-Inhibitoren

Die Mitglieder der zweiten Familie hemmen nicht nur die CDK4 und CDK6 – also nicht ausschließlich in der $G_1$-Phase –, sondern auch noch die CDK2. Diese Proteine sind also auch in der Lage, den Übergang von der $G_2$-Phase in die M-Phase zu verhindern.
Die beiden prominentesten Vertreter sind die Proteine P21 und P27 – Letzteres ist ja schon bei der Vorstellung der $G_0$-Phase ( ↗ S. 263) zur Sprache gekommen.

### Das Protein P21

In der $G_1$-Phase liegt P21 als Komplex vor, der aus D-Cyclinen, CDK4 und CDK6 und einer Untereinheit der DNA-Polymerase δ besteht, die vor allem für die DNA-Replikation ( ↗ S. 299) zuständig ist.

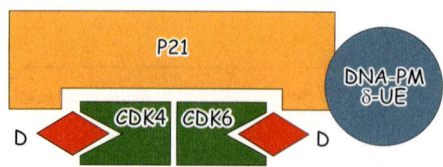

Auch in der $G_2$-Phase spielt das P21 eine wichtige Rolle, da der P53-vermittelte $G_2$-Arrest über eine vermehrte Expression von P21 vermittelt wird.
Trotz der offensichtlichen Wichtigkeit von P21 sind zur Zeit keine Tumoren bekannt, die eine Mutation des P21-Gens aufweisen.

### Das Protein P27

P27 ist das entscheidende Regulatorprotein, das Ein- und Ausgang der $G_0$-Phase von Zellen reguliert. Dies geschieht über eine Hemmung von D- und E-Cyclinen.
Verschiedene Moleküle sind bekannt, die eine Veränderung der Expression von P27 bewirken können. Dadurch kann eine Zelle gewollt in die $G_0$-Phase geschickt und auch wieder herausgeholt werden.

**Senkung von P27 in Zellen.** Ein wichtiger Mediator des Immunsystems, das **Interleukin-2** ( ↗ S. 411), führt z.B. zu einer Senkung des P27-Spiegels in den Zellen. Die Folge ist, dass die betreffenden Leukozyten wieder in die $G_1$-Phase eintreten und sich teilen können.

**Drei Aktivatoren von P27** sind besonders wichtig und sollen daher hier zur Sprache kommen.
- Der Immunmediator **TGF-β** ( ↗ S. 412) wird z.B. von Zellen ausgeschüttet, die von Viren befallen sind. TGF-β bindet dann an Nachbarzellen und schickt diese über eine Erhöhung des P27-Spiegel in die $G_0$-Phase. Da sich die meisten Viren nur in Zellen vermehren können, die sich teilen, wird so eine weitere Verbreitung des Virus verhindert.
- Eine Erhöhung des Hungersignals **cAMP** in der Zelle führt über eine P27-Erhöhung zu einem Wachstumsstopp. Ohne ausreichend vorhandene Energie ist also auch keine Zellteilung möglich.
- Die **Kontaktinhibition** führt zu einer P27-Induktion. Zellen, die rundherum von Nachbarzellen umgeben sind, werden aus Platzmangel am weiteren Wachstum gehindert – es sei denn, es sind Tumorzellen; dort ist dieser wichtige Regulationsmechanismus ausgeschaltet.

## Das RB-Protein – Zentrum der Zellzykluskontrolle

Da das RB-Protein so außerordentlich wichtig für die Regulation des Zellzyklus ist, werden hier noch einmal die wichtigsten Eigenschaften im Zusammenhang dargestellt.
RB ist ein **Zellkern**-Protein mit einem Molekulargewicht von 105 kD, weshalb es manchmal auch unter der Bezeichnung RB-105 läuft. Der Name „RB" leitet sich von einer bestimmten Tumorart im Auge ab, dem **R**etino**b**lastom. Bei diesem Tumor, an dem vor allem kleine Kinder erkranken, wurde das Protein – als erstes Mitglied aus der Gruppe der **Tumorsuppressoren** ( ↗ S. 313) – entdeckt.

**Die Konzentration von RB** im Zellkern ist in den meisten unserer Zellen relativ hoch und bleibt während des gesamten Zellzyklus konstant. Was sich ändert, ist nur der Phosphorylierungsgrad, der gegen Ende der $G_1$-Phase ansteigt und erst während der Mitose wieder abfällt.

## Aufgaben des RB-Proteins

Die Hauptaufgabe des RB-Proteins besteht in einer Verknüpfung der Zellzyklus-Uhr mit der Transkriptions-Maschinerie. Damit steht es im Zentrum der Regulation des Zellzyklus.

Gesteuert durch Wachstumsfaktoren, erlaubt es die Expression einer Reihe von Genen, die für verschiedene Phasen des Zellzyklus wichtig sind.

Neben einigen anderen Faktoren bindet RB vor allem an den Transkriptionsfaktor E2 F, der dadurch inaktiviert wird. Diese Funktion kann RB nur im dephosphorylierten Zustand wahrnehmen. Nach der Phosphorylierung von RB wird E2 F in die Freiheit entlassen und kann die S-Phase einleiten.

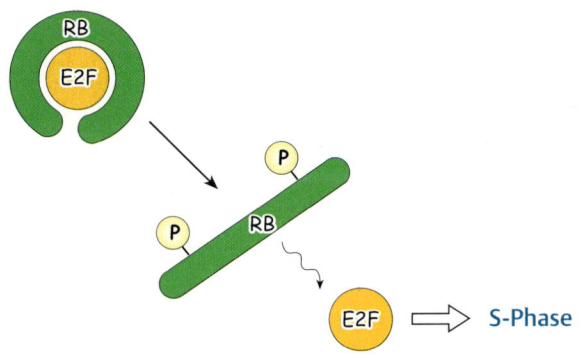

## Zielgene von E2 F

Der Transkriptionsfaktor E2 F kontrolliert eine ganze Reihe von Zielgenen, die für wichtige Proteine des Zellzyklus codieren.

Der freigelassene E2 F erkennt seine Zielsequenz auf der DNA (wen es interessiert: 5'-TTT-CGC-GC-3') und bindet daran. Diese Zielsequenz kommt in den Promotoren vieler Gene vor, die etwas mit Zellwachstum zu tun haben. Nach der Bindung von E2 F werden diese Gene aktiviert und die Information abgeschrieben.

Alle Zielgene des E2 F sind wichtig für das Überschreiten des Restriktionspunkts, für die DNA-Replikation, aber auch für Apoptosefaktoren.

E2 F steigert z. B. die Expression der Cycline E und A sowie des **MYC-Proteins**. Dabei handelt es sich um einen Transkriptionsfaktor, der wiederum Gene aktiviert, die das Zellwachstum fördern. Das MYC-Protein ist sehr häufig in Tumoren überaktiv (= [Proto-]Onkogen). Seine normale zelluläre Funktion zeigt sich in der Zellteilung. Ohne MYC kann sich eine Zelle trotz Anregung durch einen Wachstumsfaktor nicht teilen.

Eine weitere Wirkung von E2 F ist die gesteigerte Expression verschiedener Enzyme, die für die DNA-Replikation wichtig sind.

- Die Thymidin-Kinase und die Thymidylat-Synthase sind an der Biosynthese von TTP beteiligt. Dieses wird nur während der Replikation benötigt, da nur in der DNA Thymin vorkommt.

- Die Dihydrofolsäure-Reduktase ist für die Herstellung der Desoxynukleotide zuständig, die ebenfalls nur für die DNA-Biosynthese benötigt werden.
- Eine bestimmte DNA-Polymerase (α) wird schließlich auch noch durch durch den Effekt von E2 F verstärkt exprimiert.

Der Name E2 F (= E2-Faktor) kommt übrigens von der E2-Genregion der Adenoviren, bei denen er entdeckt wurde.

## RB und Tumoren

Aufgrund seiner außerordentlichen Wichtigkeit für die Regulation des Zellzyklus wundert es nicht, dass es für einen Tumor fast unumgänglich ist, RB (Tumor-Suppressorgen) irgendwie zu inaktivieren, um dann unbegrenzt wachsen zu können.

> Es ist kein einziger Tumor bekannt, bei dem RB nicht direkt oder indirekt fehlreguliert ist!

Das *RB*-Gen selbst ist bei über 60 % aller menschlichen Tumore mutiert. Bei Kindern mit Retinoblastom ist es sogar in fast 100 % der Fälle inaktiviert.

## Das P53-Protein – Wächter des Genoms

Das *P53*-Gen codiert für das gleichnamige, im **Zellkern** lokalisierte Protein mit einem Molekulargewicht von 53 kD. Es ist die wichtigste Kontrollinstanz für die Unversehrtheit der DNA, weshalb ihm 1992 der Titel „Wächter des Genomes" verliehen wurde.

Neben dem RB-Protein ist P53 ein zweites, äußerst wichtiges Protein für die Kontrolle des Zellwachstums und damit auch die Krebsmedizin.

**Die Konzentration des P53-Proteins** in einer normalen Zelle ist außerordentlich gering und seine Halbwertszeit liegt nur bei maximal 20 Minuten. Bei DNA-Schäden steigt der P53-Spiegel in einer Zelle stark an.

## Aufgaben von P53

P53 sorgt im normalen Zellzyklus dafür, dass sich eine Zelle nur dann weiter teilen kann, wenn ihr Erbgut in Ordnung ist. Hat die DNA größere Schäden, verhindert es die weitere Teilung der Zelle oder leitet sogar ihren Selbstmord – die Apoptose – ein. So kann normalerweise verhindert werden, dass sich mutierte Zellen weiter vermehren.

P53 hat also zwei Hauptwirkungen:
- **Zellzyklus-Arrest**, vor allem am $G_1$-S-Übergang und am $G_2$-M-Übergang.
- Einleitung der **Apoptose**.

Verschiedene Mechanismen sind in der Lage, P53 in einer Zelle zu akkumulieren. Am wichtigsten ist eine Schädigung unserer DNA, wodurch innerhalb weniger Minuten die Konzentration von P53 stark ansteigt (z. B. in bestimmten Hautzellen nach einem Sonnenbrand).

Anders als beim RB wird die Funktion von P53 sowohl über dessen **Konzentration** als auch über den **Phosphorylierungsgrad** gesteuert.

**Der Abbau von P53** erfolgt mittels Ubiquitinierung und anschließendem Abbau in Proteasomen im Zytoplasma ( ↗ S. 167). Vermittelt wird er vor allem durch ein Protein, das als **MDM-2** bezeichnet wird und das in unversehrten Zellen an P53 bindet.

Nach DNA-Schäden wird P53 phosphoryliert, wodurch MDM-2 nicht mehr binden kann und P53 folglich nicht abgebaut wird – seine Konzentration steigt an.

P53 steigert die Expression von MDM-2, also seines eigenen Hemmstoffs. (Der Name MDM-2 kommt übrigens von „murine double minute chromosome 2", das man bei der Maus entdeckte.)

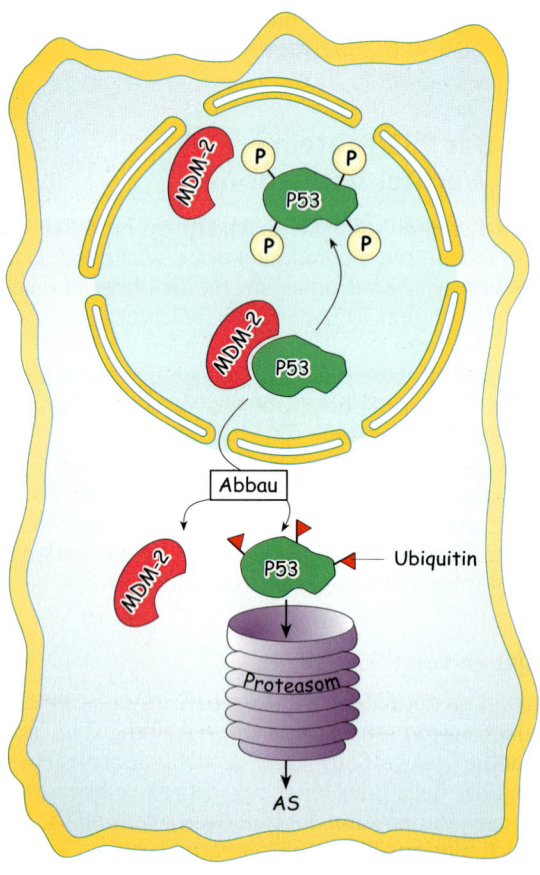

### Zielgene von P53

Das P53-Protein wirkt vor allem als Transkriptionsfaktor und beeinflusst – nach heutigem Erkenntnisstand – die Transkriptionsrate von fast 100 Genen.

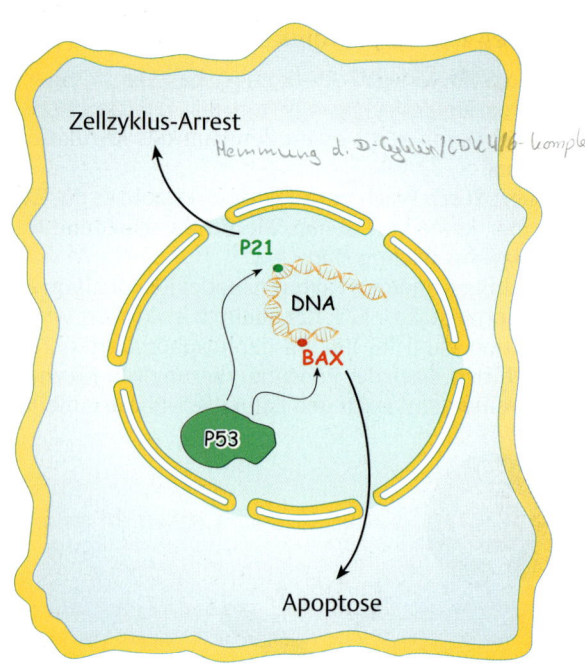

Klinisch-molekularbiologisch wichtig ist, dass P53 als Tetramer an die DNA bindet und damit die Gene aktiviert. Entscheidend für die beiden wichtigsten P53-Funktionen sind vermutlich zwei Gene (bzw. deren Produkte), die aktiviert werden.

- Der Zellzyklus-Arrest erfolgt vor allem über eine Induktion des **P21-Gens**, das für das P21-Protein kodiert ( ↗ S. 264).
- Die Einleitung der Apoptose erfolgt unter anderem über eine Induktion des **BAX-Gens** ( ↗ S. 270).

### Der Zellzyklus-Arrest

Eine wichtige Funktion von P53 ist die Verhinderung der Zellteilung, wenn das Genom der Zelle beschädigt ist. Liegt ein Genomschaden vor, dann steigt die Konzentration von aktivem P53 in der Zelle stark an. Bei genomischen Schäden kann man zwei Entstehungsmechanismen unterscheiden:

- Direkte DNA-Schädigung durch UV- oder γ-Strahlen oder durch genotoxische Stoffe (z. B. Zytostatika wie Methotrexat, ↗ S. 314).
- Die außerplanmäßige, isolierte Aktivierung eines einzelnen Gens, das das Zellwachstum fördert. Hierbei handelt es sich sozusagen um einen indirekten genomischen Schaden, weil eine Genregion nicht mehr so funktioniert wie sie soll.

**Durch genomischen Stress** – welcher Art auch immer – steigt die Konzentration einer bestimmten Kinasefamilie (= ATM-Kinasen) in der Zelle an. Ein wichtiges Substrat der ATM ist das P53, das durch sie phosphoryliert wird. Das phosphorylierte P53 kann nicht mehr von seinem Inhibitor, dem MDM2, gebunden werden und entfaltet daher seine Wirkung.

Je nachdem, in welcher Phase des Zellzyklus die DNA-Schäden registriert werden, kann P53 die Zellteilung zu verschiedenen Zeitpunkten stoppen.

**Ein $G_1$-Block,** also die Arretierung der Zelle vor dem Restriktionspunkt, wird von P53 durch eine vermehrte Expression von P21 verursacht. Das P21 hemmt das weitere Fortschreiten des Zellzyklus durch eine Hemmung des D-Cyclin/CDK4/6-Komplexes.

**Ein $G_2$-Block** erfolgt, wenn das Genom unvollständig oder fehlerhaft repliziert wurde, oder die Schädigung erst nach der S-Phase auftrat. P53 verhindert über eine ganze Reihe von Schritten die Aktivierung des B-Cyclin/CDK-1-Komplexes und damit die Einleitung der Mitose.

**Ein weiterer Mechanismus** ist die vorzeitige Zellalterung (= Seneszenz), bei der durch P53 ein **irreversibler Teilungsstopp** für die Zelle eingeleitet wird. Die Schädigungen sind aber nicht so groß, dass die Apoptose eingeleitet wird. Die Konzentration von P53 steigt in solchen Zellen stark an, was auch die Menge an P21 und P16 ( ↗ S. 264) vergrößert, die ihrerseits verschiedene Cyclin/CDK-Komplexe hemmen.

### Einleiten der Apoptose

Sind die Schäden am Erbgut so gravierend, dass eine Reparatur nicht mehr möglich ist, dann erfolgt die Einleitung des programmierten Zelltods, der Apoptose.
Entscheidender Übermittler der „Todesbotschaft" ist ein Protein namens **BAX**, das ebenfalls durch den Transkriptionsfaktor P53 vermehrt exprimiert wird und im kommenden Apoptosekapitel noch zur Sprache kommen wird ( ↗ S. 268).

### P53 und Tumore

Neben dem RB-Protein ( ↗ S. 264) ist das P53 das zweite außerordentlich wichtige Protein, das häufig in Tumoren inaktiviert ist. Ein intaktes P53 ist nämlich in der Lage, nach DNA-Schäden Schlimmeres zu verhindern, indem es mehr Zeit für die Reparatur zur Verfügung stellt oder die Apoptose einleitet. Eine Mutation im P53-Gen findet sich in über der Hälfte aller menschlichen Tumoren.

**P53 arbeitet als Tetramer.** Erschwerend kommt beim P53 hinzu, dass es nicht alleine, sondern als Tetramer aktiv ist. Ist nur ein für P53 codierendes Gen mutiert, ergibt sich trotzdem eine starke Minderung der P53-Aktivität, da sich ein mutiertes und drei normale P53 zusammenlagern können und solch ein Komplex nicht mehr in der Lage ist, seine Aufgabe zu erfüllen.

**Bestrahlung und Chemotherapie.** Aufgrund der Funktion von P53 ist es nachvollziehbar, dass Tumore mit einer *P53*-Mutation nur sehr schlecht auf Chemotherapie und Radiotherapie ansprechen.

Sinn dieser Therapien ist es, die DNA der Tumorzellen zu schädigen. Registriert jedoch kein (funktionierendes) P53 die Schäden, dann kann die Zelle auch nicht in die Apoptose gehen.
Die Funktion von P53 ist *so* wichtig, dass man als Arzt die Therapie seines Tumorpatienten auf das Vorhandensein von P53 abstimmen muss! Bei einem Tumor mit inaktivem P53 ist die Prognose für den Patienten in der Regel wesentlich schlechter als bei funktionsfähigem P53.

## Was hat der Zellzyklus mit Tumoren zu tun?

Für das Verständnis der Entstehung von Tumoren ist es unabdingbar, mit den Vorgängen im Zellzyklus vertraut zu sein.
Tumorzellen entstehen, indem entscheidende Proteine verändert sind, die in Zellwachstum und Differenzierung involviert sind. Es lassen sich zwei verschiedene Proteinsorten bzw. deren Gene unterscheiden:

- Solche, die das Zellwachstum fördern und als **Proliferationsgene** bezeichnet werden,
- und solche, die hemmend auf das Zellwachstum wirken, also **Antiproliferationsgene** sind.

Tumorzellen weisen Mutationen in genau solchen Genen auf. Dadurch sind Proliferationsgene aktiver als normal und Antiproliferationsgene inaktiv. Eine einzelne Mutation reicht übrigens niemals aus, um einen Tumor zu erzeugen.

### Proliferationsgene

Genabschnitte, die dafür zuständig sind, die reguläre Teilung, das Wachstum und die Differenzierung der Zelle zu fördern, bezeichnet man als Proliferationsgene oder **Protoonkogene** ( ↗ S. 311).
Protoonkogene, die schon zur Sprache gekommen sind, sind das RAS, das MDM-2 oder auch die Gene der D-Cycline.

> Jedes Gen bzw. dessen Produkt, das auf irgendeine Weise das Zellwachstum fördert, wird als Protoonkogen bezeichnet. Normale Protoonkogene lösen also noch keinen Tumor aus.

Krebserzeugend wirken sie erst dann, wenn sie durch eine Mutation aktiver als vorher geworden sind.

---

**Wichtige Protoonkogene**

RAS
MDM-2
D-Cycline
MYC
BCL-2

### Antiproliferationsgene

Antiproliferationsgene codieren für Proteine, die das Zellwachstum bremsen oder stoppen (früher auch als Anti-Onkogene bezeichnet).

Auf Grund ihrer antiproliferativen Effekte leuchtet es ein, dass es zu Tumoren führen kann, wenn sie ausgeschaltet sind.

**Die zwei wichtigsten Zellzyklus-Bremser** sind die Proteine **P53** und **RB**. Beide sind Hemmstoffe des Zellwachstums und werden als kernständige Proteine beim kritischen Übergang von der $G_1$- zur S-Phase benötigt.

```
Wichtige Tumorsuppressoren

RB
P53
P21
P27
P16
BAX
```

### Rolle des Zellzyklus für Viren

Die zentrale Bedeutung von RB und P53 haben die kleinen DNA-Tumorviren schon lange vor uns erkannt. Da sie für ihre Replikation auf die DNA-Polymerase angewiesen sind, die nur während der S-Phase gebildet wird, sind sie auf Zellen angewiesen, die sich teilen.

Und weil so ein Virus einfach keine Lust hat, darauf zu warten, bis eine der Zellen sich irgendwann einmal bequemt, sich zu teilen, nimmt es die Sache einfach selbst in die Hand.

**Adenoviren** sind z. B. DNA-Viren ( ↗ S. 320), die häufig für eine Erkältung verantwortlich sind. Sie sind unter anderem mit zwei Proteinen ausgestattet, die die Zelle nicht nur zur Teilung anregen, sondern auch noch deren Apoptose verhindern.

- Das adenovirale Protein E1 A inaktiviert das RB-Protein, wodurch die Zelle in die S-Phase übergeht.
- Das E1 B-Protein inaktiviert P53, wodurch eine Induktion der Apoptose verhindert wird.

## 2.4   Apoptose – der programmierte Zelltod

In einem Vielzeller muss es nicht nur möglich sein, eine Zelle dazu zu bringen, sich zu differenzieren, zu wachsen oder sich zu teilen. Auch das bewusste Entfernen von Zellen, die nicht mehr benötigt werden, ist erforderlich. Es gibt in jedem vielzelligen Organismus eine fein regulierte Balance zwischen Zellteilung und Zelltod. Den programmierten Zelltod nennt man Apoptose (gr. apoptosis, was den Fall welker Blätter von herbstlichen Bäumen beschreibt …).

Ein bisschen erinnert der ganze Vorgang an die Grauen Herren aus Michael Endes Momo, die „zum Wohle der anderen" ihre Zigarren abgeben müssen und damit sterben …

**Apoptosevorgänge** finden sich in allen Organen auch beim erwachsenen Menschen. Die Menstruation ist beispielsweise Folge von Apoptoseinduktionen im Uterus.

Außerdem findet während der Embryonalentwicklung nicht nur Wachstum statt, sondern auch aktives „Schrumpftum". Die Fingerstrahlen einer Hand entstehen z. B. dadurch, dass die Zellen zwischen den einzelnen Fingern in die Apoptose gehen.

Auch viele andere Zellen werden während der Entwicklung eines Embryos aktiv durch Apoptosevorgänge entfernt.

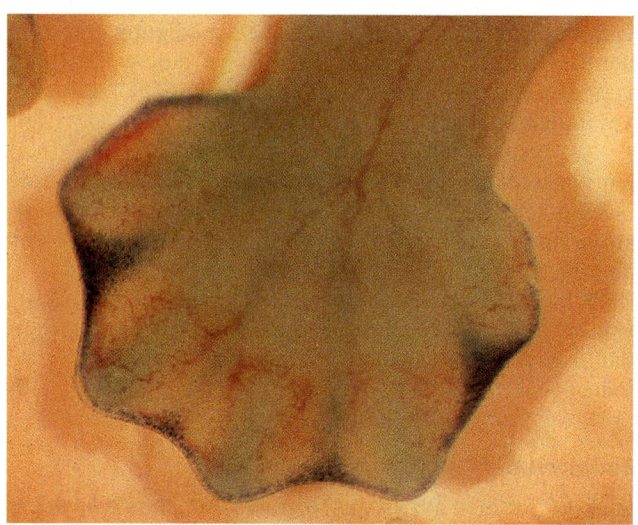

**Die Nekrose** einer Zelle (gr. nekros = Leichnam) muss von der Apoptose unterschieden werden. Zu einer Nekrose kommt es, wenn eine Zelle so stark geschädigt wurde, dass sie nicht mehr in der Lage ist, eine ordentliche Apoptose einzuleiten. Als Folge geht sie einfach zugrunde, was damit beginnt, dass sie kräftig anschwillt und damit endet, dass die DNA abgebaut wird. Eine Nekrose wird häufig von entzündlichen und immunologischen Reaktionen begleitet.

> Eine Zelle wird nach einer Schädigung – egal welcher Art – zunächst immer versuchen, die Apoptose einzuleiten. Ist der Schaden jedoch zu groß oder die Energieversorgung der Zelle zu schlecht, geht sie einfach zugrunde, was man als Nekrose bezeichnet.

### Induktion der Apoptose

Die Apoptose kann von einer Zelle selbst eingeleitet werden („Selbstmord") oder von einer anderen Zelle aus der Umgebung induziert werden („Brudermord").

### Apoptose von innen induziert

DNA-Schäden oder Sauerstoffmangel führen dazu, dass eine Zelle in die Apoptose geht. Über eine Kaskade werden eine ganze Reihe von beteiligten Stoffen aktiviert.

**Das Protein P53** ( ↗ S. 265) ist hier ein zentrales Molekül, auch wenn der genaue Mechanismus bei der Einleitung der

Apoptose nach wie vor nicht ganz klar ist. In normalen, gesunden Zellen ist P53 nur in sehr geringen Konzentrationen vorhanden. Erst nach einer Schädigung steigt dessen Konzentration stark an.

## Apoptose von außen induziert

Während von innen induzierte Apoptose eher eingeleitet wird, wenn etwas schief gegangen ist, spielt die von außen induzierte Apoptose eine wichtige Rolle für die normale Funktion von Geweben und Organen. Eine ganze Reihe von Botenstoffen können unter bestimmten Bedingungen die Apoptose induzieren, hier seien nur einige wichtige erwähnt.

- Fas L ( ↗ S. 567)
- Zytokine, v. a. TNF-α ( ↗ S. 409)
- Retinsäure ( ↗ S. 159)
- Glukokortikoide ( ↗ S. 367)

Der **Entzug** von **Wachstumsfaktoren** führt ebenfalls nach einiger Zeit zur Einleitung der Apoptose in den betroffenen Zellen.
Auch die Bestrahlung einer Zelle mit **UV-** oder **γ-Strahlen** führt zu einer von außen induzierten Schädigung der DNA – und daher ebenfalls zur Apoptose (entspricht aber einem DNA-Schaden, der auch von innen verursacht worden sein kann …).

**Im Immunsystem** spielt die Apoptose eine besondere Rolle. Fast alle T-Lymphozyten werden nach ihrer „Ausbildung" im Thymus durch Apoptose aus dem Organismus entfernt ( ↗ S. 568).
Zytotoxische T-Zellen ( ↗ S. 567) sind dann in der Lage, in virusinfizierten Zellen oder in Tumorzellen die Apoptose zu induzieren, was im folgenden Bild zu erkennen ist. Die kleinere Zelle ist dabei der T-Lymphozyt.

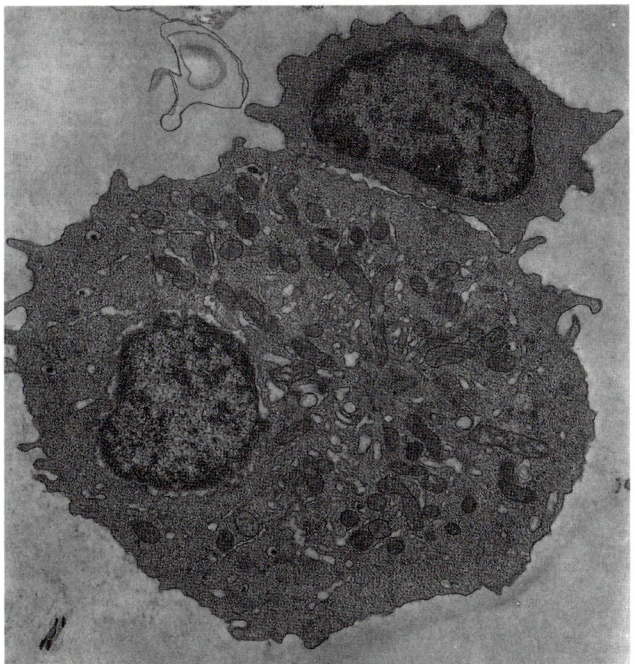

## Am Apoptosevorgang Beteiligte

Neben einer Gruppe von Enzymen, den Caspasen, spielen auch die Mitochondrien für den Apoptosevorgang eine wichtige Rolle.

### Die Caspasen

Die Aktivierung einer Gruppe von Enzymen, den Caspasen, steht im Zentrum der Apoptose.
Ihren Namen haben sie daher, weil sie **C**ystein-Proteasen sind und hinter **Asp**artat schneiden, was relativ ungewöhnlich ist (und **-ase** ist die Enzymendung). Man unterscheidet hier mittlerweile eine ganze Reihe von Caspasen, die unterschiedliche Aufgaben haben und sich zum Teil gegenseitig aktivieren. In der normalen, gesunden Zelle liegen sie immer schon als Procaspasen vor und müssen nur durch Proteolyse aktiviert werden.
Nach ihrer Aufgabe unterscheidet man zwei Subtypen, die Adaptercaspasen und die Effektorcaspasen.

**Effektorcaspasen** sind für die eigentlichen morphologischen Veränderungen der Zelle nach der Induktion der Apoptose verantwortlich. Sie übernehmen die geordnete Zerstörung der Zelle („Exekution") nach einem vorgesehenen Programm.
Diese Caspasen – am wichtigsten ist hier die **Caspase 3** – haben verschiedene Ziele in der Zelle. Sie zerlegen z. B. das Kernskelett, indem sie Lamine spalten ( ↗ S. 443). Auch Aktin (Zytoskelett, ↗ S. 439), das RB-Protein als Zentrum der Zellzykluskontrolle ( ↗ S. 264) und ein Hemmstoff einer Desoxynuklease (ICAD, s. u.) sind – unter anderen – Ziele der Effektorcaspasen.

**Die Adaptercaspasen** vermitteln die Verbindung des Apoptose auslösenden Signals mit den Effektorcaspasen, ihre Substrate sind dabei die Effektorcaspasen selbst. Als wichtigste Adaptercaspasen sind die **Caspasen 8** und **9** zu nennen.
Die eingangs schon erwähnten Rezeptoren CD95 und TNFR-1 haben z. B. auf der zytoplasmatischen Seite Todesdomänen, die im Endeffekt die **Caspase 8** aktivieren, die dann ihrerseits die Effektor**caspase 3** aktiviert.

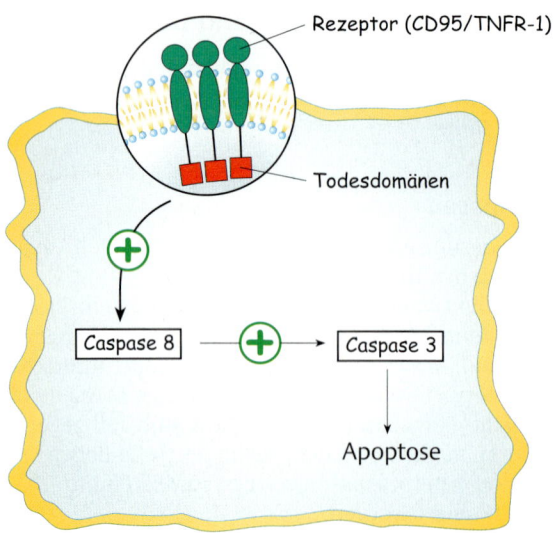

Bei einer Apoptose, die durch DNA-Schäden eingeleitet worden ist (P53!), erfolgt die Freisetzung des Cytochroms c relativ früh. Aber auch bei allen anderen Apoptosevorgängen findet man es im Zytosol, so dass man wohl von einem generellen Verstärkungsschritt für den Vorgang der Apoptose ausgehen kann.

**Das BCL-2-Protein** scheint der entscheidende Faktor zu sein, der die Freilassung des Cytochrom c ins Zytosol verhindert. Es sitzt normalerweise an den Mitochondrien und stabilisiert deren äußere Membran, damit das Cytochrom c nicht „herausfällt". Damit führt BCL-2 zu einer **Hemmung der Apoptose** – und zwar vor allem solcher, die durch DNA-Schäden entstehen, also die durch P53 eingeleiteten.
Ein Mechanismus, mit dem P53 die Apoptose zu induzieren scheint, ist die Herunterregulation der Genexpression für das *BCL-2*-Gen.
Aus nachvollziehbaren Gründen ist es daher für einen Tumor interessant, viel BCL-2 zu exprimieren, um damit der P53-gesteuerten Apoptose zu entgehen. In der Tat hatte man dieses Protein zunächst bei einem B-Zell-Lymphom gefunden (engl. **b**-**c**ell lymphoma).

**Das BAX-Protein** gehört, neben einigen anderen, ebenfalls in die BCL-2-Gruppe von Proteinen, die aber nicht nur antiapoptotisch, sondern auch proapoptotisch wirken können. BAX ist der typische Vertreter der proapoptotisch wirksamen Proteine, die aber ebenfalls an den Mitochondrien tätig werden. Sie fördern die Freisetzung des Cytochrom c aus den Mitochondrien und damit die Apoptose.
Anders als beim BCL-2 *steigert* P53 die Genexpression des *BAX*-Gens, was ebenfalls die P53-gesteuerte Apoptose fördert.

### Die Rolle der Mitochondrien

Interessanterweise spielen die Mitochondrien eine entscheidende Rolle bei der Durchführung der Apoptosevorgänge. **Cytochrom c ist hier das zentrale Molekül**, das vom so genannten **BCL-2-Protein** (s. u.) an Ort und Stelle gehalten wird.

**Cytochrom c** ist als Elektronentransporter zwischen Komplex III und Komplex IV der Atmungskette eingesetzt ( ↗ S. 217). Es befindet sich an der Außenseite der inneren Mitochondrienmembran.
Nach der Einleitung der Apoptose wird Cytochrom c in das Zytosol freigesetzt, wo es zu einer Aktivierung der **Caspase 9** führt. Diese kommt ihrer Aufgabe als Adaptercaspase nach und aktiviert die Effektor**caspase 3**, die dann die Zelle in die Apoptose führt.

## Zellveränderung in der Apoptose

Apoptotische Zellen zeigen besondere Charakteristika, die hier kurz zur Sprache kommen sollen.

### Morphologische Veränderungen

Wurde bei einer Zelle die Apoptose eingeleitet, zeigen sich bestimmte morphologische Veränderungen, die zum Teil schon vor über 100 Jahren beschrieben worden sind:
- Zunächst **verlieren** die apoptotischen Zellen den **Kontakt** zu ihren Nachbarzellen.
- Dann erfolgt eine **Kondensation** (= „Verklumpung") von Zellkern und Zytoplasma, wodurch die Zelle stark zu schrumpfen beginnt – ein platzsparender Tod.
- Anschließend stülpt sich die Zellmembran aus, die Zelle verpackt ihren Inhalt in **Vesikel** und löst sich so langsam selbst auf.

Bemerkenswert bei der Apoptose ist, dass sich die Zelle dabei in kleine Portionen auflöst, die leicht von Makrophagen phagozytiert werden können. Es gibt also keine starke „Umweltverschmutzung" durch freiwerdende Zellbestandteile

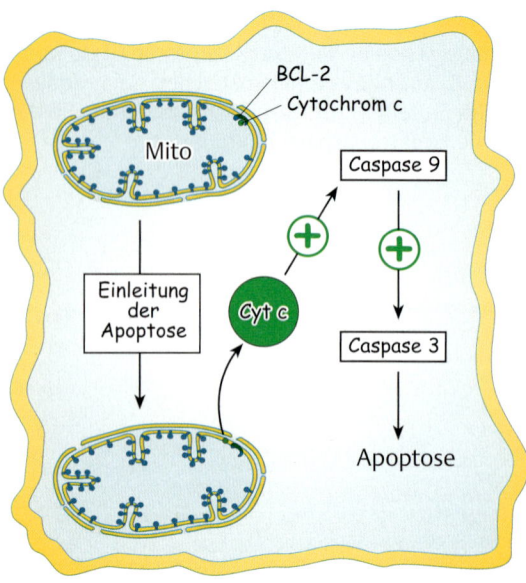

(Enzyme, Transmitter usw.) wie bei einer Nekrose (s. o.). Obwohl man lange Zeit annahm, bei der Apoptose gäbe es keine Immunreaktion, werden doch in geringem Umfang Entzündungsmediatoren freigesetzt, die die Phagozytose vorantreiben, indem sie zytotoxische T-Zellen und Makrophagen informieren.

## Die Fragmentierung des Genoms

Das sichere Ende einer Zelle ist besiegelt, wenn ihr Genom abgebaut wird. So steht eine Fragmentierung des Genoms auch mit auf dem Apoptoseplan einer jeden Zelle.

In allen unseren Körperzellen befindet sich eine Desoxyribonuklease (DNase) im Zytoplasma – gebunden an einen Inhibitor, der seine Translokation in den Zellkern verhindert. Da die DNase durch eine Caspase aktiviert werden kann, wird sie als **C**aspase-**a**ktivierte **D**esoxyribonuklease (**CAD**) bezeichnet.

Die schon erwähnte Effektorcaspase 3 führt nach deren Aktivierung zum Abbau des Inhibitors (ICAD), wodurch eine nukleäre Lokalsationssequenz ( ↗ S. 284) der CAD freigelegt wird. Diese kann nun in den Zellkern schwimmen und zerlegt dort die DNA zwischen den Nukleosomen.

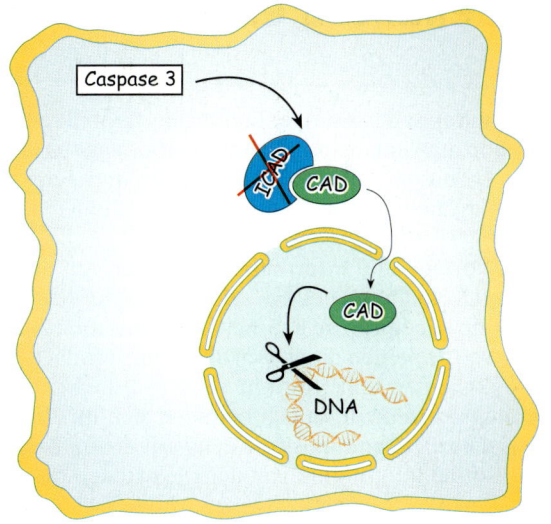

# 3   Zellalltag einer menschlichen Zelle

Dieses Kapitel ist das zentrale Kapitel des Genetikteils, was auch schon am Umfang deutlich wird. Hier geht es um das tägliche Leben der eukaryontischen Zelle und einer ihrer großen Aufgaben: der Herstellung von Proteinen.

**DNA als Vorlage und Informationsspeicher.** Auf der DNA steht die Information für einige zehntausend mRNAs, deren Information wiederum im Rahmen der Translation zur Herstellung von Proteinen dient. Warum so umständlich?
Die DNA kann den Zellkern nicht verlassen, die Ribosomen (= Proteinproduzenten) jedoch befinden sich im Zytoplasma. Aus diesem Grund muss die Zelle mit einem Boten arbeiten, der die Information von der DNA zu den Orten der Proteinbiosynthese bringt.
Dieser Bote ist die **mRNA** (= **messenger-RNA**, auch Boten- oder Matrizen-RNA genannt). Sie fungiert als transportfähiger Informationsübermittler, der selbst eine Kopie von gerade benötigten Teilen der DNA ist, den Zellkern verlassen kann und im Zytoplasma an den Ribosomen als Matrize (Vorlage) für die Proteinbiosynthese dient.

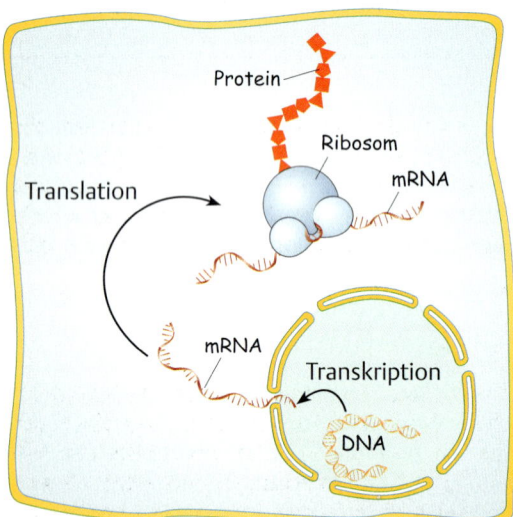

**Transkription – Abschreiben der DNA-Information.** Bei der Transkription handelt es sich nicht nur um die Herstellung von mRNA, sondern von jeglicher Art RNA (auch tRNA, rRNA und snRNA, ↗ S. 273).

**Posttranskriptionale Prozessierung.** Nach der Transkription muss die RNA noch ein wenig verändert (= prozessiert) werden, um funktionsfähig zu sein. Da dieser Vorgang *nach* der Transkription stattfindet, nennt man ihn posttranskriptionale Prozessierung – oder auch RNA-Reifung.

**Nukleozytoplasmatischer Transport.** Nach der posttranskriptionalen Prozessierung erhalten die RNAs, die für das Zytoplasma bestimmt sind, die Erlaubnis, den Zellkern zu verlassen.

Dieser Transportvorgang erfolgt in unseren Zellen nicht einfach so, sondern wird von einer ganzen Reihe Proteine unterstützt – oder auch verhindert. Eine Zelle überlässt einfach (fast) nichts dem Zufall.

**Translation – Übersetzung der Nukleinsäure-Information.** Im Zytoplasma kann endlich die eigentliche Proteinbiosynthese ablaufen, die man als Translation bezeichnet. Sie findet an den zahlreichen Ribosomen statt. Hierbei erfolgt die Umschreibung des Nukleotidcodes in eine Aminosäurensequenz.
Die Transfer-RNAs (tRNAs) übernehmen hier die Funktion der Übersetzer, da sie sowohl mRNA als auch Aminosäuren binden können – und das natürlich sehr spezifisch.
Die Ribosomen bestehen aus einer ganzen Reihe von Proteinen und aus RNA-Molekülen – der ribosomalen RNA (rRNA).

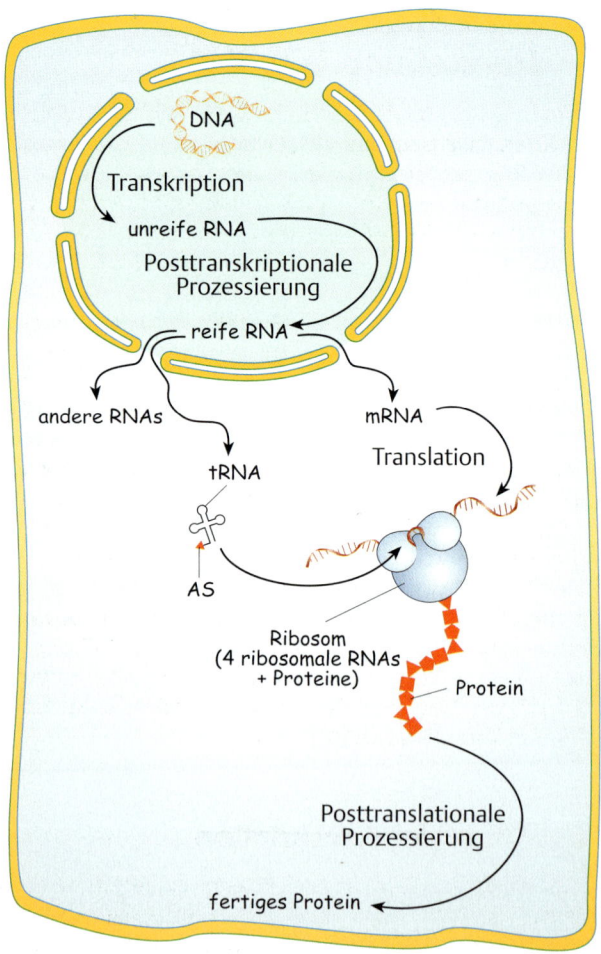

**Posttranslationale Prozessierung.** Die neusynthetisierten Proteine sind leider noch nicht ganz betriebsbereit und müssen daher noch prozessiert werden. Konsequenterweise nennt man diesen Vorgang posttranslationale Prozessierung.

Eine sehr wichtige und häufige Prozessierung ist das Anhängen von Zuckerresten an die Proteine – die **Glykosylierung**.

**Regulation der Genexpression – wann, wovon, wieviel.**
Alle diese Vorgänge müssen gut reguliert werden, denn in bestimmten Zellen sollen auch nur ganz bestimmte Gene abgelesen werden. Leberzellen brauchen z. B. sicher kein Muskelprotein herzustellen und umgekehrt. Welche Proteine eine Zelle synthetisieren soll, wird schon ziemlich früh in der Entwicklung festgelegt.

Daneben müssen Zellen in der Lage sein, angemessen auf Signale von außen zu reagieren, um den Bedürfnissen des Gesamtorganismus Rechnung zu tragen. Hormone sind z. B. solche Signale, die das Muster der Genexpression (= welche Gene abgelesen werden) bestimmter Zellen verändern können.

# 3.1 Transkription der DNA – Herstellung von RNA

Der Vorgang des Umschreibens der DNA-Information, die in Form ihrer Basensequenz gespeichert ist, in die komplementäre Basensequenz der RNA – also mit anderen Worten die Biosynthese der RNA – wird **Transkription** genannt (lat. transcribere = hinüberschreiben). Dieser Vorgang findet im **Zellkern** unserer Zellen statt, in dem sich auch die DNA befindet.

Die **RNA** (= Ribonukleinsäure) ist in der Regel einzelsträngig. Sie liegt jedoch oft gefaltet vor, wodurch sich abschnittsweise Doppelstränge bilden, wie z. B. bei der „Kleeblattstruktur" der tRNA ( ↗ S. 277). Im Gegensatz zur DNA enthält die RNA als Zucker statt der Desoxyribose die **Ribose** und statt der Pyrimidinbase Thymin wird **Uracil** eingebaut.

In diesem Kapitel geht es zunächst um den allgemeinen Ablauf der Transkription. Anschließend besprechen wir den Start einer Transkription noch einmal etwas genauer.

Bei der Transkription entsteht nicht nur mRNA, die die Information für die Proteine trägt, sondern auch eine ganze Reihe weiterer RNA-Sorten (tRNA, rRNA und snRNA), die verschiedene andere Aufgaben bei der Proteinbiosynthese wahrnehmen. Ihnen und ihren Unterschieden ist der letzte Teil dieses Kapitels gewidmet.

## Ablauf der Transkription

Die Transkription kann in drei Phasen eingeteilt werden. Während der **Initiation** (= Einleitung) wird der benötigte Abschnitt der DNA für den Ablesevorgang vorbereitet. Die **Elongation** (= Verlängerung) beschreibt die eigentliche Synthese des RNA-Strangs und bei der **Termination** handelt es sich um das Beenden der Transkription – den Abbruch des Ablesens – wenn das Ende des benötigten Abschnitts erreicht ist.

### Transkriptionsinitiation

Das Ablesen des codogenen Strangs und die Biosynthese der RNA erfolgt durch eine **DNA-abhängige RNA-Polymerase**. *DNA-abhängig* heißt, dass das Enzym die DNA als Matrize benutzt. *RNA* ist das Produkt der Polymerase. Der Name stammt wiederum von der Arbeit dieses Enzyms, der Polymerisation (= Aneinanderreihung) vieler Nukleotide zu einer vollständigen RNA (poly, gr. = viel, meros, gr. = Teil).

Die RNA-Polymerase muss zunächst einmal die Startstelle für die Transkription finden, also den Anfang des Abschnitts auf der DNA, der für das Protein codiert, das hergestellt werden soll. Diese Startstelle liegt in einer bestimmten Region auf der DNA, die als **Promotor** bezeichnet wird.

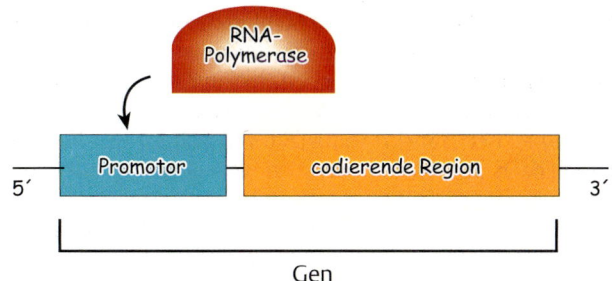

Da es sich bei der Transkriptionsinitiation um den **geschwindigkeitsbestimmenden Schritt** der gesamten Transkription handelt, erfolgt vor allem hier die Regulation der Genexpression. Aus diesem Grunde wollen wir uns den Beginn einer Transkription noch ein wenig genauer anschauen.

### Der Promotor

Der Promotor (lat. promovere, promotum = befördern – daher auch die Promotion) stellt die regulatorische Einheit des Gens dar. Als Promotor werden Abschnitte der DNA bezeichnet, die die Transkription beeinflussen können. Der Promotor befindet sich dabei immer „stromaufwärts", also *vor* dem Gen.

Als Startpunkt für die RNA-Polymerase dienen dabei die **basalen Promotorelemente**, von denen man sich zwei merken sollte:

- Die **TATA-Box** ist eine Thymin- und Adenin-reiche Region, die in Genen zu finden ist, die reguliert werden (das sind nahezu alle).
- Das **Inr-Element** (= Initiationselement) findet man in ständig exprimierten Genen, die auch als konstitutive Gene bezeichnet werden.

Wichtig ist, dass sich die Bezeichnung der Regionen immer auf den codierenden Strang bezieht. Die TATA-Box liegt also in der beschriebenen Sequenzabfolge nur auf dem Strang, der bei der Transkription nicht direkt als Vorlage dient.

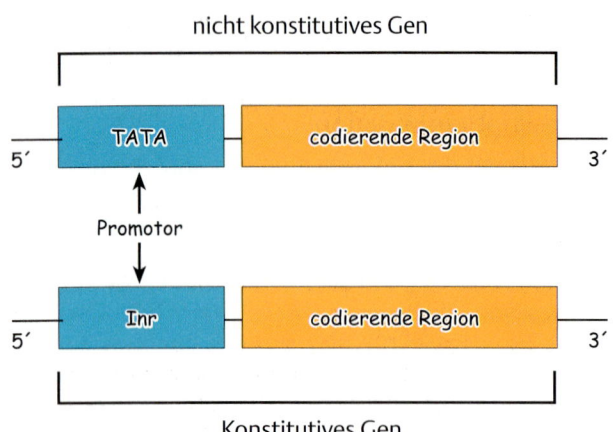

nicht konstitutives Gen

Promotor

Konstitutives Gen

## Transkriptionsfaktoren

Die RNA-Polymerase ist selbst nicht in der Lage, an den Promotor zu binden. Hierzu sind eine Reihe von Hilfsproteinen erforderlich, die man als Transkriptionsfaktoren bezeichnet.

Die Namen der Transkriptionsfaktoren richten sich nun zunächst nach der RNA-Polymerase, von denen es drei verschiedene gibt (RNA-Polymerase I–III, ↗ S. 278). Für die Gene, die für Proteine codieren, ist immer die RNA-Polymerase II zuständig, die zugehörigen Transkriptionsfaktoren heißen **TFII**. Anschließend werden noch Buchstaben vergeben, um die Vielzahl der Faktoren benennen zu können – also z. B. TFIID.

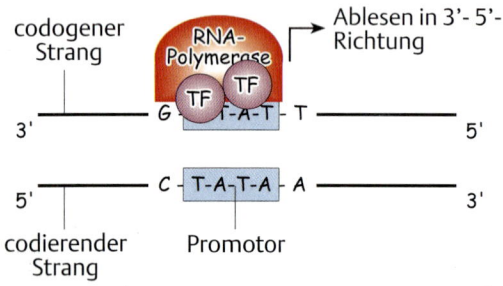

TF = Transkriptionsfaktor

**Der Transkriptionsfaktor IID** sei stellvertretend für alle anderen genannt, da er einer der wichtigsten für die Einleitung der Transkriptionsinitiation ist. TFIID bindet mit einer seiner Untereinheiten, dem TATA-Bindeprotein (TBP), an die TATA-Box. Anschließend lagern sich eine Reihe weiterer Transkriptionsfaktoren an (TFIIH ist z. B. das Enzym Helikase), worauf die Bindung der RNA-Polymerase erfolgt und die Transkription endlich beginnen kann.

## Transkriptionselongation

Bevor die eigentliche Transkription durch die RNA-Polymerase erfolgt, sind aber noch einige Vorarbeiten an der DNA erforderlich.

**Die Vorarbeit.** Nach der Initiationsphase hat die RNA-Polymerase an den Promotor auf der DNA gebunden. Damit sie mit dem Ablesen des codogenen Stranges beginnen kann, müssen zunächst die beiden DNA-Stränge voneinander getrennt werden. Diese Arbeit übernimmt das Enzym **Helikase**. Die Helikase entspiralisiert vor der RNA-Polymerase die DNA und trennt die Basen voneinander. Hinter der Polymerase verdrillt sie die beiden Stränge wieder zu einer Doppelhelix. So entsteht das **Transkriptionsauge**.

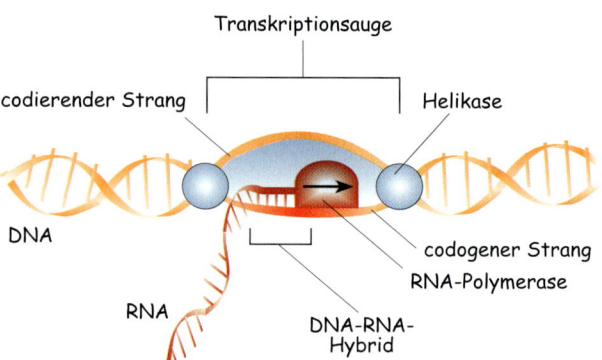

Ein Problem dabei ist, dass bei dieser örtlich begrenzten Entspiralisierung innerhalb der Doppelhelix erhebliche Spannungen entstehen und bei fehlenden Gegenmaßnahmen zumindest ein Ende des DNA-Moleküls anfangen würde, sich um sich selbst zu drehen. Damit dies im Zellkern nicht passiert, schreiten die Enzyme **Topoisomerasen** ein (topos heißt Platz, isos gleich und meros Teil – ist alles griechisch). Durch ihre Arbeit können die Rotationen zum Teil verhindert werden.

- Die **Topoisomerase I** spaltet nur einen der beiden DNA-Stränge und verbindet ihn wieder.
- Die **Topoisomerase II** setzt sogar Doppelstrangbrüche, die sie anschließend auch wieder verbindet.

**Die Hauptarbeit.** Nun ist die ganze Vorarbeit geleistet und die RNA-Polymerase kann mit ihrer eigentlichen Arbeit beginnen.

Die Biosynthese eines neuen Nukleinsäure-Strangs kann nur in 5'-3'-Richtung erfolgen, da eine freie 3'-OH-Gruppe die α-Phosphatgruppe angreifen muss. Auch die RNA-Polymerase kann daher nur in **5'-3'-Richtung synthetisieren**.

Das **Ablesen** des codogenen Stranges erfolgt daher immer vom 3'-Ende (= Hydroxylende) der DNA zum 5'-Ende (= Phosphatende), also in **3'-5'-Richtung**.

Die RNA-Polymerase liest den DNA-Strang ausgehend vom Promotor in Richtung 5'-Ende des Strangs ab.

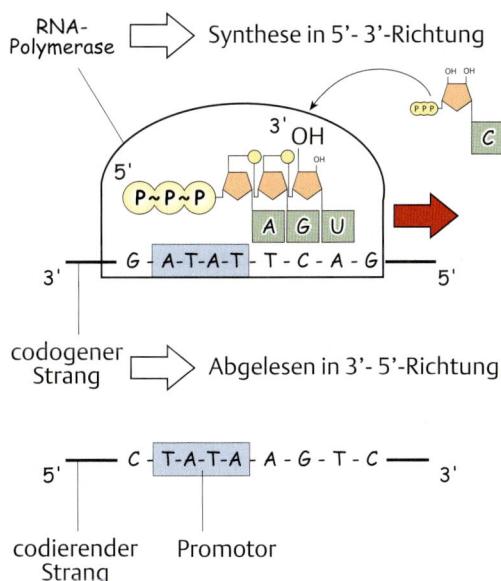

Das erste Ribonukleosidtriphosphat stellt das 5'-Ende des entstehenden RNA-Strangs dar. Es handelt sich dabei in aller Regel um ein Purinderivat (meist ATP), das als **Triphosphat** vorliegt.

Die weitere Synthese erfolgt durch Zusammensetzen der **Ribonukleosidtriphosphate** ATP, UTP, GTP und CTP **unter Pyrophosphatabspaltung (PP$_a$)**. Es wird immer das Molekül

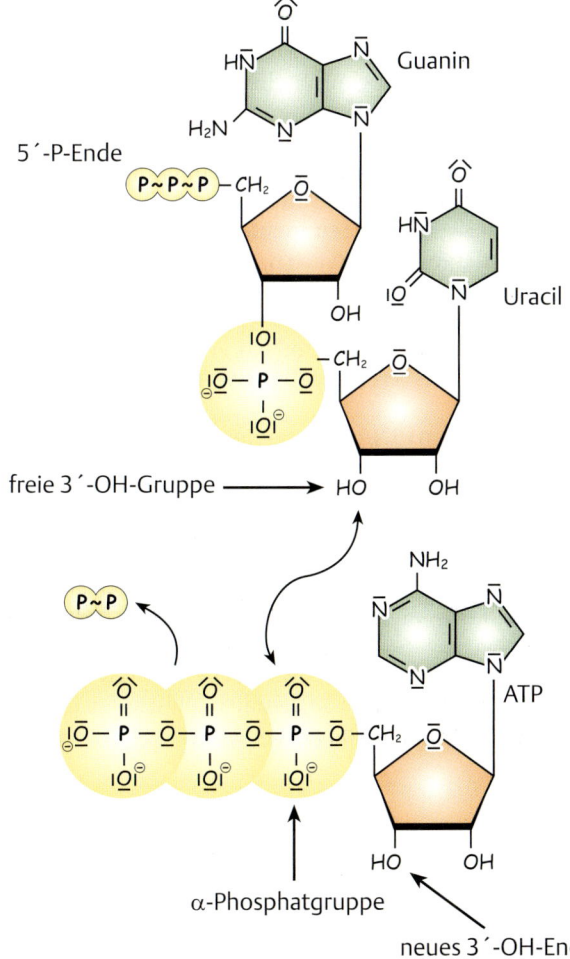

als **Nukleosidmonophosphat** eingebaut, dessen Base komplementär zu der gerade abgelesenen Base des DNA-Strangs ist. Beim Anfügen des nächsten Nukleotids an das vorangegangene entsteht zwischen der 3'-OH-Gruppe des ersten und dem Phosphatrest des letzteren eine **Esterbindung**.

### Transkriptionstermination

Die RNA-Polymerase wandert so lange am DNA-Strang entlang, liest ihn ab und synthetisiert die RNA, bis sie auf ein **Poly(A)-Signal** stößt. Dieses führt zum Ablösen des Enzyms und damit zum Beenden der Transkription. Ergebnis der Arbeit ist ein RNA-Strang, der sich immer noch im Zellkern befindet, aber bereits die Bauanleitung für das benötigte Protein enthält.

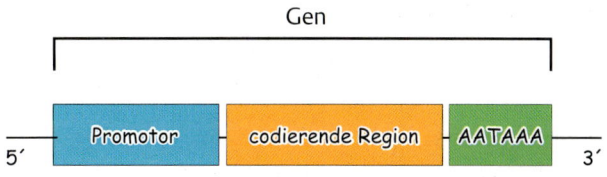

Bei dem Poly(A)-Signal handelt es sich um eine adeninreiche Region, die durch die Konsensussequenz 5'-AATAAA-3' gekennzeichnet ist. Sie liegt auf dem codierenden Strang und dient außerdem als Signal für eine der drei Modifizierungen, die an einer gebildeten RNA noch vorgenommen werden muss, die **Polyadenylierung** (↗ S. 280).

Von diesem Poly(A)-Signal muss das Stoppcodon unterschieden werden. Es dient bei der späteren Translation an den Ribosomen als Signal, dass hier keine Aminosäure mehr folgen soll.

### ▬ Was ist eigentlich RNA?

Bei den Nukleinsäuren unterscheidet man zwei verschiedene Sorten, die DNA und die RNA. Diese Unterscheidung ergibt sich auf Grund der Verschiedenheiten zwischen beiden Nukleinsäuren. Die **DNA** einer Zelle dient der Speicherung und Weitergabe der genetischen Information. Diese Information liegt in Form von 23 verschiedenen Chromosomen in den Zellkernen vor. Die Desoxyribonukleinsäure enthält als Zucker Desoxyribose, die Base Thymin statt Uracil und liegt doppelsträngig vor.

Die **RNA** ist eine Ribonukleinsäure und enthält normale Ribose als Zuckeranteil sowie Uracil statt Thymin. Sie liegt häufig einzelsträngig, abschnittsweise allerdings auch doppelsträngig vor. Von ihr gibt es einige ganz verschiedene Moleküle, die auch unterschiedliche Aufgaben im Organismus wahrnehmen.

### Verschiedene RNA-Arten

Die bekannteste RNA ist vermutlich die mRNA, die die Information für die Proteine trägt. Neben der mRNA gibt es aber noch drei weitere Gruppen von RNA in eukaryontischen Zellen. Sie alle haben etwas mit der Proteinherstellung zu tun. Die Transkription erfolgt bei ihnen auf gleiche Art und Weise, nur stehen drei verschiedene Enzyme (RNA-Polymerasen) zur Verfügung, die jeweils eine andere RNA-Sorte transkribieren.

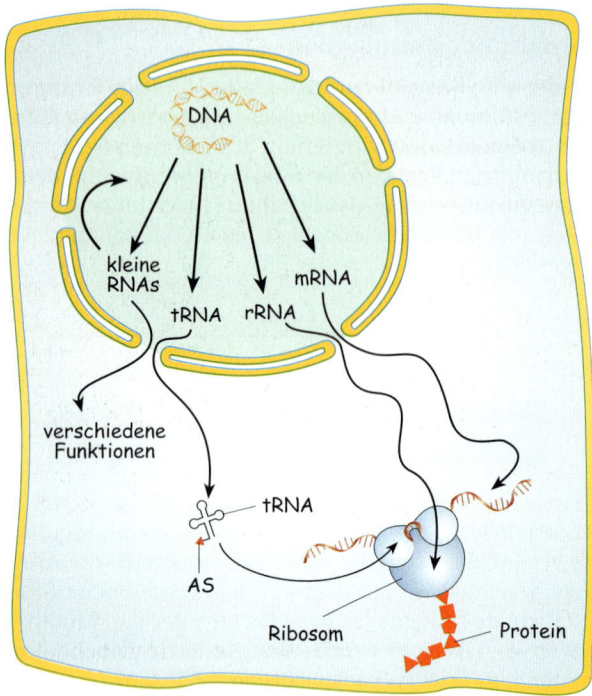

Neben den drei Hauptklassen gibt es noch eine Menge kleiner RNA-Arten (sRNAs = small RNAs), die man jedoch zusammenfassen kann ( ↗ S. 278).
Die **rRNAs**, die **tRNAs** und die **sRNAs** sind im Gegensatz zur mRNA Endprodukte der Genexpression und erfüllen ihre jeweilige Aufgabe in der Zelle als RNA-Moleküle.
Die Eigenschaften der verschiedenen RNA-Gruppen stellen wir nun noch ein wenig genauer vor.

## mRNA

Bei der Transkription entsteht nicht gleich die mRNA, sondern ihr Vorläufer, die **hnRNA** (= prä-mRNA). Die Abkürzung steht für heteronukleäre RNA, also heterogene Kern-RNA. Der Name rührt daher, dass es von ihr im Zellkern so viele verschiedene gibt – für jedes zu exprimierende Protein mindestens eine.
Erst im Rahmen der posttranskriptionalen Prozessierung ( ↗ S. 279) entsteht die fertige mRNA aus der hnRNA.
Die ach so bekannte mRNA macht dabei max. 5 % der gesamten Menge an RNA in einer Zelle aus.

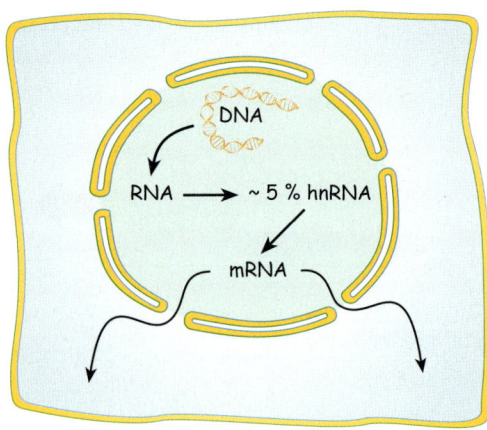

## rRNA

Von der ribosomalen RNA (rRNA) besitzen wir vier verschiedene Arten, die alle für die Ribosomen bestimmt sind. Jedes Ribosom hat ein Molekül einer jeden rRNA-Sorte, folglich sitzen in jedem Ribosom also vier Moleküle rRNA.

**Die Sedimentationskonstante.** Bevor wir uns der Synthese der ribosomalen RNA zuwenden, wollen wir kurz den Begriff der Sedimentationskonstanten vorstellen. Dieser Begriff ist insofern wichtig, als dass man einigen Bestandteilen in der Zelle hierdurch zu einem Namen verholfen hat.
Größere Teilchen, so auch Organellen, können in einer Ultrazentrifuge nach ihren Sedimentationseigenschaften (= Absinken im Zentrifugenröhrchen) getrennt werden. Die Geschwindigkeit der Sedimentation wird dabei in der Einheit Svedberg (S) gemessen, da der Schwede Theodor Svedberg dazu einiges herausgefunden und unter anderem 1925 eben diese Ultrazentrifuge erfunden hat.
Die Geschwindigkeit der Sedimentation ist dabei nicht nur vom Molekulargewicht, sondern auch von der Größe und der Dichte der untersuchten Teilchen abhängig. Damit wird klar, dass man die Svedberg-Werte zweier Teilkomponenten eines Komplexes nicht einfach addieren kann, wenn man den gesamten Sedimentationswert ermitteln möchte.

**Die verschiedenen rRNAs.** Man unterscheidet nun also vier verschiedene rRNAs und benennt sie nach ihren Sedimentationskonstanten.
Da man alle vier nur gemeinsam gebrauchen kann, überrascht es nicht, dass drei von ihnen aus einem gemeinsamen Vorläufermolekül entstehen. Nur eine spielt da nicht mit – ohne dass man schon den wissenschaftlichen Grund dafür kennt.
Die Größe der rRNAs ist recht variabel – von 120 Nukleotiden bis über 4 700 gibt es so ziemlich alles und sie haben recht interessante Formen.

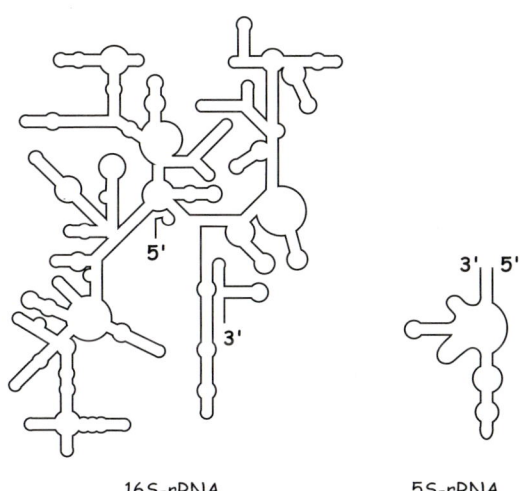

16S-rRNA      5S-rRNA

Das besagte Vorläufermolekül nennt man 45 S-Vorläufer-rRNA und aus ihr entstehen durch eine spezifische Endonuklease die 5,8 S-, die 18 S- und die 28 S-rRNA. Die 5 S-rRNA ist die Ausnahme und steht auf einem anderen Genabschnitt – weit entfernt von den übrigen rRNA-Genabschnitten.

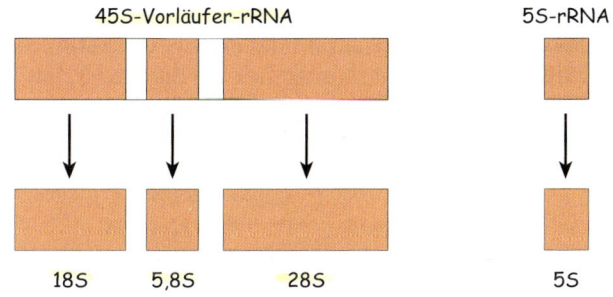

45S-Vorläufer-rRNA      5S-rRNA

18S    5,8S    28S      5S

**Die Biosynthese der ribosomalen Proteine** erfolgt – wie die aller Proteine – an Ribosomen, die sich im Zytoplasma befinden. Anschließend werden sie in den **Zellkern** transportiert, wo sie zusammen mit den ribosomalen RNAs zu den beiden Untereinheiten zusammengebaut werden und den Zellkern wieder verlassen.
Die Zusammenlagerung der beiden Untereinheiten zu einem vollständigen Ribosom erfolgt erst nach Anlagerung der mRNA im **Zytoplasma**.

**Die Gene für die rRNA** gibt es in menschlichen Zellen in vielen tausend Kopien, da deren Produkte in außerordentlich großen Mengen benötigt werden.

**Der Nukleolus** ist die Region im Zellkern, in der die rRNA von der DNA transkribiert wird. Dieser Bereich im Kern, der in großen Mengen rRNA enthält, ist sogar lichtmikroskopisch sichtbar und wird auch **Kernkörperchen** genannt. Hier erfolgt auch der Zusammenbau der Ribosomen-Untereinheiten.
Die rRNA-Gene befinden sich nur auf den kurzen Armen der akrozentrischen Chromosomen (= Chromosomen-

Nummern 13, 14, 15 und 21, 22), die deshalb auch als **Nukleolus-organisierende Regionen (NOR)** bezeichnet werden. Lichtmikroskopisch erscheinen diese NORs dann als Nukleolus.

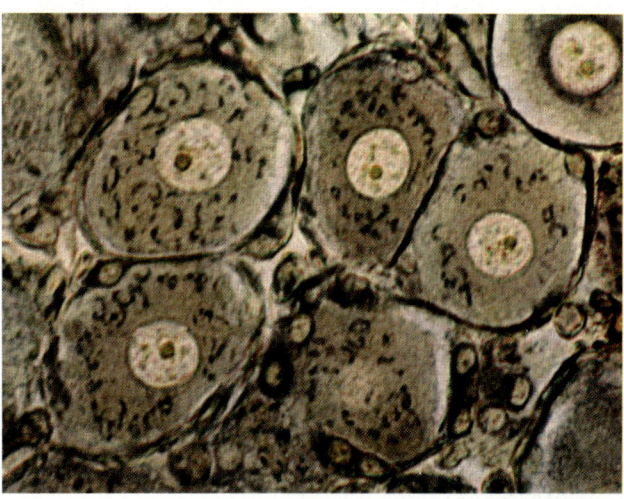

Die rRNAs machen dann auch den Löwenanteil in unseren Zellen aus: rund 80 % der RNA in einer Zelle ist ribosomale RNA.

**tRNA**

Die Transfer-RNA-Moleküle, von denen man beim Menschen 31 verschiedene kennt, bestehen jeweils aus rund 80 Nukleotiden und sind damit eher klein. Sie dienen als Adapter zwischen der Sprache der Nukleotide (in Form der mRNA) und der Sprache der Proteine (in Form der Aminosäuren).
Die tRNAs haben in vereinfachter Schreibweise die Form eines Kleeblatts.

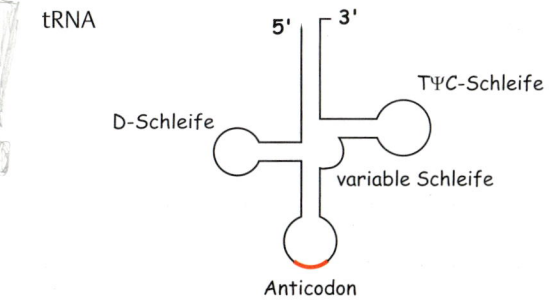

In Wirklichkeit sieht natürlich alles ganz anders aus. Bei räumlicher Betrachtung sehen die tRNAs eher wie ein L aus.

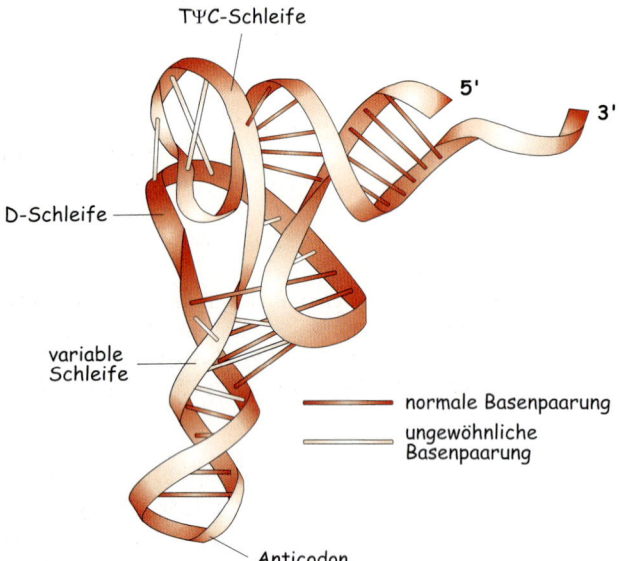

T$\Psi$C-Schleife

5'

3'

D-Schleife

variable
Schleife

normale Basenpaarung
ungewöhnliche
Basenpaarung

Anticodon

Für die 31 tRNAs gibt es immerhin 1300 Gene. An der Gesamtmenge von RNA im Zellkern haben sie einen Anteil von rund 15 %.

Es sei an dieser Stelle noch erwähnt, dass unsere Mitochondrien mit nur 22 tRNAs auskommen.

**Die beiden wichtigen Abschnitte der tRNAs** sind erstens die Stelle, an der die Aminosäure gebunden wird, und zweitens der Ort, an dem das Anticodon sitzt, womit der Kontakt zur mRNA hergestellt wird.

Erst posttranskriptional wird an das 3'-OH-Ende einer jeden tRNA das **Trinukleotid CCA** gehängt, wofür die tRNA-Nukleotid-Transferase zuständig ist. Dieses spezielle 3'-Ende ist notwendig, um später das Binden der entsprechenden Aminosäure an die tRNA zu ermöglichen.

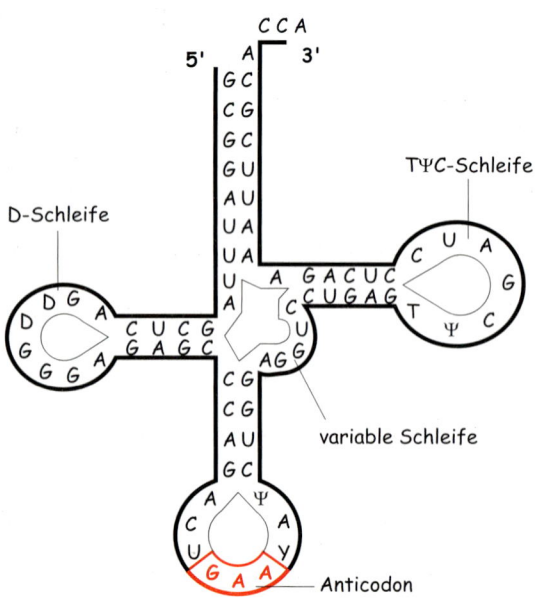

## sRNAs

Die verschiedenen „kleinen RNAs" nehmen in unseren Zellen ganz bestimmte Funktionen wahr. Erwähnt seien hier die **snRNA** (= kleine Kern-RNA), die für den Spleißvorgang wichtig ist ( ↗ S. 280). Im Zytoplasma findet man eine „kleine zytoplasmatische RNA", die **scRNA**, die dafür sorgt, dass manche Ribosomen an das Endoplasmatische Retikulum dirigiert werden.

Die kleinen RNAs machen nur etwa 1 % der gesamten RNA-Menge einer Zelle aus.

## Verschiedene RNA-Polymerasen

Die RNA-Polymerasen heißen ausführlich DNA-abhängige RNA-Polymerasen, da sie nur von der *DNA* Informationen abschreiben können. Im menschlichen Körper gibt es davon drei verschiedene, die mit den Nummern I bis III versehen werden.

Für uns reicht übrigens die Kurzbezeichnung völlig aus, da wir keine RNA-abhängige RNA-Polymerase besitzen, im Gegensatz zu einigen Viren (z. B. Polioviren), die *RNA* anstelle von DNA als Genom haben ( ↗ S. 320) und damit zur Replikation oder Transkription RNA-abhängige RNA-Polymerasen benötigen.

**Die RNA-Polymerase I** transkribiert **drei** der vier **rRNAs** (die 5 S-rRNA ist wieder die Ausnahme). Da die Transkription der rRNAs – jedenfalls der drei „braven" – im **Nukleolus** erfolgt, ist auch die RNA-Polymerase I dort anzutreffen.

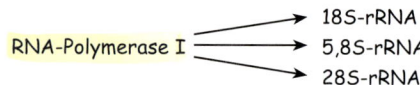

**RNA-Polymerase II.** Dieses Enzym ist für sämtliche Gene zuständig, die für Proteine codieren, sie synthetisiert also die **hnRNA**. Auch viele der kleinen RNAs werden von der RNA-Polymerase II transkribiert, so die meisten Gene für die **snRNA**.

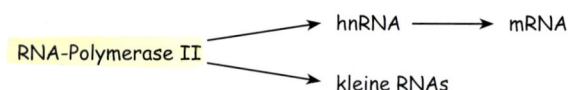

**Die RNA-Polymerase III** ist für die Synthese der 31 **tRNAs** und der kleinen **5 S-rRNA** zuständig. Daneben kann sie auch noch einige kleine RNAs herstellen.

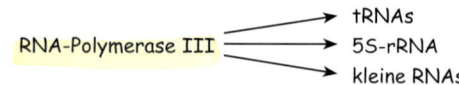

Interessant ist, dass alle drei Polymerasen an verschiedenen Promotoren andocken. So können sie unterscheiden, für welche Gene sie zuständig sind, welche sie also abschreiben sollen.

Die Promotoren der RNA-Polymerase III liegen dabei nicht – wie normal – am Anfang, sondern *innerhalb* des Gens. Das

Enzym bindet hier an den Promotor und fährt dann zum Anfang des Gens zurück, um dort die Transkription zu starten.

### Knollenblätterpilz-Vergiftung

In Deutschland versterben etwa 50 bis 100 Menschen pro Jahr an den Folgen einer Pilzvergiftung. Etwa 95 % davon sind verursacht durch den grünen Knollenblätterpilz (Amanita phalloides), ein Verwandter des weit weniger giftigen Fliegenpilzes (Amanita muscarina). Häufig ist eine Verwechslung mit dem sehr ähnlichen Champignon für die Vergiftung verantwortlich. Das Gift eines einzigen Pilzes kann dabei schon tödlich sein.

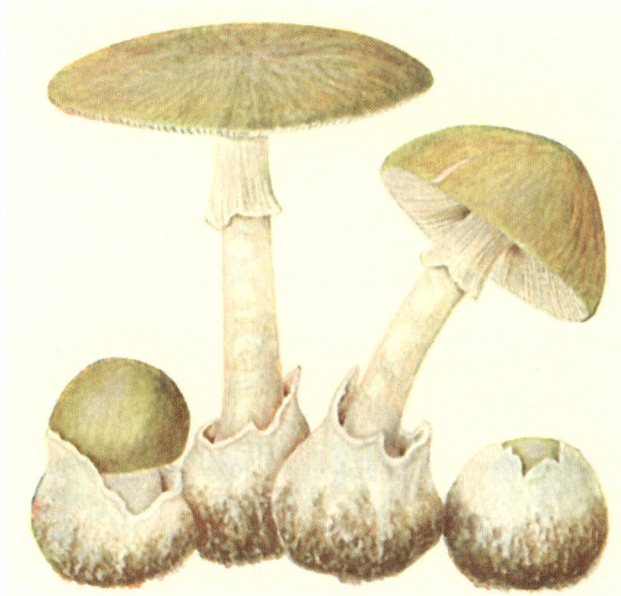

Was erschwerend hinzukommt ist, dass das Toxin durch Kochen nicht zerstört werden kann.

**Pathomechanismus.** Das Hauptgift des Knollenblätterpilzes ist das **α-Amanitin**, das schon in sehr niedrigen Dosierungen die eukaryontische **RNA-Polymerase II** und damit die Synthese von mRNA hemmt. Bei hohen Konzentrationen wird zusätzlich die RNA-Polymerase III und damit die Produktion von tRNA unterbunden.

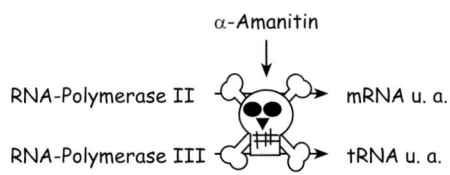

Beide Effekte verhindern die Proteinbiosynthese, was die toxische Wirkung dieses Stoffes ausmacht.

**Pathogenese und Klinik.** Die Erkrankung verläuft in drei Phasen, die auf die Toxinwirkung in unterschiedlichen Organen zurückzuführen ist.

1. Nach dem Verspeisen eines Knollenblätterpilzes gelangt das α-Amanitin zunächst in die Darmzellen, wodurch die **gastroenteritische Phase** (= 1. Phase) verursacht wird. Sie setzt 6 – 24 Stunden nach der Pilzmahlzeit mit starkem **Brechdurchfall** ein.
2. Diese Symptome klingen nach 1 – 2 Tagen ab und täuschen eine Besserung vor, was als **trügerische Phase** (= 2. Phase) bezeichnet wird. Nur ein Anstieg der Transaminasen ( ↗ S. 534) ist in dieser Zeit hinweisend auf das drohende Schicksal.
3. Am 3. – 4. Tag macht sich dann die Toxinwirkung auf Leber und Niere bemerkbar. In dieser **hepatorenalen Phase** (= 3. Phase) kann es schnell zu einem fulminanten **Leberversagen** und/oder zu einem akuten **Nierenversagen** kommen.

Die **Letalität** liegt trotz guter intensivmedizinischer Versorgung immerhin noch bei über 25 %, bei Kindern sogar noch höher. Das Problem ist vor allem, dass meist erst sehr spät an eine Vergiftung mit dem grünen Knollenblätterpilz gedacht wird.

**Therapie.** Die Patienten werden nach dem Verdacht auf eine Pilzvergiftung sofort intensivmedizinisch betreut. Die Maßnahmen dienen in erster Linie dazu, eine weitere Giftaufnahme in den Organismus und in die Zellen zu verhindern. Des Weiteren wird die Giftelimination unterstützt. Eine Lebertransplantation kann unter Umständen das Leben der Patienten retten.

## 3.2 Posttranskriptionale Prozessierung – was nach der Transkription geschieht

Die von der DNA abgeschriebenen (transkribierten) RNA-Moleküle sind noch nicht funktionsfähig und müssen daher erst noch ein wenig verändert (= prozessiert) werden. Diesen Vorgang nennt man auch **RNA-Reifung**.
In diesem Kapitel geht es zunächst um die drei Modifikationen, die an *jeder mRNA* vorgenommen werden müssen.
Anschließend sollen noch zwei wichtige Spezialfälle zur Sprache kommen, mit denen mRNA in unseren Zellen noch verändert werden kann.
Auch die anderen RNA-Arten unterliegen einer Reifung, die jedoch weniger komplex ist. Da sie funktionell von untergeordneter Bedeutung sind, werden sie hier nicht zur Sprache kommen.

### Was bei jeder mRNA prozessiert wird

Das primäre Transkriptionsprodukt auf dem Weg zur mRNA ist die heteronukleäre RNA (**hnRNA**), an der drei Modifikationen vorgenommen werden müssen, damit das RNA-Molekül sich mRNA nennen und den Zellkern verlassen kann.

## Erste Modifikation – ein Käppchen für das 5'-Ende

An dieser Stelle sei noch einmal kurz wiederholt, dass die erste Base, die bei der Transkription synthetisiert wird, am 5'-Ende entsteht und in aller Regel ein *Purin*derivat ist, das als Trinukleotid gebunden wird.

An dieses 5'-Ende des sich gerade neu bildenden RNA-Stranges bindet ein GTP-Molekül – und zwar ausnahmsweise nicht über das 3'-C-Atom, sondern über eine 5'-5'-Bindung. Dazu wird von dem Trinukleotid am 5'-Ende der RNA ein Phosphat abgespalten, GTP zu GMP hydrolysiert und über sein verbleibendes Phosphat an das 5'-Ende der mRNA gehängt.

Anschließend wird das Guanin an seinem $N^7$-Atom methyliert, wodurch 7-Methyl-Guanosin entsteht. Donor der Methyl-Gruppe ist dabei S-Adenosin-Methionin (SAM, ↗ S. 186). Dieses methylierte Guanosin am 5'-Ende der mRNA bezeichnet man auch als Kappe (engl. = cap).

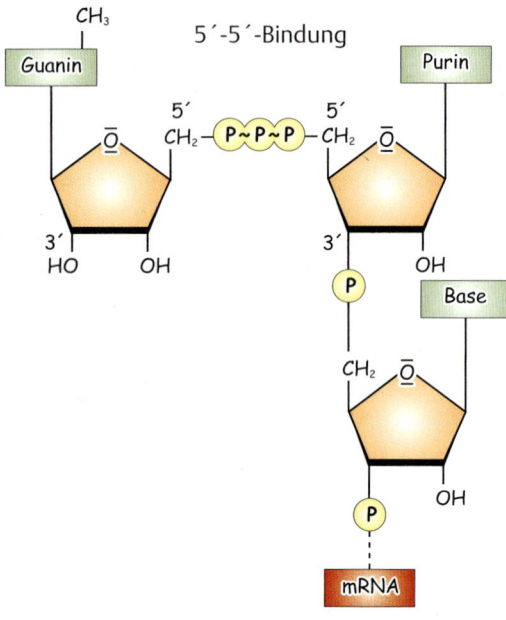

## Die Funktion der 5'-Kappe ist noch nicht vollständig geklärt, scheint aber sehr vielfältig zu sein. Sie unterstützt den Spleißvorgang bei der hnRNA, spielt eine Rolle beim Transport der mRNA aus dem Zellkern ins Zytoplasma, erhöht deren Stabilität und ist an der Initiation der Translation beteiligt.

## Zweite Modifikation – ein Schwänzchen für das 3'-Ende

Am 3'-Ende (auf dem codierenden Strang!) der meisten unserer Gene befindet sich ein Poly(A)-Signal. Dieses dient der RNA-Polymerase als Signal, dass hier das Gen zu Ende ist und sie von der DNA abdissoziieren kann.

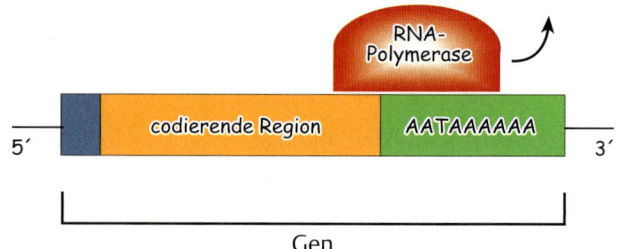

**Die Polyadenylierungssequenz** dient aber auch einer Poly-A-Polymerase als Signal, hier – posttranskriptional – noch einmal einige hundert **AMPs** an das 3'-Ende der hnRNA zu hängen (beim Menschen sind es meist um die 250). Dabei wird jeweils ATP zu AMP hydrolysiert und dieses an das freie 3'-OH-Ende gebunden. Die entstandene AMP-Kette wird dann als **Poly-A-Schwanz** bezeichnet.

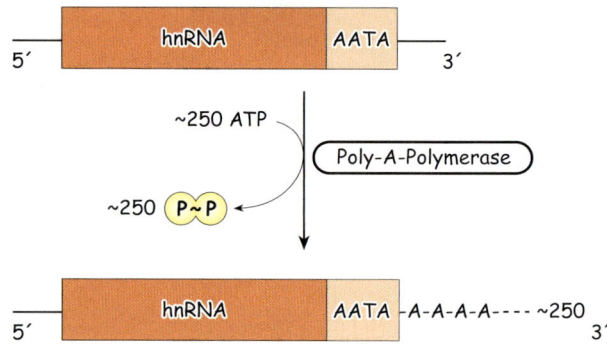

**Seine Funktion** besteht ebenfalls in einer Stabilisierung der mRNA und einer Unterstützung des nukleozytoplasmatischen Transports.

**Keine Poly(A)-Schwänze** findet man hingegen bei den mitochondrialen mRNAs und bei einigen Histon-mRNAs.

## Dritte Modifikation – Entfernen der Introns und Spleißen der Exons

Als man sich die mRNA in einem DNA-mRNA-Hybridisierungsversuch einmal genauer anschaute (1977), brach unter den beteiligten Wissenschaftlern ein ziemliches Erstaunen aus.

Bei einer **Hybridisierung** lässt man ein bestimmtes Gen der DNA mit seiner zugehörigen mRNA paaren. Bei dem Versuch stellte man fest, dass die DNA viel mehr Nukleotide enthält als die entsprechende mRNA.

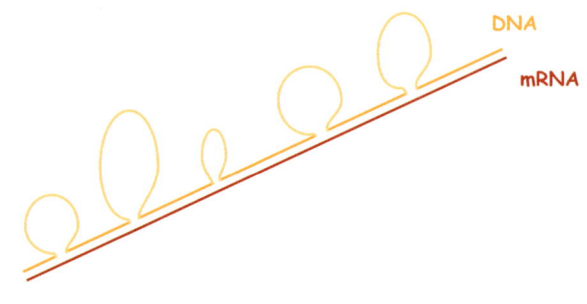

Die Information für das herzustellende Protein liegt also auf der DNA nicht direkt hintereinander, sondern ist immer wieder durch Bereiche getrennt, auf denen keine Information für das zukünftige Protein steht.

> Die nicht-codierenden Genabschnitte nennt man **Introns**, die Genabschnitte, auf denen sich die Information für ein Protein befindet, werden als **Exons** bezeichnet.
>
> Ein Gen ist der gesamte Abschnitt auf der DNA, der für ein Protein codiert, enthält also sowohl Exons als auch Introns.

In manchen Genen findet man über 75 Introns, andere sind völlig intronfrei (z.B. die Gene für α- und β-Interferon, ↗ S. 409).

Auch die Länge der Introns (50 bis über eine Million Nukleotide) und Exons (7 bis über 7000 Nukleotide) ist sehr variabel.

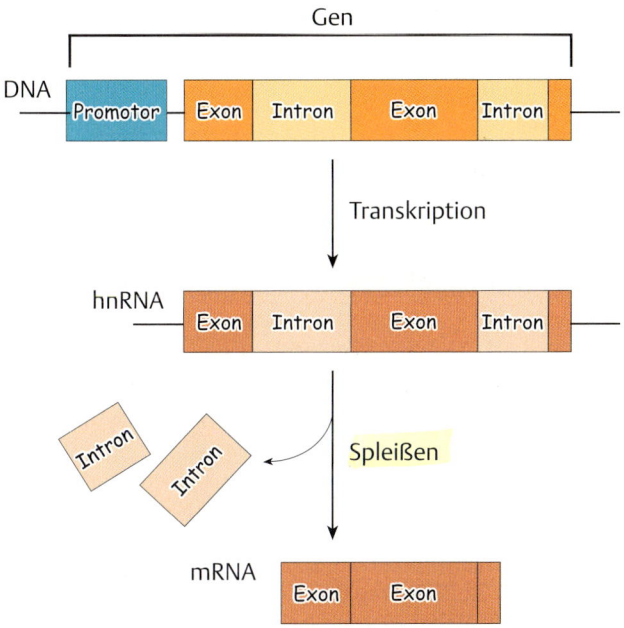

Da die hnRNA die Eins-zu-eins-Abschrift eines Teils der DNA darstellt, enthält auch sie Introns, welche entfernt werden müssen, bevor sie als mRNA den Zellkern verlassen kann. Das Herausschneiden der Introns muss auf das Nukleotid genau erfolgen, da das entstehende Protein sonst in den meisten Fällen funktionslos ist.

> Das Herausschneiden der Introns und Zusammenfügen der Exons („Spleißen") ist – neben dem Anheften der Kappe und des Poly-A-Schwanzes – eine weitere Prozessierung der hnRNA.
>
> Der Begriff Spleißen beschreibt das Verbinden der Exons miteinander, nachdem die Introns herausgeschnitten wurden und ist auch in der Seemannssprache bekannt, wo er das Verbinden zweier Taue bedeutet.

**Im Grenzbereich**, in dem Exons und Introns zusammenstoßen, befinden sich charakteristische Basensequenzen, die Spleißsignale darstellen. Da als Ursache vieler Erkrankungen mittlerweile **mutierte Spleißsignale** erkannt worden sind, ist es für angehende Ärzte unabdingbar, sich mit den grundsätzlichen Abläufen dieses Vorgangs etwas vertraut zu machen. Die Phenylketonurie (PKU, ↗ S. 181) hat ihre Ursache beispielsweise häufig in einer mutierten Spleißregion.

**Wo findet das Spleißen statt?** Für den Spleißvorgang, der ausschließlich im **Zellkern** stattfindet, ist ein komplexes Gebilde mit dem Namen **Spleißosom** verantwortlich. Ein Spleißosom besteht aus mehreren Proteinen und den small nuclear RNAs (snRNAs), die zur U-Klasse gehören, da sie sehr Uracil-reich sind. Diese Bestandteile der Spleißosomen werden auch **snRNPs** (engl. = small nuclear ribonucleoprotein particle) genannt, ein Begriff, der sowohl die snRNA-Moleküle als auch die Proteine umfasst.

- Die **snRNA-Moleküle** sind notwendig, da sie spezifisch die Exon-Intron-Übergänge erkennen und so an die hnRNA binden können.
- Die **Proteine** arbeiten eng mit den snRNAs zusammen und bewerkstelligen den eigentlichen Spleißvorgang.

**Wie funktioniert ein Spleißosom?** Befindet sich eine hnRNA im Spleißosom, greift die freie 2'-OH-Gruppe eines Adenosins, das sich innerhalb einer AU-reichen Region des Introns befindet, den 5'-Intron-Exon-Übergang an und bildet dort mit dem Phosphat eine Bindung, wodurch der RNA-Strang bricht und eine Art Lassostruktur entsteht. Dabei entsteht eine 5'-2'-Phosphodiesterbindung. An diesen Übergängen liegen in den meisten Fällen GT-AG-Bereiche, die ein Spleißsignal darstellen.

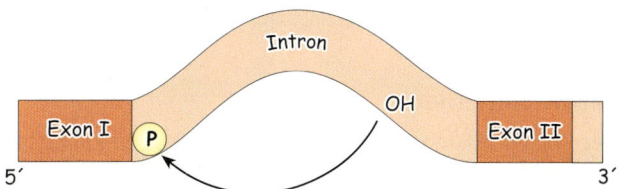

Die durch diese Aktion frei gewordene OH-Gruppe am Ende des Exons greift nun am Übergang zum folgenden Exon an.

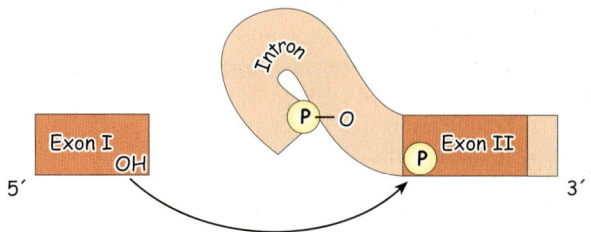

Anschließend werden beide Exons verbunden (= verspleißt).

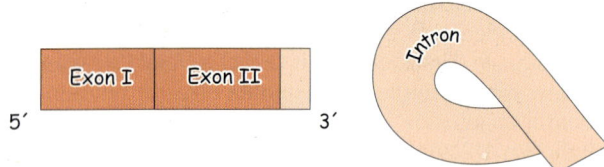

Die Introns werden anschließend im Zellkern zu Mononukleotiden abgebaut. Um wieder verwendet werden zu können, müssen sie erneut zu ihren Triphosphaten phosphoryliert werden, was von der Nukleosidtriphosphat-Kinase übernommen wird.

Der Vorgang des Herausschneidens und Spleißens wiederholt sich nun so oft, bis sämtliche Introns aus der RNA entfernt und die Exons ordnungsgemäß miteinander verbunden worden sind.

**Die Frage nach der Funktion der Introns** lässt sich mit heutigem Wissen noch nicht zufrieden stellend beantworten. In den letzten Jahren ist jedoch deutlich geworden, dass zumindest einige Introns eine wichtige Rolle als regulatorische Elemente spielen. Auch die Möglichkeit des alternativen Spleißens (s. u.) ist für die Zelle von großer Bedeutung.

## Besondere Prozessierungsvorgänge

Hier zeigen wir zwei wichtige Methoden unserer Zellen, die zu einer noch größeren Vielfalt an Proteinen führen.

- Bei der **mRNA-Editierung** wird die mRNA nach deren Transkription noch einmal derart verändert, dass ein anderes Protein dabei herauskommt.
- Beim **Alternativen Spleißen** führt eine Variation im Spleißvorgang zu unterschiedlichen Spleißprodukten.

### mRNA-Editierung

Der Körper nutzt zum Teil schon die genetische Ebene zur Vergrößerung der Proteinauswahl. Bestimmte Zellen können die mRNA modifizieren, indem sie die Basensequenz verändern, was die Herstellung eines neuartigen Proteins nach sich zieht. Im Deutschen wird dieser Vorgang auch als „Redigieren (= überarbeiten) von RNA" bezeichnet (engl. = RNA-editing).

Ein erheblich verändertes Molekül entsteht z. B., wenn eine Base so ausgetauscht wird, dass anstatt eines Aminosäure-Codons ein Stoppcodon vorliegt. Dadurch wird das Protein je nach Lokalisation des Basenaustauschs stark verkürzt und ändert unter Umständen seine Funktion.

**Apo-B.** Als Beispiel für eine Editierung haben wir ein Protein aus der Leber gewählt, das für den Lipidstoffwechsel eine wichtige Rolle spielt ( ↗ S. 509). Es trägt den Namen **Apo B₁₀₀** und besitzt ein Molekulargewicht von 513 kD. In den Darmzellen existiert natürlich das gleiche Gen für das Apo B₁₀₀, und auch die mRNA wird von der DNA identisch transkribiert. Anschließend erfolgt hier jedoch ein Basentausch

an Codon 2152 (unbedingt merken …), bei dem Cytosin gegen Uracil ausgetauscht wird. Es entsteht das Codon UAA statt CAA, das nun nicht für die Aminosäure Glutamin codiert, sondern ein Terminationscodon ( ↗ S. 235) darstellt. Das Enzym, das diese Reaktion vornimmt (die Cytidin-Desaminase), erkennt dabei eine Nukleotidsequenz an der entscheidenden Stelle, die es wohl bei keiner anderen mRNA zu geben scheint.

Das Protein, das am Ende dabei herauskommt, hat nur noch ein Molekulargewicht von 250 kD, was etwa 48 % der Masse des Apo B₁₀₀ der Leber entspricht, weshalb man es einfach **Apo B₄₈** getauft hat.

Die Cytidin-Desaminase wird dabei nur in den Darmzellen exprimiert, nicht jedoch in der Leber.

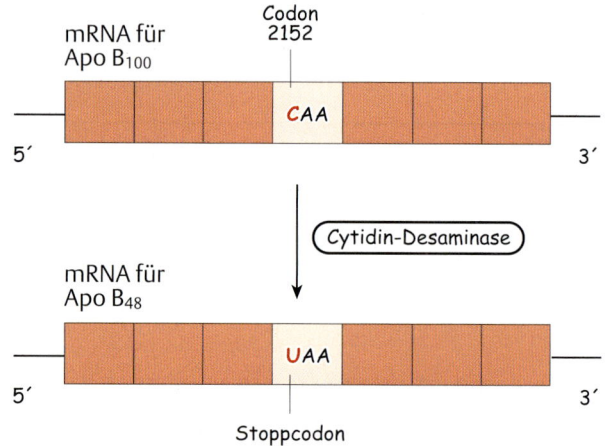

Der Sinn dieser Aktion ist noch nicht gut verstanden und Gegenstand der Forschung.

### Alternatives Spleißen

Das alternative Spleißen stellt eine weitere Möglichkeit dar, aus einem hnRNA-Transkript unterschiedliche Proteine herzustellen. Dabei werden bei diesem Vorgang nicht nur Introns herausgeschnitten, sondern auch verschiedene Exons.

Bei menschlicher mRNA sind zahlreiche Fälle alternativen Spleißens gefunden worden. (Bei der Fruchtfliege entscheidet alternatives Spleißen sogar über das Geschlecht …)

**Immunglobulin M** (Ig M, ↗ S. 571), das von einer bestimmten Sorte der weißen Blutkörperchen – den B-Lymphozyten –, gebildet wird, soll hier als Beispiel dienen.

Die B-Lymphozyten verwenden das Ig M gleich für zweierlei Aufgaben:

1. Sie bauen Ig M in ihre Membran ein, wo es als Rezeptor dient.
2. Sie entlassen Ig Ms ins Blut, wo sie bei der frühen Abwehr von Eindringlingen eine sehr wichtige Rolle spielen.

Diese beiden Formen des Ig M entstehen durch alternatives Spleißen.

**Das vollständige Ig M-Gen** besitzt neben mehreren Exons eine Sequenz, die für eine Transmembrandomäne codiert. Nach der Art des Spleißens unterscheiden sich die entstehenden mRNAs und damit die Proteine in dieser Transmembrandomäne.

Ig M-Moleküle, die sie besitzen, können in der Zellwand fixiert werden und sind damit membrangebundene Ig Ms. Die anderen, die keine Transmembrandomäne bekommen, sind löslich und schwimmen frei im Blut herum (freie IgMs) – dabei sind immer fünf miteinander verbunden (= Pentamere).

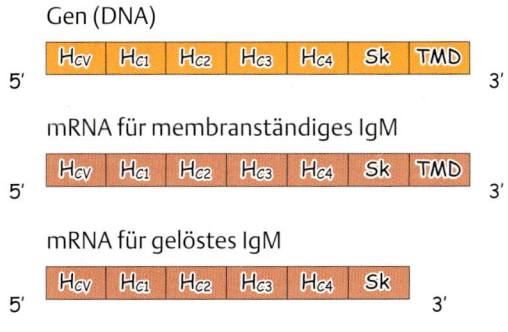

Gen (DNA)

mRNA für membranständiges IgM

mRNA für gelöstes IgM

TMD = Transmembrandomäne
SK = Sekretorische Domäne

**Reguliert wird dieser Vorgang** durch zwei verschiedene Poly(A)-Signale, die unterschiedlich stark sind. In Abhängigkeit von zu unterschiedlichen Zeiten in der Zelle gebildeten Faktoren wird das erste (schwächere) Poly(A)-Signal entweder berücksichtigt oder übergangen.

**Viren.** Der Vorgang des alternativen Spleißens spielt auch für Organismen eine große Rolle, die wenig Platz für Gene haben – z.B. für Viren. Diese verwenden häufig sich überschneidende Leseraster, um bestimmte Proteine zu codieren (z.B. HIV).

## 3.3 Nukleozytoplasmatischer Transport

Erst im Laufe der Evolution hat sich das Kompartiment entwickelt, in dem heute die DNA beherbergt ist: der Zellkern. Durch diese Kompartimentierung ergaben sich ganz neue Möglichkeiten der Regulation, aber auch das Erfordernis, einen geregelten Stoffaustausch zwischen Zellkern und Zytoplasma sicherzustellen. Man geht davon aus, dass in einer durchschnittlichen Zelle pro Minute etwa eine Million Transportvorgänge zwischen Zellkern und Zytoplasma stattfinden.

### Der Zellkern und das Zytoplasma

Die Trennung von Zellkern und Zytoplasma führt dazu, dass ein Transport verschiedener Moleküle zwischen diesen beiden Kompartimenten erforderlich geworden ist.

Alle mRNAs und tRNAs müssen z.B. aus dem Kern hinaus transportiert werden. Die Histone oder DNA- und RNA-Polymerasen hingegen sind Proteine, die im Zytoplasma hergestellt werden und anschließend in den Zellkern gebracht werden. Die ribosomalen Bestandteile haben eine wahre Odyssee hinter sich, bis schließlich das fertige Ribosom im Zytoplasma vorliegt.

RNA wird vor allem gebunden an Adapterproteine transportiert, die den Transport vermitteln. Von einigen hundert Proteinen ist mittlerweile bekannt, dass sie als Adapterproteine an diesem riesigen Stoffaustausch beteiligt sind.

**Die Kernporen** stellen den Kontakt zwischen Zellkern und Zytoplasma her, der sonst strikt durch zwei Doppelmembranen getrennt ist ( ↗ S. 443). Diese Kernporenkomplexe (engl. = nuclear pore complex, NPC) sind für zelluläre Verhältnisse gewaltige Gebilde mit einem Molekulargewicht von etwa 125 000 kD. Sie bestehen aus 50 – 100 Proteinen und sind 100 – 200 nm lang, der Durchmesser der Poren beträgt nur etwa 9 nm.

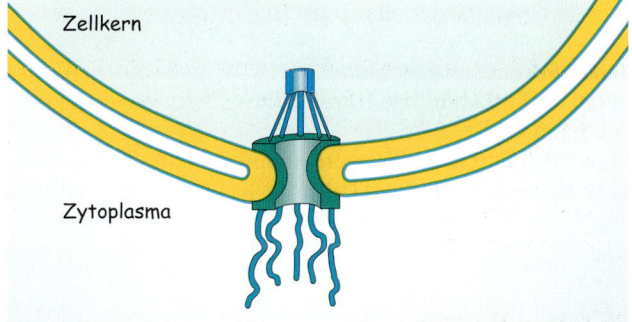

Zellkern

Zytoplasma

In einer normalen Zelle findet man einige tausend Kernporen, die Zahlen schwanken aber beträchtlich.

**Die passive Diffusion** zwischen Zellkern und Zytoplasma ist nur bei Molekülen möglich, die einen Durchmesser aufweisen, der weit unter der 9-nm-Marke liegt. Bis etwa 30 kD kann dies relativ problemlos erfolgen, ab etwa 60 kD ist praktisch kein passiver Transport mehr möglich. Allerdings werden auch kleine Moleküle aktiv transportiert, da die Zelle meist nicht auf die viel zu langsame Diffusion warten kann.

**Eine wichtige Rolle** beim Transport spielt eine kleine **GTPase** mit dem Namen **RAN**. Sie ist in der Lage, entweder GTP oder GDP zu binden. Im Zellkern befindet sich das RAN-GTP, im Zytoplasma hingegen RAN-GDP, da es dort hydrolysiert wird.

RAN vermittelt im Zellkern die Freisetzung des transportierten Moleküls von den Transportern. Wie dies genau geschieht, wird derzeit intensiv erforscht.

**Regulation durch Ex- oder Import.** Durch die Trennung von DNA und dem Ort der Proteinbiosynthese ergibt sich natürlich auch eine weitere Regulationsmöglichkeit.
Manche Moleküle, z.B. verschiedene Hormonrezeptoren ( ↗ S. 347) oder das NF-κB ( ↗ S. 367) werden nur kontrolliert in den Zellkern gelassen. Andere Stoffe – wie beispielsweise das P53 ( ↗ S. 265) – unterliegen einem regulierten Export.

### Kernimport

Die Zelle stellt ihre Proteine an den zytoplasmatischen Ribosomen her. Anschließend erfolgt dann der Transport zu den entsprechenden Arbeitsplätzen, was im Rahmen der Adressierung schon besprochen wurde ( ↗ S. 283).
Proteine, deren Arbeitsstelle der Zellkern ist, besitzen eine nukleäre Lokalisierungssequenz (**NLS**). Über diese Sequenz – meist 4 – 8 basische Aminosäuren – erfolgt deren Aufnahme in den Zellkern.

**Importine.** Die Aufnahme vieler Proteine erfolgt dabei mit Hilfe der Importine, die als **NLS-Rezeptoren** fungieren.
Bei vielen Transportprozessen in den Zellkern spielen die beiden Proteine Importin α und Importin β eine große Rolle. Sie binden an das zu transportierende Molekül und vermitteln den Import in den Zellkern.

**Im Zellkern** angelangt, bindet RAN-GTP an Importin β, wodurch die Entladung des Transporters erfolgt und die Fracht entlassen wird.
Importin β und RAN-GTP werden nun gemeinsam reexportiert und auch Importin α gelangt wieder ins Zytoplasma.

**Anders als bei allen anderen Organellen** werden in den Zellkern intakte, also vollständig gefaltetete Proteine transportiert.
Beim Transport in andere Zellorganellen werden die Proteine vorher vollständig entfaltet und erst im Inneren des entsprechenden Kompartiments wieder zusammengebaut.

**Nach einer Zellteilung** erfolgt der Zerfall der gesamten Kernmembran. Daher ist es im Anschluss daran erforderlich, sämtliche nukleären Proteine wieder in den Zellkern zu reimportieren. Dies ist auch der Grund, warum die Signalsequenz bei den nukleären Signalen nicht entfernt wird.

### Kernexport

Nicht nur RNA, sondern auch viele Proteine müssen vom Zellkern ins Zytoplasma transportiert werden. Die Proteine besitzen dabei ein nukleäres Exportsignal (**NES**), über das der Export vermittelt wird.
Die RNAs binden entweder direkt an einen Exportrezeptor (z. B. die tRNA) oder an Adapterproteine (viele mRNAs), die dann mittels eines eigenen NES den Export vermitteln.

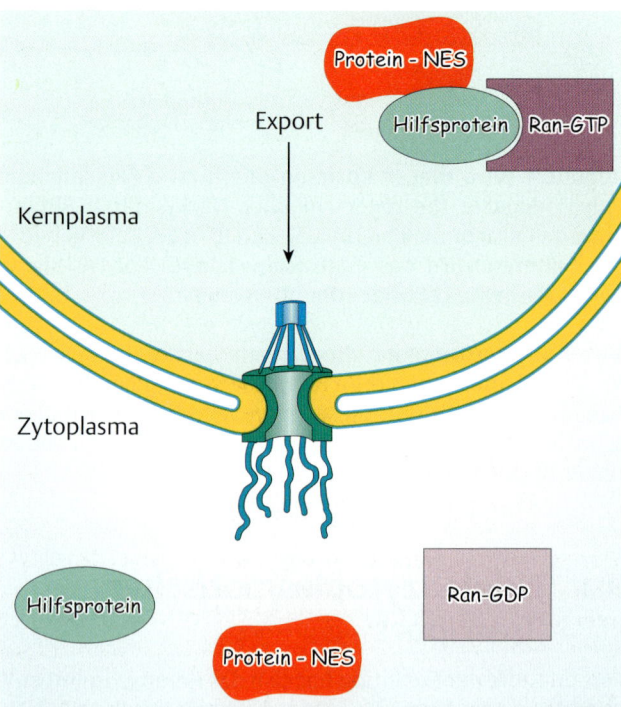

**Als Shuttleproteine** bezeichnet man Proteine, die unter bestimmten Umständen zwischen Zellkern und Zytoplasma hin- und hertransportiert werden. Solche Proteine besitzen nicht nur ein **NES**, sondern auch ein **NLS**.
Beispiele für solche Shuttleproteine sind viele Adapterproteine. Selbst wenn sie eine Fracht nur in eine Richtung transportieren, müssen sie ja nach dem Transport selbst wieder in das Kompartiment zurück, aus dem sie gekommen sind.

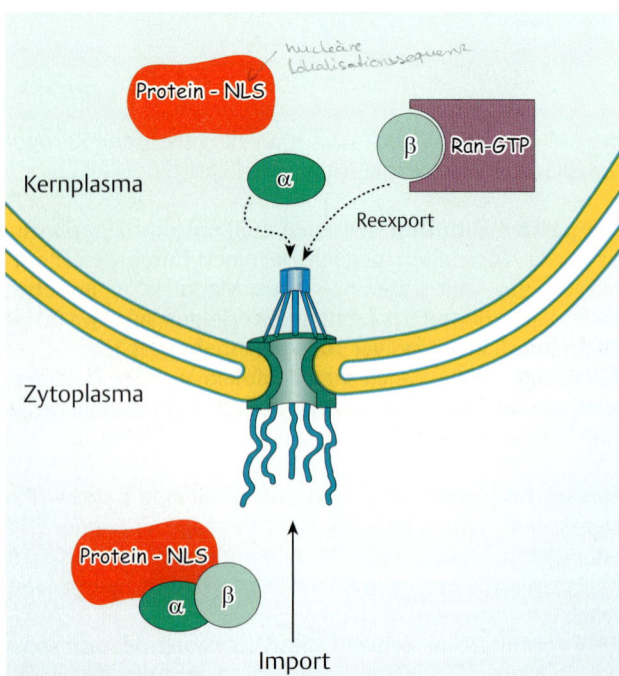

**Viren** (z. B. HIV, ↗ S. 321) haben ein Problem, wenn sie ihr Genom in den Zellkern schleusen, um sich von dort aus zu replizieren.

Dann nämlich müssen sie zum Teil ungespleißte RNA – z. B. ihr gesamtes Genom – aus dem Zellkern der Wirtszelle hinaus ins Zytoplasma transportieren. Ohne Weiteres funktioniert das nicht, da ungespleißte RNA normalerweise den Zellkern nicht verlassen kann. Hier sind Hilfsproteine erforderlich, die auch ungespleißte RNA ins Zytoplasma schaffen können.

Beim HIV ist dies das REV-Protein (↗ S. 324), das an die ungespleißte RNA bindet. Der Komplex bindet dann seinerseits an einen Rezeptor, der das ganze Gebilde ins Zytoplasma befördert.

### Transport der mRNA über weitere Strecken

Bei manchen Zellen sind der Zellkern und der Ort der Proteinbiosynthese reichlich weit voneinander entfernt. Bei Neuronen kann die Distanz sogar über einen Meter betragen, da die Zellleiber häufig im Rückenmark liegen, die Axone oder Dendriten jedoch durch den ganzen Körper gespannt sind.

In diesem Fall wird die mRNA in die Peripherie transportiert, wo dann die Translation erfolgt. Verschiedene Adapterproteine sind in diesen Prozess involviert, bei dem die Mikrotubuli (↗ S. 441) eine wichtige Rolle zu spielen scheinen.

Der Transport von mRNA statt der fertigen Proteine hat für die Zelle einige Vorteile: Zum einen muss nur *eine* mRNA statt möglicherweise zahlreicher Proteine transportiert werden. Zum anderen besteht so die Möglichkeit, die mRNAs zunächst in der Peripherie zu „lagern" und erst dort auf lokale Signale hin zu translatieren.

## 3.4 Translation – die Proteinbiosynthese

Der Schritt der Translation wird nur von einer Sorte von RNA – der **mRNA** – beschritten. Alle anderen fristen ihr Dasein in der Zelle als RNA-Molekül. Die Information, die auf der mRNA steht, dient jedoch als Vorlage, um daraus ein Protein herzustellen.

Die im vorhergehenden Schritt der Transkription von der DNA abgeschriebene mRNA besteht ja wie die DNA aus Nukleotiden. Diese „Nukleotidsprache" muss nun in die „Aminosäuresprache" der Proteine übersetzt werden, was man als Translation (= Übersetzung) oder Proteinbiosynthese bezeichnet. Dabei werden nach dem Plan der mRNA einzelne Aminosäuren zu einem Protein aneinander gereiht.

Das Gleichgewicht dieser Reaktion liegt natürlich stark auf der Seite der Aminosäuren.

Es kostet immer Energie, Einzelbausteine zu einem großen Molekül zusammenzusetzen, da die Entropie (↗ S. 61) hierbei extrem zunimmt.

Um trotzdem Proteine erzeugen zu können, müssen die Aminosäuren zunächst aktiviert werden, erst dann ist ein Einbau in die Polypeptidketten möglich. Die drei Phasen der Translation bezeichnet man – analog der Transkription – als Initiation, Elongation und Termination.

### Aktivierung der Aminosäuren

Zur Aktivierung wird jede Aminosäure unter Energieaufwand an ein spezifisches Übertragermolekül tRNA gebunden. Hierbei entsteht eine energiereiche Esterbindung, bei deren Spaltung genügend Energie frei wird, um die einzelnen Aminosäuren zu einem Peptid verknüpfen zu können.

### tRNAs und ihre Rolle für die Proteinbiosynthese

Wie bekannt, codieren jeweils drei Basen der mRNA (= Codon) für eine bestimmte Aminosäure. Die tRNA, die die betreffende Aminosäure trägt, hat nun am **Anticodon-Arm** die drei zum Codon der mRNA komplementären Basen. Die tRNA dient also als Bindeglied zwischen der „Nukleotidsprache" der mRNA und der „Aminosäuresprache" des entstehenden Peptids. Mit dem Anticodon bindet die tRNA an das Basentriplett der mRNA, an ihrer anderen Seite (dem 3'-Ende) hängt die entsprechende Aminosäure.

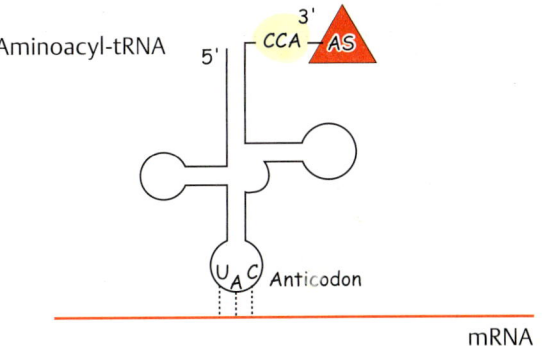

Eine tRNA besteht aus rund 80 Nukleotiden und bildet eine dreidimensionale Struktur. Am 3'-Ende sitzt immer die Nukleotidsequenz CCA, an welche die Aminosäure binden kann. Das heißt, dass bei einer beladenen tRNA die Aminosäure *immer am Adenosin* der tRNA gebunden ist.

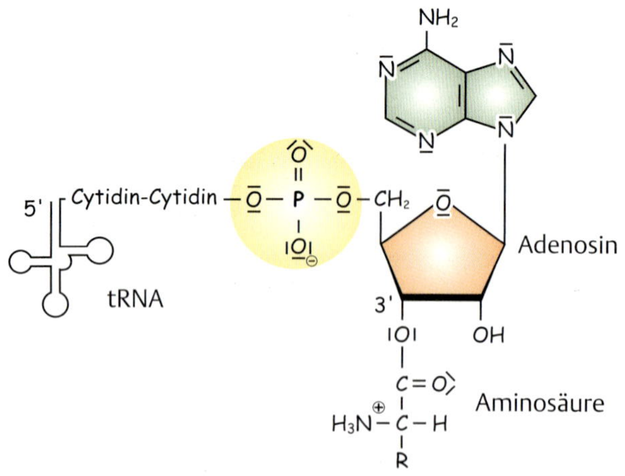

**Wobble-Hypothese.** Theoretisch müsste es nun 60 verschiedene tRNAs geben, da es auch 60 verschiedene Codons gibt, die für eine Aminosäure codieren. In Wirklichkeit sind es allerdings in unseren Zellen nur 31 tRNAs, die zum Einsatz kommen. (In den Mitochondrien sogar nur 22!)
Der Grund dafür ist, dass als Basenpaarungen zwischen dem Codon der mRNA und dem Anticodon der tRNA das dritte Nukleotid nicht so wichtig ist und daher auch leicht veränderte Paarungen möglich sind (Codon und Anticodon können „wobbeln", engl. to wobble = wackeln).

## Reaktionen bei der Aktivierung

Die Aktivierung der Aminosäuren findet im **Zytoplasma** der Zelle statt und wird durch mehrere Enzyme vermittelt. Wie bei vielen Aktivierungsvorgängen in der Biochemie wird dazu der universelle Energieträger **ATP** benötigt.

**Bildung von Aminoacyl-AMP.** Zunächst bindet die Aminosäure an ATP, wobei vom ATP Pyrophosphat (PP$_a$) abgespalten und statt dessen die Aminosäure mit ihrem Carboxylende angehängt wird.
Entstanden ist Aminoacyl-AMP, wobei *Aminoacyl* nichts anderes als die gebundene Aminosäure beschreibt, die aus einer *Amino*-Gruppe und einer Kohlenstoffkette (*-acyl*) besteht. Die Bindung zwischen der Aminosäure und dem AMP ist eine **energiereiche Säureanhydridbindung** zwischen der Carbonsäure der Aminosäure und der Phosphorsäure des AMP.

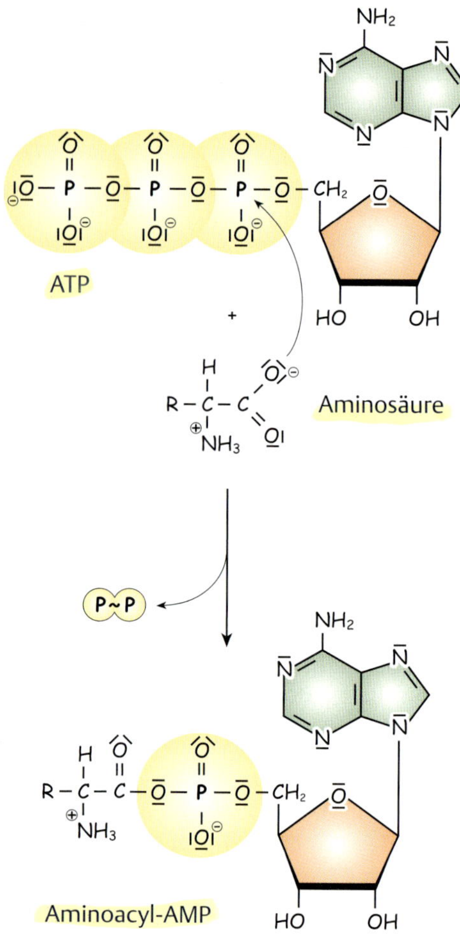

**Bildung der Aminoacyl-tRNA.** Im zweiten Reaktionsschritt wird die Aminosäure vom Aminoacyl-AMP auf ihre tRNA übertragen. Dies erledigen spezielle Enzyme, die **Aminoacyl-tRNA-Synthetasen**, von denen es in den meisten Zellen für jede Aminosäure eine eigene gibt.

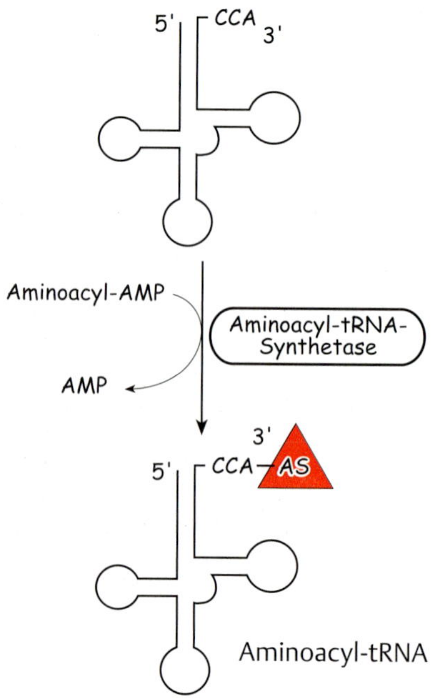

Aminoacyl-tRNA

Dabei wird die Aminosäure vom AMP abgetrennt und am 3'-Ende ihrer spezifischen tRNA an die 3'-OH-Gruppe der Ribose des AMPs über eine Esterbindung gebunden.
Um den Überblick nicht zu verlieren, hier alles noch einmal in einer Übersicht.

Aminosäure + ATP $\longrightarrow$ Aminoacyl-AMP + PP$_a$

Aminoacyl-AMP + tRNA $\longrightarrow$ Aminoacyl-tRNA + AMP

**Bindung der *richtigen* Aminosäure.** Es ist von entscheidender Bedeutung, dass an eine tRNA die richtige, zum Anticodon passende Aminosäure gehängt wird. Ist eine falsche Aminosäure nämlich erst einmal in ein Protein eingebaut, gibt es keine Möglichkeit mehr, sie auszutauschen. Das dabei entstehende Protein ist dann oft nicht funktionsfähig. Woher aber weiß eine Aminoacyl-tRNA-Synthetase, welche Aminosäure sie an welche tRNA binden muss? Da alle Aminosäuren am 3'-Ende der tRNA gebunden werden und dieses Ende immer die Nukleotidsequenz CCA enthält, kann dort die Erkennung nicht stattfinden. Bisher mag der Eindruck entstanden sein, dass sich die einzelnen tRNAs nur bezüglich des Anticodons unterscheiden. Das ist jedoch nicht der Fall: die gesamte Sequenz und, was viel wichtiger ist, daraus resultierend auch die dreidimensionale Struktur ist von tRNA zu tRNA unterschiedlich. Daraus ergeben sich auch für jede tRNA andere, spezifische Wechselwirkungen mit Aminosäure und Synthetase, die wiederum darüber entscheiden, ob eine Aminosäure an eine bestimmte tRNA binden kann oder nicht.

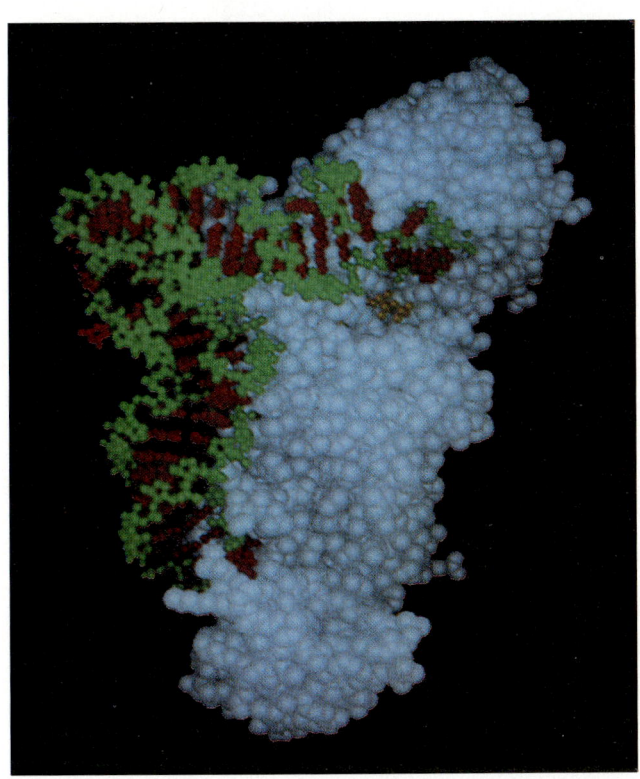

## Translationsinitiation – Zusammenbau der Ribosomen

Nun stellt sich die Frage, wo und wie die aktivierten Aminosäuren zum Protein zusammengesetzt werden. Dazu muss genau der Bauplan auf der mRNA befolgt werden.
Auch bei der Translation handelt es sich um einen sehr komplexen Vorgang, der durch eine ganze Reihe von Faktoren gesteuert wird. Wir beschränken uns hier jedoch auf wenige, da die übrigen das Verständnis nicht verbessern und noch nicht abschließend verstanden sind.

### Ribosomen

Die Translation erfolgt an einem komplizierten Komplex aus vier ribosomalen RNA-Molekülen (rRNA) und verschiedenen (rund 80) Proteinen, dem Ribosom. Ein Ribosom besteht aus zwei Untereinheiten, die im **Zytoplasma** getrennt vorliegen. Zu Beginn einer jeden Translation müssen die beiden Untereinheiten zusammengebaut werden, was man als **Initiation** bezeichnet.
Bei Eukaryonten besteht das Ribosom aus einer großen 60 S- und einer kleinen 40 S-Untereinheit, die zusammen das 80 S-Ribosom bilden. Die große Untereinheit besteht aus drei rRNAs (mit 28 S, 5,8 S und 5 S) und mehreren Proteinen, die kleine aus einer 18 S-rRNA, die ebenfalls mit einigen Proteinen assoziiert ist.

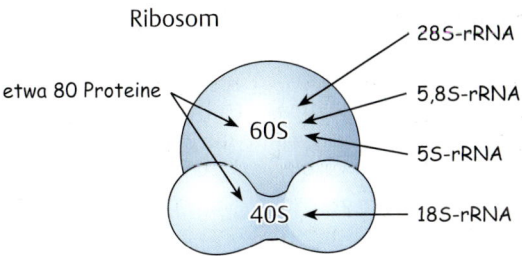

### Der Initiationskomplex

Der Startpunkt für die Translation ist die **Kappe am 5'-Ende** der mRNA, die von der kleinen Ribosomenuntereinheit erkannt wird. Die mRNA gleitet dann am Ribosom entlang, bis ein Startcodon erscheint.
Der Startpunkt auf der mRNA, an dem die Übersetzung in ein Protein beginnen soll, ist immer durch die Basenfolge **AUG** gekennzeichnet. Dieses Startcodon (AUG) codiert für die Aminosäure Methionin, deshalb ist Methionin auch zunächst *immer* die erste Aminosäure eines Proteins.
Das heißt jedoch nicht, dass jedes Protein im Körper an einem Ende Methionin besitzt. Der Anfang eines frisch synthetisierten Peptids dient häufig als Signalsequenz, die den weiteren Weg des Peptids festlegt (z. B. Ausschleusung aus Zelle, ↗ S. 290) und vor der Verwendung des Peptids meist noch abgeschnitten wird.

**Wie geht es nun los?** Eine mit Methionin beladene tRNA fungiert als Starter-tRNA. Sie unterscheidet sich von den tRNAs, die Methionin im Inneren eines Proteins einbauen können.

Eine wichtige Rolle bei der Initiation spielen eine Reihe von Proteinen, die als **Initiationsfaktoren** bezeichnet werden (in der Kurzform: eIF, **e**ukaryontische **I**nitiations**f**aktoren). Der eukaryontische Initiationsfaktor 2 (eIF-2) – an GTP gebunden und damit aktiviert – bindet als Erster an die Starter-tRNA.

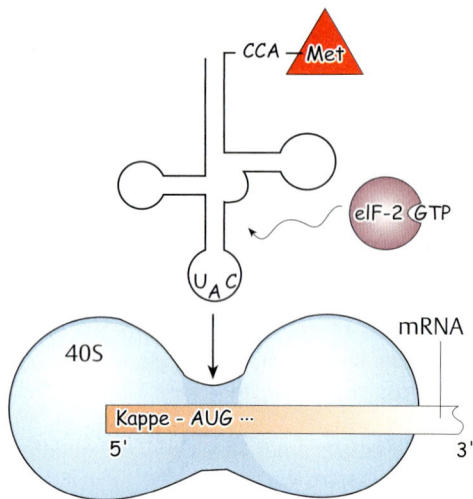

Dieser Komplex kann an die kleine 40 S-Untereinheit binden und sich an die mRNA anlagern, wodurch er zum Initiationskomplex wird. Jetzt wird die mRNA nach dem Startcodon AUG abgesucht. Ist die Startsequenz gefunden, wird das GTP am eIF-2 hydrolysiert und das entstandene GDP-eIF-2 zusammen mit dem verbleibenden Phosphat abgespalten.

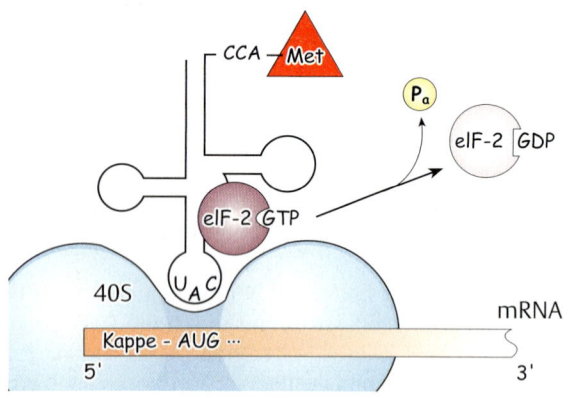

Nach dem Abspalten des Initiationskomplexes kann sich die große 60 S-Untereinheit anlagern, wodurch das funktionsfähige 80 S-Ribosom entsteht.

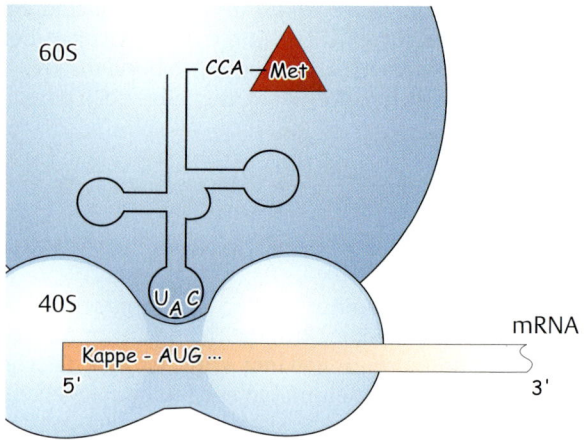

## Elongation

Nun müssen an die erste Aminosäure (Methionin) weitere Aminosäuren angelagert werden, was man als Elongation (= Verlängerung) bezeichnet.

Die kleine Untereinheit des Ribosoms hat zwei Bindungsstellen für beladene tRNAs, die **P**eptidyl- und die **A**minoacyl-Bindungsstelle, die auch einfach mit **P** oder **A** bezeichnet werden. Nach erfolgreicher Initiation ist das Ribosom fertig zusammengebaut und die Methionin-tragende Starter-tRNA an der Peptidyl-Bindungsstelle gebunden.

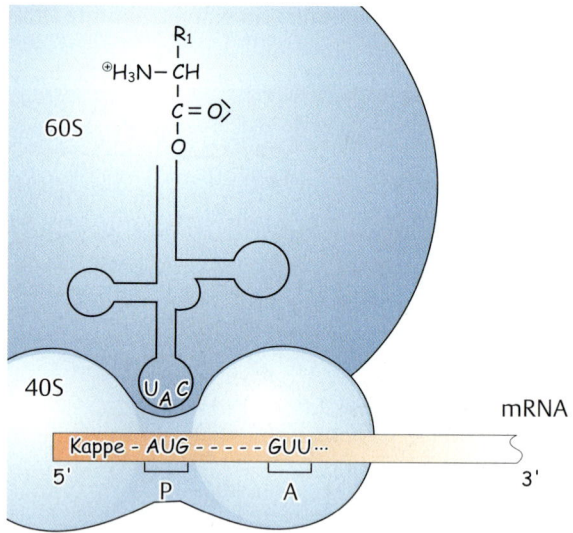

An die Aminoacyl-Bindungsstelle bindet nun eine beladene tRNA, deren Anticodon zum nächsten Codon auf der mRNA passt. Ähnlich wie bei der Initiation spielen auch hier Proteine eine Rolle, die parallel als Elongationsfaktoren bezeichnet werden.

So bindet der **e**ukaryontische **E**longations**f**aktor-1 α (eEF-1 α) zusammen mit GTP an die beladene tRNA und hilft ihr beim Auffinden der Aminoacyl-Bindungsstelle. Durch Hydrolyse des GTP zu GDP und Phosphat spaltet sich der Elongationsfaktor wieder ab und die tRNA bindet an die Aminoacyl-Bindungsstelle.

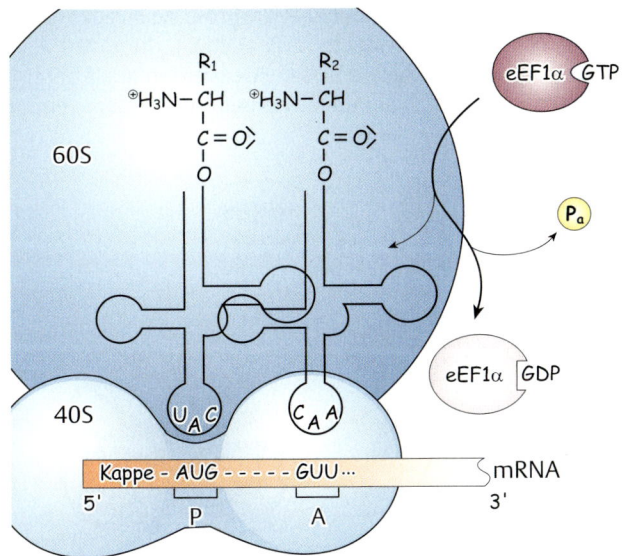

Wie auf dem Bild zu erkennen, greift nun die Amino-Gruppe der Aminoacyl-tRNA die Esterbindung zwischen der Starter-tRNA und dem Methionin an. Dadurch wird eine neue Peptidbindung geknüpft und die entstehende Kette hängt an der Aminoacyl-Bindungsstelle.

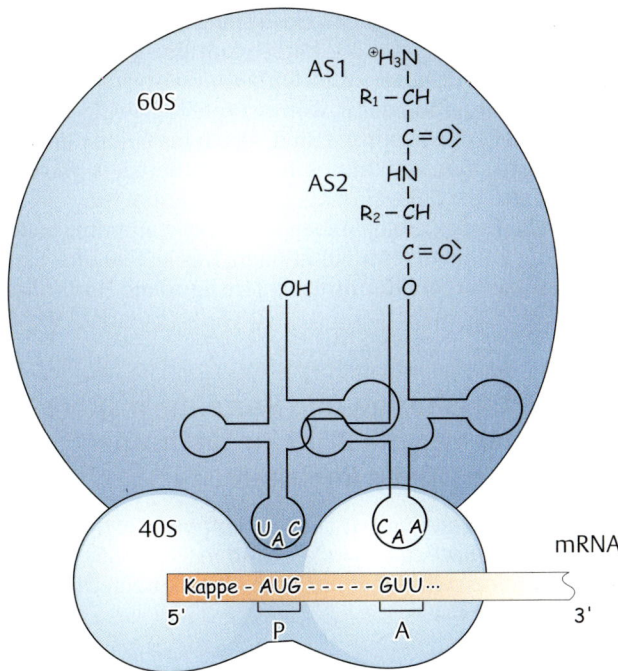

Im letzten Schritt der Elongationsphase wird die entladene tRNA abgespalten und das Ribosom wandert auf der mRNA um ein Basentriplett in Richtung 3'-Ende der mRNA weiter. Die tRNA mit den beiden Aminosäuren befindet sich jetzt auf der Peptidyl-Bindungsstelle.
Da nun die Aminoacyl-Bindungsstelle wieder frei ist, kann die nächste, mit einer aktivierten Aminosäure beladene tRNA daran binden und der ganze Spaß beginnt von vorne.

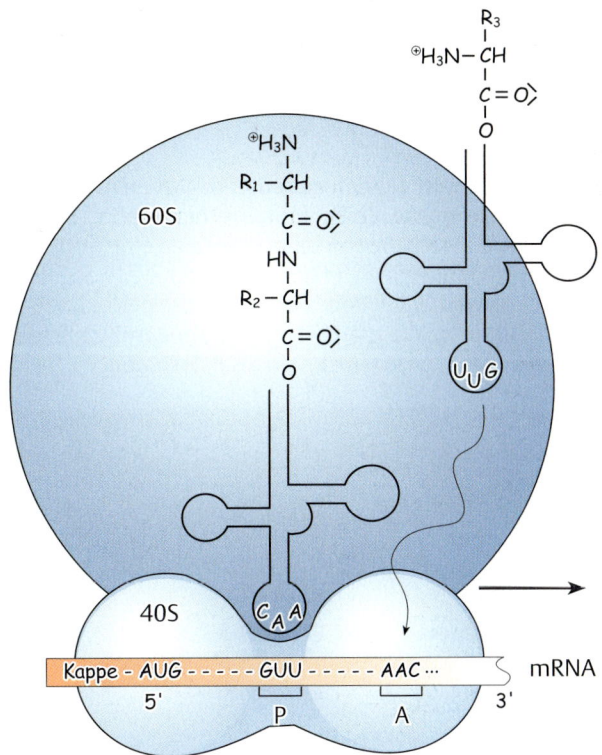

## Translationstermination

Taucht an der Aminoacyl-Bindungsstelle eines der drei Stoppcodons (UAG, UAA oder UGA) auf, bindet daran keine beladene tRNA, sondern ein Freisetzungsfaktor (*engl.* eukaryotic release factor = eRF). Er bewirkt, dass die fertige Peptidkette durch ein Wassermolekül von der Peptidyl-tRNA abgespalten (= hydrolytische Spaltung) und damit freigesetzt wird.

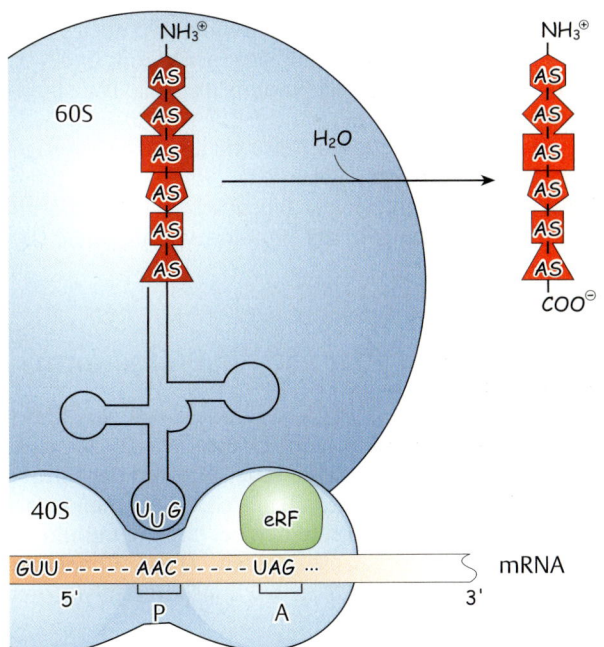

Daraufhin zerfällt das Ribosom sofort wieder in seine beiden Untereinheiten, die dann für weitere Proteinbiosynthesen zur Verfügung stehen.

Die Biosynthese eines Proteins dauert etwa 20 bis 60 Sekunden.

**Polysomen.** Meist werden aus einer mRNA nicht nur eines, sondern eine ganze Reihe Proteine hergestellt. Dies geschieht, indem sich mehrere Ribosomen an eine mRNA binden. Hat ein Ribosom die ersten paar Nukleotide abgelesen, kann schon wieder ein neues binden. Diese perlenkettenartigen Strukturen, die man schön elektronenmikroskopisch darstellen kann, bezeichnet man als Polysomen.

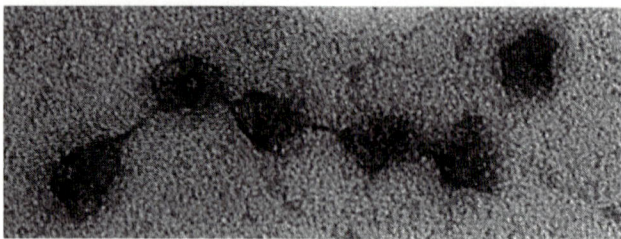

## 3.5 Posttranslationale Prozessierung – bevor die Proteine in den Dienst gestellt werden können

Wir haben jetzt kennen gelernt, wie die Zelle sich Proteine herstellen kann. Leider funktionieren diese so noch nicht. Die Zelle muss noch eine Reihe ko- oder posttranslationaler Modifizierungen vornehmen, bevor die Proteine biologisch aktiv werden und ihre Funktion wahrnehmen können. Wir wollen im folgenden Abschnitt eine Übersicht darüber liefern, was für Veränderungen an den Proteinen noch vorgenommen werden müssen, damit sie einsatzfähig sind.

- Zunächst müssen sich die Proteine nach der Translation richtig falten;
- dann müssen sie „erfahren", *wo* sie ihre Arbeit verrichten sollen und dorthin gelangen;
- anschließend erfolgen die eigentlichen Modifizierungen (= Veränderungen) der Proteine, vor allem die Glykosylierung.

### Herstellung der nativen Proteinform (Proteinfaltung)

Die meisten Proteine haben keine Chance, ihre Tertiärstruktur spontan auszubilden, da die Möglichkeiten der Faltung einfach zu zahlreich sind. Es haben sich daher „molekulare Helfer" gefunden, die den Proteinen bei ihren Bemühungen ein wenig unter die Arme greifen. Diese **Chaperone** (engl. = Anstandsdame) sind die wichtigsten Katalysatoren der Proteinfaltung.

Eine wichtige Rolle spielen dabei die Proteine aus der Gruppe der **H**itze**s**chock-**P**roteine (z. B. **HSP**60), die unter ATP-Verbrauch bei der Faltung helfen. Sie werden auch bei Hyperthermie vermehrt gebildet, was zu ihrer Namensgebung führte.

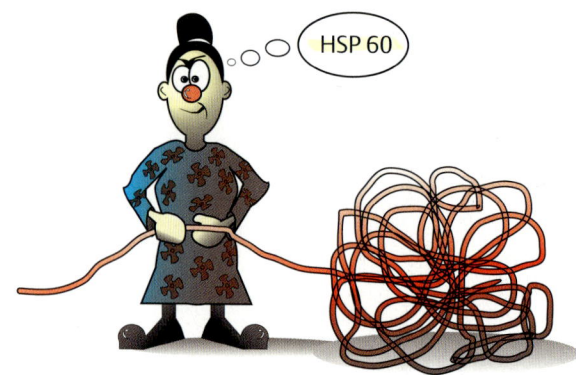

**Wenn Proteine durch Membranen wollen.** Proteine haben das Problem der Faltung nicht nur zu Beginn ihres Daseins, sondern immer, wenn sie eine Membran durchdringen möchten (Ausnahme die Kernmembran). Dazu müssen sie nämlich entfaltet und nach dem Durchtritt wieder zusammengesetzt werden. Auch das übernehmen die Hitzeschock-Proteine.

Notwendig ist das z. B., wenn ein Protein, das im Zytoplasma hergestellt worden ist, ins Mitochondrium gelangen soll. Dieser lästige Faltungs- und Entfaltungsvorgang ist übrigens auch der Grund dafür, warum Proteine, die für die Außenwelt der Zelle bestimmt sind, gleich ins Lumen des endoplasmatischen Retikulums hineinsynthetisiert werden. So spart sich die Zelle einmal Falten und Entfalten.

Die Hitzeschockproteine haben in der Zelle allerdings auch noch eine Reihe anderer Funktionen. Das HSP90 dient z. B. als Bindungsprotein für intrazelluläre lipophile Hormonrezeptoren (↗ S. 347).

### Adressierung und Proteintransport – oder wie die Proteine an ihren Arbeitsplatz kommen

Die *Proteinadressierung* ist ja beim Stoffwechsel der Proteine schon ausführlich behandelt worden (↗ S. 165). An dieser Stelle geben wir daher nur noch einen kurzen Überblick über diese Thematik.

**Die Signalsequenz der Proteine.** Schon auf der DNA steht vermerkt, wohin ein Protein in der Zelle einmal gelangen, wo es also seine Arbeit verrichten soll. Diese „Adressaufkleber" befinden sich – je nach späterer Lokalisierung des Proteins – an unterschiedlichen Stellen des Proteins.

Man unterscheidet bei eukaryontischen Zellen zwei große Gruppen an Proteinen, die auf unterschiedliche Art und Weise synthetisiert werden.

- Die einen sind für das **Innere der Zelle** selbst bestimmt und folgen dem zytoplasmatischen Weg.

- Die andere Gruppe bilden Proteine, die entweder für die Außenwelt bestimmt sind – **Sekretproteine** – oder in eine der vielen Membranen der Zellen eingebaut werden sollen – **Membranproteine**. Hier spricht man vom sekretorischen Weg.

## Modifizierungen von Proteinen

Es gibt drei wichtige Maßnahmen, mit denen frisch translatierte Proteine verändert werden können. Bei einigen Proteinen ist dies erforderlich, damit sie überhaupt funktionieren.
- Die wichtigste Modifizierung stellt dabei die **Glykosylierung** dar, die wir als Erstes vorstellen.
- Anschließend geht es um den Vorgang der **Proteolyse**, der zum Teil schon besprochen wurde.
- Häufig werden anschließend noch **einzelne Aminosäuren** modifiziert, was auch kurz dargestellt wird.

### Glykosylierungen

Glykosylierung bezeichnet die Anheftung einer Kohlenhydratkette an ein Protein. Die Glykosylierung von Proteinen ist die häufigste Proteinmodifikation und zudem für viele Zellfunktionen sehr wichtig. Die Blutgruppenantigene beruhen z.B. auf Unterschieden bei der Glykosylierung von Proteinen auf der Oberfläche unserer Erythrozyten.
Die Glykosylierung ist ein komplexer Vorgang, der im **Endoplasmatischen Retikulum** und im **Golgi-Apparat** der Zellen stattfindet. Hier stellen wir nur das Prinzip der Glykosylierung vor, die einzelnen **Glykoproteine** werden in den jeweiligen Kapiteln besprochen.

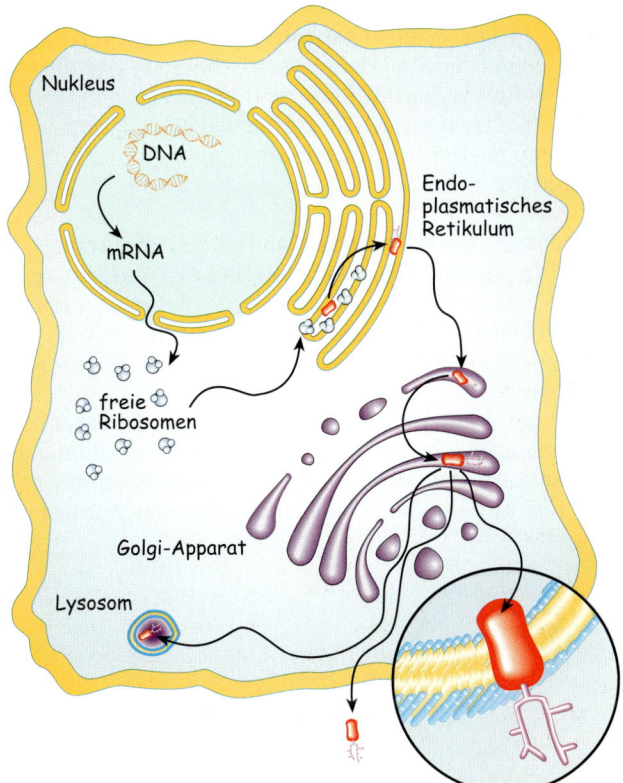

Da die Glykosylierung nur im ER und im Golgi-Apparat abläuft, sind intrazelluläre Proteine niemals glykosyliert; nur extrazelluläre, lysosomale und Zellmembran-Proteine werden glykosyliert.

**An welcher Stelle im Protein erfolgt die Glykosylierung?**
Genau genommen werden nicht ganze Proteine, sondern nur bestimmte Aminosäuren (Serin, Threonin und Asparagin) glykosyliert.

Serin          Threonin          Asparagin

Je nachdem, ob die Kohlenhydrat-Seitenkette über eine OH- (Serin, Threonin) oder eine NH-Gruppe (Asparagin) mit der Aminosäure verknüpft wird, bezeichnet man die entstandene Bindung als **O-glykosidisch** oder **N-glykosidisch**, wobei Letztere die weitaus häufigere Variante darstellt.

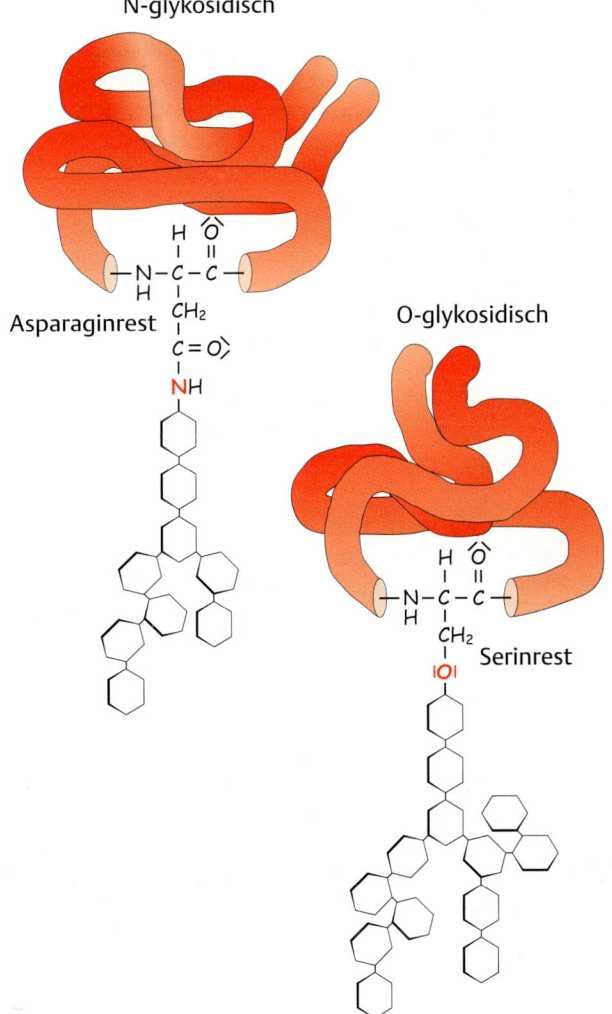

Die Glykosylierung der beiden Varianten erfolgt dabei auf sehr unterschiedliche Art und Weise, wobei die O-glykosidische Glykosylierung nur im Golgi-Apparat erfolgt und noch nicht sonderlich gut verstanden ist.

### N-glykosidische Bindungen

Die Herstellung der N-glykosidisch verknüpften Saccharidketten ist mittelmäßig kompliziert, wir beschränken uns daher auf das Wesentliche:

Die N-glykosidisch an Proteine gebundenen Saccharidketten werden nicht an das Protein selbst, sondern zunächst an einen Stoff namens **Dolicholphosphat** (Dol-P) synthetisiert und erst in einem zweiten Schritt komplett auf das Protein übertragen.

Wie schon erwähnt, erfolgt die Glykosylierung in ER und Golgi-Apparat, wobei im ER zunächst ein gleicher Rest an alle Proteine gehängt wird. Erst im Golgi-Apparat erfolgt die spezifische Glykosylierung durch ebenfalls ganz spezifische Enzyme.

> Man kann also sagen, dass im ER die Entscheidung fällt, *ob* ein Protein glykosyliert werden soll und im Golgi-Apparat, *wie* es glykosyliert wird.

**Beginn im Zytoplasma.** Die Glykosylierung beginnt mit dem Isoprenderivat Dolicholphosphat, das mit einem Lipidanker in der Membran des Endoplasmatischen Retikulums steckt, wobei der Phosphatrest in das Zytoplasma der Zelle ragt.

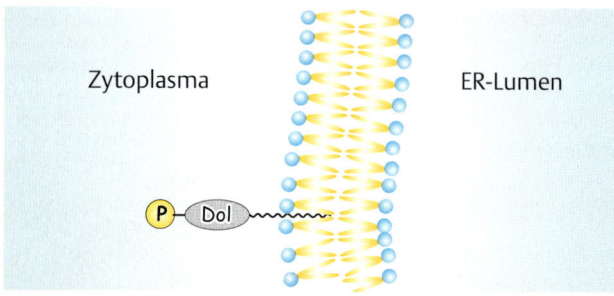

Von der zytoplasmatischen Seite aus werden zunächst – wie üblich nach Aktivierung mit UTP – einige Zucker (als UDP-Zucker) an das Dolichol-Phosphat gehängt.

> Das durch den Zusammenbau entstehende Kohlenhydrat-Grundgerüst ist für alle Glykoproteine identisch, die Differenzierung erfolgt erst später im Golgi-Apparat am Protein selbst.

**Weiter geht es im ER.** Nach dem Erreichen dieser Grundform erfolgt die **Translokation** (lat. trans = jenseits und locare = stellen, legen) des entstandenen Dol-PP-Saccharids; es wechselt auf die Lumenseite des ER. Der zusätzliche Phosphatrest stammt vom UDP, das in der Folge der Reaktion zum UMP wird. Der Pyrophosphatrest mit angehängter Kohlenhydratkette zeigt jetzt ins Lumen des ER.

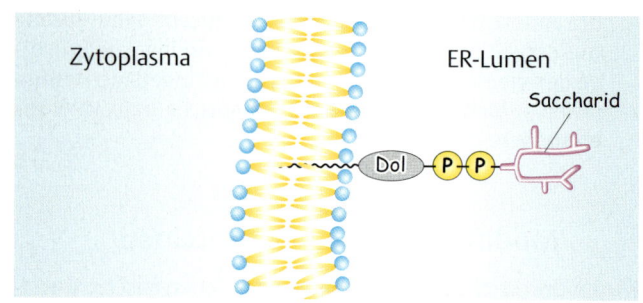

Nun erfolgt eine weitere Anlagerung von Kohlenhydraten (vor allem Glukose und Mannose) an das Grundgerüst. Die Zucker werden zunächst an weitere ins ER-Lumen ragende Dol-P-Moleküle, und erst anschließend auf die schon bestehende Saccharidkette am Dol-PP übertragen.

Nach ihrer Fertigstellung (noch immer für alle Proteine gleich!) wird die gesamte Kohlenhydratkette auf einen bestimmten Asparaginrest des Proteins, das sich ja ebenfalls im Lumen des ER befindet, übertragen. Das Enzym erkennt dabei eine spezifische Anknüpfungssequenz.

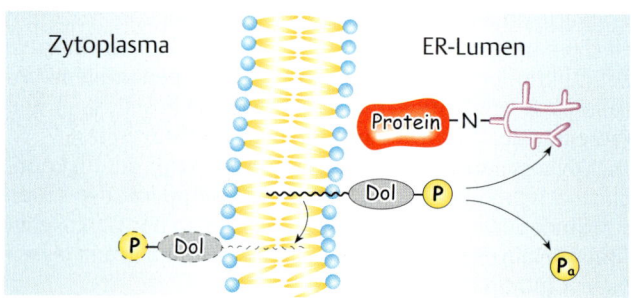

Das Dol-PP gibt einen Phosphatrest ab und transloziert als Dol-P wieder auf die zytoplasmatische Seite des ER, um weiteren Glykosylierungen zur Verfügung zu stehen.

Im ER befindet sich nach all diesen vielen – zugegeben etwas komplizierten – Schritten das Protein mit der Kohlenhydratkette.

**Abschluss im Golgi-Apparat.** Dann geht es über Transportvesikel weiter zum Golgi-Apparat. Dafür ist übrigens keine weitere Signalsequenz erforderlich, da dieser Weg immer eingeschlagen wird. Selbst Proteine, die für das ER bestimmt sind, müssen diesen Umweg über den Golgi-Apparat gehen.

Dort angekommen, erfolgt das so genannte **Trimmen**, das zum Teil schon im ER begonnen wurde. Die zahlreichen Glukose- und Mannosereste werden großteils wieder entfernt und nur ein kleines Kohlenhydratgrundgerüst bleibt übrig.

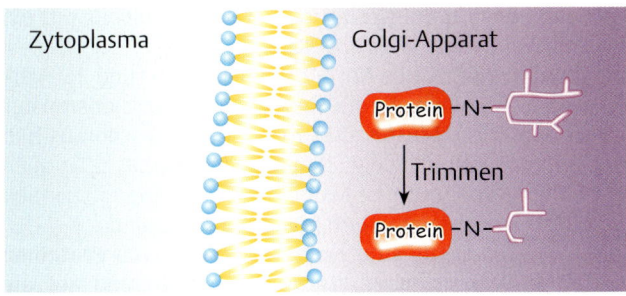

Mit Hilfe **spezifischer Glykosyl-Transferasen** werden nun die für das jeweilige Glykoprotein typischen Saccharidreste angeheftet. Die Zelle benötigt dabei tatsächlich für jede unterschiedliche Kohlenhydratkette ein eigenes spezifisches Enzym. Angehängt werden bei diesem letzten Schritt vor allem **N-Acetyl-Glukosamin, Galaktose, Fukose und Sialinsäure (= N-Acetyl-Neuraminsäure)**.

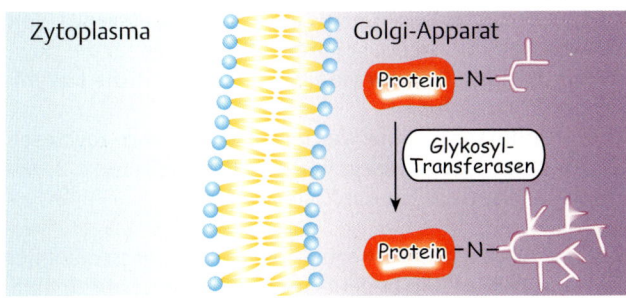

**Zwei Typen von N-glykosidischen Glykoproteinen** lassen sich unterscheiden:

- Ein **mannosereicher Typ**, bei dem die Zuckerreste fast ausschließlich aus Mannose bestehen,
- von einem **komplexen Typ**, an dem zwar ebenfalls viel Mannose, aber auch eine Menge anderer Zucker beteiligt sind.

### O-glykosidische Bindungen

Die Glykoproteine mit O-glykosidisch verknüpften Kohlenhydratketten bekommen ihre Zuckeranteile in den **Zisternen des Golgi-Apparats**, wobei kein Dolichol-Phosphat oder etwas Ähnliches im Spiel ist. Die Anheftung des ersten Zuckers erfolgt an einen Serin- bzw. Threoninrest direkt am Protein. Auch hier müssen wieder alle Kohlenhydrate zuvor mit UTP aktiviert werden.

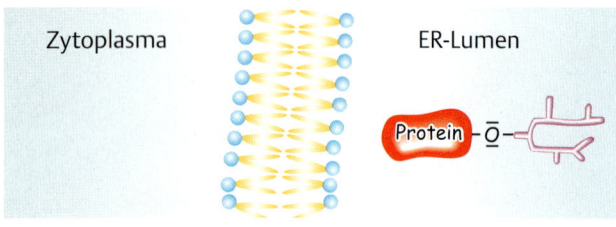

Zytoplasma    ER-Lumen

Protein – Ō –

## Die kontrollierte Proteolyse

Das Entfernen der **Signalsequenzen** durch Proteolyse haben wir schon kennen gelernt ( ↗ S. 290).

**Schutz vor Selbstverdauung.** Wichtig ist diese Reaktion auch bei den Verdauungsenzymen, die aus Sicherheitsgründen in einer inaktiven Vorstufe gespeichert und ausgeschüttet werden (Zymogene, ↗ S. 463). Erst im Lumen des Darms werden sie durch **limitierte Proteolyse** aktiviert, damit keine Selbstverdauung des betreffenden Organs erfolgt. Geschieht diese Proteolyse schon innerhalb des Organs, führt dies zu einer Zellzerstörung, wie bei der Entzündung der Bauchspeicheldrüse, der Pankreatitis.

**Vorläuferproteine.** Ein weiteres Anwendungsgebiet der kontrollierten Proteolyse ist das Herausschneiden von definierten Peptiden aus großen Vorläuferproteinen, wie es z. B. beim **Proopiomelanocortin** (**POMC**) der Fall ist. Durch die proteolytische Spaltung an bestimmten Stellen im POMC entstehen die gewünschten Endproteine Corticotropin, verschiedene Melanotropine, Lipotropine, Enkephaline und Endorphine, die alle sehr verschiedene Aufgaben haben und im Hormonteil noch einmal ausführlicher besprochen werden ( ↗ S. 370).

## Modifikationen einzelner Aminosäuren

Häufig werden in Proteinen noch einzelne Aminosäuren verändert. Hier werden nur die beiden wichtigsten vorgestellt, die übrigen Modifikationen werden in den entsprechenden Kapiteln besprochen.

**Acetylierung.** Etwa die Hälfte aller Proteine besitzt an ihrem N-Terminus eine Acetylierung (= Essigsäurerest).

**Phosphorylierung.** Außerordentlich wichtig ist die nachträgliche Phosphorylierung zellulärer Proteine. Durch diesen Mechanismus wird die biologische Aktivität von Enzymen beeinflusst.

## 3.6    Regulation der Genexpression

Wie ein Protein in der Zelle entsteht und wie es dann fertig aussieht, wissen wir jetzt. Was wir aber noch nicht wissen, ist, woher die Zelle weiß, *welche* Proteine sie herstellen soll. Auf unserem Erbgut – das ja in praktisch jeder Zelle gleich ist – steht die Information für einige zehntausend Proteine.

Zu einem bestimmten Zeitpunkt ist jedoch jeweils nur ein Bruchteil aktiv und wird abgelesen.

In einem menschlichen Körper befinden sich rund 250 verschiedene Zelltypen, die alle ihr eigenes Expressionsmuster aufweisen. Diese Muster sind von Dauer und schon früh in der Entwicklung angelegt. Daneben muss eine Zelle auch auf sich verändernde Umwelteinflüsse reagieren können und ihre Genexpression entsprechend umstellen.

Für diese Steuerung sind eine ganze Reihe von **Proteinen** und **DNA-Sequenzen** zuständig, die regulierend auf die Genexpression einwirken.

**Konstitutive und induktive Gene.** Man hat festgestellt, dass die meisten Gene in unseren Zellen inaktiv sind, solange sie nicht ganz spezifisch angeschaltet werden. Die RNA-Polymerase besitzt nämlich von sich aus keine spezifische Bindungsfähigkeit für die DNA.

Grundsätzlich kann man zwei verschiedene Typen von Genen unterscheiden.

- Die **konstitutiven Gene** (auch „Haushaltsgene) sind ständig aktiv. Hierzu gehören z. B. die Gene für die rRNA, für die RNA-Polymerase und die Gene für die Enzyme des Citratzyklus.
- Die **induktiven Gene** werden erst vermehrt abgelesen, wenn sie dazu angeregt wurden. Dazu gehören z. B. verschiedene Gene für das Zellwachstum.

**Wo reguliert wird.** Die Regulation kann auf verschiedenen Ebenen erfolgen. Am bedeutsamsten ist jedoch die Regulation auf Transkriptionsebene, da dies die einzige Möglichkeit ist zu regulieren, ohne dass überflüssige Zwischenprodukte entstehen. Von der Menge an gebildeter mRNA hängt ab, wie viele Proteine synthetisiert werden.

Eine weitere Möglichkeit besteht in der Steuerung der Translation, was wir im Anschluss noch kurz beschreiben.

**Beteiligte Strukturen.** Hier lassen sich zwei grundsätzlich verschiedene Gruppen unterscheiden, die auf die Genexpression Einfluss nehmen:

- Zum einen Abschnitte, die auf der DNA liegen und als **DNA-Steuerelemente** bezeichnet werden.
- Zum anderen **DNA-bindende Proteine**, die an diese Abschnitte auf der DNA binden (= Transkriptionsfaktoren).

Liegt eine regulierende Region auf dem gleichen Chromosom wie das regulierte Gen, dann bezeichnet man sie als **cis-aktives Element**.

Die beteiligten Proteine werden entsprechend als **transagierende Faktoren** bezeichnet. Ein Transaktivator ist also ein *Protein*, das auf eine Genexpression *aktivierend* wirkt.

## Chromatin und die Transkription

In den letzten Jahren ist die Rolle des Chromatins für die Regulation der Genexpression gründlich untersucht worden. Eine DNA, die in Nukleosomen ( ↗ S. 238) verpackt ist, kann praktisch nicht transkribiert werden.

**Die Acetylierung.** An den Stellen, an denen Gene von der DNA abgeschrieben werden sollen, werden bestimmte Histone acetyliert. Sie verlieren dadurch ihre positive Ladung und damit die Fähigkeit, an die negativ geladene DNA zu binden. Erst durch diese Maßnahme wird die Transkription ermöglicht.
Die Enzyme, die diese Modifikation vornehmen, sind die Histon-Acetyltransferasen (HATs).

**Die Deacetylierung** führt wieder zu nicht acetylierten Histonen. Diese sind positiv geladen, können an die negativ geladene DNA binden und verhindern eine Transkription. Durch die Aktivierung einer Histon-Desacetylase kann also die Genexpression unterdrückt werden.

## DNA-Steuerelemente

Beschäftigen wir uns zunächst mit den Elementen auf der DNA, die die Genexpression beeinflussen, bevor wir zu den Proteinen kommen.
Mittlerweile sind zahlreiche kurze Nukleotidsequenzen bekannt, deren Produkte nach Aktivierung einen Einfluss (fördernd oder hemmend) auf die Genexpression bestimmter anderer Gene nehmen können.

> Heute bezeichnet man die Gesamtheit aller Steuerelemente eines Gens als Promotor (= Steuerregion), früher war ein engerer Promotorbegriff gebräuchlich.

Die DNA-Steuerelemente sind in der Regel mit 6–10 Nukleotiden relativ kurz und häufig **Palindrome** ( ↗ S. 327).
Ein Gen wird normalerweise von einer ganzen Reihe an Steuerelementen (manchmal unter 10, nicht selten aber über 30) kontrolliert.
Von den drei DNA-Steuerelementen, die man unterscheidet, haben wir schon die **basalen Promotorelemente** kennen gelernt, die den Startpunkt der Transkription markieren. Zusätzlich gibt es noch zwei weitere Sequenzgruppen auf der DNA, die einen wichtigen Einfluss auf die Transkription haben.

- Zum einen **proximale Promotorelemente**, die relativ unspezifisch die Grundaktivität verstärken können.
- Zum anderen die **distalen Promotorelemente**, die die Aktivität einer Genexpression teilweise um das Tausendfache verstärken (oder auch unterdrücken) können. Sie können sehr spezifisch von äußeren oder inneren Faktoren aktiviert werden.

Die Funktion der einzelnen DNA-Elemente werden wir nun kurz besprechen.

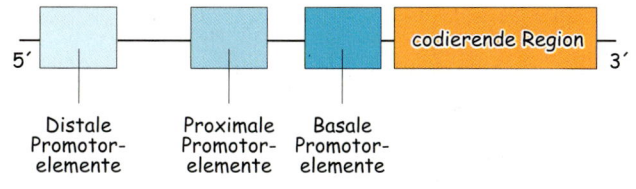

Distale Promotorelemente — Proximale Promotorelemente — Basale Promotorelemente

### Basale Promotorelemente

Bei den basalen Promotorelementen kann man vor allem zwei Gruppen von Steuerelementen unterscheiden, wobei beide den Beginn eines Gens kennzeichnen.
- Initiator-Element (Inr-Element)
- TATA-Box

**Das Initiator-Element** findet man vor Genen, die konstitutiv exprimiert werden (= Haushaltsgene).

**Die TATA-Box** findet man vor Genen, die nicht konstitutiv exprimiert werden, deren Expression also streng reguliert ist (das sind fast alle). Hierbei handelt es sich um eine adenin- und thyminreiche Region, die sich etwa 25 Nukleotide stromaufwärts des Gens befindet (Konsensussequenz: 5'-TA TA AT-3'). Der Name „Box" ist etwas ungewöhnlich, es handelt sich einfach um eine Sequenzabfolge auf der DNA, in der bevorzugt bestimmte Nukleotide vertreten sind.
An die TATA-Box bindet die RNA-Polymerase II mit Hilfe einiger Transkriptionsfaktoren, vor allem TFIID ( ↗ S. 274).

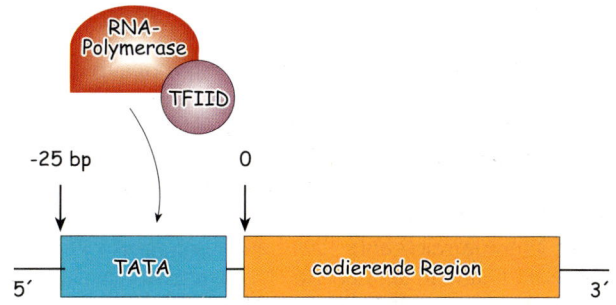

**Virale Promotoren** funktionieren besonders gut, da es bei Viren ( ↗ S. 320) darauf ankommt, in kurzer Zeit möglichst viele virale Genprodukte herzustellen und sich damit zu vermehren.

### Proximale Promotorelemente

Zusätzlich zu den basalen Promotorelementen gibt es noch stromaufwärts gelegene Promotorelemente, die ebenfalls an der Transkriptionsaktivität der RNA-Polymerase II mitwirken. Diese proximalen Promotorelemente sind zwar nicht sonderlich spezifisch, dafür aber in besonderem Maße für eine effektive Transkriptionsinitiation verantwortlich.
Zwei von ihnen sind außerordentlich häufig und haben einen wichtigen Einfluss auf die Grundaktivität eines Gens. Das sind
- zum einen die **GC-Box**, eine guanin- und cytosinreiche Region, die sich 40 Nukleotide vor dem Gen befindet, und
- zum anderen die **CAAT-Box**, die sich 110 Basenpaare (= Nukleotide) stromaufwärts des Gens befindet.

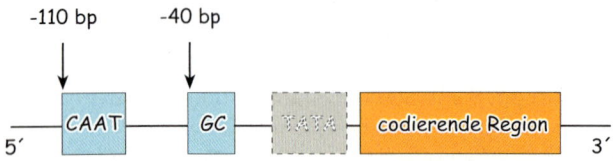

Proximale Promotorelemente befinden sich bis auf wenige einhundert Basenpaare oberhalb des Genbeginns. Anders als die basalen Promotorelemente sind die proximalen in beiden Orientierungen aktiv, es spielt also keine Rolle, auf welchem der beiden DNA-Stränge sich die proximalen Promotorelemente befinden.

**Auch E2 F-Elemente** gehören in die Gruppe der proximalen Promotorelemente. Sie befinden sich in Genen, deren Expression von den verschiedenen Phasen des Zellzyklus (↗ S. 256) abhängig sind.
Die E2 F-Elemente beeinflussen dabei die Grundaktivität des Promotors – abhängig von den jeweiligen Phasen des Zellzyklus.

### Distale Promotorelemente

Die dritte Gruppe der DNA-Steuerelemente bilden die distalen Promotorelemente. Hierbei handelt es sich um Transkriptionsaktivatoren, die auch über eine Entfernung von einigen tausend Basenpaaren (3' oder 5' vom Gen) noch ihre Wirkung ausüben können. Dies ist der entscheidende Unterschied zu den anderen Promotorelementen.
Distale Promotorelemente (engl. auch **enhancer** = Verstärker genannt) sind in der Lage, die Genexpression bis auf das 1000fache zu verstärken. Genau wie bei den proximalen Promotorelementen ist die Orientierung irrelevant für ihre Funktion.

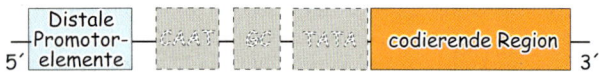

Die distalen Promotorelemente sind zum Teil zell- und gewebespezifisch, wodurch sie zur gewebespezifischen Genexpression beitragen.
Eine Steigerung der Genexpression mittels der distalen Promotorelemente ist nicht nur durch interne Stimuli möglich, sondern kann auch von außen (z. B. durch Hormone) bewirkt werden.
In dieser Gruppe gibt es auch einige wenige DNA-Elemente, die nicht verstärkend wirken, sondern abschwächend. Sie werden entsprechend als **Silencer** bezeichnet.

**Hormone.** Die wichtigste Eigenschaft der distalen Promotorelemente ist ihre **Induzierbarkeit**. Bekannte Beispiele stellen die **responsiven Elemente** (RE, engl. response = Antwort) der lipophilen Hormone dar, die ab S. 347 besprochen werden.
Allgemein bezeichnet man sie als Hormon-responsive Elemente (HREs), bei den Glukokortikoiden spricht man z. B. vom Glukokortikoid-responsiven Element (GRE).

## DNA-bindende Proteine – die Transkriptionsfaktoren

In einer Zelle befinden sich eine ganze Menge Transkriptionsfaktoren, die benötigt werden, damit RNA gebildet werden kann. Sie dienen entweder der basalen Versorgung der Zelle mit RNA und sind immer vorhanden und bereit, oder sie können durch zelleigene Stoffe oder von außen (Hormone oder deren Übermittler) aktiviert werden. Daher unterscheidet man noch einmal zweierlei Sorten von Transkriptionsfaktoren.
- Basale Transkriptionsfaktoren
- Induzierbare Transkriptionsfaktoren

### Basale Transkriptionsfaktoren – Blindenhunde für die RNA-Polymerase

Die basalen Transkriptionsfaktoren werden nicht durch irgendwelche Stoffe induziert, sondern konstitutiv exprimiert (also andauernd hergestellt). Sie sind für die Transkription eines Gens unbedingt erforderlich. Die drei verschiedenen RNA-Polymerasen besitzen dabei auch ihre eigenen Transkriptionsfaktoren.
Man bezeichnet sie entsprechend als TF I, TFII und TFIII. TF steht dabei für Transkriptionsfaktor, die römische Ziffer für die entsprechende Polymerase und ein noch folgender Buchstabe findet Verwendung, wenn es mehrere von einer Sorte gibt, z. B. TFIID (↗ S. 274). Die entscheidende Untereinheit von TFIID ist das **T**ATA-Box-**B**indungs**p**rotein (**TBP**), das – wie der Name leicht vermuten lässt – an die TATA-Box bindet.

### Induzierbare Transkriptionsfaktoren

Viele Transkriptionsfaktoren dienen nicht der RNA-Polymerase als „Arbeitshilfe", sondern sind dazu da, um die Expression eines Gens überhaupt einzuschalten. Die meisten Gene liegen nämlich ruhig auf der DNA herum und warten darauf, dass sie aktiviert werden.
Einige dieser Transkriptionsfaktoren befinden sich in inaktiver Form im Zytoplasma, können aber (z. B. durch Hormone oder deren Übermittler) aktiviert werden, weshalb sie induzierbare Transkriptionsfaktoren genannt werden.
Hierzu gehören in erster Linie die Rezeptoren für lipophile Hormone (↗ S. 347). Die Rezeptoren selbst sind induzierbare Transkriptionsfaktoren und können durch Hormone aktiviert werden.
Auch das vom Zellzyklus her bekannte P53-Protein (↗ S. 265) stellt einen induzierbaren Transkriptionsfaktor dar. Es aktiviert im Bedarfsfall (z. B. bei einem DNA-Schaden) über 100 Gene.

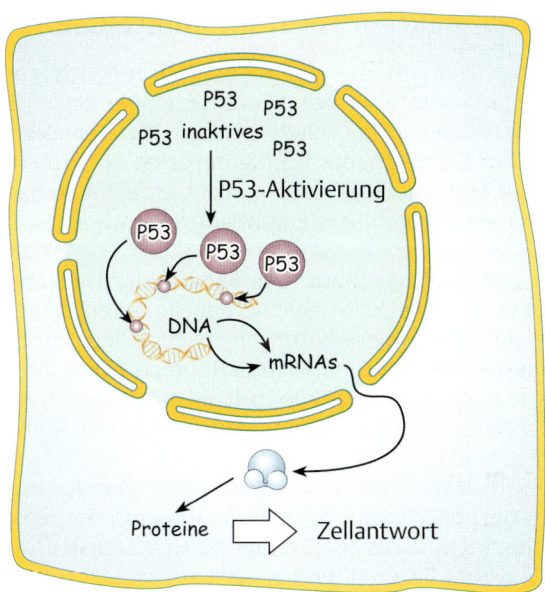

## Aussehen von Transkriptionsfaktoren

Transkriptionsfaktoren sollen in erster Linie an die DNA binden. Hierfür kommen nur wenige Strukturen in Frage. Zudem wirken Transkriptionsfaktoren häufig erst als Dimere – also zwei Transkriptionsfaktoren binden zunächst aneinander und erst dann an die DNA. Aus diesem Grund beschäftigen wir uns auch noch kurz mit Protein-Protein-Wechselwirkungen.

**Protein-DNA-Wechselwirkungen.** Hier gibt es z.B. die **Zinkfinger-Struktur**, die dadurch gekennzeichnet ist, dass in der Polypeptidkette des DNA-bindenden Proteins in gewissem Abstand jeweils zwei Cystein- oder Histidinreste dicht nebeneinander liegen. Vier dieser Reste können gemeinsam ein Zink-Ion binden. Dabei entsteht eine Schleife – der Zinkfinger – die in der großen Furche der DNA-Doppelhelix an bestimmte Basen binden kann.

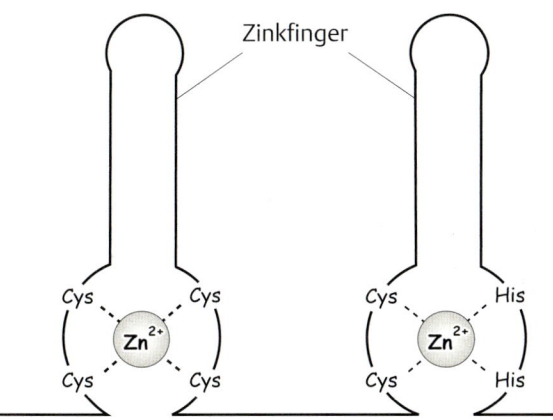

Ein Beispiel für DNA-bindende Zinkfinger-Proteine sind intrazelluläre **Steroidhormon-Rezeptoren**.

**Protein-Protein-Wechselwirkungen.** Da viele Transkriptionsfaktoren als Dimere wirken, sind auch die Protein-Protein-Wechselwirkungen nicht unwichtig. Am bekanntesten ist sicher der **Leucin-Reißverschluss**, der zwei Proteine zu verbinden vermag. Proteinsequenzen in der Nähe dieser leucinreichen Region – daher der Name – sind dann in der Lage, an die DNA zu binden.

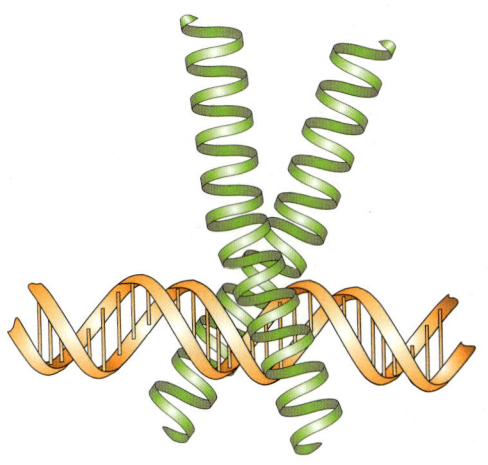

## Regulation auf Transkriptionsebene

Beim Menschen kann man drei verschiedene Möglichkeiten der Genregulation auf Transkriptionsebene unterscheiden.
1. Einige Gene werden entwicklungsabhängig exprimiert – beim Embryo sind andere Gene aktiv als beim fertigen Menschen.
2. Zellen in verschiedenen Geweben exprimieren unterschiedliche Gene.
3. Hormone (und ähnliche Stoffe) sind in der Lage, die Genexpression zu steuern.

In Pflanzenzellen gibt es noch einen interessanten vierten Mechanismus. Hier werden die Gene für die Photosynthese lichtabhängig exprimiert.

### Entwicklungsabhängige Regulation

Das Anschalten von Genen kann auch vom Entwicklungsstadium des Organismus abhängig sein. Ein wichtiges Beispiel ist die entwicklungsabhängige Expression der unterschiedlichen Globingene für das Hämoglobin ( ↗ S. 484). In der Fetalperiode wird vor allem das Hämoglobin **F** („**f**etal") hergestellt, das eine besonders hohe Affinität zu Sauerstoff aufweist, damit das Kind genügend $O_2$ vom Hämoglobin A der Mutter abziehen kann.
Nach der Geburt wird die Produktion dann auf das Hb**A** („**a**dult") umgestellt, das eine geringere Sauerstoffaffinität aufweist.

## Gewebeabhängige Regulation

Wir können in unserem Körper etwa 250 verschiedene Zelltypen unterscheiden. Da wundert es sicher nicht, dass in unterschiedlichen Geweben auch ganz verschiedene Gene ständig aktiv sind. Hier erfolgt die Expression einer Reihe von Transkriptionsfaktoren, die für den jeweiligen Zelltyp charakteristisch sind.

## Hormonabhängige Regulation

Die Hormon-responsiven Elemente (HREs) auf der DNA haben wir ja schon vorgestellt. Sie können aktiviert werden und beeinflussen dann die Genexpression einer Reihe von Genen.

Die Aktivierung dieser HREs erfolgt durch HRE-Bindeproteine, die wiederum induzierbare Transkriptionsfaktoren sind. Deren Aktivierung erfolgt durch lipophile Hormone, die in die Zelle gelangt sind ( ↗ S. 347).

Die HRE-Bindeproteine liegen im Zytoplasma gebunden an das Hitzeschockprotein HSP90 vor. Hormone binden statt des HSP90 an ihren Rezeptor, das HRE-Bindungsprotein. Der Komplex aus beiden ist dann der aktive Transkriptionsfaktor, der in den Zellkern transportiert wird und an die HREs bindet. Diese HREs beeinflussen nicht nur die Aktivität *eines* Gens, sondern die einer ganzen Gruppe von meist 50 bis 100 Genen.

## Regulation auf Translationsebene

Auch auf Translationsebene ist es noch möglich, auf die Menge produzierter Proteine Einfluss zu nehmen.

Wichtig ist hier der eukaryontische Initiationsfaktor 2 (eIF2), ein G-Protein, das für die Initiation der Proteinbiosynthese notwendig ist. Nur wenn dieser Faktor vorhanden ist, kann eine Proteinherstellung stattfinden.

**Hämoglobin-Biosynthese.** Das Beispiel der Hämoglobin-Biosynthese soll diesen Regelmechanismus verdeutlichen. Hämoglobin (Hb) besteht aus einem Häm-Teil (ein Eisenporphyrin) und vier Globinketten (Proteine) drum herum. Solange nun Häm in der Zelle vorhanden ist, werden die dazugehörenden Globin-Proteine synthetisiert und Hämoglobin hergestellt.

Fehlt jedoch Häm, führt dies über eine längere Kaskade zu einer Phosphorylierung des eIF2. Da dieser in der phosphorylierten Form inaktiv ist, kommt die Synthese der Globin-Proteine zum Erliegen, was ja auch sinnvoll ist, denn was soll die Zelle mit Globinketten, wenn kein Häm zum Dranhängen da ist.

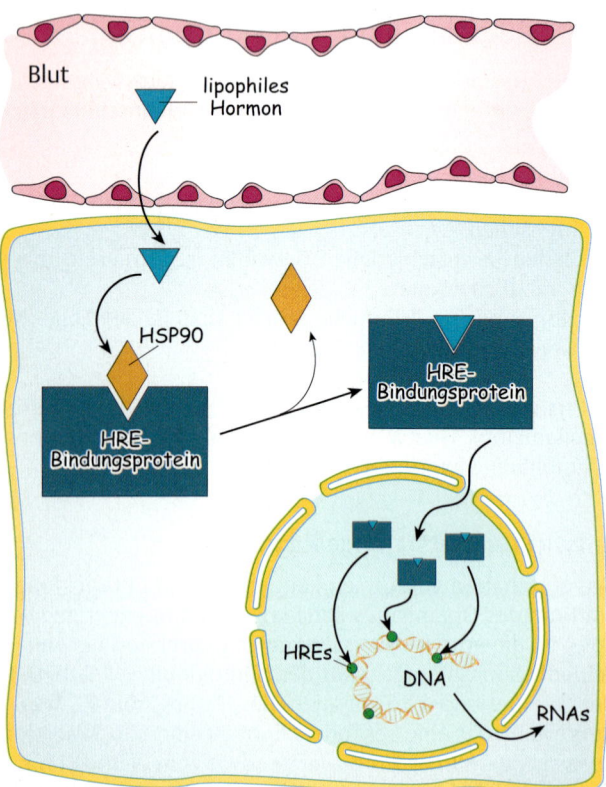

Blut

lipophiles Hormon

HSP90

HRE-Bindungsprotein

HRE-Bindungsprotein

HREs

DNA

RNAs

# 4 DNA-Vervielfältigung

In diesem Kapitel geht es darum, wie die Informationen der DNA an die nachfolgenden Generationen weitergegeben werden. Dazu muss die Zelle zunächst ihre **Erbinformation verdoppeln** (= replizieren), also eine Kopie der gesamten DNA-Bibliothek herstellen, um dann beiden Tochterzellen die gesamte Bauanleitung auf deren weiterer Weg mitgeben zu können.

Ein technisches Verfahren, um DNA-Abschnitte zu vervielfältigen, stellt die **Polymerase-Kettenreaktion** (PCR) dar, die wir am Ende dieses Kapitels besprechen.

## 4.1 DNA-Replikation

Die Replikation (lat. replicare = wiederholen) unseres Erbgutes findet in der Synthesephase (S-Phase) des Zellzyklus (↗ S. 257) statt. Begonnen wird die Replikation an **Replikationsursprüngen**, von denen es auf unserem Genom etwa 20 000 gibt. Der gesamte Vorgang der Replikation dauert daher nur etwa 7 Stunden – statt über 500 Stunden, die er bei nur einem Replikationsursprung brauchen würde.

### Replikation auf Chromosomenebene

Betrachten wir das Ganze zunächst einmal stark vereinfacht im Überblick und auf einer etwas höheren Ebene. Vor der Replikation liegt das Erbgut auf einem Ein-Chromatid-Chromosom im Zellkern vor. Von diesen Ein-Chromatid-Chromosomen haben wir in jeder unserer somatischen Zellen 23 verschiedene. Von jedem Ein-Chromatid-Chromosom existiert jedoch ein weiteres – jeweils eins von der Mami und eins vom Papi.

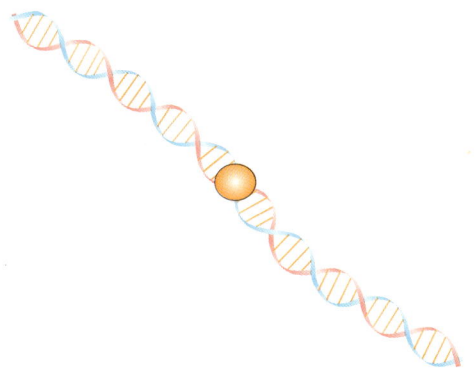

Im Verlauf der Replikation werden die beiden Stränge des Chromosoms stellenweise voneinander getrennt – so entsteht die „Replikationsgabel".

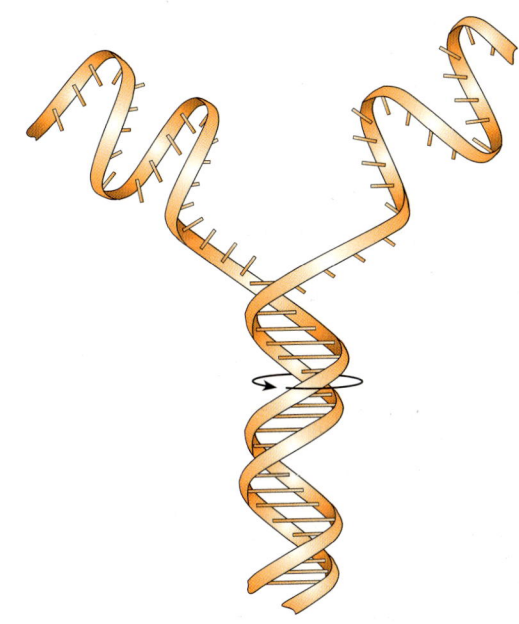

Der komplementäre Strang wird entlang des einzelsträngigen Bereichs synthetisiert, so dass das Erbmaterial als Zwei-Chromatid-Chromosom vorliegt.

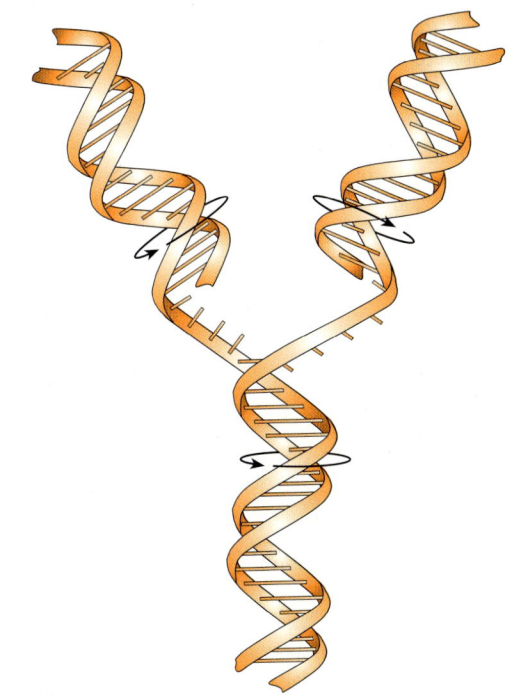

Jetzt erfolgt die Teilung, indem die beiden Chromatiden eines Chromosoms getrennt werden. Beide Tochterzellen besitzen dann wieder Ein-Chromatid-Chromosomen, womit der Ausgangszustand wieder erreicht wäre.

Da einer der beiden Stränge erhalten bleibt, und jeweils ein neuer synthetisiert wird, bezeichnet man den ganzen Vorgang als semikonservative („halb erhaltende") Replikation.

## Replikation auf molekularer Ebene

Wie die Transkription und die Translation kann man auch die Replikation wieder in die drei Abschnitte Initiation, Elongation und Termination unterteilen.

Während der Initiation wird die Replikation eingeleitet, während der Elongation findet der Abschreibevorgang statt und die Termination markiert das Ende, an dem das gesamte Genom repliziert wurde.

### Replikationsinitiation

Die Entscheidung einer Zelle, sich zu teilen, fällt am Ende der $G_1$-Phase des Zellzyklus – am Restriktionspunkt ( ↗ S. 257). Ist dieser überschritten, wird die S-Phase eingeleitet, in der die DNA-Replikation erfolgt.

Im Zentrum der Regulation steht das RB-Protein ( ↗ S. 264), das durch Wachstumsfaktoren reversibel phosphoryliert werden kann. Durch die Phosphorylierung entlässt das RB Transkriptionsfaktoren, die dann die Herstellung bestimmter Proteine für die S-Phase veranlassen.

Die ersten Vorgänge der Replikation selbst entsprechen denen der Transkription ( ↗ S. 273) und werden daher an dieser Stelle nur in einem kurzen Überblick dargestellt.

Den Anfang macht wieder eine **Helikase**, die die beiden Stränge voneinander trennt, was zur Ausbildung der **Replikationsgabel** führt. Gleichzeitig beugt eine **Topoisomerase** Rotationen vor.

Um zu verhindern, dass sich die beiden Stränge sofort wieder verbinden, setzt die Zelle auch hier wieder **einzelstrangbindende Proteine** (= Zinkfinger-Proteine, ↗ S. 297) ein.

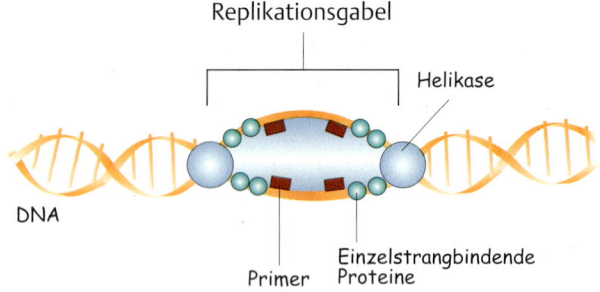

Replikationsgabel

Helikase

DNA

Primer    Einzelstrangbindende Proteine

**Bereitstellen der 3'-OH-Gruppe.** Die eigentliche Arbeit der Replikation wird von der DNA-abhängigen **DNA-Polymerase δ** erledigt ( ↗ S. 302). Das Problem dieser DNA-abhängigen DNA-Polymerase ist, dass sie ihre Arbeit nicht *beginnen* kann. Sie ist nur in der Lage, Nukleotide an eine *schon vorhandene* 3'-OH-Gruppe zu synthetisieren.

Die Aufgabe der Herstellung eines solchen Startstücks nimmt eine DNA-abhängige RNA-Polymerase war: die Primase. Sie liegt als Komplex mit der DNA-Polymerase α vor, auf deren Funktion wir später noch zu sprechen kommen.

Die Primase synthetisiert also zunächst ein **RNA-Startstück** an die DNA. Dieses Startstück wird **Primer** genannt, woher auch der Name **Primase** kommt. Der Komplex aus Primer und Enzymen heißt **Primosom**. Einfach Prima!

Ein Primer ist etwa 10 Nukleotide lang und stellt der DNA-Polymerase δ das 3'-OH-Ende zur Verfügung. Erst nach dieser Vorarbeit kann sie die DNA replizieren.

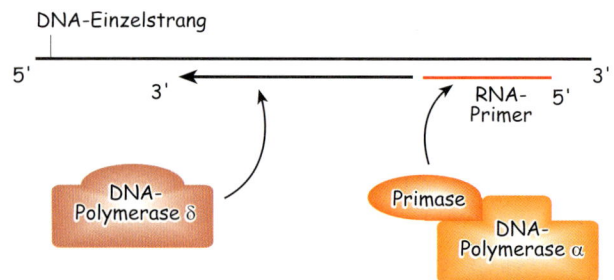

Am Ende der Initiationsphase liegt ein Bereich mit zwei entwundenen DNA-Strängen vor, die durch einige Hilfsproteine in ihrer Stellung gehalten werden. An ihnen hängen schon die Startstücke, die als RNA-Primer synthetisiert wurden, wobei die Nukleinsäuren an dieser Stelle als DNA-RNA-Hybride vorliegen (lat. hibrida = Mischung).

### Replikationselongation

Die DNA-Polymerase δ liest die Basensequenz eines der beiden DNA-Stränge ab und hängt dann – beginnend am 3'-OH-Ende des Primers – die jeweils komplementären Nukleotide an den wachsenden neuen DNA-Strang.

Die Biosynthese von DNA erfolgt natürlich wieder in **5'-3'-Richtung**. Die DNA-Polymerase liest den Strang folglich anders herum, nämlich in der 3'-5'-Richtung ab.

Für den Einbau in die DNA sind die jeweiligen Trinukleotide erforderlich, die unter Pyrophosphatabspaltung als Mononukleotide nach der Anleitung der DNA zusammengefügt werden.

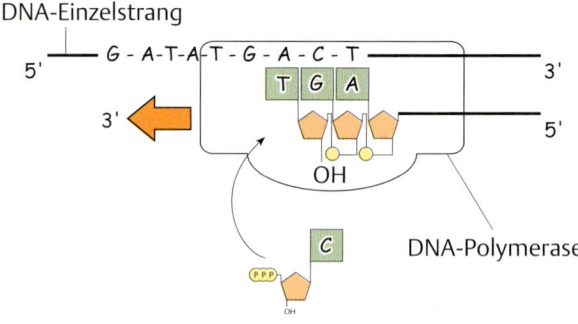

Nun ergibt sich aber für einen der beiden Stränge ein Problem, denn für diesen läuft die Replikationsgabel in die falsche (5'-3'-)Richtung. Wir schauen uns daher erst die DNA-Synthese am unkomplizierten **Leitstrang** und anschließend die am **Folgestrang** an, die etwas aufwendiger ist.

**Leitstrang.** Die Biosynthese am Leit- oder auch Führungsstrang kann kontinuierlich verlaufen, da sich das Enzym in 3'-5'-Richtung auf die sich öffnende Replikationsgabel zubewegt. Es kann also praktisch der auf der DNA entlangwandernden Replikationsgabel „hinterherlesen".

Verantwortlich für die Biosynthese am Leitstrang ist die DNA-abhängige **DNA-Polymerase δ**, die ein Nukleotid an das Hydroxylende des Primers hängt und daran dann weitere Nukleotide – jeweils unter Pyrophosphatabspaltung.

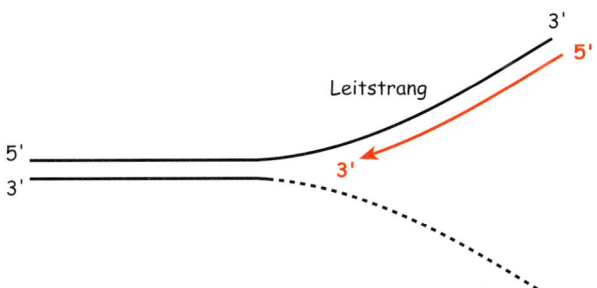

**Folgestrang.** Die Biosynthese am Folge- oder Verzögerungsstrang ist ein wenig komplizierter. Die Replikationsgabel bewegt sich am Leitstrang von 3'- in 5'-Richtung, am Folgestrang demnach von 5'- in 3'-Richtung. Da unsere DNA-Polymerasen nicht in 3'-5'-Richtung synthetisieren können, haben wir ein Problem. Hier springt nun die **DNA-Polymerase α** ein. Sie synthetisiert vom RNA-Primer (durch die Primase-Aktivität des Polymerase α/Primase-Komplexes synthetisiert) aus immer nur kurze DNA-Abschnitte in 5'-3'-Richtung, die nach ihrem Entdecker – dem Japaner Reiji Okazaki – **Okazaki-Fragmente** genannt werden. Ein solches Teilstück besteht aus 150 bis 200 Nukleotiden.

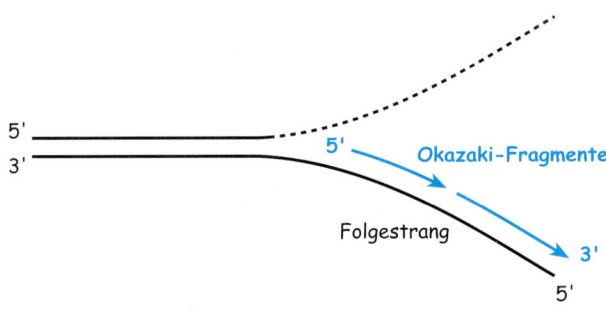

**Primer entfernen.** Ganz perfekt ist der neu synthetisierte DNA-Strang derzeit nicht, da er noch immer die RNA-Primer enthält, die in einem DNA-Molekül natürlich nichts zu suchen haben.

Die Entfernung dieser Primer erfolgt schon bald nach deren Biosynthese durch die **DNA-Polymerase α**, die auch die Ersetzung der entstandenen Lücken durch DNA-Nukleotide übernimmt.

**Lücken schließen** können DNA-Polymerasen nicht. Um die einzelnen Okazaki-Fragmente miteinander zu verbinden ist ein weiteres Enzym, die **DNA-Ligase**, notwendig, die zwei nebeneinander liegende DNA-Fragmente miteinander

verbindet. Eine Ligase ist eine Synthetase – für diese Reaktion ist also die Hydrolyse von ATP notwendig.

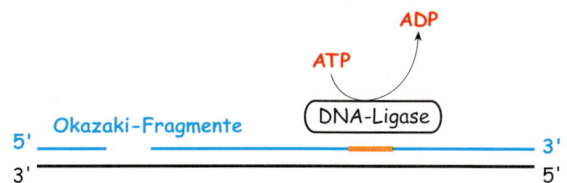

## Replikationstermination

Eine DNA-Polymerase hört auf zu arbeiten, sobald sie auf eine andere – ihr entgegenlaufende – Replikationsgabel trifft. Der gesamte Vorgang der Replikation läuft dabei so lange, bis das Genom vollständig repliziert wurde, was etwa 7 Stunden in Anspruch nimmt.

Anschließend geht die Zelle in die $G_2$-Phase ( ↗ S. 257) des Zellzyklus über, in der kontrolliert wird, ob das Erbgut vollständig und richtig repliziert worden ist.

## Die DNA-Polymerasen

Bei uns Menschen sind mittlerweile fünf DNA-abhängige DNA-Polymerasen bekannt, die alle mit griechischen Buchstaben versehen wurden.

Am wichtigsten für die Replikation sind die DNA-Polymerasen α und δ, die gleich noch genauer besprochen werden. Beim Menschen beträgt die Geschwindigkeit der DNA-Biosynthese im Rahmen der Replikation pro Enzym etwa 100 bp (= Basenpaare) pro Sekunde.

### Korrekturfunktion der DNA-Polymerasen

Bei der Replikation von DNA werden in unseren Zellen von den DNA-Polymerasen nur extrem selten Fehler gemacht. Ein Grund dafür ist auch die Möglichkeit vieler Enzyme, verursachte Fehler wieder ausbügeln zu können.

Entscheidend dafür ist die **3'-5'-Exonuklease-Aktivität**, mit der die beiden Haupt-DNA-Polymerasen ausgestattet sind (δ und γ). Hierbei wird eine falsch eingebaute Base sofort nach deren Einbau in die DNA wieder entfernt. Diesen Vorgang bezeichnet man als Korrekturlese-Funktion (engl. = proof-reading, s. auch Reparaturmechanismen S. 307).

### Die menschlichen DNA-Polymerasen

Zwei DNA-Polymerasen sind in unseren Zellen für die Hauptarbeit verantwortlich. Beide sind mit der erwähnten 3'-5'-Exonuklease-Aktivität ausgestattet.

- Für das Genom im **Zellkern** die **DNA-Polymerase δ**;
- für das **Mitochondrien-Genom** die **DNA-Polymerase γ**.

Eine nukleäre DNA-Polymerase β ist nicht für die Replikation zuständig, sondern nur für Reparaturvorgänge.

Die **DNA-Polymerase α** ist für den Beginn der Replikation, die Synthese der Okazaki-Fragmente und die Entfernung des Primers verantwortlich. Sie liegt als Komplex mit der **Primase** vor und leitet direkt die Initiation der Replikation ein. Sie ist aber nicht in der Lage, lange DNA-Stränge zu polymerisieren – dazu scheint ihr etwas das Durchhaltevermögen zu fehlen.

Die **DNA-Polymerase δ** ist nicht in der Lage, ihre Arbeit zu beginnen. Sie ist vielmehr auf die Vorarbeit der Primase angewiesen. Dann kann sie jedoch sehr effizient lange DNA-Ketten zusammenbauen und ist daher für die Hauptarbeit bei der Replikation verantwortlich.

### Besondere DNA-Polymerasen

Bei einigen Viren (z. B. HIV) existiert eine RNA-abhängige DNA-Polymerase, die das retrovirale Genom von RNA zunächst in DNA umschreiben muss. Dieses Enzym bezeichnet man als Reverse Transkriptase ( ↗ S. 322).
Über einen ähnlichen Mechanismus arbeiten in unseren Zellen die Telomerasen, die als zelluläre reverse Transkriptasen angesehen werden können.

## Telomerasen und der Traum von der ewigen Jugend

Bei der DNA-Replikation ist bislang noch ein Problem unterschlagen worden. Und dieses Problem ist vermutlich schuld daran, dass sich unsere Zellen nicht ewig teilen können und wir alle irgendwann das Zeitliche segnen werden. Es hat sich in der Tat gezeigt, dass sich Zellen von alten Menschen in der Zellkultur nicht mehr so oft teilen können wie die junger Menschen.

### Die Zellalterung

Das Problem befindet sich an den Enden der Chromosomen. Nach Entfernung des Primers am **Leitstrang** kann dort keine DNA-Polymerase mehr Nukleotide anhängen. Dadurch verkürzen sich bei jeder Zellteilung unsere Chromosomen.

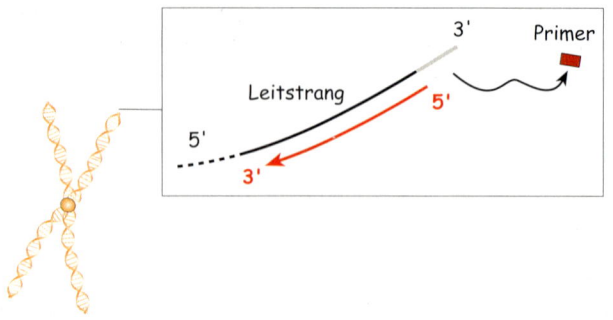

### Telomere als Chromosomenschutz

Um das Leben unserer Zellen etwas zu verlängern, sind die Enden unserer Chromosomen daher mit Telomeren versehen (gr. telos = Ende, meros = Teil). Hierbei handelt es sich um eine bestimmte Nukleotidsequenz ohne Informationsgehalt, die hundertfach hintereinander an den Chromosomenenden vorkommt.
Damit kann sich eine Zelle schon einmal eine ganze Weile teilen, bis die Telomere entfernt sind und es unserem Erbgut an die Substanz geht. Trotzdem ist hier natürlich irgendwann Schluss, weil die Telomere ja bei jeder Zellteilung kürzer werden. In der Zellkultur kann eine normale somatische Zelle noch etwa 40 Teilungen durchlaufen, dann ist ihr Ende besiegelt.

### Die Telomerase

Wenn das für alle unsere Zellen gelten würde, wäre es mit der Evolution natürlich nicht so weit gekommen und es gäbe uns wahrscheinlich gar nicht.
In einigen Zellen gibt es glücklicherweise ein Protein, dessen Aufgabe darin besteht, abgebaute Telomere wieder an die Chromosomenenden anzubauen.
Dieses Protein – ein Enzym mit dem Namen Telomerase („Telomer-spezifische Transferase") – ist eine spezialisierte **reverse Transkriptase**. Sie beinhaltet eine RNA-Sequenz (etwa 150 bp), die ihr selbst als Vorlage dient, um DNA-Telomere wieder synthetisieren zu können.

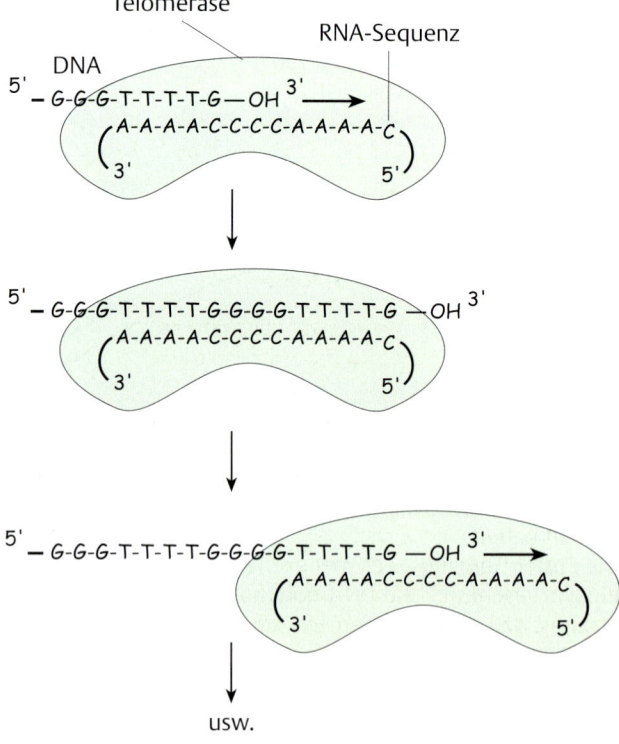

**Somatische Zellen** besitzen keine Telomerase-Aktivität, ihre Teilungsmöglichkeiten sind also entsprechend beschränkt.

**Stammzellen** hingegen scheinen eine gewisse Telomerase-Aktivität aufzuweisen, vor allem die Stammzellen der Hämatopoese. Hierdurch wird der Alterungsprozess verzögert.

**Keimbahnzellen** sind natürlich mit der Telomerase ausgestattet, da sie sich unbegrenzt teilen können müssen.

**Tumorzellen** beginnen nach einiger Zeit, Telomerase-Aktivität zu entwickeln. Da es sich bei ihnen um besonders stark proliferierende Zellen handelt, wären sie besonders schnell vom natürlichen Alterungsprozess betroffen.
Die Hoffnung der Forscher ist es natürlich, hier irgendwann einmal medikamentös eingreifen und die Telomerase der Tumorzellen wieder ausschalten zu können.

## 4.2 Polymerase-Kettenreaktion (PCR)

In vielen Bereichen von Medizin und Forschung spielen heute gentechnische Verfahren eine große Rolle. Ein Problem, das dabei immer wieder auftritt, ist die oft nur winzige Menge einer bestimmten DNA, die man zur Verfügung hat. Im Extremfall handelt es sich dabei nur um ein einziges Molekül, mit dem sich in der Praxis nicht viel anfangen lässt. Will man im Labor mit DNA arbeiten, benötigt man meist viele Kopien von ihr.
Manchmal geht es aber nicht um das **Vervielfältigen** von DNA, sondern nur um den **diagnostischen Nachweis**. Dies ist z.B. der Fall, wenn man Virus-DNA im Blut nachweisen möchte.

### Das Prinzip der PCR

Bei der **Polymerase-Kettenreaktion** oder kurz **PCR** (engl. = **p**olymerase **c**hain **r**eaction) wurde der Natur auf die Finger geschaut und ein Verfahren entwickelt, mit dem ein bestimmter **DNA-Abschnitt amplifiziert** (= vervielfältigt) werden kann.
Wie bei der Replikation synthetisiert eine DNA-Polymerase den komplementären Strang zum gewünschten Abschnitt der DNA. Durch mehrmalige Wiederholung der einzelnen Schritte erhält man eine hohe Vervielfältigungsrate. Da bei den einzelnen Schritten immer wieder das Gleiche geschieht und dabei von Kopien wieder Kopien erstellt werden, spricht man von einer Kettenreaktion.

**Nachweis der amplifizierten DNA.** Zum Sichtbarmachen der nun zahlreich vorhandenen DNA-Stücke verwendet man ein DNA-Gel. Durch eine angelegte elektrische Spannung werden dabei verschieden lange Nukleinsäure-Stücke

voneinander getrennt und durch einen Farbstoff sichtbar gemacht ( ↗ S. 305).
Sinn der PCR ist es in diesem Fall, genügend DNA zu erzeugen, um auf dem Gel überhaupt etwas erkennen zu können.

### Die Reaktionen der PCR

Voraussetzung, um eine PCR machen zu können, ist die Kenntnis der Nukleotidsequenz am Anfang und am Ende des gewünschten Bereiches. Man benötigt nämlich – analog zur normalen DNA-Replikation – spezifische Primer als Startpunkte für die DNA-Polymerase.
Verwendet man nun Primer, die spezifisch z.B. an ein bestimmtes Virusgenom binden können, so funktioniert die PCR nur dann, wenn dieses Virus auch im Ansatz war, der Patient also infiziert ist. Im anderen Fall entsteht kein PCR-Produkt, die entsprechende Spur im DNA-Gel bleibt leer.
Verwendet man hier z.B. Primer, die spezifisch an das HIV-Genom binden, so erfolgt eine Bindung nur in solchen Zellen, die ein HIV-Genom in ihre DNA integriert haben. Folglich läuft auch nur dort eine PCR-Reaktion mit einer DNA-Vervielfältigung ab S. 305.

### Der Reaktionsansatz

In den Anfängen war die PCR ein reichlich aufwendiges Unterfangen. Heute gibt es sämtliche Reagenzien zu kaufen und die PCR-Geräte arbeiten vollautomatisch. Man stellt den Ansatz vor dem Mittagessen in ein PCR-Gerät und holt es am Nachmittag wieder heraus.
Doch welche Zutaten werden dafür benötigt?

**Die Oligos.** Zunächst muss die Entscheidung fallen, welcher Abschnitt amplifiziert werden soll. Dann benötigt man zwei spezifische Primer, in der Laborsprache auch als „Oligos" (= Oligonukleotide) bezeichnet. Oligos sind kurze DNA-Einzelstrangstücke mit etwa 20 – 30 Nukleotiden Länge und können einfach bei einer Firma bestellt werden (E-Mail mit Nukleotidsequenz an Firma schicken, am nächsten Tag Post abwarten).

**Die Nukleotide.** Damit eine Polymerisation (das Aneinanderreihen) von Nukleotiden erfolgen kann, muss man natürlich auch solche hinzugeben – in Form ihrer Desoxyformen dATP, dGTP, dCTP und dTTP.

**Als Polymerase** verwendet man eine hitzestabile DNA-Polymerase, die kurzfristig auch einmal Temperaturen über 90° Celsius aushalten kann. Da auch dieses Enzym nur bei einem bestimmten pH-Wert arbeitet, benötigt man noch einen Puffer, der den pH-Wert hält und außerdem für die passende Salzkonzentrationen sorgt.
Hat man diese ganzen Reagenzien in ein Reaktionsgefäß gegeben, in die PCR-Maschine gestellt und diese gestartet, kann man erst mal Mittag essen gehen.

## Der Ablauf eines PCR-Zykluses

Doch betrachten wir nun einmal, was sich im PCR-Gerät währenddessen tut.

Zu Beginn wird der DNA-Doppelstrang auf etwa 90 °Celsius erhitzt und damit **denaturiert**. Dadurch werden die Wasserstoffbrückenbindungen zwischen den Basen gelöst, was die Trennung der beiden DNA-Stränge zur Folge hat. Dies ist erforderlich, da sich die Primer ja nicht an einen Doppelstrang anlagern können.

Dann wird das Ganze auf etwa 50 °Celsius abgekühlt, damit die Primer an die DNA binden (hybridisieren) können. Meist binden sie schneller als der komplementäre DNA-Strang, da sie in großem Überschuss vorliegen und zudem kleiner und wendiger sind.

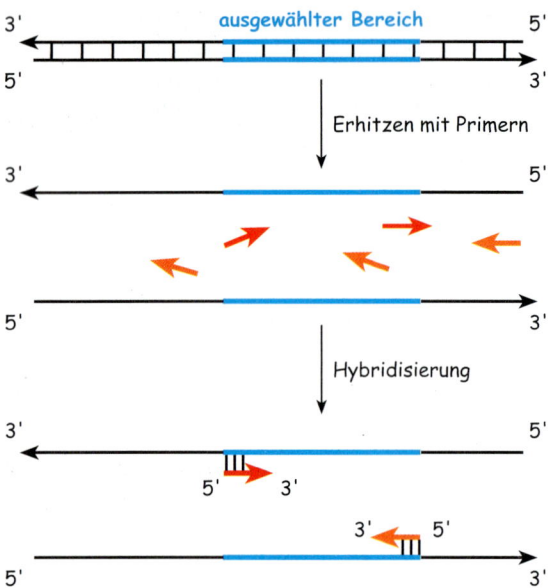

Die DNA-Polymerase synthetisiert jetzt von diesen Primern aus die komplementären Stränge zur DNA in Richtung 5'-Ende.

Damit ist der gewünschte DNA-Abschnitt verdoppelt und ein neuer Zyklus kann beginnen. Das Ganze wird so oft wiederholt, bis genügend DNA amplifiziert wurde.

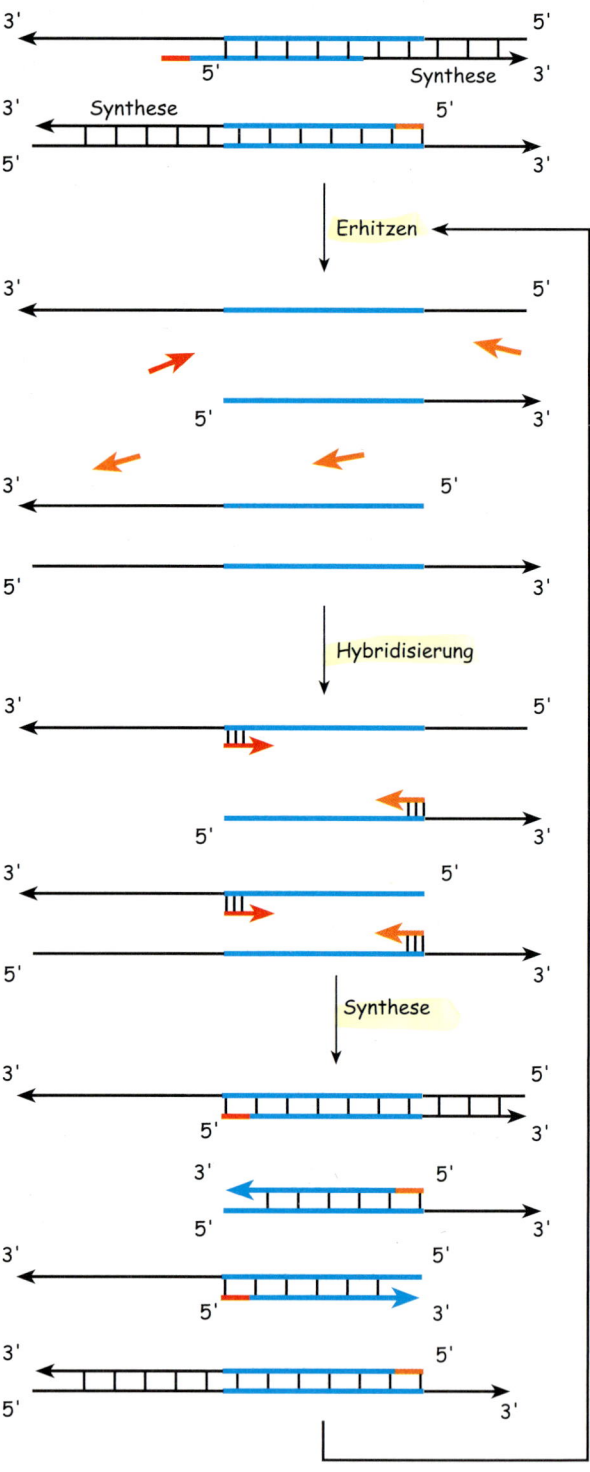

Bei jedem Schritt entstehen außer dem DNA-Fragment mit der *gewünschten* Länge auch DNA-Stücke, die länger sind als dieser. Das liegt daran, dass man an der DNA zwar einen Primer als Anfang, jedoch kein Stoppsignal setzen kann.
Bei jedem Zyklus dienen auch weiterhin die Ausgangsstänge (die, die ganz am Anfang schon da waren) als Vorlage, aus denen verlängerte Kopien entstehen, die über den gewünschten Bereich hinausgehen. Sie spielen jedoch mengenmäßig keine Rolle.

**1986**, als diese Methode bekannt wurde, war sie noch sehr aufwendig und teuer, da bei jedem Erhitzungsschritt die DNA-Polymerasen denaturiert wurden und daher im nächsten Schritt wieder neu zugegeben werden mussten. Erst später fand man hitzestabile Polymerasen – als erstes die **Taq-Polymerase** (sprich: tack), die bei 72 °Celsius ihr Arbeitsoptimum hat. Sie stammt aus einem Bakterium mit dem Namen **T**hermus **aq**uaticus, das in heißen Quellen lebt und daher an so hohe Temperaturen gewöhnt ist.

### Die Ausbeute

Die vollautomatischen PCR-Geräte durchlaufen meist 30 – 40 Zyklen, wodurch man theoretisch auf eine Vervielfachung des Ausgangsmaterials um den Faktor $2^{30}$ bis $2^{40}$ kommt. In der Praxis erreicht man aus verschiedenen Gründen etwas kleinere Amplifikationsraten, was aber ausreicht.

### Das DNA-Agarosegel – gelchromatographische DNA-Auftrennung

Nach der PCR trägt man die DNA auf ein Agarosegel auf. Da die DNA durch ihre Phosphate negativ geladen ist, wandert sie nach Anlegen einer Spannung zum Pluspol hin: kleine DNA-Stücke schneller, große langsamer. Durch Vergleich mit einem mitgeführten Standard ist eine Abschätzung der Größe möglich. Die gewünschten DNA-Banden können aus dem Gel herausgeschnitten und weiterverarbeitet werden.

### PCR in der Diagnostik

Eine wichtige Rolle spielt die PCR für den Nachweis von Viren bzw. Virusgenomen in Zellen oder im Blut. Mit dieser Methode lassen sich geringste DNA-Mengen nachweisen – theoretisch sogar *ein* DNA-Molekül.
Dazu fertigt man wie oben beschrieben ein Agarose-Gel an, bei dem durch die angelegte Spannung die DNA-Stücke ihrer Länge nach aufgetrennt werden. Bei einem positiven Testergebnis (gesuchte DNA war vorhanden) und damit erfolgreicher PCR erhält man eine zusätzliche Bande in dem Bereich, der amplifiziert wurde.

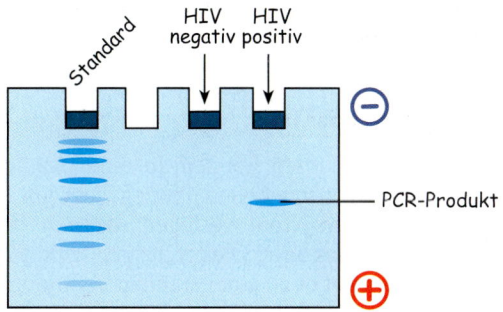

In diesem Fall musste dem Patienten mit dem rechten Bild mitgeteilt werden, dass er HIV-positiv ist …

Auch **RNA** kann mittles PCR nachgewiesen werden. Dazu muss sie zuvor allerdings mit Hilfe des Enzyms **reverse Transkriptase** in DNA umgeschrieben werden. Das übrige Procedere ist dann das gleiche wie bei einer PCR mit DNA. Die PCR mit RNA wird als **R**everse-**T**ranskriptase-**PCR** bezeichnet, kurz: **RT-PCR**.

# 5 Angriffe auf unser Erbgut

Unser Erbgut wird durch verschiedene innere und äußere Einflüsse mehr oder weniger permanent geschädigt. Durch effiziente Reparatursysteme können jedoch schwerwiegende Erkrankungen für unseren Organismus meist verhindert werden.

Dennoch gehören bei uns Tumoren – eine wichtige, klinisch relevante Folge von Erbschäden - zu den häufigsten Krankheiten überhaupt.

## 5.1 DNA-Schäden und ihre Reparatur

Verschiedene Faktoren können zu einer **Schädigung** der DNA führen. Da unsere Zellen über ein sehr gut funktionierendes **Reparatursystem** verfügen, werden die meisten Schäden allerdings auch wieder ausgebügelt. Nur in seltenen Fällen kommt es zu einer stabilen Veränderung, die als **Mutation** bezeichnet wird – und z.B. zu Krebs führen kann.

### DNA-Schäden – wie Fehler entstehen können

Die DNA-Schäden werden in drei Gruppen eingeteilt:
1. **Spontane DNA-Schäden** entstehen laufend in unseren Zellen,
2. **induzierte** DNA-Schäden sind durch externe Noxen (= Schadstoffe) verursacht,
3. DNA-Schäden durch Fehler bei der **Replikation**.

Die Mechanismen der Fehlerentstehung sind also verschieden, die Folgen jedoch immer die gleichen.

Unser Reparatursystem ist in erster Linie auf die spontanen Schäden und die Schäden, die während der Replikation entstehen, eingestellt, also auf die Veränderungen, die sich laufend im Zellalltag ereignen. Aber auch von den induzierten Schäden kann eine ganze Menge repariert werden.

### Spontane DNA-Schäden

Obwohl unsere DNA – chemisch betrachtet – relativ stabil ist, ergeben sich bei einem so langen Molekül hin und wieder Veränderungen an den Nukleotiden, die ausgebessert werden müssen.

Das Problem an den spontanen Veränderungen der DNA ist, dass sich dadurch neue Basenpaarungen ergeben können. Ist die Base nur eines Stranges verändert, muss die Zelle zusehen, dass sie diesen Schaden behebt. Denn ist die zweite Base auch noch verändert, gibt es keine Vorlage mehr, um die richtige Base wieder einzusetzen.

Von den verschiedene Möglichkeiten der spontanen DNA-Schäden betrachten wir hier exemplarisch nur die zwei wichtigsten.

**Die Desaminierung** führt zu einer Aminogruppen-Abspaltung an Nukleotiden – was natürlich nur geht, wenn vorher auch eine dran war …

Passiert dies zum Beispiel bei der Base Cytosin, so entsteht Uracil, aus Adenin wird Hypoxanthin. Die beiden entstandenen Basen gehören normalerweise nicht in die DNA, werden daher von Reparaturenzymen erkannt und durch die richtige Ursprungsbase ersetzt.

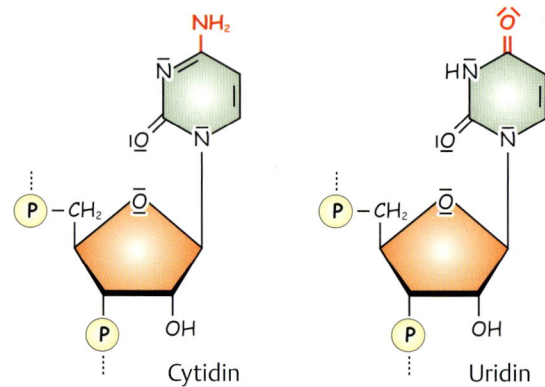

Cytidin                                Uridin

Eine solche Desaminierung ist vermutlich auch die Ursache dafür, dass sich in der DNA Thymin und nicht Uracil befindet. Nur deshalb kann unser Reparatursystem die häufigen spontanen Desaminierungen effektiv beseitigen.

**Thermische Depurinierung.** Bereits bei normaler Körpertemperatur kommt es zur wärmebedingten Spaltung der N-glykosidischen Bindung zwischen Purinbasen und der Desoxyribose, was man als Depurinierung bezeichnet.

Den Pyrimidinbasen passiert dies dagegen nur äußerst selten.

Um eine Vorstellung von der Häufigkeit dieser Ereignisse zu bekommen, muss man wissen, dass *einer* menschlichen Zelle das Unglück einer Desaminierung und Depurinierung je etwa 10 000 mal pro Tag passiert.

## Induzierte DNA-Schäden

Eine ganze Reihe Noxen sind in der Lage, DNA-Schäden zu induzieren und werden daher als **Mutagene** bezeichnet. Solche Mutagene sind chemische Substanzen, Strahlen und bestimmte Viren.

### Chemische Stoffe

Viele Farb- und Konservierungsstoffe sind in der Lage, sich in die DNA einzulagern, wodurch deren einwandfreie Replikation nicht mehr gewährleistet ist und Mutationen entstehen können. Auch im Zigarettenrauch befinden sich unzählige Mutagene.

### Strahlung

Energiereiche Strahlung (radioaktiv, UV) ist in der Lage, Schäden an der Erbsubstanz zu bewirken. Für den angehenden Arzt ist dieser Mechanismus der Schädigung besonders wichtig, da in der Radiologie sehr viel mit Strahlen gearbeitet wird.

Man unterscheidet bei den strahleninduzierten DNA-Schäden zwischen direkten und indirekten Schäden.

**Direkte Schäden an der DNA** entstehen, wenn ein **radioaktiver Strahl** auf die DNA trifft und dort selbst einen Schaden setzt. Trifft er nur *einen* Strang, kommt es zum Einzelstrangbruch, trifft er beide Stränge, ist ein Doppelstrangbruch möglich. Auch Veränderungen an einzelnen Nukleotiden können vorkommen.

Durch **UV-Strahlen** wird vor allem die Dimerisierung von Thyminbasen gefördert, wodurch es zu Strangbrüchen kommen kann.

**Indirekte Strahlenschäden an der DNA** entstehen, wenn der Strahl nicht die DNA direkt trifft, sondern einige der zahlreichen Wassermoleküle. Hierbei entstehen **freie Radikale**, die ihrerseits Schäden am Erbgut und an anderen Stellen in einer Zelle hervorrufen.

### Viren

Verschiedene Viren (z. B. DNA-Tumorviren und Retroviren) sind in der Lage, das Erbgut ihrer Wirtszelle so zu verändern, dass wachstumsregulierende Gene verstärkt oder vermindert exprimiert werden, wodurch es zur Entstehung von Tumoren kommen kann.

### Fehler bei der Replikation

Bei der Verdopplung des Erbguts einer Zelle – der DNA-Replikation – machen die DNA-Polymerasen relativ häufig Fehler. Da sie selbst jedoch mit einer Reparaturfunktion ausgestattet sind, werden die meisten gleich wieder behoben. Im Endeffekt wird bei der Replikation nur rund ein Fehler pro abgeschriebenem Genom verursacht.

In unseren Zellen ist die $G_2$-Phase des Zellzyklus (↗ S. 257) extra dafür da, die Replikation noch einmal zu überprüfen. Während dieser Phase haben die Reparatursysteme rund drei Stunden Zeit, ihrer Arbeit nachzugehen, bevor die Zelle normalerweise in die Mitose geht.

## Reparaturmechanismen – oder wie der Körper die Fehler wieder ausbügelt

Trotz all der möglichen Fehler und schädigenden Einflüsse von außen ist unser Erbgut relativ stabil. Dies weist auf einen äußerst genauen Replikationsmechanismus und ein effizientes und hoch spezifisches Reparatursystem hin.

Außerdem muss man bedenken, dass nicht jede Mutation von biologischer Relevanz ist. Eine Mutation der dritten Base eines Tripletts hat in den meisten Fällen gar keinen Effekt, da dennoch die gleiche Aminosäure entsteht (= stille Mutation).

Auch Mutationen in Introns führen in den meisten Fällen zu keiner Beeinträchtigung – obwohl deren Funktion nach wie vor nicht ganz geklärt ist.

Insgesamt sind weniger als 1 % unseres Erbguts gegenüber Mutationen wirklich empfindlich.

### Aktivierung des Reparatursystems

Da laufend Schäden entstehen, werden auch ständig Reparaturen in der Zelle vorgenommen. Besonders aktiv sind die Reparatursysteme allerdings in der S-Phase und der sich anschließenden $G_2$-Phase des Zellzyklus (↗ S. 257), da hier die korrekte Replikation noch einmal überprüft wird, was für den Fortbestand einer Art extrem wichtig ist.

**Das P53-Protein.** Entstehen größere Schäden an der DNA, so steigt in der Zelle die Konzentration des Proteins P53 rapide an (↗ S. 265). Wie diese Akkumulation genau verursacht wird, ist noch nicht bekannt, sie ist aber ein äußerst wichtiger Mechanismus, so dass P53 auch als „Wächter des Genoms" bezeichnet wird.

- Die Folge der P53-Aktivierung ist zunächst eine **Blockierung des Zellzyklus**, damit die Zelle die Schäden beheben kann, bevor diese auch noch an die Nachkommen weitergegeben werden.
- Sind die Schäden zu groß, leitet P53 die **Apoptose** (= programmierter Zelltod, ↗ S. 268) ein.

**Einzelstrang- und Doppelstrangschäden.** Es macht nun noch Sinn, zwischen Einzel- und Doppelstrangschäden zu unterscheiden.

Bei Schäden auf nur einem Strang kann der zweite Strang einfach als Vorlage für die geschädigten Bereiche dienen. Sind korrespondierende DNA-Bereiche beider Stränge beschädigt, muss sich die Zelle mehr einfallen lassen (↗ S. 308).

## Reparatur von Schäden eines Stranges

Zunächst muss ein Schaden erkannt werden, anschließend wird das betroffene Stück herausgeschnitten und die Lücke wieder mit richtigen Nukleotiden aufgefüllt.

Man kann unterschiedliche Reparaturmechanismen unterscheiden, hier die zwei wichtigsten:

### Basen-Exzisionsreparatur

Schäden an Basen entstehen – wie wir schon gesehen haben – vor allem durch endogene Ursachen. Im Einzelnen laufen anschließend folgende Schritte ab:

1. Nach dem Bemerken eines Schadens schneidet eine **DNA-Glykosylase** die beschädigte Base heraus – trennt sie also vom Zucker-Phosphat-Rückgrat. Im Falle einer Desaminierung von Cytosin zu Uracil übernimmt diesen Schritt z. B. die Uracil-Glykosylase.
2. Eine **Endonuklease** spaltet das übrig gebliebene Desoxyribosephosphat aus der DNA heraus.

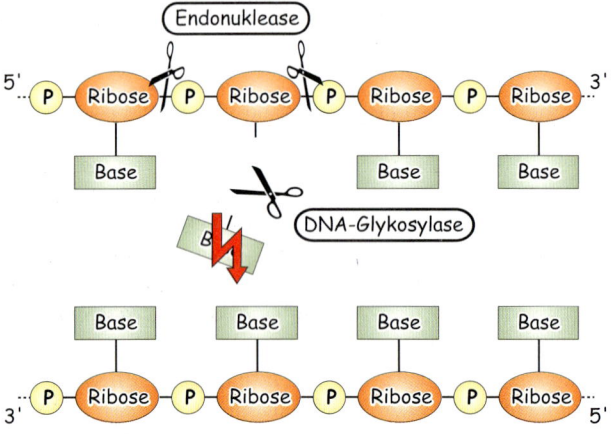

3. Manchmal wird die Lücke durch eine **Exonuklease** noch ein wenig vergrößert, bevor die **DNA-Polymerase α** mit Hilfe der Vorlage des unbeschädigten Komplementärstrangs das richtige Nukleotid wieder einbaut.
4. Das neue Nukleotidstück wird durch die **DNA-Ligase** mit der alten DNA verknüpft.

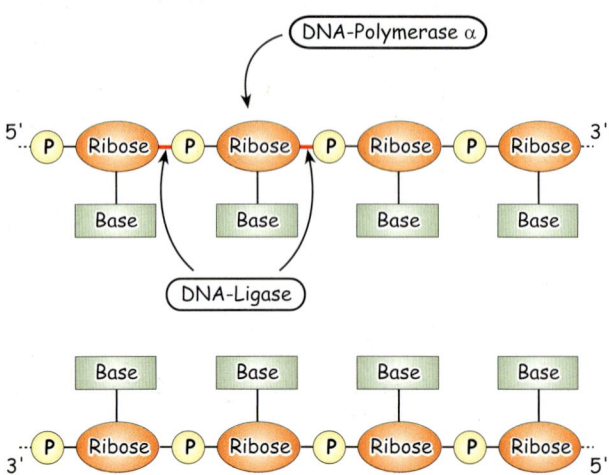

### Nukleotid-Exzisionsreparatur

Dies ist der wohl wichtigste Reparaturmechanismus, der ähnlich wie die Basen-Exzisionsreparatur abläuft. Hier werden lediglich längere Abschnitte aus der DNA herausgeschnitten und die Base und das Desoxyribosephosphat nicht getrennt entfernt. Ansonsten laufen die gleichen Einzelschritte ab.

Diese Art der Reparatur findet man häufig bei Thymindimeren. Dabei handelt es sich um zwei Thymine, die auf einem Strang nebeneinander liegen und miteinander eine unerwünschte Bindung eingehen. Für diese Art von DNA-Schäden sind häufig UV-Strahlen verantwortlich.

**Korrekturlesen.** Da eine fehlerfreie Replikation für die Arterhaltung absolut wichtig ist, sind einige DNA-Polymerasen (δ und γ) selbst mit der Fähigkeit zum Korrekturlesen ausgestattet (= **3'-5'-Exonukleaseaktivität**). Bildlich kann man sich das so vorstellen, dass die Polymerase in 5'-3'-Richtung synthetisiert und gleichzeitig zurückschaut auf das, was sie gerade fabriziert hat.

Entdeckt sie im neugebildeten DNA-Strang einen Fehler, wandert sie ein Stück zurück und behebt ihn. So werden falsch eingesetzte Nukleotide unmittelbar nach ihrem Einbau erkannt, sofort abgespalten und durch die richtigen ersetzt.

Die DNA-Polymerase β dient sogar ausschließlich der Reparatur von DNA-Schäden und ist überhaupt nicht für die Replikation von DNA zuständig.

## Reparatur von Doppelstrangschäden

Da eine Reparatur von Doppelstrangbrüchen schwer vorstellbar ist, war man viele Jahre davon ausgegangen, dass es sie gar nicht gäbe. Es fehlt hier schließlich die Vorlage, nach der die fehlerhaften Nukleotide wieder eingebaut werden können.

Da unsere Zellen (und deren Erforscher) aber sehr raffiniert sind, sind mittlerweile zwei Mechanismen bekannt, durch die solche – vor allem durch Ionisierende Strahlen entstandenen – Schäden wieder ausgebessert werden können.

**Die nicht homologe Reparatur** erfolgt vor allem bei Schäden, die in der $G_1$- oder frühen S-Phase des Zellzyklus auftreten. Um den geschädigten Bereich herum werden noch einige weitere Nukleotide abgebaut, bis sich auf den beiden Strängen wieder einige Übereinstimmungen finden. Dann werden die beiden wieder zusammengefügt.

Bei dieser Art der Reparatur können allerdings kleine Fehler auftreten, die ihrerseits zu Störungen führen. Es handelt sich also eher um ein notdürftiges Zusammenflicken anstelle einer anständigen Operation.

**Die homologe Reparatur** wird vor allem während und kurz nach der S-Phase bevorzugt und stellt eine vernünftige Wiederherstellung der DNA dar.

Dazu schaut die Zelle einfach auf dem zweiten (dem homologen) Chromosom nach, was dort steht, und übernimmt das für den beschädigten Strang. Dies scheint in der S-Phase einfacher zu sein, da die Stränge dort dicht beieinander liegen.

Der Informationsaustausch erfolgt dabei über das Prinzip der **homologen Rekombination**, das auch in der Meiose eine wichtige Rolle spielt, allerdings noch nicht so gut verstanden ist.

## Mögliche Folgen von DNA-Schäden – wenn die Reparatur versagt hat

Eine Schädigung der DNA stellt an sich noch kein Problem dar, wenn die zellulären Reparaturmechanismen diesen Schaden wieder ausbügeln können. Ist dies nicht der Fall, so ist eine **Mutation** entstanden, also eine Veränderung der Nukleotidsequenz der DNA, die weitervererbt werden kann.

### Folgen einer Mutation

Wie schon angedeutet, führen Mutationen nur in weniger als einem Prozent der Nukleotide unserer DNA zu einer feststellbaren Veränderung. Und auch diese muss für den Gesamtorganismus noch kein Problem darstellen, weil die Zelle z. B. absterben kann und durch eine neue ungeschädigte Zelle ersetzt wird.

Man kann die Mutationen daher ganz gut in zwei Gruppen einteilen: die (für den Organismus) unproblematischen und die problematischen Mutationen. Was das jeweilige Ergebnis einer Mutation ist, hängt vor allem davon ab, *wo die* Mutation im Erbgut entstanden ist.

### Unproblematische Veränderungen

Verschiedene Mutationen sind für den Gesamtorganismus unproblematisch – auch wenn sie für die einzelne Zelle manchmal tödlich sein können.

**Verbesserung.** Mutationen sind nicht immer ein Problem, sondern auch der **Motor der Evolution** – ohne Mutationen gäbe es in der Natur keine Veränderungen. Vor allem durch Mutationen ist aus primitiven Einzellern irgendwann einmal der Mensch entstanden – ob sich die Natur damit allerdings einen Gefallen getan hat, sei einmal dahingestellt … Durch Mutation erzielte Verbesserungen eines Proteins sind zwar selten, setzen sich aber nach der Theorie von Charles Darwin schließlich durch.

**Keine Veränderung.** An vielen Stellen unseres Erbguts bewirkt der Austausch einer Base gar keine biologische Veränderung, was verschiedene Ursachen haben kann.

- **Stille Mutationen** erfolgen innerhalb eines Basentripletts, ohne dass dabei die Information für eine andere Aminosäure entsteht. Die Art der dritten Base spielt beispielsweise in den meisten Fällen keine Rolle für die entsprechende Aminosäure (= Wobble-Hypothese, ↗ S. 286).

- **Mutationen in Introns** bleiben in der Regel folgenlos, da die Information der Introns im fertigen Protein nicht mehr vorhanden ist.
- **Mutationen in Regionen** auf der DNA, die für **gar nichts codieren** und auch keine regulatorischen Eigenschaften besitzen, sind natürlich ebenfalls ohne Konsequenz.

Selbst eine veränderte Aminosäure muss noch nicht ernste Konsequenzen haben. Besitzt die neue Aminosäure ähnliche Eigenschaften wie die ursprüngliche, so kann die Funktion des Proteins möglicherweise unbehelligt sein. Eine Veränderung im aktiven Zentrum eines Enzyms wird aber in den meisten Fällen zu dessen Funktionsunfähigkeit führen.

**Tod der Zelle.** Stellt eine Mutation für eine Zelle ein größeres Problem dar, so hat sie immer noch die Möglichkeit, in die **Apoptose** zu gehen ( ↗ S. 268). Dieser Selbstmord ist für die einzelne Zelle vermutlich kein freudiges Ereignis, für den Organismus allerdings ohne Folgen, da einzelne Zellen problemlos ersetzt werden können. Die veränderte DNA-Sequenz geht dadurch zugrunde, bevor sie auf Tochterzellen übertragen worden ist.

### Problematische Veränderungen

Erst, wenn die Prüfung nach einer Mutation zu Gunsten des Weiterlebens ausfällt, wird es ernst – und zwar weniger für die einzelne Zelle als vielmehr für den Organismus. Unterscheiden muss man hier noch zwischen Mutationen in somatischen Zellen, die z. B. zu **Tumoren** führen können und solchen in Keimbahnzellen, wo die **Enzymdefekte** im Vordergrund stehen.

**Gene für Enzyme.** Relevante Mutationen in Genen, die für Enzyme codieren, können in den Keimzellen zu verschiedenen Enzymdefekten führen.

**Gene für das Zellwachstum.** Sind Gene von Mutationen betroffen, die in Zellwachstum und Differenzierung involviert sind, kann es zu unkontrolliertem Wachstum und Entartung der Zelle kommen. Damit wirklich ein Tumor entsteht, müssen nach heutiger Meinung allerdings eine ganze Reihe von Genen verändert sein.

Die alleinige Aktivierung eines Wachstumsgens führt z. B. normalerweise zu einer Aktivierung von **P53** ( ↗ S. 265), einem Protein, das dann die Apoptose einleitet, damit kein Tumor entstehen kann. Mutiert auch das *P53*-Gen, sieht es schon wesentlich schlechter aus. Aus diesem Grund findet man auch bei vielen Tumoren eine Mutation im *P53*-Gen.

### Genmutationen

Nach der Art der Mutation lässt sich zwischen einer Vertauschung von Basen und dem Wegfall oder Hinzukommen von Basen unterscheiden – mit sehr unterschiedlichen Konsequenzen für das Protein.

### Substitution – Vertauschen einzelner Basen

Bei der Substitution werden einzelne Basen innerhalb der DNA vertauscht (Punktmutation), was noch nicht unbedingt eine Veränderung für das Leben der Zelle bedeutet, wie wir schon gesehen haben.

Denn gerade bei den Substitutionen kommt der Zelle die Degeneriertheit des genetischen Codes (= mehrere Tripletts können für dieselbe Aminosäure codieren) zu Hilfe. An vielen Stellen der DNA führt die Mutation einer Base *nicht* zu einer veränderten Primärstruktur des entstehenden Proteins.

### Deletion und Insertion

Hierbei handelt es sich um eine wichtige Gruppe von Mutationen, bei der Nukleotide verschwinden oder hinzukommen.

Als *Deletion* wird dabei der vollständige Verlust, als *Insertion* der Einschub eines oder mehrerer Basenpaare bezeichnet. Dadurch kommt es zu einer **Rasterverschiebung**, was für die Zelle ein wesentlich größeres Problem darstellt als die Substitution einer Base. Denn ab dem Punkt der Mutation werden bei jeder Translation nur noch falsche Aminosäuren aneinander gereiht, da das Leseraster (bestehend aus drei Basen) verschoben wird.

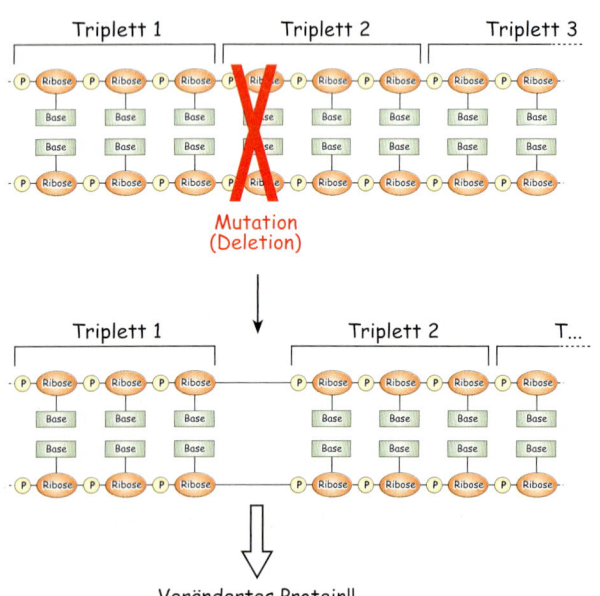

Im besten Fall kommt es durch eine Rasterverschubmutation zum Einbau eines Stoppcodons, was allerdings meist trotzdem den Funktionsverlust des Proteins zur Folge hat.

### Chromosomenmutationen

Diese **Strukturveränderungen** betreffen ganze Chromosomen und sind daher schon lichtmikroskopisch erkennbar. Wichtig an diesen Mutationen ist, dass es *keine Reparatur-* *mechanismen* in unseren Zellen gibt, um diese Schäden wieder auszugleichen.

Unterscheiden kann man zwischen strukturellen und numerischen Chromosomenmutationen.

### Strukturelle Chromosomenmutationen

Hierbei treten Brüche an einzelnen Chromosomen auf, wobei die Bruchstücke auch ausgetauscht werden können, was dann als **Translokation** bezeichnet wird. Die *Struktur* von Chromosomen ist also verändert.

### Numerische Chromosomenmutationen

Bei dieser Mutation weicht die Zahl *einzelner* oder *aller* Chromosomen vom normalen Chromosomensatz ab.

Bei einer Trisomie liegen z. B. von einem bestimmten Chromosom drei statt zwei Moleküle in den Zellen vor. Prominentes Beispiel ist die Trisomie 21, die zum Down-Syndrom führt.

## 5.2 Molekulare Tumorbiologie

Wie wir schon gesehen haben, unterliegt das Wachstum unserer Zellen einer ausgeprägten Regulation. Die Kontrolle des Zellzyklus der einzelnen Zellen ist für einen komplexen Organismus wie den unseren unwahrscheinlich wichtig, da es sonst zu unkontrolliertem Wachstum kommen kann. Ist die Wachstumsregulation erst einmal außer Kontrolle geraten, können Tumoren entstehen.

### Was ist ein Tumor?

Als Tumor bezeichnet man eine Ansammlung von Zellen, die nicht mehr der Wachstumskontrolle unterliegen, sondern eigene Wege gehen. Ursache für diesen Verlust der Wachstumsregulation sind **Mutationen** in ganz bestimmten Genen, die in Wachstum und Differenzierung der Zellen involviert sind.

### Mutationen

Wie wir im vorangegangenen Teil gesehen haben, kommt es ständig zu Schädigungen unseres Erbguts. Versagen die Reparatursysteme, so kann es zu **bleibenden Veränderungen** – Mutationen – kommen. Die meisten biologisch potenziell relevanten Mutationen verlaufen für die betroffene Zelle allerdings tödlich, was für den Gesamtorganismus nicht weiter schlimm ist.

Tragisch wird es erst, wenn die Zelle nicht stirbt und durch die Mutationen Gene betroffen sind, die in irgendeiner Weise die Teilungsrate einer Zelle beeinflussen. In diesem Fall kann es zu einem **autonomen Wachstum** der betroffenen Zelle kommen. Der Zellklon wächst dann ungeachtet der üblichen Gewebs- und Organgrenzen, was zu einem ernsthaften Problem für den Gesamtorganismus werden kann.

Krebs ist eine Erkrankung, deren Ursache in der Mutation einzelner Gene liegt, die vor allem in Wachstum und Differenzierung involviert sind.

**Die Proteine.** Eine mutierte DNA an sich ist noch nicht das Problem. Erst die darüber entstehenden veränderten Proteine sind für die Entartung der Zelle zuständig.

Hier gerät hin und wieder die Nomenklatur durcheinander. Häufig wird von „Genen" gesprochen, obwohl das Protein gemeint ist und umgekehrt. Im Endeffekt spielt natürlich immer beides eine Rolle, da die Mutation eines Gens auch die Translation eines fehlerhaften Proteins nach sich zieht, das dann den Effekt verursacht. Da auch eine Mutation im regulatorischen Bereich des Gens einen Effekt hat, ist es jedoch korrekter vom Defekt auf der Genebene zu sprechen.

## Krebszellen

Eine einzelne entartete Zelle ist für unseren Organismus immer noch kein Problem – egal, was *in* der Zelle nicht in Ordnung ist. Erst wenn eine entartete Zelle unkontrolliert wächst, kann sich daraus ein Tumor entwickeln.

Ein Tumor geht immer von nur einer einzigen veränderten Zelle aus, die sich in der Folge ungehindert teilt. Krebszellen haben zwei wichtige Eigenschaften:

*   Sie vermehren sich unkontrolliert,
*   sie dringen in Gebiete ein, in denen sie nichts zu suchen haben.

Nun erklären wir noch einige Begriffe, die gerne verwechselt werden.

**Tumor** (gr. onkos = Geschwulst) ist der Oberbegriff für unkontrolliertes Wachstum. Weiter unterscheidet man ein bösartiges (= malignes) von einem gutartigen (= benignen) Wachstum. Ein **Krebs** ist immer bösartiges Wachstum. Der Begriff des **Karzinoms** bezeichnet dagegen einen *bestimmten* bösartigen Tumor, nämlich einen, der von Epithelgewebe ausgeht.

## Wie ein Tumor entsteht

Im Zentrum der Entstehung von Tumoren stehen Veränderungen der Wachstumseigenschaften einzelner Zellen. Aber auch andere Abweichungen vom „Normalen" können für eine Krebszelle von großem Vorteil sein. Mutationen in Genen, die normalerweise die Apoptose fördern, sind beispielsweise für Tumoren durchaus förderlich und daher auch häufig anzutreffen.

### Veränderung des Wachstumsverhaltens

Gene können das Wachstum einer Zelle auf unterschiedliche Art beeinflussen.

**Antiproliferationsgene** können das Zellwachstum hemmen. Wird ein solches Gen durch eine Mutation inaktiviert, so fördert dies die Tumorentstehung. Antiproliferationsgene werden auch als **Tumorsuppressor-Gene** bezeichnet.

**Proliferationsgene** fördern die Zellvermehrung und werden auch als **Proto-Onkogene** bezeichnet. Mutiert solch ein Gen zu einer aktiveren Variante, so kann es zu unkontrolliertem Zellwachstum kommen.

**Eine einzige Mutation** ist zu wenig, um eine entartete Zelle entstehen zu lassen, da immer noch Schutzmechanismen existieren, die einer Tumorentstehung entgegenwirken.

Es scheinen wohl mindestens sechs der zahlreichen wachstumskontrollierenden Gene in irgendeiner Weise verändert sein zu müssen, damit eine Zelle wirklich zu einem Tumor werden kann.

### Zusätzliche Veränderungen

Zusätzliche Mutationen in anderen Genen können die maligne Entartung fördern, das heißt das Eindringen in andere Gewebe oder die Metastasierung.

Vor allem die Verhinderung der **Apoptose** bringt für eine Tumorzelle einen entscheidenden Vorteil. Auch die natürliche **Zellalterung** ist in vielen Tumoren deaktiviert – anderenfalls gäbe es auch gar keine Tumoren, da die Entstehung einer definitiv malignen Zelle einige Jahre in Anspruch nimmt.

## Proto-Onkogene

Proto-Onkogene sind normale Gene, die in jeder Zelle vorkommen und für Proteine codieren, die Wachstum, Teilung und Differenzierung einer Zelle kontrollieren und steuern.

Als Proto-Onkogene werden alle Gene bezeichnet, die geeignet sind, das Wachstum einer Zelle – und damit auch einer Tumorzelle – in *positiver* Weise zu beeinflussen.

Mutiert ein solches Gen, kommt es im häufigsten Fall zu einem Funktionsverlust, die Zellteilung wird nicht mehr gefördert und die Zelle kann sich nicht mehr teilen. Meist zieht das die Apoptose nach sich, was für den Organismus kein Problem darstellt, da sich normalerweise genügend andere teilbare Zellen in der Nachbarschaft befinden.

### Aktivierung von Proto-Onkogenen zu Onkogenen

Es gibt aber auch die Möglichkeit, dass durch die Mutation des Proto-Onkogens die Zellteilung gefördert wird (z. B. durch einen veränderten Promotor).

Es kann passieren, dass durch Chromosomenumlagerungen ein Wachstumsgen unter den Einfluss eines Promotors gerät, der normalerweise stark aktivierend wirkt. So sind z. B. die Promotoren der Immunglobuline in der Lage, Proto-Onkogene zu **Onkogenen** zu aktivieren und damit zur Entstehung von Tumoren beizutragen.

Einige Proto-Onkogene sind bei Tumoren aktiviert und werden dann Onkogene genannt. Auf Grund des Mechanismus ist deren Wirkung dominant, da *ein* mutiertes Allel schon eine Wachstumsförderung bewirken kann.

## Welche Proto-Onkogene haben wir?

Alle Komponenten, die das Wachstum einer Zelle beeinflussen, können als Proto-Onkogene angesehen werden. Sie können in verschiedene Gruppen eingeteilt werden, die man sich – bei Kenntnis der Grundlagen des Zellwachstums – leicht selbst herleiten kann.
- Wachstumsfaktoren und deren Rezeptoren
- Zytoplasmatische Übermittlerproteine
- Transkriptionsfaktoren
- Andere Proteine

## Wachstumsfaktoren und deren Rezeptoren

Durch Wachstumsfaktoren, die außen an die Zellmembran binden, kann das Zellwachstum gefördert werden. Mutiert z. B. der Promotor eines solchen Wachstumsfaktor-Gens so, dass viel zu viel dieses Faktors gebildet wird, beginnen die Zellen in der Nachbarschaft munter zu wachsen.
Wie groß die Bedeutung dieser Gene ist, lässt sich daran erkennen, dass sie bei 50 % aller Krebserkrankungen irgendwie verändert sind.
Wachstumsfaktoren binden außen an die Zelle, worauf der in der Zellmembran sitzende Rezeptor – häufig eine Tyrosin-spezifische Proteinkinase ( ↗ S. 341) – ein Signal nach innen weiterleitet.
Kommt es in diesem Bereich zu einer Mutation, entstehen Rezeptoren nach einer verfälschten Bauanleitung. Diese leiten unter Umständen auch dann wachstumsstimulierende Signale ins Zytoplasma, wenn außen am Rezeptor gar kein Wachstumsfaktor gebunden ist.

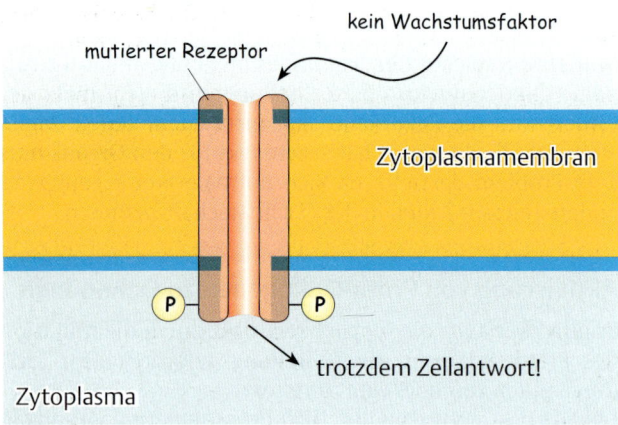

**Zytoplasmatische Übermittlerproteine.** In diese Gruppe gehören alle Proteine, die an der Signalübermittlung vom Membranrezeptor der Zelle bis hin zur DNA im Zellkern beteiligt sind.

Die **RAS-Proteine** ( ↗ S. 354) nehmen hierbei eine klinisch besonders wichtige Stellung ein. Mutationen im *RAS*-Gen führen manchmal dazu, dass ein RAS-Protein entsteht, das nicht mehr in der Lage ist, sich selbst zu deaktivieren. Sie geben der Zelle also ständig den Befehl zu wachsen, egal, ob außen ein Wachstumsfaktor gebunden hat oder nicht.

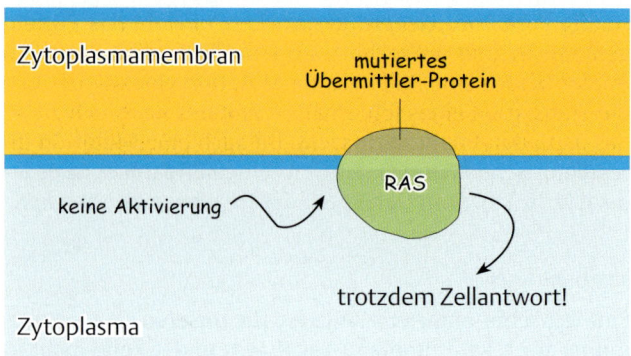

Bei rund 25 % aller Tumoren des Menschen hat man solche überaktiven RAS-Proteine gefunden.

**Bestimmte Transkriptionsfaktoren.** Der letzte Schritt dieser Signaltransduktion wird meist von Proteinen übernommen, die an die DNA binden können. Sie beeinflussen dort als Transkriptionsfaktoren durch Induktion die Transkription von Genen. Mutationen dieser Proteine können sich natürlich auch auf das Wachstum einer Zelle auswirken.
Proto-Onkogene können auch Gene sein, die für Transkriptionsfaktoren codieren, die wachstumsfördernde Gene aktivieren. Ein Beispiel dafür ist das *MYC*-Gen. Das resultierende **MYC-Protein** ist ein Transkriptionsfaktor, der verschiedene Gene aktiviert, die in das Zellwachstum involviert sind.
Man kennt eine ganze Reihe Tumoren, in denen die MYC-Proteine überaktiv sind.

**Andere Proteine.** Im Endeffekt werden alle Gene als Proto-Onkogene bezeichnet, die in *irgendeiner Weise* dem Wachstum einer Zelle förderlich sind.
Daher gehört auch das **BCL-2-Protein** dazu, das die Einleitung der Apoptose einer Zelle verhindert ( ↗ S. 270). Durch die Überexpression dieses Gens erfolgt zwar keine Proliferationssteigerung. Die Überlebenszeit der Zelle wird allerdings erhöht, so dass diese dann Zeit hat, „Mutationen zu sammeln".
Liegt das *BCL-2*-Gen in Tumoren aktiviert vor, so bezeichnet man es als *BCL-2*-Onkogen.
Auch das für den Eintritt in die S-Phase benötigte **Cyclin D** ( ↗ S. 262) ist ein Proto-Onkogen, da seine Überexpression das Zellwachstum fördert.

**... und noch andere Proto-Onkogene.** Mittlerweile wurden Gene identifiziert, die auf Grund ihrer Funktion als Proto-Onkogene bezeichnet werden, aber nicht in den Wachstumsfaktor-Signalweg involviert sind. Dies sind z. B. Gene, die für Produkte codieren, die die Apoptose verhindern. Werden sie aktiver, geht eine Zelle schlechter in die Apoptose.

## Tumorsuppressor-Gene

Tumorsuppressor-Gene codieren für Proteine, die den Proto-Onkogenen entgegenwirken – sie wurden daher früher auch als Anti-Onkogene bezeichnet.

> Als Tumorsuppressor-Gene werden alle Gene bezeichnet, die geeignet sind, das Wachstum einer Zelle – auch einer Tumorzelle – in *negativer* Weise zu beeinflussen.

### Inaktivierung von Tumorsuppressor-Genen

In Tumoren sind viele Tumorsuppressoren durch Mutation inaktiviert. Bereits eine einzige **Punktmutation** kann zur Inaktivierung eines Tumorsuppressor-Proteins ausreichen. Die Mutationen sind hier rezessiv, da *ein* verbleibendes funktionierendes Allel häufig ausreicht, um die Funktion zu erhalten (leider nicht so beim wichtigen P53).
Mittlerweile sind eine ganze Reihe Tumorsuppressoren bekannt. Die beiden wichtigsten sind vermutlich das RB-Protein ( ↗ S. 264) und das P53-Protein ( ↗ S. 265). Beide Proteine sind zentrale Hemmstoffe des Zellwachstums und kontrollieren den kritischen Übergang von der $G_1$-Phase in die S-Phase des Zellzyklus ( ↗ S. 257).

### RB und die Wachstumskontrolle

Das RB-Protein ( ↗ S. 264) spielt eine zentrale Rolle beim Übergang der Zellen von der $G_1$- in die S-Phase des Zellzyklus ( ↗ S. 257). Bei über 60 % aller menschlichen Tumoren liegt eine Mutation im *RB*-Gen vor – besonders häufig bei Retinoblastomen, bei denen diese Proteine entdeckt wurden.

**RB und seine Partner.** Es existiert *kein* Tumor, in dem nicht RB in irgendeiner Weise beeinflusst wäre. Um die RB-Wirkung aufzuheben, muss man nicht unbedingt bei diesem Protein selbst angreifen.
Viele Wege führen nach Rom und auch zum RB.
Im Zentrum der Zellproliferation stehen außerdem noch das Cyclin D ( ↗ S. 262) mit seiner CDK4, die beide Proto-Onkogene sind, da sie das Wachstum fördern. Außerdem ist noch das Protein P16 ( ↗ S. 264) wichtig – ein Hemmstoff dieser beiden Proto-Onkogene.

> In jedem Tumor ist eine der Komponenten des **P16-CyclinD-CDK4-RB-Weges** der Zellregulation verändert.

Interessanterweise sind keine Tumoren bekannt, in denen mehrere Komponenten dieses Systems verändert sind. Da sie alle an der gleichen Schaltstelle teilhaben, reicht der Ausfall einer Komponente völlig aus; weitere bringen keinen Selektionsvorteil.

### P53 und DNA-Schäden

Das *P53*-Gen codiert für ein gleichnamiges Protein mit einem Molekulargewicht von 53 kD ( ↗ S. 265). Es sorgt im normalen Zellzyklus dafür, dass sich eine Zelle nur dann weiter teilen kann, wenn ihr Erbgut weitgehend in Ordnung ist. Hat die DNA größere Schäden, verhindert es die weitere Teilung der Zelle oder leitet sogar ihren Selbstmord (Apoptose) ein. So kann normalerweise verhindert werden, dass sich mutierte Zellen weiter vermehren.
Auf Grund seiner zentralen Stellung ist es für einen Tumor günstig, keine funktionierenden P53-Proteine zu besitzen. In mehr als der Hälfte aller menschlichen Tumoren wurde eine Mutation von *P53* gefunden.
Das Besondere am P53 ist, dass es als Tetramer wirkt – also immer vier P53 zusammen. Daher bewirkt schon die Mutation eines einzigen Allels die Beeinträchtigung aller vier Untereinheiten, was der Zelle erhebliche Schwierigkeiten bereiten kann.
Liegen bei Tumoren *P53*-Mutationen vor, zeigen sie in der Regel ein schlechtes Ansprechen auf Chemo- und Radiotherapie. Ein bestrahlter Tumor mag wohl DNA-Schäden davontragen, ohne funktionierendes P53 kann er aber nicht in die Apoptose gehen.

## Andere Faktoren, die Tumoren beim Überleben helfen

Neben den angesprochenen Genregionen gibt es noch eine ganze Reihe weiterer Bereiche, in denen Tumoren ein verändertes (Sozial-)Verhalten zeigen, weil das für sie einen Vorteil darstellt.

**Gefäßneubildung.** Tumoren sind ab einer gewissen Größe auf die Neubildung von Gefäßen angewiesen (= Angiogenese), damit sie ausreichend Sauerstoff und Nährstoffe bekommen. Zu diesem Zweck bilden sie häufig **Angiogenesefaktoren**, die eine Neubildung von Gefäßen bewirken.

**Metastasen.** Damit Tumoren sich aus ihrem alten Zellverband herauslösen können, sind Proteasen erforderlich. Trotzdem ist dann nur eine von einigen Tausend Tumorzellen in der Lage, eine Metastase zu bilden (gr. metastasis = Wanderung). Vorteil der Metastasenbildung für den Tumor ist, dass er nun auch an anderen Orten im Körper weiterwachsen kann.

**Die Extrazelluläre Matrix.** Die Wachstumsregulation im Organismus hängt nicht nur von Wechselwirkungen zwischen den Zellen, sondern auch zwischen Zellen und der Extrazellulären Matrix ( ↗ S. 452) ab. Für viele Zellen gibt es z. B. eine Verankerungsabhängigkeit der Zellteilung, wobei am $G_1$-Restriktionspunkt ( ↗ S. 257) eine Kontrolle der Verankerung erfolgt. Bei vielen Tumoren ist eine Komponente dieser Verankerungskontrolle ausgeschaltet. Nur so haben sie die Möglichkeit, unbegrenzt weiter zu wachsen, ohne z. B. durch fehlende Verankerung an Nachbarzellen daran gehindert zu werden.

**Die Zellalterung** (= Seneszenz) ist ein physiologischer Vorgang, durch den Zellen ganz automatisch nach einer gewissen Anzahl an Teilungen in die Apoptose gehen – zumindest, wenn P53 und RB funktionieren.

Bei fast allen Tumoren ist dieser letzte Schutzmechanismus ausgeschaltet, indem das Telomerase-Gen (↗ S. 302) wieder aktiviert wird. Darauf sind sie angewiesen, weil es normalerweise Jahrzehnte dauert, bis eine Zelle ausreichend viele Mutationen für ein malignes Wachstum „gesammelt" hat. Diese Zeit hat sie dadurch.

### Rauchen und Lungenkrebs

Zigarettenrauchen kann – wie hinlänglich bekannt – zu Tumoren führen. Bei jedem Zug werden einige tausend toxische Stoffe eingeatmet, darunter viele hochwirksame Kanzerogene.

Immerhin ein Viertel aller Krebstodesfälle ist auf das Rauchen zurückzuführen. Rauchen verursacht dabei meist ein Bronchialkarzinom (= bösartiger Tumor der Bronchien), vor allem das kleinzellige Bronchialkarzinom, das eine äußerst schlechte Prognose hat (5-Jahres-Überlebensrate etwa 5 %). Beim kleinzelligen Bronchialkarzinom findet man z. B. in über 70 % der Fälle eine *MYC*-Überexpression und in über 50 % eine *BCL-2*-Überexpression.

Außerdem ist das *RB* in über 90 % der Fälle mutiert, das *P53* in über 70 %; es lohnt sich also wirklich, sich ein wenig mit der Tumorbiologie zu beschäftigen – zumal die spezifischen Mutationen bei vielen Tumoren schon Konsequenzen für die jeweilige Therapie haben.

### Zytostatika

Leider sind wir noch nicht in der Lage, ganz spezifisch nur Tumoren zu hemmen. Ein Problem bei der Tumortherapie ist, dass Tumorzellen körpereigene Zellen sind, die sich meist von den anderen Zellen in einem Menschen nicht groß unterscheiden.

Einen Unterschied gibt es aber doch: die große Wachstumsgeschwindigkeit der Tumorzellen. Und diese Eigenschaft wird auch ausgenutzt, um Tumoren zu schädigen.

### Prinzip der Zytostatika

Zytostatika sind meist Stoffe, die das Wachstum von Zellen unterbinden – und zwar von *allen* Zellen, die sich schnell teilen (sieht man auch an den Nebenwirkungen). Durch eine geschickte Wahl verschiedener Zytostatika ist es möglich, eine ganze Reihe von Tumoren zumindest zurückzudrängen, einige sind sogar dauerhaft auslöschbar.

Ein wichtiger Mechanismus der Zytostatika, die **Schädigung der DNA**, führt es mit sich, dass viele von ihnen leider selbst krebserregend sind. Man muss also bei jedem Patienten individuell abwägen, ob durch eine solche Therapie nicht noch mehr Schäden gesetzt werden.

### Allgemeine Nebenwirkungen der Zytostatika

Neben den Tumorzellen werden auch alle normalen Zellen geschädigt, die sich in unserem Körper schnell teilen. Hierzu gehören die Haarwurzelzellen (Haarausfall unter Zytostase), die Zellen des Magen-Darm-Trakts, die Blutzellen (Infekt- und Blutungsneigung) und die Keimzellen.

### Verschiedene Zytostatika

Die verschiedenen Zytostatika kann man in drei Gruppen einteilen, die sich nach deren Wirkmechanismus richten. In eine vierte (heterogene) Gruppe fallen dann noch weitere Substanzen, die in irgendeiner Weise das Wachstum von Tumoren hemmen können (z. B. bestimmte Zytokine).

- Zytostatika, die direkt die DNA schädigen (z. B. Actinomycin, Mitomycin);
- Zytostatika, die die DNA-Biosynthese stören (hier unterscheidet man noch einmal falsche Nukleotide von den Folsäure-Hemmstoffen);
- Zytostatika, die die Mikrotubuli stören.

# 6 Genetik der Bakterien und Viren

Kommen wir nun zu zwei Mikroorganismen, die unser Leben auf meist sehr unangenehme Weise beeinflussen. Sowohl bei den **Bakterien** als auch bei den **Viren** scheint der Lebensschwerpunkt klar in der Vermehrung zu liegen, weshalb deren Lebenszyklus auch hier im Genetikteil besprochen wird.

Wichtig ist es, die Genetik der Bakterien und Viren – und deren grundsätzlichen Unterschiede – zu verstehen, um die therapeutischen Möglichkeiten gegen die beiden Plagegeister einschätzen zu können. Nur so lassen sich z. B. die Unterschiede zwischen Bakterium und Mensch und damit die Wirkungsweise der **Antibiotika** verstehen. Und erst wenn man weiß, wie Viren sich vermehren, kann man verstehen, warum sich **antivirale Medikamente** so schwer finden lassen.

Anschließend kommt noch das wohl bekannteste Virus, das **HI-Virus**, zur Sprache.

Den Abschluss bildet das Prinzip der **somatischen Gentherapie**, die in der Zukunft sicherlich eine sehr große Rolle in der Medizin spielen wird.

## 6.1 Bakterien

Zunächst beantworten wir die Frage, was Bakterien überhaupt sind und wie man sie einteilen kann.

Anschließend stellen wir die Besonderheiten der Genetik der Bakterien vor, um die Strategien der Antibiotika-Therapie verständlich zu machen.

In diesem Kapitel werden sicherlich viele neue Begriffe und Fakten zur Sprache kommen. Unserer Meinung nach gehört davon das Wenigste in die Vorklinik, zumal man das in Mikrobiologie alles noch einmal ausführlich behandelt. Andererseits werden aber schon recht viele Dinge zu Bakterien – vor allem Medikamentennamen – im Physikum gefragt. Daher möchten wir hier dem Leser die Möglichkeit bieten, das Ganze im großen Zusammenhang zu lernen – mit einer Systematik, die man sonst leider erst nach dem Physikum lernt.

### Was sind Bakterien?

Bakterien (gr. bakterion = Stäbchen) sind die wichtigsten Vertreter der **Prokaryonten**, einer Gruppe von einzelligen Mikroorganismen, die zur selbständigen Vermehrung fähig sind, sich aber durch einen **fehlenden Zellkern** auszeichnen. Bakterien besitzen zusätzlich zu einer Membran auch noch eine **Zellwand**, die sie vor Schädigungen von außen schützt. Außerdem hält sie dem beachtlichen osmotischen Druck der Bakterien stand und sorgt somit für Stabilität.

### Die Form der Bakterien

Die erste Einteilung der Bakterien erfolgte – in Ermangelung besserer Möglichkeiten – einfach anhand ihrer Form in drei Gruppen. Eine Einteilung, die auch heute noch üblich ist:

- Kokken
- Stäbchen
- Andere

**Kokken** sind kugelförmige Bakterien (gr. kokkos = Kern, Beere). Hierzu gehören z. B. die Erreger, die am häufigsten die kleinen gelben Punkte im Hals bei einer Erkältung hervorrufen, die **Streptokokken** (gr. streptos = Halskette).

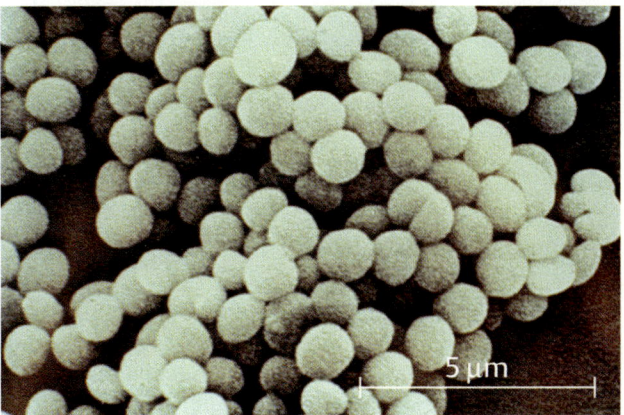

**Stäbchen** bilden die zweite Gruppe, zu der die meisten humanpathogenen Bakterien gehören. Als Beispiele seien hier die **Salmonellen** und **Escherichia coli** (kurz: E. coli) genannt.

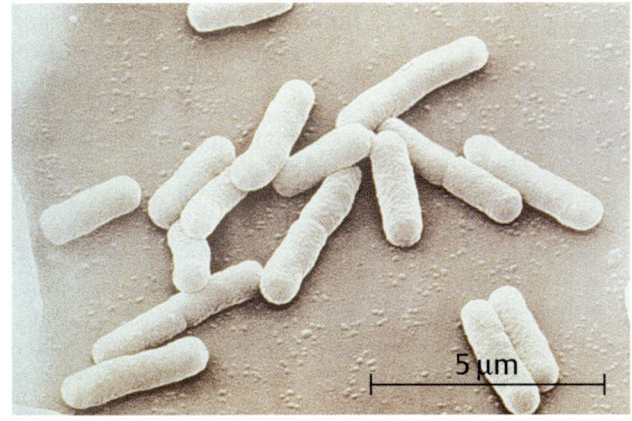

**Die anderen.** Die dritte Gruppe ist etwas heterogener und umfasst diejenigen Bakterien, die in keine der anderen Gruppen passen. Dazu gehören:

- Die **Spirochäten**, zu denen z. B. der **Syphiliserreger** gehört (siehe im Bild);
- die **Mykoplasmen**, die – anders als die anderen Bakterien – keine Zellwand besitzen;
- die **obligaten Zellparasiten**, die nur intrazellulär überleben können.

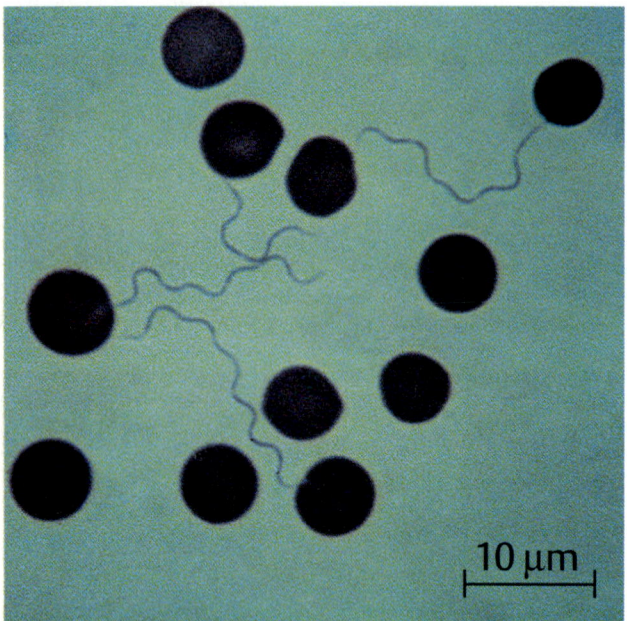

10 µm

Die Einteilung ist dabei sicher nicht extrem prüfungsrelevant, aber man tut sich sicher leichter mit dem Verständnis der folgenden Mechanismen, wenn man sich unter „Bakterium" etwas mehr vorstellen kann als nur „kleines Ding".

## Die Gram-Färbung

Eine zweite wichtige Einteilung richtet sich nach der Möglichkeit des unterschiedlichen Anfärbens der Bakterien mit einer bestimmten Methode: der Gram-Färbung. Das hat nichts mit „Grämen" zu tun, sondern ist nach dem dänischen Arzt Hans Christian Gram benannt, der diese Methode 1884 veröffentlichte.

**Bei der Gram-Färbung** färbt man die auf einem Objektträger fixierten Bakterien zunächst mit einem blauen Farbstoff. Nach einer Waschphase versucht man eine Gegenfärbung mit einem roten Farbstoff.
Gram hat festgestellt, dass sich die Bakterien nach dieser Färbung im Mikroskop entweder rot oder blau-violett anfärben. Danach teilte man die Bakterien einfach als Grampositiv (blau) oder Gram-negativ (rot) ein. Erst später fand man den Grund für die unterschiedliche Anfärbbarkeit, er liegt in einer unterschiedlichen Struktur der Zellwand dieser Bakterien.

**Gram-positive Bakterien.** Bei den blauen (Gram-positiven) Bakterien folgt der (einen!) Zellmembran eine um ein Vielfaches dickere Zellwand. Sie besitzen keine äußere Membran.

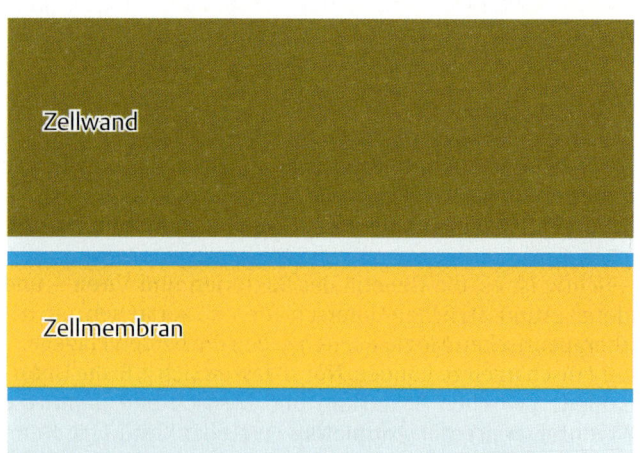

Die Farbe kommt dadurch zustande, dass sich das „Blau", der entscheidende Farbstoff, aus der viel dickeren Zellwand der Gram-positiven Bakterien nicht mehr herauswaschen lässt.

**Gram-negative Bakterien.** Die Bakterien, die sich rot anfärben, haben zwei Phospholipid-Doppelschichten, zwischen denen sich eine (relativ dünne) Zellwand befindet.

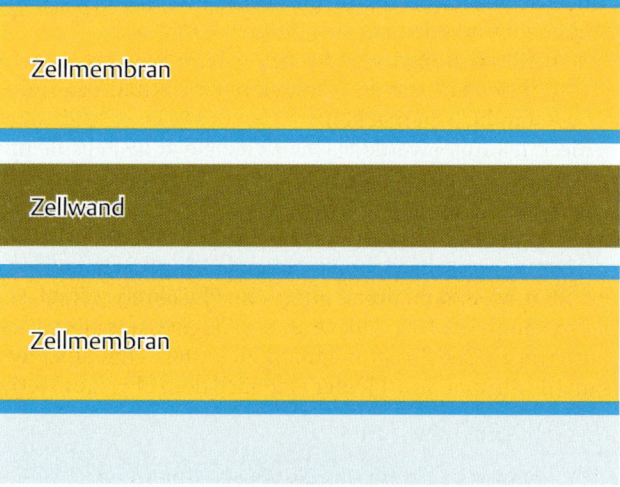

Die Gram-negativen Bakterien geben die blaue Farbe durch den Waschschritt viel leichter wieder ab und können mit dem roten Farbstoff gegengefärbt werden.

**Folge des „Gram-Verhaltens".** Wichtig ist die Unterscheidung zum einen für die **Pathogenität** der Bakterien. Auf beide Gruppen reagiert unser Immunsystem unterschiedlich, da die Oberfläche der Bakterien anders ist.
Zum anderen reagieren auch die **Antibiotika** auf diese Unterschiede anders. Es gibt Medikamente, die nur gegen Gram-positive oder nur gegen Gram-negative Bakterien wirken oder auch ähnlich gegen beide Gruppen.

## Genetik der Bakterien

Um zu verstehen, warum die Antibiotika nur bei Prokaryonten wirken, muss man sich ein ganz kleines bisschen mit der Genetik der Bakterien beschäftigen. Es wird hier weitestgehend nur auf die Unterschiede gegenüber dem Menschen eingegangen.

### Besonderheiten des bakteriellen Erbguts

Bakterien besitzen **keinen Zellkern**, sondern nur ein Zellkernäquivalent oder **Nukleoid**, das aus *einem* ringförmigen Chromosom besteht. Durch diesen Umstand gibt es bei ihnen keine Trennung der DNA von der Translationsmaschinerie.
Zusätzlich besitzen einige Bakterien noch kleinere (ebenfalls ringförmige) DNA-Fäden, die man als **Plasmide** bezeichnet ( ↗ S. 327). Diese sind nicht essenziell für die Bakterien, tragen aber häufig Informationen, die klinisch eine große Rolle spielen. Am wichtigsten sind Virulenzfaktoren und Resistenzen gegen Antibiotika.
Nicht nur das Erbgut selbst unterscheidet sich von den Eukaryonten, sondern auch die gesamte Maschinerie, die für die Proteinbiosynthese zuständig ist. Ein Teil der Unterschiede ist schon bei der Besprechung der Mitochondrien ( ↗ S. 444) zur Sprache gekommen, die ja möglicherweise von Bakterien abstammen.

### Bakterielle Transkription

Bakterien besitzen nur eine einzige RNA-Polymerase, die für die Transkription sämtlicher Gene zuständig ist.
Auch die Prozessierungsvorgänge sind weit weniger komplex als beim Menschen, da es z.B. weder Introns noch einen Poly-A-Schwanz gibt. Die bakterielle mRNA ist daher sofort voll funktionsfähig.
Auch die Herstellung der ribosomalen RNAs unterscheidet sich von der bei Eukaryonten. Sie entstehen aus einem 30 S-Vorläufer-rRNA-Molekül, aus denen dann rRNA-Moleküle mit den Sedimentationskonstanten 23 S, 16 S und 5 S herausgeschnitten werden.

### Bakterielle Translation

Die bakterielle Proteinbiosynthese funktioniert – bis auf wenige Ausnahmen – wie die in unseren eukaryontischen Zellen.
Ein Unterschied besteht in der Starter-Aminosäure. Bei Prokaryonten ist das Methionin, das für den Start benötigt wird, zu **N-Formyl-Methionin (fMet)** modifiziert.
Ein weiterer Unterschied besteht darin, dass Bakterien **andere Ribosomen** besitzen. Die kennen wir allerdings schon von unseren Mitochondrien, die die gleichen besitzen. Das gesamte Ribosom ist ein **70 S-Ribosom**, die beiden Untereinheiten haben Sedimentationskonstanten von **50 S und 30 S**, welche wiederum aus den drei verschiedenen rRNA-Arten und diversen Proteinen bestehen.

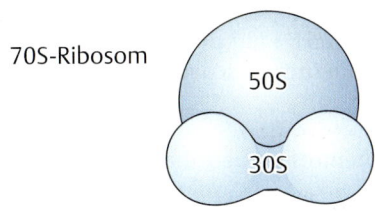

70S-Ribosom
50S
30S

Wichtig sind diese Kenntnisse für die Antibiotika-Therapie, da sich auf Grund der anderen Ribosomen-Untereinheiten Möglichkeiten zur selektiven Hemmung ergeben.

### Bakterielle DNA-Replikation

Da Bakterien nur über ein relativ kleines Genom verfügen, kommen sie auch mit nur einem einzigen Replikationsursprung aus. Dieser liegt an einer bestimmten Stelle des DNA-Rings und wird auch als „ori" bezeichnet (von engl. **ori**gin of replication = Replikationsursprung). Von diesem Ursprung ab erfolgt die Replikation in beide Richtungen (bidirektional), bis sich die beiden Replikationsgabeln auf der gegenüberliegenden Seite treffen, womit das gesamte Genom repliziert ist.

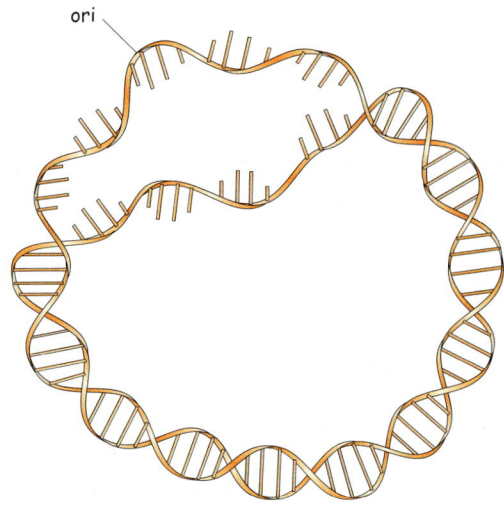

ori

Klinisch wichtig ist die bakterielle Topoisomerase (II), die als **Gyrase** bezeichnet wird, und durch Antibiotika aus der Gruppe der Gyrasehemmer irreversibel blockiert werden kann.

## Grundlagen der Antibiotika-Therapie

Im folgenden Teil beschäftigen wir uns mit der Wirkungsweise der verschiedenen Antibiotika-Gruppen. Es handelt sich dabei sicher nicht um ein klassisches vorklinisches Gebiet, da aber aus jeder Gruppe mindestens ein Stoff im Physikum gefragt wird, ist es sicher nicht verkehrt, sich gleich mit den zugehörigen Gruppen zu beschäftigen. So hat man wenigstens für später noch etwas davon und kann nicht nur ein paar Namen.

Antibiotika dienen dazu, bakterielle Infektionen zu bekämpfen. Sie sollen **selektiv** nur die Bakterien ausschalten, ohne den Wirt drumherum zu schädigen (= selektive Toxizität).

**Antibiotika und Chemotherapeutika.** Eigentlich bezeichnet man als Antibiotika nur Stoffe, die natürlichen Ursprungs sind, also von Pilzen oder Bakterien produziert werden. Demgegenüber stehen die Chemotherapeutika, die künstlich hergestellt werden.

Meist spricht man aber bei antibakteriellen Stoffen immer von Antibiotika und benutzt den Begriff Chemotherapeutika eher für Zytostatika, die bei der Behandlung von Tumoren eingesetzt werden ( ↗ S. 314).

**Bakterizid und bakteriostatisch.** Bei den Antibiotika können bakterizid wirkende von bakteriostatisch wirkenden unterschieden werden. Die einen töten die Bakterien (= bakterizid), die anderen verhindern nur ihre weitere Vermehrung (= bakteriostatisch) – was bei immunkompetenten Patienten in der Regel ausreicht.

**Eine andere Einteilungsmöglichkeit** ist die in die folgende beiden Gruppen, die in etwa gleiche Marktanteile haben:
1. Antibiotika, die durch eine **Schädigung der Zellwand** dazu führen, dass die Bakterien (spätestens bei ihrer nächsten Teilung) zugrunde gehen (= bakterizide Wirkung).
2. Antibiotika, die den Bakterien Probleme bei der Herstellung von Proteinen oder bei der Replikation verursachen, wirken auf **genetischer Ebene** entweder bakterizid oder bakteriostatisch.

Wir beschreiben immer die entsprechenden Hauptgruppen, die in der Klinik Anwendung finden und mit denen sich auch die Prüfungsfragen beantworten lassen.

## Hemmstoffe der Zellwandsynthese

Mit diesen Antibiotika fing die antibakterielle Therapie an. Im September 1928 machte der britische Bakteriologe Alexander Fleming in London die folgenschwere Entdeckung, dass ein Schimmelpilz in der Lage ist, das Bakterienwachstum zu hemmen.

Fleming nannte ihn **Penicillin** (von lat. = kleiner Schwanz, Penis), also so etwas wie „Pinselschimmel". Später wurden – neben dem klassischen Penicillin G – noch eine ganze Reihe weiterer Penicilline mit leicht veränderten Eigenschaften entwickelt.

Eine zweite Gruppe von Hemmstoffen der Zellwandsynthese sind die **Cephalosporine**, die mittlerweile rund doppelt so häufig verschrieben werden wie die Penicilline. Beide zusammen haben einen weltweiten Marktanteil von über 50 %.

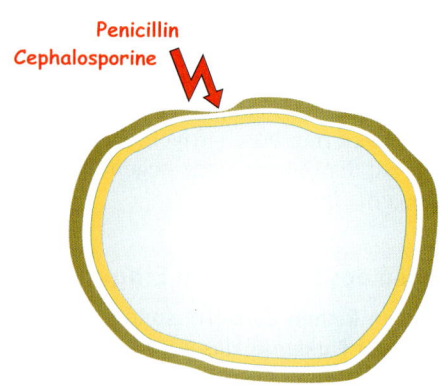

Die Penicilline und Cephalosporine wirken alle **bakterizid**.

## Auf genetischer Ebene wirkende Antibiotika

Diese Gruppe von Antibiotika stört die bakterielle Proteinproduktion oder Replikation.

Auf Grund des Wirkmechanismus lassen sich hier noch einmal vier verschiedene Untergruppen unterscheiden, je nachdem auf welcher Ebene die Medikamente eingreifen.
1. Hemmstoffe der Nukleotid-Biosynthese (= Folsäure-Antagonisten),
2. Hemmstoffe der bakteriellen Transkription,
3. Hemmstoffe der bakteriellen Translation,
4. Hemmstoffe der bakteriellen Replikation.

### Hemmstoffe der Folsäure-Biosynthese

Warum schädigt ein Hemmstoff der Folsäure-Biosynthese selektiv nur Bakterien? Der Grund ist, dass unsere Zellen nicht in der Lage sind, Folsäure herzustellen, da sie für uns ein Vitamin ist.

Bakterien hingegen können sich zwar Folsäure herstellen, diese jedoch nicht *aufnehmen* – auch dann nicht, wenn ihre eigene Folsäure-Biosynthese gehemmt wird.

Auf diese Art und Weise wirken die Antibiotika aus der Gruppe der **Sulfonamide bakteriostatisch**.

### Hemmstoffe der Transkription

Wichtigster Hemmstoff der bakteriellen Transkription, also der DNA-abhängigen RNA-Polymerase, ist der **bakterizid** wirkende Stoff **Rifampicin**. Da bei häufiger Anwendung leicht die Gefahr einer Resistenzentwicklung besteht, wird Rifampicin ausschließlich zur Therapie von Tuberkulose (Tbc) und Lepra eingesetzt. Und auch dort nur in Kombination mit anderen Medikamenten.

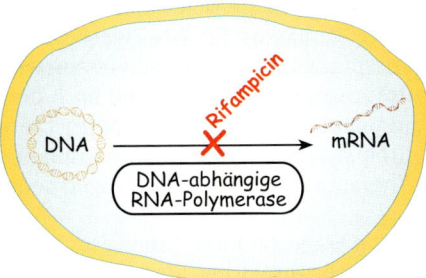

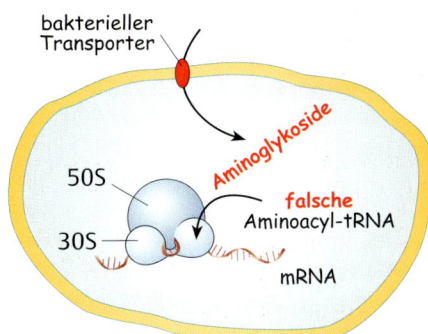

## Hemmstoffe der Translation

Wegen der vielfältigen Angriffsmöglichkeiten macht es Sinn, hier noch einmal vier verschiedene Gruppen zu unterscheiden.

Zwei davon greifen an der **30 S**-Untereinheit der bakteriellen Ribosomen ein und stören diese.

- Tetrazykline
- Aminoglykoside

Die zwei anderen greifen an der größeren **50 S**-Untereinheit der Ribosomen an.

- Makrolide
- Chloramphenicol

Das waren jetzt vermutlich ziemlich viele neue Namen auf einmal, aber wir haben es damit auch fast geschafft und kennen dann alle Antibiotika-Gruppen, die eine Rolle spielen.

**Inhibitoren der 30 S-Untereinheit.** Die **Tetrazykline** sind typische Breitspektrum-Antibiotika. Sie wirken **bakteriostatisch** auf sämtliche Bakteriengruppen, indem sie die Anlagerung der tRNA-Aminosäure-Komplexe an die mRNA hemmen.

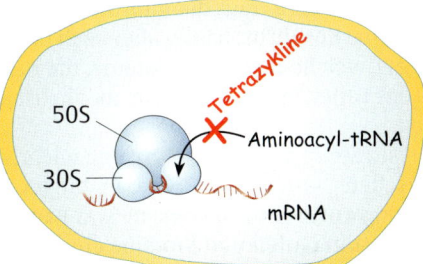

Die **bakterizid** wirkenden **Aminoglykoside** gelangen über ein bakterielles Transportsystem in die Bakterienzelle und verursachen dort die Ausbildung falscher tRNA-Aminosäuren-Komplexe.

Hier unterscheidet man bei der Herkunft der Antibiotika, ob sie von der Bakterienart Streptomyces produziert werden – sie erhalten dann ein „y" am Ende. Wichtigster Vertreter ist das Streptomycin, das in der Tbc-Behandlung eingesetzt wird. Die andere Gruppe wird von der Bakterienart Micromonospora produziert und erhält ein „i" am Ende. Beispiel: Gentamicin.

**Inhibitoren der 50 S-Untereinheit.** Ein Vertreter der **Makrolide**, die das Weiterrücken des Ribosoms unterdrücken, ist das **bakteriostatisch** wirkende **Erythromycin**. Da Erythromycin besonders wenig Nebenwirkungen hat, ist es ein beliebtes Medikament in der Kinderklinik geworden, was man schon an manchen Handelsnamen erkennen kann, z. B. Paediathrocin.

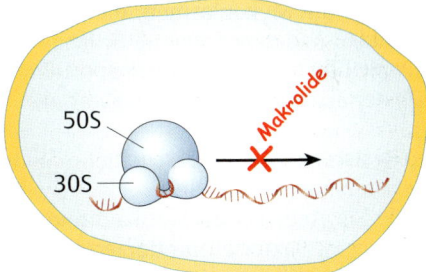

Die zweite wichtige Gruppe beinhaltet nur einen Vertreter: das **Chloramphenicol**. Es hemmt die Peptid-Synthetase und wirkt bakteriostatisch.

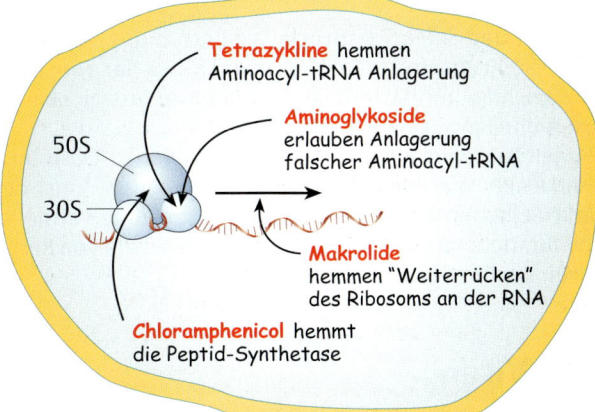

## Hemmstoffe der DNA-Replikation

Hier greifen die bakterizid wirksamen **Gyrasehemmer** ein, die die bakterielle Topoisomerase II („Gyrase") irreversibel blockieren. Manchmal laufen sie auch unter dem Begriff der 4-Chinolone, was die chemische Struktur der Gyrasehemmer beschreibt.

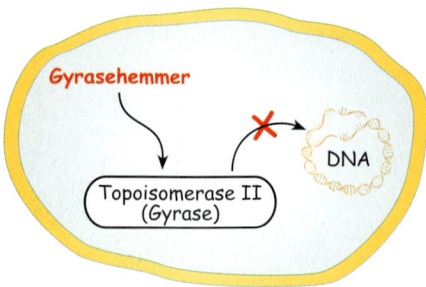

## Resistenzmechanismen bei Bakterien

Resistenzen gegen Antibiotika können auf sehr verschiedene Art und Weise entstehen. Die grundsätzlichen Mechanismen der Resistenzentwicklung werden wir hier besprechen. Zunächst lässt sich die natürliche von der erworbenen Resistenz unterscheiden.

**Natürliche Resistenz.** Manche Bakterien sind Antibiotikaresistent auf Grund ihres Aufbaus.
Ein Beispiel sind die Mykoplasmen, die überhaupt keine Zellwand besitzen und daher eine natürliche Resistenz gegenüber Penicillinen und Cephalosporinen (= beides Hemmstoffe der Zellwandsynthese) aufweisen.

**Erworbene Resistenz.** Hier unterscheidet man drei grundsätzliche Resistenzmechanismen:
1. Bakterielle Enzyme, die Antibiotika direkt inaktivieren. Die von einigen Bakterien produzierten **Penicillinasen** können z.B. Penicilline spalten.
2. Die Aufnahme des Antibiotikums wird verlangsamt oder die Ausscheidung beschleunigt.
3. Die Stelle, an der das Antibiotikum wirken soll, hat sich verändert. Daher kann das Medikament nicht mehr angreifen.

**Therapie und Selektionsdruck.** Die Entstehung von Resistenzen stellt ein großes Problem in der Klinik dar. Hier ist es ganz wichtig, antibakterielle Therapien in ausreichenden Dosen und lange genug durchzuführen.
Werden Bakterien einer zu geringen Antibiotika-Dosis ausgesetzt oder die Therapie zu früh abgebrochen, führt der starke Selektionsdruck auf die Bakterien zu einer vermehrten Mutationsrate, die wiederum das Entwickeln von Resistenzen begünstigt.

## 6.2   Viren

Viren unterscheiden sich grundlegend von anderen Mikroorganismen. Sie bestehen hauptsächlich aus **Nukleinsäure**, also aus Erbinformation, die in einer mehr oder weniger aufwendigen **Kapsel** steckt. Sie besitzen keine Enzyme zur Energieerzeugung oder zur Proteinbiosynthese und sind daher allein nicht in der Lage, mit ihrer eigenen Erbinformation etwas anzufangen.

Zu diesem Zweck nisten sie sich in fremde Zellen ein und benutzen deren Werkzeuge für ihre Zwecke. Die Wirtszelle wird dazu missbraucht, Virusproteine herzustellen, die virale Nukleinsäure zu vervielfachen und nach der vom Eindringling mitgebrachten Anleitung neue Tochterviren herzustellen. Viren sind also intrazelluläre Krankheitserreger, was für die Therapie von Viruserkrankungen bedeutsam ist.

**Lebewesen?** Die Frage, ob Viren Lebewesen sind, lässt sich gar nicht so leicht beantworten. Sie erfüllen zwar nicht alle Definitionen für ein Lebewesen – allerdings auch nicht die für Nicht-Lebewesen …

**Wirtsspezifität.** Alle Viren haben sich auf ganz bestimmte Wirtszellen spezialisiert: Bakteriophagen befallen ausschließlich Bakterien, Viroide benutzen Kulturpflanzen als Wirtszellen. Viele Viren gönnen sich jedoch leider den besonderen Genuss einer menschlichen Wirtszelle.
Da wir als angehende Humanmediziner jedoch weder kranke Kulturpflanzen noch Bakterien, sondern Menschen behandeln wollen, interessieren uns hier auch nur die humanpathogenen Viren.

## Woraus besteht ein Virus?

Grundsätzlich besteht ein Virus aus Nukleinsäure und einer Proteinkapsel (= Kapsid) drum herum. Manche Viren besitzen zudem noch eine Hülle aus Zellmembranbestandteilen der ehemals infizierten Wirtszelle.

### Die Nukleinsäure – DNA oder RNA

Das Genom eines Virus besteht aus RNA oder DNA, niemals jedoch aus beiden zusammen. Die Unterscheidung ist wichtig, weil sich hiernach die gängige **Klassifizierung** der Viren richtet.
Die virale Nukleinsäure trägt die Information für sämtliche Strukturproteine des Virus, häufig aber auch noch für Enzyme und irgendwelche Regulatorproteine, die dazu da sind, dem Virus das Leben in der Wirtszelle möglichst angenehm zu gestalten.
Es sei an dieser Stelle noch einmal auf den wichtigen Unterschied zwischen (+)-RNA und (–)-RNA hingewiesen. Der (+)-RNA-Strang entspricht der mRNA und kann einfach so durch ein Ribosom laufen und Proteine entstehen lassen.
Der (–)-RNA-Strang muss hingegen zunächst in seinen komplementären Strang umgeschrieben werden, um funktionsfähig zu sein.
Im Folgenden werden die einzelnen Gruppen der Viren mit ihren typischen Vertretern kurz vorgestellt.

**(+)-RNA-Viren.** Vertreter dieser Gruppe können ihre RNA sofort dazu verwenden, sich von der Wirtszelle Proteine herstellen zu lassen.
Ein (+)-RNA-Genom haben z.B. die Polioviren (Erreger der Kinderlähmung), die Rötelnviren und zwei Hepatitisviren (Erreger der Hepatitis A und C).

**Bei (-)-RNA-Viren** muss die RNA zunächst von einer RNA-abhängigen RNA-Polymerase in (+)-RNA umgeschrieben werden. Da unsere Zellen solch ein Enzym nicht brauchen und daher auch nicht besitzen, müssen die Viren sie sich selbst mitbringen.
In diese Gruppe gehören das Masernvirus, das Mumpsvirus, das Influenzavirus (Erreger der Virusgrippe) und auch das Ebolavirus, das von Zeit zu Zeit für Schreckensmeldungen sorgt, da es hämorrhagische Fieber mit hoher Letalität zu erzeugen vermag.

**Retroviren.** Das bekannteste Virus überhaupt ist wohl das Humane Immundefizienzvirus (HIV). In die Gruppe der Retroviren gehören auch noch viele Tumor-erzeugende Viren, die als Onkoviren bezeichnet werden.
Das Besondere der Retroviren – daher auch ihr Name – ist ein Enzym namens **Reverse Transkriptase**, das in der Lage ist, das RNA-Genom der Retroviren in DNA umzuschreiben (↗ S. 322).

**DNA-Viren** haben ein Genom, von dem die (+)-RNA abgeschrieben wird – zum Teil, nachdem das virale Genom in das zelluläre Genom integriert wurde.
Beispiele sind das Herpes-simplex-Virus (Verursacher der lästigen Lippenbläschen), das Hepatitis-B-Virus, das Varizella-Zoster-Virus (Erreger der Windpocken), das Ebstein-Barr-Virus (Erreger des Pfeifferschen Drüsenfiebers) und die Adenoviren, die alles mögliche anrichten können. Sie sind z.B. häufig die Verursacher der banalen Erkältung.

### Das Kapsid – Proteine zum Schutz

Das Kapsid stellt die Schutzkapsel des Virus dar. Es besteht aus kleineren Bausteinen, den Kapsomeren, deren Anzahl bei einer bestimmten Virusgattung konstant ist. Diese Kapsomere bestehen aus Proteinen, die auf dem Virusgenom codiert sind.
Das Kapsid zusammen mit der darin verpackten Nukleinsäure nennt man auch Nukleokapsid.

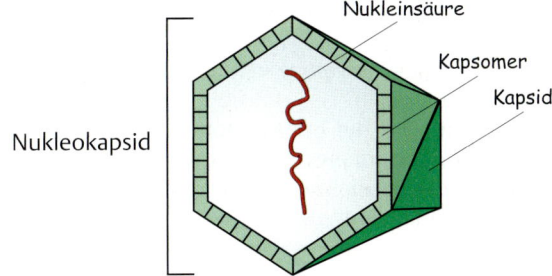

### Die Hülle – Zellmembran der Wirtszelle

Manche Viren besitzen zusätzlich noch eine Hülle aus zellulärer Membran, die beim Ausschleusen des Virus aus der Wirtszelle „mitgenommen" wurde. Neben eingebauten viralen Proteinen findet man hier auch noch Bestandteile der Wirtszelle.

Als Beispiel für ein Virus *mit* Hülle mag hier HIV dienen; als Beispiel für Viren *ohne* Hülle seien die Adenoviren erwähnt.

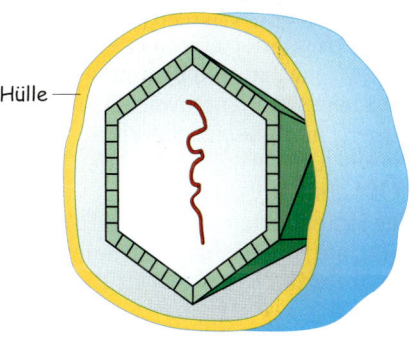

### Vermehrungszyklus eines Virus

Auch Viren wollen sich vermehren, doch allein und selbst zu zweit sind sie dazu nicht in der Lage. Sie benötigen das Enzymsystem einer Wirtszelle, das sie für ihre Zwecke einsetzen.

**Adsorption.** Dazu müssen sie zunächst über einen Rezeptor an eine Wirtszelle andocken (= Adsorption). Dieser Rezeptor kann z.B. auf Zellen des Respirationstrakts oder des Magen-Darm-Trakts liegen.

**Entkleidung.** Dann werden die Viren in eine Zelle aufgenommen, lassen ihre Hüllen fallen und setzen ihr Erbgut in die infizierte Zelle frei (engl. uncoating).

**Genexpression.** Was nun passiert, ist von der Art der Nukleinsäure abhängig, die das Virus mitgebracht hat. In den meisten Fällen muss irgend etwas umgeschrieben werden, bis man dann translatierbare (+)-RNA hat. Diese dient der Produktion neuer viraler Proteine (= Genexpression).

**Replikation.** Was außer der Genexpression noch notwendig wird, ist die Vervielfältigung des viralen Genoms. Auch hier hängt der Mechanismus von der virusspezifischen Nukleinsäure ab.

**Zusammenbau.** Anschließend werden die neuen Viruspartikel zusammengebastelt und als neue Viren von der Wirtszelle ausgeschleust.

## 6.3 Das Humane Immundefizienz-Virus (HIV)

Nach Angaben des Robert-Koch-Instituts lebten auf der Erde Ende 2001 etwa 39–40 Millionen HIV-Infizierte. Während man in den Industrienationen jedoch langsam der Epidemie mächtig wird – die Zahlen steigen nicht mehr rapide an –, ist die Lage in den Entwicklungsländern fatal. In einigen Ländern Afrikas sind bis zu 30% der Bevölkerung infiziert. Vor allem die Zahl der HIV-infizierten Kinder nimmt stark zu.

Seit 1981 kennt man das **H**umane **I**mmmundefizienz-**V**irus (**HIV**), das heute das am besten erforschte Virus überhaupt ist. Es ist der Erreger der erworbenen Immunschwäche-krankheit **AIDS** (engl. **a**cquired **i**mmune **d**eficiency **s**yndrome = erworbenes Immunschwäche-Syndrom).

Vom Humanen Immundefizienz-Virus, das seinen Ursprung vermutlich bei afrikanischen Affen hat, sind zur Zeit zwei Typen bekannt, HIV-1 und HIV-2.

Bis vor einige Jahren schien wenigstens HIV-2 auf Westafrika beschränkt, mittlerweile hat auch dieses Virus die Kontinentgrenzen überschritten.

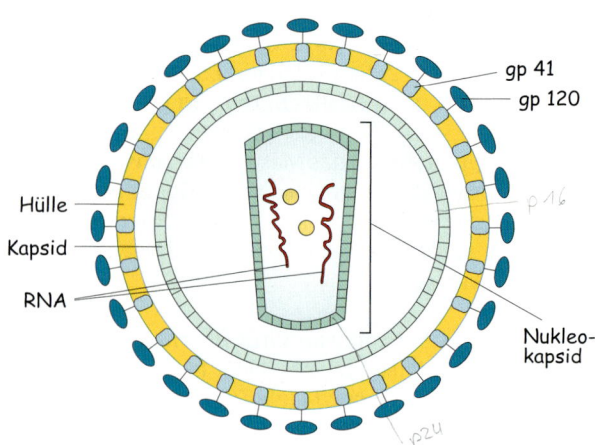

### Was ist HIV?

Das HIV gehört zur Familie der **Retroviren**, also solcher Viren, die über eine **Reverse Transkriptase** ihr RNA-Genom in DNA umschreiben. Weiter gehört HIV zur Unterfamilie der **Lentiviren** (lat. lenti = langsam).

In den nächsten Abschnitten geht es zunächst um die Struktur und das Genom von HIV, bevor wir seinen Lebenszyklus behandeln.

### Struktur von HIV

HIV ist ein Virus mittlerer Größe (rund 100 nm), das eine Hülle aus einer Phospholipid-Doppelschicht besitzt; also ein Stück Zellmembran von einer ehemals infizierten Zelle.

**Die Hülle.** Außen am Virus – wichtig für das Andocken an die Zielzelle – unterscheidet man zwei Hüllproteine, die beide Glykoproteine sind. Das eine bezeichnet man als **gp 120** (ein **G**lyko**p**rotein mit einem Molekulargewicht von **120** kD), das andere als gp 41.

An der Zellmembran innen hängen noch eine Reihe Matrixproteine, die für die Diagnose einer HIV-Infektion wichtig sind, da sie relativ früh nachgewiesen werden können.

**Kapsid.** Das Genom und die es umgebenden Proteine – das Nukleokapsid – wird noch einmal von einer zusammenhängenden Proteinschicht umgeben, die man als Kapsid bezeichnet.

**Das HIV-Genom** besteht aus einzelsträngiger **RNA** – und zwar aus jeweils zwei RNA-Molekülen, die unverbunden das Genom bilden. HIV besitzt also ein diploides Genom, an das – ähnlich wie bei uns – einige Proteine assoziiert sind. Diese Proteine zusammen mit der RNA bezeichnet man als **Nukleokapsid**. Die Proteine hängen dabei über eine Zinkfinger-Struktur ( ↗ S. 297) an der RNA.

**HIVs Enzyme.** Im HIV-Kapsid befinden sich zusätzlich noch drei Enzyme, die wichtige Funktionen in seinem Lebenszyklus übernehmen.

1. Die **Reverse Transkriptase** (RT), die für die Umschreibung des HIV-RNA-Genoms in DNA zuständig ist;
2. die **Integrase**, die für die Integration des HIV-Genoms – nun in Form von DNA – in das Genom von Makrophagen, T-Lymphozyten und einiger anderer Zellen zuständig ist;
3. die **Protease**, die erst später im Lebenszyklus von HIV von Relevanz ist – dafür aber (wie die Reverse Transkriptase) therapeutisch einen wichtigen Angriffspunkt darstellt.

### Organisation des HIV-Genoms

Das HIV-Genom ist etwas mehr als 9 Kilobasen groß und besteht aus neun Genen, die für Proteine codieren.

Drei Gene codieren für Bestandteile des Virus selbst (Strukturgene), die anderen sechs codieren für regulierende Proteine (Regulationsgene).

**Zu den Strukturgenen** gehören drei Gene, die allerdings alle für mehrere Proteine codieren.

- Das **pol-Gen** („**Pol**ymerase") codiert für alle drei Enzyme von HIV.
- Das **env-Gen** (engl. **env**elope = Hülle) codiert für die beiden Glykoproteine.
- Das **gag-Gen** trägt die Informationen für alle anderen Proteine, also die inneren Strukturproteine. Der Name kommt von der Bezeichnung „**G**ruppenspezifisches **A**ntigen", was daher rührt, dass im Organismus Antikörper gegen viele dieser Protein-Komponenten gebildet werden.

**Regulationsgene.** Die anderen sechs Gene tragen die Information für regulatorische Proteine, die den Lebenszyklus des Virus steuern und die Wirtszelle nach Wunsch des Virus manipulieren. Bei zwei von ihnen ist bislang sicher, dass sie in vivo essenziell für die Virusreplikation sind (Tat und Rev ↗ S. 324).

**Weitere Genombestandteile.** Die RNA von HIV hat eine 5'-Kappe und einen 3'-Poly-A-Schwanz und sieht damit einer menschlichen mRNA zum Verwechseln ähnlich.

An den beiden Enden befinden sich noch einige wichtige Wiederholungssequenzen, die „langen terminalen Wiederholungen" oder **LTR**s (von engl. **l**ong **t**erminal **r**epeats). Am 3'-LTR befindet sich der virale Promotor, der die Expression aller Gene steuert. Zusätzlich liegen hier noch einige wichtige Verstärkerelemente, die zum Teil über zelluläre Transkriptionsfaktoren aktiviert werden.

## Was macht das HI-Virus?

Was prinzipiell passieren muss, damit ein Virus sich vermehrt, ist eigentlich sehr leicht nachzuvollziehen. Selbst die molekularen Mechanismen erscheinen auf den ersten Blick recht einfach, erweisen sich bei genauerer Betrachtung jedoch als äußerst komplex. Wir beschränken uns hier auf den ersten Blick.

Als Erstes muss auch ein HI-Virus mit der Zielzelle Kontakt aufnehmen. Dort eingedrungen, wird das RNA-Genom in DNA umgeschrieben und ins Wirtsgenom integriert. Anschließend werden virale Proteine hergestellt, das Genom repliziert und nach deren Zusammenbau fertige Tochterviren freigesetzt.

### Wie HIV in die Zelle kommt

HI-Viren gelangen entweder über die Schleimhäute oder direkt in die Blutbahn, wo sich die Zielzellen des Virus befinden.

Über ihr Oberflächenprotein gp 120 binden sie an das menschliche Oberflächenprotein CD4, das sich auf einigen Blutzellen befindet (= Adsorption).

**Den CD4-Oberflächenrezeptor** findet man auf Makrophagen, T-Helferzellen und Dendritischen Zellen. Nur diese Zellen können von HIV befallen werden.

Erste Zielzellen scheinen die Dendritischen Zellen zu sein, die das Virus in die Lymphknoten transportieren, wo es weitere Zellen infiziert – zu Beginn erkranken vor allem Makrophagen, später im Krankheitsverlauf vermehrt T-Lymphozyten.

Nach der ersten Kontaktaufnahme mittels gp 120 sorgt das zweite Oberflächen-Glykoprotein von HIV, das gp 41, für eine Fusion der retroviralen Hüllmembran mit der zellulären.

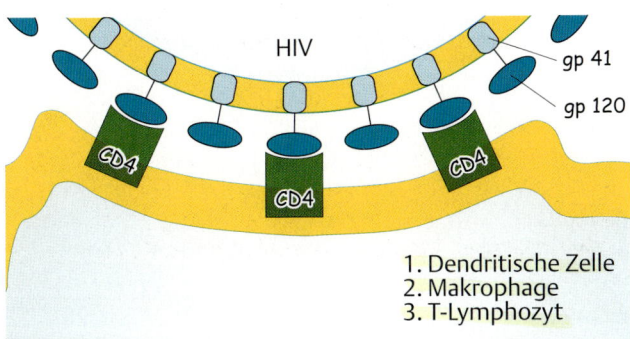

HIV
gp 41
gp 120
CD4   CD4   CD4

1. Dendritische Zelle
2. Makrophage
3. T-Lymphozyt

Die *physiologischen* Bindungspartner für CD4 sind eigentlich die MHC-II-Moleküle ( ↗ S. 563), die eine wichtige Rolle für das Immunsystem spielen.

**In der Zelle** erfolgt die Spaltung des Kapsids durch zelluläre Enzyme, wodurch die Nukleinsäure freigesetzt wird (= Uncoating).

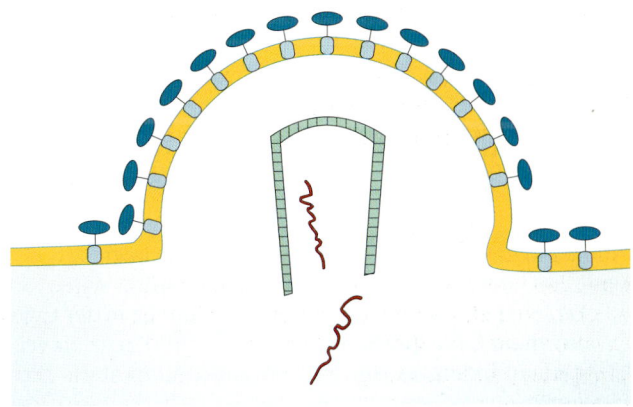

### HIV-Genexpression und Replikation

Im Zytoplasma der Wirtszelle wird als Erstes die virale RNA mit Hilfe der **Reversen Transkriptase** (RT) in doppelsträngige DNA umgeschrieben.

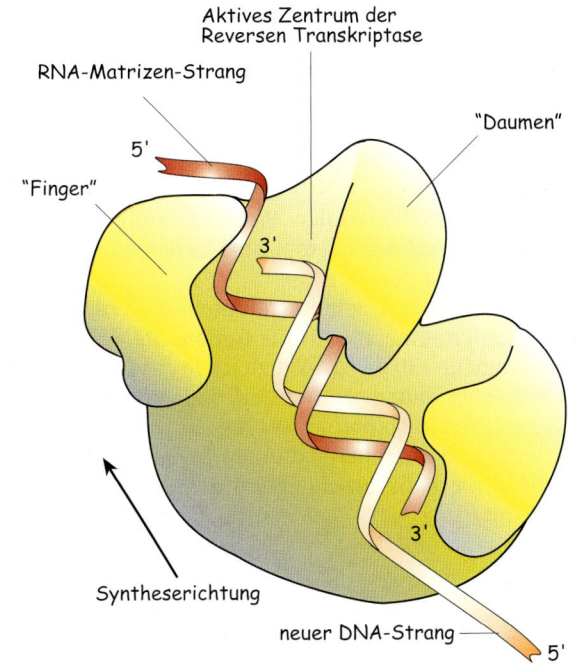

Aktives Zentrum der
Reversen Transkriptase

RNA-Matrizen-Strang

"Daumen"

5'
"Finger"
3'

Syntheserichtung

3'

neuer DNA-Strang
5'

Dann schneidet die **Integrase** an irgendeiner Stelle das zelluläre Genom auf und baut die virale DNA ein, die man jetzt als integriertes Provirus bezeichnet.

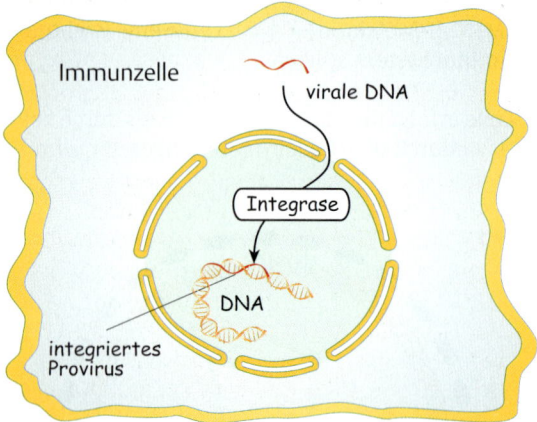

Nun kann die Transkription der viralen Gene beginnen, die von zwei viralen Proteinen tatkräftig unterstützt wird.

- **Tat** (engl. **t**rans**a**ktivator of **t**ranskription) ist in der Lage, die virale Genexpression auf das über 100fache zu verstärken, indem es die virale Transkription stark aktiviert.
- **Rev** (engl. **r**egulator of **e**xpression of **v**irion proteins) dient posttranskriptionell dem Transport ungespleißter (HIV-Genom) und unvollständig gespleißter RNA (z.B. Hülle) vom Zellkern ins Zytoplasma. Normalerweise wird ungespleißte RNA im Zellkern zurückgehalten, womit das virale Genom z.B. den Zellkern nicht mehr verlassen könnte.

Die Transkription der viralen Gene übernimmt freundlicherweise (aus Sicht des Virus) die zelluläre **RNA-Polymerase II**.

### Translation der Virusproteine

Die Herstellung der viralen Proteine erfolgt nach dem Transport der mRNA ins Zytoplasma an den dortigen zellulären Ribosomen.

Wie auch bei unseren zellulären Proteinen werden diejenigen viralen Proteine, die für die Außenseite des Virus bestimmt sind (gp 120 und gp 41), gleich in das Endoplasmatische Retikulum hineinsynthetisiert und dort glykosyliert.

Alle anderen Virusproteine werden an freien Ribosomen hergestellt und anschließend innen in die Wirtsmembran eingebaut, die dann anschließend den „neuen" Viren als Hülle dient (s.u.).

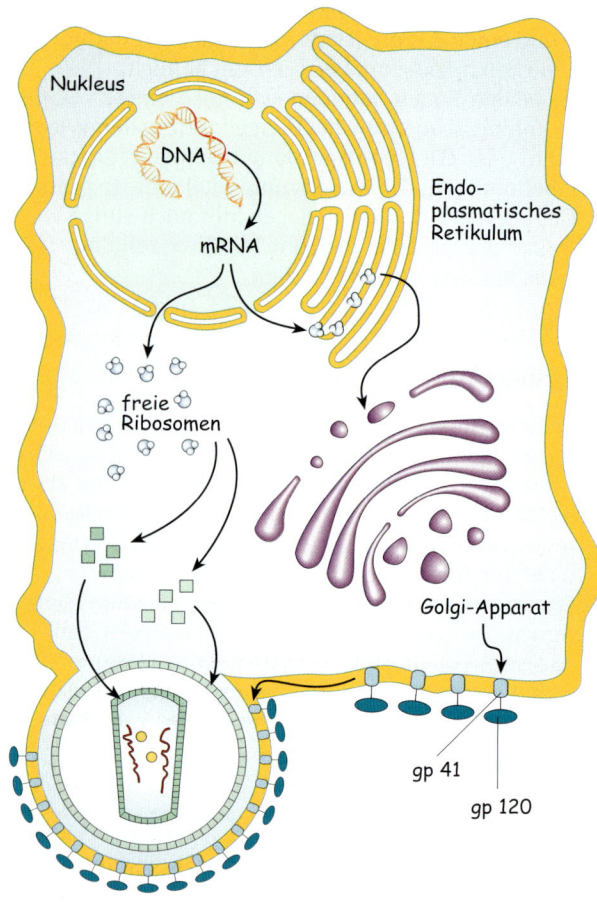

### Freisetzung und Zusammenbau neuer Viren

Ist alles beisammen (oder auch noch nicht, s.u.), schnürt sich das HI-Virus ab und nimmt ein Stück Zellmembran der Wirtszelle mit.

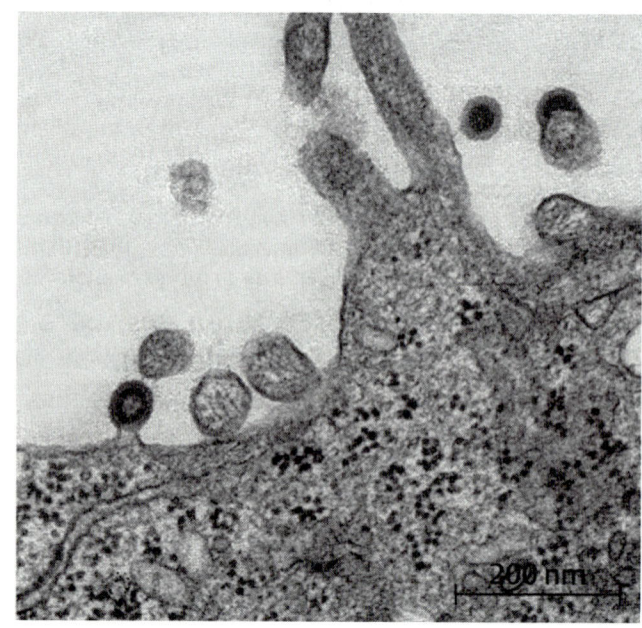

Erst nach der Abschnürung wird das Virus vollständig zusammengebaut – katalysiert durch das Enzym **Protease**.
Die meisten Viren, die neu entstehen, weisen dabei an irgendeiner Stelle einen Fehler auf und sind defekt – leider kommen aber immer noch genügend funktionierende dabei heraus.

## Was bedeutet das für den Menschen?

Kurz nach einer Infektion mit dem HI-Virus zeigen sich nur selten und wenn, dann sehr unspezifische Symptome. Nach einer meist mehrjährigen Latenzphase schließt sich jedoch bei fast allen Patienten das Vollbild der Erkrankung, die Immunschwächekrankheit AIDS, an.

### Übertragung von HIV

Eine Übertragung von HIV ist nur durch direkten Blutkontakt möglich. In Europa erfolgt eine Übertragung meist durch (vor allem homosexuellen) Geschlechtsverkehr.

**In Entwicklungsländern** wird HIV allerdings immer häufiger auch von einer HIV-positiven Mutter auf ihr Kind übertragen (intrauterin oder perinatal in etwa 20 % der Fälle).

**Blutkontakt.** Eine Übertragung kann auch über kontaminiertes Blut oder Blutprodukte erfolgen, was in Europa jedoch selten geworden ist, da Blut routinemäßig auf HIV untersucht wird.
Das Risiko, sich bei einer **Nadelstichverletzung** durch HIV-positives Blut zu infizieren, liegt übrigens bei nur etwa 0,4 %. Es ist nämlich – im Gegensatz zu einigen Hepatitisviren – eine relativ hohe Virusmenge erforderlich, damit eine HIV-Infektion erfolgt.

### Immunantwort auf die HIV-Infektion

Unser Immunsystem schaut natürlich nicht untätig zu, wenn sich ein Eindringling an unseren Zellen zu schaffen macht. Allerdings sind die genauen Mechanismen der Immunantwort noch nicht gut verstanden.
Die größte Rolle scheinen die zytotoxischen T-Lymphozyten ( ↗ S. 567) zu spielen, die in der Lage sind, virusinfizierte Zellen abzutöten. Daneben produzieren Plasmazellen Antikörper gegen Bestandteile des HI-Virus ( ↗ S. 568).

### Pathogenese und Klinik

Unterscheiden muss man zwischen der HIV-Infektion, die häufig ohne Symptome verläuft und lebenslänglich bestehen bleibt, und der AIDS-Erkrankung, die immer tödlich verläuft.
Im zeitlichen Verlauf unterscheidet man auch noch die Primärinfektion von der Latenzphase und schließlich dem Vollbild AIDS.

**Die Primärinfektion** mit dem HI-Virus erfolgt häufig inapparent (= symptomlos), nur bei 20 – 30 % zeigen sich grippe- oder mononukleoseähnliche Symptome mit Lymphknoten-Schwellungen, die aber nach einigen Tagen wieder abklingen.

**Die Latenzphase** schließt sich an und dauert meist mehrere Jahre, in denen die Patienten symptomfrei sind.
Der Begriff „Latenzphase" ist allerdings etwas irreführend, da auch hier eine massive Virusreplikation stattfindet (rund $10^{10}$ Viruspartikel pro Tag). Das Immunsystem ist jedoch noch in der Lage, die Infektion in Schach zu halten.
Diese Tatsache ist wichtig, weil sie dazu führt, dass die Patienten auch während der Latenzphase infektiös sind und das Virus verbreiten können.

**AIDS.** Dieses Gleichgewicht bricht dann beim Übergang in die symptomatische Phase zusammen, wobei die Gründe noch nicht gut verstanden sind. Es zeigen sich zunehmend Defekte der zellvermittelten Immunantwort und es treten vermehrt Infektionen durch opportunistische Erreger oder maligne Tumoren auf (Kaposi-Sarkom, Lymphome), die charakteristisch für das Vollbild AIDS sind.
Eine wichtige Rolle spielt die **hohe Mutationsrate** des Virus, wodurch im Infektionsverlauf hochvirulente, vom Immunsystem nicht mehr kontrollierbare Viren entstehen. Diese können sich explosionsartig vermehren und zerstören zunehmend die lymphatischen Gewebe.
In der Spätphase sinken die HIV-spezifischen Antikörper und drastisch sinkt die Menge der CD4-Zellen ( ↗ S. 563).

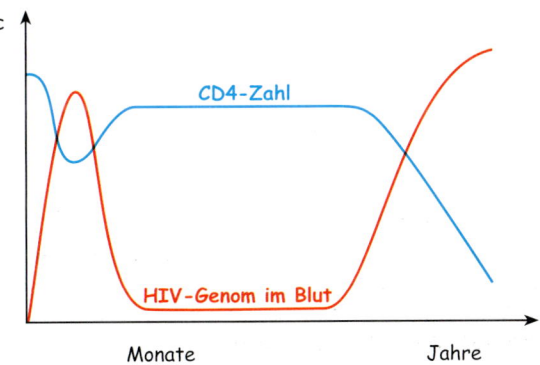

Der Tod tritt meist durch nicht mehr beherrschbare opportunistische Infektionen (= normalerweise harmlose Infektionen, die erst bei geschwächter Abwehrkraft gefährlich werden) ein, derer das Immunsystem nicht mehr Herr werden konnte.

### Therapie der HIV-Infektion

Seit der Einführung einer **Dreifachkombination** mit Hemmstoffen der Reversen Transkriptase und der Protease ist die HIV-Infektion in Mitteleuropa mittlerweile relativ gut zu therapieren.

**Eine Impfung** ist bisher weder möglich noch in Aussicht, alle Versuche in diese Richtung sind bislang fehlgeschlagen. Probleme sind zum einen die hohe Variabilität des Virus, zum anderen das Unvermögen, durch Totimpfstoffe eine ausreichende zelluläre Immunantwort zu erzeugen, die doch bei der Erkrankung so wichtig zu sein scheint.

**Therapie des Vollbilds von AIDS.** In dieser Phase der Erkrankung steht der Versuch im Vordergrund, die verschiedenen opportunistischen Infektionen in den Griff zu bekommen, die so häufig die Todesursache einer HIV-Infektion darstellen.

### Resistenzentwicklung von HIV

Was die Behandlung extrem erschwert, ist die Tatsache, dass sich das HI-Virus sehr schnell verändert, wodurch die gerade entwickelten Medikamente nicht mehr greifen können.

**Die Reverse Transkriptase** arbeitet relativ schlampig und begeht viele Fehler bei der Umschreibung der Virus-RNA in DNA. Zudem besitzt dieses Enzym nicht die Möglichkeit einer Fehlerkorrektur.

**Unsere RNA-Polymerase II** stellt allerdings das größere Problem dar, da sie viel öfter die Möglichkeit hat, Fehler (und damit neue Virus-Variationen) zu produzieren. Im Gegensatz zur Reversen Transkriptase, die bei einer Infektion nur einmal RNA in DNA umschreibt, ist die RNA-Polymerase II für die Herstellung sämtlicher Genome der Tochterviren zuständig! Und dieses Enzym ist einfach nicht dafür gebaut worden, haltbares Erbgut herzustellen, sondern ist eigentlich für die Herstellung von mRNA für Proteine da, weshalb sie nicht gerade präzise arbeitet.

### Diagnose einer HIV-Infektion

Die Diagnose einer HIV-Infektion kann entweder durch direkten Nachweis von Viren erfolgen (vor allem mittels PCR, ↗ S. 303), oder aber durch den Nachweis HIV-spezifischer Antikörper.

**Ig M-Antikörper** werden etwa 3–4 Wochen nach der Infektion gebildet und können über einen Zeitraum von einigen Monaten im Blut gemessen werden.

**Es folgen Ig G-Antikörper** gegen Strukturproteine, die lange Zeit im Blut bestimmt werden können. Erst am Ende der Erkrankung sinkt auch die Konzentration dieser Antikörper ab.

### Virustatika

Eine antivirale Therapie ist aus verschiedenen Gründen schwieriger als eine antibiotische Therapie. Anders als die meisten Bakterien befinden sich die **Viren immer intrazel-** lulär, sind also für ein Medikament schwieriger zu erreichen. Außerdem verwenden Viren viele unserer eigenen zellulären Mechanismen, die daher für eine antivirale Therapie nicht in Frage kommen. Wir wollen uns ja schließlich nicht selbst schaden, sondern den Viren den Garaus machen …

Die Wissenschaft hat aber auch in diesem Bereich in den letzten Jahren enorme Fortschritte gemacht. Die Infektion mit dem **HI-Virus** (↗ S. 321) führt z. B. heute (in unseren Landen) nur noch selten zu der AIDS-Erkrankung, da mittlerweile eine ganze Reihe Virustatika entwickelt wurden, die HIV das Leben so schwer machen, dass sich das Vollbild der Erkrankung häufig nicht mehr entwickeln kann.

Die Bekämpfung von **Herpesviren** mit Acyclovir wurde bereits auf S. 234 besprochen.

## 6.4    Viren in der Gentherapie

Das Prinzip der Gentherapie ist es, ein defektes Gen zu ersetzen, indem man eine heile **Kopie** dieses Gens in die betroffene Zelle einbringt.

Als Transporteure dieser DNA dienen häufig **Viren**, in die man das gewünschte Gen eingebaut hat und die es zum Zielort bringen.

Bislang wird nur über den Einsatz der Gentherapie bei **somatischen Zellen** nachgedacht (= somatische Gentherapie). Eine Manipulation von Keimzellen wird (bislang?) aus ethischen Gründen nicht erwogen.

**Enzymdefekte** stehen im Vordergrund der Überlegungen über die Anwendungsgebiete der Gentherapie. Davon betroffene Menschen leiden oftmals unter erheblichen Beeinträchtigungen Ihrer Gesundheit.

Defekten Enzymen liegt ein defektes Gen zugrunde. Wenn es im Rahmen einer Gentherapie gelänge, ein gesundes Gen in die Zelle einzubringen, wäre der Enzymdefekt und damit das Krankheitsbild verschwunden.

Vor den ersten Erfolgen in der Gentherapie war bei Enzymdefekten nur eine symptomatische Therapie möglich.

**Bei Tumoren** liegen eine ganze Reihe von Gen-Mutationen und damit auch defekte Proteine vor, die sicher nicht alle ersetzt werden können. Wie wir schon gesehen haben (↗ S. 265), spielt bei Tumoren das **P53** eine besonders wichtige Rolle, da es die Apoptose einer Zelle einleiten kann, wenn DNA-Schäden vorliegen.

In diesem Zusammenhang versucht man ein funktionierendes P53 in die entartete Zelle einzubringen, die daraufhin wegen der vielen Mutationen im Tumor in die Apoptose gehen soll.

**Viren als Gen-Fähren.** Die erfolgversprechendste Möglichkeit, DNA in eine körpereigene Zelle einzuschleusen, ist momentan die Verwendung eines Virus. Ein Virus kann gentechnisch so verändert werden, dass es in seiner Erbinformation die Nukleotid-Sequenz für das defekte menschliche Gen enthält und dieses in eine Zielzelle transportiert.

Wie man das praktisch macht, zeigen wir im folgenden Kapitel. Hierzu sind einige molekularbiologische Grundlagen erforderlich, die auch immer prüfungsrelevanter werden.

## Molekularbiologische Grundlagen

Damit die Gentherapie überhaupt möglich wurde, waren zwei für die gesamte Molekularbiologie bahnbrechende Entdeckungen erforderlich.

1. Die Entdeckung der **Restriktionsenzyme**, mit denen man DNA an ganz spezifischen Stellen zerschneiden kann. Nur so ist es möglich das Gen herzustellen, das man benötigt.
2. Die Entdeckung der **Plasmide**, mit denen man DNA in verschiedene Zellen einbringen kann.

### Restriktionsenzyme

Restriktionsenzyme sind **bakterielle Proteine**, die in der Lage sind, doppelsträngige DNA an ganz bestimmten Stellen zu schneiden. Das klingt zwar banal, aber solche Enzyme musste man erst einmal finden, da die Forschung noch nicht soweit ist, beliebige Proteine im Reagenzglas herzustellen und wir Menschen nur Enzyme besitzen, die DNA recht unspezifisch zerschneiden.

**Bakterien** verfügen über Restriktionsenzyme, die mit vollem Namen **Restriktionsendonukleasen** heißen und sie **vor Viren schützen**. Die Restriktionsenzyme zerschneiden doppelsträngige virale DNA an ganz bestimmten Stellen. Ihre eigene bakterielle DNA liegt – im Gegensatz zur viralen – in methylierter Form vor und ist damit vor dem Abbau geschützt.

**Palindrome.** Die Nukleotid-Sequenzen, die von den Restriktionsenzymen erkannt werden, sind Palindrome, also Sequenzen, die sich in beide Richtungen lesen lassen.

**EcoRI.** Ein Restriktionsenzym, das relativ häufig angewendet wird, ist das EcoRI, das aus E. coli isoliert wurde. Es erkennt die Sequenz 5'-GAATTC-3' und spaltet die Phosphorsäurediester-Bindungen beider Stränge zwischen G und A.

$$
\begin{array}{c}
\text{EcoRI}\\
5'\text{-G}|\text{A A T T C -}3'\\
3'\text{-C T T A A}|\text{G -}5'
\end{array}
$$

**Die Nomenklatur** der Restriktionsenzyme ist ganz einfach. Normalerweise setzt sich der Name aus dem Vornamen und dem Nachnamen des Bakteriums zusammen, aus dem das Enzym isoliert wurde. **EcoRI** ist also das **erste** (I) **R**estriktionsenzym, das aus dem Bakterium **E**scherichia **co**li kam.

### Plasmide

Die Plasmide kommen ebenfalls aus Bakterien. Sie dienen in der Gentechnik dazu, das gewünschte Gen in einen doppelsträngigen DNA-Ring einzubauen. Mit diesem Gen auf einem Plasmid kann man dann all die schönen Experimente machen, die einen interessieren.

Ein Plasmid verfügt immer über eine gewisse Grundausstattung und daneben noch über einige fakultative „Extras". Zur Grundausstattung gehört ein **Replikationsstart** (ori), mit dem das Plasmid in den Bakterien vermehrt werden kann, ein Selektionsgen, das meist die Information für eine **Ampicillin-Resistenz** (Amp) trägt und eine **Klonierungsstelle**, an der fremde DNA eingebaut werden kann.

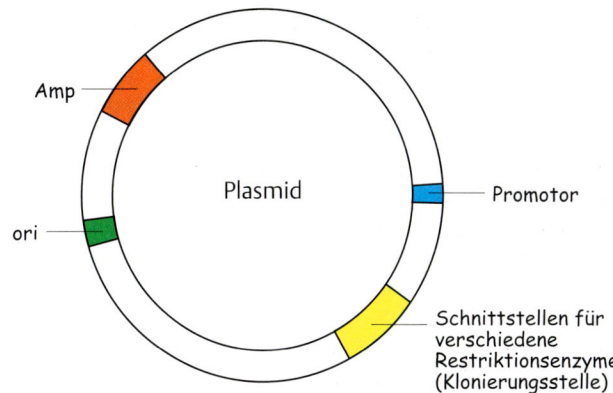

In allen Plasmiden befindet sich ein Promotor, der die Transkription steuert. Hier lassen sich zwei verschiedene Typen unterscheiden:

- Hat ein Plasmid einen **bakteriellen Promotor**, führt das dazu, dass schon in den Bakterien die Transkription angeschaltet und das entsprechende Protein produziert wird („Expressionsplasmid").

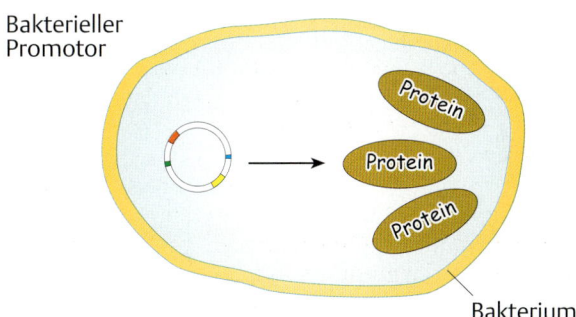

- Verwendet man einen **eukaryontischen Promotor** – hier finden häufig starke virale Promotoren Anwendung –, dann wird das Plasmid in den Bakterien nur repliziert. Die Transkription und Proteinherstellung erfolgt erst, wenn man dieses Plasmid in eukaryontische Zellen einbringt.

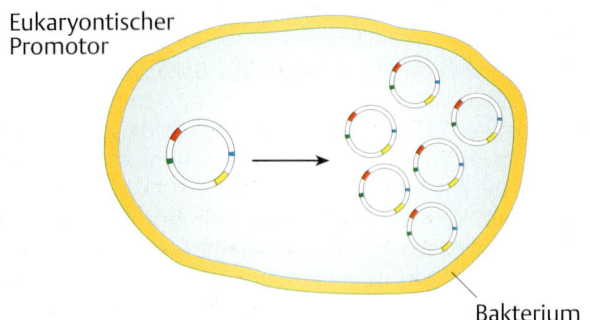

Eukaryontischer Promotor

Bakterium

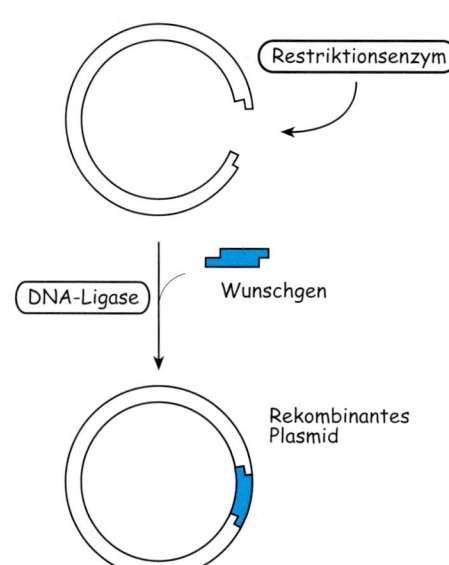

Restriktionsenzym

DNA-Ligase

Wunschgen

Rekombinantes Plasmid

## Herstellung rekombinanter Viren

Um ein rekombinantes Virus zu erhalten, sind verschiedene Arbeitsschritte erforderlich. Zunächst muss man sich den **Vektor** herstellen, also ein Plasmid, in das man das gewünschte Gen eingebaut hat. Dann gibt man dieses Plasmid zusammen mit der viralen DNA auf Zellen, die beides aufnehmen. In diesen Zellen werden beide DNAs gemischt. Durch den Vorgang der „homologen Rekombination" entsteht so ein Virus, das das gewünschte Gen enthält.

**Bei der homologen Rekombination** werden Nukleotidsequenzen ausgetauscht, indem homologe (= gleichartige) Bereiche der Gene miteinander interagieren. Das klingt ein wenig schwammig, was daran liegt, dass dieser Vorgang noch reichlich schlecht verstanden ist – aber er funktioniert.

**Transformation der Bakterien und Vermehrung des Plasmids.** Das rekombinante Plasmid lässt man von Bakterien aufnehmen, was als Transformation bezeichnet wird.
In einer Nährlösung mit Ampicillin überleben nur diejenigen mit dem rekombinanten Plasmid und damit dem gewünschten Gen.

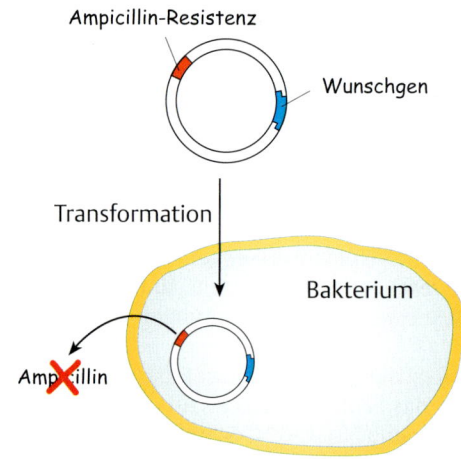

Ampicillin-Resistenz

Wunschgen

Transformation

Bakterium

Amp illin

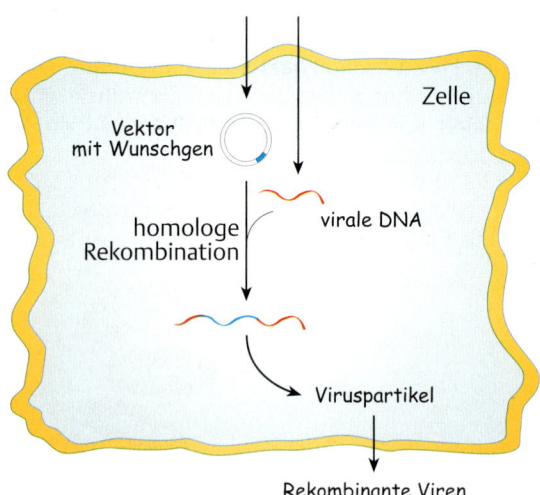

Zelle

Vektor mit Wunschgen

homologe Rekombination

virale DNA

Viruspartikel

Rekombinante Viren

### Herstellung des Vektors

Zunächst schneidet man sein gewünschtes Plasmid an einer bestimmten Stelle mit Hilfe der Restriktionsenzyme auf. Dann wird das gewünschte Gen zugegeben, das an den Enden die gleichen Schnittstellen besitzt wie das Plasmid. Jetzt werden beide Enden durch eine DNA-Ligase verbunden und ein neukombiniertes (= rekombinantes) Plasmid ist entstanden. Dieser ganze Vorgang wird in der Laborsprache auch als „Klonierung" des Vektors bezeichnet.

## Defekte Viren und ihre Hilfszellen

Die hergestellten Viren sollen möglichst nicht mehr in der Lage sein, sich zu vermehren. Nur so hat man die Chance, eine vernünftige Dosis einzustellen und im Patienten findet keine unkontrollierte Replikation statt. Solche Viren nennt man *replikationsdefizient*; ihnen fehlen entscheidende Genregionen, die zur Replikation benötigt werden. Ein weiterer Vorteil dieser Defizienz ist, dass dadurch im Virus Platz geschaffen wird und auch größere Gene eingebaut werden können.
Um diese Viren herzustellen, müssen sie sich aber noch vermehren können. Dieses Problem wird gelöst, indem man Zelllinien verwendet, die an Stelle der Viren mit den für die

Replikation wichtigen Genen ausgestattet sind. Solche Zelllinien heißen **Verpackungszelllinien**.

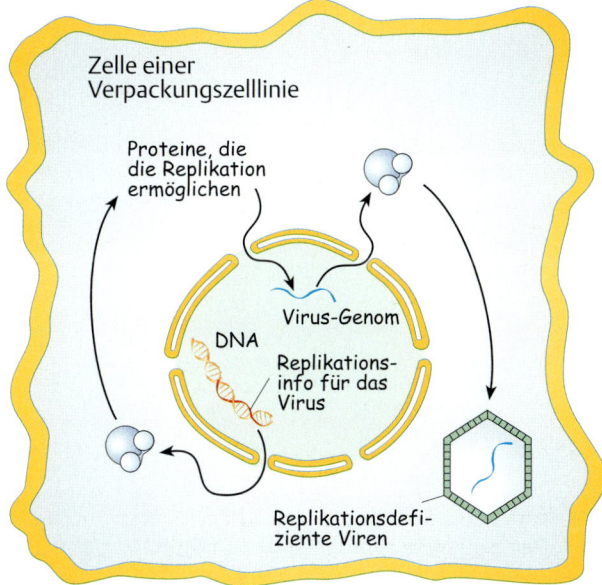

## Produktion rekombinanter Viren

Die Herstellung der rekombinanten Viren erfolgt, indem man den Vektor (= Plasmid) zusammen mit der Virus-DNA auf eukaryontische Zellen gibt. Diese Zellen nehmen beides auf und im Inneren entstehen rekombinante Viren.

**Vektor und Viren mischen.** Das Einbringen von DNA in *eukaryontische* Zellen wird als **Transfektion** bezeichnet – im Gegensatz zur Transformation bei den Bakterien.
Da man nicht nur einen Vektor, sondern auch die virale DNA als Lösung auf die Zellen gibt, spricht man auch von einer **Kotransfektion**.

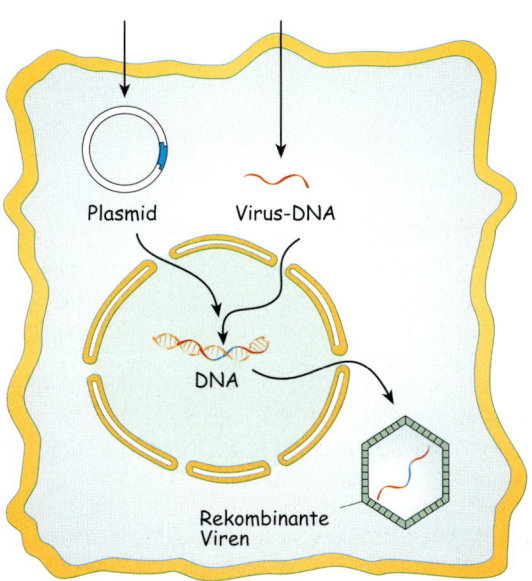

Diese Mischung lässt man einige Tage stehen und hofft, dass sich Virus- und Vektor-DNA homolog rekombinieren. Anschließend werden die fertigen Viren geerntet.

**Nach dem Ernten** der Viren entnimmt man eine Probe, um zu testen, ob auch wirklich das (richtige) Gen eingebaut wurde. Zu einem gewissen Prozentsatz findet nämlich auch eine Rekombination zurück zum Wildtyp-Virus statt, das man überhaupt nicht gebrauchen kann. Die Ursache dieser unerwünschten Rückmutation ist eine homologe Rekombination zwischen dem replikationsdefizienten Virus und den Virus-Genen der Verpackungszelllinie, wodurch sich manche Viren einfach ihre ausgebauten Genabschnitte wieder zurückholen.
Als Test dient eine **PCR** ( ↗ S. 303), mit der man recht eindeutig zeigen kann, ob alles funktioniert hat. Die notwendigen Primer werden so gewählt, dass einer von ihnen im (hoffentlich) eingebauten Gen bindet, der andere an einem Stück Virus in der Nähe. Dadurch wird nur dann ein DNA-Bereich amplifiziert (= vermehrt), wenn das Gen auch wirklich in der Virus-DNA sitzt.
Mittels eines Agarose-Gels ( ↗ S. 305) wird die DNA sichtbar gemacht. Ist das Gen drin, bekommt man eine Bande, fehlt das Gen, sucht man die Bande vergebens …

## Die Gentherapie

Rekombinante Viren können den Patienten direkt in die Blutbahn gespritzt werden. Sie gelangen dann zu ihren Zielzellen und exprimieren dort das eingebaute Gen.
Eine andere Möglichkeit besteht darin, den Patienten die Zellen, die das Gen nicht besitzen, zu entnehmen und sie außerhalb des Körpers (= ex vivo) mit dem Virus zu infizieren. Anschließend kommen die Zellen wieder in den Menschen zurück und funktionieren dann hoffentlich wie erwartet.
Trotz aller erfolgversprechenden bisherigen Ergebnisse steht der große Durchbruch bei der Gentherapie noch aus. Es bleibt daher abzuwarten, wie sich das Ganze entwickelt.

# Verständigung zwischen den Zellen

# Einleitung – Verständigung zwischen den Zellen

Jede einzelne Zelle in unserem Organismus ist nur in begrenztem Maße für sich allein verantwortlich und führt damit nur zu einem Teil ein Eigenleben. Auf der anderen Seite hat jedoch auch jede unserer Zellen eine Aufgabe für den Gesamtorganismus übernommen. Damit diese Aufgaben kontrolliert wahrgenommen werden können, bedarf es eines ausgeklügelten **Informationssystems**.

**Informationen** können auf **elektrischem** oder **chemischem** Wege übertragen werden.
Die elektrische Informationsübertragung nutzt unser **Nervensystem** für schnelle Regulationen; den langsameren chemischen Informationsaustausch unser **Hormonsystem**. Hier produzieren besondere Zellen einen Botenstoff (Hormon), der eine ganz bestimmte Wirkung auf andere Körperzellen hat.

Der **Begriff Hormon** kommt übrigens vom griechischen Wort horman, was soviel heißt wie antreiben. Es handelt sich bei Hormonen also um Stoffe, die im Körper etwas bewegen, bestimmte Zellen dazu *antreiben*, irgend etwas zu machen.

## Die verschiedenen Botenstoffe

Inzwischen ist eine ganze Reihe von Botenstoffen bekannt geworden, die man nicht alle den klassischen **Hormonen** zuteilt. Für viele der neuen Substanzen ist daher der Begriff der **Mediatoren** eingeführt worden.

### Klassische Hormone

Die klassischen Hormone werden von einer spezialisierten (endokrinen) **Drüse** gebildet und ins **Blut** abgegeben. Als Beispiel mag die Bauchspeicheldrüse (= Pankreas) dienen, die nach Steigerung des Blutglukosespiegels Insulin ins Blut ausschüttet ( ↗ S. 338).
Klassische Hormone wirken nach Abgabe ans Blut an einer ganz anderen Stelle im Körper, wie zum Beispiel an der Leber. Diesen Vorgang bezeichnet man als **endokrine Wirkung** (gr. endo = innerhalb, innen und krin = absondernd).
Die Insulin-produzierenden Zellen des Pankreas (= β-Zellen) gehören also zum endokrinen Teil dieser Drüse – im

Gegensatz zum exokrinen Teil, in dem die Verdauungssäfte produziert ( ↗ S. 465) und in die Außenwelt (Darm) abgegeben werden (gr. exo = außen).

### Gewebshormone

Ein etwas aus der Mode gekommener Begriff ist der der Gewebshormone. Man spricht von Gewebshormonen, wenn es sich um Substanzen handelt, die **lokal** in einem Gewebe produziert werden und auch dort wirken. Hierzu können die gastrointestinalen Hormone ( ↗ S. 379) gerechnet werden, auch wenn für sie der Begriff **Mediator** eher gebräuchlich ist.

### Mediatoren

Als Mediatoren werden Substanzen bezeichnet, die nicht direkt ins Blut abgegeben werden, sondern gleich auf Nachbarzellen wirken, was man als **parakrine Wirkung** (gr. para = neben) bezeichnet.
Eine Mediator-produzierende Zelle kann sich auch selbst stimulieren, was man als **autokrine Wirkung** bezeichnet (gr. auto = selbst).

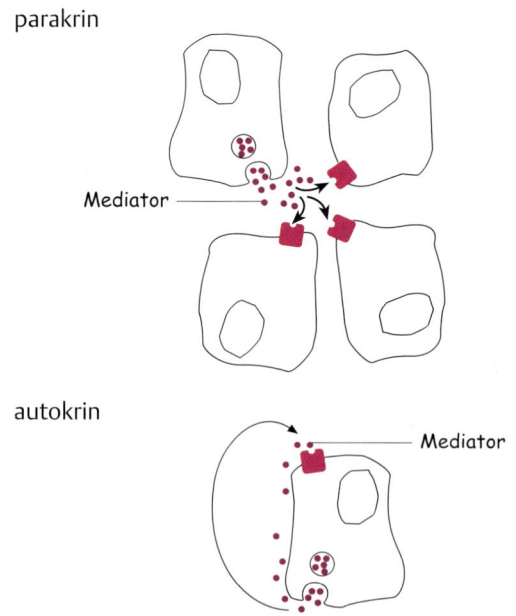

parakrin

Mediator

autokrin

Mediator

Leider gibt es hier immer wieder Überschneidungen. Histamin ( ↗ S. 420) wird z.B. oft als Mediator bezeichnet, kann aber durchaus endokrine Wirkungen entfalten, die im Extremfall zu einem allergischen Schock führen können.

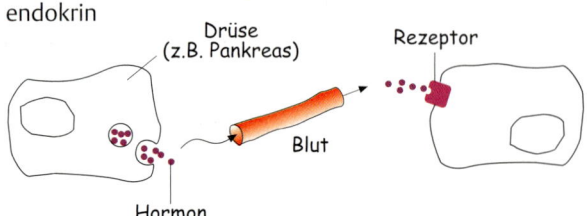

endokrin

Drüse (z.B. Pankreas)

Rezeptor

Blut

Hormon

## Interleukine

Interleukine sind Botenstoffe, die zwischen Immunzellen (= Leukozyten) ausgetauscht werden ( ↗ S. 408). Hier stehen wie bei den Mediatoren parakrine und autokrine Wirkmechanismen im Vordergrund. Daher kann man Interleukine auch als Spezialfälle der Mediatoren bezeichnen.

## Neurotransmitter

Ebenfalls parakrin wirken Neurotransmitter, die von Nervenzellen hergestellt und in den synaptischen Spalt abgegeben werden. Unser Nervensystem ist daher im Gegensatz zum Hormonsystem zweisprachig: es kommuniziert elektrisch *und* chemisch. (Wobei „elektrisch" auch wieder durch die Chemie vermittelt wird, hier spielen Ionen eine entscheidende Rolle …)

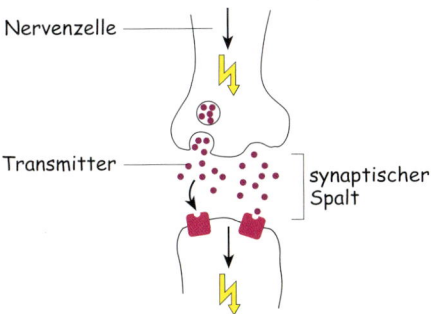

## Die Hormonrezeptoren

Der Botenstoff selbst ist nur *eine* wichtige Komponente auf dem Weg vom Hormon bis zu seiner Wirkung. Auf der Seite der Zielzelle ist es der **Hormonrezeptor**, der den Effekt eines Hormons vermittelt.
Zumindest die klassischen Hormone können über den Blutweg theoretisch jede Zelle erreichen. Nun soll aber nicht jede Zelle auf jedes Hormon mit einer Antwort reagieren, sondern nur ausgesuchte.
Die Lösung dieses Problems stellt die selektive Expression verschiedener Rezeptoren auf den Zielzellen dar. Eine Zelle, die z. B. nicht auf Insulin reagieren soll, besitzt einfach keine Insulinrezeptoren – damit kann das Hormon hier auch keine Wirkung entfalten.

## Vier verschiedene Rezeptoren

In unserem Körper existieren vier verschiedene Mechanismen, über die eine Hormonwirkung vermittelt werden kann. Um den Wirkmechanismus der Rezeptoren verstehen zu können, ist es auf der Seite der Hormone notwendig, zwischen hydrophilen und lipophilen Hormonen zu unterscheiden.

**Hydrophile Hormone.** Bei den ersten drei Rezeptorgruppen handelt es sich um **Membranrezeptoren**, an die hydrophile Hormone von außen an die Zellen binden. Diese Rezeptoren vom Typ I-III vermitteln das hormonelle Signal mittels einer begrenzten Anzahl von **zweiten Botenstoffen** (engl. = Second messenger) ans Zellinnere.
Die intrazellulären zweiten Boten greifen direkt in den Zellstoffwechsel ein, indem sie **vorhandene Proteine** – vor allem Schlüsselenzyme verschiedener Stoffwechselwege – **verändern**.

**Lipophile Hormone.** Der vierte Rezeptortyp liegt **intrazellulär** vor und dient lipophilen Hormonen als Andockstelle. Lipophile Hormone können die Zellmembran einfach überwinden und so an ihre intrazellulären Rezeptoren binden. Anders als bei den hydrophilen Hormonen erfolgt eine Beeinflussung des Stoffwechsels *nicht* direkt über vorhandene Proteine. Die Hormon-Rezeptor-Komplexe binden vielmehr an die DNA im Zellkern und verändern die **Genexpression** einer Zelle. Sie beeinflussen damit die **Anzahl bestimmter Proteine** (v. a. Enzyme) in einer Zelle.

> Hydrophile Hormone regulieren meist die Aktivität (Aktivierung oder Deaktivierung) vorhandener Enzyme, lipophile Hormone die Menge (Induktion oder Repression) der Enzyme.
> Aktivierung oder Deaktivierung brauchen wesentlich weniger Zeit (Sekunden–Minuten) als die Neuproduktion eines Enzyms (Stunden–Tage). Daher werden kurzfristige Regulationsaufgaben von hydrophilen, längerfristige von lipophilen Hormonen übernommen. Beispiel: Adrenalin (hydrophil) beim Schreck, Kortisol (lipophil) beim Dauerstress.

### Enzyme als Rezeptoren (Typ-I-Rezeptoren)

Manche Membranrezeptoren sind Enzyme, die nach Hormonbindung selbst katalytisch aktiv werden. Auf der zytoplasmatischen Seite produzieren sie zweite Botenstoffe, die

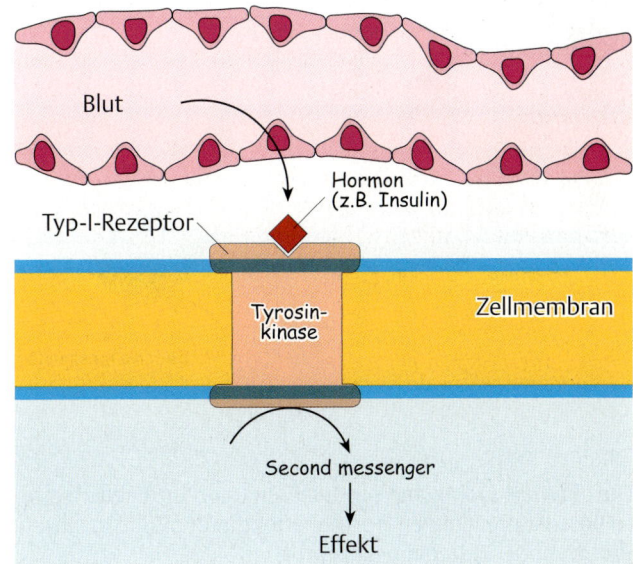

die intrazelluläre Wirkung des außen an der Zelle gebundenen Hormons vermitteln. Prototyp: der Insulin-Rezeptor. Das Enzym ist dabei in den meisten Fällen eine Tyrosinkinase, also ein Enzym, das Tyrosinreste von Proteinen phosphoryliert.

## Ionenkanäle als Rezeptoren (Typ-II-Rezeptoren)

Andere Membranrezeptoren sind selbst Ionenkanäle, die nach Hormonbindung (allgemeiner: Ligandenbindung) Ionenströme durch die Membran zulassen. Hierdurch kann eine Depolarisation in der Zelle erfolgen, die dann weitere Effekte nach sich zieht. Prototyp: der Acetylcholin-Rezeptor.

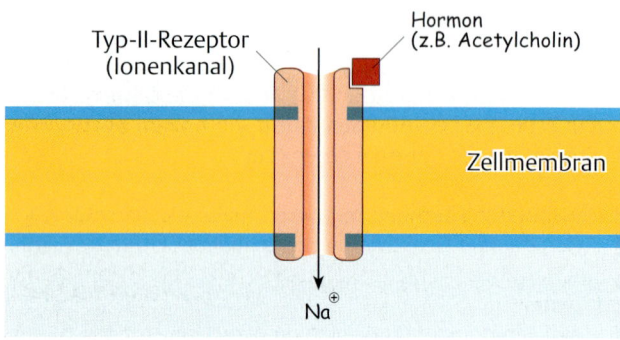

## Membranrezeptoren mit G-Proteinen (Typ-III-Rezeptoren)

Die größte Gruppe der Hormonrezeptoren bilden Membranrezeptoren, die selbst *keine Enzyme* sind, aber *indirekt* Enzyme aktivieren.

Die Aktivierung der intrazellulären Enzyme übernehmen **G-Proteine** (= **G**uaninnukleotid-bindende **Proteine**), die von den extrazellulären Hormonen über deren Rezeptor aktiviert werden.

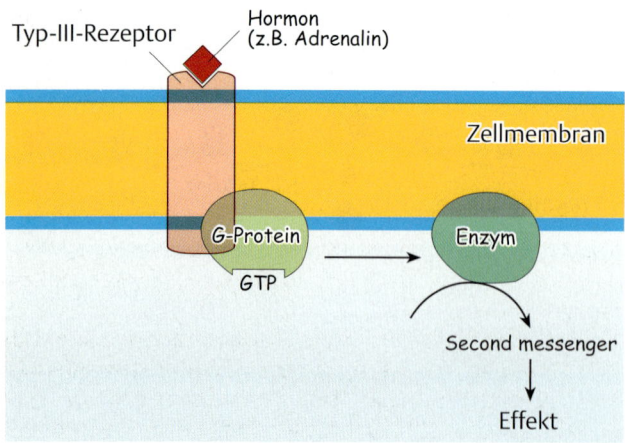

Die aktivierten Enzyme produzieren dann ihrerseits weitere Botenstoffe, die den Hormoneffekt in der Zelle auslösen. Prototyp: der Adrenalin-Rezeptor.

## Intrazelluläre Rezeptoren

Alle **lipophilen** Hormone können die Zellmembran durchqueren und wirken daher über Rezeptoren, die sich in der Zelle befinden.

Im Gegensatz zu den membranständigen Rezeptoren wirken die intrazellulären Rezeptoren in erster Linie auf DNA-Ebene, indem sie dort die Expression verschiedener Gene variieren. Prototyp: der Kortisol-Rezeptor.

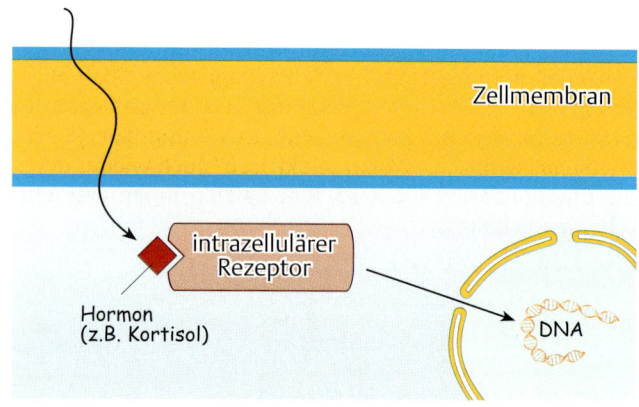

## Die Rezeptorverteilung

Hormone sollen nicht in allen Zellen unseres Körpers eine Wirkung auslösen, sondern nur selektiv bestimmte Organe und Gewebe ansprechen.

Aus diesem Grund exprimieren nur die Zellen, die auch auf die Wirkung des entsprechenden Hormons reagieren sollen, die dazu passenden Rezeptoren. Soll eine Zelle z. B. nicht von Oxytocin (↗ S. 407) beeinflusst werden – was für die meisten Körperzellen gilt – besitzt sie einfach keine Rezeptoren für dieses Hormon. Damit kann Oxytocin ewig im Blut herumschwimmen, ohne auf diese Zellen irgendeine Wirkung zu haben.

Welche Zelle welche Hormonrezeptoren exprimiert, wird schon sehr früh in deren Entwicklung festgelegt, kann im Laufe der Zeit aber auch variiert werden.

> Unser Hormonsystem ist nicht in der Lage, irgendwelche Botenstoffe *gerichtet* an ein bestimmtes Ziel zu schicken. Für die Selektivität – also für die Möglichkeit, gezielt bestimmte Organe anzusprechen – ist allein die Rezeptorverteilung im Körper entscheidend.

## Signaltransduktion

Die Übertragung (= Transduktion) eines hormonalen Signals auf die entsprechenden Effektormoleküle im Inneren einer Zelle wird als Signaltransduktion bezeichnet.

Bei den **hydrophilen Hormonen** ist dazu ein membranständiger Rezeptor erforderlich, der die Information in das Zellinnere weiterleitet.

**Lipophile Hormone** sind vermutlich in der Lage, von sich aus durch die Zellmembran zu diffundieren und an intrazelluläre Rezeptoren zu binden.

**Nur wenige Second messenger.** Das Interessante bei den hydrophilen Hormonen ist, dass es ziemlich viele verschiedene gibt (an die Hundert …), aber nur relativ wenige unterschiedliche intrazelluläre zweite Botenstoffe ( ↗ S. 343). Der Grund dafür, dass dennoch unterschiedliche Wirkungen erzielt werden können, liegt vor allem darin, dass sich die Ziele der Hormone unterscheiden.

**Unterschiedliche Zelltypen als Ziele.** Die gleichen Hormone können an verschiedenen Zelltypen unterschiedliche Wirkungen haben. Das liegt daran, dass das intrazelluläre Zielprotein (= Enzym) je nach Zelltyp unterschiedlich auf die produzierten Second messenger reagieren kann. Eine Erhöhung des zweiten Botenstoffs cAMP kann in verschiedenen Zellen sogar gegenteilige Effekte haben.

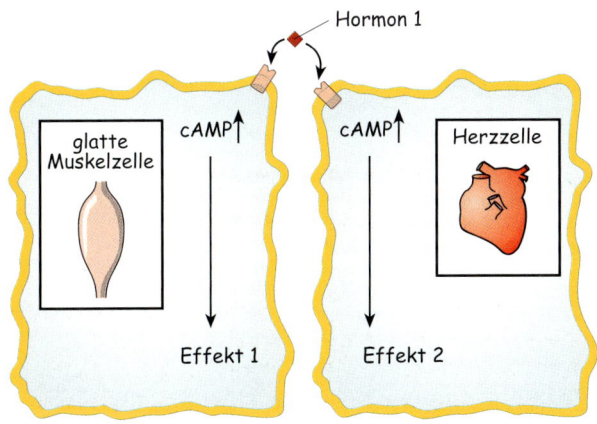

In glatten Muskelzellen führt eine cAMP-Erhöhung zu einer Kontraktion, in Herzzellen hingegen zu einer Erschlaffung.

**Innerhalb** *einer* Zelle bewirkt eine cAMP-Erhöhung allerdings immer das Gleiche – egal durch welches Hormon diese Konzentrationserhöhung verursacht wurde.

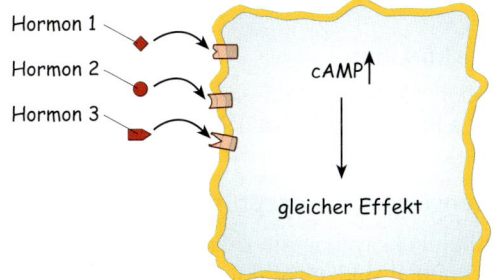

Die Zelle bekommt ja innen auch nicht mit, wer da außen an ihr dran sitzt …

**Signalverstärkung.** Der Mechanismus der Signaltransduktion ist auch wichtig, um das hormonale Signal zu verstärken. *Ein* Hormon, das an seinen Rezeptor bindet, ist in der Lage, *viele* Effektormoleküle zu aktivieren und damit – zum Teil sich ergänzende – Effekte im Zellinneren zu erzeugen.

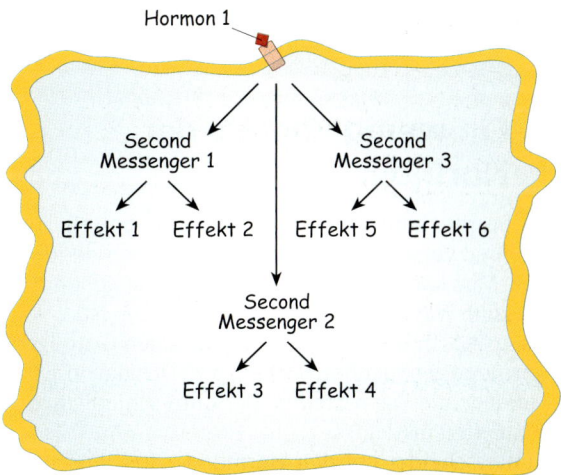

# Hormone und der Stoffwechsel

Im folgenden kleinen Abschnitt geht es um die Frage, *was* Hormone in so einer kleinen Zelle beeinflussen, was also genau der Angriffspunkt der hormonellen Regulation ist.

## Regulation des Stoffwechsels

Grundsätzlich wirken Hormone über eine Beeinflussung des Stoffwechsels. Hier werden entweder allgemeine Energiefunktionen verändert, wie z. B. bei der Leber, die duch die Veränderung entweder mehr oder weniger Glukose produziert.

In anderen Zellen werden ganz spezielle Mechanismen in Gang gesetzt. Die Tubulusepithelzellen der Nieren bauen z. B. unter dem Einfluss des Adiuretin ( ↗ S. 388) Wasserkanäle in ihre Membranen ein.

## Wirkung auf die Enzyme

Soll der Stoffwechsel einer Zelle beeinflusst werden, geschieht dies über eine Manipulation der beteiligten Enzyme. Zwei verschiedene Möglichkeiten stehen dafür zur Verfügung:

1. Enzyme können **ein- oder ausgeschaltet** werden, was häufig über den Mechanismus der **Interkonvertierung** (= Phosphorylierung und Dephosphorylierung) geschieht ( ↗ S. 70). Über diesen Mechanismus wirken die hydrophilen Hormone.
2. Die **Menge** der Enzyme kann variiert werden. Soll ein bestimmter Stoffwechselweg vermehrt ablaufen, kann einfach die Anzahl der entscheidenden Enzyme erhöht werden, was die lipophilen Hormone bewirken.

**Die Schlüsselenzyme.** Um einen Stoffwechselweg zu beeinflussen, ist es nicht erforderlich, Einfluss auf alle Enzyme zu nehmen. Es reicht völlig aus, die Schlüsselenzyme zu regulieren, da diese Enzyme die Reaktionen katalysieren, die durch das Enzym begrenzt sind ( ↗ S. 82).
Die große Mehrzahl der Enzyme ist dagegen nicht in ihrer Aktivität beeinflussbar.

## Ein wenig Chemie der Hormone

Bei der Besprechung der Rezeptoren ist ein entscheidender Unterschied verschiedener Hormone ja schon deutlich geworden. Man kann hydrophile Hormone von lipophilen unterscheiden, was wichtig für den Rezeptortyp ist.
In diesem Abschnitt werden die chemischen Grundgerüste der Hormone genauer besprochen, weil sich davon sehr viele grundlegende Eigenschaften der unterschiedlichen Hormone ableiten lassen.
Man unterscheidet bei den Hormonen drei verschiedene chemische Grundgerüste:

- (hydrophile) Peptidhormone,
- (lipophile) Steroidhormone und
- Aminosäure-Derivate (bis auf Thyroxin hydrophil).

Die Prostaglandine und die Retinsäure stellen Ausnahmen dar und werden im Anschluss behandelt.

**Hydrophilie und Lipophilie.** Die Frage, ob es sich bei einem Hormon um ein hydrophiles oder ein lipophiles handelt, ist für viele Hormoneigenschaften von Bedeutung.
„Similia similibus solvuntur" (lat. Gleiches löst sich in Gleichem) besagt, dass sich ein hydrophiler Stoff in einem polaren Lösungsmittel (z.B. Wasser) lösen kann, ein lipophiler Stoff hingegen nicht.
Für unseren Organismus, der im Großen und Ganzen als hydrophil anzusehen ist, bedeutet dies, dass hydrophile Stoffe (so auch die Hormone) relativ problemlos transportiert und gespeichert werden können, lipophile Stoffe dagegen nicht.

### Peptidhormone

Die meisten klassischen Hormone gehören in die Gruppe der Peptidhormone, die allesamt **hydrophil** sind.

### Biosynthese der Peptidhormone

Die Information über das Aussehen der Peptidhormone steht auf der DNA und kann bei Bedarf abgelesen werden. Vor der Information über das eigentliche Hormon befindet sich immer eine lipophile Signalsequenz, die benötigt wird, um das Peptid aus der Zelle ausschleusen zu können.
Die Translation der mRNA wird an zytoplasmatischen Ribosomen begonnen und dann ans Endoplasmatische Retikulum (ER) verlagert. Die Proteinbiosynthese erfolgt daher am

rauen ER und das Protein wird direkt in das Lumen des ER translatiert.

**Speicherung.** Nach einigen Modifikationen, die im ER oder Golgi-Apparat vorgenommen werden, wird das Peptidhormon in intrazellulären Vesikeln gespeichert.

**Freisetzung.** Auf ein Signal hin – meist eine Erhöhung der intrazellulären **Calcium**-Konzentration – erfolgt die Ausschüttung der Vesikel ins Blut.

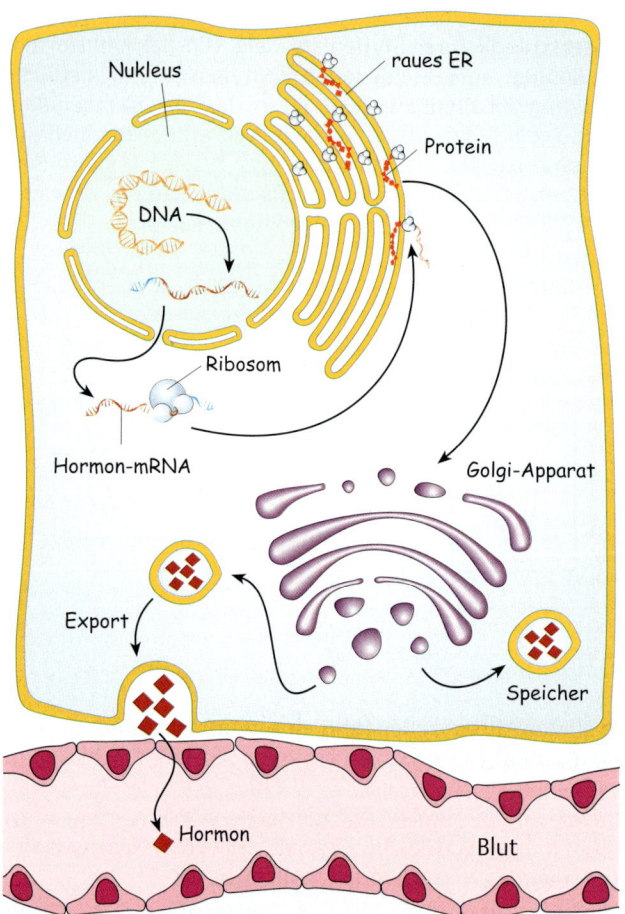

### Transport im Blut

Aufgrund ihrer Hydrophilie schwimmen Peptidhormone einfach im Blut gelöst zu ihren Zielzellen.

### Membranständiger Rezeptor

Da hydrophile Hormone die Zellmembranen, die in ihrem Inneren lipophil sind, nicht durchdringen können, müssen sie über Rezeptoren wirken, die sich an der Außenseite der Zelle befinden. Diese Rezeptoren übermitteln das Signal ins Zellinnere weiter, wo es anschließend durch zweite Botenstoffe weiterübertragen wird.

Man unterscheidet hier drei verschiedene Rezeptortypen, die als Typ-I-III **bezeichnet werden** ( ↗ S. 341).

## Wirkmechanismus der Peptidhormone

Die Wirkung der Hormone wird über Second messenger im Zellinneren vermittelt. Diese wirken dort über eine **Umstellung des Stoffwechsels** – je nach Zelltyp unterschiedlich.

## Abbau der Peptidhormone

Peptidhormone werden zum einen durch verschiedene **Peptidasen im Blut** zerlegt. Viele fallen allerdings auch der **Niere** zum Opfer, in der sie filtriert, reabsorbiert und dann intrazellulär abgebaut werden.

## Steroidhormone

Die zweite Gruppe umfasst die Hormone, die Abkömmlinge des **Cholesterins** sind. Sie besitzen alle – wie Cholesterin ( ↗ S. 148) selbst – ein **Sterangerüst** und werden deshalb als Steroid-Derivate bezeichnet. Aufgrund ihrer geringen Polarität zählen sie zu den **lipophilen** Hormonen. Beispiele sind Kortisol ( ↗ S. 365) und sämtliche Geschlechtshormone ( ↗ S. 401).

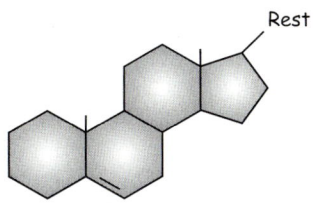

Rest

## Biosynthese der Steroidhormone

Die Biosynthese der Steroidhormone erfolgt in den entsprechenden Drüsen, Kortisol wird z. B. in der Nebennierenrinde produziert. Grundgerüst der Steroide ist das Cholesterin, das vor allem in der Leber gebildet wird, zu einem geringeren Teil auch in den hormonbildenden Zellen selbst.

## Transport im Blut

Lipophile Stoffe können sich nicht in ausreichendem Umfang im Blut lösen, weshalb hier ein Hilfsmechanismus notwendig ist. Spezielle Proteine (die ja wasserlöslich sind) fungieren als Transporter, indem sie den apolaren Stoff (das lipophile Hormon) im Blut an sich binden und dadurch „schwimmfähig" machen.
Für die meisten Hormone gibt es dabei **spezielle Transporter** – so z. B. das Transkortin für das Kortisol –, die ihre Hormone mit hoher Affinität binden. Häufig wird auch das **Albumin** als zusätzlicher unspezifischer Transporter genutzt.

## Intrazellulärer Rezeptor

Die Zellmembran stellt für ein lipophiles Hormon kein Hindernis dar. Es muss sich nur von seinem polaren Transportprotein trennen und kann dann die lipophile innere Schicht der Membran problemlos durchdringen.
Im Zytoplasma der Zelle befindet sich ein löslicher Hormonrezeptor, an den das lipophile Hormon bindet. Dieser aktive **Hormon-Rezeptor-Komplex** wandert in den Zellkern und aktiviert oder inaktiviert dort eine ganze Reihe (meist über 100) verschiedener Gene.
Manche intrazellulären Hormon-Rezeptoren sitzen sogar bereits im Zellkern und warten dort auf ihre lipophilen Hormone.

## Wirkmechanismus lipophiler Hormone

Der Wirkmechanismus der lipophilen Hormone besteht nicht in einer kurzfristigen Umschaltung des Stoffwechsels, sondern in der **langfristigen** Änderung der **Enzymausstattung** bestimmter Zellen, indem deren Expression verändert wird.

## Abbau lipophiler Hormone

Lipophile Hormone werden meist im Rahmen der **Biotransformation** in der Leber ( ↗ S. 527) inaktiviert und dann über Niere oder Darm ausgeschieden. Im Vordergrund der Metabolisierung der Hormone stehen dabei die Sulfatierung und die Glukuronidierung.

## Aminosäure-Derivate

Die dritte große Gruppe der Hormone entsteht durch chemische Veränderungen an einzelnen Aminosäuren (häufig Tyrosin). Die chemische Natur dieser Hormone ist davon abhängig, welche Veränderungen an den Aminosäuren im Einzelnen vorgenommen werden. Man kann zwei Gruppen unterscheiden:
- Die **Schilddrüsenhormone** ( ↗ S. 372) sind die einzigen Aminosäure-Derivate, die **lipophil** sind. Sie wirken damit wie die Steroidhormone über intrazelluläre Rezeptoren und eine Veränderung der Genexpression.
- **Alle anderen** Aminosäure-Derivate, so z. B. das Adrenalin ( ↗ S. 360), sind **hydrophil** und wirken über membranständige Rezeptoren auf den Zellstoffwechsel.

## Eikosanoide und Retinsäure

Zwei noch nicht allzu lange als Hormone bzw. Mediatoren bekannte Substanzen passen nicht in diese „klassische" Einteilung und kommen daher gesondert zur Sprache. Beide spielen eine wichtige physiologische Rolle in unserem Organismus.

**Die Eikosanoide** (↗ S. 414) leiten sich von der (lipophilen) Fettsäure Arachidonsäure ab. Diese erfährt eine Reihe von chemischen Veränderungen, so dass die gebildeten Eikosanoide nicht mehr lipophil, sondern recht **hydrophil** sind und daher über einen membranständigen Rezeptor wirken.

**Die Retinsäure** (↗ S. 159) leitet sich vom Isoprenoid Vitamin A (↗ S. 157) ab und ist recht **lipophil**. Die Retinsäure wirkt daher über einen intrazellulären Rezeptor.

## Hormone im Gleichgewicht

Auch die Wirkung der Hormone folgt ganz dem Prinzip der chemischen Gleichgewichtsreaktionen (↗ S. 62). Ein Hormon ist z. B. nicht ständig an ein und dasselbe Transportprotein gebunden, sondern dissoziiert von ihm ab, verbindet sich mit einem anderen und löst sich auch von dem wieder. In dem Augenblick, in dem es gerade für kurze Zeit in freier Form im Blut vorliegt, kann es an einen Rezeptor binden oder in eine Zelle eindringen.

Auch die Hormon-Rezeptor-Interaktionen unterliegen einem Gleichgewicht. Je höher die Konzentration der Hormone im Blut ist, desto wahrscheinlicher ist auch eine Bindung an einen Rezeptor. Gelangt ein Hormon an einen passenden Rezeptor, bindet es daran und bildet mit ihm einen Komplex, der weitere Reaktionen in Gang setzt. Sinkt die Konzentration dieses Hormons ab, sinkt auch die Anzahl von Hormon-Rezeptor-Komplexen und die Hormonwirkung lässt nach.

## Hormone in unserem Körper

Vermutlich jede unserer Zellen produziert irgendeine Art von Mediatoren. Professionelle hormonproduzierende Zellen gibt es in unserem Körper allerdings nicht besonders viele. Die Organe, die Hormone herstellen, werden an dieser Stelle vorgestellt.

Anschließend wird dann noch der wichtigste Regelkreis besprochen, von dem eine ganze Reihe Hormone betroffen ist.

### Hormonbildungsorte

Aus funktionellen Gesichtspunkten ist es ganz interessant, sich klar zu machen, welche Hormone durch das ZNS gesteuert werden und welche von anderen Faktoren (z. B. Ionenkonzentration).

Alle Hormone, die einen bestimmten Blutspiegel eines Stoffes (Ionen, Glukose u. a.) konstant halten sollen, werden *nicht* vom ZNS beeinflusst, sondern durch die (irgendwann einmal von der Natur festgelegte) Konzentration des betreffenden Stoffes selbst.

Andere Hormone müssen ihre Konzentration im Laufe der Entwicklung des Organismus ändern. Ein Beispiel dafür sind die Sexualhormone. Sie unterliegen – über das Hypothalamus-Hypophysen-System (↗ S. 339) – einer ausgeprägten Regulation durch das ZNS. Im folgenden Abschnitt werden unter den einzelnen endokrinen Drüsen die meisten Hormone schon einmal genannt. Detailliert besprochen werden sie erst an späterer Stelle.

## Hypothalamus und Hypophyse

Hypothalamus und Hypophyse werden vom ZNS gesteuert und produzieren Hormone, die eine ganze Reihe endokriner Drüsen stimulieren oder hemmen.

> Alle vom Hypophysen-Hypothalamus-System gesteuerten Hormone (bis auf die Somatomedine) sind lipophile Hormone.

Zwei Hormone werden zwar vom Hypophysenvorderlappen sezerniert, beeinflussen jedoch keine endokrinen Organe, sondern wirken direkt auf ihre Zielzellen: Somatotropin (↗ S. 397) und Prolaktin (↗ S. 406).

## Schilddrüse und Nebenschilddrüsen

Direkt neben der Schilddrüse befinden sich die (meist vier) Nebenschilddrüsen – lichtmikroskopisch wohl das langweiligste Organ überhaupt …

**Die Schilddrüse** produziert die Schilddrüsenhormone (v. a. **Thyroxin**, ↗ S. 372), die für den Energiestoffwechsel von enormer Wichtigkeit sind.

Die C-Zellen produzieren das **Calcitonin** (↗ S. 395), das den Calciumspiegel des Körpers senken kann.

**Die Nebenschilddrüsen** oder Epithelkörperchen sind Produzenten des wichtigen **Parathormons** (↗ S. 391), das ebenfalls in den Calciumhaushalt involviert ist. Es sorgt für eine Erhöhung des Calciums im Blut und ist damit Gegenspieler des Calcitonins.

## Bauchspeicheldrüse

In der Bauchspeicheldrüse befinden sich die von einem Medizinstudenten namens Langerhans entdeckten Inseln, die den endokrinen Teil des Pankreas darstellen. Hier werden vier verschiedene Hormone produziert, die alle direkt oder indirekt Einfluss auf den Energiestoffwechsel nehmen.

Am wichtigsten sind das **Insulin** (↗ S. 352) und das **Glukagon** (↗ S. 358), die entscheidenden Regulatoren des Blutglukosespiegels. Auch **Somatostatin** (↗ S. 380) und das **Pankreatische Polypeptid** (↗ S. 382) werden in den Langerhans-Inseln hergestellt.

## Magendarmtrakt

Im Gastrointestinaltrakt wird eine ganze Reihe Mediatoren produziert (↗ S. 379). Häufig handelt es sich um Substanzen, die im Gehirn gleichzeitig als Neurotransmitter wirksam sind – ein Zusammenhang, der noch nicht verstanden ist.

Im Magen werden vor allem Gastrin, Histamin und Somatostatin hergestellt. Das Duodenum und das Jejunum produzieren Somatostatin, Sekretin, CCK und GIP. Im Ileum dominiert das Somatostatin.

## Nebenniere

Die Nebenniere gliedert sich in das Nebennierenmark (NNM) und die Nebennierenrinde (NNR). Beide sind hormonproduzierende Organe mit einer jedoch gänzlich verschiedenen Herkunft und anderen Hormonen.
Das **Nebennierenmark** produziert die Katecholamine **Adrenalin** und **Noradrenalin**.
Die **Nebennierenrinde** ist der Bildungsort für verschiedene **Steroidhormone**.

## Keimdrüsen und Plazenta

Die Leydig-Zellen des **Hodens** sind Bildungsort des wichtigen männlichen Sexualhormons **Testosteron** ( ↗ S. 404). Das wäre dann auch schon das Wichtigste zu den Männern …
In den **Ovarien** werden vor allem **Östrogene** ( ↗ S. 401) und – besonders in der zweiten Hälfte des Menstruationszyklus – die **Gestagene** produziert.
Die **Plazenta** übernimmt während einer Schwangerschaft in erster Linie die Herstellung der **Östrogene** und **Gestagene**. Außerdem bildet sie noch das **humane Choriongonadotropin** (**hCG**), das sich gut für einen Schwangerschaftsnachweis eignet.

## Das Hypophysen-Hypothalamus-System

Viele Hormone sind in einen komplexen Regelkreis eingebunden, der auf verschiedenen Ebenen organisiert ist. Ganz oben steht der Hypothalamus, der – selbst durch das Nervensystem gesteuert – durch seine Hormone (Liberine und Statine) den Hypophysenvorderlappen steuert.
**Liberine** (engl. = releasing hormones) fördern, **Statine** (engl. = inhibiting hormones) vermindern die Hormonproduktion.
Die im Hypophysenvorderlappen entstehenden Hormone nennt man **Tropine** (= glandotrope Hormone). Sie stimulieren endokrine Organe, die dann Hormone freisetzen: die glandulären Hormone.
Die Hormonproduktion kann auf jeder Stufe durch Rückkopplung mehrfach reguliert werden.

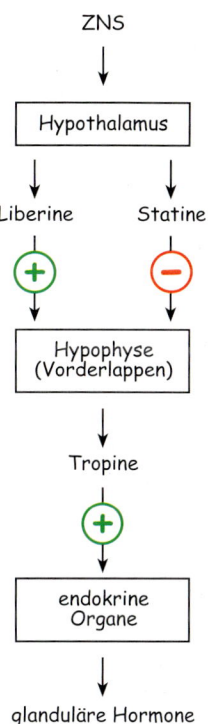

## Der Hypothalamus

Die höchste Instanz in der Hormonhierarchie sind die neurosekretorischen Hormone des Hypothalamus. Hier ist das ZNS mit dem Hormonsystem verknüpft, da der Hypothalamus als Teil des Zwischenhirns sowohl übergeordnete Zentren des vegetativen Nervensystems beherbergt (Schlaf-Wach-Zentrum; Atem-Zentrum …) als auch Hormone bildet, die untergeordnete Zentren kontrollieren und steuern. Als Antwort auf nervale Reize produziert der Hypothalamus **Liberine** und **Statine**, die über ein Pfortadersystem auf den Hypophysenvorderlappen (= HVL oder Adenohypophyse) wirken.

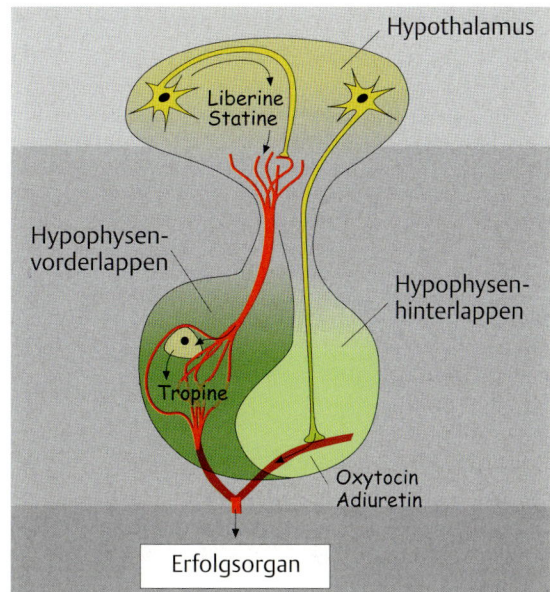

Bis auf eine Ausnahme sind alle Liberine und Statine Peptidhormone oder Glykoproteine – die Ausnahme ist das Dopamin, das ein Aminosäure-Derivat ist.

Außerdem stellt der Hypothalamus noch zwei Neurohormone her, das **Adiuretin** ( ↗ S. 388) und das **Oxytocin** ( ↗ S. 407), die durch axoplasmatischen Fluss zum Hypophysenhinterlappen (= HHL oder Neurohypophyse) gelangen und dort gespeichert werden. Auf einen Reiz hin werden sie bei Bedarf ausgeschüttet.

### Die Adenohypophyse

Der Hypophysenvorderlappen bildet, beeinflusst vom Hypothalamus, die glandotropen Hormone (lat. glandula = Drüse und trop = einwirkend). Sie heißen **Tropine**, stimulieren die Hormonausschüttung der endokrinen Organe und wirken gleichzeitig hemmend auf den Hypothalamus zurück.
Neben dem Hypophysenvorderlappen bildet übrigens auch die Plazenta glandotrope Hormone.

### Die glandulären Hormone

Eine Stufe tiefer stehen die **glandulären Hormone**, die von den endokrinen Organen (z. B. Langerhans-Inselzellen des Pankreas, Schilddrüse, Nebenschilddrüse, Nebennieren, männliche und weibliche Keimdrüsen, Plazenta) freigesetzt werden und auf die eigentlichen Zielgewebe wirken.

Man muss allerdings beachten, dass auch die übergeordneten Hormone schon direkt Wirkungen an verschiedenen Organen hervorrufen können, dieses System also nicht absolut hierarchisch zu sehen ist.

### Hormonelle Regelkreise

Wie in jedem guten Regelkreis gibt es auch hier Sensoren, die den Hormonspiegel messen und diese Information an die übergeordneten Zentren weitergeben.
So können hohe Konzentrationen im Sinne einer negativen Rückkopplung z. B. die Sekretion von Liberinen hemmen oder die von Statinen fördern.

# 1 Molekulare Hormonwirkung

In diesem ersten Kapitel des Hormonteils soll es um die molekularen Mechanismen der Hormonwirkung gehen, die mittlerweile in vielen Fällen recht gut verstanden sind. Außerdem liegt hier ein starker Prüfungsschwerpunkt im schriftlichen Physikum, so dass es sich durchaus lohnt, sich mit diesen molekularen Wirkungen vertraut zu machen.

Wer sich zum ersten Mal mit Hormonen beschäftigt, dem werden auf den nächsten Seiten vermutlich viele neue Begriffe erscheinen. Es ist nicht notwendig, beim ersten Lesen gleich alle Fakten zu behalten, man kann auch beim Studium der einzelnen Hormone noch einmal auf diesen Teil zurückgreifen. *Nach* dem Lesen der einzelnen Hormone eignet sich die Lektüre dieses Kapitel als Überblick und Zusammenfassung.

Wie schon beschrieben, lassen sich die **Membranrezeptoren** in drei große Gruppen einteilen (Typ I bis Typ III); sie sollen hier nacheinander ausführlich vorgestellt werden. Die **intrazellulären Rezeptoren** der lipophilen Hormone kommen anschließend zur Sprache.

Mittlerweile sind noch viele weitere Rezeptortypen entdeckt worden, die zum Teil über ganz andere Mechanismen laufen. Am wichtigsten und bekanntesten sind wohl die **Zytokinrezeptoren**, die daher hier auch besprochen werden.

## 1.1 Typ-I-Rezeptoren (Enzyme)

Bei den Typ-I-Rezeptoren handelt es sich um **membrandurchspannende** Rezeptoren, die auf der Zellaußenseite eine Hormonbindungsstelle besitzen und auf der zytoplasmatischen Seite als Enzym arbeiten. Meist ist dieses Enzym eine Tyrosinkinase, die intrazelluär die Effekte des Hormons vermittelt.

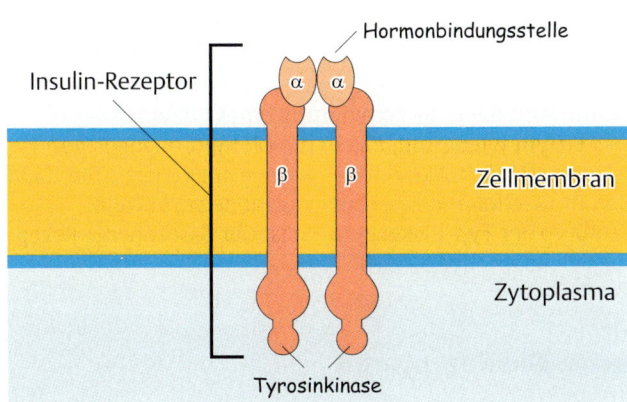

### Tyrosinkinasen

Durch die Bindung eines Hormons (z.B. Insulin) an die extrazelluläre Bindungsstelle des Rezeptors wird dieser aktiviert. Die Tyrosinkinase beginnt, im Zellinneren Tyrosinres-

te an sich selbst zu phosphorylieren, was man als **Autophosphorylierung** bezeichnet.

Diese phosphorylierten Tyrosinreste phosphorylieren wiederum zelluläre Signalproteine, die die Effekte des Hormons in der Zelle vermitteln. Was dabei genau passiert und was das für die Zelle bedeutet, ist noch erstaunlich schlecht verstanden und Gegenstand intensiver Forschung …

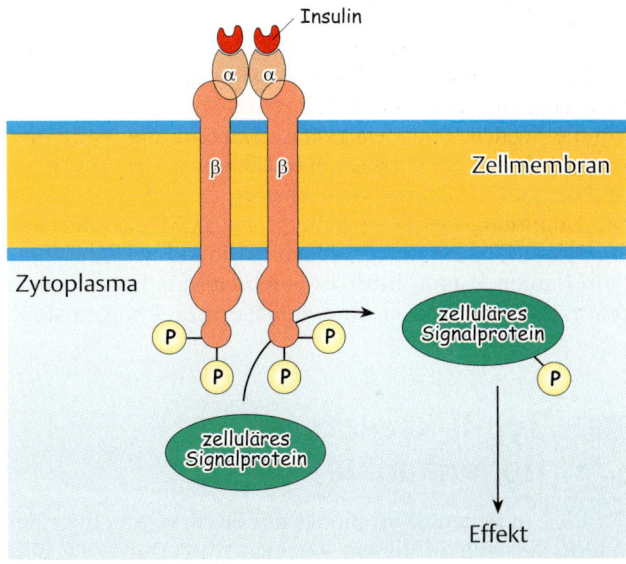

**Folgende Hormone** üben ihre Wirkung in der Zelle durch Bindung an Tyrosinkinasen aus:

### Hormone mit Tyrosinkinase-Rezeptoren

Insulin
Viele Wachstumsfaktoren, wie
- PDGF
- EGF
- IGF-1
- FGF
- NGF

### Die Guanylatzyklase

Die Guanylatzyklase existiert in unserem Organismus in zwei verschiedenen Ausführungen:
- Eine **membrandurchspannende Guanylatzyklase** dient dem Atriopeptin ( ↗ S. 384) als Rezeptor.
- Das Stickstoffmonoxid (NO, ↗ S. 419) bindet an eine **lösliche Guanylatzyklase**, die daher auch nicht in die Gruppe der (typischen) Typ-I-Rezeptoren gehört.

### Das zyklische GMP (cGMP)

Sowohl die membranständige, als auch die lösliche Form der Guanylatzyklase führen zu einer Erhöhung der Konzentration an zyklischem GMP (cGMP) in der Zelle.

Im Gegensatz zum cAMP ( ↗ S. 344) aktiviert das cGMP nicht nur ein, sondern verschiedene Proteine, z.B. die cGMP-abhängige Proteinkinase (= **P**rotein**k**inase **G** oder **PK G**), die dann die zellulären Effekte der entsprechenden Hormone vermittelt.

### Abbau des cGMP

Der Abbau des cGMP erfolgt durch cGMP-spezifische **Phosphodiesterasen**, die es hydrolytisch zu GMP spalten.

**Sildenafin.** Das cGMP ist auch für einen ganz anderen Vorgang von großem Interesse.
Bei sexueller Erregung erfolgt nämlich eine Freisetzung von NO aus Nervenzellen. In den glatten Muskelzellen der Arteriolen in Schwellkörper von Penis und Klitoris wird daraufhin die (lösliche) Guanylatzyklase aktiviert, die cGMP produziert. Das cGMP bewirkt eine Dilatation der Arteriolen und das zieht eine Erektion nach sich.
Die Hemmung des Penis-Subtyps der cGMP-spezifischen Phosphodiesterase durch Sildenafin (besser bekannt unter dem Namen Viagra) führt zu einem verminderten Abbau des cGMP, wodurch sich eine verlängerte Erektion einstellt.

## 1.2 Typ-II-Rezeptoren (Ionenkanäle)

Bei diesem Rezeptortyp bindet das Hormon an einen Rezeptor, der gleichzeitig ein Ionenkanal ist. Durch die Bindung des Hormons öffnen oder schließen sich diese Kanäle, wodurch sich der Ionenfluss durch die Membran ändert, was wiederum den Effekt der Hormone vermittelt.

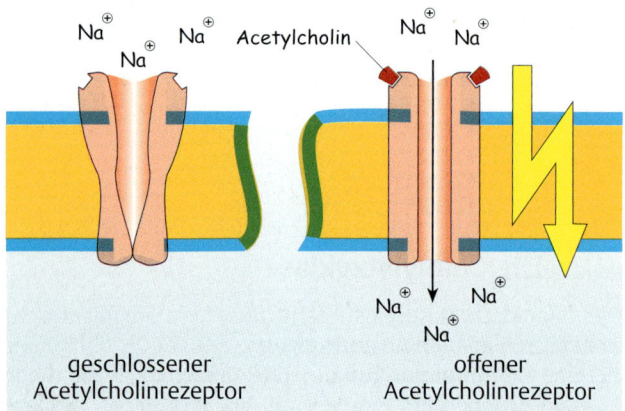

geschlossener Acetylcholinrezeptor — offener Acetylcholinrezeptor

Derartige Rezeptoren findet man nicht nur in der Plasmamembran unserer Zellen, sondern auch intrazellulär, z.B. am ER ( ↗ S. 447).

### Membranständige Ionenkanäle

Welche Ionen strömen, hängt vom Rezeptortyp und dem zugehörigen Signalstoff ab. Eine Aktivierung des Prototyps (nikotinischer) Acetylcholin-Rezeptor führt z.B. zu einer Öffnung des zugehörigen Ionenkanals für Natrium- und Kaliumionen. In der Folge strömen die beiden Ionenarten in die Zelle ein und führen dort zu einer Depolarisation.

**Liganden** für Rezeptoren, die an Ionenkanäle gekoppelt sind, sind in erster Linie Neurotransmitter. Die Signaltransduktion ist hier aufgrund des Mechanismus besonders schnell.

```
Hormone mit Ionenkanal-Rezeptoren

Acetylcholin
Glycin
Glutamat
GABA
```

### Intrazelluläre Ionenkanäle

Da auch im Zellinneren verschiedene Kompartimente durch Membranen voneinander getrennt sind und trotzdem Signale übertragen werden müssen, gibt es auch intrazelluläre Membranrezeptoren. Bei den bekannten Rezeptoren dieser Klasse handelt es sich um Typ-II-Rezeptoren. Ein wichtiges Beispiel ist der **IP$_3$-abhängige Calcium-Kanal** am ER, auf den wir noch zu sprechen kommen werden ( ↗ S. 347).

## 1.3 Typ-III-Rezeptoren (G-Protein-gekoppelt)

Die G-Protein-gekoppelten Typ-III-Rezeptoren besitzen sieben Transmembranhelizes. Sie übertragen ihre vom Liganden ausgelöste Konformationsänderung an **G-Proteine**, mit denen sie gekoppelt sind. Ein aktiviertes G-Protein übernimmt dann die Aktivierung eines Enzyms.
Das **Enzym** wiederum, das in die Membran eingelagert ist, produziert nach Aktivierung Second messenger, die dann den intrazellulären Effekt der Hormone vermitteln.
Prototyp der Typ-III-Rezeptoren ist der β-adrenerge Rezeptor des Adrenalins ( ↗ S. 361).

### Die Rezeptoren

Es gibt eine ganze Reihe Rezeptoren, die zu den Typ-III-Rezeptoren gezählt werden. Sie alle zeichnen sich durch sieben Transmembrandomänen aus, die für die Verankerung des Rezeptors in der Membran verantwortlich sind. Das N-terminale Ende des Rezeptors schaut dabei aus der Zelle heraus, das C-terminale befindet sich intrazellulär.

## Die G-Proteine

An der Innenseite der Membran befinden sich die G-Proteine, die aktiviert werden.

**Aufbau der G-Proteine.** Es gibt drei Gruppen von G-Proteinen, die sich im Aufbau unterscheiden:
- große heterotrimere G-Proteine,
- kleine G-Proteine,
- andere G-Proteine.

Am wichtigsten für die Signaltransduktion im Hormonsystem sind sicher die **heterotrimeren G-Proteine** (heterotrimer, gr. tri = drei, heteros = verschiedene, meros = Teile). Die drei Komponenten werden als α-, β- und γ-Untereinheiten bezeichnet. Die α-Untereinheit hält dabei im inaktiven Zustand ein GDP gebunden, im aktiven ein GTP.

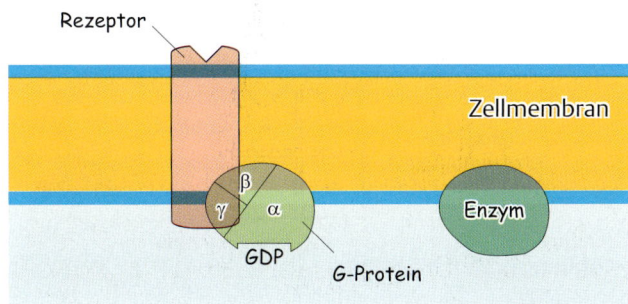

Die **kleinen G-Proteine** sind ebenfalls an der Signalübermittlung beteiligt, so z. B. die G-Proteine aus der Familie der **RAS-Proteine**, die bei der Kontrolle von Wachstum und Differenzierung und damit auch bei der Entstehung von Tumoren eine wichtige Rolle spielen ( ↗ S. 310). Auch Insulin vermittelt einen Teil seiner Wirkungen über die Aktivierung des RAS-Proteins ( ↗ S. 354).

**Aktivierung der heterotrimeren G-Proteine.** Durch Bindung eines Hormons an die Außenseite erfolgt die Aktivierung des Rezeptors, wodurch dieser seine Konformation ändert.
Dadurch wird das an der α-Untereinheit gebundene GDP gegen ein GTP ausgetauscht. Nun ist das G-Protein aktiviert,

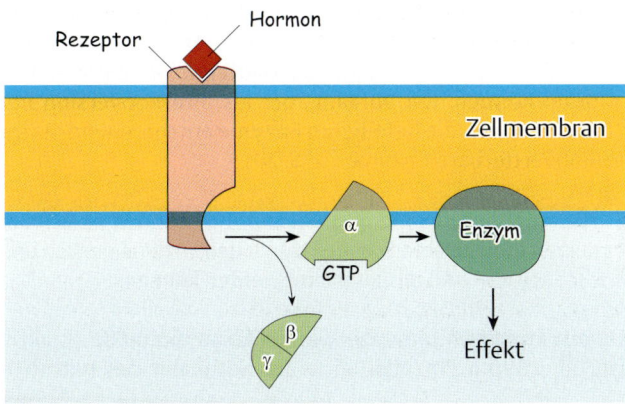

löst sich vom Rezeptor und zerfällt in zwei Teile: die α-Einheit, an der ein GTP gebunden ist und die βγ-Einheit. Die aktive α-Einheit gelangt zu den (aktivierbaren) Enzymen, die die intrazellulären Effekte der Hormone vermitteln.

**G-Proteine stimulieren oder inhibieren.** Es gibt eine ganze Reihe unterschiedlicher heterotrimerer G-Proteine. Wir beschränken uns hier auf die stimulierenden G-Proteine (= $G_s$-Proteine) und die inhibierenden (= $G_i$-Proteine).

## Die durch G-Proteine aktivierbaren Enzyme

Nun sind wir endlich bei den Enzymen angelangt, die durch die Hormone aktiviert werden und damit deren zellulären Effekte vermitteln. Die aktivierbaren Enzyme sind die Produzenten der **Second messenger**, die den Zellstoffwechsel beeinflussen.

### Regulation der Enzyme

Die Aktivierung erfolgt durch das $G_{s\alpha}$-GTP, das sich vom aktivierten Rezeptor getrennt hat und nun sein Enzym aktivieren kann.

**Die Inaktivierung des Systems** erfolgt durch die Hydrolyse des an der α-Untereinheit gebundenen GTPs. GTP wird nach einiger Zeit durch eine **intrinsische GTPase-Aktivität** der α-Untereinheit selbst hydrolysiert. Anschließend verbindet sich die nun inaktive α-Einheit wieder mit der βγ-Untereinheit und ist als komplettes G-Protein bereit für einen weiteren Aktivierungszyklus.

**Verstärkung und Integration.** Dieses kaskadenartige System hat zwei Vorteile:
1. Ist das Ergebnis jeder Signaltransduktion eine gewaltige **Verstärkung** des ursprünglichen Signals (also des Hormons), da ein Rezeptor viele G-Proteine und diese wiederum viele Folgeenzyme aktivieren können.
2. Es ergibt sich eine **Integration** verschiedener Signale, die meist gleichzeitig auf eine Zelle hereinströmen.

### Die beiden wichtigsten Enzyme

Von den relativ vielen mittlerweile bekannten Enzymen, die durch G-Proteine aktiviert werden können, besprechen wir hier nur die beiden wichtigsten: die **Adenylatzyklase** und die **Phospholipase C**.
Am Rande sei noch die **Phospholipase A₂** erwähnt, die ebenfalls durch einige Hormone aktiviert werden kann. Da sie jedoch nur die Vorstufe für die Biosynthese der Prostaglandine herstellt, wird deren Signaltransduktion erst dort beschrieben ( ↗ S. 414).

**Die Adenylatzyklase** macht das, was sich aus ihrem Namen schon herauslesen lässt: Aus ATP stellt sie nach Pyrophosphatabspaltung zyklisches AMP her, also das berühmte **cAMP**, das als Second messenger fungiert.

**Die Phospholipase C** spaltet bestimmte Phospholipide, die Phosphatidyl-Inositole. Produkt dieser Reaktion ist zum einen das **Diacylglycerin** (**DAG**), zum anderen das **Inositol-Trisphosphat** (**IP₃**), die beide als zweite Botenstoffe zelluläre Effekte der Hormone vermitteln.
Das IP₃ führt vor allem zu einer Freisetzung von **Calcium** aus dem Endoplasmatischen Retikulum, das seinerseits als Signalstoff wirkt.
Da diese Signaltransduktionswege sehr wichtig sind, stehen sie auf der IMPP-Beliebtheitsskala auch ganz weit oben. Aus diesem Grund werden wir sie noch einmal ausführlich vorstellen.

## Die Adenylatzyklase und cAMP

Die Adenylatzyklase (AC) ist ein membranständiges Enzym, das die Biosynthese von cAMP aus ATP katalysiert. Das cAMP vermittelt als Second messenger die intrazellulären Effekte vieler Hormone.

### Mechanismus der cAMP-Herstellung

Die Adenylatzyklase wird durch die Anlagerung eines stimulierenden G-Proteins (G$_s$-Protein) – genauer der G$_{s\alpha}$-Untereinheit – aktiviert. Sie produziert dann **aus ATP** (Vorsicht: nicht AMP!) zyklisches AMP (= cAMP).

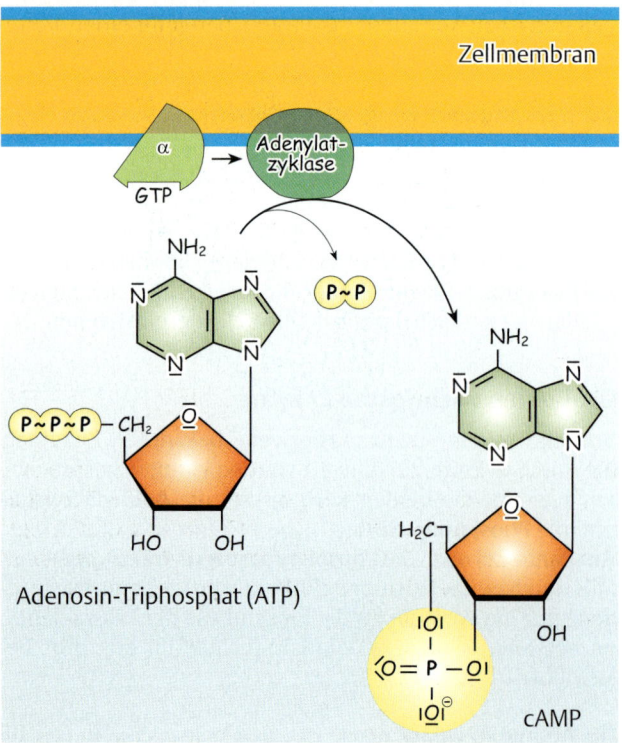

**Inhibitorische G-Proteine** (G$_i$-Proteine) hemmen wiederum die Adenylatzyklase und senken so den cAMP-Spiegel in der Zelle.

## Direkte Wirkung auf den Stoffwechsel

Das cAMP übt seinen Einfluss als „Hungersignal" nicht selbst aus, sondern über eine Aktivierung der (cAMP-abhängigen) Proteinkinase A, die direkt Einfluss auf verschiedene Proteine des Stoffwechsels ausübt.

**Die Proteinkinase A (PK A)** liegt in unseren Zellen in inaktiver Form vor und besteht aus zwei katalytischen (C$_2$) und zwei regulatorischen (R$_2$) Untereinheiten. Jeweils vier Moleküle cAMP binden allosterisch an die regulatorischen Untereinheiten. Diese lösen sich dann von den katalytischen Untereinheiten und aktivieren sie damit.
Die beiden aktiven katalytischen (C-)Untereinheiten der Proteinkinase A gehen dann der Aufgabe einer Kinase nach: sie **phosphorylieren Proteine**.

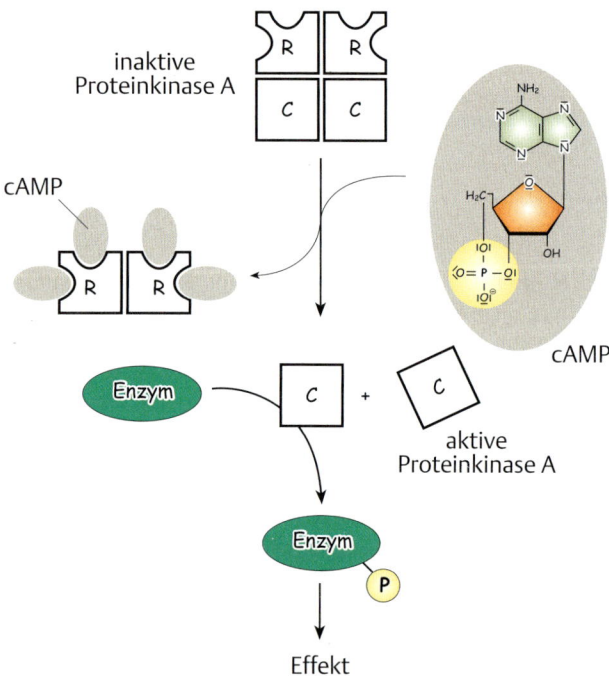

**Die Zielproteine** der Proteinkinase A sind verschiedene Proteine des Stoffwechsels, vor allem **Enzyme**, die durch Anhängen eines Phosphatrestes aktiviert oder inaktiviert werden können. Ein Vorgang, der als **Interkonversion** bezeichnet wird – die beteiligten Enzyme entsprechend als interkonvertierbare Enzyme ( ↗ S. 70).

> Bei der Phosphorylierung von Enzymen handelt es sich um einen molekularen Schalter, durch den Enzyme einfach und schnell ein- und ausgeschaltet werden können.

Ob ein Enzym in phosphorylierter Form aktiv oder inaktiv ist, hängt vom Einzelfall ab – die Natur hat das natürlich ganz vernünftig eingerichtet. Die Enzyme der Glykolyse in der Leber sind z.B. phosphoryliert inaktiv, die der Gluko-neogenese phosphoryliert aktiv (vgl. cAMP als Hungersig-nal, ↗ S. 83).

**Die Gegenspieler** der Proteinkinase A sind verschiedene **Phosphatasen**, die die Phosphatreste von den Enzymen wieder entfernen. Welcher Effekt jeweils überwiegt, hängt von der Menge der Phosphatasen und Proteinkinasen ab. Steigt die Aktivität der Proteinkinasen, dann überwiegen die phosphorylierten Proteine. Durch den Abbau von cAMP (↗ S. 344) sinkt die Menge der aktiven Proteinkinase A in der Zelle wieder und die Phosphatasen bekommen die Oberhand.

### Wirkung auf die DNA

Entgegen aller bisherigen Aussagen können auch hydrophi-le Hormone die Transkription einiger Gene beeinflussen. Nicht die Hormone selbst, sondern intrazelluläre Second messenger vermitteln die Effekte auf die DNA und die Gen-expression.
Die **P**rotein**k**inase **A** (**PK A**) wandert zu diesem Zweck extra in den Zellkern und phosphoryliert dort das **c**AMP-**r**espon-sive-**E**lement-**B**indeprotein (**CREB**). Auf diese Weise akti-viert, bindet CREB auf der DNA an bestimmte Regionen (= cAMP-responsive Elemente, CREs), wodurch die Genex-pression eines bestimmten Gens aktiviert wird.

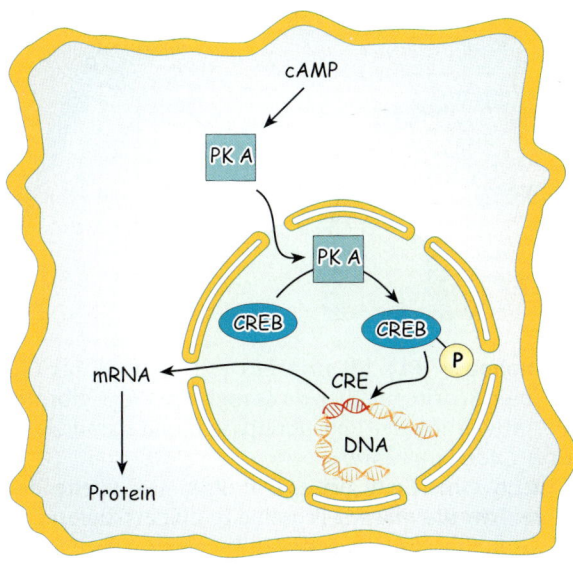

### Abbau von cAMP

Der Abbau des cAMP erfolgt durch die cAMP-spezifische Phosphodiesterase (PDE), die es **hydrolytisch** zu AMP spal-tet.
Die Zielproteine der PK A werden dann durch den überwie-genden Einfluss der Phosphatasen zunehmend in die de-phosphorylierte Form überführt.

**Koffein** greift genau an dieser Stelle ein, indem es die cAMP-spezifische PDE hemmt. Dies führt zu einem erhöh-ten cAMP-Spiegel mit all seinen Folgen. Z. B. fördert dies in der Leber die Glukosemobilisation, wodurch der Blutgluko-sespiegel steigt – man strotzt also nur so vor Energie und hat keine Lust mehr, sich schlafen zu legen …

## Die Phospholipase C

Neben den Rezeptoren, die über eine Regulation der Ade-nylatzyklase zu einer Veränderung des cAMP-Spiegels in der Zelle führen, gibt es noch eine zweite wichtige Rezep-torgruppe. Auch diese Rezeptoren sind G-Protein-gekop-pelt, allerdings an ein G-Protein, das in der Folge die Phos-pholipase C (PL C) aktiviert.

**Phosphatidyl-Inositol.** Seinen Anfang nimmt diese Signal-kaskade beim Membran-Phospholipid Phosphatidyl-Inosi-tol, das sich auf der **Innenseite** der Zellmembran befindet.

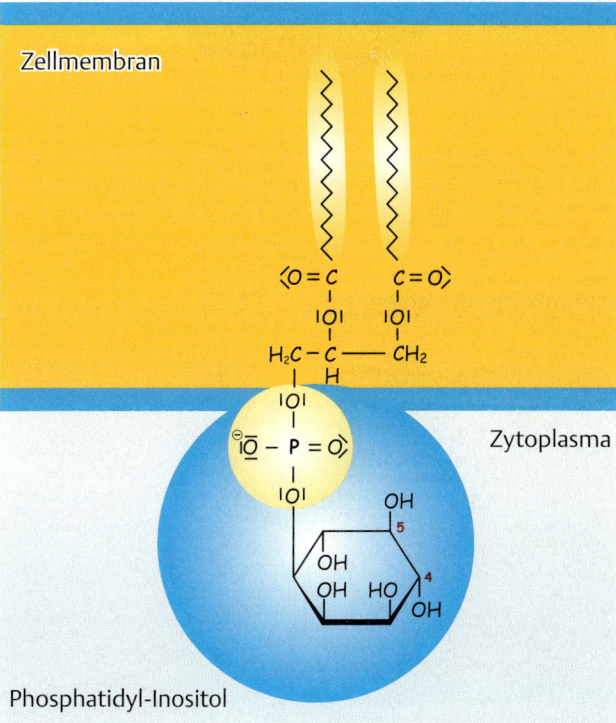

**PIP₂.** Durch (ATP-abhängige) Phosphatidyl-Inositol-Kina-sen erfolgt eine zweifache Phosphorylierung des Phospha-tidyl-Inositol an den OH-Gruppen Nummer 4 und 5. Ent-standen ist das Phosphatidyl-Inositol-4,5-bisphosphat (= PIP₂), das nun Ausgangspunkt für die weiteren Reaktio-nen ist.

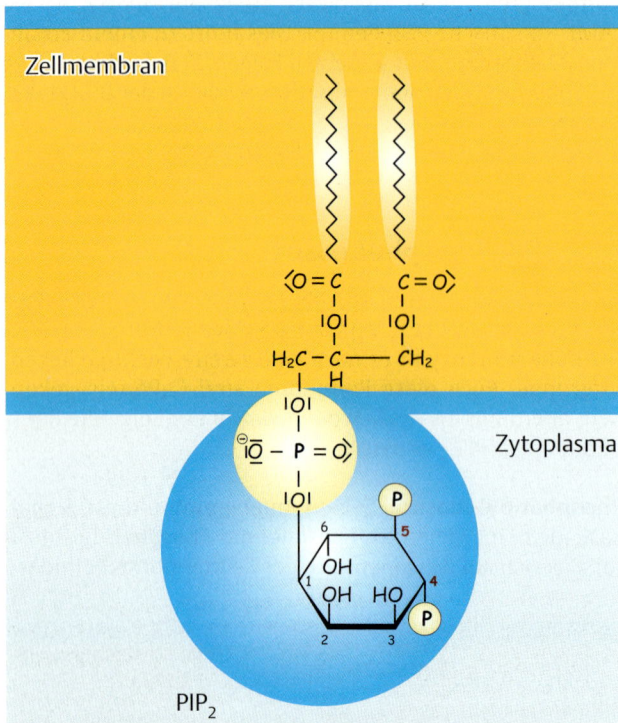

Zellmembran

Zytoplasma

PIP₂

**Die Phospholipase C** ist spezifisch für das Membran-Phospholipid PIP₂ und spaltet es. Dabei entsteht zum einen Diacylglycerin (**DAG**), zum anderen das Inositol-1,4,5-trisphosphat – mit handlicherem Namen auch **IP₃** genannt.

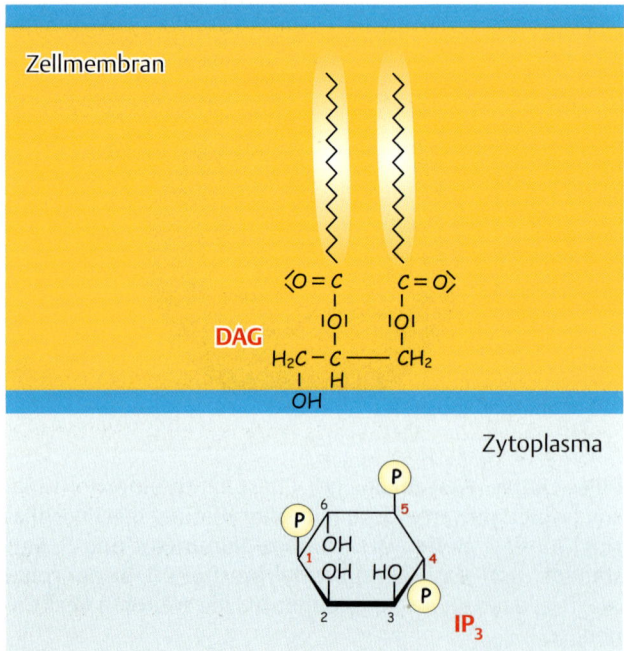

Zellmembran

DAG

Zytoplasma

IP₃

**Calcium und Proteinkinase C.** IP₃ führt zu einer Erhöhung der $Ca^{2+}$-Konzentration in der Zelle, indem es Kanäle im ER öffnet. **Calcium** wiederum aktiviert als **dritter Botenstoff** zusammen mit dem DAG die Proteinkinase C.

Sowohl Calcium als auch die PK C sind dann für die zellulären Effekte der betreffenden Hormone verantwortlich. Damit hätten wir den groben Überblick erstmal geschafft.

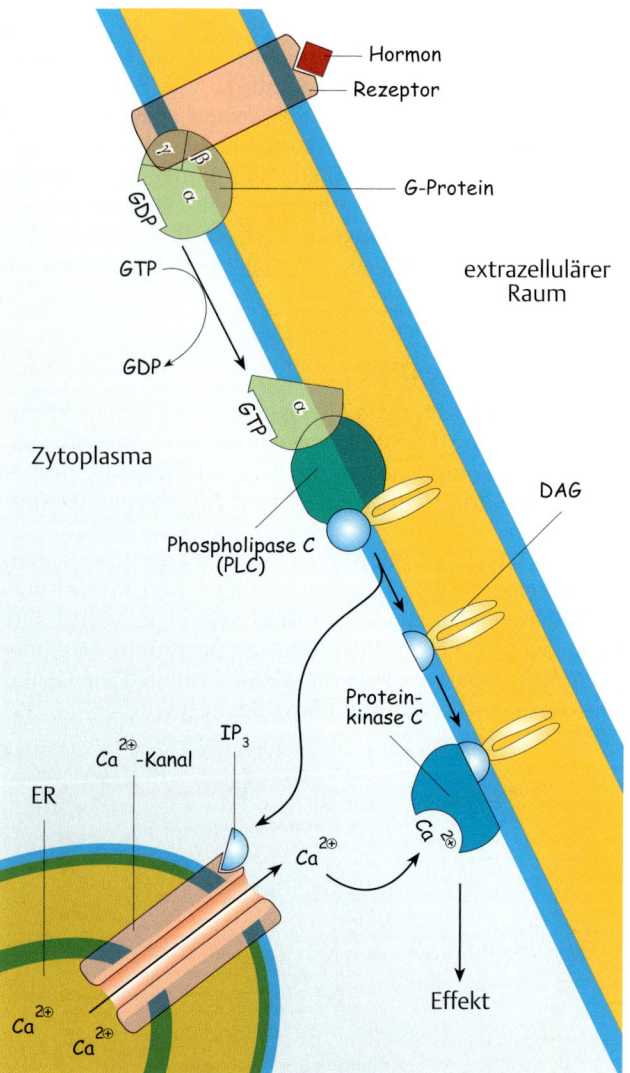

Hormon

Rezeptor

G-Protein

extrazellulärer Raum

Zytoplasma

DAG

Phospholipase C (PLC)

Proteinkinase C

$Ca^{2+}$-Kanal

IP₃

ER

Effekt

**Phospholipase (PL) Cβ und PL Cγ.** Nun aber das Ganze noch einen Schritt genauer, da es mehrere Wege gibt, die zu einer Aktivierung der Phospholipase C und damit zu einer Spaltung von PIP₂ führen:

- Auf der einen Seite gibt es G-Protein-gekoppelte Rezeptoren, die über ihre G-Proteine zu einer Aktivierung der Phospholipase Cβ führen (z.B. der α₁-Rezeptor des Adrenalins);
- auf der anderen Seite gibt es aber auch Tyrosinkinase-Rezeptoren, die in der Zelle – neben anderen Effekten – auch eine Phospholipase Cγ aktivieren.

Ja, ja, das Leben *ist* kompliziert. Hierbei handelt es sich aber wirklich nur um die Kurzfassung – die ganze Wahrheit ist schlicht gesagt eine lerntechnische Katastrophe …

## Inositol-Trisphosphat (IP₃)

Das durch die Einwirkung der Phospholipase C aus $PIP_2$ entstandene Inositol-Trisphosphat ($IP_3$) „führt zu einer Erhöhung der $Ca^{2+}$-Konzentration in der Zelle" haben wir gerade gelernt. Aber wie? Es gelangt zum Endoplasmatischen Retikulum und bindet dort an einen speziellen **IP₃-Rezeptor**. Dieser intrazelluläre Rezeptor ist mit einem Ionenkanal verbunden, durch den nun Calcium-Ionen ins Zytoplasma fließen.

**Der Abbau von IP₃** erfolgt mittels Phosphatasen, die es zu myo-Inosit dephosphorylieren, das dann wieder verwendet wird.

**IP₃ und PIP₃** sollte man nicht verwechseln!
- Das $IP_3$ ist Inositol-**1**,4,5-trisphosphat und entsteht durch die Phospholipase C.
- $PIP_3$ hingegen ist Inositol-**3**,4,5-trisphosphat und entsteht durch die Phosphatidyl-Inositol-3-Kinase, die unter anderem durch Insulin (↗ S. 352) aktiviert wird – Wahnsinn, oder?

## Diacylglycerin (DAG)

Neben $IP_3$ entsteht durch die Phospholipase C noch das Diacylglycerin (DAG), das in der Membran gebunden bleibt. Die Hauptaufgabe des DAG besteht in einer Aktivierung der (ebenfalls membrangebundenen) **Proteinkinase C** – ein Vorgang, der von den $Ca^{2+}$-Ionen aus dem ER unterstützt wird.

**Die aktivierte Proteinkinase C** vermittelt neben Calcium allein die zellulären Hormoneffekte („C" übrigens wegen der Calcium-Ionen, die zu ihrer Aktivierung nötig sind …). Dazu phosphoryliert die PK C spezifische Proteine, die dadurch aktiviert oder inaktiviert werden.

**Der Abbau des DAG** zur Phosphatidsäure erfolgt durch eine Kinase mittels Phosphorylierung. Phosphatidsäure kann mit CTP zum CDP-Diacylglycerin aktiviert werden, das z. B. mit myo-Inosit wieder zum Phosphatidyl-Inositol reagieren kann.

## Calcium

Das zweiwertige Kation Calcium liegt in der Zelle normalerweise in einer Konzentration von etwa $10^{-7}$ mol/l vor. Nach einer Aktivierung kann die Menge auf immerhin maximal $10^{-5}$ mol/l ansteigen, also etwa 10 µM.
Neben der Aktivierung der **Proteinkinase C** zusammen mit DAG spielt das Calcium auch alleine eine wichtige Rolle für die Regulation des Zellstoffwechsels.
Viele Effekte werden dabei nicht vom Calcium als $Ca^{2+}$-Ion vermittelt, sondern von $Ca^{2+}$ zusammen mit diversen **Calcium-bindenden Proteinen**, die in großer Zahl in einer Zelle vorliegen. Das wichtigste ist das Calmodulin.

**Calmodulin** ist ein evolutionär hoch konserviertes saures Protein mit vier hochaffinen Bindungsstellen für Calcium-Ionen.
Durch die Bindung von Calcium ändert sich die Konformation des Proteins, wodurch der **Calcium-Calmodulin-Komplex** aktiviert wird. Er wirkt nun als allosterischer Modulator verschiedener Proteine und aktiviert die Calcium-Calmodulin-abhängigen Proteinkinasen (s. o.).
In die Familie der Calmoduline gehört übrigens auch das **Troponin**, das man in Herz- und Skelettmuskel findet.

**Die Effekte von Calcium auf eine Zelle** sind vielfältig. Zwei Wirkungen lassen sich aber mit einer ziemlichen Regelmäßigkeit auf Calcium zurückführen, weshalb sich deren Erwähnung (auch als Merkhilfe) lohnt.
- $Ca^{2+}$-Ionen führen in entsprechenden Zellen zu einer Ausschüttung von Vesikeln (**Exozytose**).
- $Ca^{2+}$-Ionen bewirken in den Muskelzellen eine **Kontraktion**.

**Das Entfernen des Calciums** erfolgt über spezifische Calciumpumpen, die die Ionen wieder aus dem Zytoplasma herauspumpen – ins ER, in die Mitochondrien und auch in den Extrazellulärraum.

# 1.4 Intrazelluläre Rezeptoren

Nachdem wir nun die drei großen Gruppen von Membranrezeptoren behandelt haben, kommen wir jetzt zu den intrazellulären Rezeptoren. Lipophile Hormone haben ja bekanntermaßen Probleme, sich im wässrigen Blut zu lösen, weshalb sie bestimmter Transporter bedürfen. An der Zielzelle angekommen wird dieser Nachteil jedoch zum Vorteil, da sie – lipophil wie sie sind – die Phospholipidschichten der Membran leicht durchdringen können.
In der Zelle binden sie dann an für sie spezifische Rezeptoren, gelangen in den Zellkern und beeinflussen dort die Genexpression verschiedener Gene.

## Aktivierung des Rezeptors

Die Hormonrezeptoren der lipophilen Hormone befinden sich meist im Zytoplasma und warten dort auf ihre Partner. In der inaktiven Form sind sie an das **H**itze**s**chock**p**rotein **90** (**HSP 90**) gebunden.
Nach der Hormonbindung erfolgt eine Konformationsänderung des Rezeptors und damit die Abdissoziation des HSP 90. Nun wird die **n**ukleäre **L**okalisierungs**s**equenz (**NLS**, ↗ S. 284) des Rezeptors freigelegt, die einen Transport des Hormon-Rezeptor-Komplexes in den Zellkern ermöglicht.

Es gibt auch **nukleäre Rezeptoren**, die sich schon am Wirkort befinden und dort ihres hormonalen Bindungspartners harren. Da für lipophile Hormone auch die Kernmembran kein Hindernis darstellt, diffundieren sie in den Zellkern und binden dort an ihre Rezeptoren.

## Interaktion mit der DNA

Nach der Translokation des Hormon-Rezeptor-Komplexes in den Zellkern – falls sich der Rezeptor nicht schon dort befindet – bindet der Komplex an die DNA. In der Folge kann die Genexpression eines bestimmten Gens aktiviert oder reprimiert werden.

**HREs.** Die Stellen auf der DNA, an die die Komplexe binden, bezeichnet man als **H**ormon-**r**esponsive **E**lemente (**HRE**s). Sie liegen meist einige hundert Basenpaare stromaufwärts des zu beeinflussenden Gens. Bei den Proteinen, deren Expression hier gesteuert wird, handelt es sich meist um Schlüsselenzyme des Stoffwechsels.

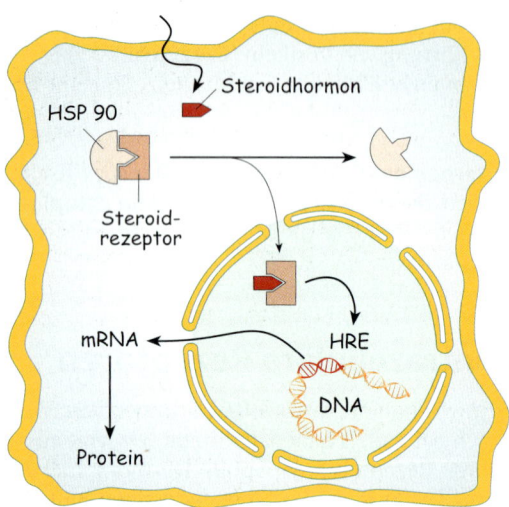

**Die Enzymmenge.** Lipophile Hormone wirken über eine Induktion oder Repression von Enzymen, das heißt, nicht die Aktivität eines vorhandenen Enzyms wird reguliert, sondern seine in der Zelle vorliegende Menge.

> Da die Neusynthese eines Proteins einige Zeit in Anspruch nimmt, sind lipophile Hormone *nicht* für kurzfristige Regulationsaufgaben geeignet, sondern dienen zur längerfristigen Einstellung eines veränderten Stoffwechselzustandes.

## Hormone mit intrazellulären Rezeptoren

Lipophile Hormone sind nicht so furchtbar zahlreich, weshalb wir die drei Gruppen schon hier vorstellen wollen.

- Sämtliche **Steroidhormone** wirken über für sie spezifische Steroid-Rezeptoren, die sich im **Zytoplasma** vieler unserer Zellen befinden.
- Die **Schilddrüsenhormone** wirken über den Schilddrüsenhormon-Rezeptor, der im **Zellkern** auf seine Liganden wartet.
- Die **Retinsäure**, die für Wachstum und Differenzierung eine große Rolle spielt, wirkt ebenfalls über verschiedene **intranukleäre** Rezeptoren.

## 1.5    Zytokinrezeptoren

Wie bereits erwähnt, ist in den vergangenen Jahren noch eine ganze Reihe weiterer Rezeptoren bekannt geworden. Die Natur ist eben leider noch viel komplizierter, als es der Student gerne hätte. Exemplarisch sei hier ein mit der so genannten **Janus-Kinase (JAK)** assoziierter Zytokinrezeptor beschrieben, die ihre Aktivierung ans Innere der Zelle weiterleitet.

Ein wichtiges Zytokin, das über diesen Signaltransduktionsweg seine Botschaft verbreitet, ist das Interleukin-2 ( ↗ S. 411).

## Die Janus-Kinasen (JAKs)

Sind keine Zytokine vorhanden, so liegen diese Rezeptoren als Monomere an der Oberfläche der Zielzellen vor.

### Aktivierung des Rezeptors

Binden zwei Liganden an ihre Rezeptoren, bilden je zwei Monomere ein Dimer, wodurch es zu einer Annäherung der beiden JAKs kommt, die sich am zytoplasmatischen Teil der Rezeptoren befinden.

Durch eine **Transphosphorylierung** werden die Janus-Kinasen aktiviert und phosphorylieren daraufhin bestimmte Anteile (Tyrosinreste) des zytoplasmatischen Teils des Rezeptors.

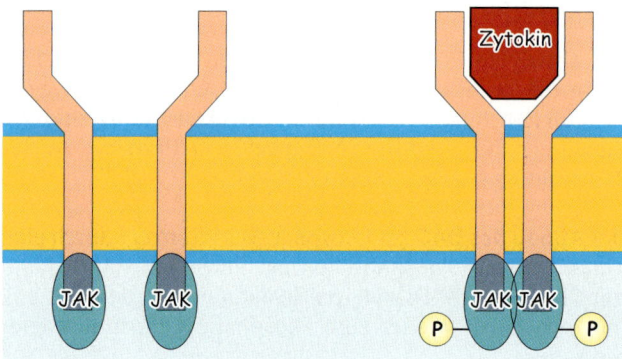

### Wie JAK zu seinem Namen kam …

Ursprünglich nannte man die Janus-Kinase „**J**ust-**a**nother **k**inase" = **JAK**, da man dachte, es handele sich dabei um Kinasen, wie man sie schon zur Genüge kannte.

Nachträglich stellte man dann allerdings fest, dass diese Kinasen eine spezielle Eigenart haben, die sie von den anderen Kinasen unterscheidet.

JAKs entfalten ihre Wirkung – die Phosphorylierung anderer Proteine – nur dann, wenn sie als **Dimer** vorliegen. Um das im Namen zu verdeutlichen, sagte man daher, **JAK** bedeute **Ja**nus-**K**inase. Janus war ein römischer Gott mit zwei Gesichtern und die JAK funktioniert eben nur als Dimer, also mit zwei Gesichtern (= aktiven Zentren).

## Die Signaltransduktion

Die Signaltransduktion übernehmen hier bestimmte Proteine, die in den Zellkern wandern und dort an die DNA binden. Auch hier haben wir also wieder ein Beispiel für hydrophile Botenstoffe, die trotzdem über eine Veränderung der Genexpression wirken (vgl. ↗ S. 345).

### Die STAT-Proteine

Durch die Transphosphorylierung der Janus-Kinasen entstehen am Rezeptor Bindungsstellen für das **STAT-Protein**. **STAT** steht für „**s**ignal **t**ransducer and **a**ctivator of **t**ranscription", was nichts anderes heißt, als dass diese Moleküle die Information der Rezeptoraktivierung weiterleiten (= transduzieren) und dabei die Transkription bestimmter Proteine anschalten (= Aktivierung der Transkription).

### Aktivierung der STAT-Proteine

Bindet ein STAT-Protein an den aktivierten Rezeptor, so wird es von den Janus-Kinasen **phosphoryliert** und je zwei STATs schließen sich zu einem **Dimer** zusammen, das dadurch die Fähigkeit erlangt, in den Zellkern transportiert zu werden.

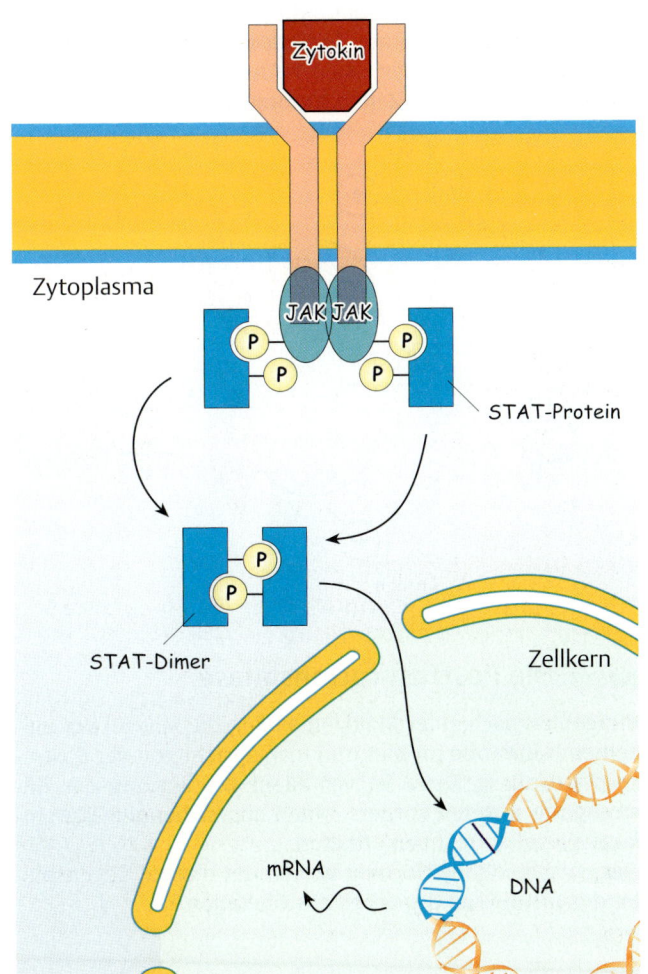

Dort bindet es an die DNA (genau gesagt an STAT-Bindungssequenzen im Bereich des Promotors) und induziert die Transkription bestimmter Gene.

**Unterschiedliche JAKs und STATs** vermitteln verschiedene Wirkungen. Verschiedene Zytokine benutzen so zwar das gleiche Signaltransduktionsprinzip, erzielen aber dennoch unterschiedliche Wirkungen, da die einzelnen Komponenten nicht identisch sind.

### Signalstoffe, die über Janus-Kinasen wirken

Mittlerweile ist eine ganze Reihe Stoffe bekannt, die über Janus-Kinasen und den JAK/STAT-Weg laufen. Der bekannteste Vertreter ist sicher das schon erwähnte Interleukin-2, aber auch einige andere Signalstoffe sind keine Unbekannten.

In erster Linie handelt es sich um Zytokine, die proliferativ wirken, so die Interleukine 2 bis 7 und das GM-CSF (↗ S. 408). Außerdem das Erythropoetin (↗ S. 400), das manchmal auch zu den Zytokinen gerechnet wird, auch wenn es klassisch endokrin wirkt.

Auch die beiden vom Hypophysenvorderlappen ausgeschütteten Hormone, die direkt Zielgewebe beeinflussen – Somatotropin (↗ S. 397) und Prolaktin (↗ S. 406) – wirken über den JAK/STAT-Signaltransduktionsweg.

## 1.6 Sortierung der Hormone

Es gibt viele verschiedene Hormone, die es irgendwie zu sortieren gilt, will man den Überblick nicht verlieren. Hier gibt es nun mindestens so viele Möglichkeiten wie Biochemie-Dozenten, doch *die geniale* ist nicht dabei.

Eine alphabetische Reihenfolge verbietet sich ebenso wie eine nach chemischen Ähnlichkeiten. Am sinnvollsten erscheint uns eine Gliederung nach Funktionen, an die wir uns weitestgehend halten werden. Nur so können Hormone, die im Körper in einem funktionellen Zusammenhang stehen, auch gemeinsam besprochen werden.

Die Chemie der Hormone sollte man allerdings immer im Hinterkopf behalten, weil sich allein dadurch schon die meisten allgemeinen Eigenschaften eines Hormons herleiten lassen …

# 2 Energieversorgung

Unser Körper muss energiereiche Bausteine über die Nahrung aufnehmen, um seinen Energiebedarf decken zu können. Bei der Verteilung und Portionierung dieser energiereichen Stoffe hat die Leber eine zentrale Stellung.

Im folgenden Kapitel zeigen wir, wie das alles koordiniert wird, denn die Umschaltung von Stoffwechselwegen erfolgt mittels Signalstoffen (Hormone), da häufig viele Organe zusammenarbeiten müssen, was natürlich reguliert sein will.

## 2.1 Der Energiestoffwechsel

Beim Energiestoffwechsel lassen sich in unserem Organismus zwei grundsätzlich verschiedene Stoffwechselzustände unterscheiden.

- Kurz nach einer Mahlzeit ist unser Körper von einer wahren Flut an Nährstoffen überschüttet, er befindet sich in der **Resorptionsphase**.
- Einige Zeit nach der letzten Nahrungsaufnahme müssen die Stoffwechselwege umgeschaltet werden, um den Körper ausreichend mit gespeicherter Energie versorgen zu können, man spricht von der **Postresorptionsphase**.

**Die Rolle der Glukose.** Es sei hier schon einmal betont, dass sich bei der Regulation des Energiestoffwechsels alles um die Glukose dreht. Der Grund dafür ist, dass die Glukose der älteste Energielieferant für Zellen ist und daher eine ganz besondere Stellung unter den Energielieferanten einnimmt. Einige Zellarten (z. B. Erythrozyten) sind sogar essenziell auf diesen Brennstoff angewiesen.

**Die Regulation** des Energiestoffwechsels haben in unserem Organismus vor allem **fünf Hormone** übernommen, die wir im Folgenden näher betrachten werden.

Die beiden wichtigsten sind **Insulin** und sein Gegenspieler **Glukagon**, die für einen konstanten Blutglukosespiegel (80 – 120 mg/dl) sorgen.

In kurzfristigen Stresssituationen erhöht **Adrenalin** zusätzlich noch den Zuckerspiegel im Blut.

Für die langfristige Regulation des Energiestoffwechsels sind die **Glukokortikoide** und die **Schilddrüsenhormone** zuständig.

Insulin ist das einzige der fünf Hormone, das den Blutglukosespiegel senkt.

Alle anderen Hormone erhöhen – kurz- oder langfristig – den Glukosespiegel im Blutplasma.

### Die Resorptionsphase

Die Resorptionsphase zeichnet sich durch ein Überangebot an Nährstoffen aus. Dieser wird genutzt, um Biosynthesen

zu betreiben und Speicher für die Postresorptionsphase aufzufüllen.

Der wichtigste Agitator ist das **Insulin**, das die Aufnahme der Nährstoffe in die Zellen und deren Weiterverarbeitung vermittelt. Entscheidend ist hier, wie eingangs schon erwähnt, die Verarbeitung der Glukose als besonders kritischem Energieträger.

**Zielort der Insulinwirkung** sind praktisch alle Zellen, wobei Leber, Muskulatur und Fettgewebe eine besondere Stellung einnehmen und daher auch hier bevorzugt behandelt werden.

**Einbau der Glukose in Glykogen.** In der Resorptionsphase ist es für unseren Körper entscheidend, die lebenswichtigen Glukosespeicher aufzufüllen. In Leber und Muskulatur vermittelt Insulin genau diesen Effekt.

**Umbau der Glukose in Fett.** Zum anderen wird die reichlich vorhandene Glukose auch vermehrt abgebaut: im Rahmen der Glykolyse ( ↗ S. 83) zu Pyruvat und dann über die Pyruvat-Dehydrogenase ( ↗ S. 93) zum Acetyl-CoA. Aus Acetyl-CoA werden über die Fettsäure-Biosynthese ( ↗ S. 134) neue Fettsäuren synthetisiert, die zwar nicht als Glukosespeicher dienen, aber dafür reichlich Energie enthalten, die von vielen Zellen genutzt werden kann.

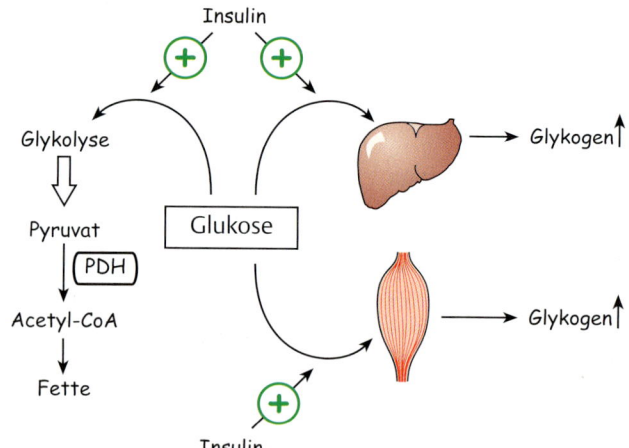

### Die Postresorptionsphase

Einige Zeit nach einer Mahlzeit sinken die Spiegel der einzelnen Nährstoffe im Blut und man spricht von der Postresorptionsphase. Diese ist vor allem geprägt von der Anstrengung unseres Körpers, einen ausreichenden Blutglukosespiegel aufrecht zu erhalten.

Das entscheidende Hormon ist hier der direkte Gegenspieler des Insulins an der Leber, das **Glukagon**.

**Zielort der Glukagonwirkung** ist in erster Linie die Leber, da sie das einzige Organ ist, das ausreichende Mengen an Glukose für den Gesamtorganismus bereitstellen kann.

**Glykogenabbau.** Unter dem Einfluss von Glukagon wird in der Leber vermehrt Glykogen abgebaut ( ↗ S. 107). Die frei werdende Glukose gelangt ins Blut und dient vor allem den Glukose-abhängigen Organen (z. B. Gehirn und Erythrozyten) als Energiespender.

**Glukoneogenese.** Da die Glykogenspeicher der Leber begrenzt sind (sie bieten Glukose für etwa 24 Stunden), muss auch die Neusynthese von Glukose (Glukoneogenese, ↗ S. 110) rechtzeitig eingeschaltet werden.
Da dafür in der Leber die Energie (und NADH/H⁺) aus dem Abbau von Fettsäuren benötigt wird, erfolgt gleichzeitig auch eine Anschaltung der Lipolyse im Fettgewebe und der β-Oxidation in der Leber.

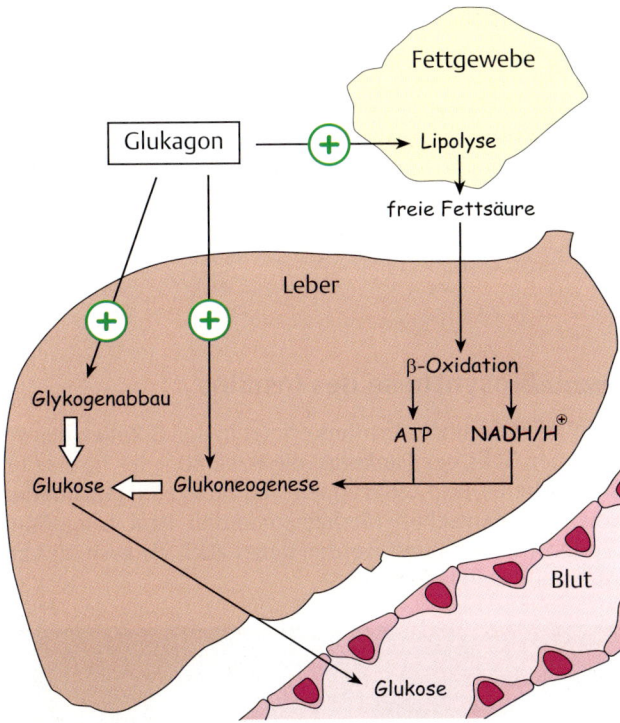

Weniger in Hungerzeiten, sondern generell in Stresssituationen übernimmt **Adrenalin** ( ↗ S. 360) die Aufgabe des Glukagon, hat aber – bezogen auf den Glukosestoffwechsel – die gleichen Effekte.
Auch die **Glukokortikoide** ( ↗ S. 365) führen zu einer Erhöhung des Blutglukosespiegels, allerdings nicht durch direkte schnelle Mechanismen, sondern durch die Induktion verschiedener in den Energiestoffwechsel verwickelter Gene.
Ähnlich wirken die **Schilddrüsenhormone** ( ↗ S. 372), die für die langfristige Energieregulation vor allem in Hinblick auf Wachstum und Differenzierung wichtig sind.

## Die Schlüsselenzyme des Stoffwechsels

Um einen Stoffwechselweg hormonell zu beeinflussen, ist es nicht erforderlich, die Aktivität *sämtlicher* Enzyme zu manipulieren. Es genügt völlig, nur die wenigen Schlüsselenzyme zu aktivieren oder inaktivieren – je nach Stoffwechsellage. Nur bei den Schlüsselreaktionen eines Stoffwechselwegs handelt es sich nämlich um Reaktionen, die von der Menge an vorhandenen Enzymen abhängig sind (= enzymbegrenzte Reaktionen).

### Schlüsselenzyme der Resorptionsphase

Wichtige Schlüsselenzyme der Resorptionsphase sind die Glukokinase, die Phosphofruktokinase und die Pyruvat-Kinase der **Glykolyse**.
Außerdem die **Pyruvat-Dehydrogenase** für den weiteren Abbau des Pyruvat zu Acetyl-CoA und die Glykogen-Synthase für den **Glykogen-Stoffwechsel**.
Wichtig für die **Fettsäure-Biosynthese** sind die Acetyl-CoA-Carboxylase und die Citrat-Lyase.

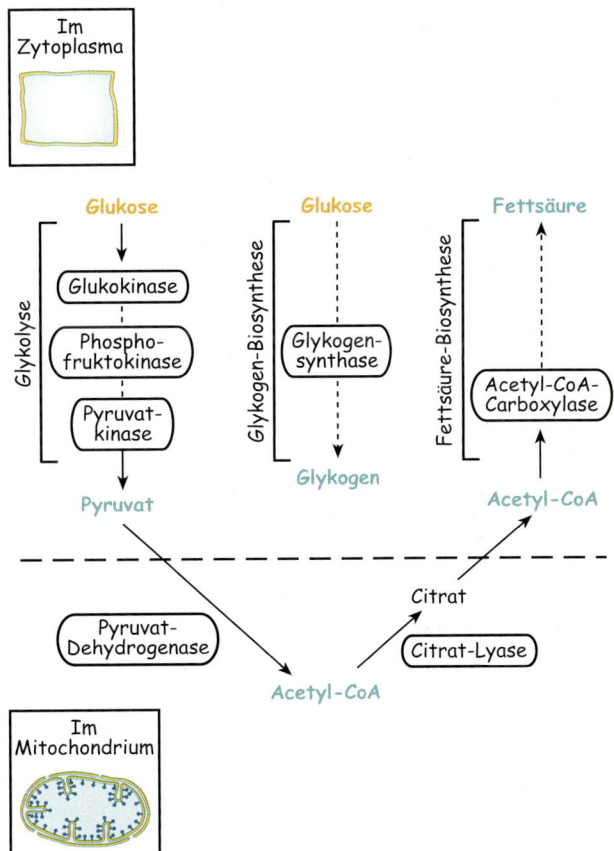

## Schlüsselenzyme der Postresorptionsphase

Die Postresorptionsphase ist von der **Glukoneogenese** dominiert, deren Schlüsselenzyme die Pyruvat-Carboxylase, die PEP-Carboxykinase, die Fruktose-1-6-Bisphosphatase und die Glukose-6-Phosphatase sind.

Außerdem die Glykogen-Phosphorylase für den **Glykogen-Stoffwechsel**.

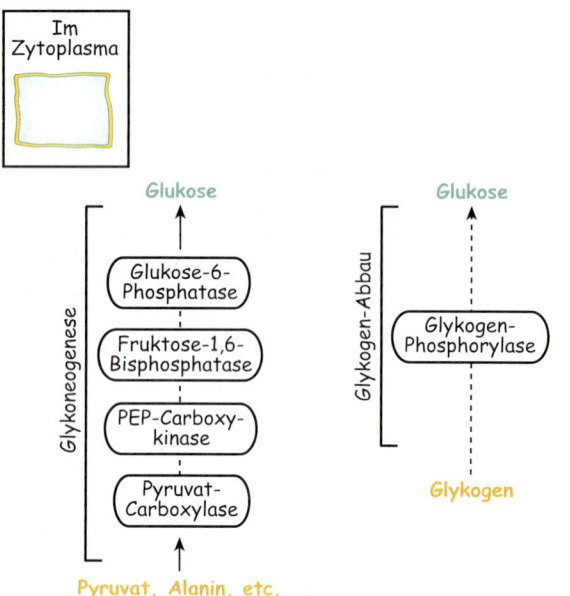

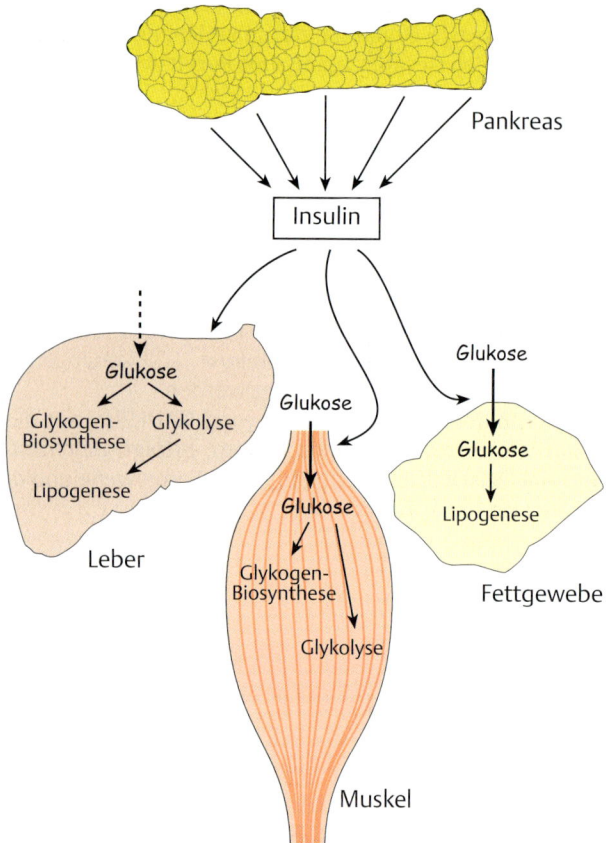

## 2.2    Insulin

Das Peptidhormon Insulin (lat. insula = Insel, wegen seiner Herkunft aus den Langerhans-Inseln …) ist das einzige Hormon, das den **Blutzuckerspiegel senken** kann, der normalerweise zwischen 80 und 120 mg Glukose pro dl Blut konstant gehalten wird. Außerdem ist es das wichtigste **anabole** Hormon, das sämtliche Aufbauprozesse in unseren Zellen fördert.

Gebildet wird Insulin von den B-Zellen des Inselapparats der Bauchspeicheldrüse (= Pankreas) und es wirkt auf eine ganze Reihe von Zellen.

Das Verständnis für die Funktionsweise des Insulins ist insofern von großer Wichtigkeit, als es eigentlich keinen ordentlichen („typischen") internistischen Patienten gibt, der keinen (meist relativen) Mangel an Insulin aufweist; eine Erkrankung, die man als Diabetes mellitus (↗ S. 357) bezeichnet.

### ▬▬▬ Biosynthese des Insulins

Die Biosynthese des Insulins erfolgt in den **B-Zellen** des endokrinen Teils des Pankreas, die etwa 80 % der Inselzellen ausmachen. Diese Zellgruppen sind im letzten Jahrhundert von dem deutschen Medizinstudenten Paul Langerhans entdeckt worden und werden daher auch als auch als Langerhans-Inseln bezeichnet.

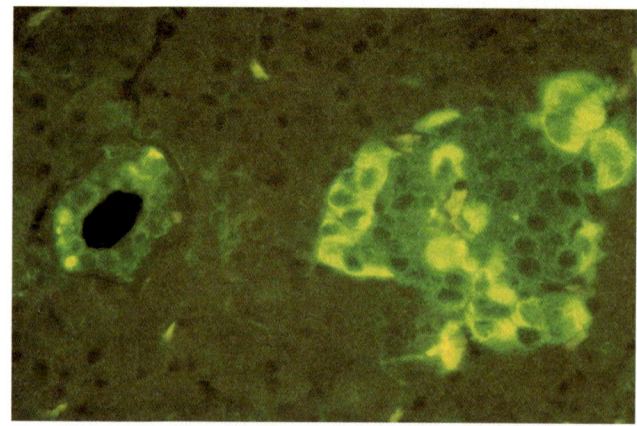

Insulin ist ein Peptidhormon mit 51 Aminosäuren und besteht aus zwei Polypeptidketten (A und B) unterschiedlicher Länge, die durch zwei Disulfidbrücken miteinander verbunden sind. Eine dritte Disulfidbrücke befindet sich innerhalb der A-Kette.

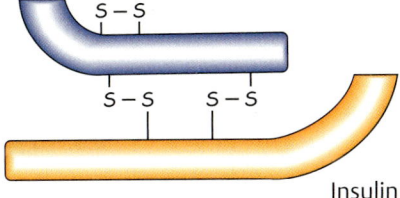

Insulin

Wie bei allen sekretorischen Peptiden ( ↗ S. 165) erfolgt auch die Biosynthese des Insulins über ein Vorläuferpeptid. Hydrophobe Signalsequenzen sind erforderlich, um das Hormon in das ER zu dirigieren. (Das gilt übrigens auch für den Insulin-Rezeptor, ↗ S. 354, der zunächst als Präprorezeptor translatiert wird.) Von dort aus kommt es in den Golgi-Apparat und wird dann intrazellulär in Vesikeln gespeichert.

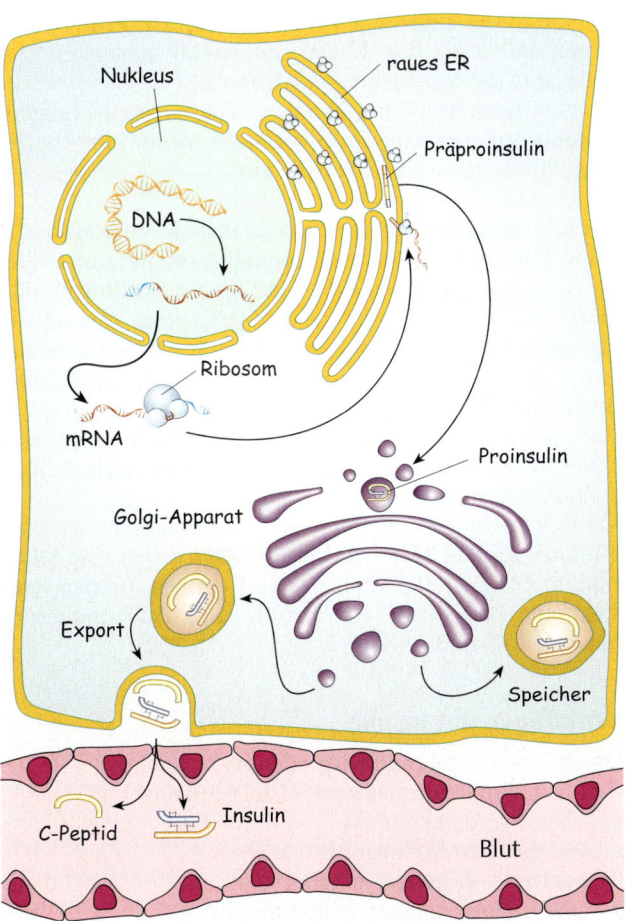

**Präproinsulin** ist ein einkettiges unverzweigtes Polypeptid. Mit Hilfe seiner Signalsequenz („prä") gelangt es in das (raue) Endoplasmatische Retikulum der B-Zelle.

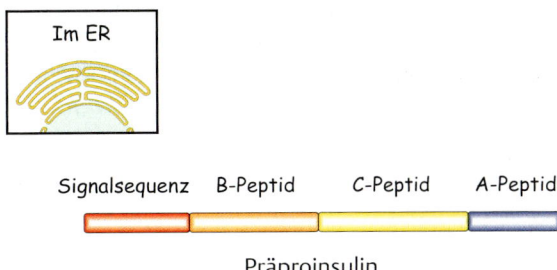

Präproinsulin

**Proinsulin.** Da das Signalpeptid damit seinen Dienst getan hat und nun überflüssig geworden ist, wird es im ER proteolytisch abgespalten. Im ER bilden sich die für die Wirkung des Insulins essenziellen Disulfidbrücken und man bezeichnet das Peptid jetzt als Proinsulin. Es unterscheidet sich vom fertigen Insulin nur noch durch die C-Sequenz.

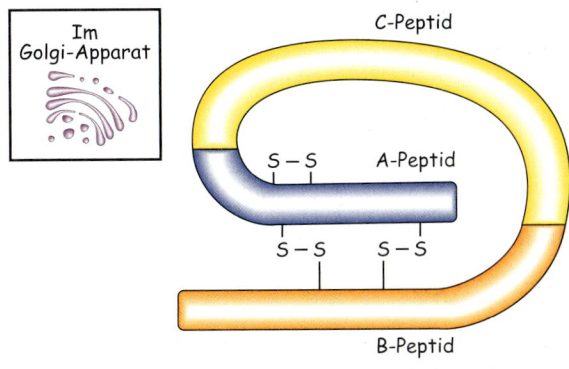

Pro-Insulin

**Insulin-Zink-Komplex.** Vom **Golgi-Apparat** wird Proinsulin in sekretorische Granula (Vesikel) verpackt und dort bis zum Gebrauch als Insulin-Zink-Komplex gespeichert.
Erst bei Steigen des Blutglukosespiegels schneiden Peptidasen im Vesikel die C-Sequenz aus dem Proinsulin heraus und es entsteht das aktive Insulin, das zusammen mit seinem C-Peptid und Zink ausgeschüttet wird.

**Das C-Peptid in der Klinik.** Nach der gemeinsamen Sekretion kann die C-Sequenz im Serum nachgewiesen werden und in der Klinik als Maß für die **endogene Insulinproduktion** dienen.
Interessant ist das bei Diabetikern, die Insulin spritzen, da das synthetisch hergestellte Insulin diese überflüssige C-Sequenz nicht enthält. So kann festgestellt werden, wieviel Insulin der Körper noch selbst herstellt.

**Der gesamte Insulin-Vorrat** des Pankreas beträgt etwa 10 mg. In der noch immer üblichen Maßeinheit spricht man von rund 250 Insulineinheiten (IE).
Täglich werden davon etwa 50 IE ausgeschüttet, der Gesamtvorrat reicht also für rund 5 Tage. (Die Einheit „IE" wird dabei von einer fast schon antiken Labormessmethode abgeleitet.)

## Molekulare und physiologische Wirkungen

Die Wirkungen des Insulins sind unheimlich komplex und noch lange nicht alle verstanden. Vor allem die Veränderungen, die Insulin innerhalb der Zelle verursacht, sind trotz intensiver Forschung lediglich bruchstückhaft bekannt. Trotzdem sind einige Effekte schon seit vielen Jahren aufgeklärt und für das Verständnis des Stoffwechsels sowohl beim Gesunden als auch beim Diabetiker sehr wichtig.

- Die wohl wichtigste Wirkung des Insulins ist die **Senkung des Blutglukosespiegels**, die durch verschiedene ineinandergreifende Maßnahmen erreicht wird.
- Außerdem ist Insulin das wichtigste anabole Hormon mit vielfältigen Effekten auf **Wachstum und Differenzierung** unserer Zellen und Gewebe.

**Zielorte des Insulins** sind die meisten Zellen unseres Körpers, da fast alle etwas zu einer Senkung des Blutglukosespiegels beitragen können. Zudem ist die Wachstumsförderung ebenfalls für viele Gewebe von Bedeutung.

Wichtigster Angriffsort für die Senkung der Blutglukose sind die Insulin-Rezeptoren an den entscheidenden Stoffwechselgeweben: **Skelettmuskulatur**, **Fettgewebe** und **Leber**. Sie spielen vor allem quantitativ die größte Rolle und stehen daher auch bei der folgenden Betrachtung im Vordergrund.

### Insulin-Rezeptor und Signaltransduktion

Beim Insulin-Rezeptor handelt es sich um einen Typ-I-Rezeptor mit Tyrosinkinase-Aktivität (↗ S. 341), der sich auch bei vielen Wachstumsfaktoren findet – auch hier zeigt sich die Bedeutung der wachstumsfördernden Komponente der Insulinwirkung.

Die sich anschließende Kaskade der Signaltransduktion ist sehr komplex und noch nicht gut verstanden.

**Der Insulin-Rezeptor** ist ein Glykoprotein, das aus zwei α-Ketten besteht, die vollständig extrazellulär liegen, und zwei β-Ketten, die sich durch die Membran spannen. Binden außen an die α-Ketten Insulin-Moleküle, dann erfolgt innen eine ATP-abhängige Autophosphorylierung des Rezeptors. Dessen β-Ketten sind nämlich mit einer ATP-Bindungsstelle und einer Tyrosinkinase-Aktivität ausgestattet.

Außerdem wird der Insulin-Rezeptor-Komplex relativ schnell in die Zelle aufgenommen (= internalisiert). Der Rezeptor kann nun entweder wiederverwertet oder zusammen mit Insulin abgebaut werden (↗ S. 357).

**Das IRS-1.** Der aktivierte Insulin-Rezeptor aktiviert seinerseits eine Reihe von Proteinen, vor allem aber ein Protein, das für die meisten nachfolgenden Effekte verantwortlich ist: das **I**nsulin-**R**ezeptor-**S**ubstrat 1 (**IRS-1**). Das IRS-1 vermittelt dann vermutlich die meisten der intrazellulären Insulinwirkungen.

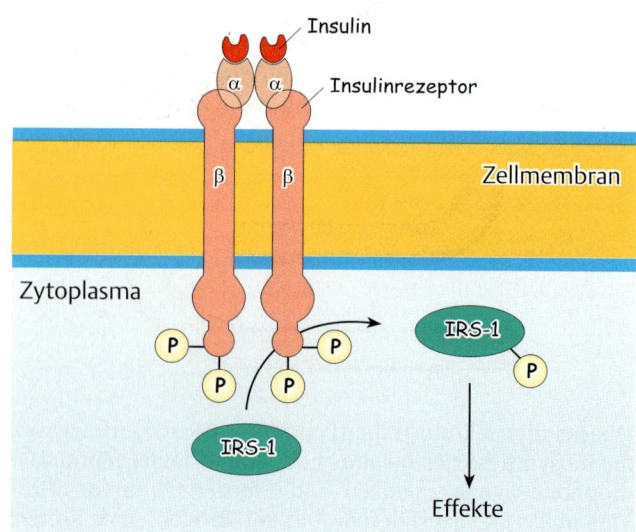

**Senkung des cAMP-Spiegels.** Die wichtigsten Insulineffekte in der Leber scheinen durch eine Senkung des cAMP-Spiegels in den Hepatozyten bedingt zu sein. Insulin scheint hier die cAMP-spezifische **P**hospho**die**sterase (**PDE**) zu aktivieren und damit das Hungersignal cAMP zu senken. (Die Zelle ist in diesem Zustand ja auch satt.)

Ein niedriger cAMP-Spiegel hat zur Folge, dass die Enzyme in **dephosphorylierter** Form vorliegen, wofür eine spezifische Phosphatase verantwortlich ist.

**Der RAS-Weg.** Ein weiterer Signaltransduktionsweg des Insulins führt vom IRS-1 über Kopplungsproteine zum G-Protein RAS, das in der Folge die MAP-Kinase (= Mitogen-aktivierte Phosphorylase-Kinase) aktiviert. Dieser Weg scheint vor allem für die **mitogenen Effekte** des Insulins verantwortlich zu sein. Die MAP-Kinase wandert in den Zellkern und aktiviert dort eine Reihe von Genen.

Auch alle anderen Rezeptoren mit Tyrosinkinase-Aktivität sind mit dem RAS-Protein gekoppelt, so auch die zahlreichen Wachstumsfaktoren.

Klinisch wichtig ist diese Tatsache, da es unheimlich viele Tumoren gibt, in denen das RAS-Protein durch eine Mutation im *RAS*-Gen dauerhaft aktiviert vorliegt. Hieraus kann sich eine dauerhafte Aktivierung und Zellstimulierung (= Wachstum und Teilung) ergeben (↗ S. 310).

### Wirkungen des Insulin

Durch Insulin werden **Energiedepots** angelegt, die bei Bedarf (z B. durch Adrenalin oder Glukagon angeregt) wieder abgebaut werden können.

- In **Leber** und **Skelettmuskulatur** wird die Glykogen-Biosynthese aktiviert, parallel werden Glykogen-Abbau und Glukoneogenese gehemmt.
- Im **Fettgewebe** sinkt die Lipolyse, die Liponeogenese steigt hingegen.

**Die genomischen Effekte** des Insulins dienen langfristig dem Wachstum des Organismus.

Durch **Induktion** werden in der Leber die Schlüsselenzyme der Glykolyse und der Glykogen-Biosynthese gefördert. Im Fettgewebe außerdem die Lipoprotein-Lipase.
Durch **Repression** werden die Enzyme der Glukoneogenese gehemmt.

### Wirkung auf den Kohlenhydratstoffwechsel

Die bedeutsamste kurzfristige Wirkung des Insulins besteht in einer Senkung des Blutglukosespiegels.
Insulin erreicht dies sehr effektiv durch drei sich ergänzende Maßnahmen:
1. Vermehrte **Aufnahme** von Glukose in die Zellen;
2. Vermehrter intrazellulärer **Abbau** von Glukose (Glykolyse);
3. Förderung des intrazellulären **Umbaus** der Glukose.

Welche der drei Maßnahmen dabei im Vordergrund steht, hängt von der betroffenen Zelle ab, ist also zellspezifisch.

**Vermehrte Glukose-Aufnahme in die Zellen.** Erster Schritt der Insulin-Wirkung ist die Förderung der Glukose-Aufnahme in die Zellen, wodurch der Blutglukosespiegel schon zu sinken beginnt. Einige Gewebe (Muskel- und Fettzellen) sind für die Aufnahme von Glukose sogar auf die Anwesenheit von Insulin angewiesen.
In **Muskel**- und **Fettzellen** werden zur Glukoseaufnahme die **Glu**kosetransporter Nummer 4 (**Glut 4**), die in intrazellulären Vesikeln gespeichert vorliegen, in die Zellmembran eingebaut.

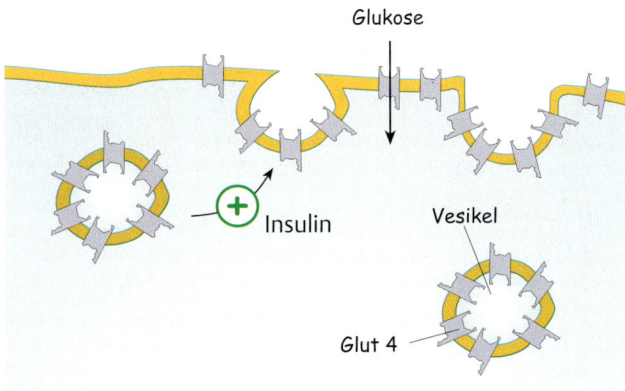

In **Leber** und **Pankreas** wird Glukose über einen anderen Transporter (**Glut 2**) **insulinunabhängig** aufgenommen. Langfristig wird dort unter Insulinwirkung vermehrt Glukokinase ( ↗ S. 80) produziert, wodurch der intrazelluläre Glukoseabbau erleichtert wird.

**Verstärkter Glukose-Abbau und Umbau.** Die in die Zellen eingeschleuste Glukose soll sich nun natürlich nicht anhäufen, sondern weiterverarbeitet werden, wozu verschiedene Stoffwechselwege aktiviert werden.
- Die **Glykogen-Biosynthese** wird in Leber und Muskel aktiviert (Zielenzym Glykogen-Synthase), der Glyko-

genabbau entsprechend gehemmt (Zielenzym Glykogen-Phosphorylase).
- Die **Glykolyse** wird in Leber und Muskel aktiviert (Zielenzym Phosphofruktokinase), die Glukoneogenese entsprechend gehemmt (Zielenzyme Pyruvat-Carboxylase und PEP-CK).
- Außerdem wird die überschüssige Energie genutzt, um vermehrt **Proteine** und **Lipide** (v. a. TAGs) aufzubauen.

Die Effekte auf den Glykogen-Stoffwechsel und die Glukoneogenese scheinen dabei über ein Senkung des cAMP-Spiegels in der Leber zu laufen.

### Wirkung auf den Fettstoffwechsel

Auch die Fettsäure-Biosynthese ( ↗ S. 134) wird – vor allem in der Leber – aktiviert, was dadurch geschieht, dass die Pyruvat-Dehydrogenase (PDH, ↗ S. 93) aktiviert wird. Hierdurch fällt in der Zelle jede Menge Acetyl-CoA an, das durch die ebenfalls aktivierte Acetyl-CoA-Carboxylase zu Malonyl-CoA umgebaut werden kann. Malonyl-CoA dient als direkte Vorstufe für die Fettsäure-Biosynthese.
Außerdem läuft auch mehr Glukose durch den Pentosephosphatweg ( ↗ S. 99), der die benötigten Reduktionsäquivalente in Form von NADPH/H$^+$ liefert.
Acetyl-CoA und NADPH/H$^+$ werden zum „Superspeicher" Fett (in Form von TAG) zusammengebaut, in Lipoproteine (VLDL, ↗ S. 508) verpackt und ans Blut abgegeben.

**Insulin und die Fettzelle.** Weil das ganze Fett der VLDLs ja auch irgendwo bleiben muss, wird im Fettgewebe durch Insulin die (hormonsensitive) Lipoprotein-Lipase aktiviert (und induziert), die die VLDLs abbaut.
Daneben erfolgt die Aktivierung der Glykogenbildung und besonders der TAG-Biosynthese.

> Insulin ist das einzige Hormon, das unser Fett in den Depots hält, es hemmt die Lipolyse (hormonsensitive TAG-Lipase) und fördert die Lipid-Biosynthese.

### Wirkung auf den Proteinstoffwechsel

Insulin fördert die Aufnahme von Aminosäuren in die Zellen und wirkt langfristig stimulierend auf den gesamten Proteinstoffwechsel. Vor allem die Proteinbiosynthese in der Muskulatur wird unter dem Einfluss von Insulin gesteigert.

### Insulin und das Kalium

Die Tatsache, dass Insulin Kalium-Ionen in die Zellen schafft, macht man sich in der Klinik zunutze, indem man bei einer Hyperkaliämie Insulin (zusammen mit Glukose!) infundiert.
Andererseits sollte man bei einer Insulintherapie hin und wieder auch mal nach dem Kalium des Patienten schauen. Bei Dosierungsfehlern kann es schon einmal zu einer (unter Umständen lebensbedrohlichen) Hypokaliämie kommen,

da Kalium ein sehr kritisches Elektrolyt für unseren Körper ist.

## Steuerung der Sekretion

Man unterscheidet bei der Insulinsekretion eine ständige (= basale) Sekretion von einer mahlzeitabhängigen.
Die basale Insulinsekretion erfolgt relativ unbeeinflusst von äußeren Faktoren, die mahlzeitabhängige wird vor allem durch den Blutglukosespiegel gesteuert.

### Mahlzeitabhängige Insulinsekretion

Die Insulin-Freisetzung wird in erster Linie durch einen Anstieg der Glukose-Konzentration im Blut gefördert. Eine Hemmung der Freisetzung kann durch verschiedene Hormone erfolgen.

**Förderung der Insulinfreisetzung.** Neben dem bekanntesten Reiz zur Freisetzung von Insulin (der Glukose) gibt es noch andere Mechanismen, die die Insulinausschüttung modulierend verstärken:
- hohe Fettsäure-, Aminosäure- und Ketonkörper-(v. a. β-Hydroxybutyrat-)Spiegel im Blut,
- gastrointestinale Hormone – hier vor allem das GIP ( ↗ S. 382) sowie
- Acetylcholin als Anreger der Verdauung (Vagusstimulation).

> Die Tatsache, dass viele gastrointestinale Hormone die Insulin-Freisetzung fördern, führt dazu, dass Glukose oral gegeben zu einer höheren Insulin-Ausschüttung führt als parenteral verabreicht.

**Die Hemmung der Insulinfreisetzung** erfolgt durch Hormone, die in den B-Zellen des Pankreas den cAMP-Spiegel erniedrigen:
- **Somatostatin** (Wachstumshemmer),
- **Adrenalin** (über $\alpha_1$-Rezeptoren, die sich in großer Zahl auf den B-Zellen des Pankreas befinden, ↗ S. 362),
- **Noradrenalin** (v. a. nerval als Zeichen einer Sympathikus-Aktivierung).

Die Katecholamine sorgen also nicht nur direkt an der Leber zu einer vermehrten Glukose-Mobilisierung, sondern auch indirekt, indem sie ihren Antagonisten, das Insulin, hemmen.

## Molekularer Mechanismus

Die Grundzüge des molekularen Mechanismus der Insulinsekretion sind mittlerweile ganz gut verstanden und auch klinisch-pharmakologisch von Relevanz, da man sonst die Funktionsweise der gängigen Antidiabetika nicht verstehen kann.

**Aufnahme über Glut-2.** Die B-Zelle des Pankreas nimmt Glukose (wie die Leber) entsprechend der Blutkonzentra-

tion über ihren (insulin*un*abhängigen!) Glukosetransporter Nummer 2 (**Glut-2**) auf.
Auch der erste Schritt des Abbaus der Glukose – die Phosphorylierung mittels der Glukokinase – erfolgt abhängig vom Blutglukosespiegel ( ↗ S. 80).

**Der Abbau der Glukose** erfolgt dann ordnungsgemäß über Glykolyse, Pyruvat-Dehydrogenase, Citratzyklus und Atmungskette. Hierbei entsteht ganz normal ATP, dessen Spiegel in der Zelle ansteigt.

**ATP-gesteuerte Kalium-Kanäle.** Der erhöhte ATP-Spiegel führt in der B-Zelle zu einer Abnahme der K⁺-Permeabilität eines ATP-sensitiven Kalium-Kanalproteins. In der Folge sinkt das Membranpotenzial der Zelle, bis es zu einer Depolarisation kommt.

**Über spannungsabhängige Calcium-Kanäle** strömt nun Calcium in die Zelle hinein, was zu einer Ausschüttung der Insulin-Vesikel führt. Der Inhalt der Vesikel – Insulin, C-Peptid und Zink – gelangen über das Blut zur Leber.

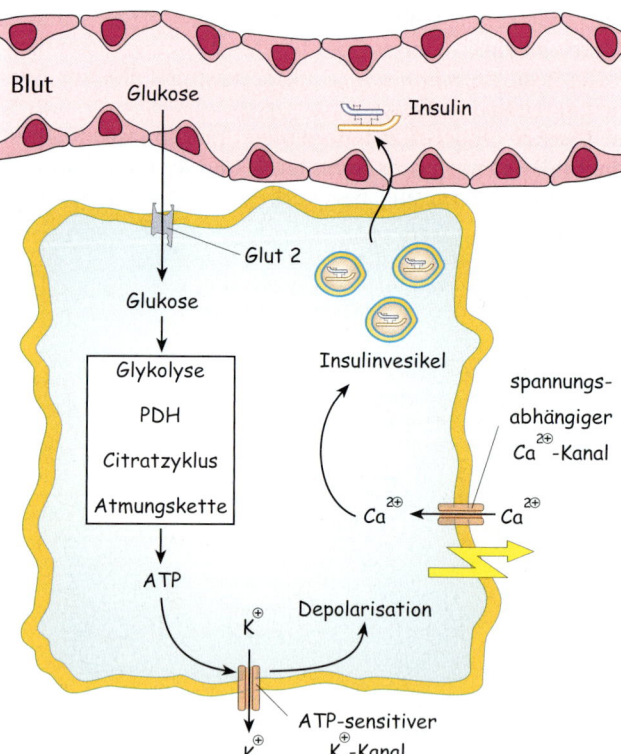

**Ist das alles?** Sollte dieser Mechanismus die ganze Wahrheit sein, müsste auch die β-Oxidation, die ja ebenfalls den ATP-Spiegel in der B-Zelle erhöht zu einer massiven Insulin-Freisetzung führen, was aber nicht der Fall ist.
Daher wird heute diskutiert, ob nicht nur Glukose-spezifische Wege die Insulin-Ausschüttung fördern. Vermutet wird, dass Zwischenprodukte der Glykolyse (die Glukokinase?) an der Insulinsekretion beteiligt sind.

## Wege des Insulins im Körper

Die Biosynthese des Insulins erfolgt, wie wir gerade schon gesehen haben, in den B-Zellen des Pankreas.

Damit es zu einer Ausschüttung von Insulin kommt, muss zunächst die Glukose aus der Nahrung zur Bauchspeicheldrüse gelangen, damit diese überhaupt weiß, dass Insulin benötigt wird.

**Die Glukose** und andere Nahrungsstoffe werden von den Darmzellen resorbiert und gelangen ins Blut. Über die Venae mesentericae superior und inferior gelangen sie in die Pfortader, die sie zur Leber bringen.

Dort passiert allerdings noch nicht allzuviel, da die Leber zwar schon vermehrt Nährstoffe aufnimmt, aber ihr Stoffwechsel noch nicht durch Insulin umgestellt worden ist.

Die Glukose schwimmt also weiter über die Vena cava zum Herzen und über die Aorta bis in den Truncus coeliacus und die Arteria mesenterica superior zum Pankreas, das von zahlreichen kleineren Arterien versorgt wird.

**Weg des Insulins.** Dort angelangt führt die Glukose zu einer Ausschüttung von Insulin, das ins Blut gelangt. Zahlreiche Venen bringen das Hormon über Vena splenica und Vena mesenterica superior zur Pfortader und damit direkt zur Leber, wo etwa 50 % des Insulins wirken und anschließend abgebaut werden. Der Rest durchquert die Leber und bindet an Insulin-Rezeptoren in der Peripherie.

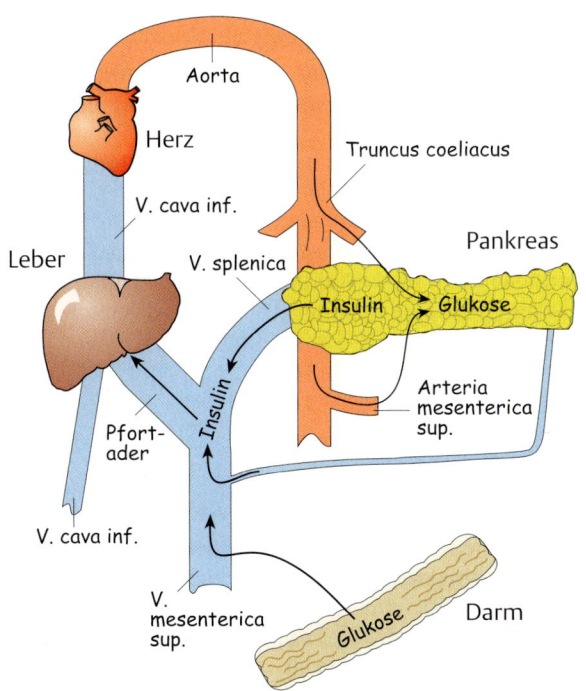

**Der Blutfluss** innerhalb des Pankreas ist noch ganz interessant. Er beginnt bei den Insulin-produzierenden B-Zellen und erreicht erst dann die A- und D-Zellen, die Glukagon bzw. Somatostatin herstellen. Diese Tatsache ist für die Be-

einflussung der Hormone untereinander von Bedeutung (↗ S. 356).

## Abbau des Insulins

Der Abbau des Insulins erfolgt vor allem in der Leber, der Niere und der Muskulatur mit einer Halbwertszeit von etwa 5 Minuten.

**Leber.** Rund 50 % des freien Insulins werden schon in der Leber abgebaut, die ja als erstes Organ erreicht wird.

Insulin, das an seinen Rezeptor gebunden hat, wird als Insulin-Rezeptor-Komplex in die Zelle aufgenommen und dort abgebaut – z.T. vermutlich in den Lysosomen.

**Niere.** In den Glomeruli wird Insulin filtriert und damit erst einmal dem Primärharn zugeführt. In den Tubuli erfolgt eine Reabsorption mit sich anschließendem Abbau in den Tubulusepithelzellen.

## Diabetes mellitus

Die Zuckerkrankheit (gr. diabetes = Harnruhr und lat. mellitus = honigsüß) ist eine Erkrankung, bei der entweder absolut (Typ-I-Diabetes) oder relativ (Typ-II-Diabetes) zu wenig Insulin vorhanden ist.

### Klinik des Diabetes mellitus

Die Folge des Insulinmangels ist ein permanent zu hoher Blutglukosespiegel, der viele Störungen unseres Organismus nach sich zieht.

**Glukoseaufnahme-Störungen.** Beim nicht eingestellten Diabetiker können sich Blutglukosespiegel bis über 800 mg/dl ergeben, was in vielen Fällen schon zu einem diabetischen Koma führt.

Trotz dieses hohen Blutglukosespiegels sind viele unserer Zellen nicht in der Lage, die Glukose aufzunehmen. Alle Glut-4-abhängigen Zellen (z.B. Muskel- und Fettzellen) sind auf die Anwesenheit von Insulin angewiesen, um überhaupt Zucker aufnehmen zu können.

**Proteolyse.** Durch das Überwiegen der dem Insulin antagonistischen Hormone kommt es zu einer vermehrten Proteolyse (= Proteinabbau) mit der Folge eines erhöhten Harnstoffspiegels und einer negativen Stickstoffbilanz („Muskelschwund“).

**Lipolyse.** Da Insulin das einzige Hormon ist, das Fett in den Zellen hält, führt ein Insulinmangel zu erhöhtem Fettabbau, wodurch reichlich Acetyl-CoA in der Leber anfällt, das zu Ketonkörpern (↗ S. 145) umgebaut wird. Bei anhaltender diabetischer Stoffwechsellage kann hieraus eine **metabolische Azidose** entstehen (Ketonkörper sind ja Säuren …), die sich durch die Abatmung von Aceton bemerkbar macht.

**Hypovolämie.** Wegen der osmotischen Aktivität der Glukose im Urin ( ↗ S. 438) kommt es zu einer hohen Ausscheidung von Flüssigkeit und Elektrolyten. Dadurch kann es zu Hypovolämie, einer peripheren Minderdurchblutung und schließlich zum Koma kommen.

**Als sekundäre Stoffwechselfolgen** gelten Erkrankungen, die sich nach vielen Jahren diabetischer Stoffwechsellage ergeben können. Hierzu zählen die Hyperlipoproteinämie, da die Lipoprotein-Lipasen nicht mehr aktiviert werden, und ein erhöhtes Risiko für Arteriosklerose und diabetische Neuropathien, deren Pathogenese noch nicht abschließend geklärt ist.

### Diagnose eines Diabetes mellitus

Die typischen Erstmanifestationen sind meistens häufiger Harndrang und ständiger Durst – Folge der Glukosurie.

**Glukosurie.** In unseren Nieren wird die Glukose normalerweise vollständig filtriert, aber auch wieder zu 100 % rückresorbiert.
Ab einer gewissen Menge Glukose im Urin sind unsere Tubulusepithelzellen nicht mehr in der Lage, die ganze Glukose rückzuresorbieren. Als Nierenschwelle gelten dabei 180 mg/dl Glukose im Blut. Befindet sich mehr Glukose im Blut, wird zunehmend Glukose ausgeschieden und erscheint im Harn. Da Glukose osmotisch aktiv ist, wird auch mehr Wasser ausgeschieden (Polyurie in Folge osmotischer Diurese), was wiederum mit starkem Durst verbunden ist.

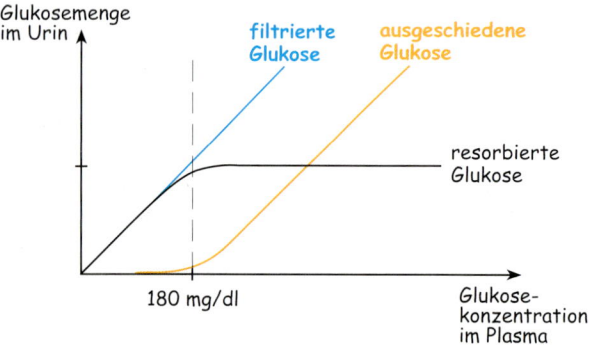

**Messung des Blutglukosespiegels.** Ein Blutglukosespiegel von über 200 mg/dl gilt als beweisend für das Vorliegen eines Diabetes mellitus.

### Diabetes mellitus Typ I

Beim Diabetes mellitus Typ I (= juveniler Insulinmangeldiabetes) handelt es sich um einen **absoluten Insulinmangel** aufgrund einer Zerstörung oder Ausschaltung der B-Zellen des Pankreas.
Neben einer (z. B. tumorbedingten) Entnahme der Bauchspeicheldrüse (Pankreatektomie) kommt auch eine chronische Pankreatitis mit fortschreitender Zerstörung des Organs ursächlich in Frage.

In den meisten Fällen ist die genaue Ursache jedoch nicht bekannt, obwohl man heute davon ausgeht, dass es sich hier um eine Autoimmunreaktion handelt.

**Die Therapie des juvenilen Diabetes** beruht zwangsläufig in einer lebenslänglichen Insulingabe (= insulinabhängiger Diabetestyp, früher als IDDM, engl. = insulin dependend diabetes mellitus bezeichnet).
Heute findet vor allem gentechnisch hergestelltes Humaninsulin Anwendung, ohne das der Weltbedarf schon gar nicht mehr gedeckt werden könnte. Früher wurde vor allem Rinder- und Schweine-Insulin verwendet, das allerdings immunologische Schwierigkeiten machen kann, da die Aminosäuren-Sequenz nicht zu 100 % übereinstimmt.

### Diabetes mellitus Typ II

Beim Stoffwechselgesunden liegen die Insulin-Rezeptoren im Überschuss vor; sind einige Rezeptoren besetzt, gibt es schon einen maximalen Insulin-Effekt. Bei Übergewichtigen scheint die Anzahl der Rezeptoren herunterreguliert zu sein – reversibel.
Es werden normale Insulinmengen produziert, das Gewebe spricht aber nicht mehr ausreichend darauf an (Insulinresistenz).

**Therapie des Altersdiabetes.** Für die im Alter auftretende Form des Diabetes gibt es verschiedene Therapieansätze, die nicht unbedingt eine Insulingabe bedeuten (keine obligate Insulinabhängigkeit, daher früher NIDDM, engl. = non insulin dependend diabetes mellitus). Im Vordergrund stehen hier vor allem diätetische Maßnahmen und Abmagerungskuren, die in den meisten Fällen als Therapie ausreichen würden.
Da dies bei vielen Patenten allerdings unrealistisch ist, werden trotzdem häufig Medikamente gegeben.

**Die Sulfonylharnstoffe** stimulieren die Insulinsekretion – vermutlich indem sie die Kalium-Kanäle ( ↗ S. 41) hemmen und damit eine Depolarisation auslösen, was schließlich zu einer vermehrten Insulin-Freisetzung führt.

## 2.3    Glukagon

Das Peptidhormon Glukagon (von Glukose und gr. agein = bringen, also „Glukosebringer") wird in den A-Zellen des Pankreas gebildet und hat die Aufgabe, auch zwischen den Mahlzeiten für einen ausreichenden Blutglukosespiegel (80 – 120 mg/dl) zu sorgen.
Da hierzu in erster Linie die Leber zuständig ist, finden sich die Rezeptoren für Glukagon auch vor allem dort.

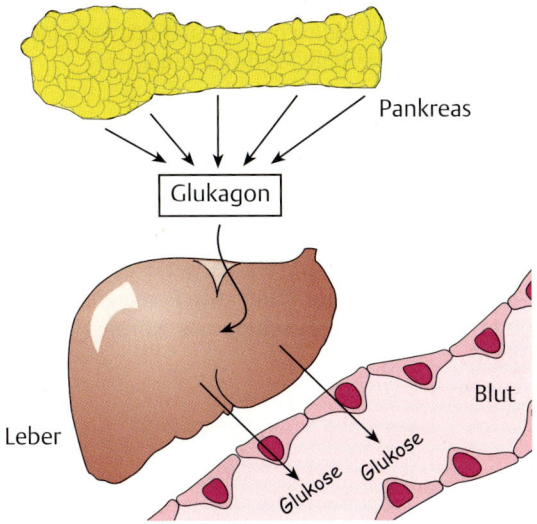

Pankreas

Glukagon

Leber

Blut

Glukose  Glukose

## Biosynthese des Glukagons

Wie alle Peptidhormone wird auch Glukagon als Vorläufer-peptid („Präproglukagon") hergestellt und anschließend in Granula gespeichert, bis es benötigt wird. Anders als Insulin besteht Glukagon aus nur einer einzigen Aminosäurenkette und ist ein wenig kürzer (29 Aminosäuren).

## Molekulare und physiologische Wirkungen

Glukagon hat die Aufgabe, in Hungerzeiten für einen ausrei-chenden Blutglukosespiegel zu sorgen, der normalerweise zwischen 80 und 120 mg/dl konstant gehalten wird. Hierzu eignen sich zwei Maßnahmen:
1. Förderung des Glykogen-Abbaus
2. Förderung der Glukoneogenese

Beides kann nur in der **Leber** erreicht werden, daher wirkt Glukagon auch in erster Linie dort.
**Glykogen** gibt es zwar auch in der Muskulatur, es ist dort aber nicht für den Gesamtorganismus, sondern nur für den Eigenbedarf der Muskulatur gedacht.
**Glukoneogenese** betreiben auch noch die Nieren und der Darm – beide jedoch nicht, um den Organismus mit Gluko-se zu versorgen. Die Nieren tun es, um Säuren loszuwerden, beim Darm ist der Grund nicht geklärt ( ↗ S. 110).
Auf Grund der gegensätzlichen Aufgaben in Bezug auf den Glukosestoffwechsel können nun auch leicht die Organspe-zifitäten von Insulin und Glukagon abgeleitet werden.
- **Insulin** dient dem **Senken** des Glukosespiegels, wobei sehr *viele Organe* helfen können. Sie nehmen zum einen vermehrt Glukose auf, bauen es aber intrazellulär auch vermehrt ab oder um.
- **Glukagon** hingegen soll den Glukosespiegel **erhöhen**, wozu nur *ein Organ* in der Lage ist, nämlich die Leber.

## Glukagon-Rezeptor und Signaltransduktion

Das hydrophile Glukagon bindet an einen membranständi-gen Rezeptor (= Typ III), der über ein stimulierendes G-Pro-tein mit dem Adenylatzyklase-System gekoppelt ist ( ↗ S. 342).
Die Folge ist eine Erhöhung des zyklischen AMP – was auch nicht groß verwundert, wenn man die Funktion des cAMP als „Hungersignal" bedenkt.
Das cAMP aktiviert die Proteinkinase A, die zu einer Phos-phorylierung verschiedener Schlüsselenzyme des Stoff-wechsels führt.

## Wirkungen des Glukagons

Glukagon führt durch eine Erhöhung des intrazellulären cAMP-Spiegels und einer damit verbundenen Aktivierung der Proteinkinase A in der Leber zu einer vermehrten Be-reitstellung von Glukose.

> Glukagon ist in Bezug auf den Glukosestoffwechsel der An-tagonist des Insulins, es fördert Glykogenolyse und Gluko-neogenese in der Leber.

**Phosphoryliert aktiv** sind folglich die Schlüsselenzyme des Glykogenabbaus und der Glukoneogenese. Die entschei-denden Zielenzyme der PK A sind die **Glykogen-Phosphory-lase** und die **Fruktose-1,6-Bisphosphatase**, die aktiviert werden.

**Entsprechend** sind die gegenläufigen Enzyme durch diese Phosphorylierung inaktiv geworden; also das entscheiden-de Enzym der Glykogen-Biosynthese (die Glykogen-Syn-thase) und der Glykolyse (die Phosphofruktokinase).

**Wirkung auf andere Organe.** Ob Glukagon überhaupt ei-nen Effekt auf das Fettgewebe und die Muskulatur hat, ist nach wie vor umstritten. Wenn, dann führt es jedenfalls zu Lipolyse und Proteolyse, da sowohl Fettsäuren als auch Aminosäuren für die Glukoneogenese in der Leber benötigt werden.

## Steuerung der Sekretion

Verschiedene Stimuli sind in der Lage, in den A-Zellen des Pankreas zu einer vermehrten Ausschüttung von Glukagon zu führen. Wichtigster Reiz ist ein Absinken des Blutgluko-sespiegels unter den Normalwert.

> Die meisten regulierenden Faktoren wirken über eine Ver-änderung des cAMP-Spiegels in der A-Zelle. Eine Steige-rung führt zu einer Ausschüttung von Glukagon, eine Sen-kung des cAMP-Spiegels führt zu einer Hemmung der Frei-setzung.

**Stimulation der Freisetzung.** Neben dem entscheidenden Reiz – dem Abfall der Blutglukose – gibt es noch einige wei-tere Stimuli, die zu einer vermehrten Glukagon-Freisetzung führen:

- **Sympathikusaktivierung** als Alarmsignal,
- **Somatotropin** (ohne Glukose kein Wachstum),
- Sinken der Fettsäurekonzentration.

Wenn der Körper Hunger hat und Energie braucht, wird also Glukagon ausgeschüttet. Die Aktivierung über den Sympathikus (über $\beta_2$-Rezeptoren) und über Somatotropin erfolgt in beiden Fällen über eine cAMP-Erhöhung in den A-Zellen des Pankreas.
Eine proteinreiche Mahlzeit, also ein hoher Spiegel an Aminosäuren im Blut, führt nicht nur zu einer Insulin-Freisetzung (fördert die Aufnahme von AS und Glukose in die Zellen), sondern auch zu einer Glukagon-Freisetzung (fördert die Freisetzung von Glukose aus der Leber). Der Sinn scheint in einem Schutz (= ausreichende Versorgung mit Glukose) der Glukose-abhängigen Organe nach proteinreicher Mahlzeit zu liegen.

**Hemmung der Freisetzung.** Dass eine Hyperglykämie (viel Glukose im Blut) die Ausschüttung von Glukagon hemmt, ist leicht nachzuvollziehen. Aber auch einige andere Faktoren hemmen die Glukagon-Freisetzung:

- **Somatostatin**,
- **Insulin** schaltet seinen Antagonisten aus,
- Erhöhung des Blut-Spiegels an freien Fettsäuren.

Somatostatin und Insulin erreichen dies über eine Erniedrigung des cAMP-Spiegels in der A-Zelle der Bauchspeicheldrüse, wirken also über ein inhibitorisches G-Protein – und damit genau anders herum als die stimulierenden Hormone.

### Wege des Glukagons im Körper

Das Glukagon wird in den A-Zellen der Bauchspeicheldrüse hergestellt und nimmt dann den gleichen Weg zur Leber wie das Insulin ( ↗ S. 357).
Da nicht sicher bekannt ist, wieviel Glukagon die Leber auf der anderen Seite wieder verlässt, kann auch noch nicht abgeschätzt werden, wie stark die Wirkung dieses Hormones auf andere Organe ist.

### Abbau des Glukagons

Das meiste Glukagon wird schon in der Leber proteolytisch abgebaut, nur eine geringe Menge des Hormons kommt in der Peripherie an.
Der Abbau beginnt mit der Abspaltung eines N-terminalen Histidins, womit Glukagon seine biologische Aktivität verliert (Halbwertszeit etwa 5 Minuten).

### Glukagon als Medikament

Die Wirkung des Glukagons macht man sich in der Klinik bei der Behandlung schwerer Hypoglykämien zu Nutzen.

Da die Aminosäure-Sequenzen – anders als beim Insulin ( ↗ S. 535) – bei Mensch, Rind und Schwein identisch sind, werden hier tierische Produkte eingesetzt.

## 2.4   Adrenalin

Das Hormon Adrenalin wird bei akuten Stresssituationen durch nervale Impulse des Sympathikus aus dem **Nebennierenmark** ausgeschüttet. Es wirkt auf so ziemlich alles, was sich bewegt, und führt durch verschiedene Effekte zu einer Art Alarmbereitschaft des Körpers (engl. = fight or flight).

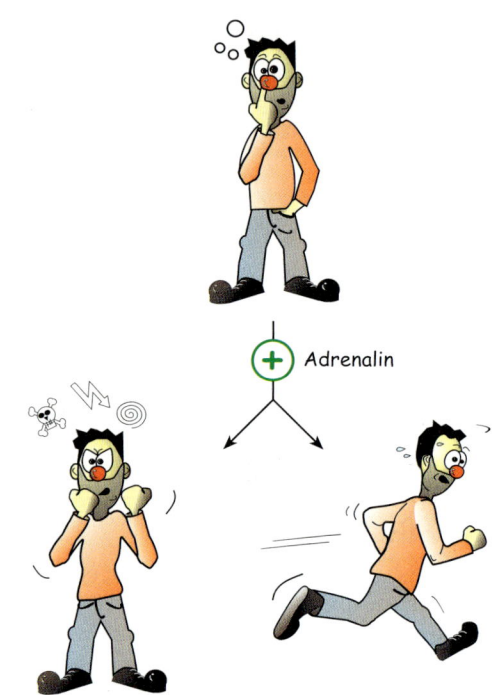

Seinen Namen bekam Adrenalin, weil es zuerst aus der Nebenniere (lat. = adrenes) isoliert wurde.

### Biosynthese des Adrenalins

Neben dem Hauptbiosyntheseort des Adrenalins, den chromaffinen Zellen des Nebennierenmarks (NNM), wird auch noch ein wenig im Gehirn produziert.

Adrenalin

Ausgangspunkt ist die Aminosäure Tyrosin, aus der über L-Dopa, Dopamin und Noradrenalin das Adrenalin hergestellt wird – doch eins nach dem anderen.

**L-Dopa.** Schrittmacher der ganzen Adrenalin-Biosynthese ist die Tyrosin-Hydroxylase. Sie braucht Tetrahydropterin ( ↗ S. 178) und macht aus Tyrosin das **L- D**ihydr**oxyp**henyl**a**lanin (**L-Dopa**).

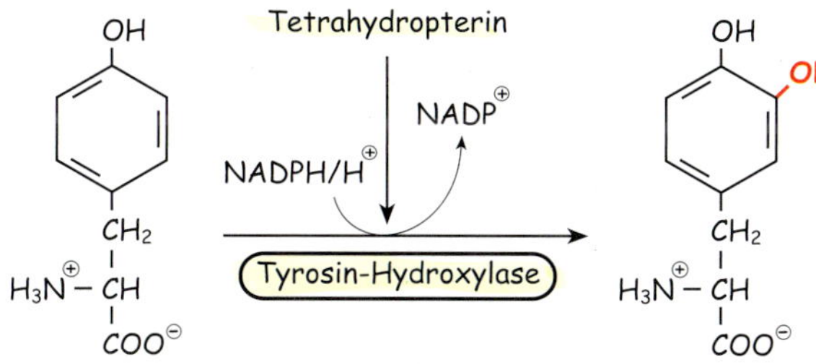

Tyrosin          L-Dopa

Die Tyrosin-Hydroxylase wird aktiv, nachdem das Nebennierenmark durch nervale Impulse des Sympathikus angeregt wurde.

**Dopamin.** Eine relativ unspezifische Aromatische-L-Aminosäure-Decarboxylase decarboxyliert L-Dopa zum biogenen Amin Dopamin ( ↗ S. 429). Dieses Enzym liegt im Zytoplasma vor und ist auch an der Biosynthese der biogenen Amine Histamin ( ↗ S. 420) und Serotonin ( ↗ S. 430) beteiligt. Dopamin wird in Vesikel aufgenommen. In dopaminergen Neuronen der Substantia nigra (extrapyramidales System) ist an dieser Stelle Schluss mit Biosynthese.

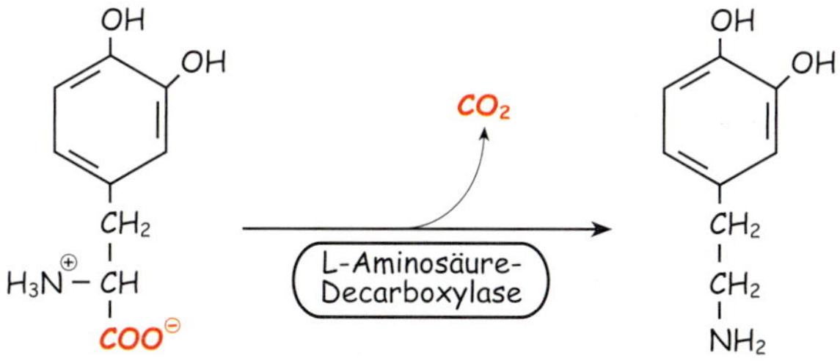

L-Dopa          Dopamin

**Noradrenalin.** In bestimmten Nervenendigungen und in den Zellen des NNM gibt es eine β-Hydroxylase, die noch eine weitere Reaktion vornimmt – jedenfalls solange sie Vitamin C ( ↗ S. 454) zur Verfügung hat.

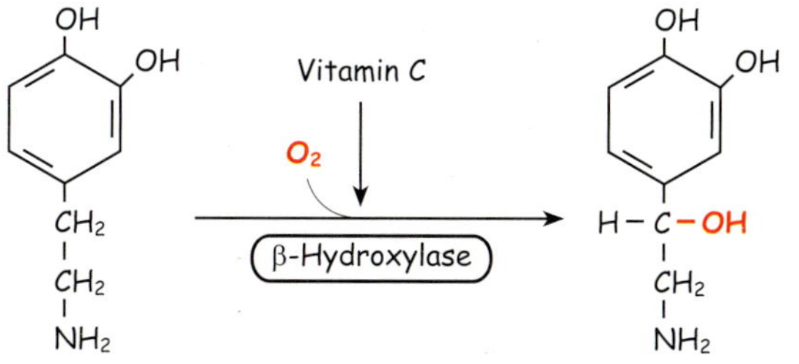

Dopamin          Noradrenalin

**Adrenalin.** Im Gehirn, aber vor allem im Nebennierenmark, liegt noch ein weiteres Enzym vor, die N-Methyltransferase. Sie koppelt mit Hilfe von SAM ( ↗ S. 186) eine Methyl-Gruppe an das Noradrenalin, das dadurch zum Adrenalin wird.

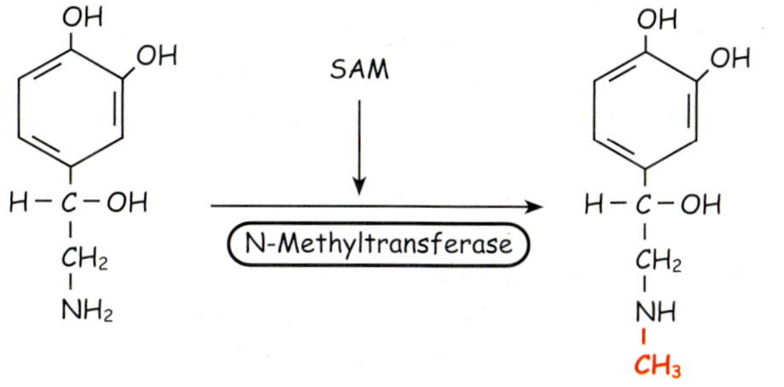

Noradrenalin          Adrenalin

**Katecholamine.** Die drei Produkte Adrenalin, Noradrenalin und Dopamin besitzen in ihrer Strukturformel alle den „Katechol-Ring". Außerdem können sie mit einer Amino-Gruppe aufwarten, weshalb man sie als Katechol-Amine bezeichnet. Die Katecholamine stellen eine Untergruppe der biogenen Amine ( ↗ S. 187) dar.

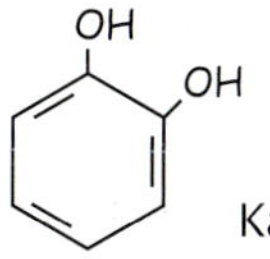

Katecholring

Das Nebennierenmark produziert nicht nur Adrenalin, sondern zu rund 20 % auch **Noradrenalin**, das ähnliche Wirkungen hat. Noradrenalin ist in erster Linie allerdings Neurotransmitter und wird von postganglionären sympathischen Nervenendigungen ausgeschüttet ( ↗ S. 429).
Wir orientieren uns hier vor allem am Adrenalin, das allein schon kompliziert genug ist. Anschließend kommen noch die (wenigen) Unterschiede zum Noradrenalin zur Sprache. Das dritte Katecholamin, das in unserem Körper eine Rolle spielt, ist das **Dopamin**, das vor allem im ZNS sein Dasein als Neurotransmitter fristet ( ↗ S. 429).

## Molekulare und physiologische Wirkungen

Die Wirkungen von Adrenalin lassen sich am Besten verstehen, wenn man die verschiedenen Rezeptoren betrachtet. Nicht nur für das physiologische Verständnis des Adrenalins sind die Rezeptoren wichtig. Es gibt mittlerweile eine große Zahl von klinisch äußerst wichtigen Medikamenten, die irgendwo und irgendwie an den Subtypen der Katecholamin-Rezeptoren wirken.

### Adrenerge Rezeptoren und Signaltransduktion

Die Katecholamine sind **hydrophile** Hormone, können also die Zellmembran nicht passieren und wirken deshalb über membranständige Rezeptoren (= Typ III), die ein Signal mittels Second messenger ins Innere der Zelle weiterleiten.

Man unterscheidet zwei grundsätzlich verschiedene Typen von Rezeptoren, die α- und die β-Rezeptoren, auf die Adrenalin in etwa gleich gut wirkt – im Gegensatz zu Noradrenalin ( ↗ S. 363) und den diversen Pharmaka.

Beide Rezeptorarten haben ihrerseits wieder Subtypen, die α₁-, α₂-, β₁- und β₂-Rezeptoren, deren Unterscheidung für das Verständnis der Wirkungen der Katecholamine – physiologisch und pharmakologisch – sehr wichtig ist.

Der **α₁-Rezeptor** wirkt über ein G-Protein, das über den **IP₃/DAG**-Mechanismus die Calcium-Konzentration in der Zelle erhöht. Dadurch erfolgt z.B. die Kontraktion der glatten Muskulatur unter Adrenalinwirkung.

**Die β-Rezeptoren** (von denen es neben β₁ und β₂ auch noch β₃ und β₄ zu geben scheint) wirken hingegen alle über ein stimulatorisches G-Protein, was eine **Erhöhung** der intrazellulären **cAMP**-Konzentration nach sich zieht.

Der **α₂-Rezeptor** dient in erster Linie der Hemmung der Noradrenalin-Ausschüttung durch Noradrenalin selbst. Dies läuft über ein inhibitorisches G-Protein mit nachfolgender **cAMP-Erniedrigung** in der Zelle.

Von den α-Rezeptoren gibt es eine ganze Reihe Subsubtypen, von denen man allerdings noch (!) nicht allzuviel weiß.

| Rezeptor | G-Protein | Mechanismus |
|----------|-----------|-------------|
| α₁-Rezeptor | G-Protein | IP₃/DAG; Ca²⁺ |
| ß-Rezeptor | stimulierendes G-Protein (Gₛ) | cAMP ↑ |
| α₂-Rezeptor | inhibitorisches G-Protein (Gᵢ) | cAMP ↓ |

**Rezeptorverteilung.** Die verschiedenen Rezeptoren befinden sich in unterschiedlichen Zielgeweben, wodurch die vielfältigen Wirkungen von Adrenalin zu verstehen sind.

So besitzen bestimmte Teile des Gefäßsystems vorwiegend α₁-Rezeptoren und reagieren auf Adrenalinausschüttung mit Vasokonstriktion, in anderen Teilen überwiegt der Anteil an β₂-Rezeptoren und Adrenalin wirkt vasodilatatorisch. Auf den Sinn dieser Aktion werden wir in Kürze zu sprechen kommen.

## Wirkungen von Adrenalin

Adrenalin wirkt auf eine ganze Reihe von Organen und Organsystemen, wobei alle Effekte jedoch im Sinne der **Alarmsituation** zu verstehen und durch sie zu erklären sind.

Solche Stress- oder Alarmsituationen können psychischer (Angst, Schmerz), aber auch körperlicher Art sein (harte Arbeit, Kälte, Hitze, Hypoglykämie).

## Stoffwechselwirkungen (β₂)

Unter physiologischen Bedingungen sind die Stoffwechselwirkungen des Adrenalins wohl dessen Hauptfunktion. Eine Erregung der β₂-Rezeptoren führt in den Zielzellen zu einer cAMP-Erhöhung, was zu einer vermehrten Bereitstellung von Energiestoffen – in erster Linie von Glukose – im Blut führt.

In **Leber und Muskulatur** wird der **Glykogenabbau** angeschaltet, in der Leber zusätzlich die **Glukoneogenese** aktiviert, was zu einem erhöhten Blutspiegel an Glukose führt. In der Leber hat Adrenalin also die gleichen Effekte wie Glukagon ( ↗ S. 358). An der Muskulatur wird deutlich, dass die Effekte von Adrenalin dem Weglaufen dienen sollen.

Im **Fettgewebe** erfolgt eine Aktivierung der Lipase, wodurch mehr Fettsäuren als Brennstoffe zur Verfügung gestellt werden. Diese Effekte laufen wohl über die noch nicht allzu lange bekannten β₃-Rezeptoren – die auch die Thermogenese im braunen Fettgewebe ankurbeln.

Unterstützend wirkt noch eine Verstärkung der **Glukagon**-Freisetzung, die über β-Rezeptoren auf den A-Zellen des Pankreas vermittelt wird. Glukagon bewirkt dann ebenfalls über eine cAMP-Erhöhung viele dem Adrenalin entsprechende Effekte ( ↗ S. 358).

**Hemmung der Insulin-Ausschüttung.** Die Ausschüttung von Insulin kann theoretisch über β-Rezeptoren gefördert werden. Da die B-Zellen der Bauchspeicheldrüse jedoch fast nur mit α₂-Rezeptoren ausgestattet sind, führt Adrenalin dort zu einer Hemmung der Insulinfreisetzung und damit zu einer weiteren Verstärkung der Katecholamin-Effekte.

## Wirkungen auf das Herz (β₁)

Ganz wichtig sind auch die Effekte von Adrenalin auf das Herz, die zusammenfassend als **erregend** bezeichnet werden können (und einem jeden bekannt sein sollten, der schon einmal verliebt war – oder eine Prüfung hatte …).

Adrenalin wirkt frequenzsteigernd, erregungssteigernd, erhöht die Fortleitungsgeschwindigkeit und fördert die Kontraktionskraft – oder in der Fachsprache **positiv chronotrop, bathmotrop, dromotrop und inotrop.**

Die eingangs erwähnte vermehrte Adrenalin-Ausschüttung bei Hypoglykämie führt außerdem noch zu einer **Tachykardie** („Herzjagen"), was als Alarmsignal des Organismus zu verstehen ist.

**β-Blocker.** Durch die Adrenalin-Wirkungen steigt der Sauerstoffverbrauch des Herzens erheblich. Daher ist bei schon bestehenden O₂-Versorgungsproblemen (koronare Herzkrankheit, KHK) durch Stress eine Verschlimmerung möglich (Angina pectoris).

Medikamentös trägt man dem Rechnung, indem man β-Blocker verschreibt, die das Herz vor einer Überbeanspruchung schützen. Hierbei handelt es sich um sehr selektive β₁-Blocker, wodurch die unerwünschten Effekte auf die

$\beta_2$-Rezeptoren (vor allem die der Bronchien) stark vermindert werden.

## Wirkungen auf die Bronchialmuskulatur ($\beta_2$)

Die schon genannten Adrenalin-Effekte sind auf ziemlich viel Sauerstoff angewiesen. Adrenalin trägt dem Rechnung, indem es über $\beta_2$-Rezeptoren eine Weitstellung der Bronchien vermittelt – es wirkt also stark **bronchodilatatorisch**.

**$\beta_2$-Sympathomimetika.** Auch dies ist therapeutisch ausnutzbar, indem man bei Patienten, die einen erhöhten Tonus der Bronchialmuskulatur aufweisen (z. B. Asthmatiker), $\beta_2$-Sympathomimetika gibt, die die gleichen Effekte wie Adrenalin haben. Im akuten Asthmaanfall kann die Weitstellung der Bronchien lebensrettend sein.

## Wirkungen auf die Blutgefäße ($\alpha_1$ oder $\beta_2$)

Die Wirkung des Adrenalin auf die Blutgefäße ist recht komplex. Manche Organe werden zur Alarmbereitschaft

benötigt, andere hingegen nicht. Dem wird durch die Verwendung zweier verschiedener Rezeptoren Rechnung getragen, deren Organverteilung unterschiedlich ist.

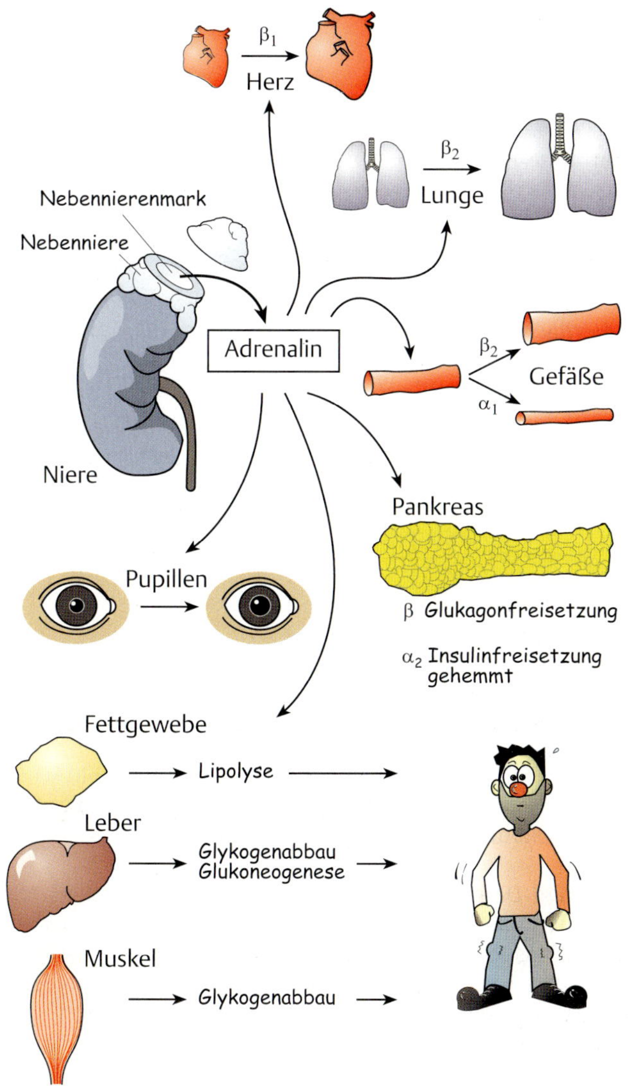

**In den meisten Organen** überwiegen $\alpha_1$-Rezeptoren, die dort über den IP$_3$/DAG-Mechanismus zu einer Erhöhung der intrazellulären Calciumkonzentration und damit zu einer **Vasokonstriktion** führen. Wichtig sind vor allem die Haut und das Splanchnikusgebiet (Darm) – Stuhldrang kann man bei einer Flucht sicher nicht gebrauchen.

**Bei wenigen anderen Organen** überwiegt die über $\beta_2$-Rezeptoren vermittelte **Vasodilatation**, z. B. bei der Skelettmuskulatur. Hierdurch steigt die Durchblutung und die entsprechenden Organe werden mit mehr Sauerstoff versorgt. Unsere Muskulatur ist somit auf eine Flucht eingestellt.

## Wirkungen auf die Nieren ($\beta_1$)

An den Nieren führt Adrenalin über seine $\beta_1$-Rezeptoren zu einer vermehrten Ausschüttung von Renin, wodurch letztlich über Angiotensin II der Blutdruck angehoben wird (↗ S. 385).

## Wie wirkt Noradrenalin?

Im Gegensatz zum Adrenalin wirkt Noradrenalin praktisch *nicht* auf die $\beta_2$-Rezeptoren. Der Grund dafür ist, dass man für die $\beta_2$-Rezeptoren am Stickstoff des Moleküls noch einen Rest benötigt (beim Adrenalin die Methyl-Gruppe).
Die Folge ist, dass die Stoffwechseleffekte weitgehend fehlen – abgesehen von einer Hemmung der Insulin-Ausschüttung, die ja über $\alpha_2$-Rezeptoren läuft. Auch auf die Bronchialmuskulatur hat Noradrenalin praktisch keinen Effekt.
An der glatten Muskulatur bewirkt Noradrenalin eine Vasokonstriktion, weshalb es nach Noradrenalin-Gabe auch zu einem Anstieg des Blutdrucks kommt, der bei Adrenalin nicht so ausgeprägt ist.

## Steuerung der Sekretion

Für ein besseres Verständnis ist es wichtig zu wissen, dass das Nebennierenmark aus der Neuralleiste stammt und entwicklungsgeschichtlich einen Teil des Sympathikus darstellt.
Es handelt sich hier um ein umgewandeltes sympathisches Ganglion (man bezeichnet es auch als Paraganglion), dessen postganglionäre Zellen keine Axone mehr besitzen und die von ihnen gebildeten Transmitterstoffe Adrenalin und Noradrenalin stattdessen als Hormone an die Blutbahn abgeben.

**Die Speicherung von Adrenalin** (und Noradrenalin) erfolgt in Vesikeln im Nebennierenmark. Bei Eintreffen nervaler Impulse, die im Falle einer psychischen oder körperlichen Belastung zunehmen, werden sie durch Exozytose ins Blut sezerniert.

**Mechanismus.** „Nervaler Impuls" bedeutet, dass über die präganglionären sympathischen Nervenfasern ein Aktionspotenzial in den chromaffinen Zellen des Nebennierenmarks ankommt. Diese werden depolarisiert, was zu einem Calcium-Einstrom in die Zelle führt. Calcium-Ionen vermitteln die Exocytose der Vesikel, wodurch Adrenalin und Noradrenalin aus den postganglionären Zellen ins Blut freigesetzt werden und damit ein nervales in ein hormonales Signal umgewandelt wird.

Der Transmitter zwischen prä- und postganglionärer Zelle ist bei dieser Aktion übrigens – wie an allen präganglionären Nervenendigungen – das Acetylcholin.

## Wege des Adrenalins im Körper

Der Sekretionsreiz für Adrenalin ist eine Aktivierung präganglionärer Neurone, die vom ZNS über das Rückenmark das Nebennierenmark erreichen.

Nervi splanchnici thoraci erreichen die Zellen des Nebennierenmarks und verästeln sich um sie.

**Die arterielle Versorgung** erfolgt über drei größere Gefäße, was für so ein kleines Organ recht üppig ist. Man nennt sie Arteriae suprarenales und unterscheidet eine obere, eine mittlere und eine untere.

Die superiore (= obere) zweigt aus der A. phrenica inferior ab, die mittlere direkt aus der Aorta und die inferiore (= untere) aus der A. renalis.

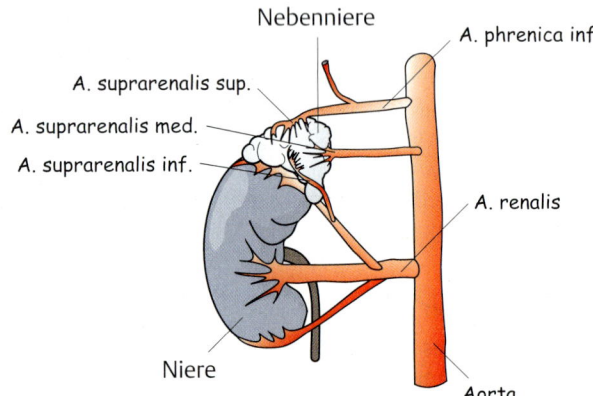

Die Kapillaren schlängeln sich von der Rinde zum Mark und bilden dort ein Geflecht aus Sinusoiden. (Diese anatomischen Kenntnisse sind wichtig für die Tatsache, dass das Kortisol der Rinde direkt auf das Nebennierenmark wirken kann und so seinen Einfluss auf die Adrenalin-produzierenden Zellen ausübt, ↗ S. 366.)

**Der venöse Abfluss,** der das ausgeschüttete Adrenalin dem Körper zuführt, beginnt an den zentralen Markvenen, die sich zur Vena suprarenalis vereinen.

Auf der rechten Seite mündet sie direkt in die V. cava inferior, die das Blut zum Herzen bringt, links findet die Vena suprarenalis zunächst Anschluss an die Vena renalis, die dann in die Vena cava mündet.

## Abbau des Adrenalins

Für die kurzfristige Beendigung der Adrenalin-Wirkung gibt es verschiedene Mechanismen. Letztendlich erfolgt jedoch – vor allem in der Leber – eine metabolische Umwandlung in inaktive Abbauprodukte, die ausgeschieden werden können.

Adrenalin wird mit Hilfe dreier Enzyme abgebaut. Das Endprodukt ist **Vanillinmandelsäure**. Besonders große Mengen der beiden entscheidenden Enzyme **COMT** und **MAO** besitzt die Leber – sie spielt daher eine wichtige Rolle bei der Elimination der Katecholamine aus unserem Körper.

**Die COMT** (**C**atechol-**O**-**M**ethyl-**T**ransferase) befindet sich im Zytoplasma vieler Zellen und katalysiert die schon im Namen beschriebene Reaktion.

Adrenalin wird hier mittels SAM (↗ S. 186) methyliert – und zwar an der **o**rtho-Stellung des **K**atecholrings. Das Produkt bekommt den Namen Metanephrin.

| Adrenalin | | Metanephrin |
| --- | --- | --- |

SAM

Catechol-O-Methyl-Transferase

**Die MAO** (**M**ono**a**min**o**xidase), die sich an der äußeren Oberfläche der **Mitochondrien** befindet, übernimmt die oxidative Desaminierung der Amino-Gruppe.

Metanephrin

MAO

3-Methoxy-4-Hydroxy-Mandelsäurealdehyd

Von der MAO gibt es zwei Subtypen (MAO-A und MAO-B), für die mittlerweile ganz spezifische Hemmstoffe zur Verfügung stehen (↗ S. 188).

**Aldehyd-Dehydrogenase.** Es entsteht ein Aldehyd, das mittels einer Aldehyd-Dehydrogenase zur Säure oxidiert wird. Diese Säure, die **Vanillinmandelsäure**, ist das Endprodukt des Katecholamin-Abbaus und wird mit dem Harn ausgeschieden.

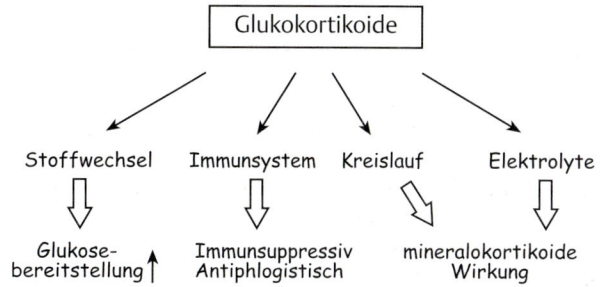

3-Methoxy-4-Hydroxy-
Mandelsäurealdehyd

3-Methoxy-4-Hydroxy-
Mandelsäure
(Vanillinmandelsäure)

Die Vanillinmandelsäure müsste eigentlich 3-Methoxy-4-Hydroxymandelsäure heißen – daran hält sich aber eigentlich niemand.

### Adrenalin als Notfallmedikament

Adrenalin wird bei verschiedenen Indikationen als Medikament (z. B. als Suprarenin) eingesetzt.

**Der allergische Schock** ist vor allem durch einen massiven Blutdruckabfall in Folge einer Histamin-Freisetzung gekennzeichnet ( ↗ S. 422).
Adrenalin ist hier das Mittel der Wahl, da es über eine Erhöhung der Herzfrequenz, der Kontraktionskraft des Herzens (beides über $\beta_1$) und eine Zunahme des peripheren Widerstandes (über $\alpha_1$) der Schocksymptomatik entgegenwirkt. Außerdem führt die Erregung der $\beta_2$-Rezeptoren in den Bronchien zu deren Dilatation und damit zu mehr $O_2$, was der Patient in dieser Situation meist auch ganz gut gebrauchen kann.

**Bei Herzstillstand** wird Adrenalin ebenfalls eingesetzt, da es einer der potentesten Kreislaufanreger ist. Hier entscheidet Adrenalin häufig über Leben und Tod.

### Zu viel und zu wenig Adrenalin

Beide Zustände sind möglich und führen zu ganz unterschiedlichen klinischen Bildern.

**Eine Überproduktion** von Katecholaminen kann durch ein **Phäochromozytom** (wegen der betroffenen chromaffinen Zellen) verursacht werden. In den meisten Fällen handelt es sich dabei um einen Tumor des Nebennierenmarks, der häufig vor allem Noradrenalin produziert – mit allen damit verbundenen Effekten.

**Ein Nichtvorhandensein des Nebennierenmarks** (**NNM-Aplasie**) verursacht interessanterweise keine klinischen Symptome.
In unserem jetzigen Leben spielen die Effekte von Adrenalin wohl nur eine untergeordnete Rolle. In vergangenen Zeiten dagegen scheint Adrenalin eine wichtigere Aufgabe gehabt zu haben – damals, als wir noch im Urwald umhersprangen und vor den Säbelzahntigern davonliefen …

## 2.5 Glukokortikoide

Die Glukokortikoide sind Steroide der **Nebennierenrinde** und dienen der langfristigen Umstellung des Stoffwechsels auf **Dauerstress**. Ihren entscheidenden Einfluss entfalten sie auf den Kohlenhydratstoffwechsel, indem sie die Bereitstellung von Glukose sichern.

```
                    Glukokortikoide

  Stoffwechsel   Immunsystem   Kreislauf   Elektrolyte
       ⇓             ⇓            ⇘            ⇓
   Glukose-     Immunsuppressiv        mineralokortikoide
 bereitstellung↑  Antiphlogistisch          Wirkung
```

Große therapeutische Bedeutung besitzen sie durch ihre entzündungshemmende und immunsuppressive Wirkung.

### Biosynthese der Glukokortikoide

Der Name Glukokortikoide weist zum einen auf ihren Einfluss auf den Kohlenhydratstoffwechsel, zum anderen auf ihre Herkunft aus der Rinde (lat. = cortex) der Nebenniere (NNR) hin. In der Zona fasciculata, werden die Glukokortikoide aus Cholesterin aufgebaut und sofort ans Blut abgegeben. Das Cholesterin wird vor allem in der Leber hergestellt und gelangt über die Lipoproteine (v. a. LDL, ↗ S. 510) in die Nebennierenrinde.
Das am häufigsten gebildete Glukokortikoid ist das **Kortisol**, das auch als Hydrokortison bezeichnet wird. Kortison selbst ist unwirksam, wird aber trotzdem in kleinen Mengen hergestellt und in der Leber zu Kortisol umgewandelt.

Kortisol

Die Nebennierenrinde produziert außerdem noch das Mineralokortikoid Aldosteron ( ↗ S. 387) und die Sexualhormone ( ↗ S. 401).

## Molekulare und physiologische Wirkungen

Die Wirkung der Glukokortikoide ist ziemlich komplex, es werden über 100 Gene reguliert. Da Glukokortikoide aber in der Klinik eine sehr große Rolle spielen, sollte man als Arzt mit den normalen Wirkungen unbedingt vertraut sein, um auch die eventuellen Nebenwirkungen erkennen zu können.

Der normale Plasmaspiegel der Glukokortikoide ist dabei relativ niedrig, kann jedoch auf das über 10fache gesteigert werden.

### Glukokortikoid-Rezeptor

Die freien **lipophilen** Glukokortikoide können durch die Plasmamembran diffundieren und binden dann an **zytosolische** Rezeptoren.

Die Hormon-Rezeptoren liegen normalerweise als Komplex mit einem **H**itze**s**chock**p**rotein (**HSP90**) im Zytoplasma der Zelle vor. Die Bindung des Hormons führt zu einer Konformationsänderung des Rezeptors, wodurch das HSP90 aus dem Komplex entlassen wird.

Eine dadurch freiwerdende nukleäre Lokalisierungssequenz (NLS, ↗ S. 284) ermöglicht dem Hormon-Rezeptor-Komplex den Import in den Zellkern. Dort bindet er an regulatorische Gensequenzen, die **Gluk**okortikoid-**r**esponsiven **E**lemente (**GRE**s), die auf der DNA liegen. Dadurch wird die Bildung bestimmter mRNAs und damit Proteine gesteigert oder gehemmt. Die Enzymausstattung einer Zelle kann so entsprechend den Anforderungen des Organismus umgestaltet werden.

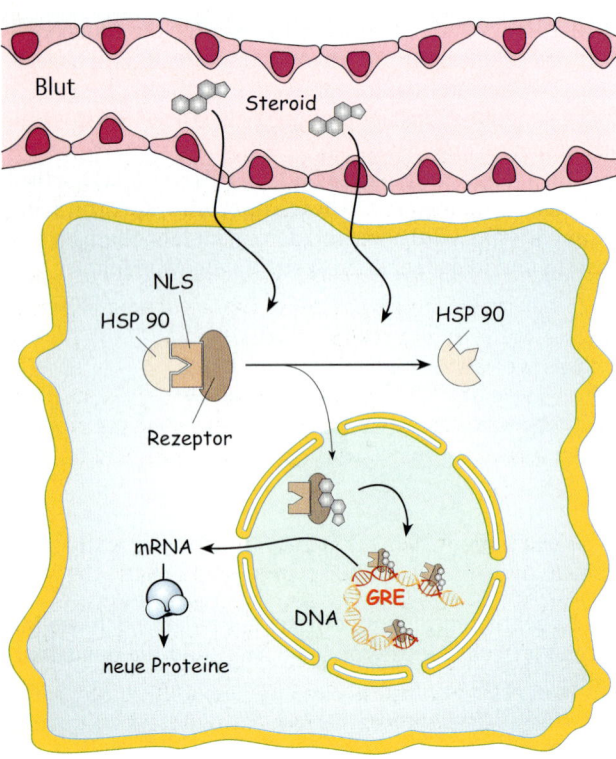

Dieser Effekt setzt natürlich erst nach längerer Zeit (im Stundenbereich) ein, weil der ganze Prozess der Transkription und Translation einfach ein wenig dauert.

### Wirkungen der Glukokortikoide

Schauen wir uns die Wirkungen der (lebenswichtigen!) Glukokortikoide an, deren Sinn in einer langfristigen Umstellung des Organismus auf höhere Beanspruchung zu sehen ist, so lassen sich vier Wirkungsbereiche unterscheiden:

1. Stoffwechsel
2. Immunsystem
3. Kreislauf
4. Elektrolyte

Ein Überleben *ohne* Glukokortikoide ist nur unter optimalen äußeren Bedingungen möglich – ein Zustand, der praktisch nicht zu erreichen ist.

### Wirkungen auf den Stoffwechsel

Ein wesentlicher Teil der Wirkung der Glukokortikoide besteht in der Induktion wichtiger Enzyme der **Glukoneogenese** in der Leber. Des Weiteren werden in der Peripherie diejenigen Enzyme induziert, die man noch benötigt, damit die Leber anständig Glukose herstellen kann. Also Enzyme, die für einen **vermehrten Proteinabbau** in der Peripherie sorgen, und solche, die den Anteil an **Fettsäuren** im Blut erhöhen.

> Glukokortikoide (z. B. Kortisol) sorgen für eine (vermehrte) Bereitstellung von Enzymen in verschiedenen Geweben, die bei Bedarf von Adrenalin und Glukagon angeschaltet werden können, was man als „permissiven Effekt" bezeichnet.

**Adrenalin-Biosynthese.** Die Glukokortikoide erhöhen die Konzentration der Enzyme im Nebennierenmark, die man für die Adrenalin-Herstellung benötigt. Die Zellen liegen ja gleich nebenan und außerdem läuft der Blutfluss von der Rinde zum Mark ( ↗ S. 364).

**Erhöhung des Blutzuckerspiegels.** Glukokortikoide induzieren in der Leber vor allem die Schlüsselenzyme der **Glukoneogenese**, so vor allem die PEP-Carboxykinase und die Glukose-6-Phosphatase. Nach deren Aktivierung durch Katecholamine oder Glukagon ergibt sich ein erhöhter Blutglukosespiegel.

Auch die **Glykogenspeicher** werden (als Reserve) vermehrt gefüllt, was die Glukokortikoide durch eine Induktion der beteiligten Enzyme erreichen.

Damit das alles vernünftig ablaufen kann, bedarf es jedoch noch weiterer Effekte an anderen Orten im Organismus.

**Förderung des Proteinabbaus.** Als Substrate für die Glukoneogenese dienen vorrangig Aminosäuren. In peripheren Organen fördern Glukokortikoide daher die Proteolyse und hemmen zugleich die Proteinbiosynthese. Dies führt zu einem Anstieg von Aminosäuren im Blut, deren Kohlenstoff-skelett in der Leber zur Glukoneogenese verwendet werden kann.

Die verwendeten Aminosäuren stammen vor allem aus der Muskulatur, aber auch aus dem Kollagenabbau in Knochen und Bindegewebe sowie aus dem Proteinabbau im lympha-tischen System.

Der nicht mehr benötigte Aminostickstoff der Aminosäuren wird in der Leber zu **Harnstoff** weiterverarbeitet. So erklärt sich auch der höhere Harnstoffspiegel im Blut und die **nega-tive Stickstoffbilanz** (Stickstoffausscheidung größer als Stickstoffaufnahme) unter Glukokortikoidwirkung.

Auch eine vermehrte Induktion der Transaminasen in der Leber ist im Sinne dieser Ab- und Umbauvorgänge der Ami-nosäuren zu verstehen.

**Steigerung der Lipolyse.** Durch vermehrte Induktion der Zielenzyme steigern Glukokortikoide die lipolytische Wir-kung von Katecholaminen (permissive Wirkung) und Korti-kotropin (s. u.) im Fettgewebe, was zu einem Anstieg der freien Fettsäuren im Blut führt.

Diese werden vor allem von der Leber durch die β-Oxida-tion abgebaut, damit sie genügend Energie und NADH/H⁺ für die aufwändige Glukoneogenese zur Verfügung hat.

Außerdem stellt die Leber daraus vermehrt Ketonkörper (↗ S. 145) her, die dann von anderen Organen verstoff-wechselt werden können. Die Glukose steht dann den von ihr abhängigen Organen, den Erythrozyten und dem Gehirn zur Verfügung.

### Wirkungen auf das Immunsystem

Vor allem auf Grund der Effekte auf das Immunsystem wer-den Glukokortikoide häufig als Medikamente eingesetzt. Sie wirken immunsuppressiv und entzündungshemmend (= antiphlogistisch: gr. anti = gegen und phlogisein = ver-brennen).

Der physiologische Sinn dieser Effekte scheint in einem Schutz des Organismus vor einer vollständig aktivierten Entzündungsreaktion zu liegen, die schwerwiegende Fol-gen hätte. Gleichzeitig mit der Anschaltung einer Entzün-dungsreaktion wird nämlich immer auch die Freisetzung von Glukokortikoiden gefördert, die das Entzündungsge-schehen kontrollieren und begrenzen.

**Grundlagen.** Um die Wirkungsweise der Glukokortikoide zu verstehen, müssen wir ein wenig in die Biochemie der Entzündung einsteigen. Eine Entzündung ist eine lokale Im-munreaktion, bei der Immunzellen versuchen, ein „Objekt" unschädlich zu machen. Dabei kann es sich um eine An-sammlung von Bakterien oder auch um ein Stück Holz han-deln, das in die Haut eingedrungen ist.

Eine entscheidende Rolle spielen dabei die Entzündungs-mediatoren, die in die Gruppe der Zytokine gehören (↗ S. 408). Zytokine führen so häufig zu einer Produktion weiterer Zytokine, die das Entzündungsgeschehen aufrecht erhalten.

Ein zentrales Protein, das intrazellulär an den Entzün-dungsvorgängen beteiligt ist, ist der Kernfaktor κB (**NF-κB**). Dieser liegt im Zytoplasma von Lymphozyten (und ande-ren Zellen) an sein Inhibitorprotein, das I-κB gebunden vor. Bei Aktivierung durch ein Zytokin von außen (z. B. Interleu-kin-1, ↗ S. 409) wird NF-κB frei und schwimmt in den Zell-kern, wo er an die DNA bindet und die Transkription einer Reihe proinflammatorischer Proteine (z. B. Interleukin-2, ↗ S. 411) anregt.

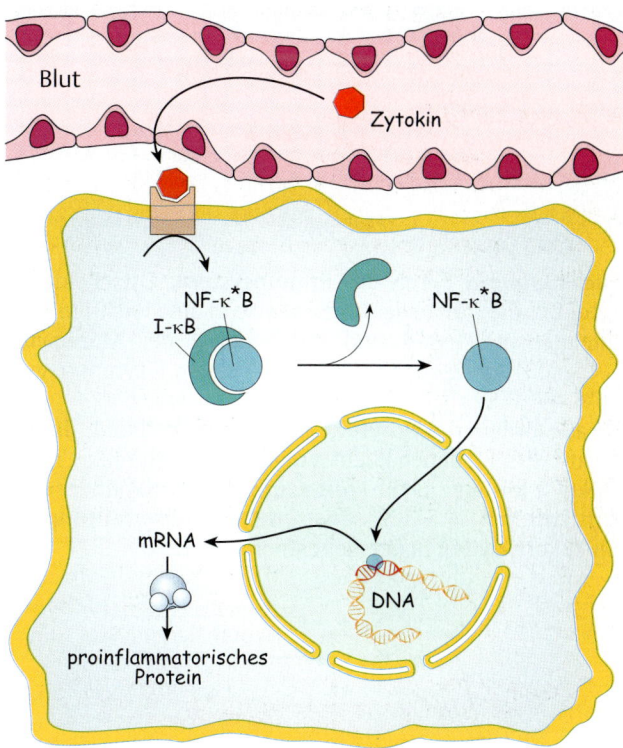

**Immunsuppressive Wirkung.** Glukokortikoide binden zu-sammen mit ihrem Rezeptor an freies NF-κB, wodurch des-sen induktiven Effekte verhindert werden. Außerdem indu-zieren Glukokortikoide die Genexpression des I-κB.

Zytokine stimulieren die Proliferation und Differenzierung von Zellen des Immunsystems. Die Lymphokinblockade führt deshalb zu einer Unterdrückung des gesamten lym-phatischen Systems.

Diese Eigenschaften der Glukokortikoide macht man sich beispielsweise bei der Behandlung von Allergien zunutze, denen normalerweise eine überschießende Reaktion des Immunsystems zu Grunde liegt.

**Antiphlogistische Wirkung.** Die entzündungshemmenden Effekte der Glukokortikoide kommen vor allem durch die Induktion eines Proteins namens **Lipokortin** zustande.

Lipokortin hemmt die Phospholipase A₂, die in aktivierter Form Arachidonsäure aus Membranen herauslöst. Die Ara-chidonsäure wiederum ist der Ausgangsstoff für die Biosyn-these der Entzündungsmediatoren Prostaglandine und

Leukotriene, die entscheidend bei entzündlichen Prozessen mitwirken ( ↗ S. 417).

Die erwähnte Hemmung von NF-κB unterstützt diesen Effekt noch, da dieser Kernfaktor sowohl die Phospholipase A₂, als auch die beiden folgenden entscheidenden Enzyme (COX-II und die Lipoxygenase) hemmt.

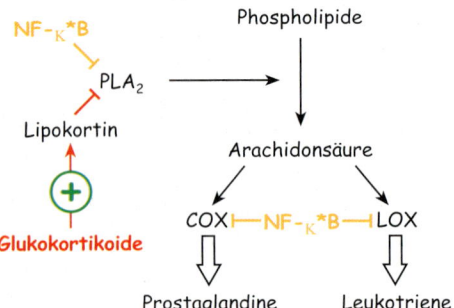

### Rückkopplung durch das Immunsystem.

Entscheidende Zytokine, die früh in der Immunantwort eine wichtige Rolle spielen, sind TNF-α und Interleukin-1 der Monozyten ( ↗ S. 409) sowie das Interleukin-2 bei den T-Lymphozyten ( ↗ S. 411).

Sie alle fördern die Biosynthese der Glukokortikoide, indem sie auf verschiedenen Ebenen regulierend eingreifen. Interleukin-1 fördert z. B. die Freisetzung von Kortikoliberin und Kortikotropin ( ↗ S. 369) sowie direkt die Ausschüttung von Glukokortikoiden in der Nebennierenrinde.

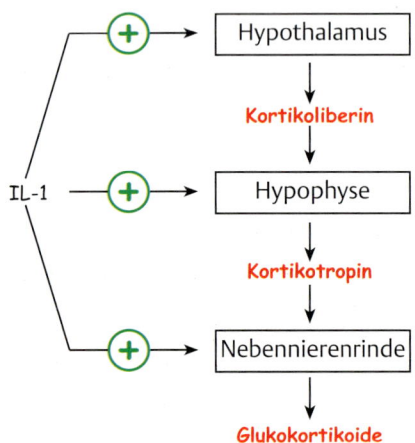

### Wirkungen auf den Kreislauf

Die Wirkungen der Glukokortikoide auf den Kreislauf sind noch sehr schlecht verstanden.

Zum einen scheint die mineralokortikoide Wirkung (s. unten) für eine Steigerung des Blutdrucks verantwortlich zu sein.

Außerdem fördern Glukokortikoide an den Gefäßwänden die Expression adrenerger Rezeptoren, wodurch diese für die Effekte der Katecholamine empfänglicher werden (permissiver Effekt).

### Wirkungen auf die Elektrolyte

Glukokortikoide sind in der Lage, auch mit dem Rezeptor der Mineralokortikoide ( ↗ S. 387) zu reagieren. In Anbetracht der wesentlich höheren Konzentrationen an Glukokortikoiden hätte dies fatale Folgen.

In allen Zellen, in denen ein Mineralokortikoid-Rezeptor vorliegt, also vor allem in den Aldosteron-empfindlichen Tubulusepithelzellen der Nieren, gibt es daher einen Schutzmechanismus vor den Glukokortikoiden. In diesen Zellen wird ein Enzym hergestellt (die 11-β-OH-Steroid-Dehydrogenase), das Kortisol sofort zu Kortison inaktiviert.

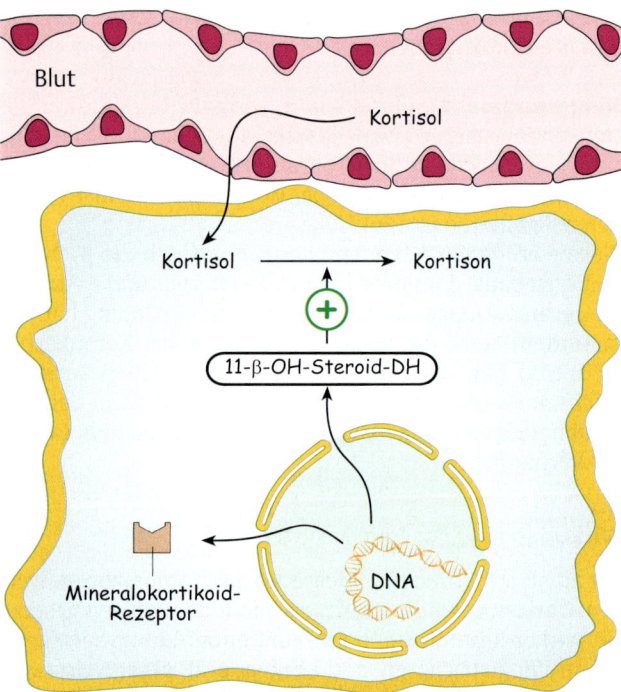

Erst in hohen Dosen stellen sich auch verstärkt mineralokortikoide Wirkungen der Glukokortikoide ein, da das Enzym nicht mehr ganz hinterher kommt: Diese machen sich vor allem in einer Steigerung der Natrium-Retention und dadurch des Blutvolumens bemerkbar, was eine Kreislaufunterstützung in Schock- und Stresssituationen bedeutet.

Bei der medikamentösen Therapie tritt dieser Effekt praktisch nicht auf, da es mittlerweile synthetische Glukokortikoide gibt, die nicht mehr mineralokortikoid wirken (z. B. Dexamethason).

### Steuerung der Sekretion

Neben der erforderlichen basalen Versorgung unseres Organismus mit Glukokortikoiden erfolgt eine verstärkte Ausschüttung bei Stressepisoden.

Der NNR wird der Stresszustand durch das Kortikotropin mitgeteilt, das aus der Hypophyse kommt. Dieses wiederum erhält seine Informationen vom Kortikoliberin aus dem Hypothalamus, der sie direkt aus dem Hirn bekommt – aus erster Hand sozusagen.

Wie immer bei diesen Hypothalamus-Hypophysen-Regelkreisen gibt es eine negative Rückkopplung von steigenden Glukokortikoidmengen auf die weitere Freisetzung von Kortikoliberin und Kortikotropin. Auf diesen Regelkreis kommen wir gleich noch zu sprechen.

**Transport im Blut.** Wie alle lipophilen Moleküle müssen auch die Glukokortikoide im Blut an Transportproteine gebunden transportiert werden. Über 90 % liegen gebunden an ein Glukokortikoid-bindendes Protein – dem **Transkortin** – vor. Bei höheren Konzentrationen gewinnt auch die Bindung an Albumin an Bedeutung.

**Tagesrhythmik.** Die Glukokortikoid-Freisetzung unterliegt einer ausgeprägten Tagesrhythmik mit einem Maximum am Morgen und einem Minimum um Mitternacht. Etwa 80 % der Tagesdosis von rund 30 mg werden schon früh morgens zwischen 4 und 8 Uhr ausgeschüttet.
Dieser Tages- und Nachtrhythmus ist unter anderem dafür verantwortlich, dass uns Reisen mit Zeitumstellung so schwer fallen!
Wichtig ist dieses Wissen für den Zeitpunkt der Gabe von Glukokortikoid-Präparaten: Man sollte sie nämlich morgens geben, da hier sowieso das physiologische Maximum vorliegt.

## Abbau der Glukokortikoide

Wie alle Steroide werden auch die Glukokortikoide nach Glukuronidierung oder Sulfatierung im Rahmen der Biotransformation in der Leber ( ↗ S. 527), über die Nieren eliminiert. Ein kleiner Teil wird auch über die Galle ausgeschieden und unterliegt dann einem enterohepatischen Kreislauf. Zunächst wird (vor allem in der Leber) die Keto-Gruppe an $C^3$ reduziert, anschließend die Doppelbindung im A-Ring hydriert (= $H_2$ angelagert). Die Kopplung an Glukuronsäure oder Sulfat erfolgt dann über die neue $C^3$-OH-Gruppe.

## Regelkreis der Glukokortikoide

Biosynthese und Freisetzung der Glukokortikoide werden über das Hypothalamus-Hypophysen-System kontrolliert. Der Hypothalamus setzt Kortikoliberin frei, was die Ausschüttung von Kortikotropin in der Hypophyse stimuliert, welches dann in der Nebennierenrinde die Freisetzung der Glukokortikoide bewirkt.

### Kortikoliberin

Wie alle Liberine ist auch Kortikoliberin ein Peptid. Die Kortikoliberin-Freisetzung aus dem Hypothalamus wird durch niedrige Glukokortikoid-Plasmaspiegel, Stress und emotionale Reize stimuliert – also vom Gehirn aus. Hohe Glukokortikoid-Plasmaspiegel hemmen über eine negative Rückkopplung die Sekretion des Kortikoliberin.

Am Hypophysenvorderlappen (HVL) bewirkt Kortikoliberin (früher engl. = corticotropin-releasing factor, CRF) über eine cAMP-Erhöhung die Freisetzung von Kortikotropin.

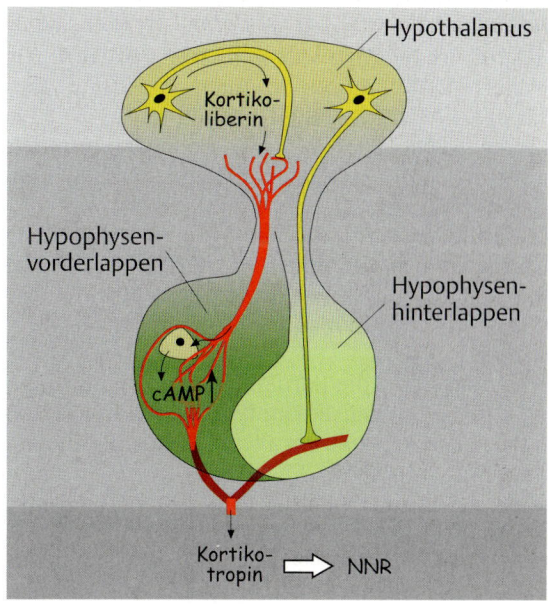

Die Freisetzung von Kortikoliberin unterliegt einem zirkadianen Rhythmus, der für die Tagesrhythmik der Glukokortikoide verantwortlich ist (s. o.).

### Kortikotropin

Bedingt durch eine Erhöhung des cAMP-Spiegels in den basophilen Zellen des HVL durch Kortikoliberin erfolgt eine vermehrte Biosynthese und Ausschüttung des Kortikotropins (früher **A**dreno**c**orti**cot**ropes **H**ormon, **ACTH**) in das Blut.

#### Biosynthese des Kortikotropins

Kortikotropin ist ein Peptidhormon und entsteht durch Proteolyse eines größeren Vorläuferpeptids, des Proopiomelanokortins (POMC, s. u.). Aus POMC können durch proteolytische Spaltung an anderen Stellen auch noch andere Hormone (z. B. β-Endorphin, ein endogenes Morphin, ↗ S. 432) entstehen.

#### Molekulare und physiologische Wirkungen

Kortikotropin gelangt auf dem Blutweg zur Nebennierenrinde, bindet dort an spezifische Rezeptoren und fördert sowohl Biosynthese als auch Sekretion der Glukokortikoide.

**Kortikotropin-Rezeptor.** Als **hydrophiles** Hormon bindet Kortikotropin an Rezeptoren an der Außenseite der Plasmamembran und entfaltet seine Wirkung über Second messenger. Wie alle Tropine stimuliert es die Adenylatzyklase und steigert damit die **cAMP**-Konzentration. Das cAMP aktiviert die Proteinkinase A (PKA), die dann verschiedene Enzyme aktiviert.

**Wirkung des Kortikotropins.** Welche Enzyme das in erster Linie sind, wird klar, wenn man bedenkt, was alles für die Biosynthese der Glukokortikoide benötigt wird.

Zunächst braucht man Cholesterin, das entweder dem Blut entnommen oder selbst hergestellt worden ist. Kurz vor Gebrauch liegt es in der Zelle jedenfalls meist in Form von Cholesterinestern vor (verursacht durch das Enzym **A**cyl-CoA-**C**holesterin-**A**cyl-**T**ransferase, **ACAT**, ↗ S. 151). Die Proteinkinase A phosphoryliert die **Cholesterinesterase** und aktiviert sie damit, wodurch die Menge an freiem Cholesterin in der Zelle steigt.

Für die verschiedenen Hydroxylierungen zur Herstellung von Glukokortikoiden benötigt man NADPH/H⁺, das der **Pentosephosphatweg** bereitstellt. Kortikotropin regt also auch die Verstoffwechselung von Glukose im Pentosephosphatweg an.

Darüber hinaus fördert die Kortikotropin-bedingte cAMP-Erhöhung in den Fettzellen die **Lipolyse**. Das Acetyl-CoA aus dem Fettabbau benötigt man vor allem in der Leber als Baustein für die Neusynthese von Cholesterin.

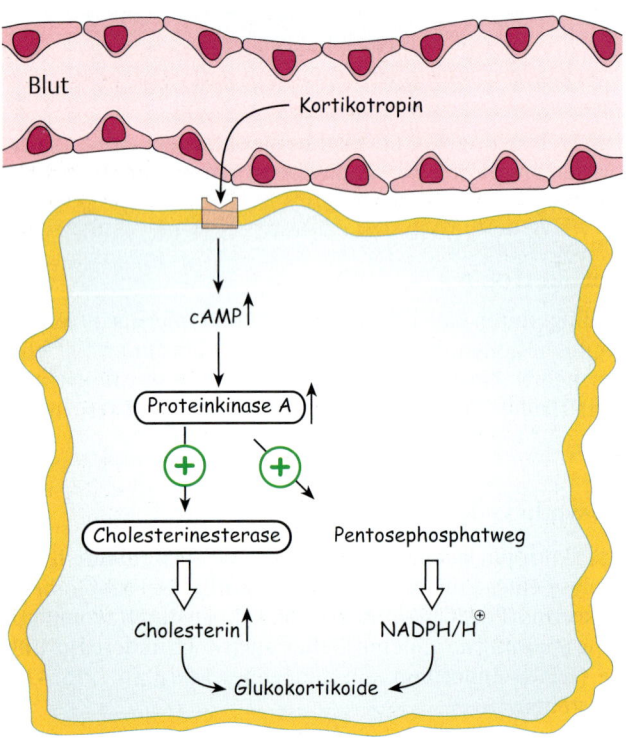

**Sekretionsreiz.** Die Ausschüttung des Kortikotropins wird durch Kortikoliberin stimuliert; außerdem durch Katecholamine und einige Zytokine, die Zeichen vermehrten Stresses sind.

**Die übrige NNR.** Kortikotropin fördert auch die Biosynthese der Sexualhormone in der Zona reticularis. Die Mineralokortikoide der Zona glomerulosa sprechen hingegen nur schlecht auf Kortikotropin an, was vor allem für die Pathophysiologie (↗ S. 371) von Bedeutung ist.

### Abbau des Kortikotropins

Kortikotropin wird proteolytisch nach einigen Minuten abgebaut – die biologische Wirkung hält allerdings rund 90 Minuten an.

## Proopiomelanokortin (POMC)

Wie erwähnt, entsteht das Kortikotropin aus dem Vorläuferpeptid Proopiomelanokortin (POMC) durch limitierte Proteolyse.

POMC enthält eine Signalsequenz und wird daher in das Lumen des Endoplasmatischen Retikulums synthetisiert. Dort erfolgt dann das Herausschneiden der gewünschten Produkte. Die wichtigsten Vertreter sind

- Kortikotropin (s. o.),
- Lipotropine (β und γ),
- Melanotropine (α und β) und die
- Endorphine (↗ S. 432).

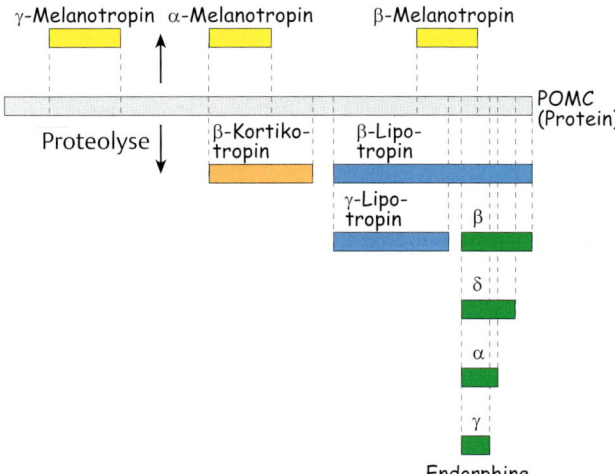

Nicht immer entstehen alle Produkte gleichzeitig. Im Hypophysenvorderlappen werden z. B. nur Kortikotropin und β-Lipotropin aus dem POMC herausgeschnitten.

Das β-Lipotropin führt zu einer Mobilisierung von Fettsäuren, auch wenn dessen physiologische Rolle fraglich ist. Melanotropine sind für die Pigmentbildung von Bedeutung.

## Wege der Glukokortikoide im Körper

Die Information zur Ausschüttung von Glukokortikoiden kommt vor allem aus dem ZNS, kann aber auch durch andere Faktoren auf dem Blutweg moduliert werden.

**Gefäßversorgung.** Rinde und Mark der Nebennieren besitzen ein gemeinsames Gefäßsystem, obwohl sie entwicklungsgeschichtlich anderen Ursprungs sind. Die arterielle und venöse Versorgung entspricht damit der des Adrenalins und wurde schon dort besprochen (↗ S. 360).

## Glukokortikoidtherapie

Die Glukokortikoide gehören – vor allem wegen ihrer immunsuppressiven und entzündungshemmenden Wirkungen – zu den Medikamenten, die am meisten verschrieben werden. Vor allem zwei Indikationen spielen eine wichtige Rolle:

- Zur **Substitution** bei primärer oder sekundärer NNR-Insuffizienz.
- Im Rahmen einer **antiphlogistischen Therapie**, in der die Glukokortikoide erst in höheren Dosierungen wirksam werden. Sie wirken dann antirheumatisch, antiallergisch, immunsuppressiv, hemmen die Transplantat-Abstoßung und Vieles mehr.

### Glukokortikoide zur Substitution

Eine Substitution von Glukokortikoiden kann erforderlich werden, wenn die endogene Produktion nicht mehr ausreicht, wofür es verschiedene Ursachen gibt.

**Eine primäre NNR-Insuffizienz** besteht, wenn eine Störung in der Nebenniere selbst vorliegt.

**Von einer sekundären NNR-Insuffizienz** spricht man, wenn die zu Grunde liegende Schädigung in der Hypophyse liegt, sich also erst *sekundär* bei der NNR äußert.

### Glukokortikoide in der antiphlogistischen Therapie

Glukokortikoide finden bei vielen Erkrankungen Anwendung, bei der das Immunsystem unterdrückt werden soll. So bei verschiedenen rheumatischen Krankheiten und auch in der immunsuppressiven Therapie.
Wichtig ist hier – vor allem auch wegen der Nebenwirkungen – zwischen einer kurzfristigen und einer langfristigen Gabe von Glukokortikoiden zu unterscheiden.
Nach einmaliger Zufuhr auch in höchsten Dosen ergeben sich praktisch keine Nebenwirkungen. Nach lange andauernder und hochdosierter Glukokortikoid-Therapie können sich aber die typischen Nebenwirkungen einstellen, die man als Arzt rechtzeitig erkennen muss.

### Das iatrogene Cushing-Syndrom

Die häufigste Ursache eines Cushing-Syndroms ist die Einnahme von Medikamenten mit glukokortikoider Wirkung (exogenes oder iatrogenes Cushing-Syndrom) über längere Zeit hinweg und über der Cushing-Schwelle (Hyperkortisolismus).
Benannt ist es nach dem Chirurgen Harvey W. Cushing, der im letzten Jahrhundert in Philadelphia gewirkt hat.

**Stoffwechsel.** Drei entscheidende Effekte zeigen sich beim Blick auf den Stoffwechsel:
1. Der **Blutzuckerspiegel steigt**, es bildet sich eine diabetische Stoffwechsellage – im Extremfall ein Steroiddiabetes.

2. Durch vermehrte **Proteolyse** kommt es in den Skelettmuskeln zur Muskelschwäche und in den Knochen zu einem erhöhten Osteoporose-Risiko, weil weniger Knochengrundsubstanz hergestellt wird (und außerdem die Calcium-Mobilisation gesteigert ist). An der Haut können sich die typischen, aber nicht immer vorhandenen Striae (Streifen) bilden.
3. Im Lipidstoffwechsel resultiert eine Mobilisation der physiologischen Fettdepots (**Lipolyse**). Die Fette werden an untypischen Stellen wieder eingelagert, mit der Folge des Vollmondgesichts, des Büffelnackens und der Stammfettsucht.

**Immunsystem.** Die Effekte auf das Immunsystem sind zwar meist die gewünschten, es steigen aber auch die Infektionsgefahr und das Risiko für Wundheilungsstörungen.

**Elektrolyte.** Nebenwirkungen, die sich auf den Elektrolythaushalt auswirken, sind heutzutage selten geworden, da viele synthetische Glukokortikoide keinerlei mineralokortikoide Wirkung mehr haben.

**Beeinflussung des Regelkreises.** Werden Glukokortikoide über längere Zeit zugeführt, besteht die Gefahr einer NNR-Atrophie, da einfach keine endogene Stimulation mehr erfolgt und das Organ daraufhin das Arbeiten einstellt.
Außerdem muss man nach längerfristiger Gabe von Glukokortikoiden das Medikament ausschleichen, da sich bei plötzlichem Absetzen ebenfalls eine NNR-Insuffizienz entwickeln kann.

### Die Kortisonsalbe

Auf Grund der Nebenwirkungen sollte man Glukokortikoide möglichst lokal geben, z. B. als Salbe auf die Haut. So appliziert, können sie nicht systemisch wirken.
Erwähnt sei noch, dass die viel zitierte Kortisonsalbe gar nicht funktionieren könnte, da Kortison ja erst nach Umwandlung in der Leber zu einem aktiven Stoff metabolisiert wird. Es handelt sich in Wirklichkeit also nicht um Kortison in der Salbe, sondern um Kortisol oder einen verwandten Stoff, der nicht metabolisiert werden muss, um biologisch aktiv zu sein.

## Der Morbus Cushing

Vom Cushing-Syndrom zu trennen ist der „klassische" Morbus Cushing. Die Ursache dieses Hyperkortisolismus ist ein Kortikotropin-produzierendes Mikroadenom (= kleiner Tumor) im Hypophysenvorderlappen. Die Symptome sind aber die gleichen wie beim Cushing-Syndrom (s. o.).

## 2.6 Schilddrüsenhormone

Die Wirkung der in der Schilddüse gebildeten Hormone ist unheimlich komplex. Sie beeinflussen Wachstum und Differenzierung, den Stoffwechsel und haben auch einen Effekt auf das Herz. Allgemein **steigern** sie den **Grundumsatz**.

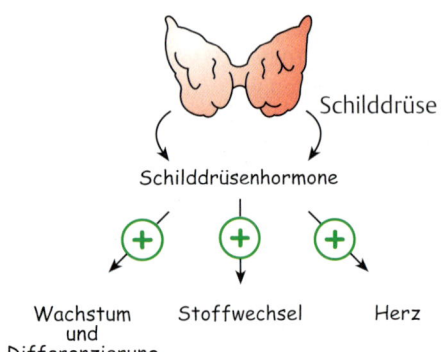

### Biosynthese der Schilddrüsenhormone

Es gibt zwei Schilddrüsenhormone: das **Trijodthyronin** ($T_3$) und das **Thyroxin** (Tetrajodthyronin, $T_4$). Sie leiten sich beide von der Aminosäure **Tyrosin** ab, die über eine Etherbindung mit einem Phenolring verbunden ist, und enthalten drei ($T_3$) bzw. vier ($T_4$) **Jodatome**.

Die Schilddrüsenhormone sind die einzigen bekannten Moleküle in unserem Körper, die auf Jod angewiesen sind.
Das ebenfalls in der Schilddrüse (in den C-Zellen) gebildete Calcitonin ( ↗ S. 395) wird übrigens nicht zu den „Schilddrüsenhormonen" gezählt!

### Aufbau der Schilddrüse

Die Schilddrüse besteht mikroskopisch aus Follikeln. Ein **Follikel** wird aus Epithelzellen gebildet, die ein Lumen einschließen. In diesem Lumen sind die Schilddrüsenhormone, gebunden an eine Art Trägermolekül, dem **Thyreoglobulin**, als **Kolloid** gespeichert. „Kolloid" kommt aus dem Griechischen und bedeutet „Leim-ähnlich", was sein Aussehen beim Schnitt von Schilddrüsengewebe beschreibt.

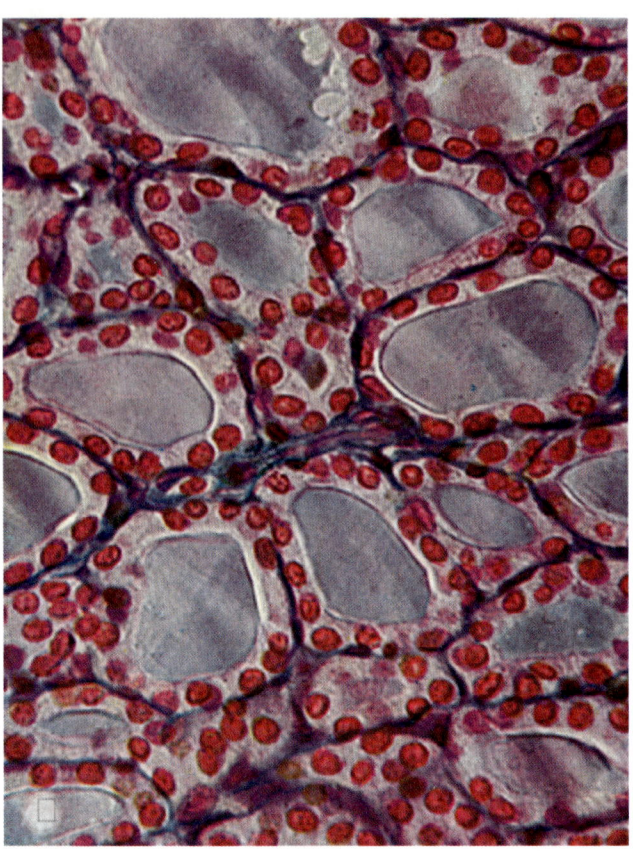

### Überblick über die Biosynthese

Die Biosynthese der Schilddrüsenhormone, von denen etwa 100 µg pro Tag hergestellt werden, erfordert zwei Maßnahmen:
1. Aufnahme von Jodid-Ionen in die Epithelzelle und deren Transport in das Lumen.
2. Biosynthese des Proteins Thyreoglobulin, das ebenfalls in das Lumen abgegeben wird.

Anschließend werden die fertigen Schilddrüsenhormone ($T_3$ und $T_4$) zusammengebaut, die weiterhin an das Thyreoglobulin gebunden vorliegen. Sie werden im Kolloid gespeichert, bis sie benötigt und ausgeschüttet werden.

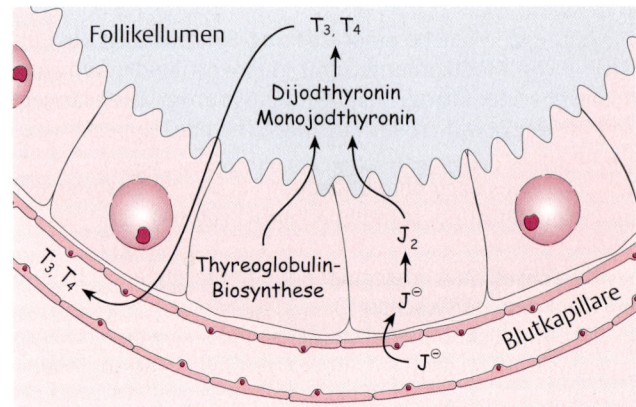

**Die Speicherform** erscheint zwar etwas aufwändig, man sollte sich aber klar machen, dass es sich bei den Schilddrüsenhormonen um **lipophile** Hormone handelt, die eigentlich *gar nicht* gespeichert werden können!

## Aufnahme von Jod in die Schilddrüse

Das zur Hormonbiosynthese benötigte Jod wird in Form von Jodid-Ionen ($= J^-$) durch eine Jodid-Pumpe (eine ATPase) zusammen mit $Na^+$-Ionen als treibende Kraft in die Follikelepithelzellen aufgenommen. Der Transport erfolgt gegen ein Konzentrationsgefälle, da im Blut niedrige und in den Follikelepithelzellen hohe Konzentrationen an Jodid vorliegen.

Jodid-Ionen können nicht so ohne weiteres Membranen passieren, weshalb dieser **aktive Transport** erforderlich ist. Der Vorteil ist, dass Jodid nur in solche Zellen gelangt, die diese Pumpe an ihrer Oberfläche exprimieren – also in die Follikelepithelzellen.

Außerdem kommen die Jodid-Ionen nicht mehr aus der Zelle heraus, da diese Pumpe nur in eine Richtung funktioniert. Das Ganze wird daher auch als **„Jodfalle"** bezeichnet. Als Folge sind in den Epithelzellen große Mengen an Jodid-Ionen gespeichert („selektive Anreicherung").

Die Jodid-Ionen verlassen die Epithelzellen über Kanäle und gelangen so ins Kolloid, wo sie mit Hilfe einer Peroxidase oxidiert werden.

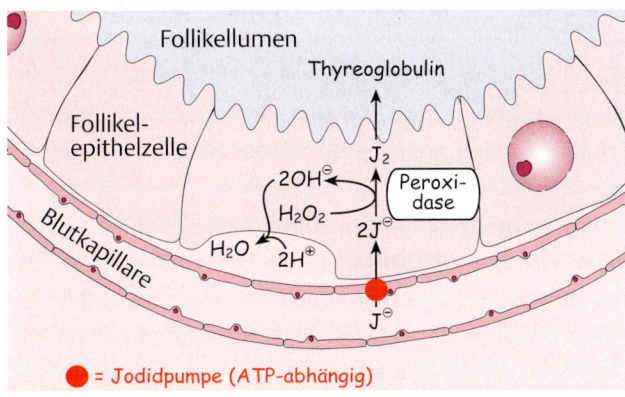

● = Jodidpumpe (ATP-abhängig)

**Radiojodtherapie.** Eine Möglichkeit, Schilddrüsentumoren selektiv zu schädigen, besteht in der Gabe radioaktiven Jods. Dieses lagert sich praktisch nur in der Schilddrüse an und zerstrahlt den Tumor.

## Biosynthese des Thyreoglobulins

Thyreoglobuline sind **Glykoproteine**, die in großer Zahl die Aminosäure **Tyrosin** enthalten.

Die Information über die Struktur des Thyreoglobulins steht – wie die aller Proteine – auf unserer DNA und kann bei Bedarf abgelesen werden.

Nach Transkription und Translation in das Lumen des ER („sekretorischer Weg" der Proteine, ↗ S. 165) werden die fertigen Thyreoglobuline vom Golgi-Apparat in Vesikel verpackt und per Exozytose an das Follikellumen ins Kolloid abgegeben.

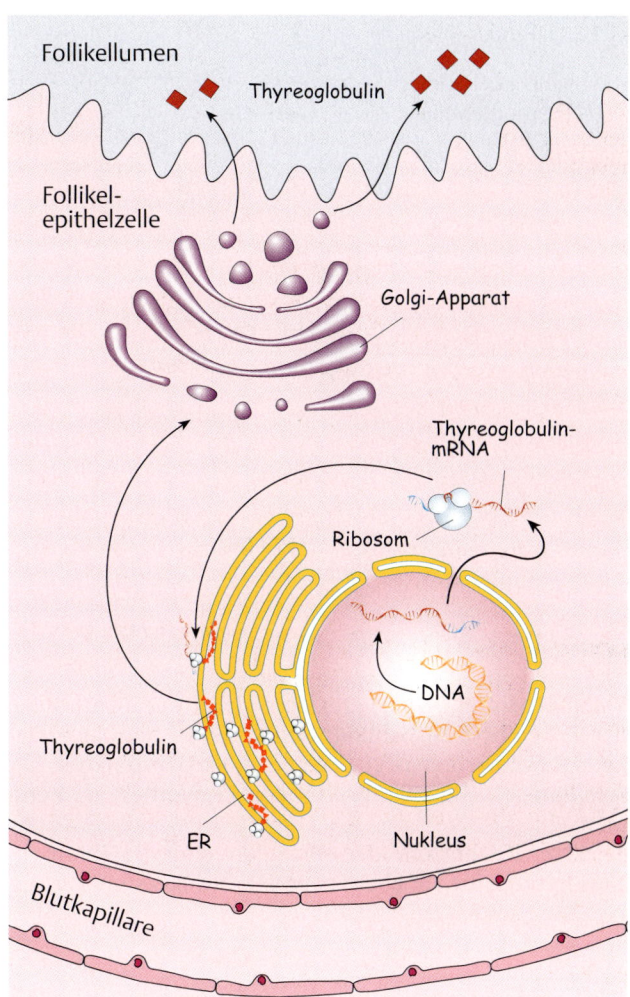

## Der Zusammenbau

Im Follikellumen erfolgt nun eine (energieunabhängige) Jodierung der Tyrosinreste des Thyreoglobulins (die Jodatome werden an den Ring des Tyrosins gehängt), es entstehen Monojodtyrosin- und Dijodtyrosinreste. Auch diese Reaktion wird von der schon erwähnten Peroxidase unterstützt. Anschließend reagieren die unterschiedlichen Reste intramolekular (denn sie hängen ja die ganze Zeit weiter am Thyreoglobulin) miteinander, wobei jeweils Alanin abgespalten wird. Aus einem Mono- und einem Dijodtyrosinrest entsteht ein Trijodtyrosinrest ($T_3$) und aus zwei Dijodtyrosinresten ein Tetrajodtyrosinrest ($T_4$).

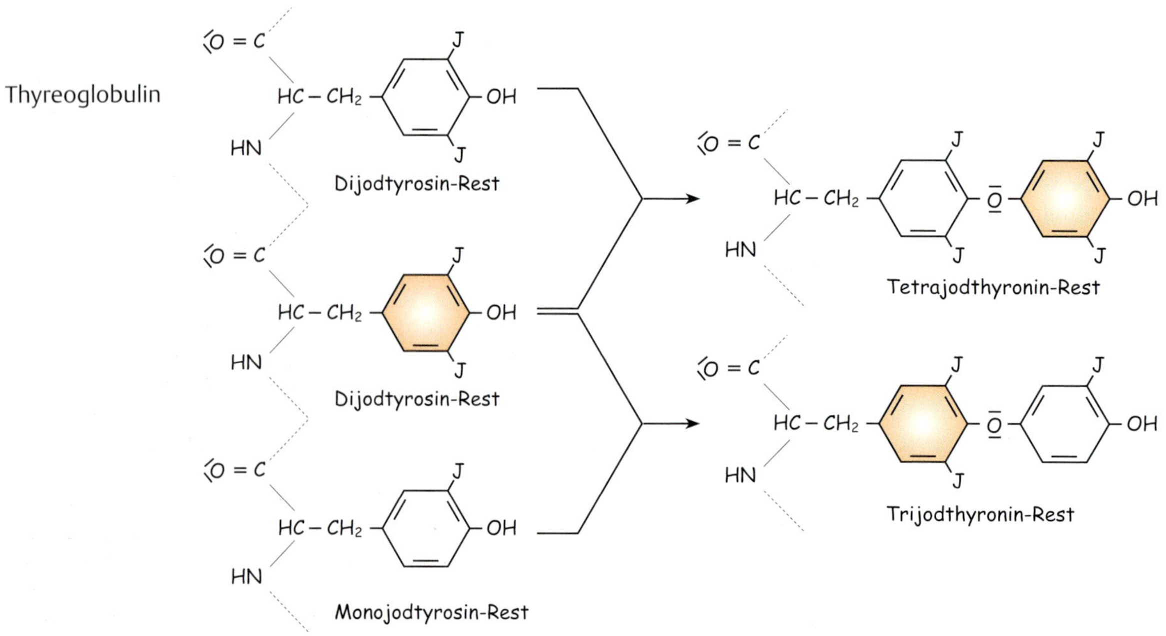

Thyreoglobulin

Dijodtyrosin-Rest

Dijodtyrosin-Rest

Monojodtyrosin-Rest

Tetrajodthyronin-Rest

Trijodthyronin-Rest

**Thioharnstoffe.** Da die Peroxidase gleich zwei Schritte bei der Biosynthese der Schilddrüsenhormone katalysiert, eignet sie sich besonders gut, um bei einer Überfunktion der Schilddrüse ( ↗ S. 377) die Hormon-Biosynthese zu hemmen.

Selektive Hemmstoffe der Peroxidase sind die Thioharnstoffderivate, die vor allem beim Morbus Basedow zur Anwendung kommen ( ↗ S. 377).

## Molekulare und physiologische Wirkungen

Die komplexen Wirkungen der Schilddrüsenhormone dienen generell dem **Wachstum**, das sie auf vielfältige Weise fördern. Als lipophile Hormone binden sie an einen intrazellulären Rezeptor und wirken über eine Veränderung der Transkription verschiedener Gene.

### Transport im Blut

Wie alle lipophilen Hormone können auch $T_3$ und $T_4$ im Blut nur an Proteine gebunden transportiert werden. Haupttransporteur der Schilddrüsenhormone ist das Glykoprotein mit dem Namen **Thyroxin-bindendes Globulin (TBG)**, weitere Transportproteine sind Thyroxin-bindendes Präalbumin (TBPA) und – mal wieder – Albumin.

Das Verhältnis von freiem zu Protein-gebundenem Schilddrüsenhormon beträgt etwa 1:1000, was die Lage der Gleichgewichtsreaktion deutlich macht.

**Veränderungen der TBG-Konzentration** im Blut können die Wirkung der Schilddrüsenhormone entscheidend beeinflussen.

Ist die TBG-Konzentration niedrig, nimmt die Wirkung der Hormone zu, da eine größere Anzahl von Hormonmolekülen nicht an Trägerprotein gebunden ist und damit in wirksamer Form vorliegt. Sind viele Transportproteine vorhanden, liegen weniger Hormonmoleküle in freier Form vor, und die Wirkung der Hormone nimmt ab.

Medizinisch ist dies von Bedeutung, da viele Medikamente (z. B. das Herzglykosid Digitoxin) um die Transportproteine im Blut konkurrieren und sich so Interferenzen mit den Schilddrüsenhormonen ergeben können.

### Biologische Wirksamkeit der Schilddrüsenhormone

In der Schilddrüse wird deutlich mehr $T_4$ als $T_3$ gebildet – das Verhältnis der Plasmakonzentrationen beträgt etwa 20:1.

Die biologische Wirksamkeit von $T_3$ ist jedoch wesentlich höher, da es durch das fehlende vierte (polare) Jodatom die Zellmembran leichter durchqueren kann.

In der Peripherie – vor allem in der Leber – wird dieses vierte Jodatom durch eine 5'-Dejodase vom $T_4$ abgespalten. Das Plasma-$T_3$ stammt lediglich zu 20 % direkt aus der Schilddrüse, die restlichen 80 % entstehen durch Umwandlung von $T_4$ in der Peripherie.

**Reverses $T_3$.** Bei der Umwandlung von $T_4$ in $T_3$ schleichen sich regelmäßig Fehler ein. Durch „falsche" Monodejodierung am $C^5$-Atom des Thyrosinrings statt am $C^{5'}$-Atom des Phenolrings entsteht reverses $T_3$, das biologisch inaktiv ist.

**Halbwertszeiten.** Ein Vorteil dieser peripheren Bildung von $T_3$ nahe des Wirkungsortes wird deutlich, wenn man die Halbwertszeiten der beiden Hormone betrachtet.

Die Halbwertszeit beträgt für $T_3$ einen Tag, während $T_4$ erst nach einer Woche zur Hälfte abgebaut ist.

Es ist unter diesem Aspekt also sehr sinnvoll, den Hormontransport in Form des langlebigeren $T_4$ abzuwickeln und dieses erst möglichst spät in das wirksamere – aber auch kurzlebigere – $T_3$ zu überführen. $T_4$ stellt also eine Art „Vorratskammer" für $T_3$ dar.

Das ist auch der Grund, warum im Rahmen einer Substitutionstherapie immer $T_4$ gegeben wird. Die Umwandlung in das wirksamere $T_3$ erfolgt im Körper ganz von alleine, das Thyroxin ($T_4$) ist aber wesentlich leichter zu dosieren.

## Schilddrüsenhormon-Rezeptor

Freie Schilddrüsenhormone (vor allem $T_3$) können auf Grund ihrer Lipophilie die Zellmembran passieren. Anders als bei den Steroiden befindet sich der $T_3$-Rezeptor jedoch schon im Zellkern und nicht im Zytoplasma (die Kernmembran stellt jedoch kein Hindernis dar …).

Die Schilddrüsenhormon-Rezeptoren sitzen auf der DNA vor den von ihnen regulierten Genen – und schalten sie damit ab. Binden nun Schilddrüsenhormone an ihre Rezeptoren, so werden diese aktiviert und fördern damit die Genexpression einer ganzen Reihe von Proteinen.

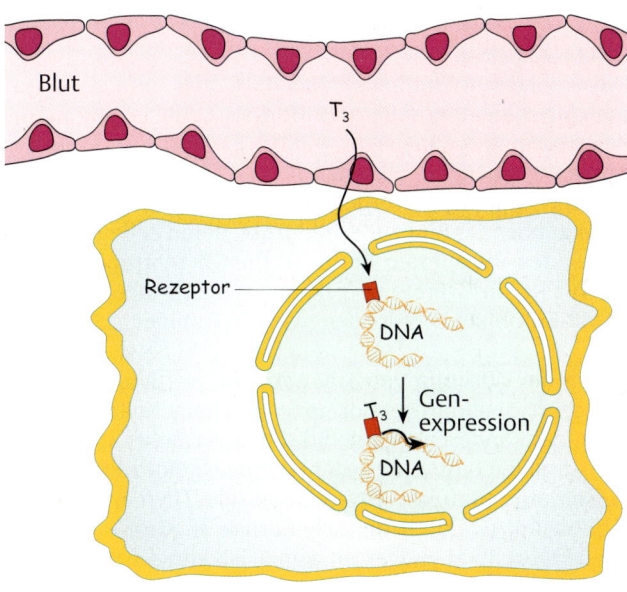

Auch $T_4$ bindet an diesen Rezeptor, allerdings mit einer wesentlich geringeren Affinität als das $T_3$.

## Wirkungen der Schilddrüsenhormone

Schilddrüsenhormone fördern das Wachstum durch Stimulation der Hypophyse zur Produktion von **Somatotropin** und sind notwendig für eine normale Differenzierung, vor allem von Gehirn und Knochen.

Viele Effekte der Schilddrüsenhormone sind vor allem wegen der Über- und Unterproduktion bekannt (↗ S. 377) –

der physiologische Hintergrund ist noch weit weniger gut verstanden.

**Wachstum und Entwicklung.** Gesichert ist eine wichtige Funktion der Schilddrüsenhormone für die Entwicklung unseres Gehirns – vor allem während der Embryonalphase. Eine Störung kann hier zu irreversibler geistiger Retardierung führen.

Am Gehirn werden vor allem Dendritenbildung und Myelinisierung gefördert.

**Beim Stoffwechsel** fördern die Schilddrüsenhormone den Grundumsatz und die Wärmeproduktion. Sie steigern Gluconeogenese, den Glykogenabbau und die Lipolyse. Ansonsten sind die Stoffwechseleffekte der Schilddrüsenhormone noch reichlich schlecht verstanden.

**Am Herzen** sorgt $T_3$ dafür, dass vermehrt β-Rezeptoren exprimiert werden und auf diesem Wege die Empfindlichkeit der Herzzellen für Katecholamine zunimmt. Das bezeichnet man als permissiven Effekt. Er führt zu einer erhöhten Kontraktilität (positiv inotrop) und zu einer Steigerung der Herzfrequenz (positiv chronotrop).

Außerdem induzieren die Schilddrüsenhormone einige Proteine, die direkt am Kontraktionsmechanismus beteiligt sind, so beispielsweise das Myosin.

## Entspeicherung der Schilddrüsenhormone

Die Entspeicherung von $T_3$ und $T_4$ aus dem Kolloid und ihre Ausschüttung ins Blut erfolgt nach Bindung von Thyreotropin (↗ S. 376) an die entsprechenden Rezeptoren der Schilddrüsenzellen.

Dabei werden Thyreoglobulin-Moleküle per Endozytose in die Follikelepithelzellen aufgenommen, und die entstandenen Vesikel verschmelzen mit Lysosomen zu Phagolysosomen. Die in den Lysosomen enthaltenen Proteasen zerlegen das Thyreoglobulin, wobei neben einer Menge Aminosäuren auch (ein wenig) $T_3$ und $T_4$ frei werden (der ganze Vorgang ist eine ziemliche Verschwendung …).

Damit sind nun endlich die reinen Schilddrüsenhormone entstanden, die ins Blut diffundieren und dort an ihre Transportproteine binden.

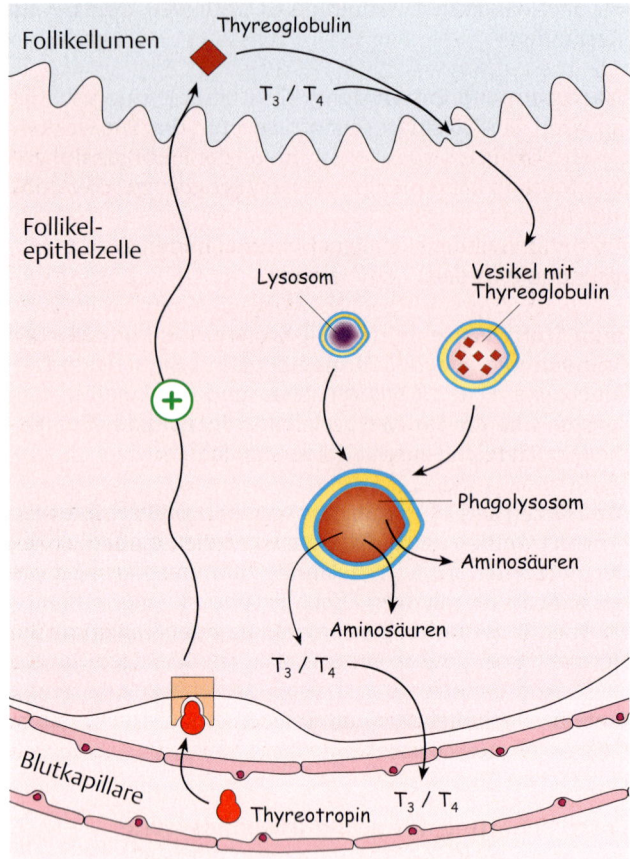

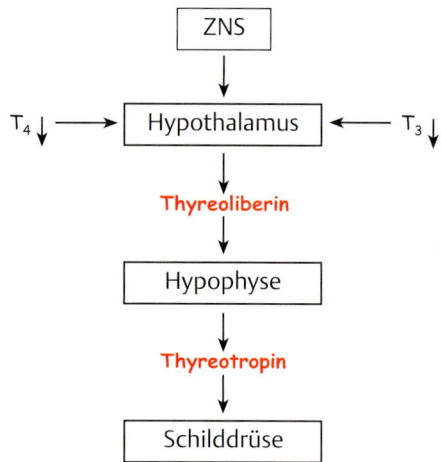

## Abbau der Schilddrüsenhormone

Die Wirkung der Schilddrüsenhormone wird zum einen durch Abbau und zum anderen durch Ausscheidung beendet.

Häufig steht am Beginn des Abbaus die Abspaltung des Jods mittels einer Dejodase – in erster Linie in Leber und Niere. Trijodthyronin und Thyroxin können aber auch ohne vorherige Dejodierung ausgeschieden werden – vor allem über die **Galle** (nach Glukuronidierung oder Sulfatierung in der Leber).

## Regelkreis der Schilddrüsenhormone

Die Produktion und auch die Ausschüttung der Schilddrüsenhormone ins Blut erfolgt nicht willkürlich, sondern wird durch das Hypothalamus-Hypophysen-System gesteuert – also von unserem Gehirn aus.

Der Hypothalamus erhält zum einen Informationen über die $T_4$-Konzentration im Blut und wird zum anderen durch Signale aus dem ZNS beeinflusst. Er verständigt bei einem niedrigen $T_4$-Spiegel die Hypophyse mit Hilfe des Thyreoliberins. Die Hypophyse schüttet darauf hin Thyreotropin aus, das auf die Schilddrüse anregend wirkt.

## Thyreoliberin

Das kleine Tripeptid Thyreoliberin – sein alter Name ist **TRH** (**T**SH-**r**eleasing-**h**ormone) – informiert die Adenohypophyse darüber, dass eine Freisetzung von Thyreotropin notwendig ist. Stärkster Reiz zur Freisetzung von Thyreoliberin ist interessanter Weise starke Kälte (Schilddrüsenhormone steigern die Wärmeproduktion …).

## Thyreotropin

Dieses Glykoprotein hieß früher **TSH**, oder mit vollem Namen **T**hyroidea-**s**timulierndes **H**ormon. „Alt" ist hier natürlich wieder – wie meistens – in der Bedeutung von „in der Klinik gebräuchlich" zu sehen.

Das im Hypophysenvorderlappen gebildete Thyreotropin gelangt über das Blut zur Schilddrüse, deren Zellen die dazu passenden Rezeptoren besitzen. Die Thyreotropin-Rezeptoren sind an G-Proteine gekoppelt, die intrazellulär eine cAMP-Erhöhung hervorrufen (wie alle Tropine …, ↗ S. 339).

**Durch die Wirkung von Thyreotropin** werden zum einen vermehrt Schilddrüsenhormone aus dem Kolloid freigesetzt, zum anderen auch Jodid-Ionen vermehrt aufgenommen, und die Biosynthese der Hormone gefördert.

Außerdem stimuliert Thyreotropin die Thyreozyten zum Wachstum, wodurch die Schilddrüse an Größe gewinnt. Dies dauert zwar einige Zeit, kann sich klinisch aber durch das Bild des Kropfes äußern (↗ S. 377).

**Gehemmt** wird die Thyreotropin-Ausschüttung durch **Somatostatin** (↗ S. 380), das für eine Wachstumshemmung zuständig ist.

**Die Rückkopplung.** Sind im Blut genügend Schilddrüsenhormone vorhanden, so müssen Hypothalamus und Hypophyse darauf reagieren und die Schilddrüsenstimulation verringern. Dies geschieht durch eine einfache Rückkopplungshemmung. Freies, nicht an Proteine gebundenes $T_3$ und $T_4$ hemmen sowohl die Thyreoliberin-Ausschüttung aus dem Hypothalamus als auch die Sekretion von Thyreotropin aus der Hypophyse. So bleiben die Blutspiegel von T$_3$ und T$_4$ ziemlich konstant.

## Wege der Schilddrüsenhormone im Körper

Die Information zur Ausschüttung der Schilddrüsenhormone kommt vor allem über das ZNS, allerdings nicht über Nervenverbindungen, sondern über den Blutweg unter Zuhilfenahme des Hypothalamus-Hypophysen-Systems.

**Die arterielle Versorgung** erfolgt zum einen über die beiden Aa. thyroideae superiores, die jeweils aus der A. carotis externa kommen. Zum anderen über die Aa. thyroideae inferiores, die jeweils via Truncus thyrocervicalis aus der A. subclavia stammen.

**Über die Venen** gelangen die Schilddrüsenhormone in den Kreislauf. Nach oben erfolgt der Abfluss über die Venae thyroideae superiores und mediae zur Vena jugularis interna. Die beiden Vv. thyroideae inferiores gehen in die Vv. brachiocephalicae, die dann in die V. cava superior münden.

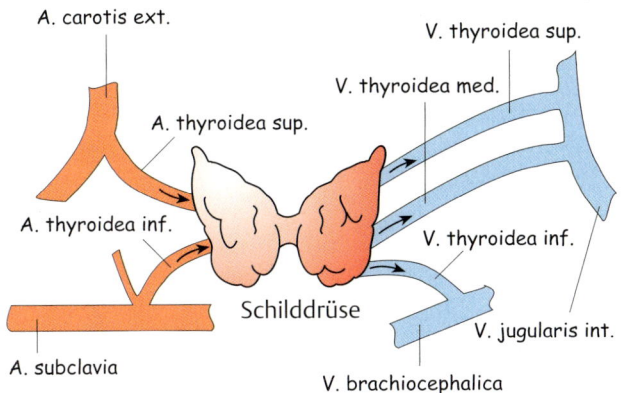

## Der Kropf und andere Schilddrüsenerkrankungen

Erkrankungen der Schilddrüse sind zwar relativ häufig, in den meisten Fällen aber auch sehr gut zu therapieren. Eine adäquate Therapie setzt allerdings voraus, dass man die Ursache der Funktionsstörung der Schilddrüse kennt, wozu wenigstens Grundkenntnisse der Biochemie dieses Organs erforderlich sind.
Man unterscheidet Störungen, bei denen die Menge der Schilddrüsenhormone (zunächst noch) normal ist (Kropf), von solchen, bei denen Über- oder Unterfunktionen im Vordergrund stehen (Hyper- bzw. Hypothyreose).

### Jodmangel und der Kropf

Die Funktionsfähigkeit unserer Schilddrüse ist von einer ausreichenden Jodzufuhr mit der Nahrung abhängig.

Um in der Schilddrüse ständig eine ausreichend hohe Jodid-Konzentration aufrechterhalten zu können, müssen wir pro Tag etwa 200 µg Jod zu uns nehmen.

> Im Gegensatz zu Österreich und der Schweiz handelt es sich in Deutschland um ein generelles Jodmangelgebiet. Viele Menschen nehmen unzureichende Mengen an Jod zu sich.

Eine gute Maßnahme, sich mit ausreichend Jod zu versorgen, ist die Verwendung jodierten Speisesalzes, was in einigen Ländern sogar gesetzlich vorgeschrieben ist. Auch Fische enthalten relativ viel Jod, da in den Meeren viel Jodid-Salz gelöst ist.

**Euthyreote Struma.** Wird unsere Schilddrüse über längere Zeit mit ungenügenden Mengen an Jod versorgt, so sinkt der Thyroxinspiegel ab.
Auf Grund der Rückkopplungsmechanismen wird mehr Thyreotropin ausgeschüttet. Dies stimuliert die Schilddrüse zu mehr Wachstum, um das wenige Jod maximal ausnutzen zu können.
So kann sich über längere Zeit ein normaler Schilddrüsenspiegel („euthyreot") bei vergrößerter Schilddrüse (Struma = Kropf) einstellen.
Bei lange anhaltendem oder massivem Jodmangel kommt es nach einiger Zeit zu einer Unterfunktion der Schilddrüse, der Patient wird hypothyreot.

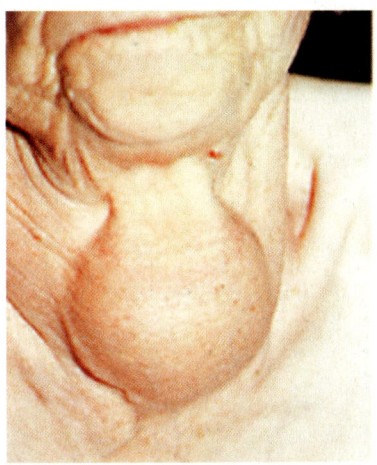

### Hyperthyreose

Auch Überfunktionen der Schilddrüse sind relativ häufig – etwa 2 % aller Frauen erkranken in ihrem Leben irgendwann einmal daran.
Ursache ist entweder eine funktionelle Autonomie der Schilddrüse (meist ein gutartiger hormonproduzierender Tumor) oder (häufiger) die Autoimmunerkrankung Morbus Basedow.

**Beim Morbus Basedow** haben sich Autoantikörper gebildet, die Thyreotropin-Wirkung besitzen. Sie binden sich an die Thyreotropin-Rezeptoren der Schilddrüsenzellen und stimulieren die Freisetzung der Hormone ständig – ohne dass eine negative Rückkopplung bestünde.

Die Folgen lassen sich leicht aus den physiologischen Wirkungen der Hormone ableiten. Am auffälligsten ist eine Symptomentrias mit **Struma** (wegen der Wachstumsstimulation), **Tachykardie** (wegen der Sensibilisierung gegenüber Katecholaminen) und **Exophthalmus** (wegen einer zusätzlichen Antikörperreaktion in der Orbita, durch die sich das Fettgewebe hinter der Orbita vergrößert).

Diese Trias wird auch als **Merseburg-Trias** bezeichnet – da der Entdecker Karl A. von Basedow aus dem kleinen Örtchen Merseburg kam (liegt etwa 10 km südlich von Halle).

Zusätzlich zu diesen typischen Symptomen findet man noch einen erhöhten Grundumsatz und Gesamtstoffwechsel mit erhöhtem $O_2$-Verbrauch und verstärkter Gewichtsabnahme.

## Hypothyreose

Auch eine Unterfunktion der Schilddrüse (Hypothyreose) ist nicht selten. Kennzeichnend ist hierbei ein hoher Thyreotropin-Spiegel, da die Rückkopplungshemmung durch die Schilddrüsenhormone fehlt.

Eine Unterfunktion der Schilddrüse im Erwachsenenalter kann beispielsweise durch starken Jodmangel oder durch eine Autoimmunreaktion gegen das Schilddrüsengewebe verursacht sein.

**Die Autoimmun-Thyreoiditis** wird auch **Hashimoto-Thyreoiditis** genannt und ist die häufigste Ursache für eine Hypothyreose (benannt nach dem japanischen Pathologen Hakaru Hashimoto). Hierbei bilden sich ebenfalls Autoantikörper, allerdings gegen Bestandteile der Schilddrüse selbst (z. B. gegen Thyreoglobulin), wodurch die Schilddrüsenfollikel zerstört werden.

Im klinischen Vollbild zeigen sich die Auswirkungen des reduzierten Metabolismus, der verringerten Empfindlichkeit für Katecholamine und ein generalisiertes Myxödem (= Weichteilschwellungen Gesicht und Hände sowie Verlangsamung geistiger und körperlicher Funktionen), das durch eine vermehrte Ablagerung von Glykosaminoglykanen verursacht wird.

**Bei Neugeborenen** wird heute gleich nach der Geburt die Funktionsfähigkeit der Schilddrüse untersucht, um eine angeborene Hypothyreose sofort erkennen und ihre schlimmen Folgen vermeiden zu können. Durch diese Maßnahme ist das Vollbild der Erkrankung, der **Kretinismus** (franz. cretin = schwachsinnig), eine Seltenheit geworden.

# 3 Gastrointestinale Hormone

Der Magendarmtrakt ist ständig wechselnden Belastungen durch die Nahrungsaufnahme ausgesetzt, wodurch die jeweilige Ausschüttung der Verdauungssäfte permanent kontrolliert und den momentanen Verhältnissen angepasst werden muss – und das möglichst schnell. Da vor allem die Salzsäure besonders stark ist, muss ihre Freisetzung gut reguliert werden.

Bei den Hormonen des Verdauungstrakts handelt es sich fast ausschließlich um kleine Peptidhormone mit einem Molekulargewicht unter 10 kD. Interessant ist, dass viele von ihnen auch als Neurotransmitter ( ↗ S. 424) im ZNS Verwendung finden – woher dieser Zusammenhang rührt, weiß im Moment noch niemand.

Die hormonproduzierenden Zellen sind im gesamten Intestinaltrakt zwischen die anderen Zellen eingestreut. Ihre Gesamtmasse ist dabei größer als die Massen aller anderen endokrinen Zellen des Organismus zusammen!

**Nervale Regulation.** Beim Verdauungstrakt spielen jedoch nicht nur die Hormone eine Rolle. Auch die nervale Regulation ist für den Organismus sehr wichtig, da sie noch schneller auf wechselnde Situationen reagieren kann. Der entscheidende Antrieb zur Steigerung des Verdauungsvorgangs kommt vom **Parasympathikus** über den Nervus vagus und seinen Transmitter Acetylcholin. Diesen Stoff kennt man ja eher in der Funktion eines „Bremsers", da Acetylcholin im gesamten Körper dafür zuständig ist, die Ruhefunktion aufrecht zu erhalten. Doch in den Ruhephasen hat der Körper Zeit, sich um die aufgenommenen Nahrungsstoffe zu kümmern, weshalb der Vagus (via Acetylcholin) ein genereller Anreger der Verdauung ist.

Acetylcholin beschleunigt sämtliche Funktionen, die in irgendeiner Weise den Verdauungsvorgang fördern, z. B. die vermehrte Ausschüttung der Salzsäure oder der Verdauungsenzyme.

Die beteiligten Hormone lassen sich grob in zwei Gruppen einteilen, wobei natürlich eine Menge Überschneidungen die Regel sind. Die einen wirken in erster Linie auf den Magen, die anderen vor allem auf das Duodenum, über die Leber und das Pankreas.

## 3.1 Regulation der Magensaftmenge

Man unterscheidet vier Hormone, die in erster Linie auf den Magen und seine Funktion wirken.

- Wichtigster **Stimulator** der Magenfunktion ist das Hormon **Gastrin**, das bei seiner Aufgabe von einem Mediator, dem **Histamin** unterstützt wird.
- Wichtige **Unterdrücker** der Magenfunktion sind die beiden Hormone **Somatostatin** und **VIP** (vasoaktives intestinales Peptid), deren Wirkungen denen von Gastrin und Histamin entgegengesetzt sind.

## Gastrin

Das Hormon Gastrin hat die Funktion, bei vollem Magen die Ausschüttung von Salzsäure und Pepsinogen zu steigern.

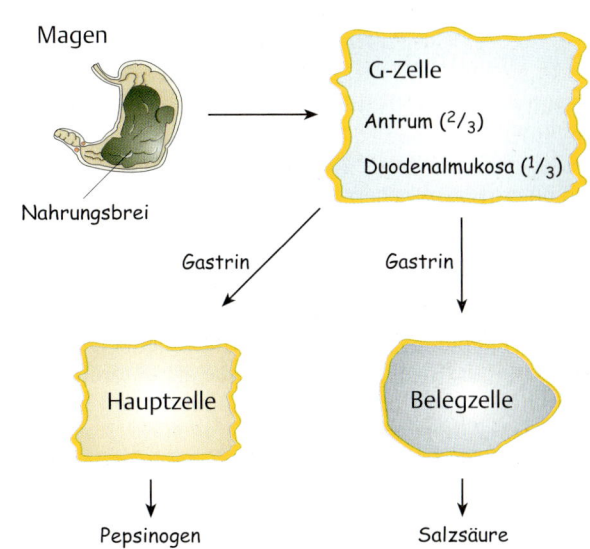

### Biosynthese des Gastrins

Gastrin wird in den **G**(astrin)-**Zellen** des Magen-Antrums ($^2/_3$) und der Duodenalmukosa ($^1/_3$) produziert.

### Molekulare und physiologische Wirkungen

Gastrin wirkt auf Gastrin-Rezeptoren an der Membran der Beleg- und Hauptzellen des Magens, wodurch diese die Produktion von Salzsäure und Pepsinogen steigern. Zusätzlich ist Gastrin in der Lage, die Stärke der Kontraktionswellen im Antrumbereich zu erhöhen.

### Steuerung der Sekretion

Die Ausschüttung von Gastrin unterliegt einer Reihe von Regulationen, die steigernd und hemmend wirken können.

**Gesteigert** wird die Gastrinsekretion zunächst ganz unspezifisch durch eine Dehnung der Antrumwand, also durch einen vollen Magen.

Spezifisch angeregt wird die Gastrinausschüttung vor allem durch Peptide im Magenlumen, den Vagus und die Stoffe Alkohol und Koffein. Hier liegt auch der Grund, warum man von übermäßigem Kaffeegenuss Magenschmerzen bekommen kann.

**Gehemmt** wird die Freisetzung von Gastrin im Magen durch einen niedrigen pH-Wert. Ab einem pH-Wert von etwa 3 wird die Gastrinsekretion reduziert, ab etwa 2 wird gar kein Gastrin mehr ausgeschüttet, was eine Schutzeinrichtung für den Magen ist.

Die *duodenale* Gastrinausschüttung wird vermutlich durch das Vorhandensein von Proteinen im Chymus ausgelöst. Der Magen erhält dann die Information, dass die Eiweiße noch nicht genug zerlegt worden sind, da hier eigentlich nur noch kleinere Peptide ankommen sollten. Über das Gastrin wird dann die Magenvorarbeit wieder angekurbelt.

## Histamin

Das Biogene Amin Histamin ist ein Helfer des Gastrins und unterstützt alle seine Funktionen. Da es auch noch andere wichtige Funktionen als Mediator wahrnimmt, wird es ausführlich dort besprochen ( ↗ S. 420).

### Biosynthese des Histamins

Histamin wird im ganzen Körper vor allem von Mastzellen ( ↗ S. 558) gebildet. Im Magendarmtrakt, jedoch in erster Linie von einer Gruppe von Zellen, die als Enterochromaffin-ähnliche Zellen (engl. **e**ntero**c**hrom**m**affine-**l**ike, daher auch **ECL-Zellen**) bezeichnet werden.

Die Biosynthese erfolgt aus der Aminosäure Histidin durch die Histidin-Decarboxylase. Wie bei jeder Herstellung von biogenen Aminen ist auch hier PALP als Cofaktor erforderlich.

### Molekulare und physiologische Wirkungen

Histamin bewirkt eine vermehrte Freisetzung von Salzsäure und Pepsinogen – parallel der Wirkung von Gastrin.

Es bindet an die **H₂-Rezeptoren** der benachbarten Beleg- und Hauptzellen. In der Klinik lassen sich diese H₂-Rezeptoren direkt über H₂-Blocker hemmen (z. B. Cimetidin), was für die Behandlung eines Magengeschwürs nützlich ist.

### Steuerung der Sekretion

Die Freisetzung des Histamins erfolgt entweder durch vagale Stimulation oder durch Gastrin.

Ist nur sehr wenig Gastrin vorhanden, wird also auch kein Histamin ausgeschüttet.

## Somatostatin

Somatostatin wird fast überall im Körper – so auch im Gastrointestinaltrakt – gebildet und wird einmal mehr seinem Ruf als genereller Hemmstoff gerecht. Es hemmt alle gängigen gastrointestinalen Hormone, unabhängig von ihrer Wirkung.

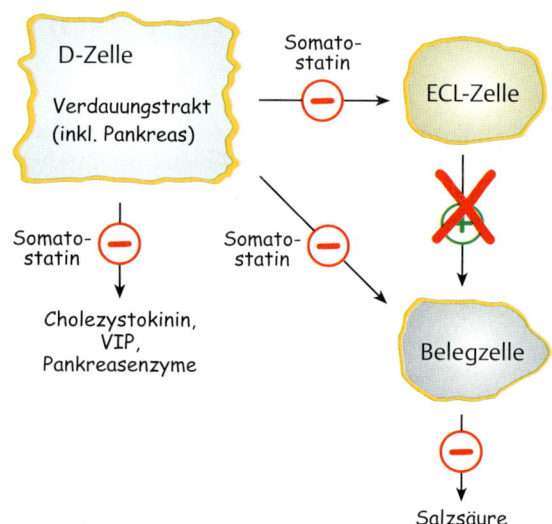

### Biosynthese des Somatostatins

Das Peptid Somatostatin wird in den D-Zellen des Verdauungstrakts (auch im Pankreas) gebildet.

### Molekulare und physiologische Wirkungen

Die Wirkung ist der von Gastrin und Histamin direkt entgegengesetzt, wodurch sich die einzelnen Wirkungen leicht ableiten lassen: die HCl-Produktion wird direkt über die Belegzellen und indirekt über die Hemmung der Histaminfreisetzung in den ECL-Zellen gehemmt.

Weitere hemmende Effekte hat Somatostatin auf Cholezystokinin und VIP, auf die Pankreasenzyme und auf Insulin sowie Glukagon im Pankreas.

Der Somatostatin-Rezeptor bewirkt dabei in den Zielzellen über inhibitorische G-Proteine eine Senkung des cAMP-Spiegels, wodurch die Freisetzung dieser Stoffe verhindert wird.

### Steuerung der Sekretion

Die Freisetzung von Somatostatin wird durch Gastrin und eine hohe luminale Protonenkonzentration ausgelöst.

Gehemmt wird die Somatostatin-Ausschüttung durch hohe Spiegel an Somatostatin im Blut (es hemmt wirklich *alles* …) und durch eine Erregung cholinerger Neurone. Erregte cholinerge Neurone stehen für eine Aktivierung der Verdauung (s. o.), daher wird die entgegenwirkende Hemmung durch das Somatostatin unterdrückt, indem dessen Ausschüttung verhindert wird.

## VIP (Vasoaktives intestinales Peptid)

Dieses Hormon hat sehr ähnliche Wirkungen wie das Sekretin, das wir gleich im Anschluss kennenlernen werden. Es wirkt jedoch in erster Linie auf den Magen, indem es die Magensaft- und HCl-Produktion hemmt. Zusätzlich wirkt es auf die Pankreasgangzellen (ähnlich wie Sekretin, s. unten).

## 3.2 Regulation der Pankreas- und Gallensekretion

Es sind vor allen Dingen drei Hormone (Sekretin, Cholezystokinin, GIP), die für die Regulation der beiden großen Drüsen des Magendarmtrakts zuständig sind: der Bauchspeicheldrüse und der Leber. Sie wirken zusätzlich hemmend auf die Funktionen des Magens, um ihren Zweck noch effektiver erfüllen zu können.

Am wichtigsten ist ihre Wirkung auf das Pankreas, da sich hier viele Möglichkeiten der Beeinflussung ergeben. Im Pankreas gibt es zwei Zelltypen, die spezifisch von den hier angreifenden Hormonen beeinflusst werden, wodurch sich auch deren Funktion erklärt:

- Die Pankreasgangzellen, die Wasser und Bikarbonat sezernieren,
- die Azinuszellen in denen die spezifischen Verdauungsenzyme hergestellt und in die Pankreasgänge ausgeschüttet werden.

### Sekretin

Sekretin wird in Duodenum und Jejunum gebildet und hat die Funktion, sauren Speisebrei, der im Duodenum nichts verloren hat, neutralisieren zu lassen.

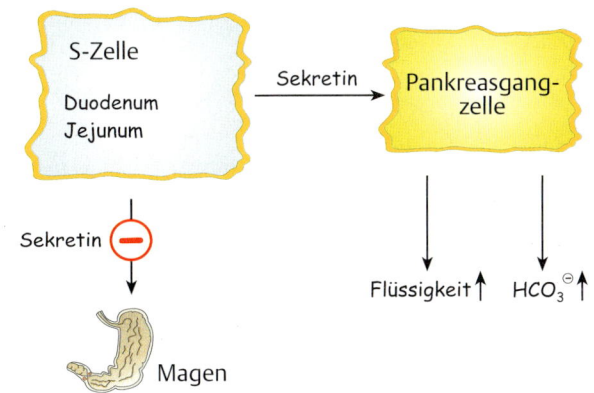

### Biosynthese des Sekretins

Sektretin wird in den **S**(ekretin)-**Zellen** des duodenalen und jejunalen Epithels gebildet.

### Molekulare und physiologische Wirkungen

Sekretin wirkt auf die Pankreasgangzellen und erhöht die Bikarbonatausschüttung ($HCO_3^-$) sowie die Menge der ausgeschiedenen Flüssigkeit (wodurch sich auch der Name erklärt).

Zunächst wird jedoch die Magenentleerung durch Hemmung der Magenmuskulatur verlangsamt, so dass das Duodenum erst einmal Ruhe vor weiterer Belastung durch Protonen hat, um mit der vorhandenen Situation klarzukommen. Nebenbei wird die Muzinproduktion gesteigert, was einen größeren Schutz der Schleimhaut bedeutet, jedoch eher zu den langfristigen Maßnahmen zu rechnen ist.

Des weiteren erfolgt eine Alkalisierung (durch $HCO_3^-$) und Verflüssigung der Galle, die ebenfalls zur Neutralisierung des Magensafts beiträgt.

### Steuerung der Sekretion

Der entscheidende Reiz zur Ausschüttung von Sekretin ist das Auftauchen eines sauren Chymus (= Speisebreis) im Duodenum.

### Cholezystokinin

Cholezystokinin (CCK, früher auch Pankreozymin genannt) wird in Duodenum und Jejunum gebildet und hat die Aufgabe, die Sekretion der Pankreasenzyme und der Gallenflüssigkeit zu steigern.

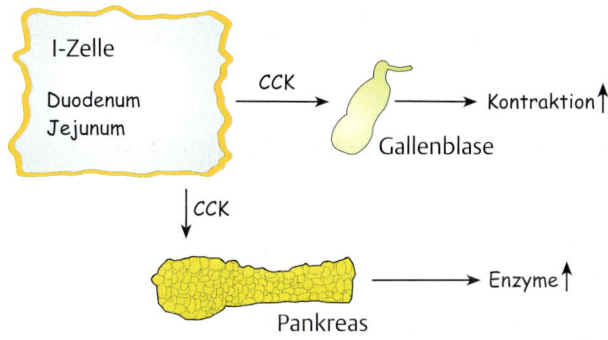

### Biosynthese des Cholezystokinins

Dieses Peptid wird in den I-Zellen von Duodenum und Jejunum gebildet.

### Molekulare und physiologische Wirkungen

Man kann zwei wichtige Wirkungen des Cholezystokinin unterscheiden:

1. Im Pankreas wird die **Menge der ausgeschütteten Enzyme** deutlich gesteigert, weshalb die alte Bezeichnung auch Pankreozymin war.
2. An der Gallenblase bewirkt Cholezystokinin die **Kontraktion der Muskulatur**, wodurch die Gallenblase entleert wird und die Gallensäuren in das Darmlumen gelangen.

## Steuerung der Sekretion

Die Freisetzung des CCKs wird durch Chymus im Duodenum bewirkt.

Gehemmt wird die CCK-Sekretion durch die Anwesenheit von Trypsin im Darmlumen (neg. Rückkopplung), worauf der CCK-Plasmaspiegel sinkt. Die Folge ist ein Nachlassen der Trypsinsekretion und damit verbunden ein verminderter Trypsin-Gehalt im Darmlumen.

## GIP (Glukose-induziertes insulinotropes Polypeptid)

Das Hormon GIP wird im gesamten Dünndarm gebildet. Seine Aufgabe besteht in einer Anregung der intestinalen Verdauung und – bei Bedarf – in einer Hemmung der Magenfunktionen.

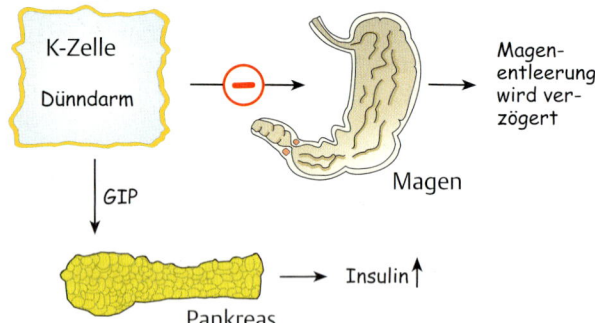

## Biosynthese des GIP

GIP wird in den K-Zellen des Dünndarms hergestellt.

## Molekulare und physiologische Wirkungen

Die Hauptfunktion ist die Stimulation der Insulin-Freisetzung aus der Bauchspeicheldrüse. Dieser Effekt führt dazu, dass oral gegebene Glukose eine stärkere Insulin-Ausschüttung nach sich zieht, als parenteral gegebene. (Ein Phänomen, das zwar schon lange bekannt war, dessen Erklärung aber etwas auf sich warten ließ.)

Die weiteren Wirkungen des GIP lassen sich erst bei höheren Konzentrationen feststellen. Dann kann man das GIP als eine Art *Helferhormon des Dünndarms* verstehen, das zu diesem Zweck auch inhibitorisch auf den Magen wirkt. (Daher auch die alte Bezeichnung „Gastrisches Inhibitorisches Peptid", die zunächst zu der Abkürzung GIP führte.)

Die Magensaftsekretion wird gehemmt und die Magenentleerung verzögert, damit das Duodenum mit der Verdauung „hinterher kommt".

Neben der Glukose stellt auch ein Absinken des pH-Werts im oberen Duodenum einen adäquaten Reiz für die Ausschüttung des GIP dar.

## Steuerung der Sekretion

Taucht Nahrung im oberen Duodenum auf (Glukose, Aminosäuren oder Fette), steigert GIP die Insulinfreisetzung im Pankreas (Hauptfunktion) und stimuliert generell die intestinale Sekretion.

## 3.3 Sonstige intestinale Hormone

Neben den bereits genannten, gibt es noch eine ganze Reihe weiterer Peptide, die in irgendeiner Weise Einfluss auf die Verdauung nehmen – und meist auch im ZNS vorkommen. Erwähnt seien hier nur exemplarisch das Pankreatische Polypeptid (PP), die Substanz P oder das Enteroglukagon (GLP-1), da sie im schriftlichen Physikum schon gefragt wurden. Erwähnt werden sollen auch noch das VIP-ähnliche Neurotensin und das Motilitäts-stimulierende Motilin. Es bleibt abzuwarten, ob diese Hormone in der Prüfung überhaupt gefragt werden …

Als immer interessanter stellt sich ein Zusammenspiel zwischen den beiden Hormonen Leptin und Neuropeptid Y heraus.

**Leptin und Neuropeptid Y.** Leptin (von gr. leptos = leicht) wird von Fettzellen produziert und signalisiert dem Körper – vor allem dem Gehirn – den Füllungszustand unserer Fettspeicher.

Es scheint über einen spezifischen Transportprozess ins Gehirn zu gelangen und die Ausschüttung des Neuropeptids Y (NPY) zu *hemmen*. Dieses NPY bringt uns dazu, Hunger zu haben und Nahrung zu uns zu nehmen.

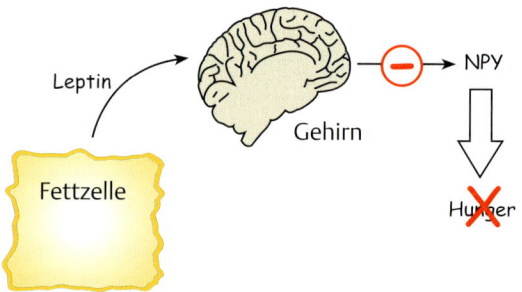

Bei Übergewichtigen kann nun zwar ein erhöhter Leptinspiegel im Blut gemessen werden („Fettspeicher voll"), die Leptinspiegel im Liquor sind jedoch viel zu niedrig. Deshalb wird heute diskutiert, ob bei Übergewichtigen ein Problem beim Transport des Leptins durch die Blut-Hirn-Schranke vorliegt.

Es bleibt abzuwarten, wie sich das Ganze entwickelt, und ob man hier möglicherweise in Zukunft therapeutisch wird eingreifen können.

# 4 Wasser, Elektrolyte und Mineralstoffe

In diesem Kapitel geht es zunächst um die Natrium-, Kalium- und Wasserregulation, die untrennbar miteinander verbunden sind. Anschließend behandeln wir die Regulation des Calcium- und Phosphathaushalts, die ebenfalls zusammen reguliert werden.

## 4.1 Natrium, Kalium und Wasser

Das Leben ist im Wasser entstanden, so dass auch wir noch die Konzentrationen der Elektrolyte des Urmeeres mit uns herumtragen. So leuchtet es ein, dass die Steuerung der entsprechenden Konzentrationen auch nicht vom Gehirn gelenkt wird, sondern eine festgelegte Größe ist.

### Der Wasser- und Elektrolythaushalt

Wasser- und Elektrolythaushalt bilden eine funktionelle Einheit. Eine Konzentrationsänderung der Elektrolyte führt stets auch zu einer Änderung des Wassergehalts und umgekehrt. Elektrolyte und Wasser bestimmen maßgeblich Osmolalität und folglich das Volumen des Extrazellulärraums. Natrium und Wasser (und zum Teil Kalium) sind die Komponenten des Wasser- und Elektrolythaushalts, die von Hormonen reguliert werden.
Alle gängigen Elektrolyte hängen über gemeinsame Pumpen mit dem wichtigsten extrazellulären Ion, dem Natrium zusammen. Deshalb kann man über die Natriumregulation auch den Großteil des Elektrolythaushalts steuern – was die Sache bedeutend angenehmer zum Lernen macht.

### Natrium

Das Natrium ist das wichtigste **extrazelluläre Kation** überhaupt.

**Die Plasmakonzentration** von Natrium beträgt rund 140 mmol/l. Da viele Transportsysteme in unserem Organismus über ein Zusammenspiel mit Natrium funktionieren (z. B. $Na^+/H^+$-Antiport), wird dessen Konzentration innerhalb enger Grenzen genau reguliert.

**Aufgabe.** Für den Blutdruck und das Blutvolumen ist Natrium eine entscheidende Komponente. Ein Natriummangel im Extrazellulärraum (EZR) führt dort zum Abfall des osmotischen Drucks. Da im Vergleich dazu in der Zelle nun ein höherer osmotischer Druck herrscht, strömt Wasser zum Druckausgleich in die Zellen. Das intrazelluläre Volumen nimmt zu, während das extrazelluläre Volumen abnimmt; Zellschwellungen und Hypotonie sind die Folge. Ein Natriumüberschuss im EZR verursacht umgekehrt eine Hypertonie.
Im Nervensystem sind die $Na^+$-Ionen für die Entstehung des Aktionspotenzials verantwortlich.

**Die Aufnahme** von Natrium erfolgt vor allem durch den Magendarmtrakt, über das in unserer Nahrung reichlich vorhandene Kochsalz (= Natriumchlorid, NaCl).

**Die Ausscheidung** von Natrium erfolgt über die Nieren und wird sehr streng durch verschiedene Hormone (s. unten) reguliert.

### Wasser

Der hohe Flüssigkeitsgehalt in unserem Organismus hängt unzertrennlich mit den Elektrolyten zusammen, über die der Wassergehalt auch in erster Linie reguliert wird.

**Die Aufgabe** des Wassers besteht in der eines Universalpartners für die meisten der in uns ablaufenden chemischen Reaktionen. Unser Organismus ist noch auf das Urmeer eingestellt und daher auch auf ausreichende Mengen Wasser angewiesen.

**Die Aufnahme** von Wasser erfolgt über die Nahrung – egal ob fest oder flüssig. Die Resorption findet dann in den verschiedenen Darmabschnitten statt ( ↗ S. 472).

**Die Ausscheidung** erfolgt vor allem über die Nieren, aber auch über den Darm und über die Haut wird einiges an Flüssigkeit abgegeben.

### Kalium

Kalium ist unser wichtigstes **intrazelluläres Kation**. Über 98 % unseres gesamten Kaliumvorrats ist in der Zelle angesiedelt (etwa 150 mmol/l).

**Die Aufgabe** des Kaliums besteht im Aufrechterhalten des Ruhepotenzials an den Zellmembranen.

**Die Aufnahme** von Kalium erfolgt normalerweise ausreichend durch die Nahrung.

**Ausscheidung.** Etwa 90 % des Kaliums werden renal eliminiert. Nach der glomerulären Filtration erfolgt die tubuläre Reabsorption. Am bedeutsamsten ist allerdings die aktive Sekretion von Kalium im distalen Tubulus.
Der Vorteil davon ist, dass auch bei eingeschränkter Filtrationsleistung – zumindest noch teilweise – das Kalium ausgeschieden werden kann. So werden lebensbedrohlich hohe Blut-Kaliumspiegel vermieden. Kalium gehört damit zu den harnpflichtigen Substanzen.

**Die Regulation** erfolgt in erster Linie über die wenigen Kalium-Ionen, die sich im extrazellulären Raum befinden (3,5 – 5,0 mmol/l). Hier muss man zwei verschiedene Regulationsmöglichkeiten beachten:

1. Die **schnelle Regulation** des Kaliumhaushalts erfolgt vor allem mittels Umverteilungen zwischen Intra- und Extrazellulärraum, bei denen auch das Insulin eine wichtige Rolle spielt ( ↗ S. 355).
2. Die **langfristige Regulation** ist eine Aufgabe der Niere unter dem Einfluss der Natrium-Ausscheidung und von **Aldosteron** ( ↗ S. 387). Eine vermehrte Na⁺-Resorption durch Aldosteronwirkung bewirkt gleichzeitig eine Erhöhung der K⁺-Ausscheidung durch den Urin und umgekehrt.

## Die Regulation des Wasser- und Elektrolythaushalts

Vier Hormone sind in die Regulation des Wasser- und Elektrolythaushalts involviert – und alle beginnen mit einem „A". Sie spielen klinisch eine ziemlich wichtige Rolle, da es häufig Probleme in deren Regulation gibt, es sei nur die Zivilisationskrankheit des Bluthochdrucks genannt.

Auch für das Verständnis der Wirkung vieler Medikamente ist es wichtig, dieses System verstanden zu haben.

Das einzige Hormon, das in der Lage ist, den Blutdruck wirkungsvoll zu senken, ist das **Atriopeptin**, das seine Wirkung durch eine Steigerung der Natriurese entfaltet ( ↗ S. 384).

Dem entgegen wirken **Angiotensin II** und das Renin-Angiotensin-System (**RAS**), indem sie in den Nieren die Rückresorption von Natrium – und Wasser – fördern ( ↗ S. 385). (Dieses RAS hat *nichts* mit dem *RAS*-Gen oder dem *RAS*-Protein, ↗ S. 354 zu tun.)

Das wichtigste Mineralokortikoid **Aldosteron** führt langfristig zu einer vermehrten Natriumrückresorption und damit gekoppelt auch zu einer vermehrten Kalium- und H⁺-Ionen-Ausscheidung ( ↗ S. 387).

Das vierte Hormon **Adiuretin** ist das einzige, das nicht über die Elektrolyte wirkt, sondern direkt einen Einfluss auf die Menge des resorbierten Wassers hat ( ↗ S. 388).

**Urmeer und Bluthochdruck.** Es fällt vielleicht auf, dass die Mechanismen zur Veränderung des Blutdrucks nicht gerecht auf beide Richtungen verteilt sind. Dieses Ungleichgewicht zugunsten einer *Steigerung* des osmotischen und Blutdruckes ist sicher kein Zufall.

Nach der gängigen Lehrmeinung ist das Leben im Meer entstanden. Die Natur ist seitdem also bestrebt, Mechanismen zu entwickeln, um dieses „Urmeer" in den Organismen zu halten, die das Wasser verlassen haben und nun im Trockenen umherwandeln.

Dass zuviel Wasser auch zu einem Problem werden kann, hatte die Natur zunächst vermutlich noch nicht bedacht. Es bleibt abzuwarten wie sie darauf reagiert, und ob die Mechanismen zur *Senkung* des Blutdruckes noch verbessert werden, da hier vermutlich ein Überlebensvorteil liegt – wir werden es aber wohl nicht mehr erleben …

## Atriopeptin

Das Peptid Atriopeptin (und einige Verwandte) hat die Aufgabe, die Natrium- und damit verbunden die Wasserausscheidung des Organismus zu fördern – und ist damit das einzige bekannte **blutdrucksenkende Hormon** unseres Körpers.

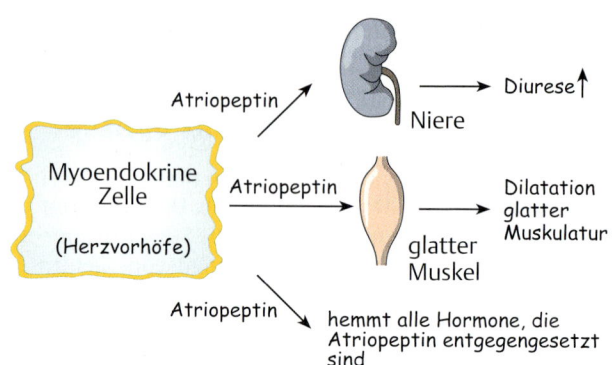

Zunächst wusste man nur, dass es ein Hormon des Herzens gibt, das eine blutdrucksenkende Wirkung hat und nannte es den atrialen natriuretischen Faktor (ANF). Als man die Chemie erforscht hatte, bekam der Stoff den Namen atriales natriuretisches Peptid (ANP). Heute wird meist der Begriff Atriopeptin verwendet, in dem sowohl Herkunft („Atrium") als auch Chemie („Peptid") deutlich werden.

### Biosynthese des Atriopeptins

Dieses Peptidhormon besteht aus zwei Aminosäureketten, die über eine Disulfidbrücke miteinander verbunden sind. Die Biosynthese erfolgt in den myoendokrinen Zellen der Herzvorhöfe. Dort wird es in Form seines Prohormons in Vesikeln gespeichert und bei Bedarf ausgeschüttet.

### Molekulare und physiologische Wirkungen

Die Blutdrucksenkung erreicht Atriopeptin zum einen über direkte Effekte, zum anderen über eine Hemmung von Hormonen, die gegenteilige Wirkungen haben.

### Atriopeptin-Rezeptor

Das Atriopeptin ist eines der wenigen Hormone, die über eine Erhöhung des **cGMP**-Spiegels in der Zelle wirken. Es bindet an einen membranständigen Rezeptor, der die Guanylatzyklase aktiviert, die dann in der Zelle aus GTP das cGMP herstellt (und ist damit ein Typ-I-Rezeptor, ↗ S. 341).

### Wirkungen des Atriopeptins

Die Atriopeptin-Rezeptoren befinden sich vor allem in der Niere und an der glatten Gefäßmuskulatur.

**An den Tubulusepithelzellen** der Nieren bewirkt Atriopeptin eine **Hemmung der Natrium-Rückresorption** durch

Hemmung der Na⁺/K⁺-ATPase. Durch die Natriurese (= Natriumausscheidung) mit begleitender Diurese (= Wasserausscheidung) verringert sich das Blutvolumen.

**An der glatten Muskulatur** der Gefäße bewirkt Atriopeptin eine Dilatation, was ebenfalls zu einer Blutdrucksenkung führt.

**Wirkung auf andere Hormone.** Atriopeptin hemmt alle anderen Hormone, die an der Regulation des Wasserhaushalts beteiligt sind.

Durch die gesteigerte Nierendurchblutung (auf Grund der Vasodilatation) wird die Reninfreisetzung gehemmt und gleichzeitig die glomeruläre Filtrationsrate gesteigert. Außerdem hemmt Atriopeptin direkt das Aldosteron, indem es dessen Ausschüttung aus der Nebennierenrinde verhindert.

Im Hypothalamus hemmt Atriopeptin die Freisetzung von Adiuretin, was die Diurese noch unterstützt.

### Steuerung der Sekretion

Der Reiz zur Ausschüttung des Atriopeptins ist die Dehnung der Herzvorhöfe bei einem Anstieg des Blutvolumens. Dadurch erfolgt intrazellulär die proteolytische Spaltung des Prohormons zum funktionsfähigen Atriopeptin und dessen Ausschüttung ins Blut.

### Wege des Atriopeptins im Körper

Atriopeptin wird in den myoendokrinen Zellen der Herzvorhöfe gebildet. Nach der Ausschüttung in die Vorhöfe wird es durch das Herz in die Peripherie verteilt. Zu den Nieren gelangt es über die beiden Nierenarterien, die aus der Aorta abzweigen.

### Abbau des Atriopeptins

Atriopeptin wird durch Endopeptidasen in den Nieren gespalten und damit inaktiviert.

### Atriopeptin in der Klinik

Der Wirkmechanismus des Atriopeptins ist interessant für die Therapie des Bluthochdrucks, lässt sich derzeit aber therapeutisch noch nicht ausnutzen. Ein Problem dabei ist die Peptidnatur des Hormons, die eine orale Aufnahme unmöglich macht.

## Angiotensin II und das RAS

Das Peptid Angiotensin II ist das Produkt einer Kaskade, die mit dem Enzym Renin beginnt. Daher stammt die Bezeichnung Renin-Angiotensin-System (RAS).

RAS reguliert den arteriellen Blutdruck: Es vermindert die Natrium- und Wasserausscheidung und erhöht das Blutvolumen und den Blutdruck.

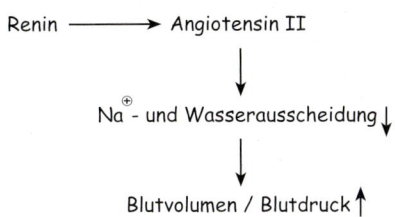

### Biosynthese von Angiotensin II

Das Verständnis der Biosynthese des Angiotensins II ist klinisch ziemlich wichtig, da man sonst weder eine Reihe wichtiger Erkrankungen **(allen voran der Bluthochdruck)** noch deren medikamentöse Therapie verstehen kann.

Alles beginnt mit Angiotensinogen, das in der Leber gebildet und proteolytisch gespalten wird, wodurch Angiotensin I und daraus – ebenfalls durch proteolytische Spaltung – Angiotensin II entsteht.

Die beiden beteiligten Enzyme sind das Renin für den ersten und das ACE (engl. = Angiotensin converting enzyme) für den zweiten Schritt.

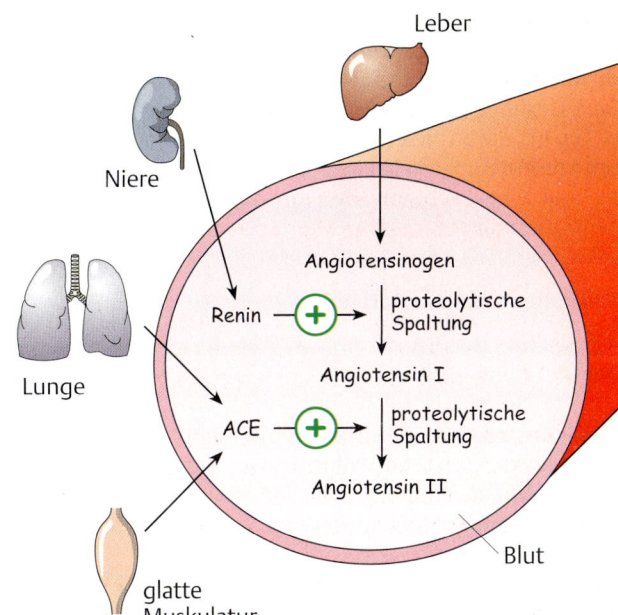

**Renin** (ren, lat. = Niere) ist eine Endopeptidase, die in den **juxta**g**lomerulären (JG-)Zellen** der Niere gebildet wird (iuxta, lat. = nahe bei, also nahe bei den Glomeruli).

Dort liegt es zunächst in Form seiner inaktiven Vorstufe, dem Prorenin, vor, bevor es durch Abspaltung der Prosequenz im Golgi-Apparat zum proteolytisch aktiven Enzym Renin umgewandelt wird. Renin wird in geringen Konzentrationen in den Blutkreislauf ausgeschüttet. Durch verschiedene Faktoren ( ↗ S. 386 ) kann die Sekretion beträchtlich erhöht werden.

Renin spaltet aus Angiotensinogen, das im Plasma schwimmt, ein Peptidstück ab, so dass daraus Angiotensin I, ein Dekapeptid (deka, lat. = zehn), entsteht.

**ACE.** Angiotensin I wird durch das Angiotensin-Konvertierungsenzym (ACE) um zwei Aminosäuren verkürzt und liegt dann als das Oktapeptid (okta, lat. = acht) Angiotensin II vor.

ACE ist in den Plasmamembranen vieler Zellen verankert. Besonders zahlreich findet es sich in den glatten Muskelzellen (da soll es ja wirken) und den Endothelzellen in der Lunge. Die Lokalisation des ACE ist wichtig, wenn man die kurze Halbwertszeit (ca. eine Minute) des Angiotensin II bedenkt. Würde die Aktivierung zum Angiotensin II bereits in der Niere passieren, käme es sicher nicht mehr heile an seinem Wirkort in der Peripherie an.

## Molekulare und physiologische Wirkungen

Beim Angiotensin II lassen sich zwei Wirkungen unterscheiden: Eine direkte (kurzfristige) Wirkung auf die Blutgefäße und die Freisetzung von Aldosteron, die eine langfristige Blutdruck-Regulation bewirkt.

### Angiotensin-II-Rezeptoren

Von den Angiotensin-II-Rezeptoren existieren zwei verschiedene Subtypen, wobei die Rolle der **AT₂-Rezeptoren** noch ziemlich im Dunkeln liegt und wohl erst folgende Medizinstudenten-Generationen beschäftigen wird.

Bei Gesunden finden sich vorrangig **AT₁-Rezeptoren** (= Typ III), die an vielen Organen – vor allem jedoch der glatten Muskulatur – vorhanden sind. Sie wirken über G-Proteine und eine Erhöhung der intrazellulären Calcium-Konzentration mittels des **IP₃/DAG**-Mechanismus ( ↗ S. 347).

### Wirkungen des Angiotensin II

Angiotensin II steigert auf zwei Wegen den Blutdruck und das Blutvolumen.

**Vasokonstriktion.** Zum einen wirkt Angiotensin II stark vasokonstriktorisch (etwa zehnmal wirksamer als Adrenalin), was zu einem schnellen, aber kurzdauernden Anstieg des arteriellen Blutdrucks führt.

**Aldosteron-Ausschüttung.** Zum anderen wirkt Angiotensin II indirekt auch langfristig, weil das Angiotensin II der beste Reiz für eine Ausschüttung von Aldosteron ist, das seinerseits als Steroidhormon für eine langfristige Blutdruck-Regulation sorgt. Aufgrund dieses Zusammenhangs spricht man manchmal auch vom **Renin-Angiotensin-Aldosteron-System (RAAS)**.

Das Aldosteron selbst bewirkt eine erhöhte Natrium-Rückresorption im distalen Tubulus und damit verbunden auch eine verstärkte Wasser-Rückresorption, da jedes Natrium viele Wassermoleküle mit sich reißt.

**Ein weiterer Effekt** von Angiotensin II scheint die generelle Wachstumsstimulation verschiedener Zellen des kardiovaskulären Systems zu sein. AT II führt vor allem in Myozyten zu einer verstärkten Expression verschiedener Protoonkogene ( ↗ S. 311), die das Zellwachstum anregen.

## Steuerung der Sekretion

Die Steuerung des Renin-Angiotensin-Systems erfolgt über eine Aktivierung oder Hemmung des ersten Schritts: der Ausschüttung von **Renin**.

**Die Steigerung der Reninausschüttung** wird über verschiedene Faktoren geregelt, die alle Ausdruck einer gesunkenen Flüssigkeitsmenge im Extrazellulärraum sind:

- In der Wand des Vas afferens der Nierenglomeruli befinden sich **Druckrezeptoren**, die bei Hypovolämie und Blutdruckabfall die Reninsekretion anregen ("renale Hypovolämie").
- Die Stimulierung renaler β₁-adrenerger Rezeptoren an den JG-Zellen, z.B. durch **Katecholamine** ( ↗ S. 360) oder durch einen symphatischen Reiz – auch über Katecholamine –, führt ebenfalls zu einer erhöhten Reninsekretion.
- Auch **Prostaglandine** (hier vor allem das Prostaglandin E, ↗ S. 416), die eine wesentliche Rolle für die Nierendurchblutung spielen, können das RAS aktivieren.

**Auch die Hemmung des RAS** über eine verminderte Reninausschüttung, kann durch verschiedene Faktoren erreicht werden:

- Eine **Blutdruckerhöhung** im Vas afferens der Niere führt zu einer Hemmung der Reninfreisetzung.
- **Atriopeptin** signalisiert zu viel Flüssigkeit im Vorhof und hemmt daher die Reninausschüttung ( ↗ S. 385).
- Über eine Stimulation afferenter **vagaler Fasern** kann das autonome Nervensystem die Reninsekretion hemmen. Schließlich gibt es noch die negative Rückkopplung durch **Angiotensin II**.

## Wege der RAS-Komponenten im Körper

Die Komponenten des Renin-Angiotensin-Systems durchlaufen ein wahre Odyssee, bis das Endprodukt Angiotensin II seine Wirkung entfalten kann.

Hauptdeterminante ist das in den juxtaglomerulären Zellen der Niere gebildete **Renin**, das über die Nierenvenen Anschluss an den Kreislauf erhält.

**Angiotensinogen**, das in die Gruppe der α₂-Globuline gehört, wird – wie alle Plasmaproteine – in der Leber hergestellt und ins Blut abgegeben. Renin wandelt im Blut das Angiotensinogen in **Angiotensin I** um.

Durch die Wirkung des Angiotensin-Konvertierungsenzyms (ACE) entsteht aus dem Angiotensin I direkt am Ort der geplanten Wirkung – also vor allem an der Plasmamembran der glatten Muskelzellen – das **Angiotensin II**.

## Abbau des Angiotensin II

Angiotensin II wird von Angiotensinasen zu inaktiven Peptiden abgebaut. Seine Halbwertszeit im Plasma beträgt nur etwa eine Minute.

Renin hat eine Halbwertszeit von etwa 15 Minuten.

## Volkskrankheit Bluthochdruck

Bluthochdruck ist ab einem gewissen Alter eine sehr häufige Erkrankung, deren Ursachen meist gar nicht bekannt ist. Man spricht dann von *essenzieller* Hypertonie.

In der Therapie sind neben einer möglichst kochsalzarmen Ernährung zwei Gruppen von Medikamenten von besonderer Bedeutung:

- **Diuretika**, die die Salz- und Wasserausscheidung in der Niere fördern.
- Reicht die Therapie mit einem Diuretikum nicht aus, wird zusätzlich ein **ACE-Hemmer** verabreicht.

**ACE-Hemmer.** Hierbei handelt es sich um Substrat-Analoga des Angiotensins I, die kompetitiv das Enzym ACE hemmen und so die Herstellung von Angiotensin II verhindern.

Eine Nebenwirkung, über die Patienten relativ häufig berichten, ist ein trockener Husten, der wohl daher rührt, dass ACE auch für den Abbau von Kininen in der Bronchialschleimhaut verantwortlich ist ( ↗ S. 423).

**$AT_1$-Rezeptor-Antagonisten.** Um diesen unangenehmen trockenen Husten zu vermeiden, hat man eine neue Gruppe von Medikamenten entwickelt, die spezifisch den $AT_1$-Rezeptor von Angiotensin II hemmen. Auch wenn noch keine großen klinischen Studien vorliegen, scheinen bei gleich guten blutdrucksenkenden Effekten diese Nebenwirkungen hier nicht aufzutreten.

## Aldosteron

Aldosteron ist das wichtigste Mineralokortikoid und wird in der Nebennierenrinde gebildet. Seine Aufgabe ist die Aufrechterhaltung eines konstanten Extrazellulärvolumens über die Steuerung der renalen Natrium-Retention.

Außerdem ist es das einzige Hormon, das in die Regulation des Kalium-Haushalts eingreift.

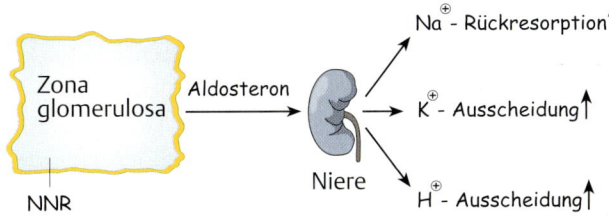

### Biosynthese des Aldosterons

Aldosteron gehört zu den Steroidhormonen und ist das wirkungsstärkste Mineralokortikoid aus der Nebennierenrinde (NNR). Es wird – ausgehend vom Cholesterin – in der Zona glomerulosa der NNR gebildet.

Wie bei all unseren Steroiden, läuft die Biosynthese über Progesteron.

Durch die **Ald**ehydgruppe, die Alkoh**ol**gruppe an $C_{11}$ und die Tatsache, dass es sich um ein **Steroid** handelt, kam **Aldosteron** zu seinem Namen.

Aldosteron

## Molekulare und physiologische Wirkungen

Nicht nur die Mineralokortikoide, sondern auch die Glukokortikoide beeinflussen den Wasser- und Elektrolythaushalt. In ihrer Wirksamkeit unterscheiden sie sich jedoch beträchtlich voneinander. Aldosteron wirkt z. B. etwa 1 000-mal stärker mineralokortikoid als Kortisol.

### Der Aldosteron-Rezeptor

Beim Aldosteron-Rezeptor handelt es sich um einen typischen intrazellulären Steroid-Rezeptor (= Typ IV), der seine Wirkung über die Veränderung der Expression verschiedener Gene entfaltet.

Auch Kortisol ist prinzipiell in der Lage, an diesen intrazellulären Rezeptor zu binden. Wäre dies alles, hätte das fatale Folgen, denn die Konzentration an Glukokortikoiden ist etwa 100fach höher als die der Mineralokortikoide.

In den Zielzellen des Aldosterons, vor allem den Tubulusepithelzellen der Niere, wird daher ein besonderes Enzym gebildet, dessen einzige Funktion die Inaktivierung eingedrungenen Kortisols zum Kortison ist (das Enzym heißt 11-β-Hydroxy-Steroid-Dehydrogenase).

### Wirkungen des Aldosterons

Die Hauptaufgabe des Aldosteron ist die langfristige Homöostase des Extrazellulärvolumens über die Steuerung der renalen Natrium- und damit Wasserretention.

**Natriumkanäle.** Diese Wirkung wird zum einen dadurch erzielt, dass Natriumkanäle in der Membran der Tubulusepithelzellen aktiviert werden. Daneben werden auch vermehrt Natriumkanäle hergestellt und in die Membran eingebaut.

**$Na^+/K^+$-ATPase.** Weiterhin werden zusätzliche $Na^+/K^+$-ATPasen aus dem Zytoplasma in die Zellmembran der Tubulusepithelzellen eingebaut.

**Kalium und Wasserstoff.** Aldosteron ist das einzige Hormon, das die Kalium-Ausscheidung fördert. Über die zahlreichen eingebauten $Na^+/K^+$-ATPasen wird Natrium aus dem Lumen in die Tubuluszellen aufgenommen und gleichzeitig vermehrt Kalium ausgeschieden. Steigt die Menge an

Natrium im Lumen an (Natriurese), wird mehr Natrium rückresorbiert und damit auch mehr Kalium ausgeschieden.

Daneben werden über die Na$^+$/H$^+$-ATPase vermehrt Wasserstoff-Ionen ins Lumen sezerniert.

### Sekretionsreiz für Aldosteron

Stärkstes Stimulans für die Aldosteronsekretion ist das **Angiotensin II**, das einen Abfall des Blutdrucks und/oder Blutvolumens signalisiert.

Ähnlich wichtig ist für die Aldosteronausschüttung vermutlich eine **Hyperkaliämie**, die sehr schnell ziemlich ungemütlich für unseren Organismus werden kann.

Auch eine **Hyponatriämie** stimuliert direkt die Bildung und Freisetzung von Aldosteron.

Die Kortikotropin-Ausschüttung durch die Hypophyse hat hingegen nur wenig Einfluss auf die Aldosteronsekretion.

### Wege des Aldosterons im Körper

Die Mineralokortikoide nehmen den gleichen Weg durch den Organismus wie die Glukokortikoide ( ↗ S. 365). Wichtig ist vor allem der Weg von der Aorta in die Nieren, weil dies ihr Hauptwirkort ist.

### Abbau des Aldosterons

Wie alle Steroide wird auch das Aldosteron über Glukuronidierung und Sulfatierung in der Leber inaktiviert (= Biotransformation, ↗ S. 527). Außerdem wird es auf diese Weise löslicher gemacht und anschließend über die Nieren – ein wenig auch über die Galle – ausgeschieden.

### Lakritze und das Conn-Syndrom

Sowohl übermäßiger Lakritzkonsum als auch das Vorliegen eines Conn-Syndroms führen zu einer verstärkten – pathologischen – mineralokortikoiden Wirkung.

**Lakritze.** Da einige Inhaltsstoffe der Lakritze Hemmstoffe der erwähnten 11-β-Hydroxy-Steroid-Dehydrogenase sind, können sich durch exzessive Lakritzorgien verstärkt die mineralokortikoiden Wirkungen der Glukokortikoide bemerkbar machen. Zum Teil zeigen sich hier sogar schon die Symptome einer Hypokaliämie im Rahmen eines Pseudo-Conn-Syndroms.

**Ein richtiges Conn-Syndrom** ist selten und die Ursache meist ein NNR-Adenom, das autonom und chronisch zu viel Aldosteron produziert.

Die klinischen Symptome sind Zeichen einer **hypokaliämischen Hypertonie**, die durch erhöhte Kaliumausscheidung und durch Zunahme des intravasalen Flüssigkeitsvolumens infolge der Hypernatriämie zustande kommt.

Die Kaliumverarmung verursacht zusätzlich **Herzrhythmusstörungen** und eine **Tetanie**. Außerdem leiden die Be-

troffenen aufgrund der vermehrten Ausscheidung von Wasserstoffionen unter einer metabolischen Alkalose.

### NNR-Insuffizienzen

Eine Nebennierenrinden-Insuffizienz betrifft zwar meist die gesamte Nebennierenrinde, die gefährlichen akuten Effekte sind allerdings durch den Ausfall des Aldosteron und der damit verbundenen Störung des Wasser- und Elektrolythaushalts bedingt.

Der **Morbus Addison** ist die Folge eines chronischen Ausfalls der Nebennierenrinde und sehr selten. Die Ursachen sind ganz verschieden, meist aber auf ein Autoimmungeschehen zurückzuführen.

Häufiger – vor allem auch bei jungen Patienten – kommt ein akuter Ausfall der NNR im Rahmen einer Pneumokokkeninfektion vor. Dies wird als **Waterhouse-Friderichsen-Syndrom** bezeichnet und ist mit einer sehr hohen Letalität verbunden.

### Adiuretin

Adiuretin ist nicht nur das Hormon, das dafür verantwortlich ist, dass man nach erhöhtem Alkoholgenuss vermehrt pinkeln muss. Es ist *das* Hormon, das die Wasserausscheidung der Nieren kontrolliert – indem es spezielle Wasserkanäle in die Tubulusepithelzellen einbauen lässt. Damit hält Adiuretin unsere Plasmaosmolalität im Bereich des Urmeeres konstant, also bei rund 290 mosm/kg.

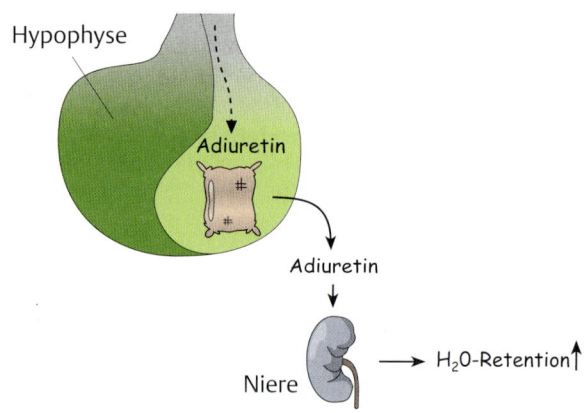

### Biosynthese des Adiuretins

Adiuretin (auch antidiuretisches Hormon = ADH und Vasopressin genannt) wird im **Hypothalamus** gebildet, in den Hypophysenhinterlappen (HHL) transportiert und dort gespeichert.

Das Präprohormon wird schon während seines Transports zum HHL von Enzymen, die sich in den Vesikeln befinden, in das zyklische Oktapeptid Adiuretin und noch einige andere Peptide (z. B. Neurophysin II) zerlegt.

Adiuretin ist nicht das einzige Hormon, das über den Hypophysenhinterlappen ausgeschüttet wird. Auch Oxytocin ( ↗ S. 407) nimmt diesen Weg und hat zudem einige Ähnlichkeit mit dem Adiuretin. Dies führt dazu, dass Adiuretin in höheren Konzentrationen auch Wirkungen des Oxytocin erzeugen kann.

## Molekulare und physiologische Wirkungen

Dem Adiuretin wird eine ganze Reihe an Wirkungen zugeschrieben, wobei hier nur die zwei wichtigsten zur Sprache kommen. Die physiologische Bedeutung der meisten anderen ist nach wie vor nicht ganz geklärt.

### Adiuretin-Rezeptoren

Die Abkürzungen der Adiuretin-Rezeptoren leiten sich von seinem alten Namen Vasopressin ab, daher die Bezeichnung $V_1$- und $V_2$-Rezeptoren.

- Die **$V_2$-Rezeptoren** (= Typ III) sind besonders wichtig und sitzen an den Sammelrohren der Nieren. Eine Aktivierung bewirkt über den Adenylatzyklase-Mechanismus eine Erhöhung der **cAMP**-Konzentration in diesen Zellen.
- **$V_1$-Rezeptoren** (= Typ III) sitzen an glatten Muskelzellen und wirken über G-Proteine, die über den **IP$_3$/DAG**-Mechanismus die Calcium-Konzentration in der Zelle erhöhen.

### Wirkungen des Adiuretins

Man kann grob zwei Hauptwirkungen unterscheiden, die sich abhängig von den beiden Rezeptor-Subtypen ergeben.

**Renale Wirkungen.** Zum einen ist Adiuretin für die Kontrolle der Plasmaosmolalität zuständig. Eine Zunahme (**Hyperosmolalität**) führt zur vermehrten Freisetzung von Adiuretin. Über die **$V_2$-Rezeptoren** (cAMP-Konzentration steigt) wird so eine Erhöhung der Wasserpermeabilität im distalen Tubulus und Sammelrohr (Hauptzellen) erzielt.
Molekular erfolgt dies durch den Einbau zusätzlicher Wasserkanäle – den **Aquaporinen** – die im Zytoplasma in Vesikeln vorliegen und auf das hormonale Signal hin in Bruchteilen von Sekunden in die Plasmamembran eingebaut werden. (Der Mechanismus entspricht dem Einbau von Glut-4 unter der Wirkung von Insulin, ↗ S. 355.) In der Folge wird vermehrt Wasser in den Organismus rückresorbiert.

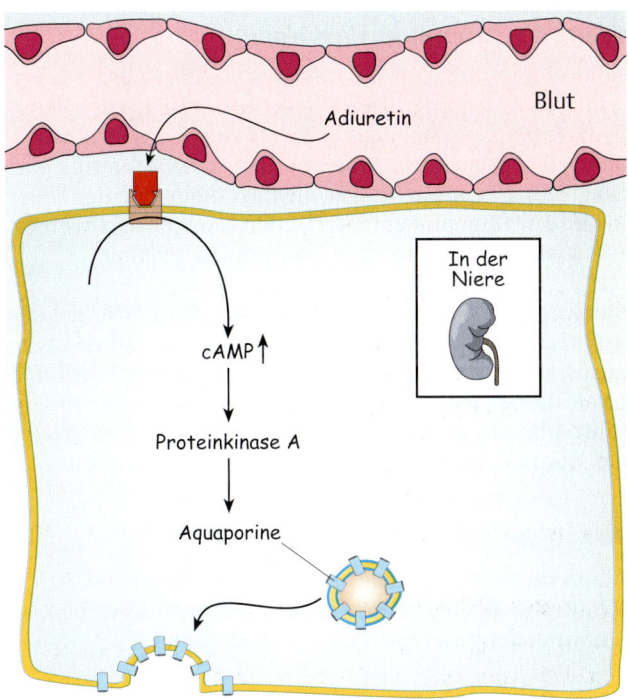

**Extrarenale Wirkungen.** Bei höheren Konzentrationen von Adiuretin kommen auch die **$V_1$-Rezeptoren** der **Gefäßmuskulatur** zum Einsatz.
Diese Reaktion ist eine Notreaktion: Bei schwerer Hypovolämie und sehr niedrigem arteriellen Blutdruck bewirken die hohen Adiuretin-Konzentrationen eine Erregung der $V_1$-Rezeptoren und damit eine Vasokonstriktion (daher auch der alte Name Vasopressin).

### Sekretionsreiz

Verschiedene Zustände und Substanzen sind in der Lage, die Freisetzung von Adiuretin zu verändern. Für wenige ist bisher allerdings definitiv eine physiologische Relevanz bewiesen.

**Freisetzung von Adiuretin.** Ein Aktionspotenzial der supraoptischen oder paraventrikulären Neurone bewirkt eine Depolarisierung der Axonendigung im Hypophysenhinterlappen. Daraufhin wird Adiuretin per Exozytose aus dem HHL freigesetzt und gelangt in den Blutkreislauf. Auslöser für diese Freisetzung sind:

- Ein Anstieg der **Plasmaosmolalität**, der über Osmorezeptoren im Hypothalamus registriert wird.
- Eine **Abnahme der Extrazellulärflüssigkeit** oder ein **Blutdruckabfall** führen über Dehnungsrezeptoren in den Herzvorhöfen zu einer Ausschüttung von Adiuretin (= Gauer-Henry-Reflex).

**Eine Hemmung** der Freisetzung von Adiuretin erfolgt vor allem durch das Atriopeptin ( ↗ S. 384) und – nicht ganz physiologisch – durch Alkohol ( ↗ S. 390).

## Wege des Adiuretins im Körper

Adiuretin wird in den neurosekretorischen Zellen des Hypothalamus gebildet. Diese liegen in zwei Kerngebieten: dem Nucleus supraopticus und dem Nucleus paraventricularis. Hier gelangt das Präprohormon des Adiuretins vom Golgi-Apparat aus in Vesikel, die über die Axone der Zellen bis in den Hypophysenhinterlappen transportiert werden, was man als neuroaxonalen Transport bezeichnet.

**Blutweg.** Nach der Ausschüttung aus dem HHL gelangt Adiuretin über die Venae hypophysiales zum Sinus cavernosus. Dieser fließt dann vor allem zur Vena jugularis interna ab, die das Blut via Venae brachiocephalicae zum Herzen führt. Über die Aorta und die beiden Nierenarterien gelangt das Hormon dann zu seinem Hauptwirkort: der Niere.

## Abbau des Adiuretins

Adiuretin wird nach einer Halbwertszeit von rund 20 – 30 Minuten durch Peptidasen in verschiedenen Geweben, allen voran der Leber und den Nieren abgebaut.

## Adiuretin und der Alkohol

Zu wenig Adiuretin ist für die Warteschlangen vor den Toiletten diverser Bierfeste verantwortlich. Alkohol hemmt nämlich die Adiuretin-Ausschüttung aus der Hypophyse und führt so zu einer vermehrten Wasserausscheidung (Harndrang).
Der „Nachdurst" am nächsten Morgen ist als Versuch des Körpers zu sehen, den erlittenen Flüssigkeitsverlust wieder auffüllen zu lassen.

**Kaffee** führt zwar auch zu Harndrang, jedoch über einen ganz anderen Mechanismus: Das Koffein fördert die Durchblutung der Nieren und führt damit zu einer vermehrten Diurese.

## Diabetes insipidus (DI)

Wird zu wenig Adiuretin gebildet (= zentraler DI) oder besteht ein Rezeptordefekt in der Niere (= renaler DI), so führt dies zu gravierenden Störungen des Wasserhaushalts, was als Diabetes insipidus bezeichnet wird (insipidus, lat. = unschmackhaft).
Die Ausscheidung großer Mengen eines hypotonen Harns hat einen andauernden Durst (= Polydipsie) aufgrund des Flüssigkeitsverlusts zur Folge. Der Flüssigkeitsverlust kann dabei bis zu 20 Liter pro Tag betragen.

**Als Therapie** kommt, zumindest für den zentralen Diabetes insipidus, die Gabe eines Adiuretin-Derivats in Frage (z. B. Desmopressin).
Ein peripherer Diabetes insipidus ist wesentlich schwieriger zu behandeln.

# 4.2 Calcium und Phosphat

Der Calcium- und Phosphathaushalt sind untrennbar miteinander verbunden – analog der Elektrolyte Natrium und Kalium, die ja mit dem Wasserhaushalt gekoppelt sind ( ↗ S. 383). Die Plasmaspiegel von Calcium und Phosphat wurden schon vor einiger Zeit in der Evolution festgelegt. Daher unterliegen die hier beteiligten Hormone – drei sind es an der Zahl – *nicht* dem Einfluss des Gehirns. Die Menge an Phosphat und vor allem Calcium ist genau festgelegt und wird in engen Grenzen konstant gehalten.

## Der Calcium- und Phosphathaushalt

Der Vorteil von Calcium und Phosphat gegenüber den gerade besprochenen Elektrolyten Natrium und Kalium ist, dass der nicht unerhebliche Speicher „Knochen" existiert, der kurzfristig missbraucht werden kann, um Calcium und Phosphat aus dem Blut zu entfernen oder wieder aufzufüllen. Andererseits ergeben sich aus dieser Tatsache natürlich wichtige pathophysiologische Konsequenzen.

## Calcium

Die über 1 kg Calcium sind in unserem Körper zu mehr als 99 % gemeinsam mit Phosphat als Calciumphosphat (genauer: Apatit) im Knochen und den Zähnen eingelagert. Das restliche 1 % befindet sich zum einen im Extrazellulärraum, zum anderen innerhalb der Zellen.

**Die Ca$^{2+}$-Konzentration** im Serum beträgt etwa **2,5 mmol/l**, wovon etwa 45 % an Proteine (vor allem Albumin) gebunden sind. Weitere 10 % sind mit niedermolekularen organischen Stoffe – besonders mit Phosphat – assoziiert.
Folglich sind nur rund 45 % des Calciums im Blut wirklich frei, damit biologisch aktiv und regulierbar.

**Gemeinsames Löslichkeitsprodukt.** Calcium und Phosphat hängen über ein gemeinsames Löslichkeitsprodukt zusammen. Da Phosphat im Blut prima Calcium bindet, führt ein steigender Plasma-Phosphatspiegel immer zu einer Verminderung des freien ionisierten Calciums im Blut.

**Aufgabe.** Calcium wird vor allem für den Aufbau des **Skeletts** benötigt. Es ist aber auch an zahlreichen anderen Aufgaben im Körper beteiligt, erwähnt sei die **Muskelkontraktion**, die **Blutgerinnung**, seine Rolle bei der **Exozytose** ( ↗ S. 438) und die Funktion als **Second messenger** ( ↗ S. 333).

**Aufnahme.** Täglich nehmen wir etwa 800 mg Calcium mit der Nahrung zu uns, davon werden etwa 300 mg im Darm resorbiert.
Die (ziemlich ineffektive) Aufnahme erfolgt zum einen über einen Calcitriol-abhängigen aktiven Transportmechanismus im Duodenum. Zum anderen im gesamten Dünndarm mittels erleichterter Diffusion.

Die Ausscheidung erfolgt vor allem über den Darm, was nicht reguliert wird, aber quantitativ am bedeutsamsten ist. Eine hormonell regulierte Ausscheidung findet nur über die Nieren statt. Dort wird Calcium glomerulär filtriert (etwa 9 g pro Tag) und zu 98 % wieder reabsorbiert – ein Vorgang der durch das Parathormon reguliert wird.

Eine Hypokalzämie führt zu einer Erregbarkeitssteigerung im Zentralnervensystem bis hin zu tetanischen Krämpfen, sobald ein kritischer Wert von etwa 0,7 mmol/l an freien Calciumionen unterschritten wird.

Eine Hyperkalzämie äußert sich meist recht unspezifisch z. B. durch Übelkeit und Erbrechen.
Außerdem kommt es bei einer Überschreitung des Löslichkeitsprodukts zu Calcium-Phosphat-Ablagerungen in verschiedenen Geweben und zur Bildung von Calcium-Phosphat-Steinen in den Nieren.

## Phosphat

Der Phosphorbestand unseres Körpers beläuft sich auf etwa 700 g, wovon der Großteil als Phosphat vorliegt. Etwa 85 % befinden sich im Knochen, 1 % in der Extrazellulärflüssigkeit und der Rest innerhalb unserer Zellen.

Die Phosphat-Konzentration im Plasma unterliegt wesentlich größeren Schwankungen als die des Calciums und beträgt normalerweise **1 – 2 mmol/l**.

**Aufgabe.** Phosphat ist größtenteils – wie Calcium – als Calciumphosphat in den **Knochen** eingebaut. Zudem ist es als Diester Bestandteil von **Phospholipiden, Nukleinsäuren** (DNA, RNA, ↗ S. 242) und des Second messenger **cAMP**. Die energiereiche Säureanhydridbindung zwischen zwei Phosphaten dient als Energieüberträger in Form von **ATP**.

**Die Aufnahme** von Phosphat erfolgt über die Nahrung – täglich sind es etwas mehr als ein Gramm.

**Die Ausscheidung** erfolgt anders als beim Calcium vor allem über die Nieren. Über 90 % des Plasmaphosphats werden glomerulär filtriert, etwa 80 % davon wieder rückresorbiert.

## Die Hormone des Calcium- und Phosphathaushalts

Drei Hormone teilen sich die Aufgabe, den Calcium- und Phosphatspiegel im Blut konstant zu halten. Wobei man sagen muss, dass es eigentlich nur um die Regulation des **Calciums** geht, die viel wichtiger für den Organismus ist und in sehr engen Grenzen konstant gehalten werden muss.

- Das **Parathormon** sorgt kurzfristig für eine Anhebung des Calciumspiegels im Blut. Dadurch wird mehr Phosphat, aber auch mehr Calcium ausgeschieden.
- Das Parathormon aktiviert **Calcitriol**, das diesen „Fehler" wieder ausgleicht und sowohl Calcium als auch Phosphat über eine gesteigerte Aufnahme durch den Darm vermehrt in den Organismus bringt.

- Das **Calcitonin** sorgt für eine Senkung des Calciumspiegels im Blut, ein Effekt, der für den Menschen allerdings fast keine Rolle mehr zu spielen scheint.

## Parathormon

Das Parathormon (PTH, auch Parathyrin genannt) ist das Peptidhormon der Nebenschilddrüse (Glandula parathyroidea). Seine Aufgabe besteht darin, ein Absinken des Blut-Calciumspiegels direkt durch kurzfristige Gegenmaßnahmen zu verhindern, da dies fatale Folgen für den Organismus hätte.

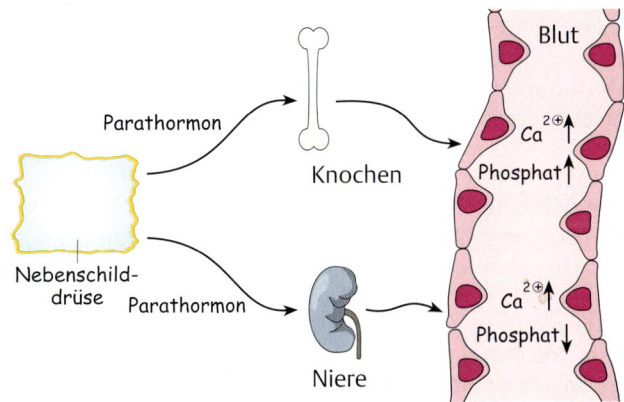

### Biosynthese des Parathormons

Parathormon ist ein Polypeptid aus den Epithelkörperchen der Schilddrüse. Die pfefferkorngroßen Epithelkörperchen befinden sich an der Dorsalseite der Schilddrüse, meist sind es vier Stück. Dort wird Parathormon wie alle Peptidhormone als Präprohormon gebildet.

### Molekulare und physiologische Wirkungen

Das Parathormon ist das entscheidende Hormon, das unseren Calciumhaushalt reguliert. Es erhöht den Calciumgehalt des Blutes.

#### Parathormon-Rezeptor

Das hydrophile Parathormon bindet an membranständige Rezeptoren (Typ III), die an stimulierende G-Proteine gekoppelt sind. In den Zielzellen steigt nach Bindung des Parathormons an seinen Rezeptor der cAMP-Spiegel an.

#### Wirkungen des Parathormons

Zielzellen des Parathormons sind zum einen die **Osteoklasten**, die in der Lage sind, den Calcium- und Phosphatspeicher Knochen abzubauen.
Das freiwerdende Calcium im Blut geht mit dem ebenfalls aus dem Knochen mobilisierten Phosphat eine schöne Bindung ein, so dass sich an der *freien* Calciumkonzentration im Blut erst einmal nichts ändert. Da Parathormon zusätz-

lich aber noch auf die Nierenepithelzellen wirkt und dort zu einer vermehrten Ausscheidung von Phosphat führt, steigt die Konzentration an *freien* Calciumionen im Blut schließlich doch an.

**Wirkung auf den Knochen.** Die Rezeptoren für Parathormon sitzen – genau genommen – nicht auf den Osteoklasten selbst, sondern auf den **Osteoblasten**, die dann Zytokine (vor allem Interleukin-1, ↗ S. 409) ausschütten, das die Osteoklasten aktiviert. (Da Osteoklasten Ex-Makrophagen sind, werden sie praktisch wie Immunzellen aktiviert.)
Die aktivierten Osteoklasten aktivieren ihre lysosomalen Hydrolasen und schütten Kollagenasen aus, wodurch die Knochengrundsubstanz abgebaut wird und Calcium zusammen mit Phosphat ins Blut gelangt.

**Wirkung auf die Nieren.** Damit das freie Phosphat die Löslichkeit des Calciums im Blut nicht beeinträchtigt, verhindert Parathormon die Phosphatrückresorption in den Nieren und führt damit zu einer erhöhten renalen Phosphatausscheidung.
Gleichzeitig steigert es die renale Calcium-Rückresorption, was den Calciumspiegel im Blut weiter ansteigen lässt.

**Insgesamt** muss man jedoch sehen, dass unter dem Einfluss von Parathormon *mehr* Calcium ausgeschieden wird als ohne, da einfach mehr mobilisiertes Calcium durch die Nieren fließt. Der Körper verliert also unterm Strich Calcium *und* Phosphat – zugunsten eines kurzfristig höheren Calcium-Blutspiegels.
Da das Parathormon aber ein „schlaues" Hormon ist, und seine suboptimale Arbeitsweise erkennt, aktiviert es in den **Nieren** ein Hormon (= Calcitriol) das sowohl Calcium als auch Phosphat wieder vermehrt in den Organismus schafft (s. u.) – allerdings dauert das einige Zeit, da Calcitriol ein Steroidhormon ist.

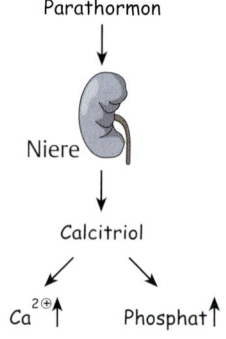

Parathormon

Niere

Calcitriol

Ca$^{2\oplus}$↑     Phosphat↑

### Sekretionsreiz für das Parathormon

Bei einem Abfall des freien, also ionisierten Plasmacalciums unter die Norm, wird Parathormon freigesetzt. Seine Ausschüttung wird direkt über die Calciumkonzentration im Serum reguliert, die über Calcium-sensitive Oberflächenrezeptoren auf den Epithelzellen gemessen wird.

Der Phosphat-Plasmaspiegel scheint keinen Einfluss auf die Ausschüttung von Parathormon zu haben.

## Weg des Parathormons durch den Körper

Da der venöse Abfluss der Epithelkörperchen über die Venen der Schilddrüse erfolgt, bietet das Parathormon diesbezüglich nichts Neues (s. Schilddrüsenhormone ↗ S. 372).

## Abbau des Parathormons

Parathormon wird überwiegend in der Leber und den Nieren abgebaut. Seine Plasmahalbwertszeit beträgt wenige Minuten.

## Hyperparathyreoidismus

Eine Überfunktion der Nebenschilddrüse wird als Hyperparathyreoidismus bezeichnet und kommt bei uns ziemlich häufig vor (1 : 1 000).
In den meisten Fällen handelt es sich um einen primären Hyperparathyreoidismus, der durch einen gutartigen Tumor in der Nebenschilddrüse verursacht wird.
Der erhöhte Parathormonspiegel führt zu einer Erhöhung des Serumcalciumspiegels und einer Erniedrigung des Serumphosphatspiegels, was zu Lasten des Knochens geht, der demineralisiert wird.

## Hypoparathyreoidismus

Eine Unterfunktion der Nebenschilddrüse ist sehr selten und tritt meist nach einer Schilddrüsenoperation auf, bei der die Epithelkörperchen versehentlich mit entfernt oder geschädigt wurden. Das kann leicht passieren, da man bei solch einer OP herzlich wenig sieht.
Die Folgen sind ein erhöhter Plasma-Phosphatspiegel aufgrund der ungenügenden Phophatausscheidung durch die Niere und ein erniedrigter Calciumspiegel im Blut. Die Folgen sind eine Übererregbarkeit bis hin zu tetanischen Krämpfen sowie eine Muskelschwäche, da für die Kontraktion Calcium benötigt wird.

## Calcitriol

Calcitriol (alte Bezeichnung: Vitamin D und D-Hormon) ist ein Hormon der **Nieren** und gehört zu den **Steroidhormonen**. Seine Biosynthese erfolgt aus Cholesterin im Rahmen einer Odyssee durch verschiedene Organe unseres Körpers. Die Funktion von Calcitriol ist eine Steigerung der Aufnahme von Calcium und Phosphat in den Organismus, in erster Linie über den **Darm**.
Bis vor einigen Jahren nahm man an, es sei eine Zufuhr von Calcitriol über die Nahrung erforderlich, weshalb man es Vitamin D taufte. Mittlerweile ist allerdings klar, dass die endogene Biosynthese bei guten äußeren Umständen ausreichend ist.

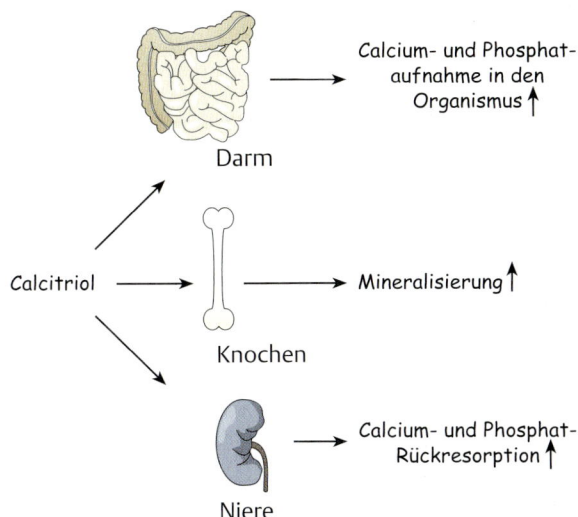

Calcium- und Phosphat-
aufnahme in den
Organismus ↑

Darm

Calcitriol → Mineralisierung ↑

Knochen

Calcium- und Phosphat-
Rückresorption ↑

Niere

**Haut.** Hier wird der B-Ring durch UV-Strahlen gespalten und es entsteht eine Vorstufe, die spontan zum Cholecalciferol (alte Bezeichnung Vitamin $D_3$ und Calciol) isomerisiert.

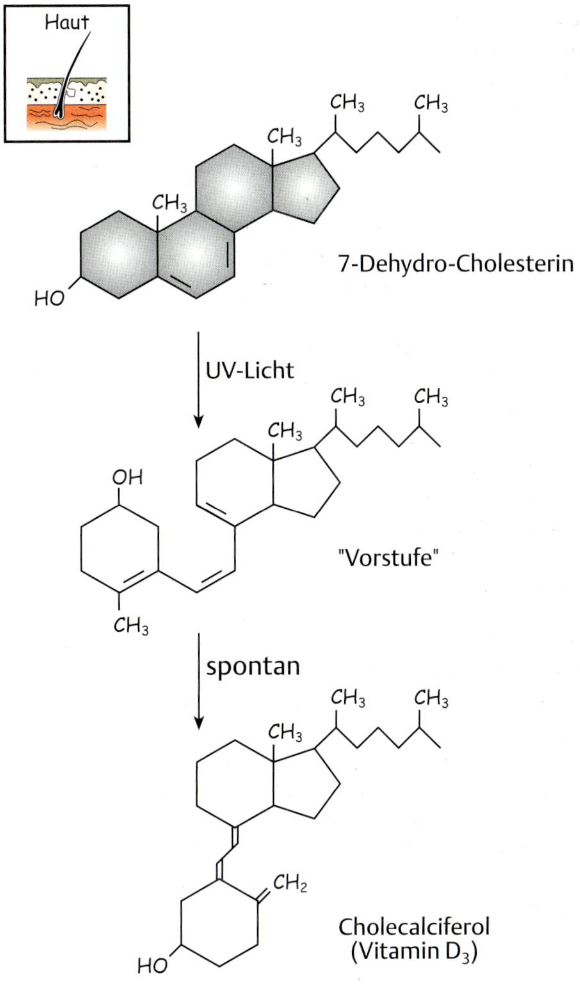

Haut

$CH_3$   $CH_3$

$CH_3$

$CH_3$

HO

7-Dehydro-Cholesterin

UV-Licht

OH

$CH_3$   $CH_3$

$CH_3$

$CH_3$

"Vorstufe"

spontan

$CH_3$   $CH_3$

$CH_3$

$CH_2$

HO

Cholecalciferol
(Vitamin $D_3$)

## Biosynthese des Calcitriols

Die einzelnen Biosyntheseschritte sind klinisch recht wichtig, weil man als Arzt später wissen sollte, welche Probleme bei Patienten mit ungenügender Calcitriol-Versorgung zu erwarten sind.

Außerdem sind verschiedene Medikamente in Gebrauch, die den einzelnen Biosynthesestufen des Calcitriols entsprechen.

Die Bildung von Calcitriol läuft in drei verschiedenen Organen ab und beginnt in der Leber. Der Transport im Blut zwischen den Organen erfolgt zusammen mit dem Vitamin-D-bindenden Globulin, an das Calcitriol gebunden wird.

**Leber.** Hier wird aus dem Ausgangsstoff Cholesterin durch die Cholesterin-Dehydrogenase das 7-Dehydro-Cholesterin hergestellt, das in die Haut transportiert wird.

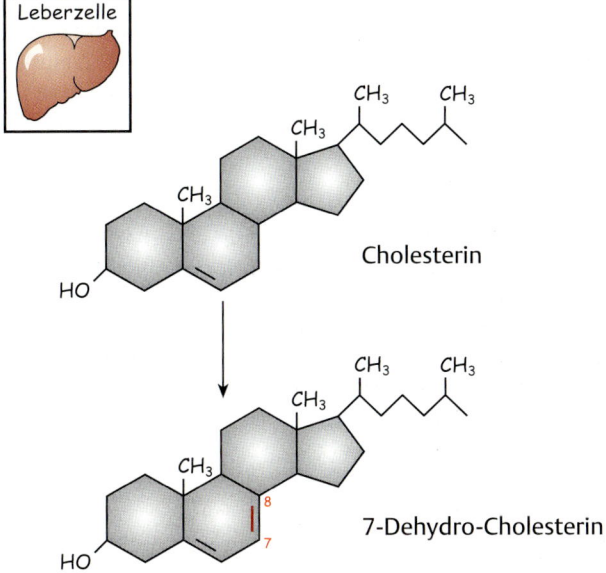

Leberzelle

$CH_3$   $CH_3$

$CH_3$

$CH_3$

HO

Cholesterin

$CH_3$   $CH_3$

$CH_3$

$CH_3$

8

7

HO

7-Dehydro-Cholesterin

**Leber, Teil 2.** Cholecalciferol selbst ist jedoch nur schwach aktiv, wird zurück in die Leber transportiert und dort an $C^{25}$ hydroxyliert (hierzu sind sowohl NADPH/H$^+$ als auch $O_2$ nötig). Jetzt ist 25-Hydroxy-Cholecalciferol entstanden. (Der Name wird immer länger, aber das Hormon ist noch immer nicht fertig …)

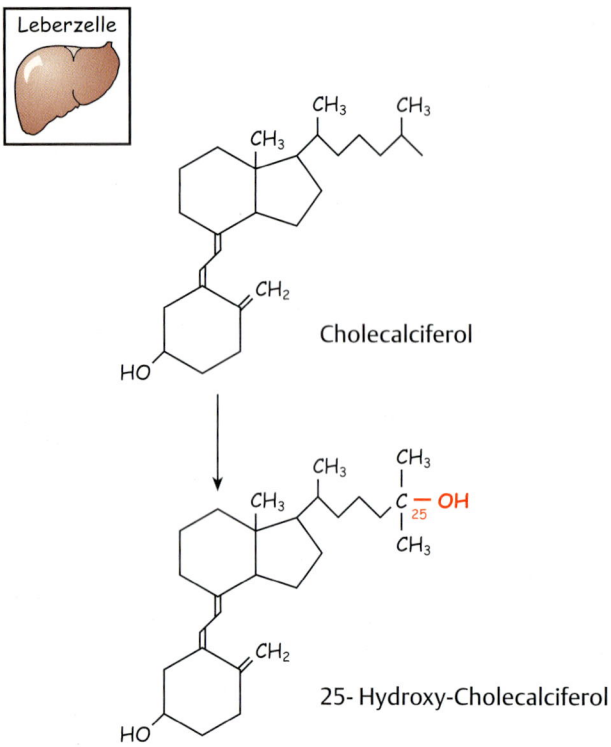

Cholecalciferol

25- Hydroxy-Cholecalciferol

**Nieren.** Der letzte Schritt ist abhängig vom Parathormon (↗ S. 391), das das letzte Enzym – die $C^1$-Hydroxylase – aktiviert. Aus dem 25-Hydroxy-Cholecalciferol (früher Calcidiol) wird das aktive **1,25-Dihydroxy-Cholecalciferol**, das nun endlich seine Arbeit aufnehmen kann (auch hierfür sind NADPH/H$^+$ und $O_2$ erforderlich).
Gehemmt wird dieser letzte Schritt durch hohe Calcium- und Phosphatspiegel im Blut (= neg. Rückkopplung).

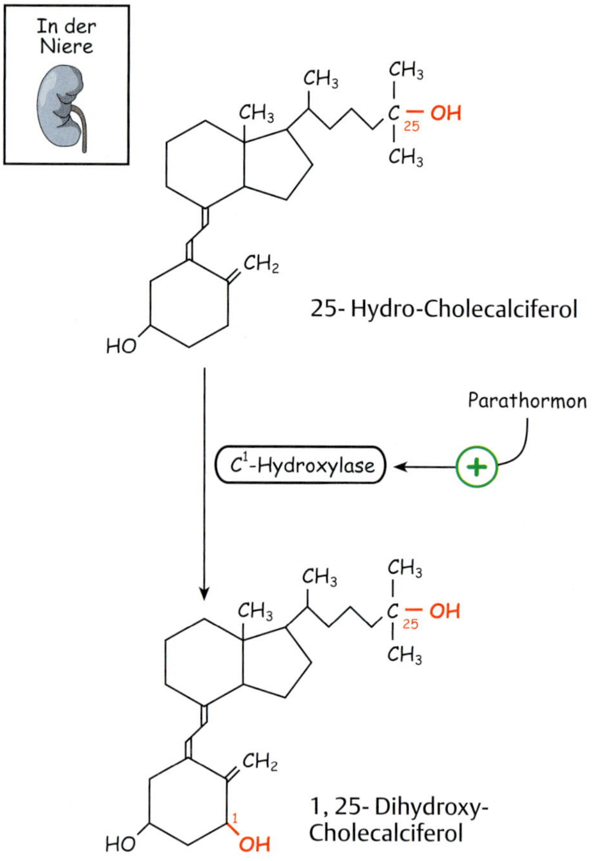

In der Niere

25- Hydro-Cholecalciferol

$C^1$-Hydroxylase ← ⊕ ← Parathormon

1, 25- Dihydroxy-Cholecalciferol

In ähnlicher Weise entsteht aus Ergosterin, einem pflanzlichen Sterin, Vitamin $D_2$ (Ergocalciferol). Dabei handelt es sich – im Gegensatz zum Calcitriol – wirklich um ein Vitamin, da die Vorstufe Ergosterin von unserem Körper nicht selbst hergestellt werden kann.

## Molekulare und physiologische Wirkungen

Als **lipophiles** Hormon wirkt Calcitriol über intrazelluläre Rezeptoren und zwar in Darm, Knochen und den Nieren.

### Calcitriol-Rezeptor

Beim Calcitriol-Rezeptor handelt es sich um einen Vertreter aus der Gruppe der Steroidrezeptoren (= Typ IV). Er befindet sich im Zytoplasma und wird nach Hormonbindung in den Zellkern verlagert, wo er verschiedene Gene aktiviert oder inaktiviert.
Es wird allerdings vermutet, dass noch weitere, bisher unbekannte Rezeptoren an der Calcitriol-Wirkung beteiligt sind.

### Wirkungen des Calcitriols

Die Hauptwirkung des Calcitriol ist die Steigerung der enteralen Calcium- und Phosphataufnahme.

**Wirkung auf den Darm.** Calcitriol induziert in den Mukosazellen die Bildung eines $Ca^{2+}$-bindenden Proteins und fördert vermutlich so die enterale $Ca^{2+}$-Resorption. Auch die Phosphatresorption im Darm wird durch Calcitriol unterstützt.

**Wirkung auf die Knochen.** Die Bildung von Hydroxylapatitkristallen im Knochen wird begünstigt, Osteoblasten werden stimuliert, eine verstärkte Knochenmineralisierung ist die Folge.

**Wirkung auf die Nieren.** Die renale Ausscheidung von Calcium und Phosphat wird gehemmt – jedoch nur in Anwesenheit von Parathormon ( ↗ S. 391).

**Weitere Wirkungen.** In den letzten Jahren wurden immer mehr Zellen bekannt, die Calcitriol-Rezeptoren besitzen und nichts mit dem Calciumstoffwechsel zu tun haben.
So beeinflusst Calcitriol die Reifung und Differenzierung bestimmter **Immunzellen** und deren **Zytokinproduktion**. Außerdem scheint es bei der Differenzierung und Proliferation vieler Zellen eine Rolle zu spielen.
Da die Forschungsergebnisse noch recht neu sind, werden sie klinisch noch nicht richtig genutzt und sollen hier nicht weiter zur Sprache kommen.

### Sekretionsreiz für Calcitriol

Der entscheidende regulierte Schritt der Calcitriol-Biosynthese ist die 1-Hydroxylase-Reaktion der Nieren.
Die Aktivität dieses Enzyms wird vor allem durch einen Mangel an Calcium und/oder Phosphat gesteigert. Auch Parathormon stimuliert die 1-Hydroxylierung des 25-Hydroxy-Cholecalciferol.
Durch hohe Mengen an Calcium, Phosphat und Calcitriol selbst, wird die 1-Hydroxylase gehemmt.

### Weg des Calcitriols durch den Körper

Die Odyssee des endogen produzierten Calcitriols wurde ja bereits vorgestellt ( ↗ S. 393).
Mit der Nahrung aufgenommenes (= exogenes) Calciferol wird nach der Resorption im Darm vor allem in Chylomikronen ( ↗ S. 509) zum linken Venenwinkel transportiert und dann über Herz, Aorta und die Leberarterien in die Leber gebracht, in der die erste Hydroxylierung erfolgt.

### Abbau des Calcitriols

Calcitriol wird vor allem über die **Galle** ausgeschieden, ein hoher Prozentsatz nimmt an einem enterohepatischen Kreislauf teil und gelangt dadurch wieder in den Körper zurück. Die Halbwertszeiten der verschiedenen Zwischenstufen sind recht unterschiedlich, insgesamt aber relativ lang. Das 1,25-Dihydroxy-Cholecalciferol (Calcitriol) weist eine Halbwertszeit von etwa 3 – 5 Stunden auf.

### Rachitis und Osteomalazie

Ein Mangel an Calcitriol macht sich bei Kindern als Rachitis und bei Erwachsenen als Osteomalazie bemerkbar (= Knochenerweichung). Beide Krankheitsbilder sind in unseren Breiten allerdings mittlerweile Raritäten. Sie werden dennoch hier erwähnt, da sie für die Biochemie sehr anschaulich sind.
Durch einen Mangel an Calcitriol steigt die Konzentration zirkulierenden Parathormons im Blut an, was zu einem Knochenabbau führt.

**Rachitis bei Kindern.** Bekommt die Haut nicht genügend Sonne und fehlt zusätzlich Calcitriol in der Nahrung, können aufgrund der gestörten Calcifizierung von Knochen und Knorpel Mangelerscheinungen auftreten, die man als Rachitis bezeichnet (gr. rachis = Rücken). Folgen sind Wirbelsäulendeformierungen, Zwergenwuchs und weitere Störungen, die sich aus dem gestörten Calcium- und Phosphathaushalt ergeben.

**Osteomalazie bei Erwachsenen.** Nach dem Verschluss der Wachstumsfugen kommt es bei einem Calcitriolmangel zur Osteomalazie, die vor allem durch Knochenschmerzen und Muskelschwäche charakterisiert ist.

Der limitierende Faktor für die endogene Calcitriol-Bildung ist meist die Sonnenbestrahlung. Die exogene Zufuhr durch Nahrungsmittel ist begrenzt, da die meisten Nahrungsmittel nur sehr wenig Cacitriol enthalten. Fischleberöle, wie **Lebertran**, bilden eine Ausnahme. Gerade Menschen in Skandinavien haben so die Möglichkeit, trotz der lang anhaltenden Dunkelheit, ausreichende Mengen an Calcitriol zu bekommen.

### Osteoporose

Heutzutage viel häufiger, aber von der Osteomalazie zu trennen, ist die Osteoporose. Die Ursachen sind noch weitgehend unklar. Es liegt jedoch *kein* Calcitriolmangel vor. Als Osteoporose begünstigende Faktoren im Alter gelten der postmenopausale Östrogenmangel sowie eine Immobilisation. Die Folgen sind ein Mangel an der gesamten Knochengrundmasse, verbunden mit einer erhöhten Frakturanfälligkeit (der Knochen bricht leichter …).

## Calcitonin

Calcitonin (= Thyreocalcitonin) ist ein vermutlich relativ unwichtiges Peptidhormon, das in der **Schilddrüse** hergestellt und bei einer Hyperkalzämie ausgeschüttet wird. Seine Funktion scheint in früheren Zeiten der Evolution wichtiger gewesen zu sein (und ist es heute noch bei Salzwasserfischen).

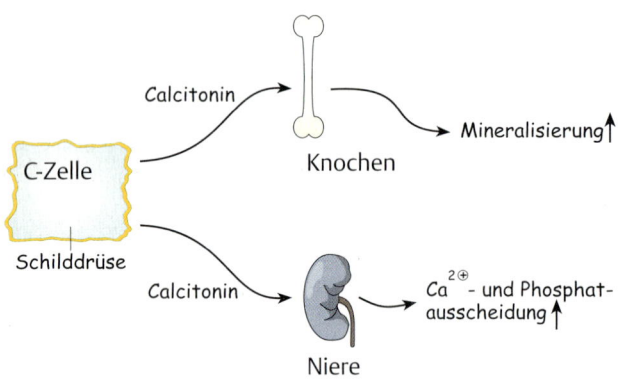

## Biosynthese des Calcitonins

Die Bildung des Polypeptids Calcitonin erfolgt in den **parafollikulären oder C-Zellen** der Schilddrüse und zum Teil auch in anderen Organen.

## Molekulare und physiologische Wirkungen

Was den Calciumspiegel im Blut betrifft, ist Calcitonin der direkte Gegenspieler des Parathormons. Steigt der Blutcalciumspiegel an, wird Calcitonin ausgeschüttet und senkt den Serum-Calciumspiegel.
Eine chronische Erhöhung (z. B. durch Tumoren) oder Erniedrigung (z. B. durch Entfernen der Schilddrüse) bewirkt aber keine starken Schwankungen des Calciumhaushalts, weshalb die physiologische Bedeutung dieses Hormons nicht zu hoch eingeschätzt werden sollte.

> Den entscheidenden Effekt auf die Höhe des Calciumspiegels im Blut hat die Menge der Parathormon-Sekretion. Steigt der Blut-Calciumspiegel an, sinkt die Ausschüttung des Parathormons, was letztlich auch zu einer Senkung des Blutspiegels an Calcium führt.

**Wirkung auf die Nieren.** Calcitonin steigert in den Nieren die Ausscheidung von Calcium und Phosphat.

**Wirkung auf den Knochen.** Calcitonin hemmt die $Ca^{2+}$- und $HPO_4^{2-}$-Mobilisierung aus dem Knochen und stimuliert die Osteoblasten zum Einbau von Calcium und Phosphat (= Knochenmineralisation). Daneben hemmt es direkt die Osteoklasten, die mit reichlich Rezeptoren für Calcitonin ausgestattet sind.
Die Senkung des Calcium-Spiegels unter Calcitonineinfluss erfolgt dabei innerhalb von rund 30 Minuten.

## Weg des Calcitonins durch den Körper

Der Weg von Calcitonin in den Körper entspricht dem der Schilddrüsenhormone ( ↗ S. 372).

## Abbau des Calcitonins

Calcitonin wird nach einer Plasmahalbwertszeit von etwa 10 Minuten abgebaut.

## Calcitonin für den Arzt

Calcitonin eignet sich als Medikament bei Hyperkalzämie und bei Osteoporose, da es zusätzlich zur Aktivierung der Osteoblasten auch noch die Osteoklasten hemmt. Leider stellt sich nach wenigen Tagen eine Gewöhnung des Organismus ein, was die Anwendungsmöglichkeiten beschränkt.

# 5 Wachstum

Wachstumsprozesse spielen während unseres ganzen Lebens eine große Rolle. Es ist daher nicht verwunderlich, dass auch diese Vorgänge durch Hormone gesteuert werden.

Auf zellulärer Ebene wird Wachstum durch viele verschiedene **Wachstumsfaktoren** gesteuert, von denen man inzwischen jede Menge kennt, mindestens genau so viele samt ihrer Interaktionen aber noch unklar sind ( ↗ S. 259).

In diesem Kapitel widmen wir uns jedoch den **klassischen Hormonen**, die das Wachstum beeinflussen.

Wenn man vom Wachstumshormon spricht, ist eigentlich immer **Somatotropin** gemeint. Es stammt aus dem Hypophysenvorderlappen und wird über entsprechende Liberine und Statine aus der Hypophyse gesteuert ( ↗ S. 339).

Daneben sind jedoch auch die **Schilddrüsenhormone** für ein normales Wachstum und normale Reifung essenziell – eine Tatsache, die erst richtig klar wird, wenn sie fehlen.

Als dritte Gruppe der Wachstumshormone sind die **Androgene** zu nennen. Männliche Geschlechtshormone haben vor allem eine Eiweiß-aufbauende Wirkung und tragen so zum Wachstum bei.

## 5.1 Somatotropin

Somatotropin (gr. soma = Körper und tropein = wenden, richten, hier: spezifisch auf etwas einwirken) ist das eigentliche Wachstumshorm. Es wird häufig auch als somatotropes Hormon (STH) oder im Englischen als growth hormone (GH) bezeichnet.

Es handelt sich um ein **Peptidhormon**, das wie alle Tropine aus dem Hypophysenvorderlappen kommt. Die übergeordnete Steuerung übernimmt der Hypothalamus mittels **Somatoliberin** und **Somatostatin**.

Seine Wirkung entfaltet Somatotropin größtenteils nicht direkt, sondern über weitere Signalstoffe, deren Bildung es in der Leber initiiert. Man nennt diese Stoffe **Somatomedi-**

ne. Auch dabei handelt es sich um Peptide. Sie werden auf den Somatotropin-Reiz hin in der Leber synthetisiert und fördern das Körperwachstum.

Somatotropin wird nicht dauernd in gleichen Mengen produziert. Die Sekretion erfolgt stoßweise und ändert sich noch dazu mit dem Alter. Vor der Pubertät erfolgen nur wenige Ausschüttungsschübe pro Tag, während der Pubertät dann so 10 bis 20 pro Tag und im Alter wird das Ganze dann wieder weniger.

### Biosynthese des Somatotropins

Somatotropin ist ein Peptidhormon aus 191 Aminosäuren, das im Hypophysenvorderlappen (= Adenohypophyse) synthetisiert wird.

### Wirkung des Somatotropins

Somatotropin macht das, was sein Name sagt, es lässt den Körper wachsen. Diese direkt aufs Wachstum bezogenen Wirkungen werden hauptsächlich über Somatomedine veranlasst. Die begleitenden Effekte auf den Stoffwechsel vermittelt Somatotropin dagegen selbst.

#### Direkte Somatotropinwirkungen

Bei vielen anderen Hormonen haben die Tropine neben den Liberinen und Statinen nur die Aufgabe, das eigentliche Hormon am Ende der Kaskade zu regulieren. Auch bei Somatotropin wird die Hauptwirkung den Stoffen zugeschrieben, die am Ende der Regelkette gebildet werden: den Somatomedinen. Im Gegensatz zu den übrigen Tropinen übt Somatotropin jedoch auch direkte Wirkungen aus. Diese sind alle äußerst logisch und gut nachvollziehbar, wenn man sich klar macht, was der Körper zum Wachsen alles benötigt.

So wird z. B. die **Proteinbiosynthese gesteigert**, da für den Aufbau von Gewebe unter anderem viele Proteine benötigt werden. Daneben werden vermehrt Stoffe wie Glukose (liefert Energie) und Aminosäuren (fungieren als Bausteine) aus dem Blut in die Zellen aufgenommen – dies alles sind sogenannte Insulin-synergistische Wirkungen.

Gleichzeitig muss aber dafür gesorgt werden, dass der Vorrat an energiereichen Substanzen im Blut nicht ausgeht. Deshalb fördert Somatotropin die **Mobilisierung von energiereichen Substanzen** und wirkt damit Insulin-antagonistisch. Die Glukoneogenese wird gefördert und Glukose ins Blut ausgeschleust. Dies führt also zu einem erhöhten Blutzuckerspiegel. Ähnliches passiert mit dem Fettstoffwechsel. Die Lipolyse im Fettgewebe wird gesteigert und dadurch vermehrt Fettsäuren ins Blut freigesetzt. Die Neusynthese von Fettsäuren, die ja normalerweise der Einspeicherung von Energie dient, wird gehemmt.

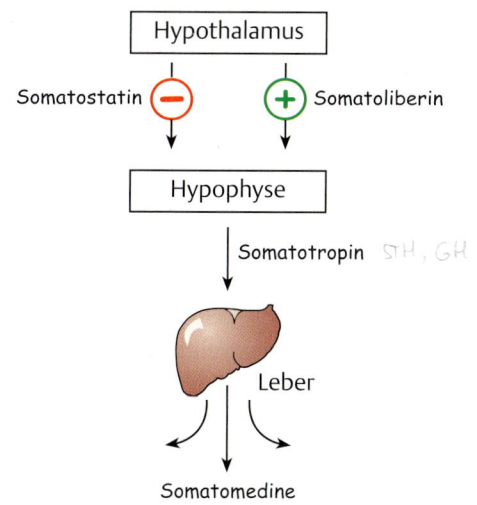

## Wirkungen über Somatomedine

Somatotropin führt zur Bildung von Somatomedinen. Dies sind Peptide, die vor allem in der **Leber** aber auch im Knochen und in anderen Geweben synthetisiert werden und vorwiegend parakrin wirken. Daneben werden sie aber auch endokrin sezerniert und können wie klassische Hormone wirken.

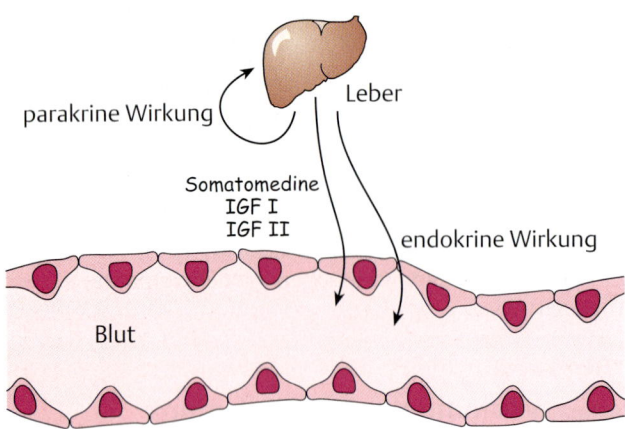

Wegen ihrer Ähnlichkeit mit Insulin nennt man sie auch Insulin-ähnliche Wachstumsfaktoren oder auf Englisch **i**nsuline like **g**rowth **f**actors (IGFs).

Es gibt zwei wichtige Somatomedine: IGF I und IGF II, wobei IGF I das wichtigere von beiden ist und verwirrenderweise manchmal Somatomedin A oder auch Somatomedin C (kein Druckfehler!) genannt wird.

### Wirkung der Somatomedine

Der Rezeptor, über den Somatomedine wirken ist dem Insulin-Rezeptor sehr ähnlich (was nicht verwundert, da ja auch die Somatomedine selbst dem Insulin ähneln.). Er besitzt wie dieser **Thyrosinkinaseaktivität** (= Typ I).

IGF I steigert in den Wachstumszonen der Knochen die DNA- und RNA-Synthese und damit auch die Proteinbiosynthese. Es fördert dort die Zellteilung und lässt damit den **Knochen in die Länge wachsen**.

IGF II wirkt ähnlich, spielt aber vor allem beim intrauterinen Wachstum eine Rolle.

IGF I steht stärker unter der Kontrolle von Somatotropin. Eine Erhöhung des Somatotropinspiegels bewirkt immer auch ein Ansteigen von IGF I.

Bei IGF II ist das etwas anders. Ein gewisses Minimun an Somatotropin ist für dessen Bildung zwar notwendig, dann bewirkt eine weitere Zunahme von Somatotropin jedoch kein Ansteigen von IGF II mehr. Dazu kommt, dass der Plasmaspiegel von IGF II ab dem Kleinkindalter das ganze Leben über recht konstant bleibt. Es gibt also vermutlich noch weitere, heute noch unbekannte Wirkungen von IGF II.

## Transport der Somatomedine im Blut

Für Peptidhormone eigentlich unüblich ist die Bindung an ein **Transportprotein**. Somatomedine werden im Blut jedoch an **B**indungs**p**roteine (IGF-BP) gebunden transportiert und dies nicht ohne Grund: Durch die Bindung an dieses Transportprotein verlängert sich die Halbwertszeit auf mehrere Stunden. Die gebundene Form des Somatomedins ist biologisch inaktiv, das Tranportprotein fungiert also als **Dosiervorrichtung**. Auf diese Weise kann über längere Zeit eine geringe Menge Wachstumshormon freigesetzt werden und wirken.

## Abbau von Somatotropin und Somatomedinen

Da es sich um Peptide handelt, ist der Abbau unkompliziert. Alte Peptidhormone werden durch Proteasen in ihre Aminosäuren zerlegt, die dann weiter abgebaut oder zur Synthese neuer Proteine verwendet werden.

Somatotropin hat dabei eine Halbwertszeit von nur 15 Minuten. Die Wirkung wird jedoch durch die längere Halbwertszeit der gebundenen Somatomedine (mehrere Stunden) entscheidend verlängert.

## Regelkreis des Somatotropins

Jetzt wollen wir den Anfang dieses Regelkreises um Somatotropin noch einmal genauer betrachten. Er beginnt im Hypothalamus, wo Somatoliberin und Somatostatin gebildet werden. Sie steuern den Somatotropinspiegel und darüber auch den Spiegel der Somatomedine.

### Somatoliberin

Somatoliberin, ein Peptid aus 44 Aminosäuren, wird im Hypothalamus gebildet und fördert die Somatotropin-Produktion im Hypophysenvorderlappen. Für Somatoliberin findet man auch oft die Abkürzung GRH, was für die englische Bezeichnung growth hormone releasing hormone steht.

Die Ausschüttung dieses Liberins ist durch einen neuralen Glukorezeptor gesteuert. Bei Hypoglykämie wird die Somatoliberin-Ausschüttung und damit auch die des Wachstumshormons erhöht. Wie schon erwähnt, verhält sich Somatotropin diesbezüglich antagonistisch zum Insulin.

Im Schlaf ist die Somatotropinsekretion stark erhöht, das heißt, wir wachsen tatsächlich im Bett am besten, was aber jetzt nicht heißt, dass viel schlafen groß macht …

### Somatostatin

Somatostatin ist der Gegenspieler zu Somatoliberin. Es besitzt mehrere Vertreter, die jedoch ähnlich wirken. Dabei handelt es sich um Peptide unterschiedlicher Länge. (Als erstes wurde eines mit 14 Aminosäuren entdeckt, dann ein verlängertes mit insgesamt 28 Aminosäuren und dann auch noch ein Fragment des letzteren mit nur 12 Aminosäuren, ist aber nicht so wichtig …).

Gebildet im Hypothalamus, hemmt Somatostatin im Hypophysenvorderlappen die Somatotropinausschüttung.

Auch für dieses Steuerhormon gibt es natürlich noch einen englischen Namen: GRIH (= growth hormone release inhibiting hormone).

Die Bezeichnung dieses Hormons als *Somato*statin ist eigentlich nicht ganz richtig, denn Somatostatin hemmt auch die Freisetzung von Thyreotropin. Man könnte es also genau so gut als Thyreostatin bezeichnen. (Macht man aber nicht…).

Daneben kommt Somatostatin noch in zahlreichen anderen Organen und im gesamten Magen-Darm-Trakt vor, besitzt also noch vielfältige andere Aufgaben.

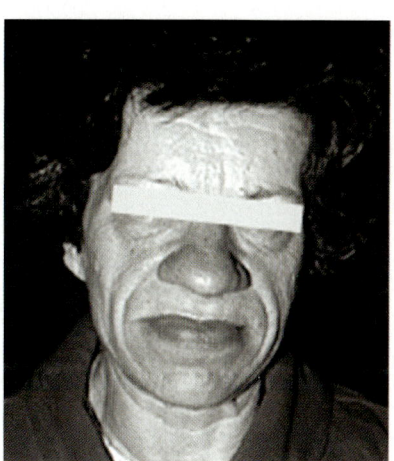

## Zu groß, zu klein? Die goldene Mitte!

So wie überall kann auch bei der Wachstumsregulation etwas schiefgehen. Jedes Kind will groß werden, keiner will klein bleiben. Aber auch zu große Menschen haben gesundheitliche Probleme. Noch problematischer wird es, wenn nicht der ganze Körper, sondern nur einzelne Körperteile zu groß werden, man nennt dies Akromegalie. Aber jetzt genauer.

### Zu groß

Es kann vorkommen, dass es aus irgendeinem Grund im Körper zu viel Somatotropin gibt. Ein möglicher Grund wäre ein **Hypophysenadenom**, ein gutartiger Tumor der Hypophyse, der jedoch unkontrolliert und in rauen Mengen Somatotropin produzieren kann. Es kommt nun ganz darauf an, wann im Leben eines Menschen dies auftritt. Sind die Epiphysenfugen noch offen, das Längenwachstum also noch nicht beendet, wird der Betreffende einfach länger als normal. Man nennt dies **proportionierten Riesenwuchs**.

Sind die Epiphysenfugen jedoch schon geschlossen, das Längenwachstum also abgeschlossen, wächst plötzlich nicht der ganze Körper, sondern nur die Teile des Skeletts, die noch nicht verknöchert sind. Dies sind vor allem die Akren, Kinn und Nase sowie die Weichteile. Daraus resultiert dann eine lange Zunge, wulstige Lippen und große Ohren. Man bezeichnet dies als **Akromegalie**.

Therapeutisch versucht man, die Ursache – z.B. das Adenom – chirurgisch zu entfernen. Zusätzlich kann man synthetisches Somatostatin verabreichen, das die Somatotropinproduktion bremst.

Die Therapie ist dann schwierig, wenn sie erst begonnen wird, nachdem schon starke Symptome sichtbar sind, da ein einmal groß gewachsener Ohrknorpel nicht mehr kleiner wird.

### Zu klein

Durch angeborene Missbildungen der Hypophyse kann die Somatotropinproduktion eingeschränkt sein. Die Folge ist ein nur geringes Wachstum des Betroffenen bis hin zum **Zwergwuchs**.

Therapeutisch gibt man Somatotropin.

Interessant ist, dass Somatotropin das Hormon mit der höchsten Spezies-Spezifität ist. So wirkt beim Menschen tierisches Somatotropin nicht. Dies machte in der Vergangenheit große Probleme, da für die Therapie Somatotropin aus Leichen gewonnen wurde und damit das Risiko der Übertragung von Krankheiten sehr groß war. Heute verwendet man gentechnisch hergestelltes Somatotropin.

## 5.2 Schilddrüsenhormone

Schilddrüsenhormone spielen nicht nur im Energiestoffwechsel ( ↗ S. 372), sondern auch für das Wachstum eine große Rolle. So fördern sie z.B. die Ausschüttung von **Somatotropin**.

Bei der Entwicklung des Neugeborenen wird ihre Wichtigkeit so richtig offensichtlich. Fehlen Schilddrüsenhormone in dieser ersten Zeit, verläuft die **Entwicklung und Ausreifung des Nervensystems** nicht richtig.

Deshalb gehört in Deutschland zum allgemeinen Neugeborenen-Screening auch der Test auf TSH, also Thyreotropin. Ist dies zu hoch, kann man davon ausgehen, dass das Schilddrüsenhormon fehlt oder zu wenig da ist, und dass Tropin gegenregulatorisch deshalb erhöht vorliegt. Ersetzt man in diesem Fall das Schilddrüsenhormon konsequent (per täglicher Tablette), steht einer normalen Entwicklung nichts im Wege.

## 5.3    Androgene

Androgene, also männliche Sexualhormone wie z.B. das Testosteron, sind vor allem für die Ausbildung der männlichen Geschlechtsmerkmale in der Pubertät verantwortlich und fördern das Wachstum von Muskeln und männlicher Körperbehaarung.

Aufgrund der Eiweiß-aufbauenden Wirkung (Muskeln) spielen sie auch eine wichtige Rolle beim Wachstumsschub in der Pubertät und das sowohl bei Jungs als auch bei Mädels. Auch im Leistungssport nützt immer mal wieder ein Sportler diesen Weg, um schneller an Muskeln zu kommen als durch Training allein. Dass dies vor allem bei Frauen schwerwiegende Nebenwirkungen wie eine Vermännlichung mit sich bringt, ist naheliegend.

## 5.4    Erythropoetin

Ein etwas anderes „Wachstumshormon" ist Erythropoetin oder kurz **Epo**, das für das Wachstum der roten Blutkörperchen, der Erythrozyten, verantwortlich ist.

Erythrozyten transportieren den Sauerstoff im Blut von der Lunge ins periphere Gewebe. Kommt nun irgendwo im Gewebe zu wenig Sauerstoff an, versucht der Körper, die Sauerstoffversorgung über eine Erhöhung der Erythrozytenzahl zu verbessern. Dazu wird Erythropoetin ausgeschüttet, welches im Knochenmark eine vermehrte Bildung von Erythrozyten verursacht, die dann zusätzlich zum Sauerstofftransport zur Verfügung stehen.

### Biosynthese des Erythropoetins

Erythropoetin ist ein Glykoprotein aus 165 Aminosäuren, das zu 90 % in der Niere, aber auch in der Leber gebildet wird. Beim Feten erledigt diese Bildung sogar fast ausschließlich die Leber. Es gibt übrigens nur wenige **Glyko**proteine unter den Hormonen, neben Epo sind dies nur die drei Tropine Lutropin (LH), Follitropin (FSH) und Thyreotropin, alle aus dem Hypophysenvorderlappen.

### Wirkung des Erythropoetins

Epo gehört zur Gruppe der Wachstumsfaktoren, die im Knochenmark die Regeneration und Ausdifferenzierung von Blutzellen regulieren. Diese Wachstumsfaktoren werden auch als Kolonie-stimulierende Faktoren oder CSF (**Co**lony **s**timulating **f**actors) bezeichnet.

Epo stimuliert die Proliferation der Erythoblasten im Knochenmark und führt zu einer Erhöhung der Retikulozyten- (junge Erys) und Erythrozytenzahl im Blut.

Ein geringer Basalspiegel an Erythropoetin ist immer vorhanden, er sorgt dafür, dass alternde Erythrozyten ersetzt werden (Erys „leben" ja nur 120 Tage). Bei mangelnder Sauerstoffversorgung wird vermehrt Erythropoetin gebildet. Bei einer starken Hypoxie kann dies zu einem 1 000fachen Anstieg des Epo-Spiegels führen.

Erythropoetin hat eine relativ kurze Halbwertszeit von 2–3 Stunden und wird z. T. renal ausgeschieden.

### Anwendung in der Medizin

Die endokrine Funktion der Niere wird häufig vergessen. Sie produziert neben Renin und Calcitriol eben auch Erythropoetin. Entwickelt nun ein Patient eine Niereninsuffizienz, gehen häufig nicht nur die Ausscheidungsfunktionen der Niere, sondern auch die endokrinen Fähigkeiten verloren. Weniger Epo führt nun aber zu weniger Erythrozyten im Blut und damit zu einer **renalen Anämie**.

Therapie der Wahl ist hier rekombinates humanes Erythropoetin. Seine Aminosäurestruktur ist vollkommen identisch mit der natürlichen Form, nur bei der Glykosylierung gibt es Unterschiede, die für die Wirkung aber nicht von Bedeutung sind.

> Für die Erythropoese (Bildung Roter Blutkörperchen) braucht man außer *Erythropoetin* als Signal noch *Folsäure* für die DNA-Synthese (die Vorstufen der Erythrozyten besitzen ja noch DNA), *Pyridoxin* und *Cobalamin* (Vitamin B$_{12}$).

### Epo und der Sport

Epo tauchte in den letzten Jahren immer mal wieder in der Tagespresse auf. Grund dafür war die Verwendung dieses Stoffes als Dopingmittel.

Viele Sportler betreiben Höhentraining – eine ganz legale Variante des Trainings. Durch den Aufenthalt in großen Höhen und dem damit verbundenen niedrigen Sauerstoffgehalt in der Luft entsteht bei Anstrengung im Gewebe schneller eine Hypoxie als unter normalen Bedingungen. Dies führt zu einer erhöhten Ausschüttung von Erythropoetin, was wiederum die Erythrozytenbildung stimuliert und zu einer erhöhten Sauerstofftransport-Kapazität und damit mehr Leistungsfähigkeit führt.

Um diesen Effekt nun einfacher und trotzdem sogar noch effektiver auszunutzen, wird von manchen schwarzen Schafen unter den Sportlern rekombinantes Epo verwendet. Dies führt in kurzer Zeit zu einem starken Anstieg der Roten Blutkörperchen im Blut.

Da Epo teilweise mit dem Urin ausgeschieden wird, wäre ein Epo-Nachweis im Urin eigentlich einfach. Rekombinates Erythropoetin unterscheidet sich jedoch bis auf kleine Unterschiede bei der Glykosylierung nicht vom normalen. Dazu kommt, dass es diese kleinen Unterschiede wahrscheinlich auch bald nicht mehr geben wird, wenn es gelingt, rekombinantes Epo in menschlichen Zellen zu produzieren. Man kann also nicht beweisen, ob das erhöhte Epo im Körper auf Dopingspritzen oder Höhentraining zurückzuführen ist.

Deshalb nimmt man als Kriterium den Hämatokrit, also den Anteil der zellulären Blutbestandteile am gesamten Blutvolumen. Er beträgt normal etwa 40–45 %. Ist dieser Wert über 50, gilt der Sportler als gedopt. Die Diskussion über diese (Verlegenheits-)Regelung ist aber noch voll im Gange.

# 6 Fortpflanzung

Wenn man von Hormonen spricht und dass diese manchmal verrückt spielen, meint man eigentlich immer die Gruppe der Sexualhormone, die ja für den „kleinen Unterschied" zwischen Mann und Frau verantwortlich sind. Östrogene und Gestagene stellen die sog. weiblichen, Androgene die männlichen Sexualhormone dar.
Es gibt jedoch noch zwei weitere Hormone, Prolaktin und Oxytocin, die bei der Geburt und der Laktation (dem Stillen) des Säuglings eine Rolle spielen.
Eines gleich vorweg:

> Alle Hormone, egal ob weiblich oder männlich, kommen sowohl bei der Frau als auch beim Mann vor. Was die Geschlechter voneinander unterscheidet, ist vielmehr die Konzentration im Blut und das Verhältnis der Hormone zueinander.

Die Sexualhormone stammen chemisch vom Cholesterin ab, zählen deshalb zu den lipidlöslichen Hormonen und besitzen einen löslichen, intrazellulären Rezeptor.

Cholesterin

## 6.1 Östrogene und Gestagene – die Sexualhormone der Frau

Bei der Frau spielen vor allem Östrogene und Gestagene eine Rolle. Die Östrogene haben ihren Namen daher, dass diese Stoffe bei kastrierten Nagern die Zeichen der Brunst auslösen und Brunst lateinisch oestrus heißt. Gestagene heißen so, weil sie vor allem für die Aufrechterhaltung einer Schwangerschaft wichtig sind (lat. gestare = tragen). Zu den Androgenen später ( ↗ S. 404).

### Steuerung durch Gonadotropine

Die Produktion und Freisetzung von Geschlechtshormonen wird durch **Gonadoliberin**, einem Dekapeptid aus dem Hypothalamus, gesteuert. Ein entsprechendes Statin kennt man nicht.
Im Hypophysenvorderlappen werden daraufhin die beiden Gonadotropine **Lutropin** (LH) und **Follitropin** (FSH) freigesetzt. Beide Hormone sind Glykoproteine. Sie sind nach der Wirkung benannt, die sie bei der Frau hervorrufen. FSH heißt Follikel-stimulierendes Hormon und wirkt bei der

Frau vor allem auf die Follikelreifung im Ovar. Entsprechend hat das lutenisierende Hormon Einfluss auf die Bildung des Gelbkörpers (Corpus luteum, lat. luteus = goldgelb).

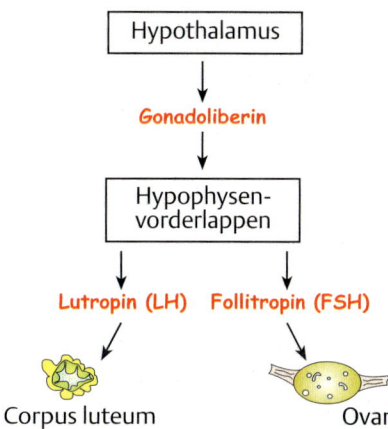

Die Sekretion von Gonadoliberin erfolgt nicht kontinuierlich, sondern stoßweise, in Abständen von 90 bis 120 Minuten. Diese **pulsatile Sekretion** beginnt während der Pubertät und verschwindet mit der Menopause.
Nach dem gleichen Muster (also auch pulsatil) werden deshalb auch die Gonadotropine Lutropin und Follitropin sezerniert.
Dieses Pulsieren scheint sehr wichtig für die Funktion der Hypophyse zu sein. Bei einer dauernden Stimulierung der Hypophyse mit Gonadoliberin-Analoga über ein bis zwei Tage schraubt diese ihre Gonadotropinproduktion stark zurück.
Die Gonadotropine wirken auf die weiblichen Keimdrüsen (die Ovarien) und fördern dort die Bildung von Östrogenen und Gestagenen. Sie steuern zusammen mit diesen Geschlechtshormonen den **Menstruationszyklus** und eine eventuelle **Schwangerschaft**.

### Transport der Sexualhormone im Blut

Östrogene (und Androgene) werden im Blut zu 98 % an ein Protein gebunden transportiert, nur 2 % kommen frei vor und können damit ihre biologische Aktivität entfalten. Die Transportfunktion übernimmt zum größten Teil das **Testosteron-Östrogen-bindende Protein**. Progesteron wird gebunden an **Transkortin** transportiert, ein Protein, das auch Kortison bindet und daher seinen Namen hat.

### Wirkung der Östrogene

Das wichtigste Östrogen ist das **Östradiol**. Außerdem gibt es auch noch Östron und Östriol, wobei Letzteres bereits ein Abbauprodukt darstellt und weniger wirksam ist als die anderen beiden. Die Wirkungen der Östrogene unterteilt man in solche, die direkt am Genitale angreifen und solche, die sonst irgendwo stattfinden. Die Wirkungen sind stark davon abhängig, in welcher Lebensphase die Frau sich befindet. So steht in der Pubertät die Entwicklung der sekundären weiblichen Geschlechtsmerkmale im Vordergrund, später eher die Wirkung auf den weibliche Zyklus.

CH₃  OH

Östradiol

HO

## Genitale Wirkungen

Östrogene fördern die Entwicklung der weiblichen Sexualorgane wie Vagina und Uterus und beeinflussen ihre Funktion. So stimuliert Östradiol die Proliferation der Uterusschleimhaut in der ersten Hälfte des Menstruationszyklus. Während der Pubertät fördert es die Entwicklung der sekundären Geschlechtsmerkmale der Frau.

## Extragenitale Wirkungen

Zur allgemeinen Wirkung von Östrogenen gehört die Beeinflussung des Knochenwachstums. Die Knochen werden verstärkt mineralisiert, das Verschließen der Epiphysenfugen beschleunigt und das Längenwachstum dadurch gebremst. Dies ist der Grund, warum Mädchen häufig ganz plötzlich mitten in der Pubertät zu wachsen aufhören.
Östrogene beeinflussen auch den Wasser- und Elektrolythaushalt: Sie fördern die Retention von $Na^+$ und $H_2O$ im Extrazellulärraum, was zur Gewichtszunahme führen kann. (Dies kann der Grund einer Gewichtszunahme bei Einnahme der „Pille" sein).

## Wirkung der Gestagene

Das wichtigste Gestagen ist das **Progesteron**.

CH₃
│
CH₃  C = O
CH₃

O

Progesteron

Progesteron spielt in der zweiten Hälfte des Menstruationszyklus eine Rolle. Nach dem Eisprung bereitet es die Uterusschleimhaut auf die Einnistung des Eies vor.
Progesteron wird auch als Schwangerschaftshormon bezeichnet. Es steigt in der Schwangerschaft auf höhere Werte

als normal an und bewirkt die Aufrechterhaltung der Schwangerschaft, ein Absinken dieses Hormons bricht die Schwangerschaft ab. Auch die normale Menstruationsblutung wird durch ein Absinken des Progesteronspiegels eingeleitet.

**Die Abtreibungspille Mifegyne**® enthält den Stoff RU 486, besser bekannt unter dem Namen Mifepriston. Es handelt sich dabei um einen Progesteron-Antagonisten, also einen Stoff, der so ähnlich aussieht wie Progesteron, auch an dessen Rezeptor bindet, dort aber keine Wirkung entfaltet. Er vertreibt Progesteron von seinem intrazellulären Rezeptor und verhindert somit die normale Progesteronwirkung, was zum Abbruch der Schwangerschaft führt.

CH₃
│
H₃C — N

CH₃  OH
│
C ≡ C — CH₃

O

Mifepriston

## Der weibliche Zyklus

Bei der Frau ist die Ausschüttung von Sexualhormonen nach der Pubertät nicht mehr so einfach geregelt wie beim Mann. Plötzlich hängt der Hormonspiegel vom Menstruationszyklus ab, der sich im 28-Tage-Rhythmus (oder so ähnlich) wiederholt. Diesen Zyklus kann man grob in drei Phasen einteilen:
1.  Proliferationsphase
2.  Sekretionsphase
3.  Menstruationsphase

Ein Zyklus beginnt definitionsgemäß mit dem ersten Tag der Menstruation. Wir beginnen jedoch mal bei Tag 7, also dem Ende der Blutung.

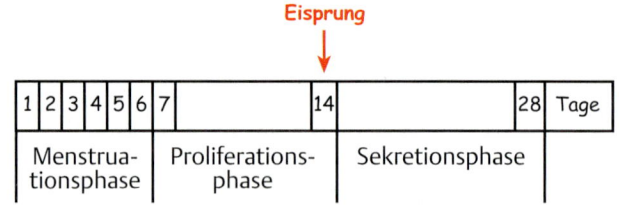

An diesem Tag beginnt die Proliferationsphase, in der – wie der Name schon sagt – die Uterusschleimhaut zu wachsen beginnt (= proliferiert). Gleichzeitig wachsen Follikel im Ovar zu Eizellen heran. Am Ende dieser Phase findet die Ovulation (= Eisprung) statt. In der nun folgenden Sekretionsphase bildet sich im Ovar aus dem Rest des Tertiärfollikels der Gelbkörper (= Corpus luteum). Dieser beginnt, Progesteron und Östrogen zu produzieren. Wird die Eizelle befruchtet, so beginnt um den 6. Tag der Sekretionsphase die Einnistung in den Uterus. Wird sie nicht befruchtet (was meistens der Fall ist), folgt die Menstruationsblutung. Interessanterweise ist die Zeit vom Eisprung bis zur nächsten Menstruation ziemlich konstant, die Dauer von der Menstruation bis zum nächsten Eisprung dagegen kann oft deutlich variieren.

## Der normale Zyklus

Doch nun noch einmal genauer.

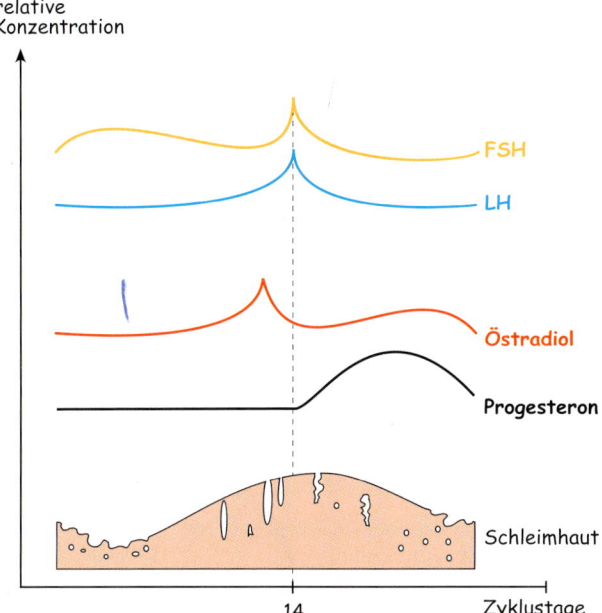

relative Konzentration

FSH

LH

Östradiol

Progesteron

Schleimhaut

14    Zyklustage

## Die Proliferationsphase

Die Bezeichnung der einzelnen Phasen bezieht sich auf die Veränderungen im Uterus. Betrachtet man stattdessen die Vorgänge im Ovar, heißt die Proliferationsphase Follikelphase. FSH fördert im Ovar das **Heranreifen von Follikeln**. Theca-Zellen, die den Follikel umgeben, beginnen, als Reaktion auf das Einwirken von LH, Androgene zu produzieren. Diese diffundieren in die Granulosazellen und werden dort durch das Enzym **Aromatase** in Östrogene umgewandelt (↗ S. 406). Intelligenterweise wird von FSH auch noch die Synthese dieser Aromatase induziert, was im Zusammenspiel zu einer vermehrten Ausschüttung von Östrogen durch den Follikel führt.

Der steigende Östrogen-Spiegel hemmt durch eine negative Rückkopplung die Ausschüttung von FSH und LH aus der Hypophyse.

Der sehr hohe Spiegel an Östrogen, der kurz vor der Ovulation erreicht wird, fördert durch einen noch nicht genau verstandenen Mechanismus über eine **positive Rückkopplung** auf den Hypothalamus die LH-Sekretion kurzfristig

stark und führt so zum **LH-Gipfel**. Etwa 24 Stunden nach diesem Gipfel kommt es zum Eisprung.

Im Uterus verdickt sich unter dem Einfluss von Östrogen die Schleimhaut, Drüsen vermehren sich und wachsen in die Länge, und es bilden sich Spiralarterien.

## Die Sekretionsphase

Der bei der Ovulation im Ovar verbleibende Rest des Follikels entwickelt sich zum **Gelbkörper** (= Corpus luteum), weshalb diese Phase in der Betrachtung der ovariellen Ereignisse auch Lutealphase genannt wird. Dieser Gelbkörper, der unter der Kontrolle von LH steht, produziert weiterhin etwas Östrogen aber vor allem **Progesteron**. Dieses Gestagen bereitet die Uterusschleimhaut auf die Einnistung einer Eizelle vor. Dazu wird die Durchblutung erhöht, Drüsen wachsen aus und glykogenhaltiger Schleim wird sezerniert. Progesteron macht den Zervixschleim zäher, die Gebärmutter wird nach außen hin abgedichtet und dadurch auf eine mögliche Schwangerschaft vorbereitet. Daneben verursacht Progesteron einen Anstieg der basalen Körpertemperatur um etwa 0,5 Grad, der auch zur Bestimmung des Ovulationszeitpunkts verwendet werden kann.

Beide Hormone, Progesteron und Östrogen, hemmen durch **negative Rückkopplung** auf die Hypophyse die LH-Sekretion.

Durch den sinkenden LH-Spiegel wiederum geht der Gelbkörper langsam zugrunde, was logischerweise bewirkt, dass auch die Konzentration der von ihm induzierten Hormone Östrogen und Progesteron sinkt.

## Die Menstruationsphase

Auf dieses Absinken von Östrogen und Progesteron reagieren die Gefäße in der Uterusschleimhaut mit einer **Vasokonstriktion**, was zur Minderdurchblutung (= Ischämie) führt. Die absterbende Schleimhaut wird abgestoßen, es kommt zur Menstruation.

## Wirkung der „Pille"

Die bei uns am meisten verbreitete und bislang zuverlässigste Art der Schwangerschaftsverhütung ist die „Pille". Es gibt sie in vielen Variationen, doch sind die gängigen Präparate alles Kombinationspräparate aus Östrogenen und Gestagenen.

Durch die Einnahme der Pille ist der normale Spiegel an Östrogenen und Gestagenen erhöht, was über die negative Rückkopplung auf die Hypophyse zu einer Hemmung der Gonadotropinfreisetzung (LH und FSH) führt.

Dadurch bleibt der physiologische Anstieg von Östrogen in der ersten Hälfte des Zyklus aus. Da sein Spiegel dauernd erhöht ist, kommt es nicht zum LH-Gipfel und damit auch nicht zur Ovulation.

Das Gestagen verhindert durch eine Verdickung des Zervixschleims zusätzlich das Eindringen der Spermien in den Uterus.

Da Östrogene nicht nur auf die Geschlechtsorgane wirken, ist diese Form der Kontrazeption leider nicht ganz frei von Nebenwirkungen. Östrogene steigern unter anderem die Synthese von Gerinnungsfaktoren, was der Grund dafür ist, dass für Frauen, die die Pille nehmen, das Thromboserisiko höher ist als normal. Durch gleichzeitiges Rauchen wird diese Risiko nochmal stark erhöht.

Die Einnahme der Pille ist anfangs auch oft mit einer leichten Gewichtszunahme verbunden. Dies liegt an der vermehrten Einlagerung von Wasser ins Gewebe, die durch Östrogene vermittelt wird.

## 6.2 Androgene – die Sexualhormone des Mannes

Die Sexualhormone des Mannes sind in vielen Dingen denen der Frau sehr ähnlich, nur einfacher zu verstehen. Das wichtigste Androgen ist das **Testosteron**, das im Hoden aber auch in der Nebennierenrinde gebildet wird (lat. testis = Hoden).

Testosteron wird durch die 5-α-Reduktase zu Dihydrotestosteron reduziert. Dieses Dihydrotestosteron hat fast die dreifache biologische Aktivität von Testosteron.

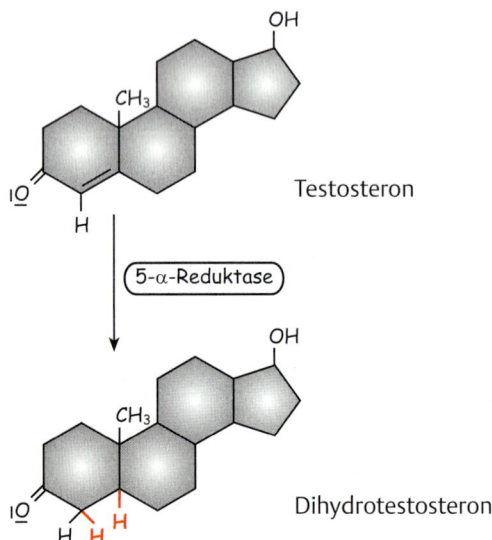

Testosteron

5-α-Reduktase

Dihydrotestosteron

### Steuerung durch Gonadotropine

Auch beim Mann erfolgt die Steuerung von oben über Gonadoliberin aus dem Hypothalamus.

Im Hypophysenvorderlappen entstehen die Gonadotropine Lutropin (LH) und Follitropin (FSH), die mit denen der Frau identisch sind. Sogar die pulsatile Sekretion gibt es beim Mann, sie ist aber lange nicht so ausgeprägt und mit Pulsen von einigen Stunden viel langsamer als bei der Frau. Androgene hemmen die Entwicklung des Pulsationszentrums im ZNS bei Jungen bereits vor der Geburt.

Die Gonadotropine wirken auf die männlichen Keimdrüsen, die Hoden. Dabei stimuliert FSH Sertoli-Zellen in den Tubuli seminiferi und initiiert damit die **Spermiogenese**. LH wirkt auf die Leydig-Zellen, die daraufhin Testosteron produzieren. Testosteron wiederum wirkt über intrazelluläre Testosteron-Rezeptoren in Sertoli-Zellen darauf hin, die Spermiogenese aufrechtzuerhalten.

Durch ein komplexes Rückkopplungssystem wird der Testosteronspiegel und die Funktion der Hoden reguliert. Erstens hemmt Testosteron auf Hypothalamusebene die Gonadoliberin-Freisetzung. Das dadurch bewirkte Absinken der Gonadotropinkonzentration führt zu einer Hemmung der Testosteronbildung.

Der zweite Regelmechanismus geht von den Sertoli-Zellen aus. Diese bilden das Polypeptid **Inhibin**, das die FSH-Freisetzung aus dem Hypophysenvorderlappen hemmt.

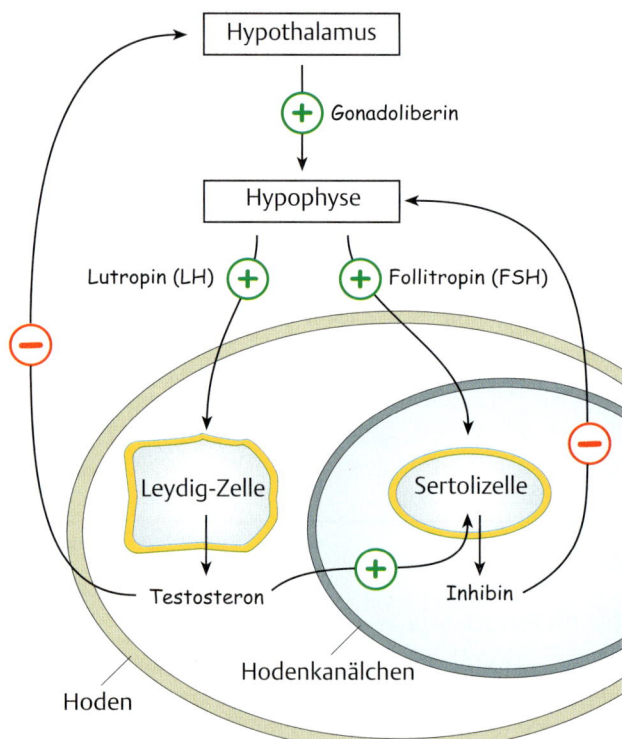

### Wirkung der Androgene

Die Wirkung der Androgene beschränkt sich natürlich nicht auf die Spermiogenese. Testosteron fördert daneben das Wachstum und die Differenzierung der männlichen Geschlechtsorgane während der Embryogenese und auch nach der Geburt. Es führt zur Ausbildung der sekundären Geschlechtsmerkmale wie Bartwuchs, männlicher Körperbehaarung, Vergrößerung des Kehlkopfs in der Pubertät und steigert die Potenz.

Daneben besitzen Androgene eine Protein-anabole Wirkung, führen also zu einer Steigerung der Muskelmasse. Aufgrund dieser Wirkung werden männliche Geschlechtshormone nicht selten zum Doping im Hochleistungssport missbraucht.

## 6.3 Biosynthese und Abbau der Sexualhormone

Ein von Studenten gern gemiedenes Kapitel ist das der Steroidhormonsynthese, weil es auf den ersten Blick hochkompliziert aussieht. Wenn man sich aber auf das Wesentliche beschränkt, ist es gar nicht so schlimm.

### Biosynthese der Sexualhormone

Alle Sexualhormone stammen chemisch vom **Cholesterin** ab. Die drei wichtigsten Gruppen Östrogene, Gestagene und Androgene unterscheiden sich in der Anzahl ihrer Kohlenstoffatome.

- $C_{21}$: Gestagene
- $C_{19}$: Androgene
- $C_{18}$: Östrogene

Wie bei allen Steroiden beginnt auch die Synthese der Sexualhormone mit dem Cholesterin, das über Pregnenolon zu Progesteron, dem wichtigsten Gestagen reagiert.

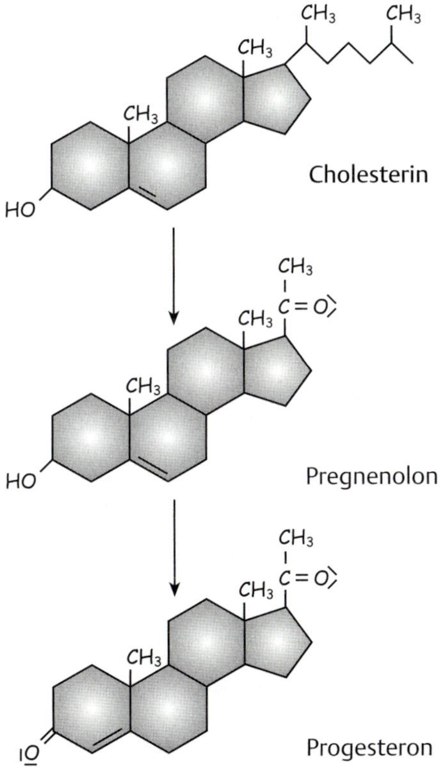

Cholesterin

Pregnenolon

Progesteron

Aus Pregnenolon entsteht aber noch mehr. Über den Zwischenschritt 17-α-Hydroxypregnenolon entsteht durch eine Lyase Dehydroepiandrosteron, welches weiter zu Androstendion reagiert.
Auch Progesteron kann weiter reagieren und zwar zu 17-α-Hydroxyprogesteron, welches wiederum zum schon bekannten Androstendion wird.

Aus Androstendion wird schließlich durch die 17-β-Dehydrogenase Testosteron.

Pregnenolon

17-α-Hydroxy-pregnenolon

Progesteron

$C_{17}$-$C_{20}$-Lyase

Dehydroepiandrosteron

17-α-Hydroxy-progesteron

$C_{17}$-$C_{20}$-Lyase

Androstendion

17-β-Dehydrogenase

Testosteron

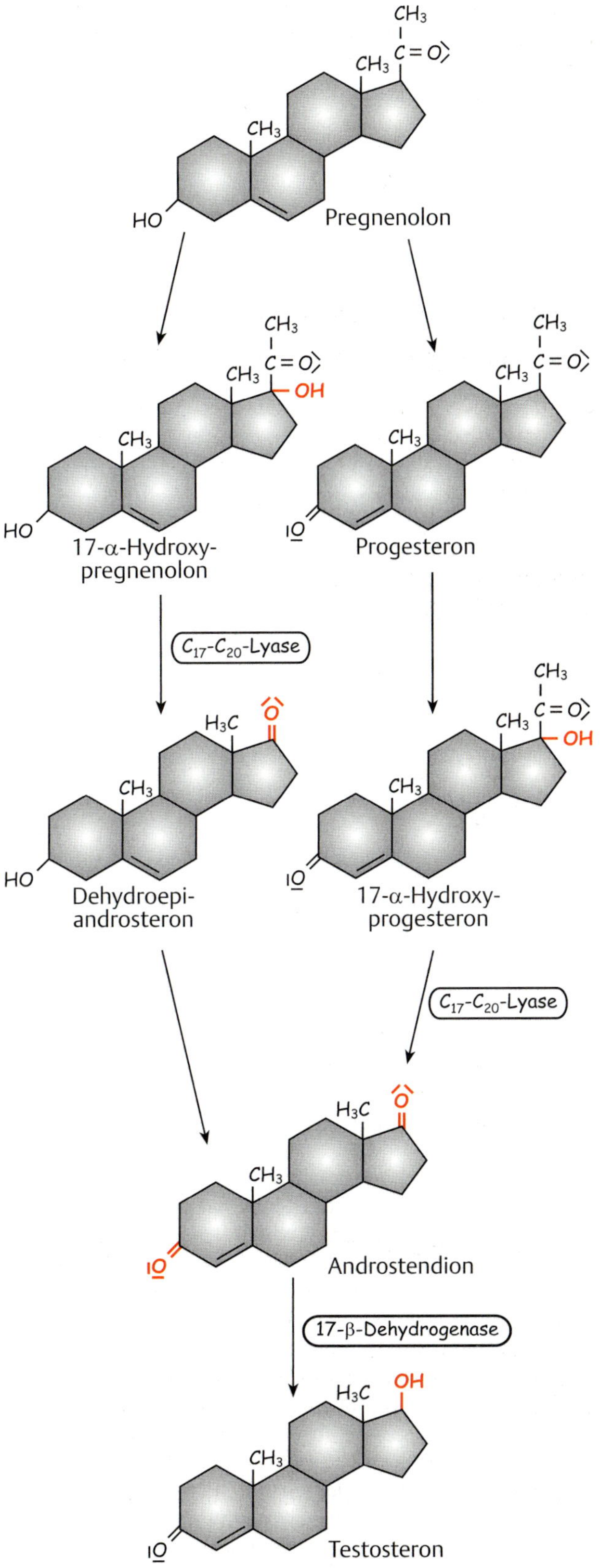

Androgene bilden die Vorstufe der Östrogene. Ein Enzym namens Aromatase macht einen Ring des Androgenmoleküls aromatisch und lässt damit Östradiol aus Testosteron entstehen und Östron aus Androstendion. Östriol, das aus Östron enstehen kann, zählt schon zu den Abbauprodukten und hat im Vergleich zu den anderen beiden Östrogenen nur geringe biologische Aktivität.

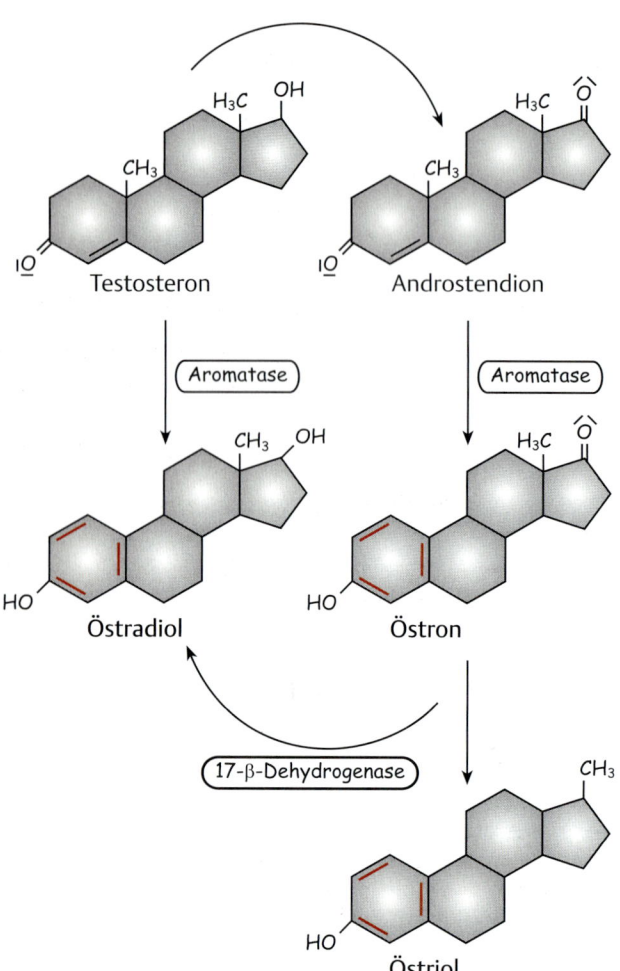

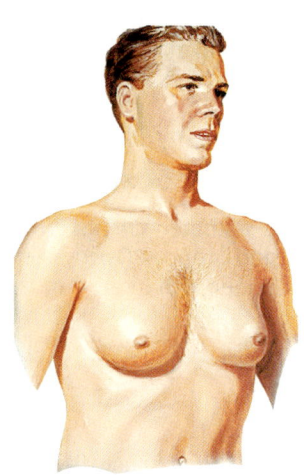

größerung der Brust (= Gynäkomastie) und dem Verlust der männlichen Behaarung (= „Bauchglatze"). Dieses Bild kann man bei langjährigen Alkoholikern relativ häufig beobachten.

## 6.4 Prolaktin

Prolaktin ist ein Hormon, das im Zusammenhang mit der Milchproduktion der weiblichen Brust eine große Rolle spielt (*lat.* lac, lactis = Milch) und gegen Ende der Schwangerschaft sowie danach wichtig ist.

### Biosynthese und Regelkreis

Prolaktin ist ein **Peptidhormon** aus 198 Aminosäuren und kommt aus dem Hypophysenvorderlappen. Die Sache mit den Liberinen und Statinen ist hier etwas komplexer. **Dopamin** fungiert als Prolaktostatin, ein eigenes Liberin ist nicht bekannt. Man weiß jedoch, dass Somatoliberin (also das Liberin des Wachstumshormons Somatotropin) in gewisser Weise als Prolaktoliberin wirkt. Es wird vermutet, dass noch einige andere Substanzen wie Endorphine (= körpereigene Morphine) als Prolaktoliberin wirken.

### Abbau der Sexualhormone

Die Sexualhormone werden wie alle Steroide in der Leber glukuronidiert oder sulfatiert und dadurch für die Niere ausscheidbar gemacht. Ein kleiner Teil gelangt über die Galle in den Darm und wird von dort zum Teil über den enterohepatischen Kreislauf wieder rückresorbiert.

Interessant wird der Abbau der Sexualhormone, wenn die Leber dies nicht mehr tut. Bei einer Leberzirrhose ist die Arbeitsleistung der Leber stark eingeschränkt. Weibliche Geschlechtshormone, die auch beim Mann vorhanden sind, können nun nicht mehr in erforderlicher Menge ausgeschieden werden und sammeln sich an.

Krankhaft äußern sich hier vor allem ansteigende Östrogenspiegel beim Mann. Wie man sich denken kann, führt dies zu einer Feminisierung des Betroffenen mit einer Ver-

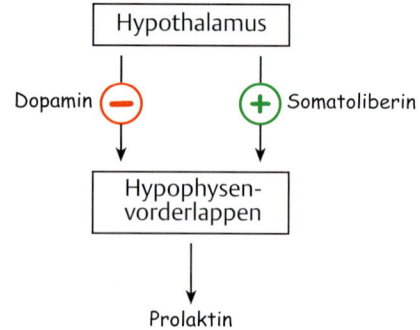

## Wirkung des Prolaktins

Die wichtigste Funktion von Prolaktin ist die Vorbereitung der Brust auf die **Milchbildung** während der Schwangerschaft und deren Förderung nach der Geburt.

Ein Saugreiz an der Mamille führt zur einer Hemmung der Dopaminsekretion und dadurch zu einer vermehrten Ausschüttung von Prolaktin. Dies wiederum regt die Milchproduktion in der laktierenden Mamma an.

Der Serumspiegel von Prolaktin ist bei Männern und Frauen normalerweise annähernd gleich. Bei schwangeren Frauen steigt er jedoch auf das 20fache an und fördert in diesen Mengen das Wachstum der weiblichen Brust und die Milchproduktion.

Ein dauerhaft hoher Prolaktinspiegel hemmt über einen noch nicht vollständig verstandenen Weg die Ovulation. Dies passt zu der Beobachtung dass Mütter, die ihren Nachwuchs voll stillen, ihr Kind also Tag und Nacht immer wieder mal saugt, in dieser Stillzeit trotz fehlender zusätzlicher Verhütung fast nie schwanger werden. Man erklärt dies durch den hohen Prolaktinspiegel, der durch den ständigen Saugreiz an der Brust verursacht wird. (Dieser Hinweis ist jedoch ohne Gewähr …).

## 6.5 Oxytocin

Oxytocin wirkt nur auf ganz bestimmte glatte Muskelzellen bei der Frau, die mit der Geburt in Verbindung stehen. Am Uterus bewirkt es die rhythmischen Kontraktionen der Wehen, an der Brustdrüse erleichtert es das Ausstoßen der Milch beim Trinken des Säuglings (griech. tokos = das Gebären). Beim Mann ist keine Funktion bekannt.

## Biosynthese des Oxytocins

Synthetisiert wird Oxytocin im Hypophysenhinterlappen. Es ist ein **Peptidhormon** aus 9 Aminosäuren, bei dem sich zwei Cysteinmoleküle über eine Disulfidbrücke zu einem Cystin verbinden. Dadurch ergibt sich eine Ringstruktur. Man spricht deshalb auch manchmal von einem Oktapeptid, obwohl es eigentlich aus neun Aminosäuren besteht.

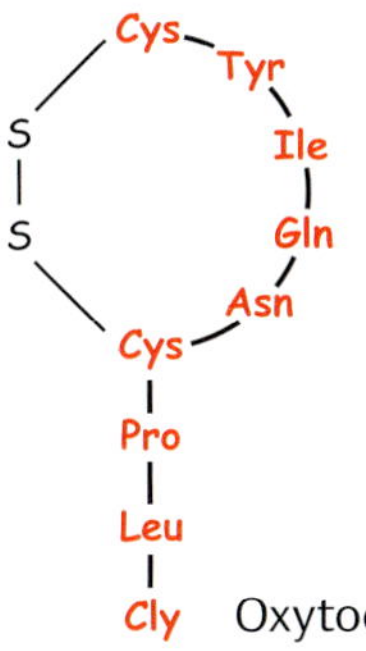

Oxytocin

Das zweite Hormon, das aus dem Hypophysenhinterlappen kommt, ist das Adiuretin ( ↗ S. 388). Es ähnelt dem Oxytocin sehr und unterscheidet sich nur durch zwei Aminosäuren.

Über axonalen Transport gelangt Oxytocin in den Hypophysenhinterlappen und wird dort in Vesikeln gespeichert.

Wie Adiuretin ist auch Oxytocin während des axonalen Transports an ein Protein gekoppelt, das Neurophysin I, von dem es in den Vesikeln enzymatisch abgespalten wird (Adiuretin ist an Neurophysin II gebunden).

Ein Reiz für die Ausschüttung von Oxytocin ist die Dehnung der Zervix während der Geburt. Nun wird viel Oxytocin gebildet, das die Wehen einleitet.

Auch das Saugen an der Brust bewirkt neben der Prolaktinsekretion einen Anstieg der Oxytocinausschüttung.

## Wirkung auf Uterus und Milchdrüse

Oxytocin wirkt kontrahierend auf die glatte Muskulatur der Brustdrüse und die Muskelzellen des Uterus. Während der Geburt führt es zu einer Kontraktion der Uterusmuskulatur. Für diesen Zweck wird es auch in der Geburtshilfe eingesetzt.

Auch in der Brustdrüse führt Oxytocin zu einer Kontraktion der glatten Muskulatur, was zur Exkretion, also dem Ausstoßen der bereits produzierten Milch führt (für die Produktion ist ja Prolaktin zuständig, ↗ S. 406).

## Oxytocin als Medikament

Wie schon erwähnt, benutzt man Oxytocin in der Geburtshilfe zum Auslösen von Wehen. Dies ist einfach zu Verstehen und funktioniert gut, eine Gefahr besteht nur bei einer Überdosierung. Dann nämlich kann es passieren, dass sich die Uterusmuskulatur statt rhythmischer Kontraktionen tonisch kontrahiert und dem Kind während der Geburt die Sauerstoffzufuhr abschneidet.

# 7 Zytokine – die Botenstoffe der Abwehr

Um den Körper vor Gefahren bewahren zu können, muss die Abwehr, die Polizei des Körpers, koordiniert vorgehen. Die nötige Kommunikation zwischen den Abwehrzellen untereinander und mit anderen Körperzellen erfolgt dabei zum einen über Zell-Zell-Interaktionen (siehe CAMs), zum anderen über Abwehr-Botenstoffe, die man **Zytokine** nennt. Der Name rührt daher, dass diese Proteine in Zellen etwas bewegen, was hier allerdings im Sinne von bewirken gemeint ist.

Zytokine können autokrin, parakrin und endokrin wirken – je nachdem in welcher Konzentration sie gebildet werden und ob sie die Blutbahn erreichen.

Neben den Aufgaben in der Abwehr spielen Zytokine eine wichtige Rolle bei Differenzierungs- und Wachstumsvorgängen.

Es ist daher nicht verwunderlich, dass Zytokine nicht nur von Abwehrzellen, sondern auch von einer Reihe anderer Zelltypen gebildet werden. So bilden Endothelzellen beispielsweise VEGF, einen Faktor, der über seine Rezeptoren Migration, Proliferation und Differenzierung verschiedener Zellen vermittelt.

## 7.1 Einteilung der Zytokine

Die Bestandteile des Zytokinnetzwerkes wurden nach und nach entdeckt. Aufgrund ständig neuer Erkenntnisse unterliegt das System der Zytokine auch heute noch einem ständigen Wandel. Eine einheitliche Nomenklatur hat sich daher noch nicht herausgebildet.

Ein Großteil der Zytokine wird als **Interleukine** bezeichnet, also als Stoffe, die hauptsächlich *zwischen* (lat. inter = zwischen) den *Weißen Blutzellen* (griech. leukos = weiß) ihre Wirkung entfalten.

Bis heute sind 18 verschiedene Interleukine bekannt, die entsprechend der Reihenfolge ihrer Entdeckung durchnummeriert wurden (IL-1 bis IL-18). Man kann wohl davon ausgehen, dass im Laufe der Zeit noch weitere hinzukommen werden.

Die Interleukine stehen zum Teil im Dienst der unspezifischen Abwehr, zum Teil erfüllen sie Aufgaben im Rahmen der spezifischen Abwehr.

Eine andere Untergruppe von Zytokinen, die vor allem im Rahmen der unspezifischen Abwehr von Bedeutung sind, stellen die **Chemokine** dar. Sie sind für die Rekrutierung von Abwehrzellen an den Ort einer Entzündung verantwortlich. Daneben scheinen sie auch für die Koordination der Rezirkulation der Lymphozyten von Bedeutung zu sein.

Die Chemokine haben unsystematische Namen erhalten und zum Teil werden auch Interleukine (z. B. IL-8) den Chemokinen zugerechnet.

Neben den Zytokinen der unspezifischen und spezifischen Abwehr, gibt es noch solche, die die Bildung und Freisetzung der Blutzellen im Knochenmark steuern. Man spricht dabei von **CSF** = Kolonie-stimulierenden Faktoren.

Auch eine Reihe von weiteren Wachstumsfaktoren (engl. growth factors) werden den Zytokinen zugerechnet, wie das oben erwähnte VEGF und das in der Niere produzierte Erythropoetin (EPO). Letzteres wird von Einigen zu den Hormonen, von Anderen zu den Zytokinen gezählt.

## 7.2 Grundeigenschaften der Zytokine

Zytokine sind (Glyko-)Proteine, die von einer Vielzahl von Zellen gebildet werden können, vorwiegend in nächster Nähe der sezernierenden Zellen wirken und eine relativ kurze Halbwertszeit haben, die im Minutenbereich liegt.

Ein grundlegendes Problem bei der Einteilung der Zytokine ist die Tatsache, dass die meisten von ihnen nicht von einer einzigen Zellart gebildet werden, und dass verschiedene Zytokine teilweise gleiche Wirkungen entfalten (**Redundanz**). Andererseits kann ein Zytokin je nach Zielzelle unterschiedliche Effekte haben (**Pleiotropie**).

Im Körper wirkt kein Zytokin für sich allein – es handelt sich immer um das Zusammenspiel mehrerer Zytokine, die **additiv**, **synergistisch** oder **antagonistisch** wirken.

So gibt es Zytokine, die proliferativ wirken, wie IL-2 und die CSFs, und solche, die das Zellwachstum hemmen, wie TGF-β (TGF = transforming-growth-factor) und TNF-α (TNF = Tumornekrosefaktor).

Man kann in vitro, also außerhalb des Körpers, zwar die Funktion einzelner Zytokine untersuchen, eine endgültige Aussage über die Wirkung in vivo ist aber nicht möglich.

Die Wirkung eines Zytokines kann sich je nach Zielzelle unterscheiden und in der Regel ist eine Zelle im Körper einem Mix aus verschiedenen Zytokinen ausgesetzt.

## 7.3 Molekulare Wirkung der Zytokine

Um auf ihre Zielzellen wirken zu können, müssen die Zytokine als Proteinbotenstoffe an Rezeptoren der Zellmembran binden.

Man unterscheidet anhand extrazellulärer Domänen folgende Familien von Zytokin-Rezeptoren:

- Typ-I-Zytokin-Rezeptoren (z. B. für IL-2, IL-6, GM-CSF = Granulozyten-Makrophagen-Colony-stimulating-factor, G-CSF, Prolaktin und Wachstumshormon),
- Typ-II-Zytokin-Rezeptoren (z. B. für IFN-α/-β/-γ und IL-10),
- TNF-Rezeptoren (z. B. für TNF-α, Fas-ligand),
- Immunglobulin-Superfamilie-Rezeptoren (z. B. für IL-1 und M-CSF) und
- die Chemokinrezeptoren, die aus sieben transmembranären α-Helices bestehen.

Diese Einteilung orientiert sich allein am Aussehen des extrazellulären Anteils der Rezeptoren. Die Wirkung, die durch die Bindung des Zytokins an seinen Rezeptor ausgelöst wird, beruht allerdings auf der intrazellulären Struktur des Rezeptormoleküls, die für die Signaltransduktion entscheidend ist.

Das Ergebnis der Signaltransduktion ist dann in der Regel die Aktivierung von Transkriptionsfaktoren, wodurch die Zelle neue Fähigkeiten erlangt oder zur Proliferation angeregt wird. Nicht selten initiiert ein Zytokin die Produktion anderer Zytokine, so dass es zu **Zytokinkaskaden** kommt. Es gibt unterschiedliche Signaltransduktionspfade. Chemokin-Rezeptoren arbeiten beispielsweise über die Aktivierung von G-Proteinen.

## 7.4 Die Zytokine der unspezifischen Abwehr

Unmittelbar nach Eindringen eines Fremdstoffes oder nach Gewebeverletzung werden die Zellen der unspezifischen Abwehr aktiv, was unter anderem zur Produktion bestimmter Zytokine führt, die eine wichtige Rolle im Rahmen der frühen Abwehr spielen. Im Folgenden sollen die wichtigsten vorgestellt werden: Interferon-α, Interferon-β, Tumornekrosefaktor-α (TNF-α), IL-1 und IL-6, IL-10 und die Chemokine.

### Interferon-α und Interferon-β – die Typ-I-Interferone

**Interferon-α** wird hauptsächlich von **Monozyten und Makrophagen** gebildet, weshalb es manchmal auch als Leukozyten-Interferon bezeichnet wird.

**Interferon-β** kann von vielen Zellen, wie z.B. **Fibroblasten** produziert werden (Fibroblasten-Interferon).

Während es sich beim Interferon-β um ein einziges Protein handelt, kann man etwa 20 verschiedene Proteine unterscheiden, die der Interferon-α-Familie zugerechnet werden.

Interferone werden von Zellen produziert, die mit einem Virus infiziert sind. Das Produktionssignal ist vermutlich hauptsächlich doppelsträngige RNA, die in uninfizierten Körperzellen nicht vorkommt.

Mit Hilfe der Interferone versucht die Zelle auf **autokrinem** Weg die virale Vermehrung in ihrem Inneren zu hemmen und gleichzeitig vermittelt sie auf **parakrinem** Weg ihren Nachbarzellen die Nachricht von ihrer Infektion. Die so informierten Zellen entwickeln daraufhin Strategien, die die Infektion weiterer Zellen erschweren sollen.

Der Name Interferon soll zum Ausdruck bringen, dass diese Proteine die Vermehrung der Viren stören (lat. interferre).

### Interferone als Bestandteil der unspezifischen humoralen Abwehr

Interferone hemmen unspezifisch die virale Vermehrung und werden daher der unspezifischen humoralen Abwehr zugerechnet.

Die Hauptwirkung der Typ-I-Interferone besteht darin, die Nachbarzellen einer virusinfizierten Zelle in einen antiviralen Zustand zu versetzen.

Zu einem gewissen Anteil kommt es auch zu einer autokrinen Wirkung auf die infizierte Zelle.

### Wirkungsweise der Interferone

Typ-I-Interferone entfalten ihre Wirkung über den oben beschriebenen JAK/STAT-Pfad, was zur Transkription unterschiedlicher Zielgene führt.

Zellen, die von Typ-I-Interferonen stimuliert wurden, synthetisieren verschiedene Proteine, die die virale Replikation hemmen oder die Abtötung infizierter Zellen unterstützen. Es wird zum Beispiel das Enzym **2'-5'-Oligoadenylatsynthetase** gebildet. Dieses Enzym verknüpft mehrere ATP-Moleküle zu einem 2'-5'-Polymer, das dann seinerseits eine Endoribonuklease aktiviert, die die virale RNA abbauen kann.

Außerdem stimulieren Interferone die Produktion von TAP- und MHC-I-Molekülen, was die Arbeit der CD8$^+$-T-Zellen verbessert, und sie erhöhen die zytotoxische Aktivität der NK-Zellen ( ↗ S. 566).

### Tumornekrosefaktor-α (TNF-α), IL-1 und IL-6 – die Initiatoren der akuten Phase

TNF-α, IL-1 und IL-6 sind die wichtigsten Zytokine der frühen Abwehr und der Entzündung. Sie sorgen dafür, dass Leukozyten an den Ort der Entzündung gelockt werden und rufen in höheren Konzentrationen systemische Effekte hervor.

Wird TNF-α in enorm großen Mengen produziert, kommt es zu einer Schädigung des Organismus, ein septischer Schock entsteht.

### Produktionsort von TNF-α, IL-1 und IL-6

Der größte Teil von TNF-α, IL-1 und IL-6 stammt aus **mononukleären Phagozyten** (Monozyten/Makrophagen). IL-1 und IL-6 können auch von anderen Zellen produziert werden, beispielsweise von Endothelzellen und Fibroblasten.

Synthesereiz ist für TNF-α und IL-1 vor allem das LPS (= Lipopolysaccharid) aus gramnegativen Bakterien, aber auch TNF-α selbst stimuliert die Bildung von IL-1 – ein Beispiel für eine Zytokinkaskade.

Die Synthese von IL-6 erfolgt auf einen IL-1- oder TNF-α-Reiz hin.

## Molekulare Wirkung von TNF-α, IL-1 und IL-6

TNF-α und IL-1 führen zu einer Aktivierung von **NF-κB und AP-1**, während IL-6 über den **JAK/STAT-Weg** läuft.

In bestimmten Zellen und unter bestimmten Umständen kann TNF-α auch eine Aktivierung von Caspasen und damit die Induktion der Apoptose bewirken. Der biologische Sinn dieser TNF-α-Eigenschaft ist noch nicht geklärt.

## Biologische Wirkung von TNF-α, IL-1 und IL-6

Werden diese Zytokine in geringen Mengen gebildet, kommt es zur Entstehung einer lokalen Entzündung, die durch die Synthese von Adhäsionsmolekülen auf Endothelzellen und Chemokinen von Leukozyten und Gewebszellen gekennzeichnet ist. Das Ziel der Entzündung ist die Rekrutierung von Leukozyten in das Gewebe.

Werden sie in moderaten Mengen gebildet, so dass sie über den Blutweg auch an entfernten Orten wirken können, rufen sie **Fieber**, die Produktion von **Akute-Phase-Proteinen** in Hepatozyten und die vermehrte **Freisetzung von Leukozyten aus dem Knochenmark** hervor. Dies sind drei Auswirkungen, deren Messung in der Klinik zum Entzündungsnachweis genutzt werden: Temperaturmessung, Bestimmung der Entzündungsparameter CRP, BSG und der Leukozytenzahl.

Aufgrund ihrer Fähigkeit, Fieber zu induzieren, werden IL-1, IL-6 und TNF-α auch als **endogene Pyrogene** bezeichnet (endogen = vom Körper selbst produziert; griech. pyr = Feuer, Fieberhitze, Fieber; -gen = hervorbringend, verursachend).

## Woher TNF-α seinen Namen hat

Erstmals entdeckt wurde TNF-α im Serum von Tieren, denen man LPS verabreicht hatte. Das Serum dieser Tiere war in der Lage, Tumorzellen in vivo zu töten, weshalb man den Stoff, den man dafür verantwortlich machte, Tumor-Nekrose-Faktor (TNF) nannte.

TNF-α führt in hohen Konzentrationen zu einer intravasalen Thrombosierung. Dadurch wird der Tumor von der Blutversorgung abgeschnitten und stirbt.

Hohe Dosen von TNF-α bewirken außerdem eine verminderte Kontraktilität des Herzmuskels und einen verringerten Tonus der Gefäßwände. Dadurch kommt es zum Blutdruckabfall und zur Ausbildung eines septischen Schocks, der nicht selten zum Tode führt.

Es verbietet sich also, Tumoren mit TNF-α zu behandeln, da man nicht nur den Tumor, sondern mit ihm auch den Patienten umbringen würde.

## Chemokine

Chemokine sind Polypeptide, deren Hauptaufgabe das „**Anlocken**" von Leukozyten ist. Chemokin ist eine Wortzusammensetzung aus „chemotaktisches **Zytokin**".

Der Großteil der gebildeten Chemokine liegt an Endothelzellen gebunden vor, so dass vorbeischwimmende weiße Blutzellen daran binden können. Durch dieses zunächst lose Anhaften kommen die Leukozyten dann mit den ebenfalls im Entzündungsgebiet exprimierten Endotheladhäsionsproteinen in Berührung – die Auswanderung der Leukozyten ins Gewebe hat begonnen.

## Einteilung der Chemokine

In jedem Chemokinmolekül findet man zwei Cysteinreste. Je nachdem, ob die zwei Cysteine direkt aufeinanderfolgen oder ob eine andere Aminosäure dazwischen liegt, unterscheidet man **CC-Chemokine** und **CXC-Chemokine**.

Außerdem gibt es noch ein Chemokin mit nur einem Cystein (C-Chemokin) und eines, bei dem die beiden Cysteine durch drei andere Aminosäuren getrennt werden, $CX_3C$-Chemokin.

Es gibt leider keine einheitliche Nomenklatur für die Chemokine. Die folgenden Namen muss man sich daher auch nicht merken, sie sollen nur als Beispiel dienen: IL-8, RANTES (= regulated upon activation normal T cell expressed and secreted), MIP-1α, MIP-1β (MIP = macrophage inflammatory protein).

## Produzenten der Chemokine

Chemokine werden von Leukozyten und Gewebezellen (Endothelzellen, Epithelzellen und Fibroblasten) als Antwort auf einen IL-1- oder TNF-α-Reiz hin synthetisiert.

## Chemokinrezeptoren

Die Chemokinrezeptoren durchspannen mit sieben α-Helix-Domänen die Membran von Leukozyten, wobei T-Zellen die größte Vielfalt an solchen Rezeptoren tragen. Die Signaltransduktion erfolgt über G-Proteine.

Wie bei den Chemokinen unterscheidet man zwischen Rezeptoren für CXC-Chemokine (CXC-Rezeptoren = CXCRs) und solche für CC-Chemokine (CC-Rezeptoren = CCRs), die dann noch durchnummeriert werden. RANTES und MIP-1α/β binden zum Beispiel an CCR5.

Im Zeitalter von HIV und AIDS sind die Chemokinrezeptoren von besonderer Bedeutung, da das **HI-Virus** bestimmte Chemokinrezeptoren (**CCR5** und **CXCR4**) als Corezeptoren beim Eindringen in Immunzellen benutzt.

### Nicht nur Chemokine wirken anziehend auf Leukozyten.

Es gibt auch andere Stoffe, die Weiße Blutzellen an den Ort einer Entzündung locken. Solche Mediatoren sind beispielsweise Leukotrien $B_4$ und das von Bakterien produzierte Tripeptid N-Formyl-Met-Leu-Phe.

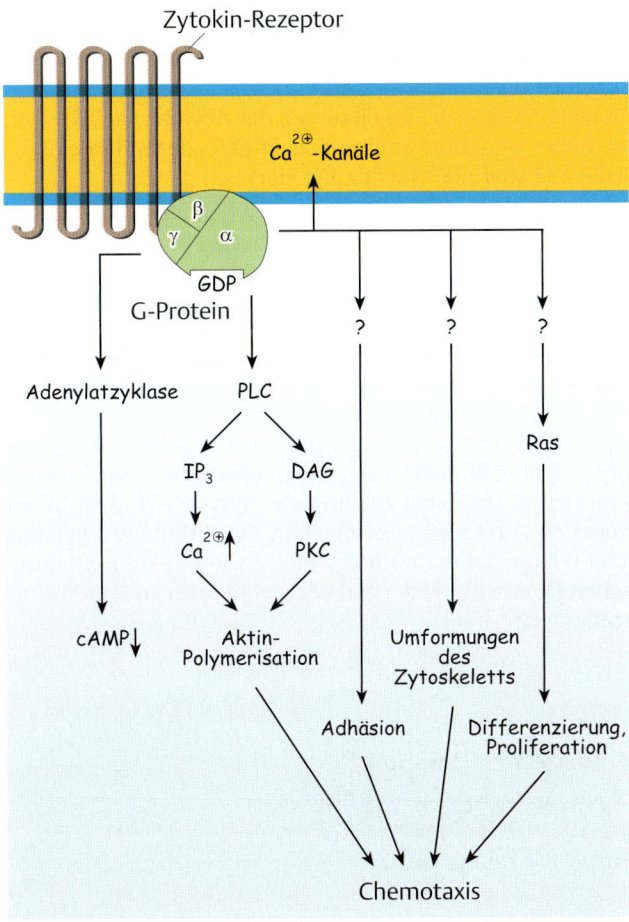

Zytokin-Rezeptor

## Interleukin-10

Interleukin-10 hemmt aktivierte Makrophagen und dient damit der Kontrolle der unspezifischen Abwehr. IL-10 wird im Rahmen einer negativen Rückkopplung von aktivierten Makrophagen gebildet. Daneben synthetisieren auch T-Zellen und Keratinozyten IL-10.

## 7.5 Die Zytokine der spezifischen Abwehr

Nachdem Lymphozyten ihr spezifisches Antigen erkannt haben, kommt es zu einer Proliferation und Differenzierung, was zu einem wesentlichen Teil von Zytokinen geregelt wird.
Die wichtigsten Produzenten dieser Zytokine sind die CD4⁺-T-Zellen, bei denen man je nach produziertem Zytokinmuster noch $T_H1$- und $T_H2$-Zellen unterscheiden kann.
Im Folgenden sollen IL-2, IL-4, INF-γ, TGF-β und Lymphotoxin (früher: TNF-β) behandelt werden.

## Interleukin-2 (IL-2)

Erkennt eine **T-Zelle** ihr spezifisches Antigen, so beginnt sie mit der Produktion von IL-2 und IL-2-Rezeptor. Der Anreiz zur IL-2-Synthese ist also die Antigenbindung. Das IL-2 wirkt dabei hauptsächlich **autokrin** als **T-Zell-Wachstumsfaktor**, stimuliert aber auch NK-Zellen und B-Zellen zur Proliferation und Antikörpersynthese.

### Molekulare Wirkung von IL-2

Bindet IL-2 an seinen Rezeptor (übrigens ein Typ-I-Zytokinrezeptor), so kommt es zur Aktivierung des JAK/STAT-Weges, den es nur bei Zytokinrezeptoren gibt. Außerdem werden die Phosphatidylinositol-3-Kinase und der Ras-Signaltransduktionsweg aktiviert, was aber auch durch andere Rezeptortypen möglich ist.
Im Sinne einer positiven Rückkopplung führt die Bindung von IL-2 an seinen Rezeptor zur Hochregulierung der IL-2-Rezeptoren auf der Zellmembran.
Als Ergebnis der Signaltransduktion kommt es innerhalb der IL-2-stimulierten Zelle zu einer vermehrten Produktion von Cyclin D2 und Cyclin E. Diese beiden Proteine assoziieren mit Cyclin-abhängigen Kinasen, die dadurch aktiviert werden. Die aktivierten Kinasen phosphorylieren und aktivieren nun ihrerseits eine Reihe von Proteinen, die eine Progression des Zellzyklus aus der $G_1$- in die S-Phase des Zellzyklus bewirken.
Zusätzlich nimmt die intrazelluläre Konzentration an P27 ab. P27 hemmt die Arbeit der Cyclin-abhängigen Kinasen, und damit das Fortschreiten des Zellzyklus. Durch die Hemmung der P27-Synthese wird die Zellteilung also ebenfalls angetrieben.
Außerdem induziert IL-2 die Synthese des Apoptoseschutzproteins BCL-2, was ein verlängertes Überleben der Zellen zur Folge hat.

### Biologische Wirkung von IL-2

IL-2 entfaltet seine Hauptwirkung autokrin auf die Zellen, von denen es synthetisiert wurde. Daneben ist aber auch eine parakrine Wirkung auf benachbarte Zellen möglich.
Die wichtigste Aufgabe des IL-2 besteht in der klonalen Expansion von T-Zellen, die ihr spezifisches Antigen erkannt haben. Weiterhin schütten IL-2-stimulierte T-Zellen vermehrt Zytokine (IL-4, IFN-γ) aus.
Daneben gibt es aber auch andere Zellen, die von IL-2 stimuliert werden:
- Bei NK-Zellen wirkt IL-2 als Wachstumsfaktor und erhöht deren zytolytische Aktivität.
- B-Zellen werden durch IL-2 zur Proliferation und Antikörpersynthese angeregt.

## Interleukin-4 (IL-4)

Interleukin-4 wird vorwiegend von **$T_H2$-Zellen und Mastzellen** gebildet. Es ist entscheidend am **Antikörperklassen-**

wechsel zu IgE beteiligt und stimuliert $T_H2$-Zellen und Mastzellen zur Proliferation. Daneben führt es zu einer Differenzierung der $T_H0$-Zellen zu $T_H2$-Zellen und hemmt die Aktivierung von Makrophagen. IL-4 verschiebt damit die Abwehrlage in Richtung humorale Abwehr.

Wie IL-2 wirkt auch IL-4 über einen Rezeptor, der mit JAK-assoziiert ist.

### Interferon-γ

Während IL-4 das Marker-Zytokin der $T_H2$-Zellen ist, sind $T_H1$-Zellen durch die Produktion von Interferon-γ gekennzeichnet. Auch CD8$^+$-T-Zellen und NK-Zellen synthetisieren Interferon-γ.

Interferon-γ wird auch Typ-II-Interferon oder Immuninterferon genannt. Es besitzt zwar eine geringe antivirale Aktivität, diese reicht allerdings nicht an die der Typ-I-Interferone heran.

Wie Interferon-α und -β führt auch Interferon-γ zu einer gesteigerten Produktion von MHC-Molekülen.

Die Hauptaufgabe des Interferon-γ liegt in der Aktivierung von Makrophagen und damit in einer Unterstützung der zellulären Abwehr. Die Makrophagen erlangen durch die Interferon-γ-Aktivierung die Fähigkeit zur Produktion von reaktiven Sauerstoff- und NO-Metaboliten.

Weiterhin fördert Interferon-γ den Klassenwechsel zu IgG und hemmt den Wechsel zu IgE.

Das Signal zur Interferon-γ-Produktion besteht bei T-Zellen in der Stimulierung durch ihr Antigen. Bei NK-Zellen löst das Erkennen fremder Strukturen oder IL-12 die Bildung von Interferon-γ aus.

Der Interferon-γ-Rezeptor leitet das Aktivierungssignal über JAK/STAT weiter.

### Transforming-Growth-Factor-β (TGF-β)

TGF-β wird von **Antigen-aktivierten T-Zellen, Makrophagen** und **Monozyten** (nach LPS-Stimulation) und von vielen anderen Zellen produziert. So wie IL-10 das hemmende Zytokin der unspezifischen Abwehr ist, handelt es sich bei TGF-β um ein Zytokin, das die Aktivierung der spezifischen Abwehr hemmt.

TGF-β verhindert die Proliferation und Aktivierung von T-Zellen und Makrophagen, und vermindert damit das Ausmaß der Abwehr- und Entzündungsantwort. Im Rahmen der Terminierung von Abwehrprozessen stimuliert TGF-β zusätzlich die Synthese von Proteinen der extrazellulären Matrix und sorgt damit für eine Reparatur des Gewebes im Anschluss an Entzündungen.

Außerdem stimuliert TGF-β B-Zellen zur Produktion von Antikörpern der Immunglobulinklasse A (IgA). IgA sind die Antikörper, die für die Abwehr der Schleimhäute von entscheidender Bedeutung sind.

Neben den Aufgaben im Rahmen der Abwehr hat TGF-β eine Reihe weiterer systemischer Effekte, deren biologische Relevanz aber noch nicht aufgeklärt ist.

### Lymphotoxin (= TNF-β)

TNF-β hat eine gewisse strukturelle Ähnlichkeit mit TNF-α. Daher kann es auch an die gleichen Rezeptoren binden, was entsprechende Wirkungen nach sich zieht, die schon bei TNF-α beschrieben wurden.

Anders als TNF-α, dessen Hauptquelle aktivierte Makrophagen sind, wird TNF-β von **Antigen-stimulierten T-Zellen** produziert. Die dabei gebildete Menge an TNF-β ist in der Regel so gering, dass es nicht in die Zirkulation gelangt. TNF-β kann daher im Unterschied zu TNF-α keine systemischen Effekte bewirken und wirkt eher lokal an seinem Entstehungsort.

## 7.6 Wachstumsfaktoren

Auch die Entwicklung der verschiedenen Blutzellen und der sich daraus entwickelnden Abwehrzellen aus Stammzellen wird durch das Zusammenspiel unterschiedlicher Zytokine gesteuert: CSFs (= colony-stimulating factors), Erythropoetin, …

Diese hämatopoetischen Zytokine werden von Knochenmark-Stromazellen, T-Zellen, Makrophagen, Fibroblasten und Endothelzellen gebildet.

Das folgende Bild gibt einen Überblick über die wichtigsten Zytokine der Hämatopoese.

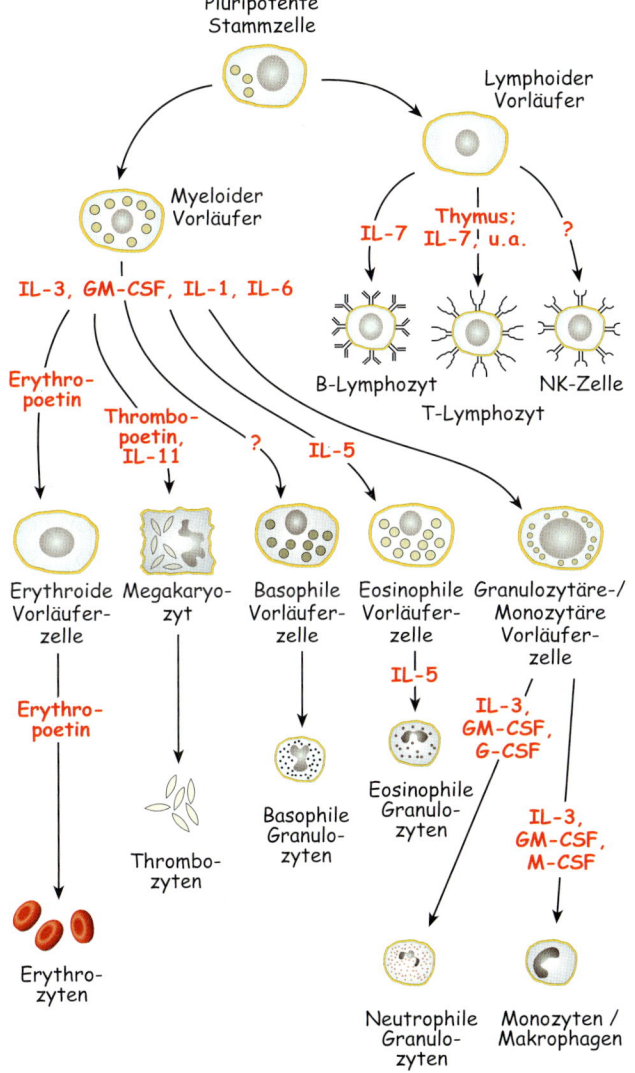

Aber nicht nur im Rahmen der Hämatopoese sind die Wachstumsfaktoren von Bedeutung. Zytokine wie VEGF (vascular endothelial growth factor) und CTGF (connective tissue growth factor) steuern die Proliferation und Differenzierung zahlreicher Zellen, z. B. im Rahmen der Neoangiogenese.

## 7.7 Zytokine als Regulatoren der Abwehrreaktion

Jeder Gewebeschaden stellt eine potenzielle Eintrittspforte für Krankheitserreger dar. Um die Abwehrzellen im Blut auf eine derartige Schwachstelle aufmerksam zu machen, initiieren die Zellen (Gewebezellen wie Keratinozyten, Makrophagen, Mastzellen usw.) im Schadensgebiet eine Entzündungsreaktion. Dadurch sollen Leukozyten ins Gewebe gelockt werden. Eine wichtige Rolle spielen dabei vor allem TNF und die Chemokine.

Parallel zur Rekrutierung von Leukozyten an den Ort der Entzündung, nehmen dendritische Zellen eingedrungene Fremdstoffe auf und machen sich damit beladen auf den Weg zum nächsten Lymphknoten.

Dort präsentieren sie das Antigen dann an die dortigen Lymphozyten. Passt deren Antigenrezeptor, werden sie aktiviert und treten ins Blut über, das sie an ihren Einsatzort transportiert.

Damit die Leukozyten im Blutstrom wissen, wo sie gebraucht werden, stimuliert TNF in Endothelzellen die Produktion von bestimmten Adhäsionsmolekülen. An diese können sich Leukozyten mit entsprechenden Gegenrezeptoren binden.

Der Besatz mit Adhäsionsmolekülen ändert sich im Verlauf der Entzündung, so dass zunächst Neutrophile, dann Makrophagen und schließlich Lymphozyten ins Gewebe rekrutiert werden.

Es kommt dabei zunächst nur zu einer losen Anlagerung der Leukozyten ans Endothel, so dass sie noch ein Stück an der Gefäßwand entlangrollen.

Schließlich haften die Leukozyten relativ fest an den Endothelzellen und die Leukozyten können zwischen den Endothelzellen hindurch die Blutbahn verlassen und ins Gewebe einwandern.

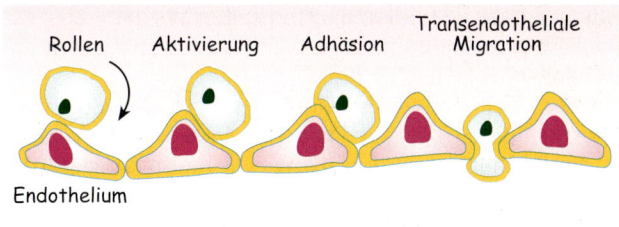

## 7.8 Zytokine als Medikamente

Bei zahlreichen Erkrankungen besteht ein wesentlicher Teil der Therapie in der Modulation des Immunsystems.

Während bei Autoimmunerkrankungen und Allergien eine Hemmung der Abwehr angestrebt wird, versucht man bei Krebs und Infektionen dieselbige zu stärken. Zum Einsatz kommen dabei Interferone und Interleukine. Nach Knochenmarkstransplantationen werden Kolonie-stimulierende Faktoren verabreicht, um das mit der Transplantation einhergehende Defizit an Blutzellen möglichst schnell wieder auszugleichen.

# 8 Mediatoren

Mediatoren sind, ähnlich wie Hormone, Botenstoffe, die eine bestimmte Wirkung vermitteln. Im Gegensatz zu Hormonen werden sie jedoch meist nicht im Zentralkreislauf (= im Blut) verteilt, sondern wirken nur lokal begrenzt auf die benachbarten Zellen – also **parakrin**.

Es gibt auch die Möglichkeit, dass sich eine Zelle durch Mediatoren selbst zu irgendetwas stimuliert, was man als **autokrin** bezeichnet.

Mittlerweile ist eine ganze Reihe von Stoffen bekannt, die zu den Mediatoren gerechnet werden, hier kommen allerdings nur die physikumsrelevanten und pharmakologisch wichtigsten zur Sprache.

Ganz wichtig sind die **Eikosanoide**, die im Entzündungsgeschehen eine zentrale Rolle spielen. Das **Stickstoffmonoxid (NO)** ist ein starker Vasodilatator und in die Blutdruckregulation involviert. **Histamin** und **Bradykinin** nehmen im Rahmen vieler Vorgänge – vor allem der Entzündung – bedeutende Funktionen wahr.

## 8.1 Eikosanoide

Die Eikosanoide leiten sich von der vierfach ungesättigten $C_{20}$-Fettsäure **Arachidonsäure** ab (Eikosatetraensäure, gr. eikos = 20). Zu den Eikosanoiden gehören drei verschiedene Substanzklassen, die alle eine physiologisch wichtige Rolle spielen:

- Prostaglandine (PG)
- Thromboxane (TX)
- Leukotriene (LT)

**Die Arachidonsäure** nehmen wir entweder mit der Nahrung auf oder sie wird in unseren Zellen aus der essenziellen Fettsäure Linolsäure aufgebaut (Arachidonsäure ist damit halbessenziell, ↗ S. 36).

Sie wird, wie andere Fettsäuren auch, in die Membran-Phospholipide eingebaut. Dort befindet sie sich bevorzugt an der Position 2 des Glycerins, wie die meisten ungesättigten Fettsäuren.

**Freisetzung der Arachidonsäure.** Da für die Prostaglandin-Biosynthese die *freie* Arachidonsäure benötigt wird, muss sie zunächst aus der Membran herausgelöst werden. Dies übernimmt die **Phospholipase A₂** (**PL A₂**, ↗ S. 156), die immer die mittlere Ersterbindung der Membranphospholipi-

de spaltet, also dort, wo sich in aller Regel die ungesättigten Fettsäuren – so auch die Arachidonsäure – befinden.

PL A₂ wird durch eine ganze Reihe von Stoffen, z. B. durch verschiedene Hormone, aktiviert.

**COX oder Lipoxygenase?** Man kann die Prostaglandine in zwei Gruppen einteilen, da sich die Wege nach der Entstehung der Arachidonsäure trennen:

- Der erste Weg, der durch das Enzym **Cyclooxygenase** (**COX**) katalysiert wird und daher auch Cyclooxygenaseweg heißt, führt zu den Prostaglandinen (PG) und Thromboxanen (TX).
- Die **Lipoxygenase** (**LOX**) katalysiert den Lipoxygenaseweg, der die Leukotriene (LT) hervorbringt.

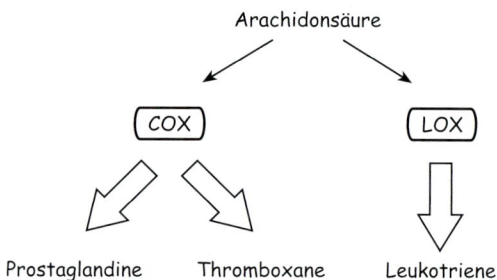

**Zur Namensgebung.** Als Vorstufe für die Biosynthese der Eikosanoide dient nicht nur die Arachidonsäure, auch andere Fettsäuren können hier eine Rolle spielen. Für den Menschen scheinen die allerdings nur eine untergeordnete Rolle zu spielen, weshalb wir sie hier außer Acht lassen.

Wichtig ist nur die Beachtung der Nomenklatur, da alle Eikosanoide einen Index erhalten, der die Anzahl an Doppelbindungen außerhalb des Rings anzeigt. Für die **Arachidonsäure** gilt:

- Prostaglandine und Thromboxane erhalten den **Index 2** (Bsp. $PGE_2$ und $TXA_2$).
- Leukotriene erhalten hingegen den **Index 4** (Bsp. $LTA_4$).

### Prostaglandine und Thromboxane

Prostaglandine (PG) und Thromboxane (TX) sind die Produkte des **Cyclooxygenasewegs**. Sie lassen sich in mehrere Hauptklassen unterscheiden:

Vorstufe sind die **zyklischen Endoperoxide**, die direkt aus der COX-Reaktion entstehen ( ↗ S. 415) und zyklisierte Fettsäuren darstellen.

Der Name *Prostaglandine* leitet sich übrigens von der Prostata ab, da aus dieser Drüse zum ersten Mal anständige Mengen isoliert werden konnten.

Die *Thromboxane* haben ihren Namen wegen ihrer Bedeutung für die Thrombozyten ( ↗ S. 500).

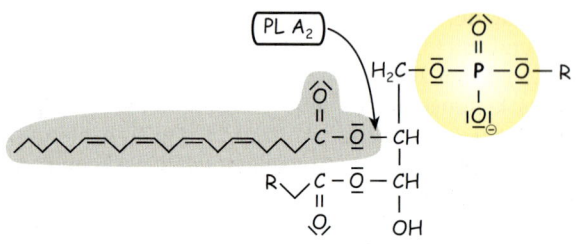

## Biosynthese der Prostaglandine und Thromboxane

Für die Biosynthese der Prostaglandine und Thromboxane muss die Arachidonsäure zunächst in das **glatte Endoplasmatische Retikulum** gelangen, da sich dort die Cyclooxygenase befindet.

**Prostaglandin $H_2$.** Die Cyclooxygenase bewirkt nicht nur einen Ringschluss, sondern auch eine Oxygenierung dieses Rings. Das führt zum Prostaglandin $H_2$, das die Ausgangssubstanz für alle weiteren Prostaglandine und Thromboxane darstellt. Man bezeichnet die COX daher manchmal auch als $PGH_2$-Synthase.

**Die verschiedenen Prostaglandine und Thromboxane** unterscheiden sich in der Stellung der Hydroxyl- und Keto-Gruppen, die nun noch in das „Ur-Prostaglandin" $PGH_2$ eingebaut werden.

### Prostaglandine (PG)

Prostaglandine sind Abkömmlinge des Prostaglandin $H_2$, die alle einen Cyclopentanring aufweisen:

- Die vielleicht wichtigsten **Prostaglandine $E_2$** (**$PGE_2$**) und **$F_{2\alpha}$** (**$PGF_{2\alpha}$**) entstehen durch verschiedene Isomerasen und Reduktasen.
- **Prostaglandin $I_2$** (**$PGI_2$**) wird wegen seiner Doppelringstruktur auch als **Prostazyklin** bezeichnet und entsteht durch die Arbeit der Prostazyklin-Synthase.

### Thromboxane (TX)

Thromboxane besitzen einen Oxanring ($C_5$ und ein O).
Die Biosynthese der Thromboxane erfolgt vor allem in den Thrombozyten, was auch der Name schon verdeutlicht. Aus dem $PGH_2$ synthetisiert dort die Thromboxan-Synthase zunächst das **Thromboxan $A_2$** (**$TXA_2$**), aus dem dann weitere Thromboxane hergestellt werden können.

### COX-I und COX-II

Die Cyclooxygenase ist ein klinisch außerordentlich wichtiges Enzym, da sie das Ziel des Wirkmechanismus von Acetylsalicylsäure (ASS, Aspirin®) ist.
Von diesem Enzym existieren zwei Isoformen (COX-I und COX-II), die in unserem Körper unterschiedliche Aufgaben wahrnehmen. Beide Isoformen zu unterscheiden, ist mittlerweile auch schon von klinischer Relevanz (↗ S. 418).

**COX-I** wird von fast allen Zellen **konstitutiv** exprimiert (= ununterbrochen) und ist ständig aktiv. Klinisch besonders wichtig ist die COX-I im Gastrointestinaltrakt und in den Nieren, da hier eine Hemmung durch spezifische COX-Hemmstoffe (z.B. Aspirin®) zu ernsten Nebenwirkungen führen kann.

**COX-II** kommt nur in einigen Zellen vor und ist dort vor allem durch Endotoxine, Zytokine und Wachstumsfaktoren **induzierbar.**

COX-II ist vor allem für die drei Wirkungen verantwortlich, derentwegen COX-Hemmstoffe so häufig verschrieben werden. Sie produziert Prostaglandine für Fieber, Entzündung und Schmerz. Bevorzugte Zellen, die mit COX-II ausgestattet sind, sind die Leukozyten (↗ S. 555) und Makrophagen (↗ S. 558) unseres Immunsystems.

## Molekulare und physiologische Wirkungen

Prostaglandine und Thromboxane wirken auf eine ganze Reihe von Zellen in unterschiedlicher Weise. Allerdings sind sie nur sehr kurzlebige Zeitgenossen, weshalb ihre Wirkung lokal sehr begrenzt ist (daher auch deren Zuordnung zu den Mediatoren und nicht zu den klassischen Hormonen).

### Rezeptoren der Prostaglandine und Thromboxane

Wegen der vielen angehängten funktionellen Gruppen sind diese Fettsäure-Abkömmlinge relativ **hydrophil**. Daher können sie auch nicht mehr durch Membranen gelangen und müssen außen an Rezeptoren der Zellmembran binden.

> Alle Prostaglandine und Thromboxane wirken über membranständige Rezeptoren, die mit G-Proteinen gekoppelt sind. Manche führen zu einer Veränderung des cAMP-Spiegels in der Zelle, andere wirken über den $IP_3$/DAG-Mechanismus und erhöhen die intrazelluläre Calcium-Konzentration.

Mittlerweile sind viele verschiedene Rezeptoren bekannt, die in **fünf Haupttypen** eingeteilt werden. Deren Namen richten sich nach dem Prostaglandin oder Thromboxan, das die größte Affinität zu diesem Rezeptor aufweist.
Da zur Zeit schon Medikamente in der Probephase sind, die selektiv an die Hauptrezeptoren für $PGE_2$ binden, soll hier der Schwerpunkt liegen.

**$PGE_2$**, das wohl wichtigste Prostaglandin, wirkt vor allem über die nach ihm benannten Rezeptoren, die **EP-Rezeptoren** (= E-Prostaglandin-Rezeptoren), von denen die Subtypen $EP_1$ bis $EP_4$ bekannt sind.
Der $EP_1$-Rezeptor wirkt dabei über eine cAMP-Erhöhung, der $EP_2$-Rezeptor über den $IP_3$-Mechanismus.

**Die vier anderen Rezeptortypen** sind klinisch noch nicht manipulierbar und sollen daher nur der Vollständigkeit halber kurz erwähnt werden.

- **FP-Rezeptor** (v.a. für **$PGF_2$**, Signaltransduktion über den $IP_3$-Mechanismus);
- **IP-Rezeptor** (v.a. für **$PGI_2$**, Signaltransduktion über eine cAMP-Erhöhung);
- **DP-Rezeptor** (v.a. für **$PGD_2$**, Signaltransduktion über eine cAMP-Erhöhung);
- **TP-Rezeptor** (v.a. für **$TXA_2$**, Signaltransduktion über den $IP_3$-Mechanismus).

PGE$_2$ wirkt z.B. nicht nur über den EP-Rezeptor, sondern auch über den IP-Rezeptor und den DP-Rezeptor. Es gibt also durchaus Überschneidungen.

## Wirkungen der Prostaglandine und Thromboxane

Zunächst werden die wichtigsten Prostaglandine und Thromboxane und deren Wirkungen vorgestellt, bevor deren Zusammenspiel im Organkontext besprochen wird.

**Prostaglandin E$_2$** ist als „Hauptprostaglandin" für die meisten Effekte der Prostaglandine verantwortlich. Durch seine Bildung über **COX-I** schützt es die Magenschleimhaut durch eine gesteigerte Schleimproduktion und fördert die Durchblutung der Nieren. Über den **COX-II**-Weg werden vor allem seine Wirkungen auf das Entzündungsgeschehen, die Schmerzsensibilisierung und die Temperaturerhöhung vermittelt.

**Prostaglandin F$_{2\alpha}$** wirkt wie PGE$_2$ stimulierend auf die Schleimproduktion des Magens (= Schutzfunktion). Außerdem führt es zur Erweiterung der Gefäße und zu einer Bronchokonstriktion.

**Prostazyklin (PGI$_2$)**, das vor allem von **Endothelzellen** gebildet wird, hemmt die Thrombozyten-Aggregation. Außerdem bewirkt es eine Vasodilatation, was für die periphere Durchblutung eine Rolle zu spielen scheint.

**Thromboxan A$_2$** kann als der Gegenspieler des Prostazyklins angesehen werden. Es wird vor allem von **Thrombozyten** hergestellt und fördert die Aggregation dieser kleinen Blutplättchen sowie eine Vasokonstriktion.

## Wirkungen auf den Magendarmtrakt

Die Prostaglandine **E$_2$** und **F$_{2\alpha}$** steigern in Magen und Dünndarm die Schleimproduktion und -sekretion und führen so zu einem **Schleimhautschutz**.
Außerdem hemmen sie die Sekretion der Magensäure (HCl), deren Ausschüttung physiologischer Weise durch Nahrung, Histamin und Gastrin stimuliert wird ( ↗ S. 379).

## Wirkungen auf die Nieren

Durch COX-I wird in den Nieren vermehrt PGE$_2$ gebildet, das die Durchblutung der Nieren fördert. Außerdem bewirken PGE$_2$ und PGI$_2$ die Ausschüttung von Renin ( ↗ S. 386).
Insgesamt führen Prostaglandine und Thromboxane zu einer Steigerung des renalen Blutflusses mit erhöhter Natrium- und Wasserausscheidung.

## Wirkungen auf Thrombozyten und glatte Muskelzellen

Das vor allem von Thrombozyten gebildete **Thromboxan A$_2$** fördert deren eigene Aggregation und führt gleichzeitig zu einer Vasokonstriktion, was im Sinne der Blutstillung zu verstehen ist ( ↗ S. 501).

Die gegensätzliche Wirkung vermittelt das **Prostazyklin (PGI$_2$)**, das von Endothelzellen gebildet wird. Es hemmt die Aggregation der Blutplättchen und führt zu einer Weitstellung der Gefäße (= Vasodilatation).

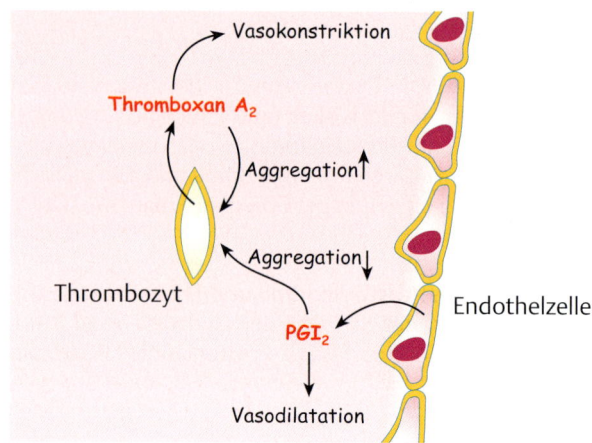

**Aspirin®.** Der COX-Hemmstoff Acetylsalicylsäure (= Aspirin®) hemmt auch die Cyclooxygenase in den Thrombozyten. Dies macht man sich bei der Therapie von Erkrankungen zu Nutze, bei denen eine Aggregation der Blutplättchen verhindert werden soll – z.B. bei der Prophylaxe eines Herzinfarkts.

## Wirkungen auf die Entzündung

Bei einer Entzündungsreaktion stehen die Effekte der COX-II im Vordergrund. Diese Wirkungen sind die Hauptindikationen für eine Therapie mit COX-Hemmstoffen.

**Entzündung.** Die Prostaglandine – auch hier steht wieder PGE$_2$ im Vordergrund – bewirken die typischen Zeichen einer Entzündung:
- Schwellung (durch Förderung des Flüssigkeitsaustritts in das Gewebe),
- Gesteigerte Durchblutung (durch Vasodilatation),
- Schmerz (durch Sensibilisierung der Schmerzfasern),
- Fieber.

**Aspirin®.** Aus den genannten Effekten lassen sich einfach die gewünschten Wirkungen von Aspirin® ableiten ( ↗ S. 418). Es wirkt vor allem über eine Hemmung der COX-II entzündungshemmend (**antiphlogistisch**), schmerzlindernd (**analgetisch**) und fiebersenkend (**antipyretisch**).

**Fieber** ist eine der Antworten unseres Körpers auf eine Infektion. Z.B. Bakterienbestandteile führen dabei zu einer Ausschüttung von Zytokinen (vor allem Interleukin-1 und TNF-α, ↗ S. 409).
IL-1 und TNF-α gelangen über das Blutsystem zum vorderen Hypothalamus, wo sie zu einer Freisetzung von PGE$_2$ führen. Dieses Prostaglandin erzeugt im Wärmezentrum eine Sollwertverstellung der Temperatur, wir bekommen Fieber.

### Wirkungen auf Fortpflanzung und Geburt

Die Prostaglandine $E_2$ und $F_{2\alpha}$ führen bei Schwangeren zu einer Induktion von Wehen.

Die Effekte der Prostaglandine auf den Uterus lassen sich pharmakologisch nutzen. Es stehen einige Medikamente zur Verfügung, die deren Wirkungen nachahmen (zur Weheneinleitung) oder antagonisieren (zur Verhinderung einer Frühgeburt).

### Steuerung der Sekretion

Einige Substanzen sind in der Lage, eine Ausschüttung von Prostaglandinen und Thromboxanen zu bewirken. Im Vordergrund stehen die Mediatoren Bradykinin ( ↗ S. 422) und Histamin ( ↗ S. 420).

Daneben sind einige Zytokine in der Lage, eine Prostaglandin-Ausschüttung zu verursachen, so z. B. das endogene Pyrogen Interleukin-1 ( ↗ S. 409), was zu einer Temperaturerhöhung des Organismus führen kann.

### Abbau der Prostaglandine und Thromboxane

Der Abbau der **Prostaglandine** beginnt mit einem sehr schnellen *ersten* Schritt, den Prostaglandin-spezifische Enzyme einleiten. Diese sind relativ weit verbreitet und führen in den meisten Fällen schon nach einigen Sekunden zu einer Inaktivierung der Prostaglandine.

Der *zweite* Schritt ist dann relativ langsam und findet meist in der Leber statt. Hier stehen Oxidationsreaktionen – u.a. die β-Oxidation ( ↗ S. 130) – im Vordergrund.

Das **Thromboxan $A_2$** zerfällt nach einer Halbwertszeit von etwa 30 Sekunden nicht enzymatisch in das stabile, aber inaktive $TXB_2$.

## Leukotriene

Der zweite Weg, der von der Arachidonsäure ( ↗ S. 36) aus beschritten werden kann, führt über die **Lipoxygenase** zu den Leukotrienen.

Die Leukotriene haben eine große Bedeutung für das Immunsystem und sind auch in das allergische Geschehen involviert.

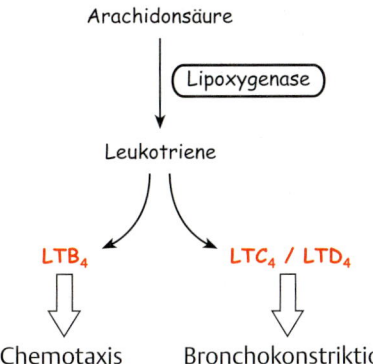

Arachidonsäure

Lipoxygenase

Leukotriene

$LTB_4$          $LTC_4$ / $LTD_4$

Chemotaxis      Bronchokonstriktion

Ihren Namen haben die Leukotriene von den Leukozyten, in deren Zusammenhang sie zuerst gefunden wurden.

### Biosynthese der Leukotriene

Anders als die Cyclooxygenasen liegen die Lipoxygenasen im **Zytoplasma** der Zellen vor. Von den verschiedenen Isoenzymen produziert nur die **5-Lipoxygenase**, die man nicht in allen Zellen findet, **Leukotriene** (**LT**).

Hauptbiosyntheseort für die Leukotriene sind die Leukozyten ( ↗ S. 555) und Makrophagen ( ↗ S. 558).

**Arachidonsäure** ist auch für die Leukotriene die entscheidende Vorstufe beim Menschen – hier erhalten die Leukotriene dann den Index 4 (z. B. $LTA_4$).

**HPETE.** Die 5-Lipoxygenase macht aus Arachidonsäure durch den Einbau molekularen Sauerstoffs Hydroperoxyde. Zunächst wird dabei die **5-H**ydro**p**eroxy-**E**ikosa**t**etra**e**nsäure (**5-HPETE**) gebildet, die als (instabile) Vorstufe für alle Leukotriene dient.

**Leukotrien $A_4$.** Nach einer Umlagerung der Doppelbindungen entsteht das Leukotrien $A_4$, aus dem die zwei wichtigsten Gruppen von Leukotrienen entstehen:

- das **$LTB_4$**, das durch eine Hydrolase gebildet wird und
- die **Peptidoleukotriene**, die durch Anlagerung von Glutathion entstehen.

**Die Peptidoleukotriene** entstehen durch Anlagerung von Glutathion ( ↗ S. 481) über eine Thioetherbrücke an das Leukotrien $A_4$. Zunächst wird Leukotrien $C_4$ gebildet, das noch zu zwei weiteren Leukotrienen reagieren kann. Hierfür wird Glutathion wieder schrittweise abgespalten: Nach Entfernen von Glutamat entsteht $LTD_4$; wird auch Glycin entfernt $LTE_4$.

Es sei erwähnt, dass die Peptidoleukotriene häufig auch als Cysteinyl-Leukotriene (CysLT) bezeichnet werden, was sich in der Rezeptor-Nomenklatur niedergeschlagen hat.

### Molekulare und physiologische Wirkungen

Die Leukotriene spielen – wie die übrigen Arachidonsäureabkömmlinge auch – eine wichtige Rolle im Entzündungsgeschehen, wobei deren Effekte auf das Bronchialsystem pathophysiologisch von besonderer Bedeutung sind.

### Leukotrien-Rezeptoren

Wie die Prostaglandine wirken auch die Leukoktriene über **membranständige Rezeptoren, die G-Protein-gekoppelt** sind. Die Signaltransduktion führt zur Aktivierung der Phospholipase C.

Entsprechend den zwei Gruppen an Leukotrienen kann man auch zwei Rezeptortypen unterscheiden.

- Der **BLT-Rezeptor** dient vor allem dem **$LTB_4$** als Bindungspartner und findet sich bevorzugt auf Leukozyten;

- Ein **CysLT-Rezeptor** dient den Peptidoleukotrienen (= Cysteinyl-Leukotrienen) als Andockstelle und wird in erster Linie auf glatten Muskelzellen exprimiert.

## Wirkungen der Leukotriene

Leukotriene werden vor allem in Leukozyten, Makrophagen und Mastzellen hergestellt und sind entscheidende Mediatoren der Entzündungsreaktion.

**Das Leukotrien B$_4$** wird im Rahmen einer Entzündung durch Makrophagen ausgeschüttet, um Leukozyten anzulocken (= **Chemotaxis**).
Daneben erhöht LTB$_4$ die Permeabilität der Gefäße, was zu Flüssigkeitsansammlung im extrazellulären Bereich führt. Dieser Vorgang ist mit verantwortlich für die Schwellung bei einer Entzündung.

**Die Peptidoleukotriene** wirken sehr stark **bronchokonstriktorisch** und sind an der Entstehung des **Asthma bronchiale** beteiligt. Vor allem LTC$_4$ und LTD$_4$ wirken sehr stark und sind rund 1000fach potenter als Histamin ( ↗ S. 420)! Dieser Zusammenhang erklärt, warum Antihistaminika ( ↗ S. 422) bei einem manifesten Asthmaanfall keinen großen Effekt zeigen – die Bronchokonstriktion wird eben in erster Linie durch die Leukotriene verursacht. Momentan wird in der Klinik versucht, durch Leukotrien-Antagonisten spezifisch die Leukotriene zu hemmen.

## Steuerung der Sekretion der Leukotriene

Eine Ausschüttung von Leukotrienen erfolgt, wenn die Zellen aktiviert werden. Hierbei steigt der intrazelluläre Calciumspiegel an, der wiederum zu einer Aktivierung der 5-Lipoxygenase führt.

## Abbau der Leukotriene

Die Leukotriene werden vor allem in der **Leber** nach endocytotischer Aufnahme abgebaut. In den Hepatozyten finden Oxidationsreaktionen vor allem in den Peroxisomen statt, die die Leukotriene zu biologisch inaktiven Metaboliten umwandeln. Diese Abfallprodukte werden anschließend über die Galle ausgeschieden.

## Aspirin® als Hemmstoff der COX

Die Acetylsalicylsäure (z. B. Aspirin®) ist eines der am häufigsten verkauften Medikamente auf der Erde.

## Wirkmechanismus des Aspirins®

Aspirin® überträgt einen Acetyl-Rest auf die Cyclooxygenase (I und II) und schaltet diese damit *irreversibel* aus. Dieser Effekt ist auch noch eine Woche nach der Einnahme festzustellen.

**Normale Zellen** beginnen direkt nach der Hemmung der COX, neue Enzyme nachzubilden, so dass die empfundene Wirkung nur einige Stunden anhält.

**Thrombozyten** hingegen sind nicht mehr in der Lage, Proteinbiosynthese zu betreiben, da sie keinen Zellkern mehr besitzen ( ↗ S. 500). Daher hält der blutverdünnende Effekt der Acetylsalicylsäure wesentlich länger an – etwa 10 Tage, was etwa der Lebensdauer der Thrombozyten entspricht.

## Indikationen für Aspirin®

Die Indikationen für eine Einnahme von Aspirin® lassen sich leicht aus den Wirkungen der Prostaglandine ableiten. Das bevorzugte Ziel ist die COX-II.
- Die Acetylsalicylate senken das Fieber, unterdrücken Schmerzen und dämmen eine Entzündungsreaktion ein.
- Durch den Effekt von Aspirin® auf die Thrombozyten wird eine Thrombozyten-Aggregationshemmung erreicht.

## Nebenwirkungen von Aspirin®

Die Nebenwirkungen werden vor allem durch die gleichzeitige (unerwünschte) Hemmung der COX-I vermittelt.
- Durch den mangelnden Schutz des Magens durch Muzine (= Schleimstoffe) kann sich ein **Magenulkus** (= Magengeschwür) entwickeln.
- Eine Hemmung der COX führt zu einer verstärkten Metabolisierung der Arachidonsäure über den Lipoxygenaseweg. Die damit verbundene Ausschüttung bronchokonstriktorisch wirkender Leukotriene kann zu einem **asthmatischen Anfall** führen.
- Durch die Hemmung der Nierendurchblutung wird vermehrt **Wasser und Salz zurückgehalten**, was bei lange anhaltendem und übermäßigem Aspirinkonsum sogar zu einer Niereninsuffizienz führen kann.
- Bei Kindern kann die Einnahme von Aspirin® zum sog. „Reye-Syndrom" führen. Dabei handelt es sich um eine akute Enzephalopathie, die häufig sogar tödlich ist. Die Einnahme von Aspirin® ist daher für Kinder also eher kontraindiziert!

## Die neuen COX-II-Hemmstoffe

Um diesen Nebenwirkungen zu entgegnen, entwickelte man in den letzten Jahren COX-Hemmstoffe, die spezifisch nur die COX-II hemmen; sie befinden sich in der klinischen Erprobung.

**Glukokortikoide** hemmen ebenfalls die COX-II, indem sie ein Protein namens **Lipokortin** induzieren ( ↗ S. 367), das die Phospholipase A$_2$ hemmt.

# 8.2 Stickstoffmonoxid (NO)

Das Gas Stickstoffmonoxid (NO) wird vor allem von Endothelzellen gebildet und wirkt vasodilatatorisch, indem es die benachbarten glatten Muskelzellen relaxiert.

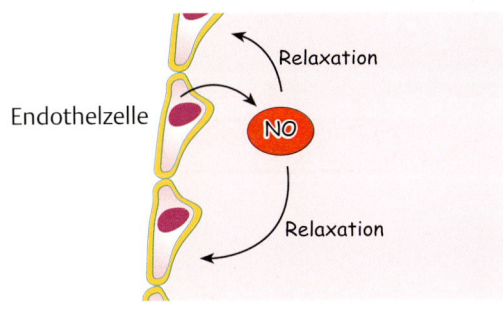

Die chemische Natur des NO ist erst vor wenigen Jahren aufgeklärt worden, daher bezeichnete man die Substanz zunächst als EDRF (engl. = **e**ndothelium **d**erived **r**elaxing **f**actor).

## Biosynthese des NO

NO wird mittels der **NO-S**ynthasen (**NOS**), von denen mittlerweile drei verschiedene Subtypen bekannt sind, hergestellt. (Die NO-Synthase ist übrigens eine Oxidoreduktase …)

Alle spalten Stickstoffmonoxid aus Arginin ab, was dadurch zu Citrullin umgewandelt wird.

## Molekulare und physiologische Wirkungen

Das kleine Molekül NO wird von drei verschiedenen Subtypen der NO-Synthase gebildet. Hier herrschen organspezifische Unterschiede, die sich auch in der Funktion des Gases widerspiegeln.
Obwohl die Lebensdauer von NO nur einige Sekunden beträgt, ist die Reichweite relativ groß, da NO sehr leicht durch die Gewebe diffundieren kann.

### Rezeptor des Stickstoffmonoxids

Bei NO handelt es sich um ein Gas, das problemlos durch alle Membranen diffundieren kann. In manchen Zellen befindet sich eine **gelöste Guanylatzyklase**, die aus GTP das zyklische GMP (cGMP) herstellt, wenn sie aktiviert wird. In der Folge steigern sie den Spiegel an cGMP in der Zelle. NO führt nach seiner Bindung zu einer Aktivierung dieser löslichen Guanylatzyklase.

### NO als Neurotransmitter

Die NO-Synthase I (auch neuronale NOS, nNOS) stellt NO in Neuronen her. Hier dient das Gas als Neurotransmitter und scheint auch für das Gedächtnis wichtig zu sein.

### NO als Giftgas

Die NO-Synthase II kommt normalerweise gar nicht in unseren Zellen vor. In Makrophagen (und auch anderen Zellen) kann sie jedoch durch Entzündungsmediatoren induziert werden (daher auch induzierbare NOS, iNOS).
Das Enzym hat die Aufgabe, große Mengen an NO zu bilden, um Bakterien oder andere Mikroorganismen abzutöten. In entsprechenden Mengen wirkt NO nämlich durchaus toxisch.

### NO als Blutdrucksenker

Die NO-Synthase III wird in Endothelzellen exprimiert (daher auch endotheliale NOS, eNOS), um dort NO herzustellen. Das Gas dient hier als potenter Vasodilatator und Gefäßrelaxans, indem es in die benachbarten glatten Muskelzellen eindringt und dort die lösliche Guanylatzyklase aktiviert.

### Reiz zur Freisetzung von NO

Verschiedene Mediatoren sind in der Lage, eine vermehrte Ausschüttung von NO zu bewirken, z.B. Histamin (↗ S. 420) und Bradykinin (↗ S. 422). Im Fall der Makrophagen ist zunächst die Induktion des produzierenden Enzyms (NOS II) erforderlich, was einige Zeit in Anspruch nimmt.

### „Abbau" des NO

Die Lebensdauer dieses chemisch sehr instabilen Gases beträgt nur wenige Sekunden. Es reagiert – sobald es kann – mit ungepaarten Elektronen anderer Verbindungen.

### Therapie der Angina pectoris

Die vasodilatierende Wirkung des NO nutzt man zur Behandlung der Herzenge (= Angina pectoris), der eine Verengung der Koronargefäße zu Grunde liegt. Man verwendet hier allerdings wegen der „etwas" leichteren Handhabung nicht das Gas, sondern andere NO-Donatoren, die das Stickstoffmonoxid erst im Körper freisetzen. Am bekanntesten ist sicher das Nitroglycerin (Glyceryl-Trinitrat), das es als Spray oder Zerbeißkapseln gibt, und dessen schmerzlindernde Wirkung praktisch sofort einsetzt.

$$H_2C - \overline{\underline{O}} - NO_2$$
$$H_2C - \overline{\underline{O}} - NO_2$$
$$H_2C - \overline{\underline{O}} - NO_2$$

Glyceryl-Trinitrat

## 8.3  Histamin

Das **biogene Amin** Histamin dient der Regulation der **Magensäure-Sekretion** und spielt eine wichtige Rolle im **Entzündungsgeschehen**. Histamin ist vor allem für die allergische Sofortreaktion verantwortlich, indem es eine starke Vasodilatation verursacht.

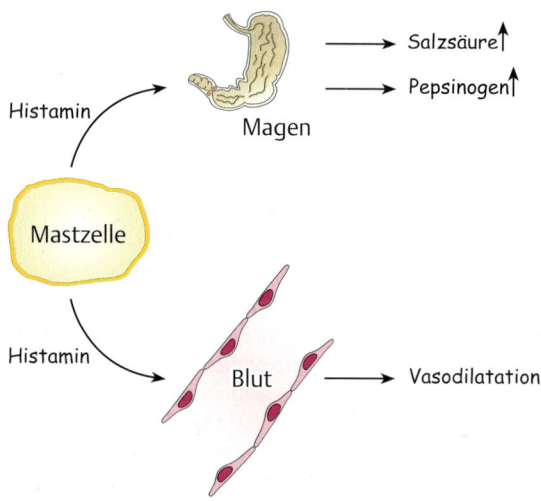

### Biosynthese des Histamins

Histamin ist das biogene Amin der Aminosäure Histidin. Die Biosynthese erfolgt durch das induzierbare Enzym Histidin-Decarboxylase, das PALP als Cofaktor benötigt.

Vor allem Mastzellen bilden Histamin und speichern es in sekretorischen Granula, um es auf einen Reiz hin auszuschütten.

Die meisten Mastzellen befinden sich in der **Haut**, in der **Lunge** (Mukosa der Bronchialäste) und im **Gastrointestinaltrakt**.

Außer in den Mastzellen findet man Histamin noch in den Basophilen Granulozyten im Blut, die die Vorläufer der Mastzellen darstellen.

### Molekulare und physiologische Wirkungen

Histamin hat weniger wegen seiner Wirkung auf die Magensäure-Sekretion als viel mehr wegen seiner Effekte im Entzündungsgeschehen eine große physiologische Bedeutung.

#### Histamin-Rezeptoren

Man unterscheidet drei verschiedene Rezeptor-Subtypen, wobei die beiden ersten schon seit vielen Jahren pharmakologisch beeinflusst werden können. Nur die Funktion des $H_3$-Rezeptors lässt sich momentan noch nicht sicher einordnen und wird daher auch nicht besprochen.

**Der membranständige $H_1$-Rezeptor** führt über ein G-Protein und den $IP_3$/DAG-Mechanismus zu einer intrazellulären Erhöhung der Calcium-Konzentration.

**Der membranständige $H_2$-Rezeptor** führt durch Aktivierung eines stimulatorischen G-Proteins zu einer intrazellulären Erhöhung des cAMP-Spiegels.

## Wirkungen des Histamins

Neben der Regulation der Magensäure-Sekretion spielt Histamin vor allem eine wichtige Rolle im allergischen Geschehen, wo sich die Wirkung am Kreislauf und an den Bronchien bemerkbar macht. Außerdem dient Histamin als Neurotransmitter im ZNS.

### Wirkungen auf den Magen

Unter der Wirkung von Histamin wird vermehrt Magensäure freigesetzt, was über die **H₂-Rezeptoren** des Histamin vermittelt wird. Die Rolle des Histamins scheint dabei bedeutender als die des Gastrins ( ↗ S. 379) zu sein, was durch die Wirkung der H₂-Antihistaminika deutlich wurde.

**H₂-Antihistaminika** (z.B. Cimetidin) werden in der Klinik eingesetzt, um die Produktion von Magensäure zu unterdrücken. Gewünscht ist dies z.B. bei der Behandlung von Magengeschwüren (= Ulzera).
Noch effektiver sind allerdings die Protonenpumpen-Blocker, die daher die H₂-Blocker zunehmend in den Hintergrund drängen – obwohl sie die billigere Alternative darstellen.

### Wirkungen auf den Kreislauf

Histamin stellt die kleinen Blutgefäße weit (= Vasodilatation), was zu einer Senkung des peripheren Widerstands führt. Hierdurch ist ein massiver Blutdruckabfall möglich, was sich als allergischer Schock äußern kann. Sowohl die Endothelzellen als auch die glatten Muskelzellen leisten hierzu ihren Beitrag.

**Endothelzellen.** Durch die Bindung an den **H₁-Rezeptor** führt Histamin über den IP₃/DAG-Mechanismus zu einer Aktivierung der Phospholipase A₂ (PLA₂), die vermehrt PGI₂ ( ↗ S. 416) produziert. Außerdem wird die NO-Biosynthese angeregt, NO diffundiert in die glatten Gefäßmuskelzellen und führt dort zu einer cGMP-Erhöhung. Hieraus resultiert eine Dilatation der Arteriolen und Venolen.

**Glatte Muskelzellen.** Über **H₂-Rezeptoren** stimuliert Histamin direkt glatte Muskelzellen, was über ein stimulatorisches G-Protein zu einer Erhöhung des cAMP-Spiegels und damit ebenfalls zu einer Vasodilatation führt.

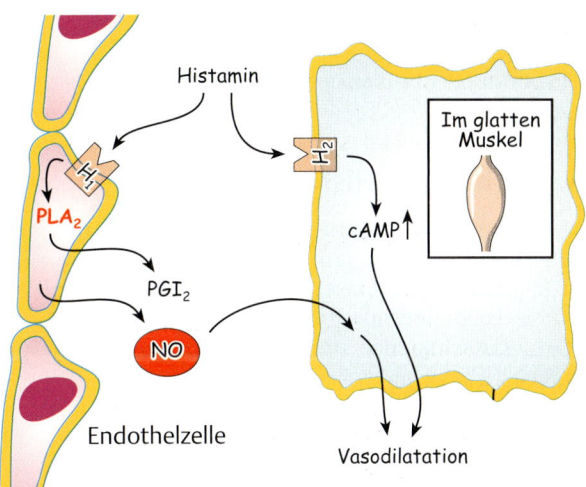

**An den Kapillaren** fördert Histamin über den **H₁-Rezeptor** zusätzlich die Permeabilität (= Durchlässigkeit) für Proteine. Dadurch können Ödeme entstehen, die zusätzlich noch eine Hypovolämie mit Blutdruckabfall verursachen.

**Anaphylaktischer Schock.** Vor allem durch diese Wirkungen auf den Kreislauf ist die Rolle des Histamins im Rahmen des anaphylaktischen Schocks gekennzeichnet. Die Dilatation der kleinen Blutgefäße führt zu einem starken Blutdruckabfall.

### Wirkung auf die Bronchialmuskulatur

Über seinen **H₁-Rezeptor** bewirkt Histamin eine Kontraktion der glatten Muskulatur. In der Lunge kommt es so zu einer Bronchokonstriktion, die sich im Rahmen des allergischen Schocks äußert. Allerdings scheinen hier die Leukotriene ( ↗ S. 417) eindeutig das Geschehen zu bestimmen, da Antihistaminika bei einem Asthmaanfall nicht sehr wirkungsvoll sind.

### Sekretionsreiz für die Ausschüttung von Histamin

Verschiedene Faktoren sind für die Freisetzung von Histamin verantwortlich, eine Reihe von Stoffen wirkt dem jedoch auch entgegen.

**Freisetzung.** Das in Vesikeln gespeicherte Histamin wird immer dann ausgeschüttet, wenn die **Calcium-Konzentration** in der Zelle ansteigt.
- Aus den Mastzellen wird Histamin nach Antigenbindung freigesetzt. Die gebundenen Antigene verursachen eine Kreuzvernetzung der IgE-Moleküle, was zu einer Ausschüttung von Histamin führt ( ↗ S. 572).
- Auch das bei Entzündungen produzierte Bradykinin ( ↗ S. 422) bewirkt eine Freisetzung von Histamin.

Eine **Hemmung** der Histamin-Ausschüttung erfolgt durch verschiedene Faktoren, die alle über eine Erhöhung des intrazellulären **cAMP-Spiegels** wirken.

- Adrenalin
- Prostaglandin E$_2$
- Histamin selbst (über seinen H$_2$-Rezeptor)

### Abbau von Histamin

Der Abbau von Histamin wird durch dessen Inaktivierung mittels N-Methylierung am Imidazolring durch die Histamin-N-Methyl-Transferase eingeleitet. Anschließend erfolgt eine Oxidation durch die **Monoamin-Oxidase Typ B** (MAO$_B$), was schließlich zur **N-Methyl-Imidazolessigsäure** führt.

### Histamin und Allergie

Durch die IgE-vermittelte Mastzelldegranulation wird vor allem Histamin freigesetzt, das das allergische Geschehen dann entscheidend mitbestimmt.

**Histaminschock.** Im Extremfall kann es zu einem anaphylaktischen Schock mit starkem und fortschreitendem Blutdruckabfall kommen.
Durch Vasodilatation der kleinen Gefäße „verschwinden" große Blutmengen aus dem Kreislauf (das Blut versackt). Außerdem steigert Histamin die Permeabilität in den Kapillaren, wodurch Plasma austritt, was den Effekt noch verstärkt.

**H$_1$-Antihistaminika.** Da diese Wirkungen vor allem über den H$_1$-Rezeptor vermittelt werden, sind in der Vergangenheit eine Reihe von H$_1$-Antihistaminika entwickelt worden. Diese sollen allergische Reaktionen verhindern, indem sie statt des ausgeschütteten Histamins an die H$_1$-Rezeptoren binden und so die Wirkung des Histamins verhindern.
Bei einem Asthmaanfall helfen die Antihistaminika allerdings wenig, da dieses Geschehen vor allem durch die Leukotriene ( ↗ S. 417) bestimmt wird.

## 8.4 Bradykinin und Kallidin

Die Mediatoren Bradykinin und Kallidin gehören in die Gruppe der **Kinine** und sind stark in das Entzündungsgeschehen ( ↗ S. 367) involviert.

### Biosynthese des Bradykinins

Die Kinine werden im Plasma über mehrere Zwischenstufen gebildet.

**Kininogene.** Zunächst werden vom Plasmaprotein **α$_2$-Makroglobulin** Vorläufermoleküle abgespalten, die man als Kininogene bezeichnet.

**Kinine.** Im Blutplasma existiert eine Reihe von Serin-Proteasen, die aus den Kininogenen die Kinine freisetzen.
Die Kinine wiederum werden zu dem Nonapeptid **Bradykinin** und dem Dekapeptid **Kallidin** umgewandelt.

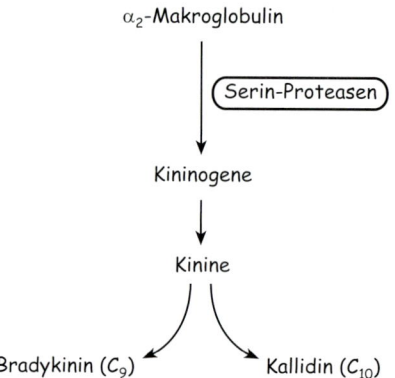

**Kallikrein.** Die Serin-Protease mit der höchsten Spezifität für die Herstellung von Bradykinin und Kallidin wird als Kallikrein bezeichnet. Kallikrein schwimmt in inaktiver Form im Plasma umher und wird durch andere Proteasen aktiviert.

### Molekulare und physiologische Wirkungen

Die Bedeutung der Kinine für die Entwicklung einer Entzündung ist erst in jüngster Zeit erkannt worden. Ihre Wirkungen ähneln denen des Histamins ( ↗ S. 420).

#### Kinin-Rezeptoren

Bei den Kinin-Rezeptoren kann man zur Zeit zwei Typen unterscheiden.
- Der **B$_2$-Rezeptor** ist wohl für die normalen – entzündungs*un*abhängigen – Effekte der Kinine verantwortlich und wird von den meisten Zellen konstitutiv (= immer) exprimiert.
- Der **B$_1$-Rezeptor** wird im Rahmen einer Entzündung hochreguliert und vermittelt vor allem die pathophysiologischen Effekte.

#### Wirkungen der Kinine

Die Wirkungen der Kinine ähneln denen des Histamins, sind jedoch noch wesentlich schlechter verstanden.

**Kreislauf.** Kinine führen zu einer Vasodilatation und einer Steigerung der Gefäßpermeabilität, wodurch sich ein Blutdruckabfall ergibt.

**Schmerzen.** Im Gegensatz zu Histamin führen die Kinine an den Nervenendigungen zu äußerst brennenden Schmerzen.

**Prostaglandine.** Wie schon erwähnt ( ↗ S. 417) führen die Kinine zu einer Freisetzung von Prostaglandinen, indem sie intrazellulär die Phospholipase $A_2$ aktivieren.

### Sekretionsreiz für die Kinine

Viele Reize führen zu einer Freisetzung von Kininen aus dem $\alpha_2$-Makroglobulin. Generell handelt es sich um inflammatorische Ereignisse, also solche, die zu einem Entzündungsgeschehen führen (Bsp.: allergische Reaktionen und virale Infektionen).

### Abbau der Kinine

Die Kinine weisen nur eine sehr kurze Halbwertszeit von etwa 15 Sekunden auf. In der **Lunge** werden 80 – 90 % der Kinine durch die Kinidase II inaktiviert. Durch Abspaltung eines Dipeptids verlieren sie dabei ihre Aktivität. Eine Kinidase I übernimmt dann den weiteren Abbau.

**Die Kinidase II** ist identisch mit dem Angiotensin-Konvertierungsenzym (**ACE**, ↗ S. 385). Diese Tatsache ist wohl für die meisten der Nebenwirkungen der ACE-Hemmer ( ↗ S. 387) verantwortlich, da diese Substanzen den Abbau der Kinine verlangsamen.

### Kinine und Entzündung

Zur Zeit sind die Effekte der Kinine in Bezug auf das Entzündungsgeschehen noch nicht beeinflussbar. In Zukunft könnten sich hier vielleicht Möglichkeiten ergeben, pharmakologisch einzugreifen.

# 9 Neurotransmitter

Neurotransmitter sind **chemische Substanzen**, die Informationen der Nervenfasern (in Form **elektrischer Aktionspotenziale**) über die Synapse auf die nächste Nervenzelle oder das Endorgan (z. B. Muskulatur, Drüsen) übertragen.
Neurotransmitter liegen in Nervenendigungen in **Vesikeln** gespeichert vor, diffundieren nach Freisetzung durch den synaptischen Spalt und binden an **Rezeptoren** auf den Effektorzellen. Diese Zielzellen öffnen oder schließen daraufhin diverse Ionenkanäle, wodurch die weitere Reaktion in Gang gesetzt wird. Diese kann erregend (= exzitatorisch) durch **Depolarisation** oder hemmend (= inhibitorisch) durch **Hyperpolarisation** ausfallen.

## 9.1 Grundlagen der Neurotransmission

Ein Aktionspotenzial depolarisiert die Nervenendigung, was zu einem Einstrom von **Calcium** in das Axonplasma der Nervenendigung führt. Die durch Synapsin am Zytoskelett fixierten Vesikel mit den Neurotransmittern lösen sich durch $Ca^{2+}$-abhängige Phosphorylierung von Synapsin und es kommt zur Anheftung und Fusion der synaptischen Vesikel an die Membran (= präsynaptische Membran) der Nervenendigung.
Die korrekte Fusion mit der präsynaptischen Membran wird durch spezifische Proteine organisiert.

**Die ausgeschütteten Transmitter** binden an Rezeptoren der subsynaptischen (= postsynaptischen) Membran.
- Bei einem **exzitatorischen Rezeptor** kommt es zur lokalen Depolarisation aufgrund einer erhöhten Leitfähigkeit für Kationen ($Na^+$/$K^+$).
- Bei einem **inhibitorischen Rezeptor** steigt die Leitfähigkeit für $K^+$ und $Cl^-$, was zur Hyperpolarisation führt.

**Zur Beendigung der Wirkung** kann der Transmitter zum einen einfach enzymatisch abgebaut werden (z. B. Acetylcholin).
Es ist aber auch eine Wiederaufnahme in die präsynaptische Nervenzelle oder eine benachbarte Gliazelle möglich. Hier werden die Neurotransmitter (z. B. Noradrenalin) durch einen speziellen $Na^+$-abhängigen Amintransporter, genauer einen sekundär-aktiven Transmitter-$H^+$-Antiporter, wieder aufgenommen. Nach der Aufnahme werden die Transmittermetaboliten (falls erforderlich) recycelt, in Vesikel verpackt und konzentriert.

**Im Ruhezustand** werden konstant kleine Mengen an Transmitter freigesetzt, was für die Aufrechterhaltung der physiologischen Reaktionsfähigkeit des Effektororgans notwendig ist. Man vermutet eine trophische (= gewebsernährende) Funktion der Transmitter und anderer von den Neuronen freigesetzter Substanzen für die prä- und postsynaptischen Rezeptoren sowie für Enzyme, die wichtig für die Inaktivierung und Biosynthese der Transmitter sind.

## Die Gemeinsamkeiten der Neurotransmitter

Im Folgenden geht es um allgemeine Eigenschaften der Neurotransmitter, bevor wir uns die einzelnen Substanzen mit ihren spezifischen Wirkungen anschauen.

**Der Effekt** der Neurotransmitter ist nur kurz und lokal begrenzt, da sie sofort wieder abgebaut (z. B. Acetylcholin durch eine Esterase) und/oder wiederaufgenommen werden (z. B. Acetat und Cholin oder auch Noradrenalin).

**Chemie der Transmitter.** In jeder Neuronenendigung findet man verschiedene Transmitter. Einerseits gibt es **biogene Amine** (z. B. Noradrenalin, Serotonin, Dopamin), eine **Aminosäure** (z. B. Glutamat, Glycin) oder **Acetylcholin**, die alle für die **spezifische Wirkung** zuständig sind.
Zusätzlich gibt es dort auch **Peptidtransmitter** (z. B. Enkephaline, Substanz P, Neuropeptid Y, VIP, Somatostatin, Adenosin oder auch ATP), die für die **Modulation der Wirkung** verantwortlich sind.

Die **Biosynthese** der *nicht* aus Peptiden bestehenden Transmitter erfolgt in der Region der axonalen Endigung des Neurons, wo sie auch in Vesikel verpackt werden.
Die Peptid-Neurotransmitter werden im Perikaryon (= Zellkörper mit dem Zellkern) synthetisiert und – in Vesikeln verpackt – entlang des Axons transportiert.

## Die Rezeptoren

Für die Neurotransmitter existieren zwei verschiedenen Arten von Rezeptoren:
- G-Protein-gekoppelte Rezeptoren
- Rezeptoren mit Ionenkanälen

Die genauen Signaltransduktionswege der einzelnen Rezeptoren werden im ersten Kapitel des Hormonteils besprochen (↗ S. 341).

## Die Synapsen

Bei den Synapsen kann man grundsätzlich die elektrischen von den chemischen Synapsen unterscheiden.

## Elektrische Synapsen

Die Zellen sind direkt miteinander verbunden (über Gap Junctions, ↗ S. 451), daher erfolgt die Informationsausbreitung **sehr schnell**.

Elektrische Synapsen kommen hauptsächlich in **Hirnarealen** vor, da dort eine schnelle Synchronisierung von Ganglienzellgruppen notwendig ist. Ganglienzellen können über diese Synapsen Second messenger wie $Ca^{2+}$, cAMP oder $IP_3$ austauschen.

## Chemische Synapsen

Die chemischen Synapsen kommen wesentlich **häufiger** (man könnte auch sagen überall ...) vor. Hier übernehmen die Neurotransmitter indirekt die Signalübertragung.

Die Synapse besteht aus dem verdickten Ende eines Axons mit seiner präsynaptischen Membran, dem synaptischen Spalt und der subsynaptischen (= postsynaptischen) Membran der Zielzelle, die den subsynaptischen Faltenapparat bildet.

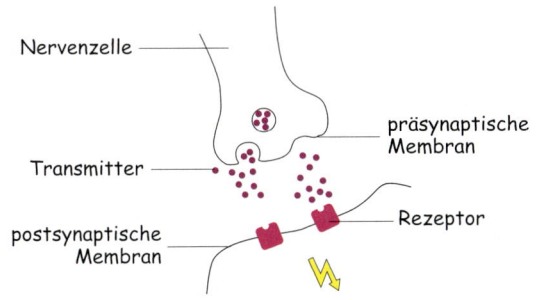

Kommen wir zu den einzelnen Neurotransmittern, die der Übersicht halber in erregende, hemmende und komplex wirkende eingeteilt werden.

## 9.2 Erregende Neurotransmitter

Zwei wichtige Neurotransmitter werden zu den erregenden Neurotransmittern gezählt, das Acetylcholin und das Glutamat.

### Acetylcholin

Acetylcholin ist ein außerordentlich wichtiger Neurotransmitter, der von sämtlichen **präganglionären Neuronen** des Sympathikus und des Parasympathikus ausgeschüttet wird. Dem Parasympathikus dient es als Botschafter des postganglionären Neurons und als Überträgerstoff an der motorischen Endplatte.

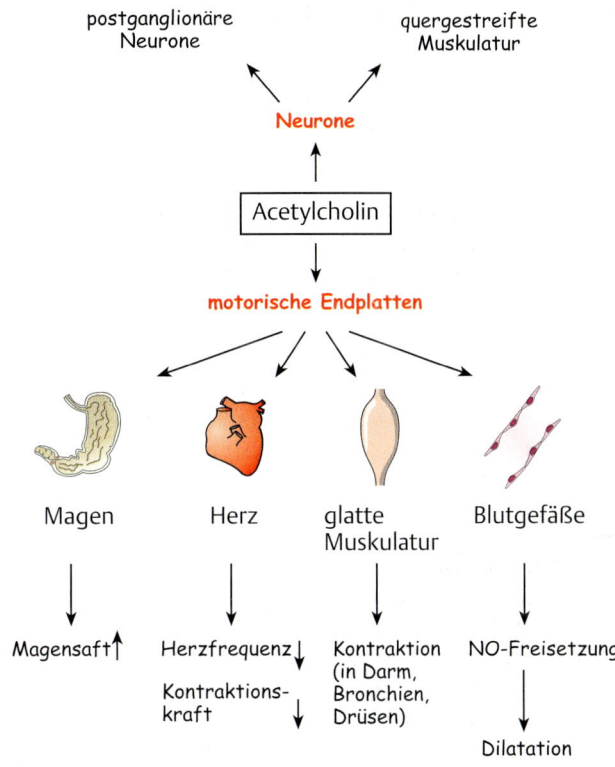

## Biosynthese des Acetylcholins

Acetylcholin entsteht aus der Verknüpfung von Acetyl-CoA und Cholin in den Neuronen.

Acetyl-CoA wird in den **Mitochondrien** im Axonende gebildet und durch die **Cholin-Acetyltransferase** an Cholin gekoppelt, wodurch Acetylcholin und Coenzym A entstehen.

$$H_3C - C(\overset{O}{\underset{\|}{}}) - \underline{O} - CH_2 - CH_2 - \overset{CH_3}{\underset{CH_3}{N^\oplus}} - CH_3$$

Acetylcholin

Cholin selbst kann zwar von unseren Zellen hergestellt werden, wird jedoch meist über einen speziellen Transporter aus der extrazellulären Flüssigkeit aufgenommen.

## Molekulare und physiologische Wirkungen

Acetylcholin hat in unserem Körper vielfältige Funktionen übernommen, was sich auch in unterschiedlichen Rezeptor-Subtypen äußert.

### Acetylcholin-Rezeptoren und Signaltransduktion

Für Acetylcholin unterscheidet man zwei verschiedene Rezeptoren, die durch unterschiedliche Agonisten erregt werden können:

- Der **nikotinische Rezeptor** (benannt nach Nikotin = Gift der Tabakpflanze) wird besonders durch den Agonisten

Nikotin erregt. Er findet sich an den postganglionären Neuronen des autonomen Nervensystems und an der motorischen Endplatte des Skelettmuskels.

- Der **muskarinische Rezeptor** (benannt nach Muskarin = Gift des Fliegenpilzes) wird durch den Agonisten Muskarin erregt und befindet sich auf den parasympathisch innervierten Erfolgsorganen.

Bei den **nikotinergen Rezeptoren** handelt es sich um **ligandengekoppelte Ionenkanäle**. Nach Bindung von Acetylcholin erfolgt eine unspezifische Permeabilitätserhöhung für Kationen und anschließend die Depolarisation der Zielzelle. Durch den damit verbundenen Einstrom von $Ca^{2+}$-Ionen kontrahiert sich die **Muskelzelle**. Das **postganglionäre Neuron** gibt durch diese Depolarisation seine Erregung an sein Ziel weiter.

Bei den **muskarinergen Rezeptoren** unterscheidet man mittlerweile fünf verschiedene Subsubtypen, von denen aber nur drei näher untersucht sind. Alle Rezeptoren sind **G-Protein-gekoppelt** und können von Atropin antagonisiert werden – was auch klinisch Verwendung findet.
Die muskarinischen Rezeptoren befinden sich an parasympathisch innervierten Endorganen – mit Ausnahme der sympathisch innervierten Schweißdrüsen.

- Der **M$_1$-Rezeptor** sitzt auf den Nervenzellen selbst und bewirkt über den **IP$_3$/DAG**-Mechanismus eine **Ca$^{2+}$**-Erhöhung.
- Der **M$_2$-Rezeptor** sitzt an der Herzmuskulatur und läuft über ein inhibitorisches G-Protein (**G$_i$**). Durch die Hemmung der Adenylatzyklase sinkt die **cAMP**-Konzentration in der Zelle.
- Der **M$_3$-Rezeptor** sitzt an der glatten Muskulatur und an diversen Drüsen. Durch Aktivierung der Phospholipase C über den **IP$_3$/DAG**-Mechanismus kommt es zu einem **Ca$^{2+}$**-Anstieg und somit zu einem erhöhten Muskeltonus oder einer erhöhten Sekretion der Drüsen.

### Wirkungen des Acetylcholins

Über den **nikotinischen Rezeptor** erfolgt entweder eine Aktivierung der nachfolgenden postganglionären Neurone in den Ganglien oder eine Kontraktion der quergestreiften Muskulatur.
Die Wirkungen der **muskarinischen Rezeptoren** sind etwas vielfältiger.

- Die Steigerung der **Magensaftsekretion** erfolgt über den M$_1$-Rezeptor.
- Am **Herzen** bewirkt Acetylcholin (über M$_2$) vor allem eine Abnahme der Herzfrequenz, aber auch der Kontraktionskraft.
- An den parasympathisch innervierten **Endorganen** entfaltet Acetylcholin seine Wirkung über den M$_1$-Rezeptor.
- **Glatte Muskulatur** von Darm, Bronchien und diversen Drüsen wird durch den M$_3$-Rezeptor zur Kontraktion gebracht.

- Die **Blutgefäße** werden unter dem Einfluss von Acetylcholin dilatiert – allerdings *indirekt* über eine NO-Freisetzung aus Endothelzellen.

### Abbau und Inaktivierung des Acetylcholins

Acetylcholin wird durch die Acetylcholin-Esterase inaktiviert, die unter Mithilfe von Wasser das Acetylcholin in Acetat und Cholin spaltet.
Nach der Hydrolyse im synaptischen Spalt werden Acetat und Cholin über spezifische Rezeptoren wieder in die präsynaptische Nervenzelle aufgenommen.

### Atropin hemmt den Parasympathikus

Auf Grund seiner hemmenden Wirkung an den muskarinischen Rezeptoren wird Atropin während Operationen eingesetzt, wenn die Herzfrequenz des Patienten gesteigert werden soll.

## Glutamat

Glutamat ist ein extrem starker und schneller exzitatorischer Transmitter, der vor allem für die synaptische Plastizität, die Gedächtnisbildung und die Gehirnentwicklung wichtig ist. Glutamat kommt im gesamten **ZNS** in hohen Konzentrationen vor.

### Biosynthese des Glutamats

Die Aminosäure Glutamat entsteht durch Aminierung der Ketosäure $\alpha$-Ketoglutarat, die eine wichtige Rolle im Citratzyklus ( ↗ S. 193) spielt. Dies kann auf drei verschiedenen Wegen erfolgen:

- Durch die Reaktion der Glutamat-Dehydrogenase ( ↗ S. 172),
- durch die Aspartat-Transaminase ( ↗ S. 171),
- durch die Alanin-Transaminase ( ↗ S. 171).

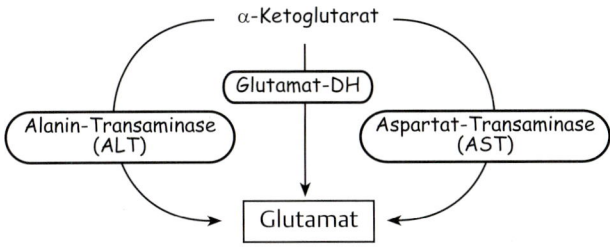

## Molekulare und physiologische Wirkungen

Die sehr komplexen Wirkungen des Glutamats leiten sich aus den unterschiedlichen Rezeptor-Subtypen ab. Grundsätzlich spielt Glutamat eine wichtige Rolle für verschiedene **Denkprozesse**.

Bei den Rezeptoren unterscheidet man – neben einigen anderen – drei Haupttypen:

- den NMDA-Rezeptor,
- den AMPA-Rezeptor,
- den Kainat-Rezeptor.

Alle drei wirken über **ligandengekoppelte Ionenkanäle**. Daneben gibt es noch metabotrope Rezeptoren, die ihre Wirkung über G-Proteine entfalten.

**Der NMDA-Rezeptor** (= **N**-**M**ethyl-**D**-**A**spartat) vermittelt hauptsächlich die Induktion verschiedener Formen von synaptischer Plastizität und von Langzeitpotenzierung.

Bei ruhendem Membranpotenzial wird der Ionenkanal des Rezeptors durch ein Magnesium-Ion blockiert – Glutamat kann hier noch nichts bewirken.

Erst durch eine Aktivierung von AMPA- oder Kainat-Rezeptoren auf der gleichen Zellmembran wird die zugehörige Zelle vordepolarisiert, wodurch das Magnesium-Ion vom NMDA-Rezeptor diffundiert. Nun kann hier Glutamat binden und der Kanal wird für $Na^+$- und $Ca^{2+}$-Ionen durchgängig. Die Zelle wird nun vollständig polarisiert.

**AMPA-Rezeptoren** (= $\alpha$-Amino-3-Hydroxy-5-Methyl-4-Isoxazolpropionat) und **Kainat-Rezeptoren** bewirken eine schnelle Depolarisation glutaminerger Synapsen im Gehirn und Rückenmark.

Auch der Mechanismus dieser Rezeptoren läuft über eine Permeabilitätssteigerung für $Ca^{2+}$- und vor allem $Na^+$-Ionen.

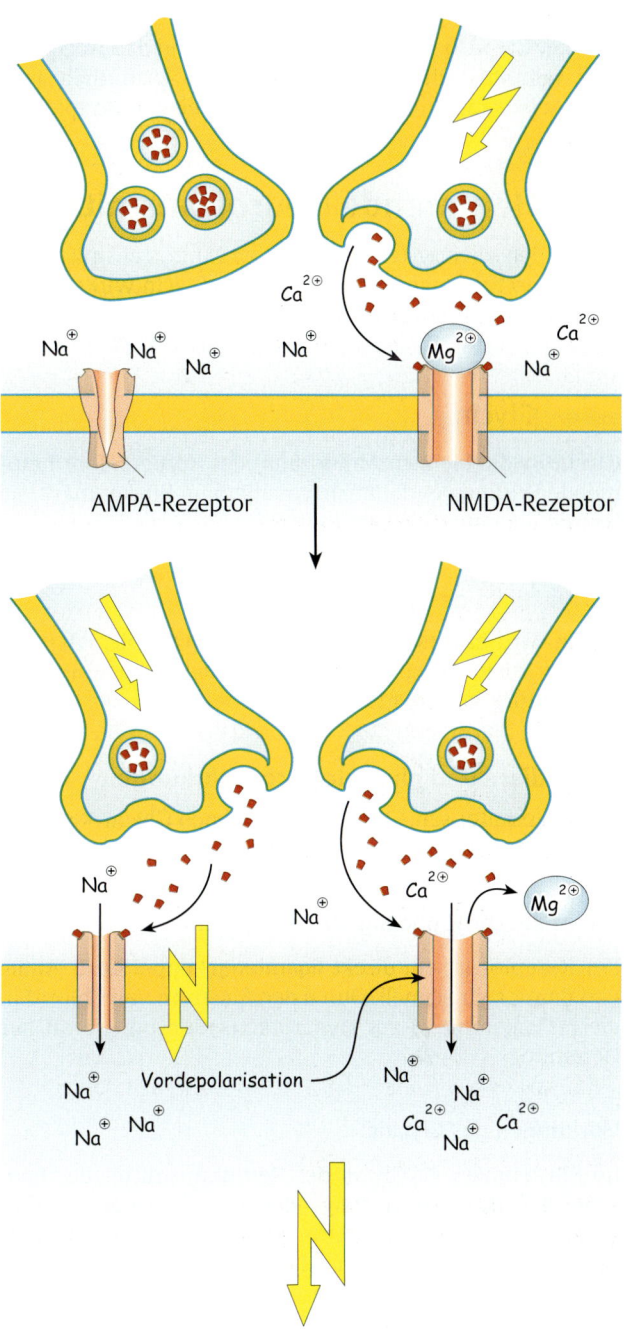

## „Abbau" des Glutamats

Die Inaktivierung von Glutamat als Transmitter erfolgt durch Wiederaufnahme mittels eines $Na^+$-abhängigen Amintransporters in Neurone und Astrozyten (= Gliazellen).

## Glutamat trifft der Schlag

Bei einer Überstimulation oder erhöhten Empfindlichkeit für Glutamat kommt es schon nach wenigen Minuten – wegen der übermäßigen Aktivierung der NMDA-Rezeptoren – zu einer $Ca^{2+}$-Überladung der Zielzellen und dadurch zu einem neurotoxischen Mechanismus, der vermutlich auch beim Schlaganfall und bei der Epilepsie eine Rolle spielt.

## 9.3 Hemmende Neurotransmitter

Die beiden wichtigsten hemmenden Neurotransmitter für den Menschen sind Glycin und GABA. Glycin wirkt vor allem im Rückenmark, GABA im Gehirn.

### Glycin

Glycin ist die kleinste Aminosäure des Körpers. Ihre hemmende Wirkung entfaltet sie vor allem im Rückenmark, sie kommt aber auch im Stammhirn vor.

#### Biosynthese des Glycins

Glycin wird hauptsächlich durch eine reversible, PALP-abhängige Abspaltung der Hydroxymethyl-Gruppe aus der Aminosäure Serin hergestellt.

#### Molekulare und physiologische Wirkungen

Glycin entfaltet seine Wirkung über einen Glycin-Rezeptor im Rückenmark.

#### Glycin-Rezeptor und Signaltransduktion

Der Rezeptor ist ein direkt **ligandengekoppelter Cl⁻-Kanal** und damit sehr schnell. Durch den Einstrom von Chlorid in die Zelle kommt es zur Hyperpolarisation und somit zur Hemmung.

#### Wirkungen des Glycins

Im Rückenmark ist Glycin der Neurotransmitter der **Renshaw-Zellen**, die von absteigenden Fasersystemen und Kollateralen der α-Motoneurone moduliert werden. Die Renshaw-Zellen hemmen mit Glycin nachfolgende α-Motoneurone, die eine sehr hohe Erregungseigenfrequenz haben.

#### Inaktivierung von Glycin

Glycin wird transportervermittelt wieder in die präsynaptische Nervenzelle aufgenommen und dort recycelt oder abgebaut (Abbau ↗ S. 181).

#### Tetanus – der Wundstarrkrampf

Durch das Tetanustoxin, das über retrograden Transport im α-Motoneuron zur Vorderhornzelle gebracht wird und so die Renshaw-Zellen erreicht, wird die präsynaptische Freisetzung von Glycin gehemmt. Es kommt zu einer relativen

Enthemmung der Motoneurone (erhöhter Muskeltonus, tonische Krämpfe) und der Reflexe des willkürmotorischen Systems.

Durch das Gift Strychnin, das ein Antagonist des Glycin-Rezeptors ist, kommt es übrigens zu den gleichen Symptomen.

### GABA

**GABA** (γ-Aminobuttersäure, engl. = **g**amma-**a**mino**b**utyric **a**cid) hat – analog zum Glycin im Rückenmark – eine hemmende Funktion im übrigen Zentralnervensystem.

Immerhin ein Drittel aller Hirnsynapsen enthält GABA. Eine Erhöhung der GABA-Konzentration in den Synapsen hat eine beruhigende und entspannende Wirkung auf die Skelettmuskulatur und dämpft nervöse Übererregbarkeit und Verhaltensstörungen.

#### Biosynthese von GABA

Das **biogene Amin** GABA entsteht in einer PALP-abhängigen Reaktion durch die Glutamat-Decarboxylase aus Glutamat.

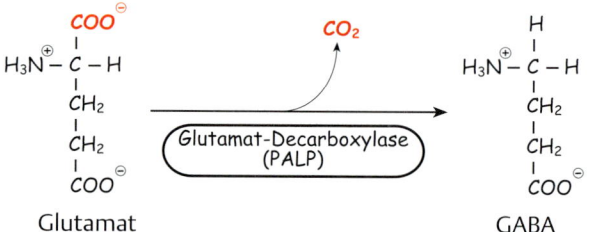

Glutamat                GABA

#### Molekulare und physiologische Wirkungen

GABA wirkt im Gehirn hemmend auf alle möglichen Neurone, indem es über zwei verschiedene Rezeptor-Isoformen wirkt, die in unterschiedlichen Gehirnregionen lokalisiert sind.

Der **GABA_A-Rezeptor** ist ein **ligandengekoppelter Cl⁻-Kanal**. Durch den Einstrom von Chlorid kommt es zur Hyperpolarisation der nachfolgenden Zelle und somit zur Hemmung.

Der **GABA_B-Rezeptor** ist **G-Protein**-gekoppelt und wirkt über eine Erhöhung der Aktivität der Adenylatzyklase (= cAMP-Erhöhung). Über den biochemischen Signaltransduktionsweg kommt es auch hier zu einer Regulierung von Ionenkanälen (vor allem von K⁺-Kanälen).

#### Abbau von GABA

GABA wird zurück in die Nervenzelle aufgenommen und dann entweder einfach inaktiviert oder über den GABA-Shunt (engl. shunt = Nebenweg) wieder in Glutamat zurückverwandelt. Außer im Gehirn ist der GABA-Shunt in unserem Körper allerdings nicht von großer Bedeutung.

## Benzodiazepine

Durch Interaktion der Benzodiazepine mit dem $GABA_A$-Rezeptor kommt es zu einer erhöhten Affinität von GABA an die $GABA_A$-Rezeptoren. Dadurch wird die Wirkung von GABA verstärkt, was sich an der Mindererregbarkeit der nachfolgenden Nervenzellen zeigt. Andere Neurotransmitter wie Acetylcholin, Noradrenalin und Serotonin können dann ihre Wirkung nur noch abgeschwächt entfalten.

Durch die vielfältige Wirkung von GABA im Gehirn wirken diese Präparate z.B. anxiolytisch (= Angst-lösend), sedativ-hypnotisch (= beruhigend) und emotional entspannend.

# 9.4 Komplex wirkende Neurotransmitter

Einige Neurotransmitter lassen sich nicht ausschließlich der erregenden oder der hemmenden Gruppe zuordnen und werden daher als komplex wirksame Neurotransmitter bezeichnet. Hier geht es um Noradrenalin, Dopamin, Serotonin und die endogenen Opioide.

## Noradrenalin

Noradrenalin ist der entscheidende Neurotransmitter in den postganglionären Neuronen des sympathischen Nervensystems. Weiterhin kommt es in Neuronen des Hypothalamus und der Substantia nigra vor. Noradrenalin ist an der Erhaltung des Wachzustandes, am Träumen und an der Regulierung der Stimmungslage beteiligt.

### Biosynthese des Noradrenalins

Noradrenalin entsteht – wie Dopamin und Adrenalin ( ↗ S. 360) – aus der Aminosäure Tyrosin, je nach Enzymausstattung der Nervenzelle. Alle drei Substanzen gehören zur Gruppe der Katecholamine ( ↗ S. 360).

Die Aminosäure Tyrosin wird aktiv aus dem Extrazellulärraum aufgenommen. Die Umwandlung von Tyrosin in L-Dopa ist Tetrahydrobiopteridin-abhängig, die von L-Dopa in das biogene Amin Dopamin ist PALP-abhängig ( ↗ S. 172).

## Molekulare und physiologische Wirkungen

Noradrenalin hat vielfältige Wirkungen aufzuweisen und entsprechend viele Rezeptoren.

### Adrenerge Rezeptoren und Signaltransduktion

Die Noradrenalin-Rezeptoren sind die adrenergen Rezeptoren, über die auch das Adrenalin wirkt und wurden dort schon ausführlich besprochen ( ↗ S. 361).

Im Gegensatz zum Adrenalin wirkt Noradrenalin jedoch kaum auf die $\beta_2$-Rezeptoren. Der Grund dafür ist, dass man für die $\beta_2$-Rezeptoren am Stickstoff des Moleküls noch einen Rest benötigt (= die Methyl-Gruppe des Adrenalins).

### Wirkungen des Noradrenalins

Die Folge der Rezeptorspezifität ist, dass Noradrenalin kaum Effekte auf den Stoffwechsel hat – abgesehen von einer Hemmung der Insulin-Ausschüttung, die über die $\alpha_2$-Rezeptoren läuft. Auch auf die Bronchialmuskulatur hat Noradrenalin daher praktisch keinen Einfluss.

An der **glatten Muskulatur** bewirkt Noradrenalin eine **Vasokonstriktion**, weshalb es nach Noradrenalin-Gabe auch zu einem Anstieg des Blutdrucks kommt, was bei Adrenalin nicht so ausgeprägt ist.

### Abbau und Inaktivierung des Noradrenalins

Der Abbau des Noradrenalins entspricht im Prinzip dem des Adrenalins ( ↗ S. 364). In seiner Funktion als Neurotransmitter spielt allerdings die Inaktivierung noch eine größere Rolle, wobei man verschiedene Wege unterscheiden kann:

- Einfache Wiederaufnahme ins Neuron (über einen $Na^+$-abhängigen Transport) und Speicherung in Vesikeln.
- Nach Wiederaufnahme ins Neuron, Abbau durch die mitochondriale Monoaminooxidase A (MAO-A, ↗ S. 188).
- Aufnahme in die Effektorzelle und dort Abbau durch die Catechol-O-Methyl-Transferase (COMT, ↗ S. 364) und die MAO.

### Klinische Anwendung von Noradrenalin

Noradrenalin wird in seltenen Fällen – wenn Adrenalin, wie z.B. beim Schock, nichts bewirkt – in der Klinik als Medikament eingesetzt. Meist wird allerdings zunächst Adrenalin verwendet ( ↗ S. 365).

## Dopamin

Dopaminhaltige Neurone finden sich vor allem in der **Substantia nigra** im Mittelhirn. Dopamin ist an der Steuerung von emotionalen Reaktionen, Gedächtnis, Lernen (Vorderhirn) und von Bewegungen (Corpus striatum) beteiligt.

Außerdem hemmt Dopamin die Freisetzung von Prolaktin ( ↗ S. 406) aus dem Hypothalamus („Prolaktostatin").

Auch aus dem Nebennierenmark wird Dopamin ins Blut ausgeschüttet, aber wohl eher „aus Versehen", da es Zwischenprodukt bei den Biosynthesen von Noradrenalin und Adrenalin ist.

## Biosynthese des Dopamins

Dopamin entsteht aus der Aminosäure Tyrosin über die Zwischenstufe L-Dopa ( ↗ S. 360).

## Molekulare und physiologische Wirkungen

Die Wirkungen des Dopamins sind vielfältig, weshalb es auch nicht überrascht, dass hier einige Rezeptor-Subtypen im Spiel sind. Man bezeichnet sie als $D_1$- bis $D_5$-Rezeptoren, die alle **G-Protein-gekoppelt** sind.

- Der $D_1$- und der $D_5$-Rezeptor wirken über ein stimulierendes G-Protein aktivierend auf die Adenylatzyklase (= cAMP-Erhöhung).
- Der $D_2$-, der $D_3$- und der $D_4$-Rezeptor wirken hingegen über ein inhibitorisches G-Protein, führen also zu einer Senkung des cAMP-Spiegels in der Zelle.

**Über die $D_2$-Rezeptoren** wirkt Dopamin hemmend auf das extrapyramidal-motorische System, in dem es eine wichtige Rolle als Neurotransmitter spielt. Es hemmt hier vor allem Neurone, die ihrerseits auf verschiedene Hirnregionen über GABAerge Neurone hemmend wirken.

> Dopamin wirkt hier also hemmend über seine $D_2$-Rezeptoren auf eine Hemmung.

Außerdem erfolgt die Hemmung der Prolaktin-Freisetzung durch Dopamin über die $D_2$-Rezeptoren.

**$D_3$- und $D_4$-Rezeptoren** finden sich besonders im limbischen System und in kortikalen Arealen, ohne dass man dieser Lokalisation schon genaue Funktionen zuweisen könnte.

## Abbau und Inaktivierung des Dopamins

Die Inaktivierung erfolgt über einen Wiederaufnahmemechanismus in die präsynaptische Nervenendigung, wo Dopamin über die MAO-B abgebaut wird.

Extraneuronal wird Dopamin über die COMT ( ↗ S. 365) abgebaut.

## Morbus Parkinson

Dem Morbus Parkinson liegt ein Untergang der dopaminhaltigen Neurone der Substantia nigra zu Grunde. Die Folge ist ein Mangel an Dopamin im Corpus striatum, was wiederum zu einer überschießenden Hemmung nachfolgender Hirnregionen (vor allem des Thalamus) führt.

Die Folge ist die typische Symptomentrias beim Parkinson, die durch das gestörte Gleichgewicht zwischen den Basalganglien zustande kommt:

- Bewegungsarmut (bis zur **Akinese**),
- Muskelsteifigkeit (= **Rigor**),
- Zittern (= **Tremor**).

Wie diese Symptome zustande kommen, ist außerordentlich kompliziert und noch nicht abschließend verstanden. Daher wollen wir an dieser Stelle gar nicht erst versuchen, ein vereinfachendes Schema zu basteln.

**Die Therapie** besteht in einer Gabe der Dopamin-Vorstufe **L-Dopa**, da Dopamin selbst nicht durch die Blut-Hirn-Schranke gelangt. Durch L-Dopa kann man die Konzentration von Dopamin im ZNS steigern. Zusätzlich gibt man meist noch einen **Hemmstoff** der **Dopa-Decarboxylase**, der *nicht* ZNS-gängig ist und daher die Bildung von Dopamin in der Peripherie unterdrückt.

Außerdem kann man mit Hemmstoffen der MAO-B und der COMT den Abbau vorhandenen Dopamins verzögern.

Da der Untergang der dopaminergen Neurone ein Überwiegen der cholinergen Neurone im Corpus striatum zur Folge hat, werden auch Acetylcholin-Hemmstoffe gegeben.

**Eine Schizophrenie** entsteht vermutlich vor allem durch einen Überschuss an Dopamin im mesolimbischen System – und wird entsprechend mit Dopamin-Antagonisten behandelt. Meist geht diese Therapie mit mehr oder weniger ausgeprägten Nebenwirkungen im extrapyramidal-motorischen System einher, was sich zum Teil als iatrogener (= durch ärztliche Einwirkungen ausgelöstes) Parkinson-Syndrom äußert.

## ▬▬ Serotonin

Serotonin kommt im gesamten **ZNS** vor, in besonders hohen Konzentrationen jedoch in den serotonergen Neuronen der **Raphe-Kerne**.

Etwa 90 % des Serotonins befinden sich allerdings in den enterochromaffinen Zellen des Gastrointestinaltrakts.

Auch in den Thrombozyten findet sich Serotonin, das von ihnen bei Gefäßverletzungen freigesetzt wird.

## Biosynthese des Serotonins

Serotonin ist das **biogene Amin** des 5-Hydroxytryptophan. Die Aminosäuren-Vorstufe L-Tryptophan wird aus dem Blut ins Gehirn transportiert, über ein spezielles Transportsystem der Blut-Hirn-Schranke.

In den Neuronen erfolgt dann die Biosynthese des Serotonins, das chemisch korrekt 5-Hydroxytryptamin heißt. Die Tryptophan-Hydroxylase und die L-Aminosäure-Decarboxylase übernehmen die Katalyse dieser Reaktionen.

Tryptophan  →  Tryptophan-Hydroxylase  →  5-Hydroxytryptophan

5-Hydroxytryptophan-Decarboxylase  →  $CO_2$

5-Hydroxytryptamin
(Serotonin)

## Molekulare und physiologische Wirkungen

Die vielfältigen Wirkungen des Serotonins werden von den ebenso vielfältigen Rezeptoren vermittelt.

### Serotonin-Rezeptoren und Signaltransduktion

Man unterscheidet mittlerweile eine ganze Reihe verschiedener Rezeptorsubtypen, die nach der chemischen Bezeichnung für **5-H**ydroxy**t**ryptamin mit **5HT₁**, 5HT₂ usw. bezeichnet werden.
Bis auf den 5-HT₃-Rezeptor sind alle Rezeptoren **G-Protein-gekoppelt**. Der 5-HT₃-Rezeptor ist hingegen ein **ligandengesteuerter Ionenkanal**.

### Wirkungen des Serotonins

Im ZNS ist Serotonin ein wichtiger Neurotransmitter, der modulierend auf viele Hirnfunktionen einwirkt. Es nimmt z.B. an der Regulation der Körpertemperatur ebenso teil, wie an der Wahrnehmung von Empfindungen.
Außerdem beeinflusst Serotonin Stimmung, Antrieb und die Bewusstseinslage.
Bei psychiatrischen Erkrankungen scheint unter anderem die Neurotransmitterfunktion von Serotonin verändert zu sein. Viele Psychopharmaka greifen daher in den Serotonin-Stoffwechsel ein – ganz spezifisch z.B. die **s**elektiven **S**erotonin-**R**ückaufnahme-**I**nhibitoren (**SSRI**s), die zur Therapie der **Depression** eingesetzt werden.
Aber auch außerhalb des Gehirns hat Serotonin zahlreiche Effekte, von denen hier nur die wichtigsten genannt werden sollen.

Eine **Vasokonstriktion** kranialer Gefäße durch Serotonin läuft über Subtypen des 5-HT₁-Rezeptors.
Diesen Effekt nutzt man bei der Behandlung der **Migräne** aus, die nach heutiger wissenschaftlicher Vorstellung durch eine Vasodilatation kranialer Gefäße verursacht wird. Serotonin-Agonisten (z.B. Sumatriptan) verursachen eine Vasokonstriktion und helfen damit, einen Migräneanfall zu beenden oder gar nicht erst auftreten zu lassen.

Die **Darmmotilität** wird gefördert durch die serotonerge Stimulation der Freisetzung von Acetylcholin im Gastrointestinaltrakt (über 5-HT₄-Rezeptoren).

**Thrombozyten** können zwar selbst kein Serotonin herstellen, nehmen aber einiges davon beim Durchwandern des Darm-Kapillarbetts auf. Im Falle einer Gefäßverletzung kommt es zur Freisetzung des Serotonins, was zu einer Gefäßkonstriktion und zur Thrombozyten-Aggregation führt.

Auch **Übelkeit und Erbrechen** können von Serotonin verursacht werden (s.u.). Diese Wirkungen laufen über den 5-HT₃-Rezeptor, der ein ligandengesteuerter Ionenkanal ist.

## Abbau und Inaktivierung des Serotonins

Die Inaktivierung erfolgt durch Wiederaufnahme von Serotonin über einen Na⁺-abhängigen Amintransporter in das präsynaptische Nervenende. Hier wird Serotonin entweder wieder in Vesikeln gespeichert oder über die mitochondriale MAO-A abgebaut.
Das Abbauprodukt 5-Hydroxy-Indolessigsäure wird schließlich über den Urin ausgeschieden.

## Serotonin erzeugt Brechreiz

Bei Zytostatikagabe, Chemotherapie und Bestrahlung kann aus enterochromaffinen Zellen Serotonin freigesetzt werden. Dieses schwimmt zur Area postrema im Gehirn und stimuliert die dort exprimierten 5-HT₃-Rezeptoren, was zu Übelkeit und Erbrechen führt.
Bei vielen (therapeutisch wichtigen) Zytostatika war unerträgliche Übelkeit beim Patienten häufig der limitierende Faktor für die Dosierung.

Daraufhin wurden **5-HT₃-Antagonisten** entwickelt, die spezifisch diese Wirkung des Serotonins unterdrücken. Als Beispiel sei das Ondansetron (z.B. Zofran®) genannt, das entscheidend zu einer Verbesserung der Therapie von Tumorpatienten beigetragen hat.

**Lysergsäure-Diethylamid (LSD)** ist als Rauschgift relativ weit verbreitet, da es verhältnismäßig leicht hergestellt werden kann. LSD wirkt vor allem über den 5-HT₂ A-Rezeptor halluzinogen.

## Endogene Opioide

Opioide sind heutzutage aus der Therapie schwer kranker Patienten als Analgetika (= Schmerzmittel) nicht mehr wegzudenken. Diese Pharmaka (Leitsubstanz: Morphin) imitieren die Funktion der endogenen Opioide, die Thema des folgenden Abschnitts sind.

Endogene Opioide sind **Peptide**, die als Neurotransmitter, Neurohormone oder auch als Modulatoren anderer Neurotransmitter wirken.

Synonym wird für die Bezeichnung Opioide auch der Begriff Opiate verwendet.

### Biosynthese der endogenen Opioide

Im Wesentlichen unterscheidet man drei endogene Opioide, die alle aus Vorläuferpeptiden entstehen, wie es sich für sezernierte Peptide auch gehört:

- **Enkephalin** entsteht aus Pro-Enkephalin und kommt ubiquitär im ZNS vor,
- **Dynorphin** entsteht aus Pro-Dynorphin und kommt auch ubiquitär im ZNS vor,
- das **β-Endorphin**, das aus Proopiomelanokortin (↗ S. 370) gebildet wird, scheint besonders in Regionen hergestellt zu werden, in denen Schmerzen entstehen.

### Molekulare und physiologische Wirkungen

Die endogenen Opioide entfalten ihre Wirkung über Rezeptoren, die besonders im **Thalamus** und im **limbischen System** anzutreffen sind.

### Opioid-Rezeptoren und Signaltransduktion

Mittlerweile sind drei Rezeptoren identifiziert, die die Wirkungen der endogenen (und pharmakologischen) Opioide vermitteln. Alle wirken über ein **inhibitorisches G-Protein** und damit verbundener **Hemmung der Adenylatzyklase** (↗ S. 343).

Der **μ-Rezeptor** (Mü) besitzt eine große Affinität für β-Endorphin und die Enkephaline, außerdem für das Therapeutikum Morphin. Viele klinisch eingesetzte Opioide wirken relativ selektiv über den μ-Rezeptor.

Der **ϰ-Rezeptor** (Kappa) besitzt eine besondere Affinität für Dynorphin.

Der **δ-Rezeptor** (Delta) besitzt eine besonders große Affinität für Enkephaline.

### Wirkungen der Opioide

Es wird vermutet, dass die Opioide vor allem in Arealen des ZNS zu finden sind, die mit Schmerzwahrnehmung, der Modulation affektiven Verhaltens und der neuroendokrinen Funktionen zu tun haben.

Die Wirkung der Rezeptoren läuft über ein $G_i$-Protein mit nachfolgender Hemmung der Adenylatzyklase. Dadurch öffnen sich rezeptorgesteuerte $K^+$-Kanäle und spannungsabhängige $Ca^{2+}$-Kanäle werden gehemmt. Als Folge kann die Zelle schlechter depolarisiert werden, was die Erregungsübertragung – auch bei Schmerzen – erschwert.

### Abbau der Opioide

Die drei endogenen Opioide werden als Peptide relativ rasch im Blut abgebaut. Enkephalin und Dynorphin sogar so schnell, dass sie nach intravenöser Zufuhr nicht zu einer Wirkung im Gehirn führen – was mal eine Hoffnung der Pharmakologen war.

## „Exogene" Opioide

Morphin, Codein und Heroin sind drei prominente Vertreter der exogenen Opioide. Das Heroin hat als Rauschmittel allerdings eher traurige Berühmtheit erlangt.

**Morphin** ist aus der Schmerzbehandlung vor allem von Tumorpatienten nicht mehr wegzudenken. Es bewirkt eine spinale und supraspinale Analgesie (= Schmerzlosigkeit). Eine wichtige Nebenwirkung ist die Atemdepression, die bis zur Atemlähmung führen kann.

**Codein.** Da die Opioide auch den Hustenreiz unterdrücken, kann man sie auch als Antitussiva geben, so z. B. das dem einen oder anderen vielleicht bekannte Codein im Hustensaft.

**Heroin** ist ebenfalls ein Morphin-Derivat, es wird allerdings wegen seines besonders ausgeprägten Suchtpotenzials pharmakologisch nicht verwendet.

Versuche eines Heroinentzugs werden mit Methadon unternommen, das auch bei anderen Opiat-Abhängigkeiten Anwendung findet. Auch bei Methadon handelt es sich um ein Opioid.

# Organe

# 1 Zellbiologie

Dem aufmerksamen Leser wird nicht entgangen sein, dass es am Anfang dieses Buches bereits eine Übersicht über die einzelnen Zellbestandteile gab, allerdings nur in Kurzform. Auch die einzelnen Stoffwechselwege sind bereits besprochen worden. Bevor wir uns aber an die Abläufe in den einzelnen Organen wagen, wollen wir uns zunächst noch den Stoffwechsel und Alltag einer einzelnen Zelle genau ansehen.

Was macht ein Mensch in seinem Leben? Er atmet, ernährt sich, arbeitet, kommuniziert mit anderen, muss hin und wieder mal schlafen (Medizinstudenten seltener als andere), vermehrt sich und stirbt irgendwann.

All diese Sachen betreibt auch bereits die kleinste funktionelle Einheit unseres Körpers, die Zelle (lat. cella = Behältnis). In ihr laufen die wesentlichen Stoffwechselprozesse auf kleinster Ebene ab. Und egal, wie weit differenziert sie Teil eines übergeordneten Systems ist, behält sie doch stets ein gewisses Maß an Individualität und Selbständigkeit. Sie hat einen eigenen Stoffwechsel, atmet, ist erregbar (reagiert also auf äußere und innere Reize), wächst und vermehrt sich, bis sie irgendwann das Zeitliche segnet.

## 1.1 Die Zellorganellen

Unsere Plasmamembran umschließt das Zytoplasma, das allerdings wieder diverse Bestandteile, die Organellen, enthält. Je nach Gewebe, in dem sich die Zellen für spezifische Aufgaben differenziert haben, enthalten sie eine unterschiedliche Anzahl der jeweiligen Organellen.

### Zytosol und Zytoplasma

Der gesamte Raum, den die Plasmamembran umgibt, wird als Protoplasma bezeichnet, also das gesamte Innere der Zelle. Dieses wird weiterhin unterteilt in das **Karyoplasma** (Plasma im Kern) und das die Zellorganellen enthaltende **Zytoplasma** .

Das Zytoplasma stellt den zentralen Reaktionsraum der Zellen dar, die Organellen sind spezifische Räume oder Kompartimente, in denen ganz spezielle Reaktionen ablaufen. Stabilisiert wird die ganze Zelle noch von einem Gerüstsystem aus Proteinen, das als Zytoskelett bezeichnet wird. Es dient außerdem der Verankerung der Zellen untereinander.

### Die Organellen

Genau wie die einzelnen Zellen ihre Aufgabe für den Gesamtorganismus erfüllen, arbeiten die Organellen einer Zelle für deren Überleben und Funktion zusammen.

**Zellkern** ( ↗ S. 443) **und Mitochondrien** ( ↗ S. 444) sind die beiden größten und wichtigsten Organellen. Der Zellkern, der „Kopf" der Zelle, enthält die genetische Information in Form von DNA; die Mitochondrien stellen die Energie für das Überleben der Zelle bereit.

Diese beiden sind als einzige Organellen von *zwei* Membranen umgeben.

**Ribosomen** ( ↗ S. 446), **Endoplasmatisches Retikulum** ( ↗ S. 447) und der **Golgi-Apparat** ( ↗ S. 448) stehen in erster Linie im Dienste der Eiweißherstellung der Zelle, stellen also die Fabrik der Zelle dar.

**Lysosomen** ( ↗ S. 448) und **Peroxisomen** ( ↗ S. 449). Auch in der Zelle fällt Müll (nicht [mehr] benötigtes Material, zum Beispiel andere altersschwache Organellen) an, der mit Hilfe dieser Organellen abgebaut werden kann.

Fast alle Organellen (bis auf die Ribosomen und das Zytoskelett) besitzen eine oder zwei Doppellipidschichten und befinden sich in einem ständigen Umbau ineinander. Bei Bedarf kann ein Teil einer bestehenden Membran abgeschnürt werden, um einen neuen Reaktionsraum zu schaffen. Es findet dabei eine ständige Neuordnung der Membranen der einzelnen Organellen statt, was man als **Membranfluss** bezeichnet. Dieser nimmt seinen Ursprung vom Endoplasmatischen Retikulum, an dem die Biosynthese der Membranbestandteile erfolgt ( ↗ S. 153).

## 1.2 Die Plasmamembran

Damit überhaupt so etwas wie Leben entstehen kann, muss sich ein Raum von seiner Umgebung abgrenzen. Wie das geschieht wurde bereits besprochen. An dieser Stelle seien nur nochmal alle Aspekte kurz zusammengefasst.

### Aufbau der Plasmamembran

Die etwa 7 nm dicke Membran hat bei allen Zellen unseres Körpers grundsätzlich den gleichen Aufbau. Das Rückgrat bilden die **Phospholipide**, zu denen sich noch zwei andere Gruppen von Lipiden gesellen.

Für die meisten Membranfunktionen sind jedoch spezielle **Proteine** verantwortlich. An einigen Lipiden und Proteinen sitzen außen an der Zellmembran noch **Kohlenhydrate**, die für die Erkennung der Zellen untereinander eine wichtige Rolle spielen. Die Membranen sind dabei wegen der großen Oberflächenspannung sehr stabil.

#### Membranlipide

Allen Membranlipiden gemeinsam ist, dass es sich um polare Lipide, also **amphipathische** („beides liebend") Moleküle mit polarem Kopf und unpolarem Schwanzteil handelt. Kommen solche Stoffe mit Wasser in Verbindung, zeigen sie eine starke Tendenz, sich mit ihren hydrophoben Teilen zusammenzulagern, da deren Kontakt mit dem Wasser dann so gering wie möglich ist. So entsteht dann die charakteristische Lipiddoppelschicht, im Englischen auch „Bilayer". Man findet in den Membranen nun drei verschiedene Arten von Lipiden.

- **Die Phospholipide** machen den Hauptteil aus (↗ S. 153);
- **Das Cholesterin** ist sehr wichtig für die Stabilität (↗ S. 152);
- **Glykolipide** (↗ S. 157) bilden zusammen mit den Glykoproteinen die Glykokalix.

**Phospholipide.** Grundstruktur der Phospholipide ist die Phosphatidsäure, die man erhält, wenn man eine der drei Fettsäuren von Triacylglycerin (TAG) durch eine Phosphatgruppe ersetzt. Die vier häufigsten an der Phosphatidsäure hängenden Reste sind Serin, Ethanolamin, Cholin und Inositol (↗ S. 153).
Die häufigsten Fettsäuren in den Phospholipiden sind die gesättigte Palmitinsäure ($C_{16}$) und die ungesättigte Ölsäure ($C_{18}$, ↗ S. 36).
An dieser Stelle müssen wir eine kleine Ungenauigkeit korrigieren. Es gibt nämlich noch eine zweite Grundstruktur, von der die Phospholipide der Zellmembran abgeleitet werden können. Der Stoff **Sphingomyelin** ist das einzige Phospholipid, das *nicht* vom Glycerin, sondern vom Sphingosin abgeleitet ist.

**Cholesterin.** Die Plasmamembran eukaryontischer Zellen ist meist besonders reich an diesem neutralen Lipid. Cholesterin ist ein sehr lipophiles Molekül, das lediglich durch seine eine OH-Gruppe polare Eigenschaften mitbekommt. Dadurch kann es in die Membran eingebaut werden und ihr Stabilität verleihen. Es lagert sich an die Kohlenwasserstoffreste der Phospholipide an. Die Steroidringe des Cholesterins treten mit den Kohlenwasserstoffschwänzen in Wechselwirkung, wodurch die Verformbarkeit der Membran herabgesetzt wird.

> Verestert man diese Gruppe (die damit verschwindet), ist das **Cholesterinester** entstanden, das für den Membranaufbau nicht mehr zu gebrauchen ist.

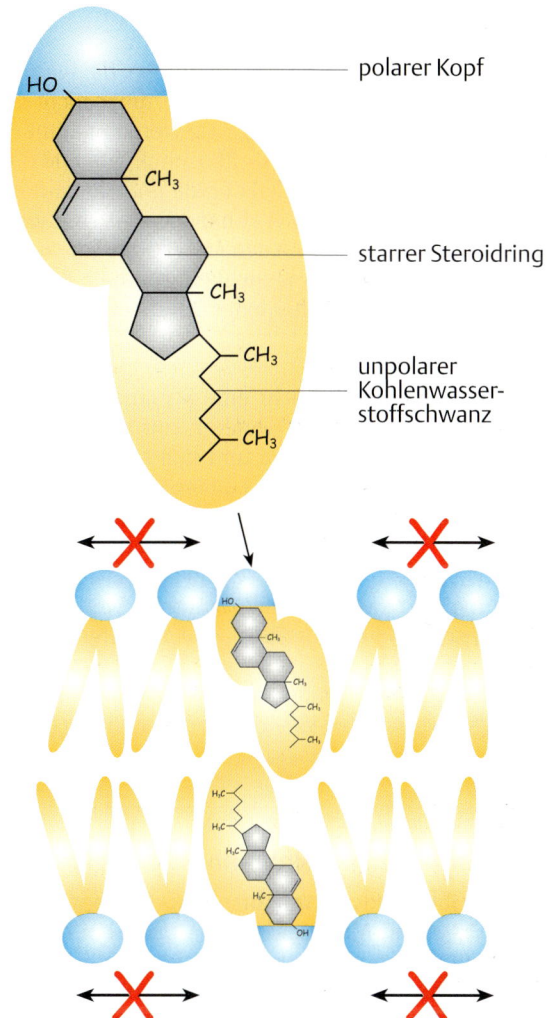

polarer Kopf

starrer Steroidring

unpolarer Kohlenwasserstoffschwanz

**Glykolipide** sind Moleküle, die aus einem Lipid- und einem Zuckeranteil bestehen. In unseren Zellmembranen kommen die Zuckerreste nur gebunden an das Lipid Ceramid (↗ S. 39) vor, das sich von Grundgerüst Sphingosin ableitet. Die Glykolipide bilden zusammen mit den Glykoproteinen die Glykokalix (s. u.).

## Membranproteine

In die Doppelschicht aus Phospholipiden und Cholesterin sind nun Proteine eingelagert, die man grob in zwei Gruppen einteilen kann.

- **Periphere Membranproteine** „schwimmen" frei in der Membran oder sind über einen Anker an diese fixiert.
- **Transmembranproteine** durchspannen mit etwa 20 hydrophoben Aminosäuren die gesamte Membran, wobei sich hier häufig eine α-Helix ausbildet.

Bei Letzteren handelt es sich vor allem um Rezeptoren für Signalstoffe, Kanalproteine oder auch membranständige Enzyme. Die allermeisten von ihnen sind dabei glykosyliert.

## Kohlenhydrate bilden die Glykokalix

Kohlenhydrate bilden die dritte Stoffgruppe, die in unseren Membranen anzutreffen ist. Sie sind allerdings nicht direkt am Aufbau der Membran beteiligt, sie werden vielmehr im ER und im Golgi-Apparat an viele Phospholipide und Proteine angehängt, die dann als Glykolipide und Glykoproteine bezeichnet werden. In der Regel handelt es sich dabei um weniger als 15 Zuckerreste an den Molekülen. Durch unterschiedliche Kombinationsmöglichkeiten erhält man dennoch eine große Zahl verschiedener Oberflächenstrukturen („Antennen").

**Glykokalix.** Jede Zelle braucht eine Struktur, die ihr eine Zellidentität und -spezifität verleiht, um sich zum einen von „ungleichen" abzugrenzen und sich zum anderen mit „gleichen" zusammenfinden zu können.
Diese „Erkennungsstruktur" stellen die an der Außenseite der Membran verankerten Kohlenhydratketten dar, die neben Glukose, Galaktose, Mannose und Fukose auch Aminozucker enthalten (N-Acetyl-Glukosamin, N-Acetyl-Galaktosamin, N-Acetyl-Neuraminsäure) und die Glykokalix bilden.
Die Bedeutung dieser Schicht liegt also in der Spezifität für die jeweilige Zelle, wobei sich gleichartig differenzierte Zellen mit gleichartiger Glykokalix wiedererkennen, was Voraussetzung für die Ausbildung von Gewebsverbänden ist.

## Zusammenspiel der Membranbestandteile

Zur Beschreibung des Membranaufbaus bedient man sich der Idee des „Fluid-Mosaik-Modells". Denn bei der Membran handelt es sich nicht um ein starres Gebilde, sondern eine fast flüssige, verschiebliche Barriere, die nicht auf kovalenten Bindungen, sondern auf hydrophoben Wechselwirkungen ( ↗ S. 13) beruht.

**Bewegungsmöglichkeiten** sind in mehreren Ebenen möglich. Es gibt zum Beispiel Moleküle, wie das Cholesterin, die einfach die Seite wechseln können (auch als Flip/Flop bezeichnet). Auch die Fette selbst sind äußerst beweglich. Sie können um die eigene Achse rotieren, lateral verschoben werden und im Bereich der Fettsäureketten schwingen. Die Transversalbewegungen der Lipideinzelmoleküle verleihen der Membran ihre Fluidität, Flexibilität und relative Impermeabilität für polare Stoffe.
Die Zelle hat eine Einflussmöglichkeit auf das Maß der Fluidität der Membran: So wird die Membran durch Einbau von Doppelbindungen (ungesättigte Fettsäuren) „flüssiger". Die Bedeutung wird verständlich, wenn man bedenkt, dass es Organismen gibt (Hefen, Bakterien), deren Temperatur stärker als unsere von der Umgebung abhängt. So besteht bei hohem Temperaturabfall die Gefahr einer Verfestigung der Zellmembran, was den Stoffaustausch unmöglich machen würde. Durch den Einbau von Doppelbindungen haben diese Zellen die Möglichkeit, die flüssige Phase der Membranen zu erhalten und sich so zu schützen.

Ungesättigte Fettsäuren neigen allerdings zur Autooxidation, wodurch der Einsatz von Antioxidantien wie Vitamin E erforderlich wird. Vitamin E schützt also unsere Membranen ( ↗ S. 483).

**Zusammensetzung.** Je nach Art der Membran variiert ihre Zusammensetzung zum Teil erheblich. So besteht zum Beispiel die Plasmamembran von Nervenzellen im Gehirn zu etwa 75 % aus Lipiden. Die innere Mitochondrienmembran hat hingegen einen besonders hohen Proteinanteil (rund 75 %), da hier die Atmungskettenenzyme ( ↗ S. 208) eingelagert sind.

**Die Proteine** in der Membran sind grundsätzlich in der Lage um die eigene Achse zu rotieren (Rotationsdiffusion) oder sich nach lateral zu verschieben. Trotzdem können Proteine an bestimmte Stellen fixiert werden, was zum Beispiel bei Ionenkanälen, die nur an einer Seite der Zelle auftauchen dürfen, von Bedeutung ist.

**Asymmetrie der Membran.** Ein weiteres wichtiges Funktionsmerkmal von Membranen ist die Asymmetrie, das heißt die Polarität zwischen innen und außen.

> Während **innen** Phosphatidyl-Serin (negativ), -Ethanolamin und -Inositol (auch negativ) existieren, finden sich **außen** die Glykoproteine mit antigenen Strukturen (Gewebeantigene) und die Cholinphosphatide Lezithin und Sphingomyelin.

## Aufgaben der Plasmamembran

Abschließend sollen noch einmal im Überblick die wichtigsten Aufgaben einer Plasmamembran angesprochen werden.

- Als wichtigste Aufgabe ist wohl die **Abgrenzung und Isolierung** gegenüber der Umwelt und (bei Membranen innerhalb der Zelle) anderen Zellkompartimenten anzusehen.
- Die **semipermeable Membran** sorgt dafür, dass die Membran zwar für bestimmte Stoffe eine Barriere darstellt, für andere jedoch durchlässig ist, bzw. Transporter besitzt, wodurch ein kontrollierter Stofftransport möglich wird.
- Über **Rezeptoren** in der Zellmembran werden Signale aus der Umwelt aufgenommen, in die „Zellsprache" übersetzt und weitergeleitet.
- Über die Membran kann **Kontakt** zu Nachbarzellen hergestellt werden, was sie (oder das Zytoskelett) zur Grundlage von Zellverbänden und Gewebe- und Organbildung macht.
- Als **Verankerungsmöglichkeit** für das Zytoskelett ist sie Voraussetzung für die Stabilität einer Zelle.
- Manche Membranen bieten die Möglichkeit, chemische Gradienten aufzubauen (z.B. Mitochondrienmembran für ATP-Erzeugung, ↗ S. 218).

### Herkunft der Membranen

Die Biosynthese der Membranen ( ↗ S. 153) erfolgt am Endoplasmatischen Retikulum (ER), an dem sowohl alle Lipide als auch die Membranproteine hergestellt werden.

Die Glykosylierung wird im ER begonnen und erhält im Golgi-Apparat ihre Vollendung. Von dort aus erfolgt auch die Verteilung vieler Membranbestandteile in Form von Vesikeln.

## 1.3 Der Stofftransport

Eine Zelle ist die kleinste funktionelle Grundeinheit und damit Teil eines großen Ganzen. Sie steht stets im Austausch mit ihrer Umwelt. Dies kann ein Informationsaustausch über Nerven- und Hormonsystem oder ein Stoffaustausch mit der Umgebung sein, indem dauernd Stoffe aufgenommen und wieder andere abgegeben werden. Wie geschieht das nun?

Man unterscheidet drei prinzipielle Möglichkeiten, wie Stoffe in eine Zelle gelangen können.

- **Passiver Transport** bedeutet, dass keine Energie aufgewendet werden muss;
- eine **aktive Aufname** erfolgt unter Verbrauch von ATP;
- werden ganze Membranteile abgeschnürt, bezeichnet man das als **Zytose** – das geht mit oder ohne ATP.

### Ionen in unseren Zellen

Um die Transportvorgänge besser verstehen zu können, sei hier kurz auf die ionale Zusammensetzung unserer Zellen eingegangen. Dominierendes intrazelluläres Ion ist das Kalium ( ↗ S. 383), im Extrazellulärraum überwiegt das Natrium ( ↗ S. 383). Zusammen mit Natrium taucht dabei immer auch das Chlorid-Ion auf, das ebenfalls außerhalb der Zellen dominiert.

Die beiden zweiwertigen Kationen Calcium ( ↗ S. 390) und Magnesium befinden sich sowohl intra- als auch extrazellulär.

### Passiver Transport

Ist die Membran für einen Stoff durchlässig und kann dieser, einem Konzentrations- bzw. Ladungsgradienten folgend, durch die Membran hindurchtreten, muss die Zelle keine zusätzliche Energie mehr aufwenden und man spricht von passivem Transport.

Ein Konzentrationsunterschied kann auf zweierlei Arten ausgeglichen werden.

- Der Stoff, dessen Konzentration auszugleichen ist, wandert selbst, was man als **Diffusion** bezeichnet.
- Das umgebende Lösungsmittel bemüht sich um einen Ausgleich, was als **Osmose** bezeichnet wird.

### Diffusion

Hier kann man noch einmal zwischen der freien und der erleichterten Diffusion (lat. diffundere = verbreiten, zerstreuen) unterscheiden.

- Bei der **freien Diffusion** geht ein Stoff einfach so durch die Membran.
- Bei der **erleichterten Diffusion** hilft hier ein Protein, das als Kanal fungiert.

**Freie Diffusion.** Ob ein Stoff frei durch die Membran permeieren kann oder nicht, hängt zum einen von der **Größe** ab (kleine Moleküle wie Wasser, Harnstoff, Ammoniak ($NH_3$), $O_2$ und $CO_2$ können frei diffundieren, wohingegen Glukose bereits zu groß ist), zum anderen von der **Polarität** (oder Ladung). Unpolare Substanzen können problemlos durch die Membran geschleust werden, wohingegen polare oder elektrisch geladene Substanzen vergeblich auf Eintritt in die Zelle warten können.

**Erleichterte Diffusion.** Auch hierbei handelt es sich um einen Transport durch die Zellmembran zum Ausgleich eines Konzentrations- oder Ladungsgradienten. Im Falle der erleichterten Diffusion wird der Austausch aber durch ein Kanalprotein (engl. carrier) begünstigt („erleichtert"). Da hierbei keine Energie verbraucht wird, handelt es sich trotzdem um einen passiven Transport. Beispiele sind die Glukosetransporter (GLUTs, ↗ S. 79) in Leber-, Muskel- und Fettgewebe.

### Die Aquaporine

In den vergangenen Jahren ist immer deutlicher geworden, dass die alten Vorstellungen von der Durchlässigkeit der Membranen nicht ausreichen, die immensen Stofftransporte zu erklären. Es hat sich gezeigt, dass auch Wasser nicht einfach so in rauen Mengen durch eine Membran gelangen kann.

Hierzu gibt es vielmehr spezialisierte Membranproteine, die sogenannten **Aquaporine** (**AQP**s), die in den meisten Zellmembranen vorhanden sind. Welche Rolle sie wirklich für unseren Organismus spielen, ist allerdings noch bei weitem nicht klar und wird momentan intensiv erforscht.

Mittlerweile kennt man 10 Aquaporine, die sich in zwei Gruppen einteilen lassen und einfach mit Nummern versehen worden sind.

- Die sogenannten **orthodoxen Aquaporine** sind wirklich nur für Wasser durchlässig. Hierzu zählen die Aquaporine AQP 0, 1, 2, 4, 5 und 8.
- Die **Aquaglyceroporine** lassen nicht nur Wasser, sondern auch Glycerin und andere kleine Nicht-Elektrolyte, so beispielsweise Harnstoff, durch. In diese Gruppe gehören die Aquaporine AQP 3, 7 und 9.

Einige Aquaporine scheinen (so AQP 0, 3 und 6) z.T. durch den pH-Wert reguliert zu werden. Auch eine Regulation durch reversible Phosphorylierung mag eine Rolle spielen.

**In der Niere** sind die Aquaporine schon lange bekannt gewesen, wobei das **AQP 2** das wichtigste zu sein scheint. Es wird hormonabhängig in die Plasmamembran eingebaut (Adiuretin ↗ S. 388) und sorgt dann für eine verstärkte Rückresorption von Wasser im Bereich der Sammelrohre. Eine Mutation im *AQP-2*-Gen kann zu der angeborenen Form des **nephrogenen Diabetes insipidus** ( ↗ S. 390) führen.

**In anderen Zellen** gibt es diese Aquaporine ebenfalls, auch wenn deren Bedeutung noch nicht ganz klar ist. Aquaporine der Erythrozyten reagieren beispielsweise sensitiv auf $HgCl_2$, also auf Quecksilber, mit einer Blockade der Kanäle. Dies spricht für eine SH-Gruppe in der Pore der AQPs.

## Osmose

Diffusion durch eine semipermeable Membran heißt Osmose (gr. osmos = der Stoß). Osmose beschreibt einen Konzentrationsausgleich zwischen zwei Kompartimenten, die durch eine Membran voneinander getrennt sind. Treibende Kraft ist also auch hier wieder der Konzentrationsunterschied, es wird auch hier keine zusätzliche Energie benötigt.

Der Unterschied zur Diffusion ist, dass die Membran nicht für den Stoff, sondern lediglich für das Lösungsmittel durchlässig ist. So muss das Lösungsmittel durch Übertritt in das Kompartiment mit der höheren Konzentration des betreffenden Stoffes für den Konzentrationsausgleich sorgen. Im Prinzip ist es also einfach eine Verdünnung.

## Aktiver Transport

Soll der Transport entgegen eines Gradienten erfolgen, muss dafür Energie aufgebracht werden. Diese Energie kann nun direkt in den betreffenden Vorgang gesteckt werden (**primär aktiv**). Sie kann aber auch dazu verwendet werden, irgendeinen Gradienten aufzubauen, der dann wiederum einen Transport antreibt (**sekundär aktiv**).

**Primär aktiver Transport.** Durch Hydrolyse von ATP (Energie) kann ein Stofftransport erfolgen. Zum Beispiel werden bei der $Na^+/K^+$-ATPase mit Hilfe der ATP-Energie drei Natrium-Ionen aus der Zelle raus und zwei Kalium-Ionen in die Zelle hinein transportiert. In diesem Falle spricht man von einem elektrogenen Transport, da drei positive Ladungen raus, aber nur zwei positive Ladungen rein transportiert werden. Neben der $Na^+/K^+$-ATPase findet man auch bei der $Ca^{2+}$-ATPase und bei den Protonenpumpen einen elektrogenen Transport.

**Sekundär aktiver Transport.** Hierbei erfolgt eine Koppelung an einen anderen freiwillig ablaufenden Prozess, bei dem Energie übrigbleibt. Häufig dient dabei ein durch die $Na^+/K^+$-ATPase erzeugter Natriumgradient als Antrieb. Auf diese Weise funktioniert z.B. die Glukose- und Aminosäureresorption aus dem Darmlumen in den Enterozyten des Dünndarms oder in Tubulusepithelzellen der Nieren.

## Transportproteine

Doch was genau sind diese so oft erwähnten Transportproteine oder Carrier? Sie transportieren **spezifisch** Moleküle oder Stoffe durch Zellmembranen und weisen dabei ebenso wie Enzyme eine Sättigungskinetik auf, so dass ihre „Arbeit" durchaus limitiert ist. Außerdem besitzen sie, ebenfalls wie Enzyme, eine bestimmte Affinität zu den zu transportierenden Stoffen, so dass sie kompetitiv gehemmt werden können, indem es zur Konkurrenz um Bindungsstellen kommt.

Das zu transportierende Molekül wird kurzzeitig an den Transporter gebunden, wodurch es hier ebenso wie bei der Enzymkinetik zu einer Substratsättigung kommen kann. Da die treibende Kraft des Transportvorgangs der Konzentrationsgradient ist, ist auch die Geschwindigkeit zunächst von diesem abhängig (Reaktion 1. Ordnung). Erst bei Sättigung verläuft der Transport mit konstanter Geschwindigkeit (damit ergibt sich eine Reaktion 0. Ordnung).

Man unterscheidet drei verschiedene Transportmöglichkeiten.

- Der **Uniport** zeichnet sich dadurch aus, dass das Molekül alleine durch die Membran geschleust wird.
- Beim **Antiport** werden zwei Teilchen gewissermaßen im Austausch gegeneinander transportiert.
- Von **Symport** spricht man, wenn zwei Teilchen in gleicher Richtung transportiert werden.

## Zytosevorgänge

Stoffe können auch von der Membran umgeben und in Membranvesikel „verpackt" aufgenommen werden. Man unterscheidet zwischen der Aufnahme von festen, geformten Teilchen, der **Phagozytose** („fressen") und von flüssigen oder gelösten Substanzen („trinken"), der **Pinozytose**.

Allgemein wird die Aufnahme von Stoffen als **Endozytose** und die Abgabe als **Exozytose** bezeichnet. Werden die Substanzen gewissermaßen durch die ganze Zelle transportiert und auf der anderen Seite gleich wieder rausgeworfen, spricht man von **Zytopempsis**.

Doch woher weiß ein Stoff, an welchem Teil der Membran er „empfangen" und in die Zelle aufgenommen wird. Wie so oft gibt es auch hier bestimmte Regionen auf der Zellmembran, die mit Rezeptoren für bestimmte Stoffe versehen sind. Sie zeichnen sich dadurch aus, dass sie auf der Innenseite mit **Clathrin-Proteinen** besetzt sind, die nach Invagination (Einschnürung oder Abschnürung des Vesikels) das Bläschen von außen wie einen Mantel umgeben und somit stabilisieren (daher der Name „coated vesikel", Bläschen mit Clathrin-Mantel).

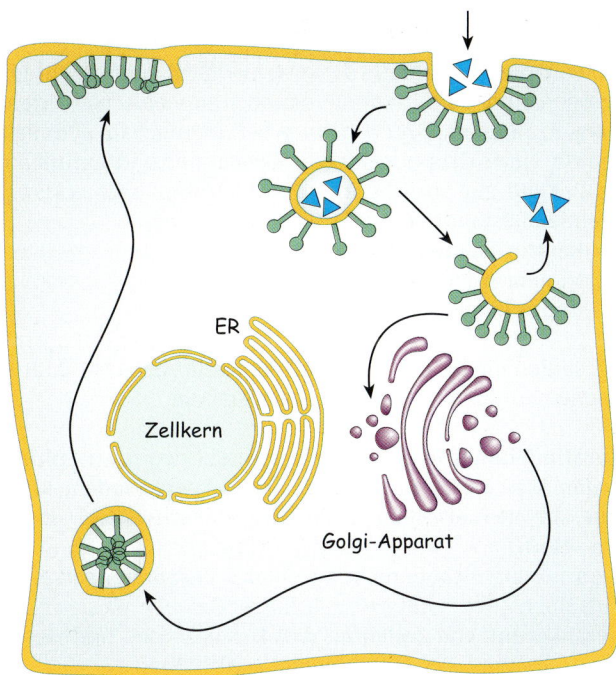

ER

Zellkern

Golgi-Apparat

## 1.4 Das Zytoskelett

Die Zellmembran allein reicht nicht aus, um eine Zelle zusammenzuhalten. Da unsere Zellen keine Zellwand besitzen, sind sie auf andere Stabilisierungsmechanismen angewiesen, damit sie nicht auseinander fallen. Zu diesem Zweck gibt es Fasern im Zytoplasma, die in ihrer Gesamtheit als Zytoskelett bezeichnet werden.

Einige Komponenten des Zytoskeletts nehmen allerdings noch eine Reihe anderer Funktionen wahr, nicht nur die des Zusammenhalts.

Grundsätzlich unterscheidet man drei Typen von Proteinfilamenten, die nicht nur durch verschiedene Protein-Untereinheiten charakterisiert sind, sondern auch unterschiedliche Aufgaben in der Zelle wahrnehmen.

- **Aktinfilamente** (etwa 6 nm im Durchmesser) bestehen aus Aktin und dienen vor allem der Stabilität der Zellmembran. Außerdem sind sie aber auch für Bewegungen notwendig, so beispielsweise bei der Muskelkontraktion.
- **Mikrotubuli** (etwa 25 nm) bestehen aus Tubulin und dienen neben der inneren Stabilität der Zelle unter anderem der Bewegung von Organellen und Molekülen innerhalb der Zelle.
- Die **Intermediärfilamente** (etwa 10 nm) werden – je nach Zelltyp – von ganz unterschiedlichen Proteinen gebildet, beispielsweise von Keratin in Epithelien.

### Aktinfilamente

Die Aktinfilamente (lat. agere, actum = handeln; tätig werden) werden auch als Mikrofilamente bezeichnet. Aktin,

das immerhin 5 – 10 % des gesamten zellulären Proteins ausmacht, kann sich zu fadenförmigen Proteinfilamenten zusammenlagern. Sie bilden in unseren Zellen ein Netzwerk von Fasern, die das Zytoplasma kreuz und quer durchspannen und ein räumliches Geflecht bilden. Besonders aktinreich ist die Region direkt unter der Plasmamembran, die auch als Zellrinde bezeichnet wird.

Die Möglichkeit der Bewegung durch das Aktin ergibt sich dann im Zusammenspiel mit dem Myosin, was für die Muskelzelle bedeutsam ist ( ↗ S. 546).

**Sechs Aktine** werden heute beim Menschen unterschieden, die sich auf Grund chemischer Eigenschaften in drei Gruppen einteilen lassen.
- $\alpha$-**Aktine** befinden sich vor allem in Muskelzellen;
- $\beta$- und $\gamma$-**Aktine** kommen hingegen in Nicht-Muskelzellen vor.

### Aufbau der Aktinfilamente

Die Aktinfilamente entstehen (in Anwesenheit von ATP) durch Polymerisation **g**lobulärer Aktinproteine (**G-Aktin**) zum sogenannten **F-Aktin** (von **f**ilamentär). An diese Filamente können sich nun weitere Proteine anlagern und die einzelnen Proteinfäden miteinander verknüpfen und verbinden, bis ein dreidimensionales Netzwerk entsteht.

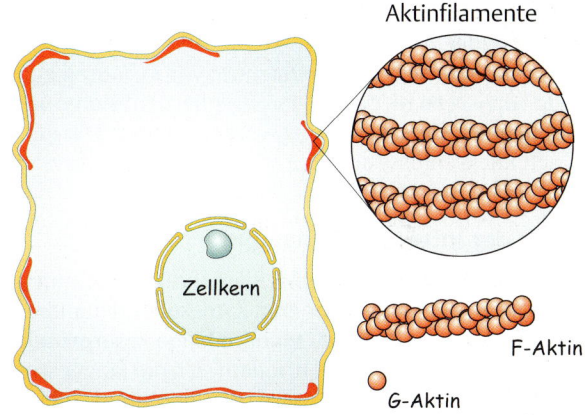

Aktinfilamente

Zellkern

F-Aktin

G-Aktin

Im Zusammenbau der Filamente ist eine Polarität zu erkennen, weshalb man ein Minus-Ende von einem Plus-Ende unterscheidet. Genau wie auch die Mikrotubuli können die Aktinfilamente in den Zellen ziemlich schnell aus den Bausteinen neu gebildet und auch wieder abgebaut werden.

### Aufgaben der Aktinfilamente

Neben der Bewegungsfunktion in Zusammenarbeit mit Myosin sind die Aktinfilamente vor allem für die Zellform verantwortlich. Sie stehen mit der Zellmembran in Verbindung und sind auch für die Verankerung des Zytoskeletts verantwortlich ( ↗ S. 450). Außerdem kann eine Verankerung von Aktinfilamenten mit Membranproteinen erfolgen. Hierdurch können beispielsweise Rezeptoren auf der Zelloberfläche fixiert werden, indem ihre Lateraldiffusion eingeschränkt wird.

**Mikrovilli.** Eine wichtige Stützfunktion nehmen Aktinfilamente auch in den Mikrovilli des Bürstensaumes verschiedener Epithelien war. Beim Darmepithel sind die Mikrovilli mit für die enorme Oberfläche verantwortlich, durch die eine effizientere Resorption erfolgen kann.

**Auch die Stereozilien**, die sich im Ohr befinden sind spezialisierte Mikrovilli und ermöglichen uns das Hören.

## Intermediärfilamente

Die Intermediärfilamente (IF) sind die Filamente, zu denen der Begriff des Zytoskeletts am besten passt. Sie dienen in erster Linie dem mechanischen Halt der Zelle. Intermediärfilamente halten wegen ihrer Struktur viel mehr aus als die anderen beiden Bestandteile des Zytoskeletts und sind weitgehend stabil. Man findet sie daher auch besonders zahlreich in Zellen, die mechanisch besonders beansprucht sind.
Wie der Name schon vermuten lässt (intermediär = dazwischen), stehen sie bezüglich ihrer Größe zwischen den beiden anderen, sind also „mitteldick".

**Gewebespezifität.** Anders als die Aktinfilamente und die Mikrotubuli sind die Komponenten der Intermediärfilamente allerdings sehr heterogen. Die Intermediärfilamente werden – je nach Zelltyp – von ganz unterschiedlichen Proteinen gebildet.
Dies macht man sich bei der Diagnose von Tumoren zunutze, da die verschiedenen Intermediärfilamente unterschiedlichen Zellen zugeordnet werden können. Daraus lassen sich Rückschlüsse auf die Art des Primärtumors ziehen.

### Aufbau der Intermediärfilamente

Die Proteine, die die Intermediärfilamente bilden, sind – im Gegensatz zu den beiden anderen Zytoskelettbestandteilen – keine globulären Proteine, sondern **lange Faserproteine**.
Die **Protofilamente** entstehen, indem sich die langgestreckten Proteine aneinander lagern; Grundeinheit scheinen wohl Tetramere zu sein, die als solche schon im Zytoplasma vorliegen.
Acht Protofilamente lagern sich dann zu einem Intermediärfilament zusammen.

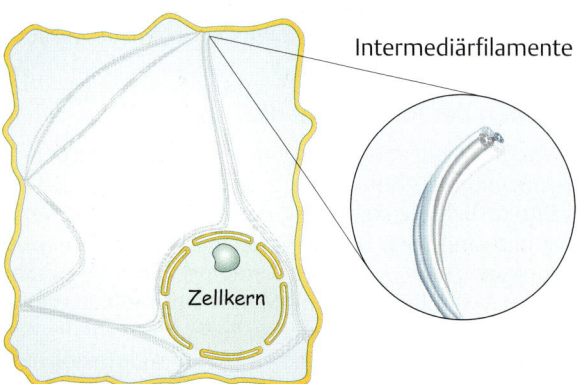

Intermediärfilamente

Zellkern

### Bestandteile der Intermediärfilamente

Obwohl die Bestandteile der Intermediärfilamente sehr heterogen sind, kann man sie dennoch in vier verschiedene Klassen einteilen. Drei von ihnen befinden sich im Zytoplasma, die vierte Gruppe bildet die Kernlamina und kommt anschließend zur Sprache. Die drei im Zytoplasma vorkommenden Bestandteile sind:
- Keratin-Filamente
- Vimentin-Filamente
- Neurofilamente

Sie stellen die für die verschiedenen Zelltypen charakteristischen Komponenten des Zytoskeletts dar.

**Keratin-Filamente** findet man typischerweise in **Epithelzellen**. Man kennt mittlerweile über 20 verschiedene Keratine, die auch als Zytokeratine bezeichnet werden (gr. keras = Horn).
Keratine sorgen aber nicht nur für den Zusammenhalt einer einzelnen Zelle, sondern auch ganzer Gewebe, da sie an der Verankerung von Zellen an den Desmosomen und Hemidesmosomen ( ↗ S. 450) beteiligt sind.
In einigen Zellen wird das Keratin stark vermehrt und bildet nach dem Absterben der Zelle die Hornsubstanz – zum Beispiel der Haare und der Nägel. Diese spezialisierten Keratine werden auch als *harte Keratine* bezeichnet.

**Vimentin-Filamente** kommen hingegen in Zellen **mesodermalen Ursprungs** vor. Das Vimentin selbst dient hier vor allem als Baustein für die Intermediärfilamente von Fibroblasten, Endothelzellen und Leukozyten.
In diese Gruppe gehören außerdem auch Vimentin-artige Proteine, die in speziellen Geweben vorkommen; von diesen sollen hier nur zwei genannt werden.
- **Desmin** findet man in den Desmin-Filamenten der Muskelzellen.
- Das **saure Gliafaserprotein** befindet sich in Astrozyten und bildet die Gliafilamente.

**Neurofilamente** finden sich in verschiedenen Nervenzellen, vor allem in den Axonen. Man unterscheidet die drei Proteine **NF-L**, **NF-M** und **NF-H**, die einfach wegen ihrer Molaren Masse so bezeichnet worden sind (engl. **l**ow, **m**iddle, **h**igh).

### Intermediärfilamente in der Tumordiagnostik

Auf Grund ihrer gewebespezifischen Unterschiede können die Intermediärfilamente zur Charakterisierung von Gewebetypen herangezogen werden. Dies macht man sich in der Tumordiagnostik zunutze, indem immunhistochemisch Intermediärfilamente nachgewiesen werden. Auf diese Weise können verschiedene epitheliale und mesenchymale Tumoren differenziert werden.

## Lamine in der Kernlamina

Die vierte Gruppe der Intermediärfilamente bilden die **Lamine**, die Bestandteile der Kernlamina sind. Diese befindet sich innen an der Kernmembran und bildet ein Geflecht aus Intermediärfilamenten, an dem die Chromosomen angeheftet sind.

**Die Lamine** sollte man nicht mit den **Lamininen** verwechseln. Laminine sind Proteine, die sich ausschließlich in den Basalmembranen befinden, und dort an der Verknüpfung von Kollagen mit anderen Bestandteilen beteiligt sind.

## Mikrotubuli

Anders als die Aktinfilamente, die ein Netzwerk bilden, sind Mikrotubuli zylinderartige Gebilde, die untereinander in der Regel nicht verbunden sind.
Sie durchziehen die gesamte Zelle und dienen der Stabilität und dem Transport verschiedener zellulärer Bestandteile, zum Beispiel der Organellen.
Wie die Aktinfilamente können auch die Mikrotubuli in den Zellen sehr schnell abgebaut und aus den Bausteinen, den **Tubulin-Proteinen**, wieder aufgebaut werden (polymerisieren). Das Tubulin kann dabei bis zu 1 % der gesamten zellulären Proteine ausmachen – die Hälfte eingebaut in Mikrotubuli, die andere Hälfte frei im Zytosol.

**Klinisch wichtig** ist die Möglichkeit zur Hemmung der Mikrotubuli, womit Medikamente gegen die Gicht und gegen Tumoren zur Verfügung stehen (s. u.). Auf Grund der klinischen Relevanz fällt der folgende Abschnitt auch etwas ausführlicher aus.

### Aufgaben der Mikrotubuli

Neben dem normalen **Mikrotubulus-Zylinder** kann man noch zwei Erscheinungsformen unterscheiden, die durch die besondere Anordnung mehrerer Mikrotubuli zustande kommen.
- Das **9 x 2 + 2-Muster**, bei dem neun Doppel-Mikrotubuli um zwei zentrale Einzelmikrotubuli gruppiert sind und
- das **9 x 3-Muster**, bei dem neun Dreier-Mikrotubuli in einem Kreis angeordnet sind.

Die Funktionen der Mikrotubuli sind vielfältig und sollen hier kurz erwähnt werden, bevor wir die wichtigsten Aufgaben ausführlicher besprechen.
- Mikrotubuli kommen als Bestandteile des Zytoskeletts im **Zytoplasma** vor, wo sie für Stabilität und Transport wichtig sind. Außerdem bilden sie den **Spindelapparat** für die Zellteilung.
- In **Zilien** und **Geißeln** kommen sie in einer besonderen Anordnung (dem **9 x 2 + 2-Muster**) vor.
- Ihren Ausgang nehmen die Mikrotubuli immer von einem besonderen Organisationszentrum (dem Zentrosom), in dessen Mitte sich entweder **Zentriolen** oder **Basalkörper** befinden (Mikrotubuli mit dem **9 x 3-Muster**).

## Aufbau der Mikrotubuli

Mikrotubuli sind lange Hohlzylinder, die die gesamte Zelle durchziehen. Grundbausteine sind das **α-** und das **β-Tubulin**, die sich immer abwechselnd aneinander lagern, wodurch die **Protofilamente** entstehen. 13 dieser Protofilamente lagern sich dann zu einer Röhre zusammen, dem Mikrotubulus, der einen Durchmesser von etwa 25 nm besitzt.

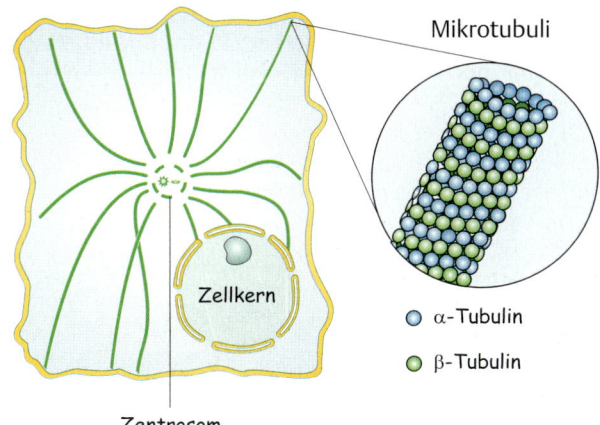

Mikrotubuli
- α-Tubulin
- β-Tubulin

Zellkern

Zentrosom

Auch bei den Mikrotubuli handelt es sich um polare Strukturen, die ein Plus-Ende und ein Minus-Ende aufweisen und deren Polarität wichtig für die Funktion in der Zelle ist.

**Dynamische Instabilität.** Auch die Mikrotubuli sind recht labile Strukturen, die einem ständigen Auf- und wieder Abbau unterliegen, was als dynamische Instabilität bezeichnet wird. Für die Depolymerisation wird vermutlich ein GTP hydrolysiert.

**Zusatzproteine.** An die Mikrotubuli können eine Reihe sogenannter **M**ikrotubulus-**a**ssoziierter **P**roteine (**MAP**s) binden. Die MAPs stabilisieren die Mikrotubuli und dienen der Interaktion mit anderen Komponenten in der Zelle, so zum Beispiel beim Transport mit Hilfe von Motorproteinen (s. u.).

### Das 9 x 3-Muster der Zentriolen und Basalkörper

Zentriolen und die nahe verwandten Basalkörper sind Zylinder mit etwa 400 nm Länge und 200 nm Durchmesser.

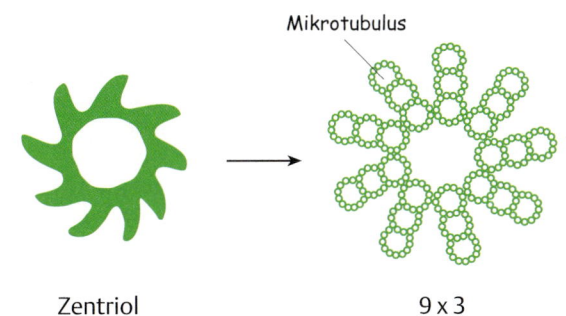

Mikrotubulus

Zentriol                    9 x 3

Sie bestehen aus neun Tripletts, die ihrerseits aus einem vollständigen A-Tubulus (13 Protofilamente) und zwei unvollständigen (B- und C-)Tubuli (je zehn Protofilamente) gebildet werden.

## Zilien und Flagellen (9 x 2 + 2-Muster)

Zilien und Flagellen (s.u.) bestehen aus neun Dupletts von Mikrotubuli, die jeweils aus einem vollständigen Tubulus (13 Protofilamente) und einem unvollständigen Mikrotubulus (11 Protofilamente) bestehen. In der Mitte befinden sich dann noch einmal zwei vollständige Mikrotubuli ("+ 2").

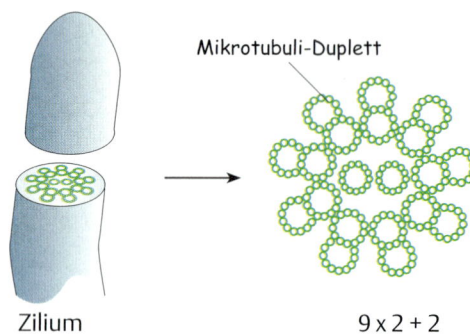

Zilium                    9 x 2 + 2

## Zentrosomen und Mikrotubuli

Generell wachsen Mikrotubuli nicht einfach so in der Gegend herum, sondern immer nur von bestimmten **Mikrotubulus-Organisationszentren** aus. In diesen Zentren ist das Minus-Ende der Mikrotubuli verankert, das Plus-Ende wächst von dort in die Peripherie. Man kann in unseren Zellen drei Zentren unterscheiden, von denen Mikrotubuli aus in die Gegend geschickt werden.
- Vom **Zentrosom**, das das Zellzentrum in der Interphase markiert.
- Von den **Polen** der **Mitosespindeln**, von denen die Mikrotubuli in der Mitose auswachsen.
- Von den **Basalkörperchen** wachsen Mikrotubuli in ein Zilium hinein.

## Organisation der Mikrotubuli

Im Zentrum des Zentrosoms befinden sich zwei Zentriolen, die senkrecht aufeinander stehen.

**Das Zentrosom** (= Zellzentrum) ist eine auffällige Region im Zytosol, die sich meist in der Nähe des Zellkerns befindet und, wie der Name schon vermuten lässt, so ziemlich in der Mitte der Zelle. Mitten drin befinden sich zwei Zentriolen, die eine Schlüsselrolle bei der Organisation der Mikrotubuli zu spielen scheinen.
Um die beiden herum befindet sich die sogenannte Zentrosomen-Matrix, in der sich eine Reihe Zentrosomen-spezifischer Proteine befinden, die noch gar nicht alle bekannt sind.

**Die Zentriolen** (= Zentralkörperchen) werden als das eigentliche Mikrotubuli-Organisationszentrum angesehen. Die Zentriolen sind dabei immer zu zweit und stehen senkrecht aufeinander. Während der S-Phase erfolgt deren Verdopplung, anschließend werden sie dann zu den Spindelpolen (s.u.).

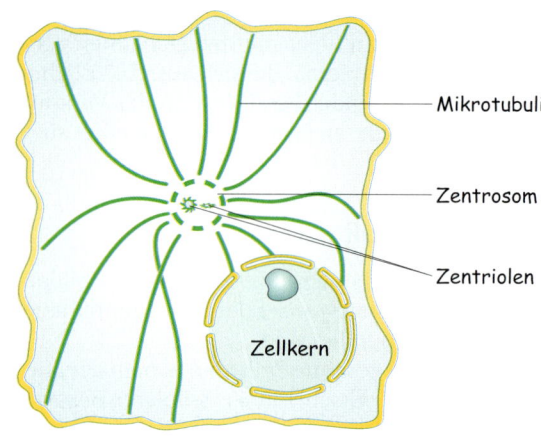

## Transportfunktion der Mikrotubuli

Wie schon erwähnt, sind die Mikrotubuli polarisiert, wobei das Minus-Ende in der Zentrosomen-Matrix verankert ist, und das Plus-Ende in die Peripherie ragt. Die Mikrotubuli dienen so als Schienen für den Transport verschiedener Substrate, so auch ganzer Organellen.
Weiterhin sind sie am intrazellulären Transport exo- und endozytotischer Vesikel beteiligt.

**In Nervenzellen** spielen die Mikrotubuli eine wichtige Rolle für den zytoplasmatischen Materialfluss innerhalb der neuronalen Fortsätze (Axonen und Dendriten).

**Motorproteine** gehören in die Gruppe der Mikrotubulus-assoziierten Proteine (MAPs) und dienen der Bewegung der Organellen (und anderer Zellbestandteile) an den Mikrotubuli entlang. Zwei Klassen von Proteinen sind dabei besonders wichtig, die Kinesine und die Dyneine, die jeweils nur in eine Richtung der Mikrotubuli wandern können.
- **Kinesine** laufen immer zum **Plus**-Ende der Mikrotubuli, also vom Zellkern in Richtung Peripherie.
- **Dyneine** laufen hingegen zum **Minus**-Ende, also aus der Peripherie in Richtung Zentrosom.

Beide Proteine besitzen zwei schwere Köpfe, die mit einer ATPase-Aktivität ausgestattet sind, die die notwendige Energie für den Transport der Materialstoffe liefert.

## Der Spindelapparat

Für die Zellteilung bilden die Mikrotubuli den Spindelapparat aus, der für die Trennung der Chromosomen in der Anaphase der Mitose (↗ S. 259) verantwortlich ist.

Zur Ausbildung dieses Spindelapparates teilt sich während der S-Phase des Zellzyklus ( ↗ S. 257) das Zentrosom einschließlich der eingelagerten Zentriolen, die jeweils ein Tochter-Zentriol bilden. Diese wandern dann zu entgegengesetzten Polen der Zelle und bilden dort die Spindelpole, von denen aus die Mikrotubuli des Spindelapparates aufgebaut werden.

Die Mikrotubuli wachsen dann aus und binden an die Spindelansatzregionen (die Kinetochoren) der Zentromere der Chromsomen. Für den gesamten Spindelapparat werden dabei etwa 3 000 Mikrotubuli benötigt.

## Zilien und Flagellen

Zilien (cilium, lat. Wimper) sind etwa 10 µm lange Fortsätze der Zelloberfläche und dienen dem Transport kleiner Partikel um die Zelle herum.

Zilien (auch Kinozilien genannt) bilden in den folgenden Geweben das sogenannte Flimmerepithel.

- In den **Bronchien** kann mit Hilfe des Zilienschlages der Bronchialschleim (und mit ihm Verunreinigungen) oralwärts transportiert werden. Dadurch können Partikel aus der Lunge entfernt werden (Säuberung!).
- In den **Eileitern** befinden sich ebenfalls Kinozilien. Sie dienen dort dem Transport des Eies.

**Flagellen** (flagellum, lat. Geißel) hingegen sind länger (etwa 150 µm) und dienen der Fortbewegung von Spermien.

**Basalkörperchen.** Auch bei den Zilien und Flagellen geht die Bildung der Mikrotubuli von einem Organisationszentrum aus. In diesem Falle wird es als Basalkörperchen bezeichnet und entspricht in seinem Aufbau einem Zentriol.

## Spindelgifte in der Klinik

Spindelgifte sind Substanzen, die den Auf- oder Abbau des Mikrotubulus-Systems stören, so dass dieses seiner Funktion nicht mehr angemessen nachkommen kann.

**Colchicin** (das Gift der Herbstzeitlosen, Colchium autumnale) bindet an freie Tubulin-Proteine und verhindert so deren Polymerisation. Es wird als Medikament zur Therapie eines akuten Gichtanfalls eingesetzt ( ↗ S. 254). Es hemmt dort die Wanderung der Neutrophilen Granulozyten, indem es das Tubulussystem stört.

**Vincristin und Vinblastin** (Alkaloide aus der Immergrünart Vinca rosea) sind Zytostatika ( ↗ S. 314), die sich mit dem Mikrotubulussystem verbinden, was zur Disaggregation in die Tubulin-Untereinheiten führt.

Besonders Zellen mit einer hohen Teilungsrate (gewünscht bei den Tumorzellen) werden von diesen Substanzen geschädigt. Eine häufige Nebenwirkung (vor allem bei Vincristin) ist die Neurotoxizität, die auf die Hemmung der in Neuronen so wichtigen Mikrotubuli zurückgeführt wird.

## 1.5 Der Zellkern

Der Kopf und Verwalter der ganzen Zelle ist der Zellkern. In ihm sind die Informationen über das Leben und die Arbeit der Zelle gespeichert. Im Laufe der Evolution haben sich Zellen mit einem gut ausgebildeten Zellkern entwickelt, die Eukaryonten (gr. eu = gut). Bei diesen Zellen liegt die Erbsubstanz nicht mehr ungeordnet in der ganzen Zelle verstreut, sondern wird im Zellkern vom übrigen Zytoplasma getrennt.

Praktisch jede Eukaryontenzelle besitzt mindestens einen Zellkern (eine Ausnahme bilden zum Beispiel die Erythrozyten, die keinen Zellkern besitzen). Leberepithelzellen sind oft zweikernig, die den Knochen abbauenden Osteoklasten und andere spezialisierte Zellen sogar vielkernig.

### Aufbau des Zellkerns

Die Hülle des Kerns besteht aus zwei Membranen, einer inneren und einer äußeren, die teilweise in das Endoplasmatische Retikulum übergeht. Wichtigster Bestandteil des Kerns ist die Erbsubstanz in Form von DNA-Fäden, die man in der Metaphase ( ↗ S. 258) als Chromosomen bezeichnet. Im Gegensatz zu den Prokaryonten liegt die DNA jedoch nicht nackt vor, sondern in Verbindung mit besonderen Proteinen, den Histonen ( ↗ S. 239).

**Innen an der Kernmembran** befindet sich die sogenannte **Kernlamina**, die von den **Laminen** gebildet wird. Diese fibrillären Proteine werden zur Gruppe der Intermediärfilamente ( ↗ S. 440) gerechnet.

Die Kernlamina ist nicht unwichtig, weil daran die Chromosomen angeheftet sind. Zu Beginn der Mitose ( ↗ S. 258) werden die Lamine phosphoryliert, wodurch sich die Kernlamina und die Zellmembran auflösen.

### Aufgaben des Zellkerns

Die wichtigste Aufgabe des Zellkerns ist die Speicherung der genetischen Information. Auch einige andere Aufgaben sollten noch kurz zur Sprache kommen.

### Der Zellkern als DNA-Bibliothek

Der Zellkern hat die wichtige Aufgabe der Aufbewahrung der genetischen Information über die Zelle. Er stellt gewissermaßen die Bibliothek dar, aus der aber nichts ausgeliehen werden kann („Präsenzbibliothek"): Die Information muss also zunächst abgeschrieben (Transkription), in dieser Form (mRNA) vom Zellkern ins Zytoplasma transportiert werden, bis schließlich an den Ribosomen die Umsetzung der Information (Proteinbiosynthese) stattfinden kann.

## Herstellung von RNA

Auch die Herstellung von RNA, die **Transkription**, findet im Zellkern statt. Zum einen erfolgt dabei die Produktion von mRNA, die dann im Zytoplasma der Proteinbiosynthese dient. Desweiteren werden aber auch alle anderen Arten von RNA im Zellkern hergestellt, so zum Beispiel die tRNA oder die rRNA.

## Die NAD-Biosynthese

Auch die Biosynthese des Nikotinamid-Adenin-Dinukleotids (NAD) findet im Zellkern statt. Die NAD-Phosphorylase ist dabei eines der Leitenzyme des Zellkernes.

## Kommunikation zwischen Kern und Zytoplasma

Zellkern und Zytoplasma sind durch zwei Doppellipidschichten getrennt, was einen selektiven Stoffaustausch zwischen diesen beiden Kompartimenten ermöglicht und auch erforderlich macht. Die Kommunikation zwischen Zytoplasma und Kern erfolgt dabei über Kernporen ( ↗ S. 283). Diese regulierbaren Poren können von kleinen Stoffen (etwa unter 40 – 60 kD) leicht passiert werden, während größere Moleküle nukleäre Lokalisationssequenzen (NLS, ↗ S. 284) benötigen, um in den Zellkern zu gelangen. Diese Kernporenkomplexe gestatten nur ganz bestimmten Molekülen den Austausch zwischen Kern und Zytoplasma.

**Die Information über Proteine** steht im Kern. Sie muss also (über die mRNA) ins Zytoplasma gelangen, damit an den Ribosomen Proteine hergestellt werden können. Andererseits braucht man aber auch im Zellkern Proteine, zum Beispiel Enzyme für die Transkription oder die Reparatur der DNA. Die hierfür benötigten Bausteine werden zum großen Teil im Zytoplasma hergestellt und gelangen dann durch die Kernporen in den Zellkern ( ↗ S. 283).

**Verschiedene andere RNA-Arten**, zum Beispiel die tRNA, entstehen im Zellkern und gelangen durch die Poren ins Zytoplasma, um dort ihre Arbeiten verrichten zu können ( ↗ S. 277).
Auch ribosomale Proteine entstehen im Zytoplasma, müssen jedoch wieder in den Kern, da nur dort die Ribosomenuntereinheiten zusammengebaut werden können ( ↗ S. 276).

### Der Nukleolus

Wirft man einen Blick durch ein Mikroskop, wird man meist innerhalb des Zellkerns einen dunkleren Bereich erkennen, den Nukleolus oder das Kernkörperchen.
Es zeichnet sich im Lichtmikroskop durch hohe Dichte aus (deswegen sieht man es eben auch). Im Nukleolus wird ribosomale RNA ( ↗ S. 276) gebildet. Wenn man sich die Zahl der in einer Zelle enthaltenen Ribosomen vor Augen hält, bekommt man eine ungefähre Vorstellung von der Arbeit, die hier geleistet werden muss.

**NORs.** Abschnitte auf Chromosomen, die einen Beitrag zum Nukleolus leisten, bezeichnet man als Nukleolus-organisierende Regionen (NORs), die man nur auf fünf Chromosomen findet (nämlich auf denen mit dem Nummern 13, 14, 15 und 21, 22 – die akrozentrischen Chromosomen).

### Vermehrung des Zellkerns – die Mitose

In der Mitose (Zellkernteilung) verdoppeln sich die Chromosomen, indem sie zwei Schwesterchromatiden bilden, die jeweils nur eine DNA-Doppelhelix enthalten ( ↗ S. 299). Die Zellmembran löst sich dann anschließend in einzelne Membranvesikel auf und es schließt sich in aller Regel die Teilung der Zelle an. Danach erfolgt in den beiden Tochterzellen die Bildung einer neuen Kernhülle, die vom Endoplasmatischen Retikulum aus gebildet wird.

## 1.6    Die Mitochondrien

Nun wurde der Organisations- und Verwaltungsapparat besprochen, der allerdings nicht arbeiten kann, wenn keine Energie zur Verfügung steht, um anfallende Arbeiten auszuführen. Hierfür gibt es die Mitochondrien, die „Kraftwerke der Zelle". Der Name leitet sich von griechisch mitos (= Faden) und chondros (nicht nur Knorpel, sondern auch Korn) ab und zielt auf die lichtmikroskopisch zu sehenden Körnchen ab, die sich als die Mitochondrien herausstellten.
Die Zahl der Mitochondrien ist sehr variabel und abhängig von der Zellart und dem momentanen Bedarf. Durch Training kann man zum Beispiel die Anzahl der Mitochondrien in den Muskelzellen erhöhen. Im Schnitt handelt es sich jedoch um rund 2000 pro Zelle, das sind etwa 25 % des gesamten Zellvolumens.

### Aufbau der Mitochondrien

Die Mitochondrien umgeben (wie den Zellkern) zwei Doppellipidschichten, eine äußere glatte und eine innere gefaltete. Der Aufbau der beiden Membranen unterscheidet sich erheblich. Während die äußere Membran von Poren durchsetzt und für die meisten Stoffe durchlässig ist, ist die inneren Membran praktisch undurchlässig. Sie enthält zahlreiche Transportsysteme, die einen kontrollierten Stoffaustausch gewährleisten.
Vorteil der gefalteten Oberfläche ist natürlich die Oberflächenvergrößerung, wodurch mehr Reaktionen gleichzeitig stattfinden können.
Den Innenraum der Mitochondrien bezeichnet man als Matrixraum (lat. matrix = Erzeugerin, Stamm), in ihm laufen eine Reihe von Stoffwechselreaktionen ab.
An Lipiden enthält die Mitochondrienmembran neben den uns schon bekannten Phospholipiden besonders viel Kardiolipin, ein besonderes Phospholipid, das die eingewanderten Bakterien (Endosymbiontentheorie, ↗ S. 446) mitgebracht haben.

## Aufgaben der Mitochondrien

Die Hauptfunktion der Mitochondrien liegt in der Energiebereitstellung. Sie sind daher mit einer Fülle von Stoffwechselleistungen ausgestattet.

### Stoffwechselleistungen der Mitochondrien

Die Stoffwechselleistungen der Mitochondrien sind vielfältig, vor allem für den aeroben Energiestoffwechsel spielen sie eine herausragende Rolle, da sie sämtliche Enzyme des Citratzyklus und der Atmungskette enthalten.

**Energiestoffwechsel.** Die Endstrecken des Abbaus von Nahrungsstoffen verlaufen alle in den Mitochondrien und münden in das Molekül Acetyl-CoA, das dann der Endstrecke des oxidativen Abbaus zugeführt wird. Acetyl-CoA kann auf verschiedene Weisen entstehen:

- Am wichtigsten ist hier die **Pyruvat-Dehydrogenase** (PDH, ↗ S. 93), die aus dem Endprodukt der Glykolyse (↗ S. 83), dem Pyruvat, das Acetyl-CoA herstellt.
- Viel Acetyl-CoA entsteht auch beim Zerlegen von Fettsäuren in der **β-Oxidation** (↗ S. 128), die ebenfalls in der Mitochondrienmatrix abläuft.

Das Acetyl-CoA wird dann im **Citratzyklus** (↗ S. 193) abgebaut, wodurch sogenannte „Reduktionsäquivalente" (↗ S. 202) entstehen.
Die Verarbeitung der Reduktionsäquivalente im Rahmen der in der inneren Mitochondrienmembran lokalisierten **Atmungskette** (↗ S. 208) führt dann zur Bildung von **ATP** (↗ S. 224).

**Harnstoffzyklus.** Ein weiterer wichtiger Vorgang, der zumindest teilweise in den Mitochondrien abläuft, ist die Harnstoff-Biosynthese (sogenannter „Harnstoffzyklus", ↗ S. 183).

Nicht zu verachten ist auch die Funktion der Mitochondrien als **Calciumspeicher** – vor allem in Muskelzellen. Die Anzahl der Mitochondrien schwankt – vor allem in den Muskelzellen – je nach Stoffwechselleistung.
In sauerstoffverbrauchendem Gewebe stoffwechselaktiver Zellen sind demnach viele Mitochondrien, während in weniger aktiven Zellen wenige vorhanden sind.

### Stofftransporte durch die Mitochondrienmembran

Es existieren eine ganze Reihe Transportmechanismen, von denen hier nur die wichtigsten besprochen werden sollen.

**Pyurvat und das ATP.** Drei Transportmechanismen sind für das Ablaufen der Atmungskette (↗ S. 208) ungemein wichtig.

- Pyurvat wird zusammen mit Protonen in das Mitochondrium transportiert (**Pyruvat/H⁺-Symporter**).
- ATP wird im Austausch gegen ADP aus dem Mitochondrium heraus geschafft (**ATP/ADP-Antiporter**).

- Das für die Phosphorylierung des ADP benötigte Phosphat wird ebenfalls zusammen mit Protonen aus dem Zytoplasma in den Matrixraum befördert (**Phosphat/H⁺-Symport**).

**Die aktivierten Fettsäuren** sind nicht mehr in der Lage, einfach so durch Membranen zu gelangen, sie benötigen Transportmechanismen. Dies erfolgt mittels eines Carnitin-Transporters, bei dem die Fettsäuren mittels Acyl-Carnitin durch die Membran befördert werden (↗ S. 128).

**Auch für Calcium** gibt es spezielle Transportvorrichtungen, da die Mitochondrien wichtige Calciumspeicher für unsere Zellen sind – und die zweifach positiven Ladungen die Membran natürlich nicht einfach so überwinden können.

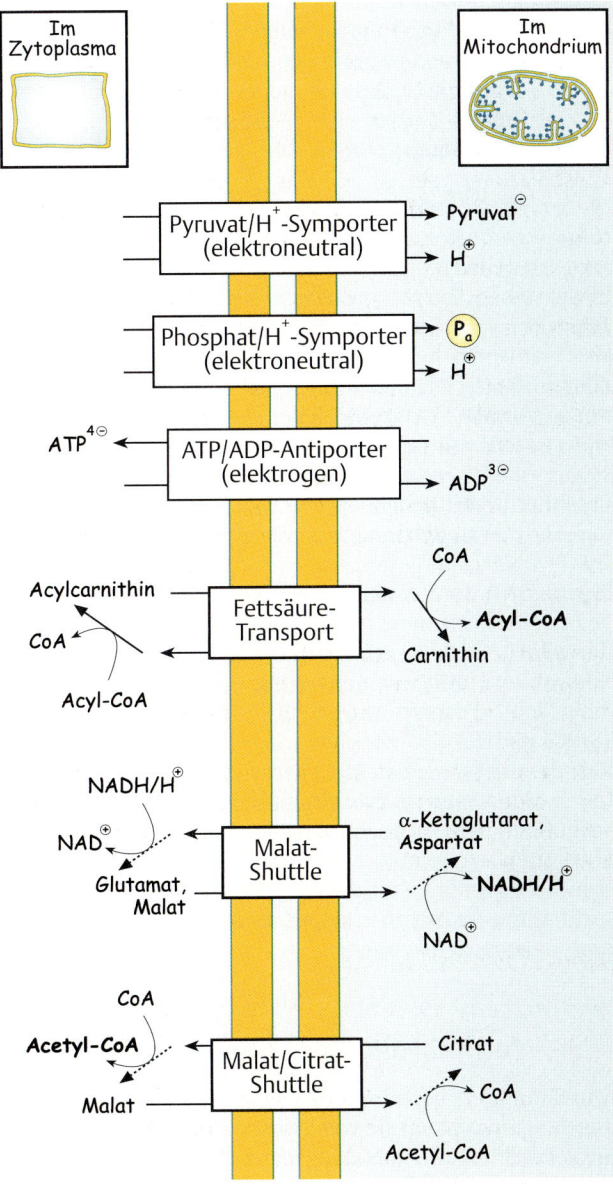

**Der Malat-Shuttle** dient vor allem dem Transport von Reduktionsäquivalenten durch die Membran und wird an anderer Stelle ausführlich besprochen ( ↗ S. 219).

**Der Citrat-Transporter** ist wichtig für den Transport von Acetyl-CoA-Einheiten, die selbst nicht durch die Membran gelangen können. Im Zytoplasma dient es der Biosynthese der Fettsäuren ( ↗ S. 134).

### Die Endosymbiontentheorie

Bei genauer Betrachtung des Mitochondriums fallen vier Dinge auf.

- Als einziges Zellorganell enthält ein Mitochondrium eine eigene, zirkuläre DNA und eigene Ribosomen.
- Mitochondrien vermehren sich durch Querteilung selbstständig und unabhängig von der Zelle.
- Die Ribosomen der Mitochondrien enthalten 70 S- und 30 S-Untereinheiten, was typisch für Prokaryonten ist.
- Der Aufbau der äußeren Membran unterscheidet sich von der inneren.

Diese vier Besonderheiten haben zur **Endosymbiontentheorie** geführt. Endosymbionten sind Organismen, die in anderen Zellen („endo") zum gegenseitigen Nutzen („Symbiose") leben. Die Theorie besagt, dass es sich bei Mitochondrien um – im Laufe der Evolution – eingewanderte Mikroorganismen handelt, die wahrscheinlich aus aerob lebenden Bakterien hervorgegangen sind und in Symbiose mit anaeroben Wirtszellen lebten.

Sie wurden also per Endozytose aufgenommen, wodurch sie die zweite, äußere Membran erhielten, während die innere ihre ursprüngliche eigene Bakterienmembran ist. Mitochondrien sind demnach gewissermaßen „Ex-Bakterien".

**Eigene DNA.** Interessant ist weiterhin, dass ihre ringförmige DNA für bestimmte mitochondriale Enzyme codiert und die Mitochondrien mit Hilfe ihrer eigenen **mit**ochondrialen Ribosomen (mtRibosomen) selbst zur Proteinbiosynthese fähig sind. So codiert mtDNA für die mitochondrialen RNA-Typen und für 13 mitochondriale Enzyme, während der Rest der Enzyme (etwa 85 %) kerncodiert ist. Sie werden an freien Ribosomen im Zytoplasma synthetisiert und erst anschließend in die Mitochondrien aufgenommen.

Eine Signalsequenz auf den für die Mitochondrien bestimmten Proteinen wird dabei von Rezeptoren auf der Mitochondrienmembran erkannt, so dass die Proteine aufgenommen werden können.

### Vermehrung der Mitochondrien

Mitochondrien haben eine Lebensdauer von etwa 10 – 20 Tagen, dann werden sie von Lysosomen abgebaut.

Sie vermehren sich unabhängig von der Zelle durch Wachstum und eine anschließende, durch Septenbildung erfolgende Zweiteilung. Sie werden bei der Teilung der Zelle rein zufällig auf die beiden Zytoplasmahälften aufgeteilt. Bei sexueller Vermehrung werden sie nur vom mütterlichen Organismus an die Nachkommen vererbt, da die Mitochondrien der Spermien bei der Befruchtung nicht mit in die Eizelle eindringen. Dies bezeichnet man als maternalen Erbgang (lat. maternus = mütterlich).

## 1.7   Die Ribosomen

Die Ribosomen sind die Proteinfabriken der Zelle, an ihnen geschieht die Proteinbiosynthese, was man auch als Translation bezeichnet. Da eine Zelle unwahrscheinlich viele Proteine (in erster Linie Enzyme) benötigt, ist die Zahl der Ribosomen mit einigen zigtausend pro Zelle auch relativ hoch.

### Aufbau der Ribosomen

Ribosomen sind Gebilde, die sich aus zwei Untereinheiten zusammensetzen, einer größeren 60 S- und einer kleineren 40 S-Untereinheit. S steht für Svedberg und ist ein Maß für die Sedimentationsgeschwindigkeit eines Teilchens ( ↗ S. 276).

Die etwa 20 nm großen Ribosomen bestehen aus einer bestimmten Sorte RNA (ribosomale RNA, kurz rRNA) und aus ribosomalen Proteinen, die zusammen die Proteine herstellen.

### Funktion der Ribosomen

Wenn Ribosomen gerade einmal nichts zu tun haben, liegen sie so in ihre beiden Untereinheiten dissoziiert in der Zelle herum und warten auf eine mRNA. Diese bewirkt dann die Zusammenlagerung der beiden Untereinheiten zum vollständigen (80 S-) Ribosom. Jetzt kann die **Proteinbiosynthese** (oder auch **Translation**, wenn man es vom genetischen Standpunkt aus betrachtet) beginnen.

**Adressierung.** Man muss nun noch zwischen zwei grundsätzlich verschiedenen Wegen der Proteinherstellung unterscheiden – abhängig davon, wo die Proteine eingesetzt werden sollen.

Exportproteine haben zum Beispiel am Anfang des Proteins eine Signalsequenz, die in der Lage ist, „ihr" Ribosom an das Endoplasmatische Retikulum (ER) zu dirigieren. Dort erfolgt dann erst die weitere Translation – direkt in das Lumen des ER hinein, das man jetzt als *raues* ER bezeichnet, da es durch zahlreiche außen andockende Ribosomen im Elektronenmikroskop ganz schön pickelig aussieht.

Die andere Möglichkeit ist, dass das Protein einfach an Ort und Stelle irgendwo im Zytoplasma synthetisiert wird, wo es dann auch bleibt.

**Polysomen.** Eine mRNA durchläuft selten nur ein Ribosom, meist sind mehrere Ribosomen hintereinander geschaltet, was man als Polysomen bezeichnet.

## Biosynthese der Ribosomen

Die Proteinbestandteile neuer Ribosomen werden an schon vorhandenen Ribosomen hergestellt. Die Kern-Signalsequenz sorgt dafür, dass diese zukünftigen ribosomalen Proteine in den Zellkern gelangen. In der Region des Nukleolus steht auf dem Erbgut in vielen hundert Kopien die Information für die ribosomale RNA, die dort hergestellt wird.

Hier erfolgt auch das Zusammensetzen der Protein- und der RNA-Komponenten zu den beiden ribosomalen Untereinheiten. Diese gelangen durch die Kernporen in das Zytoplasma, wo sie auf eine mRNA warten, die die Zusammenlagerung zum vollständigen 80 S-Ribosom bewirkt.

## 1.8 Das Endoplasmatische Retikulum

Betrachtet man eine Zelle im Mikroskop, so fällt auf, dass sie von einem schlauchartigen Netzwerk von Membranen durchzogen wird. Das Endoplasmatische Retikulum (endos, gr. = innerhalb und reticulum, lat. = kleines Netz) ist vor allem in die Biosynthese von Proteinen und Lipiden involviert.

Es sei schon an dieser Stelle erwähnt, dass das Endoplasmatische Retikulum (ER) zusammen mit dem Golgi-Apparat (s. u.) eine funktionelle Einheit bildet.

Das Lumen dieses Schlauchsystems stellt einen weitgehend abgeschlossenen Raum dar, der zwar mit der Kernmembran und der äußeren Membran, also dem „ganz innen" und „ganz außen" in Verbindung steht, aber sonst nicht mit dem Zellinneren (oder Zytosol) verbunden ist.

Das ER ist auch der Ort in der Zelle, an dem die Membran neu hergestellt werden kann, es ist sozusagen der **Geburtsort neuer Membranbestandteile**.

Vom Endoplasmatischen Retikulum aus erfolgt ein Transport von Stoffen in Form von Bläschen (Vesikel) in Richtung Golgi-Apparat.

Man unterscheidet nun zwei morphologisch und biochemisch unterscheidbare Formen, die sich allerdings ineinander überführen lassen: das glatte und das raue ER.

## Das glatte ER

Das glatte Endoplasmatische Retikulum (gER) ist einfach das ER, an dem *keine* Ribosomen hängen. Es hat andere Aufgaben als das raue ER (s. u.).

### Aufbau des glatten ER

Das glatte ER besteht aus schlauchförmigen Membranstapeln, die untereinander verbunden sind. In seinem Lumen laufen ganz spezielle biochemische Reaktionen ab.

### Funktionen des glatten ER

Das glatte ER dient vor allem der Produktion von Membranphospholipiden und Steroidhormonen. Deshalb findet man auch sehr viel ER in der Nebennierenrinde und in den Zwischenzellen des Hodens. Auch die Leber kann einiges an glattem ER aufweisen (vor allem wegen der Cholesterin-Biosynthese und der Biotransformation), allerdings gibt es dort auch reichlich raues ER.

Im Einzelnen kann man vor allem die folgenden Reaktionen dem glatten ER zuordnen.

- In ihm läuft der letzte Schritt der **Glukoneogenese** ab (die Glukose-6-Phosphatase-Reaktion, ↗ S. 114).
- Im glatten ER von Muskelzellen erfolgt vor allem die intrazelluläre Speicherung von **Calcium**. Als spezialisiertes ER wird es hier auch als Sarkoplasmatisches Retikulum bezeichnet ( ↗ S. 546).
- Das gER der Leber enthält die Enzyme der **Biotransformation**, in dessen Rahmen verschiedene Stoffe entsorgt werden ( ↗ S. 527).
- Auch die Bildung und Glukuronidierung von **Bilirubin** erfolgt am gER ( ↗ S. 496).
- Die **Phospholipid-Biosynthese** ( ↗ S. 153) erfolgt im ER, außerdem manchmal einige Schritte der Fettsäure- Biosynthese ( ↗ S. 140).
- Zuletzt ist es auch an der Bildung der **Diktyosomen** (Funktionseinheiten des Golgi-Apparates) beteiligt ( ↗ S. 448).

## Das raue ER

Lagern sich Ribosomen an ein ER an, bezeichnet man es als raues ER (rER). Die Ribosomen lagern sich dabei an die äußere, dem Zytoplasma zugewandte Seite.

### Aufbau des rauen ER

Der Unterschied zum glatten ER besteht also in der Anlagerung von Ribosomen. Dies macht durchaus Sinn, wenn man sich vorstellt, dass bestimmte Signalsequenzen darüber bestimmen, ob die mRNA den Weg zu frei im Zytosol liegenden Ribosomen oder ER-angelagerten Ribosomen findet, wodurch das weitere Schicksal der Proteine festgelegt wird ( ↗ S. 165).

### Funktion des rauen ER

Das raue ER ist also Ort der aktiven Proteinbiosynthese von Exportproteinen, Proteinen von Membranen und Lysosomen.

In diesem Fall bindet die mRNA aus dem Zellkern an Ribosomen des rauen ER. Es entstehen Aminosäureketten, die an ihrem N-terminalen Ende über eine spezifische Signalsequenz verfügen, die über bestimmte hydrophobe Aminosäuren die synthetisierte Peptidkette ins Innere des rauen ER zu schleusen vermag. Dort wird das Protein gefaltet und verändert ( ↗ S. 165).

Das ER ist damit Durchgangsstadium für alle sekretorischen Proteine. Stoffe, die aus der Zelle geschleust werden sollen, werden so quasi schon aus dem Zytosol heraustransportiert, ohne sie jedoch völlig in die Freiheit zu entlassen.

### Herkunft des ER

Das Endoplasmatische Retikulum ist, wie eingangs schon erwähnt, sozusagen die Geburtsstätte der Membranen. Hier erfolgt die Biosynthese der Phospholipide für die Membranen und auch der Proteine, die in die Membran eingelagert werden sollen.

## 1.9    Der Golgi-Apparat

Der Golgi-Apparat kam durch den italienischen Histologen Camillo Golgi (1906 Nobelpreis) zu seinem Namen. Hier werden die endgültigen Modifizierungen von Proteinen und Lipiden vorgenommen, bevor sie an ihre Bestimmungsorte verteilt werden.

### Aufbau des Golgi-Apparates

Die funktionelle Grundeinheit des Golgi-Apparates sind die **Diktyosomen** (gr. diktyon = Netz), die im glatten ER synthetisiert werden. Im Unterschied zum ER sind die einzelnen Lumina allerdings untereinander nicht verbunden.
Man unterscheidet weiter eine sogenannte Aufnahmeseite (oder cis-Seite) von einer Reifungsseite (auch trans-Seite genannt). Die cis-Seite ist dem ER – und damit auch dem Zellkern – zugewandt, die trans-Seite hingegen der Zellmembran. Dazwischen befindet sich noch eine „mittlere Zone", womit wir drei Kompartimente erhalten.

### Funktion des Golgi-Apparates

Aus dem ER gelangen die Proteine immer zunächst zum Golgi-Apparat, in dem die abschließenden Modifikationen erfolgen, bevor die Proteine an ihren Bestimmungsort versandt werden.

#### Modifikation von Proteinen und Lipiden

Proteine und Lipide, die im ER schon mit einem Kohlenhydrat-Grundgerüst versehen worden sind, erfahren nun im Golgi-Apparat ihre abschließende Glykosylierung (↗ S. 291). Hier erfolgen also entscheidende Reaktionen für die Posttranslationale Prozessierung (↗ S. 290) von Proteinen.
Spezifische Enzyme hängen an die Moleküle vor allem Kohlenhydratreste, so zum Beispiel Galaktose durch die **Galaktosyl-Transferase**, die als Leitenzym des Golgi-Apparates gilt. Auch Sulfat-Gruppen (vor allem für die Proteine der Ex-

trazellulären Matrix, ↗ S. 457) oder Lipid-Gruppen (z. B. als Membrananker für Proteine) werden angefügt.

### Der Golgi-Apparat als Poststation

Alle Proteine, die den sekretorischen Weg eingeschlagen haben, landen unweigerlich am Ende im Golgi-Apparat, der für die weitere Verteilung verantwortlich ist.
- **Sekretionsproteine** werden in Vesikel verpackt und an die Zelloberfläche abgegeben, mit der sie dann verschmelzen.
- Andere besitzen ein Signal (Mannose-6-Phosphat), das sie als **lysosomale Proteine** kenntlich macht. Diese werden gesammelt und zusammen als Vesikel – künftig als Lysosom bezeichnet – abgeschnürt.
- Auch **membranständige Proteine** werden von hier an ihren Bestimmungsort gebracht.

Interessant ist vielleicht noch, dass selbst die ER-Proteine zunächst zum Golgi-Apparat gelangen, dann aber zum Endoplasmatischen Retikulum zurücktransportiert werden, um dort ihrer Aufgabe nachkommen zu können.

### Wie entsteht der Golgi-Apparat?

Der Golgi-Apparat entsteht, wie schon erwähnt, durch Abschnürung von Membranvesikeln vom Endoplasmatischen Retikulum. Vom ER aus kann praktisch beliebig Membran nachgeliefert werden, da dort auch die Biosynthese der Membranbestandteile erfolgt.

## 1.10    Die Lysosomen

Die rund 300 Lysosomen (gr. lysein = auflösen, soma = Körper) in einer Zelle dienen, quasi als „Magen der Zelle", der intrazellulären Verdauung. Hier erfolgt der Abbau verschiedener zelleigener und von außerhalb aufgenommener Bestandteile.

### Aufbau der Lysosomen

Lysosomen sind kleine Vesikel, die von *einer* Membran umgeben sind und sich über das gesamte Zytoplasma verteilen. Ähnlich unserem Menschenmagen herrscht in den Lysosomen ein saures Milieu. ATP-getriebene Protonenpumpen in der lysosomalen Membran erreichen einen pH-Wert von etwa 5, der die richtige Umgebung für die hydrolytischen Enzyme darstellt.

### Funktionen der Lysosomen

Aufgabe der Lysosomen ist der Abbau sowohl zelleigener als auch von außen aufgenommener Bestandteile.

Lysosomen enthalten ausschließlich **saure Hydrolasen**, also Enzyme, die unter Einlagerung von Wasser arbeiten (↗ S. 73). **Leitenzym** für die Lysosomen ist die **saure Phosphatase**.

Alle großen Biomoleküle können so bis zu ihren Grundbausteinen abgebaut werden. Diese gelangen anschließend durch die lysosomale Membran in das Zytosol und können für Biosyntheseprozesse wiederverwertet werden.

Im Einzelnen enthalten die Lysosomen folgende Enzyme – alles saure Hydrolasen.

- **Glykosidasen** zerlegen Zuckerketten in Monosaccharide.
- **Lipasen** und **Phospholipasen** zerlegen Lipide und Phospholipide in Fettsäuren, Glycerin und – häufig – noch einen anderen Rest.
- **Proteasen** zerlegen Proteine in Dipeptide und Aminosäuren. Sie werden als Kathepsine bezeichnet.
- **Nukleasen** (DNasen und RNasen) zerlegen DNA und RNA in einzelne Nukleotide.
- **Phosphatasen** und **Sulfatasen** spalten Phosphat und Sulfat von größeren Molekülen ab.
- Außerdem findet man noch **Lysozym**, das in der Lage ist, die Bakterienwand Gram-positiver Bakterien zu zerlegen.

Lysosomen können entweder in der Zelle enthaltenes gealtertes Material abbauen (Autophagie), sind aber auch für extrazelluläres „Saubermachen" zuständig, indem Abfälle per Endozytose aufgenommen und anschließend abgebaut werden (Heterophagie).

- Eigene Stoffe, die abgebaut werden müssen, fallen ständig an, zum Beispiel greise Organellen.
- Abzubauendes Fremdmaterial sind zum Beispiel in den Körper eingedrungene Bakterien.

### Abbau zelleigener Bestandteile

Jungfräuliche Lysosomen werden als **primäre Lysosomen** bezeichnet und entstehen im Bereich des Golgi-Apparates. Diese kommen dann in Kontakt mit dem zu verdauenden Teil (z. B. Mitochondrien), sie verschmelzen und das Organellum wird enzymatisch abgebaut und wir erhalten ein aktives, sogenanntes **sekundäres Lysosom**. Nicht abbaubare Reste bleiben als Residualkörper sichtbar.

### Abbau von Fremdstoffen

Auch durch Endozytose oder Phagozytose aufgenommene Partikel werden in den Lysosomen verdaut. Dabei verschmilzt das Endosom (oder Phagosom) mit dem Lysosom zum sekundären Lysosom.

Viele Lysosomen kommen zum Beispiel in den Neutrophilen Granulozyten vor (↗ S. 557), die vor allem der Abwehr von Bakterien dienen.

**Lysosomen-Erkrankungen.** Fehlen den Lysosomen bestimmte Verdauungsenzyme, kann es zu diversen sogenannten **lysosomalen Speicherkrankheiten** führen.

**Altersflecken.** Wenn die Lysosomen „im Alter" in ihrer Aktivität nachlassen, werden endogene Pigmente angehäuft, wie beispielsweise das als Alterspigment bezeichnete **Lipofuszin**, das als braunes Pigment unvollständig abgebaute Proteine und Cholesterin enthält. Dies ist auch die Ursache für die Altersflecken in der Haut.

## Wo kommen die Lysosomen her?

Die Information für die lysosomalen Proteine steht im Zellkern. Da die Lysosomen Abspaltungen vom Golgi-Apparat sind, erscheint es auch sinnvoll, dass die lysosomalen Proteine gleich direkt in das ER synthetisiert werden (sekretorischer Weg).

Vesikel wandern dann vom ER zum Golgi-Apparat, in dem an einen Mannose-Rest der lysosomalen Proteine ein Phosphat gehängt wird. Das entstandene Mannose-6-Phosphat dient als Marker für einen Rezeptor, der solche Proteine sammelt und zu einem Lysosom zusammen verpackt.

## 1.11 Die Peroxisomen

Die Peroxisomen verdanken ihren Namen der Tatsache, dass sie organischen Molekülen mit Hilfe von Sauerstoff ihre Wasserstoffatome entziehen, sie also oxidieren.

Dabei „hantieren" sie mit Wasserstoffperoxid, das für die Zelle sehr toxisch ist und entsorgt werden muss. Die etwa 400 Peroxisomen pro Zelle sind dabei besonders wichtig in der Leber und den Nieren, da sie dort bestimmte Entgiftungsreaktionen vornehmen.

## Aufbau der Peroxisomen

Peroxisomen können von Zellen zu Zelle sehr unterschiedlich aussehen. Sie haben nur ein Drittel der Größe von Mitochondrien, sind aber nur von *einer* Doppellipidschicht umgeben. Manchmal ist elektronenmikroskopisch ein kristalloider Kern zu entdecken, da die Konzentration eines Enzyms (der Urat-Oxidase), zum Teil so hoch werden kann, dass die Proteine als Kristalle ausfallen.

## Aufgabe der Peroxisomen

Peroxisomen übernehmen eine wichtige Entgiftungsfunktion in unseren Zellen, indem sie ganz verschiedene Moleküle abzubauen in der Lage sind.

Bei allen Enzymen der Peroxisomen handelt es sich um **oxidative Enzyme**, das **Leitenzym** ist die **Katalase**.

$$2\ H_2O_2 \xrightarrow[\text{Katalase}]{} 2\ H_2O + O_2$$

Außerdem kommen als häufige Enzyme noch die Urat-Oxidase und die D-Aminosäure-Oxidase vor.

Eine weitere Funktion der Peroxisomen ist der Abbau von **Fettsäuren**, wobei anders als beim normalen Fettsäureabbau $H_2O_2$ entsteht.

Auch etwa ein Viertel des Ethanols, den wir zu uns nehmen, wird in den Peroxisomen zu Acetaldehyd oxidiert.

Bei vielen Reaktionen entsteht Wasserstoffperoxid ($H_2O_2$), der sehr toxisch ist und durch 2 Reaktionen an Ort und Stelle gleich weiterverarbeitet wird. Die oben schon erwähnte Katalase lässt zwei Wasserstoffperoxide zu Wasser und Sauerstoff werden, die Peroxidase verbindet die Entgiftungsreaktion mit der Oxidation eines weiteren Substrates, wobei auch noch Wasser entsteht.

$$\text{reduziertes Substrat} + H_2O_2 \xrightarrow[\text{Peroxidase}]{} \text{oxidiertes Substrat} + 2\ H_2O$$

### Wie vermehren sich Peroxisomen?

Die Proteine der Peroxisomen sind im Kern codiert und werden alle an zytoplasmatischen Ribosomen synthetisiert. Sie enthalten ein Peroxisomen-spezifisches Signal, das von Rezeptoren erkannt wird, die sich auf der Oberfläche der Peroxisomen befinden. Anschließend werden die Proteine aufgenommen.

Neue Peroxisomen entstehen durch Teilung aus vorhandenen. Auch die Lipide werden vermutlich aus dem Zytoplasma importiert, da Peroxisomen sich – anders als die Lysosomen – nicht vom Golgi-Apparat abschnüren.

## 1.12    Die Zellkontakte

Die Zellen haben im Laufe der Evolution festgestellt, dass sie, wenn sie sich zusammenschließen, Einzelzellen gegenüber einen Selektionsvorteil genießen. Im Verband „erhalten" sie mehr Beweglichkeit und Wirksamkeit und waren auch in ihrer Fortpflanzung erfolgreicher.

Durch den Zusammenschluss konnten sie sich auch weiter differenzieren und im Gesamtsystem spezifische Aufgaben übernehmen, wodurch sie effektiver wurden und wieder einen Selektionsvorteil hatten. So entstanden immer komplexere und höher differenzierte Organismen, die meist in Geweben und Organen organisiert sind.

Es entstehen also zwischen Zellen mechanische und Kommunikationsverbindungen (das eine ist halt zum Aneinanderhaften, das andere zum Informationsaustausch zwischen zwei Zellen). Im Einzelnen unterscheidet man folgende Kontakte.

- Dichte Kontakte (Tight Junctions) zum Abdichten,
- Haftkontakte für den Zusammenhalt,
- Kommunikationskontakte (Gap Junctions) für den Informationsaustausch.

### Dichte Kontakte (Tight Junctions)

Diese Zellverbindungen finden sich an Orten, an denen eine strenge Trennung zweier Kompartimente nötig ist, also besonders dicht abgeschlossen wird. Da Tight junctions den Interzellulärspalt vollständig „entfernen" und sich die Membranen so dicht aneinander lagern, als seien sie miteinander verschmolzen, eignen sie sich dafür besonders gut. So findet man sie vor allem im terminalen Netz (= Zonulae occludentes) der Enterozyten, welches das eigentliche Darmlumen vom Körperinneren trennt, und in der Blut-Hirn-Schranke.

### Haftkontakte (Desmosomen)

Haftkontakte können zwischen zwei Zellen (Desmosomen) oder zwischen Zelle und Extrazellulärer Matrix (Hemidesmosomen) entstehen. Sie entstehen unter Einbeziehung des Zytoskeletts. Sie dienen auch wieder der Stabilisierung und der Verknüpfung von Zellen zu Gewebsverbänden. Verknüpfungen können dabei mit Aktinfilamenten oder Intermediärfilamenten eingegangen werden.

**Adhäsionsmoleküle.** Wie sieht nun die Verknüpfung genauer aus? Um die Verbindungen herstellen zu können, werden sogenannte **Adhäsionsmoleküle** benötigt, die jeweils die Verknüpfung zwischen verschiedenen Teilen vermitteln.

- Verbunden werden können zum einen Zellen untereinander (unter Vermittlung durch **Cadherine**).
- Oder aber Zellen werden mit der Extrazellulären Matrix verbunden (hier helfen **Integrine**).

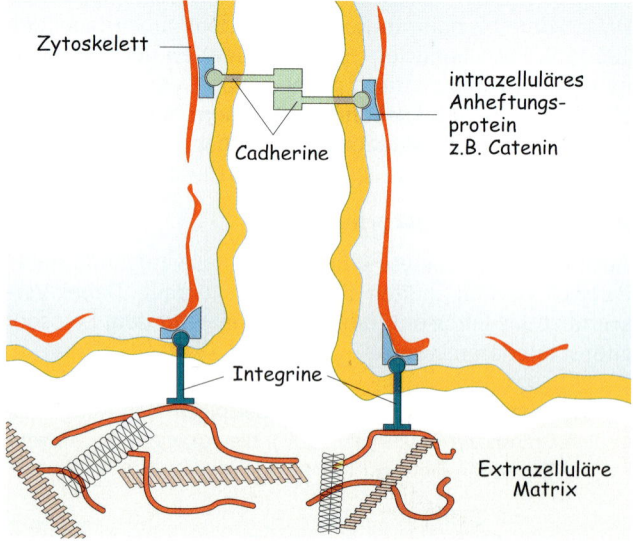

Zytoskelett — intrazelluläres Anheftungsprotein z.B. Catenin — Cadherine — Integrine — Extrazelluläre Matrix

- Die Bindung an die Komponenten des Zytoskeletts wird schließlich durch **Catenine** vermittelt.

**Cadherine** stellen $Ca^{2+}$-abhängige Zell-Zell Adhäsionsproteine dar. Sie vermitteln homophile Bindungen. Das heißt, dass jeweils Cadherine zweier benachbarter Zellen in Wechselwirkung treten.

**Catenine.** Um zwei Zellen überhaut miteinander verbinden zu können, braucht man eine Anheftungsmöglichkeit an das Zytoskelett. Diese wird von den intrazellulären Anheftungsproteinen vermittelt, deren Vertreter beispielsweise die Catenine, Vinculin oder $\alpha$-Aktinin sind.

**Integrine.** Sollen nun aber nicht zwei Zellen, sondern Zellen mit Extrazellulärer Matrix verbunden werden, kommen die Integrine ins Spiel. Deren intrazelluläre Domäne bindet an Aktin, wohingegen der extrazelluläre Teil an die Basalmembran (genauer: Fibronektin oder Laminin), als Anknüpfungsteil der Extrazellulären Matrix dient.

## Kommunikationskontakte (Gap Junctions)

Diese auch als „Nexus" bezeichneten Kanälchen stellen kleine rundliche Membranareale dar, in die Tunnelproteine eingelagert sind, und die dem Informationsaustausch durch elektrische Koppelung und dem interzellulären Stoffaustausch (z.B. Aminosäuren und Disaccharide) dienen. Der Interzellularspalt wird dabei von normalerweise 30 nm auf 2–4 nm verkleinert (Bsp.e Resorptionsepithelien im Dünndarm, glatte Muskelzellen).

# 2 Extrazellulärsubstanz – was zwischen den Zellen ist

Die einzelne Zelle und mehrere miteinander verbundene Zellen (= Zellverbände) wurden bereits besprochen ( ↗ S. 434). Es gibt aber auch Zellverbände, deren Bedeutung weniger in den Zellen selbst steckt, als vielmehr in dem, was zwischen den Zellen ist; das sind die Mesenchymderivate Binde- und Stützgewebe.

**Die Zellen und ihre Zwischensubstanzen.** Bei diesen Gewebeformen sind also zwei Hauptbestandteile wichtig: die **Bindegewebszellen** (**Fibroblasten**) und die von ihnen gebildete Interzellulärsubstanz.
Diese Inter- oder Extrazellulärsubstanz wird nun von verschiedenen Molekülen gebildet, die hier im Einzelnen besprochen werden sollen.

- Die **Faserproteine Kollagen** und **Elastin** verleihen dem Ganzen Halt und Struktur.
- Die **Glykosaminoglykane** machen den Hauptbestandteil der Extrazellulärsubstanz aus. Sie liegen an Proteine gebunden als **Proteoglykane** vor.
- Besondere **Glykoproteine** verbinden die einzelnen Strukturen der Matrix miteinander.

## 2.1 Die Bindegewebszellen

Aus embryonalen Mesenchymzellen differenzieren sich Bindegewebszellen, die als **Fibroblasten** bezeichnet werden, wenn sie mit der Herstellung von Matrix beschäftigt sind („Arbeiter"). Als **Fibrozyten** bezeichnet man sie hingegen, wenn sie nur einen eigenen Erhaltungsstoffwechsel betreiben („inaktive Vorgänger").
In spezialisierten Geweben übernehmen diese Aufgabe auch spezialisierte Vertreter der Fibroblastenfamilie wie die **Osteozyten** im Knochengewebe, die **Chondrozyten** im Knorpelgewebe, **glatte Muskelzellen** in Arterienwänden und **Adipozyten** im Fettgewebe.
Die Zellen stellen einerseits das Stoffwechselzentrum der Extrazellulären Matrix dar und sorgen somit für deren Erhaltung. Andererseits bilden sie aber überhaupt erst die Komponenten der Interzellulärsubstanz oder Extrazellulären Matrix (daher besitzen sie viel raues ER und zahlreiche Mitochondrien …), in welche sie dann eingebettet sind.

## 2.2 Die Faserproteine

Je nach Beanspruchung des Gewebes werden bevorzugt verschiedene **Fasern** eingebaut.

- Soll es vor allem zugfest sein, findet sich viel **Kollagen** (kollagene Fasern) im Gewebe.
- Wohingegen in dehnbaren Organen wie der Aorta (Windkesselfunktion!) eher **Elastin** (elastische Fasern) eingelagert werden.

Für die Kollagen-Biosynthese wird **Vitamin C** benötigt.

### Die Kollagene

Kollagen, das etwa 25 % des Gesamtkörperproteins ausmacht, ist aufgrund seiner hohen Zugfestigkeit Hauptbestandteil der meisten Binde- und Stützgewebe (Knorpel, Sehnen, Knochen). Aufgrund seines Aufbaus verleiht Kollagen dem Gewebe **mechanische Stabilität**.

#### Was sind Kollagene?

Allen gemeinsam ist das kleinste Strukturelement, das **Tropokollagen**. Es ist für die sogenannten fibrillären Kollagene das Grundgerüst (s. u.) und in den anderen spiegelt es zumindest ein immer wiederkehrendes Motiv wieder. Es handelt sich hierbei um eine Tripelhelix, die aus drei umeinander gewundene Peptidketten besteht.
Kollagene bilden unlösliche Fasern, die als extrazelluläre Strukturproteine überall im Organismus in der Matrix und im Bindegewebe vorkommen. Je nach Gewebe können sie parallel (z. B. in Sehnen) oder netzartig angeordnet sein (wie in der Haut), wodurch Zugkräfte in alle Richtungen ausgehalten werden können.
Seinen Namen hat das Kollagen übrigens daher, dass es beim Kochen auf Grund von Denaturierungsprozessen ( ↗ S. 54) quillt. Durch die Auflösung der räumlichen Struktur ergibt sich eine leimähnliche Substanz (gr. kollo = Leim).

**Gelatine.** Durch diesen Leim, der in der Küchensprache eher unter dem Begriff Gelatine bekannt ist, werden beispielsweise die Kirschen auf einem Kirschkuchen zusammengehalten.

#### Eigenschaften der Kollagene

Das entstandene Kollagen ist ein ziemlich widerstandsfähiges und weitgehend unlösliches Protein, das mehrere Besonderheiten aufweist.

**Das Tropokollagen** ist eine *rechts*gängige Tripelhelix, die aus drei gleichen oder leicht differierenden Peptidketten aufgebaut ist.

**Die Peptidketten** wiederum bilden jede für sich *links*gängige Helizes aus, die aber auf Grund der besonderen Aminosäurenstruktur keine typische α-Helix ausbilden, sondern eine etwas langgezogenere Helix. Der Grund ist, dass es in diesen Kollagenhelizes innerhalb einer Schraube keine Wasserstoffbrückenbindungen gibt (s. u.).

**Regelmäßige Aminosäuren.** Weiterhin interessant ist die Aminosäuresequenz der Peptidketten, die sich besonders regelhaft wiederholen. So ist jede dritte Aminosäure Glycin, die kleinste unserer Aminosäuren. Dadurch, dass es so klein ist (nur ein H-Atom als Rest), passt es als Einziges in das Innere der Tripelhelix.

> Die Peptidkette lässt sich als Polymer aus drei Aminosäuren schreiben, bei denen jede dritte Stelle **Glycin** einnimmt (Gly-X-Y). Auch die Aminosäure **Prolin** und **Lysin** kommt sehr häufig in der Peptidkette vor.

## Biosynthese der Kollagene

Wie jedes normale Protein wird auch Kollagen auf der DNA codiert und intrazellulär hergestellt. Die endgültige Fertigstellung erfolgt allerdings außerhalb des Fibroblasten, weshalb sich hier noch ein extrazellulärer Weg der Biosynthese anschließt.

### Der intrazelluläre Weg

Während der Transkription im Zellkern lagert sich die mRNA im Zytoplasma an freie Ribosomen an und es wird mit der Translation einer Peptidkette, dem **Präprokollagen**, begonnen.

**Biosynthese ins ER.** Mit Hilfe des Signalpeptids (daher **Präprokollagen**) dockt das Ribosom an das (raue) Endoplasmatische Retikulum an, und die weitere Biosynthese erfolgt direkt in das Lumen des ER.

**Die wichtigen Hydroxylierungen.** Jetzt werden viele der eingebauten Proline zu Hydroxyprolinen und Lysine zu Hydroxylysinen hydroxyliert. Das Enzym, das diese Arbeit verrichtet, ist eine Hydroxylase, und sie benötigt sogenannte **Cofaktoren**. Neben **Sauerstoff**, **Eisen** und **α-Ketoglutarat** ist hier besonders das **Vitamin C** ( ↗ S. 454) zu erwähnen.
Die Hydroxylierungen sind für die Stabilität des Kollagenmoleküls von großer Bedeutung, denn hierbei werden reaktive Gruppen eingebaut, die zur Ausbildung von Wasserstoffbrückenbindungen in der Lage sind und so die drei Einzelhelizes in ihrer Verdrillung zu Dreier-Komplexen unterstützen.
Werden Prolin und Lysin nicht hydroxyliert, wie es beispielsweise bei der Vitamin-C-Mangelkrankheit Skorbut der Fall ist ( ↗ S. 455), wird die medizinische Bedeutung dieser Hydroxylierungen erst richtig deutlich.

> Viele in unserem Organismus vorkommenden Aminosäuren stehen nicht auf dem genetischen Code; dies gilt auch für Hydroxyprolin und Hydroxylysin. Sie können also nicht direkt bei der Proteinbiosynthese eingebaut werden, sondern entstehen indirekt durch Hydroxylierung aus Prolin bzw. Lysin.

**An das Prokollagen** (bzw. an einige Hydroxylysine) werden nun noch Zuckermoleküle angelagert ("Glykosylierung") – ein Vorgang, der z. T. schon im Golgi-Apparat stattfindet, in den das Prokollagen dann aufgenommen wird.

Als Besonderheit enthält die wachsende Peptidkette an ihren Enden noch sogenannte Telo- oder **Registerpeptide**, die für den weiteren Weg des Kollagens nicht unwichtig sind. Über diese Enden werden jeweils drei Prokollagenmoleküle zur einer Tripelhelix verbunden, indem sich Disulfidbrücken zwischen den Registerpeptiden bilden.

### Der extrazelluläre Weg

Hier erhält das bisher noch lösliche Protein eine seiner wichtigsten Eigenschaften verliehen: seine **Unlöslichkeit**. Die überschüssigen Registerpeptide werden nun von einer Peptidase abgespalten und die Prokollagenmoleküle können sich nun endlich mittels Ionenanziehungskräfte und hydrophober Wechselwirkungen zusammenlagern.
Die Registerpeptide erfüllen also zwei Aufgaben:

- Erstens ermöglichen sie innerhalb der Zelle die Aneinanderlagerung von drei Einzelhelizes zur einer Tripelhelix.
- Zweitens verhindern sie aber *innerhalb der Zelle* eine weitere Vergesellschaftung dieser Tripelhelizes zu größeren (also unlöslichen) Supermolekülen, was für die Zelle fatale Konsequenzen hätte.

**Bildung der kovalenten Bindungen.** Außerhalb der Zelle ist aber eben diese Organisation zu höhermolekularen Strukturen erwünscht und so werden sie dort auch abgespalten. Diese Seit-zu-Seit- oder End-zu-End-Anlagerung ist zunächst noch nicht sehr stabil. Erst mit Hilfe von Lysoxyl-Oxidasen, welche an den Kollagenenden Lysinreste oxidativ desaminieren, wird die Voraussetzung für die Ausbildung kovalenter fester Verknüpfungen erfüllt, die die spätere Zugfestigkeit des Kollagens ausmachen.
Durch die Desaminierung werden nämlich Aldehyde gebildet, die unter Ausbildung von Schiffschen Basen ( ↗ S. 170) die Quervernetzungen zwischen den Kollagenfibrillen ermöglichen.
Diese quervernetzten, gegeneinander versetzten **Tropokollagenmoleküle** – daher auch die im Mikroskop sichtbare Querstreifung –, werden nun zu Protofilamenten aneinandergereiht, die sich weiter zu **Kollagenfibrillen** zusammenfügen. Diese werden schließlich in **Kollagenfasern** zu Faserbündeln zusammengefasst.

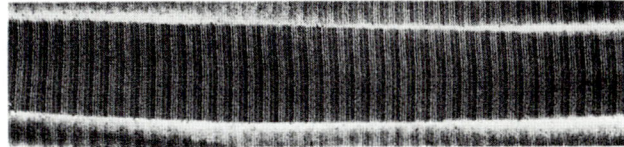

All diese immer mehr verschachtelten Fäden und Fasern sind ineinander verdrillt wie Schiffstaue, wodurch sie außerordentlich stabil werden.

## Verschiedene Kollagene

Unser Körper ist wieder einmal interessanter (komplizierter …) als es der Student gerne hätte. Bislang kann man über

20 verschiedene Arten von Kollagenen unterscheiden, die auf die unterschiedlichen Gewebe in unserem Organismus verteilt sind. Die am häufigsten auftretenden Kollagentypen (vor allem Typ I, aber auch die Typen II und III) sind in Fibrillen, also fadenförmigen Polymeren, organisiert.

Daneben gibt es neben einigen anderen auch noch eher netzartig verwobene Organisationsformen, hier v.a. das Kollagen Typ IV, das in den Basalmembranen unseres Körpers vorkommt.

**Faserbildende Kollagene** sind vor allem die Typen I bis III, die sich in ihrer Lokalisation in unserem Organismus unterscheiden.

- **Typ I** bildet dicke Fibrillen mit Querstreifung vor allem in der Haut, in Knochen und Sehnen.
- **Typ II** weist einen hohen Gehalt an Hydroxyprolin aus und bildet dünnere, weniger vernetzte Fibrillen in Knorpel, Glaskörper und Nucleus pulposus.
- **Typ III** besteht schließlich aus dünnen Fibrillen, die sich durch eine hohe Verformbarkeit auszeichnen (Gitterfasernetze), und in Haut, Blutgefäßen und verschiedenen inneren Organen vorkommt.

**Das Basalmembran-Kollagen** ist das Kollagen Typ IV. Es bildet keine Fibrillen aus, sondern ein Netzwerk und kommt nur in den Basalmembranen unseres Körpers vor.

## Abbau der Kollagene

Kollagen kann durch **Kollagenasen** abgebaut werden, die von verschiedenen Zellen (Fibroblasten, Endothelzellen …) gebildet werden können. Beim Abbau entsteht unter anderem Hydroxyprolin.

Da das Hydroxyprolin mit dem Urin ausgeschieden wird, diente es früher als Indikator für den Kollagenumsatz im Körper. Eine Erhöhung wies auf Knochenerkrankungen u.a. hin. Der Test ist allerdings sehr aufwendig und fehlerbehaftet, weshalb heute auf ihn verzichtet wird.

**Halbwertszeit.** Je nachdem wo sich das Kollagen befindet, besitzt es unterschiedliche Halbwertszeiten. So kann sie 200 Tage (Haut), 60 Tage (Muskel), 30 Tage (Leber) oder auch viel kürzer (z. B. im Rahmen der Wundheilung) betragen.

**Gasbrand.** In der Medizin sind Kollagenasen von Mikroorganismen (dazu also in der Mikrobiologie mehr …) von Bedeutung. So kann z. B. der Erreger des Gasbrandes mit dem schönen Namen **Clostridium perfringens** mit Hilfe dieses Enzyms das Bindegewebe des Patienten zerstören und somit ziemlich tief und unschön in die Haut eindringen.

## Das Vitamin C

Das wasserlösliche Vitamin C ist ein starkes Reduktionsmittel und dient vielen Enzymen in unserem Körper als Cofaktor.

Vitamin C können die meisten Lebewesen aus Glukuronsäure selbst herstellen. Nur Primaten und Meerschweinchen fehlt die Ausstattung für das letzte Enzym. Primaten und Meerschweinchen …

**Chemisch** betrachtet handelt es sich beim Vitamin C um eine Säure, die A**skorb**insäure. Sie hat ihren Namen daher, dass sie die Krankheit Skorbut verhindern kann (s. u.).

Bei der Wahrnehmung seiner Aufgabe als Reduktionsmittel wird die Askorbinsäure über die radikale Semidehydro-Askorbinsäure zur Dehydroaskorbinsäure.

Askorbinsäure

+2 H   -2 H

Dehydro-Askorbinsäure

## Aufnahme von Vitamin C

Die Aufnahme von Vitamin C erfolgt zwar auch schon im Mund, vor allem jedoch in Jejunum und Ileum in einem Natrium-abhängigen, aktiven Transportprozess – in hohen Konzentrationen zunehmend auch passiv. Bei normal zugeführten Dosen an Vitamin C werden bis gut 80 % des mit der Nahrung aufgenommenen Vitamins resorbiert.

Im Blut erfolgt der Transport überwiegend frei, nur etwa ein Viertel ist an Plasmaproteine gebunden.

## Radikalfänger Vitamin C

Wie Tocopherol und Tocochinon, so bildet auch Askorbinsäure mit Dehydroaskorbinsäure ein Redoxpaar und wirkt daher genauso als Antioxidans. Es schützt also Zellmembranen vor zerstörerischen Radikalangriffen. In diesem Zusammenhang sei erwähnt, dass Vitamin C nicht nur eigene Aufgaben vertritt, sondern auch anderen Vitaminen hilfreich zur Seite steht. Es regeneriert zum Beispiel verbrauchtes **Vitamin E** (Reduktion von Tocochinon zu Tocopherol, ↗ S. 483).

Auch Glutathion spielt eine Rolle bei den Oxidationsreaktionen und arbeitet mit Vitamin C und Vitamin E eng zusammen ( ↗ S. 481).

## Die Vitamin-C-abhängigen Reaktionen

Vitamin-C-abhängie Reaktionen gibt es eine ganze Reihe, die wichtigsten sind wohl die Hydroxylierungen im Rahmen der **Kollagen-Biosynthese** (s. o.). Einige weitere sollen kurz zur Sprache kommen.

- Bei der **Katecholamin-Biosynthese** (↗ S. 360) wird beim Schritt vom Dopamin zum Noradrenalin Vitamin C benötigt (Enzym: Dopamin-β-Hydroxylase).
- Für den **Eisenstoffwechsel** bedingt Vitamin C eine Steigerung der enteralen Resorption (↗ S. 473).
- Außerdem ist Vitamin C ein wichtiger **Oxidationsschutz**, der Infarkten vorbeugt.
- Im **Immunsystem** bewirkt Vitamin C einen Schutz der Phagozytenmembran, was bei der Infektabwehr eine wichtige Rolle spielt.

## Bedarf an Vitamin C

Der **Tagesbedarf** an Vitamin C beträgt etwa **100 mg**, kann aber unter bestimmten Umständen beträchtlich schwanken (zum Beispiel bei Schwangerschaft oder Krankheit). Mangelerscheinungen sind in unseren Breiten heutzutage fast ausgeschlossen. Allerdings sind verschiedene Krankheiten mit niedrigen Plasmaspiegeln an Vitamin C assoziiert (z. B. der Herzinfarkt und der Schlaganfall). Daher wird oftmals empfohlen, die Vitaminzufuhr stark zu erhöhen (bis über 1 000 mg), zumal keine Hypervitaminose C bekannt ist.

Raucher besitzen übrigens einen größeren Bedarf an Vitamin C als Nichtraucher, was angesichts des ohnehin größeren Infarktrisikos in dieser Gruppe zu beachten ist.

**Die Ausscheidung** erfolgt bei normal zugeführten Vitamin-C-Dosen vor allem über die Nieren, in denen eine $Na^+$-abhängige Rückresorption in den Nierentubuli erfolgt. Bei höheren Dosen (so ab 3 000 mg/d) erfolgt auch eine zunehmende Elimination über den Darm.

## Vitamin-C-Mangel: Skorbut

In seiner extremsten Form führt Vitamin-C-Mangel zu Skorbut (daher der Name A-skorbinsäure), was bei uns heute sehr selten ist. Früher dagegen waren Schiffsbesatzungen, die monatelang keine askorbinsäurereichen Nahrungsmittel bekamen, prädestiniert für derartige Mangelerscheinungen.

Durch den Cofaktormangel (Vitamin C) ist die Hydroxylierung bei der Kollagen-Biosynthese nicht möglich und somit auch die Bildung einer stabilen Tripelhelix gestört. Sie wird sofort wieder abgebaut und das vorher vorhandene Kollagen verschwindet auch – je nach Halbwertszeit (also im Knochen nur langsam, in Zähnen und Blutgefäßen aber schnell). So zeichnen sich an Skorbut erkrankte Menschen (früher vor allem die Seefahrer) dadurch aus, dass ihnen die Zähne ausfallen und ihre Blutgefäße brüchig werden.

## Das Elastin

Im Körper gibt es nicht nur zugbeanspruchte Gewebe, sondern auch solche, die sich durch besondere Elastizität auszeichnen. Das heißt, dass sie nach Belastung, der sie nachgeben dürfen, wieder ihre ursprüngliche Form annehmen sollen. Diese „elastischen Gewebe" sind zum Beispiel die Aorta (Windkesselfunktion!) und der Respirationstrakt.

### Was ist Elastin?

Elastin ist ein verzweigtes, stark hydrophobes Protein, das den Hauptbestandteil der elastischen Fasern ausmacht. Wie auch die Kollagene ist es ungewöhnlich reich an Glycin und Prolin, wird allerdings nicht glykosyliert. (Neben dem Elastin befindet sich in den elastischen Fasern auch noch **Fibrillin**, dessen Funktionsverlust zum Marfan-Syndrom führt; eine Erkrankung, bei der die Bildung des Bindegewebes gestört ist.)

Durch die verwobene, verhältnismäßig lockere und unstrukturierte Anordnung der Polypeptidmoleküle, entsteht ein gummiartiges elastisches Maschenwerk. Dadurch, dass die Querverbindungen von kovalenten, also relativ stabilen Bindungen gebildet werden, kann bei Dehnung lediglich die Ausrichtung der Fasern verändert werden. So geben die elastischen Fasern nach und richten sich parallel aus. Bei Nachlassen der Dehnung schnellen sie wieder in ihre (ungeordnete) Ausgangslage zurück.

Wichtig ist weiterhin, dass elastische Gewebe zwar zu einem großen Teil, aber nicht ausschließlich, aus elastischen Fasern bestehen. Die elastischen Fasern sind nämlich mit unelastischen kollagenen Fasern verwoben, die auf diese Weise das Ausmaß der Dehnung begrenzen und so das Zerreißen des Gewebes verhindern.

### Biosynthese des Elastin

Die Biosynthese erfolgt logischer Weise intrazellulär, und das noch wasserlösliche unfertige Protein (**Tropoelastin**) wird per Exozytose aus der Zelle geschleust. Die Elastinmoleküle lagern sich extrazellulär meist in der Nähe der Plasmamembran oder in Einstülpungen der Zelloberfläche zusammen. Dort werden sie stark untereinander quervernetzt und bilden ein umfangreiches Geflecht aus Fasern.

### Abbau des Elastin

Abgebaut wird Elastin durch die **Elastase**, ein proteolytisches Enzym, das von Granulozyten, alveolären und peritonealen Makrophagen und Thrombozyten gebildet wird.

Normalerweise besteht ein Gleichgewicht zwischen Auf- und Abbau der elastischen Fasern, da proteolytische Enzyme (wie die Elastase) von $α_1$-**Antitrypsin** gehemmt und nur bei Bedarf aktiviert werden. So sind die Gewebe vor dem totalen Abbau geschützt.

**Lungenemphysem.** Besteht nun ein Mangel an $α_1$-Antitrypsin (meist erblich bedingt), entfällt seine Hemmwirkung auf die proteolytischen Enzyme (Elastase). Diese erfreuen sich ihrer Arbeit und zerstören vornehmlich Lungengewebe, wodurch es zu einem fibrotischen Abbau kommt, die Lunge ihre Elastizität verliert und der Arzt sich einem Patienten mit Lungenemphysem konfrontiert sieht.

## 2.3   Die Glykosaminoglykane

Die Glykosaminoglykane nehmen in der Extrazellulären Matrix den größten Raum ein. Diese Zuckerketten bestehen immer aus sich wiederholenden Disaccharideinheiten.

- Der erste Zucker eines Glykosaminoglykans ist immer ein **Aminozucker** („Aminoglykane").
- Der zweite Zucker ist eine **Uronsäure**.

**Der Aminozucker** ist entweder N-Acetyl-Glukosamin oder N-Acetyl-Galaktosamin. Außerdem hat er immer eine Sulfat-Gruppe gebunden (Ausnahme: Hyaluronsäure).

**Die Uronsäure** ist entweder die Glukuronsäure oder die Iduronsäure und sie liegt immer carboxyliert vor.
Sowohl die Sulfat- als auch die Carboxyl-Gruppe sind negativ geladen, weshalb die Glykosaminoglykane insgesamt stark negativ geladen sind. Außerdem wirken sie als elektrischer Dipol und binden daher sehr stark Wasser an sich.
Aufgrund ihrer chemischen Beschaffenheiten kann man die Glykosaminoglykane in vier Hauptgruppen unterteilen.

1. Hyaluronsäure
2. Chondroitinsulfat
3. Keratansulfat
4. Heparansulfat

Schon an den Namen erkennt man, dass die Hyaluronsäure kein Sulfat enthält. Eine weitere Besonderheit ist, dass sie nicht an einen Proteinkern gebunden vorliegt wie alle anderen Glykosaminoglykane. Die Hyaluronsäure ist daher einfach ein **Glykan** , die anderen Glykosaminoglykane bezeichnet man zusammen mit ihren Proteinen als **Proteoglykane**.

**Im Extrazellulärraum** können die Glykosaminoglykane **Gele** bilden, da sie durch ihren hohen Anteil an negativer Ladung eine Wolke osmotisch aktiver Kationen (Na$^+$) anziehen, die wiederum eine große Menge Wasser mit sich ziehen. Dadurch entsteht ein **Wasserpolster**, das als mechanische Stütze und als Stoßdämpfer (vor allem im Knorpelgewebe) dient. Außerdem wird durch die große Wasseransammlung ein Medium geschaffen, in dem eine schnelle Diffusion wasserlöslicher Stoffe möglich ist.
Andererseits bilden sie durch Verzahnung untereinander und Wechselwirkungen mit Kollagenfibrillen **Poren** mit unterschiedlichen Ladungen, so dass sie eine Art **Filterfunktion** ausüben können. Beispiel: Heparansulfathaltiges Proteoglykan in der Niere ( ↗ S. 537 ).

**An die Zelloberfläche** gebunden, können sie mitbestimmen, an welche Matrix sich die Zelle bindet, sind also an Zell-Zell- oder Zell-Matrix-Wechselwirkungen beteiligt.

Weiterhin können sie Wachstumsfaktoren binden und so die Zelle für Regulationen von außen empfänglich machen. Durch ihre negative Ladung tragen sie auch wesentlich zu den Ladungsverhältnissen an Zelloberflächen bei und sind imstande, die unterschiedlichsten Moleküle reversibel zu binden, z. B. Ca$^{2+}$ (Ionenaustauschereffekt), Peptidhormone oder andere extrazelluläre Proteine.

### Die Hyaluronsäure

Die Hyaluronsäure, die dissoziiert als Hyaluronat vorliegt, ist die Hauptkomponente der Grundsubstanz und das einfachste Glykosaminoglykan. Es handelt sich hierbei um ein lineares Polysaccharid aus **Glukuronsäure** und **N-Acetyl-Glukosamin**. Im Gegensatz zu den anderen Glykosaminoglykanen hängt die Hyaluronsäure nicht an einem Grundgerüst aus Protein.

Hyaluronsäure

Hyaluronsäure entsteht beispielsweise an der Unterseite einer Epithelschicht, wo sie einen zellfreien Raum entstehen lässt, in den dann entsprechende Zellen einwandern können, während die Hyaluronsäure selbst durch Hyaluronidasen wieder abgebaut wird.
Später ist sie vor allem bei der **Wundheilung**, als **Gelenkflüssigkeit** (= Schmiermittel) und im **Glaskörper** des Auges von Bedeutung.

**Hyaluronidase.** Da die Hyaluronsäure sich in allen Binde- und Stützgeweben befindet, kann die Hyaluronidase auch alle diese Gewebe auflösen.
Auch einige Bakterien (z. B. Streptokokken) produzieren dieses Enzym, um sich im Gewebe ausbreiten zu können.

### Die anderen Glykosaminoglykane

Den drei weiteren Gruppen der Glykosaminoglykane ist gemeinsam, dass sie jeweils an ein Grundgerüst aus Protein hängen. Diesen Komplex aus Glykosaminoglykan und Protein bezeichnet man als Proteoglykan.

**Proteoglykane** bestehen zum Großteil aus Zuckern und haben nur einen kleinen Proteinanteil.
**Glykoproteine** ( ↗ S. 457) dagegen bestehen hauptsächlich aus Protein und besitzen nur kurze Zuckerketten.

## Chondroitinsulfat

Chondroitinsulfat ist zusammen mit der Hyaluronsäure und dem Kollagen wichtiger Bestandteil von **Knochen, Knorpel** und vielen anderen Bindegeweben.

Chondroitinsulfat besteht aus Glukuronsäure oder Iduronsäure und aus N-Acetyl-Galaktosamin. Weitere Reste am Molekül sind variabel, wodurch sich verschiedene Untertypen des Chondroitinsulfats ergeben.

**Das Dermatansulfat** ist eine der Untergruppen, und kommt vor allem in der **Haut** vor.

## Keratansulfat

Das Keratansulfat kommt vor allem in der **Kornea** vor (Typ I), aber auch in **Knorpel** und **Knochen** (Typ II).

Es besteht aus Galaktose und N-Acetyl-Glukosamin sowie einigen weiteren Zuckern; allerdings enthält es als Ausnahme *keine* Uronsäure.

## Heparansulfat

Hier sind die Disacchadride (bestehend aus Glukuronsäure und Glukosamin) durch eine α-glykosidische Bindung verknüpft. Es kommt vor allem in der Leber vor (hepar, gr. Leber).

**Heparin** gehört auch in diese Gruppe, wird aber an anderer Stelle ausführlich besprochen ( ↗ S. 506).

## 2.4 Die Glykoproteine

Die Glykoproteine der Extrazellulären Matrix verbinden deren einzelne Bestandteile, weshalb sie auch als „Klebeproteine" bezeichnet werden. Sie verbinden dabei nicht nur die Matrixbestandteile untereinander, sondern diese auch mit den Zellen.

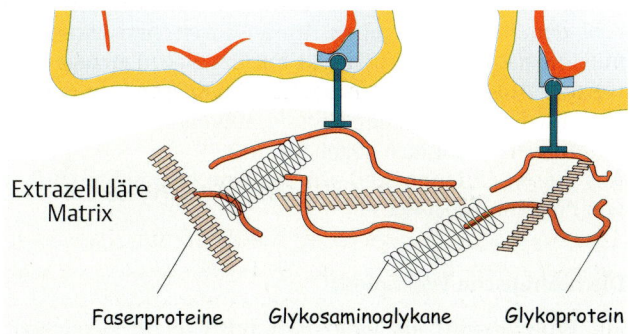

Extrazelluläre Matrix

Faserproteine    Glykosaminoglykane    Glykoprotein

Die Glykoproteine fungieren somit als Bindeglied zwischen all den im Extrazellulärraum sich befindenden Strukturen. Als wichtigste Vertreter werden wir hier das Fibronektin und das Laminin besprechen.

### Fibronektin

Fibronektin (lat. fibra = Faser und nectere = verbinden) ist ein großes Glykoprotein, von dem mehrere Isoformen existieren. Zwei grundsätzliche Aufgabenfelder können dem Protein zugewiesen werden.

- Fibronektin hält die Bestandteile der **Extrazellulären Matrix** zusammen – inklusive der beteiligten Zellen.
- Im **Blutplasma** hat das Plasma-Fibronektin u.a. einen Einfluss auf die Blutgerinnung.

**Das Fibronektin der Matrix** liegt in Form unlöslicher Fibronektin-Fibrillen zusammen. Diese befinden sich an der Oberfläche der Zellen und dienen deren Anheftung an die Matrix. Zu diesem Zwecke ist das Fibronektin in der Lage, sowohl an Integrine auf den Zellen, als auch an Kollagene in der Matrix zu binden.

Auch an der gerichteten Zellbewegung (= Chemotaxis, ↗ S. 413) ist das Fibronektin beteiligt.

**Das Fibronektin im Blutplasma** hat einen Einfluss auf die **Blutgerinnung**, indem es die Bindung von Thrombozyten und Fibroblasten an Fibrin fördert. Außerdem scheint es eine Rolle bei Wundheilung und Phagozytose zu spielen.

### Laminin

Laminin ist neben Fibronektin, Kollagen Typ IV und einigen Glykosaminoglykanen wichtiger Bestandteil der **Basalmembranen**. Es besitzt eine Reihe von Bindungsstellen, wodurch es an Kollagen Typ IV in der Basalmembran binden kann und das Ganze stabilisiert.

Außerdem kann es über andere Bindungsstellen an eine Vielzahl epithelialer und mesenchymaler Zellen (Muskelzellen, Fettzellen, Nervenzellen …) binden.

Laminine werden von spezifischen Rezeptoren (z. B. wieder den Integrinen) erkannt und stellen so die **Verbindung** zwischen Matrix und Zellinnerem her. Dadurch ermöglichen sie Wechselwirkungen zwischen diesen beiden Komponenten und bedingen, dass sie sich gegenseitig beeinflussen können. Durch diese **Kommunikation** werden Vorgänge wie Anhaftung, Wanderung und Invasion von Zellen reguliert. Beispiele sind die Kontrolle der Hämostase, Einwanderung von Granulozyten in Entzündungsgebiete und Immunreaktionen.

# 3 Stoffaufnahme

Unser Körper ist leider nicht in der Lage, die mit der Nahrung aufgenommenen großen Moleküle direkt zu resorbieren und weiter zu verwenden. Er muss sie vorher völlig zerlegen und sich anschließend die Moleküle, die er braucht, wieder aus den kleinen Bausteinen herstellen.

Was auf den ersten Blick eher überflüssig erscheint, ist bei genauerer Betrachtung sinnvoll, denn es ist glücklicher Weise recht unwahrscheinlich, dass ein Mensch nach dem Genuss eines riesigen vegetarischen Salats plötzlich anfängt, grün zu werden und Photosynthese zu betreiben, nur weil er 40000 Moleküle Chlorophyll aufgenommen hat. Da ist es doch schon besser, den grünen Blattfarbstoff zu zerlegen und Hämoglobin daraus zu machen – allein schon wegen der angenehmeren Hautfarbe.

Außerdem ist unser **Immunsystem** ( ↗ S. 552) darauf eingestellt, auf Makromoleküle eines anderen Organismus abwehrend zu reagieren.

Unser Verdauungstrakt zerlegt daher die fremden Makromoleküle in anonyme Bruchstücke, die entsprechend den Bedürfnissen unseres Körpers wieder zu großen Strukturen aufgebaut werden.

## 3.1 Ernährung

Die Nährstoffe (v. a. Kohlenhydrate, Lipide und Proteine oder deren Aminosäuren) werden über die Nahrung aufgenommen und im Organismus verteilt. In den Zellen werden sie vor allem zu Acetyl-CoA ( ↗ S. 189) abgebaut, das im Rahmen von Citratzyklus und Atmungskette $CO_2$, $H_2O$ und den wichtigen Energieträger **ATP** ( ↗ S. 224) liefert. Beim Abbau von Proteinen entsteht zusätzlich **Harnstoff**, da der Stickstoff in unserem Organismus nicht vollständig oxidiert werden kann.

In den Nährstoffen ist die Energie schon als biochemische Energie enthalten.

### Wie viel Nahrung müssen wir zu uns nehmen?

Bei der Frage, was wir an Nahrung so zu uns nehmen sollten, muss man zwei Dinge auseinander halten.

- Einerseits sind wir auf eine bestimmte Energiezufuhr angewiesen. In welcher Form diese Energie in uns gelangt, ist dabei ziemlich egal. Die Nährstoffe sind in Bezug auf ihren Energiegehalt untereinander austauschbar. Durch welchen Nährstoff man sich also die erforderlichen Kalorien am Tag zuführt, ist unerheblich.
- Im Gegensatz dazu gibt es bestimmte Stoffe, auf die wir angewiesen sind, und die wir unbedingt mit der Nahrung aufnehmen müssen – die essenziellen Nährstoffe.

Dazu gehören die Vitamine und Mineralstoffe, aber auch einige Fettsäuren und Aminosäuren.

> Eine „gesunde Ernährung" soll durchschnittlich **60 % Kohlenhydrate**, **25 % Fette** und **15 % Proteine** enthalten – der Anteil der Fette liegt dabei in unseren Breiten in der Regel um Einiges höher.

### Der Grundumsatz eines Menschen

Die Energiemenge, die einem erwachsenen Menschen pro Tag zugeführt werden muss, damit der ganze Organismus am Leben erhalten werden kann, beträgt etwa **8000 kJ**. Diesen Wert bezeichnet man als den Grundumsatz eines Menschen, und der schließt z. B. die Aufrechterhaltung der basalen Stoffwechselleistungen und der Körpertemperatur ein. Der *gesamte* Energieumsatz kann natürlich in Abhängigkeit von der geleisteten Arbeit schwanken – körperliche Arbeit wohlgemerkt, geistige Arbeit verändert den Energieumsatz nicht!

Bei körperlicher Arbeit kann der Energieumsatz bis auf 10000 oder sogar 15000 kJ pro Tag ansteigen.

### Besonderheiten der Proteine

Von den drei Hauptnährstoffen, die wir zu uns nehmen, spielen die Proteine eine besondere Rolle, auf die wir gleich eingehen werden.

**Kohlenhydrate** sind für uns keine essenziellen Nährstoffe, da sie aus vielen anderen Molekülen in unserem Körper im Rahmen der Glukoneogenese ( ↗ S. 110) aufgebaut werden können.

Bei den **Lipiden** kennt man zwar zwei essenzielle Fettsäuren, ein Mangel, der sich bemerkbar macht, ist allerdings äußerst selten.

Völlig anders verhält es sich bei den **Proteinen**. Immerhin acht der 20 proteinogenen Aminosäuren sind essenziell, müssen also regelmäßig direkt mit der Nahrung zugeführt werden. Außerdem gibt es in unserem Körper keinen Speicher für Proteine – überschüssig aufgenommene Aminosäuren werden einfach abgebaut.

Aus diesen Gründen sind wir auf eine beständige Zufuhr von Proteinen abgewiesen.

### Die biologische Wertigkeit

Ein Protein wird als biologisch hochwertig bezeichnet, wenn es die notwendigen Aminosäuren möglichst in den Mengenverhältnissen enthält, die wir Menschen gebrauchen können. Fehlt z. B. nur eine einzige essenzielle Aminosäure, so ist die biologische Wertigkeit schon gleich Null. Sind in einem Protein alle essenziellen Aminosäuren in den optimalen Verhältnissen vertreten, so erhält es die Höchstpunktzahl: Eins (= Eierprotein).

In der Regel sind pflanzliche Proteine biologisch nicht so wertvoll wie tierische – wir haben biologisch einfach mehr mit einer toten Kuh als mit einem Salatblatt zu tun …

## Zufuhr von Proteinen

Für die tägliche Proteinaufnahme wurden Mengenempfehlungen ermittelt, da sich eine Mangelernährung (z. B. in Entwicklungsländern) vor allem als Proteinmangel äußert.

**Eiweißminimum.** Da Aminosäuren nur wenig zur Energiegewinnung beitragen, dafür aber viel zum anabolen Proteinstoffwechsel, reicht theoretisch eine tägliche Zufuhr von rund 40 g Protein – das dann allerdings von optimaler Qualität (= biologischer Wertigkeit) sein muss. Diese 40 g werden als das Einweißminimum bezeichnet. Es entspricht der Menge an Aminosäuren, die täglich – bei absoluter Nahrungskarenz (= Fasten) – dem Körper verlorengehen.

**Eiweißoptimum.** Da auch in unseren Breiten das Eiweiß niemals so hochwertig ist, wie es sein müsste, wird momentan eine tägliche Zufuhr von 70 – 90 g empfohlen – um einfach auf der sicheren Seite zu sein (Eiweißoptimum).

## Die Stickstoffbilanz

Mit der Stickstoffbilanz beschreibt man, ob mehr Stickstoff in den Organismus gelangt oder mehr abgegeben wird. Unter normalen Lebensumständen ist die Stickstoffbilanz ausgeglichen, die Stickstoffaufnahme entspricht dann der Stickstoffabgabe.

**Eine positive Stickstoffbilanz** findet sich z. B. im Wachstum und der Schwangerschaft, wo mehr Proteine neu aufgebaut, als abgebaut werden. Es gelangt dabei mehr Stickstoff in den Organismus als ihm verlorengeht.

**Eine negative Stickstoffbilanz** entsteht, wenn ein Organismus mehr Stickstoff verliert, als ihm zugeführt wird, also z. B. beim Hungern.

## Der Energiegehalt der Nahrung

Der Energiegehalt der Nährstoffe ist experimentell im Kalorimeter messbar. Durch die Verbrennung entsteht Wärme, die einen umgebenden Wassermantel erwärmt.
Um von der Temperaturerhöhung auf den Energiegehalt schließen zu können, muss eine vollständige Verbrennung zu $CO_2$ und $H_2O$ erfolgen – was im Organismus nicht immer der Fall ist.

## Der Respiratorische Quotient

Der Respiratorische Quotient (RQ) ist ein Wert, der sich aus dem Verhältnis von ausgeatmetem $CO_2$ zu aufgenommenem $O_2$ ergibt.

**Glukose.** Bei ausschließlicher Aufnahme von Kohlenhydraten gibt es eine vollständige Verbrennung.

$$C_6H_{12}O_6 + 6\ O_2 \longrightarrow 6\ CO_2 + 6\ H_2O$$
Glukose

Damit ist das Verhältnis von $CO_2$ zu $O_2$ also 6 : 6 und der RQ = 1.

**Lipide und Eiweiße.** Bei der Verbrennung der Lipide und Proteine ist mehr Sauerstoff erforderlich, der RQ sinkt daher unter 1. Lipide haben einen RQ von etwa 0,7, Proteine – je nach der Zusammensetzung an Aminosäuren – etwa 0,8.

## Physikalischer und physiologischer Brennwert

Mit experimentellen Mitteln kann man die Brennwerte der einzelnen Nahrungsstoffe ermitteln. In Bezug auf die Energie, die wir zu uns nehmen müssen, sind die Nahrungsstoffe frei untereinander austauschbar.
Man unterscheidet einen physikalischen von einem physiologischen Brennwert.

- Der **physikalische** Brennwert ergibt sich durch die vollständige Verbrennung eines Nährstoffes unter experimentellen Bedingungen (z. B. im Kalorimeter).
- Der **physiologische Brennwert** gibt die Energiemenge an, die bei der Verbrennung des Nährstoffes in unserem Organismus entsteht.

**Kohlenhydrate und Lipide** weisen keinen Unterschied zwischen ihrem physikalischen und ihrem physiologischen Brennwert auf, da beide Stoffe in unserem Körper vollständig verbrannt werden.

**Kohlenhydrate** besitzen einen Brennwert (= kalorisches Äquivalent) von **17 kJ/g**, die **Lipide** von **39 kJ/g**.

**Proteine** werden in der Zelle zu $CO_2$, Wasser und – anders als die beiden anderen Nahrungsstoffe – dem noch energiehaltigen Stoff Ammoniak ($NH_3$) abgebaut. Die $NH_3$-Ausscheidung erfolgt vor allem über die Harnstoffbildung in der Leber ( ↗ S. 183) – es findet also keine vollständige Oxidation statt. Aus diesem Grund gibt es bei den Proteinen einen Unterschied zwischen dem physikalischen und dem physiologischen Brennwert.

Der **physikalische** Brennwert der **Proteine** beträgt etwa **23 kJ/g**, der **physiologische** Brennwert etwa **17 kJ/g**, da der physikalische Brennwert des Harnstoffs über Null liegt.

**Alkohol** hat übrigens einen Brennwert von **30 kJ/g** ( ↗ S. 518) und trägt in unseren Breiten nicht unerheblich zur Energiezufuhr bei. Bei Alkoholikern kann der Anteil des Alkohols an der Gesamtenergiezufuhr sogar bis zu 40 % betragen.

**Die Umrechnung** von Joule zu den populäreren Kalorien ist übrigens ganz leicht. Eine Kalorie sind 4,2 J und umgekehrt sind 0,42 Kalorien etwa 1 Joule.

### Die essenziellen Nährstoffe

Von den drei großen Gruppen der organischen Moleküle – Kohlenhydrate, Lipide und Proteine – sind die Kohlenhydrate für unseren Organismus so wichtig, dass der Organismus nicht warten kann, bis sie mit der Nahrung aufgenommen werden, es ist für ihn deshalb notwendig, sie selber herstellen zu können.

▌  Es gibt für den Menschen *keine* essenziellen Kohlenhydrate.

Bei den **Lipiden** sind wir auf zwei Fettsäuren essenziell angewiesen, die **Linolsäure** und die **Linolensäure** ( ↗ S. 37).
Bei den **Aminosäuren** zählt man acht zu den essenziellen ( ↗ S. 47), wobei sich die Wissenschaft noch nicht ganz sicher ist, ob das der Weisheit letzter Schluss ist.
Außerdem sind natürlich die Vitamine ( ↗ S. 472) und die Mineralstoffe ( ↗ S. 473) unentbehrliche Bestandteile der Nahrung.

## 3.2   Unser Verdauungstrakt

Wie aus der Anatomie wahrscheinlich schon bekannt, gliedert sich unser Gastrointestinaltrakt in die Speiseröhre, den Magen, den Dünndarm und den Dickdarm. Der Dünndarm lässt sich dann noch weiter unterteilen in das Duodenum, in dem sich schon ein Großteil der Verdauung abspielt, das Jejunum und das Ileum. Was die einzelnen Abschnitte zur Verdauung beitragen, wird Thema dieses Abschnitts sein.

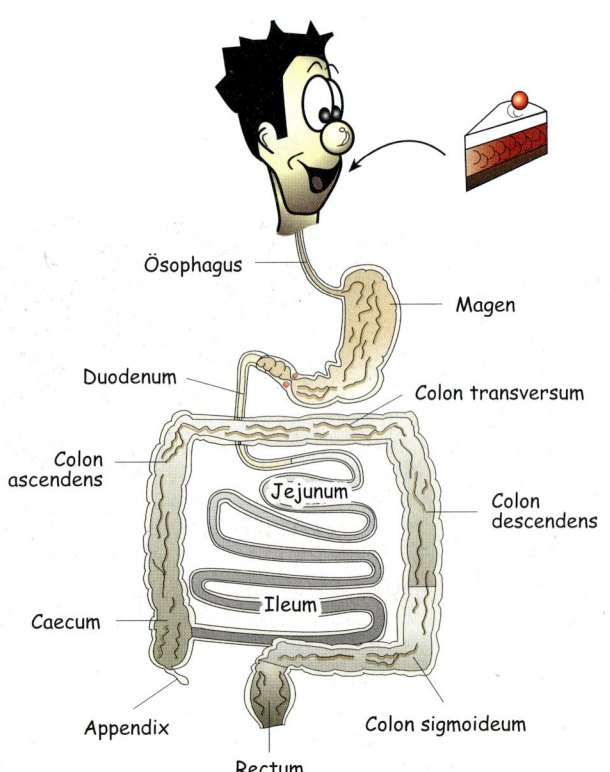

Ösophagus
Magen
Duodenum
Colon transversum
Colon ascendens
Jejunum
Colon descendens
Caecum
Ileum
Appendix
Colon sigmoideum
Rectum

### Teller, Mund und Speiseröhre

Schon in der Phase, in der sich die Nahrung noch auf dem Teller befindet, laufen erste Verdauungsvorgänge ab, verursacht durch den Geruch der Speise. Direkt vor dem Essen kann einem manchmal schon das „Wasser im Mund zusammen laufen" – oder auch schon beim Gedanken daran.

#### Der Speichel

Dieses „Wasser" ist der Hauptbestandteil des **Speichels**, es macht etwa 99,5 % aus. Die restlichen 0,5 % sind anorganische und organische Substanzen, die wir noch besprechen werden.
Die **Herstellung** des Speichels erfolgt in den drei großen Speicheldrüsen, der **Glandula submandibularis**, die rund 70 % des Speichels erzeugt, der **Parotis** und der **Glandula sublingualis**. Alle sind sowohl sympathisch als auch parasympathisch innerviert.
Die momentane Sekretionsrate kann je nach Nahrungsaufnahmesituation beträchtlich schwanken – im Schnitt beträgt sie etwa zwei Liter pro Tag. (Eine Kuh kommt auf immerhin 20 Liter pro Tag, was auf den Menschen übertragen schon ein bedeutsames ästhetisches Problem darstellen würde …)
Im Speichel sind neben dem **Wasser** noch eine Menge anderer Stoffe enthalten, wobei jedoch das Enzym Amylase der einzige Stoff ist, der Nahrungsbestandteile zerlegt. Die anderen haben eher Begleitfunktionen. Außer einer α-**Amylase**, die im Mund auch **Ptyalin** heißt sind hier die **Speichelmuzine** (= Schleimstoffe)zu nennen.

#### Das Ptyalin

Ptyalin, das nur von den **Parotiden** gebildet wird, vollzieht eine erste **Spaltung von Kohlenhydraten** (die glykosidischen α-1/4-Bindungen, ↗ S. 29) – jedenfalls wenn man ihr genügend Zeit gibt. Heutzutage werden Speisen in aller Regel nur sehr kurz gekaut und schnell geschluckt, wodurch das Ptyalin im Magen landet und dort durch die Salzsäure zerlegt wird.
Eine andere wichtige Rolle spielt diese Amylase jedoch vermutlich für die orale Hygiene als **Kariesprophylaxe**.
Den wichtigeren Anteil an der Zerlegung von Kohlenhydraten hat die α-Amylase aus der Bauchspeicheldrüse (= Pankreas).

#### Die Muzine

Die Muzine sind **Glykoproteine** mit einem Kohlenhydratanteil von etwa 50 %, die der Einschleimung der Nahrung dienen, damit sie leichter durch die Speiseröhre gleiten kann.

#### Abwehrstoffe im Speichel

Des Weiteren gibt es im Speichel noch einige Substanzen zur Abwehr von Mikroorganismen, die natürlich nicht in den Körper gehören. Es sei hier das **Immunglobulin A**

( ↗S. 572) und das **Lysozym** ( ↗S. 553) genannt, das Zellwandbestandteile grampositiver Bakterien angreift. (Lysozym ist übrigens auch Hauptbestandteil des Halsschmerzmedikaments Frubienzym, ↗S. 553).

### Primär- und Sekundärspeichel

Der Speichel wird in den Drüsen in zwei Phasen hergestellt. Zunächst entsteht der **Primärspeichel**, der **blutisoton** ist, und an das Gangsystem der Drüsen abgegeben wird.
Die Zellen des Ausführungsgangsystem nehmen noch einige Veränderungen in der ionalen Zusammensetzung vor, so dass der **Sekundärspeichel** entsteht, der meist hypoton ist, da mehr resorbiert als sezerniert wird.

> Die Veränderungen bestehen in der **Rückresorption** von **Natrium** und **Chlorid**, wodurch die Osmolarität zunächst sinkt. Durch aktives **Sezernieren** von **Kalium** und **Bicarbonat** steigt die Osmolarität nun wieder an, wenn auch mit einer etwas anderen Zusammensetzung als das Blut.

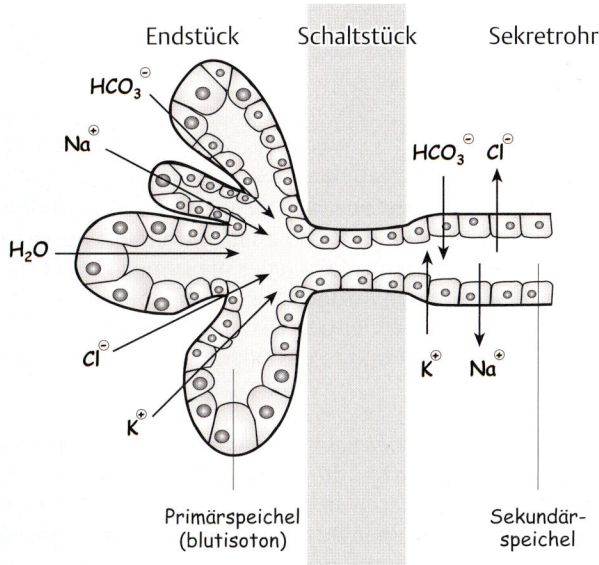

**Vermehrte Speichelproduktion.** Nun kann man sich leicht überlegen, was passiert, wenn die Menge des freigesetzten Speichels stark ansteigt: Die Zellen des Gangsystems kommen mit ihrer Ionenaustauscherei nicht hinterher, wodurch die nachträglichen Veränderungen stark eingeschränkt werden.
Der NaCl-Gehalt steigt also mit zunehmender Sekretion an, der Kaliumgehalt sinkt. Das Bicarbonat hält sich leider nicht an die Spielregeln und bleibt hoch; warum, ist zur Zeit noch nicht bekannt.
Auch die **Azidität** ändert sich mit der Zunahme der Sekretion. Der Ruhespeichel ist leicht sauer, während er bei starker Sekretion zum Alkalischen tendiert.

### Ausscheidungsfunktion des Speichels

Etwas überraschend erscheint auf den ersten Blick, dass dem Speichel auch Ausscheidungsfunktionen zukommen. Einige Medikamente, wie z. B. das Morphin, und eine Reihe von anorganischen Stoffen, vor allem die Schwermetalle (Blei, Quecksilber u. a.), werden über die Speicheldrüsen in den Darm – und damit nach außen – abgegeben.
Die Regulation der Speichelsekretion erfolgt auf nervalem Weg. Der Parasympathikus führt dabei zu einer generellen Sekretionssteigerung, der Sympathikus fördert die Sekretion eines muzinreichen, wasserärmeren Speichels.

### Die Speiseröhre

Die Speiseröhre (= Ösophagus) ist ein Muskelschlauch, dessen Funktion im Transport der Nahrung vom Mund in den Magen zu sehen ist – manchmal allerdings auch in umgekehrter Richtung. Für die Verdauung spielt sie keine Rolle, das einzige, was sie der Nahrung beimengt, ist Schleim aus den reichlich vorhandenen Becherzellen, die damit für eine bessere Gleitfähigkeit sorgen.

### ▬ Der Magen

Folgt man der Speise auf ihrem Weg durch den Ösophagus, landet man nach einiger Zeit in einer größeren Erweiterung, dem Magen. Unser Magen ist in erster Linie ein großer Sack, in dem eine Menge **Nahrung aufbewahrt** werden kann, da unser Darm sonst – nach einer anständigen Mahlzeit – mit Verdauung und Resorption gar nicht hinterher und mindestens der Nachtisch ziemlich unverändert hinten wieder heraus käme.
Nun gibt es aber noch den **Magensaft**, der verschiedene Funktionen hat, und von dem etwa **zwei Liter** am Tag produziert werden.

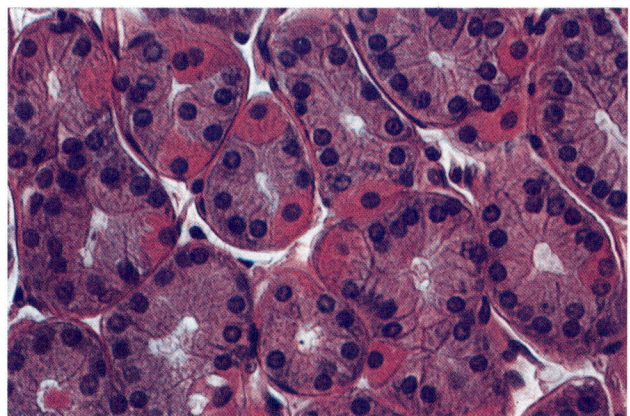

Die Hauptbestandteile des Magensafts sind die **Salzsäure**, das Enzym **Pepsin**, die **Muzine**, die wir ja schon eine Etage höher kennengelernt haben sowie der **intrinsische Faktor**. Bedingt durch die starke Salzsäure kann der pH-Wert des Magensafts bis zu pH 1 absinken, was einer rund eine Million mal höheren Konzentration an Salzsäure als in den Zellen (pH 7) entspricht. Normalerweise liegt er zwischen pH 2 und pH 3. Schauen wir uns die Eigenschaften der einzelnen Bestandteile genauer an und betrachten deren Funktion.

### Die Salzsäure

Diese sehr starke Säure, die von den **Belegzellen** des Magens gebildet wird, hat verschiedene Aufgaben.
Zum Beispiel tötet sie **Bakterien** oder andere ungebetene Gäste schon im Magen weitestgehend ab.

### Denaturierung der Proteine

Eine andere Aufgabe betrifft die Proteine, die meist als ein riesiges Aminosäureknäuel vorliegen, an dem die eiweißspaltenden Enzyme des Magendarmtrakts nur sehr schlecht angreifen können. Beim Kontakt mit der starken Salzsäure nehmen die einzelnen Aminosäuren der Nahrungsproteine Protonen auf, wodurch sie eine Menge positive Ladungen erhalten. Diese stoßen sich alle gegenseitig ab, so dass sich die Proteine schon nach kurzer Verweildauer im Magen entwunden haben und als lange, positiv geladene Schnur vorliegen; man sagt, die Proteine seien „denaturiert" worden.

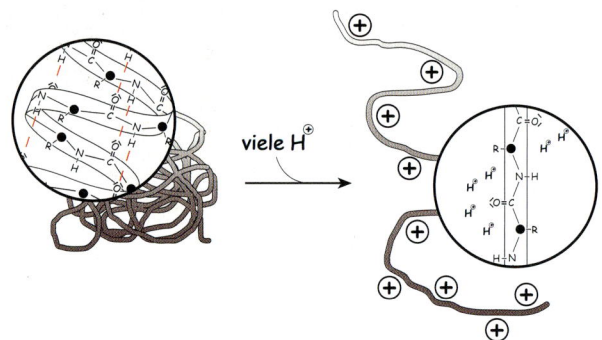

viele $H^\oplus$

**Warum eine so starke Säure?** Bei einer schwachen Säure hätten erstens die Bakterien und ähnliches Getier eine deutlich höhere Überlebensrate als dies gut wäre und zweitens würden nicht *alle* Aminosäuren positiv geladen werden, da nicht genug Protonen vorhanden wären. Die Folge wären unterschiedliche Ladungen in einem Protein, die sich gegenseitig anziehen und das Protein unter Umständen noch mehr verklumpen würden.

### Mechanismus der Salzsäureherstellung

Wichtig ist auch, sich einmal den Mechanismus der Salzsäureherstellung klarzumachen, was wir nun in einzelnen Schritten tun wollen. Wir werden uns dabei zunächst anschauen, wie die H⁺-Ionen ins Darmlumen gelangen, und erst anschließend wie dies das Chlorid anstellt, da diese beiden Ionen unabhängig voneinander ins Lumen gelangen.

**Die Protonen.** Der ganze Vorgang beginnt damit, dass **Kohlenstoffdioxid** in die Belegzelle diffundiert und dort unter

Zuhilfenahme der **Carboanhydrase** mit dem natürlich überall vorhandenem **Wasser** verbunden wird. Die entstandene **Kohlensäure** ($H_2CO_3$) zerfällt sofort wieder in **Bicarbonat** und die gewünschten **H⁺-Ionen**, die bei Bedarf im Austausch mit **Kalium** ins Magenlumen abgegeben werden können.

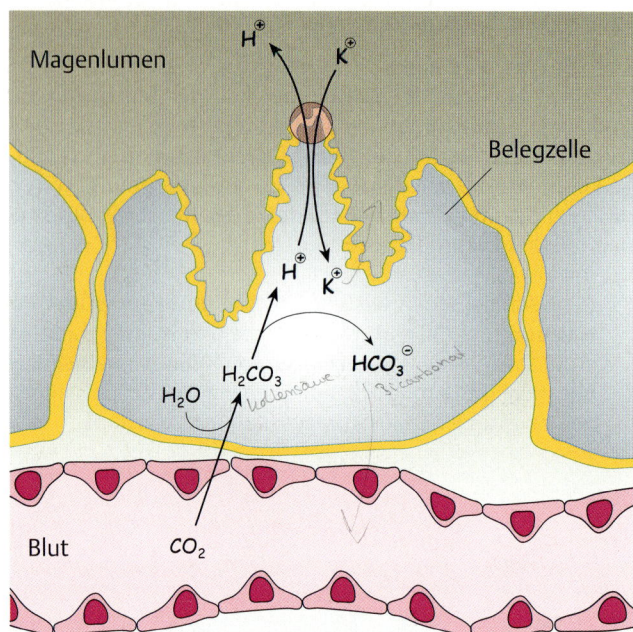

Das Kalium, von dem wir natürlich auch nicht unendlich viel in der Zelle gebrauchen können, diffundiert durch einen speziellen **Kaliumkanal** wieder ins Lumen zurück, um dann erneut für einen Austausch zur Verfügung zu stehen. Was wir ebenfalls nicht unbegrenzt in der Zelle ansammeln können, ist das Bicarbonat, das wieder in das Blut ausgeschleust wird.

Für die Herstellung der Salzsäure werden außerdem noch **Chlorid-Ionen** benötigt, die sich im Blut befinden. Dankenswerter Weise lassen sich hier zwei Probleme in einem Schritt lösen, da es einen **Austauschkanal** gibt, der **Chlorid-Ionen gegen Bikarbonationen** austauscht.
In einem letzten Schritt fließen die Cl⁻-Ionen durch einen speziellen **Chloridkanal** ins Magenlumen, womit wir die Salzsäure beisammen hätten.
Im Magenlumen kann dadurch ein pH-Wert von etwa 1 entstehen, was einer ganzen Menge Protonen entspricht.

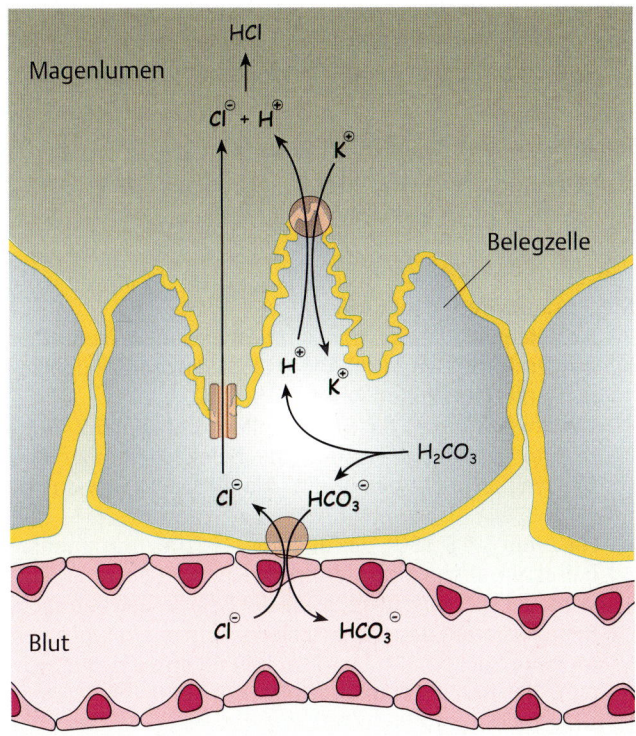

## Pepsin

Auch das **Pepsin**, das in den **Hauptzellen** des Magens gebildet wird, hat als Angriffsziel die Proteine im Auge. Es führt schon erste Spaltungen durch, so dass den Magen in aller Regel nur noch **Polypeptide** in Richtung Duodenum verlassen.

Das Pepsin wird dabei von den Hauptzellen erst in einer **Vorstufe** – dem **Pepsinogen** – sezerniert, damit nicht schon die zelleigenen Proteine zerlegt werden (= Selbstschutz). Die Aktivierung erfolgt erst im Lumen des Magens selbst – und zwar durch den dort herrschenden niedrigen pH-Wert. Das aus dem Pepsinogen entstandene Pepsin ist dann seinerseits wieder in der Lage, Pepsinogen zu aktivieren.

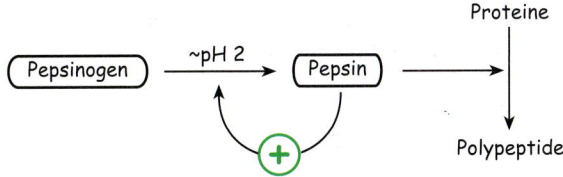

Das pH-Optimum dieses Enzyms liegt bei etwa 2. Die verschiedenen Werte in der Literatur entstehen dadurch, dass der optimale pH-Wert des Enzyms auch vom Substrat abhängt, er also für verschiedene Eiweiße auch etwas unterschiedlich ist.

Am liebsten spaltet Pepsin vor oder hinter den Aminosäuren **Phenylalanin** oder **Tyrosin**.

## Muzine

Wenn man sich noch einmal die Reaktivität der Salzsäure und des Pepsins vor Augen hält, muss natürlich die Frage auftauchen, warum sich der Magen nicht selbst verdaut. Der Körper hat sich da vor allem drei Mechanismen einfallen lassen, mit denen er seine Magenschleimhaut schützt.

Der eine besteht darin, eiweißspaltende Enzyme wie das Pepsin als inaktive Vorstufen (= Zymogene, hier als Pepsinogen) zu sezernieren, die erst im Lumen (zum Pepsin) aktiviert werden.

Das entscheidende ist jedoch eine schützende **Schleimschicht**, die als wichtigsten Bestandteil die Muzine enthält, die von den im Magen reichlich vorhandenen **Nebenzellen** gebildet werden. Der pH-Wert nimmt dabei vom Magenlumen in Richtung Zelloberfläche von etwa 1 auf 7 zu, womit die Zellen geschützt wären.

Die Nebenzellen können die Muzine allerdings nur herstellen, wenn sie dafür **Prostaglandin E** (PGE, ↗ S. 414) zur Verfügung haben.

Eine weitere Schutzrolle spielt die **Durchblutung** der Magenschleimhaut, die in der Lage ist, überschüssige Protonen abzutransportieren.

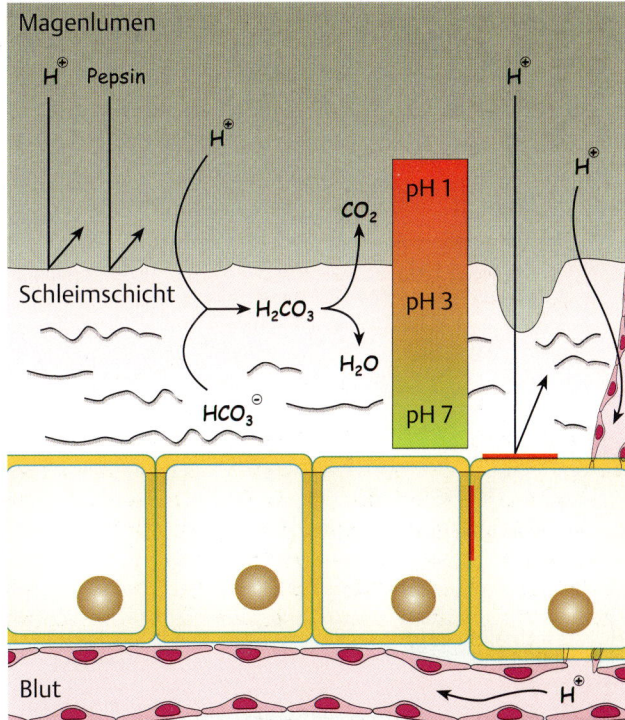

**Aspirin.** Einige Medikamente hemmen die Bildung von PGE, z.B. das allseits bekannte Aspirin (↗ S. 418). Dadurch wird die Bildung der schützenden Schleimschicht beeinträchtigt. Dieser Zusammenhang erklärt die Tatsache, dass Aspirin (chemisch Acetylsalicylsäure, ASS) manchmal Magenschmerzen verursacht. Die Schleimschicht ist in Anbetracht der Stärke der Salzsäure nämlich absolut erforderlich; anderenfalls können die Magenzellen zerstört werden und ein **Magengeschwür** entstehen.

Besonders problematisch ist, dass das Aspirin im Magen durch die Salzsäure protoniert wird und in dieser Form Zellmembranen leichter durchdringen kann. ASS reichert sich daher zu allem Übel auch noch in den Magenzellen an.

## Intrinsischer Faktor

Die vierte wichtige Substanz, die der Magen zu bieten hat, wird ebenfalls von den **Belegzellen** hergestellt, die auch die Salzsäure produzieren: es ist der **intrinsische Faktor**, ein Glykoprotein. Dieser Faktor bindet im Magenlumen an den **extrinsischen Faktor** und bildet mit ihm einen Komplex, der erst im **terminalen Ileum** – also kurz vor dem Kolon – resorbiert wird.

Der extrinsische Faktor ist das **Vitamin B$_{12}$** ( ↗ S. 477), das nur in gebundener Form aufgenommen werden kann, da es anderenfalls vorher abgebaut würde. Die Aufgabe des intrinsischen Faktors ist also, die Aufnahme von Vitamin B$_{12}$ (= extrinsischer Faktor) zu ermöglichen.

Physiologisch wird der gesamte Komplex rezeptorvermittelt pinozytotisch von den Enterozyten des Ileums aufgenommen.

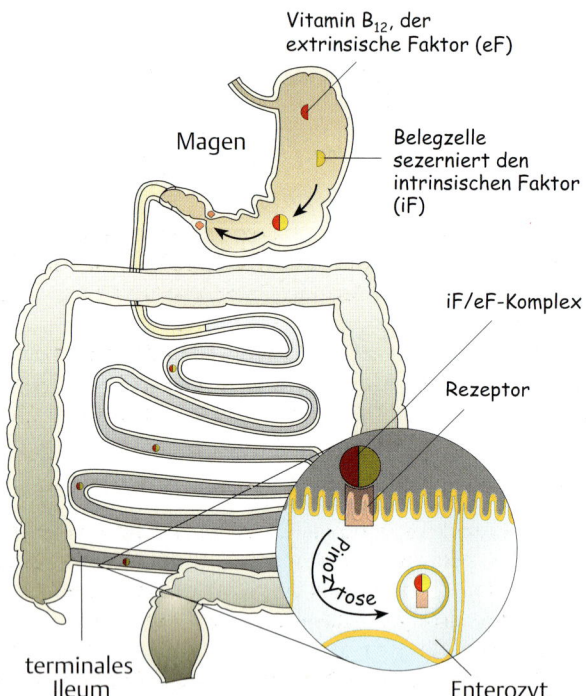

Vitamin B$_{12}$, der extrinsische Faktor (eF)

Magen

Belegzelle sezerniert den intrinsischen Faktor (iF)

iF/eF-Komplex

Rezeptor

Pinozytose

terminales Ileum

Enterozyt

**Vitamin-B$_{12}$-Mangel.** Bei einer Entfernung des gesamten Magens oder des terminalen Ileums stellt sich daher ein Vitamin-B$_{12}$-Mangel ein, der sich in einer **perniziösen Anämie** äußert, da dieses Vitamin beim Aufbau der Erythrozyten benötigt wird. Selten, aber möglich, ist auch eine mangelhafte Aufnahme von Vitamin-B$_{12}$-haltigen Nahrungsmitteln, da dieses Vitamin nur in tierischen Produkten vorkommt. Veganer sollten über ihr Ernährungsverhalten also noch einmal unter biochemischen Gesichtspunkten nachdenken …

Man denkt meist nicht gleich an einen Vitamin-B$_{12}$-Mangel, da es etliche Monate dauern kann, bis der Vorrat in der Leber aufgebraucht ist und sich ein Mangel einstellt.

## Regulation der Magensaftsekretion

Das gesamte Verdauungssystem muss gut reguliert werden, da es sich ständig wechselnden Situationen gegenübergestellt sieht.

Drei Stoffe sind besonders wichtig, wenn es darum geht, die Magensaftsekretion zu **fördern**:

- **Acetylcholin**, das von parasympathischen Nervenzellen ausgeschüttet wird und über **M$_1$-Rezeptoren** an den Beleg- und Hauptzellen wirkt ( ↗ S. 425).
- **Gastrin** ( ↗ S. 379), das von **G-Zellen** in Magen und Duodenum gebildet wird, und die Belegzellen über den Blutweg erreicht, also ein klassisches **Hormon** ist ( ↗ S. 332).
- **Histamin** ( ↗ S. 380), das eng mit Gastrin zusammenarbeitet und aus bestimmten endokrinen Zellen freigesetzt wird, die sich ganz in der Nähe der Belegzellen befinden. Beim Histamin handelt es sich also um einen typischen **Mediator**, der parakrin wirkt, das heißt direkt neben sich, ohne das Blut als Transportmittel zu benutzen.

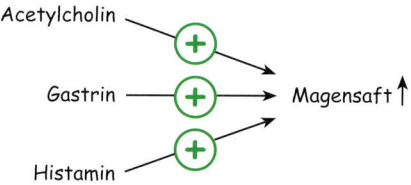

Acetylcholin

Gastrin

Histamin

Magensaft ↑

**Gehemmt** wird die Magensaftsekretion vor allem durch einen niedrigen pH-Wert im Duodenum, der über das Hormon **Sekretin** ( ↗ S. 381) auf dem Blutweg an die Belegzellen gemeldet wird, was eine Minderung der Salzsäureproduktion bewirkt.

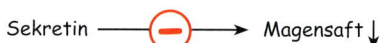

Sekretin

Magensaft ↓

Genauer und vollständig wird auf die Regulation der Verdauung im Hormonteil eingegangen ( ↗ S. 379).

## Das Duodenum und seine Drüsen

Das Duodenum ist der erste Abschnitt des Dünndarms. Es besteht aus einer c-förmigen Schleife, die hinter dem Magenpförtner beginnt und in der Flexura duodenojejunalis in das Jejunum übergeht. Bis zur Flexur spricht man in der Klinik vom oberen Gastrointestinaltrakt, dann folgen die tieferen Abschnitte.

Das Duodenum erfüllt im Rahmen der Verdauung sehr wichtige Aufgaben. Zum einen münden hier die großen Verdauungsdrüsen (die **Leber** mit der **Galle** und die **Bauchspeicheldrüse** mit dem Sekret ihres **exokrinen Anteils** ), zum anderen werden im Duodenum schon etwa **60 % der**

**Nahrungsbestandteile** in den Körper aufgenommen (= resorbiert).

### Brunner-Drüsen

Die Brunner-Drüsen befinden sich im oberen Abschnitt des Duodenums und haben die Aufgabe, den sauren Magensaft zu neutralisieren. Das muköse Sekret enthält reichlich **Bicarbonat** (= $HCO_3^-$), wodurch der saure pH-Wert von 2 auf etwa 8 angehoben wird.

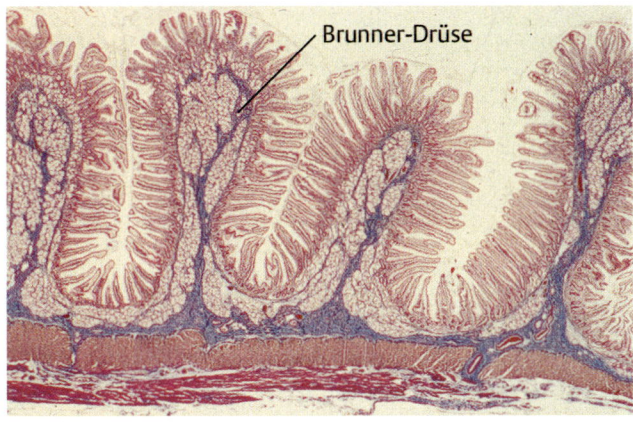
Brunner-Drüse

### Die Gallenflüssigkeit

Die Gallenflüssigkeit wird in den Leberzellen hergestellt und fließt über den Ductus hepaticus und den Ductus choledochus zusammen mit dem Ductus pankreaticus bei der Papilla duodeni major in das Duodenum.
Kontrahiert sich der hier ansässige Schließmuskel (Sphinkter Oddi), staut sich die Galle bis in die Gallenblase zurück, die eine Art Aufbewahrungssack für die Gallenflüssigkeit darstellt. Bei der Nahrungsaufnahme kann die Gallenblase entleert werden. Die Blasengalle mündet über den Ductus cysticus ebenfalls in den Ductus choledochus.

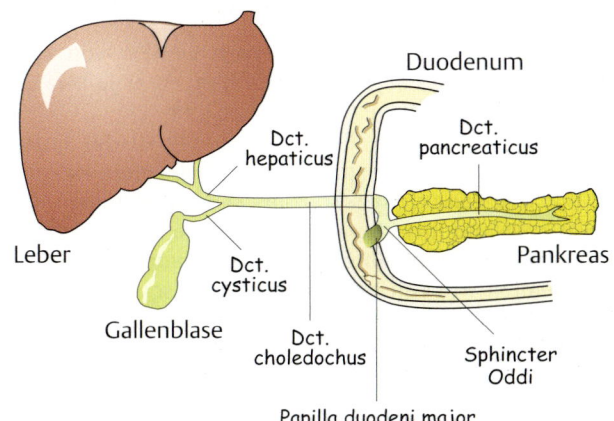

Leber
Duodenum
Dct. hepaticus
Dct. pancreaticus
Dct. cysticus
Pankreas
Gallenblase
Dct. choledochus
Sphincter Oddi
Papilla duodeni major

Soviel zur Wiederholung der duodenalen Anatomie, doch nun zurück zur Biochemie.
An einem Tag wird etwa **ein Liter** Gallenflüssigkeit produziert, die aus vier Hauptbestandteilen besteht,

- den **Gallensalzen** und **Gallensäuren**,
- den **Gallenfarbstoffen** (vor allem **Bilirubin**) und
- dem **Cholesterin**.

Im Zusammenhang mit der Verdauung interessiert uns dabei der chemische Aufbau der Stoffe nur grob. Wie und wo sie genau entstehen, wird erst im Leberkapitel besprochen (↗ S. 522).

**Die Mizellen.** Das entscheidende an den **Gallensäuren und dem Cholesterin** ist, dass sie **amphipathisch** (↗ S. 34) sind, das heißt, sie haben eine hydrophile und eine hydrophobe Seite. Aufgrund dieser Eigenschaft eignen sie sich hervorragend zur Bildung von **Mizellen**, was für die Fettverdauung ungemein wichtig ist. Die fettabbauenden Enzyme bauen nämlich nur Fett ab, das in Mizellen eingeschlossen ist, da sie ausschließlich an der Grenzfläche zwischen Fett und Wasser arbeiten können.

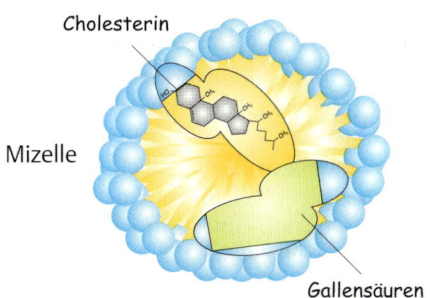
Cholesterin
Mizelle
Gallensäuren

Die Gallensäuren und das Cholesterin unterliegen normalerweise einem **enterohepatischen Kreislauf**, die Mehrheit dieser Moleküle wird daher im **Ileum** wieder ins Blut aufgenommen und zurück zur Leber transportiert.
Die Zusammensetzung der **Lebergalle** und der **Blasengalle** unterscheidet sich vor allem im Wassergehalt – die Blasengalle wird eingedickt und bei Bedarf wieder verflüssigt.

### Pankreas mit den Pankreasenzymen

Das Pankreas (= Bauchspeicheldrüse) stellt die wichtigste Drüse des Verdauungssystems dar, da der Bauchspeichel, von dem täglich rund **zwei Liter** produziert werden, Enzyme für alle wichtigen Nahrungsbestandteile enthält.
Der **pH-Wert** des Bauchspeichels beträgt ungefähr **8**, was vor allem durch das reichlich vorhandene **Bikarbonat** verursacht wird.
Die Enzyme werden in den **Azinuszellen** (= exokriner Teil) des Pankreas produziert, die sie als inaktive Vorstufen (= Schutz vor Selbstverdau) auch speichern können, um sie dann bei Bedarf über den Ductus pancreaticus an das Darmlumen abzugeben. Diese inaktiven Vorstufen der Enzyme werden auch **Zymogene** bezeichnet. Die Aktivierung der Enzyme erfolgt dann erst im Darmlumen, wo sie in ihrer aktiven Form benötigt werden.

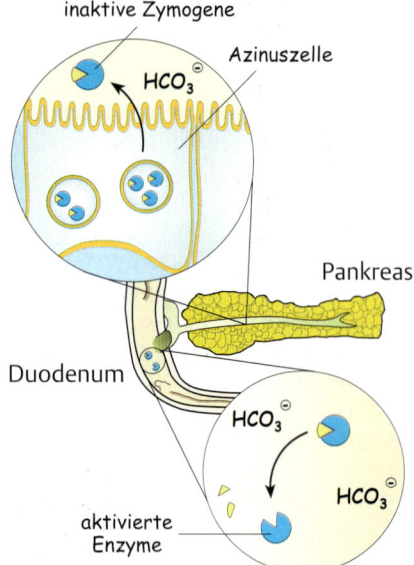

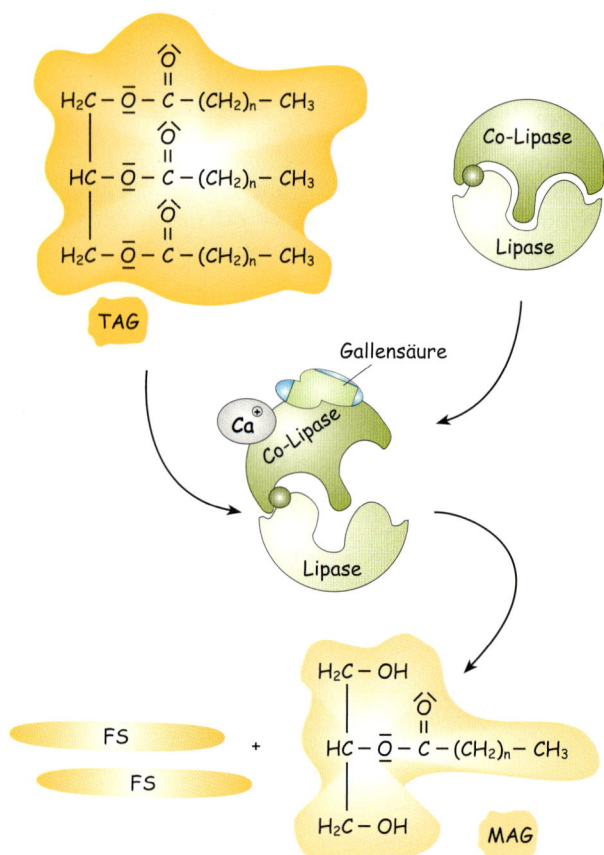

Da es sich bei den Nährstoffen um chemisch sehr verschiedene Substanzen handelt, kann man sich leicht vorstellen, dass die Wirkungsweise der unterschiedlichen Verdauungsenzyme auch sehr unterschiedlich ist.

Wir schauen uns den Mechanismus daher geordnet nach den einzelnen Stoffen an; zunächst in der Übersicht und im nächsten Teil dann genauer.

**Kohlenhydrate.** Für die Verdauung der Kohlenhydrate gibt es von der Bauchspeicheldrüse nur ein Enzym, die **Pankreas-Amylase** – eine α-Amylase wie das Ptyalin im Speichel (↗ S. 460).

Die Pankreas-Amylase spaltet alle **glykosidischen α-1/4-Bindungen** – jedoch mit der Einschränkung, dass die Aktivität mit abnehmender Kettenlänge der Zucker deutlich nachlässt. Disaccharide können gar nicht mehr gespalten werden. Diese Aufgabe übernehmen andere Enzyme – die **Disaccharidasen** – die nicht vom Pankreas, sondern von den **Darmepithelzellen** gebildet werden.

**Lipide** sind in erster Linie Triacylglyceride (TAGs, ↗ S. 141), die durch die **Pankreaslipase** zerlegt werden.

Die Pankreaslipase wird erst aktiv durch die Anwesenheit einer – ebenfalls vom Pankreas produzierten – **Co-Lipase** (wird durch Trypsin, s. u., aktiviert), von **Ca²⁺** und **Gallensäuren**. Man stellt sich das so vor, dass bei der Lipase eine Art Deckel auf dem aktiven Zentrum sitzt, der erst durch die Gallensäuren entfernt wird.

Die aktivierte Pankreaslipase spaltet Triacylglyceride (TAGs) zu 2-Monoacylglycerin und zwei Fettsäuren.

**Proteine.** Die vom Pepsin schon vorbehandelten Proteine werden im Duodenum durch die verschiedenen proteolytischen Enzyme weiter zerlegt. Produkte dieser Zerlegung sind kleine Peptide oder schon einzelne Aminosäuren.

Ein Trick des Magens findet auch bei der Bauchspeicheldrüse Anwendung. Denn auch die Pankreasenzyme sind natürlich sehr reaktiv und würden ihr eigenes Organ zerstören, sollten sie die Gelegenheit dazu bekommen. Deshalb werden auch sie in der überwiegenden Mehrzahl als inaktive Vorstufen (= Zymogene) sezerniert.

Die **Aminosäureketten** der Proteinen werden von einer ganzen Reihe von Enzymen angegriffen, da es ja zwanzig strukturell verschiedene Aminosäuren gibt.

Am wichtigsten für die Proteinverdauung ist das Enzym **Trypsin**, das alle anderen proteolytischen Enzyme aktiviert. Die inaktive Vorstufe des Trypsins, das **Trypsinogen**, wird im Pankreas produziert und in das Darmlumen abgegeben. Dort existiert ein **membranständiges Glykoprotein**, das in Anwesenheit von **Calciumionen** proteolytisch wirksam ist. Dieses Glykoprotein, mit dem Namen **Enteropeptidase** (früher Enterokinase), spaltet vom Trypsinogen ein Hexa-

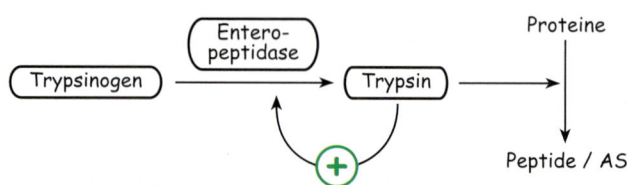

peptid ab. Das so entstandene aktive Trypsin aktiviert die restlichen Vorstufen zu ihren aktiven Metaboliten.

**Nukleinsäuren.** Auch für die mit der Nahrung aufgenommenen Nukleinsäuren (= DNA, RNA) hält unsere Bauchspeicheldrüse Enzyme bereit ( ↗ S. 471): Die DNasen und RNasen.

### Regulation der Bauchspeichelsekretion

Es gibt zwei wichtige Hormone, die die Sekretion des Pankreassafts fördern:
- Das **Sekretin** bewirkt, dass eine **größere Menge** an Sekret produziert wird, dass zudem reich an **Bikarbonat** ist ( ↗ S. 381),
- das Hormon **Cholezystokinin** (CCK) bewirkt eine **Zunahme des Enzymgehalts** im Pankreassaft ( ↗ S. 381).

### Entzündung der Bauchspeicheldrüse

Wie schon angesprochen, gibt es Schutzmechanismen, um eine Selbstverdauung (in der Medizinsprache **Autodigestion**) der Bauchspeicheldrüse zu verhindern. Zum einen werden die meisten Enzyme als inaktive Vorstufen (= Zymogene) sezerniert und erst im Darmlumen – dem Ort des Geschehens – aktiviert.
Zum anderen gibt es einen **Trypsininhibitor** im Pankreassaft, der ebenfalls die Autodigestion verhindert.

Die **Pankreatitis.** Kommt es dennoch einmal zum Selbstverdau (z. B. bei chronischem Alkoholabusus), kann sich eine Pankreatitis, eine Entzündung der Bauchspeicheldrüse, entwickeln.
Erkennen kann man eine Pankreatitis daran, dass sich **spezifische Pankreasenzyme im Blut** wiederfinden, da das Organ so geschädigt ist, dass diese in die Blutbahn gelangen. Am besten zu bestimmen sind dabei die Amylase und die Lipase, deren Werte deshalb auch auf jedem ausführlichen Laborbefund zu finden sind.

> Normal sind für die **Amylase** Werte von bis zu **140 U/l** und für die **Lipase** Werte von bis zu **180 U/l**. Erhöhte Laborwerte lassen auf eine akute oder chronische Entzündungsreaktion in der Bauchspeicheldrüse schließen.

Bei der Amylase sollte man allerdings beachten, dass sie auch in der Parotis vorkommt ( ↗ S. 460), einem Organ, das bei Schädigung ebenfalls für eine Erhöhung der Werte verantwortlich sein kann.

### Die weiteren Darmabschnitte

Kommen wir noch kurz zu den weiteren Darmabschnitten, die allerdings nicht mehr viel aufregend Neues bieten.

**Jejunum.** Nachdem die Nahrungsbestandteile im Duodenum reichlich zerlegt und zum Teil schon aufgenommen worden sind, gelangen die Reste nach der Flexura duodeno-

jejunalis in das Jejunum, in dem weitere Abbauvorgänge ablaufen. Auch die Aufnahme der Stoffe wird in diesem Darmabschnitt fortgeführt.

**Ileum.** Zwei Fünftel des Dünndarms sind Jejunum, der Rest ist das Ileum, das sich nur histologisch vom Jejunum unterscheiden lässt. Auch hier finden noch wichtige Resorptionsvorgänge statt, wie z. B. die Aufnahme von Vit B$_{12}$ ( ↗ S. 464) und der Gallensäuren (enterohepatischer Kreislauf).

**Kolon.** Am Übergang vom Ileum zum Kolon befindet sich die Bauhin-Klappe, die bei Bedarf etwas geschlossen werden kann. Sie soll vor allem verhindern, dass sich zu viele Kolonbakterien in höher gelegene Darmabschnitte verirren. Diese Bakterien erfüllen – neben der eher unangenehmen Gasproduktion – wichtige Aufgaben für unseren Körper, z. B. versorgen sie uns mit **Vitamin K** (= Phyllochinon, ↗ S. 503). Bei einer längerdauernden Einnahme von Antibiotika kann es daher zu einem Vitamin-K-Mangel kommen. Außerdem zersetzen die Bakterien die für uns **unverdauliche Zellulose**. Die entstehende Glukose dient jedoch nur ihrer, *nicht* unserer Ernährung. Schließlich spalten unsere kleinen Mitbewohner auch noch die Gallenbestandteile Bilirubin und dessen Diglukuronid ( ↗ S. 524).

> Im Kolon wird nur noch wenig Wasser resorbiert und so die Fäzes eingedickt.
> Das meiste Wasser wird bereits im Dünndarm resorbiert.

**Rektum.** Kurz vor dem physiologischen Darmausgang befindet sich noch das Rektum, in dem eine gewisse Stuhlmenge gespeichert und auch noch Stoffe resorbiert werden können. Ausgeschieden werden letztlich nur etwa **100 g Stuhl pro Tag**.

> Aus dem Rektum resorbierte Substanzen gelangen direkt in den großen Kreislauf und umgehen damit die Leber. Diese Eigenschaft macht man sich bei der rektalen Gabe von Medikamenten (z. B. Zäpfchen) zu nutze.

## 3.3 Aufnahme der einzelnen Nahrungsbestandteile

Im kommenden Teil dieses Kapitels werden wir eine Mahlzeit auf ihrem Weg vom Teller in die Enterozyten (= Darmzellen) und von dort an die verschiedenen Ziele in unserem Körper verfolgen. Da die Stoffaufnahme für die einzelnen Nährstoffe sehr unterschiedlich erfolgt, werden wir diese Reise auch nacheinander mit den einzelnen chemischen Substanzen machen.

### Kohlenhydrate

Es gibt zwar eine ganze Reihe Kohlenhydrate, doch mit der Nahrung werden in relevanten Mengen nur wenige aufgenommen.

Von diesen hat die **Stärke** (das pflanzliche Polysaccharid, ↗ S. 32) den größten Anteil, die aus den Grundbausteinen Maltose und Isomaltose besteht – beides Disaccharide, die aus je zwei Molekülen Glukose aufgebaut sind.

Durch die Aufnahme von Fleisch gelangt auch **Glykogen** ( ↗ S. 31) in unseren Verdauungstrakt, das ebenfalls zu Maltose und Isomaltose gespalten wird.

Daneben nehmen wir noch Disaccharide wie **Saccharose** (der normale Haushaltszucker, ↗ S. 31), **Laktose** (Milchzucker, ↗ S. 30) und das Monosaccharid Fruktose (Früchte, ↗ S. 26) mit der Nahrung auf.

> Allen Kohlenhydraten gemein ist, dass sie nur als **Monosaccharide** in die Enterozyten aufgenommen werden können. Sie müssen also – soweit sie nicht schon Monosaccharide sind – alle enzymatisch in ihre kleinsten Bausteine zerlegt werden.

## Zerlegung der Kohlenhydrate

Die Kohlenhydratverdauung wird durch zwei Systeme von Enzymen bewerkstelligt:

1. Durch die **α-Amylase** werden Stärke und Glykogen in die Disaccharide Maltose und Isomaltose gespalten.
2. Die Disaccharide werden durch spezifische **Disaccharidasen**, die fest in die Membran der Enterozyten eingelagert sind, weiter zu Monosacchariden zerlegt.

Die entstehenden Monosaccharide können von unserem Körper aufgenommen werden.

**Die Amylasen.** Der hydrolytische Abbau der Kohlenhydrate beginnt schon im Mund durch die im Speichel vorhandene Amylase (= Ptyalin, ↗ S. 460) und wird durch die Pankreas-Amylase ( ↗ S. 466) fortgesetzt. Die Amylasen machen aus Stärke zunächst die höhermolekularen Polysaccharidbruchstücke **Amylose** (nur α 1,4-verknüfte Glukose) und **Amylopektin** (sowohl α 1,4- als auch 1,6-verknüpfte Glukose), die sie dann weiter zu Maltose und Isomaltose zerlegen. Daeben entsteht aus ungeradzahligen Oligsacchariden auch noch etwas Glukose.

> Die Hauptabbauprodukte der Amylasewirkung sind *nicht* die Glukosemoleküle selbst, sondern die Disaccharide Maltose und Isomaltose.

**Spezifische Disaccharidasen** zerlegen im Bürstensaum der **Duodenalmukosa** die Disaccharide Maltose (Enzym = Maltase, auch α-Glukosidase genannt), Isomaltose (Enzym = Isomaltase, auch β-Isomaltase genannt), Laktose (Enzym = Laktase) und Saccharose (Enzym = Saccharase). Die entstandenen Monosaccharide (= Glukose, Galaktose Fruktose) werden von den Enterozyten aufgenommen.

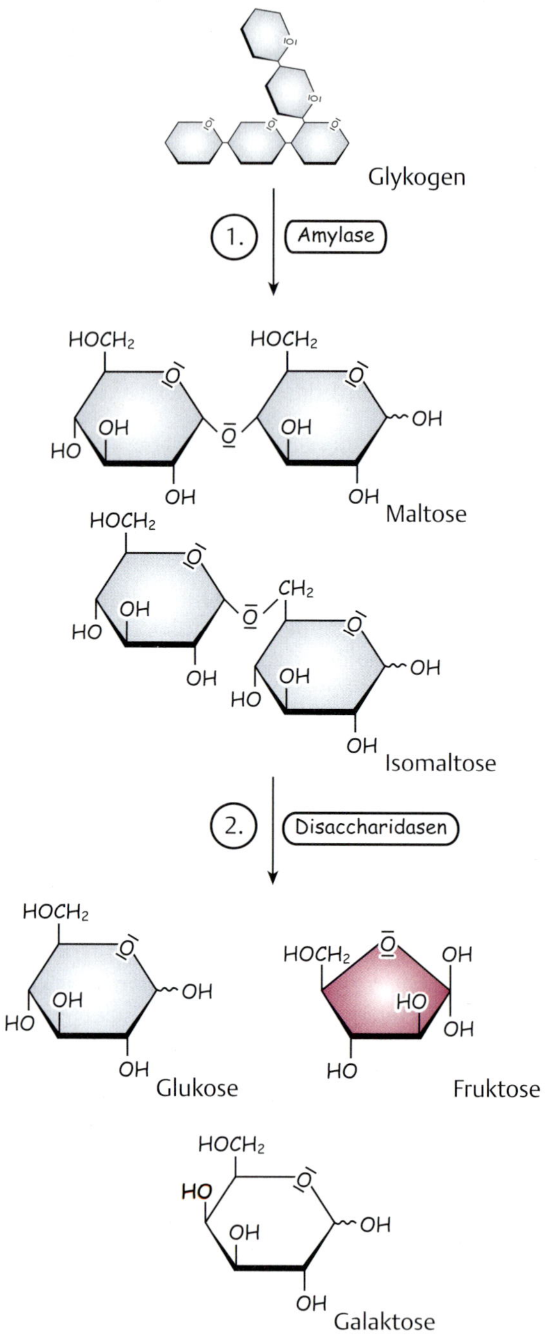

## Resorption der Kohlenhydrate

In unmittelbarer Nachbarschaft zum Ort der Disaccharidspaltung im Bürstensaum der Mukosazellen befinden sich die für die Monosaccharid-Resorption zuständigen Transportsysteme.

Die **Glukoseresorption** erfolgt dabei **natriumabhängig sekundär-aktiv**. Natrium und die Glukose werden zunächst zusammen ohne ATP-Verbrauch (= passiv) in den Enterozyten aufgenommen. Das klappt nur, solange dieses Natrium an der anderen Seite (= basal) auch wieder aus der Zelle heraus geschleust wird, damit der Gradient aufrecht erhalten werden kann. Dieses Ausschleusen geschieht aktiv durch die Na$^+$/K$^+$-ATPase ( ↗ S. 438), die ATP verbraucht, weshalb der ganze Vorgang als *sekundär-aktiv* bezeichnet wird.

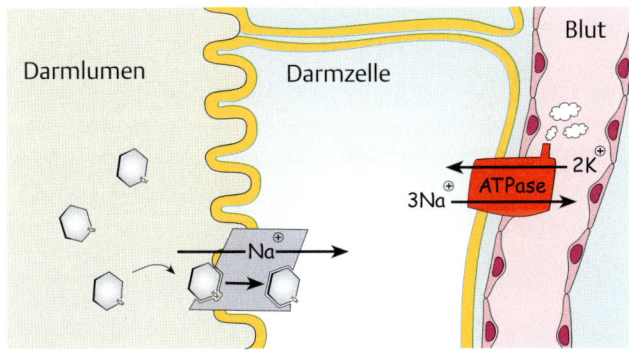

**Galaktose** (aus dem Abbau von Laktose) wird ähnlich wie Glukose in einem sekundär-aktiven Prozess aufgenommen. Entscheidend ist, dass beide Monosaccharide **insulinunabhängig** aufgenommen werden und daher bei Diabetes mellitus ( ↗ S. 357) alles ungestört weiter funktioniert. Deshalb äußert sich die Erkrankung auch in einer Hyper- und nicht in einer Hypoglykämie.
Der Transport der Glukose von intrazellulär nach extrazellulär wird durch spezifische **Glu**kose**t**ransporter (**GLUT**, ↗ S. 79) vermittelt, von denen es verschiedene Sorten gibt. Über GLUT 1 erfolgt z. B. die basale Versorgung vieler Gewebe, ihn findet man an der basalen Seite der Enterozyten ebenso wie an den Erythrozyten und den Endothelzellen.

**Fruktose** wird passiv aufgenommen. GLUT 5 fungiert als Fruktosetransporter.

### Probleme bei der Aufnahme von Kohlenhydraten

Organische Verbindungen, die nicht aufgenommen werden, gelangen in tiefere Darmabschnitte und werden dort zur Mahlzeit für die reichlich ansässigen Kolonbakterien. Als Abbauprodukt entstehen organische Säuren (= Laktat, Acetat, Butyrat) und verschiedene Gase wie CO$_2$, Methan und H$_2$, was zu Durchfall und Blähungen führen kann.

**Ballaststoffe.** Unser Körper hat kein Enzym, das höhermolekulare β-glykosidische Bindungen spalten kann. Nur wenige Disaccharidasen können (bei Disacchariden) diese β-glykosidischen Bindungen spalten. Die **Zellulose**, die aus β 1,4-verknüpften Glukosemolekülen besteht, erscheint weitestgehend unverändert im Kolon. Die Folge ist, dass aus osmotischen Gründen Wasser folgt, das auch vermehrt ausgeschieden wird – der Stuhl wird weicher.
Solche Stoffe, die vom Körper nicht zerlegt und aufgenommen werden können, bezeichnet man als **Ballaststoffe**. Sie sind gut für den Körper, da sie die Darmaktivität anregen, was unter anderem Tumoren vorbeugen soll. Die Nahrung hat durch die beschleunigte Passage einfach weniger Zeit, auf den Darm schädigend zu wirken. (Die positive Wirkung der Ballaststoffe auf Entartungen des Darms wurden allerdings in neueren wissenschaftlichen Untersuchungen nicht bestätigt …)

**Laktoseintoleranz.** Ab und zu kommt es vor, dass die genetische Information über die duodenale Laktase (auch β-Galaktosidase) fehlt, was zum Krankheitsbild der Laktoseintoleranz (oder Milchunverträglichkeit) führt. (Das gilt im übrigen fast für die gesamte Erwachsenenwelt außerhalb Mitteleuropas, ↗ S. 30!)
Die Diagnose wird durch orale Laktosebelastung gestellt. Fehlt die Laktaseaktivität, fehlt auch der sich normalerweise anschließende Blutglukoseanstieg, der gemessen werden kann. Zusätzlich wird die ins Kolon gelangende Laktose durch die Darmflora zersetzt, es entstehen organische Säuren und Gase, die Blähungen und Durchfälle verursachen. Die Therapie besteht in laktosefreier Diät, die Patienten sollten also keine Milch und Milchprodukte mehr zu sich nehmen.

## Lipide

Die Lipide sind eine relativ heterogene Stoffgruppe – eigentlich ist alles Lipid, was irgendwie lipophil ist. Am wichtigsten in Bezug auf die Nahrung des Menschen sind die **Triacylglycerine (TAGs)**, die durch die **Pankreaslipase** (kurz: Lipase) zerlegt werden. Die Bauchspeicheldrüse gibt noch zwei weitere Enzyme zur Lipidspaltung ab: eine **Phospholipase** für verspeiste Phospholipide und eine **Cholesterinesterase (= unspezifische Lipase)**, die Esterbindungen von unterschiedlichen fettlöslichen Substanzen (z. B. auch Fremdstoffen) spaltet ( ↗ S. 466).

**Sonderweg der Lipide.** Im Gegensatz zu allen anderen Stoffen, die wir mit der Nahrung aufnehmen, werden die Lipide nach ihrer Resorption nicht direkt an das Blutsystem abgegeben, sondern gelangen zunächst in das Lymphsystem ( ↗ S. 471).

### Zerlegung der Lipide

Schauen wir uns die Funktionsweise der verschiedenen fettspaltenden Enzyme etwas genauer an.

**Pankreaslipase.** Damit dieses Enzym überhaupt arbeitet, ist es notwendig, dass die aufgenommenen Lipide von den **Gallensäuren** im wässrigen Nahrungsbrei **emulgiert** (= fein verteilt) werden. Außerdem muss die Pankreaslipase durch eine **Co-Lipase** und **Calciumionen** aktiviert werden. Die Co-Lipase wird ihrerseits von Trypsin ( ↗ S. 466) aktiviert.
Erst jetzt kann die Pankreaslipase die TAGs angreifen und zerlegen. Diese Zerlegung ist nicht vollständig, da die Lipase TAGs nur bis zum 2-Monoacylglycerin (= β Monoacylglycerin) spaltet. Die zwei abgespaltenen Fettsäuren bilden zusammen mit 2-Monoacylglycerin, den Gallensäuren und evtl. noch weiteren im Speisebrei vorhandenen fettlöslichen Substanzen (Cholesterin, Cholesterinester, Phospholi-

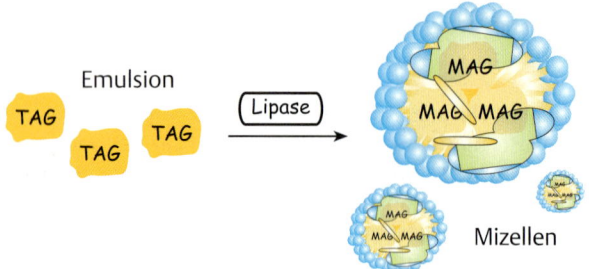

pide, fettlösliche Vitamine ↗ S. 473 aber auch fettlösliche Fremdstoffe, wie Medikamente und Gifte) **gemischte Mizellen**. Die lipophilen Anteile liegen dabei innen, außen findet man OH- und COOH-Gruppen (= die polaren Anteile).

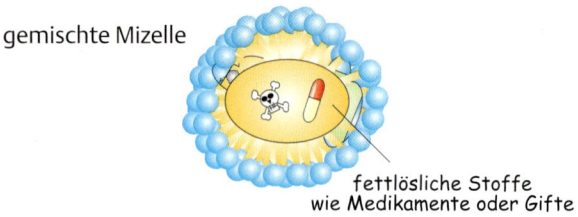

**Phospholipase A$_2$.** Dieses Enzym wird durch Trypsin (↗ S. 466) aktiviert. Es spaltet an den Mizellen in Anwesenheit von Calciumionen und Gallensäuren die Esterbindung an C$^2$ von Nahrungsphospholipiden (= hauptsächlich Lecithin, ↗ S. 156).

**Cholesterinesterase.** Diese **unspezifische Lipase** spaltet an den Mizellen Cholesterinester, Ester der fettlöslichen Vitamine (= A, D, E), alle drei Esterbindungen der TAGs (also auch die von der Pankreaslipase verschmähte an C$^2$) und Ester von Fremdstoffen (z. B. fettlösliche Medikamente und Gifte).

## Resorption der Lipide

Am Bürstensaum der Mukosazellen (= Enterozyten) des **Jejunums** zerfallen die gemischten Mizellen. Alle ihre Bestandteile – bis auf die Gallensäuren (werden erst im Ileum resorbiert, ↗ S. 525) – diffundieren dort in die Enterozyten. Kurze Fettsäuren werden ohne die Mithilfe von Mizellen und Gallensäuren resorbiert, da sie relativ polar sind.

## Was geschieht im Enterozyten?

Im Enterozyten angelangt, werden die Einzelbausteine gleich wieder zu TAGs oder Cholesterinestern zusammengebaut. Die kurzen Fettsäuren sowie die Glycerinmoleküle werden direkt ins Blut (= Pfortader zur Leber) abgegeben. Die anderen Lipide gelangen erst über die Lymphe ins Blut (= Umgehung der Leber).

**Resynthese.** Die langkettigen Fettsäuren werden am **glatten ER** wieder mit 2-Monoacylglycerin zu TAGs verestert. Auch ein Teil des Cholesterins wird im Enterozyten wieder verestert. Dafür ist das Enzym ACAT (= **A**cyl-CoA-**C**holesterin-**A**cyltransferase, ↗ S. 151) zuständig.

**Chylomikronen.** Alle fettlöslichen Substanzen werden im Enterozyten zu Chylomikronen (= Lipoproteine, ↗ S. 508) zusammengebaut. Diese großen Partikel (80 – 500 nm) bestehen also aus TAGs, Cholesterin, Cholesterinestern, Phospholipiden, fettlöslichen Vitaminen und fettlöslichen Fremdstoffen. Nach dem Zusammenbau erhalten die Chylomikronen noch einen Adressaufkleber in Form eines Proteins mit dem Namen Apo B-48 (↗ S. 282) und werden über Exozytose in die Lymphbahn ausgeschleust (nicht direkt ins Blut!).

Das **Lymphsystem** wird verwendet, weil die Leber in der Resorptionsphase mit den Lipiden überhaupt nichts anfangen kann. Wenn viel Energie angeliefert wird (= bei Nahrungsaufnahme), sollen die Lipide nicht verwertet, sondern in Speicher gepackt werden – für schlechtere Zeiten, also für die Postresorptionsphase.

Die Fette gelangen daher erst in die Peripherie, wo sich die Organe / Zellen diejenigen Lipide aus den Chylomikronen herausholen können, die sie gerade brauchen ( ↗ S. 509). Erst anschließend geht es in die Leber, die dann entscheidet, was mit dem Rest (= Chylomikron-Remnants) passieren soll.

### Probleme bei der Aufnahme von Lipiden

Nicht resorbierte Lipide werden wie die Kohlenhydrate zur Nahrung für unsere prokaryontischen Mitbewohner im Darm. Von diesen werden sie zu organischen Säuren (= Laktat, Acetat, Butyrat) abgebaut, wobei Gase wie $CO_2$, Methan und $H_2$ entstehen, die zu Durchfall und Blähungen führen können.

**Fettstuhl.** Sollte das Herstellen von Mizellen aus irgendwelchen Gründen nicht funktionieren, kann das Fett weder zerlegt noch aufgenommen werden und taucht im Stuhl auf, was man als Fettstuhl bezeichnet.

Bei Leberzirrhotikern findet man z. B. des öfteren Mangelerscheinungen an fettlöslichen Vitaminen ( ↗ S. 473). Der Grund ist, dass ihre geschädigte Leber nicht mehr in der Lage ist, Gallensäuren in ausreichenden Mengen zu produzieren. Die Mizellenbildung bleibt aus, und damit auch die Resorption der lipophilen Vitamine.

### Proteine

Vom aufgenommenen Nahrungseiweiß werden etwa 90 % im Dünndarm resorbiert, die restlichen 10 % werden im Kolon bakteriell abgebaut. Die Aufnahme in die Enterozyten erfolgt in erster Linie in Form von Aminosäuren, jedoch können auch kleinere Oligopeptide resorbiert werden. Ins Blut gelangen jedoch nur Aminosäuren.

### Zerlegung der Proteine im Magen

Wichtig am Magensekret ist zunächst die Salzsäure, die für eine **Denaturierung** (= Entfaltung) der Proteine sorgt, wodurch die Verdauungsenzyme überhaupt erst angreifen können. Im Magen ist dies nur das **Pepsin** ( ↗ S. 463), eine Endoprotease, die die Nahrungseiweiße in Polypeptide zerlegt.

### Zerlegung der Proteine im Duodenum

Den wichtigsten Anteil an der Proteinverdauung haben die Proteasen des Pankreas, die durch Trypsin aktiviert werden. Trypsinogen wird seinerseits durch die Enteropeptidase aktiviert ( ↗ S. 466).

Wichtig für die Proteinverdauung sind vor allem vier Enzyme:

- **Trypsin** und **Chymotrypsin** sind Endopeptidasen, das heißt sie greifen das Protein mitten im Molekül an.
- Außerdem gibt es zwei wichtige Exopeptidasen, die die Eiweiße von ihren Enden her zerlegen. Die **Carboxypeptidase** greift vom C-terminalen, die **Aminopeptidase** vom N-terminalen Ende her an.

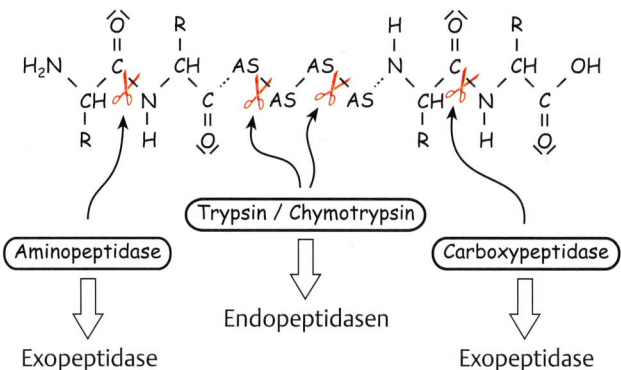

Erwähnt seien noch die beiden Enzyme **Kollagenase** und **Elastase**, die Kollagen und Elastin zerlegen. Diese Bindegewebsproteine gelangen beide bei einer Fleischmahlzeit in nicht unerheblichen Mengen in unseren Körper, da sie Bestandteile der Extrazellulären Matrix ( ↗ S. 454) sind.

### Resorption der Eiweißbestandteile

Die entstandenen Aminosäuren und Oligopeptide werden vor allem sekundär aktiv ( ↗ S. 438) im Duodenum resorbiert. Im Enterozyten werden die Peptide endgültig in Aminosäuren zerlegt und anschließend sämtliche Aminosäuren passiv an das Pfortaderblut abgegeben.

### Was passiert mit den 10 %, die nicht aufgenommen werden?

In tiefere Darmabschnitte gelangte Aminosäuren werden, ähnlich den Kohlenhydraten, durch die reichlich vorhandenen Kolonbakterien abgebaut. Dabei entstehen durch Decarboxylierung im Rahmen eines Fäulnisvorgangs meist **toxische Aminen**.

Lysin wird beispielsweise zu Cadaverin, Tyrosin zu Tyramin, Ornithin zu Putrescin und Histidin zu Histamin decarboxyliert. Diese Produkte tragen erheblich zum unangenehmen Geruch des Stuhls bei …

Ein weiteres Abbauprodukt ist **Ammoniak**, der in beträchtlichem Umfang rückresorbiert wird und zur Leber gelangt, wo er vor allem als Harnstoff fixiert und dann über die Nieren ausgeschieden wird ( ↗ S. 183).

### Nukleinsäuren

Für die mit der Nahrung aufgenommenen Nukleinsäuren hält der Körper zwei spezifische Enzyme bereit: für die RNA die **Ribonuklease** und für DNA die **Desoxyribonuklease**. Beide Enzyme kommen aus der Bauchspeicheldrüse und zerlegen die fremde Erbsubstanz, deren Bruchstücke dann im Duodenum resorbiert werden.

Hier wird einmal mehr die Bedeutung des vollständigen Abbaus der fremden Makromoleküle deutlich. Es könnte für unseren Organismus durchaus zu einem Problem werden, wenn plötzlich irgendwo Spinat-DNA auftaucht, die auch mitreden möchte …

### Wasser

In Magen und Duodenum wird noch kein Wasser resorbiert. Am Ende des Duodenums soll jedoch Isotonie herrschen. Bei einem hypertonem Speisebrei sezerniert der Körper Wasser, bei einem hypotonem Kochsalz (= NaCl).

Die Wasserresorption, die in erster Linie eine Rückresorption der etlichen Liter Verdauungsflüssigkeit darstellt, erfolgt vor allem im **Jejunum** und **Ileum**, daneben noch ein wenig im **Kolon**.

Antrieb für die Wasserrückresorption ist das Natrium. Natriumionen werden von den Enterozyten über die $Na^+/K^+$-ATPase ans Blut abgegeben. Dem aus dem Darmlumen einströmenden Natrium folgen Aminosäuren und Kohlenhydrate (= Symport, ↗ S. 438). Diesem Natrium folgt aus osmotischen Gründen auch Wasser.

Das Ausmaß der Wasserrückresorption ist also von der Resorption von Monosacchariden und Aminosäuren abhängig.

Anders ist es im Ileum und im Kolon. Dort existieren spezifische Transportsysteme für Natrium, die die Kationen auch gegen einen hohen elektrochemischen Gradienten transportieren können. Auch hier folgt das Wasser passiv dem Natrium aus osmotischen Gründen.

**Mineralokortikoide** (↗ S. 387) wirken nicht nur an den Nieren, sondern auch am Darm. **Aldosteron stimuliert** an Ileum und Kolon die Rückresorption von Natrium, dem Wasser passiv folgt.

### Vitamine

Die einzelnen Vitamine werden in den entsprechenden Stoffwechselabschnitten ausführlich besprochen. An dieser Stelle sollen im Hinblick auf die Verdauung noch einmal die entscheidenden Unterschiede zwischen den hydrophilen und den lipophilen Vitaminen zur Sprache kommen.

Vitamine werden häufig als (inaktive) Provitamine aufgenommen und erst in unserem Körper in die eigentliche Wirkform umgewandelt. Ausnahmen stellen die Vitamine C und E dar, die schon in ihrer biologisch aktiven Form im Darm resorbiert werden.

Vitamine spielen in ganz verschiedenen Bereichen unseres Organismus wichtige Rollen, was die folgende Übersicht deutlich macht.

**Überblick**
**über die wichtigsten Funktionen der einzelnen Vitamine**

| | |
|---|---|
| Vitamin A | Sehvorgan, Wachstum und Differenzierung von Zellen |
| Vitamin D | Erhöhung bzw. Aufrechterhaltung des Calcium-Spiegels |
| Vitamin E | "Radikalfänger" - bietet sich als Redoxpartner an ⟶ Schutz von Zellbestandteilen |
| Vitamin K | Coenzym bei der Synthese von Blutgerinnungsfaktoren (II, VII, IX, X), Protein C, S |
| Vitamin $B_1$ | Coenzym im Pentosephosphatweg und bei dehydrierenden Carboxylierungen |
| Riboflavin | Coenzym (FMN): Elektronentransport in der Atmungskette<br>Coenzym (FAD): Partner von Wasserstoff-übertragenden Enzymen |
| Vitamin $B_6$ | Coenzym im Aminosäurestoffwechsel (aktive Form: PALP) |
| Vitamin $B_{12}$ | Coenzym bei der Übertragung von Methyl-Gruppen |
| Vitamin C | Redoxsystem bei Hydroxylierungen |
| Biotin | Coenzym von Carboxylasen : Übertragung von $CO_2$ |
| Folsäure | Coenzym bei der Übertragung von $C_1$-Kohlenstoffresten (aktive Form: $TH_4$) |
| Pantothensäure | Coenzym A aktiviert Stoffwechselmetabolite für unzählige Auf- / Abbauvorgänge |
| Niacin | Coenzym (NADH/NADPH) bei H-übertragenden Enzymen, Redoxreaktionspartner |

### Hydrophile Vitamine

Die hydrophilen Vitamine haben vor allem als **Coenzyme** (↗ S. 71) für den Stoffwechsel eine fundamentale Bedeutung.

**Die Resorption** erfolgt an ganz verschiedenen Stellen im Darm und unterliegt unterschiedlichen Regulations- und Aufnahmebedingungen.

Thiamin (= Vitamin $B_1$), Riboflavin (= Vitamin $B_2$), Ascorbinsäure (= Vitamin C) und Biotin (= Vitamin H) werden sekundär-aktiv im Symport mit Natrium – wie die Kohlenhydrate (↗ S. 467) und Aminosäuren (↗ S. 469) – resorbiert. Vitamin C gelangt im Ileum in die Enterozyten, die Übrigen bereits im Jejunum.

Bei Pyridoxal und seinen Verwandten (= Vitamin $B_6$) geht man von einer passiven Diffusion aus.

Folsäure wird zunächst im Darm enzymatisch gespalten und dann aktiv im Jejunum resorbiert.

Cobalamin (Vitamin $B_{12}$) hat den kompliziertesten Resorptionsvorgang, für den der intrinsische Faktor aus dem Magen benötigt wird ( ↗ S. 464). Es wird nur zusammen mit ihm rezeptorabhängig im Ileum in die Enterozyten aufgenommen.

**Die Speichermöglichkeiten** sind bei den hydrophilen Vitaminen äußerst begrenzt, weshalb sie sehr regelmäßig zugeführt werden müssen – eine Ausnahme stellt das Vitamin $B_{12}$ dar, von dem große Mengen in der Leber gespeichert werden können ( ↗ S. 477).

**Die Ausscheidung** erfolgt relativ leicht über die Nieren und auch über den Darm.

Hydrophile Vitamine

| | |
|---|---|
| Vitamin $B_1$ | Thiamin |
| Vitamin $B_2$ | Riboflavin |
| Vitamin $B_6$ | Pyridoxal |
| Vitamin $B_{12}$ | Cobalamin |
| Vitamin C | Askorbinsäure |
| Biotin | |
| Folsäure | |
| Pantothensäure | |
| Niacin | Nikotinsäure / Nikotinamid |

## Lipophile Vitamine

Die drei lipophilen Vitamine (A, E und K) nehmen ganz unterschiedliche Funktionen war. Erwähnt sei hier auch noch das „Ex"-Vitamin D ( ↗ S. 392), das den gleichen Resorptionsmechanismen wie die lipophilen Hormone unterworfen ist.

**Resorption.** Wie alle lipophilen Moleküle benötigen auch fettlösliche Vitamine für ihre Resorption aus dem Dünndarm **Gallensäuren**.
Ein Mangel an Gallensäuren (z. B. durch eine Schädigung der Leber, ↗ S. 520) führt daher neben einer generellen Fettresorptionsstörung auch schnell zu einem Mangel an lipophilen Vitaminen, die dann substituiert werden müssen.
Die Resorption erfolgt – wie die der anderern Lipide– über die Bildung von gemischten **Mizellen** ( ↗ S. 470) und die Aufnahme in die Mukosazellen. Dort werden die fettlöslichen Vitamine, zusammen mit den übrigen Lipiden in **Chylomikronen** verpackt und an das **Lymphsystem** abgegeben.

Die **Speichermöglichkeiten** sind für die lipophilen Vitamine deutlich besser. Durch eine zu starke Aufnahme sind hier sogar Hypervitaminosen möglich.

Die **Ausscheidung** der lipophilen Vitamine erfolgt auf unterschiedliche Art und Weise und wird bei den einzelnen Vitaminen besprochen.

Lipophile Vitamine

| | |
|---|---|
| Vitamin A | Retinoide |
| Vitamin D | Calciferol |
| Vitamin E | Tocopherol |
| Vitamin K | Phyllochinon |

## ▰▰▰ Die Spurenelemente

Spurenelemente sind essenzielle Stoffe, die im Körper jedoch nur in sehr geringen Mengen benötigt werden – definitionsgemäß unter 100 mg am Tag.
Bei sechs Bioelementen ist man sich noch nicht ganz sicher, ob sie für den Menschen wirklich absolut notwendig sind: Vanadium, Nickel, Aluminium, Silicium, Zinn, Arsen.
Die zehn Bioelemente, die heute sicher zu den essenziellen Spurenelementen gehören, werden wir hier besprechen.

**Eisen** ( ↗ S. 489) liegt in der Nahrung (Fleisch und Fisch) vor allem in seiner dreiwertigen Form ($Fe^{3+}$) vor, in der es jedoch schlecht resorbiert werden kann. Daher wird es mit Hilfe von Vitamin C ( ↗ S. 454) an den Mukosazellen des Duodenums zur zweiwertigen Form reduziert, die in die Enterozyten aufgenommen werden kann.
Eisen spielt eine wichtige Rolle beim $O_2$-Transport (Hämoglobin, ↗ S. 484), als $O_2$-Speicher (Myoglobin, ↗ S. 546) und bei der Elektronenübertragung in der Atmungskette (Cytochrome, ↗ S. 208).

**Zink** ist Bestandteil vieler Enzyme (über 300), so z. B. der Alkohol-Dehydrogenase ( ↗ S. 519), der Carboanhydrase ( ↗ S. 540) und der Glutamat-Dehydrogenase ( ↗ S. 172). Außerdem spielt es eine wichtige Rolle bei der Speicherung von Insulin in den Pankreaszellen ( ↗ S. 353) und für die Wirkung der lipophilen Hormone an der DNA (Zinkfinger, ↗ S. 297).

**Kupfer** ist ebenfalls an vielen Katalysen beteiligt, z. B. hilft es der Cytochromoxidase, dem Komplex IV der Atmungskette ( ↗ S. 217) bei der Katalyse und ist notwendig für den Eisentransport im Blut ( ↗ S. 490).

**Mangan** kommt in der Pyruvat-Carboxylase ( ↗ S. 112) und in Glykosid-Transferasen ( ↗ S. 293) vor.

**Molybdän** wird beim Abbau der Purinnukleotide von der Xanthinoxidase als Cofaktor benötigt ( ↗ S. 253) und im schriftlichen Physikum gefragt …

**Selen** ist Bestandteil der Glutathion-Peroxidase ( ↗ S. 482), die wichtig für den Oxidationsschutz in den Zellen ist.

**Chrom** scheint irgendeine Rolle für den Glukosestoffwechsel zu spielen – viel mehr ist zur Freude aller Medizinstudenten noch nicht herausgefunden worden.

**Kobalt** ist Zentralatom im Vitamin $B_{12}$ ( ↗ S. 477). Der Bedarf unseres Körpers an Kobalt wird über die Vitaminzufuhr gedeckt.

**Jod** ist ein wichtiger Bestandteil der Schilddrüsenhormone $T_3$ und $T_4$ ( ↗ S. 372), weshalb am Tag etwa 150 µg mit der Nahrung zugeführt werden müssen. In Deutschland gelingt dies meist nicht, weshalb zur Vermeidung von Kröpfen jodhaltige Nahrung, z. B. Jodsalz, aufgenommen werden sollte.

**Fluor** gibt es im Körper in Form von Fluorapatit in den Knochen und im Zahnschmelz, was beiden Festigkeit verleiht. Fluor wird daher zur Prophylaxe von Osteoporose ( ↗ S. 395) und Karies eingesetzt.

## Mengenelemente

Mengenelemente sind essenzielle Stoffe, die in größeren Mengen als die Spurenelemnte von unserem Körper benötigt werden.

**Magnesium** kommt zu 95 % intrazellulär vor und ist **Cofaktor** bei allen Enzymreaktionen, an denen **ATP** beteiligt ist ( ↗ S. 224).

> ATP liegt immer im Komplex mit $Mg^{2+}$-Ionen vor, die seine negativen Ladungen abschwächen.

Außerdem spielt es eine wichtige Rolle bei der Erregungsübertragung.
Wir nehmen Magnesium hauptsächlich über pflanzliche Nahrung auf, da es das Zentralion im Chlorophyll ist.
Bei einem Mangel an Magnesium stellen sich als erstes nervöse Störungen ein, die sich z. B. in Krämpfen äußern können.

**Schwefel** kommt vor allem gebunden in Aminosäuren vor (Cystein und Methionin) und ist damit in fast allen Proteinen vorhanden. Wir nehmen so immer ausreichend Schwefel zu uns, ein Mangel ist nicht bekannt.
In unseren Zellen wird der Schwefel zu 3-Phosphoadenosin-5›-Phosphat (**PAPS**) aktiviert und kann dann in verschiedene Moleküle eingebaut werden. Schwefel kommt beispielsweise in einigen unserer Enzyme vor (so bei der Xanthin-Oxidase); auch das Coenzym A besitzt an seiner entscheidenden Stelle ein Schwefelatom in einer reaktiven SH-Gruppe.
In der Leber werden im Rahmen der Biotransformation Steroide sulfatiert, um sie inaktivieren und ausscheiden zu können.
Die Ausscheidung überflüssigen Schwefels erfolgt zum einen über eben diese Konjugation (über die Galle) oder auch direkt als anorganisches Sulfat über die Nieren.

## Wie die Nahrungsstoffe in die Peripherie gelangen

Einmal im Blut angelangt, werden die Nährstoffe über die verschiedenen Venen bis in die Leber transportiert (die Lipide seien einmal kurz vernachlässigt).
Aus dem **Duodenum** gelangen die Stoffe über die Venae pancreaticae duodenales in die Vena mesenterica superior, die zusammen mit der Vena splenica die Pfortader (Vena portae) bildet.
Aus dem **Jejunum** und **Ileum** gelangen sie über die Venae jejunales und ileales in die Vena mesenterica superior, die in die Pfortader mündet.
Die Stoffe aus dem **Kolon** gelangen bis zur linken oberen Kolonflexur über die Vena colica dextra und die Vena colica media in die Vena mesenterica superior in die Pfortader. Ab der linken oberen Kolonflexur via Vena mesenterica inferior zunächst in die Vena splenica und dann in die Pfortader.

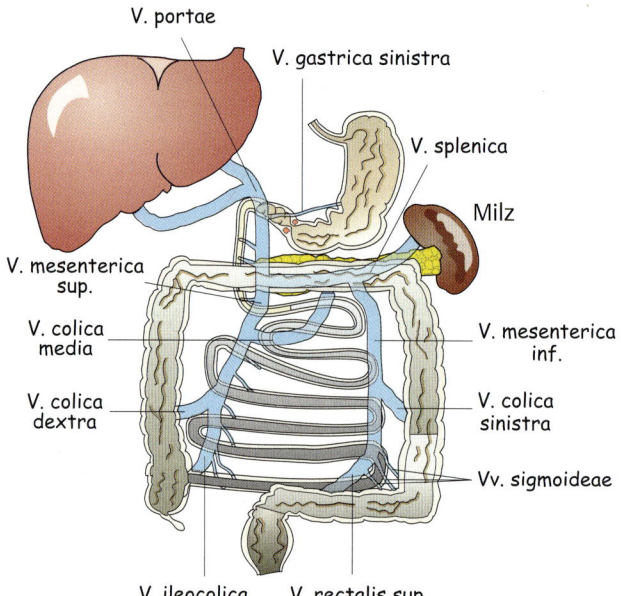

Nachdem sich die Leber ordentlich bedient hat, schwimmen die übrigen Nahrungsbestandteile dann über das Herz in den restlichen Organismus, um dort in den Zellen verstoffwechselt zu werden.

Die **Lipide** gelangen über das Lymphsystem und den Ductus thoracicus schließlich in den linken Venenwinkel und von dort über die Vena cava superior zum Herzen, umgehen also die Leber.

# 4 Das Blut

Ein erwachsener Mensch besitzt ein Blutvolumen von 5 – 6 Litern, das entspricht etwa 8 % seines Körpergewichts. Früher nahm man an, das Blut sei in der Lage, viele Krankheiten, wie z. B. Schwindsucht und Epilepsie, zu heilen. Deshalb wurde, vor allem von Henkern, ein reger Handel damit getrieben. Es war quasi das „Aspirin unserer Ahnen", bei nahezu jeder Krankheit versprach man sich durch das Trinken dieses Lebenselexiers die Heilung. Im Laufe des 19. Jahrhunderts wurde der alte Volksaberglaube langsam durch die Erkenntnisse der modernen Medizin verdrängt und man erkannte, welchen Sinn das Blut tatsächlich hat. Der „Saft des Lebens" erfüllt verschiedene Aufgaben: Transport, Homöostase, Abwehr und Gerinnung.

## Transport

Die Hauptaufgabe des Blutes, den Transport, kann es aufgrund seiner Fähigkeit wahrnehmen, an nahezu alle Stellen des Körpers gelangen zu können. Es ist das ideale Transportmittel, um Stoffe von einem Ort des Körpers an einen anderen zu befördern.

Bei der „Fracht" kann es sich zum Beispiel um die Gase Sauerstoff und Kohlenstoffdioxid handeln, die von der Lunge zu den verschiedenen Geweben des Körpers ($O_2$), beziehungsweise von dort zurück zur Lunge ($CO_2$) transportiert werden.

Die im Bereich des Darms aus der Nahrung resorbierten Stoffe gelangen mit Hilfe des Blutes über die Pfortader zur Leber und weiter in die anderen Organe des Körpers. Das Blut wirkt über die Verteilung von Hormonen sowohl an der „Verständigung" der Organe untereinander, als auch an deren Koordination mit. Desweiteren sorgt es für den Abtransport der unbrauchbaren und häufig sogar giftigen Endprodukte des Stoffwechsels zu Leber, Niere und Lunge, damit diese dort ausgeschieden werden können.

## Homöostase – Aufrechterhalten von Gleichgewichten

Das Blut muss in Zusammenarbeit mit anderen Organen dafür sorgen, dass bestimmte Parameter konstant bleiben. Ist dies nicht der Fall, muss es sofort regulierend eingreifen. Solche Parameter sind z. B. der Säure-Basen-Haushalt und damit der pH-Wert, oder auch die Konzentration anderer gelöster Stoffe (z. B. Albumin oder Glukose), die Körpertemperatur und der Wasserhaushalt.

Bei der Konstanthaltung des pH-Wertes, dessen optimaler Wert 7,4 beträgt und der für die Funktion der Enzyme notwendig ist, helfen neben den Puffersystemen des Blutes vor allem Lunge und Niere kräftig mit. Die Temperatur wird durch die Durchblutung reguliert. Bei der Verteilung der Flüssigkeit müssen das Volumen in den Blutgefäßen, der Raum in den Zellen und der Extrazellulärraum zwischen den Zellen aufeinander abgestimmt werden.

## Abwehr

Der Körper ist in der Lage, Fremdes zu erkennen und zu zerstören. Diese Abwehr von Eindringlingen, wie zum Beispiel Bakterien oder fremden Molekülen, übernimmt das Immunsystem (↗ S. 552), das sowohl spezifische, erworbene als auch unspezifische, angeborene Abwehrmechanismen besitzt. Die spezifische Abwehr übernehmen die Lymphozyten, die zu den weißen Blutkörperchen gehören, und die Antikörper. Unspezifisch arbeiten das Komplementsystem sowie die Monozyten und neutrophilen Granulozyten, die beide – wie die Lymphozyten der spezifischen Abwehr – zu den weißen Blutkörperchen gehören.

## Schutz

Das Blutsystem besitzt die Möglichkeit zum Selbstschutz und damit zum Schutz des ganzen Körpers. Über die Blutstillung und die Blutgerinnung wird bei einer Verletzung der Gefäße verhindert, dass der Organismus zu große Mengen an Blut verliert.

Auf der anderen Seite ist das Blut aber auch in der Lage, gefährliche Blutgerinnsel wieder aufzulösen.

## Zusammensetzung

Das Blut besteht aus Zellen, beziehungsweise zellähnlichen Körperchen und aus Blutplasma, wobei der Anteil des Plasmas am Blutvolumen mit 55 % leicht überwiegt.

Das Blutplasma besteht hauptsächlich aus Wasser, in dem verschiedenste Stoffe (z. B. Proteine, Elektrolyte, Hormone) gelöst sind.

## Zelluläre Bestandteile

Bei den zellulären Bestandteilen des Blutes handelt es sich um Erythrozyten (rote Blutkörperchen), Leukozyten (weiße Blutkörperchen) und Thrombozyten (Blutplättchen). Dabei machen die Erythrozyten 99 % des Blutzellvolumens aus. Zu den Leukozyten zählt man wiederum drei verschiedene Zellarten, nämlich die Lymphozyten, die Granulozyten und die Monozyten.

Setzt man das Volumen der Blutzellen ins Verhältnis zum Gesamtvolumen des Blutes, so erhält man den Hämatokrit. Er sagt also aus, welchen Prozentsatz die zellulären Elemente (vereinfacht: die Erythrozyten) am gesamten Blut ausmachen und beträgt bei Männern etwa 45 % und bei Frauen etwa 42 %.

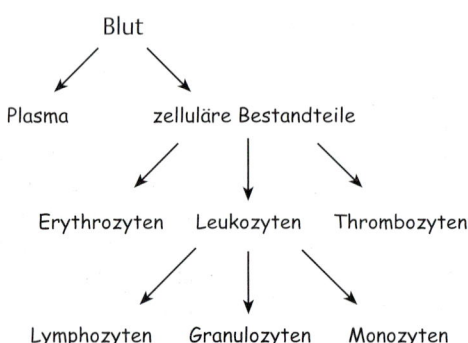

Blut → Plasma, zelluläre Bestandteile
zelluläre Bestandteile → Erythrozyten, Leukozyten, Thrombozyten
Leukozyten → Lymphozyten, Granulozyten, Monozyten

**Entwicklung der Blutzellen.** Alle Zellen des Blutes entwickeln sich im Knochenmark aus pluripotenten Stammzellen. Pluripotent (*plus, lat.*: mehr, zahlreicher) bedeutet, dass sich die Zelle noch zu allen Zellarten des Blutes entwickeln kann, ihr weiterer Weg also noch nicht festgelegt ist. Durch den Einfluss bestimmter Zytokine entscheidet sich, welchen Weg eine Stammzelle einschlägt.
Eine Übersicht über die Blutzellentwicklung befindet sich im Immunologie-Kapitel ( ↗ S. 555). An dieser Stelle sind nur folgende Besonderheiten von Bedeutung:
Die Vorstufe der **Erythrozyten** entwickelt sich vom Proerythroblasten über den Erythroblasten zum Normoblasten. Dieser stößt seinen Zellkern aus und wird dadurch zum Retikulozyten, der letzten Vorläuferzelle vor dem fertigen Erythrozyten, der folglich keinen Zellkern mehr besitzt. Bei der Kernausstoßung bleiben oft Reste von RNA im Zytoplasma zurück. Sie geben den Zellen im Lichtmikroskop ein netzartiges Aussehen, was ihnen zu ihrem Namen verholfen hat (*retikulum, lt.*: kleines Netz). Werden in kurzer Zeit viele neue rote Blutkörperchen benötigt (zum Beispiel bei einer starken, länger andauernden Blutung), werden auch Retikulozyten, also unreife Erythrozyten, in das Blut abgegeben. Sie reifen dort zu Erythrozyten aus.
Die Vorläuferzellen der **Granulozyten** (sie gehören zu den Leukozyten) heißen Myeloblasten und Myelozyten. Dies muss man wissen, um zu verstehen, dass bei einer sogenannten myeloischen Leukämie die Zellreihe der Granulozyten betroffen ist.

**Leukozyten.** Da die Leukozyten vor allem für die Abwehr zuständig sind, werden sie ausführlich im Immunsystem-Kapitel behandelt ( ↗ S. 555). Hier sollen nur kurz die Aufgaben der einzelnen Populationen der weißen Blutkörperchen angesprochen werden.
Die **Lymphozyten** kümmern sich, wie schon erwähnt, um die spezifische, also gerichtete Abwehr des Körpers gegen alles Fremde. Sie sind zum Beispiel in der Lage, Antikörper zu produzieren und andere Zellen abzutöten.
Bei den **Granulozyten** unterscheidet man je nach der Art, wie sie sich anfärben lassen, neutrophile, eosinophile und basophile Granulozyten. Die **neutrophilen** Granulozyten, die den weitaus größten Teil ausmachen, können andere Zellen phagozytieren und zur Unterstützung weitere Immunzellen anlocken. **Eosinophile** sind bei der Auslösung allergischer Reaktionen maßgeblich beteiligt. Außerdem

schalten sie sich ein, wenn es um die Abwehr gegen Parasiten geht. Die **basophilen** Granulozyten enthalten Histamin und können durch dessen Freisetzung histaminabhängige Allergiesymptome wie zum Beispiel den Juckreiz auslösen. Die dritte und letzte Gruppe der weißen Blutkörperchen, die **Monozyten**, leisten durch Phagozytose einen großen Beitrag zur unspezifischen Abwehr. Sie sind in der Lage, Teile phagozytierten Materials (Antigene) auf ihrer Oberfläche anderen Zellen des Immunsystems zu präsentieren.

## 4.1   Die Erythrozyten

Die roten Blutkörperchen (*erythros, gr.*: rot) – im Labor-Jargon auch liebevoll „Erys" genannt – sind gar keine Zellen im eigentlichen Sinn, da ihnen der Zellkern fehlt. Die Erys sind für die wichtigste Aufgabe des Blutes, den Sauerstofftransport von der Lunge zu den Geweben, zuständig. Außerdem helfen sie mit, Kohlenstoffdioxid ($CO_2$) in entgegengesetzter Richtung aus den Geweben zurück zur Lunge zu schaffen. Für diese Arbeit legt ein Erythrozyt während seines Lebens etwa 400 Kilometer zurück! Die Bindung der Gase erfolgt dabei an den wichtigsten Bestandteil der Erythrozyten, das Protein **Hämoglobin,** das den roten Blutkörperchen und damit dem Blut insgesamt die Farbe verleiht.
Die Erys haben außer ihrer Hauptaufgabe aber auch noch andere Funktionen: Sie nehmen mit Hilfe des Hämoglobins an der Pufferung teil und besitzen auf ihrer Zellmembran Eigenschaften, die die Blutgruppe ihres „Besitzers" festlegen.

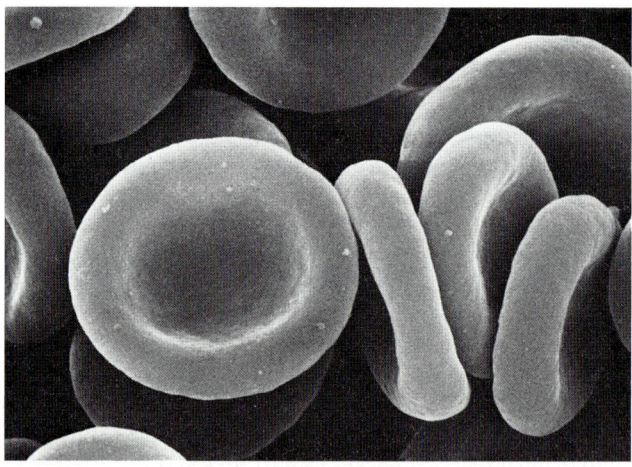

**Anzahl der Erythrozyten.** Die Zahl der Erys im Blut unterscheidet sich bei Frauen und Männern leicht und sieht wie folgt aus:
Frauen:    $4{,}5 \times 10^6$ pro µl
Männer:     $5 \times 10^6$ pro µl
In einem klitzekleinen „Tropfen" Blut, gerade einmal so groß wie eine Nadelspitze, befinden sich also etwa fünf Millionen Erythrozyten! Um diese Zahl konstant zu halten, werden im Knochenmark in jeder Sekunde 2,5 Millionen Erys gebildet und genauso viele alte Erythrozyten abgebaut!

## Entstehung der Erythrozyten – die Erythropoese

Die Entwicklung der Erythrozyten, Erythropoese genannt (*poiesis, gr.*: die Bildung), findet, wie oben beschrieben, im Knochenmark statt. Sie weist einige Besonderheiten auf, die mit der verantwortungsvollen Aufgabe der Sauerstoffversorgung zusammenhängen. Da die Erys den Körper mit Sauerstoff versorgen sollen, dürfen sie ihre kostbare Fracht auf keinen Fall selbst verbrauchen. Genau das tut eine normale Zelle aber über die Atmungskette. Dem Erythrozyten werden eine Reihe von Zellorganellen genommen, erstens um Platz für das Hämoglobin zu schaffen, und zweitens wird es ihm dadurch unmöglich gemacht, selbst Sauerstoff zu verbrauchen.

### Erythropoetin regt die Entstehung an

Die Entstehung der roten Blutkörperchen wird gesteuert durch das Hormon Erythropoetin, das in der Niere (und zu einem kleinen Teil auch in der Leber) hergestellt wird. Der Erythropoetinspiegel steigt an, wenn der arterielle Sauerstoff-Partialdruck sinkt, wie es zum Beispiel in großer Höhe der Fall ist. In einem solchen Moment braucht der Körper eine größere Zahl von Erys, um seinen Bedarf an Sauerstoff decken zu können.

Die frühere Unkenntnis darüber, dass die Niere neben ihrer eigentlichen Aufgabe auch noch ein Hormon produziert, hatte erhebliche Folgen für dialysepflichtige Patienten, deren eigene Nieren nicht mehr ausscheiden konnten. Ihnen wurden die kranken Nieren einfach entfernt, woraufhin sie aufgrund des Mangels an Erythropoetin Anämien entwickelten. Aber auch heute noch stellen Anämien ein Problem für Dialysepatienten dar, obwohl man ihnen ihre eigenen kranken Nieren nicht mehr entfernt.

### Entstehung der Retikulozyten

Während der Reifung im Knochenmark verlieren die Vorstufen des Erythrozyten mehrere Zellorganellen, so z.B. die Mitochondrien, die Ribosomen und das endoplasmatische Retikulum, um Platz für das so wichtige Hämoglobin zu schaffen (88 % des Volumens eines reifen Erythrozyten werden von Hämoglobinmolekülen eingenommen!).

Der Normoblast stößt gegen Ende der Entwicklung sogar den Zellkern aus. Mit dem Verlust des Kerns erlischt auch die Fähigkeit für die Synthese von Hämoglobin.

Die letzte Entwicklungsstufe vor dem reifen Ery ist der Retikulozyt. Der Anteil an Retikulozyten im Blut liegt bei 5–10 ‰ der Erythrozyten und steigt bei verstärkter Erythropoese an. Die Retikulozyten beenden im Blut ihre Entwicklung, sie reifen dort zu fertigen Erys heran.

Zusammenfassend ist ein Erythrozyt also ein zellähnliches Körperchen, das keinen Zellkern, keine Mitochondrien, keine Ribosomen und kein ER besitzt und fast vollständig mit Hämoglobin ausgefüllt ist.

### Folgen des Organellenverlustes

Der Verlust der Organellen hat mehrere Folgen. Alle Stoffwechselwege, die von diesen Organellen abhängig sind, fehlen dem Ery. So gehen ihm mit den Mitochondrien die β-Oxidation ($\nearrow$ S. 128), der Citratzyklus ($\nearrow$ S. 193) und die Atmungskette ($\nearrow$ S. 208) verloren. Er besitzt damit als einzige Möglichkeit, für sich selbst Energie zu gewinnen, die anaerobe Glykolyse – also den Abbau von Glukose bis zu Laktat –, die vollständig im Zytoplasma abläuft. Bei der anaeroben Glykolyse ($\nearrow$ S. 97) wird kein Sauerstoff verbraucht, der Erythrozyt rührt also seine ihm anvertraute, zu transportierende Fracht nicht an, da er gar keine Verwendung dafür hat.

**Lebensdauer der Erythrozyten.** Eine weitere Konsequenz hat der Verlust von Zellkern und Ribosomen: Für einen Ery ist es unmöglich, Nukleinsäuren und Proteine herzustellen. Er kann sich deshalb nicht teilen und lebt nur einen einzigen Zyklus lang. Nach 120 Tagen Lebensdauer (was für eine Zelle recht lang ist) wird ein Erythrozyt abgebaut.

## Vitamin B$_{12}$ (Cobalamin)

Vitamin B$_{12}$ ist als Coenzym an Reaktionen beteiligt, die mit der Entstehung der Erythrozyten auf den ersten Blick nichts zu tun haben. Das typische Symptom eines Vit. B$_{12}$-Mangels ist aber die perniziöse Anämie (eine Form der Blutarmut, $\nearrow$ S. 478), weshalb dieses Vitamin direkt im Anschluss an die Erythropoese besprochen wird.

Cobalamin wurde 1948 als letztes der bekannten Vitamine entdeckt. Die Aufklärung seiner Struktur gelang sogar erst 7 Jahre später.

Das Vitamin ist zuständig für drei Reaktionen des Stoffwechsels, eine sehr wichtige ist dabei die Regeneration von Methyltetrahydrofolsäure zu aktiver Tetrahydrofolsäure.

> Vitamin B$_{12}$ hängt eng mit dem Stoffwechsel des Vitamins Folsäure zusammen.

**Chemisch betrachtet** handelt es sich bei Cobalamin um einen sogenannten Corrinring, an dem mehrere unterschiedliche Reste gebunden sind. Dieser Ring besteht aus 4 Pyrrolringen ($\nearrow$ S. 485), im Zentrum befindet sich ein Cobaltatom (Name Cobalamin!). Am Cobaltatom ist ein variabler Ligand gebunden. Es existieren nämlich mehrere Formen des Cobalamins (je nach Art des gebundenen Liganden), sie werden alle unter dem Sammelbegriff Vitamin B$_{12}$ zusammengefasst.

Die für den Stoffwechsel wichtigen Formen sind Methylcobalamin im Zytosol und Adenosylcobalamin in den Mitochondrien.

**Aufnahme und Transport.** Vit. B$_{12}$ muss, um aufgenommen werden zu können, an den sogenannten intrinsischen Faktor (IF) binden. Der intrinsische Faktor wird in den Belegzellen des Magens produziert. Das mit der Nahrung aufgenommene Vit. $B_{12}$ wird im Magen oder zum Teil auch im oberen Dünndarm an den IF gebunden, der Komplex aus Vit. $B_{12}$ und IF wandert durch den Dünndarm. An dessen Ende, im Ileum, erfolgt die aktive Resorption.

In den Mukosazellen des Darmes wird Vit. $B_{12}$ an sein Transportprotein **Transcobalamin** gebunden und so in die Blutbahn abgegeben. Transcobalamin gehört zu den Plasmaproteinen der β-Globulin-Fraktion ( ↗ S. 508).

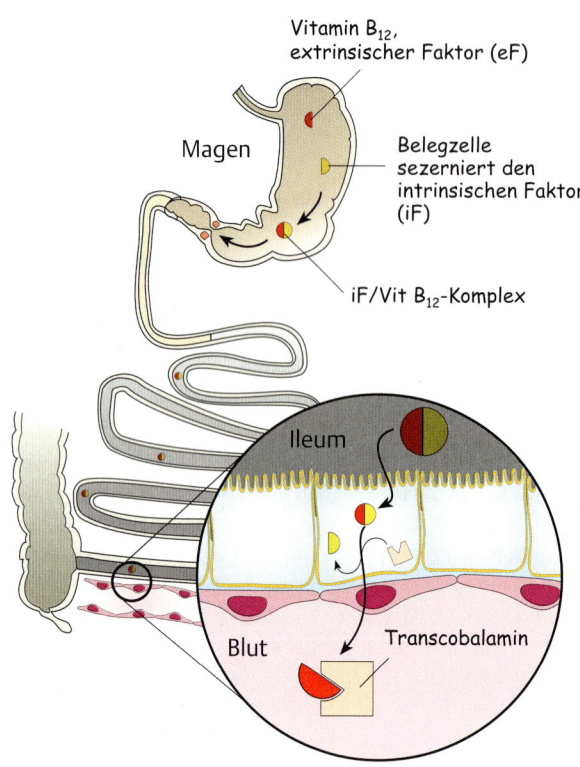

Vitamin $B_{12}$, extrinsischer Faktor (eF)

Magen

Belegzelle sezerniert den intrinsischen Faktor (iF)

iF/Vit $B_{12}$-Komplex

Ileum

Blut

Transcobalamin

**Vit. $B_{12}$-abhängige Reaktionen.** Vit. $B_{12}$ ist als Coenzym an drei Reaktionen des Stoffwechsels beteiligt.
1. Synthese von Methionin aus Homocystein durch Übertragung einer Methylgruppe, dabei gleichzeitig Bildung von Tetrahydrofolsäure aus Methyltetrahydrofolsäure.
2. Umlagerung von Methylmalonyl-CoA zu Succinyl-CoA (Propionsäureabbau).
3. Umlagerung von α-Leucin zu β-Leucin.

Die beiden letztgenannten Reaktionen laufen beide in den Mitochondrien ab, als Coenzym ist jeweils Adenosylcobalamin zuständig.

Im Zuge des Abbaus von Propionsäure, die wiederum beim Abbau ungeradzahliger Fettsäuren entsteht, wird Methylmalonyl-CoA zu Succinyl-CoA umgelagert, wodurch der Anschluss an den Citratzyklus hergestellt wird.

Bei der Umlagerung von α-Leucin zu β-Leucin wandert die Aminogruppe von $C^2$ an $C^3$, im Gegenzug wird ein Wasserstoffatom ausgetauscht.

**Vitamin $B_{12}$ und Folsäure.** Die Synthese von Methionin aus Homocystein, an der Vit. $B_{12}$ beteiligt ist, hängt ganz eng mit

dem Folsäurestoffwechsel zusammen ( ↗ S. 249). Sie findet im Zytosol statt, beteiligtes Coenzym ist Methylcobalamin. Wichtiger als die Synthese von Methionin durch die Übertragung einer Methylgruppe auf Homocystein ist an dieser Reaktion jedoch, dass gleichzeitig Methyltetrahydrofolsäure zu Tetrahydrofolsäure regeneriert wird. Methyl-THF fungiert hier nämlich als eigentlicher Methylgruppen-Donator.

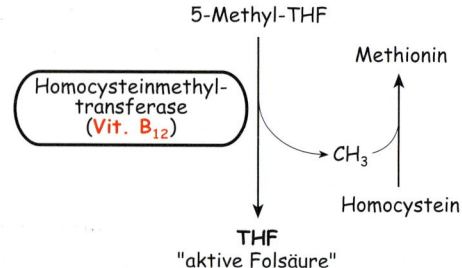

5-Methyl-THF

Methionin

Homocysteinmethyltransferase (Vit. $B_{12}$)

$CH_3$

Homocystein

**THF** "aktive Folsäure"

Katalysiert wird diese Reaktion durch das Enzym Homocysteinmethyltransferase.

Die bei der Übertragung der Methylgruppe entstehende Tetrahydrofolsäure kann man auch als aktive Folsäure bezeichnen. THF spielt eine entscheidende Rolle bei der Nukleotid-Biosynthese ( ↗ S. 242).

**Vitamin $B_{12}$-Mangel – die perniziöse Anämie.** Aus dem engen Zusammenspiel von Vit. $B_{12}$ und dem Vitamin Folsäure ergeben sich auch die Auswirkungen eines Mangels an Vit. $B_{12}$.

Ein solcher Mangel zieht unweigerlich auch einen Mangel an aktiver Tetrahydrofolsäure nach sich. Ein Folsäuremangel äußert sich durch eine Störung der Erythropoese, also der Bildung der roten Blutkörperchen im Knochenmark ( ↗ S. 477). Es kommt zu einer sogenannten megaloblastären Anämie mit zu wenigen und zu großen Erythrozyten ( ↗ S. 250). Ist ein Vit. $B_{12}$-Mangel Ursache dieser Blutarmut, so spricht man von einer **perniziösen Anämie**.

Unabhängig vom entstehenden Folsäuremangel führt ein Mangel an Vit. $B_{12}$ zu neurologischen Störungen (zur sogenannten funikulären Myelose). Diese treten bei einem reinen Folsäuremangel nicht auf, machen also eine Unterscheidung möglich.

Bei gesunden Menschen ist ein Mangel an Vit. $B_{12}$ allerdings selten, da es in ausreichenden Mengen in der Nahrung vorkommt.

Es gibt jedoch Krankheiten, die eine Verminderung des intrinsischen Faktors zur Folge haben, so dass nicht mehr genug Vit. $B_{12}$ aufgenommen werden kann. Zu diesen Krankheiten zählt z. B. die chronische, atrophische Gastritis (Magenentzündung), bei der die Belegzellen des Magens nach und nach durch gegen sie gerichtete Antikörper zerstört werden.

Auch eine Gastrektomie, d. h. eine operative Entfernung eines Teils des Magens (beispielsweise wegen eines Tumors), hat eine solche Auswirkung.

**Ausscheidung.** Ein Teil des Bestandes an Vit. B$_{12}$ wird ständig über die Galle ausgeschieden, zum größten Teil über den enterohepatischen Kreislauf aber sofort wieder ins Blut aufgenommen.

**Tagesbedarf und Speicherung.** Der tägliche Vitamin B$_{12}$-Bedarf beträgt nur etwa 1 – 2 µg, was durch die Aufnahme über die Nahrung normalerweise ausreichend gewährleistet ist. Das Vitamin wird ausschließlich von Mikroorganismen synthetisiert und findet sich deshalb nur in tierischen Lebensmitteln wie Fleisch, Leber, Fisch, Milch, Käse und Eiern. Veganer, die auf diese Produkte strikt verzichten, müssen darauf achten, dass sie keinen Vit. B$_{12}$-Mangel entwickeln.
Gespeichert wird Vit. B$_{12}$ zum größten Teil (60 %) in der Leber, ein kleinerer Teil (30 %) wird in der Muskulatur deponiert. Der Gesamtbestand im Körper beträgt 2 – 5 mg. Dieser relativ große Körperbestand im Verhältnis zum geringen täglichen Bedarf sorgt dafür, dass ein Vit. B$_{12}$-Mangel insgesamt selten vorkommt.

## Der besondere Stoffwechsel der Erythrozyten

Die Erythrozyten weisen aufgrund der vielen fehlenden Organellen und aufgrund ihrer Funktion als Sauerstofftransporteure einige Besonderheiten im Stoffwechsel auf. Diese betreffen vor allem die Glykolyse und den Pentosephosphatweg.

### Energiestoffwechsel der Erythrozyten

Dem Erythrozyten steht zur ATP-Gewinnung ausschließlich die anaerobe Glykolyse zur Verfügung, er ist deshalb auf Glukose als einzige Energiequelle angewiesen. Diese gelangt insulinunabhängig durch erleichterte Diffusion in die roten Blutkörperchen. Die Erythrozyten bauen alle zusammen am Tag etwa 30 g Glukose zu Laktat ab!

### ATP für die Na$^+$-K$^+$-ATPase

ATP wird vom Ery vor allem dazu benötigt, die Energieversorgung der Na$^+$-K$^+$-ATPase und damit die eigene innere Ionenzusammensetzung aufrecht zu erhalten. Die Konzentration von Na$^+$- und K$^+$-Ionen ist hier – wie überall im Körper – intra- und extrazellulär unterschiedlich. In den Erythrozyten (intrazellulär) befindet sich viel Kalium und wenig Natrium, im Blutplasma (extrazellulär) ist dies umgekehrt. Da sich die Konzentrationen am liebsten angleichen würden, strömen ständig K$^+$-Ionen aus den Erythrozyten in das Blutplasma und Na$^+$-Ionen auf umgekehrtem Weg in die Erys. Um die benötigte Ionenkonzentration im Erythrozyten beizubehalten, muss also unter Energieverbrauch Kalium zurück in die Zellen und Natrium aus den Zellen herausgeschafft werden. Dies ist die Aufgabe der Na$^+$-K$^+$-ATPase. ATP wird außerdem für die Synthese von Glutathion (schützt die Erys vor Oxidationen) und für die Formerhal-

tung der roten Blutkörperchen gebraucht. Diese beiden Themen werden weiter unten behandelt.

## Die Rolle des 2,3-Bisphosphoglycerats

Ein Erythrozyt besitzt innerhalb der Glykolyse einen ganz persönlichen Nebenweg. Es handelt sich um den „Umweg" über das 2,3-Bisphosphoglycerat.

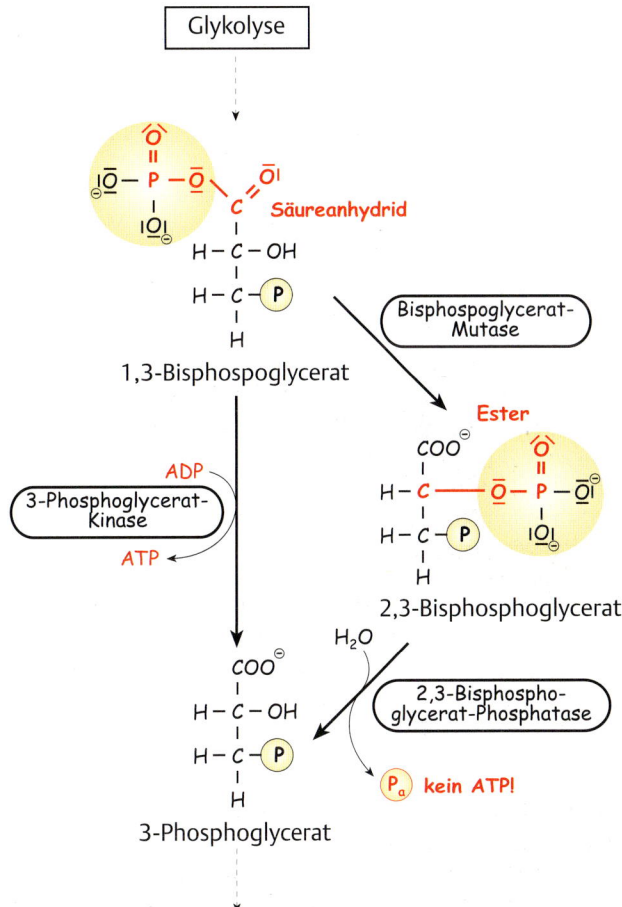

Die energiereiche Säureanhydridbindung (↗ S. 15) des 1,3-Bisphosphoglycerats aus der „normalen" Glykolyse wird hier in eine energieärmere Esterbindung (↗ S. 15) umgewandelt. Deren Energiegehalt reicht nicht mehr aus, um bei der Reaktion von 2,3-Bisphosphoglycerat zu 3-Phosphoglycerat ein Molekül ATP zu bilden. Während normalerweise in der anaeroben Glykolyse pro Mol Glukose 2 Mol ATP hergestellt werden, schafft der arme Ery deshalb in einem Glykolysedurchlauf nur 1 Mol ATP. Und das, obwohl er nirgendwo sonst ATP herbekommen kann. Was für einen Sinn hat dieser auf den ersten Blick so ungünstig erscheinende Umweg?

**Beeinflussung des Hämoglobins.** Das Molekül 2,3-Bisphosphoglycerat hat eine besondere Eigenschaft: Es kann an sauerstofffreie Hämoglobin-Moleküle binden und dadurch ihre Bereitschaft zur Sauerstoffbindung senken.

Diese Bindung erfolgt an die β-Ketten des Hämoglobins, das sich wie das 2,3-Bisphosphoglycerat aus der Glykolyse im Zytoplasma der Erythrozyten befindet. Durch die Bindung ändert sich die Raumstruktur des Hämoglobin-Moleküls und seine Sauerstoffaffinität nimmt ab. Man nennt diese Beeinflussung allosterischen Effekt. Abnahme der Sauerstoffaffinität heißt, dass die Sauerstoffmoleküle vom Hämoglobin leichter an das Gewebe abgegeben werden. Man muss sich diesen Vorgang folgendermaßen vorstellen: Da ein 2,3-BPG-Molekül nur an sauerstofffreies Desoxyhämoglobin binden kann, wird bei hohen 2,3-BPG-Konzentrationen im Ery die Reaktion

$$\text{Hb-O}_2 + \text{2,3-BPG} \rightleftharpoons \text{Hb-2,3-BPG} + \text{O}_2$$

nach rechts verschoben, insgesamt liegt dann mehr freier Sauerstoff und weniger Oxyhämoglobin vor. Mit diesem Wissen lässt sich auch die Regulation der 2,3-BPG-Konzentration im Erythrozyten gut nachvollziehen: Bei unzureichender $O_2$-Versorgung im Gewebe steigt die Konzentration an 2,3-BPG an und die Hb-Moleküle geben ihren Sauerstoff bereitwilliger ab. Ist dagegen genug Sauerstoff vorhanden, folgt die Glykolyse im Ery dem „normalen" Ablauf und es entsteht nur wenig 2,3-BPG.

Man kann das besondere Glykolyse-Molekül der Erythrozyten – 2,3-Bisphosphoglycerat – als Signal an das Hämoglobin verstehen, das ihm sagt: „Sauerstoff gebraucht!".

Es gibt mit $CO_2$, dem pH-Wert und der Temperatur noch weitere allosterische Effektoren des Hämoglobins, die die Sauerstoffbindung regulieren. Sie werden weiter unten behandelt.

## Der Pentosephosphatweg im Erythrozyten

Ein kleiner Teil der Glukose (etwa 10 %) durchläuft im Erythrozyten nicht die Glykolyse, sondern schlägt den Pentosephosphatweg ( ↗ S. 99) ein. Auch dieser findet vollständig im Zytoplasma statt und kann deshalb im Ery ablaufen.

**Funktion des Pentosephosphatweges.** Wichtig für die roten Blutkörperchen ist vor allem der oxidative Teil des Pentosephosphatweges (also die Umwandlung von Glukose-6-Phosphat zu Ribulose-5-Phosphat), da dort zwei Moleküle NADPH/H+ entstehen. NADPH/H+ ist überaus wichtig für die Regeneration des bereits erwähnten Glutathions, das als Reduktionsmittel fungiert und den Oxidationsschutz der Erythrozyten darstellt. Regeneration bedeutet in diesem Fall, dass oxidiertes („verbrauchtes") Glutathion mit Hilfe von NADPH/H+ wieder reduziert wird. Diese Zusammenhänge werden im anschließenden Abschnitt über Glutathion genau erklärt.

Der Pentosephosphatweg ist die einzige Möglichkeit des Erys, NADPH/H+ herzustellen!

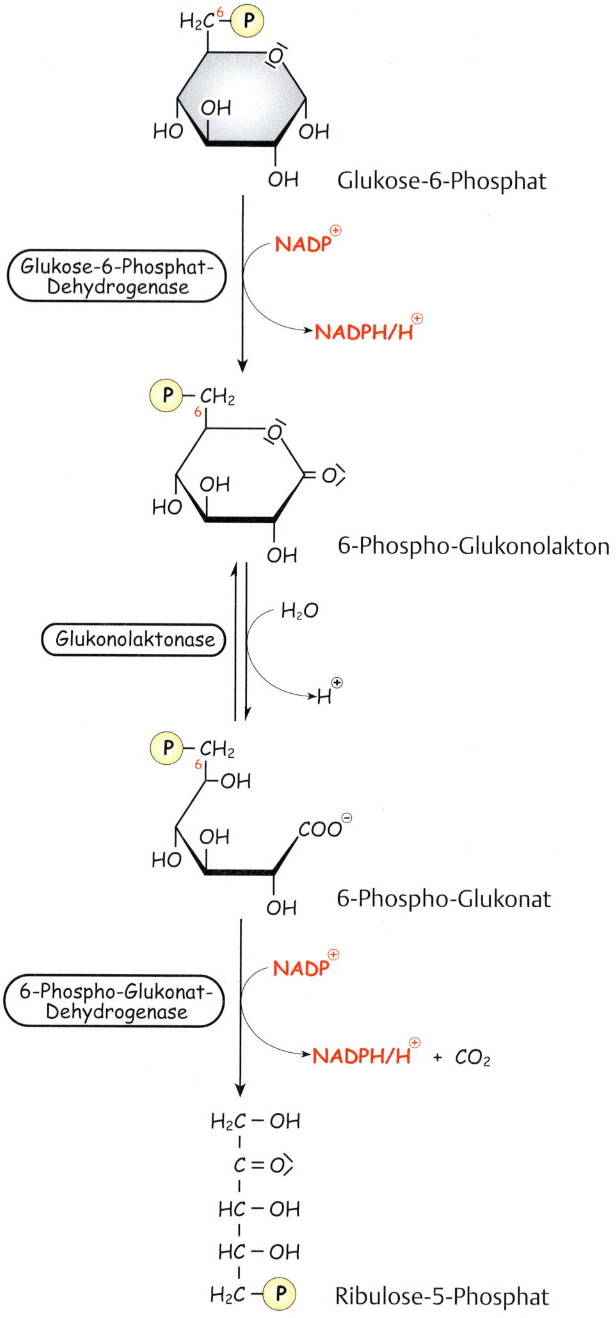

Glukose-6-Phosphat

Glukose-6-Phosphat-Dehydrogenase

$NADP^+$

$NADPH/H^+$

6-Phospho-Glukonolakton

Glukonolaktonase

$H_2O$

$H^+$

6-Phospho-Glukonat

6-Phospho-Glukonat-Dehydrogenase

$NADP^+$

$NADPH/H^+ + CO_2$

Ribulose-5-Phosphat

**Beim Ablauf des restlichen Pentosephosphatweges** gibt es im Ery wiedermal einen kleinen Unterschied zu den anderen Zellen des Körpers: Das Zwischenprodukt Ribose-5-Phosphat wird nicht zum Teil zur Purin- und Pyrimidinsynthese umgeleitet, da der Ery ja gar keine Nukleinsäuren herstellen kann.

Am Ende des Pentosephosphatweges kann der pfiffige Ery einen kleinen Trick anwenden. Ist sein Bedarf an NADPH/H+ hoch, so wandelt er Fruktose-6-Phosphat (eines der Produkte) mit Hilfe einer Isomerase zu Glukose-6-Phosphat um. Dieses kann sofort wieder vorne in den Pentosephosphatweg eintreten und erneut NADPH/H+ liefern. So entsteht bei Bedarf eine Art Kreislauf, der kontinuierlich für NADPH/H⁺-Nachschub sorgt.

Ist andererseits genug NADPH/H⁺ vorhanden und stattdessen der Bedarf an ATP hoch, wird Fruktose-6-Phosphat direkt in die Glykolyse eingeschleust.

## Glutathion – Notarzt der Erys

Wie schon mehrmals erwähnt, braucht der Ery NADPH/H⁺ aus dem Pentosephosphatweg, um oxidiertes Glutathion wieder zu reduzieren. Was genau aber ist Glutathion eigentlich, warum wird es oxidiert und weshalb ist es für den Ery so wichtig, es wieder in seine Ausgangsform zurückzuführen?

Glutathion ist ein Reduktionsmittel und kann deshalb im Erythrozyten wie in allen anderen Zellen des Körpers als Oxidationsschutz dienen. Das bedeutet, dass es (in reduzierter Form) die Membran des Erys, seine Enzyme und das Hämoglobin vor gefährlichen Oxidationsprozessen schützt.

### Struktur des Glutathions

Das Glutathion-Molekül ist ein atypisches Tripeptid. Es besteht aus drei Aminosäuren (Glutaminsäure, Cystein und Glycin), von denen die ersten beiden nicht in der normalen Art und Weise verknüpft sind.

### Glutathion-Biosynthese

Glutathion wird extraribosomal gebildet (die drei Aminosäuren werden im Zytoplasma miteinander verknüpft). Aus diesem Grund können die Erythrozyten das Peptid trotz des fehlenden Kerns und der fehlenden Ribosomen selbst herstellen.

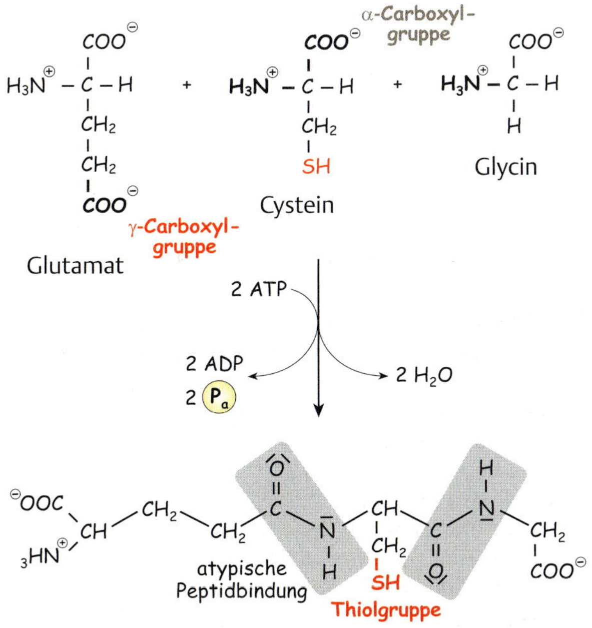

γ-Glutamyl-Cysteyl-Glycin (Glutathion)

Bei der Synthese eines Glutathion-Moleküls wird ATP verbraucht.

Glutaminsäure und Cystein werden γ-verknüpft. Das heißt, dass nicht die α-, sondern die γ-Carboxylgruppe der Glutaminsäure die Peptidbindung bildet (Glutaminsäure wird praktisch falsch herum angebaut). Man bezeichnet die Peptidbindung in diesem Fall als atypisch und das komplette Molekül dementsprechend als atypisches Tripeptid.

### Aufgabe und Arbeitsweise des Glutathions

Glutathion dient wegen seiner Thiolgruppe als Reduktionsmittel: Über sie können Elektronen in Form von Wasserstoff abgegeben werden, welche wiederum andere Moleküle reduzieren ("heilen"), die zuvor ungewollt oxidiert wurden.

Bei diesem Vorgang sind jeweils immer zwei Glutathion-Moleküle beteiligt. Wird ein anderer Stoff reduziert, geben zwei Glutathion-Moleküle den Wasserstoff ihrer Thiolgruppen ab (werden also selbst oxidiert), und verbinden sich miteinander zu Glutathion-Disulfid. Dies geschieht durch Bildung einer Disulfidbrücke. Die Oxidation der zwei Glutathion-Moleküle zu Glutathion-Disulfid wird durch das Enzym Glutathion-Peroxidase katalysiert.

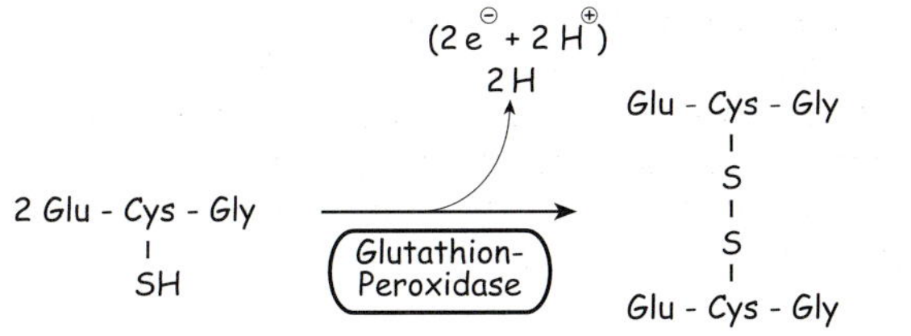

Kurz ein Wort zu der manchmal etwas verwirrenden Nomenklatur: "Glutathion" entspricht dem reduzierten einzelnen Glutathion-Molekül. Glutathion-Disulfid wird meist einfach als "oxidiertes Glutathion" bezeichnet.

Glutathion-Disulfid ("verbrauchtes Glutathion") muss wieder regeneriert, also in seinen reduzierten Ausgangszustand mit der Thiolgruppe zurückgeführt werden, damit es erneut für die Reduktion eines oxidierten Moleküls zur Verfügung stehen kann.

### Regeneration des Glutathions

Das beteiligte Enzym, das die erforderliche Reduktion des Glutathion-Disulfids zu zwei Molekülen Glutathion ermöglicht, ist die Glutathion-Reduktase.

Sie benötigt als Elektronenspender das schon bekannte Coenzym NADPH/H⁺.

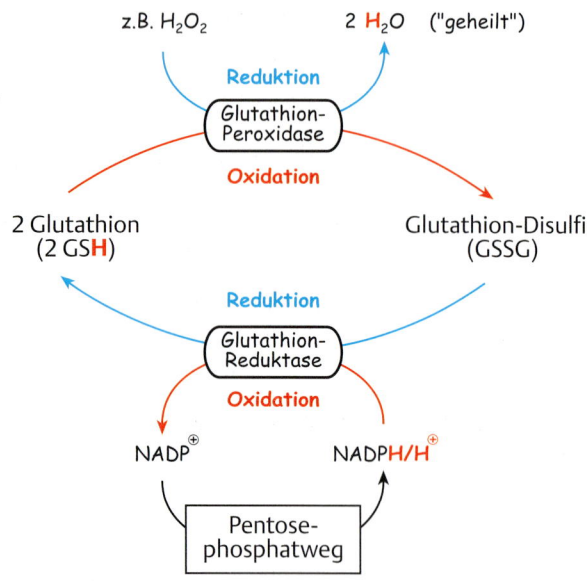

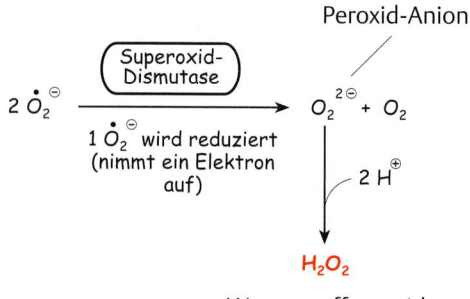

Die Protonen der zweiten Reaktion liegen bei physiologischem pH-Wert frei im Zytoplasma vor.

## Entsorgung des $H_2O_2$

Hier schließt sich nun der Kreis, denn das entstandene Wasserstoffperoxid kann durch die Glutathion-Peroxidase beseitigt werden. Die entsprechende Reaktion wurde oben beschrieben.

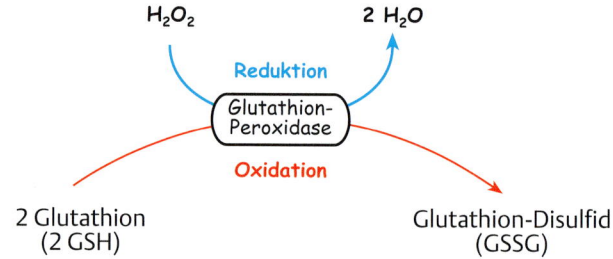

Es gibt noch ein weiteres Enzym, das $H_2O_2$ entschärfen kann: die Katalase.

$$2\,H_2O_2 \xrightarrow{\text{Katalase}} 2\,H_2O + O_2$$

**Glutathion-Peroxidase und Katalase.** Diese beiden Enzyme sind zwar grundsätzlich für die gleiche Aufgabe – die Entschärfung von $H_2O_2$ – zuständig, es gibt bezüglich ihrer Arbeitsweise aber einen entscheidenden Unterschied: den Wasserstofflieferanten.

Um aus Wasserstoffperoxid ($H_2O_2$) zwei Moleküle Wasser ($2\,H_2O$) herstellen zu können, benötigt man Wasserstoff ($H_2$). Bei der Katalase stammt dieser Wasserstoff aus einem zweiten Molekül $H_2O_2$, bei der Reaktion entsteht somit zusätzlich Sauerstoff. Die Glutathion-Peroxidase hingegen erhält den Wasserstoff durch die Oxidation von reduziertem Glutathion zu Glutathion-Disulfid.

Peroxidase und Katalase sind auch ähnlich aufgebaut: beide enthalten Häm als Coenzym. Die Glutathion-Peroxidase ist zusätzlich Selen-haltig.

Die Enzyme sind nicht nur in den Erythrozyten, sondern in allen Zellen des Körpers dafür zuständig, eine Anhäufung von $H_2O_2$ zu verhindern.

## Was verbirgt sich eigentlich hinter den so gefürchteten Oxidationsreaktionen?

Glutathion muss als wichtigstes Antioxidans der Erythrozyten vor allem dafür sorgen, dass Sauerstoffradikale und $H_2O_2$ unschädlich gemacht werden, da sonst durch diese aggressiven oxidierenden Stoffe für den Erythrozyten große Probleme entstehen.

### Bildung von Sauerstoffradikalen

In jeder Zelle, die mit Sauerstoff in Berührung kommt, können ungewollt Sauerstoffradikale entstehen, die wegen ihres freien Elektrons sehr reaktionsfreudig sind.
Der Erythrozyt ist hier natürlich ganz besonders gefährdet, da er den Sauerstoff transportieren muss und ihm deshalb ständig ausgesetzt ist (eigentlich sollte er eine Gefahrenzulage bekommen!). Im Ery entstehen die Sauerstoffradikale zum Beispiel bei der spontanen Oxidation von Hämoglobin (enthält $Fe^{2+}$) zu Methämoglobin (enthält $Fe^{3+}$), die eigentlich gar nicht stattfinden dürfte (↗ S. 494).

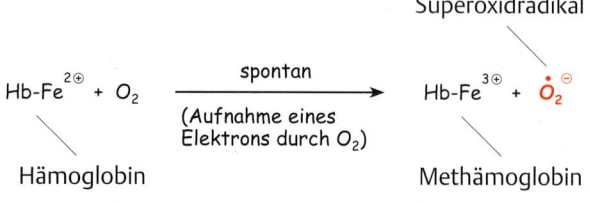

### Entsorgung der Radikale – Entstehung von $H_2O_2$

Die Superoxidradikale reagieren mit Hilfe der Superoxid-Dismutase weiter.

## Entstehung von Hydroxylradikalen

Würden Katalase und Peroxidase das Wasserstoffperoxid nicht entschärfen, so könnte es mit einem Superoxidradikal weiterreagieren:

$$H_2O_2 + \dot{O}_2^{\ominus} \longrightarrow O_2 + OH^{\ominus} + \dot{O}H$$

Hydroxylradikal

Das bei dieser Reaktion entstehende Hydroxylradikal ist noch angriffslustiger als das Superoxidradikal. Ihm wird die eigentliche schädigende Wirkung des Sauerstoffs zugeschrieben.

## Was bewirken die Radikale?

Unter der Wirkung des Hydroxylradikals werden Fettsäuren in der Zellmembran der Erythrozyten miteinander vernetzt. Dadurch wird der Aufbau der Lipiddoppelschicht und letztendlich die Erythrozytenmembran zerstört, die arme Zelle geht kaputt.
Reaktionen mit dem Superoxidradikal und $H_2O_2$ führen zur Vernetzung von Proteinen, die dadurch ihre Löslichkeit und Funktionsfähigkeit einbüßen.

## Der Schutz der Erythrozyten

Damit den Erys diese traurigen Schicksale erspart bleiben, besitzen sie zu ihrem Schutz die beschriebenen Helfer, die hier nocheinmal zusammengefasst werden sollen:

- Glutathion als Wasserstofflieferant für Reduktionen und damit als Oxidationsschutz
- Glutathion-Reduktase und NADPH/H⁺ für die Regenerierung des reduzierten Glutathions aus Glutathion-Disulfid
- Superoxid-Dismutase zur Beseitigung von Superoxidradikalen
- Glutathion-Peroxidase und Katalase, die Wasserstoffperoxid reduzieren und dadurch die Aufeinanderfolge gefährlicher Oxidationsreaktionen unterbrechen. Bei dieser Reaktion wird durch die Peroxidase gleichzeitig Glutathion oxidiert.

## Störungen in diesem System

Kommt es zu einer Störung, zum Beispiel zu einem Mangel an Glukose-6-Phosphat-Dehydrogenase im Pentosephosphatweg ( ↗ S. 102), und damit zu einer nicht ausreichenden Produktion von NADPH/H⁺, blüht den Erys die Zerstörung ihrer Zellmembran. Der Patient entwickelt als Folge eine hämolytische Anämie, also eine Blutarmut aufgrund der Auflösung von roten Blutkörperchen.

## Vitamin E (Tocopherol)

Auch Vitamin E fällt unter das Kapitel „Oxidationsschutz" und soll deshalb als Einschub an dieser Stelle behandelt werden.
Vitamin E ist eines der vier fettlöslichen Vitamine (A, D, E und K).
Es gibt mehrere Moleküle, die alle unter dem Begriff Vitamin E zusammengefasst werden. Das bedeutendste unter ihnen ist α-**Tocopherol**.
Das Vitamin E ist in tierischen Zellen ein Bestandteil der biologischen Membranen und dient dort als Oxidationsschutz für mehrfach ungesättigte Fettsäuren.

**Chemisch** gesehen besteht Vitamin E aus einem Chromanolring und einer gesättigten Phytolseitenkette.

α-Tocopherol

Wie bereits erwähnt ist α-Tocopherol die bedeutendste Verbindung unter den Molekülen mit Vitamin E-Aktivität. Neben α-Tocopherol gibt es geringe Mengen an β-, γ- und δ-Tocopherol, die aber alle eine wesentlich geringere biologische Aktivität aufweisen als die α-Form. Sie unterscheiden sich durch Zahl und Position der Methylgruppen am Chromanolring.

**Die Aufnahme** von Vitamin E erfolgt im Dünndarm. Weil Tocopherol **fettlöslich** ist, wird es zusammen mit den Lipiden resorbiert. Der größte Teil wird dann – in Chylomikronen ( ↗ S. 509) verpackt – zur Leber abtransportiert.
In der Leber erfolgt die Inkorporation des Vit. E in VLDL ( ↗ S. 510) und die Abgabe an das Blut. Im Blut wird es ständig zwischen den verschiedenen Lipoproteinfraktionen (VLDL, LDL, HDL) ausgetauscht.
Auch die Aufnahme von Vit. E in die Zielzellen der Peripherie hängt eng mit den Lipoproteinen ( ↗ S. 508) zusammen. So wird es zum Beispiel nach Spaltung der in VLDL enthaltenen Triglyceride durch die Lipoproteinlipase gemeinsam mit den entstehenden freien Fettsäuren und Monoglyceriden in die Zellen aufgenommen.

**Die Aufgabe** von Vit. E besteht im Schutz der mehrfach ungesättigten Fettsäuren ( ↗ S. 36) von Membranlipiden, Lipoproteinen und Depotfetten vor Oxidation. Vit. E fungiert also als **Antioxidationsmittel**. Zu diesem Zweck wird es in die Membranen aller tierischen Zellen eingebaut.
Im Organismus entstehen ständig sehr reaktionsfreudige, angriffslustige Radikale ( ↗ S. 482), die eine große Gefahr für mehrfach ungesättigte Fettsäuren (z. B. Arachidonsäure) darstellen. Wird eine solche Fettsäure von einem Radikal getroffen, so wird sie zwischen zwei ihrer Doppelbindungen oxidiert, d. h. sie verliert ein H-Atom und zurück bleibt

ein freies Elektron. Aus dem entstandenen Lipidradikal entsteht bei Bindung von $O_2$ ein hochreaktives Lipidperoxidradikal. Dieses kann entweder mit einer benachbarten Fettsäure in ein zytotoxisches Lipidperoxid übergehen oder mit einem zweiten Peroxid verschmelzen.

Durch eine Kettenreaktion wäre auf diese Art und Weise die Zellmembran schnell in ihrer Funktion zerstört.

Glücklicherweise befindet sich in der Zellmembran aber auch der Helfershelfer Tocopherol. Durch die Übertragung eines H-Atoms von Vit. E auf das Lipidperoxidradikal wird dieses wieder stabilisiert und so die gefährliche Reaktionsfolge unterbrochen.

Vit. E wird bei diesem Manöver selbst oxidiert, kann aber durch Vitamin C ( ↗ S. 454), das sich im Zytoplasma befindet, schnell wieder regeneriert werden.

**Tagesbedarf.** Der Mensch benötigt täglich etwa 12 mg α-Tocopherol bzw. eine äquivalente Menge an anderen Tocopherolen.

Besonders ergiebige Quellen für Vit. E sind pflanzliche Öle wie Weizenkeim-, Sonnenblumen- und Olivenöl.

Die Speicherung von Vit. E erfolgt in Form von α-Tocopherol im Fettgewebe und in der Muskulatur.

Krankheiten, die aufgrund eines Vit. E-Mangels entstehen, sind beim Menschen nicht bekannt.

## Abbau von Erythrozyten

Nach 120 Tagen hat ein Erythrozyt seine Schuldigkeit getan und muss das Zeitliche segnen. Sein Abbau erfolgt durch die sogenannte Blutmauserung hauptsächlich in der Milz, aber auch in der Leber und im Knochenmark. An diesen Orten befinden sich Zellen des sogenannten mononukleären Phagozytensystems (MPS, ↗ S. 558). Diese phagozytieren alle Erys, die sich aufgrund ihres Alters nicht mehr ausreichend verformen können und im Netzwerk des MPS hängen bleiben. In den entstehenden Phagolysosomen werden die Erythrozyten lysiert und ihr Hauptbestandteil, das Hämoglobin, für den weiteren Abbau freigelegt. Alles weitere soll im folgenden Kapitel über Hämoglobin besprochen werden.

## 4.2 Hämoglobin oder warum unser Blut so rot ist

Es ist nun schon viel über die roten Blutkörperchen gesagt worden. Nun soll es endlich um ihren wichtigsten Bestandteil gehen: das Hämoglobin – den roten Blutfarbstoff.

Zuerst einmal ein paar interessante Zahlen:

88 % des Volumens eines roten Blutkörperchens werden vom Hämoglobin eingenommen. Jeder kleine Ery ist also fast bis oben hin vollgestopft mit Hämoglobin-Molekülen. Genauer gesagt enthält ein Erythrozyt in seinem Zytoplasma etwa $3 \times 10^8$ Hämoglobin-Moleküle.

Der mittlerer Hämoglobin-Gehalt eines Erys wird als Färbekoeffizient oder mean corpuscular haemoglobin (MCH) bezeichnet und liegt bei 30 pg.

Insgesamt beträgt der Hämoglobin-Gehalt im Blut, kurz „Hb" genannt, bei Frauen etwa 14 g/dl und bei Männern etwa 16 g/dl.

Die Aufgabe des Hämoglobins ist in erster Linie der Sauerstofftransport. Es beteiligt sich aber auch am $CO_2$-Transport und hilft zu guter Letzt noch bei der Pufferung des Blutes (sorgt also dafür, dass der pH-Wert des Blutes bei 7,4 bleibt).

## Das Hämoglobin-Molekül

Hämoglobin ist ein großes kugelförmiges Molekül, das aus vier Untereinheiten besteht.

Jede der vier Untereinheiten setzt sich aus einem Porphyrin-Teil („Häm-") und einem Protein-Teil („-globin") zusammen.

Untereinander werden die Untereinheiten durch hydrophobe und ionische Wechselwirkungen sowie durch Wasserstoffbrückenbindungen zusammengehalten.

Hämoglobin $A_1$ ($\alpha_2\beta_2$)

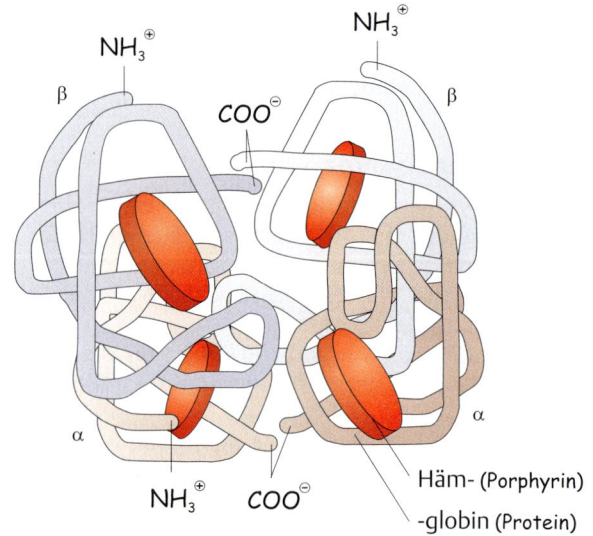

Häm- (Porphyrin)
-globin (Protein)

### Das Häm-Molekül

Das Häm-Molekül bildet den Porphyrin-Teil einer Hämoglobin-Untereinheit. Porphyrine sind ringförmige Moleküle, die zusammen mit Proteinen vorliegen und prosthetischen Gruppen entsprechen.

Ein Häm-Molekül enthält viele Doppelbindungen, die ihm aufgrund ihrer besonderen Lichtbrechung eine rote Färbung verleihen. Häm ist also der Bestandteil des Hämoglobins, dem es seine schöne rote Farbe verdankt.

Porphyrine neigen zur Chelatbildung mit Metallionen. Im Fall des Hämoglobins ist das zentrale Metallion das zweiwertige Eisen ($Fe^{2+}$).

**Aufbau des Häms.** Die Grundstruktur eines Porphyrins und somit auch des Häms ist ein Ring aus vier Pyrrolringen: das Porphyrinogen.

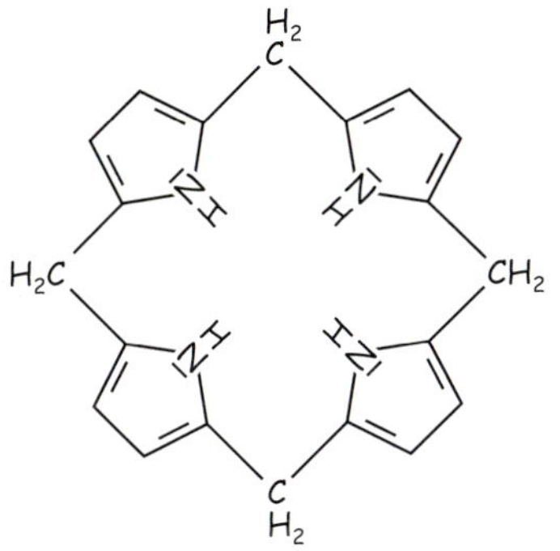

Porphyrinogen 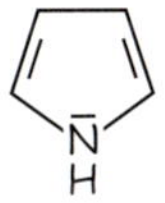                    Pyrrol-Ring

Auf dem Weg zum fertigen Porphyrin erhält der Porphyrinogen-Ring noch zusätzliche Doppelbindungen (am Ende sind es elf Stück), einige Seitenketten und das zentrale Eisen-Ion $Fe^{2+}$. Fertig ist das Porphyrin – in unserem Fall das Häm-Molekül.

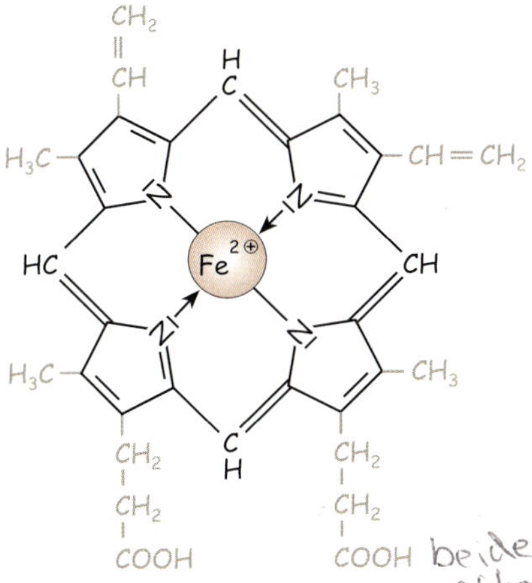

Häm

beide Bindungs-
elektronen stammen
von einem der
Bindungspartner

**Das zentrale Eisen-Ion** besitzt sechs Koordinationsstellen, mit denen es nicht-kovalente koordinative Bindungen eingehen kann. Koordinativ bedeutet, dass beide Bindungselektronen von einem Bindungspartner stammen. Vier dieser Koordinationsstellen werden von den Stickstoffatomen der Pyrrolringe besetzt, die fünfte Stelle dient der Verbindung des Häms mit dem Globin – genauer gesagt mit einem Histidinrest der Polypeptidkette. Nun ist noch eine Bindungsstelle übrig.

**Die $O_2$-Bindung.** Für die Hauptaufgabe des roten Blutfarbstoffs, den Sauerstofftransport, steht die sechste und letzte Koordinationsstelle des Häm-Eisenions zur Verfügung. Dort lagert sich ein Sauerstoffmolekül ($O_2$) an. Das gesamte Hämoglobin mit seinen vier Untereinheiten kann vier Moleküle Sauerstoff transportieren.

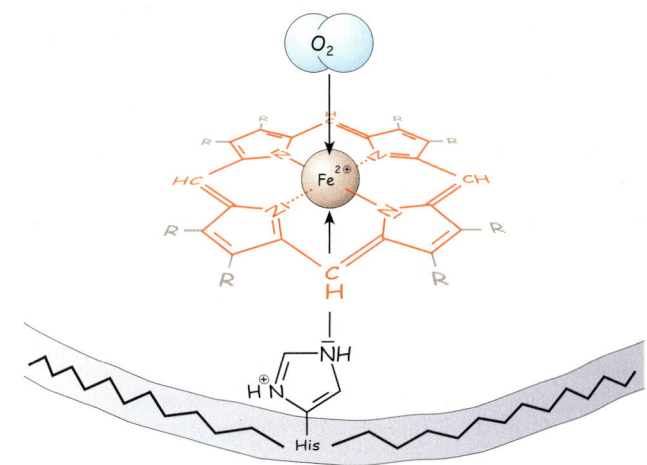

## Das Globin-Molekül

Den Protein-Teil einer Untereinheit, das Globin, stellt eine Polypeptidkette dar. Es gibt vier verschiedene Arten dieser Polypeptidkette: eine $\alpha$-, eine $\beta$-, eine $\gamma$- und eine $\delta$-Kette. Sie unterscheiden sich durch ihre Aminosäuresequenz. Wodurch auch sonst?!
Eine Untereinheit des Hämoglobins besitzt jeweils *eine* dieser Ketten.
Ein Hämoglobin-Molekül enthält somit insgesamt vier Peptidketten, davon sind zwei immer $\alpha$-Ketten und die anderen zwei immer vom gleichen Typ ($\beta$, $\gamma$ oder $\delta$). Anhand der enthaltenen Globine kann man drei Hämoglobin-Arten unterscheiden.

### Das Hämoglobin der Erwachsenen („Adult")

Hb $A_1 = \alpha_2\beta_2$   (98 %)
Hb $A_2 = \alpha_2\delta_2$   (2 %)

### Fetales Hämoglobin

Hb F = $\alpha_2\gamma_2$   (100 %)

Das fetale Hämoglobin hat eine höhere Affinität zu Sauerstoff als das Hämoglobin des Erwachsenen, also der Mutter. Es zieht ihn sozusagen mit viel größerer Kraft zu sich hin, als das Hämoglobin der Mutter an ihm festhält, was den Übergang des Sauerstoffs vom mütterlichen ins kindliche Blut ermöglicht und gewährleistet.

**Nach der Geburt** wird im Laufe der ersten Lebensmonate das fetale Hämoglobin nach und nach durch Hb $A_1$ (oder in seltenen Fällen Hb $A_2$) ersetzt.
Dieser Wandel der Hämoglobin-Arten vollzieht sich durch Umschalten von Genexpressionen. Die Informationen für die verschiedenen Peptidketten befinden sich auf unterschiedlichen Genen. Bis zur Geburt und während der ersten Lebensmonate wird das Gen für die $\gamma$-Peptidkette exprimiert und es entsteht Hb F. Dann schaltet die Genexpression allmählich um, es wird vermehrt das Gen für die $\beta$-Ket-

te abgelesen. In diesem Übergangszeitraum entsteht immer weniger Hb F und immer mehr Hb $A_1$, bis nur noch das adulte Hb $A_1$ gebildet wird.

## Hämoglobin-Biosynthese

Die Bildung des Hämoglobins erfolgt vor allem im Knochenmark in den verschiedenen Vorläuferzellen der Erythrozyten, solange diese noch ihre Organellen besitzen. Verliert der unreife Ery seine Mitochondrien und seinen Zellkern, geht ihm damit auch die Fähigkeit zur Hämoglobin-Biosynthese verloren. Zusätzlich wird Hämoglobin zu einem geringen Teil auch in der Leber hergestellt.
Das Globin wird wie jedes Protein im Zytoplasma an den Ribosomen synthetisiert.
Die Herstellung des Häms ist komplexer, wobei die grundsätzlichen Schritte oben schon beschrieben wurden. Sie läuft sowohl in den Mitochondrien, als auch im Zytoplasma ab. Liegt eine Störung in Form eines Enzymmangels vor, entwickelt sich ein gefährlicher Anstau von Häm-Vorstufen, eine sogenannte Porphyrie ( ↗ S. 489).

### Häm-Biosynthese

Man kann die Biosynthese des Häms in die unbedingt wichtigen Schritte und die etwas weniger wichtigen Reaktionen einteilen. Grundsätzlich kann in der Klinik zwar jede Reaktion der Häm-Biosynthese große Bedeutung erlangen, denn sie werden alle jeweils durch ein Enzym katalysiert, das ausfallen oder mangelhaft arbeiten kann. Es reicht später aber wohl aus, wenn man weiß, welche Enzyme generell der Häm-Synthese zuzuordnen sind.

### Die wichtigen Reaktionen der Häm-Synthese

Häm wird zu einem Teil in den Mitochondrien, zum anderen Teil im Zytosol hergestellt. Der erste Schritt ist in den Mitochondrien lokalisiert.

δ-**Aminolävulinsäure.** Bei der Startreaktion entsteht aus Succinyl-CoA und Glycin δ-Aminolävulinsäure (δ-ALS). Succinyl-CoA ist ein Zwischenprodukt des Citratzyklus ( ↗ S. 193) und dieser läuft nun einmal ausschließlich in den Mitochondrien ab, weshalb die Häm-Synthese gezwungenermaßen dort beginnen muss. Das Enzym, das diese Reaktion ermöglicht, ist die δ-ALS-Synthase. Sie benötigt Vitamin $B_6$ (Pyridoxalphosphat, kurz PALP) als Coenzym.
Vitamin $B_6$ ( ↗ S. 172) ist hier für die Decarboxylierung zuständig.
Die δ-ALS-Synthase ist das Schlüsselenzym der gesamten Häm-Synthese. Das Endprodukt Häm hemmt dieses Enzym (es wirkt als allosterischer Inhibitor) und unterdrückt zusätzlich auf Genebene als Repressor seine Herstellung.

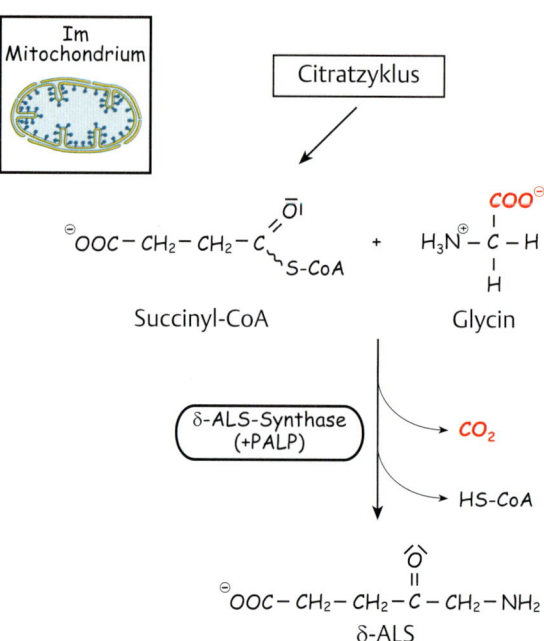

**Vom Mitochondrium ins Zytoplasma.** Die entstandene δ-ALS verlässt nun das Mitochondrium und gelangt ins Zytoplasma.

**Porphobilinogen.** Im Zytoplasma katalysiert die δ-ALS-Dehydratase die Kondensation von zwei Molekülen δ-ALS zu Porphobilinogen, das schon den Pyrrol-Ring enthält.

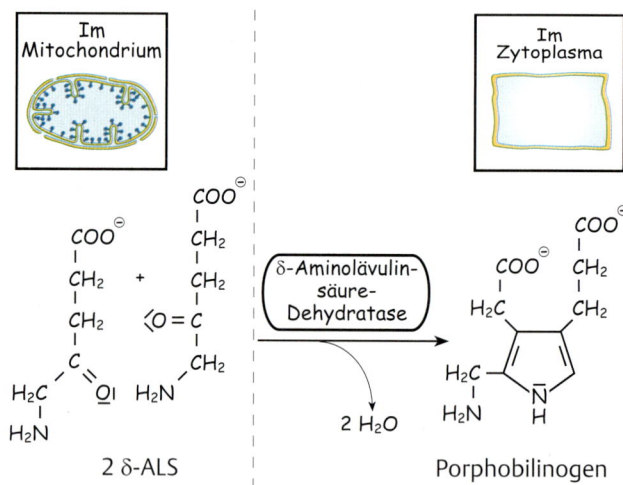

Die δ-ALS-Dehydratase wird durch Blei-Ionen gehemmt. Bei einem Patienten mit Bleivergiftung ist als Folge eine erhöhte Konzentration an δ-ALS in Blut und Urin nachweisbar.

**Protoporphyrin.** Die folgenden Schritte sollen nur kurz beschrieben werden. Aus vier Molekülen Porphobilinogen entsteht (über den Zwischenstoff Hydroxymethylbilan) Uroporphyrinogen III mit dem für die Porphyrine typischen Tetrapyrrol-Ring.

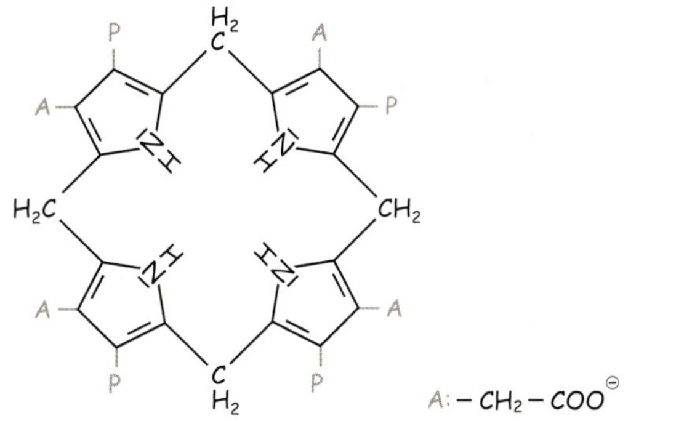

Uroporphyrinogen III

$A: -CH_2-COO^{\ominus}$

$P: -CH_2-CH_2-COO^{\ominus}$

Protoporphyrin

Im nächsten Schritt wird Coproporphyrinogen III hergestellt.

**Vom Zytosol zurück ins Mitochondrium.** Coproporphyrinogen III wandert vom Zytoplasma wieder zurück ins Mitochondrium und wird dort zu Protoporphyrinogen IX umgewandelt. Durch dessen Oxidation entsteht Protoporphyrin IX.
Dieses ist der letzte Stoff in der Häm-Biosynthese vor Einfügen des zentralen Eisen-Ions (puh, endlich, wird so mancher jetzt wahrscheinlich denken – und wer sollte es ihm auch verübeln …). Protoporphyrin besitzt außer dem Eisen-Ion schon alles, was so ein richtiges, fertiges Häm braucht: die gesamten elf Doppelbindungen, die ihm bereits seine typische rote Farbe verleihen, sowie die fertigen Seitenketten.

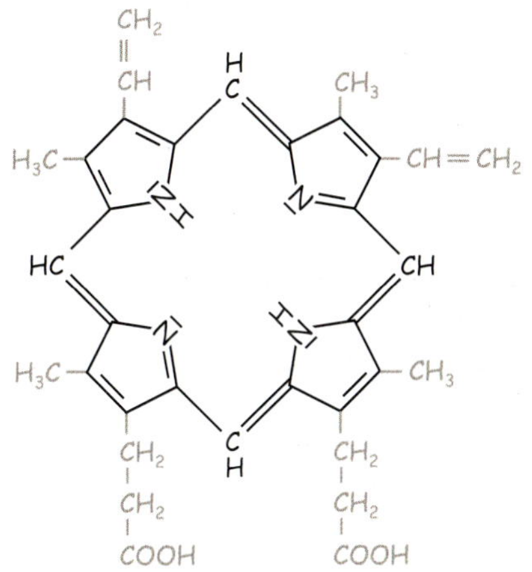

**Einfügen des Eisen-Ions.** So, jetzt fehlt als Tüpfelchen auf dem „i" nur noch das zentrale Eisen-Ion $Fe^{2+}$, der wichtigste Bestandteil des Hämoglobins. Um seinen Einbau kümmert sich das Enzym Ferrochelatase (man beachte seinen wunderbar passenden Namen!), und schon ist es fertig – das Häm-Molekül.

### Für die ganz Fleißigen: alles komplett

Wir haben nun einen Überblick über die Häm-Synthese bekommen, in der die entscheidenden Reaktionen behandelt wurden. Einige Schritte wurden dabei aber nur sehr knapp beschrieben. Deshalb folgt hier eine ausführliche Darstellung der Häm-Synthese mit allen Reaktionen, sämtlichen Zwischenprodukten und allen beteiligten Enzymen.
Fehlt die Uroporphyrinogen-III-Synthase, wird aus Hydroxymethylbilan nicht-enzymatisch falsches Uroporphyrinogen I gebildet. Dieses kann nicht für die Häm-Synthese verwendet werden, der Stoff ist sogar schädlich für den Körper. Die unter Umständen schweren Folgen werden bei den Störungen der Häm-Biosynthese beschrieben.

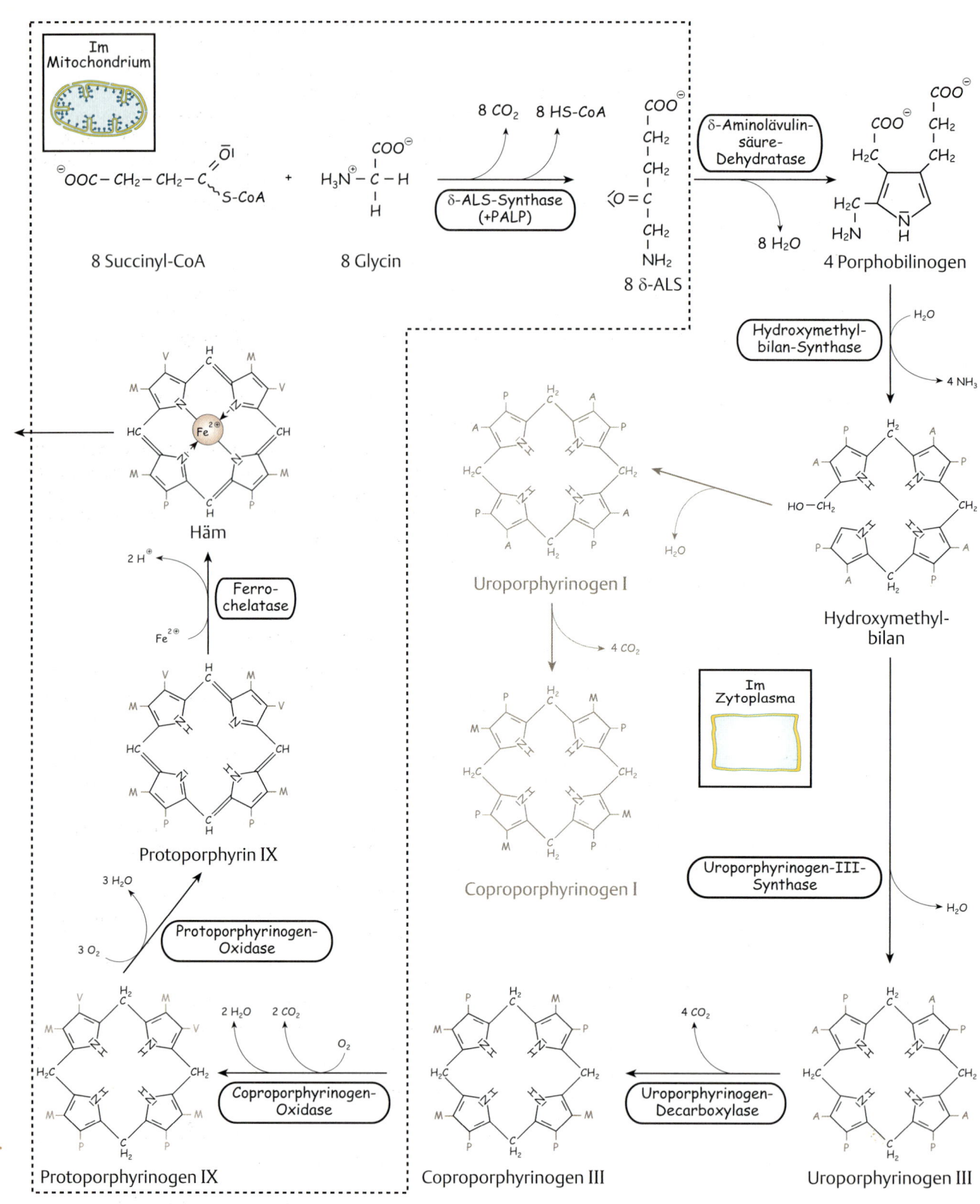

Im Mitochondrium

8 Succinyl-CoA + 8 Glycin

δ-ALS-Synthase (+PALP)

8 CO₂   8 HS-CoA

8 δ-ALS

δ-Aminolävulin-säure-Dehydratase

8 H₂O

4 Porphobilinogen

Hydroxymethyl-bilan-Synthase

H₂O

4 NH₃

Hydroxymethyl-bilan

Uroporphyrinogen-III-Synthase

H₂O

H₂O

Uroporphyrinogen I

4 CO₂

Coproporphyrinogen I

Im Zytoplasma

Uroporphyrinogen III

Uroporphyrinogen-Decarboxylase

4 CO₂

Coproporphyrinogen III

Coproporphyrinogen-Oxidase

2 H₂O   2 CO₂

O₂

Protoporphyrinogen IX

Protoporphyrinogen-Oxidase

3 H₂O

3 O₂

Protoporphyrin IX

Ferro-chelatase

Fe²⁺

2 H⁺

Häm

A: $-CH_2-COO^{\ominus}$
P: $-CH_2-CH_2-COO^{\ominus}$
M: $-CH_3$
V: $-CH=CH_2$

## Regulation der Häm-Biosynthese

Welche Menge Häm zu einem bestimmten Zeitpunkt hergestellt werden soll, wird durch das Zusammenspiel von drei unterschiedlichen Regulationsmechanismen bestimmt.

**Enzymbeeinflussung durch Häm.** Als erster Punkt ist die Regulation auf Enzymebene zu nennen. Die Aktivität des Schlüsselenzyms der gesamten Häm-Synthese, der δ-ALS-Synthase, wird durch das Endprodukt Häm auf zwei verschiedenen Wegen herabgesetzt. Zum einen sorgt Häm für eine Rückkopplungshemmung des vorhandenen Enzyms (es wirkt als allosterischer Inhibitor), zum anderen unterdrückt es auf Genebene als Repressor bereits seine Herstellung.

**Sauerstoffpartialdruck.** Weiterhin wird die Biosynthese durch die Sauerstoffkonzentration beeinflusst. Ein niedriger $O_2$-Partialdruck, z.B. in großer Höhe, stimuliert die Häm-Synthese.

**Succinyl-CoA.** Der dritte regulierende Punkt ist die Bereitstellung von Succinyl-CoA aus dem Citratzyklus. Auch hier spielt der Sauerstoff eine entscheidende Rolle. Succinyl-CoA kann in den Mitochondrien sowohl den Citratzyklus durchlaufen (Reaktion zu Succinat), als auch für die Häm-Synthese abgezweigt werden. Ist viel Sauerstoff vorhanden, läuft die Atmungskette auf Hochtouren und Succinyl-CoA durchläuft dementsprechend fast ausschließlich den Citratzyklus. Das kann es auch ruhig tun, denn Häm wird bei hohem $O_2$-Angebot sowieso nicht vermehrt gebraucht. Andersherum funktioniert es genauso: Wenn wenig $O_2$ zur Verfügung steht, kann die Atmungskette nur „auf Sparflamme" laufen, Succinyl-CoA also vermehrt für die Häm-Synthese verwendet werden. Das Häm wird in diesem Fall auch dringend gebraucht, damit trotz niedrigem Sauerstoff eine möglichst gute $O_2$-Versorgung des Körpers gewährleistet ist. Das passt ja mal wieder prima!

## Störungen der Häm-Biosynthese

Jedes Enzym, das bei der Synthese des Häms beteiligt ist, kann ausfallen oder in zu geringer Konzentration vorliegen. Es kommt zu Störungen in der Porphyrin-Synthese, als Folge stauen sich Vorstufen des Häms an. Man spricht dann von einer sogenannten Porphyrie. Die angestauten Stoffe werden letztendlich über Urin und Stuhl ausgeschieden, die dadurch, je nach fehlendem Enzym, rot gefärbt sein können.
Die Häm-Vorstufen lagern sich in den Organen, unter anderem auch in der Haut, ab, die dadurch überempfindlich gegenüber Lichteinwirkung wird. Es kommt zu Blasenbildung und zu schweren Nekrosen, wenn sich die Patienten dem Tageslicht aussetzen. Außerdem können neurologische Störungen auftreten.

**Draculas Problem.** Es ist möglich, dass die berühmte und berüchtigte Legende von Dracula auf dem Boden eines gehäuften Auftretens dieser Porphyrien entstand. Die gar nicht bösen, sondern im Gegenteil eher zu bemitleidenden Erkrankten zeigten aufgrund der Blasenbildung der Haut ein seltsames Äußeres, waren lichtscheu und durch die neurologischen Symptome verhaltensverändert. Sie haben womöglich Blut getrunken, um den durch ihre Krankheit hervorgerufenen Häm-Mangel auszugleichen.

## Globin-Biosynthese

Wie oben schon einmal beschrieben wird der Globin-Teil – wie jedes Protein – ganz normal an den Ribosomen synthetisiert. Seine Bildung findet somit im Zytoplasma statt.

## Der Zusammenbau – Fertigstellung des Hämoglobins

Jetzt fehlt auf dem Weg zum Hämoglobin nur noch der Zusammenbau von Häm und Globin. Zu diesem Zweck erfolgt erneut ein kleiner Ortswechsel: Häm verlässt das Mitochondrium und wird im Zytoplasma mit dem bereits wartenden Globin verbunden. Trara! – fertig ist das Hämoglobin-Molekül.

## Eisenstoffwechsel

Da es auf den vorangegangenen Seiten immer wieder um Eisen als Zentralatom des Hämoglobins ging, soll an dieser Stelle auch der Stoffwechsel des Eisens behandelt werden. Eisen ist das vierthäufigste aller Elemente und das häufigste sogenannte Übergangsmetall auf der Erdoberfläche und in lebenden Organismen. Der Gesamtbestand des Körpers an Eisen beträgt 3 – 5 g.
Eisen-Ionen sind für uns ausgesprochen wichtig, da sie sich maßgeblich am Sauerstoff- und Elektronentransport im Körper des Menschen beteiligen.
Zu diesem Zweck bildet Eisen die Zentralatome bei Porphyrinen wie Hämoglobin, Myoglobin und den verschiedenen Cytochromen. Daneben kommt es in Schwefel-Eisen-Komplexen vor und ist damit Bestandteil der Atmungskettenkomplexe I, II und III.
Eisen besitzt drei biochemische Funktionen:

1. Transport und Speicherung von Sauerstoff, in Form von Hämoglobin in den Erythrozyten (↗ S. 491) und von Myoglobin in der Muskulatur
2. Elektronentransport – vor allem im Rahmen der Atmungskette (↗ S. 208)
3. Enzymatische Reaktionen bei Redoxreaktionen in Form vieler Oxidoreduktasen.

Was jedoch ist an Eisen so besonders, dass es für den Transport von Sauerstoff und Elektronen so geeignet ist?

**Übergangsmetalle.** Eisen gehört (genauso wie Kupfer, Molybdän, Kobalt und Zink) zur Gruppe der Übergangsmetalle. Eine Besonderheit dieser Metalle ist ihre Fähigkeit, in Proteinen feste koordinative Bindungen eingehen zu können. Außerdem sind nur Übergangsmetalle in unterschiedlichen Oxidationsstufen stabil und deshalb gut für die oben genannten Aufgaben geeignet.

## Aufnahme von Eisen

Mit der Nahrung nehmen wir täglich 10–20 mg Eisen zu uns, davon wird allerdings nur etwa 1 mg über den Dünndarm aufgenommen (also nur 10% des Nahrungseisens). Dies entspricht auch in etwa der täglichen Ausscheidungsrate.

Bei Eisenmangel kann die Resorption allerdings auf bis zu 40% gesteigert werden.

In der Nahrung liegt Eisen vor allem in seiner dreiwertigen Form ($Fe^{3+}$) vor, in der es jedoch nur schlecht resorbiert werden kann. Es wird daher im Duodenum zunächst zu seiner zweiwertigen Form ($Fe^{2+}$) reduziert, wobei Vitamin C oder SH-Gruppen-haltige Aminosäuren (Cystein) behilflich sein können. Erst dann erfolgt die Resorption.

Phosphatreiche Nahrung und Oxalate (z.B. in Spinat enthalten) hemmen die Eisenresorption durch Bildung unlöslicher Komplexe.

In den Schleimhautzellen wird $Fe^{2+}$ durch Caeruloplasmin zu $Fe^{3+}$ oxidiert.

$Fe^{3+}$-Ionen, die nicht unmittelbar an das Blut abgegeben werden, binden in den Enterozyten an Apoferritin, wobei Ferritin entsteht. Man bezeichnet die Speicherform des Eisens hier, in den Zellen des Darmes, auch als Mukosaferritin.

Benötigt der Organismus zu einem späteren Zeitpunkt Eisen (z.B. für die Hämoglobinsynthese in den Erythrozytenvorstufen), kann das mukosale Ferritin mobilisiert werden.

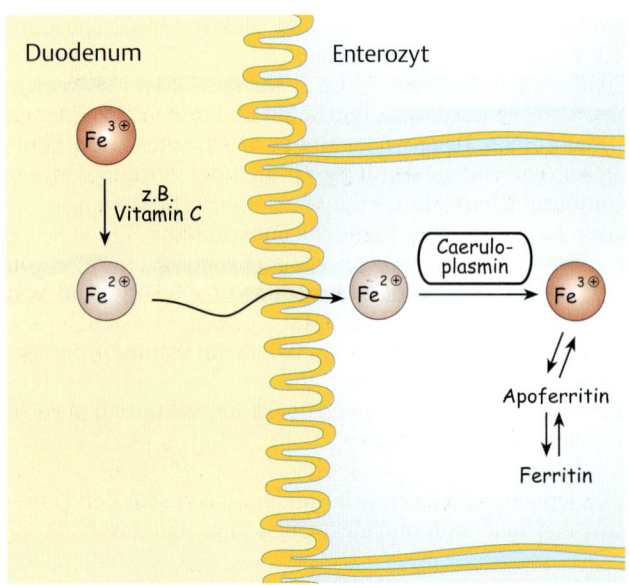

## Transport von Eisen – Transferrin

Der Transport von Eisen-Ionen im Blut erfolgt an Transferrin gebunden.

$Fe^{3+}$-Ionen verlassen die Enterozyten und binden an Apotransferrin, wodurch Transferrin entsteht. Dieses kann nun mit dem Blutstrom im Körper verteilt werden.

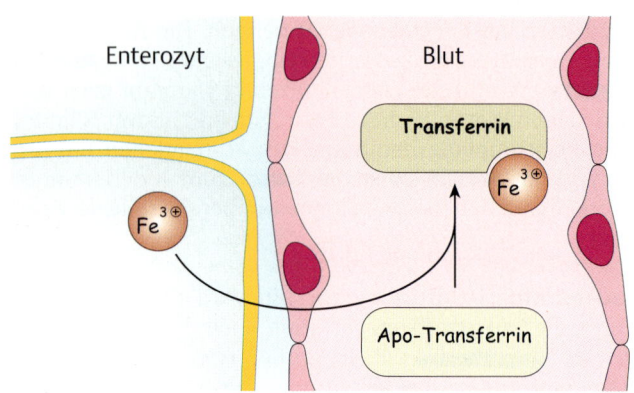

Transferrin ist ein Glykoprotein, das in der Leber gebildet wird. Bei der Elektrophorese wandert es in der β-Fraktion, gehört also zu den β-Globulinen ( ↗ S. 508). Es ist außerdem ein Akute-Phase-Protein und wird daher bei Infektionen vermehrt gebildet.

**Eisenbindungskapazität.** Nur ein Drittel des Gesamt-Transferrins ist mit Eisen beladen, Transferrin ist mit anderen Worten nur zu etwa 30% gesättigt. Die restlichen zwei Drittel stellen die sogenannte **latente** Eisenbindungskapazität dar. Unbeladenes und Eisen-beladenes Transferrin zusammen bilden die **totale** Eisenbindungskapazität.

## Speicherung von Eisen – Ferritin und Hämosiderin

Im Körper eines 70 kg schweren Erwachsenen beträgt der Gesamteisengehalt etwa 5 g.

Mehr als 60% davon sind im Hämoglobin gebunden, 4,5% im Myoglobin und nur 2% in Enzymen, die mit molekularem Sauerstoff oder $H_2O_2$ arbeiten (dies sind z.B. Cytochrom c oder Cytochrom $P_{450}$ und die NO-Synthase).

Rund 20% des Gesamteisens liegt im Gewebe in Form von Ferritin und Hämosiderin als Speichereisen vor (s.u.).

Nur 0,2% sind im Blutplasma als Transporteisen an Transferrin gebunden.

Reines Speichereisen liegt also in Form von Ferritin und Hämosiderin in den Zellen vor, wobei Ferritin die Hauptspeicherform darstellt. Speicherorte sind vor allem – jeweils zu einem Drittel – die Leber, das Knochenmark und das mononukleäre Phagozytensystem ( ↗ S. 558).

**Ferritin.** Ist das Transferrin, die Transportform des Eisens, mit dem Blut in der Peripherie angelangt, bindet der $Fe^{3+}$-Transferrin-Komplex an einen spezifischen Rezeptor auf der Zellmembran und wird durch Endozytose in die Zelle aufgenommen. In der Zelle trennt sich der Komplex, $Fe^{3+}$

bleibt zurück und das entstandene Apotransferrin wird wieder an das Blut abgegeben. $Fe^{3+}$ verbindet sich in der Zelle mit Apoferritin zu Ferritin. Fertig ist das Speichereisen.

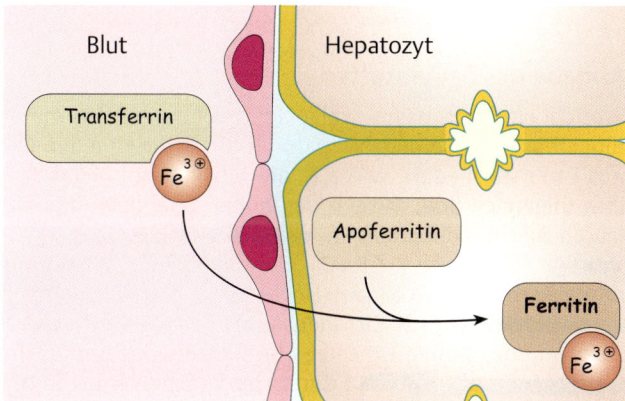

Ferritin hält sich allerdings nicht nur in den Zellen auf, sondern wird auch an das Blutplasma abgegeben. Es liegt dort in repräsentativer Konzentration vor, so dass das im Blut bestimmte Ferritin den Füllungszustand der Eisenspeicher wiedergibt.

**Hämosiderin.** Ist der Ferritinspeicher voll, so wird das Eisen als Hämosiderin abgelagert. Das im Hämosiderin gespeicherte Eisen ist schwerer mobilisierbar und kann auch nicht kontrolliert abgegeben werden. Daher ist Hämosiderin eher für die Aufnahme von Eisen bei einem Überangebot geeignet.

### Ausscheidung von Eisen

Der menschliche Organismus ist unfähig, größere Eisenmengen auszuscheiden. Die Regulation des Eisenstoffwechsels muss deshalb über die resorbierte Menge im Duodenum erfolgen. So kann zum Beispiel bei Eisenmangel die Resorptionsrate von normalerweise etwa 10 % auf bis zu 40 % gesteigert werden.

### Vorkommen von Eisen in der Nahrung

Eisen findet sich vor allem in einigen Gemüsesorten wie Spinat, Mangold und Fenchel und in Getreideprodukten (z.B. wenig ausgemahlene Haferflocken). Auch Fleisch enthält Eisen, allerdings nicht in dem hohen Maße, in dem man es bei der Menge enthaltenem Myoglobin erwarten würde. Eine Ausnahme mit hohem Eisengehalt bildet die Schweineleber.

### Störungen des Eisenstoffwechsels

Am bedeutendsten ist in diesem Zusammenhang die weit verbreitete **Eisenmangelanämie.** Erhält der Organismus zu wenig Eisen, oder geht ständig unbemerkt Blut und damit Eisen verloren (z.B. durch eine chronische leichte Blutung

aus einem Magengeschwür), werden zunächst einmal die angelegten Speicher entleert – die Konzentration an Ferritin sinkt. Sind die Speicher leer, kommt es zu Symptomen. Durch das fehlende Eisen kann nicht genug Hämoglobin hergestellt werden. Als Folge kommt es zu einer Eisenmangelanämie – einer Blutarmut, bei der die Erythrozyten **hypochrom** sind, d.h. zu wenig Hämoglobin enthalten.
Es gibt allerdings auch den umgekehrten Fall. Bei der **Hämochromatose** ist die Regulation der Eisenresorption gestört, es wird ständig zu viel Eisen aufgenommen. Mit der Zeit kommt es zu einer **Überladung** des Körpers. Das überschüssige Eisen wird in Form von Hämosiderin in großer Menge in unterschiedlichen Organen abgelagert. Besonders betroffen sind Leber, Pankreas und Herz, es kann zu Leberzirrhose, Diabetes mellitus und Herzinsuffizienz kommen. Die Therapie der Wahl besteht auch heute noch in regelmäßigen Aderlässen zur Entfernung von Eisen.

## Der Sauerstofftransport

Wir wissen nun, wie Hämoglobin aussieht und wie es gebildet wird. Wie genau transportiert es aber seine kostbare Fracht, den Sauerstoff?
Sauerstoff ist schlecht wasserlöslich und benötigt im Blut deshalb einen Transporter – das Hämoglobin. Ein Hämoglobin-Molekül hat vier $O_2$-Bindungsstellen (je eine an jedem $Fe^{2+}$-Atom des Häms, ↗ S. 485), kann also vier $O_2$-Moleküle gleichzeitig transportieren.
Die Aufnahme von Sauerstoff ist reversibel. Bei hohem Partialdruck (in der Lunge) nimmt Hämoglobin Sauerstoff auf, bei niedrigem (im Gewebe) gibt es ihn wieder ab. Ein Hämoglobin-Molekül würde seine Aufgabe auch sehr schlecht erfüllen, wenn dies nicht der Fall wäre, denn was soll man mit einem Transporteur anfangen, der sich zwar bereitwillig beladen lässt, seine Fracht am Ziel aber nicht wieder hergeben möchte?

### Die Oxygenierung – Aufnahme des Sauerstoffs

Bei der Bindung des Sauerstoffs an das Eisen-Ion des Häms handelt es sich um eine Oxygenierung, nicht zu verwechseln mit einer Oxidation! Bei der Oxygenierung ändert sich die Wertigkeit des Eisens nicht, es bleibt zweiwertig.
Eine Oxidation hingegen geht mit einer Elektronenabgabe des Eisens einher, es entsteht dabei $Fe^{3+}$. Es kommt leider ständig vor, dass Hämoglobin spontan oxidiert wird. Man nennt es dann Methämoglobin (↗ S. 494). Im Zuge des Sauerstofftransportes geschieht dies jedoch normalerweise nicht.
Das sauerstoffbeladene Oxyhämoglobin des arteriellen Blutes ist hellrot. Die dunkelrote Farbe des sauerstofffreien Desoxyhämoglobins verleiht hingegen dem venösen Blut seine dunkle Färbung.

## Regulation der Sauerstoffbindung

Hämoglobin ist ein allosterisches Protein. Bei der Bindung eines Sauerstoffmoleküls ändert sich die Konformation des Hämoglobins, das nächste Molekül $O_2$ kann leichter binden als das erste. Die Affinität zum Sauerstoff steigt also mit zunehmender Sauerstoffbeladung immer weiter an. Je mehr $O_2$-Moleküle schon am Hämoglobin gebunden sind, desto leichter geht noch ein weiteres dran. Man nennt dies kooperative Wechselwirkung.

**Die Sauerstoff-Bindungskurve** des Hämoglobins verläuft als Folge dieser kooperativen Wechselwirkung sigmoidal (erst flach, dann steiler – aufgrund steigender Affinität –, dann ist es gesättigt).

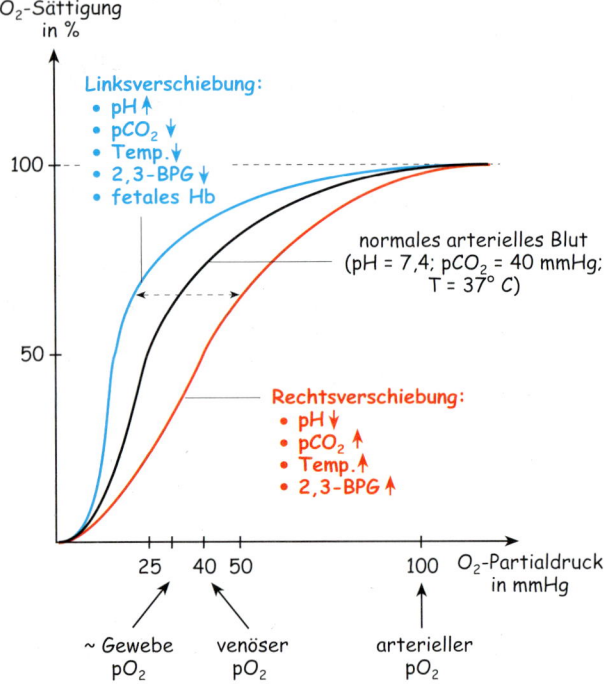

Eine Rechtsverschiebung der Kurve (Abnahme der Affinität) bedeutet, dass der Sauerstoff leichter abgegeben wird, eine Linksverschiebung (Zunahme der Affinität) geht mit einer verstärkten $O_2$-Aufnahme einher.
Die Kurve zeigt, dass erstaunlicherweise weniger als die Hälfte des in der Lunge aufgenommenen Sauerstoffs im Gewebe abgegeben wird!

**Zu einer Rechtsverschiebung** der Kurve, also zu einer höheren Bereitschaft zur Abgabe von Sauerstoff, kommt es bei
- Abnahme des pH-Wertes,
- Anstieg der $CO_2$-Konzentration,
- Temperaturerhöhung und
- erhöhter 2,3-Bisphosphoglycerat-Konzentration.

pH-Wert, $CO_2$, Temperatur und 2,3-BPG sind also, neben dem Sauerstoff selbst, vier weitere allosterische Effektoren des Hämoglobins.

Eine leichtere Abgabe des Sauerstoffs an das Gewebe sollte sinnvollerweise dort erfolgen, wo viel Sauerstoff benötigt wird, zum Beispiel in der arbeitenden Muskulatur. Wie kommt es dort aber zu den oben aufgezählten Bedingungen, die einen Ery dazu veranlassen, Sauerstoff abzugeben?

## Abgabe des Sauerstoffs

Erreicht ein Erythrozyt – vollgeladen mit oxygeniertem Hämoglobin – auf seinem Weg durch die Arterien einen Ort mit Sauerstoffbedarf, wie z.B. die Muskulatur, bietet sich ihm folgendes Bild: Wegen des hohen Energieverbrauchs laufen hier die abbauenden, energieliefernden Stoffwechselwege (Glykolyse ($\nearrow$ S.83), Citratzyklus ($\nearrow$ S.193), Atmungskette ($\nearrow$ S.208) auf Hochtouren. Dabei entstehen vermehrt Säuren (z.B. Zitronensäure), der pH-Wert sinkt.
Aufgrund des hohen Umsatzes im Citratzyklus nimmt die $CO_2$-Konzentration zu und durch den Wärmeverlust in der Atmungskette steigt auch die Temperatur leicht an.
Innerhalb der Erythrozyten wird bei Sauerstoffbedarf vermehrt der Nebenweg der Glykolyse über 2,3-Bisphosphoglycerat beschritten, die Konzentration an 2,3-BPG erhöht sich.
Das Fazit? Wunderbar! Genau diese Verhältnisse in stark arbeitenden Teilen des Körpers sorgen für eine Rechtsverschiebung der Sauerstoff-Bindungskurve und bringen so das Hämoglobin im Ery dazu, seine Fracht an das umliegende Gewebe abzugeben.

**Bohr-Effekt.** Der Einfluss von $CO_2$ und pH-Wert auf die Sauerstoffaffinität wird Bohr-Effekt genannt. Bei Erhöhung von $CO_2$ und Abnahme des pH-Wertes kommt es zu einer Rechtsverschiebung der Sauerstoff-Bindungskurve, bei umgekehrten Verhältnissen zu einer Linksverschiebung. Dies erleichtert sowohl die Sauerstoffabgabe im Gewebe, als auch seine Aufnahme in der Lunge.

## Der $CO_2$-Transport

Obwohl Kohlenstoffdioxid immerhin eine etwa 20 mal höhere physikalische Löslichkeit besitzt als Sauerstoff, reicht dies noch lange nicht aus, um ausschließlich in gelöster Form im Blut transportiert werden zu können.
Für Kohlenstoffdioxid gibt es im Gegensatz zum Sauerstoff drei verschiedene Möglichkeiten des Transportes, die allerdings in unterschiedlichem Maße genutzt werden. 80% des $CO_2$ werden als Bicarbonat-Ionen ($HCO_3^-$) im Blut gelöst transportiert, 10% in den Erythrozyten an Hämoglobin gebunden und 10% des $CO_2$ werden direkt physikalisch im Blut gelöst.
Auch auf dem Weg von der Gewebszelle, wo es im Zuge des Stoffwechsels als Abfallprodukt entsteht, durch das Blutplasma in den Erythrozyten liegt $CO_2$ physikalisch gelöst vor.

## Transport als Bicarbonat – die Carboanhydrase-Reaktion

80 % des $CO_2$ wird im Ery durch die Carboanhydrase zunächst zu Kohlensäure hydriert, die dann in $HCO_3^-$ und Protonen dissoziiert. Die Bicarbonat-Ionen sind im Gegensatz zum Kohlenstoffdioxid gut wasserlöslich.

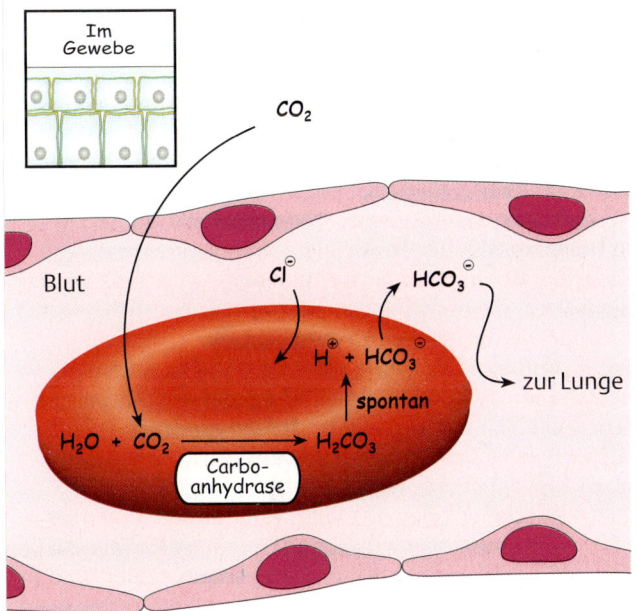

**Hamburger-Shift.** $HCO_3^-$ diffundiert aus dem Erythrozyten hinaus ins Blut. Das Verlassen des Erys geschieht im Austausch gegen Cl⁻-Ionen, ist also elektrisch neutral. Die Chlorid-Verschiebung vom Blutplasma in den Ery wird nach einem niederländischen Chemiker namens Hamburger als „Hamburger-Shift" bezeichnet.

**Die Lunge.** Im Blutplasma gelöst wird das Bicarbonat zur Lunge transportiert. Dort soll $CO_2$ abgeatmet werden, die Bicarbonat-Ionen müssen also wieder zu Kohlenstoffdioxid umgewandelt werden. Dies ist nicht weiter schwierig. Wir schaffen $HCO_3^-$ im Austausch gegen Cl⁻ diesmal in den Ery hinein und kehren dort die Reaktionen um.

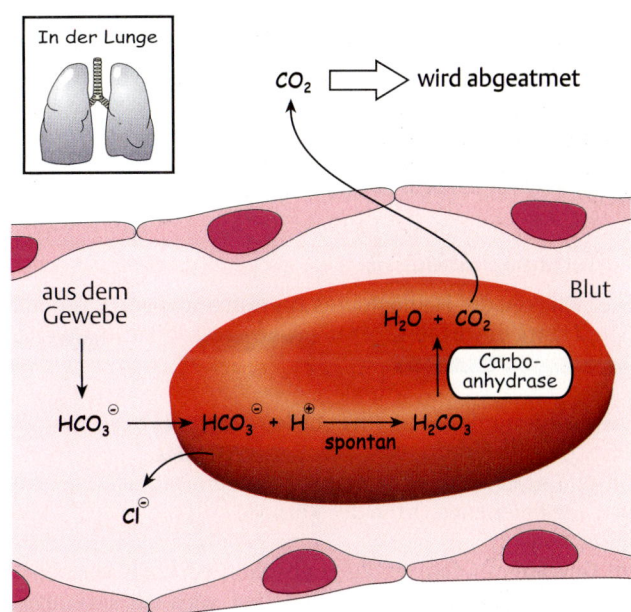

## Carbaminohämoglobin – Transport von $CO_2$ an Hb gebunden

10 % des $CO_2$ werden in den Erys an Hämoglobin gebunden und so zur Lunge transportiert. Kohlenstoffdioxid bindet dabei kovalent an die $NH_2$-Gruppe am α-C-Atom (aminoterminales Ende) jeder der vier Globinketten (nicht an das zentrale $Fe^{2+}$!), es entsteht Carbaminohämoglobin.

$$CO_2 + H_2N\text{-}Hb \longrightarrow {}^-OOC\text{-}HN\text{-}Hb + H^+$$

Carbamino-
hämoglobin

## Physikalisch gelöstes $CO_2$

Die restlichen 10 % des Kohlenstoffdioxids gelangen ganz unspektakulär in physikalisch gelöster Form mit dem Blutstrom zur Lunge.

## Hämoglobin als Puffer

Wie wir oben sehen, entstehen im Zuge des $CO_2$-Transports sowohl bei der Bildung von $HCO_3^-$, als auch bei der Bindung von Kohlenstoffdioxid an Hämoglobin Protonen.

**$CO_2$ macht sauer.** Würde man diese Protonen nicht weiter beachten und im Blut einfach ungehindert ihres Weges ziehen lassen, fiele der pH-Wert des Blutes ab. Dies muss jedoch auf jeden Fall verhindert werden, da ein konstanter pH-Wert von 7,4 für den Körper unerlässlich ist. Wir brauchen also einen Puffer, der die Protonen abfängt.

**Hämoglobin bindet Protonen.** Für die Lösung dieses Problems ist es sehr praktisch, dass Hämoglobin in der Lage ist, Protonen zu binden. Die Bindung erfolgt an Histidin-Seitenketten und Sulfhydryl-(SH-) Gruppen der Polypeptidketten. Natürlich kann Hämoglobin auch Protonen abfangen, die auf anderem Wege entstanden sind (die Zellmembran ist für H+ frei durchgängig). Es stellt aufgrund dieser Fähigkeit eines der wichtigen Puffersysteme des Blutes dar. Weitere Puffer sind Bikarbonat ($HCO_3^-$), Plasmaproteine (Albumin) und Phosphat in Form des Hydrogenphosphats $HPO_4^{2-}$.

## Pufferkapazität des Hb

Die Fähigkeit des Hämoglobins zur Aufnahme von Protonen hängt stark davon ab, ob es in oxygenierter oder in desoxygenierter Form vorliegt.

**Desoxyhämoglobin ist eine stärkere Base** als oxygeniertes Hämoglobin, nimmt also gerne Protonen auf.
Diese Tatsache passt wunderbar zu den Bedürfnissen an den verschiedenen Orten des Körpers.

**Im Gewebe**, in dem im Zuge des Stoffwechsels vermehrt Säuren und damit Protonen entstehen, wird ein wirkungsvoller Puffer besonders dringend gebraucht. Genau dort gibt Oxyhämoglobin seinen Sauerstoff ab (Rechtsverschiebung der Sauerstoff-Bindungskurve!), es entsteht Desoxyhämoglobin. Dieses ist wie erwähnt eine stärkere Base als Oxyhämoglobin und nimmt bereitwillig die störenden Protonen auf. Die Pufferkapazität des Hämoglobins ist somit im Gewebe sehr hoch.
Gleichzeitig wird durch die leichte Aufnahme der Protonen die Bildung von $HCO_3^-$ und damit der $CO_2$-Abtransport unterstützt ( ↗ S. 493).

**In der Lunge** wird Desoxyhämoglobin mit $O_2$ beladen, es entsteht das weniger alkalische Oxyhämoglobin. Dieses gibt Protonen ab, die genau jetzt auch benötigt werden, damit $CO_2$ entsteht und abgeatmet werden kann. Durch die Freisetzung der Protonen kann im Erythrozyten $HCO_3^-$ zu $H_2CO_3$ reagieren, das durch die Carboanhydrase zu $CO_2$ und $H_2O$ zerlegt wird ( ↗ S. 493)
In der Lunge ist die Pufferkapazität des Hämoglobins also wesentlich geringer als in den Geweben, was aber auch genau den Bedürfnissen entspricht.

## Inaktive Hämoglobinformen und fehlerhaftes Hämoglobin

Wie mit vielen anderen Stoffen in unserem Körper, kann auch mit dem Hämoglobin einiges schieflaufen. Es können vorübergehend inaktive Hämoglobinformen entstehen, die nicht mehr für den Sauerstofftransport zur Verfügung stehen. Außerdem gibt es angeborene Krankheiten, bei denen fehlerhaftes Hämoglobin, oder zu geringe Mengen an Hämoglobin produziert werden.

## Inaktive Hämoglobinformen

Zu den inaktiven Hämoglobinformen zählen CO-Hämoglobin (Carboxy-Hb) und Methämoglobin.

**CO-Hämoglobin (Carboxyhämoglobin).** Kohlenstoffmonoxid (CO) bindet auf die gleiche Art und Weise an Hämoglobin wie Sauerstoff. Diese Bindung erfolgt bei CO allerdings mit etwa 300 fach höherer Affinität als bei $O_2$, Kohlenstoffmonoxid verdrängt aus diesem Grund den Sauerstoff aus seiner Bindung mit Hämoglobin. Das entstandene Carboxyhämoglobin fällt für den Sauerstofftransport aus. Ein Anteil von 1 % CO-Hämoglobin am gesamten Hämoglobin ist physiologisch, Raucher bringen es bereits auf 15 %.

**Kohlenstoffmonoxid-Vergiftung.** Ab 20—30 % Carboxy-Hb stellen sich Symptome ein: Es kommt aufgrund des Sauerstoffmangels zu Kopfschmerzen, Schwindel und Bewusstseinsstörungen. Bei 30—40 % Carboxy-Hb-Anteil tritt Luftnot und evtl. Bewusstlosigkeit ein, es besteht die Gefahr eines Kreislaufzusammenbruchs. Ab 60—70 % befindet man sich in Lebensgefahr, der Tod erfolgt durch inneres Ersticken.
Ursachen für eine Kohlenstoffmonoxid-Vergiftung sind defekte Öfen, die nur unvollständig verbrennen, Schwelbrände und Suizidversuche mit Autoabgasen.
Es ist problematisch, eine CO-Vergiftung zu erkennen. Die Betroffenen werden nämlich trotz des im Körper herrschenden Sauerstoffmangels nicht zyanotisch (bläulich), sondern sehen im Gegenteil sehr rosig aus, da Carboxy-Hämoglobin selbst eine kirschrote Farbe besitzt.
Die Behandlung einer CO-Vergiftung erfolgt durch Einatmen von reinem Sauerstoff, evtl. in einer Überdruckkammer. Man versucht auf diese Weise, CO aus seiner Bindung mit Hämoglobin zu verdrängen und wieder durch $O_2$ zu ersetzen.

**Methämogobin.** Zum Zwecke des Sauerstofftransportes wird Hämoglobin oxygeniert, die Wertigkeit des Eisens ändert sich dabei nicht ( ↗ S. 491). Es passiert aber ständig, dass Hämoglobin – ungewollt – spontan oxidiert wird. Dabei entsteht aus $Fe^{2+}$ durch Elektronenabgabe $Fe^{3+}$. Oxidiertes Hämoglobin mit $Fe^{3+}$ im Zentrum wird Methämoglobin oder auch Hämiglobin genannt.
Methämoglobin kann – genauso wie Carboxyhämoglobin – keinen Sauerstoff transportieren. Bei einer Anreicherung von Methämoglobin auf einen Anteil von 10—20 % am Gesamt-Hb (physiologisch sind 0,5—2 %) kommt es deshalb auch in diesem Fall zu Symptomen des Sauerstoffmangels (Schwindel, Bewusstseinsstörungen, Zyanose). Damit eine solche Anreicherung vermieden wird, gibt es das Enzym Methämoglobin-Reduktase. Es sorgt für die Reduktion von Methämoglobin zu normalem Hämoglobin. Als Elektronenlieferant dient bei dieser Reaktion $NADH_2$.
Zu erhöhten Methämoglobin-Konzentrationen kommt es bei einem genetisch bedingten Fehlen der Methämoglobin-Reduktase oder bei einer Vergiftung mit Oxidationsmitteln (z. B. Nitrit in Pökelsalz).

## Fehlerhaftes Hämoglobin und unzureichende Produktion – Hämoglobinopathien

Zu den Hämoglobinopathien gehören verschiedene angeborene, also auf einem genetischen Defekt beruhende Störungen. Als Beispiele sollen hier die Sichelzellanämie und die Thalassämie dienen.

**Sichelzellanämie.** Bei dieser angeborenen Krankheit wird bei der Synthese des Globins ( ↗ S. 485) in der β-Kette eine falsche Aminosäure eingebaut (Valin statt Glutamat an Position 6). Das dabei entstehende sogenannte Sichelzellhämoglobin (Hb S) hat in $O_2$-freiem (reduziertem) Zustand eine wesentlich geringere Löslichkeit als normales Hämoglobin. Es kommt intrazellulär zur Ausfällung des Hb S, die Erythrozyten nehmen dabei eine sichelförmige Struktur an. Klinische Folgen sind Infarkte durch Verschlüsse kleiner Gefäße und eine Anämie, da die Erythrozyten verstärkt abgebaut werden.

**Thalassämie.** Da die folgende Krankheit besonders häufig im Mittelmeerraum auftritt, hat man sie Thalassämie (thalassa, *gr.* Meer) getauft.
Es handelt sich um eine angeborene quantitative Störung der Hämoglobinsynthese, bei der die Herstellung der α- oder der β-Kette entweder reduziert ist oder überhaupt nicht mehr stattfindet. Stattdessen werden andere Ketten in das Hämoglobin eingebaut, es entsteht vermehrt Hb F und Hb $A_2$ ( ↗ S. 485). Da diese jedoch physiologisch nur in geringen Mengen gebildet werden, kommt es zur mikrozytären, hypochromen Anämie, einer Blutarmut mit zu kleinen Erythrozyten, die zu wenig Hämoglobin enthalten.

## Hämoglobin-Abbau

Pro Sekunde wird das Hämoglobin von etwa 2,5 Millionen altersschwachen Erythrozyten abgebaut (aus viel mehr als aus Hämoglobin bestehen sie ja nicht). Endprodukt ist der Gallenfarbstoff.
Der Abbau findet an zwei Orten statt: Er beginnt im **mononukleären Phagozytensystem** (**MPS**, ↗ S. 558) der Milz, aber auch der Leber und des Knochenmarks, und wird in der **Leber** fortgesetzt.
Sollten es die Erythrozyten einmal nicht heile bis in das MPS schaffen, sondern bereits direkt im Blut kaputt gehen, wird das freigesetzte Hämoglobin an sein Transportprotein **Haptoglobin** gebunden. Dieses Plasmaprotein ist ein Glykoprotein und läuft in der Elektrophorese ( ↗ S. 55) in der $\alpha_2$-Fraktion, gehört also zu den $\alpha_2$-Globulinen ( ↗ S. 508).

### Der erste Schritt: Trennung von Häm und Globin als Vorbereitung

Zu Beginn des Hämoglobinabbaus werden der Proteinteil (Globin) und der Porphyrinteil (Häm) voneinander getrennt. Das Globin wird zu Aminosäuren abgebaut, die dann für Neusynthesen zur Verfügung stehen.
Die Entsorgung des Häms ist jedoch wesentlich komplexer. Das Endprodukt des Häm-Abbaus ist das orangefarbene Bilirubin-Diglukuronid – der Farbstoff, der der Galle ihre Farbe gibt.

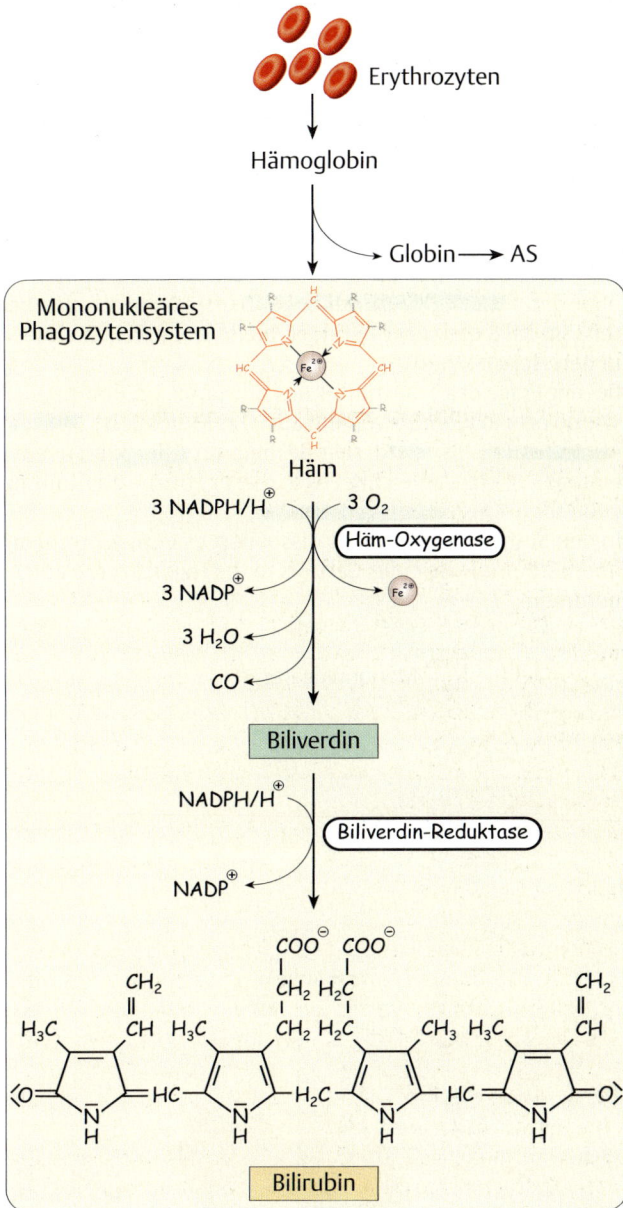

### Die Reaktionen im MPS: Bildung von Bilirubin

Im MPS wird zunächst der Ring des Häms durch die Häm-Oxygenase aufgespalten. Der Schritt ist Cytochrom $P_{450}$-abhängig, und es werden $O_2$ und NADPH/$H^+$ benötigt.

**Biliverdin.** Produkt dieser Reaktion ist das grüne Biliverdin („bilis" ist lat. und heißt Galle, „verdin" heißt grün), außerdem entsteht Kohlenstoffmonoxid (CO). Das in Form von $Fe^{2+}$ freiwerdende Eisen wird an Ferritin gebunden und steht wieder für die Häm-Synthese zur Verfügung.

**Bilirubin.** Die Biliverdin-Reduktase reduziert nun mittels NADPH/$H^+$ (aus dem Pentosephosphatweg, ↗ S. 99) Biliverdin zu orangefarbenem Bilirubin („ruber", *lat.* rot).

**Der Bluterguss.** Man kann diese beim Abbau von Häm auftretende beeindruckende Farbfolge nach kleinen Missgeschicken wunderbar an sich selbst beobachten: Das Blut in einem Hämatom (Bluterguss) wird durch Makrophagen abgebaut. Der zunächst „blaue Fleck" wird dabei grünlich, später nimmt er eine orangene oder gelbliche Farbe an!

## Transport von Bilirubin im Blut

Der Abbau im MPS ist abgeschlossen. Das Bilirubin wird über den Blutweg in die Leber geschafft (wenn es sich bereits im MPS der Leber befindet, bleibt es natürlich einfach in den Hepatozyten).

Bei der Frage des Transportes des Bilirubins im Blut tut sich wie so oft ein kleines Problem auf: Das Molekül ist schlecht wasserlöslich. Es hängt sich deshalb an Albumin (wieder einmal …). Man bezeichnet es in dieser Form – an Albumin gebunden – als **indirektes Bilirubin**.

In den Sinusoiden der Leber dissoziiert es vom Albumin ab und wird mit Hilfe eines Carriers in die Hepatozyten aufgenommen.

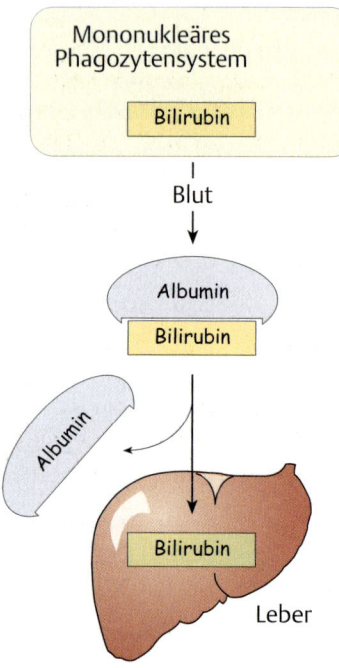

## Die Reaktionen in der Leber: Kopplung an Glukuronsäure

Die nun in der Leber folgenden Reaktionen sind dazu da, Bilirubin polarer und damit besser wasserlöslich zu machen, damit es am Ende als Gallenfarbstoff mit der Gallenflüssigkeit ausgeschieden werden kann.

Zu diesem Zweck werden jeweils zwei stark polare Moleküle an ein Molekül Bilirubin gehängt: Bilirubin wird zweifach mit aktivierter Glukuronsäure (UDP-Glukuronsäure) konjugiert ( ↗ S. 530). Das zuständige Enzym ist die Glukuronyl-Transferase. Es entsteht **Bilirubindiglukuronid**.

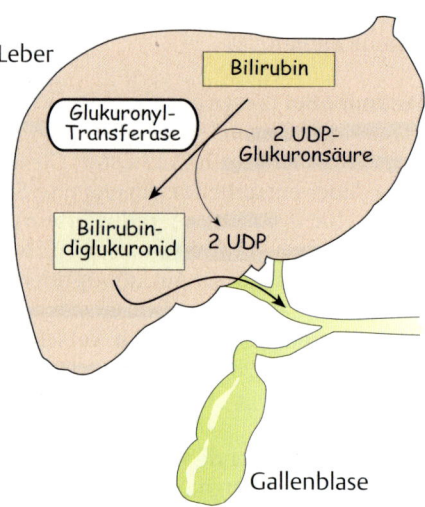

Das konjugierte Bilirubin der Leber wird **direktes Bilirubin** genannt.

**Indirektes und direktes Bilirubin.** Man unterscheidet deshalb so pingelig zwischen diesen beiden Formen, da bei einer Störung des Hämoglobin-Abbaus je nach Lokalisation (vor der Leber oder in der Leber) entweder das indirekte, unkonjugierte oder das direkte, konjugierte Bilirubin erhöht sein kann und sich so durch eine Blutuntersuchung die Art der Schädigung feststellen lässt ( ↗ S. 497).

## Abgabe in die Galle

Das entstandene, gut wasserlösliche Bilirubindiglukuronid muss nun in die Galle gelangen, um ausgeschieden werden zu können. Wie kommt es aber aus dem Inneren der Hepatozyten in die Gallenkanälchen?

Die Gallenkanälchen laufen direkt zwischen den Hepatozyten, der Weg ist also nicht weit.

Bilirubindiglukuronid ist in der Galle und auch in den Gallenkanälchen hoch konzentriert und muss deshalb aus den Hepatozyten per aktivem Transport gegen ein Konzentrationsgefälle dort hinein gezwungen werden.

Die Abgabe in die Galle ist der langsamste Schritt des Bilirubin-Abbaus in der Leber und bestimmt deshalb dessen Geschwindigkeit.

## Abgabe in den Darm

Mit der Galle gelangt das Bilirubindiglukuronid (der Gallenfarbstoff) in den Darm.

Hier wäre der Abbau des Häms und die Ausscheidung eigentlich zu Ende (und unser Stuhlgang folglich orange..!) wenn es nicht die vielen Bakterien in unserem Darm gäbe. Diese spalten von einem Teil des Bilirubindiglukuronids mit Hilfe ihrer β-Glukuronidase die Glukuronsäure wieder ab, das freiwerdende Bilirubin wird zu farblosem Urobilinogen und zu **Stercobilinogen** reduziert.

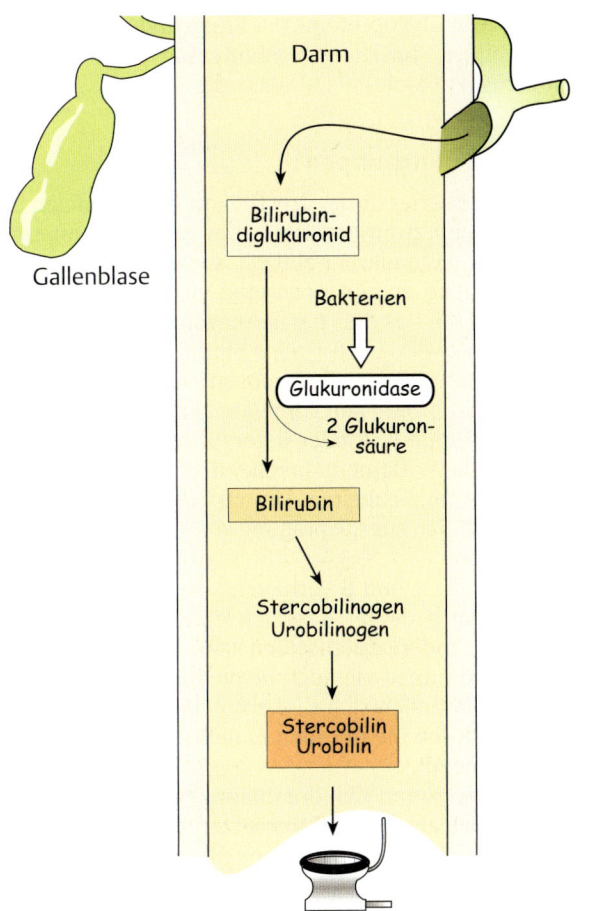

Gallenblase

Darm

Bilirubin-diglukuronid

Bakterien

Glukuronidase

2 Glukuron-säure

Bilirubin

Stercobilinogen
Urobilinogen

Stercobilin
Urobilin

Diese beiden Moleküle oxidieren bei Sauerstoffanwesenheit zu Stercobilin und Urobilin, die eine bräunliche Farbe haben und den Ausscheidungen des Darmes die uns bekannte Farbe verleihen.

**Enterohepatischer Kreislauf.** Der größte Teil dieser Endprodukte wird, wie nicht anders zu erwarten, mit dem Stuhl ausgeschieden, ein kleiner Teil jedoch tritt in den enterohepatischen Kreislauf ein, das heißt, er wird aus dem Darm resorbiert und gelangt so zurück ins Blut.

### Die Gelbsucht

Zur sogenannten Gelbsucht (Ikterus) kommt es bei einer Erhöhung der Bilirubin-Konzentration im Blut über den Normalwert (1 mg/dl Gesamtbilirubin). Das Bilirubin diffundiert in diesem Fall in die Gewebe und färbt sie gelb. Sehr gut kann man dies an der weißen Bindehaut der Augen erkennen (Sklerenikterus, ab 1,2 mg/dl). Bei höheren Konzentrationen (ab 2 mg/dl) bekommt auch die Haut eine gelbliche Färbung.
Ursachen für einen Anstau des Bilirubins können sein

* ein vermehrtes Anfallen von Hämoglobin, das abgebaut werden muss (z. B. bei Zerfall von Erythrozyten),

* ein verminderter Abbau durch Störungen in der Leber (z. B. bei Leberzirrhose),
* eine gestörte Abgabe in die Galle (z. B. bei Steinen im Gallengang).

Sucht man nach der Ursache eines bestehenden Ikterus, kann einem die Bestimmung von direktem und indirektem Bilirubin ( ↗ S. 496) weiterhelfen. Ist das **indirekte** (unkonjugierte, an Albumin gebundene) Bilirubin erhöht, liegt die Störung vor der Leber oder auch in der Leber. Hingegen sollte man bei Erhöhung des **direkten** (konjugierten) Bilirubins (Bilirubindiglukuronid) in erster Linie nach einem Gallenstein forschen. Allerdings könnte auch hier die Störung innerhalb der Leber liegen, wenn diese trotz Schädigung noch zur Konjugation fähig ist.

## 4.3 Die Blutgruppen – eine weitere Eigenschaft der Erythrozyten

Den Begriff „Blutgruppe" kennt jeder, aber was genau ist das eigentlich?
Auf der Zellmembran der roten Blutkörperchen sind zahlreiche Moleküle gebunden, die nach außen in das Blutplasma ragen. Diese Moleküle können als Antigen wirken, das heißt, gegen sie können Antikörper gebildet werden.
Die Blutgruppen eines Menschen drücken aus, *welche* Antigene auf der Membran seiner Erys gebunden sind.
Es gibt nicht nur *ein* Blutgruppensystem, sondern viele verschiedene, man kann also nicht von *der* Blutgruppe eines Menschen sprechen, sondern es existieren verschiedene Systeme, mit deren Hilfe man die individuellen Eigenschaften des Blutes eines Menschen beschreiben kann
Den meisten Menschen ist das AB0- und auch das Rhesus-System ein Begriff. Die restlichen Blutgruppensysteme sind jemandem, der sich nicht sehr ausführlich damit beschäftigt, jedoch unbekannt. So gibt es zum Beispiel das MN-System und die Blutgruppen nach Kell.
Wir wollen uns aber nur mit den bekannten Systemen „AB0" und „Rhesus" beschäftigen, da vor allem diese beiden Systeme klinische Relevanz besitzen.

### Das AB0-System

Die Antigene auf der Erythrozyten-Membran, die diese Blutgruppen-Unterscheidung ermöglichen, sind Glykoproteine.
Entscheidend für die Art der Blutgruppe sind die „Enden" des Zuckeranteils dieser Glykoproteine. Diese Enden, also die letzten gebundenen Kohlenhydrat-Moleküle, ragen vom Ery aus gesehen am weitesten nach außen in das Blutplasma und sind deshalb für die antigene Wirkung verantwortlich.

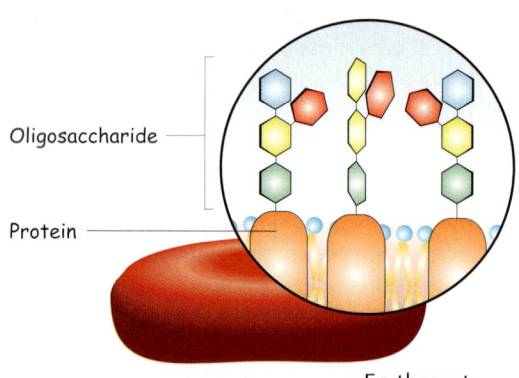

Oligosaccharide

Protein

Erythrozyt

Von diesen Enden gibt es drei verschiedene. Sie werden einfach mit A, B und Null bezeichnet, wobei die korrekte Bezeichnung eigentlich nicht 0, sondern H (von human) ist. 0 hat sich aber eingebürgert und weist auch gleich darauf hin, dass es sich hier nicht um ein eigenes „Ende" handelt, sondern dass den Glykoproteinen dieser Blutgruppe ein Ende fehlt. Sie besitzen nur das Grundgerüst, das bei allen Molekülen das gleiche ist.

**Das Grundgerüst „H".** Das Grundgerüst der Antigene besteht aus einer Oligosaccharidkette, die an der Proteinkomponente des Glykoproteins gebunden ist. Der Proteinanteil sitzt in der Membran der Erys, die Zuckerreste ragen nach außen ins Blut.
Die letzten, äußersten Kohlenhydrat-Moleküle, die das Grundgerüst H bilden, sind N-Acetyl-D-Glukosamin, D-Galaktose und D-Fukose.

**Antigen A.** Bei den Molekülen der Gruppe A ist an dieser Dreierkette des Grundgerüstes als äußerstes Kohlenhydrat noch N-Acetyl-D-Galaktosamin gebunden.

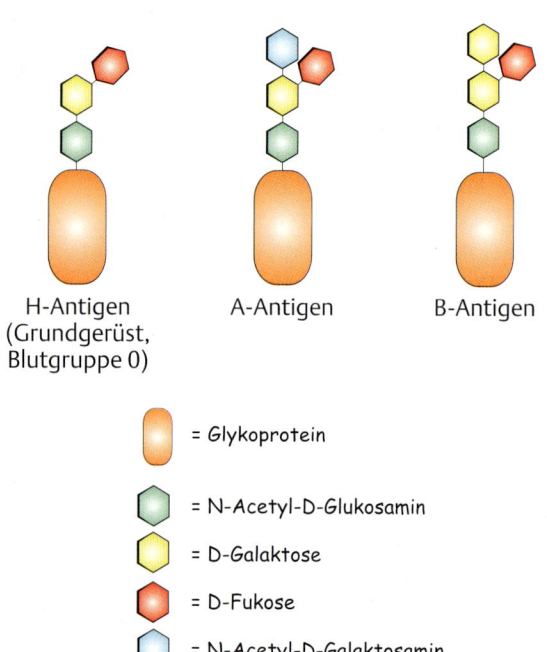

H-Antigen
(Grundgerüst,
Blutgruppe 0)

A-Antigen

B-Antigen

= Glykoprotein

= N-Acetyl-D-Glukosamin

= D-Galaktose

= D-Fukose

= N-Acetyl-D-Galaktosamin

**Antigen B.** Die Glykoproteine der Blutgruppe B besitzen als entscheidendes, äußerstes Kohlenhydrat zusätzlich zum Grundgerüst ein Molekül D-Galaktose.

## Genetik der Blutgruppen

Je nachdem, welches dieser drei Glykoproteine auf den Erys eines Menschen zu finden ist, hat er die Blutgruppe A, B oder 0. Ganz so wunderbar einfach ist das Ganze allerdings doch nicht, denn es gibt noch eine vierte Blutgruppe im AB0-System: AB. Das dies passieren kann, liegt daran, dass jeder Mensch zwei Gene für seine Blutgruppe besitzt: Eines auf dem entsprechenden Chromosom von der Mutter und eines auf dem Chromosom vom Vater. Er kann nun vom Vater die Blutgruppe A, B oder 0 geerbt haben und von der Mutter ebenfalls. Dementsprechend ergeben sich einige Kombinationsmöglichkeiten. Um zu wissen, welche Blutgruppe tatsächlich zur Ausprägung kommt, muss man zwei Regeln kennen.
1. Die Gene für A und B verhalten sich codominant zueinander. Das bedeutet, dass sich keines der beiden Gene gegen das andere durchsetzen kann. Sind sie beide vorhanden, kommen sie auch beide zur Ausprägung (auf den Erys befinden sich Glykoproteine mit dem Ende A *und* Glykoproteine mit dem Ende B), der Träger hat die Blutgruppe AB.
2. A und B verhalten sich dominant gegenüber 0. A und B können sich also beide durchsetzen, 0 hat gegen sie keine Chance. Das heißt zum einen, dass ein Träger der Gene A und 0 die Blutgruppe A und ein Träger der Gene B und 0 die Blutgruppe B besitzt. Zum anderen erklärt es, dass nur Homozygote, also Träger der Gene 00 die Blutgruppe 0 besitzen.

Phänotyp A → Genotyp AA oder A0
Phänotyp B → Genotyp BB oder B0
Phänotyp AB → Genotyp AB
Phänotyp 0 → Genotyp 00

**Häufigkeit.** In der Bevölkerung sind die beiden Blutgruppen A und 0 am häufigsten (beide etwa 40 %), die Blutgruppe AB kommt mit 4 % am seltensten vor. Dazwischen liegt die Blutgruppe B mit 16 %.

## Die Antikörper gegen das AB0-System

Wie gegen andere Antigene werden auch gegen die Blutgruppen-Antigene Antikörper gebildet, die sich dann im Plasma befinden.

> Diese Antikörper gehören zur Klasse IgM und sind damit nicht plazentagängig.

**Entstehung der Antikörper.** Der Körper bildet sie innerhalb des ersten Lebensjahres gegen Oberflächenmoleküle von Darmbakterien (kaum zu glauben, aber wahr!), die den Blutgruppen-Antigenen sehr ähnlich sind.

Die eigenen Antikörper richten sich immer gegen das Antigen, das man selbst *nicht* besitzt. Alles andere wäre auch ganz schön dämlich, denn man möchte sich ja schließlich gegen „Fremdes" schützen und nicht auf den eigenen Körper losgehen.
Dementsprechend werden folgende Antikörper gebildet:
Blutgruppe A bildet Anti-B,
Blutgruppe B bildet Anti-A,
Blutgruppe 0 bildet Anti-A und Anti-B,
Blutgruppe AB bildet *keine* Antikörper.

### AB0 und die Transfusion

Kommt das eigene Blut bei einer Transfusion mit einer anderen Blutgruppe in Kontakt, so erfolgt aufgrund der stattfindenden Antigen-Antikörper-Reaktion zwischen den eigenen Erythrozyten mit den Antigenen auf der Oberfläche und den Antikörpern des fremden Blutplasmas eine Agglutination (Verklumpung, Vernetzung) der Erythrozyten (agglutinare, lat. ankleben, glutinum, lat. Leim) und dann ihre Lyse.

## Das Rhesus-System

Das Rhesus-System beschreibt das zweite, für die Klinik wichtige Merkmal, in dem sich das Blut der Menschen unterscheiden kann.
Der etwas seltsame Name wurde gewählt, weil die Versuche, bei denen man dieses Blutgruppensystem entdeckt hat, an Rhesus-Affen (eine bestimmte Affenart) durchgeführt wurden.

### Das Rhesus-Antigen

Ist ein Mensch „Rhesus-positiv", bedeutet das, dass das Rhesus-Antigen auf der Erythrozytenmembran vorhanden ist. Rhesus-negativen Menschen fehlt dieses Antigen.
Das entscheidende Rhesus-Antigen ist das sogenannte **Antigen D.**
Es gibt im Rhesus-Komplex noch weitere Komponenten (C und E), die aber auf die Rhesus-Gruppe eines Menschen keine Auswirkung haben.
In der vollständigen Formel der Rhesus-Gruppe eines Menschen wird ein vorhandenes Antigen mit einem Großbuchstaben (Rh-positiv: D), ein auf der Ery-Membran fehlendes Antigen mit einem kleinen Buchstaben gekennzeichnet (Rh-negativ: d).

**Häufigkeit.** Bei 85 % der Bevölkerung haben die Erythrozyten das Rhesus-Antigen D auf ihrer Oberfläche gebunden. 85 % der Menschen sind damit Rh-positiv, der wesentlich kleinere Teil von 15 % ist Rh-negativ.

### Die Antikörper gegen das Rhesus-System

Die Rh-negativen Menschen können Antikörper gegen das Rhesus-Antigen bilden, die sie dann, im Fall des Falles, gegen eingedrungene, Rh-positive Erys schützen würden (Rh-positive bilden vernünftigerweise natürlich keine Antikörper).

> Die Anti-D-Antikörper gehören der Klasse IgG an und sind damit plazentagängig.

Im Gegensatz zum AB0-System, bei dem die Antikörperbildung automatisch nach der Geburt erfolgt, ist ein Rh-negativer Mensch erst nach einem Kontakt mit körperfremden Rh-positiven Erys sensibilisiert. Kommt es zu einem solchen Kontakt, zum Beispiel im Rahmen einer fehlerhaften Bluttransfusion, befinden sich danach also Anti-D-Antikörper gegen das Rhesus-Antigen im Blut des Betroffenen. Diese Antikörper warten dann nur auf eine erneute Angriffsmöglichkeit.

### Der Rhesus-Faktor in der Schwangerschaft

Wie die oben genannte Transfusion stellt auch eine Schwangerschaft ein Risiko dar, fremden Erythrozyten ausgesetzt zu werden.
Wir konstruieren einmal Schritt für Schritt den Fall, bei dem bei einer Schwangerschaft schwerwiegende Probleme entstehen können, denn es müssen ziemlich viele Faktoren zusammenkommen.

#### Erstes Kind

Hier gibt es noch kein Problem, aber der Reihe nach.
1. Eine Frau ist Rh-negativ.
2. Sie wird von ihrem Rh-positiven Mann schwanger, und der kleine neue Mensch erbt die Blutgruppe seines Vaters, ist also Rh-positiv (was ja mit 85 % auch erheblich häufiger ist).
3. Während der Schwangerschaft oder – mit höherer Wahrscheinlichkeit – während der Geburt, tritt kindliches Blut mit Rh-positiven Erys in den mütterlichen Blutkreislauf über. Im Blut der Mutter erfolgt die Sensibilisierung: Sie bildet Anti-D-Antikörper gegen das Rh-Antigen auf den eingedrungenen kindlichen Erys.

Bis zu diesem Zeitpunkt ist noch gar nichts schlimmes passiert. Das erste Kind der Frau ist gesund und munter auf die Welt gekommen, und sie selbst weiß nichts vom Besuch der roten Blutkörperchen ihres Kindes und von den Antikörpern in ihrem Blut – sie stören sie ja nicht. Aber jetzt …

#### Das zweite Kind

Nun wird es problematisch.
1. Die Mutter wird zum zweiten Mal schwanger (wir gehen einfach davon aus, dass es sich beim Vater immer noch um denselben Mann handelt …), das Ungeborene ist wieder Rh-positiv.
2. Die im Blut der Schwangeren schwimmenden Anti-D-Antikörper der Klasse IgG sind plazentagängig und können deshalb ungehindert in das Blut des Feten übertre-

ten. Sie greifen die mit Antigen D bestückten Erythrozyten des hilflosen Feten an und zerstören so viele, wie sie können.

Es kommt beim Kind zum eventuell lebensbedrohlichen Morbus haemolyticus. Bei schweren Verläufen muss das Ungeborene noch im Mutterleib eine Austauschtransfusion erhalten.

> Dieses Phänomen, das nur bei einem Rh-positiven zweiten Kind einer Rh-negativen Mutter auftreten kann, wird als **Rhesus-Inkompatibilität** bezeichnet.

### Die Rhesus-Prophylaxe

Das alles klingt ganz schön beängstigend, glücklicherweise kann man diese schlimme Folge durch Vorsorge aber leicht verhindern: Jede Rh-negative Mutter erhält nach der Geburt eines Rh-positiven Kindes eine Spritze mit Anti-D-Antikörpern.
Sollte es bei der Geburt tatsächlich zum Übertritt von kindlichem Blut gekommen sein, werden die Rh-positiven fremden Erys durch die injizierten Antikörper so schnell abgefangen und zerstört, dass der Mutter gar keine Zeit für eine eigene Antikörperproduktion bleibt. Eine mögliche Gefahr für ein zweites Kind wird auf diese Weise von vornherein ausgeschaltet.

## 4.4    Die Thrombozyten

Die Blutplättchen oder Thrombozyten sind die kleinsten korpuskulären Bestandteile des Blutes, die man im Lichtmikroskop gerade noch erkennen kann.

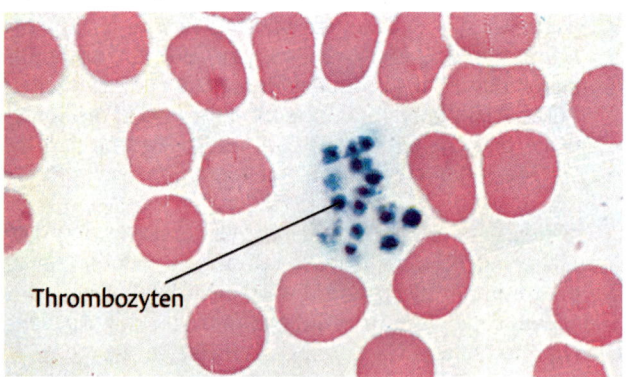

Thrombozyten

Die deutsche Bezeichnung **Plättchen** ist treffender, da es sich nicht um Zellen, sondern um flache, diskoide, **kernlose** Abschnürungen von besonderen Knochenmarkzellen (Megakaryozyten) handelt.
**150 000 – 300 000 Thrombozyten pro µl Blut** durchstreifen unser Gefäßsystem auf der Suche nach Verletzungen der Gefäßwand.
Ein Drittel der Gesamtmenge an Thrombozyten wird in der Milz gespeichert. Das mononukleäre Phagozytensystem der Milz ( ↗ S. 558) ist auch der Abbauort für gealterte

Thrombozyten, die eine mittlere „Lebenszeit" von sieben Tagen aufweisen.

## Entstehung der Thrombozyten – die Thrombopoese

Die Blutplättchen entstehen im Knochenmark, wo sie sich von riesigen „Mutterzellen", den Megakaryozyten, abschnüren.
Megakaryozyten verbringen ihr gesamtes Leben im Knochenmark, wo sie ganz nah an einem der vielen Blutgefäße liegen, die das Innere des Knochens durchziehen. Sie strecken lange Zellausläufer durch Spalten zwischen den Endothelzellen in diese Gefäße hinein.
Innerhalb des Blutstroms, der auch die anderen neu gebildeten Blutzellen aus dem Knochenmark aufnimmt, schnüren sich kleine Zellfragmente vom Megakaryozyten ab – die Thrombozyten entstehen.
Aufgrund dieser Art der Bildung besitzen die Blutplättchen alle Bestandteile, die sich im Zytoplasma des Megakaryozyten befinden, einen Zellkern haben sie aber nicht.

## Aufgaben der Thrombozyten

Die Thrombozyten spielen eine zentrale Rolle bei der Blutstillung und der anschließenden Reparatur eines verletzten Gefäßes.
Treffen Thrombozyten auf einen Gefäßwanddefekt, so haften sie mit speziellen Rezeptoren an die freiliegende subendotheliale Matrix.
Dadurch und durch lösliche Aktivatoren kommt es zu einer **Aktivierung** und Formveränderung der Blutplättchen. Sie liegen dann nicht mehr als diskoide Körperchen vor, sondern flachen sich ab und bilden kleine Füßchen (Pseudopodien), mit denen sie den Defekt behelfsmäßig verschließen können. Die Thrombozyten formieren sich zum **primären Plättchenthrombus**.
Gleichzeitig stoßen die aktivierten Blutplättchen den Vorgang der **Gerinnung** an. Diese läuft als eine Aktivierungskaskade von Glykoproteinen des Plasmas ab, die in der Bildung von unlöslichem **Fibrin** gipfelt. Dieses Fibrin ist der Klebstoff, der die Blutplättchen des primären Thrombus fest miteinander verbindet und das Leck endgültig abdichtet.
Zur Erfüllung dieser Aufgabe werden die Thrombozyten von ihrer Mutterzelle mit drei Arten von Speichergranula ausgestattet, deren Inhalt sie bei ihrer Aktivierung an die Umgebung abgeben: dichte Granula („dense bodies"), α-Granula und lysosomale Granula.

### Die Granula der Blutplättchen

**Dichte Granula, „dense bodies".** Die dichten Granula sind die ersten Vesikel, die nach der Aktivierung des Plättchens ausgeschüttet werden. Sie enthalten Stoffe, die weitere Plättchen aktivieren (ADP, Serotonin) und Stoffe ($Ca^{2+}$), die für die anschließend ablaufende Gerinnung notwendig sind.

Neben der Aktivierung von Thrombozyten führt Serotonin außerdem zu einer Konstriktion des Gefäßes.

**α-Granula.** Die nächsten Substanzen, die den Thrombozyten verlassen, stammen aus den α-Granula. Es handelt sich dabei um Gerinnungsfaktoren, Proteine zur Verklumpung der Plättchen, Wachstumsfaktoren, Enzyme und Proteine, die die Abwehr mobilisieren.

**Lysosomale Granula.** Die lysosomalen Granula enthalten hydrolytische Enzyme. Die Inhaltsstoffe wirken bei der Organisation des Thrombus mit.

## 4.5  Blutstillung – wenn das Gefäßsystem einmal leckschlägt

Wenn man sich an einer Rose sticht, kommt es durch die Öffnung von kleinen Gefäßen zu einer Blutung. Dass man an dieser leichten Verletzung nicht stirbt, verdanken wir den Thrombozyten und der Gerinnung, die den Defekt innerhalb kürzester Zeit verschließen.

Bei der plasmatischen Gerinnung handelt es sich um das Zusammenspiel von gelösten Glykoproteinen (Enzyme und Funktionsproteine). Unter ihnen spielt das Protein Fibrinogen die zentrale Rolle.

Wie die Thrombozyten durchstreifen auch die Gerinnungsfaktoren das Gefäßsystem auf der Suche nach einem Einsatzort.

Bei einer Verletzung kommt es zu einer gleichzeitig ablaufenden Aktivierung der Plättchen, der Gerinnungskaskade und der Fibrinolyse. Im Folgenden sind diese drei Vorgänge der Übersichtlichkeit wegen getrennt voneinander dargestellt.

### Die vaskuläre Reaktion

Das verletzte Gefäß versucht selbst, den Blutverlust zu vermindern, indem sich die glatten Muskelzellen kontrahieren. Dadurch kommt es zu einer Verengung des betroffenen Gefäßes.

Nur diese Maßnahme allein ist aber nicht ausreichend, um die Blutung zum Stillstand zu bringen.

Erst durch die Mithilfe der Blutplättchen und der plasmatischen Gerinnung ist es möglich, den Defekt komplett zu verschließen.

### Die Rolle der Thrombozyten

Gesundes Endothel wird von den Thrombozyten und den Gerinnungsfaktoren ignoriert. Erst bei einer Verletzung mit Freilegung subendothelialer Strukturen kommen die Plättchen und Gerinnungsfaktoren mit Strukturen in Berührung, die ihre Aktivierung bewirken.

### Thrombozyten können an extrazelluläre Matrix binden

Thrombozyten besitzen Rezeptoren (Glykoproteine) für unterschiedliche Bestandteile der subendothelialen Matrix, über die sie an die verletzte Stelle im Gefäß binden können. Der erste Kontakt erfolgt dabei über Rezeptoren, die an den sogenannten **von-Willebrand-Faktor** binden können. Der von-Willebrand-Faktor wird in den Endothelzellen gebildet und in die subendotheliale Matrix freigesetzt. Diese erste Bindung wird im weiteren Verlauf durch **Kollagen-**, **Fibronektin-** und **Laminin**rezeptoren gefestigt.

Gleichzeitig kommt es durch den Kontakt mit der extrazellulären Matrix zu einer Aktivierung und Formveränderung der Thrombozyten.

Der Inhalt der Granula wird freigesetzt, um weitere Plättchen anzulocken und zu aktivieren, und um die Gerinnungskaskade zu unterstützen.

### Die Inhaltsstoffe der Granula wirken als autokrine und parakrine Plättchenstimulatoren

Eine große Rolle bei der Thrombozytenaktivierung spielen **ADP und Serotonin** aus bereits aktivierten Plättchen, und das am Ende der Gerinnungskaskade entstehende **Thrombin**. Für alle drei Substanzen besitzen Thrombozyten spezifische Aktivierungsrezeptoren.

Weiterhin kommt es zu einer Bildung von **Thromboxan A$_2$** aus freigesetzter Arachidonsäure (sie stammt aus der Membran der Thrombozyten). Thromboxan verlangsamt den Blutfluss durch Vasokonstriktion und führt – genauso wie ADP, Serotonin und Thrombin – zu einer Aktivierung weiterer Plättchen.

Die Synthese des Thromboxans wird in der Klinik bei Patienten mit kardiovaskulären Risikofaktoren durch die Gabe von Acetylsalicylsäure (ASS) gehemmt. Hat der Patient eine Unverträglichkeit gegen ASS, so kann versucht werden, die Plättchenaktivierung durch Blockade des ADP-Rezeptors mit Clopidogrel (z. B. als Plavix) zu verhindern.

Neben der gegenseitigen Aktivierung kommt es außerdem zur **Verformung** der Blutplättchen zu flachen Körperchen, die kleine Füßchen (**Pseudopodien**) ausbilden. Mittels dieser Ausläufer beginnen die Thrombozyten, den Gefäßdefekt provisorisch abzudecken.

### Thrombozyten können ihre Membran „auf Links" drehen

Die Membranen unserer Körperzellen sind asymmetrisch. Außen finden sich eher positive Ladungen, während innen – durch einen Energie-verbrauchenden Vorgang – negative Phospholipide (v. a. Phosphatidylserin) angehäuft werden.

Bei der Verletzung von Gefäßzellen wird diese Asymmetrie aufgehoben. Negativ-geladene Phospholipide kommen mit den Gerinnungsfaktoren im Blut in Berührung und fördern deren Aktivierung.

Auch bei aktivierten Thrombozyten kommt es zu einem „Umklappen" von Phosphatidylserin auf die Außenseite ihrer Zellmembran und dadurch zur Aktivierung von Gerinnungsfaktoren.

Diese Präsentation von negativen **Phospholipiden** ist essenziell für die adäquate Aktivierung der Gerinnungskaskade.

### Aktivierte Thrombozyten lagern sich zu einem Plättchenthrombus zusammen

Durch die Anhäufung von immer mehr Thrombozyten im Bereich der verletzten Gefäßwand entsteht ein **weißer Plättchenthrombus.**

Die aktivierten Plättchen halten sich dabei über **Brücken aus Fibrinogen** aneinander fest. Fibrinogen gehört zu den Gerinnungsfaktoren. Möglich wird die Fibrinogenbindung erst durch die Plättchenaktivierung und die damit verbundene Freilegung einer Fibrinogenbindungsstelle im Bereich des thrombozytären **Glykoprotein-IIb-IIIa-Komplexes.** Bei diesem Komplex handelt es sich also um einen Fibrinogenrezeptor.

Möchte man Patienten keine Acetylsalicylsäure verabreichen, kann man versuchen, die Aktivierung der Plättchen durch eine Blockade des GP-IIb-IIIa-Rezeptors zu unterbinden. Ein Medikament, das über diesen Mechanismus wirkt, ist Abciximab, ein monoklonaler Antikörper (mab = monoclonal antibody), dessen Zielstruktur GP-IIb-IIIa ist.

## Die Blutgerinnung

Wären die Thrombozyten auf sich allein gestellt, hätten sie wohl ziemliche Schwierigkeiten mit dem adäquaten Verschluss der Gefäßverletzung, da die Bindung über die Fibrinogenbrücken relativ lose ist. Der Blutstrom würde den Thrombus immer wieder wegspülen.

Um die Verbindung zwischen den Plättchen zu festigen, muss das lösliche, monomere Fibrinogen mit Hilfe der Gerinnungskaskade in das unlösliche, vernetzte Fibrin umgebaut werden. Bei dieser Umwandlung kommt es nicht nur zu einer Festigung, sondern auch zu einem Zusammenziehen des Plättchenaggregates, wodurch die Wundränder einander angenähert werden.

### Die Gerinnungsfaktoren

Die Gerinnungsfaktoren sind Glykoproteine des Blutplasmas, die fast ausschließlich in der Leber synthetisiert werden. Der einzige Faktor, der nicht in der Leber hergestellt wird, ist der hochmolekulare Anteil des Faktors 8.

Es handelt sich dabei um den von-Willebrand-Faktor (vWF), der von Endothelzellen gebildet wird und dafür zuständig ist, den Faktor 8 im Blut zu transportieren und so vor einem vorzeitigen Abbau zu schützen. Die Bindung des Faktors 8 an den vWF erfolgt nicht-kovalent.

Wie wir bei den Thrombozyten gesehen haben, befindet sich der von-Willebrand-Faktor nicht nur im Blut als Träger von Faktor 8, sondern er wird auch in das subendotheliale

Gewebe von Endothelzellen freigesetzt, wo er dann bei einer Gefäßverletzung Thrombozyten binden kann.

**Bezeichnung der Faktoren.** Aus historischen Gründen werden die Faktoren in der Regel mit römischen Ziffern (I–XIII) bezeichnet, die aber nichts mit der Reihenfolge im Ablauf der Gerinnungskaskade zu tun haben.

| Faktor | biologische Halbwertszeit (h) | Synthese Vitamin-K-abhängig |
|---|---|---|
| 1 Fibrinogen | 110 - 112 | - |
| 2 Prothrombin | 41 - 72 | + |
| 3 Gewebsthromboplastin | | |
| 4 Ca$^{2\oplus}$ | | |
| 5 Proaccelerin | 12 - 15 | - |
| 6 aktivierter Faktor 5 | | |
| 7 Proconvertin | 2 - 5 | + |
| 8 antihämophiles Globulin A | 10 - 18 | - |
| 9 antihämophiles Globulin B = Christmas-Faktor | 18 - 30 | + |
| 10 Stuart-Prower-Faktor | 20 - 42 | + |
| 11 Plasma-Thromboplastin Antecedent | 10 - 20 | - |
| 12 Hageman-Faktor | 50 - 70 | - |
| 13 fibrinstabilisierender Faktor | 100 - 120 | - |

Im folgenden Text wurden die Faktoren mit arabischen statt mit römischen Ziffern versehen, da sie dadurch hoffentlich etwas einprägsamer werden.

Der Zusatz „a" weist darauf hin, dass es sich um die aktivierte Form des jeweiligen Faktors handelt.

Hinter den Gerinnungsfaktoren verbergen sich Gruppen von Glykoproteinen mit unterschiedlichen Aufgaben.

**Serinproteasen.** Bei den Faktoren **2** (Prothrombin), **7, 9, 10, 11** und **12** handelt es sich um die inaktiven Vorstufen von Serinproteasen. Dies sind Enzyme, die andere Proteine (in diesem Fall andere Faktoren) spalten. Sie enthalten Serin im aktiven Zentrum.

**Cofaktoren.** Die Faktoren **5** und **8** stellen Cofaktoren für andere Gerinnungsfaktoren dar. Faktor 5 ist der Cofaktor von Faktor 10, Faktor 8 der Cofaktor von Faktor 9.

**Gewebethromboplastin.** Bei Faktor **3** handelt es sich um das sogenannte Gewebethromboplastin (= „tissue factor"), das ein integrales Membranprotein von Zellen ist, die in der

Nähe von Gefäßen liegen. Über Faktor 3 kann ein Weg der Gerinnungskaskade gestartet werden.

**Fibrinogen.** Faktor **1** ist das lösliche Fibrinogen, das durch den aktivierten Faktor 2 (Faktor 2 a = **Thrombin**) in das unlösliche Fibrin umgewandelt wird.
Thrombin ist außerdem für die Aktivierung der Cofaktoren 5 und 8 zuständig.

**Fibrinstabilisierung.** Der Faktor **13** (fibrinstabilisierender Faktor) ist eine Transglutaminase und spielt bei der endgültigen Festigung des Fibrinnetzes eine entscheidene Rolle.

**„Ehemalige Faktoren".** Die Bezeichnung „Faktor **6**" wurde gestrichen, da es sich dabei lediglich um die aktivierte Form von Faktor 5 handelt.
Der Faktor **4** ist ebenso aus der Nummerierung gefallen, da es sich nicht um ein Protein, sondern um Calcium ($Ca^{2+}$) handelt, das die Bindung von bestimmten Gerinnungsfaktoren an negativ-geladene Phospholipide vermittelt.

**Sonstige Faktoren.** Außerdem sind noch Faktoren vorhanden, denen keine Nummern zugewiesen wurden: das **Präkallikrein** und das **hochmolekulare Kininogen** (= heigh molecular weight kininogen = HMWK). Sie liegen im Plasma zu 75 % als gemeinsamer Komplex vor und stehen am Beginn der Gerinnungskaskade.

### Die Synthese einiger Gerinnungsfaktoren ist Vitamin K-abhängig

Es gibt vier Gerinnungsfaktoren, die für ihre Aktivierung an membranständige Phospholipide gebunden sein müssen. Die Rede ist von den Faktoren **2**, **7**, **9** und **10**.
Sie besitzen Glutaminsäure-Seitenketten, die bei ihrer Synthese mit Hilfe des Vitamin K im rauen ER der Hepatozyten γ-carboxyliert werden. Erst nach dieser posttranslationalen Modifizierung ( ↗ S. 290) sind sie in der Lage, über Brücken aus $Ca^{2+}$-Ionen an negativ-geladene Phospholipide zu binden. Die Phospholipide kommen – wie weiter oben bereits erwähnt – im Bereich von Gefäßverletzungen und auf aktivierten Plättchen vor ( ↗ S. 501).
Diese Fixierung von einigen Faktoren an Membranen bringt den Vorteil mit sich, dass die Gerinnungsfaktoren eine größere Chance haben, miteinander zu interagieren, als dies im strömenden Blut möglich wäre. Erst durch diese Konzentrierung an der Einsatzstelle kann die Gerinnungskaskade in genügendem Ausmaß ablaufen.

### Vitamin K

Vitamin K ist eines der vier fettlöslichen Vitamine (A, D, E, K). Wie oben bereits beschrieben, ist Vitamin K essenziell für die Synthese der vier Gerinnungsfaktoren 2, 7, 9 und 10.

**Chemisch** besteht Vit. K aus der Grundstruktur Naphtochinon, an der eine Methylgruppe und eine Isoprenoid-Seitenkette gebunden sind.

Man unterscheidet je nach gebundener Seitenkette zwischen den beiden Vitaminen $K_1$ (**Phyllochinon**) und $K_2$ (**Menachinon**). Phyllochinon ist pflanzlichen Ursprungs – es ist ein Bestandteil des Photosyntheseapparates – , während Menachinon aus Bakterien stammt, wo es eine Rolle bei der anaeroben Atmung spielt.

Vitamin $K_1$ (Phyllochinon)

**Die Aufnahme** von Vitamin K erfolgt aufgrund seiner Fettlöslichkeit zusammen mit den Lipiden mit Hilfe von Gallensäuren.

**Die Aufgabe des Vitamin K** besteht in der γ-Carboxylierung der Gerinnungsfaktoren 2, 7, 9 und 10 an ihren Glutaminsäure-Seitenketten, damit sie an membranständige Phospholipide binden können (s. oben).
Daneben benötigen auch bestimmte Stoffe der Fibrinolyse Vitamin K für ihre Synthese, nämlich das Protein C und das Protein S, die später besprochen werden.

> Vitamin K ist für die Synthese der Gerinnungsfaktoren 2, 7, 9 und 10 und für die Synthese von Protein C und Protein S der Fibrinolyse notwendig.

**Der tägliche Bedarf** an Vitamin K ist normalerweise durch die Aufnahme mit der Nahrung (vor allem grüne Gemüse und Kohlsorten) und die Synthese durch kommensale Darmbakterien gedeckt.
Neugeborene erhalten prophylaktisch Vitamin K, da ihre Darmflora noch nicht voll ausgebildet ist, und die Produktion erst in Gang kommen muss.

**Vitamin K in der Klinik.** Bei Patienten mit Lungenembolie oder einer Venenthrombose ist hingegen eine Hemmung der Gerinnung das Ziel. Dazu werden dem Patienten sogenannte **Cumarine** (Marcumar) verabreicht, die den Vitamin K-abhängigen Schritt der γ-Carboxylierung hemmen. Sie bewirken dadurch einen funktionellen Vitamin K-Mangel.

> Cumarine hemmen die korrekte Synthese der Vitamin K-abhängigen Gerinnungsfaktoren 2, 7, 9 und 10.

Da die Wirkung der Cumarine auf der Herstellung fehlerhafter Faktoren beruht, dauert es einige Tage, bis ein merklicher Effekt der Gerinnungshemmung eintritt.

### Die Aktivierungswege der Gerinnung

Das Endziel der Gerinnungskaskade ist die Aktivierung von Prothrombin (Faktor 2) zu Thrombin (Faktor 2 a) und die darauffolgende Umwandlung von Fibrinogen (Faktor 1) in das unlösliche Fibrin.

Bei der Untersuchung der Gerinnungsvorgänge außerhalb des Körpers, also *in vitro*, fand man zwei unterschiedliche Möglichkeiten, die Gerinnung in Gang zu setzten: die **extrinsische** und die **intrinsische** Gerinnung.

Die extrinsische Gerinnungskaskade läuft innerhalb weniger Sekunden ab und ist die physiologisch bedeutendere. Die intrinsische Gerinnungskaskade ist langsamer und spielt für die Bildung von Fibrinfäden vermutlich eine kleinere Rolle.

Beide Wege der Gerinnungsaktivierung sind an das Vorliegen von negativen Phospholipiden gebunden und münden in die gemeinsame Endstrecke der Aktivierung von Faktor 10.

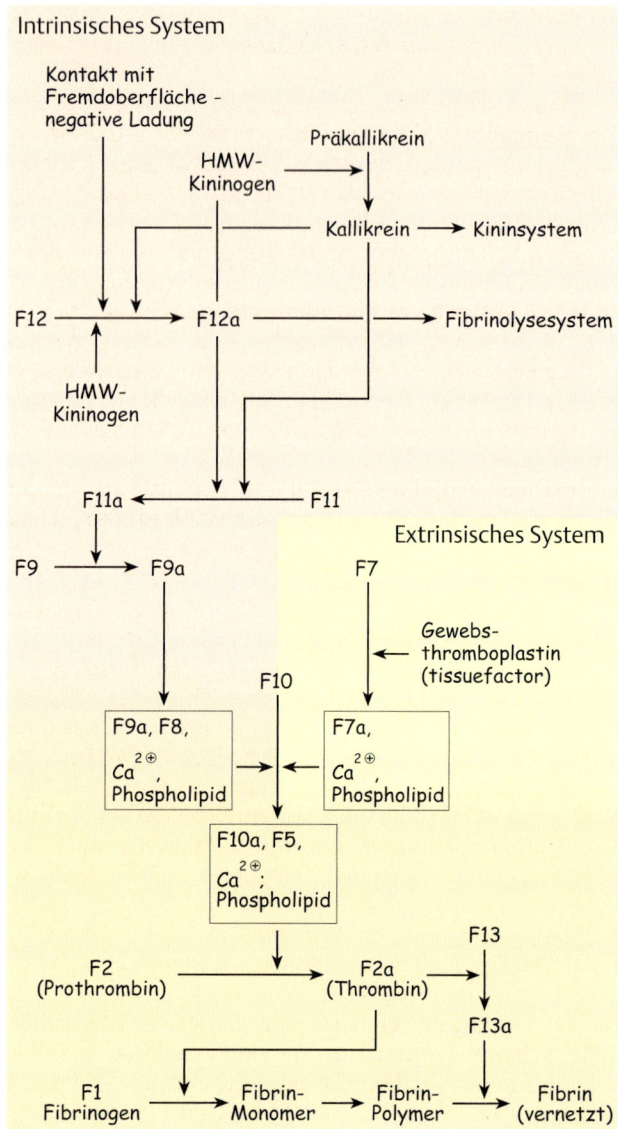

**Das extrinsische System**

Bei der extrinsischen Gerinnung geht man von einer Gefäßverletzung mit freiliegendem subendothelialem Gewebe aus. Faktor 3 (Gewebethromboplastin), der sich außerhalb

des Gefäßes befindet, bewirkt dabei eine Aktivierung von Faktor 7, der als Faktor 7 a den Faktor 10 aktiviert.

Die Bezeichnung „extrinsisch" entstammt also der Tatsache, dass dieser Weg der Gerinnung nur ablaufen kann, wenn ein *außerhalb* des Blutes vorhandener Gerinnungsfaktor (Gewebethromboplastin) freiliegt und Kontakt zum strömenden Blut bekommt.

> **Extrinsischer Aktivierungsweg:** Faktor 3 → Faktor 7 → Faktor 10 (+ Cofaktor 5) → Faktor 2 (Prothrombin) → Faktor 1 (Fibrinogen)

**Das intrinsische System**

Gibt man Blut in ein Glasröhrchen, so gerinnt es. Alle dazu nötigen Gerinnungsfaktoren müssen also *innerhalb* des Blutes vorgelegen haben, weshalb man von der intrinsischen Gerinnung spricht.

Den ersten Schritt machen in diesem Fall Präkallikrein, hochmolekulares Kininogen und Faktor 12, die direkt an die negative Oberfläche des Glases binden können und dabei zum Teil aktiviert werden. Deshalb wird der intrinsische Aktivierungsweg auch als **Kontaktaktivierung** bezeichnet.

Obwohl diese initiale Aktivierung relativ schwach ist, reicht sie dennoch aus, die intrinsische Gerinnungskaskade auszulösen, da sich die drei Faktoren gegenseitig aktivieren.

Die aktive Form von Präkallikrein ist das Kallikrein, hochmolekulares Kininogen wird zu Bradykinin und Faktor 12 wird in den aktiven Faktor 12 a überführt.

Faktor 12 a aktiviert nun seinerseits den Faktor 11, der als Faktor 11 a den Faktor 9 aktiviert.

Faktor 9 a bildet daraufhin einen Komplex mit seinem Cofaktor 8, negativ-geladenen Phospholipiden und $Ca^{2+}$, den **Tenase-Komplex.** Dieser bewirkt die Aktivierung von Faktor 10.

> **Intrinsischer Aktivierungsweg:** negativ geladene Oberfläche → HMWK, Präkallikrein, Faktor 12 → Faktor 11 → Faktor 9 (+ Cofaktor 8) → Faktor 10 (+ Cofaktor 5) → Faktor 2 (Prothrombin) → Faktor 1 (Fibrinogen)

**Die Bluterkrankheit**

Eine besonders bekannte Störung der Gerinnung ist die sogenannte Bluterkrankheit oder **Hämophilie**, die auf einem Mangel oder einer fehlerhaften Synthese des **Faktors 8 (Hämophilie A)** oder des **Faktors 9 (Hämophilie B)** beruht.

Die Gene für die Faktoren 8 und 9 liegen auf dem X-Chromosom.

Männliche Personen, die das kranke Allel besitzen, leiden immer an einer Hämophilie.

Heterozygote Frauen hingegen besitzen neben dem betroffenen X-Chromosom noch ein zweites, gesundes X-Chromosom. Sie erkranken gar nicht oder nur sehr leicht, sind aber Konduktorinnen für die Hämophilie. 50 % ihrer männlichen Nachkommen werden an Hämophilie leiden.

## Die gemeinsame Endstrecke

Ein Komplex aus Faktor 10 a, seinem Cofaktor 5, negativ-geladenen Phospholipiden und $Ca^{2+}$, der sogenannte **Prothrombinasekomplex**, aktiviert den Faktor 2 (Prothrombin) zu Thrombin.
Thrombin wiederum wandelt anschließend Faktor 2 (Fibrinogen) in Fibrin um.

> Der **Prothrombinasekomplex** (Faktor 10 a und Faktor 5, Phospholipide, $Ca^{2+}$) aktiviert Prothrombin (Faktor 2) zu Thrombin (Faktor 2 a), das anschließend Fibrinogen (Faktor 1) in Fibrin umwandelt.

## Aus dem löslichen Fibrinogen entsteht ein Geflecht aus unlöslichem Fibrin

Fibrinogen ist ein lösliches Protein des Plasmas, das wesentlich zu dessen Viskosität beiträgt. Als Akute-Phase-Protein wird seine Konzentration im Rahmen von Entzündungsprozessen gesteigert, was sich in einer Beschleunigung der Blutsenkungsgeschwindigkeit niederschlägt.
Fibrinogen besteht aus zwei gleichen Untereinheiten, die sich aus je drei Polypeptidketten ($\alpha$, $\beta$, $\gamma$) zusammensetzen und über Disulfidbrücken miteinander verbunden sind.
Thrombin spaltet nach seiner Aktivierung zwei kleine Bruchstücke, die Fibrinopeptide A und B, von den $\alpha$- und $\beta$-Ketten ab. Dadurch entstehen Bindungsstellen, an denen sich die Fibrinmonomere aneinanderlagern können.
Dieses erste Fibrinnetz kann noch relativ leicht aufgelöst werden, z.B. durch mechanische Beanspruchung. Es liegt zunächst noch lösliches Fibrin vor.
Die relativ lockere, nicht-kovalente Zusammenlagerung der Fibrinstränge wird durch den **Faktor 13 a** der Gerinnung (= fibrinstabilisierender Faktor) in kovalente Peptidbindungen umgewandelt. Die Aktivierung des Faktors 13 erfolgt durch Thrombin.
Das entstandene Fibrinnetzwerk kann nur noch mit Gewalt (durch die Fibrinolyse) zerstört werden. Man spricht jetzt auch von *unlöslichem* Fibrin.

## Wie kann man die Leistungsfähigkeit der Gerinnung untersuchen?

Die strikte Trennung in extrinsisches und intrinsisches System macht aus physiologischer Sicht eigentlich keinen Sinn, da es sich nicht um zwei völlig getrennte Systeme handelt, die unabhängig voneinander arbeiten. Es gibt vielmehr zahlreiche Verbindungen zwischen beiden Aktivierungswegen.
Und dennoch ist es sinnvoll, sich die beiden Wege einzuprägen, da man sie getrennt voneinander untersuchen kann.
Das extrinsische System wird mit dem **Quick-Wert (= Thromboplastinzeit)** untersucht, das intrinsische mit der **partiellen Thromboplastinzeit, der PTT**.
Für diese Tests benötigt man Blut, dessen $Ca^{2+}$-Ionen durch Zugabe von Citrat in einem Komplex gebunden wurden, so dass sie für die Gerinnungskaskade nicht mehr zur Verfügung stehen.

Diesem Blut werden nun zu einem definierten Zeitpunkt Stoffe zugesetzt, die entweder die extrinsische oder die intrinsische Kaskade anstoßen, und man misst die Zeit, die verstreicht, bis es zu einer deutlichen Fibrinbildung kommt.

## Der Quick-Wert

Bei der Bestimmung des Quickwertes ahmt man den **extrinsischen Weg** nach, indem man dem Citrat-Plasma Gewebethromboplastin und Calcium im Überschuss zusetzt und die Zeit bestimmt, bis es zur Fibrinbildung kommt.
Diese Zeit in Sekunden wird mit der Zeit verglichen, die ein Normalplasma im Quicktest zur Gerinnung braucht, wobei der Quickwert das Verhältnis von Patientenplasma zu Normalplasma darstellt.
Als unauffällig gelten dabei Befunde mit einem Quickwert von **70 – 120 % der Norm**.
Der Quickwert ist damit ein Maß für die Aktivität des Faktors 7, der Faktoren des Prothrombinkomplexes (Faktor 10 und 5) sowie der Faktoren 2 (Prothrombin) und 1 (Fibrinogen).

## Die partielle Thromboplastinzeit (PTT)

Bei der Bestimmung der partiellen Thromboplastinzeit wird dem Citrat-Blut das Gewebethromboplastin vorenthalten, so dass es bei der Gerinnung auf den **instrinsischen Aktivierungsweg** angewiesen ist. Dazu setzt man sogenannte partielle Thromboplastine und Calcium im Überschuss zu.
Bei den partiellen Thromboplastinen handelt es sich um negativ-geladene Phospholipide, an deren Oberfläche sich die Gerinnungsfaktoren anreichern.
Gemessen wird wieder die Zeit bis zum Eintritt einer deutlichen Fibrinbildung.
Der Normwert der PTT liegt zwischen **35 und 40 s**.
Zu einer Verlängerung der PTT kommt es bei Störungen der Faktoren des intrinsischen Systems (HMWK, Präkallikrein, Faktor 12, Faktor 11, Faktor 9, Faktor 8) und der Faktoren der gemeinsamen Endstrecke (Prothrombinasekomplex, Prothrombin und Fibrinogen).
Die PTT ist damit ein ideales diagnostisches Hilfsmittel, um eine Hämophilie und ihre Therapie zu überwachen.

## Fibrinolyse

Im gleichen Moment, in dem die Plättchen- und Gerinnungsaktivierung einsetzt, wird das System zum Abbau des unlöslichen Fibrins angestoßen – die **Fibrinolyse**.
Sie dient dem Umbau des Thrombus, so dass die Verletzung im Gefäß repariert und der normale Blutfluss wieder hergestellt wird.
Der Abbau des unlöslichen Fibrinnetzwerkes erfolgt durch das Enzym **Plasmin**.
Der Vorläufer des Plasmins ist **Plasminogen**, das durch Plasminogenaktivatoren in die aktive Form umgewandelt wird.
Bei den **Plasminogenaktivatoren** kann man einen Gewebe-

typ (**t**issue-**PA**) und einen Urokinase-Typ (**u-PA**) unterscheiden.

Auch bestimmte Bakterien (Streptokokken) können einen Plasminogenaktivator herstellen – die sogenannte **Streptokinase** –, die man Patienten unmittelbar nach einem Herzinfarkt in der Hoffnung verabreicht, den lebensbedrohlichen Thrombus einer Koronararterie dadurch auflösen zu können.

### Hemmung der Blutgerinnung

Die Blutgerinnung ist eine heikle Angelegenheit, da sie zwar sehr schnell ablaufen, gleichzeitig aber auch auf die verletzte Stelle beschränkt bleiben muss. Außerdem soll es zügig zu einer Reparatur des Gefäßlecks kommen, damit ein problemloser Fluss des Blutes gesichert ist.

#### Gesundes Endothel schützt den Körper vor unnötigen Gerinnungsvorgängen

Aus diesem Grund verfügt gesundes Endothel über eine Reihe von Faktoren, die eine Hemmung der Gerinnungskaskade bewirken.

**Prostazyklin.** Endothelzellen produzieren und sezernieren Prostazyklin (PGI$_2$), das die Plättchenadhäsion und –aggregation hemmt.

**Thrombomodulin.** An der Oberfläche von Endothelzellen sitzt das Glykoprotein Thrombomodulin. Es ist in der Lage, Thrombin mit hoher Affinität zu binden. Dadurch kommt es zu einer teilweisen Inaktivierung des Thrombins.
Dieses kann nun nicht mehr Fibrinogen in Fibrin umwandeln, sondern aktiviert stattdessen Protein C und Protein S.

**Antithrombin III.** Weiterhin können Endothelzellen Antithrombin III (s. unten) binden, wodurch dessen Aktivität verstärkt wird. Die Endothelzellen produzieren daraufhin Plasminogenaktivator (t-PA), der Plasminogen in das fibrinabbauende Plasmin umwandelt.

#### Auch das Plasma verfügt über Hemmstoffe, die der Gerinnungskaskade ein Ende setzen

**Protein C und S.** Sowohl Protein C als auch Protein S werden Vitamin K-abhängig in der Leber gebildet .
Protein C ist – wie viele der Gerinnungsfaktoren – eine Serinprotease. Aktiviertes Protein C bindet zusammen mit seinem Cofaktor, dem Protein S, in Anwesenheit von Calcium an gerinnungsfördernde negative Phospholipide und zerstört die Cofaktoren des Tenase- und des Prothrombinasekomplexes (die Faktoren 5 und 8).

**Tissue-factor-pathway-inhibitor (TFPI)** zirkuliert im Blut und bildet mit dem aktivierten Faktor 10a einen Komplex, der die Wirkung von Faktor 7a hemmt. Der Faktor 10a hemmt dadurch also letztendlich seine eigene Bildung.

**Antithrombin III.** Außerdem findet man im Blut Proteasen, die Thrombin abbauen und damit die Entstehung des Fibrins hemmen. Die wichtigste Anti-Thrombin-Protease ist **Antithrombin III.**
Antithrombin III baut aber nicht nur Thrombin ab, sondern hemmt zusätzlich auch noch den Faktor 10a.
Die Wirkung von Antithrombin III kann um den Faktor 1000 erhöht werden, wenn es im Komplex mit **Heparin** vorliegt. Diese Tatsache macht man sich zunutze, indem man z.B. bei Bettlägrigkeit oder bei Operationen Heparin verabreicht, um eine unerwünschte Gerinnung zu vermeiden.

## 4.6  Das Blutplasma

Den im Vergleich mit den zellulären Bestandteilen etwas größeren Anteil des Blutes (55%) bildet das Plasma. Es besteht hauptsächlich aus Wasser, in dem viele verschiedene organische und anorganische Stoffe, wie z.B. Elektrolyte, Proteine und Hormone, gelöst sind.

**Serum.** Wenn Blut gerinnt, wobei das im Plasma enthaltene Fibrinogen verbraucht wird, erhält man als Überstand eine gelbliche Flüssigkeit – das Serum. Blutserum enthält demnach im Gegensatz zum Plasma **kein Fibrinogen**.

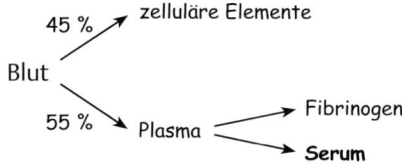

**Bei der Zusammensetzung des Blutplasmas** könnte man nun endlos viele Stoffe aufführen, das würde hier jedoch den Rahmen sprengen. In der Klinik können die vielen Inhaltsstoffe des Blutes natürlich bestimmt werden, und Abweichungen vom Normalzustand weisen jeweils auf eine Störung oder Erkrankung hin. Irgendwann sollte man alle diese Moleküle und Ionen kennen und auch wissen, welche Normwerte für sie gelten, an dieser Stelle wollen wir aber auf die Lehrbücher der Inneren Medizin verweisen.
Hier sollen nur die wichtigsten Dinge kurz angesprochen werden, es folgt also nur ein Ausschnitt aus den Bestandteilen des Blutplasmas. Lediglich die Proteine des Blutplasmas und der Blutzucker werden genauer behandelt.

### Anorganische Bestandteile

| | | |
|---|---|---|
| Natrium | 135 - 150 | mmol/l |
| Kalium | 3,5 - 5,0 | mmol/l |
| Calcium | 2,2 - 2,6 | mmol/l |
| Magnesium | 0,8 - 1,2 | mmol/l |
| Chlorid | 100 - 110 | mmol/l |
| Bikarbonat | 20 - 28 | mmol/l |
| anorg. Phosphat | 0,8 - 1,6 | mmol/l |
| Eisen ♀ | 60 - 140 | µg/dl |
| ♂ | 70 - 170 | µg/dl |
| Kupfer | 70 - 155 | µg/dl |

## Stickstoffhaltige Moleküle

| | | |
|---|---|---|
| Harnstoff | 10 - 48 | mg/dl |
| Harnsäure | 2 - 7 | mg/dl |
| Kreatinin | 0,6 - 1,2 | mg/dl |

## Kohlenhydrate

| | | |
|---|---|---|
| Glukose (nüchtern) | 60 - 110 | mg/dl |

## Proteine

| | | |
|---|---|---|
| gesamt | 6 - 8 | g/dl |
| Albumin | 3,5 - 5,5 | g/dl |
| $\alpha_1$-Globuline | 0,1 - 0,4 | g/dl |
| $\alpha_2$-Globuline | 0,5 - 0,9 | g/dl |
| $\beta$-Globuline | 0,6 - 1,1 | g/dl |
| $\gamma$-Globuline | 0,8 - 1,5 | g/dl |

## Elektrolyte

Die Tabelle zeigt die wichtigsten Elektrolyte des Blutes. Diese werden in der Klinik sehr häufig bestimmt. Besonders auf die Höhe des Kalium-Spiegels ist zu achten, da es außerhalb des Normbereiches von 3,5–5,0 mmol/l zu lebensbedrohlichen Herzrhythmusstörungen kommen kann.
Die Konzentrationen von $Na^+$-, $Ca^{2+}$- und $Cl^-$-Ionen sind im Plasma höher als in den Zellen. Bei $K^+$-, $Mg^{2+}$- und Phosphat-Ionen ist das genau umgekehrt: ihre Konzentrationen sind im Plasma niedriger als intrazellulär.
Bikarbonat-Ionen ($HCO_3^-$) bilden das wichtigste Puffersystem des Blutes. Bei einer Körpertemperatur von 37°C und einem $P_{CO_2}$ von 40 mmHg liegt der Normwert bei 24 mm/l (Standard-Bikarbonat).

## Stickstoffhaltige Moleküle

Die Moleküle Harnstoff ( ↗ S. 183), Harnsäure ( ↗ S. 253) und Kreatinin ( ↗ S. 542) enthalten alle Stickstoff.
Harnstoff und Kreatinin zeigen die Funktion der Niere an. Wenn die Niere geschädigt ist, können diese Stoffe nicht mehr in ausreichender Menge ausgeschieden werden und ihre Konzentration im Blut steigt an.
Bei einer erhöhten Konzentration an Harnsäure kann es zu Gichtanfällen kommen ( ↗ S. 253).

## Der Blutzucker

Die Konzentration an Glukose im Blut liegt bei gesunden Menschen im nüchternen Zustand unter 110 mg/dl. Nach einer sehr kohlenhydratreichen Mahlzeit kann sie auf 120–130 mg/dl ansteigen, fällt aber nach etwa einer Stunde wieder auf den Nüchternwert zurück.
Geregelt wird die Blutglukosekonzentration durch die Hormone Insulin ( ↗ S. 352) und Glukagon ( ↗ S. 358). Insulin hat die Aufgabe, den Blutglukosespiegel zu senken, während Glukagon dafür sorgt, dass vermehrt Glukose im Blut zur Verfügung gestellt wird.

**Diabetes mellitus.** Liegt ein Mangel an Insulin vor, ist die Glukosekonzentration im Blut ständig zu hoch. Dies ist der Fall beim Diabetes mellitus, der Zuckerkrankheit ( ↗ S. 357). Bei einem zu hohen Blutzucker wird Glukose durch die Niere ausgeschieden (normalerweise ist der Urin glukosefrei). Die Nierenschwelle liegt bei 130 mg/dl. Steigt die Glukosekonzentration im Blut bis auf diesen Wert oder darüber, taucht Glukose im Urin auf.

## Das Blutzuckergedächtnis

Wie bitte? Blutzuckergedächtnis? Das ist doch bestimmt ein Witz?!
Nein, ist es nicht! Es klingt im ersten Moment vielleicht ein bisschen seltsam, aber es stimmt tatsächlich. Das Blut kann sich über einen gewissen Zeitraum die Höhe des Blutzuckers „merken". Und das funktioniert folgendermaßen:
Die Glukose, die von den Erythrozyten aufgenommen wird, wird nicht komplett über Glykolyse und Pentosephosphatweg verstoffwechselt, sondern zu einem kleinen Teil an Hämoglobin (Hb $A_1$, ↗ S. 485) gebunden. Die Bindung erfolgt in einer nicht-enzymatischen Reaktion an die terminale Aminogruppe der $\beta$-Kette des Globins, es entsteht glykosyliertes Hämoglobin. Man bezeichnet das stabile Glykohämoglobin als **Hb $A_{1c}$**, da die Reaktion über zwei instabile Zwischenstufen abläuft (Hb $A_{1a}$ und Hb $A_{1b}$).
Bei normalen Blutzuckerspiegeln liegt der Anteil an Hb $A_{1c}$ am Gesamthämoglobin bei 4–6%. Bei Patienten mit Diabetes mellitus kann dieser Anteil proportional zur Höhe des Blutzuckers auf bis zu 12% ansteigen.
Da die Glykohämoglobine bis zu ihrem Abbau in den Erythrozyten vorliegen und dort auch bestimmt werden können, zeigt der Hb $A_{1c}$-Wert, wie hoch rückblickend die Blutzuckerkonzentration in den letzten 4–6 Wochen war.
So lässt sich bei Diabetespatienten die Therapie (Tabletten oder Insulinspritzen) der vorangegangenen 4–6 Wochen objektiv kontrollieren. Schwindeln ist in diesem Fall also sehr schwierig!

## Plasmaproteine

Es gibt im Plasma des Menschen ungefähr 100 verschiedene Proteine. Sie machen mit einem Gesamtgehalt von 6–8 g/dl den größten Teil der im Plasma gelösten Stoffe aus.

**Elektrophorese.** Die Proteine lassen sich als negativ geladene Moleküle durch die Elektrophorese ( ↗ S. 55) grob in fünf Fraktionen trennen. Man unterscheidet die große Albuminfraktion (60%) sowie $\alpha_1$-Globuline (4%), $\alpha_2$-Globuline (8%), $\beta$-Globuline (12%) und $\gamma$-Globuline (16%).

| Gruppe | Protein | Funktion |
|---|---|---|
| Albumin | Albumin | Transport von Thyroxin und Trijodthyronin, Erhalt des osmotischen Drucks, Transport von Fettsäuren, Bilirubin, Gallensäuren, Steroidhormonen, Pharmaka sowie anorganischen Ionen |
| $\alpha_1$-Globuline | Antitrypsin | Hemmung von Tryspsin und anderen Proteasen |
| | Antichymotrypsin | Hemmung von Chymotrypsin |
| | Lipoprotein (HDL) | Transport von Lipiden |
| | Prothrombin | Gerinnungsfaktor 2, Vorstufe von Thrombin |
| | Transcortin | Transport von Cortisol, Corticosteron und Progesteron |
| | saures Glykoprotein | Transport von Progesteron |
| | Thyroxinbindendes Globulin | Transport von Thyroxin und Trijodthyronin |
| $\alpha_2$-Globuline | Caeruloplasmin | Transport von Kupfer-Ionen |
| | Antithrombin III | Hemmung der Blutgerinnung |
| | Haptoglobin | Bindung von Hämoglobin |
| | Cholin-Esterase | Spaltung von Cholinestern |
| | Plasminogen | Vorstufe von Plasmin |
| | Makroglobulin | Bindung von Proteasen, Transport von Zink-Ionen |
| | Retinol-bindendes Protein | Transport von Vitamin A |
| | Vitamin D-bindendes Protein | Transport von Calciolen |
| $\beta$-Globuline | Lipoprotein (LDL) | Transport von Lipiden |
| | Transferrin | Transport von Eisen-Ionen |
| | Fibrinogen | Gerinnungsfaktor 1 |
| | Geschlechtshormon-bindendes Protein | Transport von Testosteron und Estradiol |
| | Transcobalamin | Transport von Vitamin $B_{12}$ |
| | C-reaktives Protein | Aktivierung von Komplement |
| $\gamma$-Globuline | IgG | späte Antikörper |
| | IgA | Mucosa-schützende Antikörper |
| | IgM | frühe Antikörper |
| | IgD | B-Lymphozyten-Rezeptoren |
| | IgE | Reagine |

Nahezu alle Plasmaproteine sind Glykoproteine. Eine Ausnahme ist Albumin. Die Glykoproteine werden bis auf die Immunglobuline der $\gamma$-Fraktion in der Leber produziert. Die Immunglobuline werden von den Plasmazellen (B-Lymphozyten) im Blut hergestellt.

Die Aufgaben der einzelnen Proteine werden in der Tabelle kurz beschrieben, Näheres findet man in den entsprechenden Kapiteln.

Das Verteilungsmuster der Plasmaproteine ist normalerweise konstant. Bei verschiedenen Störungen und Krankheiten verändert es sich jedoch (↗ S. 533), und man kann die Krankheit am Elektrophoresebild erkennen oder zumindest erahnen.

## 4.7　Der Lipoprotein-Stoffwechsel

Über das Blut werden alle Bereiche des Körpers mit den verschiedensten benötigten Stoffen versorgt, darunter auch zahlreiche hydrophobe Substanzen (z. B. Fette und fettlösliche Vitamine). Da das Blutplasma zum größten Teil aus Wasser besteht, und es sich somit um eine hydrophile Flüssigkeit handelt, ist es nicht so einfach möglich, lipophile Stoffe zu transportieren.

Eine kleine Gruppe von Fetten, die nicht veresterten Fettsäuren, kann an Albumin gebunden transportiert werden, für Neutralfette (TAGs) dagegen funktioniert dies nicht mehr. Aus diesem Grund werden die Lipide in kleine Transport-Einheiten zusammengepackt, die sogenannten **Lipoproteine**. Diese Lipoproteine bestehen, wie der Name schon sagt, aus zwei Komponenten: den zu transportierenden Lipiden und einem Proteinanteil, welcher den Komplex zusammenhält, ihn wasserlöslich macht und an seinen Bestimmungsort bringt.

Man kann sich ein Lipoprotein also als kleines Fetttröpfchen vorstellen, das eine Hülle oder eine netzartige Ummantelung aus Protein besitzt und dadurch wasserlöslich wird. Im hydrophoben Kern eines solchen Lipoproteins befinden sich vor allem apolare Lipide wie TAGs und Cholesterinester, daneben auch fettlösliche Vitamine. Der hydrophile Mantel besteht zum großen Teil aus amphiphil gebauten Proteinen, den sogenannten **Apoproteinen**, dazwischen ragen die hydrophilen Gruppen von Phospholipiden und Cholesterin nach außen.

Die verschiedenen Lipoproteine ordnet und benennt man nach ihrer Dichte. Für die Dichte der Lipoproteinkomplexe ist der Gehalt an Apoprotein entscheidend. Je höher der Anteil der Apoproteine in der Hülle ist, d. h. je kleiner der prozentuale Fettanteil ist, desto höher ist auch ihre Dichte. Das ist leicht nachzuvollziehen, da Lipide eine deutlich geringere Dichte haben als die wasserlöslichen Apoproteine.

Mit steigender Dichte nimmt die Größe der Lipoproteinkomplexe ab. Die vier wichtigsten Lipoprotein-Gruppen in absteigender Größe sind

- Chylomikronen,
- VLDL (very low density lipoproteins),
- LDL (low density lipoproteins),
- HDL (high density lipoproteins).

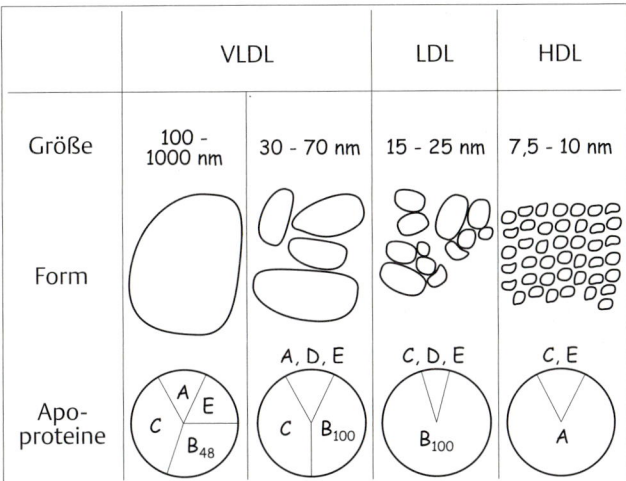

| | VLDL | | LDL | HDL |
|---|---|---|---|---|
| Größe | 100 - 1000 nm | 30 - 70 nm | 15 - 25 nm | 7,5 - 10 nm |
| Form | | | | |
| Apo-proteine | A, D, E | | C, D, E | C, E |

Diese unterschiedlichen Lipoprotein-Gruppen erfüllen im Körper verschiedene Transportaufgaben. So bringen Chylomikronen die vom Darm aufgenommenen Fette zur Leber. In der Leber produzierte Lipide werden von VLDL in die Peripherie transportiert. Durch Umbau der gebrauchten VLDL in der Leber entstehen LDL, die sehr viel Cholesterin enthalten, dies in die Peripherie transportieren und dadurch zum gesundheitlichen Risiko werden können. HDL schließlich sammeln freies Cholesterin im Blut ein und transportieren es zurück zur Leber, was ihnen den Beinamen „gutes Cholesterin" eingebracht hat (im Vergleich zum „schlechten Cholesterin" LDL, aber dazu später mehr).

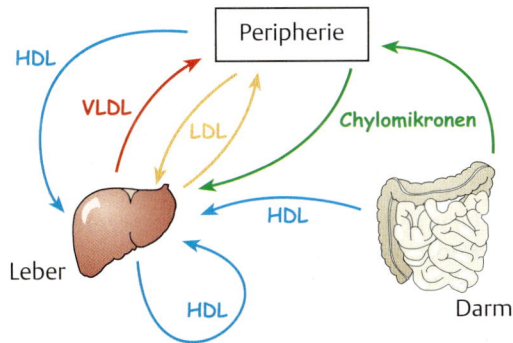

### Die Apoproteine

Apoproteine sind Bestandteil der Lipoproteine, sie sind ihr schon erwähnter Proteinanteil. Sie machen den Lipoproteinkomplex wasserlöslich und halten ihn zusammen. Daneben fungieren sie als Liganden für Rezeptoren und stellen Enzymaktivatoren dar.
Strukturell haben Apoproteine meist eine **amphiphile Helix**, das heißt, die eine Hälfte der Helix besteht aus Aminosäuren mit hydrophilen, die andere Hälfte aus Aminosäuren mit hydrophoben Seitenketten. Dadurch sind Apoproteine in der Lage, die fettlösliche Seite nach innen und die wasserlösliche Seite nach außen zu strecken und den ganzen Komplex dadurch hydrophil zu machen.
Apoproteine werden dort gebildet, wo auch die Lipoproteine gebildet werden, also vor allem in der Leber und im Dünndarm.

Die Apoproteine werden nach ihrer Funktion zu verschiedenen Klassen zusammengefasst. Hier sollen nun die wichtigsten kurz zur Sprache kommen.

**Apoprotein A-I.** ApoA-I ist das Hauptprotein der HDL. Es wird in Mukosazellen des Dünndarms gebildet und in Chylomikronen eingebaut. Erst später übernehmen die HDL das ApoA-I von den Chylomikronen. ApoA-I ist in der Lage, die **LCAT** (Lecithin-Cholesterin-Acyltransferase) zu aktivieren. Dieses Enzym verestert Cholesterin zu Cholesterinestern, was eine konzentrierte Speicherung in den HDL ermöglicht.

**Apoprotein B.** Hier kann man zwei Untergruppen unterscheiden: $ApoB_{48}$, das in den Mukosazellen des Darms für Chylomikronen synthetisiert wird, und $ApoB_{100}$, das in der Leber in VLDL eingebaut wird. LDL, die ja aus VLDL entstehen, besitzen $ApoB_{100}$ ebenfalls.
Beide ApoB-Proteine werden vom gleichen Gen transkribiert, in der Darmzelle jedoch wird die mRNA des Apoproteins durch posttranskriptionale Modifizierung so verändert, dass es nach 48 % der Sequenz von $ApoB_{100}$ nun ein Stopp-Codon trägt. Das daraus entstandene Protein $ApoB_{48}$ ist deshalb nur knapp halb so lang ( ↗ S. 282).

**Apoprotein C-II.** ApoC-II sitzt in Chylomikronen und VLDL und wird beim Abbau der VLDL auf HDL übertragen. ApoC-II ist für die Aktivierung der **Lipoproteinlipase** (LPL) von Bedeutung. Dieses Enzym spaltet Neutralfette (TAGs) und sorgt damit dafür, dass die in VLDL und Chylomikronen gespeicherten TAGs abgegeben werden können.

**Apoprotein E.** ApoE ist ebenfalls in Chylomikronen, VLDL und HDL lokalisiert und bindet an einen ApoE-Rezeptor in der Leber. Dieser vermittelt die Aufnahme des ganzen Lipoproteins in die Leberzelle.

### Die Lipoproteine

Lipoproteine haben vor allem die Aufgabe, Fette, die irgendwo im Körper auftauchen, an einen anderen Ort zu transportieren.
Da wären zuerst die im Darm aufgenommenen Fette. Sie werden in den Darmzellen in **Chylomikronen** gepackt und in die Peripherie transportiert.
Um endogen produzierte Lipide von der Leber in die Peripherie zu bringen, synthetisiert die Leber **VLDL**.
Nach Gebrauch werden diese VLDL über eine Zwischenstufe zu **LDL** umgebaut, welche sehr cholesterinreich sind und wiederum von Peripherie und Leber aufgenommen werden können.
Die **HDL** schließlich sammeln in der Peripherie Cholesterin ein, welches sie zurück zur Leber transportieren.

### Vom Darm in die Peripherie – die Chylomikronen

Nach fetthaltigem Essen werden von den Darmzellen im glatten ER Chylomikronen gebildet, die vor allem TAGs

(Neutralfette) enthalten. Über das Protein **ApoB₄₈** werden sie aus den Enterozyten ins Lymphsystem abgegeben. Von dort geht es über die beiden Trunci intestinales zur Cisterna chyli (lat. cisterna, Wasserbehälter unter der Erde und chylos, gr. Saft, „Milchsaft"). Die Cisterna chyli ist eine Erweiterung des Milchbrustganges (Ductus thoracicus). Dieser mündet dann in den linken Venenwinkel und bringt die Chylomikronen in den Blutkreislauf (linker Venenwinkel: Vereinigung von Vena jugularis interna, V. subclavia und V. brachiocephalica). Einer Blutprobe, die nach einer fettreichen Mahlzeit abgenommen wurde, sieht man das durch eine Trübung des Plasmas an.

Im Blut angekommen ändern die Chylomikronen ihre Oberfläche und erhalten von dem dort anwesenden HDL die Proteine **ApoE** und **ApoC-II**. Vor allem ApoC-II ist hier von Bedeutung, da es als Cofaktor für die Lipoproteinlipase dient. Dieses Enzym sitzt an der Oberfläche der Endothelzellen in den Kapillaren der Zielorgane (Muskulatur, Fettgewebe …) und ist in der Lage, TAGs in Fettsäuren und Glycerin zu spalten. Die Fettsäuren werden dabei von der betreffenden Zelle aufgenommen, das Glycerin dagegen zur Leber transportiert und wieder in den Stoffwechsel eingeschleust.

**Chylomikronen-Reste.** Chylomikronen, die einen Großteil ihrer TAGs abgegeben haben, nennt man Chylomikronen-Reste oder auch **remnants** (engl. Reste). Sie bestehen vor allem aus dem leicht polaren Teil (Cholesterin) und den Apoproteinen B₄₈ und E. Die Aufnahme in die Leber erfolgt über ApoE. Dort werden sie vollständig abgebaut.

## Von der Leber in die Peripherie – die VLDL

Bei Energieüberschuss werden in der Leber endogen Fettsäuren und daraus TAGs gebildet. Analog zum Fetttransport aus dem Darm über Chylomikronen werden diese endogen produzierten Fette in sogenannten VLDL an die Peripherie weitergeleitet. Es handelt sich dabei um Lipoprotein-Komplexe mit sehr niedriger Dichte, also einem hohen Fettanteil (very low density lipoproteins).

VLDL werden in der Leber gebildet und sind durch ApoB₁₀₀ und ApoE stabilisiert. Nach der Abgabe ins Blut gibt es auch hier Wechselwirkungen mit HDL, welche ApoE und ApoC-II an die VLDL abgeben.

ApoC-II aktiviert die Lipoproteinlipase, diese wird im Kapillarendothel wirksam und setzt aus den VLDL die TAGs frei (analog zu den Chylomikronen).

Aus den VLDL, die TAG abgegeben haben, entstehen Lipoproteine mit mittlerer Dichte (weniger Fettanteil), sogenannte IDL.

**IDL (intermediate density lipoproteins).** Da diese Lipoproteine das meiste TAG abgegeben haben, ihr Cholesterin aber noch besitzen, ist der relative Cholesterinanteil also deutlich höher als bei VLDL. IDL enthalten vor allem ApoB₁₀₀, die ehemals vorhandenen ApoC und ApoE gehen größtenteils verloren.

Die Leber macht nun aus den IDL Lipoproteine mit noch etwas höherer Dichte, die LDL (IDL stehen von der Dichte her zwischen VLDL und LDL).

## Die problematischen LDL

LDL enthalten vor allem Cholesterinester, die überwiegend mit der Fettsäure Linolat verestert sind. Als Proteinkomponente ist bei LDL fast ausschließlich ApoB₁₀₀ vorhanden (welches von den Chylomikronen übrig blieb).

Die LDL geben etwa 1/3 ihres Cholesterins an die Peripherie ab, 2/3 an die Leber. Dies geschieht jeweils über den ApoB₁₀₀-Rezeptor, der auch als LDL-Rezeptor bezeichnet wird.

Der hohe Anteil an Cholesterin macht sie für die Gesundheit problematisch, da Cholesterin von Makrophagen aufgenommen, aber nicht verdaut wird und so zu Plaques in den Gefäßen und damit zu Arterioskerose führen kann. Deshalb gilt LDL auch als das „schlechte Cholesterin".

**LDL-Rezeptor.** Es handelt sich um einen Rezeptor, der als Ligand das Apoprotein B₁₀₀ besitzt. Er ist sowohl in der Peripherie als auch in der Leber zu finden.

Durch Aktivierung des Rezeptors wird der gesamte LDL-Rezeptor-Komplex durch Endozytose aufgenommen und in den Lysosomen abgebaut. Dazu hydrolysiert die lysosomale saure Lipase die Cholesterinester, wobei freies Cholesterin entsteht. Dieses verlässt das Lysosom und wirkt am endoplasmatischen Retikulum vor allem auf zwei Enzyme:

Zum einen hemmt es die HMG-CoA-Reduktase und verringert damit die Cholesterinbiosynthese, zum anderen wird die Speicherung von freiem Cholesterin gefördert. Dies geschieht durch Aktivierung der Acyl-CoA-Cholesterin Acyltransferase (**ACAT**). Dieses Enzym verestert freies Cholesterin, das gerade nicht benötigt wird, mit Fettsäuren (hier vor allem Ölsäure und Palmitinsäure). Da Cholesterinester apolar sind, kann es dann als Lipidtröpfchen viel dichter gepackt und damit in der Zelle gespeichert werden, als freies (polares) Cholesterin.

Freie LDL-Rezeptoren werden über Vesikel wieder an die Oberfläche zurückgebracht. Dieser Kreislauf dauert etwa 10 Minuten, wobei die Lebensdauer eines Rezeptors etwa einen Tag beträgt.

Cholesterinüberschuss bewirkt daneben eine Hemmung der Synthese von LDL-Rezeptoren. Dadurch sinkt ihre Konzentration an der Zellmembran. Die Zelle nimmt weniger Cholesterin aus dem Blut auf.

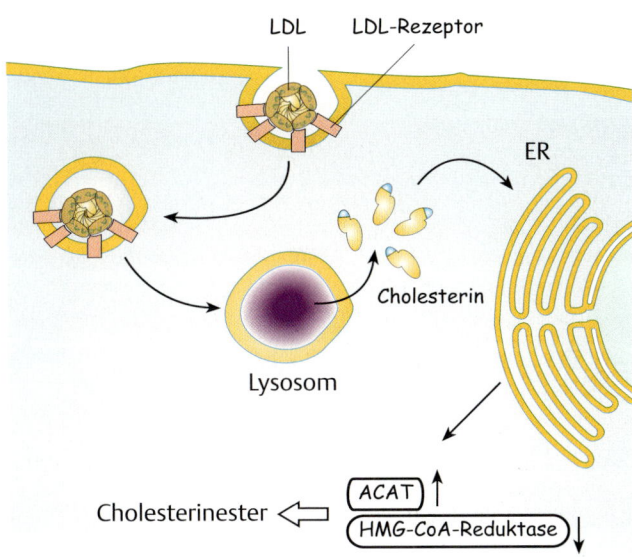

**Lipoprotein (a)** stellt eine Untergruppe der LDL dar, die hier nur kurz erwähnt werden soll, da sie in der Klinik immer häufiger auftaucht. Es handelt sich dabei um einen Teil der Lipoproteine, der wohl genetisch determiniert ist. Sein Spiegel im Körper schwankt innerhalb eines Individuums fast nicht, zwischen verschiedenen Individuen jedoch recht stark. Die Funktion ist nach wie vor nicht genau bekannt, man kennt einen Einfluss auf die Blutgerinnung.

Mit einem erhöhten Spiegel (über 30 mg/dl) verbindet man jedoch ein prognostisch deutlich erhöhtes Arteriosklerose-Risiko, weshalb der Wert als Prognosefaktor genutzt wird.

### Von der Peripherie zurück zur Leber – die guten HDL

Nun zu den schon mehrmals erwähnten HDL (high density lipoproteins). Sie bilden im Gegensatz zu den anderen Lipoproteinklassen keine einheitliche Gruppe, sondern sind sehr heterogen. Sie werden in der Leber und im Darm gebildet und ins Blut freigesetzt. Gleichzeitig entstehen beim Abbau von Chylomikronen in der Peripherie auch diskoidale (flache) HDL-Partikel.

HDL enthalten vor allem das Apoprotein ApoA-I. Dieses ist in der Lage, das von der Leber synthetisierte Enzym **LCAT** zu binden. Es handelt sich dabei um die Lecithin-Cholesterin-Acyltransferase, welche freies Cholesterin mit einer Fett-

säure verestert. Da hierbei freies polares Cholesterin zu apolarem Cholesterinester wird, welches in den Bauch der HDL wandert, steigt dort der Anteil an Cholesterinestern, die HDL nehmen eine rundliche Form an.

Der Platz, der nun an der HDL-Oberfläche frei wird, kann mit Phospholipiden, Apoproteinen C und E und vor allem mit **Cholesterin** gefüllt werden, die beim Abbau der VLDL und Chylomikronen in der Peripherie entstehen. Die bepackten HDL werden über Rezeptoren in die Leber aufgenommen und dort abgebaut.

Dieser **reverse Cholesterintransport** wird als die Hauptaufgabe der HDL angesehen.

### Lipoproteine und die Arteriosklerose

Ein hoher Cholesterinspiegel ist ein Risikofaktor für die Gesundheit, eine Aussage, die wohl jeder kennt. Doch nun wollen wir die Sache etwas genauer betrachten.

Spricht man von Cholesterinspiegel, meint man eigentlich immer die Konzentration bestimmter Lipoproteine im Blut (die ja neben Cholesterin noch andere Dinge enthalten). Darüber hinaus ist es von Bedeutung, die verschiedenen Lipoproteine nach ihren Aufgaben differenziert zu betrachten. Hier spielen vor allem LDL (das schlechte) und HDL (das gute) eine Rolle. LDL enthält vor allem Cholesterin. Wird dies im Gefäßsystem von Makrophagen aufgenommen, kann es von ihnen nicht abgebaut werden. Es entwickeln sich am Gefäßendothel sogenannte Schaumzellen, die die Grundlage für Plaques und damit für Arteriosklerose darstellen.

Deutlich positiver sieht es dagegen für die HDL aus. Sie sind in der Lage, Cholesterin aus der Peripherie zur Leber zurück zu transportieren.

Deshalb sollte der LDL-Spiegel im Blut nicht zu hoch, der HDL-Spiegel nicht zu niedrig sein. Häufig wird nur das Gesamtcholesterin bestimmt. Liegt dieser Wert außerhalb des Referenzbereichs von 140 – 220 mg/dl, sollte jedoch unbedingt LDL und HDL getrennt bestimmt werden. Dabei sollte der LDL-Spiegel unter 150 mg/dl liegen, der von HDL möglichst über 45 mg/dl. Ist dies nicht der Fall, ist das Arterioskleroserisiko erhöht.

Als Medikament gibt man in so einem Fall häufig Hemmstoffe der HMG-CoA-Reduktase und drosselt somit die endogene Cholesterin-Produktion. Beispiele hierfür wären Lovastatin oder Atorvastatin. Der aktive Metabolit dieser Stoffe gleicht dem HMG-CoA und hemmt das Enzym kompetitiv.

# 5 Die Leber

Wenn es um die Leber geht, denken viele sofort an Alkohol. Biochemisch Bewanderte erinnern sich, dass sie auch im Zusammenhang mit dem Stoffwechsel des öfteren als Dreh- und Angelpunkt genannt worden ist. Dies sind nur zwei der vielfältigen Aufgaben dieses 1,5 kg schweren Organs, dessen anatomische Lage, nämlich zwischen Darm und Herz (über die Pfortader gelangen alle resorbierten Stoffe aus dem Darm zur Leber, passieren diese und erreichen über die Vena cava inferior die rechte Herzkammer) seine Wichtigkeit schon erahnen lässt.

- Die Leber sorgt für die **Aufrechterhaltung** des **inneren Milieus**. Dabei nimmt sie eine wichtige Verteilerfunktion ein. Sie nimmt alle Stoffe über die Pfortader auf, verarbeitet oder speichert sie und gibt die Stoffwechselprodukte wieder ab. Außerdem findet in ihr die Resynthese von Nahrungsstoffen statt ( ↗ S. 316).
- Als **Entgiftungsorgan** kann sie sowohl körpereigene (Steroide, Bilirubin), als auch körperfremde Substanzen (Alkohol, Pharmaka) entgiften und in eine ausscheidungsfähige Form überführen [dies vor allem im Rahmen der **Biotransformation** ( ↗ S. 527)].
- Sie ist wichtiger **Biosyntheseort** für viele Plasmaproteine, Blutgerinnungsfaktoren und auch einige Hormone ( ↗ S. 522).
- Weiterhin dient die Leber als **Speicher** für viele Stoffe ( ↗ S. 527) – so beispielsweise für einige Vitamine.
- Als Tor zur „Innenwelt Körper" beherbergt sie zahlreiche **Immunzellen** (Kupffer-Zellen), die der Abwehr von Eindringlingen dienen ( ↗ S. 527).

## 5.1 Anatomie und Histologie

Auf Grund ihrer vielfältigen Aufgaben wundert es nicht, dass die Leber recht kompliziert aufgebaut ist. Sie ist in sogenannten Leberläppchen organisiert und ihren Aufgaben entsprechend durchstrukturiert. Durch eine doppelte Blutversorgung erhält sie zum einen sauerstoffreiches Blut über eine Arterie (die A. hepatica propria) und andererseits nährstoffreiches Blut, das verstoffwechselt werden muss, aus dem Verdauungstrakt (via Pfortader). Die verschiedenen Zellarten und deren Lokalisation sollen im Folgenden erörtert werden.

### Das Leberläppchen

Anatomische Grundeinheiten der Leber sind die Leberläppchen. Dabei sind die Leberzellen in sogenannten Zellbalken organisiert, die radiär um die Zentralvene angeordnet sind.

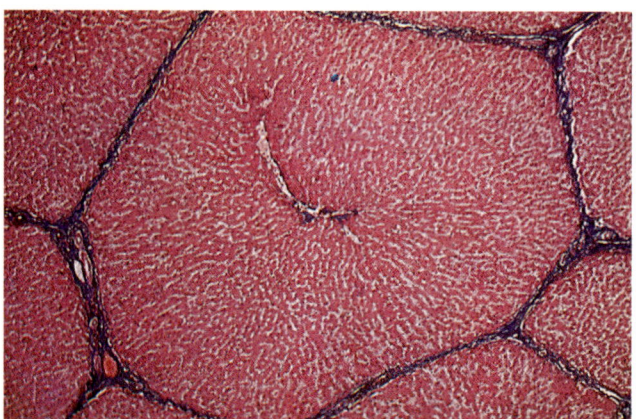

Zwischen den Leberzellbalken sind netzartig Leberkapillaren (die Sinusoide) aufgebaut, so dass jeder Hepatozyt mindestens an einer Seite mit dem Kapillarsystem in Verbindung steht.

Zwischen den (etwa 100 000) Läppchen liegt im Glissonschen Dreieck die „Lebertrias" von Arteria und Vena interlobularis und dem Gallengang (Ductus interlobularis).

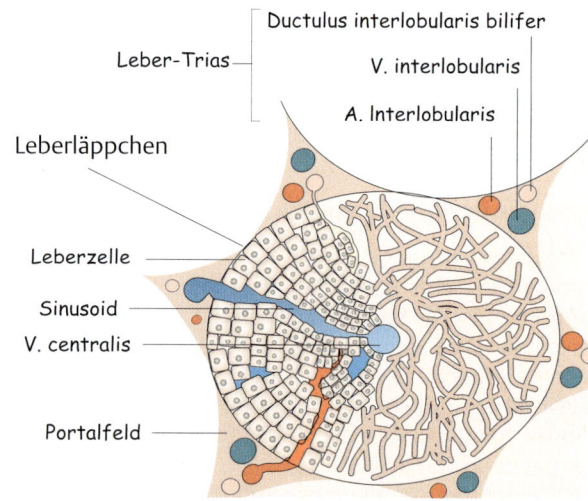

**Leberazinus.** Sucht man nach einer funktionellen Grundeinheit, eignet sich am ehesten die Einteilung nach Rappaport, der den Begriff des Leberazinus eingeführt hat.

Dabei stellt man das Portalfeld mit der Lebertrias in das Zentrum der Betrachtung. Das macht durchaus Sinn, da das Blut von hier in Richtung Zentralvene abfließt und damit nicht der „Gulli" im Mittelpunkt steht.

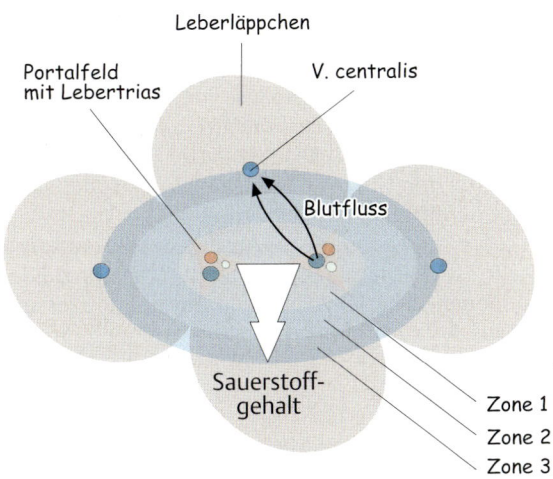

Aufgrund der Blutflussrichtung vom Portalfeld zur Zentralvene, können drei verschiedene Zonen unterschieden werden. Sie unterscheiden sich hinsichtlich ihres Substrat- und $O_2$-Angebotes und sind dementsprechend mit verschiedenen Enzymen ausgestattet. Man kann also eine räumliche Spezialisierung mit unterschiedlichen Stoffwechselwegen der Hepatozyten feststellen (s. u.).

## Die Blutversorgung

Die Leber hat eine doppelte Blutversorgung. Sie erhält sauerstoffreiches Blut aus der **Arteria hepatica propria** (25 % des Zustromes) und (weitaus mehr, 75 %) nährstoffreiches (dafür aber sauerstoffärmeres) Blut aus der **Pfortader** .
Wie aus der Anatomie bekannt sein sollte, kommt die **A. hepatica propria** aus der A. hepatica communis, die wiederum einer der drei Äste aus dem Truncus coeliacus darstellt. Der Truncus coeliacus kommt aus der Aorta und hat schon in der Embryonalzeit die Versorgung des Vorderdarmes übernommen, zu dem auch die Leber gehört(e).
Die **Pfortader** nimmt das Blut mit den resorbierten Nährstoffen (Glukose, Aminosäuren) und Blut aus den unpaaren Bauchorganen (Pankreas, v. a. wegen des Insulins) auf und führt sie direkt zur Leber. Innerhalb der Leber teilen sich die

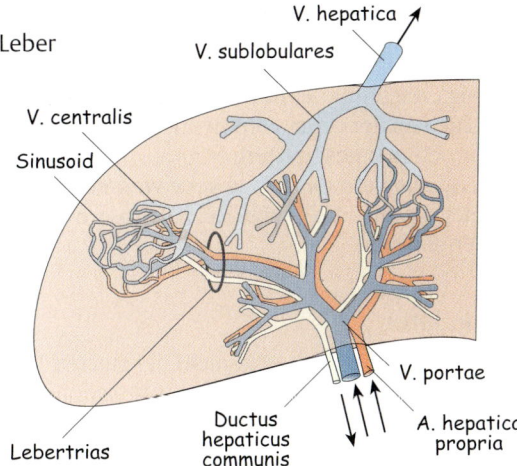

beiden Gefäße immer weiter auf, bis sie zu den Leberkapillaren (Sinusoiden) werden und in die Vena centralis münden. (Weiter geht es nun über Vena sublobularis, Vena hepatica und Vena cava inferior zum rechten Herzen und dann in den Kreislauf.)

**Sinusoide.** Das Besondere an den Leberkapillaren (Sinusoiden) ist, dass sie aus einschichtigem, gefenstertem Epithel aufgebaut sind. Blutplasma, Makromoleküle, Proteine und Elektrolyte können also aus dem Kapillarnetz austreten und über den Disséschen Raum (Raum zwischen Endothelzellen der Sinusoide und Hepatozyten) direkt mit den Hepatozyten in Kontakt kommen. Einem ungehinderten Austausch von Nährstoffen mit den Hepatozyten steht also nichts mehr im Wege.

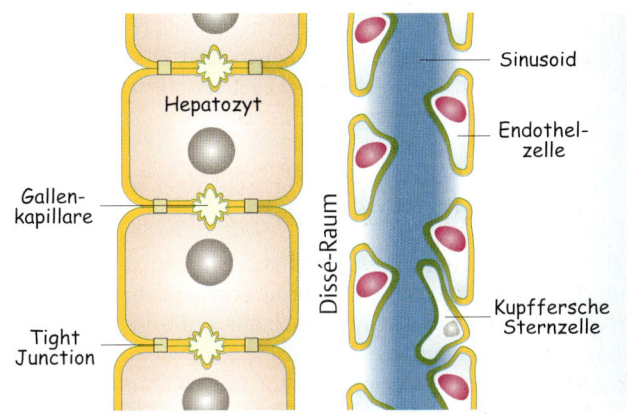

## Was passiert wo in der Leber?

Den drei Zonen der Leberläppchen können nun verschiedene biochemische Leistungen zugeordnet werden.

In der **Zone 1**, die periportal gelegen ist, ist der Nährstoff- und $O_2$-Gehalt am höchsten. So liegt es nahe, dass hier vor allem oxidative und energieverbrauchende Reaktionen ablaufen.
Hier findet also vor allem der Abbau von **Aminosäuren** ( ↗ S. 179) und von Fettsäuren (**β-Oxidation**, ↗ S. 128) statt. Außerdem erfolgt in dieser Zone die **Glukoneogenese** ( ↗ S. 110), die nur unter viel ATP-Verbrauch stattfinden kann (wofür man auch Sauerstoff benötigt …). Aus diesem Grunde ist die Glukoneogenese auch an die β-Oxidation gekoppelt, die genügend ATP und zudem NADH/H⁺ liefert, das ebenfalls essenziell ist für die Glukoneogenese.
Auch die Harnstoffbildung (**Harnstoffzyklus**, ↗ S. 183) erfordert viel Energie und findet daher in diesen sauerstoffreichen Bereichen der Leber statt.
Aus dem gleichen Grunde, vor allem jedoch wegen der energieaufwendigen Cholesterin-Biosynthese erfolgt hier auch die Bildung und Exkretion der **Gallensäuren**.
Diese Prozesse finden außerdem auch in der Übergangszone (**Zone 2**) statt.

In der **3. Zone**, die nahe der V. centralis lokalisiert ist (daher auch perivenöse Zone), sind weniger $O_2$-verbrauchende Vorgänge untergebracht. Hierzu gehört vor allem die **Glykolyse** ( ↗ S. 83), die besonders in der Resorptionsphase (s. u.) eine wichtige Rolle für die Leber (bzw. den Gesamtorganismus) spielt.

**Pentosephosphatweg** ( ↗ S. 99) und **Lipogenese** ( ↗ S. 142) laufen ebenfalls hier ab – und zwar zusammen, da für die Neubildung von Fett das $NADPH/H^+$ aus dem Pentosephosphatweg benötigt wird. (Hierfür wird auch häufig das Acetyl-CoA aus der Glykolyse verwendet …)

Auch die Entgiftungsvorgänge im Rahmen der **Biotransformation** erfolgen hier in der 3. Zone.

> Die Folge der „metabolischen Heterogenität" der Leber ist, dass die periportalen Anteile besonders anfällig für toxische Substanzen – vor allem aus dem Darm – sind (Bsp. Alkohol). Die perivenösen Bereiche hingegen trifft es vor allem bei verminderter Durchblutung oder Sauerstoffmangel, so z. B. bei einem Schockereignis.

## Die Zellen der Leber

Die Leber besitzt viele verschiedene Zelltypen:
Für die Leberfunktion sind **Leberparenchymzellen** (machen etwa 70 % aus) und **Gallenepithelzellen** (die fast 30 % ausmachen) von Bedeutung.

Es gibt in der Leber aber auch Zellen, die dem Immunsystem angehören: die Gewebsmakrophagen der Leber (**Kupffer-Zellen**). Dies sind in die Leber eingewanderte ortsständige Makrophagen, die für die unspezifische Abwehr verantwortlich sind.

Daneben gibt es noch fettspeichernde **Ito-Zellen**, die z. B. auch für die Speicherung des Vitamin A verantwortlich sind ( ↗ S. 157).

Außerdem gibt es selbstverständlich, wie in jedem anderen Organ auch, Nervenzellen, Zellen des Blutgefäßsystems (Endothelzellen) usw., auf die hier aber nicht näher eingegangen werden soll.

Nach diesem doch etwas länger geratenen Ausflug in die Histologie, soll nun näher auf die Aufgaben der Leber eingegangen werden.

## 5.2 Die Leber und der Energiestoffwechsel

Da die Leber die erste Station der Nahrungsstoffe aus dem Darm ist, fällt ihr die wichtige Aufgabe der Verwalterin zu. Sie gleicht also Schwankungen des Nährstoffangebots aus und sorgt so für die Konstanthaltung des inneren Milieus. Wichtig ist hier vor allem der Blutzuckerspiegel, dessen Entgleisung besonders folgenschwer wäre.

Da eine Fülle von Substraten in der Leber angeschwemmt wird, ist es sinnvoll, dass sie in der Lage ist, fast alle Stoffwechselvorgänge zu meistern. Somit hat sie auch Einfluss auf den Stoffwechsel jeder Nährstoff-Gruppe.

In ihrer Arbeit lässt sich ein gewisser Arbeitsrhythmus erkennen: eine **Resorptionsphase** (Aufnahme einer Mahlzeit mit folgendem Nährstoffüberschuss) kann von einer **Postresorptionsphase** (Nahrungspause) unterschieden werden. In der Postresorptionsphase brauchen alle Organe, aber vor allem die obligaten Glukoseverwerter ZNS, Nierenmark und Erythrozyten Glukose. Die „selbstlose" Leber stellt ihnen diese bereitwillig zur Verfügung.

Da die Leber in erster Linie im Auftrag des Gesamtorganismus steht, ist es interessant, die Stoffwechselprozesse, die ihrem eigenen „Überleben" dienen mit den Prozessen, die im Dienste des ganzen Körpers verrichtet werden, zu vergleichen.

## Die Resorptionsphase

Diese Phase dauert 2 – 4 Stunden (je nachdem wieviel man gegessen hat). Ganz allgemein steigt durch die Resorption der zerkleinerten Nahrung der Gehalt an Glukose, Aminosäuren und Lipiden im Plasma an. Reaktiv wird also das anabol wirkende Hormon Insulin aus dem Pankreas ausgeschüttet. Die Aufnahme und Verarbeitung von Glukose und anderen Nährstoffen und die Synthese von Bau-, Speicherstoffen und anderem wird eingeleitet.

### Die Leber

In der Leber wird Glukose schnell zu Glykogen umgebaut oder für die Herstellung von Fetten verwendet. Um die entstehenden Fette auch nach außen transportieren zu können, wird auch verstärkt das „Fett-Taxi" VLDL ( ↗ S. 509) synthetisiert.

> In der Leber erfolgt jedoch normalerweise keine Speicherung von Fett.

### Das Fettgewebe

Das Fettgewebe ist der größte Substratspeicher unseres Körpers. Es besteht zu 95 % aus Speicherfett (TAG = Triacylglycerin, ↗ S. 141), was bei einem normalgewichtigen Menschen etwa 8 – 10 kg ausmacht. Diese Menge würde unseren Energiebedarf für rund 37 Tage decken.

In der Resorptionsphase dominiert die Lipogenese (also Fettbildung), die unter der hormonellen Kontrolle von Insulin steht. Die von der Leber kommenden Fettsäuren werden aufgenommen und gespeichert.

Seine Energie bezieht das Fettgewebe während dieser Phase überwiegend aus der Glykolyse. (Glukose wird aus dem Blut aufgenommen).

### Die Muskulatur

Die Muskulatur ( ↗ S. 546) folgt nicht der starren Trennung zwischen Resorptions- und Postresorptionsphase. Bei ihr gibt es vielmehr die beiden Zustände „Arbeit" und „Nicht-Arbeit". Dennoch überwiegt auch hier bei hohem Nährstoffangebot die Auffüllung der Speicher (Glykogen und Kreatin) und dann die Verstoffwechselung derselben. Aufgenommene Aminosäuren werden zu dieser Zeit zu Proteinen aufgebaut.

**Glykogen.** Da die wichtigste Energiequelle des Muskels das Glykogen darstellt, wird in der Resorptionsphase hauptsächlich an der Erweiterung dieses Speichers gearbeitet. Der Glykogenaufbau (insulinabhängig) ist also gesteigert. Dabei gibt es Unterschiede zwischen Muskel und Leber: Im Muskel dient Glykogen nur als Energiereserve, der Spiegel ist also weitgehend konstant. Der Glykogengehalt der Leber hilft bei der Blutzuckerregulierung, unterliegt also sehr hohen Schwankungen.

### Andere Organe

Auf einige weitere Organe soll nur am Rande eingegangen werden.

Der **Herzmuskel** ist auf Grund seiner ständigen (großen) Beanspruchung auf eine effiziente Nährstoffverbrennung, also die oxidative Phosphorylierung angewiesen. Ständige Sauerstoff- und Nährstoffversorgung sind also essenziell. Hier erfolgt in hohem Maße die Verbrennung von Fettsäuren (β-Oxidation) und von Glukose (Glykolyse). Außerdem ist der Herzmuskel auf Grund seiner günstigen oxidativen Lage ein guter Verwerter von Laktat ( ↗ S. 97) und auch von Ketonkörpern ( ↗ S. 145).

Auch **glatte Muskeln** beziehen ihre Energie aus dem Abbau von Glukose und Fettsäuren im Rahmen von Glykolyse und β-Oxidation.

**Hirn, Nervengewebe.** Das Nervensystem deckt als obligater Glukoseverwerter (zumindest bei normaler Stoffwechsellage), seine Energie ausschließlich durch Glukose. Diese wird vollständig zu $CO_2$ und $H_2O$ oxidiert.
Nach einer gewissen Anpassungszeit ist unser Nervengewebe auch in der Lage, Ketonkörper zu verwenden.

## Die Postresorptionsphase

Bei sinkendem Blutplasmaspiegel von Glukose, wird vermehrt Glukagon aus dem Pankreas ausgeschüttet. Es führt letztlich zu einer vermehrten Bereitstellung von Nahrungsstoffen.

### Die Leber

Sie stellt nun für den ganzen Organismus, aber vor allem die obligaten Glukoseverwerter (Gehirn, Nierenmark und Erythrozyten), Glukose zur Verfügung. Dazu werden Speicherstoffe (zuerst Glykogen, dann Fette und erst später Proteine) abgebaut und die energieliefernden Substrate abgegeben. Nachdem die Glykogenreserven aufgebraucht sind, findet eine Glukoseneubildung aus anderen Substraten (Amino-

säuren, Glycerin und Laktat) statt, die **Glukoneogenese** ( ↗ S. 110).
Fettsäuren, die aus dem Fettgewebe mobilisiert werden, können in der Leber zu **Ketonkörpern** umgebaut werden und so als wichtige Energielieferanten an den Körper abgegeben werden ( ↗ S. 145). Der Vorteil dieser Umwandlung von Fettsäuren in Ketonkörper besteht darin, dass sie leichter oxidierbar und besser wasserlöslich sind. Letztlich werden sie also besser handhabbar.

> Nur in der Leber erfolgt die Herstellung der Ketonkörper, daher verbrennt sie selbst auch keine Ketonkörper.

### Das Fettgewebe

Das Hormon Glukagon ( ↗ S. 358) sorgt für die Aktivierung der hormonsensitiven Lipase. Hinter diesem Namen verbirgt sich ein Enzym, das die Lipolyse, also den Fettabbau, einleitet, indem TAG wieder in Glycerin und Fettsäuren gespalten wird.
Das Glycerin wird an den Kreislauf abgegeben und in der Glukoneogenese (v. a. in der Leber) weiterverwertet.
Die Fettsäuren gelangen, gebunden an Albumin, zu Muskel, Herz und Nierenrinde, wo sie durch β-Oxidation abgebaut werden und den Organen die nötige Energie liefern. Ein Teil der Fettsäuren wird auch von der Leber aufgenommen und dort zu Ketonkörpern aufgebaut (Ketogenese, ↗ S. 145).

### Die Muskulatur

Hier werden in der Postresorptionsphase zunächst die Kreatinphosphat-Reserven aufgebraucht ( ↗ S. 549), danach wird das Glykogen verbrannt. Die Glykogenolyse steht unter der hormonellen Kontrolle von Adrenalin. Auch ein erhöhter Calciumspiegel, wie er sich bei Muskelkontraktion ergibt, fördert den Glykogenabbau. Je nachdem wie das Sauerstoffangebot ist, kann relativ wenig Energie durch den Abbau in der anaeroben Glykolyse (zu Laktat) oder sehr viel durch die oxidative Phosphorylierung gewonnen werden.
Außerdem decken die Skelettmuskeln ihren Energiebedarf durch im Blut angeschwemmte Stoffe, wie Glukose, Fettsäuren und auch Ketonkörper.
Durch seine Glykogenreserven kann der Muskel sein Überleben auch bei längerem Nahrungsmangel zunächst noch selbst sicherstellen.
Nach längerem Hungern stellt er durch vermehrte Proteolyse (also Proteinabbau) Aminosäuren zur Verfügung, die in der Leber zur Glukoneogenese genutzt werden können. Die gebildete Glukose kann dann auch der Muskulatur wieder zur Verfügung stehen.

### Andere Organe

Kurz seien einige andere Organe erwähnt, die ebenfalls eine nicht unerhebliche Rolle für den Gesamtorganismus spielen.

**Das Herz** hat mit sich selbst genug zu tun und lässt sich vom restlichen Organismus mit ausreichend Nährstoffen versorgen.

**Gehirn.** Solange Glukose bereitgestellt werden kann, ernährt sich unser ZNS von genau dieser. Während pathologischer Stoffwechselsituationen (unausgeglichener Diabetes mellitus), oder bei extremem Glukosemangel kann der Energiebedarf teilweise auch durch Ketonkörper gedeckt werden.

Fettsäuren können allerdings auch mit dem größten Willen und in der größten Not nicht verbrannt werden, da sie, gebunden an Albumin, die Blut-Hirn-Schranke nicht passieren können.

**Warum die Erythrozyten** unbedingt auf Glukosezufuhr angewiesen sind, ist auch recht einleuchtend. Sie besitzen keine Mitochondrien, können also weder auf Citratzyklus noch auf β-Oxidation zurückgreifen und sind somit auf eine ATP-Gewinnung durch die Glykolyse, also die dortige Substratkettenphosphorylierung ( ↗ S. 87) angewiesen.

**Niere.** Da im Nierenmark im Gegensatz zur Nierenrinde nur anaerobe Glykolyse stattfindet, gehört auch das Nierenmark zu den obligaten Glukoseverwertern und ist auf eine stetige Versorgung mit diesem Substrat angewiesen. Die Nebenniere ist anspruchsloser und zu einer vollständigen Glukoseoxidation fähig.

## Die Enzymausstattung

Die Umstellung der Leber von der Resorptionsphase auf die Postresorptionsphase erfolgt „auf Befehl" verschiedener Hormone.

> Insulin dominiert in der Resorptionsphase, Glukagon hingegen in der Postresorptionsphase.

Ihre Wirkung entfalten Hormone zumeist auf enzymatischer Ebene, es werden also jeweils ganz spezielle Enzyme von einem bestimmten Hormon in ihrer Aktivität verändert ( ↗ S. 351).

Die Regulation der Hormone erfolgt außer über eine Veränderung der *Menge* der Hormone auf genetischer Ebene, über ein *An- oder Ausschaltung* der Hormone.

**Insulin** führt zu einer Senkung des Hungersignals cAMP, was zu einer **Dephosphorylierung** sämtlicher empfänglicher Schlüsselenzyme des Energiestoffwechsels führt. Enzyme, die Stoffwechselwege katalysieren, die in der Resorptionsphase benötigt werden (z. B. die der Glykolyse), liegen nun in aktivierter Form vor. Enzyme hingegen, die in der Postresorptionsphase benötigt werden (z. B. die der Glukoneogenese) liegen nun inaktiviert vor ( ↗ S. 117).

**Glukagon** hingegen bewirkt genau das Gegenteil, indem es zu einer Steigerung des cAMP-Spiegels in der Leber führt.

Das führt dazu, dass die empfänglichen Enzyme nun in **phosphorylierter Form** vorliegen ( ↗ S. 359).

Wichtig ist, dass diese Regelungen immer nur für die Leber gelten. In anderen Organen (z. B. im Muskel) *können* zwar ähnliche Effekte hervorgerufen werden – beispielsweise eine Aktivierung der Glykolyse durch das Insulin –, das trifft aber nicht für alle Veränderungen zu.

Entscheidend sind hier verschiedene Isoformen der entsprechenden Enzyme. Die Pyruvatkinase der Leber ist z. B. interkonvertierbar, die der Muskulatur hingegen nicht.

## Was die Leber für sich selbst tut

Selbst wenn die Leber ihr Leben lang eine wichtige Stellung im Gesamtstoffwechsel einnimmt, so darf man nicht außer Acht lassen, dass sie auch ihr eigenes Überleben sichern muss.

### Resorptionsphase

Da das Substratangebot nach Nahrungsaufnahme in der Regel ausreichend ist, bedient sich die Leber in dieser Phase vor allem der zur Verfügung stehenden Glukose zur Energiegewinnung.

Da wir mit der Nahrung meist auch eine Menge an Aminosäuren zu uns nehmen, spielt auch die Oxidation von Aminosäuren eine wichtige Rolle für die Energieversorgung der Leber.

### Postresorptionsphase

In dieser Zeit verwertet die Leber vor allem Fettsäuren aus dem Fettabbau, da die Glukose anderen Organen zur Verfügung stehen soll, und die Glykolyse daher nicht aktiv ist.

Um zusätzlich Glukose zu produzieren, wird bald die Glukoneogenese benötigt, bei der die Glykolyse weitgehend rückwärts abläuft. Hier werden dann Reduktionsäquivalente in Form von NADH/H$^+$ benötigt, für deren Bereitstellung ebenfalls die β-Oxidation verantwortlich ist.

## Was die Leber für den ganzen Menschen tut

Nun wollen wir genauer betrachten, was in der Leber vor sich geht und was es mit der ganzen Nahrungsumverteilung auf sich hat. Wir werden jedesmal wieder zwischen Resorptions- und Postresorptionsphase unterscheiden.

### Kohlenhydratstoffwechsel

Die Leber sorgt dafür, dass der Organismus, trotz einer diskontinuierlich erfolgenden Zufuhr von Nahrungsglukose, kontinuierlich mit Glukose versorgt wird. So wird ein physiologischer Blutglukosespiegel von 80 – 120 mg/dl gehalten.

## Resorptionsphase

Schaut man sich eine durchschnittliche Mahlzeit an, werden etwa 30–60 g Glukose resorbiert. Gehirn und Erythrozyten benötigen ca. 7,5 g/h. Es bleibt also eine Menge übrig. Diese wird von der Leber aufgenommen und weiterverarbeitet:

Die Monosaccharide (Glukose, Fruktose und Galaktose) werden über die Pfortader angeschwemmt und insulinunabhängig in die Leber aufgenommen (↗ S. 81).

Je nach Energiebedarf werden sie als Glykogen (↗ S. 103) gespeichert oder im Rahmen der Glykolyse verbrannt. Außerdem werden sie zur Biosynthese anderer wichtiger Bausteine herangezogen, z. B. zur Biosynthese von Glykoproteinen.

Des Weiteren kann die aufgenommene Glukose auch im Pentosephosphatzyklus (↗ S. 99) verstoffwechselt werden. Dieser Stoffwechselweg liefert Ribose-5-Phosphat für die Herstellung von Nukleotiden (↗ S. 242) und NADPH/H⁺ für die Fettsäure-Biosynthese (↗ S. 134).

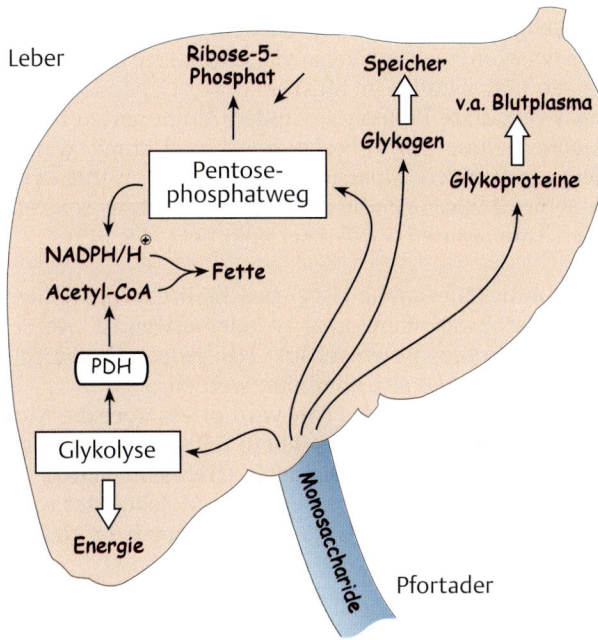

**Fruktose.** Die Leber ist das wichtigste Organ, das Fruktose verstoffwechselt (↗ S. 118). Mit Hilfe der Fruktokinase entsteht Fruktose-1-Phosphat, das mit der Leberaldolase zu Glyceral und Glyceron abgebaut wird. Bei der weiteren Verstoffwechselung entsteht Laktat.

## Postresorptionsphase

Auch in der Zeit, in der keine Nahrung aufgenommen wird, bleibt der Glukosebedarf erhalten, Gehirn (6 g/h) und Erythrozyten (1,5 g/h) wollen versorgt werden. Hier hilft die Leber mit der Entleerung ihrer Speicher.

Anfangs schafft sie Glukose aus den Glykogenreserven heran (4,5 g/h) und später fungiert die Glukoneogenese, also Glukoseneubildung aus Laktat, Aminosäuren und Glycerin als Glukosequelle (etwa 3 g/h).

**Die Glukose-6-Phosphatase.** Die Leber könnte ihre Verteilerfunktion gar nicht ausüben, wenn sie nicht mit der Glukose-6-Phosphatase ausgestattet wäre. Normalerweise sind Zellen bestrebt, die aufgenommene Glukose auch selbst zu behalten. Wie wir wissen, gehen (fast) alle Glukoseab- und -umbaureaktionen über Glukose-Phosphat. Mit Hilfe verschiedener Kinasen wird ein Phosphat an die Glukose gehängt. Dies hat unter anderem den Vorteil, dass die Glukose nicht mehr durch die Membran hindurch kann, also auch nicht wieder verloren geht.

Im Falle der Leber wäre dies aber ziemlich ungünstig, da sie ja Glukose als Energielieferanten für die anderen Organe rausschleusen will. Dank der Glukose-6-Phosphatase, die das Phosphat „abschneidet", ist das auch möglich.

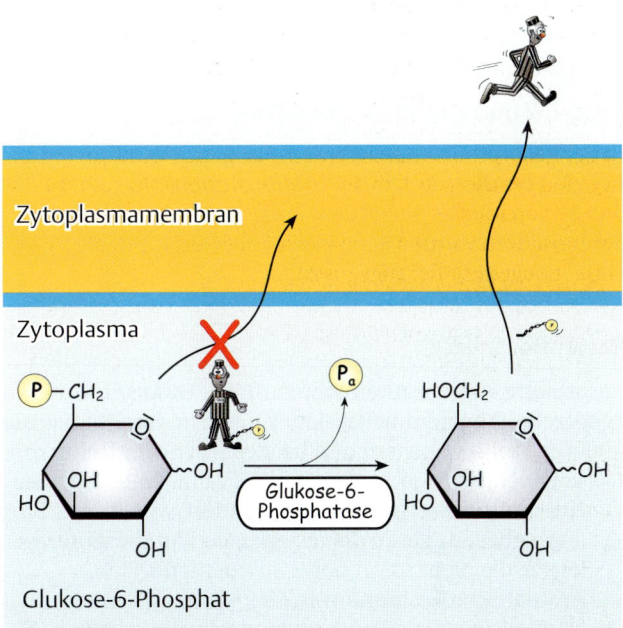

## Fettstoffwechsel

In der Resorptionsphase steht für die Lipide die Speicherung im Vordergrund. In der Postresorptionsphase werden die Lipide in der Leber benötigt, um Glukoneogenese betreiben zu können.

## Resorptionsphase

Wie bereits erwähnt, umgehen verdaute Fette zunächst die Leber, da sie in Form von Chylomikronen über den Ductus thoracicus direkt ins Blut und zu den Verbrauchern gelangen.

Erst die nicht benötigten Fette gelangen zur Leber, werden dort umgebaut und anschließend wieder in die Peripherie transportiert – in der Hoffnung, dass sie diesmal benötigt und aufgenommen werden.

**Biosynthese.** Fettsäuren können zu TAGs aufgebaut und so gespeichert werden. Oder aber sie gelangen mit Hilfe von VLDLs zum Fettgewebe, wo die Speicherkapazität erheblich größer ist. In der Leber findet ein Aufbau zu anderen Fetten statt (z. B. Phosphoglyceride zu Membranbausteinen).

Falls ein hoher Glukose- und Aminosäurespiegel besteht, kann die Leber aus ihnen Fettsäuren synthetisieren.

**Cholesterin.** Etwa 90 % der Cholesterin-Biosynthese finden in der Leber statt. Das sind ungefähr 1 g/d.

### Postresorptionsphase

In der Hungerphase werden Fettsäuren von anderen Organen angeliefert, verbrannt (β-Oxidation) und zum Teil als Ketonkörper für die extrahepatische Substratdeckung bereitgestellt.

### Protein- und Aminosäurestoffwechsel

In der Resorptionsphase werden eine ganze Reihe an Proteinen neu synthetisiert, in der Postresorptionsphase steht der Abbau von Muskelprotein im Vordergrund. Die anfallenden Aminosäuren werden dann in der Leber als Substrate für die Glukoneogenese herangezogen.

### Resorptionsphase

Resorbierte Aminosäuren werden über Endozytose in die Leberzelle aufgenommen. Leider kann man sie nicht wie die anderen Stoffe speichern und bei Bedarf wieder freisetzen.

- **Verzweigtkettige Aminosäuren** (Valin, Leucin, Isoleucin) werden weitgehend unverändert wieder ans Blut abgegeben, da sie zu den essenziellen Aminosäuren gehören, die nicht sofort abgebaut werden sollen.
- **Aromatische Aminosäuren** (Phenylalanin, Tyrosin) sind ebenfalls essenziell oder zumindest halbessenziell (Tyrosin). Auch sie werden nicht abgebaut, sondern dienen als Vorstufen für Neurotransmitter.
- **Sämtliche Aminosäuren** dienen natürlich auch der Biosynthese von Proteinen (Albumine, Gerinnungsproteine, Glykoproteine …).
- **Überschüssige Aminosäuren** werden dann aber in der Leber abgebaut oder über die Nieren schließlich ausgeschieden.

**Was wird nun synthetisiert.** Es ist interessant, sich ein bisschen genauer anzusehen, was aus den aufgenommenen Aminosäuren so aufgebaut wird, da einerseits die Bedeutung einer ausgewogenen Mahlzeit, aber vor allem auch die Folge von Lebererkrankungen verstanden werden kann.

- Einerseits werden die Proteine der **Blutgerinnung** (Faktoren V, VII, IX, X, XI, XII) gebildet, weshalb Leberkranke leichter bluten.
- Eines der wichtigsten Proteine ist **Albumin**, ein Transportprotein, das außerdem osmotisch sehr aktiv ist. Folglich können bei Albuminmangel viele Stoffe nicht transportiert werden und die Patienten fallen durch Ödeme und Aszites auf, weil zu wenig Albumin im Blut ist, das das Wasser in den Gefäßen hält.

- Auch die **fetttransportierenden Proteine** (VLDL, LDL) sind bei Lebererkrankungen nur unzureichend vorhanden ( ↗ S. 508).
- Außerdem werden aus Aminosäuren die **Enzyme** hergestellt, deren Ausfall oder Fehlen natürlich auch nicht ohne Folgen bleibt.
- Durch Decarboxylierung können **biogene Amine** ( ↗ S. 187) gewonnen werden.

Es finden also zahlreiche Desaminierungen, Transaminierungen usw. statt. Außerdem wird auf eine Aufrechterhaltung eines konstanten Aminosäurespiegels im Blut geachtet.

### Postresorptionsphase

Selbst wenn Aminosäuren nicht gespeichert werden können, so dienen sie im Notfall doch auch als Energiereserve. Wenn die Glukosereserven des Körpers (vor allem im Leberglykogen) erschöpft sind, werden Proteine dort abgebaut, wo es am meisten davon gibt und wo sie am entbehrlichsten sind, nämlich im Muskel.

Durch verstärkte Proteolyse werden Aminosäuren für die Glukoneogenese zur Leber geliefert und somit weitere Energie gewonnen. Glukogene Aminosäuren werden wieder in die Glukoneogenese eingeschleust und aus den ketogenen Aminosäuren werden Ketonkörper ( ↗ S. 145).

**Beim Aminosäurenabbau** ist zu beachten, dass das Kohlenstoffgerüst zwar wunderbar wiederverwendet werden kann (z. B. in Glukose eingebaut), $NH_3$ jedoch für die Zelle toxisch ist. Es muss also eliminiert werden.

Ein ganz geringer Teil des $NH_3$ wird direkt über die Niere ausgeschieden; der weitaus größere Teil wird jedoch in der Leber zu **Harnstoff** umgewandelt (Harnstoffzyklus), ein kleines neutrales und wasserlösliches Molekül, das leicht über die Nieren ausgeschieden werden kann ( ↗ S. 183).

## 5.3    Nur einen winzigen Schlock – der Alkoholstoffwechsel

Da die Leber auch bei der Verstoffwechselung des Alkohols eine große Rolle spielt, und Alkoholbedingte Leberschäden sehr häufig sind, soll hier kurz auf die biochemischen Grundlagen eingegangen werden.

### Was ist Alkohol?

Chemisch gesehen sind unter dem Begriff „Alkohol" Kohlenwasserstoffe zusammengefasst, bei denen mindestens ein Wasserstoffatom durch eine Hydroxyl-Gruppe ersetzt ist. Im Volksmund ist darunter jedoch nur das Ethanol zu verstehen.

H   H
|   |
H – C – C – OH
|   |
H   H          Ethanol

Wie man sieht, hat Ethanol einerseits eine Hydroxyl-Gruppe (hydrophil), andererseits eine Ethyl-Gruppe (lipophil). Durch diesen amphiphilen Charakter, kann es sich einerseits gut im Blut lösen (und da auch nachgewiesen werden), andererseits aber auch fettige Strukturen (z. B. Membranen) ungehindert passieren. Diese Tatsache wird bei den Folgen des Alkoholkonsums noch interessant (s. u.).

### Die Alkoholaufnahme

Ethanol wird in der Regel in Form eines alkoholischen Getränkes aufgenommen und unterschiedlich schnell resorbiert. Warme alkoholische Getränke (Glühwein) oder Kohlensäure-haltige (Sekt) werden schneller resorbiert und erreichen damit auch eine stärkere Wirkung.

Ein leerer Magen führt zu einer Erhöhung der Resorptionsgeschwindigkeit, eine – vor allem fettreiche – Mahlzeit verzögert die Aufnahme (s. u.).

Der maximale Blutspiegel lässt sich grob nach etwa 60 – 90 Minuten messen.

Ethanol wird im Organismus schnell verteilt, wobei es sich hauptsächlich in Gehirn und Muskulatur anreichert, wohingegen Fettgewebe und Knochen nur wenig Alkohol zu sehen bekommen.

### Der Alkoholmetabolismus

Per os aufgenommen (in zu hohen Dosen auch auf diesem Wege wieder ausgeschieden), landet die höchste Dosis an Alkohol in der Leber, in der auch am meisten davon abgebaut werden kann.

#### Die Alkohol-Oxidation

Der aufgenommene Alkohol hat in der Leber zwei Möglichkeiten.

- Hauptsächlich wird er mit Hilfe des $NAD^+$-abhängigen Enzyms **Alkohol-Dehydrogenase** (**ADH**) abgebaut. Dabei entsteht das Ethanal, das dann weiter zur Ethansäure (als Acetat) abgebaut werden kann (durch eine weitere Dehydrogenase).
- Bei Bedarf kann jedoch das sogenannte **MEOS** (= **m**ikrosomales **e**thanol**o**xidierendes **S**ystem), das Cytochrom-$P_{450}$-abhängig arbeitet, aktiviert werden, wodurch der Alkoholabbau um etwa 10 % gesteigert werden kann. Hier wird Alkohol direkt mit Sauerstoff oxidiert und erhält seine Elektronen von $NADPH/H^+$.

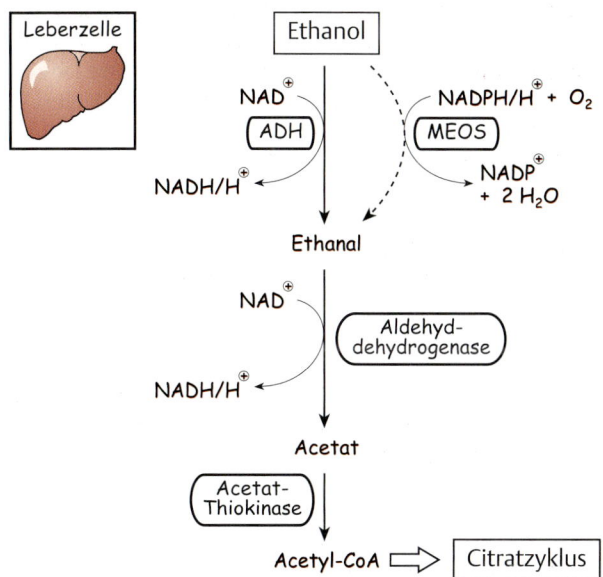

Das MEOS kann ausgebaut werden, wenn man regelmäßig Alkohol trinkt. Histologisch wird dies an einer Zunahme des ER sichtbar, an dem die beteiligten Enzymsysteme lokalisiert sind.

Der Alkoholabbau folgt einer Kinetik 0. Ordnung, was bedeutet, dass unabhängig von der zugeführten Alkoholmenge Ethanol konstant abgebaut wird (etwa 0,15 ‰/h). Diese Tatsache ist die Grundlage unserer Alkoholtests, da auf diese Weise auch auf den ursprünglichen Alkoholspiegel rückgerechnet werden kann.

**Entstehung von Acetyl-CoA.** Acetat wird nun weiter durch eine Thiokinase zu Acetyl-CoA aktiviert. Acetyl-CoA ist ein wichtiges Substrat im Stoffwechsel, wodurch der abgebaute Alkohol Anschluss an den Intermediärstoffwechsel gewinnt. Andererseits hemmt die hohe $NADH/H^+$-Konzentration und der steigende Acetyl-CoA-Spiegel den Eintritt in den Citratzyklus, wenn zu viel Alkohol konsumiert wird.

Dann wird es als Ausgangsstoff im Rahmen der Fett- und Cholesterin-Biosynthese weiterverarbeitet.

### Die Alkohol-Dehydrogenase (ADH)

Wissenschaftler haben die Aktivität der ADHs verschiedener Bevölkerungsgruppen miteinander verglichen und festgestellt, dass hier zum Teil beträchtliche regionale Unterschiede bestehen. Japaner, Vietnamesen und Chinesen haben zum Beispiel eine Allel-Kombination, die sie wesentlich weniger Alkohol als Europäer vertragen lässt.

Aber auch in unseren Breiten gibt es Unterschiede bei den Isoenzymen ( ↗ S. 70) der ADH. Die Enzyme der Frauen arbeiten oft weniger effektiv als die der Männer, weshalb bei ihnen der Alskohol auch meist stärkere Auswirkungen hat.

**Eine Alkoholdehydrogenase** befindet sich noch zusätzlich im Magenepithel. Dadurch werden geringe Mengen Alkohol schon im Magen abgebaut, ohne jemals ins Blut gelangt zu sein. Alkohol beim Essen genossen, kann daher durchaus ohne Effekt auf unser Gemüt bleiben.

Wird der Aufenthalt des Alkohols im Magen durch viel Essen oder Verzögerung der Darmmotorik verlängert, so schwindet der Alkoholgehalt, da dieser bereits im Magen abgebaut wird.

Den gegenteiligen Effekt erhält man bei Trinken mit leerem Magen. Der Alkohol wird hier nicht durch den Magenpförtner daran gehindert, über das Duodenum direkt ins Blut zu gelangen und kann seine gesamte Potenz nutzen, um die alkoholtypischen Wirkungen hervorzurufen.

## Wirkungen des Alkohols

Hier sollte man kurzfristige und langfristige Folgen des Alkohols unterscheiden.

- Die **kurzfristigen Wirkungen** betreffen vor allem unser ZNS und verursachen dort eine transiente Dysfunktion – besser unter dem Begriff des **Rausches** bekannt.
- Die **langfristigen Folgen** entstehen bei langjährigem Alkoholabusus und beinhalten die zerstörenden Alkoholauswirkungen auf die **Leber** und **andere Organe**.

### Kurzfristige Wirkungen

Trotz exzessiver Forschungen ist über den biochemischen Mechanismus der akuten Alkoholwirkung nicht wirklich viel bekannt.

**Zellgift Ethanal?** Den Haupteffekt der kurzfristigen Wirkung scheint nicht das Ethanol selbst zu erzeugen, sondern das Ethanal aus der Alkohol-Dehydrogenase-Reaktion, das direkt zytotoxisch ist.

Zwischen Ethanal (= Acetaldehyd) und diversen Proteinen kommt es in unseren Zellen zu Wechselwirkungen, wodurch deren Funktion gestört wird.

**ZNS-Schäden.** Das auffallendste Phänomen nach Alkoholkonsum sind geistige Verwirrung, Enthemmung und Losgelöstheit.

Ethanol ist so lipophil, dass es die Blut-Hirn-Schranke passieren kann. Es löst sich in den Membranen der Nervenzellen und scheint dadurch die strenge Molekülordnung ein wenig durcheinander zu bringen.

Zu allem Überfluss ist auch noch das Hemmzentrum des ZNS eines der am schnellsten befallenen Bereiche, womit sich die oft beobachteten Zustände nachlassender geistiger Zurechnungsfähigkeit und Verdrängung des sittlichen Benehmens erklären lassen.

**Die gesteigerte Diurese** erklärt sich durch die ethanolbedingte Hemmung des Hormones Adiuretin in der Hypophyse ( ↗ S. 388). Hierdurch wird recht effektiv die Rückresorption von Wasser in den Sammelrohren der Nieren verhindert.

Außerdem ergibt sich durch das Trinken einiger biergefüllter Maßkrüge natürlich auch eine nicht unerhebliche Volumenbelastung unseres Organismus, weshalb Saufeskapaden lästiger Weise durch regelmäßige Klogänge unterbrochen werden müssen.

**Noch ein Nachteil der Damen . . .** Alkohol löst sich im Muskelgewebe besser als im Fettgewebe. Da der Prototyp Mann bekanntlich mehr Muskeln und die Prototypin Frau mehr Fett hat, schwirrt beim Mann weniger Alkohol im Blut umher, kann also weniger Unheil (v. a. akut im Hirn) anrichten.

### Langfristige Folgen

Beschränkt sich nun der übermäßige Alkoholgenuss nicht auf wenige Tage, sondern wird chronisch, ergeben sich natürlich auch bleibende Veränderungen im Körper.

#### Sucht und Abhängigkeit

Durch jahrelangen Alkoholkonsum kann sich eine zunächst psychische, dann auch physische Abhängigkeit ergeben. Da man sich an Alkohol gewöhnen kann, werden für den entsprechenden (gewünschten) Zustand immer größere Mengen benötigt.

#### Unterernährung

Alkohol kann bei Alkoholabhängigen zu einem bedeutenden Nahrungsmittel werden (und bis zu 40 % der benötigten Kalorien bereitstellen). Hierdurch ergibt sich eine zu geringe Aufnahme anderer essenzieller Nahrungsbestandteile, so verschiedener Aminosäuren und Vitamine. Besonders häufig sind Folsäure- und Vitamin-$B_6$-Mängel.

#### Auswirkungen auf die Leber

Den medizinisch wichtigsten Effekt hat der Alkohol auf die Leber, die ja auch besonders hohen Dosen ausgesetzt ist. Über den genauen Hergang der Schädigung herrscht nach wie vor Uneinigkeit.

Durch langjährigen Alkoholkonsum kann sich eine **Leberverfettung** ergeben, die schließlich über die **Fibrose** zu einer – häufig tödlich endenden – **Leberzirrhose** führen kann.

**Von der Leber zur Fettleber.** Wie bereits beschrieben, entsteht beim Alkoholabbau vermehrt Acetyl-CoA. In gewissem Maße kann es verstoffwechselt werden, bei langfristigem Alkoholgenuss mündet das Acetyl-CoA jedoch in eine vermehrte Biosynthese von Fettsäuren und Triacylglycerinen. Außerdem scheint der Alkohol die hepatische Ausschüttung von Lipoproteinen zu verhindern, was zusammen zu einer vermehrten Einlagerung von Fetten in der Leber führt.

Auf diese Weise kommt es im Laufe der Zeit zunächst zur Ausbildung einer Leberzellverfettung (wenn histologisch mehr als 5 % der Hepatozyten betroffen sind), dann zu einer Fettleber (wenn mehr als 50 % der Hepatozyten betroffen sind). Dieser Zustand ist aber noch ohne Verluste rückkehrbar, sobald man dem Alkohol – für einige Monate – entsagt.

**Von der Fettleber zur Leberfibrose.** Durch eine anhaltende Schädigung der Leber erfolgt eine Immunreaktion, in deren Folge die Ito-Zellen durch Zytokine aktiviert werden und sich in Fibroblasten umwandeln. Diese fangen dann an, vermehrt Bindegewebe (v. a. Kollagen, ↗ S. 452) zu produzieren, das um die (noch intakten) Leberläppchen herum eingelagert wird.

**Von der Leberfibrose zur Leberzirrhose.** Durch anhaltende Schädigung der Leberzellen erfolgen zunehmend Leberzellnekrosen, die von einer Zerstörung der regulären Läppchenstruktur begleitet wird.
Durch den zunehmenden Zelluntergang ergibt sich irgendwann eine **Insuffizienz** der **Leberfunktion**, die klinisch dann schnell manifest wird.
Außerdem ergibt sich durch die Zerstörung der Gefäßstrombahn ein leberbedingter Hochdruck (die sogenannte **portale Hypertension**), die sich in verschiedenen Umgehungskreisläufen äußert (die aus der Anatomie vielleicht noch bekannten portokavalen Anastomosen kommen hier zum Tragen …). Ein durch eine übermäßige Füllung – vor allem der ösophagealen Blutgefäße – bedingtes Reißen des Gefäßes ist eine häufige Todesursache der Patienten mit Leberzirrhose.
Die Leberzirrhose ist nicht mehr rückbildungsfähig und schreitet in vielen Fällen bis zur vollständigen Zerstörung des biochemisch so wichtigen Organes fort; hier kann dann nur noch eine Transplantation helfen.

### Auswirkungen auf die Bauchspeicheldrüse

Über viele Jahre andauernder Alkoholabusus kann zu einer Entzündung der Bauchspeicheldrüse (**Pankreatitis**) führen. Hierbei treten – vermutlich durch eine direkte Schädigung des Organes durch den Alkohol – Pankreasenzyme ( ↗ S. 467) aus und greifen das eigene Parenchym an, wodurch das Organs sich selbst verdaut (Autodigestion).
Etwa 20 % der akuten Pankreatiden lassen sich auf Alkohol zurückführen und können bei vollständiger Alkoholkarenz manchmal geheilt werden.
Meist führt der Alkoholismus aber eher zu einer **chronischen Pankreatitis**, bei der nur lokale Gewebsveränderungen vorliegen, die jedoch irreversibel sind.

### Der Alkoholtest

Dem Nachweis von Alkohol – vor allem aus rechtsmedizinischen Gesichtspunkten – liegt der konstante Abbau des Genussmittels zu Grunde.
Die Bestimmung kann durch den Atemalkoholgehalt erfolgen, da Ethanol aus dem Blut in die **Atemluft** diffundiert, oder aber durch eine **Blutabnahme**.

### Die Alkoholabbaukurve

Alkohol wird zu 90 – 95 % in der Leber durch die Alkohol-Dehydrogenase abgebaut. Ein kleiner Teil wird unverändert

über Atmung, Schweiß, Speichel und Urin ausgeschieden, dieser ist aber nicht von Relevanz.
Durch die gute Resorption steigt der Alkoholspiegel im Blut rasch an (Resorptionsphase). Da Alkohol aber nicht nur im Blut bleibt, sondern ein Teil bereits abgebaut wird und ein anderer Teil in die Gewebe diffundiert, fällt er relativ rasch ab, bis sich ein Gleichgewicht einstellt und schließlich eine kontinuierliche Konzentrationsabnahme erfolgt.

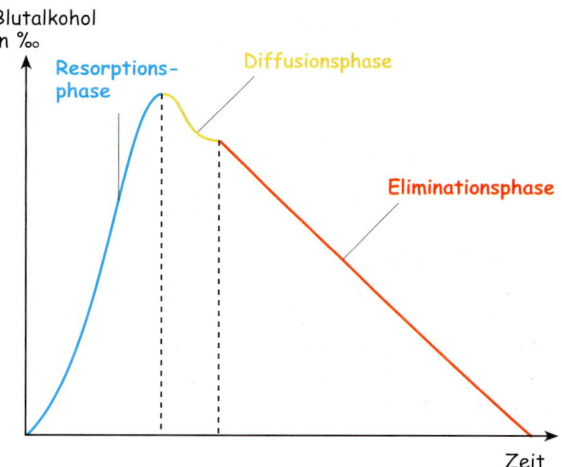

Natürlich gibt es Abweichungen von dieser Idealkurve, je nachdem, ob und wieviel gegessen wird, wie schnell man trinkt, usw. Aber als Modellvorstellung ist es durchaus tauglich.
Bei forensischen Fragen wird dabei dem Angeschuldigten immer der jeweils günstigste Abbau zu Grunde gelegt (beim Autofahren möglichst schnell, bei Fragen der Schuldunfähigkeit bei anderen Delikten möglichst langsam).

### Berechnung des Blutalkoholspiegels

Die Eliminationsgeschwindigkeit des Alkohols beträgt ungefähr 0,15 ‰ in der Stunde.
Geht man bei der Berechnung von einem Mann von 70 kg aus, der eine Maß Bier getrunken hat (für die Nicht-Bayern: das ist *ein Liter* des schmackhaften Gerstensaftes …), dann nimmt er bei 5 % Alkoholgehalt (und einer Dichte von Bier von 0,79 kg/l) etwa 40 g reinen Alkohols zu sich.
Da sich der Alkohol relativ gleichmäßig im Körper verteilt, schlecht jedoch in Fettgewebe und Knochen, erhält man als Verteilungsvolumen ungefähr 70 % des Körpervolumens. Dann gelangt man zu der folgenden Formel:

$$\text{Blutalkohol in ‰} = \frac{\text{Alkohol in g} \times \text{Menge in l}}{\text{Körpergewicht in kg} \times 0{,}7}$$

Da 70 % von 70 kg etwa 49 kg sind, ergibt sich ein Blutspiegel von etwa 0,82 Promille.

## 5.4    Die Leber als Produktionsfabrik

Als Zentrum des Stoffwechsels unseres Körpers ist die Leber auch für zahlreiche Biosynthesen verantwortlich.

Sie produziert beispielsweise fast alle derjenigen Proteine, die in unserem Blut herumschwimmen, also die **Plasmaproteine**.

Außerdem ist sie der größte Produzent des **Cholesterins**, das vor allem für die Herstellung der **Gallensäuren** erforderlich ist.

### Produktion der Plasmaproteine

Fast alle Plasmaproteine ( ↗ S. 507) werden von der Leber hergestellt. Sie befinden sich im Blut und übernehmen ganz unterschiedliche Aufgaben. Ihre Biosynthese erfolgt im rauen Endoplasmatischen Retikulum der Hepatozyten. Die Proteine werden dann in den Golgi-Apparat transportiert, als Vesikel abgeschnürt und per Exozytose freigesetzt.

In der Klinik lassen sich die Plasmaproteine durch die Elektrophorese ( ↗ S. 55) nachweisen. Die Leber produziert Albumin und außerdem $\alpha_1$-, $\alpha_2$- und $\beta$-Globuline.

> Die $\gamma$-Globuline (= Immunglobuline) werden nicht von der Leber, sondern von den Plasmazellen gebildet, die sich aus den B-Lymphozyten nach Aktivierung gebildet haben ( ↗ S. 568).

Nach funktionellen Gesichtspunkten lassen sich die Plasmaproteine besser in andere Gruppen einteilen.

**Die Transportproteine** ermöglichen den effizienten Transport vieler (z. T. wasserunlöslicher) Stoffe im Blut.
- **Albumin** ist das mengenmäßig wichtigste Plasmaprotein und neben der Transportfunktion auch wichtig für den kolloidosmotischen Druck ( ↗ S. 168).
- **Transferrin** ist für den Eisentransport verantwortlich ( ↗ S. 490).
- **Haptoglobin** kann freies Hämoglobin binden und transportieren ( ↗ S. 495).
- Das **Caeruloplasmin** zeichnet für den Kupfertransport verantwortlich.

**Proteine**, die im Dienste der **Immunabwehr** stehen, werden ebenfalls von der Leber produziert (wichtige Ausnahme die erwähnten Immunglobuline!).
- Die Proteine des **Komplementsystems** ( ↗ S. 575) werden in der Leber hergestellt.
- Auch die Produktion der **Akute-Phase-Proteine** ( ↗ S. 579 f.) erfolgt hier. Auslösender Reiz für eine vermehrte Biosynthese sind Zytokine der unspezifischen Abwehrmannschaft (vor allem IL-1 aus Makrophagen, ↗ S. 409).
- Die **Proteasehemmer** (v. a. $\alpha_1$-Antitrypsin) verhindern über eine Hemmung von Proteasen (z. B. bei Infektionen) eine Ausbreitung von Gewebszerstörungen.
- Das **C-reaktive Protein** (**CRP**) wird ebenfalls in der Leber gebildet und ist ein wichtiger Entzündungsparameter ( ↗ S. 579).

**Die Proteine für die Blutgerinnung** werden ebenfalls in der Leber hergestellt, so die Gerinnungsfaktoren und das Antithrombin III ( ↗ S. 506).

**Auch die meisten Lipoproteine** werden in der Leber produziert, so VLDL und HDL ( ↗ S. 510).

**Die Cholinesterase (CHE)** ist ebenfalls ein Produkt der Leber. Über ihre Funktion ist noch reichlich wenig bekannt, sie ist aber ein wichtiger Parameter bei Leberfunktionsstörungen ( ↗ S. 533).

### Cholesterin-Biosynthese

Über 90 % der Cholesterin-Biosynthese ( ↗ S. 148) finden in der Leber statt, das sind ungefähr 1 g pro Tag. Sie verwaltet den Cholesterinpool und reguliert die Biosynthese des Cholesterins nach dem Bedarf unseres Organismus.

Bei Bedarf wird Cholesterin zur Biosynthese verwendet oder es wird an andere Organe mittels der Lipoproteine (Fetttransportproteine, ↗ S. 508) weitergegeben.

**Aufgaben.** Cholesterin ist wichtiger Bestandteil und Stabilisator von Membranen ( ↗ S. 435). Es ist außerdem Ausgangspunkt in der Biosynthese von Steroidhormonen (Sexualhormone, ↗ S. 405, NNR-Hormone, ↗ S. 365) und von Calcitriol ( ↗ S. 392).

Auch die Gallensäuren werden aus Cholesterin hergestellt (s. u.), die außerdem die einzige Möglichkeit darstellen, überschüssiges Cholesterin aus unserem Körper loszuwerden.

**In die Schlagzeilen** gerät Cholesterin immer wieder als ein die Arteriosklerose begünstigender Faktor, auf den viele ältere Menschen heute achten müssen ( ↗ S. 153) – und auch jüngere schon achten sollten.

### Produktion von Gallenflüssigkeit

Als größte Drüse des Körpers, übernimmt die Leber die wichtige Aufgabe der Gallenproduktion (500 – 1000 ml/d). Die Bestandteile der Galle werden im Zytoplasma der Hepatozyten hergestellt. Von dort aus werden sie entweder direkt als Lebergalle ins Duodenum ausgeschüttet, oder, wenn gerade keine Galle benötigt wird, in der Gallenblase gespeichert und eingedickt. Erst bei Bedarf wird sie ins Duodenum ausgeschüttet.

Die Galle spielt sowohl bei der Verdauung als auch bei der Ausscheidung eine wichtige Rolle.

#### Bestandteile der Galle

Die wichtigsten Bestandteile der Gallenflüssigkeit sind die **Gallensalze** und die Phospholipide (hier vor allem das Phosphatidylcholin, also **Lecithin**), die beide für die Verdauung von Lipiden unabdingbar sind.

Die **Gallenfarbstoffe** sind Ausscheidungsprodukte des Porphyrinstoffwechsels, wobei hier das **Bilirubin** (als Abbauprodukt des Hämoglobin) im Vordergrund steht.
Auch **Cholesterin**, Elektrolyte und Wasser befinden sich in der Gallenflüssigkeit.

## Anatomie des Gallensystems

Die Galle wird in den Leberzellen gebildet, und sie wird in die Gallenkapillaren abgegeben, die durch die zusammenliegenden Zellmembranen zweier benachbarter Hepatozyten entstehen. Gallenkapillaren befinden sich immer an der dem Blut abgewandten Seite.
Um eine Vermischung des Blut- und Gallesystems zu verhindern, sind die Spalten gut abgedichtet (durch Zonulae occludentes, Tight Junctions, was man als Leber-Gallenschranke bezeichnet). Diese strikte Trennung ist wichtig, da Gallenflüssigkeit nicht ins Blut gelangen darf. Wenn sich die Galle aus irgendeinem Grund – z. B. durch eine Entzündung oder durch degenerative Prozesse – doch Zugang zum Blutsystem verschafft, so wird der betroffene Mensch gelb und man spricht von einer Gelbsucht (= Ikterus, ↗ S. 525).
Die Galle fließt immer von der Läppchenmitte zur Läppchenperipherie zu den interlobären Ductuli bis in den Ductus hepaticus communis. Dieser bringt die Galle über den Ductus choledochus, der – zusammen mit dem Ductus pankreaticus (Wirsung) – in den Dünndarm mündet. Ist der Sphinkter zum Dünndarm geschlossen, staut sich die Galle in der Gallenblase.

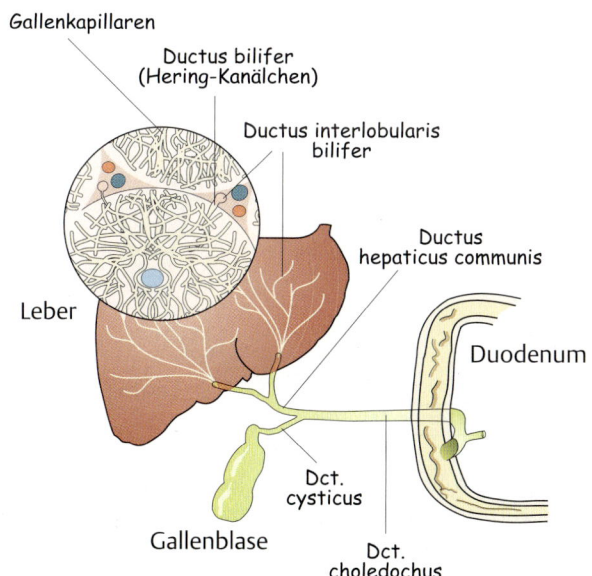

Gallenkapillaren
Ductus bilifer (Hering-Kanälchen)
Ductus interlobularis bilifer
Leber
Ductus hepaticus communis
Duodenum
Dct. cysticus
Gallenblase
Dct. choledochus

## Biosynthese der Gallensalze

Wie bereits erwähnt, erfolgt die Bildung der Galle in den Leberzellen. Die einzelnen Bestandteile werden dabei entweder dort hergestellt, zum Teil aber auch über den Blutweg angeliefert, per Endozytose aufgenommen und in die Gallenkanalikuli hineingeschleust. An dieser Stelle soll nun die

Biosynthese der Gallensäuren besprochen werden, die wichtigster Bestandteil der Galle sind.
Obwohl etwa 3 – 5 g Gallensäuren im Organismus zirkulieren, beträgt die Neubildungsrate nur rund 200 – 400 mg, da sie einem ausgeprägten enterohepatischen Kreislauf unterliegen (s. u.).
Die Biosynthese der Gallensäuren erfolgt mittels einiger chemischer Veränderungen aus Cholesterin.

Cholesterin

## Primäre Gallensäuren

Die Gallensäuren entstehen aus Cholesterin durch spezifische Einführung von OH-Gruppen. Außerdem wird die Doppelbindung im B-Ring reduziert und die Seitenkette um drei C-Atome gekürzt (von 27 auf 24 C-Atome).
Die Hydroxylierungen erfolgen an den C-Atomen mit den Nummern 3 und 7, so erhält man die **Chenodesoxycholsäure**. Meist wird zusätzlich noch $C_{12}$ hydroxyliert, so dass wir dann die **Cholsäure** erhalten, die wichtigste Gallensäure.
Die Gallensäuren liegen beim alkalischen pH-Wert der Galle übrigens als Anionen vor, die Cholsäure daher als Cholat.

Primäre Gallensäure
Cholat

Das Schrittmacherenzym der gesamten Gallensäuren-Biosynthese ist die **Cholesterin-7-α-Hydroxylase**.
Man bezeichnet diese Gallensäuren als die *primären Gallensäuren*, weil später – im Darm – noch Veränderungen vorgenommen werden, die zu den sekundären Gallensäuren führen.

## Gallensalze

Noch im Hepatozyten werden die primären Gallensäuren mit Glycin oder Taurin konjugiert, wodurch sie wasserlöslicher werden. Es entstehen die **Gallensalze**, die dann schließlich in den Darm sezerniert werden.
Für die Cholsäure heißen diese Konjugate dann **Glykocholsäure** und **Taurocholsäure**.

Gallensalze

CH₃

OH

12

CH₃

CH₃

3

HO

7

OH

COO⁻

$\overline{O}$

C

N

H

Glykocholsäure

OH

12

CH₃

CH₃

CH₃

3

HO

7

OH

SO₃⁻

$\overline{O}$

C

N

H

Taurocholsäure

Für die Desoxycholsäure werden sie entsprechend als Glykodesoxycholsäure und Taurodesoxycholsäure bezeichnet.

### Sekundäre Gallensäuren

Im Darm werden Glycin und Taurin von unseren Darmbakterien wieder abgespalten (dann haben wir erst einmal wieder die primären Gallensäuren) und anschließend entstehen durch eine Dehydroxylierung an $C^7$ die sekundären Gallensäuren.
Wir haben dann die Desoxycholsäure mit einer OH-Gruppe an $C^3$ und $C^{12}$ und die Lithocholsäure mit einer OH-Gruppe an $C^3$.

Sekundäre Gallensäure

OH

12

CH₃

CH₃

CH₃

CH₃

3

HO

7

Desoxycholsäure

Damit die Verwirrung nicht überhand nimmt, noch einmal alle wichtigen Moleküle mit „Galle" an einem Ort.

> In der *Leber* entstehen nach deren Biosynthese aus den **primären Gallensäuren** die **Gallensalze**, die dann in den Darm abgegeben werden.
> Dort erfolgt durch *Darmbakterien* deren Rückverwandlung in die primären Gallensäuren, die dann weiter zu den **sekundären Gallensäuren** umgewandelt werden.
> **Gallenfarbstoffe** sind Ausscheidungsprodukte des Porphyrin-Stoffwechsels, allen voran das Bilirubin.

### Regulation der Gallensäuren-Biosynthese

Die Regulation der Gallensäuren-Biosynthese erfolgt über eine **negative Rückkoppelungshemmung** der Gallensäuren auf zwei entscheidende Enzyme, die bei der Biosynthese eine wichtige Rolle spielen.

- Die **β-HMG-CoA-Reduktase** ist das Schrittmacherenzym der Cholesterin-Biosynthese. Da der mengenmäßig wichtigste Verwendungszweck des Cholesterins dessen Umbau zu Gallensäuren ist, wird so die weitere Biosynthese von Cholesterin verhindert.
- Auch die Aktivität der **Cholesterin-7-α-Hydroxylase**, dem Schrittmacherenzym der Gallensäuren-Biosynthese, wird durch hohe Konzentration an Gallensäuren gehemmt. So wird verhindert, dass bei hohen Gallensäurekonzentrationen (die über die Pfortader angespült werden) unnötige Mengen neuer Gallensäuren synthetisiert werden.

### Aufgaben der Galle

Die Galle spielt zum einen eine wichtige Rolle für die Verdauung von Fetten. Auf der anderen Seite können auf diesem Wege aber auch nicht mehr benötigte Substanzen ausgeschieden werden.

**Bei der Fettresorption** ( ↗ S. 470) übernehmen die Gallensäuren (und das Lecithin) die wichtige Funktion des Vermittlers (Emulgators) zwischen der hydrophilen und der lipophilen Phase bei Emulsionen und Mizellen. Dazu sind sie in der Lage, da es sich bei ihnen um amphiphile Moleküle handelt.
Außerdem aktivieren sie die Pankreaslipase und die Cholesterinesterase, fördern also den enzymatischen Aufschluss der Nahrung.

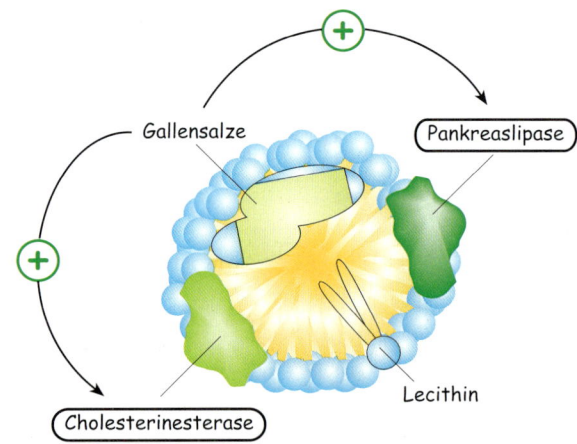

Gallensalze

Pankreaslipase

Lecithin

Cholesterinesterase

**Bei Störungen** in diesem System kommt es zur einer gestörten Fettresorption. Fette werden vermehrt ausgeschieden, daher kommt es zu **Fettstühlen**. Außerdem werden die **lipophilen Vitamine A, E** und **K** nicht mehr ausreichend resorbiert, wodurch es zu Hypovitaminosen kommen kann. Diese Probleme ergeben sich relativ oft bei Patienten mit einer Schädigung der Leber, etwa bei einer Leberzirrhose.

**Ausscheidung „unbrauchbarer" Stoffe.** Über die Galle können auch Stoffe ausgeschieden werden, da sie in den Darm, und somit in den „Außenraum" sezerniert wird.

Auf diese Weise ausgeschieden werden: Bilirubin, einige Hormone (z. B. die Glukuronide der Steroidhormone), Schwermetalle und einige Medikamente.

## Gallensekretion

Die Entleerung und Füllung der Gallenblase wird durch verschiedene Mechanismen reguliert.

**Entleerung der Gallenblase.** Reize für die Gallensekretion sind zum einen der Nahrungsbrei, ein Vagusreiz, Cholezystokinin ( ↗ S. 381), das die Gallenblasenkontraktion anregt, und Sekretin ( ↗ S. 381), das für ein $HCO_3^-$-reiches Sekret sorgt.

**Eine Füllung der Gallenblase** wird ebenfalls durch einige Hormone unterstützt, so das Pankreatische Polypeptid (PP, ↗ S. 382), das VIP ( ↗ S. 380) und Somatostatin ( ↗ S. 380). Sie verhindern eine Kontraktion der Gallenblase, die sich dann schließlich zu füllen beginnt. Das Fassungsvermögen beträgt übrigens etwa 40 ml.

## Enterohepatischer Kreislauf

Wie schafft es der Körper, den hohen Bedarf an Gallenflüssigkeit bereitzustellen, ohne seine gesamten Kapazitäten für die Gallenproduktion zu verschwenden. Wenn man sich vorstellt, dass allein für die Verdauung einer fettreichen Mahlzeit etwa 20 g Gallensäuren benötigt werden, würde dies eine ziemliche Verschwendung bedeuten. Und tatsächlich beträgt der Gesamtbestand an Gallensäuren nur etwa 4 g.

**Gallensäurenrecycling.** Der Trick ist, dass ins Duodenum sezernierte Gallensäuren wieder rückresorbiert und wiederverwertet werden. Diesen Sparmechanismus nennt man enterohepatischen Kreislauf.
So werden täglich nur ca. 200–500 mg Gallensäuren neu gebildet. Sie werden gemeinsam mit der „alten" Galle sezerniert, im terminalen Ileum zu 95 % über einen $Na^+$-Cotransport sekundär-aktiv resorbiert und über die Pfortader wieder der Leber zugeführt. Ausgeschieden werden nur etwa 200–500 mg/d, was (natürlich) der Neubildungsrate entspricht.
In 24 Stunden wird dieser enterohepatische Kreislauf von unseren Gallensäuren 6–8 mal durchlaufen.

**Ausscheidung.** Dennoch ist die Ausscheidung von Bedeutung, da dies die einzige Möglichkeit der Entsorgung von Cholesterin und Cholesterinderivaten darstellt.

**Anionenaustauscher.** Diese Tatsache macht man sich bei der Behandlung eines zu hohen Cholesterinspiegels zunutze. Mittels der sogenannten Anionenaustauscher werden die Gallensäuren im Darm gebunden und daran gehindert, den enterohepatischen Kreislauf zu durchlaufen. Dies führt dazu, dass der Körper vermehrt Cholesterin verliert.

Problem bei der Sache ist, dass dann reaktiv die Cholesterin-Biosynthese steigt – außerdem werden die Anionenaustauscher von vielen Patienten nicht gut vertragen …

## Die Gelbsucht

Eines der wohl beeindruckendsten Krankheitsbilder in der Medizin ist die Gelbsucht, der **Ikterus** (*lat.* ictus = Stoß, Schlag, wegen des häufig schlagartigen Auftretens). Hierbei handelt es sich nicht um eine Krankheit, sondern nur um ein Symptom, das Ausdruck vieler Erkrankungen sein kann. Beim Ikterus zeigt sich eine Gelbverfärbung von Haut, Schleimhäuten und der Skleren. Sie kommt durch den Übertritt von Gallenfarbstoffen (v. a. Bilirubin) aus dem Blut in das Körpergewebe zustande.

> Normalerweise befinden sich weniger als **1,2 mg Bilirubin pro dl** in unserem Blut.
> Gelb wird man bei einem Bilirubinwert über 2 mg/dl.

Man kann nun noch drei verschiedene Formen der Gelbsucht unterscheiden, je nachdem wo der Schaden am System aufgetreten ist: vor den Hepatozyten (prähepatisch), in den Hepatozyten selbst (intrahepatisch) oder hinter den Hepatozyten (posthepatisch).

**Beim prähepatischen Ikterus** ist die Leber damit überfordert, das anfallende Bilirubin abbauen und ausscheiden zu können. Dies kann beispielsweise bei einer vermehrten Hämolyse der Fall sein, weil hier in kurzer Zeit sehr viel Bilirubin aus dem anfallenden Hämoglobin entsteht, was die Kapazität der Leber überfordern kann.

**Ein intrahepatischer Ikterus** liegt vor, wenn die zu Grunde liegende Störung in den Hepatozyten selbst liegt. Dies kann an der zellulären Aufnahme des Bilirubins liegen (häufig durch Medikamente bedingt), an der Konjugation des Bilirubins (beispielsweise beim Neugeborenenikterus, s. u.) oder an der zellulären Ausscheidung (u. a. bei der Leberzirrhose).

> Generell führt eine Störung **vor** der Glukuronidierung zu einer Erhöhung des **indirekten Bilirubins**, eine Störung **nach** der Glukuronidierung entsprechend zu einer Erhöhung des **direkten Bilirubins** ( ↗ S. 496).

**Dem posthepatischen Ikterus** liegt schließlich eine Störung im Bereich der extrahepatischen Gallenwege vor. Wenn diese teilweise oder vollständig verschlossen sind, ergibt sich eine extrahepatische Cholestase und ein sich daraus ergebender posthepatischer Ikterus. Häufige Ursache ist eine Verstopfung durch Gallensteine (s. u.).

## Gallensteine

Die Gallensäuren fungieren nicht nur im Darm bei der Fettresorption als Emulgatoren, sondern halten auch die Galle in Lösung. Wie bereits erwähnt finden sich in der Galle auch Lecithin und Cholesterin.

**Phospholipid-Cholesterin-Vesikel.** In die Gallenkanalikuli sezernierte Phospholipide und Cholesterin lagern sich spontan in Vesikeln zusammen. Nun werden Gallensäuren dazugemischt und es entstehen wieder Gallensäuren-Phospholipid-Cholesterin-Mizellen.

**Cholesterinsteine.** Überwiegt nun der Cholesterinanteil, was bei den hohen Cholesterinwerten in unserer Gesellschaft nicht selten vorkommt, so lagern sich immer mehr Cholesterinvesikel zusammen, bis sie irgendwann auskristallisieren und sogenannte Cholesterinsteine bilden.

**Der hohe Cholesterinspiegel** ist zwar Auslöser, jedoch nicht allein verantwortlich für das Zustandekommen solcher Steine. Weitere Faktoren, wie kristallbildungsfördernde Substanzen, Abflussbehinderungen, geringe Entleerungsfrequenz der Gallenblase (unregelmäßige Ernährung) und anderes spielen bei der Entstehung ebenfalls eine Rolle.

**Pigmentsteine.** Der Vollständigkeit halber seien auch noch die Pigmentsteine erwähnt, die hauptsächlich aus Gallenfarbstoffen und Calciumsalzen bestehen, bei uns aber seltener sind.

**Allgemein** ist die Voraussetzung für das Funktionieren dieses Systems eine bestimmte Menge an Gallensäuren, Phosphatidylcholin (Lecithin) und Cholesterin, was sich durch folgendes Dreieck darstellen lässt.

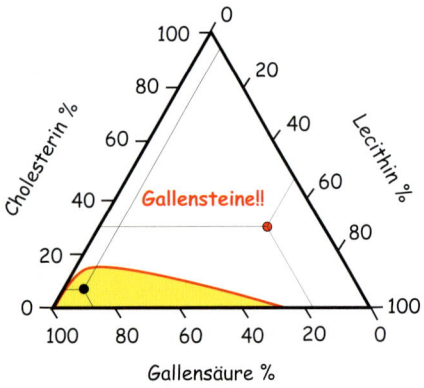

Verändert sich eine der Konzentrationen so, dass sie außerhalb der sogenannten mizellaren Konzentration (gelber Bereich) liegt, kommt es zum Stein.
Dies kann durch zu wenig Gallensäuren (z. B. bei einer Gallenblasenentzündung) oder durch zu viel Cholesterin zustande kommen.

**Die Therapie** besteht in einer Zugabe von Gallensäuren (etwa 1 g/d). Eine Auflösung der Gallensteine erfolgt im Rahmen der Chemolitholyse.

## Herstellung von Hormonen

Die Leber ist auch für die Herstellung einiger Hormone zuständig. Sie werden im einzelnen im Hormonteil besprochen.

**Angiotensinogen.** Wir erinnern uns, dass aus Angiotensinogen (ein $\alpha_2$-Plasmaglobulin) unter Einfluss des Renins aus der Niere Angiotensin I entsteht ( ↗ S. 385). Durch das Angiotensin-Konvertierungsenzym (ACE) entsteht Angiotensin II, das letztlich zu $Na^+$- und Wasserretention mit steigendem Blutdruck führt.

**Kininogen.** Das in der Leber gebildete Kininogen wird mit Hilfe der Plasma- oder Gewebskallikreine zu Kinin umgebaut. Unter die Kinine fallen das Bradykinin und das Kallidin, die im Rahmen einer Entzündung für Vasodilatation, Steigerung der Kapillarpermeabilität und Leukozytenmigration sorgen ( ↗ S. 422).

**Die Somatomedine** sind Polypeptide, die die Somatotropinwirkung vermitteln (z. B. IGF-1, der Insulin like growth factor). Sie steigern DNA-, Kollagen- und Proteoglykan-Biosynthese und begünstigen so das Wachstum unseres Organismus ( ↗ S. 397).

**Beim Calciferol** ist die Leber für einige der Biosyntheseschritte verantwortlich ( ↗ S. 393). Zunächst wird aus Cholesterin das 7-Dehydrocholesterin synthetisiert. Das gelangt dann zur Haut und kommt als Cholecalciferol wieder zur Leber zurück. Nun erfolgt hier noch die erste der beiden Hydroxylierungen und wir erhalten 25-Hydroxy-Cholecalciferol (das dann in der Niere ganz fertiggestellt wird).

## Biosynthese von Kreatin

Methylguanidinessigsäure (Kreatin) wird in der Leber gebildet und über das Blut vor allem an die Muskeln weitergegeben, wo es auch hauptsächlich besprochen werden soll ( ↗ S. 549). Es spielt dort in Form von Kreatinphosphat als Energiereserve eine wichtige Rolle.
Im Muskel wird Kreatin spontan (nicht enzymatisch) in Kreatinin umgewandelt. Da die tägliche Ausscheidungsmenge normalerweise der Muskelmasse proportional ist, kann das Kreatinin als Parameter für die Funktion der Nieren dienen ( ↗ S. 542).

## 5.5  Speicher und Abwehr

Kommen wir zu zwei Aufgaben der Leber, die nicht im Zentrum des Stoffwechsels stehen, aber auch nicht unter den Tisch fallen sollen.

### Die Leber als Speicherorgan

Unsere Leber hat die Aufgabe des Speichers für viele Substanzen und auch einige Metalle übernommen. Diese Tatsache ist für das Verständnis von Erkrankungen der Leber wichtig. Zum einen fällt die Speicherung wichtiger Stoffe bei einer Schädigung der Leber (beispielsweise einer Leberzirrhose, ↗ S. 521) irgendwann aus. Außerdem sind eine Reihe von Speicherkrankheiten bekannt, bei denen in der Leber *zu viel* eines bestimmtes Stoffes gespeichert wird.

**Viele Vitamine** werden in der Leber gespeichert, in besonderem Maße das **Vitamin A** ( ↗ S. 157) in den Ito-Zellen.
Aber auch **wasserlösliche Vitamine** finden sich in ausreichenden Mengen in der Leber. Sie spielen vor allem für den Energiestoffwechsel eine wichtige Rolle, der ja in der Leber in großem Umfang wahrgenommen wird.
Wichtig ist hier vor allem das **Cobalamin** (eine Sammelbezeichnung für Substanzen, die als Vitamin $B_{12}$ wirken können, ↗ S. 477). Dieses wichtige Vitamin kann mit Hilfe des Intrinsischen Faktors aus der Magenschleimhaut resorbiert werden. Seine Reserven in der Leber reichen für etwa 100 Tage, weshalb sich ein Vitamin-$B_{12}$-Mangel auch erst nach einiger Zeit bemerkbar macht – wenn dann keiner mehr dran denkt.
Und auch die **Folsäure** erfährt eine gewisse Speicherung in der Leber.

**Von den Metallen** speichert sie vor allem Eisen ( ↗ S. 489) und Kupfer; bei beiden sind Speicherkrankheiten bekannt, die zur Leberzirrhose führen können.

**Auch Glykogen** wird in der Leber gespeichert. Auch hier sind Krankheiten bekannt, bei denen das Glykogen nicht mehr aus der Leber freigesetzt werden kann, die Glykogenosen ( ↗ S. 110).

### Die Leber und ihre Abwehrfunktion

Dringen Fremdstoffe in den Darm ein, so werden sie vor allem von den Lymphorganen der Darmschleimhaut (Peyersche Plaques) erkannt und von Immunglobulinen der Klasse A (IgAs, ↗ S. 572) unschädlich gemacht.
Die IgAs gelangen über den Lymphweg via Ductus thoracicus in den Blutkreislauf und schließlich zur Leber, wo sie aufgenommen und über die Galle wieder an den Darm abgegeben werden. So kann die Konzentration an Antikörpern hier relativ schnell erhöht werden.
Die Leber kann aber auch selbst ins Abwehrgeschehen eingreifen. Wenn sich Bakterien oder andere Schädlinge (so auch Zellbruchstücke und gealterte Erythrozyten) bis zu ihr durchgemogelt haben, warten sogleich sehr aktive Makrophagen (die Kupffer-Zellen) in den Sinusoiden auf sie, um sie zu vernichten.

## 5.6 Die Leber als Ausscheidungsorgan

Die Leber erfüllt wichtige Ausscheidungsfunktionen für unseren Körper. Sie verändert viele – körpereigene und körperfremde – Substanzen im Rahmen der **Biotransformation**, um sie leichter ausscheiden zu können. Sie selbst kann über die **Galle** Stoffe in den Darm – und damit in die Außenwelt – abgeben. Außerdem reichert sich, Dank der Leber, der zelltoxische Ammoniak als Abfallprodukt des Aminosäurestoffwechsels nicht an, da sie ihn im **Harnstoffzyklus** abbaut und in Form von Harnstoff abgibt.

### Die Biotransformation

Sinn der Biotransformation ist die Veränderung von Molekülen in der Art, dass sie in der Folge im besten Fall biologisch inaktiv und wasserlöslich – und damit leicht ausscheidbar – sind.
Allerdings können durch diese Umwandlungen auch erst toxische Stoffe entstehen, was als **Giftung** bezeichnet wird.

#### Prinzip der Biotransformation

Ziel der Biotransformation ist also im optimalen Falle die Entgiftung oder Inaktivierung – und das als Folge der Umwandlung lipophiler in hydrophile Stoffe. Die Leber erreicht dies in der Regel in einem zweiphasigen Prozess.
- Zunächst werden funktionelle Gruppen am betroffenen Molekül verändert – meist kommen polare Gruppen hinzu (**Phase I**). Damit werden die entscheidenden (reaktiven) Stellen der Moleküle modifiziert, was häufig schon mit deren biologischer Inaktivierung einhergeht.
- In der **Phase II** der Biotransformation werden die auszuscheidenden Stoffe an polare Substanzen gekoppelt, mit deren Hilfe sie dann ausgeschleust werden können.

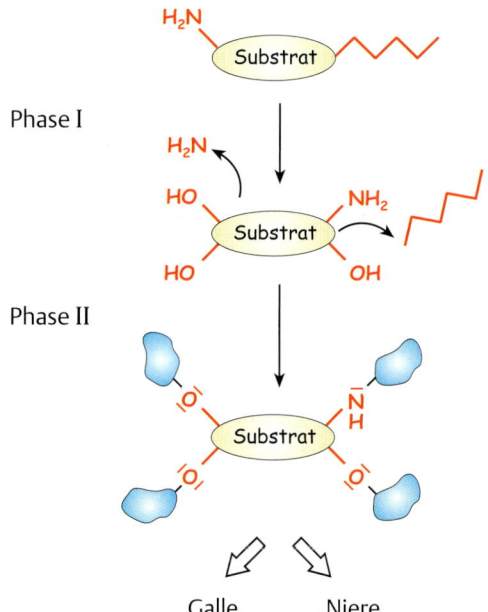

Die Substanzen werden hier also erst „gefügig" gemacht und dann „liiert". Die Ausscheidung erfolgt dann entweder über die Gallenkapillaren mit der **Galle** oder über den Blutweg über die **Niere**, wobei die meisten Stoffe, die die Biotransformation durchlaufen, in der Galle wiederzufinden sind.

## Kandidaten für die Biotransformation

Viele körpereigene Substanzen werden im Rahmen der Biotransformation in der Leber umgewandelt. Am wichtigsten sind hier jedoch drei Gruppen, die wir genauer unter die Lupe nehmen wollen.

- Das **Bilirubin** ist Abbauprodukt des Hämoglobins aus den Erythrozyten ( ↗ S. 495) und kann erst nach der Biotransformation ausgeschieden werden, da es selbst recht schlecht löslich ist.
- Die **Steroidhormone** ( ↗ S. 337) verlieren im Rahmen der Biotransformation ihre biologische Wirksamkeit. Außerdem können sie nur nach der Kopplung an Glukuronsäure oder Schwefelsäure überhaupt ausgeschieden werden, da sie von Natur aus sehr lipophil sind.
- Die **Gallensäuren** hingegen bedürfen zur vollen Funktionsfähigkeit der Biotransformation, indem an sie noch Glycin oder Taurin gehängt wird. Sie werden dann als Gallensalze ( ↗ S. 523) bezeichnet.

Auch körperfremde Stoffe wie **Medikamente** oder **Alkohol** können dank der Leber umgewandelt und ausgeschieden werden.

## Biotransformation und Medikamente

Nicht nur wegen der wichtigen Rolle der Biotransformation für die endogenen Stoffe lohnt sich eine Beschäftigung mit diesem Thema. Vor allem die Effekte auf Pharmaka führen dazu, dass sich angehende Mediziner mit der Biotransformation etwas eingehender befassen sollten.
In den meisten Fällen verlieren Pharmaka nach ihrer Passage durch die Leber an Wirksamkeit. Manche werden allerdings auch erst in der Leber zu ihren aktiven Metaboliten oder erlangen eine größere Wirksamkeit. Morphin wird beispielsweise in der Leber zu einem stärkeren Schmerzmittel umgewandelt.
Entscheidend für die Wirksamkeit eines oral gegebenen Medikamentes ist, welche Veränderungen die Leber schon bei dessen erster Passage vornimmt – man spricht vom sogenannten First-pass-Effekt, im Deutschen auch von der **präsystemischen Elimination**. Wird viel bereits präsystemisch eliminiert, also bevor das Medikament den Kreislauf überhaupt zum ersten Mal erreicht, so ist die Wirkung nach oraler Gabe gering.

## Phase I – Umbau funktioneller Gruppen

Prinzip der Phase I der Biotransformation ist die Veränderung funktioneller Gruppen. Häufig werden neue Gruppen angehängt, um die Reaktionsfreudigkeit des Moleküls zu erhöhen, manchmal werden allerdings auch wichtige Gruppen einfach entfernt.
Der Phase I kann man zwei Aufgaben zuschreiben.

- Zum einen erfolgen Veränderungen an den funktionellen Gruppen, woraus sich in vielen Fällen eine **biologische Inaktivierung** ergibt.
- Zum anderen können auch neue Angriffspunkte am Molekül geschaffen werden (in Form neuer funktioneller Gruppen), damit hier im Rahmen der Phase II sehr polare Gruppen angehängt werden können. Hierdurch ergibt sich die wichtige **Erhöhung der Wasserlöslichkeit** der auszuscheidenden Moleküle.

Um diese Ziele zu erreichen, sind fast alle Reaktionen denkbar, die einzelne funktionelle Gruppen verändern. Einige Reaktionen sind hier jedoch besonders häufig, allen voran die **Oxidationsreaktionen**, die sowohl Reaktivität als auch Wasserlöslichkeit fördern.
Häufig erfolgt zunächst auch eine **hydrolytische Spaltung**, da die freigelegten OH- oder Amin-Gruppen für die folgenden Kopplungsreaktionen gut geeignet sind.

**Oxidationsreaktionen.** Die wichtigsten Phase-I-Reaktionen sind die Oxidationsreaktionen, die von Monooxygenasen ( ↗ S. 72) katalysiert werden. Sie verwenden molekularen Sauerstoff (also das Molekül $O_2$), den sie mit Hilfe eines Coenzyms (Cytochrom $P_{450}$, s. u.) und NADPH/$H^+$ reduktiv spalten. Dabei wird ein Sauerstoffatom als polarer Teil an ein Molekül der zu verändernden Substanz gehängt.
Wird es vor ein H-Atom geschoben, spricht man von einer **Hydroxylierung**, vor einem Schwefelatom handelt es sich um eine **Sulfoxidbildung**. Auch ein Stickstoffatom kann als Sauerstoffligand dienen (**N-Oxidation**).

$$R\text{-}H + O_2 + NADPH/H^\oplus \longrightarrow R\text{-}OH + H_2O + NADP^\oplus$$
Hydroxylierung

$$R\text{-}S + O_2 + NADPH/H^\oplus \xrightarrow{\text{Cytochrom-}P_{450}\text{-abhängige Monooxygenasen}} R\text{-}SO + H_2O + NADP^\oplus$$
Sulfoxylierung

$$R\text{-}N + O_2 + NADPH/H^\oplus \longrightarrow R\text{-}NO + H_2O + NADP^\oplus$$
N-Oxidation

**Das Entfernen funktioneller Gruppen** führt ebenfalls zu veränderten Molekülen. Als Beispiele mögen hier nur die Entfernung von Alkyl-Gruppen (die Desalkylierung) oder die Abspaltung von Amino-Gruppen (die Desaminierung) dienen.

**Auch die hydrolytische Spaltung** gehört in die Gruppe der Phase-I-Reaktionen. Hier erfolgt eine Hydrolyse von Estern und Amiden, so dass freigelegte OH- und Amin-Gruppen, und damit neue angreifbare funktionelle Gruppen entstehen.

Ein pharmakologisch wichtiges Beispiel ist das Aspirin (Acetylsalicylsäure, ↗ S. 418), das im Rahmen einer Phase-I-Reaktion durch Anlagerung von Wasser zu Salicylsäure und Essigsäure hydrolysiert wird.

Essigsäure

**Acetyl**salicylsäure   Salicylsäure

**Methylierung.** Ebenfalls eine Phase-I-Reaktion stellt die Methylierung dar, wie sie beim Abbau von Noradrenalin stattfindet. Hierbei steht natürlich die Inaktivierung im Vordergrund, nicht die Erhöhung der Hydrophilie. Da Noradrenalin allerdings schon reichlich hydrophil ist, stört die kleine $CH_3$-Gruppe nicht weiter.

Noradrenalin   Normetanephrin

## Cytochrom-$P_{450}$

Das Cytochrom-$P_{450}$ ist eine Sammelbezeichnung für die Gruppe der mischfunktionellen Oxygenasen (↗ S. 72), und es handelt sich um das vielseitigste bekannte Enzym überhaupt! Mehr als hundert verschiedene Typen sind bekannt – man teilt sie grob in 12 Familien ein (s. u.). Alles in allem können sie über eine Million verschiedener Substrate umsetzen.

Wie bereits erwähnt, sind die Enzyme vor allem im glatten Endoplasmatischen Retikulum (gER) der Leberzellen lokalisiert – genau genommen sitzen sie in der Membran. Wie alle Cytochrome enthält auch das Cytochrom-$P_{450}$ eine Häm-Gruppe mit zentralem Eisenatom, das oxidiert und reduziert werden kann.

**Der Name** ist für Cytochrome etwas ungewöhnlich, da sie normalerweise mit a bis d bezeichnet werden (↗ S. 214). Es stellt eine Ausnahme dar die sich daher ergibt, dass das System CO-gebunden in vitro ein Absorptionsmaximum bei 450 nm aufweist. (CO ist auch hier in der Lage, an das $Fe^{2+}$ im Häm zu binden und das System zu hemmen.)

**Biotransformation.** Die wichtigsten Reaktionen unter den Oxidationsreaktionen der Phase I der Biotransformation stellen die Hydroxylierungen dar (R-H wird zu R-OH). Diese übernehmen die Monooxygenasen (↗ S. 72), die hier zum Cytochrom-$P_{450}$-System gehören.

Die für die Biotransformation arbeitenden Enzyme sind in aller Regel relativ unspezifisch, was in Anbetracht der Vielzahl der schädigenden Noxen durchaus sinnvoll ist. Umgesetzt werden vor allem apolare Verbindungen, die aliphatische oder aromatische Ringe enthalten (Steroidhormone!).

Eine besondere Rolle spielt das **MEOS**, das **m**ikrosomale **e**than**o**xidierende **S**ystem, das einen Teil des aufgenommenen Alkohols abbaut (↗ S. 519).

**Biosynthesen.** Außer bei der Biotransformation spielt Cytochrom-$P_{450}$ auch bei der Hydroxylierung der aus Cholesterin entstehenden **Steroidhormone** (↗ S. 337) und **Gallensäuren** (↗ S. 523) eine Rolle. Hier dient es also Aufbauprozessen, wobei die Enzyme entsprechend spezifisch arbeiten, was man von den meisten Isoenzymen des Cytochrom-$P_{450}$ nicht behaupten kann.

Auch bei der Biosynthese der **Eikosanoide** (↗ S. 414) und **ungesättigten Fettsäuren** spielen sie eine Rolle.

**Funktionsweise.** Prinzip der Monooxygenasen ist, dass molekularer Sauerstoff ($O_2$) reduktiv gespalten wird, wobei ein O-Atom im Endprodukt und das andere O-Atom in $H_2O$ auftaucht. (Bei Dioxygenasen enden beide O-Moleküle im Endprodukt, ↗ S. 72).

Die nötigen Elektronen werden vom **NADPH/$H^+$** geliefert. Es überträgt seine Elektronen zunächst auf ein Flavoprotein, das sie weiter auf das Eisen des Cytochroms überträgt.

Über verschiedene Schritte werden die Elektronen über das Eisen (in Ruhe als $Fe^{3+}$) schließlich auf die Sauerstoffmoleküle übertragen, wobei einerseits aktivierter Sauerstoff entsteht, der in der OH-Gruppe des Endprodukts auftaucht. Das zweite Sauerstoffmolekül wird vorher in $H_2O$ eingebaut.

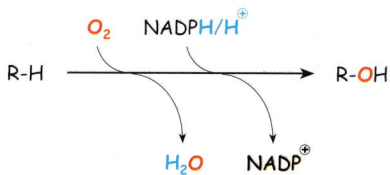

**Vielfalt der Enzyme.** Man teilt die schier unzähligen Cytochrom-$P_{450}$-Enzyme mittlerweile in 12 Cytochrom-$P_{450}$-Genfamilien ein, die jeweils noch aus zahlreichen Untergruppen bestehen.

Am wichtigsten für die Metabolisierung von Medikamenten sind die Familien 1–3 (CYP1, CYP2 und CYP3). Über 50 % der Pharmaka werden durch das Isoenzym **CYP3 A4** umgewandelt, das man sich vielleicht merken sollte.

Die restlichen CYP-Familien sind vor allem für die endogenen Substanzen verantwortlich, also vor allem für die Steroide und die Fettsäuren.

**Induktion.** Die Enzyme der Biotransformation können durch Substrate induziert werden, was ein wichtiger Mechanismus bei der Gewöhnung an Gifte und Arzneimittel darstellt. Über 1 000 Substanzen sind mittlerweile als Induktoren des Cytochrom-P$_{450}$-Systems bekannt.

Dadurch erfolgt ein beschleunigter Abbau sowohl des auslösenden Pharmakons, als auch anderer endogener oder exogener Stoffe.

**Das Schmerzmittel Paracetamol** (z. B. als ben-u-ron) wird vor allem durch Kopplung an Glukuronsäure ausgeschieden.

Zu einem kleinen Teil (normalerweise unter 1 %) entsteht durch das Cytochrom-P$_{450}$-System jedoch ein toxischer Metabolit (das N-Acetyl-p-Benzochinonimin – wen es interessiert …). Dieses kann jedoch normalerweise durch Glutathion ( ↗ S. 481) entsorgt werden. Bei einer Überdosierung (ab etwa 7 g) entsteht jedoch so viel Metabolit, dass das Glutathion-System überlastet ist und sich die toxischen Wirkungen bemerkbar machen (Zerstörung der Leber …).

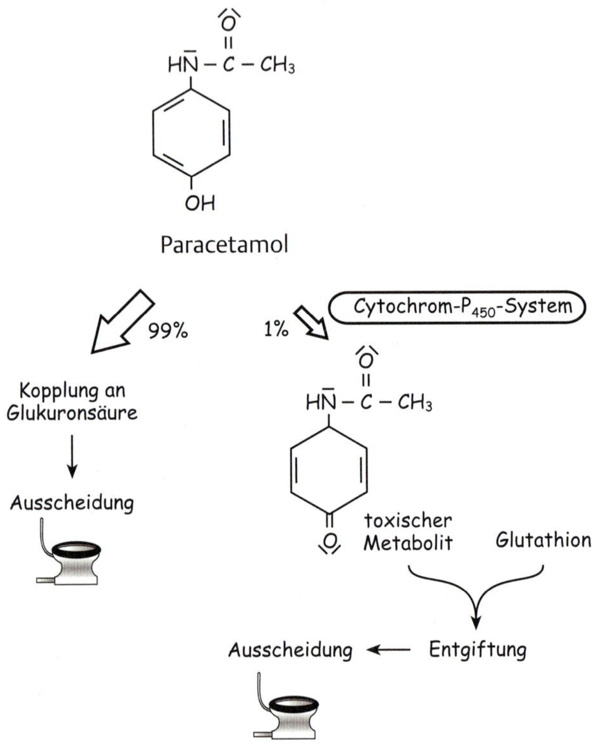

Paracetamol

Durch chronischen Alkoholkonsum kann das Cytochrom-P$_{450}$-System induziert werden, was eine verstärkte Bildung des toxischen Metaboliten nach sich zieht.

Gegenmittel bei einer Paracetamolvergiftung – die übrigens immer häufiger (meist in suizidaler Absicht) vorkommt – ist das Acetylcystein (ACC), das zu einer vermehrten Reduktion der SH-Gruppen des Glutathions führt und es dadurch wieder für die Entgiftung verfügbar macht.

## Phase II – Kopplung

An die durch Phase-I-Reaktionen veränderten Metaboliten (oder die, die von Anfang an keine Phase-I-Reaktion nötig hatten) werden nun negative, sehr polare Substanzen gehängt.

- Am häufigsten kommt hier die **Glukuronsäure** zum Einsatz, der Vorgang wird als **Glukuronidierung** bezeichnet.
- Erfolgt eine Kopplung an **Schwefelsäure**, so spricht man von einer **Sulfatierung**.
- Außerdem kann eine Kopplung an verschiedene **Aminosäuren** erfolgen (v. a. Glycin, Glutamin und Taurin).
- Auch eine Konjugation mit **Glutathion** und **Acetat** (Acetylierung) ist möglich.

Die an diesen Reaktionen beteiligten Enzyme werden als Transferasen bezeichnet und befinden sich im Zytosol der Zellen – mit der wichtigen Ausnahme der Enzyme für die Glukuronidierung, die sich – wie die Enzyme der Phase-I-Reaktionen – im Endoplasmatischen Retikulum befinden.

Durch Konjugation werden vor allem Steroidhormone ( ↗ S. 337), Bilirubin ( ↗ S. 495) und die Gallensäuren ( ↗ S. 523) umgewandelt.

### Die Glukuronidierung

Die Glukuronidierung ist die häufigste Kopplungsreaktion in der Phase II der Biotransformation in der Leber. Wichtigste Substrate, die einer Konjugation mit Glukuronsäure unterliegen, sind die Steroidhormone und das Bilirubin.

Anders als die restlichen Reaktionen der Phase II erfolgt die Glukuronidierung im Endoplasmatischen Retikulum der Hepatozyten, also direkt neben den Reaktionen der Phase I.

**Gekoppelt** wird die Glukuronsäure an OH-, Amino- oder auch freie SH-Gruppen der Substrate; damit gibt es dann O-, N- und S-Glukuronide bzw. -Glukuronid-Konjugate.

**UDP-Glukuronsäure.** Wie bei den meisten Zuckern, die irgendwo eingebaut werden sollen, muss auch die Glukuronsäure zunächst aktiviert werden. Dies erfolgt mittels UTP zur UDP-Glukuronsäure bzw. eigentlich zum UDP-Glukuronat, da auch diese Säure in unseren Zellen dissoziiert vorliegt.

**Die Übertragung** erfolgt dann mit Hilfe der UDP-Glukuronyl-Transferasen.

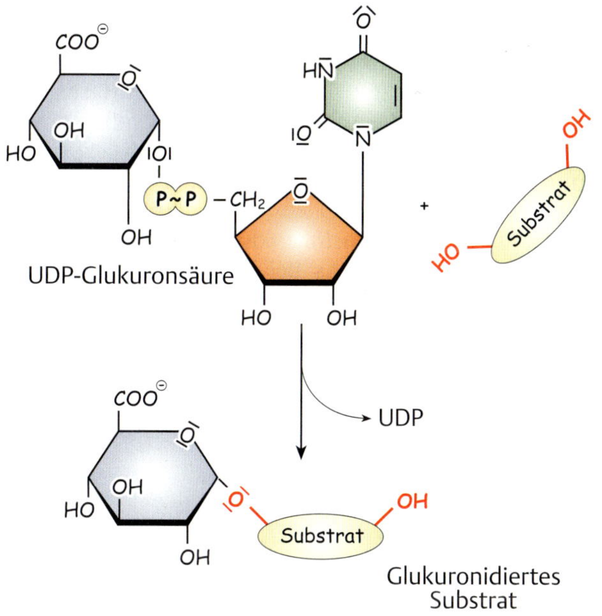

**UDP-Glukuronsäure**

**Glukuronidiertes Substrat**

## Die Sulfatierung

Statt einer Konjugation mit Glukuronsäure, kann auch eine Bindung an Schwefelsäure erfolgen, was als Sulfatierung bezeichnet wird.

**PAPS.** Voraussetzung für die Sulfatierung ist wiederum eine Aktivierung, da sich ein Schwefelatom nicht so einfach in ein Molekül einbauen lässt. Hier dient einmal mehr das PAPS (Phosphoadenosin-Phosphosulfat, ↗ S. 187) als Übermittler, indem es anorganischen Schwefel an das zu konjugierende Molekül abgibt.

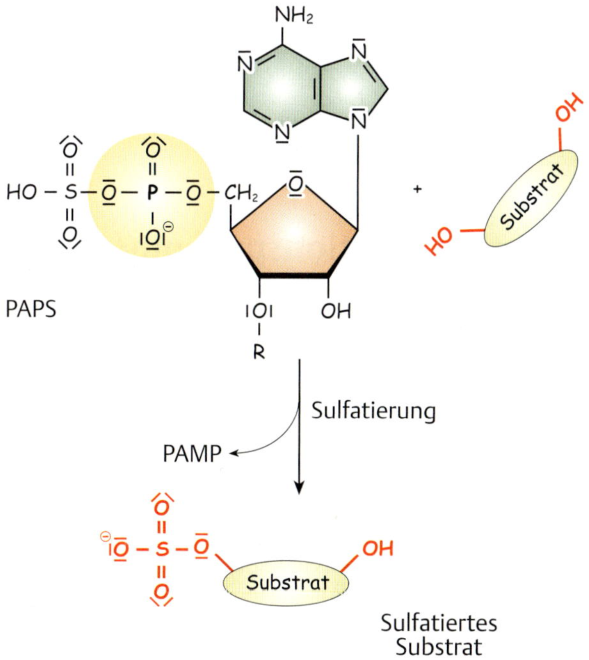

**PAPS**

**PAMP**

Sulfatierung

**Sulfatiertes Substrat**

**Gebunden** wird der Schwefel vor allem an OH- und Amino-Gruppen verschiedener Substrate, z. B. vieler Steroidhormone.

## Konjugation mit Aminosäuren

Im Rahmen der Phase II der Biotransformation ist auch eine Kopplung an verschiedene Aminosäuren möglich.
Wir kennen bereits die Kopplung von Gallensäuren an **Taurin** oder **Glycin** aus dem Gallensäuren-Stoffwechsel (↗ S. 524). Auf diese Weise entstehen die Gallensalze.
Die Konjugation eines Substrates mit der Aminosäure Glycin ist dabei insgesamt am häufigsten, aber auch eine Kopplung an **Glutamin** ist möglich.

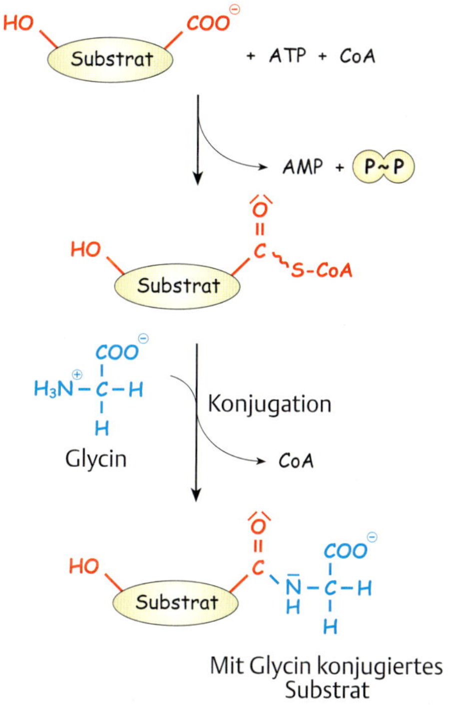

Glycin

Konjugation

**Mit Glycin konjugiertes Substrat**

Bei diesen Vorgängen wird zunächst die Carboxyl-Gruppe des gerne ausgeschiedenen Metaboliten aktiviert (es entsteht ATP-abhängig Acyl-CoA). Dann liefert die entsprechende Aminosäure (eben meist Glycin) seine NH-Gruppe, und es entsteht ein Säureamid.

## Konjugation mit Acetat und Glutathion

Kurz erwähnt werden sollen auch noch die Konjugation mit Acetat oder Glutathion.

**Glutathion** ist für viele Medikamente und krebserzeugende Substanzen (Karzinogene) der wichtigste Entgiftungsweg. Die Übertragung des Glutathions auf die Moleküle übernimmt dabei die Glutathion-S-Transferase (GST), die viele Forscher aus dem Klonierungsalltag kennen, da man häufig mit GST-Fusionsproteinen arbeitet.

**Acetat.** Dann gibt es noch die Familie der N-Acetyl-Transferasen, die eine Acetylierung von Aminen und Sulfonamiden ( ↗ S. 318) vornimmt. Diese Stoffe sind dann oft weniger wasserlöslich und die Ausscheidung erfolgt häufig langsamer. Hier steht also eigentlich wieder die Entgiftung im Vordergrund, nicht die Erhöhung der Wasserlöslichkeit …

## Gelbe Babys

Dem einen oder anderen ist vielleicht das Phänomen bekannt, dass Babys furchtbar gelb auf die Welt kommen, aber schon nach Tagen wieder rotbackig werden. Hierbei handelt es sich um den sogenannten **Neugeborenenikterus.**
Natürlich besitzen auch Neugeborene Blut, sprich Erythrozyten, die auch wieder abgebaut werden müssen. Bilirubin gehört ebenfalls zu den Substanzen, die in der Leber die Biotransformation durchlaufen müssen.
Da Babys Enzymsystem aber noch unausgereift ist, wird es mit der Glukuronidierung noch nicht ganz fertig und wird gelb. Dies ist übrigens auch einer der Gründe, weshalb man bei Neugeborenen mit der Medikation eher vorsichtig sein sollte.

## Alkohol und Medikamente

Wie wir bereits gesehen haben, werden der Alkohol und viele Medikamenten über das gleiche Enzymsystem abgebaut. Wenn man nun die Enzyme durch Alkoholkonsum blockiert, können die Medikamente nicht in gewohntem Maße abgebaut werden und wirken stärker und länger.

## Ausscheidung über die Galle

Nicht nur über die Nieren ( ↗ S. 536), sondern auch über die Galle können Stoffe ausgeschieden werden. Sie werden in den Darm, also in den „Außenraum" unseres Körpers sezerniert.
Auf diese Weise werden – nach Glukuronidierung oder Sulfatierung – vor allem Bilirubin und die meisten Steroidhormone, außerdem aber auch Schwermetalle und verschiedene Medikamente ausgeschieden.

## Der Harnstoffzyklus

Aus dem Aminosäurestoffwechsel ( ↗ S. 168) ist bereits bekannt, dass der beim Aminosäureabbau entstandene Ammoniak toxisch ist und entsorgt werden muss. Der Mensch kann ihn nicht weiter oxidieren und somit nicht weiter abbauen.
Der größte Teil wird im **Harnstoffzyklus** in der Leber zu Harnstoff umgewandelt ( ↗ S. 183), der besser löslich und unschädlich ist und problemlos ausgeschieden werden kann.
Die andere Möglichkeit der Ammoniakentsorgung ist die Bildung von **Glutamin.** Das geschieht in vielen Organen, um Ammoniak zu transportieren, in der Niere, um es auszuscheiden.

Aber auch die Leber kann den Glutaminweg gehen, wenn nämlich so viel Ammoniak zu entsorgen ist, dass die Enzyme des Harnstoffzyklus überlastet sind. Klugerweise hat es die Natur so eingerichtet, dass die Enzyme des Harnstoffzyklus periportal und das Enzym für die Umwandlung in Glutamin (Glutamin-Synthetase) perivenös lokalisiert sind, also nur noch das übriggebliebene Ammoniak entsorgen können.
Außerdem trägt der Harnstoffzyklus zur Aufrechterhaltung des Säure-Basen-Haushalts bei, da bei der Biosynthese $HCO_3^-$-Ionen fixiert und ausgeschieden werden.

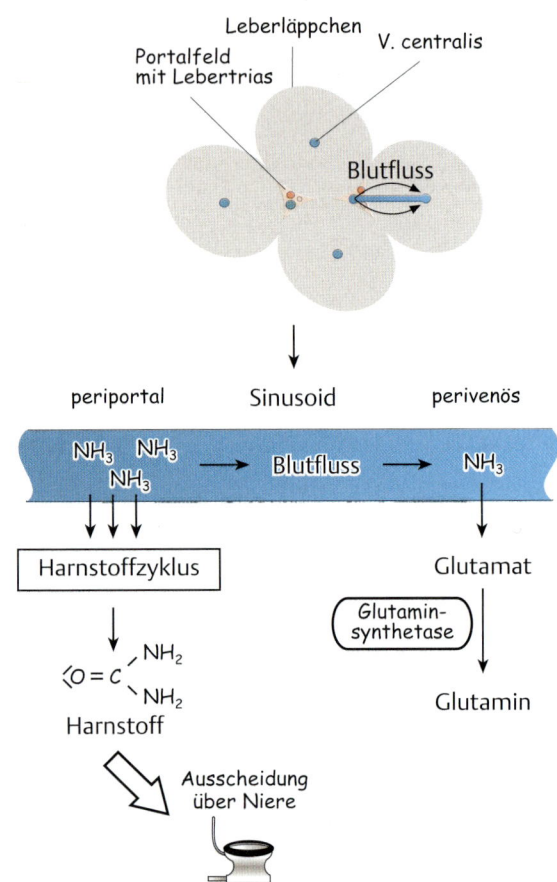

# 5.7 Leberfunktionsprüfungen

Es gibt verschiedene Verfahren zur Prüfung der Leberfunktion, die wichtig für die Einteilung des Schweregrades einer Lebererkrankung sind und folglich auch für die Therapie und Prognose wichtige Informationen liefern.
Man kann hier verschiedene Parameter unterscheiden, die sich verändern, wenn ein Schaden der Leber vorliegt.
- Die **Biosyntheseleistungen** ( ↗ S. 522) der Leber nehmen langsam aber sicher ab, was sich klinisch durch verschiedene Probleme zeigt.
- Außerdem kann die **Ausscheidung** verschiedener Stoffe ( ↗ S. 527) beeinträchtigt sein, die dann vermehrt im Blut erscheinen.

- Kommt es zu **Zellschädigungen** innerhalb der Leber, so können die entsprechenden Hepatozyten Bestandteile ihres Zytoplasmas ins Blut verlieren, die dann gemessen werden können.

Bei den angegebenen Enzymen ist im Folgenden immer ein **Referenzwert** angegeben, da man meist schon in seiner ersten Famulatur mit den Laborwerten konfrontiert wird. Wir haben hier immer einen möglichst einfachen Wert gewählt, den man sich vielleicht wirklich merken kann; außerdem schwanken die Laborwerte von Labor zu Labor zum Teil erheblich.

### Biosyntheseleistungen

Bei Schädigungen der Leber kann dieses wichtige Organ auch seinen vielfältigen Biosyntheseleistungen nicht mehr (ausreichend) nachkommen. Hiervon sind sämtliche **Plasmaproteine** betroffen – bis auf die γ-Globuline, die von Plasmazellen gebildet werden.
Eine Gruppe von Enzymen, die **Pseudocholinesterasen**, kommt ebenfalls im Plasma (in sehr hohen Konzentrationen) vor und stellt ein Syntheseprodukt der Leber dar.
Das Ausmaß der verminderten Produktion korreliert dabei recht gut mit der Schwere des funktionellen Leberschadens.

#### Plasmaproteine

Im Endeffekt sinkt bei einer Leberschädigung die Menge sämtlicher von der Leber gebildeten Plasmaproteine. Die klinische Relevanz macht sich jedoch unterschiedlich schnell bemerkbar. Hier sollen nur die zwei wichtigsten Gruppen besprochen werden.
Darstellbar ist dies mit Hilfe der Elektrophorese (↗ S. 55), hier am Beispiel eines Patienten mit einer Leberzirrhose.

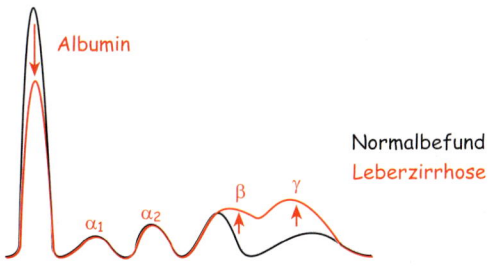

Albumin

Normalbefund
Leberzirrhose

α1    α2    β    γ

**Gerinnungsfaktoren.** Die meisten Gerinnungsfaktoren (↗ S. 502) werden ausschließlich von der Leber gebildet. Eine Schädigung der Hepatozyten macht sich dabei relativ schnell mit einem Abfall der Gerinnungsfaktoren bemerkbar, die **Blutungsneigung** der Patienten nimmt zu.

**Albumin** nimmt erst in einem späteren Stadium der Leberschädigung signifikant ab. Da dieses Protein der wichtigste Garant des kolloidosmotischen Druckes ist, macht sich eine Senkung des Albuminspiegels durch Austritt von Wasser aus den Gefäßen bemerkbar. Dies kann dann zum Bild des Wasserbauches (**Aszites**) führen.

### Pseudocholinesterase (CHE)

Von der Funktion der CHE ist fast nichts bekannt, ihre Menge im Blut hängt aber stark mit der Leberparenchymmenge zusammen. Sie eignet sich daher als recht guter Indikator für die Biosynthese von Proteinen in der Leber.

> Bei chronischen Leberschädigungen (v. a. bei der Leberzirrhose) sinkt die **CHE** im Verlaufe der Erkrankung ab, was dann für einen schweren Schaden spricht.
> Die Normalwerte der CHE liegen zwischen **3 500** und **8 500 U/l**.

### Ausscheidungsleistungen

Bei Schädigungen der Leber – vor allem im Bereich der Gallengänge – kann diese ihrer Ausscheidungsfunktion nicht mehr ausreichend nachkommen, was verschiedene Folgen nach sich zieht.
- **Gallepflichtige Substanzen** können nicht mehr gut ausgeschieden werden und erscheinen im Blut.
- Die beiden Enzyme **Alkalische Phosphatase** und **γ-GT** können ebenfalls vermehrt im Blut gemessen werden.

#### Gallepflichtige Substanzen

Viele Substanzen können aus unserem Körper nur mit Hilfe der Galle ausgeschieden werden, in der Regel aus dem Grund, dass sie zu lipophil sind, um über die Nieren ausgeschieden werden zu können.
Vor allem das **Bilirubin** (↗ S. 495) spielt hier eine wichtige Rolle und führt zur **Gelbsucht** (↗ S. 525), wenn es in erhöhten Konzentrationen im Blut erscheint.
Auch die Ausscheidung von **Medikamenten** und **Schwermetallen** läuft über die Galle. Daher ist bei vielen Pharmaka eine veränderte Dosierung bei Leberschädigungen zu beachten – wenn sie in dem Fall nicht sowieso kontraindiziert sind.

#### Alkalische Phosphatase (AP)

Die Alkalische Phosphatase gehört zu den Esterasen (↗ S. 73) und katalysiert die Abspaltung des Phosphates bei Phosphorsäuremonoestern. Dies ist besonders im Knochen von Bedeutung, weshalb die AP bei Kindern im Wachstum auch besonders hoch ist.
Bei einem Gallestau (Cholestase) lösen die Gallensäuren vermehrt die Alkalische Phosphatase aus der Plasmamembran der Hepatozyten.

> Die Bedeutung der **AP** für die Leberdiagnostik hält sich aber in Grenzen, die Normalwerte gehen bis etwa **160 U/l**, bei Kindern im Wachstum bis 700 U/l.

## γ-Glutamyl-Transpeptidase (γ-GT)

Die γ-GT kommt vor allem in der Niere und der Leber vor, wo sie am Transport von Aminosäuren in die Zellen beteiligt zu sein scheint. In der Leber ist die γ-GT vor allem an die Epithelien der Gallengänge gebunden und damit direkt dem Einfluss der Gallensäuren ausgesetzt.

Die γ-GT ist der sensitivste Anzeiger einer Störung der Leber – vor allem des Gallengangsystems. Da sie allerdings nicht sonderlich spezifisch ist, eignet sie sich vor allem zur Verlaufskontrolle; außerdem dauert es eine ganze Weile, bis sich die γ-GT von einem Schaden wieder erholt hat.

> Die höchsten Werte finden sich bei einem Verschluss der Gallengänge. Zusammen mit der AP werden diese Enzyme daher auch als „Cholestase-anzeigende Enzyme" bezeichnet. Die Normalwerte der **γ-GT** liegen bei etwa **25 U/l**. Bei einer Cholestase können sie bis etwa 300 U/l ansteigen.

**Die γ-GT der Niere** ist zwar wesentlich aktiver als die der Leber. Bei Nierenerkrankungen erfolgt die Freilassung des Enzyms jedoch nicht ins Blut, sondern in den Urin, wo seine Bestimmung weniger wichtig ist.

## Zellständige Enzyme

Die wichtigsten Parameter für die Diagnostik von Lebererkrankungen stellen die zellständigen Enzyme dar, also Enzyme, die sich normalerweise in den Hepatozyten befinden. Jedes Organ besitzt je nach Aufgabe mehr oder weniger spezifische **Enzymmuster**, deren Kenntnis bei der Diagnose unabkömmlich ist. An dieser Stelle werden wir nach einigen allgemeinen Grundlagen die klinisch wichtigsten Enzyme und deren diagnostischen Wert besprechen.

### Leberspezifische Enzyme

Die meisten Enzyme finden sich in vielen verschiedenen Organen, aber manche sind recht spezifisch für bestimmte Gewebe – oder werden von dort bevorzugt freigesetzt. Da es sich bei der Leber nicht gerade um ein kleines Organ handelt, das zudem noch gut an das Gefäßsystem angeschlossen ist, lassen sich die Parameter ganz gut messen.

Veränderungen der Leberfunktion können auf diesem Wege schon festgestellt werden, wenn sich histologisch noch keine strukturellen Veränderungen ergeben haben.

Bei der Analyse der Enzyme im Blut lassen sich drei verschiedene Arten von Enzyme unterscheiden, von denen zwei schon zur Sprache gekommen sind. Hier noch einmal eine kleine Zusammenfassung, bevor dann der Schwerpunkt auf den zellulären Enzymen liegen soll.

**Sezernierte Enzyme** werden von der Leber produziert und entfalten ihre Wirkung in aller Regel im Blut – befinden sich also physiologisch dort. Sinkt ihre Aktivität im Blutplasma, so kann man auf eine verminderte Biosyntheseleistung der Leber schließen (hier v. a. die **CHE**, s. o.).

**Membranständige Enzyme** können relativ leicht durch Gallensäuren und andere schädigende Stoffe aus den Membranen gelöst und dann vermehrt im Blut angetroffen werden – so die **Alkalische Phosphatase** und die **γ-GT** (s. o.).

**Die zellständigen Enzyme** sind intrazelluläre Enzyme der Hepatozyten, die im Blut im Normalfall nichts zu suchen haben. Ihre Konzentration erhöht sich, wenn Leberzellen geschädigt werden und Teile ihres Inhaltes in das Blutplasma abgeben.

Unter physiologischen Bedingungen findet sich aber dennoch immer eine relativ konstante (kleine) Menge im Blut. Das liegt zum einen an einem regelmäßigen Zelluntergang einiger Hepatozyten, wobei einige Enzyme in das Blut gelangen können. Andererseits können auch so einmal einige Moleküle eine Zelle verlassen.

Verschiedene Enzyme spielen hier recht unterschiedliche Rollen – und lassen Rückschlüsse auf die Art und den Schweregrad der Schädigung zu.

- Die **Transaminasen** sind wichtig für den Aminosäurenstoffwechsel, der vor allem in der Leber stattfindet (↗ S. 171). Die **ALT** befindet sich dabei ausschließlich im **Zytoplasma** der Hepatozyten, die **AST** nur zu einem Drittel – zwei Drittel sind **intramitochondrial**. (Übrigens: Da Alkoholabhängige häufig einen Mangel an Vitamin $B_6$ haben, und beide Transaminasen auf dieses Vitamin angewiesen sind, ergeben sich bei einigen alkoholisch bedingten Leberschäden niedrigere Werte, als man erwarten würde.)
- Die Glutamat-Dehydrogenase (**GLDH**) befindet sich ausschließlich in den Mitochondrien – und fast nur in der Leber (↗ S. 172).
- Die Laktat-Dehydrogenase (**LDH**, ↗ S. 97) ist relativ unspezifisch, es können aber Isoenzyme (↗ S. 70) bestimmt werden, womit dann eine genauere Zuordnung möglich ist. Auch sie befindet sich im Zytoplasma der Zellen.

Es ist wichtig, sich zu merken, in welchem Kompartiment der Zelle sich das enspechende Enzym in erster Linie aufhält, da dadurch Rückschlüsse auf die Schwere der Erkrankung gezogen werden können.

> Generell gilt, dass **zytoplasmatische** Enzyme schon bei **leichteren** Schädigungen der Leber in das Blut gelangen. Eine Messbarkeit **mitochondrialer** Enzyme (vor allem der GLDH) spricht für einen **schweren** Leberschaden.

## Alanin-Aminotransferase (ALT)

Die Alanin-Aminotransferase (ALT) überträgt die Amino-Gruppe von Alanin auf α-Ketoglutarat, wobei neben Glutamat das Pyruvat entsteht (↗ S. 171). Hierbei handelt es sich um eine wichtige Reaktion der Leber, bei der das Alanin der Muskulatur in Pyruvat umgewandelt und anschließend zu Glukose aufgebaut werden kann (Glukoneogenese, ↗ S. 99).

Die ALT ist nicht nur periportal (dort findet die Glukoneogenese statt), sondern auch rein zytoplasmatisch lokalisiert. Schon bei geringen Störungen steigt sie im Blut an.

> Eine rasche Erhöhung der **ALT** findet man bei einer Leberentzündung (Hepatitis), wobei der Normalwert bis etwa **20 U/l** reicht.

## Aspartat-Aminotransferase (AST)

Die Aspartat-Aminotransferase (AST) katalysiert die Umwandlung von Aspartat und α-Ketoglutarat zu Oxalacetat und Glutamat ( ↗ S. 171). Zwei Drittel des Enzyms finden sich intramitochondrial, ein Drittel im Zytoplasma der Zellen. Die AST befindet sich nicht nur in der Leber, sondern in recht hohen Konzentrationen auch im Herzen (wichtig für die Diagnose eines Infarktes) und in der Skelettmuskulatur.

> Vor allem bei schwereren Lebererkrankungen und zur Verlaufskontrolle eignet sich die **AST**, deren Referenzbereich bis etwa **20 U/l** reicht.

## ALT und AST – der Ritis-Quotient

Um möglichst genaue Aussagen über die Art und das Ausmaß der Schädigung treffen zu können, müssen die Werte zueinander in Beziehung gesetzt werden.
Der **Ritis-Quotient** (nach dem aus Neapel stammenden Hepatologen F. de Ritis) beschreibt das Verhältnis der AST zur ALT, das normalerweise unter 1 liegt. Der Grund ist, dass die ALT leichter aus den Zellen entweichen kann als die AST.

Bei zunehmendem Zellschaden verschlechtert sich der Quotient, da die AST dann auch vermehrt freigesetzt wird.

**Bei Entzündungen** bleibt die ALT (die auch noch eine längere Halbwertszeit besitzt) stets höher als die AST, so dass der Quotient auf etwa 0,5 absinkt.
Erst bei schweren Leberschäden steigt der Ritis-Quotient über 1, da nun auch vermehrt die vorwiegend mitochondrial lokalisierte AST freigesetzt wird.

## Glutamat-Dehydrogenase (GLDH)

Die Glutamat-Dehydrogenase (GLDH) ist ein rein mitochondriales Enzym, das die Aminosäure Glutamat oxidativ zu α-Ketoglutarat desaminiert. GLDH ist eines der wenigen Enzyme, die sowohl NADH als auch NADPH als Cofaktoren benutzen können ( ↗ S. 172). Das Enzym kommt vor allem in der Leber vor, und zwar vermehrt perivenös.

> Eine Erhöhung der **GLDH** (Normalwert etwa bis **4 U/l**) spricht für eine starke Leberschädigung mit Zellnekrosen.

## Laktat-Dehydrogenase (LDH)

Das zytoplasmatische Enzym Laktat-Dehydrogenae (LDH) kommt in allen Geweben vor ( ↗ S. 97), eine besondere diagnostische Bedeutung besitzt die LDH – neben der Leber – im Herzen und in den Erythrozyten ( ↗ S. 469).

> Die **LDH** dient bei der Leber vor allem der Verlaufskontrolle, ihre Normalwerte liegen unter **240 U/l**.

# 6 Die Nieren

Gesucht wird ein relativ kleines Organ, das mit einer Länge von 11 cm, einer Breite von 5 cm und einer Dicke von 4 cm nicht gerade zu den Größten zählt und dabei gerade mal 150 g wiegt. Sucht man es in einer der drei großen Körperhöhlen Schädel, Thorax oder dem Bauchraum, so wird man leider enttäuscht. Anscheinend wird es von den anderen Organen gemieden, durch eine eigene Hülle (Peritoneum) abgekapselt und in den Retroperitonealraum verbannt. Für das Organ der Müllentsorgung erscheint dieser Platz gut genug.

Die Niere ist ein paarig angelegtes Organ, das zudem zwei unabhängige Kanalsysteme besitzt: Im ersten fließt gewöhnliches Blut, allerdings auf ungewöhnliche Weise, da es zwei hintereinander geschaltete Kapillarsysteme ausbildet. Wie unten beschrieben wird, ist das Blut nach dem ersten Kapillarsystem immer noch sauerstoffreich; man spricht deshalb von einem arteriellen Wundernetz.

Das zweite Kanalnetz, in dem der Urin fließt, ist im Wesentlichen nur eine Aufzweigung der Harnleiter, der überflüssige Körpersäfte in mehreren kleinen Trichtern (Bowman-Kapsel) auffängt und in die Harnblase transportiert. Beide Systeme sind nahezu unabhängig voneinander und berühren sich nie direkt! Sie sind durch ein besonderes Filtersystem voneinander getrennt, so dass sich nie direkt Flüssigkeiten austauschen.

Die menschliche Niere ist der Industrie um Jahre voraus, denn sie hat das Prinzip der Mülltrennung schon lange verstanden und vernünftig umgesetzt. In der Niere werden nur wasserlösliche Stoffe bis zu einer bestimmten Größe entsorgt. Wasserunlösliche Stoffe, wie Fette, die zudem relativ groß sind und deshalb nicht durch den Filter passen, werden der Leber überlassen und entweder mit der Galle ausgeschieden oder wiederverwertet.

Generell funktioniert die Entsorgung nach folgendem Prinzip: Alle niedermolekularen Stoffe, natürlich auch Gifte oder andere Müllstoffe werden erst einmal aus der Kapillare ins Tubulussystem filtriert, von wo aus die wichtigen Stoffe wieder rückresorbiert werden. Dieses Vorgehen hat zwei Vorteile: Erstens muss nicht für jeden neuen Fremd- oder Giftstoff ein neues Transportsystem entwickelt werden, das fähig ist diesen zu entsorgen. Zweitens besitzen die Nierenzellen eine für den Körper spezifische und annähernd konstante Zahl von Enzymen, die von den wichtigen Stoffen (wie $Na^+$, $Cl^-$) genau so viele zurückholen, wie der Körper gerade benötigt. Das bedeutet, auch nützliche Stoffe werden nicht rückresorbiert, wenn sie im Körper zuviel vorhanden sind. Dadurch hält die Niere das Gleichgewicht verschiedener Stoffkonzentrationen aufrecht.

## 6.1 Einmal durch die Niere und zurück (Anatomie der Gefäße)

Der Weg eines Erythrozyten durch die Niere sieht wie folgt aus: vom Herzen kommend dreht unser Erythrozyt gerade mal einen halben Looping durch den Aortenbogen, bevor er wie etwa 20 % des Herzminutenvolumens in die A. renalis abbiegen muss. Täglich sind das zwischen 1500 und 1800 l Blut, die hier vorbeikommen (nicht gerade einsame Tour) und sich auf den Weg zu den Aa. interlobares machen.

Zwischen Rinde und Mark geht's in einem Bogen (Aa. arcuatae) zu den Aa. interlobulares (= Aa. corticales radiatae), die auch als Vasa afferentia bezeichnet werden. Spätestens hier muss sich unser Erythrozyt für einen der ca. 2 Millionen Glomerula (pro Niere 1 Mio, also 2 × 1 Mio.) entscheiden und sich durch mehrere Bogengänge zwängen, bevor er in das Vas efferens gelangt.

Die Glomerulumgefäße sind zwar so porös (effektive Porengröße ca. 6 nm), dass ca. 170 l Primärharn, bestehend aus Wasser und niedermolekularen Stoffen, herausgepresst werden (Eindickung des Blutes), ein Erythrozyt mit 7 μm wird jedoch mühelos zurückgehalten.

Im Primärharn befinden sich also nur sehr kleine (niedermolekulare) Stoffe in isotoner Konzentration (d. h. genauso konzentriert wie im Plasma) und vor allem Wasser.

Da in diesem ersten Kapillarsystem noch kein (oder kaum) Sauerstoff abgegeben wird, befindet sich das Blut weiterhin

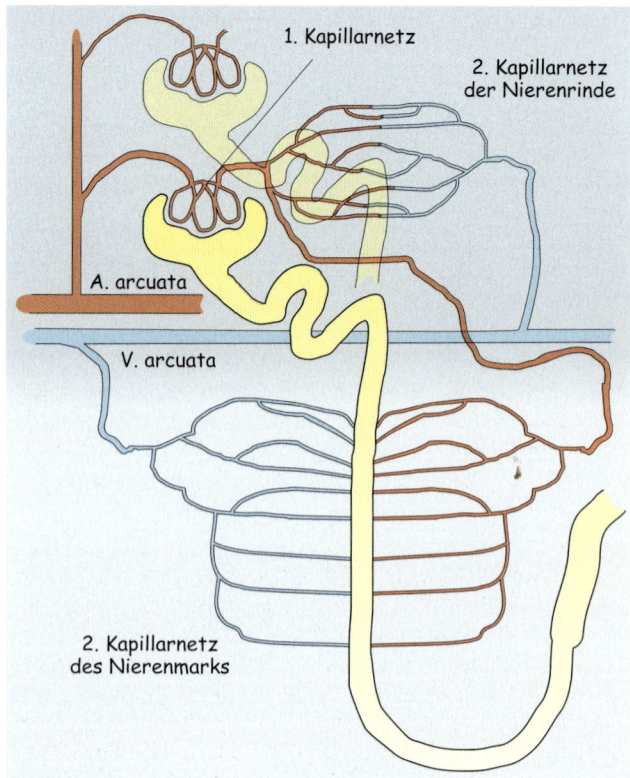

in arteriellem Zustand. Über die Vasa efferentia gelangt es nun entweder in die Rinde, oder über die Arteriolae rectae ins Mark. Hier versorgt es das Nierengewebe (- parenchym) und wird endlich Sauerstoff los. Damit befindet sich unser Blut erst nach diesem zweiten Kapillarsystem in venösem Zustand.

Schließlich gelangt der Erythrozyt entweder aus dem Mark über die Venae rectae oder über die Vv. Interlobulares aus der Rinde zu den Vv. arcuatae. Als gemeinsame Endstrecke fließen die Vv. interlobares in die V. renalis und schließlich in die V. cava inf.

## 6.2  Ein geladener Filter

Wie bereits erwähnt, befindet sich zwischen einer Kapillare und dem Tubulus ein Filtersystem. Unter diesem Filter darf man sich aber nicht ein selbständiges Organ vorstellen, das sich zwischen beide Kanäle schiebt, der Filter besteht vielmehr aus den Wänden dieser Kanäle selbst.

In der Embryonalentwicklung sprossen mehrere Kapillarschlingen in das blind endende Tubulussystem, mit dem sie ein doppelwandiges Knäuel, das Malpighi-Körperchen bilden. Die äußere Wand wird als Bowman-Kapsel bezeichnet, die innere verschmilzt mit der Kapillare und macht den Filter aus. Dieser besteht somit aus Kapillarendothel, Basalmembran (besteht überwiegend aus Typ IV Kollagen und Glykoproteinen) und dem gefenstertem Tubulusepithel (Podozyten).

puskuläre Zellen werden vollständig zurückgehalten, Proteine (wie Albumin und Globuline) die in ihrer Größe etwa der Maximalgrenze entsprechen, passieren den Filter nur sehr selten (nahezu eiweißfreies Ultrafiltrat!), Zucker, Wasser, Elektrolyte und andere niedermolekulare Bestandteile werden mühelos filtriert.

## 6.3  Sinnvolle Abwasserkanäle (funktionelle Anatomie der Tubuli)

Das zweite Kanalsystem, das Tubulussystem, ist dafür geschaffen, alle wichtigen Bestandteile aus dem Ultrafiltrat herauszusuchen und in das Gefäßbett zurückzubringen. Unwichtige oder toxische Stoffe werden in das Nierenbecken abgeleitet.

Wie bereits erwähnt, beginnt das Tubulussystem am Nierenkörperchen mit einem doppelwandigen Trichter, der das Ultrafiltrat auffängt. Über einen gewundenen Abschnitt geht es in den proximalen Tubulus über, wobei bis hier schon 2/3 des Primärharns rückresorbiert wurden.

Durch die Henle Schleife, den geraden und den gewundenen distalen Tubulus erreicht der Harn die Sammelröhre, die auf der Markpapille des Nierenbeckens endet. Die funktionelle Einheit, die aus Glomerulum und dazugehörigen Tubulussystem besteht, wird als Nephron bezeichnet.

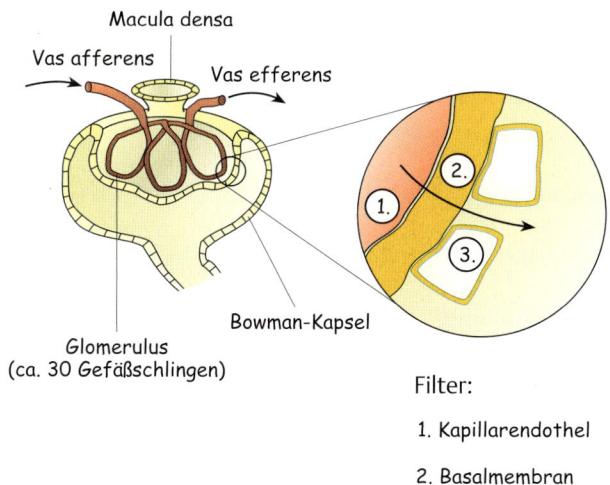

Filter:

1. Kapillarendothel

2. Basalmembran

3. Tubulusepithel

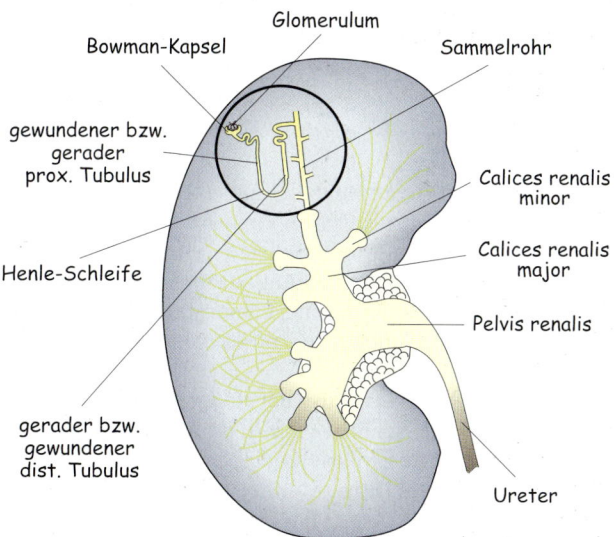

Diese drei Schichten stellen erstmal einen rein mechanischen Filter mit einer Porengröße von ca. 10 nm dar. Zusätzlich ist in die Basalmembran negativ geladenes Heparansulfat eingelagert, so dass ein elektrisches Mikrofeld entsteht, das vor allem negativ geladene Proteine zurückhält. Proteine mit einem Molekulargewicht von 5 kD können den Harnfilter problemlos passieren, bei größeren wird es immer schwieriger, bis bei 65 kD die max. Grenze der Durchlässigkeit erreicht ist. Daraus folgt: Fette und größere kor-

### Proximaler Tubulus

Die Zellen des proximalen Tubulus enthalten sehr viele Mitochondrien, weshalb gerade in diesem Abschnitt energieverbrauchende, aktive Transportprozesse stattfinden.

Im Vordergrund steht dabei die an der Basalseite der Tubuluszelle gelegene $Na^+/K^+$-ATPase, die $Na^+$ gegen $K^+$ mit Hilfe von ATP aus der Tubuluszelle in die Gefäße transportiert. Dadurch entsteht in der Tubuluszelle ein gewisser Natriummangel, der durch Na⁺-Nachschub aus dem Tubuluslumen wieder ausgeglichen werden kann. Dieser Na⁺-Gradient ist die Grundlage für viele weitere (sekundär aktive) Transportprozesse.

So werden Glukose, Aminosäuren, Phosphat und Sulfat aus dem Primärharn durch einen Na⁺-Cotransport transzellulär zurückgewonnen. Protonen werden dagegen durch einen Na⁺/H⁺ Antiport ausgeschieden. Cl⁻ und große Mengen Wasser (60–70 % der ausgeschiedenen Menge) folgen auf dem parazellulären Weg; sie sind erstens klein genug, um frei diffundieren zu können und zweitens ist die Tubuluswand hier relativ durchlässig.

Auch Harnstoff und Bicarbonat, das aktiv reabsorbiert wird, können sich hier frei bewegen. Für Calciumionen wird zum einen ein Cotransport mit Na⁺ oder eine eigene $Ca^{2+}$-ATPase diskutiert.

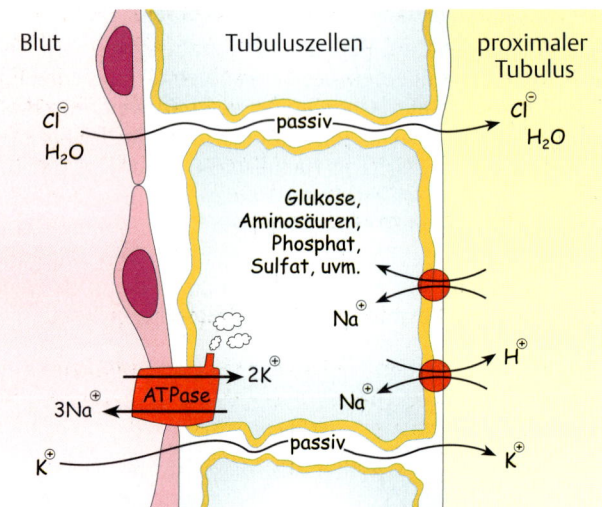

Zusammenfassend kann man sagen, dass die Na⁺/K⁺-ATPase effektiv eine Rückresorption von Na⁺ bewirkt, wodurch alle brauchbaren Stoffe mit gezogen werden. Gleichzeitig werden, um die positive Ladung auszugleichen, noch ein paar Protonen und Kaliumionen entsorgt. Wasser folgt passiv, wodurch die osmotische Potenz von NaCl befriedigt wird.

Der proximale Tubulus ist also der Hauptort der aktiven Resorptionsvorgänge; schon hier wird unter normalen Bedingungen die gesamte Glukose und täglich zwischen 10 und 30 g Eiweiß aus dem Ultrafiltrat zurückgewonnen.

### Henle-Schleife

Die Zellen der Henle-Schleife sind sehr flach und durchlässig für Wasser, Ionen und gelöste Stoffe. Da sie sehr wenig Mitochondrien besitzen, enthalten sie auch kaum Transportsysteme. Der Austausch der genannten Stoffe erfolgt also weitgehend passiv. Der größte Anteil ist sicherlich das Wasser, das auch hier dem osmotischen Gradienten folgt.

### Distaler Tubulus

Im distalen Tubulus sind nun wieder mehr Mitochondrien vorhanden und damit auch mehr aktive Transporte möglich. Auch hier besticht die Na⁺/K⁺ ATPase, die mehrere sekundär aktive Prozesse am Laufen hält.

Das Besondere in diesem Tubulusabschnitt ist die sehr dichte Wand, die kaum parazelluläre Diffusion erlaubt und sogar Wasser extrem zurückhält. Mit jedem Transportvorgang (nur transzellulär) wird hier der Harn zunehmend verdünnt (hypoton) bzw. das Interstitium mit osmotisch wirksamen Stoffen angereichert (hyperton).

In einem Na⁺-Cotransport werden Cl⁻ und K⁺ zurückgeholt (1 Na⁺-2 Cl⁻-1 K⁺-Cotransport), gleichzeitig aber über einen Na⁺/K⁺ und Na⁺/H⁺ Antiport Kaliumionen und Protonen ausgeschieden.

Aldosteron, das über das Renin-Angiotensin-Aldosteron-System (wird unten noch ausführlich erklärt) getriggert wird, verstärkt vor allem hier, im distalen Tubulus die Rückresorption von Natriumionen und Wasser.

Im distalen Tubulus werden zudem $Ca^{2+}$ und $Mg^{2+}$ aus dem Lumen zurückgeholt.

Diese Konzentrierung von Ionen wirkt sich auf beiden Seiten des Kanalsystem aus. Im vorhergehenden Abschnitt der Henle-Schleife ist sie dafür verantwortlich, dass dieser Wasser entzogen wird. Anders gesagt, diese Ionenkonzentration im distalen Tubulus schafft erst den osmotischen Gradienten, bzw. den Antrieb dafür, dass in der Henle Schleife passive Prozesse stattfinden können. Wie bereits beschrieben, folgt hier das Wasser ja dem osmotischen Gefälle. In der Physiologie wird dieses Prinzip auch als *Haarnadelgegenstromprinzip* beschrieben.

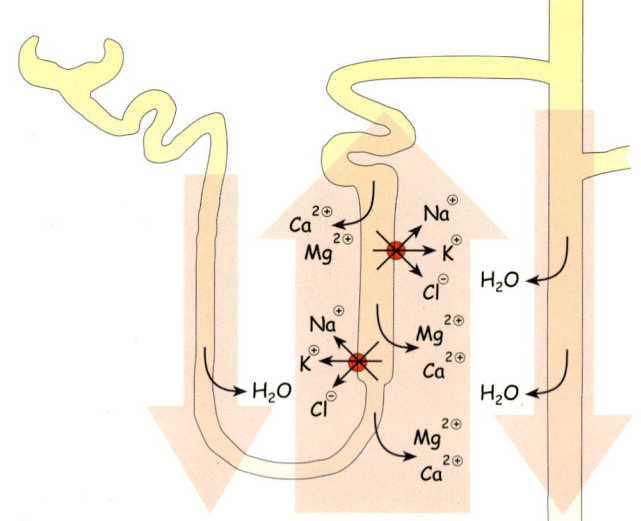

Im folgenden Abschnitt, der den gewundenen Teil des distalen Tubulus darstellt und die Makula densa (= juxtaglomeruläre Zellen <<juxta = neben, in der Nähe von>>, also in der Nähe der Glomerula gelegen) enthält, wird die Na⁺ Konzentration im Blut gemessen.

Besteht trotz der genannten, zahlreichen Resorptionsvorgänge, Hyponatriämie wird hier Renin, über das RAS-System letztendlich Aldosteron freigesetzt. Dieses bindet, wie es sich für ein Steroidhormon gehört, an seinen intrazellulären, cytoplasmatischen Rezeptor. Als Hormon-Rezeptor-Komplex veranlasst es dann, über die Expression von Genen im Zellkern, die Synthese neuer Natrium-Kanäle und Na$^+$/K$^+$-ATPase (aktive Pumpe). Aldosteron kann durch diesen Mechanismus (v.a. der aktiven Na$^+$/ K$^+$-Pumpe) ein mögliches Na-Defizit im Blut (Hyponatriämie) ausgleichen.

Besteht dagegen Hypernatriämie, wird diese Kaskade einfach ausgeschaltet (besser gesagt- nicht aktiviert). Zudem ist der gewundene Teil (Pars contortus) des distalen Tubulus ohnehin wieder zum Wasseraustausch fähig, wodurch die Ionenkonzentration verdünnt werden kann.

### Das Sammelrohr

Das Sammelrohr ist nun die Endstrecke all dieser Sekretions- und Resorptionsvorgänge. Seine Aufgabe besteht eigentlich nur noch darin, die zurückgewonnenen Bestandteile im Interstitium mit Wasser zu verdünnen, um diese in der jeweils gewünschten Konzentration dem Blut zuzuführen. Das Sammelrohr ist also dafür da, den Harn zu konzentrieren. Stellgröße für diese Wasser-Rückresorption ist allerdings nicht die Konzentration des Urins im ableitenden Harnsystem, sondern die Ionenkonzentration (v.a. Na$^+$) im Blut. Da diese Stellgröße nun aber nicht nur die Niere interessiert, sondern auch den ganze Körper betrifft, ist hier sinnvollerweise ein übergeordnetes System eingeschaltet worden. Im Hypothalamus werden mit Hilfe von Osmorezeptoren die Konzentrationen verschiedener Stoffe im Blut bestimmt und dementsprechend die Freisetzung von ADH (Antidiuretisches Hormon) reguliert. ADH, das vom Hypophysenhinterlappen freigesetzt wird, bewirkt im Sammelrohr den Einbau von Aquaporinen, die die Rückgewinnung von Wasser bedeutend erleichtern.

Die Niere benötigt also ständig ADH und Aldosteron (beide werden unten noch näher beschrieben), um ihre täglichen Aufgaben zu erfüllen und den Harn in physiologischem Umfang zu konzentrieren. Letztendlich werden dadurch über 99 % des zuerst filtrierten Wassers reabsorbiert.

### 6.4 Eigene Energieversorgung

Die Niere gewinnt zwar ihre Energie, wie auch die meisten anderen Organe, durch die Verstoffwechslung von Glukose, Fett und Ketonkörpern, doch gibt es einige Besonderheiten, die hier erwähnt werden sollen. Gerade haben wir kennengelernt, dass die meisten Transportvorgänge im proximalen Tubulussystem stattfinden, trotzdem wird überraschender Weise Glukose eher distal verstoffwechselt. Dies macht auch Sinn, denn im proximalen Tubulus soll Zucker zurücktransportiert und nicht verbraucht werden.

Ist weiter hinten immer noch Glukose im Tubuluslumen, kann es ruhig verwertet werden. Letztendlich ist Glukose eigentlich nie im Harn nachweisbar, solange die Konzentration im Blut eine Grenze von 180 mg/dl (entspricht 12 mmol/l) nicht übersteigt (nur bei Diabetikern).

Die Niere ist damit auch ein gewisser „Glukosepuffer": Bei niedriger Glukose-Konzentration wird alles rückresorbiert, steigt die Konzentration an, wird sie zusätzlich verstoffwechselt und schließlich ausgeschieden.

Im Gegensatz dazu findet die Glukoneogenese hauptsächlich im proximalen Tubulus statt. Es werden dabei Laktat, Glycerin, Fruktose und Aminosäuren (v.a. Glutamin) in Anspruch genommen. Dabei ist es bemerkenswert, dass eine einzelne Tubuluszelle der Niere mehr Glukoneogenese betreiben kann als eine einzelne Leberzelle, nur hat die Leber eben etwas mehr Zellen. Wichtig ist auch, dass die Hormone, die üblicherweise die Glukoneogenese antreiben, wie Glukagon, Catecholamine und Cortisol in der Niere nicht (auf die Glukoneogenese) regulierend wirken.

Fettsäuren können eigentlich in allen Abschnitten der Tubuli oxidiert, also verwertet werden. Besteht nur noch das kleine Problem, dass Fettsäuren, da sie an Albumin gebunden im Blut transportiert werden, nicht durch den Glomerulusfilter passen und damit nicht im Harn vorhanden sind. Die Lösung ist eigentlich ganz einfach. Fettsäuren werden eben von der Basalseite her aus dem Blut in die Tubuli aufgenommen und verwertet.

### 6.5 „Im Auftrag des Körpers"

Hier sollen alle wichtigen Funktionen und Teilschritte, die in der Niere ablaufen, aber für den gesamten Körper wichtig sind, zusammengefasst werden.

### Säure-Basen-Haushalt

Die Niere ist neben der Lunge entscheidend an der Regulation des Säure-Base-Haushaltes beteiligt. Dabei ist das einzigartige Zusammenspiel zwischen Glukoneogenese und Protonenausscheidung, also die Regulation zweier völlig verschiedener Systeme beeindruckend. Die Niere schafft es mit dieser Methode die Zuckerbereitstellung zu gewährleisten und gleichzeitig den pH Wert des Blutes konstant zu halten. Aber eins nach dem anderen.

Wie wir gehört haben, kann die Niere aus Aminosäuren und anderen, hier unwichtigen, Dingen Zucker herstellen. Dazu nimmt sie sinnvoller Weise am liebsten die Aminosäure, die ohnehin am häufigsten im Blut vorhanden ist, nämlich Glutamin.

Von Glutamin, das sowohl eine Amino- als auch eine Amid-Gruppe besitzt, können bis zu zwei NH$_3$-Gruppen abgespalten werden. Verantwortlich für diesen Schritt sind die beiden Enzyme Glutaminase und Glutamat-Dehydrogenase. Die Glutaminase spaltet die Amidgruppe von Glutamin ab, wodurch Glutamat entsteht.

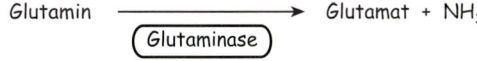

Glutamin $\longrightarrow$ Glutamat + NH$_3$

Glutaminase

Dagegen ist die Glutamat-Dehydrogenase für die Amino-Gruppe verantwortlich. Aus Glutamat entsteht αKetoglutarat und $NH_3$.

$$Glutamat \xrightarrow[\text{Glutamat-Dehydrogenase}]{} \alpha\text{-Ketoglutarat} + NH_3$$

Entscheidend für den weiteren Weg ist eigentlich nur, dass man durch die Glukoneogenese aus Glutamin $NH_3$ bekommt. Jetzt fehlt nur noch die Verbindung zur pH-Wert Regulation. Dafür brauchen wir zuerst noch eine weitere Reaktion. Wie auch in der Lunge ist hier die Carboanhydrase (Isoenzyme II und IV) beteiligt. Sie erzeugt in ausreichender Menge aus Wasser und Kohlendioxid Bicarbonat und Protonen.

$$H_2O + CO_2 \xrightarrow[\text{Carboanhydrase}]{} HCO_3^{\ominus} + H^{\oplus}$$

Nun werden beide Systeme kombiniert. Während Ammoniak ($NH_3$) problemlos in das Tubuluslumen diffundieren kann, müssen die Protonen über einen $Na^+/H^+$-Antiport ins Lumen geschaffen werden. $NH_3$ und $H^+$ reagieren spontan zu $NH_4^+$ (Ammoniumionen), das jetzt geladen ist und deshalb nicht mehr zurückdiffundieren kann.
Auf diese Weise können also problemlos Protonen ausgeschieden werden (der pH-Wert steigt). Das wirklich beeindruckende dabei ist nun aber, dass genau diese Protonen das Schlüsselenzym der Glukoneogenese (Phosphoenolcarboxykinase) stimulieren und dadurch erst die Bereitstellung des $NH_3$ ermöglichen.

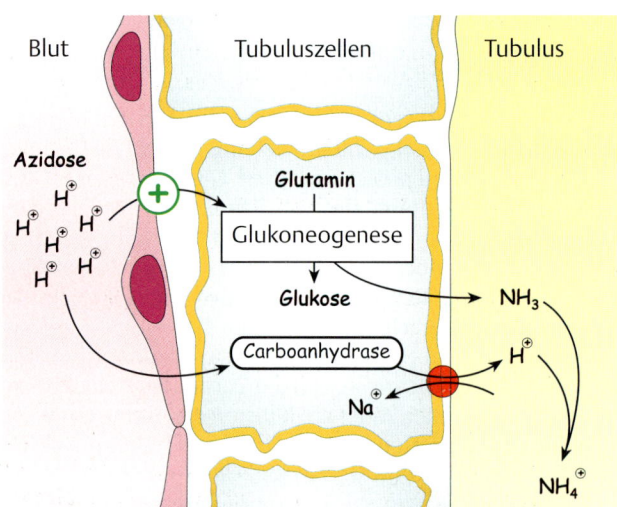

Sinnvoll ist es dabei auch, dass das zweite Produkt der Carboanhydrase nämlich $HCO_3^-$ neu entsteht, bzw. eingespart werden kann (Alkalieinsparung). Diese Bicarbonationen können ihrerseits wiederum Wasserstoffionen im Blut neutralisieren und zur Niere bringen (s. Abbildung unten).
Diese Kombination aus Zuckerneubildung und Säure-Basen-Regulation hat noch einen weiteren Vorteil, der dieses

System perfektioniert und es einfach genial erscheinen lässt.
Um diesen nächsten Schritt verstehen zu können, muss man wissen, dass bei Azidose (also Protonenüberschuss im Blut) $H^+$-Ionen im Austausch mit $K^+$ in die Zelle gelangen. Dieser Weg wird zwar beschritten, um die Protonenkonzentration zwischen Intra- und Extrazellulärraum etwas auszugleichen, ist aber für die einzelne Zelle wenig attraktiv. Erstens möchte sie die überschüssigen Protonen (und das dadurch bedingte saure Milieu) erst recht nicht haben und zweitens benötigt es die $K^+$ Ionen um ihr Ruhemembranpotenzial aufrechtzuerhalten.
Mit diesem Hintergrund versteht man die Genialität der Niere in dieser Situation (Azidose) Zucker neu zu bilden. Denn „zufälligerweise" gibt es neben dieser Induktion der Glukoneogenese, die ja erst den Zucker bereitstellt, verschiedene Transportsysteme, die gleichzeitig Glukose und $K^+$ in die Zelle schaffen und im Gegenzug Protonen rauswerfen.
Zur Erklärung (nicht zum Auswendig-Lernen) sei noch Folgendes ergänzt: Glukose wird eigentlich mit einem Glukose/$Na^+$-Symport in die Zelle gebracht, $Na^+$ wiederum gegen Protonen ($Na^+/H^+$-Antiport) ausgetauscht. Schließlich werden die $K^+$-Ionen dann über einen $H^+/K^+$-Antiport in die Zelle gebracht. Effektiv gelangt also Glukose mit $K^+$ in die Zelle. Natürlich ist dieses Zusammenspiel der beschriebenen Reaktionen nicht das Einzige im Säure-Basen-Haushalt. Es soll aber zeigen, dass hier die unterschiedlichsten Reaktionen sowohl im Kleinen (Zelle) als auch im Großen (Organe, Organsysteme) zusammenwirken, um dem feinen Spiel der Elektrolyte gerecht zu werden. Wird also in der Niere vermehrt Zucker gebildet, gelangt dieser zusammen mit $K^+$ in die Zelle und wirft gleichzeitig $H^+$ Ionen nach draußen. Damit ist die Zelle erstmal zufrieden und das saure Milieu bleibt im Interstitium. Die überschüssigen Protonen können aber mit dem eingesparten Bicarbonat zur Niere gebracht werden, und nun wieder mit Hilfe von $NH_3$ ausgeschieden werden.
Im umgekehrten Fall, wenn also eine Alkalose besteht (wenig $H^+$ Ionen), wird einfach die Glukoneogenese unterdrückt, dadurch entsteht kein $NH_3$ und Protonen können nicht mehr im Harn gehalten werden. Dadurch kommt es direkt zu einer Einsparung von $H^+$ Ionen.
Zusammenfassend sei noch mal erwähnt, dass bei Azidose natürlich erstmal Protonen in die Zelle gelangen, um den akuten Notstand des sauren Milieus vorübergehend und vor allem schnell zu beseitigen. Alle weiteren Reaktionen dienen der endgültigen Beseitigung der Protonen.

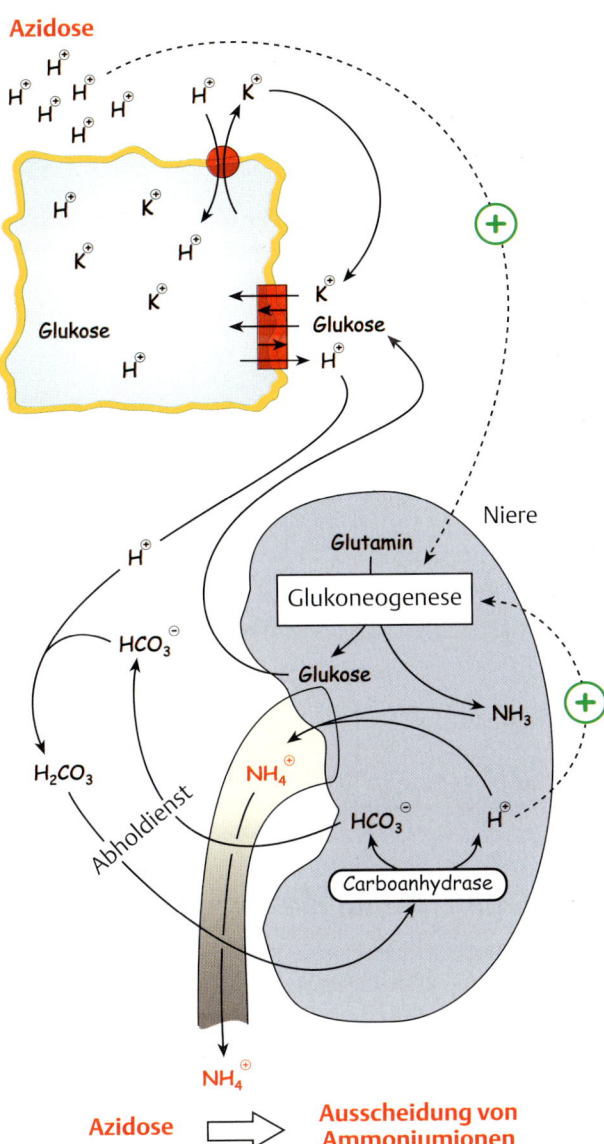

**Azidose**

Glukose

Glukose

Niere

Glutamin

Glukoneogenese

Glukose

NH₃ → $NH_3$

$HCO_3^-$

$H_2CO_3$

Abholdienst

$NH_4^+$

$HCO_3^-$

Carboanhydrase

$NH_4^+$

**Azidose** ⟹ **Ausscheidung von Ammoniumionen**

Obwohl diese, wie oben beschrieben, sowohl im proximalen wie auch im distalen Tubulus vorhanden ist, scheint doch der distale Tubulusabschnitt der Hauptwirkort des Aldosterons zu sein. Aldosteron erreicht damit eine Steigerung der Rückresorption von Natrium und Wasser. Gleichzeitig werden auch vermehrt Kaliumionen ausgeschieden. Im Übrigen stimulieren auch Katecholamine, die als kreislaufunterstützende Medikamente eingesetzt werden über β 1 Rezeptoren die Sekretion von Renin. Durch dieser Erkenntnis kann man erklären, warum Katecholamine nicht nur einen kurzfristigen vasokonstringierenden Effekt (β 1 und Angiotensin_II Effekt), sondern auch eine mittelfristige Wirkung auf den Kreislauf (Renin-Effekt) besitzen. Durch die erhöhte Reninfreisetzung und die daraus folgende Na und Wasserresorption wird ja längerfristig das Blutvolumen erhöht und der Blutdruck stabilisiert.

Humorale Faktoren wie Angiotensin_II und antidiuretisches Hormon hemmen dagegen die Reninsekretion.

### ACE-Hemmer

Die Stoffklasse der ACE-Hemmer hat in den letzten Jahren große Bedeutung bei der Behandlung cardialer Ereignisse erreicht. Große Studien zeigten für diese Medikamente einen lebensverlängernden Effekt in der Therapie der Herzinsuffizienz, KHK und Herzinfarkt-Nachsorge auf.

Wie der Name schon verrät, blockieren ACE-Hemmer das Angiotensin-Converting-Enzyme und dadurch die Bildung von Angiotensin_II aus Angiotensin_I. Die vasokonstringierende Wirkung des AT_II bleibt aus, wodurch der Blutdruck gesenkt, bzw. ein Blutdruckanstieg vermindert wird.

ACE-Hemmer wirken auch am Vas afferens des Nierenglomerulus vasodilatierend. Dadurch kann ein gewisser Langzeiteffekt begründet werden. Durch die Gefäßerweiterung fließt auch mehr Blut durchs Glomerulum, was eine erhöhte Filtrationsrate bedeutet und damit das Blutvolumen relativ langfristig senkt.

Mit Hilfe der ACE-Hemmer muss das Herz also weder gegen einen hohen Blutdruck, noch gegen ein zu großes Blutvolumen ankämpfen und wird dadurch entlastet.

### Das RAS-System

Eine verminderte Nierendurchblutung (bei Hypotonie oder nach einer Nierenarterien-Stenose) oder eine erniedrigte Natriumkonzentration im Blut (wird in der Macula densa gemessen) sind die Stimuli für die vermehrte Sekretion von Prorenin ins Blut. Prorenin wird durch die Protease Kallikrein zum aktiven Enzym Renin umgewandelt.

Renin setzt aus Angiotensinogen (in der Leber gebildet) Angiotensin_I (AT_I) frei, anschließend wird dieses durch das Angiotensin-converting-enyzme (ACE) in Angiotensin_II (AT_II) umgebaut.

AT_II wirkt vasokonstringierend (kurzer Blutdruckanstieg) und stimuliert die Produktion und Sekretion von Aldosteron aus der Nebennierenrinde.

Aldosteron induziert über die Bindung an intrazelluläre Rezeptoren die Synthese der basal gelegenen Na⁺/K⁺ ATPase.

### Die Niere kann auch synthetisieren

#### Erythropoietin oder Erythropoetin (EPO)

EPO ist ein Glykoprotein, das bei schlechter Sauerstoffversorgung des Körpers vermehrt aus der Niere ins Blut abgegeben wird. Es fördert im Knochenmark die Proliferation der Erythroblasten und steigert deren Hämoglobinbiosynthese. Somit steigt die Zahl der Erythrozyten pro Volumeneinheit Blut an, was gleichzeitig einen Anstieg des Hämatokrit und eine erhöhte Sauerstofftransportkapazität bedeutet.

Diese Wirkung haben sich Sportler durch Höhentraining zu Nutze gemacht. Beim Training in großen Höhen mit „dünner Luft" (wenig Sauerstoff), passt sich unser Körper wie beschrieben den örtlichen Sauerstoffverhältnissen an. Der erhöhte Hämatokrit bleibt nach dem Training noch einige Wochen bestehen. Dadurch können mit Hilfe der gesteigerten Transportfähigkeit in „Normal-Sauerstoff-Gebieten" kurzfristig Spitzenleistungen erzielt werden.

Bei chronischer Niereninsuffizienz ist es umgekehrt. Wenn die Nierenzellen langsam ihre EPO-Produktionsfähigkeit einbüßen, wird die Erythropoese zu wenig stimuliert, zu wenig Erythrozyten gebildet und der Hämatokrit sinkt – man spricht dann von renaler Anämie.

## Calcitriol

Zur Herstellung dieses Hormons ist Cholesterin erforderlich, das in mehreren Schritten in der Leber und durch UV-Bestrahlung in der Haut in Cholecalciferol umgebaut wird. Danach folgen zwei Hydroxylierungsschritte. Die erste Hydroxylierung erfolgt in der Leber an Position 25. Die Zweite und entscheidende erledigt die Niere an Position 1, wobei das nun aktive 1,25-Dihydroxycholechalciferol entsteht. Dieses Hormon fördert vor allem im Darm und in Anwesenheit von Parathormon auch in der Niere die Resorption von $Ca^{2+}$.

Die Niere hat bei diesem Hormon also eine gewisse Doppelfunktion: Erst hilft sie bei der Synthese von 1,25-Dihydroxycholechalciferol mit, danach ist sie auch noch dessen Erfolgsorgan selbst.

## Kreatin/Kreatinin

Kreatin wird in der Niere aus Arginin und Glycin hergestellt, als Produkte entstehen dabei Guanidinoacetat (GAA) und Ornithin, das für uns hier nicht weiter wichtig ist. GAA reist auf dem Blutweg in die Leber und wird dort mit S-Adenosylmethionin fertiggestellt.

Kreatin dient im Muskel als Energiespeicher (Kreatinphosphat), der bei Muskelarbeit am schnellsten freies ATP zur Verfügung stellen kann. Kreatin wird ständig zu einem konstanten Teil (der von der Muskelmasse der entsprechenden Person abhängt) immer wieder zu Kreatinin (Ringschluss) abgebaut. Es geht dorthin zurück, wo es herkam, nämlich zur Niere, und wird glomerulär filtriert.

Hier wird Kreatinin normalerweise auch zu einem bestimmten Prozentsatz ausgeschieden, dadurch bleibt der Plasmaspiegel stets konstant. Ein Anstieg des Plasmakreatinins deutet daher auf eine eingeschränkte Nierenfunktion hin. Da es weder sezerniert, noch resorbiert wird, ist es zudem ein direktes Maß für die glomeruläre Filtrationsrate.

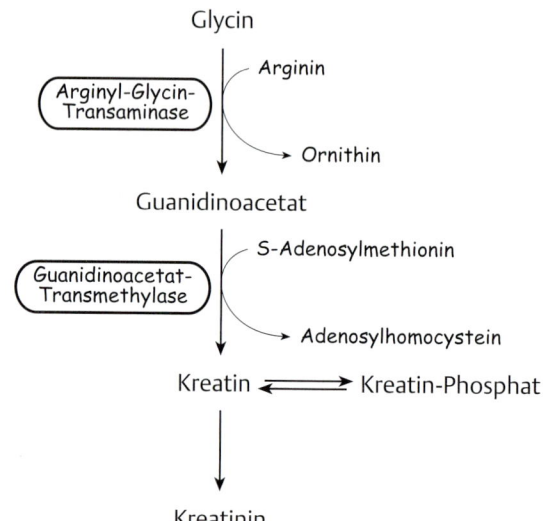

Kreatin    Kreatin-Phosphat    Kreatinin

Glycin
Arginyl-Glycin-Transaminase — Arginin
→ Ornithin
Guanidinoacetat
Guanidinoacetat-Transmethylase — S-Adenosylmethionin
→ Adenosylhomocystein
Kreatin ⇌ Kreatin-Phosphat

Kreatinin

## Stoffe, die auf die Niere wirken

Die folgenden Hormone werden ausführlich im Hormonkapitel beschrieben. An dieser Stelle soll nur kurz ihre Bedeutung in Bezug auf die Niere erwähnt werden.

### Parathormon/Calcitriol/Calcitonin

Parathormon stimuliert die aktive Phosphatausscheidung im Nierentubulus und fördert die Calcium-Rückresorption. Im Zusammenspiel mit Parathormon bewirkt auch Calcitriol eine vermehrte Calcium-Rückresorption, dagegen aber auch eine vermehrte Phosphat-Rüchresorption. Calcitonin fördert dagegen die Calciumausscheidung über die Niere, was aber deswegen wenig Bedeutung hat, weil der Großteil des Calciums (ca. 90 %) über den Darm ausgeschieden wird.

| Wirkung an der Niere | |
| --- | --- |
| Parathormon | Calcium-Rückresorption Phosphatausscheidung |
| Cacitriol | Calcium-Rückresorption Phosphat-Rückresorption |
| Calcitionin | Calciumausscheidung Phosphatausscheidung |

## Atriopeptin und Adiuretin

Atriopeptin wird im Vorhof (v.a. des rechten Herzens) gebildet und bei vermehrter Dehnung (zuviel Volumenangebot am Herzen) ans Blut abgegeben. Es bewirkt an der Niere eine Förderung der glomerulären Filtration und eine Hemmung der Natriumrückresorption. Dadurch wird vermehrt Wasser ausgeschieden und das Blutvolumen verringert. Dadurch sinkt sowohl der Blutdruck als auch die Vorlast am Herzen.

**Adiuretin** wird bei erhöhter Osmolarität (oder relativ zur Stoffkonzentration zuwenig Wasser) ausgeschüttet und gelangt aus seinem Speicher (Neurohypophyse) ins Blut zu seinen Rezeptoren am Sammelrohr. Dort bewirkt es den Einbau von Wasserkanälen (Aquaporinen) an der luminalen Seite der Sammelrohrzellen.

Dadurch erhöht sich die Permeabilität für Wasser, wodurch große Mengen an Wasser zurückgewonnen werden können und die Blutosmolarität wieder erniedrigt wird. Die Bedeutung von Adiuretin für den allgemeinen Wasserhaushalt wird erst so richtig durch eine gewisse Erkrankung, nämlich dem Diabetes insipidus, klar. Sie kommt dadurch zustande, dass dieses Hormon fehlt bzw. verringert freigesetzt wird. Durch die geringere Konzentration des ADH und den damit verringerten Einbau von Aquaporinen, verliert unser Körper unvorstellbare Mengen an Wasser, bis zu 20 Liter pro Tag!

## Prostaglandine

Prostaglandine (v.a. $PGE_2$ und $PGI_2$) werden sowohl im Nierenmark als auch in der Nierenrinde gebildet. Auch sie besitzen diese Doppelfunktion von Synthese und Wirkung am gleichen Organ. Prostaglandine haben zudem die seltsame Eigenschaft, dass sie oft an gegensinnigen Prozessen beteiligt sind.

Prostaglandin $E_2$ ($PGE_2$) und Prostazyklin ($PGI_2$) wirken direkt vasodilatierend, während Thromboxan $A_2$ ($TXA_2$) vasokonstringiert.

In geringer Weise stimulieren die Prostaglandine ebenfalls die Freisetzung von Renin (stärkerer Stimulus über $\beta_1$-Rezeptoren), was ja zur Wasserrückresorption führt. Auf der anderen Seite erhöht natürlich auch der vasodilatierende Effekt die glomeruläre Filtrationsrate der Niere, wodurch nun wieder mehr Wasser und Na ausgeschieden wird.

Die endgültige Wirkungsweise der einzelnen Prostaglandine wird letztendlich erst durch zusätzliche Hormone, nur für eine ganz bestimmte Stelle, zu einem ganz bestimmten Zeitpunkt festgelegt. Dadurch kann über die Gefäßweite sehr spezifisch, schnell und fein der Blutdruck reguliert werden. Der Vorteil der Prostaglandine liegt dabei sicher darin, dass sie schnell synthetisiert und wieder abgebaut werden können.

## 6.6 Urin – der ganz besondere Saft?

Was ist eigentlich dran (drin?) in diesem ganz besonderen Saft, über den man sich früher, als die Säftelehre noch „in" war, so begeistern konnte?

### Wie sieht „Otto Normalurin" aus?

Täglich produziert der normale Mensch etwa 500 bis 2000 ml Urin, das ist abhängig von Alter und Geschlecht, und natürlich hauptsächlich von Menge und Art der Flüssigkeit, die man zu sich nimmt. Auch die Höhe der extrarenalen Flüssigkeitsabgabe (Schweiß, Atmung, Stuhl) beeinflusst die Urinmenge.

Beträgt die täglich ausgeschiedene Urinmenge mehr als 2500 ml, so spricht man von Polyurie, bei weniger als 400 ml täglich von Oligurie. Sind es weniger als 100 ml, heißt es Anurie (obwohl ja die Vorsilbe „an-", soviel wie gar nichts mehr bedeutet – aber bei weniger als 100 ml Ausscheidung geht's der Niere schon ganz schön dreckig!).

Die gelbliche Farbe des Urins entsteht durch Pigmente aus dem Hämoglobinabbau (Urochrome und Uroerythrin), die mit dem Urin ausgeschieden werden. Diese Pigmente werden an der Luft noch weiter oxidiert, so dass der Urin noch nachdunkelt.

Interessant wäre jetzt noch zu wissen, wie denn Urin schmeckt – immerhin haben ja die Ärzte früher auch mal einen kleinen Schluck genommen und sind dadurch zu ihren Diagnosen gekommen.

Diabetes mellitus hat sein „mellitus" auch nur daher, weil der Urin beim nicht behandelten oder schlecht eingestellten Zuckerkranken süß schmeckt. Urin schmeckt normal tatsächlich etwas salzig und sauer, der normale pH-Wert liegt im Durchschnitt so bei 6.0 (schwankt zwischen 4.5 und 8.0). Lässt man Urin längere Zeit an der Luft stehen, dann verschiebt sich der pH zum alkalischen hin, weil Bakterien vermehrt ihr Unwesen treiben (Sauerstoff!) und deren Spaltprodukte den Urin alkalisieren.

Auch der Geruch ändert sich nach einiger Zeit des Stehenlassens: Er wird stechend, weil der Harnstoff durch das Enzym Urease in Ammoniak zersetzt wird. Auch diese Reaktion trägt natürlich sehr zur pH-Verschiebung ins Alkalische bei.

Zuletzt ist noch erwähnenswert, dass auch der Urin eines Vegetariers (nach pflanzenreicher Kost) eher ins Alkalische, dagegen nach großem Fleischgenuss (viel Protein) eher ins Saure tendiert.

## Wenn Urin mal nicht gelb ist …

…dann kriegen manche Männer im höheren Lebensalter schon mal die Krise, obwohl es meist nur die Prostata-Medikamente sind, die den Urin so tiefrot machen. Tatsächlich verfärben zahlreiche Pharmaka, aber auch Nahrungsmittel den Urin rötlich. Das liegt an den Abbauprodukten, die durch die Niere ausgeschieden werden.

Verfärbt Blut den Urin rot, dann spricht man von Hämaturie. Auch das Hämoglobin/Myoglobin kann unphysiologischerweise durch die Nierenfilter treten und dann den Urin (rot/bräunlich) verfärben, ebenso Porphyrine (Vorstufen der Hämbiosynthese). Tritt Bilirubin (Endprodukt des Hämabbaus) ins Blut über, anstatt mit der Gallenflüssigkeit ausgeschieden zu werden, dann verfärbt dies den Urin braun. Auch bei Fieber ist der Urin meist etwas dunkler, denn bei erhöhter Körpertemperatur läuft auch der Stoffwechsel auf Hochtouren, und es werden vermehrt Proteine ausgeschieden. Um diesen wieder heller zu bekommen, muss man viel trinken, damit der Urin verdünnt wird. Bei Wasserdiurese ist der Urin klar.

Milchiger Urin ist das Kennzeichen einer Lipidurie.

## Mikroorganismen im Urin

Urin, der beim Gesunden aus der Niere über die Harnleiter in die Blase läuft, ist immer steril, das heißt, es finden sich keine Mikroorganismen darin. Erst vom äußeren Genitale wandern Bakterien auch beim Gesunden durch die Harnröhre in Richtung Blase, so dass der Urin, sobald er die Blase verlässt, prinzipiell mit Mikroben kontaminiert sein kann und letzten Endes auch ist.

Diese Bakterien, die normalerweise da hoch wandern, gehören zur sogenannten Standortflora. Standortflora beschreibt den Umstand, dass diese Bakterien dort siedeln und wandern dürfen, aber trotzdem keinen Schaden anrichten, solange sie eine bestimmte Zahl nicht überschreiten. Findet man andere Mikroorganismen oder eine ausgedehnte Zahl der Standortflora-Bakterien, so gibt das einen Hinweis auf eine eventuell vorhandene Infektion.

## Physiologische Bestandteile des Urins

Prinzipiell besteht der Urin ja aus Flüssigkeit und darin gelösten Salzen und anderen Substanzen. Die ausgeschiedenen Bestandteile werden immer über einen ganzen Tag zusammengezählt (24-Stunden-Urin). Im 24-Stunden-Urin, also in ca. 1500 ml findet man folgende Bestandteile:

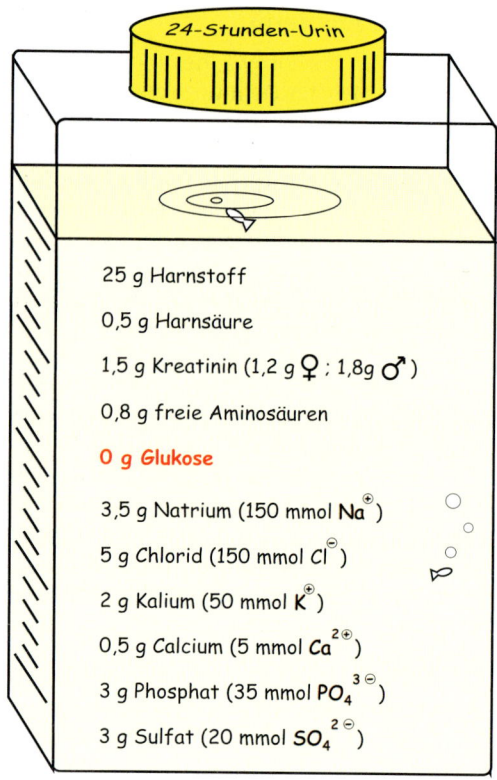

24-Stunden-Urin

25 g Harnstoff

0,5 g Harnsäure

1,5 g Kreatinin (1,2 g ♀; 1,8g ♂)

0,8 g freie Aminosäuren

0 g Glukose

3,5 g Natrium (150 mmol $Na^{\oplus}$)

5 g Chlorid (150 mmol $Cl^{\ominus}$)

2 g Kalium (50 mmol $K^{\oplus}$)

0,5 g Calcium (5 mmol $Ca^{2\oplus}$)

3 g Phosphat (35 mmol $PO_4^{3\ominus}$)

3 g Sulfat (20 mmol $SO_4^{2\ominus}$)

Wie man sieht, ist die Niere ein effektives Mittel, um überschüssige **Salze** (insbesondere Kochsalz) loszuwerden. Wichtiger sind jedoch die richtigen „Abfälle", die im Urin gelöst sind.

**Harnstoff** ist dabei das wichtigste Abfallprodukt und mengenmäßig auch nicht zu unterschätzen: 20 bis 35 g pro Tag werden ausgeschieden. Die Ausscheidung steigt logischerweise bei erhöhter Proteinzufuhr oder erhöhtem Proteinstoffwechsel ($NH_3$ aus der Aminosäure ist im Harnstoff eingebaut!).

Frischer Urin enthält wenig **Ammoniak** (20 bis 50 mmol pro Tag), das hochtoxisch für unseren Körper ist, und wurde, wo es möglich war, schon in im Körper in Harnstoff umgewandelt.

**Die Ausscheidung von Kreatinin** steht, wie oben beschrieben, in einer ungefähr konstanten Beziehung zur Muskelmasse und zum Körpergewicht. Daher ist sie bei Männern im Durchschnitt höher als bei Frauen. Die täglich Ausscheidung von Kreatinin beträgt bei Männern ca. 1,8 g, bei Frauen 1,2 g. Auch **Kreatin** findet man in geringsten Mengen im Urin.

**Harnsäure**, das Abbauprodukt des Purinstoffwechsels beim Menschen, wird neben anderen Purinbasen über die Niere aus dem Körper entfernt. Hier ist es wichtig, dass nicht zu viel Harnsäure im Urin gelöst ist, weil diese die Bildung von Uratsteinen (s. unten) begünstigt. Schon bei einer täglichen Menge von über 1 g (Norm: 0,5 g) kann es zu Schwierigkeiten in der Löslichkeit kommen. Die langfristige Folge davon ist die Gicht ( ↗ S. 253).

**Nitrat.** Normalerweise findet man nur sehr wenig Nitrat im Urin, das aus dem Abbau von NO stammt. Bestimmte Bakterien wandeln jedoch Nitrat in Nitrit um, daher nimmt man Nitrit als Indikator für eine spezielle Bakterienbesiedlung.

**An freien Aminosäuren** scheidet der Körper täglich etwa 0,8 g aus; diese Menge kann jedoch bei Lebererkrankungen stark ansteigen, weil die Verwertung dieser Bestandteile unzureichend funktioniert.

**Proteine.** Urin ist nahezu eiweißfrei. Nahezu heißt aber nicht vollständig eiweißfrei. Erinnert man sich an den oben beschrieben Filter des Glomerulums, der erst ab einer Größe von 65 kD ein absolutes Hindernis darstellt, wird jedem klar, das sich kleinere Proteine ganz selbstverständlich im Urin aufhalten. Natürlich ist dieser Anteil sehr gering, täglich etwa 0,1 g (Proteine und Glykoproteine). In der Schwangerschaft kann dieser Wert auf bis das 3fache (0,3 g) ansteigen und besitzt dabei noch immer keinen pathologischen Charakter.

**Zahlreiche Hormone** bzw. deren Abbauprodukte werden renal ausgeschieden. Zu nennen sind hier Adrenalin, Noradrenalin, Steroide, Gonadotropine, Serotonin, Vanillinmandelsäure, 5-Hydroxyindolessigsäure, Choriongonadotropin (Schwangerschaftstest!) und LH (Verhütungsmethode!).

**Ketonkörper** (Aceton, Acetacetat, β-Hydroxybutyrat) werden in der Regel in geringem Umfang im Urin aufgefunden. Bei einer diabetischen Stoffwechsellage und im Hungerzustand ist ihre Konzentration jedoch erhöht.
Oxalate sind deshalb erwähnenswert, weil sie, wenn sie zu hochkonzentriert ausgeschieden werden, die Bildung von Nierensteinen begünstigen können. Oxalsäure ist in bestimmten Nahrungsmitteln angereichert, so z. B. in Rhabarber, Spinat, Schokolade oder schwarzem Tee. Auch eine chronische Vitamin C-Überdosierung führt zu erhöhter Oxalat-Ausscheidung, weil Vitamin C zum Teil in Oxalat umgebaut wird.

### Was nicht im Urin vorkommen darf

Normalerweise werden **Kohlenhydrate** im proximalen Tubulus mit Hilfe von aktiven Transportern wieder rückresorbiert – wäre ja blöd, wenn man diese Energieträger einfach der Kloschüssel überlassen würde. Man findet also normalerweise keine Glukose, Laktose, Fruktose oder andere Kohlenhydrate im Urin.
Ein Problem gibt es aber doch: Diese Transportsysteme haben auch irgendwo ihre Grenze, und diese macht sich besonders bei Diabetikern, wenn sie zuviel Glukose im Blut haben, bemerkbar. Die Aufnahmegrenze der Nierentransporter ist ungefähr dann erreicht, wenn die Glukosekonzentration im Blut mehr als 180 mg/dl (entspricht ca.

12 mmol/l) beträgt. Dann kann die Glukose nicht mehr vollständig rückresorbiert werden und sie wird mit dem Urin ausgeschieden. Auch in der Schwangerschaft wird etwas Glukose mit ausgeschieden, weil aufgrund der größeren glomerulären Filtrationsrate mehr Glukose filtriert wird und (aus bisher noch unbekannten Gründen) die Resorptionskapazität abnimmt.
Wie schon oben erwähnt wurde, sind auch **Blut** (Erys, Leukos), **Hämoglobin**, **Porphyrine** oder **Bilirubin** völlig fehl am Platz, wenn sie im Urin auftauchen. Hämoglobin findet man vor allem dann im Urin, wenn im Körper verstärkt Hämolyse auftritt und der Abbau des freigesetzten Hämoglobins nicht schnell genug geht.
Zuviel **Proteine** deuten auf eine Schädigung des Nierenfilters hin. In der Schwangerschaft ist eine erhöhte Protein- (Glukose-)ausscheidung bis zu einem gewissen Grad normal (s. oben).

### Wenn plötzlich Steine in die Kloschüssel fallen

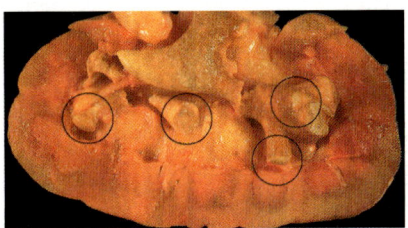

Dieses Phänomen bezeichnet man als Nephrolithiasis oder Urolithiasis, also Nieren- oder Urinsteine. Zwei Drittel aller Steine sind Calciumoxalatsteine bzw. Gemische aus Calciumoxalat und Calciumphosphat. Der Rest sind Uratsteine oder Magnesium-ammonium-phosphatsteine. Prinzipiell gibt es zwei Gründe für die Bildung von Steinen:
Substanzen werden in zu hoher Konzentration ausgeschieden, weil sie vermehrt auch mit der Nahrung aufgenommen werden. Dann kommt es z. B. zu Harnsäure-(Urat-)steinen oder Oxalatsteinen. Nicht umsonst spricht man ja auch bei Nierensteinen von der Wohlstandskrankheit.

> Harnsäure-(Urat-)steine werden durch erhöhte **Harnsäure**werte, nicht aber durch erhöhten **Harnstoff** begünstigt. Harnstoff ist sehr gut wasserlöslich und trägt deshalb nie zur Steinbildung bei.

Das Löslichkeitsprodukt von Salzen wird überschritten, obwohl die Konzentration des Salzes an sich gar nicht erhöht sein muss. Bei Entzündungen oder Änderungen des pH-Werts kann man z. B. dann auf einmal weniger Salze in der gleichen Menge Flüssigkeit lösen als unter Normalbedingungen.
PH-Veränderungen bewirkt z. B. Proteus mirabilis, ein gramnegatives Bakterium, das über ein besonders schlaues Enzym, nämlich die Urease, verfügt: es spaltet Harnstoff in $NH_3$ und $CO_2$, wodurch der Urin alkalischer wird.

# 7 Die Muskulatur

In diesem Kapitel soll zunächst der Aufbau der Muskulatur kurz besprochen werden. Anschließend werden wir den Kontraktionsmechanismus besprechen und und schließlich den speziellen Muskelstoffwechsel behandeln.

## 7.1 Muskelaufbau

Um den Aufbau der Skelettmuskulatur besser verstehen zu können, greifen wir uns einen isolierten Muskel heraus (beispielsweise Oberarmbeuger) und vergrößern ausschnittsweise bis zur elektronenmikroskopischen und molekularen Auflösung.

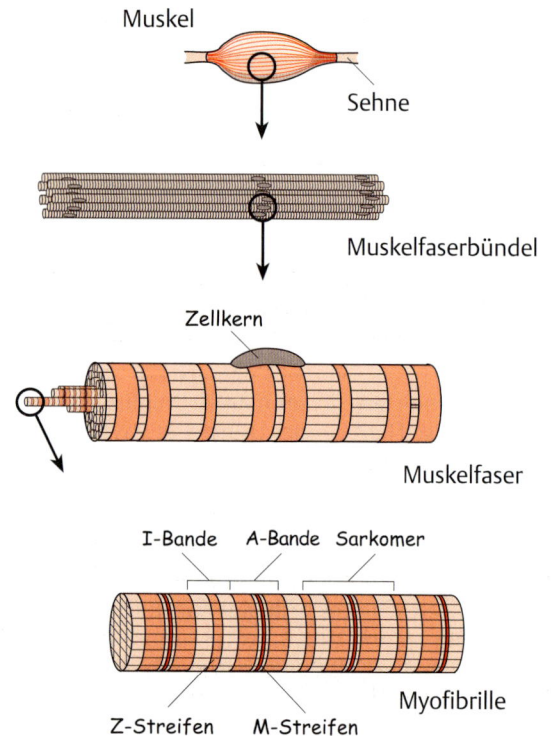

Der gesamte Muskel setzt sich aus vielen Faserbündeln zusammen, die zu beiden Enden hin in Sehnen übergehen, die wiederum die Verbindung zum Knochen darstellen. Bindegewebige Einscheidungen verleihen dem Ganzen eine architektonische Hierarchie.

Wie der Name schon sagt, werden die Faserbündel von Muskelfasern, den eigentlichen Muskelzellen, gebildet. Sie sind je nach Trainingszustand 10–100 µm dick und erstrecken sich über die ganze Muskellänge. Man bezeichnet sie auch als Synzytien; entwicklungsgeschichtlich haben sie sich aus mehrere Zellen zusammengelagert. Dieses Synzytium besitzt daher mehrere Kerne, die dicht an den Rand der Zelle gedrängt liegen. Auf diese Weise bleibt im Sarkoplasma (Zytoplasma der Myozyten) Platz für die Myofibril-

len, die aus kontraktilen Muskelproteinen aufgebaut sind.

Auf den Aufbau dieser Myofibrillen müssen wir nun sehr genau eingehen, um den Prozess der Kontraktion verstehen zu können. Lichtmikroskopisch fällt im Längsschnitt die charakteristische Querstreifung auf, die durch die regelmäßige Ausrichtung der dicken und dünnen Myofilamente entsteht. Die kleinste funktionelle (= kontraktile) Einheit der Myofibrille wird als Sarkomer bezeichnet (in Ruhe etwa 2,3 µm lang).

Begrenzt wird dieses von den Z(wischen)-Membranen (Gerüstproteine, v.a. Aktinin und Desmin). Darin verankern sich die sogenannten dünnen Myofilamente, ein Proteinkomplex aus Aktin, Tropomyosin und Troponin, etwa 2000 an der Zahl.

In der Mitte des Sarkomers befindet sich ein anderes Gerüstprotein (M-Protein) an dem wiederum die dicken Myofilamente (vorwiegend Myosin) befestigt sind.

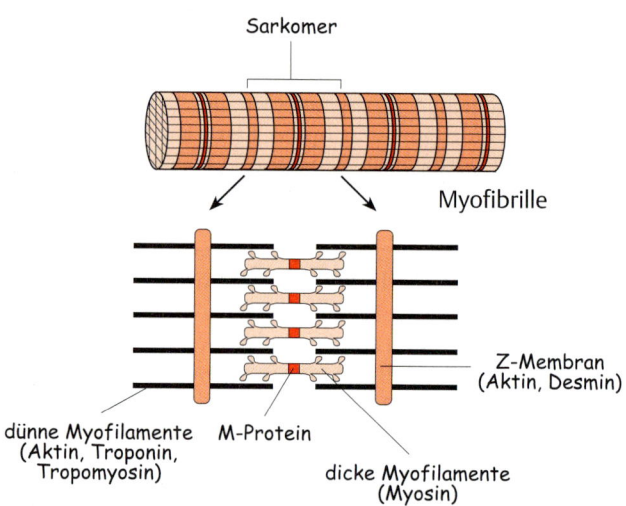

**Bandenmusterung.** Durch die wechselnde Überlappung der Filamente ergibt sich das anfänglich etwas verwirrende Muster der Banden: Der optisch hellste Anteil wird als **I-Bande** (= isotrop, hell) bezeichnet. Sie überspannt die Z-Membran nach beiden Seiten und enthält nur die dünnen, nicht überlappenden Aktinfäden. Diese Filamentfäden reichen aber nicht bis zu den gegenüberliegenden Fäden des Sarkomers, so dass zwischen beiden eine Lücke bleibt. Parallel dazu besteht ein zweites System mit dicken Myofilamenten (Myosin), das diese Lücke ausfüllt –was der **H-Bande** entspricht- und noch ein ganzes Stück zwischen die Aktinfilamente reicht. Die relativ helle H-Bande wird lediglich zentral durch das M-Protein, das optisch als M-Streifen erkennbar ist, unterbrochen. Der Bereich, in dem sich Aktin- und Myosin-Filamente überlappen, erscheint auf Grund der Doppelbrechung verständlicherweise am dunkelsten; er wird deshalb als **A-Bande** (= anisotrop, doppelbrechend, dunkel) bezeichnet.

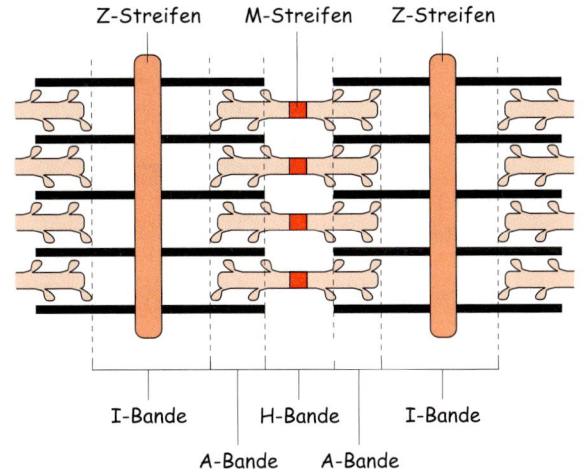

Z-Streifen M-Streifen Z-Streifen

I-Bande H-Bande I-Bande

A-Bande A-Bande

Das gesamte Filament setzt sich aus vielen Myosinrudern zusammen. Man kann es sich bildlich auch als riesiges Ruderboot vorstellen, bei dem sinnvollerweise die eine Hälfte der Mannschaft gegen die andere rudert.

**Aktin-, Tropomyosin-, Troponin-Komplex.** Den Gegenspieler zum Myosin bildet das dünne Aktin-Filament, verankert in der Z-Membran. G-(lobuläres) Aktin reiht sich zu einer 1000 nm langen Perlenkette (F-Aktin), von denen sich wiederum zwei umeinander verdrillen (Gewindeabstand 36 nm). In die Rinne legen sich die Tropomyosinmoleküle; eines überbrückt sieben G-Aktin-Kügelchen, begleitet von einem Troponinkomplex.

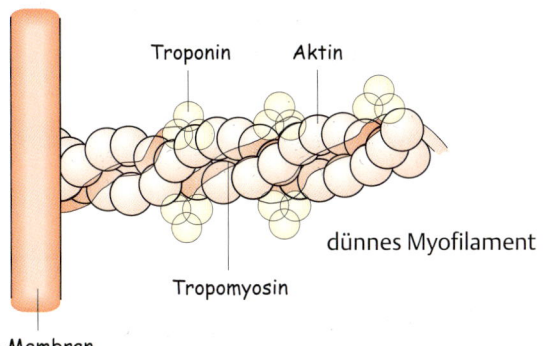

Troponin Aktin

dünnes Myofilament

Tropomyosin

Z-Membran

Der Troponinkomplex besteht aus drei Untereinheiten: **Troponin I** bindet an Aktin, **Troponin T** an Tropomyosin, **Troponin C** bindet über vier Bindungsstellen $Ca^{2+}$-Ionen, was den ganzen Kraftakt erst zulässt.

## 7.2 Der Kontraktionsmechanismus

Im folgende Abschnitt soll es um den molekularen Mechanismus der Kontraktion einer Muskelfaser gehen.

### Die Gleitfilamenttheorie

Der Gleitfilamenttheorie zufolge schieben sich die Myofilamente bei der Kontraktion ineinander, ohne sich dabei selbst zu verkürzen. Aus der Summe der vielen tausend Sarkomerverkürzungen resultiert schließlich die Gesamtkontraktion des Muskels mit einer Verkürzung um bis zu einem Drittel seiner Gesamtlänge.

Dieses Gleiten ist ein energieverbrauchender Vorgang, bei dem Verbindungen zwischen Myosin und Aktin sehr schnell im Wechsel gebildet und wieder gelöst werden. Schauen wir uns die Filamente also noch genauer an:

**Myosin.** Dieses Protein besteht aus insgesamt sechs Polypeptidketten. Zwei schwere Ketten bilden gemeinsam den Schaftbereich ($\alpha$-helikal umeinander gewunden). Am Ende dieser Ketten schließt sich jeweils ein globulärer Kopfbereich an, dem zusätzlich zwei leichte Ketten angelagert sind (regulatorische und essentielle leichte Kette). In diesem Kopf liegen die Aktinbindungstelle und die ATP-Hydrolase. Zwei „Gelenke" ermöglichen die unten beschriebene Ruderbewegung.

### Der Kraftakt

Die gesamte Muskelkraft beruht auf der oben erwähnten Ruderbewegung der Myosinköpfe, die an einer definierten Bindungsstelle am Aktin angreifen, den Winkel im Myosinhalsbereich abknicken, Energie verbrauchen und ca. 6 nm weiter erneut zupacken. Das Stichwort heißt: Querbrückenzyklus! Der Ausdruck kommt daher, dass dabei wiederholt zwischen den beiden Myofilamenten Aktin und Myosin Querverbindungen ausgebildet und gleich darauf wieder gelöst werden.

Als einzige direkte Energiequelle für diesen Kraftakt dient das ATP. Pro Myosinkopf und Ruderschlag wird ein Molekül ATP gespalten. Bei einer anständigen Verkürzungsgeschwindigkeit kann ein Myosinkopf bis zu 100 mal pro Sekunde nachfassen! Okay, der Reihe nach:

Der **Myosinkopf** besitzt sowohl eine Bindungsstelle für ATP als auch eine für die Bindung an Aktin. Ohne ATP beißt sich das Myosin regelrecht im Aktin fest. Kommt ATP hinzu, löst sich diese sehr feste Bindung (Weichmacher-Funktion des ATP), wobei allerdings das sehr energiereiche ATP durch eine Hydrolyse in ADP und anorganischens Phosphat gespalten werden muss. Im Übrigen kann man dieses Phänomen auf eine tragische Weise bei der Totenstarre beobachten.

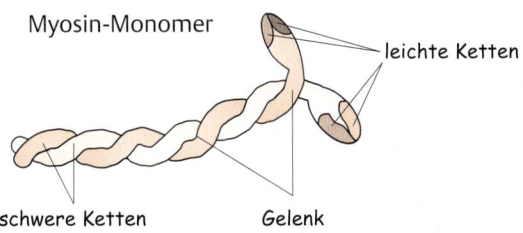

Myosin-Monomer

leichte Ketten

schwere Ketten Gelenk

Fällt nämlich post mortem die Nachlieferung von Energie-
trägern (ATP) aus, kann diese Weichmacherfunktion nicht
mehr wahrgenommen werden, wodurch sich die Muskel-
starre ausbildet. Nun wieder zurück zu den Lebenden. Noch
während die Spaltprodukte an Ort und Stelle verbleiben,
kann Myosin bereits wieder schwach an Aktin binden (eine
Bindungsstelle weiter, wohlgemerkt).
Richtig fest binden und rudern geht nun aber erst nach der
Freisetzung des anorganischen Phosphats. Hierauf folgt
nämlich die Abknickbewegung im Kopf-Schaft-Gelenk, die
auf das Aktin übertragen wird und ca. 5 nm Strecke bewäl-
tigt. Am Schluss des Zyklus wird ADP freigegeben **und alles
kann von vorn beginnen.**

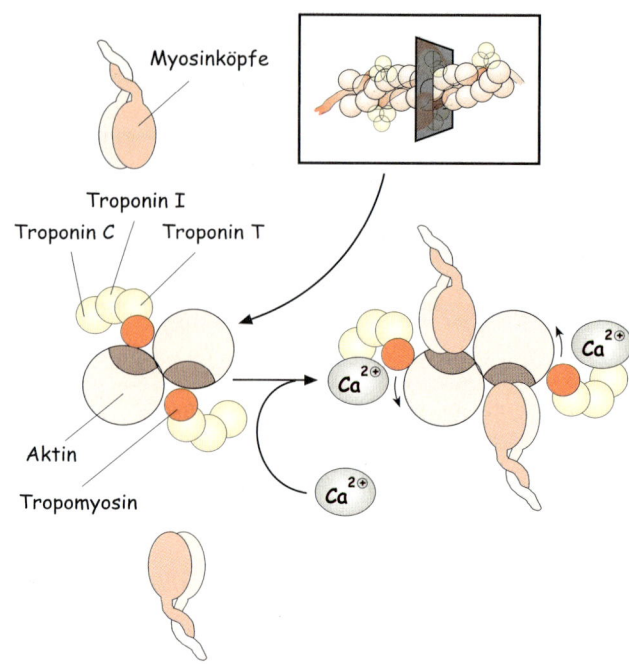

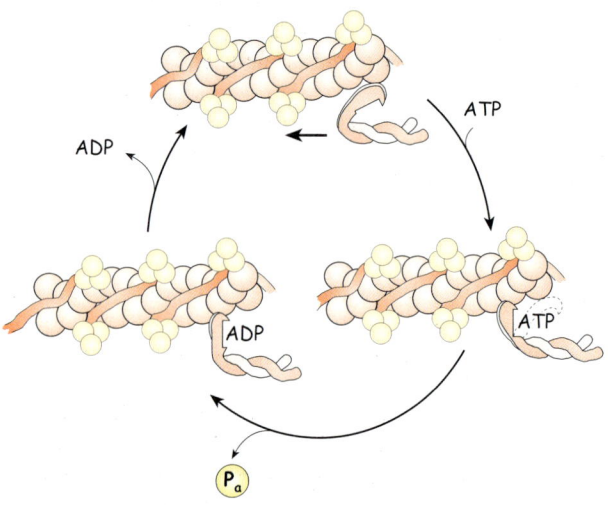

Damit das Myosin an Aktin binden kann, muss in Letzterem
die Bindungsstelle frei zugänglich sein. Wie wir sehen werden, ist dieser Schritt indirekt vom $Ca^{2+}$ abhängig. Sicher ist
jedem Sportbegeisterteren die Bedeutung des $Ca^{2+}$ irgendwie bekannt. Aber wie funktioniert das genau?
Die Tropomyosin-Moleküle liegen in der Rinne zwischen
den F-Aktin-Ketten und verdecken in der erschlafften Myofibrille die spezifische Bindungsstelle für die Querbrücken-
bildung mit dem Myosinkopf. Der begleitende Troponin-
komplex hat bildlich gesehen eine Hebelfunktion: Bindet
zytosolisches $Ca^{2+}$ auch an die niedrig-affinen Bindungsstellen des Troponins C (dies geschieht bei einem Konzen-
trationsanstieg von $10^{-8}$ auf $10^{-5}$ mol/l), so ändert sich die
Konformation des Troponins C. Diese Formänderung setzt
sich auf Troponin T fort, das dann letztendlich Tropomyosin
weghebelt. Mit Hilfe von $Ca^{2+}$ ist nun also die Bindungsstelle am Aktin für Myosin zugänglich, wodurch die Querbrü-
cke ausgebildet werden kann.

## Nerv-Muskel-Zusammenspiel

Wie wird das vom Nerv über die motorische Endplatte vermittelte Signal in die mechanische Kontraktion verwandelt,
was bewirkt die sogenannte elektromechanische Kopplung?
Wie oben bereits erwähnt, kann der Querbrückenzyklus
nur nach Erhöhung der intrazellulären $Ca^{2+}$-Konzentration
ablaufen. Ist die vom Nerv übermittelte Erregung stark genug, folgt die Muskelzelle dem Alles-oder-Nichts-Gesetz
und ein Muskelaktionspotenzial breitet sich über die Zellmembran aus. Die Depolarisation führt zur Konformationsänderung eines **L-Typ** (L wie **l**angsam)- $Ca^{2+}$-Kanals, so dass
$Ca^{2+}$ in die Zelle einströmen kann. Bei dickeren Muskelfasern wäre jedoch die Diffussionsstrecke für eine prompte
Kontraktion zu weit. Um die Myofibrillen trotzdem schnell
genug mit $Ca^{2+}$ zu versorgen, gibt es zwei Tricks: Das Trans-
versal- (T-)und das Longitudinal-(L-)System.

Beim **T-System** handelt es sich um fingerförmige Einstülpungen der Zellmembran, Bewässerungsrohren vergleichbar. Sie dienen dazu, die Diffusionsstrecke für $Ca^{2+}$ zu verkürzen.

Das **L-System** stellt einen intrazellulären $Ca^{2+}$-Speicher dar
(recht groß: über 1 µmol/g Muskel), auch sarkoplasmatisches Retikulum (SR) genannt, der nicht direkt mit dem Extrazellulärraum in Verbindung steht. Über einen span-
nungsabhängigen $Ca^{2+}$-Kanal in der Zellmembran des T-
Systems (Dihydropyridin-Rezeptor) wir das L-Sytem dazu
gebracht, seinen eigenen $Ca^{2+}$-Kanal zu öffnen (Ryanodin-
Rezeptor).
Die $Ca^{2+}$-Freisetzung beträgt etwa 250 nmol/g Muskel und
übersteigt bei weitem die Diffusionskapazität der Zell-

membran (es hat sich sogar gezeigt, dass der Skelettmuskel überhaupt nicht auf extrazelluläres $Ca^{2+}$ zur Kontraktion angewiesen ist !)

Der **Herzmuskel** bildet eine Ausnahme, denn dort ist das SR nur sehr schwach ausgebildet, andererseits ist das T-System hier auch in Längsrichtung verbunden– es existiert ein richtiges Kanalsystem.

Klar, dass somit der Kontraktionsprozess sehr viel mehr von der extrazellulären $Ca^{2+}$-Konzentration abhängig – und damit beeinflussbar – ist (Bsp. Kalziumantagonisten).

## Muskelerschlaffung

Für die Relaxation der Myofibrillen ist umgekehrt die absinkende zytosolische $Ca^{2+}$-Konzentration verantwortlich. Sinkt sie auf unter $10^{-7}$ mol/l, wird die Aktin-Myosin-Verbindung wieder blockiert. Doch auch dieser Vorgang ist ATP- und damit energieabhängig, denn das Transportsystem, das $Ca^{2+}$ wieder ins SR pumpt, arbeitet gegen ein Konzentrationsgefälle. Rund 25 % der Energie der Muskelzelle wird für diese $Ca^{2+}$-Verschiebungen aufgewendet.

## 7.3 Stoffwechsel der Muskelzelle

Da der Muskel selbst nur sehr wenig ATP speichern kann (rund 4 μmol/g, beim 100-Meter-Sprinter reicht der Vorrat für nur zwei Sekunden zur Deckung des Bedarfs) müssen andere Reaktionen je nach Bedarf in angemessener Geschwindigkeit ATP nachliefern.

Insgesamt gibt es für den Muskel vier ATP-liefernde Reaktionen.

1. Über die Kreatin-Kinase,
2. die Adenylat-Kinase (auch: Myokinase),
3. die Anaerobe Glykolyse oder
4. die aerobe Oxidation.

## Kreatinkinase

Dieses Enzym kommt sowohl zytosolisch, als auch mitochondrial im Muskel vor, wobei Letzteres der Regeneration dient. Energiereiches Phosphat liegt als Kreatinphosphat im Muskel gespeichert vor und kann aufgrund des höheren Gruppenübertragungspotenzials und des leicht sauren pHs des Muskel-Zytosols rasch zu Kreatin dephosphoryliert werden. Im Tausch kann äußerst schnell aus ADP frisches ATP entstehen.

### Die Kreatinkinase

In der Erholungsphase steht dem Muskel genügend Sauerstoff zur Verfügung, so dass durch oxidative Phosphorylierung in der Atmungskette ATP gewonnen werden kann. Dieses schnappt sich dann sofort die mitochondriale CK (= klinisch gebräuchliche Abkürzung für K(C)reatin-Kinase) und regeneriert das für die schnelle ATP/Energie-Bereitstellung essenzielle Kreatinphosphat (ein energetisch jedoch aufwendigerer Vorgang, da das Gleichgewicht auf der Seite der ATP-Bildung liegt).

Dem Sprinter reicht die so gewonnene Energie etwa 6 – 8 Sekunden.

Kreatin seinerseits stammt hauptsächlich aus der Leber, wo es in zwei Schritten aus Glycin, Arginin und der Methylgruppe des S-Adenosylmethionins (SAM) synthetisiert wird.

Ein Teil des Kreatin wird nicht wieder zum Kreatinphosphat phosphoryliert, sondern wird zu Kreatinin, das über die Nieren entsorgt wird (s. u.).

### Kreatin und Kreatinin

Kreatin, der kurzfristig verfügbare Energiespeicher im Muskel, wird aus zwei Aminosäuren aufgebaut, nämlich Arginin und Glycin. Die Biosynthese findet in mehreren Schritten und auch noch in unterschiedlichen Organen statt.

In der **Niere** wird zunächst aus Glycin und Arginin ein Kondensationsprodukt (Guanidinoacetat) gebildet. Als Abfallprodukt entsteht Ornithin, die nicht-proteinogene Aminosäure, die uns ja schon mal Harnstoffzyklus (↗ S. 183) begegnet ist.

Guanidinoacetat wird danach in der **Leber** weiterverarbeitet. Hier tritt S-Adenosylmethionin (SAM, ↗ S. 186) in Erscheinung, bekannt als Methylgruppendonator, und methyliert Guanidinoacetat zu Kreatin.

Kreatin gelangt auf dem **Blut**weg in das **Muskel**gewebe, wo es zu Kreatinphosphat fertiggestellt (phosphoryliert) wird und nun in Aktion treten kann.

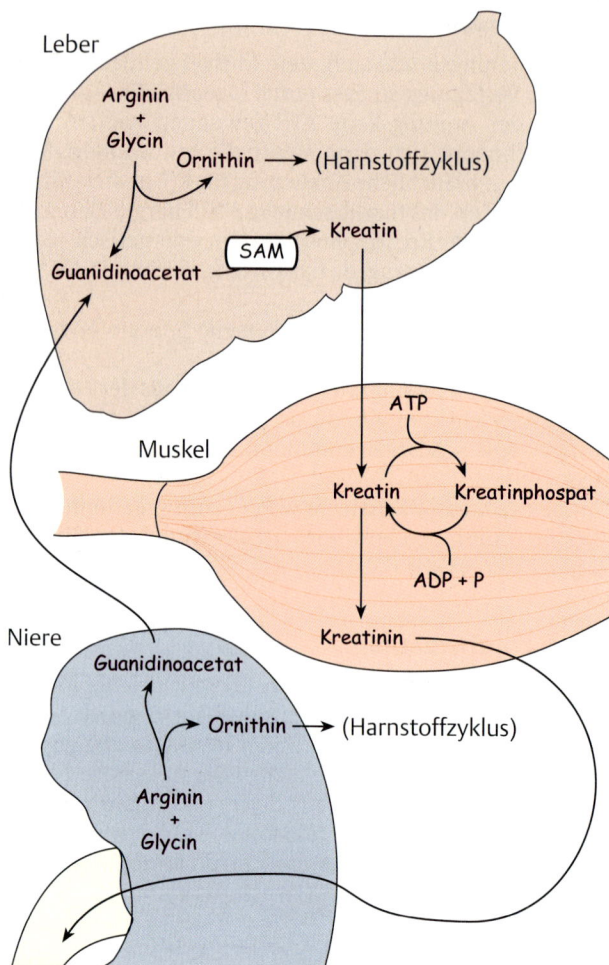

Leber

Arginin
+
Glycin

Ornithin → (Harnstoffzyklus)

SAM → Kreatin

Guanidinoacetat

Muskel

ATP

Kreatin    Kreatinphospat

ADP + P

Kreatinin

Niere

Guanidinoacetat

Ornithin → (Harnstoffzyklus)

Arginin
+
Glycin

**Kreatinin** ist von den Nephrologen geheiligt, da es nämlich allein proportional zur Muskelmasse anfällt, unbehindert glomerulär filtriert und nicht rückresorbiert wird. Somit ergibt es einen aussagekräftigen Parameter zur Beurteilung der Nierenfunktion ( ↗ S. 542).

## Adenylat-Kinase (Myokinase)

Dieses Enzym sagt sich: „Aus 2 ADP muss ich doch auch wieder mindestens 1 ATP machen können. Und das eine AMP wird schon nicht so schlimm sein." (2 ADP -> 1 ATP + 1 AMP ).

Ist auch nicht richtig schlimm, reguliert den Stoffwechsel aber eindeutig in Richtung Energiemangel: AMP wirkt als allosterischer Aktivator sowohl auf die Glykogenolyse (stabilisiert Phosphorylase a) als auch auf die Glykolyse, indem es die Phosphofruktokinase aktiviert.

Über die Adenylat-Desaminase wird ein Teil des AMP allerdings auch zu Ammoniak abgebaut, das dann über die Leber entgiftet werden muss.

## Anaerobe Glykolyse

Die mit Abstand uneffektivste Art sich Energie, sprich ATP, zu verschaffen, ist die anaerobe Glykolyse. Sind jedoch die Kreatinphosphatspeicher zu 70 % verbraucht, und es herrscht immer noch ein maximal hoher Bedarf an Energie, so dass die $O_2$-Versorgung nicht nachkommt, so bleibt dem Muskel keine andere Wahl. Das gespeicherte Glykogen ( ↗ S. 103) wird mobilisiert und über die bekannten Enzyme bis auf die Stufe des Pyruvats und dann meist noch weiter zum Laktat umgesetzt.

Energetisch gesehen springen dabei nur 3 Mol ATP pro Mol Glukoseäquivalent raus. Allerdings mit einer Geschwindigkeit, die doppelt so schnell ist, wie diejenige über die aerobe Verstoffwechslung (1,0 μmol/g*s gegenüber 0,5 μmol/g*s). Trotzdem werden dem Sprinter die Beine schwer, denn die maximale Verbrauchsrate an ATP liegt bei 1,6 – 3,0 μmol/ g*s.

Durch die derart schlechte Energieausbeute ist der Glykogenspeicher im Muskel jedoch in weniger als 1 min erschöpft. Das gebildete Laktat wird über das Blut abtransportiert und entweder in der Leber wieder zu Glykogen resynthetisiert (sog. Cori-Zyklus, ↗ S. 98) oder im Herzmuskel mit Energiegewinn abgebaut. Die Laktatspiegel im Blut können dabei Werte bis 25 mmol/l annehmen (in Ruhe ca.1 mmol/l). Ein weiterer Weg führt über das „Stoppschild" Pyruvat zu Alanin, das wiederum ans Blut abgegeben und in der Leber zur Glukoneogenese ( ↗ S. 99) herangezogen wird (Glukose-Alanin-Zyklus).

## Aerobe Oxidation

Nur durch die aerobe Oxidation hält man beim Ausdauersport länger durch. Der Körper bekommt genug Sauerstoff im Verhältnis zur geforderten Leistung, somit kann Glykogen über Pyruvat hinaus oxidiert werden und liefert dann 38 Mol ATP pro Mol Glukoseäquivalent. Hierbei kann dann auch der Leberglykogenspeicher angezapft werden, was dann rund 1 Stunde lang reicht. Bereits überlappend setzt die Fettsäureoxidation ein -ein nahezu unerschöpflicher Speicher . Doch auch hier verringert sich die ATP-Flussrate noch einmal deutlich, was mit einer weiteren Leistungsminderung einhergeht. Um also sicher überflüssige Pfunde verlieren zu wollen, sollte man mindestens eine Stunde Ausdauersport betreiben - leider wahr !

## Der Stoffwechsel im Überblick

Zusammenfassend hängt die Art der Energiebereitstellung im Muskel also ganz klar vom Sauerstoffangebot, der geforderten Leistung und dem Trainingszustand ab. Durch Letzteren lässt sich nämlich die ATP-Bildungsrate bei Glukose- und Fettsäureoxidation verbessern, was sich in höherer Leistungsfähigkeit bezüglich dem Erreichen der sogenannten aerob-anaeroben Schwelle (4 mmol Laktat/l Blut) zeigt.

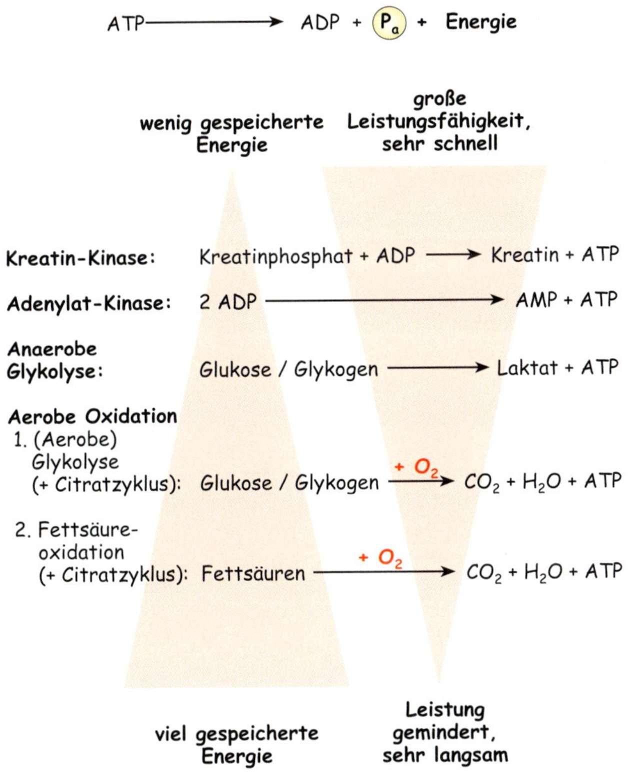

$$ATP \longrightarrow ADP + P_a + \text{Energie}$$

wenig gespeicherte Energie

große Leistungsfähigkeit, sehr schnell

**Kreatin-Kinase:** $\quad$ Kreatinphosphat + ADP $\longrightarrow$ Kreatin + ATP

**Adenylat-Kinase:** $\quad$ 2 ADP $\longrightarrow$ AMP + ATP

**Anaerobe Glykolyse:** $\quad$ Glukose / Glykogen $\longrightarrow$ Laktat + ATP

**Aerobe Oxidation**
1. (Aerobe) Glykolyse (+ Citratzyklus): $\quad$ Glukose / Glykogen $\xrightarrow{+ O_2}$ $CO_2 + H_2O$ + ATP

2. Fettsäure-oxidation (+ Citratzyklus): $\quad$ Fettsäuren $\xrightarrow{+ O_2}$ $CO_2 + H_2O$ + ATP

viel gespeicherte Energie

Leistung gemindert, sehr langsam

Weiterhin entscheidend dafür, welcher Stoffwechselweg eingeschlagen wird, ist die Grundausstattung der einzelnen Muskelfasern bezüglich der Sauerstoffverwertungskapazität. Man unterscheidet grundsätzlich zwei Muskelfasertypen:

**Typ-I-Fasern** (slow twitch): diese sind zuständig für die ausdauernde Arbeit. Dementsprechend ist jedoch die Kontraktionsgeschwindigkeit dieser Fasern geringer und zur Energiebereitstellung wird vorwiegend der sauerstoffkonsumierende Zitratzyklus inklusive Atmungskette herangezogen. Die Enzymausstattung zwingt diesen Weg regelrecht auf; die ATPase-Aktivität des Myosins ist geringer, es kann nicht so viel und schnell $Ca^{2+}$ sarkoplasmatisch eingespeichert werden, die LDH hat eine geringere Aktivität etc. Die β-Oxidation läuft dagegen wie geschmiert und – was dem Fasertyp die typische Farbe (rot) verleiht- er besitzt viel Myoglobin. Dieser nahe Verwandte des Hämoglobins hat eine $O_2$-Bindungsstelle und kann damit Versorgungsengpässe, die bei Beginn der Muskeltätigkeit auftreten kurzzeitig überbrücken.

**Ganz anders dagegen bei Typ-II-Fasern** (fast twitch). Springer, Sprinter, Werfer, auch Gewichtheber, kurz alle, bei denen etwas schnell und kräftig passieren soll, lieben diesen Fasertyp. Schnellste Kontraktion durch hohe Myosinkopf-ATPase-Aktivität, energieverschwendende Glykolyse mit entsprechend hoher Laktat-Quittung und kaum Myoglobin (deswegen: weiße Fasern ).
Die Verteilung beider Fasertypen hängt natürlich zum einen von der genetischen Prädisposition und zum anderen von der überwiegenden Funktion einer bestimmten Muskelgruppe (vgl. langsame Haltearbeit der Rückenmuskulatur vs. schnelle Beweglichkeit der Fingermuskulatur) ab. Da sie eine gewisse Umwandlungsfähigkeit besitzen, können sie durch entsprechendes Training ineinander überführt werden.

# 8 Immunsystem

Lebewesen sind auf einen ständigen Stoffaustausch mit der Umgebung angewiesen. Sie nehmen Nährstoffe auf und geben Stoffwechselprodukte ab. Es handelt sich also um kein in sich abgeschlossenes, sondern um ein offenes System. Daraus ergeben sich potenzielle Eintrittspforten für Krankheitserreger.

Um der Gefahr dieser Eindringlinge zu begegnen, besitzt der Körper ein **Abwehrsystem aus Zellen und Proteinen**, deren einzige Aufgabe es ist, die Integrität des Organismus zu bewahren.

Anhand der Arbeitsweise kann man eine **unspezifische Abwehr** (natürliche Resistenz) von einer **spezifischen Abwehr** (Immunsystem) unterscheiden.

In Erinnerung an die römischen Senatoren, die durch ihr Amt *immunitas*, also eine Freiheit vor gesetzlicher Verfolgung genossen, hat man die spezifische Abwehr, die den Körper frei von Krankheit hält, als Immunsystem bezeichnet (lat. *immunis* = frei; unberührt; rein).

(In manchen Büchern wird allerdings nicht zwischen einer unspezifischen und einer spezifischen Abwehr unterschieden, sondern zwischen einem unspezifischen und einem spezifischen Immunsystem. Also nicht erschrecken, wenn in der Prüfung plötzlich die Rede vom unspezifischen Immunsystem ist.)

## 8.1 Die Bestandteile der Abwehr

Die Abwehr schützt den Organismus vor schädlichen Außeneinflüssen wie Keimen, und spielt auch eine Rolle bei der Vernichtung entarteter körpereigener Zellen (Krebs).

Es handelt sich also um eine Art Polizei des Körpers, die sich aus Zellen (zelluläre Komponente der Abwehr) und aus (Glyko-)Proteinen (humorale Komponente der Abwehr) zusammensetzt.

Die Proteine ergänzen und vervollständigen dabei die Arbeit der Zellen und dienen außerdem der Kommunikation der Zellen untereinander.

**Zelluläre Abwehr.** Im Prinzip kann sich jede Körperzelle an der Abwehr beteiligen. Es gibt aber auch Zellen, die sich auf die Abwehr spezialisiert haben. Diese Zellen werden als Weiße Blutzellen, **Leukozyten**, den ebenfalls aus dem Knochenmark stammenden Roten Blutzellen (Erythrozyten) gegenübergestellt.

Bei 1 % der Zellen im Blut (ca. 7000/μl) handelt es sich um Leukozyten, die in verschiedene Gruppen unterteilt werden. Im einzelnen unterscheidet man **Granulozyten, Monozyten, Makrophagen, Mastzellen, Dendritische Zellen und Lymphozyten**.

Die Granulozyten haben ihren Namen daher, dass sie in ihrem Zytoplasma Stoffe gespeichert haben, die unter dem Mikroskop wie Körnchen (lat. *granula*) aussehen. Anhand des Färbeverhaltens dieser Granula kann man die Granulo-

zyten in drei funktionelle Gruppen einteilen: **Neutrophile, Basophile und Eosinophile Granulozyten**.

Eosinophile lassen sich mit dem sauren Farbstoff Eosin anfärben, Basophile mit einem basischen Farbstoff und Neutrophil e mit keinem von beiden (lat. *neuter* = keiner von beiden).

Bei genauer Betrachtung sind nur Monozyten, Granulozyten und Lymphozyten im Blut nachweisbar und damit *Blut*zellen. Makrophagen, Mastzellen und Dendritische Zellen befinden sich im Gewebe und sind aus Vorläuferzellen im Blut entstanden.

**Humorale Abwehr.** Die Proteine der Abwehr befinden sich im Plasma und in anderen extrazellulären Körperflüssigkeiten, weshalb man diesen Teil der Abwehr auch als humorale Komponente bezeichnet (lat. *humores* = Körperflüssigkeiten).

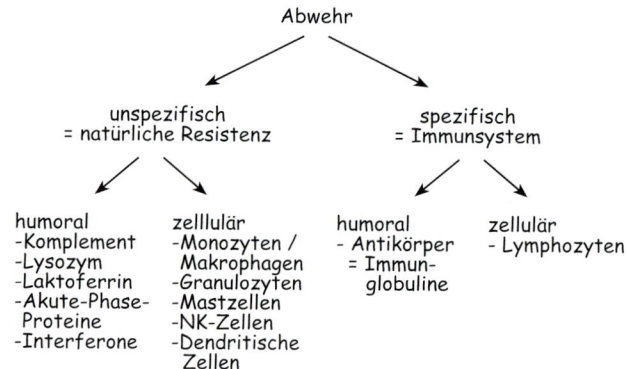

## 8.2 Wie sich unser Körper vor unerwünschten Gästen schützt

Unser Körper bietet ideale Wohnbedingungen für Keime. Es ist immer schön warm und feucht, und genug zu Essen ist auch da. Krankheitserreger versuchen deshalb, in uns einzudringen, um als „Untermieter" auf unsere Kosten zu leben. Der Körper als vermeintlicher Wirt lässt sich das aber nicht ohne Weiteres gefallen, sondern hat Strategien entwickelt, um sich vor solchen ungebetenen Gästen zu schützen.

### Am besten erst gar niemanden reinlassen

Mit welchen Schwierigkeiten muss nun ein Angreifer rechnen, der unseren Körper erobern will?

### Haut und Schleimhäute

Eine erste Barriere stellen unsere **intakten** äußeren und inneren Körperoberflächen dar, die Haut und die Schleimhäute. Sie verstellen den direkten Weg ins Gewebe und sind mit einer Reihe von Fallen gespickt.

**Schleim.** In den Atemwegen (Nase, Bronchien) wird ein zäher Schleim produziert, an dem Mikroorganismen und Schmutzpartikel klebenbleiben, um dann mit Hilfe des Zilienschlages der Flimmerhärchen und des Husten- bzw. Niesreflexes wieder nach außen transportiert zu werden.

**Auch ein niedriger pH-Wert** kann Krankheitserreger schädigen. In der Haut sind es die Schweißdrüsen, im Magen die Belegzellen, die die Säureproduktion übernehmen.
Der Säureschutzmantel der Haut beruht nicht nur auf der Schweißproduktion, sondern entsteht zusätzlich dadurch, dass der von den Talgdrüsen produzierte Talg unter anderem Triglyzeride enthält. Diese werden von Esterasen solcher Bakterien, die natürlicherweise die Haut bewohnen, in freie Fettsäuren gespalten.

## Lysozym und Laktoferrin

In den Sekreten der Atemwege, in der Tränenflüssigkeit und im Speichel befinden sich außerdem die antibakteriellen Substanzen Lysozym und Laktoferrin.
Diese Stoffe werden von Zellen der unspezifischen Abwehr produziert und schützen den Körper an „Schwachstellen" vor Eindringlingen.

**Lysozym** (*lysis, gr.*: auflösen + Enzym) ist ein basisches bakterizides (= Bakterien zerstörendes) Enzym, das die Zellwand grampositiver Bakterien zerstören kann.
Erstmals beschrieben wurde Lysozym 1922 vom britischen Forscher Alexander Fleming, dem Entdecker des Penicillins.
Man erzählt sich, dass eines Tages ein Tropfen aus der Nase Flemings auf eine Agarplatte mit einer Bakterienkultur fiel. Bald darauf stellte er fest, dass ein Stoff aus dem Tropfen die Bakterien zerstörte. Er nannte diesen Stoff Lysozym, da er Bakterien lysieren kann.
Lysozym findet sich in besonders hohen Konzentrationen im Hühnereiklar. Aus diesem kann es isoliert und zu einem Therapeutikum aufbereitet werden.
So enthalten Frubienzym® Halsschmerztabletten Lysozym aus Hühnereiern. Sie sollen die Beschwerden bei Mund- und Rachenentzündungen lindern, bergen aber gleichzeitig die Gefahr in sich, eine allergische Reaktion auf das Fremdeiweiß hervorzurufen.

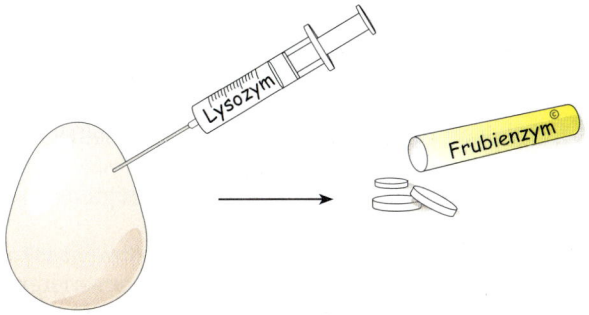

**Laktoferrin** wurde erstmals in der Muttermilch entdeckt (lat. *lac* = Milch und *ferrum* = Eisen) und ist ein eisenbindendes Protein, das bakteriostatisch (= die Bakterienvermehrung hemmend) wirkt.
Die meisten Bakterien benötigen für ihre Replikation Eisen. Laktoferrin hemmt die Bakterienvermehrung, indem es die lokale Konzentration an freiem Eisen senkt.

## Gut gespült ist halb gewonnen

Die anatomischen Köperöffnungen werden von Fremdstoffen geradezu als Einladung zum Eindringen in den Organismus aufgefasst. Um diesem Missverständnis von vornherein zu begegnen, werden Keime, die sich im Bereich der Harnröhre, des Auges oder der Mundhöhle niederlassen wollen, mit Hilfe des Urinstrahles und des kontinuierlichen Tränen- und Speichelflusses wieder an die frische Luft gesetzt. Auch die Peristaltik im Bereich des Magen-Darm-Traktes dient neben dem Weitertransport der Nahrung der Entfernung von Erregern aus dem Körper.

## WGs haben auch ihre Vorteile: Die Standortflora

Im Verlauf der Evolution sind aber auch Kompromisse zwischen dem menschlichen Organismus und einigen Mikroorgansimen eingegangen worden. Bestimmte Keime haben unter der Bedingung eine Aufenthaltserlaubnis erhalten, dass sie dafür sorgen, dass sich keine anderen Erreger ansiedeln.
Solche Interessengemeinschaften bildeten sich im Bereich der Haut, des Darmes und der Vagina, wo harmlose Keime geduldet werden, um gefährliche pathogene Keime abzuwehren.
Im Darm sind es (unter anderen) die Escherichia coli, die mit anderen Erregern in Konkurrenz um das Nährstoffangebot und die Bindungsstellen an der Darmwand stehen. (Wer sich nicht festhalten kann, fliegt raus.)
In der Vagina bauen die Döderleinschen Milchsäurebakterien Glykogen zu Laktat ab, und schaffen damit ein saures Mikromilieu, mit dem sie selbst gut klarkommen, das aber für viele pathogene Keime ein Problem darstellt.

**Soor und pseudomembranöse Kolitis.** Dass diese kommensalen Keime (= harmlose Untermieter) nicht ganz unwichtig sind, erkennt man spätestens dann, wenn man seinen Patienten Antibiotika verschreibt.
Schädigt das Medikament die Standortflora, nutzen pathogene Keime die Chance zur Besiedlung.
Eine eher harmlose Komplikation ist in diesem Zusammenhang die starke Ausbreitung des Pilzes Candida albicans im Bereich des oberen Digestionstraktes, was als Soor bezeichnet wird.
Dramatischer läuft die sogenannte pseudomembranöse Kolitis ab, eine schwere Darmentzündung mit blutigen Durchfällen (Erreger:Clostridium difficile). Die Therapie besteht in solchen Fällen in der sofortigen Absetzung des Antibiotikums, damit sich die Standortflora wieder regenerieren kann. Gleichzeitig wird ein anderes Antibiotikum verab-

reicht, das spezifisch gegen die pathogenen Keime gerichtet ist.

Die Keime, die Soor und die pseudomembranöse Kolitis verursachen, besiedeln auch gesunde Individuen, bei denen sie jedoch durch kommensale Keime in Schach gehalten werden.

## Der Kampftrupp in der zweiten Linie: Natürliche Resistenz und Immunsystem

Schafft es ein Keim dennoch, in den Körper einzudringen, muss er mit den Spezialisten der Abwehr fertig werden, die sich im Blut, im Gewebe und vor allem im Bereich lymphatischer Strukturen befinden.

Die Abwehr trägt ihren Kampf gegen Krankheiten mit Hilfe von **Zellen (zelluläre Komponente) und löslichen Stoffen (humorale Komponente)** aus.

Anhand der Eigenschaften der Fremdkörpererkennung unterscheidet man bei der Abwehr zwei Systeme.

- Die **unspezifische Abwehr** (= natürliche Resistenz) erkennt Fremdstoffe an häufig vorkommenden Oberflächenstrukturen und kann ohne vorherige Aktivierung sofort auf einen Eindringling reagieren;
- Die **spezifische Abwehr** – das Immunsystem – verfügt über Rezeptoren, die Fremdstoffe mit hoher Spezifität erkennen. Dieses System befindet sich bei erstmaligem Kontakt mit einem Fremdstoff noch im Ruhezustand und muss erst aktiviert werden, um seine Effektorfunktion erfüllen zu können.

Diese erste Aktivierung erfolgt in speziellen Geweben, die als Periphere lymphatische Organe bezeichnet werden und sich im Bereich der potenziellen Eintrittspforten befinden. Bei jedem weiteren Kontakt mit diesem Fremdstoff verbessert das Immunsystem seine Abwehrstrategie und passt sich damit dem Erregerspektrum an, mit dem es konfrontiert wird.

### Die natürliche Resistenz

Die unspezifische Abwehr stellt so etwas wie eine **Truppe mit Grundausbildung** dar, die die erste Verteidigungsfront gegen eingedrungene Fremdstoffe bildet.

Zu dieser Einheit gehören **Zellen**: Monozyten, Makrophagen, Granulozyten, Mastzellen, Dendritische Zellen, Natürliche Killerzellen (NK-Zellen) und gelöste (= humorale) Stoffe: das Komplementsystem, die Akute-Phase-Proteine, die Interferone.

Sie alle haben die Aufgabe, die Angreifer in Schach zu halten, bis die spezifische Abwehr angelaufen ist, um dann zusammen mit dem Immunsystem zum entscheidenden Schlag gegen den Feind auszuholen.

**Kämpfer der unspezifischen Abwehr.** Man kann die Zellen der unspezifischen Abwehr in folgende Gruppen einteilen:

1. **Phagozyten (Fresszellen)** zerstören Fremdstoffe, indem sie diese auffressen, intrazellulär abtöten und abbauen. Man unterscheidet dabei Mikrophagen (= Neutrophile Granulozyten) und Makrophagen. Monozyten sind die unreifen Vorstufen der Makrophagen im Blut, die ins Gewebe auswandern, um dort zu Makrophagen auszureifen. Phagozyten bauen aber nicht nur fremde Stoffe ab, sondern entsorgen auch ausgediente Körperzellen. (Sie sind damit für den Körper das, was die Ameisen für den Wald sind – eine biologische Müllabfuhr.)
2. **NK-Zellen, Mastzellen, Basophile und Eosinophile Granulozyten** bekämpfen Feinde durch die Freisetzung von Stoffen, die ihre Zielzellen schädigen.
3. Eine besondere Gruppe sind die **Dendritischen Zellen**, die als Bluthunde des Immunsystems an allen Schwachstellen des Körpers, also an potenziellen Eintrittspforten, postiert sind. Ihre Aufgabe ist es, Eindringlinge aufzuspüren, und an die Profis des Immunsystems auszuliefern.

**Eigenschaften der unspezifischen Abwehr.** Die unspezifische Abwehr erkennt Krankheitserreger an Strukturen, die bei ganzen Gruppen von Keimen vorhanden sind. So gibt es Rezeptoren gegen doppelsträngige RNA, die nur in Viren vorkommt oder gegen Mannose-reiche Heteroglykane, die Bestandteile mikrobieller Glykoproteine oder Glykolipide sind.

Die natürliche Resistenz entwickelt im Gegensatz zum Immunsystem kein Gedächtnis. Sie adaptiert sich also nicht an die Erreger, mit denen sie konfrontiert wird. Daher läuft die unspezifische Abwehr bei jedem Kontakt mit einem Erreger so ab, als wenn man das erste Mal mit ihm zu tun hätte.

Da die natürliche Resistenz mit einer enormen Vielfalt an Fremdstoffen fertigwerden muss, kann sie sich nicht auf die einzelnen Erregerarten einstellen. Deshalb schafft sie es zwar, die Eindringlinge eine gewisse Zeit unter Kontrolle zu halten, ist aber schließlich auf die Hilfe des Immunsystems angewiesen, um den Kampf endgültig zu gewinnen.

### Das Immunsystem

Das Immunsystem ist eine Gruppe hochspezialisierter Kämpfer, die jeweils mit dem Steckbrief für eine ganz spezielle Struktur eines einzigen Erregers oder Fremdstoffes ausgerüstet sind.

Um diese Spezifität zu gewährleisten, haben sich Immunzellen (B- und T- Lymphozyten) entwickelt, die besonders aufgebaute Gene für ihre Erkennungsrezeptoren besitzen.

Durch den Aufbau dieser Gene ergibt sich eine riesige Vielfalt an Rezeptoren, wobei jeder Lymphozyt nur einen Typ aller möglichen Erkennungsmoleküle trägt.

Die Vielfalt an Rezeptoren ist also mit einer Vielfalt an Zellen verbunden. (Ein Neutrophiler schaut aus wie der andere, während Lymphozyten sich in ihren Rezeptoren voneinander unterscheiden.)

Die Stoffe, die von Zellen der spezifischen Abwehr erkannt werden, nennt man **Antigene** (= Antikörper generierend).

**Antikörper** sind die humorale Komponente der spezifischen Abwehr. Es handelt sich dabei um nichts anderes als die sezernierte lösliche Form der Antigenrezeptoren (= Erkennungsrezeptoren) der B-Lymphozyten. Antikörper interagieren direkt mit Eindringlingen und verbessern zusätzlich die Arbeit der unspezifischen Abwehr.

**Gedächtnis des Immunsystems.** Die Lymphozyten nehmen nicht nur an der unmittelbaren Abwehr teil, sondern gewährleisten zusätzlich ein immunologisches Gedächtnis durch die Differenzierung von **Gedächtniszellen**. Dadurch kann bei erneutem Eindringen eines bereits bekannten Fremdstoffes die Bekämpfung wesentlich schneller und effektiver ablaufen.

Das Gedächtnis des Immunsystems ist die Grundlage der **aktiven Impfung**.

**Krieger im Dornröschenschlaf – Lymphozyten kämpfen nur, wenn man sie „wachküsst".** Die Lymphozyten, die Spezialisten im Kampf gegen Krankheitserreger, sind nach Eindringen eines Fremdstoffes erst mit einer Verzögerung von 5 – 8 Tagen voll einsatzfähig, da sich der größte Teil dieser Einheit in einem Ruhestadium ($G_0$-Phase des Zellzyklus) befindet. Sie treten erst dann wieder in den Zellzyklus ein und nehmen ihre Aufgaben wahr, wenn sie zuvor aktiviert werden.

Diese Aktivierung erfolgt durch den Kontakt des Lymphozyten mit seinem spezifischen Antigen und die gleichzeitige Kommunikation mit anderen Zellen der Abwehr, wobei vor allem die Dendritischen Zellen eine wichtige Rolle spielen. Da das Immunsystem bei Kontakt mit einem Fremdstoff nicht sofort mit voller Kraft reagieren kann, sondern erst aus einem inaktiven Zustand heraus die Fähigkeit zum Kampf „erwerben" muss, spricht man beim Immunsystem auch von der **„erworbenen"** oder **„adaptiven" Abwehr**.

Man stellt ihr die unspezifische Abwehr als „angeborene" Abwehr gegenüber, die unmittelbar auf Fremdstoffe reagieren kann, und schon bei Geburt in der aktiven Form vorliegt, ohne jemals vorher Feindkontakt gehabt zu haben.

## Unspezifische und spezifische Abwehr – nur gemeinsam sind sie stark …

Während das Immunsystem hoch spezifisch arbeitet, kämpfen die Zellen der unspezifischen Abwehr als Pioniere an vorderster Front und übernehmen die ersten Angriffe gegen Eindringlinge.

Lymphozyten und Antikörper haben zwar auch direkte Wirkungen auf Feinde, arbeiten aber häufig hauptsächlich über eine Verstärkung der unspezifischen Abwehr. Dieses Zusammenspiel von unspezifischer und spezifischer Abwehr führt dann letzten Endes zur Beseitigung des Fremdstoffes.

Die unspezifische Abwehr übernimmt außerdem die Aufgabe der Renovierung des Kampfplatzes und stellt damit die Integrität des Gewebes wieder her.

## 8.3 Leukozyten – die Zellen der Abwehr

Alle Zellen der Abwehr leiten sich von **pluripotenten hämatopoetischen Stammzellen** im Knochenmark ab. Dies sind Zellen, aus denen sämtliche Typen von Blutzellen entstehen können.

Man unterscheidet dabei zwei Hauptdifferenzierungswege:

1. Die Zellen der **myeloischen Reihe**: Dazu gehören die Zellen der unspezifischen Abwehr (Granulozyten, Monozyten/Makrophagen, Mastzellen, Dendritische Zellen), Erythrozyten und Thrombozyten;

2. die Zellen der **lymphatischen Reihe**: Dazu gehören die Zellen der spezifischen Abwehr (Lymphozyten) und die Natürlichen Killerzellen (= NK-Zellen).

Die NK-Zellen sind zwar Zellen der lymphatischen Reihe, gehören aber der unspezifischen Abwehr an.

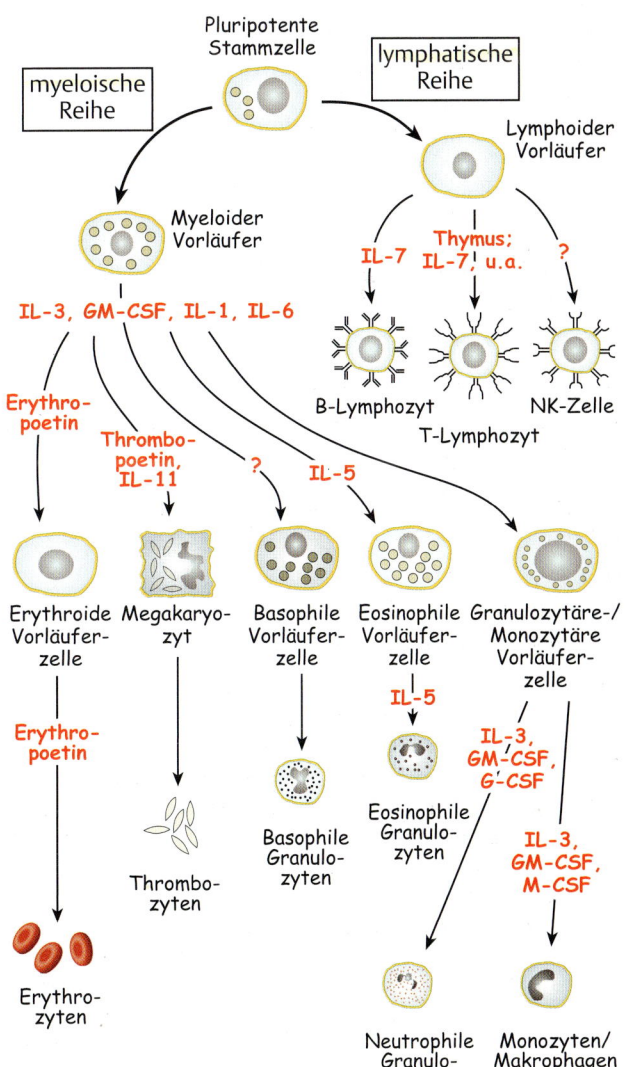

**Die CD-Moleküle.** Bei dem Versuch, die Leukozyten in Gruppen einzuteilen, stellte man fest, dass es auf Leukozyten eine Reihe von Oberflächenmolekülen gibt. Man bezeichnete diese Moleküle als **CD-Moleküle** (CD1 – CD166). CD bedeutet **„cluster of differentiation"**.

Man findet CD-Moleküle aber nicht nur auf Leukozyten, sondern auch auf anderen Körperzellen wie Erythrozyten, Thrombozyten, Fibrobalsten, Epithel- und Endothelzellen.

Bei den Leukozyten besitzt jeder Zelltyp und jede Reifungsstufe eine charakteristische Zusammensetzung der Bestü-

ckung mit CD-Molekülen, anhand derer man diese Zellen voneinander unterscheiden kann.

Vom funktionellen Gesichtspunkt erfüllen die CDs unterschiedlichste Aufgaben. So findet man unter den CDs z.B. Rezeptoren, die es Zellen erlauben, sich aneinander festzuhalten (sogenannte CAMs = cellular adhesion molecules), Rezeptoren für Zytokine (= Botenstoffe der Abwehr) und Moleküle, die bei der Fremdstofferkennung von Bedeutung sind.

| CD | Expression auf Leukozyten und nicht leukozytären Zellen | Funktion |
|---|---|---|
| CD3 | Thymozyten, T-Zellen | Chaperon für Expression des T-Zell-Rezeptors, Rolle bei der T-Zell-Rezeptor-Signaltransduktion $\longrightarrow$ T-Zell-Marker |
| CD4 | T-Helferzellen, Thymozyten, Monozyten / Makrophagen, Granulozyten, Dendritische Zelle | Corezeptor bei der Aktivierung von T-Zellen über MHC-II-Moleküle; Rezeptor für HIV |
| CD8 | T-Killerzellen, Thymozyten | Corezeptor bei der Aktivierung von T-Zellen über MHC-I-Moleküle |
| CD28 | reife CD3$^{\oplus}$-Thymozyten, periphere T-Zellen, Plasmazellen | Costimulation von T-Zellen durch Bindung an CD80 = B 7.1 oder CD 86 = B 7.2 |
| CD80 | aktivierte B- und T-Zellen, Makrophagen | Costimulation von T-Zellen über CD28 |
| CD86 | Dendritische Zellen, Gedächtnis-B-Zellen, Keimzentrum-B-Zellen, Monozyten | Costimulation von T-Zellen über CD28 |
| CD40 | Makrophagen, Follikuläre Dendritische Zellen, Endothelzellen, Fibroblasten, Keratinozyten | B-Zell-Wachstum, Differenzierung und Antikörper-Klassenwechsel; Stimulation der Zytokinproduktion durch Makrophagen und Dendritische Zellen; Hochregulation von Adhäsionsmolekülen auf dendritischen Zellen |
| CD154 | aktivierte CD4$^{\oplus}$-Zellen | Ligand für CD40; induziert B-Zell-Proliferation und -Aktivierung |

## Die Zellen der myeloischen Reihe

Neben den Erythrozyten und Thrombozyten gehen aus der myeloischen Reihe die Zellen der unspezifischen Abwehr hervor, die man grob in zwei Gruppen einteilen kann:

1. Die **Phagozyten**, die Fremdstoffe dadurch vernichten, dass sie diese aufnehmen und intrazellulär abbauen.
2. **Sekretorische Zellen**, die Eindringlinge extrazellulär bekämpfen, indem sie Stoffe freisetzen, die den Feind schädigen.

Eine besondere Stellung nehmen die **Dendritischen Zellen** ein, bei denen es sich um die wichtigsten **Antigen-präsentierenden-Zellen (APCs)** handelt.

Die APCs sind eine heterogene Gruppe, deren Mitglieder sowohl der unspezifischen als auch der spezifischen Abwehr angehören. Sie sind essenziell für die Aktivierung der T-Lymphozyten und sollen deshalb auch erst dort ausführlich behandelt werden. An dieser Stelle sei nur schon einmal erwähnt, dass die Dendritischen Zellen die einzigen Abwehrzellen sind, die sich ausschließlich mit der Antigenpräsentation beschäftigen.

### Phagozyten

Zu den Phagozyten (griech. phagein = fressen) zählen die aus einer gemeinsamen Vorstufe hervorgehenden **Neutrophilen Granulozyten, Monozyten** und **Makrophagen**. Die Monozyten stellen Blutvorstufen dar, die erst im Gewebe zu Makrophagen oder Dendritischen Zellen ausreift.

Grundsätzlich arbeiten Neutrophile und Makrophagen ähnlich – sie zerstören Fremdstoffe dadurch, dass sie diese fressen.

Genauer betrachtet gibt es aber Unterschiede zwischen den beiden Zelltypen. Sie machen die Neutrophilen zu den Pionieren der Abwehr, die als erste Abwehrzellen am Kampfplatz eintreffen. Makrophagen brauchen zwar etwas länger bis sie angreifen, haben dafür aber den Vorteil, dass sie einen guten Draht zur spezifischen Abwehr haben und in Kooperation mit dem Immunsystem kämpfen.

### Neutrophile Granulozyten – die Kamikaze der Abwehr

Die Neutrophilen Granulozyten stellen die größte Gruppe der Leukozyten im Blut dar.

Bei einem Normalwert von ca. **7000 Leukos/$\mu$l Blut** kann man davon ausgehen, dass 4400 davon Neutrophile sind (= 60 – 70 % der Leukozyten im Blut).

Pro Tag produziert unser Knochenmark mehr als $10^{11}$ Neutrophil e , die auf der Suche nach einer Entzündung im Blut durch den Körper zirkulieren.

Haben sie sechs Stunden nach ihrer Entstehung noch kein entzündetes Gewebe gefunden, ist ihr Schicksal besiegelt. Da sie keine stimulierenden Signale zum Weiterleben erhalten, gehen sie in Apoptose und ihre sterblichen Überreste werden in der Regel von den Makrophagen in Leber und Milz entsorgt.

Schafft es ein Neutrophiler, vor der Induktion des programmierten Zelltodes einen Einsatzort zu finden, erhält er dort Signale, die die Apoptose zunächst hinauszögern und es ihm ermöglichen, das Blutgefäßsystem zu verlassen, um ins Gewebe einzudringen und die dort befindlichen Feinde zu bekämpfen.

Die Signale sind Teil eines Prozesses, der **Entzündung** genannt wird, und dessen Zweck es ist, die Leukozyten auf einen Gewebeschaden und damit eine potenzielle Eintrittspforte für Keime aufmerksam zu machen.

Die Neutrophilen sind dabei die Zellen, die am schnellsten am Ort des Geschehens eintreffen und stellen damit die ersten und wichtigsten Zellen der frühen Entzündung dar.

Neutrophile verfügen wie Makrophagen über große Vorräte an Glykogen, so dass sie im häufig anaeroben Entzündungsgebiet nicht auf eine aerobe Energiegewinnung angewiesen sind. Bei Sauerstoffmangel betreiben sie einfach anaerobe Glykolyse. Das Glykogen brauchen sie außerdem für den Pentosephosphatweg, mit dessen Hilfe sie reaktive Sauerstoffmetabolite zur Keimbekämpfung herstellen.

### Was die Granulozyten in ihren Granula verstecken …

Neutrophile besitzen in ihrem Zytoplasma zwei verschiedene Arten von Granula:

1. Die **azurophilen Granula** sind modifizierte Lysosomen, die zusätzlich zur lysosomalen Enzym-Grundausstattung (Peroxidase, Lysozym, saure Phosphatase und andere saure Hydrolasen) kationische Proteine enthalten, die bakterizid wirken.
2. In den **spezifischen** oder **Neutrophilen Granula** findet man Stoffe wie Lysozym, alkalische Leukozytenphosphatase und Laktoferrin.

**Der eklige Aspekt der Abwehr: Eiter.** Unter normalen Bedingungen verschmelzen die Granula mit Phagosomen, um die aufgenommenen Keime zu vernichten. Der Inhalt der Granula bleibt dabei ständig von einer Membran umgeben, um das Zytoplasma der Neutrophilen zu schützen.

Kommt es aber zu einer außerordentlich starken Aktivierung der Neutrophilen, oder haben sie es mit Keimen zu tun, die die Granulamembran schädigen (z.B. Streptokokken, die Verursacher der *eitrigen* Mandelentzündung, mit ihrem Toxin Streptolysin), kann es passieren, dass der Granulainhalt in die Umgebung abgegeben wird.

Die freiwerdenden Stoffe zerstören dann nicht nur den Feind, sondern auch unschuldige Zivilisten, nämlich die eigenen Körperzellen in der Nachbarschaft der Entzündung. Dadurch kommt es zu einer Ansammlung von Gewebetrümmern (Debris), toten und sterbenden Granulozyten, die man **Eiter** nennt.

In der Regel kann man im Eiter die Keime nachweisen, die für die Eiterbildung verantwortlich sind.

Keime, die zur Entstehung von Eiter führen, nennt man **pyogene Keime**.

Eiter kann aber auch durch unbelebte Stoffe verursacht sein (z.B. Krotonöl).

## Monozyten und Makrophagen

Eine weiter Gruppe von phagozytierenden Zellen sind die **Monozyten** und die **Makrophagen**, die sich von den Neutrophil e n darin unterscheiden, dass sie länger leben und sich noch teilen können (da sie nicht terminal differenziert sind), sich zu mehrkernigen Riesenzellen vereinigen können, und mit dem Immunsystem (als Antigen-präsentierende Zellen) zusammenarbeiten.

Das Knochenmark setzt als Vorstufen der Makrophagen Monozyten ins Blut frei, die in verschiedene Gewebe wandern und dort ausreifen. In einem µl Blut sind ca. 300 Monozyten enthalten.

Man findet Makrophagen in allen Geweben, wobei sie je nach Gewebe unterschiedlich aussehen können und spezielle Namen erhalten haben:

- Die Makrophagen im Bindegewebe heißen einfach **(Bindegewebs-)Makrophagen**;
- in der Leber nennt man die Makrophagen **Kupfferzellen**;
- in der Lunge sind es die **Alveolarmakrophagen**;
- in der weißen Pulpa der Milz heißen sie **Milzmakrophagen**;
- in den Nierenglomerula spricht man von **Mesangiumzellen**;
- in Peritoneum und Pleura findet man in der Peritoneal- bzw. Pleuraflüssigkeit schwimmende **Peritoneal- bzw. Pleuramakrophagen**;
- im ZNS heißen die Makrophagen **Mikroglia**,
- und die **Osteoklasten** des Knochens sind nichts anderes als Riesenzellen, die aus der Verschmelzung mehrerer Makrophagen entstanden sind.

Diese Zellen bilden ein System aus Fresszellen, das den ganzen Körper durchzieht.

Der Pathologe Aschoff hatte dieses System zunächst **Retikuloendotheliales und Retikulohistiozytäres System** genannt. Aus heutiger Sicht ist es allerdings besser, die Gemeinschaft der Makrophagen und ihrer Abkömmlinge als **Mononukleäres Phagozytensystem** zu bezeichnen.

## Endozytose und Phagozytose durch Makrophagen und Neutrophile Granulozyten

Bei der Aufnahme von Fremdstoffen in eine Zelle unterscheidet man die Aufnahme von Makromolekülen (Pinozytose und rezeptorvermittelte Endozytose) und das Fressen von Partikeln (Phagozytose).

Das dabei entstehende Endosom bzw. Phagosom verschmilzt im Anschluss mit einem Lysosom, was schließlich zum Abbau der aufgenommenen Stoffe führt.

Einige Keime schützen sich vor der Phagozytose dadurch, dass sie ihre Oberflächenstrukturen unter einer Schleimkapsel verstecken. Bei solchen Erregern kommen die Phagozyten ihrer Aufgabe nur nach, wenn ihnen die Eindringlinge „schmackhaft" gemacht werden. Diesen Vorgang der Appetitanregung nennt man **Opsonierung** (griech. Opsonin = Speise, Zukost). Als Opsonine können **Proteine des** Komplementsystems, der **Akuten-Phase** und bestimmte **Antikörper** wirken. Sie machen den Feind nicht nur hydrophober (durch Neutralisierung negativer Ladungen) und damit aufnahmefähiger, sondern binden an spezielle Rezeptoren der Phagozyten, was das Fressen zusätzlich erleichtert.

**Durch Aktivierung kann die Arbeit der Phagozyten verbessert werden.** Makrophagen und Neutrophile Granulozyten erlangen durch Aktivierung die Fähigkeit, neben den in den Granula enthaltenen lysosomalen Enzymen, Stoffe zu produzieren, die Mikroben abtöten.

Es handelt sich dabei um **reaktive Sauerstoffmetabolite und Metabolite des NO** (Induktion der induzierbaren NO-Synthase, iNOS).

Während die Sauerstoffmetaboliten direkt in den Phagolysosomen gebildet werden, entsteht NO im Zytosol und diffundiert in die Phagolysosomen, wo es durch den dort herrschenden sauren pH-Wert aktiviert wird.

## Die sekretorischen Zellen der unspezifischen Abwehr: Mastzellen, Basophile und Eosinophile Granulozyten

Im Blut findet man pro µl ca. 200 Eosinophile und 40 Basophile . Wie bei allen Leukozyten ist ihr Aufenthalt im Blut nur von begrenzter Dauer, da ihr eigentlicher Wirkort das Gewebe ist. Die Vorläuferform der Mastzellen ist noch unbekannt, so dass wir uns hier mit der Gewebsform begnügen müssen. Obwohl sie in ihrer Funktion den Basophilen Granulozyten sehr ähnlich sind, handelt es sich wohl um eine eigene Zellklasse. Vom Aussehen und der Arbeitsweise her kann man sie jedoch zu einer funktionellen Gruppe zusammenfassen.

Mastzellen spielen eine Schlüsselrolle bei der **Entzündungsreaktion**. Daneben haben sie zusammen mit den Basophilen und Eosinophilen Granuloyzten den Part der **Parasitenabwehr** (Würmer) übernommen.

Unter bestimmten Umständen haben die sekretorischen Zellen die unangenehme Eigenart, sich an einer fehlgelaufenen Immunantwort zu beteiligen, was sich dann in den Symptomen einer **Allergie** äußert.

## Die Zellen der lymphatischen Reihe

Alle Lymphozyten leiten sich von lymphatischen Vorläuferzellen im Knochenmark ab. Nach den ersten Differenzierungsschritten aber erfolgt die weitere Reifung in zwei verschiedene Richtungen:

1. Ein Teil der Zellen bleibt im **Knochenmark** und entwickelt sich dort zu reifen, naiven **B-Zellen**. Das „B" steht für engl. *b*one marrow = Knochenmark.
2. Der andere Teil der Zellen wandert in den **Thymus**, wo sie zu **T-Zellen** heranreifen.

(Ursprünglich waren die B-Lymphozyten nach der **Bursa Fabricii** benannt worden. Es handelt sich dabei um ein Organ von Vögeln, in dem Lymphozyten zu B-Zellen heranreifen. Das Knochenmark ist also das **B**ursaäquivalent der Säugetiere.)

B- und T-Zellen unterscheiden sich in der Struktur ihrer Antigenrezeptoren, in der Art der Antigenerkennung und in ihrer Effektorfunktion.

Aus den lymphoiden Vorläuferzellen entwickeln sich außerdem noch die NK-Zellen (= Natürliche Killerzellen). Sie haben weder Merkmale der B- noch der T-Lymphozyten und gehören der unspezifischen Abwehr an.

## Primäre und sekundäre lymphatische Organe

Knochenmark und Thymus, in denen die Bildung und Reifung der Lymphozyten stattfindet, bezeichnet man als **primäre lymphatische Organe**.

Die reifen, naiven Lymphozyten befinden sich in einem Ruhestadium und wandern von den primären in die **sekundären lymphatischen Organe**. Dies sind das Knochenmark (das also sowohl primäres als auch sekundäres lymphatisches Organ ist), das Lymphgefäßsystem mit den Lymphknoten, die Milz, das hautassoziierte lymphatische Gewebe (**SALT** = skin associated lymphatic tissue), das schleimhautassoziierte lymphatische Gewebe (**MALT** = mucosa associated lymphatic tissue), bestehend aus **BALT** (= bronchus associated lymphatic tissue), **NALT** (= nose associated lymphatic tissue) und **GALT** (= gut associated lymphatic tissue), mit den Tonsillen, dem Appendix vermicularis und den Peyerschen Plaques.

Die reifen B- und T-Zellen sind mehr als jede andere Zelle der Abwehr in der Lage, ihre Zahl duch klonale Expansion zu erhöhen. Dazu müssen sie allerdings erst antigenabhängig aktiviert werden (= klonale Selektion). Diese Aktivierung zu Effektorzellen erfolgt in den sekundären lymphatischen Organen durch Antigenkontakt, sowie durch die Kommunikation untereinander und mit APCs.

> Primäre lymphatische Organe: geeignetes Mikroenvironment für Entwicklung und Reifung der Lymphozyten (antigenunabhängige Zellentwicklung);
> Sekundäre lymphatische Organe: „Antigenfallen" und Ort, wo reife Lymphozyten effektiv mit dem Antigen interagieren können (antigenabhängige Zellentwicklung).

## Was ist ein Antigen?

> Als **Antigene** bezeichnet man Substanzen, die von den Antigenrezeptoren der B- und T-Lymphozyten erkannt werden. Der jeweilige Lymphozyt erkennt dabei nicht das ganze Antigen, sondern nur einen bestimmten Teil, der als **Epitop** (= antigene Determinante) bezeichnet wird.

Ein Antigen besitzt also verschiedene Epitope und kann damit von unterschiedlichen Lymphozytenklonen erkannt werden.

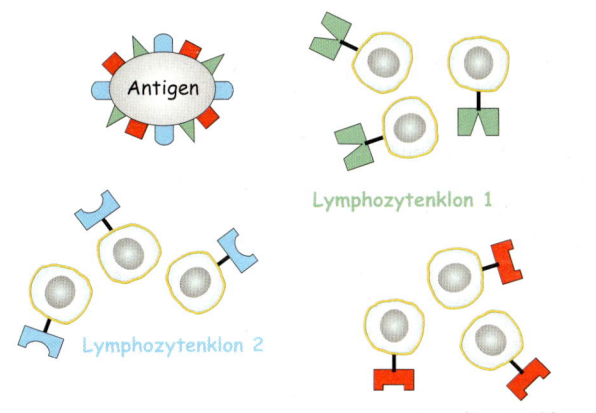

Während B-Zellen Antigene so erkennen können, wie sie in der Natur vorkommen, also als **native Antigene** (bei Proteinen entspricht das der Tertiärstruktur), sind T-Zellen darauf angewiesen, dass die **Antigene bearbeitet** und von anderen Zellen **präsentiert** werden, so dass sie zellgebunden in der linearen Form der Primärstruktur vorliegen.

Was bei B- und T-Zellen gleich ist, ist die Tatsache, dass ihre Aktivierung zur Induktion von Transkriptionsfaktoren (z.B. NF-κB) und zur Einleitung der Mitose mit daraus resultierender klonaler Expansion führt.

## Die Theorie der klonalen Selektion

Das Problem des Immunsystems ist, dass der Körper zwar eine riesige Zahl an Antigenen erkennen kann, dass aber gleichzeitig für jedes einzelne Epitop nur eine kleine Zahl an passenden Lymphozyten (= T- und B-Zell-Klonen) vorhanden ist.

Damit bei Eindringen eines Erregers genug Krieger der spezifischen Abwehr zur Verfügung stehen, erhalten die Lymphozyten, die einen passenden Steckbrief (**= Antigenrezeptor**) besitzen, bei Erkennen ihres Epitopes den Befehl zur Vermehrung. Dadurch expandieren die Klone, die für den Kampf gegen diesen speziellen Feind geeignet sind (**= klonale Selektion**).

Da ein Antigen aus unterschiedlichen Epitopen besteht, handelt es sich bei den normalen Immunantworten unseres Körpers um sogenannte **polyklonale Antworten**.

## Die GSG9 der Abwehr: Die Lymphozyten sind die Spezialisten der Strukturerkennung, die eng mit der unspezifischen Abwehr zusammenarbeiten.

Die Zellen der unspezifischen Abwehr haben ein Problem: Um ordentlich phagozytieren zu können, sind sie darauf angewiesen, an die Oberfläche von Fremdstoffen zu binden. Je mehr Kontakte sie dabei knüpfen, desto besser.

Weil aber die Oberfläche jeder Zelle nur Platz für eine gewisse Anzahl an Rezeptoren bietet, und die Zellen der natürlichen Resistenz relativ universell einsetzbar sein sollen, verfügt die unspezifische Abwehr über Rezeptoren für Strukturen, die bei Keimen weitverbreitet sind. Damit kann man zwar viele Keime bekämpfen, eine Optimallösung ist das aber noch nicht.

Man braucht also Zellen, die Rezeptoren für alle nur denkbaren Oberflächenstrukturen besitzen. Da diese nicht alle auf eine einzige Zelle passen, hat die Natur das Problem so gelöst, dass jede Zelle der spezifischen Abwehr (= Lymphozyten) nur eine ganz bestimmte Struktur erkennt.

Bei „Feindkontakt" dauert es so zwar eine gewisse Zeit, bis Lymphozyten mit dem passenden Steckbrief gefunden und aktiviert werden, dafür geht es den Eindringlingen dann aber wirklich an den Kragen. Außerdem vermehren sich die aktivierten Lymphozyten und bleiben in Form von Gedächtniszellen in den Startblöcken, so dass ein Keim bei erneuten Kontakten mit dem Immunsystem in der Regel beseitigt wird, bevor es zum Ausbruch einer Krankheit kommt.

Die Tatsache, dass jeder Lymphozyt nur eine ganz bestimmte Struktur erkennt und die passenden Lymphozyten erst aktiviert werden müssen, stellt eine der Schwachstellen der spezifischen Abwehr dar. Ein bekannter Keim wird zwar bei erneutem Kontakt dank dem immunologischen Gedächtnis beseitigt, bevor er echte Probleme macht, er kann sich dem Ganzen aber auch relativ leicht entziehen, indem er seine Oberflächenstrukturen so verändert, dass die Gedächtniszellen ihn nicht mehr erkennen.

Von der unspezifischen Abwehr wird er dann zwar in der Regel immer noch erkannt (die lässt sich nicht so leicht austricksen), kann aber ohne die spezifische Abwehr nicht so effektiv bekämpft werden. Da andere Lymphozyten erst neu aktiviert werden müssen, gewinnt er Zeit, die ihm ausreichen kann, um eine unangenehme Krankheit zu etablieren.

Eine Möglichkeit, der unspezifischen Abwehr aus dem Weg zu gehen, besteht darin, dass sich Erreger in körpereigenen Zellen verstecken. Für diesen Fall gibt es eine Spezialtruppe unter den T-Lymphozyten (zytotoxische T-Zellen), die solche Feinde ausfindig machen und vernichten können.

## B- und T-Zell-Rezeptoren (BCR und TCR) – Steckbriefe des Immunsystems

Um Krankheiten effektiv bekämpfen zu können, braucht man also Rezeptoren gegen alle nur denkbaren Strukturen (= Epitope). Wie dabei das Platzproblem auf der Lymphozytenoberfläche gelöst wird, wissen wir schon – man baut sich einfach für jeden Rezeptor einen eigenen Zellklon und sucht sich dann im Ernstfall den richtigen raus (= klonale Selektion).

Ein anderes Problem haben wir aber bis jetzt noch übergangen: Unser Immunsystem kann laut Schätzungen bis zu $10^{11}$ verschiedene Epitope erkennen. - Wie aber kann eine begrenzte Zahl von Genen (wir haben nämlich nur einige 10.000) für eine so enorme Zahl an unterschiedlichen Rezeptoren codieren?

Man muss dabei auch bedenken, dass das Genom ja nicht nur für Lymphozytenrezeptoren da ist, sondern z.B. auch für sämtliche benötigten Enzyme.

## Der Geheimcode der Lymphozyten – zerstückelte Gene

Aber auch für dieses Problem hat die Natur eine Lösung gefunden: segmentierte Gene.

Die Information für die Antigenrezeptoren verteilt sich auf auseinanderliegende Gruppen von Teilgenen (= V-, D- und J-Teilgene), die erst während der Reifung der Lymphozyten in den primären lymphatischen Organen zu funktionstüchtigen Genen zusammengesetzt werden.

Diesen Vorgang der Dechiffrierung (= zufälliges Umarrangieren der Teilgene) bezeichnet man als somatische Rekombination. (Somatisch deshalb, weil die Rekombination nicht in Zellen der Keimbahn, sondern in Körperzellen stattfindet.)

Da immer nur ein neues arbeitendes Gen pro Lymphozyt entsteht, verfügt jeder Lymphozyt nur über Rezeptoren gegen ein bestimmtes Epitop. Ein Lymphozyt mit einem Rezeptor gegen ein Pneumokokken-Epitop erkennt also nur Pneumokokken, die dieses Epitop tragen, und keine anderen Keime wie z.B. Meningokokken.

## Antigenrezeptoren und die Immunglobulin-Superfamilie

Antigenrezeptoren (BCR und TCR) sind nichts anderes als Glykoproteine, die in der Membran verankert sind und im Fall der Antikörper, die von B-Zellen stammen, sogar sezerniert werden können.

Wie bei allen Membran- und Sekretionsproteinen findet die Synthese an den Ribosomen statt, von wo aus das gebildete Protein mit Hilfe eines Signalpeptides in das Lumen des rER geschleust wird. Von da geht es dann weiter Richtung Golgi-Apparat und Zelloberfläche.

Da die Antikörper (= sezernierte B-Zell-Rezeptoren) die ersten Antigen-erkennenden Moleküle waren, die entdeckt wurden, bezieht sich die Strukturbeschreibung der anderen Moleküle im Immunsystem, die sich mit der Antigenbindung beschäftigen – nämlich der B- und T-Zell-Rezeptor sowie die MHC-Moleküle – auf die Antikörperstruktur (Ig-Domänen).

Im Serum sind globuläre Proteine (= Globuline) gelöst, die man mit Hilfe der Elektrophorese entsprechend ihrer Wanderungsgeschwindigkeit auftrennen kann.

Die Globuline, die am drittschnellsten wandern, nennt man $\gamma$-Globuline (nach dem dritten Buchstaben des griechischen Alphabetes). In dieser Fraktion findet man den Großteil der im Blut gelösten Antikörper, die man aufgrund ihrer Struktur und Funktion auch als Immunglobuline (Ig) bezeichnet. Immunglobuline sind Glykoproteine, die aus unterschiedlich aufgebauten Funktionseinheiten bestehen. Diese Funktionseinheiten sind Aminosäuresequenzen von 70 bis 110 AS Länge, und werden als Ig-Domänen bezeichnet. Sie verleihen dem Molekül ein charakteristisches Aussehen.

Man findet diese Domänen nicht nur bei Antikörpern, sondern auch bei anderen Molekülen der Abwehr (BCR, TCR, MHC, CD4, CD8 usw.), die daher unter dem Begriff der Immunglobulin-Superfamilie zusammengefasst werden.

Die Immunglobulin-Superfamilie beschäftigt sich nicht nur mit der Antigenerkennung. Es gibt auch Mitglieder, die die Adhäsion zwischen (Immun-) Zellen vermitteln und dementsprechend in die Gruppe der CAMs (= cellular adhesion molecules) eingeordnet werden können.

### Der B-Zell-Antigen-Rezeptor (BCR)

Der **B-Zell-Rezeptor (BCR)**, den man auch als membranständiges Immunglobulin bezeichnet, besteht aus **zwei identischen leichten** und **zwei identischen schweren Ketten**, die sich jeweils aus variablen und konstanten Domänen zusammensetzen. Die schweren Ketten sind untereinander und mit den leichten Ketten über Disulfidbrücken verbunden.

Der extrazelluläre Anteil des Moleküls besitzt eine N-terminale antigenbindende **variable Region** und eine C-terminal gelegene **konstante Region**. Die variable Region besteht aus den variablen Domänen der leichten und schweren Ketten, die konstante Region aus den konstanten Domänen der leichten und schweren Ketten.

Die variable Region dient der Antigenerkennung und ist von B-Zell-Klon zu B-Zell-Klon unterschiedlich.

Anhand des konstanten Anteils der schweren Ketten kann man verschiedene **Immunglobulin-Klassen** unterscheiden:

- Immunglobulin M (**IgM**),
- Immunglobulin D (**IgD**),
- Immunglobulin G (**IgG**),
- Immunglobulin A (**IgA**),
- Immunglobulin E (**IgE**).

Die entsprechenden schweren Ketten heißen **μ-, δ-, γ-, α-** und **ε-Kette**.

Bei den Leichtketten unterscheidet man anhand der konstanten Domäne κ- und λ-Leichtketten.

An die konstante Region der schweren Kette schließt sich ein transmembranäres Stück an, das in den C-terminalen intrazellulären Teil des BCRs übergeht. Da dieses intrazelluläre Stück sehr kurz ist, kann es keine Signaltransduktion vermitteln. Um die Aufgabe der Signaltransduktion kümmern sich deshalb Hilfsstrukturen, die mit dem BCR nichtkovalent assoziiert sind: Igα und Igβ.

Im Gegensatz zu den T-Zellen sind die B-Zellen in der Lage, native Antigene zu erkennen und bedürfen dazu keiner Hilfe von Antigen-präsentierenden Zellen.

**Plasmazellen und Antikörper.** B-Zellen weisen noch eine weitere Besonderheit auf. Nach ihrer Aktivierung wandeln sie sich zum Teil in sogenannte Plasmazellen um, die den B-Zell-Rezeptor mit einem verkürzten C-terminalen Ende (ohne transmembranäres und intrazelluläres Stück) synthetisieren und an die Umgebung abgeben.

Diese lösliche Form der B-Zell-Rezeptoren bezeichnet man als **Antikörper** oder **Immunglobuline**. Sie stellen den humoralen Anteil des Immunsystems zur Abwehr dar.

Der Wechsel von der membrangebundenen zur löslichen Form erfolgt im Rahmen der posttranskriptionalen Modifizierung in Form des alternativen Spleißens.

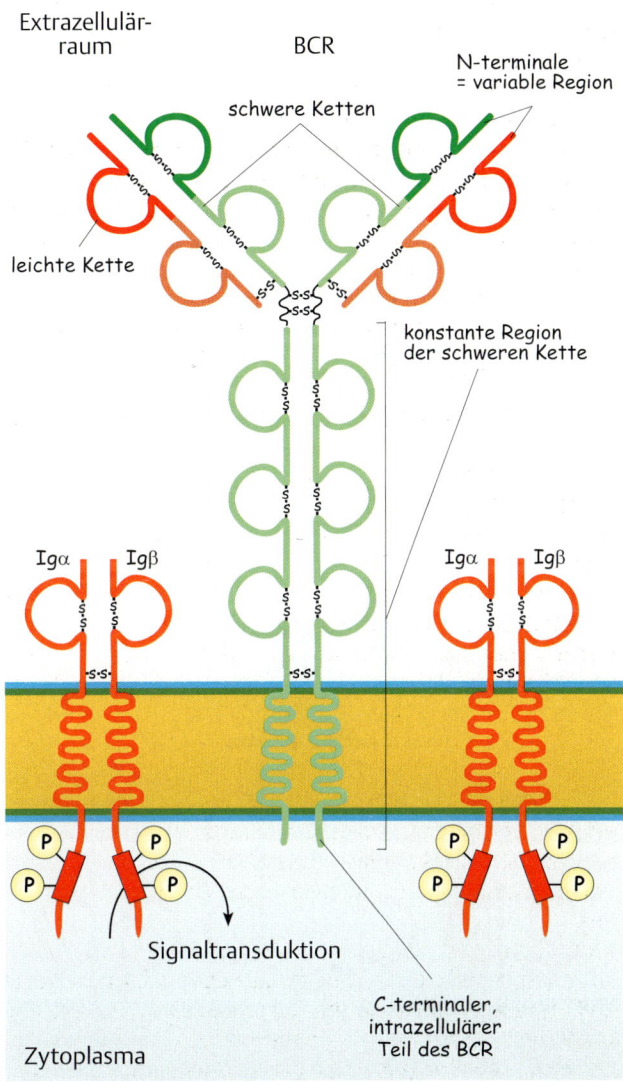

### Der T-Zell-Antigen-Rezeptor (TCR)

Der **Antigenrezeptor der T-Zellen = TCR** ist ein heterodimeres (= aus zwei unterschiedlichen Anteilen bestehendes) Molekül. Man unterscheidet eine α- und eine β-Kette, deren extrazelluläre Anteile wie die Antikörper/BCR-Ketten variable und konstante Ig-Domänen besitzen, wobei die variablen Domänen beider Ketten zusammen die N-terminale Antigenbindungsstelle bilden. Die Ketten sind über eine **Disulfidbrücke** miteinander verbunden und verfügen über einen extrazellulären, einen transmembranären und einen kurzen intrazytoplasmatischen Anteil, der wie beim BCR nicht zur Signaltransduktion taugt.

(Der Vollständigkeit halber seien auch noch die sogenannten γδ-T-Zellen erwähnt, die man vor allem im Bereich der Schleimhäute findet. Sie machen nur einen geringen Prozentsatz der T-Zellen aus und spielen vermutlich eine Rolle in der frühen Phase der Abwehr. Im Folgenden wollen wir uns aber nur mit den αβ-T-Zellen beschäftigen, die die Hauptvertreter der T-Zellen sind.)

**Der funktionelle T-Zell-Rezeptor.** Die Aufgabe der Signaltransduktion nach Antigenerkennung übernehmen also auch hier andere Mitglieder der Ig-Superfamilie: die ζ-Proteine und der **CD3-Komplex**, die nicht-kovalent mit dem TCR verbunden sind.

TCR, ζ-Proteine und CD3-Komplex bilden zusammen den **funktionellen T-Zell-Rezeptor.**

Der CD3-Komplex besteht aus zwei ε-, einer γ- und einer δ-Kette, die sich nicht-kovalent zu einem Komplex zusammenlagern. Neben der Signaltransduktion fungiert der CD3-Komplex außerdem als Chaperon, das dafür sorgt, dass neusynthetisierte TCR-Moleküle ihren Weg an die Zelloberfläche finden.

Während es ζ-Proteine auch auf anderen Zellen gibt, kommt der CD3-Komplex ausschließlich auf T-Zellen vor und kann daher als **T-Zell-Marker** verwendet werden.

in Proteine umzusetzen. Das liegt daran, dass die Information für den variablen Teil der Antigenrezeptoren in normalen Körperzellen in der Keimbahnkonfiguration vorliegt, und damit in mehrere Teilgene aufgesplittet ist. Diese Teilgene liefern erst dann eine sinnvolle Information zur Proteinsynthese, wenn sie zu einem Gen zusammengestellt wurden, wobei Teilgene verloren gehen.

Dieser Schritt des Genumarrangierens findet nur in den Vorläuferzellen der Lymphozyten statt. Die Lymphozyten verlieren dabei zwar genetisches Material, aber erst dadurch ist es möglich, die Teilgene zu nutzen.

Man unterscheidet **V-** (V = variabel), **J-** (J = joining) und **D-Teilgene** (D = diversity), wobei es D-Teilgene nur für den variablen Anteil der Schwerketten der Antikörper/BCR und der β-Kette des TCR gibt.

Die Gene, die für die konstanten Anteile der Rezeptoren codieren, bezeichnet man als **C-Gene.** Sie tragen nicht zur Vielfalt der Antigenbindungsstellen bei.

## Somatische Rekombination

In jeder Teilgengruppe gibt es mehrere unterschiedliche Teilgene, die durch die **V(D)J-Rekombinase** nach dem Zufallsprinzip zu einem funktionstüchtigen V(D)J-Gen zusammengesetzt werden, das jeweils nur ein V-, D- und J-Teilgen enthält.

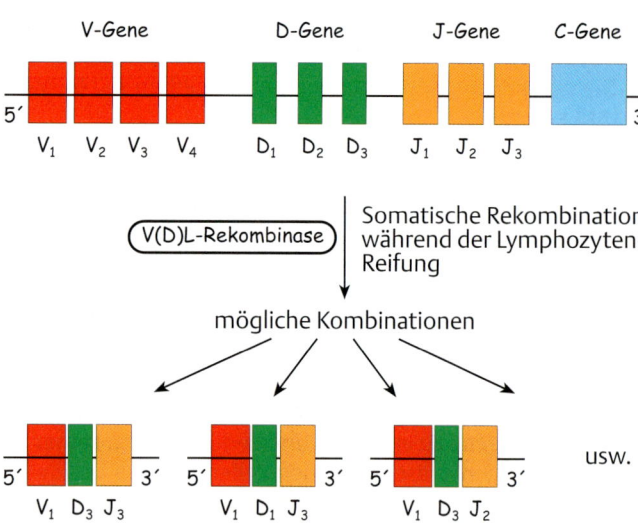

funktioneller T-Zell-Rezeptor

T-Zell-Antigen-Rezeptor (TCR)

α-Kette    β-Kette

CD3          CD3

ε    γ          ε    δ

Zytoplasma    ξ    ξ

## Organisation der Gene für die Antigenrezeptoren der Lymphozyten

Während ihrer Reifung in den primären lymphatischen Organen findet in den unreifen Lymphozyten ein Umarrangieren der Gene für die Antigenrezeptoren statt.

Alle Körperzellen besitzen die gleiche genetische Information. Das heißt auch, dass jede Körperzelle die Information für die Synthese des TCR und BCR/Antikörper in sich trägt. Aber nur die Lymphozyten sind in der Lage, die Information

Keimbahnkonfiguration

V-Gene    D-Gene    J-Gene    C-Gene

$V_1$  $V_2$  $V_3$  $V_4$    $D_1$  $D_2$  $D_3$    $J_1$  $J_2$  $J_3$

V(D)L-Rekombinase | Somatische Rekombination während der Lymphozyten-Reifung

mögliche Kombinationen

$V_1$  $D_3$  $J_3$      $V_1$  $D_1$  $J_3$      $V_1$  $D_3$  $J_2$      usw.

Die DNA-Abschnitte, die bei dieser Rekombination zwischen den ausgewählten Teilgenen liegen, gehen bei diesem Vorgang verloren, so dass die genetische Information der reifen Lymphozyten nicht mehr in der Keimbahnkonfiguration vorliegt.

Durch die zufällige Kombination der Teilgene ergibt sich eine enorme Zahl an möglichen VDJ-Genen. (Die Anzahl der möglichen VDJ-Gene erhält man durch Multiplikation der Anzahl der Teilgene in den einzelnen Teilgengruppen.)

Die Information für den TCR verteilt sich auf ca. 50 $V_α$- und 70 $J_α$-Teilgene für die α-Kette und ca. 30 $V_β$-, 12 $J_β$- und 2 $D_β$-Teilgene für die β-Kette.

Für die leichten Ketten der Antikörper stehen im Fall der κ-Leichtketten ca. 40 $V_\kappa$- und 5 $J_\kappa$-Teilgene und im Fall der λ-Leichtketten ca. 29 $V_\lambda$- und 4 $J_\lambda$-Teilgene zur Verfügung. Bei den schweren Antikörperketten (H-Ketten; H steht für engl. heavy = schwer) existieren 51 $V_H$-, 6 $J_H$- und 27 $D_H$-Teilgene. Folglich ergeben sich bei den Leichtketten $40 \cdot 5 = 200$ mögliche κ-Ketten und $29 \cdot 4 = 116$ mögliche λ-Ketten; also insgesamt 316 verschiedene Leichtketten.

Bei den schweren Ketten gibt es $51 \cdot 6 \cdot 27 = 8262$ Möglichkeiten.

Die Antigenbindungsstelle wird von den variablen Regionen der leichten und schweren Kette gemeinsam gebildet, wobei jede der möglichen leichten Ketten mit jeder der möglichen schweren Ketten kombiniert werden kann. Dadurch ergeben sich $316 \cdot 8262 = 2{,}6 \cdot 10^6$ unterschiedliche Antikörpermoleküle – und das aus nur 162 Teilgenen!

Die ganze Rechnung funktioniert natürlich genauso beim TCR, bei dem jede mögliche α-Kette mit jeder möglichen β-Kette kombiniert werden kann.

**Die C-Gene von BCR/Antikörpern.** Die C-Gene für die schweren Ketten der reifen B-Lymphozyten entscheiden darüber, welche Immunglobulinklasse produziert wird. Für jede Klasse existiert ein C-Gen.

Naive reife B-Zellen exprimieren IgM und IgD. Werden sie aktiviert, kommt es in einigen Zellen des aktivierten Klons zum sogenannten **Isotypswitch**. Es handelt sich dabei um eine somatische Rekombination im Bereich der C-Gene. Die entsprechenden Zellen sind dann in der Lage IgA, IgG oder IgE zu synthetisieren, verlieren aber die Fähigkeit zur Herstellung von IgM und IgD.

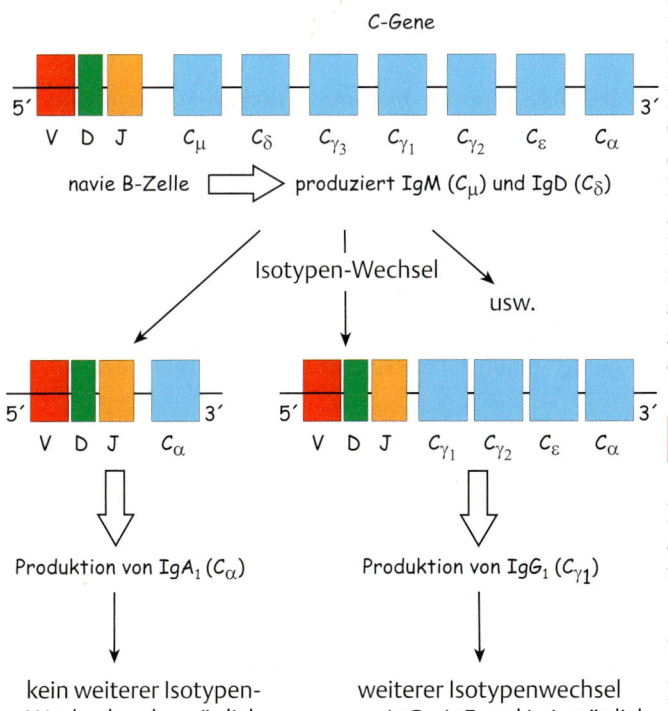

## Antigenerkennung durch B- und T-Zellen

B-Lymphozyten können Antigene in der Form erkennen, in der sie nativ vorliegen, z. B. als Oberflächenstruktur eines kompletten Bakteriums.

Im Gegensatz dazu sind T-Lymphozyten darauf angewiesen, dass eingedrungene Fremdstoffe von Hilfszellen, den **Antigen-präsentierenden Zellen (APCs)**, gefressen und zu kurzen Peptidfragmenten aufgearbeitet werden.

Die APCs besitzen an ihrer Oberfläche sogenannte **MHC-Moleküle**, auf denen das Antigen wie auf einem Präsentierteller den T-Lymphozyten dargeboten wird. Der T-Zell-Rezeptor erkennt dabei nicht nur das Antigen, sondern auch bestimmte Strukturen des MHC-Moleküls. Über Hilfsrezeptoren (CD4 und CD8) wird der Kontakt zwischen APC und T-Zelle stabilisiert. Außerdem haben CD4 und CD8 costimulatorische Aufgaben bei der T-Zellaktivierung.

**CD4 und CD8.** CD4 und CD8 sind Mitglieder der Immunglobulin-Superfamilie. Bei den T-Zellen gibt es zwei Untergruppen, die sich darin unterscheiden, ob sie CD4 oder CD8 an ihrer Oberfläche tragen.

Die $CD4^+CD8^-$-Zellen werden als **T-Helferzellen ($T_H$)** bezeichnet, die $CD4^-CD8^+$-Zellen als **zytotoxische T-Zellen ($T_C$)**.

Man findet CD4-Moleküle nicht nur auf T-Zellen, sondern auch auf Monozyten, Makrophagen und Dendritischen Zellen. Das ist vor allem deshalb von Interesse, da das HI-Virus an CD4 andocken und so diese Zellen infizieren kann.

## Die MHC-Moleküle

Im Rahmen der Abwehr gibt es drei Arten von Molekülen, die Antigene erkennen (= binden) können: TCR, BCR/Antikörper und die MHC-Moleküle.

MHC steht für *Major Histocompatibility Complex* (= Haupt-Gewebeverträglichkeitskomplex), was sich davon ableitet, dass man auf diese Moleküle und den dazugehörigen Genkomplex erstmals in Zusammenhang mit Transplantationsabstoßungen aufmerksam wurde.

MHC-Moleküle findet man bei allen Säugetieren. Um zu verdeutlichen, dass es sich um menschliche MHCs handelt, spricht man deshalb beim menschlichen Immunsystem anstelle von MHCs häufig von **HLA-Molekülen = Human Leucocyte Antigen**.

> MHC und HLA sind zwei unterschiedliche Namen für die Haupttransplantationsantigene des Menschen.

Es gibt zwei verschiedene Arten von MHC-Molekülen, die als **MHC-Klasse-I-** und **MHC-Klasse-II-Moleküle** bezeichnet werden.

### Vielfalt der MHC-Moleküle

Im Bereich des MHC-Genkomplexes findet man einen enormen **genetischen Polymorphismus**. Für die MHC-Klasse-I-

und die MHC-Klasse-II-Moleküle sind jeweils drei Genloci bekannt (Klasse I: **HLA-A**, **HLA-B**, **HLA-C** und Klasse II: **HLA-DR**, **HLA-DP**, **HLA-DQ**), und für jeden einzelnen Genlocus gibt es zahlreiche Allele (**multiple Allelie**).

Diese genetische Vielfalt kommt darin zum Ausdruck, dass so gut wie kein Mensch mit einem anderen in der Zusammensetzung seiner MHC-Moleküle übereinstimmt (Ausnahme: eineiige Zwillinge).

**MHC-Moleküle und Transplantation.** Es sind die MHC-Moleküle, die der Körper bei einer Transplantation als fremd erkennt und daher bekämpft, was zu einer Abstoßungsreaktion führt. (Man nennt die MHCs deswegen auch Haupttransplantationsantigene.)

Diese Reaktion ist umso heftiger, je größer der Unterschied in der Struktur der MHC-Moleküle ist. Vor einer Transplantation sollte deshalb idealerweise ein Vergleich der MHC-Moleküle von Spender und Empfänger durchgeführt werden. Da das aber aufgrund des Zeitaufwandes für die Gewebetypisierung in der Regel nicht möglich ist, muss man sich mit einer Blutgruppengleichheit zufrieden geben, und auf die Wirksamkeit von Immunsuppressiva wie z.B. Methotrexat vertrauen.

Die Unterschiede in der Bestückung mit MHC-Molekülen nehmen mit dem Grad der Verwandtschaft ab, weshalb es besonders vorteilhaft ist, Gewebe von nahen Verwandten zu transplantieren.

## Bedeutung der Vielfalt der MHC-Moleküle

Bei den MHC-Molekülen hat man im Prinzip das gleiche Problem, auf das wir schon bei den Lymphozyten gestoßen sind: Die MHC-Moleküle müssen in der Lage sein, zahlreiche verschiedene Antigene zu präsentieren und damit zu binden. Die Lymphozyten haben das Problem gelöst, indem Zellklone entstanden sind, die jeweils eine ganz spezielle Struktur erkennen. Im Rahmen einer „Evolution im Kleinen" werden dann die Klone am Leben erhalten, die für die Abwehr sinnvoll sind.

Bei den MHC-Molekülen kommt eine andere Strategie zum Einsatz. Für jede MHC-Klasse gibt es drei Genloci, so dass ein Individuum maximal 12 verschiedene MHC-Moleküle exprimieren kann, da sowohl die väterlichen als auch die mütterlichen Allele abgelesen werden.

Während bei den Lymphozytenrezeptoren eine absolut spezifische Bindung zwischen Rezeptor und Antigen vorliegt, handelt es sich bei den MHC-Molekülen um eine nur relativ spezifische Bindung. Von einem MHC-Molekül können also unterschiedliche Peptide gebunden werden, solange sie eine gewisse strukturelle Ähnlichkeit aufweisen.

Die multiple Allelie ist dabei so etwas wie ein Werkzeug der Evolution: Verschiedene Individuen werden mit ein und demselben Erreger unterschiedlich gut fertig, da sie sich unter anderem in ihrer MHC-Ausrüstung und damit in ihrer Fähigkeit zur Antigenpräsentation unterscheiden. Die Antigene eines Fremdstoffes werden einfach von manchen MHC-Molekülen besser gebunden als von anderen. So überleben vor allem die Individuen, deren MHC-Moleküle

das größte Spektrum an Erregern abdecken, die gerade in der Umwelt vorherrschen.

## Verteilung der MHC-Molekül-Klassen auf den Körperzellen

Die beiden MHC-Klassen unterscheiden sich in ihrer Verteilung auf den Körperzellen und in den Zellen, mit denen sie interagieren.

**MHC-I-Moleküle.** *Alle* kernhaltigen Körperzellen (mit einigen wenigen Ausnahmen) besitzen an ihrer Oberfläche **MHC-I**-Moleküle. Sie dienen der Präsentation von in Körperzellen produzierten Proteinen an **CD8-positive** (zytotoxische) **T-Zellen**. Man könnte auch sagen, die MHC-Moleküle liefern den zytotoxischen T-Zellen Informationen darüber, welche Peptide im Zellinneren produziert werden.

Die kernlosen Erythrozyten besitzen keine MHC-Moleküle.

**MHC-II-Moleküle** kommen dagegen nur auf professionellen Antigen-präsentierenden Zellen vor. Die wichtigsten APCs sind die Dendritischen Zellen. Außerdem sind auch B-Zellen und aktivierte Makrophagen zur Präsentation über MHC-II-Moleküle fähig. Während Dendritische Zellen „uneigennützige" APCs sind, deren einzige Aufgabe die Antigenpräsentation ist, besteht die Hauptaufgabe der B-Zellen und Makrophagen in der Antikörperproduktion bzw. Phagozytose. Die Antigenpräsentation dient bei diesen Zellen letztendlich ihrer eigenen Aktivierung.

**CD4-positive T-Zellen** (T-Helferzellen) erkennen Antigene ausschließlich in Kombination mit MHC-II-Molekülen und können daher nur durch professionelle APCs aktiviert werden.

(Klar, dass professionelle APCs neben MHC-II-Molekülen auch MHC-I-Moleküle besitzen.)

## Stabilisierung der Bindung zwischen TCR und Antigenbeladenem MHC-Molekül durch Corezeptoren.

Der CD8-Corezeptor interagiert mit MHC-I-Molekülen, der CD4-Corezeptor mit MHC-II-Molekülen.

Die Interaktion zwischen den MHC- und CD4- bzw. CD8-Molekülen ist dabei essenziell zur Stabilisierung der Bindung zwischen MHC-tragender Zelle und T-Zelle, und damit letztendlich zur erfolgreichen Aktivierung der T-Zelle.

## Warum gibt es zwei verschiedene Sorten von MHC-Molekülen?

Die Tatsache, dass es zwei verschiedene Klassen von Antigen-präsentierenden Molekülen gibt, hat vor allem damit zu tun, dass es verschiedene Klassen von Krankheitserregern gibt, die entweder mit Hilfe der CD4$^+$- oder der CD8$^+$-T-Zellen beseitigt werden können. Über die Art des MHC-Moleküls legt das Immunsystem fest, welche Zellen zur Antigenbekämpfung eingesetzt werden, also letztendlich ob die zelluläre oder die humorale Abwehr überwiegen soll.

Definitionsgemäß nennt man Zellen, die Antigene über MHC-I-Moleküle präsentieren **Zielzellen** und solche, die über MHC-II-Moleküle präsentieren, **Antigen-präsentierende Zellen**.

## Extrazelluläre Krankheitserreger

Keime, die sich außerhalb unserer Körperzellen vermehren, bezeichnet man als extrazelluläre Erreger. Im Rahmen der Abwehr werden sie von professionellen Antigen-präsentierenden Zellen aufgenommen, die die verarbeiteten Antigene schließlich über **MHC-II-Moleküle** an **CD4+-T-Zellen** präsentieren. Die Interaktion zwischen MHC-II-tragender Zelle und CD4+-T-Zelle führt dabei zunächst zur Aktivierung der CD4+-T-Zelle, die im Gegenzug die präsentierende Zelle stimuliert. Die Aufgabe der CD4+-T-Zelle ist es also, anderen Zellen bei ihrer Arbeit zu helfen, weshalb man sie zunächst allgemein als **T-Helferzellen** ($T_H$) bezeichnet hat. Später stellte man fest, dass man bei den T-Helferzellen nochmal zwischen $T_{H1}$- und $T_{H2}$-Zellen unterscheiden kann. Damit wollen wir uns im Moment aber nicht weiter belasten, und merken uns hier erstmal, dass die CD4+-T-Zellen die Aufgabe haben, andere Abwehrzellen bei der Bekämpfung extrazellulärer Keime zu unterstützen.

Die einzigen uneigennützigen APCs, die nicht auf ihre eigene Aktivierung abzielen, sind die Dendritischen Zellen. Diese Zellen sind besonders gut im Aktivieren von T-Zellen, da sie von allen APCs die meisten MHC-II-Moleküle an der Oberfläche, an ihren zahlreichen Zytoplasmaausläufern (*griech. dendros* = Baum), tragen. Deshalb können sie T-Zellen so „voraktivieren", dass sie von B-Zellen und Makrophagen leichter zur Hilfe genutzt werden können.

## Intrazelluläre Krankheitserreger

Manche Keime sind bei ihrer Vermehrung darauf angewiesen, in unsere Körperzellen einzudringen. Das bekannteste Beispiel hierfür sind natürlich die Viren. (Daneben gibt es noch einige intrazelluläre Bakterien und Parasiten.)

Erreger werden in dem Moment für die Abwehr „unsichtbar", wenn sie in körpereigene Zellen eindringen, da die Abwehrzellen ja nicht in die Zellen schauen können.

Viren missbrauchen typischerweise den Proteinsyntheseapparat der Körperzellen. Ist eine Zelle mit derartigen Keimen infiziert, werden also neben den körpereigenen Proteinen auch fremde Proteine im Zytosol produziert. Genau hier liegt die Schwachstelle der intrazellulären Erreger. Sobald sie damit beginnen, Proteine in der Körperzelle zu produzieren, werden Bruchstücke von diesen über die **MHC-I-Moleküle** an die Zelloberfläche transportiert und damit für das Immunsystem sichtbar gemacht. Da im Prinzip jede Körperzelle von solchen Keimen infiziert werden kann, ist es nur logisch, dass jede Körperzelle mit MHC-I-Molekülen ausgestattet sein muss, um eine effiziente Abwehr zu gewährleisten.

Einer infizierten Zelle bringt es jetzt aber nichts, wenn sie mit Hilfe der T-Zellen aktiviert wird. Der Körper hat vielmehr nur eine einzige Chance mit solchen Keimen fertigzu-

werden. Er muss infizierte Zellen zerstören, bevor sich die intrazellulären Keime vermehren und weitere Zellen infizieren können. Es kommt dabei zwar zu einem Verlust an körpereigenem Gewebe, gleichzeitig wird aber auch eine weitere Ausbreitung der Erreger verhindert (Prinzip der „verbrannten Erde").

Die Aufgabe dieser Zerstörung körpereigener, infizierter Zellen übernehmen die **CD8+-T-Zellen**, die deshalb auch als **zytotoxische T-Zellen** bezeichnet werden.

**Tumorzellen.** Man nimmt an, dass Tumorzellen veränderte Proteine synthetisieren und über ihre MHC-I-Moleküle präsentieren. Indem CD8+-T-Zellen solche Proteine als fremd erkennen und die entsprechenden Zellen abtöten, beteiligen sie sich an der körpereigenen Krebsbekämpfung.

**Malaria.** Besonders raffinierte Krankheitserreger sind die Plasmodien, die Verursacher der Malaria. Sie infizieren zu einem bestimmten Zeitpunkt ihres Entwicklungszyklus Erythrozyten und haben damit die einzige Schwachstelle des MHC-Systems gefunden. Da Erythrozyten keine MHC-I-Moleküle produzieren, bleiben die Plasmodien vor dem Immunsystem verborgen. Sie können erst dann bekämpft werden, wenn neugebildete Erreger aus den Erythrozyten freigesetzt werden.

## Synthese, Beladung und Funktion der MHC-Moleküle

Wie oben beschrieben, befindet sich die Information zur Synthese und Beladung der verschiedenen MHC-Moleküle im Bereich des MHC-Genkomplexes. Bei den MHC-Molekülen handelt es sich um Membranglykoproteine der Immunglobulin-Superfamilie, die wie alle Membranproteine im rER gebildet und dann an den Golgi-Apparat weitergeleitet werden.

Während die MHC-I-Moleküle im rER mit den zu präsentierenden Peptiden beladen werden, erfolgt die Beladung der MHC-II-Moleküle in den Endosomen.

Für beide MHC-Molekülklassen gilt, dass die MHC-Moleküle nur dann an die Membranoberfläche gelangen, wenn sie vorher mit einem Peptidfragment beladen wurden. Dadurch wird verhindert, dass sich irgendwelche Peptide aus dem Extrazellulärraum an die MHC-Moleküle anlagern. Das will die MHC-tragende Zelle natürlich nicht, da sie nur Informationen über sich selbst (produzierte bzw. phagozytierte Antigene) an die T-Zellen weitergeben will. Oder andersrum: Wäre das nicht so, würden die zytotoxischen T-Zellen auch körpereigene Zellen töten, die gar nicht infiziert sind.

### Ihren Ausweis, bitte. – MHC-I-Moleküle geben Auskunft über die Proteine, die im Zellinneren produziert werden.

Das MHC-I-Molekül besteht aus einer die Membran durchspannenden **α-Kette**, die mit einer zweiten Kette, dem **β2-Mikroglobulin** nicht-kovalent verbunden ist. Beide Ketten gehören der Ig-Superfamilie an, aber nur die α-Kette ist im MHC-Genkomplex codiert. Die Information für das $β_2$-Mikroglobulin liegt außerhalb des MHC-Genkomplexes.

Die α-Kette besitzt drei Domänen ($α_1$, $α_2$, $α_3$). Die $α_1$- und die $α_2$-Domäne bilden eine Bindungstasche für ein kurzes Peptidstück und die $α_3$-Domäne weist eine Bindungsstelle für das CD8-Molekül von zytotoxischen T-Zellen auf. Das $β_2$-Mikroglobulin besitzt nur eine Ig-Domäne und durchspannt die Membran im Gegensatz zur α-Kette nicht.

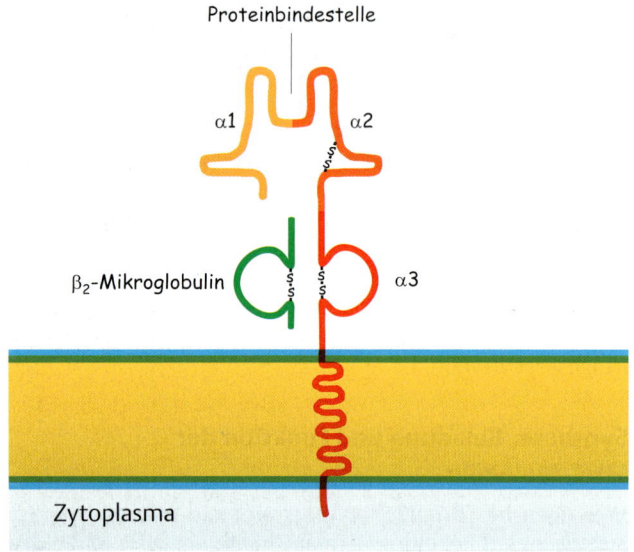

Alle Proteine, körpereigene und solche von intrazellulären Erregern, werden im Zytosol an den Ribosomen synthetisiert. Ein Teil der produzierten Proteine wird von **Proteasomen** (= zytosolischer Proteasekomplex) in kurze Peptidfragmente zerlegt. Diese Peptide werden anschließend über den sogenannten **TAP**-Transporter (TAP = **T**ransporter assoziiert mit **A**ntigen-**P**räsentation) in das Lumen des rER verfrachtet, wo sie sich in die Antigen-Bindungstasche der dort befindlichen MHC-I-Moleküle einlagern, mit denen sie dann an die Zelloberfläche gebracht werden.

Sobald eine Zelle fremde Peptide über ihre MHC-I-Moleküle präsentiert, ist ihr Schicksal besiegelt – die Vernichtung durch zytotoxische T-Zellen ist dann nur noch eine Frage der Zeit.

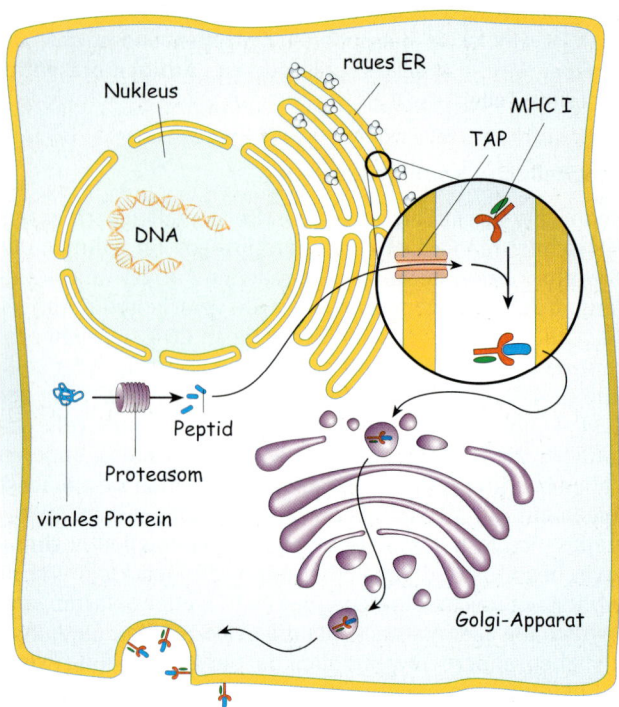

Präsentation von viralem Protein über MHC I

**MHC-I-Moleküle sind essenziell für die Bekämpfung von Viren.** Viele Viren haben das Problem, das sie mit den MHC-I-Molekülen haben, erkannt und Mechanismen entwickelt, die die Präsentation über MHC-I-Moleküle behindern. Exemplarisch sei hier das Herpesvirus genannt, das wohl fast jeder aus leidvoller (Lippen-)Erfahrung kennt. Dieses Virus behindert die Beladung des TAP-Transporters und damit den Transport der Peptidfragmente in das rER.

Schafft es ein Virus, die Präsentation seiner Antigene über MHC-I-Moleküle zu verhindern, so wird es für die CD8⁺-T-Zellen unsichtbar.

**NK-Zellen – Wer sich nicht ausweisen kann, wird umgebracht.** Eine Kleinigkeit haben die Viren dabei allerdings übersehen: Indem sie die Beladung oder Synthese der MHC-I-Moleküle behindern, nimmt gleichzeitig die Zahl der MHC-I-Moleküle an der Zelloberfläche ab. Auch bei vielen Tumorzellen findet man übrigens eine verminderte Zahl an Oberflächen-MHC-I-Molekülen. Genau an diesem Punkt setzt die Antwort der Abwehr auf die Tricks der Viren (und der Tumorzellen) an. Neben den T- und B-Zellen entwickelten sich in der lymphatischen Reihe lymphozytäre Zellen, die keinen spezifischen Antigenrezeptor (keinen BCR oder TCR) besitzen. Sattdessen erkennen sie unspezifisch, ob eine Zelle verändert ist, indem sie die Dichte der MHC-I-Moleküle kontrollieren. Wer sich nicht über MHC-I-Moleküle ausweist, wird von diesen Lymphozyten umgebracht. Da sie andere Zellen töten, nennt man sie Killerzellen, und da sie der unspezifischen Abwehr = natürliche Resistenz angehören, **Natürliche Killerzellen (NK-Zellen)**. (Das Gegenstück sind die Killerzellen der spezifischen Abwehr, die zytotoxischen T-Zellen.)

**Arbeitsweise der NK-Zellen.** Wie NK-Zellen genau arbeiten, ist noch nicht vollständig geklärt. Klar ist, dass sie unspezifisch und ohne vorherige Aktivierung arbeiten. NK-Zellen haben an ihrer Oberfläche inhibitorische Rezeptoren, **killer-cell inhibitory receptors (KIR)** genannt, die an MHC-I-Moleküle binden.

NK-Zellen binden an andere Zellen und induzieren in diesen die Apoptose, wenn sie nicht durch die MHC-I-vermittelte KIR-Aktivierung daran gehindert werden. Die Präsentation von körpereigenen Proteinen über MHC-I-Moleküle dient somit dem Schutz vor der Zerstörung durch NK-Zellen.

### Kooperationsaufruf – Makrophagen und B-Zellen holen sich T-Zell-Hilfe über MHC-II-Moleküle.

Das MHC-II-Molekül besteht aus zwei verschiedenen, die Membran durchspannenden Ketten, der α- und der β-**Kette**, die nicht-kovalent miteinander assoziiert sind. Im Fall der MHC-II-Moleküle beteiligen sich beide Ketten an der Bildung der Peptidbindungstasche.

Jede Kette besitzt zwei Ig-Domänen ($\alpha_1$, $\alpha_2$, $\beta_1$, $\beta_2$), wobei die $\alpha_1$- und die $\beta_1$-Domäne die Peptidbindungstasche formen und die $\beta_2$-Domäne als Bindungsstelle für das CD4-Molekül fungiert.

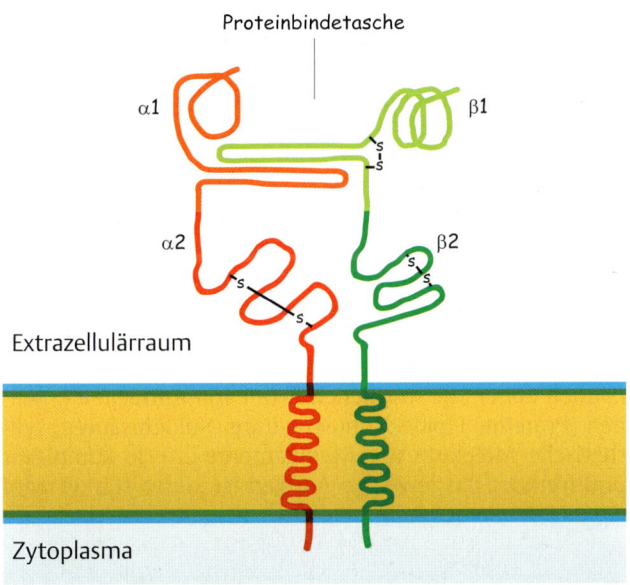

Die MHC-Moleküle haben die Aufgabe, Antigene zu präsentieren, die sich in den Endosomen befinden. Die Prozessierung (= Bearbeitung) der Antigene erfolgt dabei durch Proteasen in den Endosomen. Anders als bei den MHC-I-Molekülen werden die entstehenden Peptidfragmente nicht ins rER transportiert, sondern die MHC-II-Moleküle werden zu den Endosomen gebracht.

Um zu verhindern, dass die MHC-Moleküle schon im rER beladen werden, besitzen sie nach ihrer Synthese im rER noch eine sogenannte MHC-II-assoziierte **invariante Kette**, die die Peptidbindungstasche verdeckt. Erst im sauren Milieu der Endosomen unter der Einwirkung von Proteasen wird diese invariante Kette abgespalten und damit die Bindungstasche zur Beladung feigegeben.

Zellen, die Peptide über MHC-II-Moleküle präsentieren, rufen T-Helferzellen dazu auf, ihre Arbeit durch die Sekretion von Immunbotenstoffen zu unterstützen (mehr dazu im Kapitel „Zytokine"). B-Zellen und Makrophagen präsentieren sozusagen „nur" für den Eigenbedarf, während Dendritische Zellen ihre Antigenpräsentation uneigennützig betreiben, ohne dafür eine Gegenaktivierung zu erwarten.

### Wie zytotoxische T-Zellen und NK-Zellen ihre Zielzellen töten

NK-Zellen und zytotoxische T-Zellen besitzen in ihrem Zytoplasma gespeicherte Granula. Treffen solche Zellen auf eine infizierte Körperzelle, die fremde Peptide über ihre MHC-I-Moleküle präsentiert bzw. eine verringerte Zahl an MHC-I-Molekülen trägt, so binden sich die Killerzellen an diese Zelle und setzen den Inhalt ihrer Granula frei.

Es handelt sich dabei vor allem um zwei Stoffe, **Perforine** und **Granzyme**. Perforine sind porenbildende Proteine, die in den Granula in monomerer Form vorliegen und unter dem Einfluss der hohen extrazellulären Calcium-Konzentration zu Wasserkanälen assoziieren. Diese lagern sich dann in die Membran der Zielzelle ein.

Dadurch kommt es zu einem Einstrom von Wasser in die Zelle, wodurch diese anschwillt. Das allein kann evtl. schon zum Tod der Zielzelle führen; zusätzlich strömen auch Calcium-Ionen in die Zelle, was die Apoptose einleiten kann. Auch die freigesetzten Granzyme, bei denen es sich um Serinproteasen handelt, gelangen durch die Perforinporen ins Zellinnere. Dort angekommen spalten sie Caspasen, was diese wiederum aktiviert und zur Einleitung der Apoptose führt.

Killerzellen haben noch eine weitere Möglichkeit infizierte Zellen zu töten: Auf der Oberfläche von zytotoxischen T-Zellen und NK-Zellen befindet sich der sogenannte **Fas-Ligand**. Der Gegenrezeptor, das Fas findet sich auf vielen Zellen. Bindet sich eine aktivierte Killerzelle nun über ihren Fas-Ligand an das Fas der Zielzelle, so werden in der Zielzelle Caspasen aktiviert und die Zelle geht in Apoptose.

### Keine Chance für Verräter und Invaliden – Autoreaktive Lymphozyten und Lymphozyten mit defekten Rezeptoren werden eliminiert.

Wie oben beschrieben, verfügt der Organismus dank der segmentierten Gene für die Antigenrezeptoren über ein Arsenal an Lymphozyten, die nahezu jedes Antigen erkennen können. Dieser Fortschritt in der Evolution der Antigenerkennung birgt aber eine nicht zu unterschätzende Gefahr in sich: Da die somatische Rekombination nach dem Zufallsprinzip arbeitet, können auch Lymphozyten mit Rezeptoren entstehen, die sich gegen körpereigene Strukturen richten. Solche Zellen würden gesunde Körperzellen zerstören und müssen deswegen beseitigt werden. Außerdem entstehen auch immer wieder fehlerhafte Rezeptoren, die für die Abwehr ohne Nutzen sind. Die Selektion der autoreaktiven (also gegen den eigenen Körper gerichteten) und defekten Lymphozyten findet während ihrer Reifung in den primären lymphatischen Organen – Knochenmark und Thymus – statt. Eindrucksvoll bei diesem Vorgang ist die Zahl der Zellen, die der Auslese zum Opfer fallen. Ca. 90 % der heranreifenden Lymphozyten weisen defekte oder autoreaktive Rezeptoren auf und werden abgetötet.

### Die primären lymphatischen Organe sind die „Schule" der Lymphozyten.

Man hat die Vorgänge bei der Selektion der Lymphozyten vor allem im Rahmen der T-Zell-Reifung im Thymus untersucht. Genauso findet aber auch eine Selektion der B-Zellen im Knochenmark statt. In diesem Zusammenhang spricht man beim Thymus auch von der „Schule" der T-Zellen. Das, was bei der Selektion passiert, ist aber weniger mit einer Schule als vielmehr mit einer Musterungsanstalt zu vergleichen. Für die heranreifenden Lymphozyten stellt sich das Ganze als knallharter Kampf ums Überleben dar.

**Eliminierung der Invaliden – die positive Selektion.** Die Musterung erfolgt in zwei Schritten: In einem ersten Schritt werden die Invaliden unter den Lymphozyten ausgemustert, also solche, bei denen die somatische Rekombination keine sinnvolle Information erzeugt hat, und die daher keine Antigenrezeptoren besitzen.
Alle unreifen Lymphozyten gehen in die Apoptose, wenn sie keine Überlebenssignale bekommen. Die Invaliden werden nun ganz einfach beseitigt, indem nur die funktionstüchtigen Lymphozyten Überlebenssignale (im Thymus von den Thymusepithelzellen, im Knochenmark von den Knochenmarkstromazellen) erhalten. Dieser Vorgang wird als **positive Selektion** bezeichnet, da die überlebenden Zellen deswegen nicht sterben, weil sie Strukturen erkannt haben. Das Strukturerkennen ist also *positiv* für diese Zellen.
Während bei den B-Zellen nur die Zellen ohne Rezeptor oder mit defekten Rezeptoren beseitigt werden, geht es bei den T-Zellen sogar noch härter zu. Hier dürfen nur T-Zellen weiterleben, die solche Antigenrezeptoren tragen, die die körpereigenen MHC-Moleküle erkennen. Die Tatsache, dass die T-Zellen nur mit den körpereigenen MHC-Molekülen zusammenarbeiten können, bezeichnet man als die **MHC-Restriktion der T-Zell-Antwort**.

**Tod den Verrätern – die negative Selektion.** Im zweiten Selektionsschritt geht es den autoreaktiven Lymphozyten an den Kragen. Bei den T-Zellen sind es spezielle Dendritische Zellen, die zahlreiche Eigenpeptide präsentieren. Hat jetzt eine T-Zelle einen Rezeptor gegen körpereigene Proteine, wird sie besonders gut an die Dendritische Zelle binden. Im Gegensatz zur Bindung an die Thymusepithelzelle bei der positiven Selektion kommt die Bindung an die Dendritische Zelle dem Todesurteil für die autoreaktive T-Zelle gleich, da dadurch die vorher angehaltene Apoptose erneut eingeleitet wird. Die Strukturerkennung ist diesmal negativ für die Zelle, also nennt man den Schritt **negative Selektion**. Natürlich gibt es auch bei den B-Zellen eine negative Selektion, über die man aber noch weniger weiß als über die bei den T-Zellen.

## 8.4 Der humorale Anteil der Abwehr

Die B-Lymphozyten wurden als Zellen schon im Zusammenhang der zellulären Abwehr behandelt, ihre eigentliche Aufgabe ist aber die Beteiligung an der humoralen Abwehr durch die Freisetzung von **Antikörpern**. Neben den Antikörpern der spezifischen Abwehr gehören noch unspezifische Abwehrmechanismen wie das Komplementsystem und die Akute-Phase-Proteine zum Arsenal der humoralen Abwehr.

### Antikörper

Anders als bei den T-Zellen, die eine zentrale Stellung in der zellulären Abwehr einnehmen, liegt die Hauptaufgabe der B-Zellen nicht in der direkten Zerstörung von infizierten, Fremd- und Krebszellen. Die B-Zellen beteiligen sich an der Abwehr vielmehr dadurch, dass sie ihre Antigenrezeptoren, nach Aktivierung zur **Plasmazelle** als lösliche **Antikörper** sezernieren.
Ein weiterer entscheidender Unterschied liegt in der Natur der Antigene, die von T- und B-Zellen erkannt werden, begründet: T-Zellen können nur Antigene erkennen, die an MHC-Moleküle gebunden sind. Da es sich dabei ausschließlich um Peptidfragmente handelt, können T-Zellen nur Proteinantigene erkennen. B-Zellen sind dagegen nicht an eine Antigenpräsentation über MHC-Moleküle gebunden und können daher alle möglichen Arten von Antigenen erkennen (Proteine, Lipide, Kohlenhydrate, Nukleinsäuren, synthetische Moleküle wie Medikamente …). Je komplexer und fremder das jeweilige Antigen ist, desto stärker wird die entsprechende Immunantwort ausfallen.

### Eigenschaften der Antigen-Antikörper-Bindung

Wie auch beim T-Zell-Rezeptor und den MHC-Molekülen, handelt es sich bei der Interaktion zwischen Antigen und B-Zell-Rezeptor/Antikörper um eine **reversible Bindung**. Bei allen drei Antigen-Erkennungsmolekülen kommt es zur Ausbildung zahlreicher **nicht-kovalenter Bindungen** (Wasserstoff-Brückenbindungen, ionische Bindungen, Van-der-Waals-Bindungen, hydrophobe Bindungen).
Diese Bindungen sind im Vergleich zu kovalenten Bindungen zwar schwach, erreichen aber in ihrer Gesamtheit eine relativ starke Bindungsenergie.

Die Antigen-Antigenrezeptor-Bindungen sind also reversibel und unterliegen dem Massenwirkunsgesetz. Mit Hilfe der Gleichgewichtskonstanten kann man die Rezeptoraffinität für ein bestimmtes Antigen bestimmen. Die Affinität gibt dabei an, wie gut der Rezeptor das Antigen bindet.

## Antikörpergrundstruktur

Bei den Antikörpern handelt es sich um **Y-förmige Glykoproteine**, die aus zwei identischen schweren und zwei identischen leichten Ketten aufgebaut sind. Im Zuge der Anglisierung spricht man auch von **H-Ketten** (*heavy* = schwer) und **L-Ketten** (*light* = leicht).

Innerhalb der Ketten kann man **variable** (V) und **konstante** (C) **Immunglobulin-Domänen** unterscheiden (L-Kette: $V_L$, $C_L$ und H-Kette: $V_H$, $C_H1$, $C_H2$, $C_H3$ und bei IgM und IgE zusätzlich $C_H4$). Die variablen Domänen liegen am N-terminalen, die konstanten Domänen am C-terminalen Ende des Moleküls.

Zwischen $C_H1$ und $C_H2$ befindet sich die sogenannte **„Gelenk"-Region („hinge"-Region)**. Diese erlaubt es dem Antikörpermolekül den Winkel des Ypsilons zu verändern, wodurch der Abstand zwischen den Antigenbindungsstellen in Anpassung an das Antigen variiert werden kann.

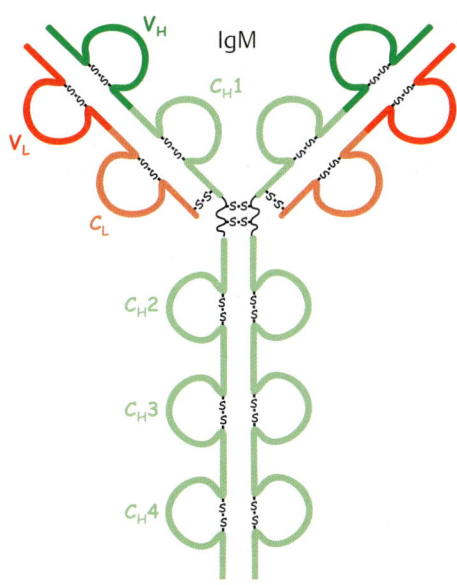

## Variable Domänen

Die N-terminalen variablen Domänen je einer leichten und einer schweren Kette ($V_L$ und $C_L$) bilden zusammen die antigenbindende Region des Antikörpers. Jeder Antikörper hat also zwei identische Bindungsstellen für sein spezifisches Antigen, weshalb man Antikörper auch **bivalent** (lat. *bi-* = doppelt, zwei und *valere* = stark sein, Geltung haben) nennt.

Diese Struktur hat zwei Vorteile gegenüber der monovalenten Struktur des TCR und der MHC-Moleküle:

Zum einen kann ein Antikörper gleichzeitig an zwei Antigenmoleküle binden, was bei Vorliegen zahlreicher Antigen- und Antikörpermoleküle zur Bildung von **Antigen-Antikörper-Komplexen** führt. Das ist insofern von Bedeutung, da Fresszellen einzelne Antigenmoleküle schlechter phagozytieren können als die größeren Komplexe.

Zum anderen können sich Antikörper mit ihren zwei „Bindungsarmen" besser an Antigenen festhalten als die T-Zell-Rezeptoren und MHC-Moleküle mit ihrem einen „Bindunsarm". Während man bei den monovalenten Bindungen von der Affinität des Rezeptors zum Antigen spricht, ist die Bindungsneigung bei den bivalenten Antikörpern deutlich größer und wird als **Avidität** (lat. *avidus* = gierig) bezeichnet. Die Avidität des gesamten Antikörpermoleküls ist größer als die Affinität der einzelnen Antigenbindungsstellen eines Antikörpers, da man erst beide Arme vom Antigen lösen muss, bevor man den Antikörper vom Antigen ablösen kann.

## Konstante Domänen

Die C-terminalen konstanten Domänen bestimmen über die Isotyp-Zugehörigkeit der entsprechenden Kette.

Bei den leichten Ketten kann man so κ- von λ-Leichtketten unterscheiden, die sich nach heutigem Wissensstand funktionell identisch verhalten.

Die Schwerketten-Isotypen hingegen unterscheiden sich in ihrer Funktion und erlauben eine Einteilung in fünf funktionelle Antikörperklassen: IgM, IgD, IgG, IgA und IgE. Bei IgG und IgA kennt man außerdem noch die Subtypen $IgG_1$, $IgG_2$, $IgG_3$, $IgG_4$ und $IgA_1$, $IgA_2$.

Während alle anderen Antikörperklassen sowohl als membrangebundene B-Zell-Rezeptoren, als auch in sekretori-

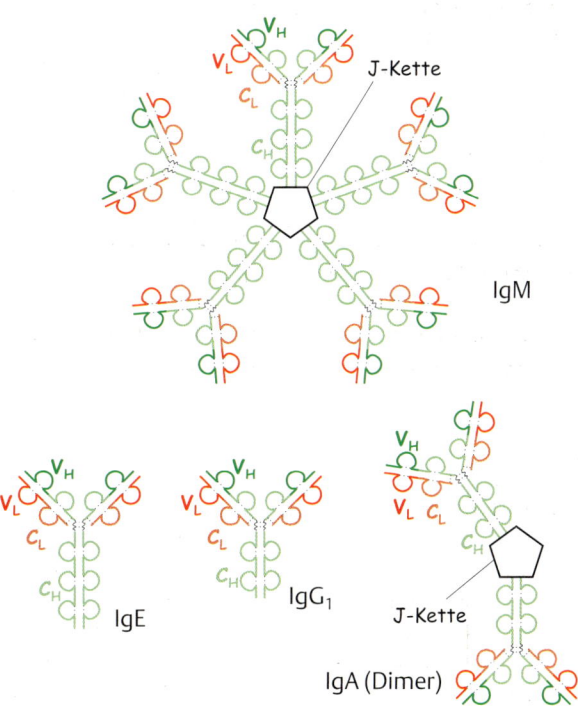

scher Form vorliegen können, scheint die Funktion der IgD-Moleküle nur auf die membrangebundene Form beschränkt zu sein. Da B-Zellen vermutlich kein IgD sezernieren, liegt IgD im Serum nur in Spuren vor.

## Zerlegung von Antikörpern durch Papain und Pepsin

In der Literatur findet man im Zusammenhang mit Antikörpern die Bezeichnung **Fab-Fragment** und **Fc-Fragment**. Diese Begriffe sind dadurch entstanden, dass man IgG-Antikörper mit der Protease **Papain** behandelt hat. Diese Protease greift Antikörpermoleküle an ihrer Gelenkregion an (zwischen $C_H1$ und $C_H2$) und spaltet sie dadurch in drei Fragmente: zwei identische Fab-Fragmente und ein Fc-Fragment.

Ein Fab-Fragment setzt sich aus einer kompletten leichten Kette ($V_L$ und $C_L$) und der $V_H$- und $C_H1$-Domäne der schweren Ketten zusammen. Dieses Fragment enthält den antigenbindenden Teil des Antikörpers. Daher kommt auch die Bezeichnung **Fab**, was nichts anderes heißt als **a**ntigen**b**indendes **F**ragment.

Das **Fc-Fragment** besteht aus den restlichen konstanten Domänen der schweren Ketten und ist für die Effektorfunktion der Antikörper verantwortlich. Das „c" stammt diesmal aber nicht von „konstant", sondern von „crystallizable", da diese Fragmente im Reagenzglas kristallisieren.

Die Protease **Pepsin** zerlegt Antikörper vom C-Terminus her und beendet ihren Abbau an der Gelenkregion. Man erhält dadurch ein Fragment, das aus zwei über die hinge-Region verbundenen Fab-Fragmenten besteht. Fab an dem noch die Schwerketten-Gelenkregion hängt, nennt man Fab'. Das beim Pepsinverdau entstehende Fragment heißt dann entsprechend **F(ab')₂**. Die Zerlegung durch Pepsin liefert kein Fc-Fragment, da dieses in Peptidfragmente zerlegt wird.

Fab-, F(ab')₂- und Fc-Fragmente sind wichtige Werkzeuge bei der Untersuchung der Arbeitsweise von Antikörpern.

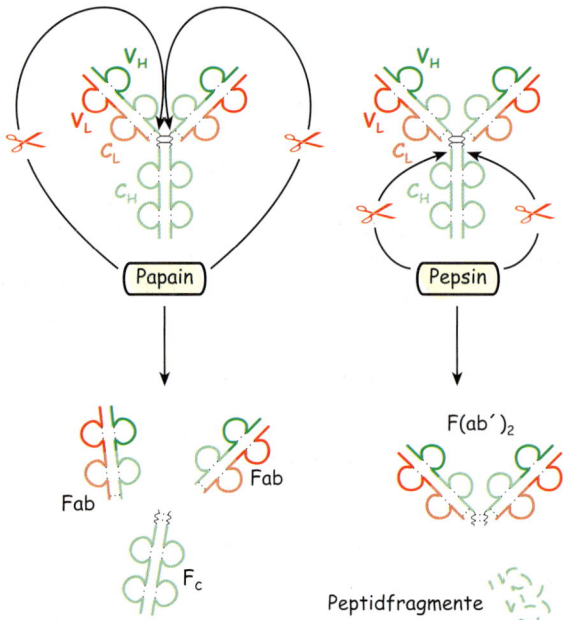

## Der Fab-Teil des Antikörpermoleküls

Würde ein Antikörper nur aus Fab bestehen, so könnte er Antigene binden und damit Toxine neutralisieren und Andockrezeptoren von Krankheitserregen blockieren, wodurch die Erreger am Eindringen in den Körper bzw. in Körperzellen gehindert werden (was man auch als **Neutralisierung** der entsprechenden Erreger ansehen kann). Eine Schädigung von Zielzellen kann durch den Fab-Teil allein aber nicht vermittelt werden. Für diese Umsetzung der Antigenerkennung in eine Bekämpfung des Eindringlings ist der Fc-Teil zuständig.

Der Fab-Teil übernimmt neben der reinen Antigenerkennung die Aufgabe der **Neutralisierung von Antigenen**, ist aber für die volle Wirkung auf den Fc-Teil angewiesen.

## Der Fc-Teil des Antikörpermoleküls

Der entscheidende Teil des Antikörpers, der die Antigenerkennung in eine Beseitigung des Antigens umsetzen kann, ist der Fc-Anteil (also die konstanten Domänen der schweren Ketten). Er ermöglicht eine Zusammenarbeit mit dem Komplementsystem und den Zellen der unspezifischen Abwehr.

Die Zellen der unspezifischen Abwehr sollen schnell und universell einsetzbar sein, was den Nachteil mit sich bringt, dass sie sich nicht spezifisch auf einen bestimmten Erreger einstellen können. Um dennoch mit jedem Erregertyp fertigwerden zu können, sind sie auf eine Zusammenarbeit mit den Spezialisten der Abwehr – den Lymphozyten – angewiesen. Diese stellen ihr genetisches Potenzial in Form der sezernierten Antikörper der unspezifischen Abwehr zur Verfügung. Um dieses Hilfsangebot nutzen zu können, besitzen die Kämpfer der Grundeinheit an ihrer Oberfläche Rezeptoren, die den Fc-Teil von Antikörpern binden, sogenannte **Fc-Rezeptoren**. Der an den Fc-Rezeptor der unspezifischen Zelle gebundene Antikörper erfüllt die Aufgabe eines Adapters, mit dessen Hilfe Strukturen indirekt spezifisch gebunden werden können.

**Fcε-Rezeptoren auf sekretorischen Zellen.** Im Fall des IgE bindet der freie Antikörper an entsprechende Fcε-Rezeptoren von Mastzellen, Basophilen und Eosinophilen Granulozyten. Trifft eine derartig mit IgE-beladene Zelle nun auf ein passendes Antigen, so kommt es zu einer Kreuzvernetzung der IgE-Moleküle. Der Fcε-Rezeptor überträgt dieses Signal einer Antigenbindung ins Zellinnere, was zu einer Ausschüttung der dort gespeicherten Granula führt. Dieser Mechanismus spielt eine Schlüsselrolle bei der Abwehr von Würmern, allerdings leider auch bei der Auslösung von Allergien.

**Fcγ-Rezeptoren auf Phagozyten.** IgG hingegen bindet nur dann an die Fcγ-Rezeptoren auf Phagozyten, wenn es im Komplex mit seinem Antigen vorliegt. Vermutlich kommt es bei der Antigenbindung zu einer Konformationsänderung des IgG-Moleküls, wodurch die Bindung an den Fcγ-Rezeptor erst möglich wird.

Bindet ein IgG-Antigen-Komplex an einen Fcγ-Rezeptor, so ist die rezeptortragende Zelle in der Lage, den Komplex zu phagozytieren (und zwar besser als wenn nur das reine Antigen vorliegen würde). Das IgG macht dem Phagozyten das Antigen sozusagen schmackhaft. Dieses Appetitanregen bezeichnet man als **Opsonierung**. Eine andere Möglichkeit, ein Antigen zu opsonieren werden wir noch beim Komplementsystem und den Akute-Phase-Proteinen kennenlernen.

**Fcγ-Rezeptoren auf Killerzellen.** Eine weitere Aufgabe des IgG, die über Fcγ-Rezeptoren vermittelt wird, ist die Mitwirkung bei der Antikörper-abhängigen zellulären Zytotoxizität (**ADCC** = **a**ntibody-**d**ependent **c**ellmediated **c**ytotoxity), bei der antikörpermarkierte Zellen von Killerzellen abgetötet werden.

**Auch die Aktivierung des Komplementsystems** kann durch den Fc-Anteil von IgM und IgG eingeleitet werden, wenn diese an ihr Antigen gebunden sind.

> Antikörper erfüllen je nach Klasse unterschiedliche Aufgaben: Neutralisierung von Antigenen, Opsonierung und Aktivierung der unspezifischen Abwehr (Komplementsystem und sekretorische Zellen).

## Die fünf funktionellen Antikörperklassen

Anhand des Fc-Anteils kann man fünf verschiedene Antikörperklassen unterscheiden. Die Synthese der unterschiedlichen Antikörperklassen erfolgt dabei nicht zufällig. Vielmehr entscheiden zahlreiche Faktoren (z.B. Art des Antigens, Zytokine), die man noch lange nicht alle kennt, darüber, welche Antikörperklasse gebildet werden soll.

### IgM und IgD

IgM und IgD sind die Antigenrezeptoren der reifen naiven B-Zellen.
Über **IgD** ist noch relativ wenig bekannt. Es scheint aber so, dass IgD eine Rolle bei der Selektion autoreaktiver B-Zellen spielt. Im Blut ist IgD nur in Spuren nachweisbar, was daran liegen könnte, dass Plasmazellen kein IgD produzieren.
**IgM** ist der wichtigste Antikörper der Immunantwort auf Nicht-Protein-Antigene und der Primärantwort auf Proteinantigene. In sezernierter Form liegt IgM als **Pentamer** vor. Dabei sind fünf IgM-Moleküle über sogenannte **joining-peptides** (**J-Peptide**), die auch von den Plasmazellen gebildet werden, miteinander verbunden.
Da Ig**M** in der Pentamer-Form das größte Molekulargewicht aller löslichen Antikörper besitzt (Molekulargewicht: 900 kDa), hat man es früher auch als **M**akroglobulin-Antikörper bezeichnet.
Der Vorteil der Pentamer-Struktur liegt darin, dass die Avidität gesteigert wird, und auch das Komplementsystem leichter aktiviert werden kann.
IgM bilden leicht Antigen-Antikörper-Komplexe und eignen sich hervorragend zur Komplementaktivierung und Opsonierung von Antigenen.

**Die AB0-Blutgruppen-Antikörper sind natürliche Antikörper der IgM-Klasse.** Die AB0-Blutgruppen-Antikörper, bei denen es sich in der Regel um IgM-Antikörper handelt, sind sogenannte natürliche Antikörper. Man versteht darunter Antikörper, die ohne (erkennbaren) Kontakt mit dem entsprechenden Antigen vorhanden sind. Im Fall der AB0-Blutgruppen ist vermutlich eine strukturelle Ähnlichkeit der Erythrozytenmerkmale mit der Oberfläche bestimmter kommensaler Darmkeime für das Auftreten kreuzreaktiver „natürlicher" Antikörper verantwortlich. Jeder Mensch besitzt daher Antikörper gegen *die* AB0-Antigene, die er nicht hat, ohne mit blutgruppenfremden Erythrozyten in Berührung gekommen zu sein.

### IgG

Alle anderen Antikörperklassen (IgG, IgA und IgE) können nur gebildet werden, wenn die B-Zelle Hilfe von CD4⁺-T-Zellen bekommt. Sie sind die entscheidenden Antikörperklassen der sekundären Immunantwort.
IgG macht die Hauptmenge der gelösten Antikörper im Serum aus. In der Serumelektrophorese laufen die IgG-Antikörper in der γ-Fraktion, woher sie auch ihren Namen haben.
Neben der Komplementaktivierung, Opsonierung und Neutralisierung von Antigenen übernehmen IgG eine weitere wichtige Aufgabe: IgG ist der einzige Antikörpertyp, der durch einen aktiven Transportmechanismus die Plazentaschranke überwinden und damit dem Feten bzw. Neugeborenen einen „Nestschutz" bieten kann. Die Plazenta verfügt dazu über einen speziellen Fc-Rezeptor (FcRn), der **freies** IgG bindet und für eine aktive Aufnahme von IgG sorgt.

> IgG ist zwar das Immunglobulin mit dem kleinsten Molekulargewicht (150 kDa), was aber nicht der Grund für die Fähigkeit der Plazentapassage ist. Ohne den aktiven Transportmechanismus des Fc-Rezeptors wäre auch IgG nicht in der Lage, die Plazentaschranke zu überwinden.

**Rhesus-Inkompatibilität.** Gefährlich wird diese ansonsten sehr nützliche Antikörperübertragung von der Mutter auf das Kind im Fall der Rhesus-Inkompatibilität. Anders als bei den AB0-Blutgruppen-Antigenen, bei denen es sich um Kohlenhydrate handelt, stellen die Rhesus-Blutgruppen-Antigene Proteine dar, gegen die eine sekundäre Immunantwort (und damit IgG) erzeugt werden kann.
Nur rh⁻-Menschen, die Kontakt mit Rh⁺-Blut hatten, entwickeln daraufhin Anti-Rh-Antikörper, hauptsächlich der Klasse IgG.
Handelt es sich nun um eine rh⁻-Mutter, die ein Rh⁺-Kind erwartet, so gelangen bei der Geburt kindliche Erythrozyten in den mütterlichen Kreislauf und induzieren dort die Bildung von Anti-Rhesus-IgG-Antikörpern.

**Passive Impfung.** Bei einer passiven Impfung (= passive Immunisierung) werden also (i.d.R. IgG-) Antikörper gespritzt, die dann eine Neutralisierung des entsprechenden Antigens bewirken. Eine passive Impfung bietet sich dann an, wenn man Kontakt mit dem Antigen (z.B. Tetanustoxin) hatte und dieses abgefangen werden soll, bevor es Schaden anrichtet. Einen zukünftigen Schutz kann die passive Impfung nicht vermitteln.

**Aktive Impfung.** Bei der aktiven Impfung handelt es sich um ein Training des körpereigenen Immunsystems an Atrappen. Man injiziert abgeschwächte oder abgetötete Erreger oder Toxoide (= ungiftig gemachte Toxine), die zwar die gleichen antigenen Eigenschaften wie die Pathogene haben, aber selbst ungefährlich sind. Die aktive Immunisierung hat als Ziel die Ausbildung von Gedächtniszellen und Antikörpern. Diese sollen bei Kontakt mit dem „echten" Feind sofort anschlagen, bevor dieser eine Krankheit etablieren kann.

Während eine aktive Impfung einen Schutz über viele Jahre gewährleistet, beschränkt sich die passive Immunisierung nur auf eine kurze Zeit, da die verabreichten Antikörper abgebaut werden. IgG hat dabei mit ca. 21 Tagen die längste Halbwertszeit im Serum, was unter anderem daran liegt, dass es ein IgG-Recycling gibt. (IgG wird aus phagozytierten Immunkomplexen gelöst und wieder in die Umgebung abgegeben.)

## IgA

Meist wird IgG als das Immunglobulin schlechthin dargestellt, da es den größten Anteil der Antikörper im Serum ausmacht. Es ist aber nicht IgG, sondern IgA, das mengenmäßig am meisten in unserem Körper produziert wird (tägliche Produktionsrate: IgG 2 g; IgA 3 g).

Vor allem Plasmazellen im Bereich der Submukosa der Schleimhäute produzieren IgA, die über ein J-Peptid (das gleiche, das wir schon bei IgM kennengelernt haben) verbunden als **Dimere** vorliegen.

Im Gegensatz zu IgG und IgM gelangt IgA aber kaum ins Serum, sondern wird aktiv von den Epithelzellen aufgenommen und in Sekrete der Schleimhäute (und die Muttermilch) abgegeben.

**Die sekretorische Komponente.** Epithelzellen verfügen über einen Poly-Ig-Rezeptor, der dimerisiertes IgA bindet, was zu dessen Endozytose führt. IgA bleibt im Endosom an den Rezeptor gebunden und wird an die luminale Seite der Zelle geschleust. Hier öffnet sich das Endosom und IgA wird vom Rezeptor abgelöst, wobei ein Stück des Rezeptors an dem IgA-Dimer hängen bleibt. Dieses Stück bezeichnet man als **sekretorische Komponente**. Sie stammt von den Epithelzellen und schützt das IgA vor proteolytischen Enzymen in den Körpersekreten.

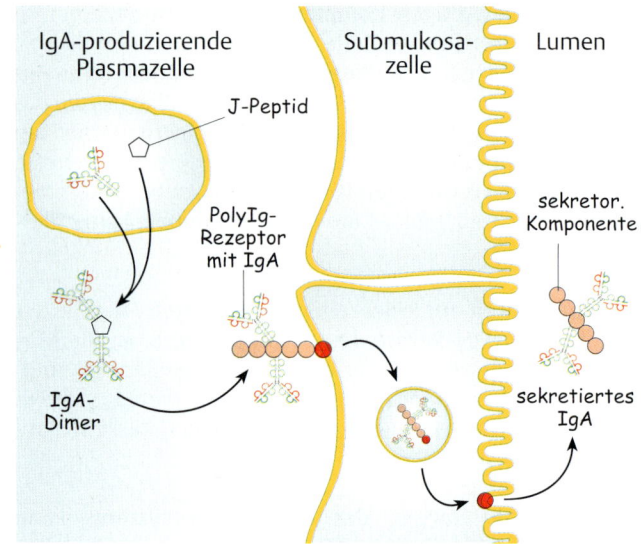

**IgA schützt die Schleimhäute auf drei Arten vor Eindringlingen.** Das sezernierte IgA kann Fremdstoffe schon im Lumen binden und so am Eindringen in den Körper hindern. Aber selbst wenn Antigene in die Epithelzellen eingedrungen sind, oder diese sogar überwunden haben, kann IgA noch wirken, indem es Antigene in der Submukosa und in den Epithelzellen bindet und mit dem Transportmechanismus wieder ins Lumen befördert.

IgA kann Antigene also im Lumen, in den Epithelzellen und in der Submukosa binden und damit an der Invasion hindern.

IgA kann weder das Komplementsystem aktivieren noch zur Opsonierung von Antigenen beitragen.

## IgE

Über die physiologische Funktion des IgE ist ähnlich wie beim IgD nur wenig bekannt. Es scheint aber bei der Abwehr von Würmern eine Rolle zu spielen. In der Klinik begegnet man IgE vor allem im Rahmen der Allergie, bei deren Entstehung IgE-Antikörper eine wesentliche Rolle spielen. Beim gesunden Menschen findet man IgE nur in Spuren im Serum. Das liegt zum einen daran, dass nur wenig IgE-Antikörper gebildet werden, und zum anderen dass Mastzellen, Basophile und Eosinophile Granulozyten freies IgE über ihre Fcε-Rezeptoren binden.

## Allergie

Während IgE in Entwicklungsländern eine wichtige Aufgabe bei der Bekämpfung parasitärer Würmer leistet, macht es den Menschen der Wohlstandsstaaten, die kaum Probleme mit Würmern haben, in Form von Allergien Schwierigkeiten. Man weiß heute zwar noch nicht, warum manche Menschen Allergien entwickeln und andere nicht, dafür sind aber die Vorgänge, die beim Ablaufen einer allergischen Reaktion stattfinden, schon relativ genau bekannt.

Neben den Antikörpern der IgE-Klasse gehören die sekretorischen Zellen der unspezifischen Abwehr zu den essenziellen Effektoren im Zusammenhang mit allergischen Reaktionen.

Man muss sich immer vor Augen halten, dass diese sekretorischen Zellen eine wichtige Funktion im Rahmen von Entzündungen spielen, die ein wesentlicher Bestandteil der normalen Abwehrreaktion sind. Das Problem der Allergie ist eine übersteigerte Aktivierung dieser Entzündungszellen als Antwort auf ein an sich ungefährliches Antigen (= Allergen).

### Stadien einer Allergie

Eine Allergie kann in mehrere Phasen eingeteilt werden:

- **Sensibilisierungsphase:** Bei erstmaligem Kontakt mit einem Allergen kommt es zur IgE-Produktion durch B-Zellen, die gegen das Allergen gerichtete B-Zell-Rezeptoren tragen. (Unter einem Allergen versteht man dabei ein eigentlich ungefährliches Antigen, das bei Gesunden keine IgE-Immunantwort auslöst.) Dieses IgE bindet sich an die $Fc\varepsilon$-Rezeptoren von Mastzellen, Basophilen und Eosinophilen Granulozyten. Durch diese Vorgänge ist der Organismus diesem Allergen gegenüber sensibilisiert worden.
- **Auslösung einer allergischen Reaktion bei erneutem Allergenkontakt:** Trifft der sensibilisierte Mensch nun erneut mit dem entsprechenden Allergen zusammen, so kommt es zu einer Kreuzvernetzung der $Fc\varepsilon$-Rezeptoren auf den sekretorischen Zellen über die gebunde-

nen IgE. Dadurch werden die sekretorischen Zellen aktiviert, was dazu führt, dass sie den gespeicherten Inhalt ihrer Granula in großer Menge durch Exozytose an die Umgebung abgeben und neugebildete Zytokine und Derivate der Arachidonsäure freisetzen.

**Granula der Mastzellen und Basophilen Granulozyten.** Mastzellen und Basophile Granulozyten entstammen zwar unterschiedlichen Vorläuferzellen, weisen aber deutliche Parallelen im Aktivierungsmechanismus und in der Granulaausrüstung auf. Beide Zelltypen speichern in ihren Granula **Proteasen** und **Histamin**, wobei Histamin der Hauptverursacher der allergischen Beschwerden ist.
Während sich Basophile Granulozyten im Blut aufhalten, findet man Mastzellen im Bindegewebe in der Nähe kleiner Gefäße.

**Eosinophile Granulozyten** spielen vor allem in der Spätphase der allergischen Reaktion eine Rolle und ihre Granula enthalten Stoffe, die eigentlich der Abwehr von Würmern dienen (z. B. major basic protein, Eosinophil cationic protein, Peroxidasen, Hydrolasen).

### Bedeutung des $T_H1/T_H2$-Gleichgewichts für die Entwicklung einer Allergie

Bei den $CD4^+$-T-Helferzellen gibt es drei Untergruppen: $T_H0$ und die sich daraus entwickelnden $T_H1$- und $T_H2$-Zellen, die sich im Muster der von ihnen produzierten Zytokine unterscheiden.
Im Körper liegen die $T_H1$- und $T_H2$-Zellen in einem bestimmten Verhältnis vor, das darüber entscheidet, ob die humorale oder zelluläre Abwehr überwiegt.
**$T_H1$-Zellen** synthetisieren Zytokine (unter anderem IL-2, IFN-$\gamma$, TNF-$\beta$), die Zellen der **zellvermittelten Abwehr**, wie $CD8^+$-T-Zellen, NK-Zellen und Makrophagen aktivieren, wohingegen die Zytokine der **$T_H2$-Zellen** (unter anderem IL-4, IL-10) den Antikörperklassenwechsel zu **IgE** bewirken und Eosinophile Granulozyten stimulieren.
Es hängt unter anderem von der Art des Antigens ab, wo sich das Gleichgewicht zwischen $T_H1$- und $T_H2$-Zellen einstellt. Viren und Bakterien begünstigen die Differenzierung zu $T_H1$-Zellen, wohingegen Parasiten und Allergene die Entstehung von $T_H2$-Zellen fördern.
Liegt nun bei einem Menschen (aus bisher noch nicht vollständig geklärten Gründen) das $T_H1/T_H2$-Gleichgewicht auf Seiten der $T_H2$-Zellen, besteht eine **Atopie** = Prädisposition zur Entstehung einer Allergie.

### T-B-Zell-Interaktion

B-Zellen können nur dann einen Antikörperklassenwechsel und eine Entwicklung zu Gedächtniszellen durchführen, wenn sie von $CD4^+$-$T_H$-Zellen (durch Zell-Zell-Kontakt und Zytokine) unterstützt werden. Um diese Hilfe zu erhalten, muss die B-Zelle das Antigen, das an ihren BCR gebunden hat, aufnehmen und so verarbeiten, dass es über MHC-II-Moleküle präsentiert werden kann.

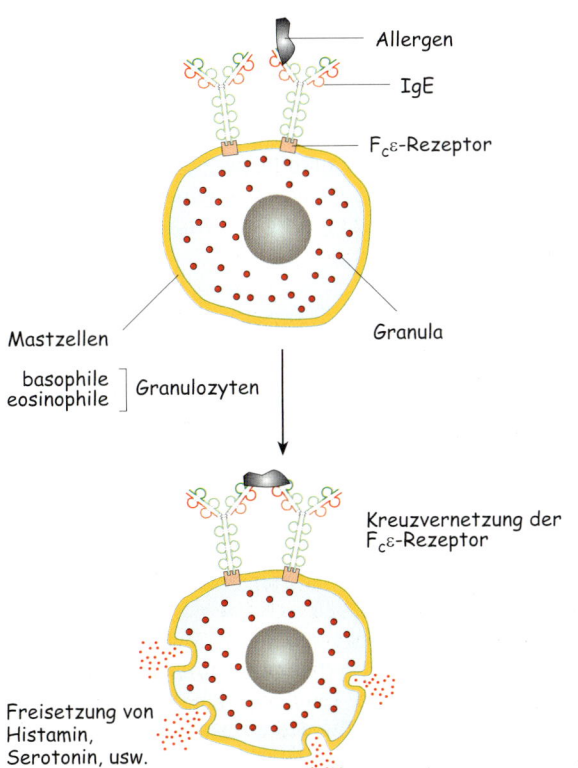

Allergen
IgE
$F_c\varepsilon$-Rezeptor
Granula
Mastzellen
basophile eosinophile } Granulozyten
Kreuzvernetzung der $F_c\varepsilon$-Rezeptor
Freisetzung von Histamin, Serotonin, usw.

Diese Hilfe ist aber nur bei Protein-Antigenen möglich, da diese die einzigen Mokleküle sind, die über MHC-Moleküle präsentiert werden.

### Es gibt zwei Gruppen von Antigenen: Thymus-unabhängige und Thymus-abhängige Antigene

Das Immunsystem kann mit zwei großen Gruppen von Antigenen konfrontiert werden:

- **Nicht-Protein-Antigene** besitzen in der Regel **repetitive Epitope**, welche die B-Zell-Rezeptoren kreuzvernetzen, was letztendlich zu einer Aktivierung der reifen naiven B-Zelle zur IgM-sezernierenden Plasmazelle führt. Die Auslösung dieser Immunantwort funktioniert also ganz ohne die Mitwirkung von T-Zellen, weshalb man solche Antigene auch als **Thymus-unabhängige Antigene** bezeichnet. Andererseits können Nicht-Protein-Antigene keine T-Zell-Hilfe generieren, so dass die Bildung von Gedächtniszellen und Antikörpern der anderen Klassen ausbleibt.
- **Protein-Antigene** weisen viele **unterschiedliche Epitope** auf, welche die B-Zell-Rezeptoren einer B-Zelle gegen ein bestimmtes Epitop nicht kreuzvernetzen können. Die B-Zelle erkennt so zwar ihr Epitop, ist nun aber auf die Hilfe von $CD4^+$-T-Zellen angewiesen, um aktiviert zu werden. Man nennt Protein-Antigene daher auch **Thymus-abhängige Antigene**. Die B-Zelle nimmt das Proteinantigen über (B-Zell-)Rezeptor-vermittelte Phagozytose auf und präsentiert verschiedene Epitope über MHC-II-Moleküle an die T-Zellen in der Nachbarschaft, in der Hoffnung, dass eine dabei ist, die einen passenden T-Zell-Rezeptor für eines der Epitope besitzt. Die B-Zelle und die sie aktivierende T-Zelle müssen dabei nicht das gleiche Epitop erkennen, sondern nur das gleiche Antigen. Durch die Aktivierung kommt es dann wie bei den Nicht-Protein-Antigenen zur klonalen Expansion der entsprechenden Lymphozyten. Ein Teil der dabei entstehenden Zellen entwickelt sich zu IgM-produzierenden Plasmazellen, der andere Teil aber erhält durch die T-Zell-Hilfe die Fähigkeit zum Antikörperklassenwechsel und zur anschließenden Differenzierung zu Gedächtniszellen oder Plasmazellen der anderen Antikörperklassen.

### Nicht jedes Antigen kann eine Immunantwort hervorrufen

Um eine Immunantwort (entspricht hier Antikörperproduktion) erzeugen zu können, muss ein Antigen bestimmte Voraussetzungen erfüllen. Es muss entweder wie im Fall der Thymus-unabhängigen Antigene durch den Besitz sich wiederholender Oberflächenstrukturen durch BCR-Kreuzvernetzung eine B-Zell-Aktivierung bewirken, oder wie im Fall der Thymus-abhängigen Antigene über MHC-Moleküle präsentierbar sein, um mit entsprechender T-Zell-Hilfe eine Antikörperantwort auszulösen.

Antigene, die eine dieser Bedingungen erfüllen, heißen auch **Immunogene**, da sie eine Immunanwort erzeugen. Antigene, die keine Lymphozytenaktivierung nach sich ziehen, nennt man **Haptene**. Haptene sind niedermolekulare Stoffe, die man sich als einzelnes Epitop vorstellen kann. Ein einzelnes Epitop ist nicht in der Lage, Rezeptoren kreuzzuvernetzen und ist zu klein, um stabil über MHC-Moleküle präsentiert werden zu können.
Ein Hapten wird also als Antigen von den Rezeptoren der Lymphozyten erkannt, dieses Erkennen zieht aber keine Aktivierung der Immunzellen nach sich.

### Wie man sich aus einem Hapten ein Immunogen basteln kann

Will man ein Hapten in ein Immunogen umwandeln, muss man nur dafür sorgen, dass die B-Zelle, die das Hapten mit ihrem BCR erkennt, T-Zell-Hilfe bekommt. Um das zu erreichen, assoziiert man das Hapten mit einem Träger-Protein (engl. Carrier). Bindet die B-Zelle nun an diesen Hapten-Carrier-Komplex, gelangen Hapten und Trägerprotein in die B-Zelle, wo das Protein verarbeitet und anschließend über MHC-II-Moleküle präsentiert wird. T-Zellen, die Epitope des Trägerproteins erkennen (evtl. in Kombination mit dem Hapten, muss aber nicht sein), gehen über ihren TCR und akzessorische Rezeptoren Kontakt mit der B-Zelle ein und aktivieren sie, wie bei jedem anderen „normalen" Protein-Antigen.

> Haptene sind niedermolekulare Stoffe, die aufgrund ihrer geringen Größe keine Immunantwort erzeugen können. Durch Kopplung an ein Träger-Protein kann ein Hapten in ein Immunogen transformiert werden.

**Bedeutung der Haptene in der Klinik.** In der Klinik spielen Haptene im Rahmen der Überempfindlichkeit gegenüber Penicillin und Nickel eine Rolle, wo diese niedermolekularen Stoffe an körpereigene Proteine gebunden werden, und eine übersteigerte Aktivierung des Immunsystems erzeugen.

### Primäre und sekundäre (humorale) Immunantwort

Thymus-abhängige Antigene rufen bei erstmaligem Kontakt (Primärkontakt) mit reifen naiven B-Zellen neben der Bildung von IgM-sezernierenden Plasmazellen in einigen Zellen einen Isotypswitch hervor. Die dadurch entstehenden B-Zellen verfügen über B-Zell-Rezeptoren, die das gleiche Epitop erkennen wie die IgM-Antikörper, aber einer anderen Immunglobulinklasse angehören. Ein Teil dieser geswitchten Zellen entwickelt sich ebenfalls zu Plasmazellen, die zwar keine membrangebundenen Antikörper mehr besitzen, die lösliche Form dafür aber umso besser produzieren können. Der andere Teil der Zellen wird zu Gedächtniszellen, die Antikörper der entsprechenden Klassen membrangebunden als BCR tragen.

Bei einem erneuten Kontakt mit dem bekannten Antigen trifft es nun vor allem auf diese Gedächtniszellen, die aufgrund der Vermehrung beim Erstkontakt in größerer Zahl vorliegen als naive B-Zellen gegen dieses Antigen. Deshalb werden beim Sekundärkontakt kaum IgM, sondern vor allem Antikörper der anderen Klassen gebildet. Außerdem erfolgt die Sekundärantwort schneller, da Gedächtniszellen leichter aktiviert werden können als naive Zellen.

Misst man die Antikörper im Blut, so wird man bei einer Primärantwort vor allem IgM-Antikörper registrieren. Bei der Sekundärantwort hingegen werden IgG-, IgA- oder IgE-Antikörper überwiegen und nur noch geringe Mengen IgM nachweisbar sein.

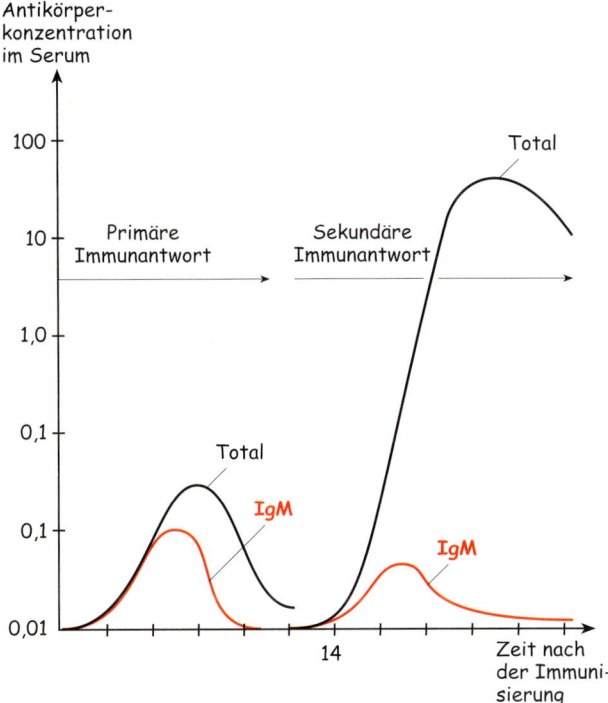

### Von den naiven B-Zellen zu Plasma- und Gedächtniszellen

Trifft eine B-Zelle auf ihr spezifisches Antigen und wird dadurch (evtl. unter Mithilfe von T-Zellen) aktiviert, so beginnt sie zunächst damit sich zu teilen, damit ein genügend großes Arsenal an B-Zellen gegen dieses Antigen zur Verfügung steht.

Im Fall von Thymus-unabhängigen Antigenen entwickeln sich die Zellen dieses Klons dann ausschließlich zu Plasmazellen, der höchsten Differenzierungsstufe der B-Lymphozyten. Plasmazellen sind reich an rER und tragen weder Antikörper noch MHC-II-Moleküle an ihrer Oberfläche. Sie sind relativ kurzlebig und ihre einzige Aufgabe ist die Produktion von Antikörpern. Die Plasmazellen, die unmittelbar nach Erstkontakt mit einem Antigen gebildet werden, produzieren IgM.

Während Thymus-unabhängige Antigene nur eine Synthese von IgM-Antikörpern hervorrufen, erhält ein Teil der Zellen des B-Zell-Klons, der ein Thymus-abhängiges Antigen erkennt, besondere Signale von T-Zellen. Dadurch kommt es in diesen Zellen zu einer Umschaltung auf die Synthese von BCRs einer anderen Antikörperklasse. Diese BCRs haben die gleichen variablen Domänen wie die ursprünglichen IgM-BCRs, besitzen aber andere konstante Domänen im Bereich der schweren Ketten. Es ist zu einem Klassenwechsel der Antikörper gekommen (engl. class-switch = isotyp-switch).

Die B-Zellen mit diesen neuen BCRs entwickeln sich dann zum Teil zu kurzlebigen Antikörper-sezernierenden Plasmazellen und zum Teil zu langlebigen Gedächtniszellen.

### Der Vorgang des Isotyp-Switches

Während bei unreifen B-Zellen die Gene der variablen Domänen umgelagert werden, kommt es in reifen, aktivierten B-Zellen unter der Mitwirkung von T-Zellen zu Rekombinationen im Bereich der Gene für die konstanten Domänen, was zu einem Wechsel der exprimierten Antikörperklasse führt.

Von den Teilgenen der variablen Domänen aus gesehen, befinden sich die Gene mit der Information für die konstanten Domänen 3'-abwärts auf der B-Zell-DNA. Die ersten Gene hinter denen der variablen Domäne sind diejenigen für die μ- und δ- Schwerketten. Ohne Aktivierung liest eine reife naive B-Zelle diese Information ab und produziert dementsprechend IgM- und IgD-BCRs. Weiter in 3'-Richtung folgen dann die Gene für die Schwerketten der anderen Antikörperklassen.

Erhält eine B-Zelle nun T-Zell-Hilfe, so kommt es zu einer somatischen Rekombination im Bereich der Gene für die konstanten Domänen der Schwerkette. Zwischen den einzelnen Schwerketten-C-Genen liegen sogenannte Switch-Regionen. Im Bereich dieser Switch-Regionen kann das VDJ-Gen mit jedem C-Gen kombiniert werden, wobei die C-Gene, die zwischen VDJ-Genen und ausgewähltem C-Gen liegen, entfernt werden. Eine B-Zelle, die z. B. IgG produziert, kann deshalb nie mehr auf IgM oder IgD umschalten, aber dafür z. B. auf IgA oder IgE.

> Für den Antikörperklassenwechsel ist sowohl eine Antigenaktivierung als auch eine Hilfe von T-Zellen (in Form von Zell-Zell-Kontakten und Zytokinen) notwendig.

## Das Komplementsystem

Das Komplementsystem besteht aus mehr als 20 im Serum gelösten und zellgebundenen Proteinen, die eine wichtige Rolle in der Abwehr von Bakterien und der Beseitigung von Antigen-Antikörper-Komplexen spielen.

Es handelt sich um Enzymvorstufen (Proteasevorstufen), Strukturproteine, Entzündungsmediatoren, Phagozytoserezeptoren und Regulatorproteine, welche die Arbeit der anderen Komplementfaktoren kontrollieren. (Im Folgenden werden die Regulatorproteine nicht behandelt, da das den Rahmen sprengen würde. Man kann sich aber zumindest merken, dass es Proteine gibt, die verhindern, dass das Komplementsystem überschießend reagiert.)

Die Komplementfaktoren liegen zum größten Teil in einer inaktiven Vorstufe vor und werden erst durch das Zusammentreffen mit einem Erreger oder einem Antikörper-markierten Antigen aktiviert. Die Aktivierung erfolgt dabei durch sequenzielle limitierte Proteolyse der einzelnen Komplementfaktoren, die dadurch zum Teil selbst proteolytische Aktivität erlangen. Proteine, die durch Proteasen die Fähigkeit zur Proteolyse erhalten, nennt man **Zymogene**. Die Aktivierung läuft dabei in einer Kaskade ab, vergleichbar mit der Blutgerinnung oder dem Kinin-System, bei denen es sich ebenfalls um Zymogensysteme handelt, und die übrigens eng mit dem Komplementsystem zusammenarbeiten.

Löst die Erregeroberfläche die Kaskade aus, spricht man von der **alternativen Aktivierung** des Komplementsystems.

Bei der **klassischen Aktivierung** ist ein antikörpermarkiertes Antigen für die Entstehung aktiver Komplementfaktoren verantwortlich.

Die Bezeichnungen „alternativ" und „klassisch" sind dabei entdeckungsgeschichtlich zu verstehen. Der alternative Aktivierungsweg ist der phylogenetisch ältere.

## Der alternative Aktivierungsweg des Komplementsystems

Den mengenmäßig größten Anteil an den Komplementfaktoren macht der sogenannte Faktor **C3** aus.

Dieses Protein besitzt ein Thioester-Gruppe, die geschützt im Inneren des inaktivierten C3-Moleküls liegt. Es kommt nun immer wieder zu einer spontanen Abspaltung eines kleinen Fragments (**C3a**) von dem C3-Molekül. Zurück bleibt ein größeres **C3b**-Fragment, dessen Thioestergruppe freiliegt und dadurch instabil ist.

Da dieser Thioester sehr reaktiv ist, reagiert das C3b schnell mit Umgebungswasser, was zur Inaktivierung des C3b führt. Es entsteht C3bi (= inaktives C3b).

Durch diese rasche Entschärfung des C3b wird verhindert, dass körpereigene Zellen geschädigt werden.

Befindet sich allerdings eine mikrobielle Oberfläche in der Nähe des reaktiven C3b, so kann dieses mit Hilfe des Thioesters kovalent an den Erreger binden, und die weiteren Schritte der Komplementkaskade einleiten.

**C3-Konvertase des alternativen Weges.** An das zellgebundene C3b lagert sich nun **Faktor B** an. Durch diese Bindung an C3b wird Faktor B für eine Serinprotease angreifbar, die man **Faktor D** nennt. Faktor D spaltet Faktor B in ein großes Bb-Fragment, das an C3b gebunden bleibt, und in ein kleineres Ba-Fragment, das freigesetzt wird.

Der Komplex aus C3b und Bb (C3bBb) stellt die **C3-Konvertase des alternativen Weges** dar. Unter bestimmten Bedingungen kann ein weiterer Faktor, das sogenannte **Properdin**, an die C3-Konvertase binden und diese dadurch zusätzlich stabilisieren.

Die C3-Konvertase (genaugenommen das darin enthaltene Bb, das eine Serinprotease darstellt) spaltet nun zahlreiche

weitere C3-Moleküle, so dass die Erregeroberfläche mit C3b bedeckt wird. Dieses C3b kann Phagozyten, die Rezeptoren für C3b tragen, als Opsonin dienen.

Damit haben wir die erste Aufgabe des Komplementsystems kennengelernt, die Opsonierung von Antigenen.

**C5-Konvertase des alternativen Weges.** Ein Teil der entstehenden C3b-Moleküle bindet sich an die C3-Konvertase (C3bBb) selbst, wodurch die **C5-Konvertase (C3bBbC3b) des alternativen Weges** entsteht. Das enthaltene Bb ist in Form der C5-Konvertase in der Lage, den nächsten Faktor der Komplementkaskade, das **C5**, zu spalten. Mit diesem Schritt wird die Endstrecke der Komplementaktivierung eingeleitet, in die der alternative und der klassische Weg einmünden, und die in der Ausbildung eines sogenannten Membran-Angriffs-Komplexes (engl. MAC) gipfelt.

## Der klassische Aktivierunsweg des Komplemtsystems

Der klassische Aktivierungsweg des Komplementsystems wird durch die Bindung von IgM- und IgG-Antikörpern an Antigene eingeleitet. Durch die Ausbildung der Antigen-Antikörper-Bindung werden in den Antikörpern Bindungsstellen für den Komplementfaktor **C1** freigelegt. An diese kann sich das C1 anlagern, wodurch es aktiviert wird und die weiterem Schritte der Komplementkaskade des klassischen Weges einleiten kann.

**C1 – Der Initiator des klassischen Aktivierungsweges.** C1 ist ein großer, aus mehreren Untereinheiten bestehender Molekülkomplex (C1qr$_2$s$_2$).

Die Bindung an die konstanten Domänen der Antikörper (C$_H$2-Domäne von IgG und C$_H$3-Domäne von IgM) wird durch das aus sechs Ketten bestehende **C1q** vermittelt. Man kann sich C1q als löslichen Fc-Rezeptor vorstellen. Jede Kette besitzt einen globulären Kopf, mit dem sie an die schweren Ketten von IgG und IgM binden kann. Eine schwere Kette kann dabei jeweils nur einen Kopf binden. Da zur Aktivierung von C1 aber mindestens zwei Köpfchen besetzt sein müssen, ist IgM ein potenterer Aktivator des Komplements, da IgM als Pentamer an Antigene gebunden vorliegt. Damit reicht schon ein gebundenes IgM-Pentamer-Molekül zur Komplementaktivierung, während man bei IgG zumindest zwei Moleküle an ein Antigen binden muss, um C1 zu aktivieren.

Die Besetzung von mindestens zwei Köpfchen führt zur Aktivierung der mit C1q assoziierten Serinprotease **C1r**, die nun wiederum die Serinprotease **C1s** spaltet und damit aktiviert.

**C3-Konvertase des klassischen Weges.** Aktiviertes C1s spaltet seinerseits den nächsten Faktor der klassischen Kaskade, das **C4**.

C4 besitzt wie C3 eine intramolekulare Thioester-Bindung, die durch die Abspaltung von C4a als unstabilisierter Thioester im verbleibenden C4b vorliegt. Wie schon beim C3b beschrieben, kann sich C4b mit Hilfe des Thioesters **kova-**

lent an die Antigenoberfläche binden. (Ein Teil des entstehenden C4b bleibt auch an C1 gebunden.)

An das C4b lagert sich nun **C2**, das nächste Komplementprotein, an, das von einem C1s-Molekül in der Nähe gespalten wird. Wie immer entstehen dabei ein großes Fragment, das an C4b gebunden bleibt, und ein kleineres Fragment, das freigesetzt wird. Anders als bei allen anderen Komplementfaktoren hat man hier aber das große Fragment mit C2**a** und das kleine Fragment mit C2**b** bezeichnet.

Die **C3-Konvertase** des klassischen Weges heißt daher **C4b2a**, wobei C2a die enzymatisch aktive Komponente der Konvertase darstellt.

**C5-Konvertase des klassischen Weges.** Die C3-Konvertase bindet und spaltet daraufhin C3. Es entstehen **C3b** und **C3a**. Wie schon beim alternativen Weg beschrieben, kann sich C3b kovalent an die Antigenoberfläche binden und die Bildung der alternativen C3-Konvertase initiieren. Man kann deshalb nie beide Systeme streng voneinander trennen, vielmehr laufen beide Wege unabhängig vom Aktivierungsmechanismus nebeneinander her und verstärken sich gegenseitig.

C3b bindet auch an die C3-Konvertase des klassischen Weges, wodurch diese zur **C5-Konvertase des klassischen Weges (C4b2a3b)** wird.

Wie bei der C5-Konvertase des alternativen Weges läutet die Bildung der C5-Konvertase des klassischen Weges die letzten Schritte der Komplementkaskade ein, die mit der Bildung des MAC endet.

**Der Lektin-Aktivierungsweg.** Ein erst seit kurzem bekannter Aktivierungsweg, der Lektin-Aktivierungsweg, wird in der Abwesenheit von Antikörpern ausgelöst, läuft dann aber über die Komponenten des klassischen Weges.

Voraussetzung für diesen Aktivierungsweg ist die Bindung von **MBL** (= Mannose-bindendes Lektin) an terminale Mannosereste von mikrobiellen Polysacchariden. MBL hat strukturelle Ähnlichkeiten mit C1q und kann daher C1r-C1s aktivieren. Außerdem kann MBL mit einer **MBL-assoziierten Serinprotease** eine Bindung eingehen, wodurch C4 gespalten wird.

Der Rest läuft dann wie oben beim klassischen Weg beschrieben ab.

## Die gemeinsame Endstrecke des klassischen und des alternativen Aktivierungsweges – die Ausbildung des MAC

Die C5-Konvertasen des klassischen und alternativen Weges spalten C5 in C5a, das freigesetzt wird, und ein aus zwei Ketten bestehendes C5b, das an die Zelle gebunden bleibt. Dieses C5b stellt den Ausgangspunkt zur Synthese des MAC dar.

Im weiteren werden nun die noch verbleibenden Komplementkomponenten C6, C7, C8 und C9 an das C5b angelagert, wobei diese Proteine nur Strukturaufgaben übernehmen und selbst keine enzymatische Aktivität aufweisen.

Der Komplex C5C6C7C8 hat schon eine geringe Fähigkeit zur Zelllyse. Durch die Anlagerung mehrerer C9-Proteine, die sich zu einem Kanal formieren, entsteht der MAC. Dieser MAC-Komplex verhält sich ähnlich wie der Perforinkanal der Killerzellen. Es kommt zu einem Einstrom von Wasser und Calciumionen in die Zelle, was schließlich zur Apoptose führt.

## Die kleinen Fragmente der Komplementkaskade

Während die großen Fragmente der Komplementkaskade der Opsonierung (C3b) und Ausbildung des MAC dienen, erfüllen die kleinen Fragmente (C3a, C4a und C5a) eine wichtige Aufgabe in der Entzündungsentwicklung. Man bezeichnet diese Komplementfragmente daher auch als **Anaphylatoxine**.

Eine wichtige Rolle spielen dabei die Mastzellen, die einen Teil ihres Granulainhaltes auf den Anaphylatoxinreiz hin ausschütten. Die Mediatoren, die dabei ins Gewebe gelangen, wirken vor allem auf die Gefäße, die weitgestellt werden und Adhäsionsrezeptoren für Leukozyten exprimieren. Dadurch soll der Blutfluss verlangsamt werden, so dass im Blut befindliche Abwehrzellen eine Chance erhalten, die Blutbahn zu verlassen und in das bedrohte Gewebe einzuwandern.

**Die Kardinalsymptome der Entzündung.** Klinisch erscheinen die typischen Symptome einer Entzündung: Das Gewebe rötet und erwärmt sich aufgrund der weitgestellten Gefäße (**rubor** = Rötung, **calor** = Erwärmung). Serum und Leukozyten treten ins Gewebe aus, wodurch dieses anschwillt (**tumor** = Schwellung). Außerdem werden Schmerzfasern gereizt (**dolor** = Schmerz).

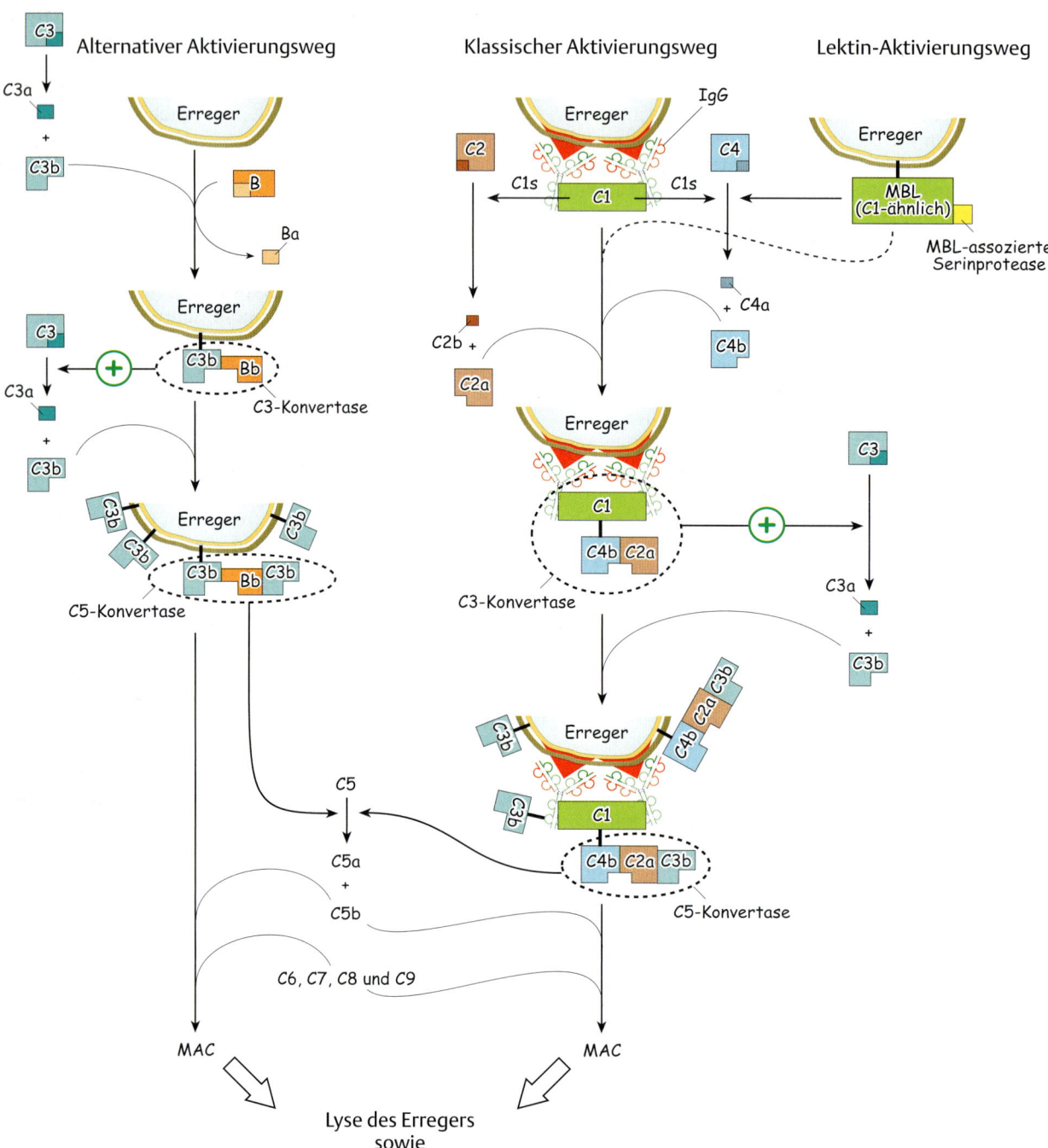

**Alternativer Aktivierungsweg**

**Klassischer Aktivierungsweg**

**Lektin-Aktivierungsweg**

Lyse des Erregers
sowie
Zerstörung des Erregers durch Leukozyten (aktiviert durch C3a und C5a),
Opsonierung und Phagozytose durch Phagozyten (aktiviert durch C3b) und
weitere Entzündungserscheinungen durch Spaltprodukte (C5a, C3a, C4a)

### Akute-Phase-Proteine

Kommt es zu einem Gewebeschaden oder zum Eindringen von Fremdstoffen, so setzen die Zellen vor Ort Zytokine frei, die den Körper auf die Gefahr aufmerksam machen. Diese Zytokine nennt man auch (pro)inflammatorische Zytokine, da sie zur Entstehung einer Entzündung führen. Es handelt sich vor allem um **IL-1, IL-6 und TNF-**$\alpha$.

#### Fieber in der Akut-Phase

Neben der lokalen Wirkung entfalten diese Zytokine auch systemische Effekte, wenn sie in die Blutbahn gelangen. IL-1, IL-6 und TNF-$\alpha$ führen im **Hypothalamus** zu einer **Temperatur-Sollwertverstellung**, was einen Anstieg der Körpertemperatur nach sich zieht. Man bekommt Fieber. IL-1, IL-6 und TNF-$\alpha$ werden deshalb auch **endogene Pyrogene** genannt.

Die Bedeutung, die das Fieber im Rahmen der Abwehr hat, ist lange noch nicht bekannt. Viele Reaktionen der Abwehrzellen laufen bei erhöhten Temperaturen schneller ab. Auch Hitzeschock-Proteine scheinen eine Rolle bei der Wirkung des Fiebers zu spielen.

Ausgelöst wird die Temperatur-Sollwertverstellung durch eine vermehrte Produktion von **Prostaglandinen** durch Zytokin-stimulierte hypothalamische Zellen.

Stoffe wie Acetylsalicylsäure (Aspirin®), welche die Prostaglandin-Synthese hemmen, sind daher als fiebersenkende Mittel wirksam.

#### Akute-Phase-Proteine werden in der Leber produziert

Gelangen inflammatorische Zytokine in die Leber, so induzieren sie dort die Synthese einer Reihe von Proteinen, die man als **Akute-Phase-Proteine** bezeichnet. Es handelt sich dabei um Komplementkomponenten, Gerinnungsfaktoren, Protease-Inhibitoren und metallbindende Proteine.

**C-reaktives Protein.** MBL, das schon beim Komplementsystem erwähnt wurde, ist auch ein Akute-Phase-Protein, genauso wie das sogenannte **C-reaktive Protein (CRP)**, das ein wichtiger Entzündungsparameter in der klinischen Diagnostik ist (Normalwert: $< 10$ mg/l). CRP hat seinen Namen von der Fähigkeit, an das C-Kapselprotein von Pneumokokken binden zu können. Daneben kann es aber auch an Phosphatidylcholin binden, welches man in allen Zellmembranen findet.

CRP opsoniert Fremdstoffe und aktiviert das Komplementsystem über den klassischen Weg.

In der Klinik misst man die Konzentration des CRP im Blut, um Rückschlüsse auf die Ursache von Entzündungen ziehen und Verläufe von Entzündungen verfolgen zu können. Während bakterielle Entzündungen zu einem enormen Anstieg des CRP führen, rufen virale Infektionen kaum CRP-Erhöhungen hervor.

**Fibrinogen und die BSG.** Auch die Konzentration von Fibrinogen steigt während der Akute-Phase-Reaktion an. Eine Tatsache, die sich in der **B**lut**s**enkungs**g**eschwindigkeit (**BSG**) niederschlägt. Die BSG hängt unter anderem vom Verhältnis Fibrinogen/Albumin ab.

Da in der Leber in der Akuten-Phase bestimmte Proteine vermehrt gebildet werden, geht dies auf Kosten anderer von der Leber synthetisierten Proteine, vor allem des Albumins. Diese Proteine, deren Konzentration in der Akuten-Phase sinkt, bezeichnet man auch als **negative Akute-Phase-Proteine**.

Das Fibrinogen/Albumin-Verhältnis verschiebt sich in der Akuten-Phase also zu Gunsten des Fibrinogens, was die Blutzellen bei der Bestimmung der BSG schneller sinken lässt.

Die BSG stellt daher (neben CRP und Leukozytenzahl) eine weitere Möglichkeit dar, um Entzündungen im Körper nachzuweisen.

# Quellenverzeichnis

Abbas, A. K., Lichtman, A. H. und Pober, J. S., Cellular and Molecular Immunology, Philadelphia, 5. Aufl., 2000

Abbas, A. K., Lichtman, A. H. und Pober, J. S., Immunologie, Bern, 1996

Abdolvahab-Emminger, H. (Hrsg.), Physikum exakt, Stuttgart, 1997

Alberts, B., Lewis, R., Watson, R., Molekularbiologie der Zelle, Weinheim, 1995

Atkins, P. W., Kurzlehrbuch Physikalische Chemie, Heidelberg, 1993

Baltes, W., Lebensmittelchemie, Berlin, 3. Aufl., 1992

Barthels, M. und Poliwoda, H., Gerinnungsanalysen, Stuttgart, 6. Aufl., 1998

Benjamini E., Coico, R. und Sunshine, G., Immunology – A short course, New York , 4. Aufl., 2000

Biesalki, H. K., Schrezenmeir, J., Weber, P. und Weiß, H. (Hrsg.), Vitamine, Stuttgart, 1997

Biesalski, H. K. und Grimm, P., Taschenatlas der Ernährung, Stuttgart, 1999

Böcker, W., Denk, H. und Heitz, P. U. , Pathologie, München, 1997

Böttcher, T., Engelhardt, S., Kortenhaus, M. (Fachred.), Netters Innere Medizin, Stuttgart, 2000

Brand, K., Taschenlexikon der Biochemie und Molekularbiologie, Heidelberg, 1992

Breuer, H., dtv-Atlas zur Chemie, München, 6. Aufl., 1992

Brown, T. A., Moderne Genetik, Heidelberg, 2. Aufl., 1999

Brune, K. (Hrsg.), Pharmakologie und Toxikologie transparent, London, 1996

Buddecke, E., Grundriß der Biochemie, Berlin, 9. Aufl., 1994

Burchardi, H. (Hrsg.), Akute Notfälle, Stuttgart, 4. Aufl., 1993

Buselmaier, W., Biologie für Mediziner, Berlin, 7. Aufl., 1994

Dahmer, J., Anamnese und Befund, Stuttgart, 7. Aufl., 1994

Davidson, V. L., Sittman, D. B. und Hyde, R. M., Intensivkurs: Biochemie, München, 1996

Dickerson, R. E. und Geis, I., Chemie – eine lebendige und anschauliche Einführung, Weinheim, 1986

Domagk, G. F., Biochemie für die mündliche Prüfung, Berlin, 3. Aufl., 1999

Domagk, G. F., GK1 Biochemie, Stuttgart, 13. Aufl., 1999

Dörner, K. (Hrsg.), Klinische Chemie und Hämatologie, Stuttgart, 3. Aufl., 1999

Drews, U., Taschenatlas der Embryologie, Stuttgart, 1993

Duden, Das Wörterbuch der medizinischen Fachausdrücke, Mannheim, 6. Aufl., 1998

Fischer, W. und Hannappel, E., Zur Einführung in das Praktikum der Biochemie, Erlangen, 12. Aufl., 1998

Goldsby, R. A., Kindt, T. J. und Osborne, B. A., Kuby Immunology, New York, 4. Aufl., 2000

Goodman und Gilman, A. G., Pharmakologische Grundlagen der Arzneimitteltherapie, London, 9. Aufl., 1996

Greten, H. (Hrsg.), Innere Medizin, Stuttgart, 10. Aufl., 2001

Häder, D.-P. (Hrsg.), Photosynthese, Stuttgart, 1999

Hennig, H.-G. und Jugelt, W., Chemisches Grundwissen für Mediziner, Berlin, 2. Aufl., 1987

Hick, C., Physiologie, Neckarsulm, 1995

Hofmann, E., Medizinische Biochemie systematisch, Lorch, 1996

Igo-Kemenes, T., Seminar der Biochemie, Putzbrunn, 1999

Janeway, C. A., Travers, P., Immunologie, Heidelberg, 2. Aufl., 1997

Janeway, C. A., Travers, P., Walport, M. und Capra, J. D., Immunbiology – The immune system in health and disease, New York, 4. Aufl., 1999

Karlson, P., Doenecke, D. und Koolman, J., Kurzes Lehrbuch der Biochemie, Stuttgart, 14. Aufl., 1993

Kaufmann, H., Grundlagen der organischen Chemie, Basel, 9. Aufl., 1991

Kayser, F. H., Bienz, K. A., Eckart, J. und Zinkernagel, R. M., Medizinische Mikrobiologie, Stuttgart, 9. Aufl., 1998

Klinke, R. und Silbernagl, S., Lehrbuch der Physiologie, Stuttgart, 2. Aufl., 1996

Knippers, R., Molekulare Genetik, Stuttgart, 7. Aufl., 1997

Kojda, G., Pharmakologie/Toxikologie systematisch, Bremen, 1997

Koletzko, B. (Hrsg.), von Harnack Kinderheilkunde, Berlin, 11. Aufl., 2000

Koolman, J. und Röhm, K.-H., Taschenatlas der Biochemie, Stuttgart, 2. Aufl., 1998

Koolman, J., Moeller, H. und Röhm, K.-H. (Hrsg.), Kaffee, Käse, Karies... Biochemie im Alltag, Weinheim, 1998

Kramer, M. D., Immunologie und Immunpathologie, Stuttgart, 1997

Kreutzig, T., Kurzlehrbuch Biochemie, München, 10. Aufl., 2001

Kühnel, W., Taschenatlas der Zytologie, Histologie und mikroskopischen Anatomie, Stuttgart, 10. Aufl., 1999

Lippert, H., Lehrbuch der Anatomie, München, 3. Aufl., 1993

Löffler, G. und Petrides, P. E., Biochemie und Pathobiochemie, Berlin, 5. Aufl., 1997

Löffler, G., Basiswissen Biochemie mit Pathobiochemie, Berlin, 3. Aufl., 1999

Lüllmann, H. und Mohr, K., Pharmakologie und Toxikologie, Stuttgart, 14. Aufl.,1999

Lüllmann, H., Mohr, K. und Ziegler, A., Taschenatlas der Pharmakologie, Stuttgart, 2. Aufl., 1994

Michal, G. (Hrsg.), Biochemical Pathways, Heidelberg, 1999

Mims, C. A., Playfair, J. H. L., Roitt, I. M., Wakelin, D., Williams, R., Medizinische Mikrobiologie, Berlin, 1996

Mödder, G., Leben mit Strahlen, Köln, 1988

Modrow, S. und Falke, D., Molekulare Virologie, Heidelberg, 1998

Nelson, D. L. und Cox, M. M., Lehninger Principles of Biochemistry, New York, 2000

Netter, F. H., Atlas der Anatomie des Menschen, Basel, 1994

Oethinger, M., Mikrobiologie und Immunologie, Stuttgart, 9. Aufl., 1997

Passarge, E., Taschenatlas der Genetik, Stuttgart, 1994

Plattner, H. und Hentschel, J., Taschenlehrbuch der Zellbiologie, Stuttgart, 1997

Playfair, J. H. L. und Lydyard, P. M., Medical Immunology made memorable, London, 2. Aufl., 2000

Pschyrembel Klinisches Wörterbuch, Berlin, 257. Aufl., 1994

Putz, R. und Pabst, R., Sobotta Atlas der Anatomie des Menschen, München, 20. Aufl., 1993

Rehm, H. und Hammar, F., Biochemie light, Thun, 1999

Rehner, G. und Daniel, H., Biochemie der Ernährung, Heidelberg, 1999

Renz-Polster, H. und Braun, J., Basislehrbuch Innere Medizin, München, 2000

Rohen, J. W., Funktionelle Anatomie des Menschen, Stuttgart, 5. Aufl., 1995

Rohen, J. W., Funktionelle Anatomie des Nervensystems, Stuttgart, 5. Aufl., 1994

Rohen, J. W., Histologische Differentialdiagnose, Stuttgart, 5. Aufl., 1994

Rohen, J. W., Topographische Anatomie, Stuttgart, 9. Aufl., 1992

Roitt, I. M., Brostoff, J. und Male, D. K., Kurzes Lehrbuch der Immunologie, Stuttgart, 3. Aufl., 1995

Roitt, I. M., Leitfaden der Immunologie, Berlin, 4. Aufl., 1993

Roitt, I. M., Roitt's Essential Immunology, Oxford, 9. Aufl., 1997

Rossi, E., Gugler, E. und Vassella, F., Pädiatrie, Stuttgart, 3. Aufl., 1997

Sadegh-Zadeh, K., Kursus der Terminologie, Tecklenburg, 6. Aufl., 1996

Salway, J. G., Routenplaner Stoffwechsel, Stuttgart, 2000

Schott, H., Chronik der Medizin, Gütersloh, 1993

Schuster, H.-P. und Trappe, H.-J., EKG-Kurs für Isabel, Stuttgart, 1997

Silbernagl, S. und Despopulus, A., Taschenatlas der Physiologie, Stuttgart, 4. Aufl., 1991

Silbernagl, S. und Lang, F., Taschenatlas der Pathophysiologie, Stuttgart, 1998

Spektrum der Wissenschaft, Spezial: Immunsystem, Heidelberg, 1995

Spektrum der Wissenschaft: Verständliche Forschung, Immunabwehr, Heidelberg, 1995

Spektrum der Wissenschaft: Verständliche Forschung, Immunsystem, Heidelberg, 2. Aufl., 1988

Staines, N., Brostoff, J. und James, K., Immunologisches Grundwissen, Heidelberg, 3. Aufl., 1999

Strengers, P. F. W. und van Aken, W. G., Blut – Von der Magie zur Wissenschaft, Heidelberg, 1996

Stryer, L., Biochemie, Heidelberg, 4. Aufl., 1995

Tizard, I., Immunology – An Introduction, Philadelphia, 4. Aufl., 1995

Wagener, C., Molekulare Onkologie, Stuttgart, 2. Aufl., 1999

Wahn, U., Seger, R. und Wahn, V., Pädiatrische Allergologie und Immunologie, München, 3. Aufl., 1999

Wissenschaftliche Tabellen Geigy, Einheiten im Meßwesen, Körperflüssigkeiten, Organe, Energiehaushalt, Ernährung, Basel, 1977

Wissenschaftliche Tabellen Geigy, Physikalische Chemie, Blut, Humangenetik, Stoffwechsel von Xenobiotika, Basel, 1979

Wissenschaftliche Tabellen Geigy, Somatometrie, Biochemie, Basel, 1982

Zeeck, A., Eick, S., Krone, B. und Schröder, K., Chemie für Mediziner, München, 2. Aufl., 1992

# Sachverzeichnis

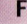

**N**

**O**

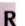